HANDBUCH DER ALLGEMEINEN PATHOLOGIE

HERAUSGEGEBEN VON

F. BÜCHNER E. LETTERER F. ROULET

ELFTER BAND

UMWELT II

ERSTER TEIL

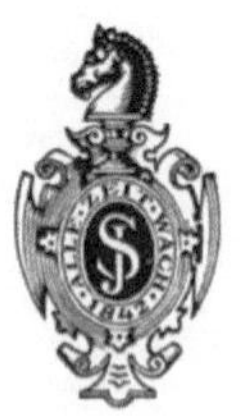

SPRINGER-VERLAG BERLIN HEIDELBERG GMBH

1962

ERNÄHRUNG

BEARBEITET VON

W. GIESE · H. GLATZEL · R. HÖRSTEBROCK · K. LANG
A. STUDER · E. UEHLINGER · G. ZBINDEN

REDIGIERT VON

F. ROULET

MIT 173 ABBILDUNGEN

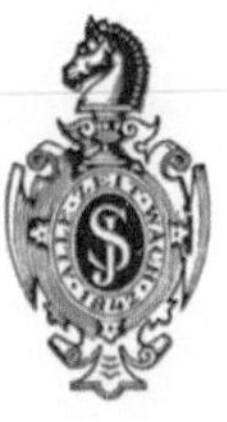

SPRINGER-VERLAG BERLIN HEIDELBERG GMBH

1962

ISBN 978-3-662-27160-5 ISBN 978-3-662-28643-2 (eBook)
DOI 10.1007/978-3-662-28643-2

Ursprünglich erschienen bei Springer-Verlag OHG / Berlin · Göttingen · Heidelberg 1962
Softcover reprint of the hardcover 1st edition 1962

Inhaltsverzeichnis.

Die Grundstoffe der Nahrung.

Von

HANS GLATZEL-Dortmund.

Mit 33 Abbildungen.

A. Allgemeines zur Gliederung der Nährstoffe.

Im Rahmen der Ernährung dient die Nahrung dem Aufbau und der Erhaltung des lebendigen Organismus. Wenn sie diese Aufgaben erfüllen soll, muß sie in der Lage sein, ausreichende Mengen aller jener Bausteine zu liefern, die der Organismus für sein Wachstum, seine Erhaltung und die unübersehbare Fülle seiner Leistungen benötigt.

Art und Zahl dieser Bausteine ergeben sich aus der *Elementaranalyse* des menschlichen Körpers (Tabelle 1). Die Übersicht zeigt, daß O, C, H und N zusammen schon 96% des Körpergewichts, und daß Ca, P, K, S, Na, Cl und Mg zusammen noch einmal 3,45% ausmachen. Zum Rest der in der Tabelle 1 aufgeführten Elemente — Fe, Mn und J — kommt indes noch eine Reihe weiterer hinzu. Man findet sie gleichfalls nur in kleinsten Mengen und weiß noch nicht von allen, ob sie lebensnotwendige Funktionen erfüllen oder lediglich mit der Nahrung aufgenommen werden, ohne selbst im menschlichen Organismus biologische Bedeutung zu gewinnen.

Tabelle 1. *Elementare Zusammensetzung des menschlichen Körpers.*
(In Gewichtsprozenten nach SHERMAN.)

Sauerstoff	65,00	Schwefel	0,25
Kohlenstoff	18,00	Natrium	0,15
Wasserstoff	10,00	Chlor	0,15
Stickstoff	3,00	Magnesium	0,05
Calcium	1,50	Eisen	0,004
Phosphor	1,00	Mangan	0,003
Kalium	0,35	Jod	0,00004

Nun ist der Körper aber nicht in der Lage, sämtliche notwendigen Bauelemente in jeder Form, in der sie ihm angeboten werden, für seine Zwecke nutzbar zu machen.

Die erste Voraussetzung für die Verwertbarkeit eines Nahrungselements ist seine *Resorbierbarkeit:* Unresorbierbare Nahrungselemente sind keine Nährstoffe.

Sie können aber wie etwa die Cellulose trotzdem im Rahmen der Verdauung eine bedeutsame Rolle spielen.

Mit jeder resorbierbaren Form von Ca und P, Na und K kann der Organismus seinen Ca- und P-Bedarf, seinen Na- und K-Bedarf voll decken. Dasselbe gilt für Cl und Mg, weitgehend für S und anscheinend auch für die meisten Spurenelemente. Es ist also ernährungsphysiologisch belanglos, in welcher resorbierbaren *Form* Ca, P, Mg, Na, K und Cl als Nahrungselemente zugeführt werden.

Jene Nahrungselemente, die in jeder, also auch in anorganischer Bindungsform vom Organismus verwertet werden können, bezeichnet man traditionsgemäß als *anorganische* oder *mineralische Nährstoffe*.

Im Gegensatz zu diesen Nahrungselementen ist es keineswegs belanglos, in welchen Bindungsformen O, C, H und N dem Organismus zur Verfügung gestellt werden. Mit NaCl als einziger Na-Quelle kann der Organismus z. B. seinen Na-Bedarf ohne Schwierigkeiten decken, mit NH_4Cl als einziger N-Quelle seinen N-Bedarf aber niemals. Die Entdeckung der Tatsache, daß der menschliche Organismus seinen *N-Bedarf nur mit N in Form von Eiweiß* zu decken vermag, ist eine der bedeutsamsten Erkenntnisse der Physiologie.

Das Nahrungseiweiß liefert aber nicht allein unentbehrliche *Baustoffe* für das Körpereiweiß. Beim Abbau werden außerdem *Energien* frei, die der Organismus für seine Zwecke nutzbar zu machen vermag.

Neben dem N-Bedarf wird auch ein Teil des O-, C- und H-Bedarfs durch die O-, C-, H- und N-haltigen Nahrungseiweiße gedeckt. Den damit noch nicht gedeckten Rest seines O-, C- und H-Bedarfs aber kann der Organismus gleichfalls nicht mit jeder O-, C- und H-Verbindung decken — nicht mit CO_2 oder CH_4 —, sondern lediglich mit O, C und H in Form ganz bestimmter energiereicher, im Organismus verbrennbarer Stoffe: mit *Kohlenhydraten* und *Fetten.* Ein Teil des H- und O-Bedarfs kann (braucht aber nicht) auch mit Wasser gedeckt werden.

Von den drei genannten Stoffgruppen, deren zwei (Kohlenhydrate und Fette) ausschließlich aus C, O und H und deren eine ganz vorwiegend aus O, C, H und N bestehen, dient die Kohlenhydratgruppe so gut wie ausschließlich, die Fettgruppe mindestens weit überwiegend der *Energieversorgung.*

Die Eiweißgruppe dient zwar auch der Energieversorgung, vermöge ihrer spezifischen Struktur gleichzeitig aber der Versorgung mit ganz bestimmten Stoffen, die für den Organismus unentbehrlich und lebensnotwendig sind, die er jedoch selbst nicht aufzubauen vermag. Die Eiweißstoffe erfüllen also nicht nur *energetische,* sondern auch *spezifisch-stoffliche* Aufgaben.

Das Spezifisch-Stoffliche ist hier nicht an einen spezifischen *elementaren Einzelbaustein* gebunden wie bei den „anorganischen" Nährstoffen, sondern an eine aus zahlreichen O-, C-, H- und N-Einzelbausteinen bestehende *spezifische Struktur.*

Durch die Spezifität *der Funktion,* nicht durch die Spezifität der *Struktur* kennzeichnet sich eine weitere Gruppe von Nährstoffen: die Gruppe der *Vitamine.* Im Gegensatz zu den Kohlenhydraten, Fetten und Eiweißstoffen sind die Vitamine eine Stoffgruppe ohne strukturelle Gemeinsamkeiten. Gemeinsam ist ihnen lediglich der biologische Wirkungsmechanismus, der dem der Fermente vergleichbar ist. Vitamine, die der Organismus aus anderen Nahrungsbestandteilen selbst aufbauen kann — der Organismus als solcher, nicht seine bakteriellen Symbionten! — sind für die Frage der Nährstoffversorgung von sekundärer Bedeutung.

Eine weitere Gruppe von Nahrungsbestandteilen, deren Bedeutung als Nährstoffe sich tagtäglich aufdrängt, ist hinsichtlich ihrer Funktionen wie hinsichtlich ihrer Strukturen noch kaum erforscht: Es sind jene Nahrungsbestandteile, die lediglich unter dem Gesichtspunkt ihrer *Wirkungen auf die Sinnesorgane* zusammengefaßt und als *Duft- und Schmeckstoffe* bezeichnet werden. Sicher ist, daß sie nicht nur eine belanglose Nebenrolle spielen. *Wie* sie sich aber auf die Verdauung und Ausnutzung der Nahrung, auf die Funktionen der Kreislauforgane und des Nervensystems, auf Stimmung und geistige Fähigkeiten auswirken können, ist erst sehr fragmentarisch bekannt.

Lebensnotwendigkeit als Grundstoff der Nahrung, als Nährstoff, ist schließlich das *Wasser* und als lebensnotwendig muß man auch jene Nahrungsbestandteile ansehen, die, ohne selbst Nährstoffe im eigentlichen Sinne zu sein, als „*Ballast-*

stoffe" am geregelten Ablauf der Verdauung mitwirken. Ihrer Struktur nach gehören sie in die Gruppe der Kohlenhydrate.

In populär-medizinischen Schriften wird gelegentlich von *nahrungseigenen Fermenten* und „Secretinen" als lebensnotwendigen Nährstoffen gesprochen. Da jede pflanzliche und tierische Zelle Fermente enthält, muß selbstverständlich auch jedes pflanzliche und tierische Nahrungsmittel Fermente enthalten. Als körperfremde Eiweißstoffe werden indes die aus den pflanzlichen und tierischen Organen stammenden Fermente im menschlichen Verdauungskanal schnell zerstört. Die Zeit ihrer Wirkungsmöglichkeiten ist offenbar so kurz, daß ihre Wirkkraft nicht ins Gewicht fällt. Tatsächlich gibt es keine, einer wissenschaftlichen Kritik standhaltende Untersuchungen, die eine nennenswerte Mitwirkung nahrungseigener Fermente bei der Verdauung wahrscheinlich machen. Resorbiert aber werden diese Fermente wie andere Eiweißstoffe der Nahrung erst dann, wenn sie ihres spezifischen Charakters weitgehend entkleidet und abgebaut sind.

Das Wort „*Secretin*" bezeichnet im Sprachgebrauch der Physiologie jenes Hormon, das die Dünndarmschleimhaut bei Berührung mit saurem Magensaft abgibt und das auf dem Blutweg zum Pankreas gelangt und dessen Sekretion anregt. Populär-medizinisch wird es in der Regel als eine Art von nahrungseigenem Saftlocker betrachtet[1].

Nährstoffe hypothetischen Charakters sind die *Kollathschen Auxone*.

KOLLATH (1939, 1950, 1954, 1955) hat Ratten einerseits mit Casein ernährt, das zur Entfernung fettlöslicher Vitamine mehrfach mit Alkohol bei 74° C extrahiert worden war („denaturiertes Casein"), und andererseits mit Casein, das man „möglichst natürlich gelassen" und mit Äther bei 34° C entfettet hatte.

Während die Ratten bei Ernährung mit dem denaturierten Casein ohne Zugabe fettlöslicher Vitamine in 3—5 Wochen starben, blieben sie mit dem nichtdenaturierten Roh-Casein ohne auffällige Gewichtszunahme 3—6 Wochen und länger am Leben. Gab KOLLATH nun Vitamin B_1 mit Spuren von Zink und ausreichend Kalium-Phosphat hinzu, dann lebten diese Ratten 2—3 Jahre lang. Statt normalerweise etwa 350 g erreichten sie jedoch nur langsam ein Gewicht von etwa 160—180 g, zeigten aber keinerlei Zeichen jener klassischen Mangelkrankheiten, die an sich zu erwarten gewesen wären. In dem nichtdenaturierten Casein muß sich nach KOLLATH's Meinung ein unbekannter Faktor befinden, der trotz des „unvorstellbaren" Mangels das Leben auf einer unterwertigen Stufe bei „halber Gesundheit" erhalten kann. Für diese unternormale Lebensmöglichkeit führte KOLLATH das Wort „Mesotrophie", Halbernährung ein. „Statt der zu erwartenden akuten Mangelkrankheit traten aber ganz andere Krankheiten auf, die alle eine mehr oder weniger große Ähnlichkeit mit menschlichen Zivilisations- und Alterskrankheiten zeigen. Worauf diese Organveränderungen im einzelnen beruhen, läßt sich noch nicht sagen."

Auf Grund dieser Beobachtungen nimmt KOLLATH die Existenz von Wuchsstoffen an, die er Auxone nennt. „Die Auxone sind notwendige Vorbedingungen für die Zellteilung und -vermehrung." Wenn sie fehlen, entsteht eine „bis dahin unbekannte Gruppe von Mangelkrankheiten" (Anauxonosen, Hypauxonosen). Auxonfreie Nahrungsmittel sind nach der Meinung KOLLATHs Feinmehl, Stärke, Zucker, Öle, Säfte, Butter und Weißei; es ist demnach „die Zivilisationskost durch Feinprodukte und ihren Auxonmangel gekennzeichnet".

Gegen die Theorien KOLLATHs, vor allem aber gegen seine Versuchsmethoden, sind gewichtige, zum Teil sehr scharf formulierte *Einwände* erhoben worden[2].

Es wird z. B. bestritten, daß das von KOLLATH beschriebene Zustandsbild der „Mesotrophie" ein spezifisches Krankheitsbild ist. Es entstehe vielmehr infolge unzureichender Zufuhr verschiedener Nährstoffe und sei in keiner Weise ein Modell für die „Zivilisationskrankheiten" des Menschen. Die Einwände kommen — und daher wiegen sie besonders schwer — auch von Forschern und aus Forschungsinstituten, auf die sich KOLLATH zur Bekräftigung seiner Auffassungen noch im Jahre 1954 berufen hat. So sagt z. B. GILLNÄS 1955, daß „die

[1] SCHLEGEL 1956 u. a.

[2] GRAB 1950—1952, LANG und CREMER 1952, GILLNÄS 1955, KIKUTH 1956, KRAUT 1956, BIGWOOD 1956, KING 1956, Deutsche Gesellschaft Physiologische Chemie 1956.

von KOLLATH sowohl früher wie in Stockholm benutzte Grunddiät für derartige Versuche nicht geeignet ist". Die Versuche KOLLATHS seien in Stockholm *nicht* bestätigt worden, und die von KOLLATH verwendete Kost habe „vermutlich gewisse Vitamine als Beimischung in unbekannten Quantitäten enthalten". GRAB (1952) meint, „daß man Casein für Vitaminversuche sehr sorgfältig reinigen muß, ist der Vitaminforschung allgemein bekannt, da Spuren zurückgelassener Vitamine die Versuchsergebnisse ändern können; für die Existenz von Auxonen fehlt bisher jeder Beweis". Nach alledem kann die Existenz von „Auxonen" als lebensnotwendigen Nahrungsbestandteilen mindestens nicht als hinreichend gesichert angesehen werden.

Wirksame, wenn auch nicht lebensnotwendige Nahrungsbestandteile können indes *Hormone* sein. Die Forschung steht hier noch in den ersten Anfängen und bezieht sich fast ausschließlich auf die Förderung der Fortpflanzung und der Milcherzeugung der landwirtschaftlichen Nutztiere[1].

In der Tierernährung spielen heute Zusätze von *antibiotisch wirkenden Stoffen* eine Rolle. Von den ernährungsphysiologischen Auswirkungen solcher Stoffe im menschlichen Organismus ist bisher wenig bekannt geworden[2]. Keinesfalls wird man dabei vergessen dürfen, daß die Darmsymbionten als Erzeuger lebensnotwendiger Wirkstoffe für viele Tiere von vitaler Bedeutung sind[3].

Aus magischen Vorstellungen entstand der Gedanke, die Nahrung müsse außer den einzelnen Nährstoffen noch etwas enthalten, das man sich als eine Art von *Geist der Ganzheit* denkt, als eine nicht näher beschreibbare *vis vitalis*, die die Nahrungsmittel durchdringt und erfüllt. „In Wirklichkeit verzehrt der Mensch nicht Eiweiß, Fett, Mineralsalze, Vitamine und andere Substanzen, sondern er lebt von Organen, von organischen Gebilden, welche die Natur geschaffen hat. In ihnen sind die notwendigen Nährstoffe in einem harmonischen Verhältnis geordnet, welches dem Organ der Pflanze und des Tieres Gesundheit, Lebensfähigkeit und Lebenskraft verleiht, je nach den Aufgaben, für welche die Natur das Organ bestimmte. Dieses fremde Leben in seiner Gesamtheit nehmen wir in unseren Körper auf, es erhält und fördert das Leben des menschlichen Organismus[4]."

Daß die Nutzung der Nahrungsmittel die Vernichtung jener Lebewesen voraussetzt, die als Nahrung dienen, daß der Organismus das fremde ihm zur Nahrung dienende Lebewesen in seine Bestandteile zerlegt und, unter diesen wählend, aus ihnen seinen eigenen Organismus aufbaut, der ganz andere Aufgaben und Funktionsmöglichkeiten hat als das verzehrte Lebewesen und darum auch stofflich ganz anders zusammengesetzt sein muß —, das alles will der magisch Betrachtende gar nicht sehen. Er kann auch darauf verzichten, wenn er sich über die *magisch-spekulative* Natur seiner Betrachtungsweise im klaren ist; er muß es erst sehen, wenn er den Anspruch erhebt, *wissenschaftlich* zu sprechen.

Das Kennzeichen der *wissenschaftlichen* Feststellung ist die zwingende Beweiskraft.

Die wissenschaftlich unwiderlegbare Tatsache, daß Getreidespelzen, Nußschalen, Haare und Knochen für den menschlichen Organismus nicht nur unverdaulich, sondern sogar verdauungsstörend sind, beweist eindeutig, daß dieser durchaus *nicht*, wie viele Reformer, die „Ganzheit" der Nahrung für erstrebenswert hält — es sei denn, man bleibe als Reformer inkonsequent und unlogisch auf halbem Wege stehen und betrachte Spelzen und Schalen, Haare und Knochen

[1] Übersicht bei FOLLEY 1953.
[2] GARROD 1954, JOLLIFFE 1955, BRÜGGEMANN und ZUCKER 1956, Die Bedeutung der Antibiotika 1957.
[3] Zusammenfassende Darstellung bei KOCH 1956.
[4] HEUPKE und ROST 1956.

um der Theorie willen als *nicht* zur „Ganzheit" des Getreidekorns, der Nuß und des Schweines gehörig.

Selbstverständlich ist die spezielle *Kombination der Nährstoffe* einer Kost von Bedeutung. Ein und derselbe Nährstoff kann sich in verschiedenen Kombinationen ganz verschieden auswirken. Verschiedene Nährstoffkombinationen müssen aber ohne Verkleidung mit magischen Ganzheitsvorstellungen in ihren Auswirkungen mit *wissenschaftlichen* Methoden geprüft werden. Man kann Nahrung und Ernährung aus magischer, wissenschaftlicher, wirtschaftlicher und künstlerischer Sicht betrachten. *Wir* betrachten sie lediglich aus *wissenschaftlicher* Sicht.

Ein beliebtes Verfahren bei der Aufstellung von Ernährungstheorien besteht darin, dem *Gegner* die Beweislast für die *Unrichtigkeit der Theorie* zuzuschreiben und sich selbst den Beweis für die Richtigkeit zu ersparen. So schrieb etwa Bircher-Benner im Jahre 1933: „Mit den vom Leben aus dem Sonnenlicht aufgebauten Nahrungs-Potential — 6000° C entsprechend — haben wir das höchste Niveau der chemischen Nahrungsenergie gefunden. Man beweise mir nun, daß dieses Niveau *nicht sinkt* bei den vielen Schicksalen des Nahrungsmaterials von der Pflanze durch den Tierleib, mit Sterbe-, Gärungs-, Fäulnis- und Kochprozeß usw. Man beweise mir, daß die vielfachen Zerfetzungen und Zertrümmerungen, welche dabei die vom Leben organisatorisch aufgebauten Quantensymphonien der chemischen Energie erleiden, für die Ernährung gleichgültig sind."

Die antike und die mittelalterliche Medizin und vielfach auch die Medizin der Primitiven kennt die *Zuordnung von bestimmten Nahrungsmitteln und bestimmten Fähigkeiten.* Die Beziehungen zwischen Nahrung und menschlichem Organismus sind danach wechselseitig in dem Sinn, daß einerseits etwa das Fleisch bestimmter Tiere spannungskräftig und unternehmend macht, andererseits von spannkräftigen, unternehmenden Menschen gerade dieses Fleisch besonders begehrt wird. Die Vorstellung, daß das Herz mutiger Tiere mutig macht, daß das Blut Angriffslust und Kraft verleiht, ist weit über die Erde verbreitet. Brautpaare sollen die Hoden eines Bocks oder Ebers essen, um fruchtbar zu werden. Die Beispiele ließen sich leicht vermehren. Mit unseren heutigen Kenntnissen von der stofflichen Zusammensetzung der Nahrungsmittel können wir diese Zuordnungen nicht (noch nicht ?) erklären.

Gedanken von magischer Verbundenheit liegen insbesondere der *Signaturenlehre* zugrunde, die im abendländischen Zivilisationsbereich zuletzt von Paracelsus ausgebaut wurde: „Die Natur zeichnet ein jegliches Gewächs, so von ihr ausgeht, zu dem dazu es gut ist." Man kann also aus Farbe, Gestalt, Geruch, Geschmack einer Pflanze auf ihre Wirkung schließen: Wer viel von den gehirnähnlich gestalteten Walnüssen ißt, wird klug — frische Wurzelknollen des Knabenkrauts steigern den Geschlechtstrieb, ältere, runzlige setzen ihn herab usw. Die Frage, wieweit solche Anschauungen im einzelnen induktiv-empirisch, wieweit sie deduktiv-spekulativ entstanden sind, bleibt offen.

Hippokrates hat viele Beobachtungen dieser Art gesammelt. „Die Erbse ist ihrer natürlichen Beschaffenheit nach etwas Kühlendes und Feuchtmachendes und trocknet. Durch den Saft der Hülse hat sie aber auch eine etwas abführende Wirkung. . . . . Brot aus unenthülstem Weizen macht trocken und führt ab, Brot aus reinem Weizen nährt mehr, führt aber weniger ab. . . . Linsen sind erhitzend und verdauungsstörend und führen nicht ab, noch verstopfen sie. . . . Rindfleisch ist kräftig, verstopfend und schwer verdaulich, weil dieses Tier dickes Blut hat und vollblütig ist. . . . Das Schweinefleisch verleiht zwar dem Körper mehr Kraft als die vorigen Arten, führt aber ziemlich ab, weil das Tier dünne und blutarme Adern hat, dagegen viel Fleisch. . . . Hundefleisch erwärmt und trocknet und verleiht Kraft, führt indes nicht ab.... Nahezu alle Arten von Geflügel sind trockener als die Vierfüßler, denn alles, was weder eine Blase hat und Urin läßt noch Speichel absondert, ist überhaupt trocken. Denn infolge der Wärme der Bauchhöhle wird das Feuchte aus dem Körper zur Nahrung für das Warme verbraucht, so daß weder Urin gelassen noch Speichel abgesondert wird. Was aber solche Feuchtigkeit nicht in sich hat, muß notwendig trocken sein.... Alle Körnerfresser sind trockener als die übrigen, von der Ente und all dem anderen Geflügel, was in Sümpfen oder im Wasser lebt, ist alles feucht.... Die wilden Tiere sind trockener als die zahmen, ebenso die fleischfressenden Tiere gegenüber den Allesfressern, die Pflanzenfresser gegenüber den Getreidekörnerfressern, die Wenigfresser gegenüber den Vielfressern.... die Männchen mehr als die Weibchen, die unverschnittenen mehr als die verschnittenen, die schwarzen mehr als die weißen, die dichtbehaarten mehr als die haarlosen.... Man hat nicht nur die Wirkung der Nahrungsmittel selbst, der Speisen, Getränke und Tiere zu kennen, sondern auch die des Ursprungslandes aus, dem sie stammen."

In gleicher Weise wie HIPPOKRATES hat später GALEN in 3 Büchern alle Nahrungsmittel in dieser Weise gekennzeichnet. Wir müssen es uns versagen, auf diese Dinge näher einzugehen, die das medizinische Denken des ganzen Mittelalters beherrschten und doch wohl mehr sind als kindlich-komische Spielereien, für die eine kaum vergangene Zeit sie gehalten hat. Die Qualitäten feucht, trocken, kalt und warm müssen anders verstanden werden, als wir sie heute verstehen. Warm etwa ist keine Qualität, die nach Temperaturgraden meßbar ist. Kühl-reserviert und warmherzig in unserem Sinn entsprechen dem griechischen Sprachgebrauch eher. „Auch in der Pferdezucht spricht man ja von Warm- und Kaltblut und meint damit keine Unterschiede der Körpertemperatur, sondern des Temperaments.... So wird verständlich, daß Skythen als kalt bezeichnet werden. Auch „trocken" und „feucht" kann man sich an Pferden deutlich machen. Trockene Fesseln hat ein Pferd, bei dem sich jede Sehne und Ader durch die Haut hindurch zeichnet — man kann sich leicht einen feuchten Körper danach vorstellen"[1].

Auf der Basis des heute gesicherten Wissens lassen sich die Grundstoffe der Nahrung in folgender Weise *gliedern*:

1. Anorganische Nährstoffe.
2. Organische Nährstoffe
   a) vorwiegend energetisch wirksame Nährstoffe (Kohlenhydrate, Fette),
   b) energetisch und spezifisch-stofflich wirksame Nährstoffe (Eiweiße),
   c) spezifisch-stofflich wirksame Nährstoffe (Vitamine, Duft- und Geschmackstoffe ?).
3. Unverdauliche Nahrungsbestandteile („Ballaststoffe").
4. Wasser.

Die Zukunft muß lehren, ob zu den genannten noch Nährstoffe anderer Art hinzugenommen werden müssen. Begleitstoffe der Nahrung *ohne* biologischen Wert für den menschlichen Organismus sind ernährungsphysiologisch bedeutungslos, „giftige Stoffe" nur toxikologisch interessant. Die Zukunft muß vor allen Dingen auch lehren, welche Nährstoffe unentbehrlich, „essentiell" sind, und welche durch andere ersetzt werden können. Noch offen ist z. B. die Frage, ob die in der Nahrung enthaltenen organischen Säuren, von denen einige (wie die Citronen- und Äpfelsäure) auch im intermediären Kohlenhydratstoffwechsel entstehen, nur als Energielieferanten von Bedeutung sind oder auch spezielle Funktionen zu erfüllen haben, und noch offen ist die Frage nach der ernährungs-physiologischen Bedeutung der in der Nahrung enthaltenen Hormone und Antibiotica. „Wir kennen heute schon über 50 essentielle Nahrungsbestandteile und können mit Sicherheit sagen, daß es noch eine Reihe uns unbekannter geben muß[2]."

[1] ACHELIS 1942. [2] LANG 1953.

Kein Nahrungsmittel enthält alle essentiellen Nährstoffe in den erforderlichen *absoluten* Mengen und den optimalen Mengen*verhältnissen*. Die Nahrung muß deshalb verschiedenartige Nahrungsmittel enthalten, und nur die Einbeziehung des Nährstoffgehalts der *gesamten Nahrung* — niemals nur die Berücksichtigung des Nährstoffgehalts eines *einzigen*, willkürlich herausgegriffenen *Nahrungsmittels* — ermöglicht eine zutreffende Beurteilung des ernährungsphysiologischen Wertes einer Kostform.

Zusammenstellungen des Nährwertsgehalts gebräuchlicher Nahrungsmittel finden sich bei FACHMANN, KRAUT und SPERLING (1953), GLATZEL (1953, 1954), SCHALL (1954), ALBRITTON (1954), in den Wissenschaftlichen Tabellen von GEIGY (1955), bei HEUPKE und ROST (1956).

B. Die anorganischen Nährstoffe.

I. Allgemeines.

Wie einleitend bereits dargelegt, bezeichnen wir im heutigen Sprachgebrauch als anorganische oder mineralische Nährstoffe jene Nahrungselemente, die der Organismus auch dann oder nur dann verwerten kann, wenn sie ihm in anorganischer Bindungsform zugeführt werden. Nach ihrer Resorption beteiligen sich diese Stoffe an einer unübersehbaren Fülle von Stoffwechselvorgängen, in deren Verlauf sie auch organische Bindungen eingehen können.

Es lassen sich wohl Grenzen ziehen zwischen organischen und anorganischen *Nahrungsbestandteilen* (Nährstoffen), nicht aber zwischen organischem und anorganischem *Stoffwechsel*. Die ernährungsphysiologische Bedeutung vieler anorganischer Nährstoffe, des Eisens, des Kupfers, des Schwefels, des Jods u. a., läßt sich nur im Hinblick auf ihre Beziehungen zu organischen Stoffen und Stoffwechselabläufen verstehen. Die Folgen eines Mangels an verwertbarem Nahrungseisen etwa können nur im Hinblick darauf verstanden werden, daß das Eisen einen wesentlichen Bestandteil des Hämoglobin-Moleküls bildet; die Reaktionsweisen des Hämoglobin-Moleküls aber sind ganz andere als die des Fe-Ions, und der Hämoglobinstoffwechsel liegt außerhalb des Rahmens des Mineralstoffwechsels.

Einleitend wurde auch schon erwähnt, daß der Organismus eine Reihe elementarer Bausteine in nur sehr geringen Mengen enthält, und daß sich einige dieser „*Spurenelemente*" als lebensnotwendige Nährstoffe erwiesen haben. Vermutlich gibt es kein einziges Element, das nicht irgendwann einmal mit der Nahrung und dem Trinkwasser aufgenommen wird und daher auch im menschlichen Organismus mindestens in Spuren nachgewiesen werden kann. Wahrscheinlich sind aber die meisten Spurenelemente biologisch bedeutungslos.

Bei welchen Grenzwerten man die Spurenelemente beginnen läßt, ist eine Frage der Konvention. Man hat sich heute darauf geeinigt, sie beim Eisen beginnen zu lassen (vgl. Tabelle 1 auf S. 1). Unentbehrliche Nahrungsbestandteile für den menschlichen Organismus sind — soviel wir heute wissen — Eisen, Kupfer, Zink, Mangan, Kobalt, Molybdän und Jod. Sicher entbehrlich sind Silber, Bor, Brom, Lithium, Radium, Strontium und Rubidium. Fraglich ist die Lebensnotwendigkeit von Aluminium, Arsen, Chrom, Fluor, Gold, Nickel, Silicium, Titan, Uran und Zinn. Im Rahmen der hier gegebenen Fragestellung werden sich die folgenden Ausführungen auf die als Nahrungsbestandteile lebensnotwendigen und in ihren biologischen Auswirkungen einigermaßen bekannten Spurenelemente beschränken.

Der eindeutige *Beweis für die Unentbehrlichkeit eines Nahrungselements* ist das Auftreten von Mangelsymptomen nach Entziehung. Dieser Beweis läßt sich aber nur sehr schwer führen, weil die Nahrung von minimalen Spuren jeden Elementes kaum oder gar nicht befreit werden kann, und weil es kaum möglich ist, die Zufuhr *eines* Elementes herabzusetzen, ohne gleichzeitig die Zusammensetzung der Nahrung auch hinsichtlich *anderer* Elemente zu verändern. Die Mangelsymptome sind außerdem fast durchweg vieldeutig. Erschwerend für die Beurteilung der Größe der Zufuhr fällt noch ins Gewicht, daß die peroral zugeführten Mengen nicht unverändert in die Gewebe gelangen. Schon die Resorption hängt von anderen Nahrungsbestandteilen ab. Die resorbierten Elemente passieren dann noch die Leber, und die Zusammensetzung des Lebervenenbluts ist bereits ganz anders als die des Pfortaderbluts.

Eine weitere Frage, die die Zufuhr der anorganischen Nahrungsbestandteile betrifft, muß hier berührt werden: das vielgenannte und oft mißverstandene Prinzip des *Ionenantagonismus*. Ihm liegt folgender Tatbestand zugrunde: Ersetzt man das Gemisch von Kationen, das die Zellen umgibt, durch eine einzige Kationenart von gleicher Gesamtkonzentration, dann treten Störungen der Lebensfunktionen auf. Die fehlenden Kationen dienen zur Aufrechterhaltung eines ganz bestimmten Kationengleiehgewichts. „Dem Schaden, welchen eine Ionensorte für sich anrichten würde, kann also offenbar durch die Gegenwart einer anderen Ionensorte die Waage gehalten werden[1].“ Eine in diesem Sinne „äquilibrierte“ Salzlösung ist beispielsweise das Blutplasma. Seine Zusammenstellung schwankt in engen Grenzen, obwohl die mineralische Zusammensetzung der *Organe* erheblich schwankt und in ihren Mengenverhältnissen keineswegs einer äquilibrierten Lösung entspricht. Der Ionenantagonismus hat praktisch-ärztliche Bedeutung bekommen, weil behauptet wurde, die landesübliche Nahrung enthalte im Verhältnis zu den übrigen Kationen zu viel Natrium. Dieses „krankmachende Mißverhältnis“ aber lasse sich durch Kalium-, Calcium- und Magnesiumsalze ebensogut „äquilibrieren“ wie durch Entziehung von Natrium. Durch ein physiologisch ausgeglichenes Diätsalz sollte also die krankmachende Wirkung des Kochsalzes ebensogut verhütet, die Ausheilung gewisser Krankheitserscheinungen ebenso wirksam unterstützt werden wie durch Entziehung von Kochsalz.

Sieht man sich nun das Verhältnis Natrium : Kalium : Calcium : Magnesium in den gebräuchlichsten Nahrungsmitteln etwas genauer an, dann zeigt sich, daß hier von einer äquilibrierten Mischung im genannten Sinne gar keine Rede sein kann.

Schweinefleisch z. B. enthält auf 100 g Natrium 145mal soviel Kalium, 104mal soviel Calcium und 237mal soviel Magnesium wie das Blutplasma. „Mit gewöhnlichem Kochsalz gesalzene Dauerwaren wie Schinken geräuchert oder Speck gesalzen bekommen durch den Kochsalzzusatz eine Mineralmischung, die sich einer äquilibrierten nähert. Sie enthalten im Vergleich mit Natrium nur 4—6,8mal soviel Kalium, 3,8mal soviel Magnesium und annähernd die richtige Menge an Calcium.... Die Zumischung weiterer, wenn auch kleiner Mengen von Kationen im Titrosalz (d. h. einer „äquilibrierten“ Salzmischung) entfernt die Mineralmischung der mit Titrosalz versetzten Wurstwaren weiter von einer äquilibrierten Salzlösung als das einfache Salzen mit Kochsalz.... Mit 10 g einer äquilibrierten Salzmischung vom Typus des Titrosalzes werden etwa 0,07 g Calcium und 0,15 g Kalium zugeführt. Die übliche tägliche Zufuhr beträgt bei gemischter Kost für Calcium 0,6—3,8 g, für Kalium 2—4 g. Die Werte schwanken von Tag zu Tag beträchtlich. Die Ionen des Titrosalzes haben vor denen der Nahrung keinen Vorzug.... Jedenfalls ist es ein ganz vergebliches Bemühen, durch Titrosalz an Stelle von Kochsalz das Mineralgemisch der Fertigware auch nur annähernd oder gar besser als mit gewöhnlichem Kochsalz zu äquilibrieren.... Praktisch unterscheidet sich die mit Titrosalz zubereitete Fertigware nicht oder sogar in ungünstigem Sinn von der handelsüblichen Zubereitung mit Kochsalz .... Die Behauptung, daß die im Titrosalz enthaltenen, gegenüber der Nahrung ganz unerheblichen Mengen dieser Kationen irgendeinen Einfluß auf den Mineralhaushalt haben können, stellt bei Berücksichtigung dieser Zahlen an die Gutgläubigkeit der Leser starke Anforderungen“[2].

---

[1] HÖBER 1926. [2] STRAUB 1929.

Selbst wenn die behauptete, tatsächlich aber nicht stattfindende Annäherung des Mineralgehaltes der Nahrung an eine äquilibrierte Salzmischung gelänge, müßte noch eine zweite Voraussetzung erfüllt sein, wenn das „Diätsalz" seine Aufgabe erfüllen soll: Sämtliche per os aufgenommenen Mineralstoffe müßten restlos resorbiert werden. Das trifft sicher nicht zu. Natrium und Chlor werden zwar rasch und vollständig resorbiert. Die Resorption der Erdalkalien hängt jedoch vom Säuregrad des Darminhalts ab, von seinem Gehalt an Fettsäuren, Phosphorsäure, Eiweiß, Vitamin D und vielleicht noch von anderen Nahrungsbestandteilen. Endlich: Auch dann, wenn die Kationen resorbiert und ins Pfortaderblut aufgenommen worden sind, ist der Weg in die übrigen Körpersäfte noch nicht ganz frei. Der Tierversuch hat nämlich gezeigt, daß die in den Pfortaderkreislauf gelangten Ionen zum großen Teil in der Leber zunächst zurückgehalten und erst später, und zwar in ganz anderer Mischung, in den allgemeinen Kreislauf abgegeben werden. Eine in die Pfortader infundierte physiologisch äquilibrierte Salzlösung hätte also schon nach der Passage durch die Leber ihre physiologische Äquilibrierung verloren.

Es scheint, als könne der Mineralbestand des Organismus durch die Ernährung nur innerhalb enger Grenzen beeinflußt werden[1]. Bei Verknappung der Zufuhr sinkt sofort auch die Ausscheidung. Die Gewebe halten ihren Bestand an den allermeisten Mineralstoffen zäh fest, und zwar sowohl gegen mineralische Überernährung wie gegen mineralische Unterernährung. Die wenig glücklich gewählten Begriffe „*Supermineralisation*" und „*Transmineralisation*" werden in der Literatur, vor allen Dingen in der für Laien bestimmten Literatur, zwar sehr gerne benutzt. Nicht zu verraten pflegt der Autor hierbei, woher er weiß, daß eine Supermineralisation oder Transmineralisation stattgefunden hat. In Wahrheit weiß er es nämlich nicht, weil sachkundige kritische Untersuchungen immer noch nicht die Frage entscheiden konnten, ob beim gesunden Menschen ernährungsmäßig überhaupt nennenswerte Supermineralisationen und Transmineralisationen erreicht werden können. Die Speicherung in bestimmten *Depots* und die Entleerung von *Depots* sollen mit den Begriffen Super- und Transmineralisation ja nicht gekennzeichnet werden.

Die Aufgaben der anorganischen Nährstoffe liegen in der Regulierung des Säuregrades, des osmotischen Drucks und der Löslichkeit der Kolloide und in der Mitwirkung bei fermentativ gesteuerten Stoffwechselabläufen. Da die anorganischen Nahrungsbestandteile nicht als Energiequellen dienen, erhebt sich die Frage, *warum der Organismus überhaupt der fortlaufenden Mineralzufuhr bedarf*, warum er ständig Mineralien ausscheidet und diese Ausscheidung nur unter ganz besonderen Umständen auf minimale Werte absinken läßt. Die anorganischen Nahrungsbestandteile machen keine *Alterungsprozesse* durch wie die Fermente, Vitamine und Hormone. Die *Ausscheidung* bestimmter Mineralien *im Dienste der physikalischen Wärmeregulation* und der *Regulation des Säure-Basengleichgewichts* ist verständlich. Bei anderen Mineralien läßt sich die Notwendigkeit ständiger Ausscheidung aber noch nicht verstehen.

Ein gewisser Mineral*umsatz* ist jedenfalls immer mit dem Leben verknüpft. Seine Höhe schwankt auch unter den gleichen äußeren Bedingungen von Mensch zu Mensch und macht ständige Zufuhr von Mineralien ebenso notwendig wie der Energieumsatz die ständige Zufuhr von Energieträgern.

SHERMAN (1947) hat die *tatsächliche Mineralzufuhr* in 150 frei gewählten amerikanischen Kostformen berechnet und ist (ausschließlich der als Kochsalz

[1] Neuerdings KAPP 1940.

zugesetzten Natrium- und Chlor-Ionen) zu den in der Tabelle 2 aufgeführten Zahlen gekommen.

Das Wissen von der Höhe des Mineral*bedarfs* gründet sich in der Hauptsache auf *Bilanzuntersuchungen:* Jener Betrag, mit dem eben noch ausgeglichene Bilanzen erzielt werden können, wird als *Mindestbedarf* betrachtet. Die Frage, ob dieser unter gegebenen Verhältnissen gleichzeitig den *Optimalbedarf*, d. h. die Höhe der wünschenswerten Zufuhr darstellt, bleibt dabei völlig offen und muß, wenn man analoge Verhältnisse wie beim Eiweiß- und Energiestoffwechsel annehmen darf, verneint werden.

Tabelle 2. *Mineralgehalt von 150 amerikanischen Kostformen.* (Nach SHERMAN.)

Element	Je Kopf und Tag Minimum g	Maximum g	Durchschnitt g
Kalium	1,43	6,54	3,39
Chlor	0,88	5,83	2,83
Natrium . . .	0,19	4,61	1,94
Phosphor . . .	0,60	2,79	1,58
Schwefel . . .	0,51	2,82	1,28
Calcium. . . .	0,24	1,87	0,73
Magnesium . .	0,14	0,67	0,34
Eisen	0,0080	0,0307	0,0173

Maßstäbe für die wünschenswerte Höhe der Zufuhr sind die Abläufe gewisser Funktionen (Sekretion der Verdauungssäfte, Blutdruckhöhe, muskuläre Leistungsfähigkeit, Knochenverkalkung u. a. m.).

Es kann aber weder für Populationen noch für Einzelmenschen eine *Standardkostform* geben, bei der *alle physiologischen* Funktionen optimal ablaufen. So muß angenommen werden, daß etwa eine natriumarme Kost den Ablauf gewisser Funktionen erleichtert, den Ablauf anderer Funktionen aber erschwert. Die Beantwortung der Frage nach der Höhe der wünschenswerten Zufuhr setzt also voraus, daß zunächst die Frage beantwortet wird, was überhaupt wünschenswert ist: Fähigkeit zu körperlicher Schwerarbeit — hohe Widerstandsfähigkeit gegen Hitze und Kälte — rasches Wachstum — hohe Nachkommenzahl — Elastizität und geistige Spannkraft oder was sonst. *Allgemeinverbindliche Zahlen kann es für den optimalen Mineralbedarf ebensowenig geben wie für den optimalen Energie- und Eiweißbedarf.* Da es systematische Prüfungen der verschiedenen Formen von Leistungsfähigkeit in Abhängigkeit von der Zufuhr anorganisch gebundener Nährstoffe so gut wie gar nicht gibt, können die in der Literatur angegebenen Bedarfszahlen nur als grobe Richtwerte betrachtet werden.

Die Beurteilung des Mindestbedarfs an Mineralien ist abgesehen von den genannten Schwierigkeiten auch noch dadurch erschwert, daß wir fast nirgends eindeutige Kennzeichen für die ersten Stadien eines Mineralmangels besitzen daß so gut wie immer der Bedarf an einem Mineral durch die Höhe der Zufuhr anderer mitbestimmt wird, und daß sich ein und dieselbe Mineralmenge im gleichen Organismus gegensätzlich auswirken kann, wenn der Gehalt der Nahrung an Eiweiß, Fetten und Kohlenhydraten sich ändert. OEHME und WASSERMEYER (1927) haben z. B. einmal einer Milchkost und einmal einer Kartoffelkost gleiche Kochsalzmengen zugelegt. Bei Milchkost wurde unter diesen Umständen Calcium und Phosphor zurückgehalten und die Stoffwechsellage nach der sauren Seite verschoben, bei Kartoffelkost stieg die Calcium- und Phosphorausscheidung, während sich die Stoffwechsellage nach der basischen Seite verschob. Wir selbst fanden nach gleichen Kochsalzzulagen ganz verschiedene Mineralausscheidungen, je nachdem ob in der Nahrung die säuernden oder alkalisierenden Valenzen überwogen[1].

Aus den genannten Gründen ist es verständlich, daß die Angaben verschiedener Autoren bezüglich des optimalen Mineralbedarfs gleichartiger Menschen unter

[1] GLATZEL 1934, GLATZEL und SCHMITT 1934.

gleichen Lebensbdingungen nicht selten erheblich auseinanderfallen. Von den meisten „Spurenelementen“ wissen wir sogar kaum mehr, als daß sie lebensnotwendig oder nicht lebensnotwendig sind, und selbst diese Frage ist für viele noch offen.

Eine Schwierigkeit für die Aufstellung praktischer Ernährungsrichtlinien liegt darin, daß der *Mineralgehalt ein und desselben Nahrungsmittels* in viel stärkerem Maße *schwankt* als sein Eiweiß-, Fett- und Kohlenhydratgehalt. Die Schwankungen in Abhängigkeit von Rasse und Sorte, Klima, Bodenbeschaffenheit, Ernährung und Alter der dem Menschen als Nahrung dienenden Tiere und Pflanzen, können mehrere 100% erreichen[1].

Neuere zusammenfassende Darstellungen über die anorganischen Nahrungsbestandteile stammen von Höber (1926/27), Klinke (1931), Schmidt und Greenberg (1935), Shohl (1939), Leuthardt (1941), McCance und Widdowson (1944), Lang (1949, 1950, 1957) und Lehnartz (1959).

II. Calcium.

Die Lebensnotwendigkeit des Calciums als ständiger Nahrungsbestandteil steht außer Frage. Sie ist gegeben durch die unersetzliche Mitwirkung des Calciums bei zahllosen Stoffwechselabläufen, auf die im einzelnen hier nicht einzugehen ist. Genannt seien nur die Beeinflussung der Erregbarkeit des vegetativen Nervensystems und des Herzmuskels, die zellverkittende Fähigkeit des Calciums, seine Bedeutung als Stützsubstanz im Knochen und seine vielfachen Beziehungen zur Wirkung von Fermenten, Vitaminen und Hormonen. Die Nahrung enthält Calcium in vielerlei Bindungsformen, aus denen im Laufe der Verdauung das Calcium als Ion freigesetzt wird. Die Verdauungsvorgänge, die a. a. O. dargestellt werden, interessieren hier nur, insofern sie für die *Ausnutzung* des Nahrungscalciums von Bedeutung sind.

1. Die Ausnutzung bei peroraler Zufuhr.

Die Beurteilung der Ausnutzung des Calciums (Allgemeines über Ausnutzung s. S. 84ff.) ist dadurch erschwert, daß das Calcium im Dünn- und Dickdarm nicht nur *resorbiert*, sondern auch ausgeschieden wird, und daß daher das im Kot erscheinende Calcium teils unresorbiert gebliebenes Nahrungscalcium, teils durch die Dickdarmschleimhaut ausgeschiedenes, „endogenes“ Calcium ist. Mit Hilfe radioaktiver Calciumisotopen läßt sich indessen die Menge dieses endogenen Calciums mit hinreichender Genauigkeit bestimmen[2]. In ähnlicher Weise läßt sich im übrigen auch das endogene P bestimmen[3].

In den Untersuchungen von Hansard, Comar und Plumlee (1954) an Rindern[4] stieg die Menge des endogenen Kot-Calciums von 12 mg/kg Körpergewicht bei 0,3 Monate alten Tieren bis auf 21 mg/kg bei 154—190 Monate alten an. Es machte bei über 6 Monate alten Tieren 20—30%, bei jüngeren Tieren 40—45% des gesamten Kotcalciums aus, weil diese jüngeren, mit Milch gefütterten Tiere ihr Nahrungscalcium vollständiger resorbierten. Lengemann, Wasserman und Comar (1954) bestimmten bei 2—7 Monate alten Kälbern die wahre Ausnutzung des Milchcalciums zu 84%, die des Heu- und Korncalciums zu 27%. Ältere Tiere zeigten dasselbe Verhalten weniger ausgeprägt.

Die Zahlen der Tabelle 3 zeigen nach Versuchen von Hansard, Comar und Plumlee (1954), wieviel besser die (unter Berücksichtigung der endogenen Cal-

---

[1] Zum Beispiel Somers und Beeson 1948.

[2] Comar 1953, Comar und Wasserman 1956, Visek, Monroe, Swanson und Comar 1953, Visek, Barnes und Loosli 1952, Blau, Monte, Spencer, Swernov und Laszlo 1954, Thomas, Litovitz und Geschickter 1954.

[3] Hevesy 1948, Kleiber, Black, Lofgreen, Luick und Smith 1955.

[4] Siehe auch Hansard, Comar und Davis 1954, Hansard und Plumlee 1954.

ciumausscheidung festgestellte) *wahre* Calciumausnutzung ist gegenüber der *scheinbaren* Ausnutzung, wie sie sich aus bloßen Bilanzfeststellungen ergibt.

Setzte man die Rinder auf calcium- und phosphorarmes Futter, dann änderte sich das endogene Kot-Calcium zunächst gar nicht, während der endogene Kot-Phosphor absank; erst nach 15 Monate langer Weiterführung dieser Fütterung war auch das endogene Kot-Calcium um etwa 30% gesunken.

Bellin und Laszlo (1953), Blau, Spencer, Swernov und Laszlo (1954) sowie Laszlo u. Mitarb. (1955) haben ähnliche Untersuchungen an 2 Menschen durchgeführt bei niederer, mittlerer und hoher Calciumzufuhr in der Nahrung (107 bzw. 135, 529 bzw. 638, 1146 bzw. 1740 mg je Tag). Das endogene Kot-Calcium betrug entsprechend 91 bzw. 118, 91 bzw. 67, 73 bzw. 93 mg je Tag. Das endogene Kot-Calcium stieg also nicht an; mit anderen Worten: Die Zunahme des gesamten Kot-Calciums beruhte ausschließlich auf unresorbiertem Nahrungscalcium. Die wahre Ausnutzung des Nahrungscalciums berechnete sich für die 3 Kostformen zu 44 bzw. 67, 41 bzw. 69 und 54 bzw. 61%, d. h. sie blieb gleich.

Tabelle 3. *Die Ausnutzung des Nahrungscalciums beim Rind.* (Nach Hansard, Comar und Plumlee.)

Alter der Tiere (Monate)	Scheinbare Ausnutzung %	Wahre Ausnutzung %
0,3	93	98
1	84	98
6	24	41
15—24	14	34
25—34	17	36
35—73	0	34
144—190	— 28	22

„Man kann annehmen, daß die Calciumhomeostasis aufrechterhalten wird durch einen Mechanismus, der das Ausmaß der Calciumresorption aus dem Darm reguliert. Manches deutet darauf hin, daß unter bestimmten physiologischen und pathologischen Verhältnissen wie Wachstum, Altern und Unterernährung *die Ausnutzung mit dem Bedarf schwanken kann.* Bei alten Menschen mit Osteoporose z. B. scheint die Ausnutzung beträchtlich schlechter zu sein als bei jüngeren[1].“

Die Ausnutzung des Nahrungscalciums hängt auch von der Menge[2] und von der *Resorptionsfähigkeit der Calciumverbindung* ab: in Form leicht löslicher Salze wie Chlorid, Lactat, Citrat und Gluconat wird Calcium besser resorbiert und ausgenutzt als in Form schwer löslicher Salze wie Phosphat, Sulfat und Carbonat[3]. Resorbiert wird aber in jedem Falle nur ein Teil der zugeführten Menge. Bekannt ist die unvollkommene Ausnutzung auch der therapeutisch benutzten Calciumverbindungen[4]. Sie liegt beispielsweise bei Calciumgluconat um 66%, bei Calciumlactat um 30—60% und bei dem in Form von Eierschalen empfohlenen Calciumcarbonat um 10%[5]. Außer Calciumcarbonat sind Calciumbenzoat, Kalkseifen, Calciumoxalat und Calciumphytat so gut wie unresorbierbar.

Mit *oxalat*reichen Nahrungsmitteln — Spinat (mit bis zu 315 mg-% Oxalaten), Salat, Sauerampfer, Rhabarber, Kakao — kann man experimentell Calciummangelzustände hervorrufen. 100 g Spinat genügen, um das gesamte Calcium aus 200 g Milch, rund 250 mg, auszufällen und unresorbierbar zu machen[6]. Es können deshalb oxalatreiche Nahrungsmittel nur dann in größeren Mengen unbedenklich verzehrt werden, wenn die Nahrung gleichzeitig reichlich gut ausnutzbares Calcium enthält[7].

Die *Phytinsäure* (Inosithexaphosphor-Säure s. auch S. 90) repräsentiert den Phosphatspeicher des Getreidekorns. Sie ist als solche schlecht resorbierbar

[1] Comar und Wasserman 1956, vgl. auch Henry und Kon 1953, Cremer und Herr 1953.
[2] Blau, Spencer, Swernov, Greenberg und Laszlo 1957.
[3] Cremer, Herr und Späth 1951, Cremer und Antoni 1953, Koch und Haase 1954, Seel 1949, Holtz und Massmann 1949, Klinke 1954, Braun 1953.
[4] Schmitt und Basse 1937, Aykroyd und Krishan 1939, Braun 1949, Holtz und Massmann 1949, Geissberger 1952.
[5] Lichtenstein 1948, Seel 1949. [6] Lang und Ranke 1950.
[7] Fairbanks und Mitchell 1935, 1939, Fincke und Garrison 1938, Fincke und Sherman 1935, Kohman 1939, Mitchell und Hamilton 1949, Nielsen und Hoff-Jørgensen 1947, Rose und Macleod 1923, Schmidt-Nielsen und Schmidt-Nielsen 1944, Speirs 1939, Tisdall und Drake 1938, Bonner und Mitarbeiter 1938, Mackenzie und McCollum 1937.

(s. S. 20) und hemmt außerdem die Resorption und Ausnutzung des Calciums[1]. Da Calcium sowohl wie Phytinsäure größtenteils in der Kleie enthalten sind, ist die schlechte Ausnutzung gerade des Vollkornbrot-Calciums leicht verständlich[2]. Durch Zulagen größerer Mengen Phytinsäure läßt sich die Calcium-Resorption merkbar verschlechtern[3]. Der Ca-Gehalt des Kotes von Schweinen kann bei phytatreichem Futter 20mal so groß sein wie bei phytatarmem Futter[4]. Nach überschlagsweisen Berechnungen des Cereals Commitee (Kopenhagen 1946) soll der Phytinsäuregehalt der landesüblichen Kost zur Folge gehabt haben, daß im Jahre 1946 25—30% der Tageszufuhr an Calcium in der Kopenhagener Arbeiterkost unverwertbar blieben.

Nun wird bei der Keimung des Kornes sowohl wie bei der Teigführung mit sinkendem p_H die Phytinsäure durch die im Weizen-, Roggen- und Gerstenkorn enthaltene Phosphatase mehr oder weniger vollständig gespalten (p_H-Optimum

Tabelle 4. *Phosphor- und Phytingehalt verschiedener Brotsorten.* (Nach PEDERSEN.)

	Gesamt-P	Phytin-P	% des Gesamt-P	Resorbierbarer P
Grobes Roggenbrot	0,236	0,0	0	0,236
Dunkles Roggenbrot mit Malz	0,268	0,126	47	0,142
Feines Roggenbrot	0,152	0,0	0	0,152
Helles Roggenbrot mit Malz	0,140	0,042	30	0,098
Normalbrot	0,177	0,017	10	0,160
Vollkornroggenbrot	0,236	0,060	25	0,176
Knäckebrot	0,302	0,208	69	0,094
Weißbrot	0,079	0,0	0	0,079
Vollkornweißbrot	0,206	0,108	52	0,098
Schrotbrot	0,197	0,087	44	0,110
Siebmehlbrot	0,105	0,0	0	0,105
Sauerbrot	0,104	0,0	0	0,104

5,0—5,5). Mais und Hafer, die beiden besonders stark rachitogenen Getreidearten, besitzen keine Phytase; ihre Phytinsäure bleibt infolgedessen ungespalten und calciumbindend, ihr Phytinsäure-P großenteils unresorbierbar. Durch die Spaltung verliert die Phytinsäure ihre die Calciumresorption hemmende Fähigkeit; ihr Phosphat wird resorbierbar und ausnutzbar.

Das Ausmaß der Phytinsäurespaltung hängt jedoch weitgehend von der Teigzusammensetzung und der Technik der Brotbereitung ab. PEDERSEN (1941) hat eine Reihe von Brotsorten auf ihren Phytingehalt hin untersucht (Tabelle 4) und meint: „In dem gewöhnlichen, groben, gesäuerten Roggenbrot kommt kein Phytin vor; wahrscheinlich beruht es darauf, daß die säurebildenden Bakterien das p_H im Teig bis in die Nähe des p_H-Optimums der Phytase haben senken können, so daß die Phytase des Kornes das Phytin spalten konnte. Abweichend von dem gesäuerten, groben Roggenbrot zeigen dunkles Roggenbrot mit Malz, Vollkornweißbrot und Schrotbrot einen ziemlich hohen Phytingehalt, ungefähr 50% des Gesamtphosphors. Das untersuchte Knäckebrot hatte einen Phytingehalt von 69% des Gesamtphosphors, was ganz dem des Kornes entspricht. Für das halbgesiebte Brot gilt dasselbe wie für das dunkle. In den feinen Brotsorten:

[1] MØLLGAARD 1941, s. auch BRONNER und HARRIS 1956, BRONNER, HARRIS, MALETSKOS und BENDA 1956, SCHREIER und OSTHELDER 1957.
[2] BRUCE und CALLOW 1934, HOFF-JÖRGENSEN 1946, MCCANCE und WIDDOWSON 1942, 1944, 1949.
[3] HOFF-JØRGENSEN 1946. [4] NICOLAYSEN und NJAA 1951.

Weißbrot, Siebmehlbrot und Sauerbrot kommt kein Phytin vor. Wahrscheinlich steht dies mit dem Umstand im Zusammenhang, daß das feine Mehl einen so geringen Phytingehalt hat, daß die Phytase während der Gärung das Phytin spalten konnte, obwohl keine Säuerung stattgefunden hat. Wenn man Brei kocht, wird die Phytase der Getreideerzeugnisse zerstört werden, und man kann deshalb damit rechnen, daß der Brei jedenfalls denselben Phytingehalt hat wie die Erzeugnisse, aus denen er hergestellt ist.“ Durch 100 g Vollkornbrot können fast 100 mg Ca als Phytat ausgefällt und damit unausnutzbar gemacht werden. Diese Auffassung PEDERSENS (1940, 1941) hat allerdings nicht allgemeine Zustimmung erfahren und das letzte Wort in dieser Angelegenheit dürfte noch nicht gesprochen sein[1].

Wenn auch bei der üblichen Sauerteigführung 60—80% der Phytinsäure aufgespalten werden, so genügt der verbliebene Rest doch immer noch, um die Ausnutzung des Calciums zu erschweren[2]. LANG und SCHÜTTE (1943) sahen bei der üblichen deutschen Wehrmachtsverpflegung, die damals calorisch, eiweiß-, fett- und vitaminmäßig noch durchaus ausreichend war, negative Calciumbilanzen, die sie auf Mangel an Milchprodukten und den hohen, die Calciumresorption verschlechternden Phytinsäuregehalt des Komißbrotes bezogen und durch Anreicherung des Brotes mit anorganischen Calciumsalzen beseitigen konnten. Bemerkenswert ist in diesem Zusammenhang die Feststellung von ANDREWS und HERRARTE (1951), daß gewisse Colistämme eine Phytase besitzen, die 10—20% der im Darminhalt vorhandenen Phytinsäure abbauen kann.

Resorption und Ausnutzung des Nahrungs-Calciums steigen mit steigendem *Säuregrad des Darminhalts.* Normalerweise liegt das p_H im Duodenum zwischen 5,9 und 6,6, im oberen Jejunum zwischen 6,2 und 6,7 und im unteren Jejunum zwischen 6,2 und 7,3[3]. Ausreichende Salzsäuresekretion der Magenschleimhaut ist daher wesentliche Voraussetzung einer optimalen Calciumausnutzung[4]. Vielleicht hängt es mit der verminderten Salzsäureresektion des Magens zusammen, wenn fieberhafte Krankheiten bei Kindern und Erwachsenen die Calciumresorption verschlechtern[5].

Vermutlich beruht auf Säuerung des Darminhalts auch die mehrfach festgestellte Förderung der Calciumresorption durch *Aneurin*[6], *Fette*[7] und Milchzucker (bakterielle Milchsäurebildung)[8].

Nach Untersuchungen von STEGGERDA und MITCHELL (1951) an 20—44jährigen Menschen ändert sich die Ausnutzung des Trockenmilchcalciums nicht erkennbar, wenn die Buttergehalt der Nahrung zwischen 1 und 32% (in der Trockensubstanz) schwankt. Enthält die Nahrung 20% Fett als Schmalz, dann beträgt die Calcium-Ausnutzung 72%, enthält sie aber 20% Fett als Kakaobutter, so beträgt die Ausnutzung nur 57% (mit Kakaobutter Bildung schlecht resorbierbarer Calcium-Seifen?[9])

Resorption und Ausnutzung werden auch gefördert durch die Gegenwart von Stoffen, die mit Calcium leicht lösliche Komplexsalze bilden (z. B. Weinsäure, Citronensäure; vgl. die Rachitisprophylaxe mit Citronensäure[10]).

---

[1] KRIEGER, BUNKFELDT und STEENBOCK 1940, LEE und UNDERWOOD 1949, MORGENROTH 1941, THOMAS und STEENBOCK 1936, WALKER, FOX und IRVING 1948.
[2] LANG und EBERWEIN 1944. [3] LEHNARTZ 1952. [4] STEARNS 1950.
[5] HOLMES 1945, MALMBERG 1923, STEARNS 1950. [6] EHRENBERG 1948, 1949.
[7] BOYD, CRUM und LYMAN 1932, GIRENS 1918, HICKMAN 1924, MALLON, JORDAN und JOHNSTON 1930.
[8] MCCANCE, WIDDOWSON und LEHMAN 1942.
[9] BEADLES, MITCHELL und HAMILTON 1951.
[10] Neuerdings SCHREIER 1949, SCHREIER und WOLF 1950, SCHREIER und SCHNEPF 1956, THEOPOLD und HENNING 1950, KLINKE und SCHILLERT 1952, KLINKE 1954, SCHMITT und BASSE 1937.

Daß die Calciumresorption durch *Vitamin D* begünstigt werden kann, steht fest[1]. *Wie* das geschieht, ist unsicher[2].

Eiweißreichtum der Kost fördert die Calciumausnutzung — vielleicht durch Bildung leicht löslicher Komplexsalze mit Aminosäuren, vielleicht durch Erniedrigung des p_H im Duodenum[3]. Am besten ausgenutzt wird das Calcium von Milch und Käse und das Calcium des Fleisches[4]; man denke an das Fehlen von Calciummangelsymptomen trotz geringer Calciumzufuhr bei den Eskimos!

Durch *Penicillin*verfütterung soll sich die Calciumresorption annähernd verdoppeln lassen[5].

Eine an *unverdaulichen Stoffen* reiche Kost verschlechtert nicht nur die Ausnutzung des Eiweißes, sondern auch die des Calciums, weil größere Mengen von Verdauungssäften (mit 0,3—0,5 g Calcium in 24 Std) abgeschieden und nicht wieder resorbiert werden[6].

Schließlich wird die Ausnutzung des Calciumgehalts der Nahrung durch die Gegenwart anderer Mineralien, vor allen Dingen durch das *Verhältnis Calcium: Phosphat im Darminhalt* bestimmt. Optimal sind Calciumresorption und Calciumversorgung im Tierversuch, wenn dieser Quotient zwischen 1 und 2 liegt[7]. Kriterium ausreichender Calcium-Versorgung ist dabei das Knochenwachstum, das einen Mangel jedenfalls sicherer erkennen läßt als die bloße Prüfung der Calcium-Bilanzen. Nach Tierversuchen von HARRIS, BASSET und WILKE (1951) und BASSET, HARRIS und WILKE (1951) werden im Skelet Calcium und Phosphor nur dann optimal angebaut, wenn der Ca:P-Quotient zwischen 1 und 1,7 liegt. Die *absolute* Höhe der Calcium- und Phosphat-Zufuhr kann dabei beträchtlich schwanken (Ca-Gehalt des Futters 0,3—1,0%, P-Gehalt 0,3—0,8%). Bei größeren Abweichungen des Quotienten von den genannten Werten entwickeln sich Wachstumsstörungen an Knochen und Gelenken, Spasmen der Muskulatur und andere Auffälligkeiten. Calcium in Form von Knochenmehl und Calcium in Form von Trockenmilch werden von Ratte und Mensch gleich gut ausgenutzt[8]. Bei günstigen Ca:P-Quotienten ist die Ausnutzung des *gesamten* Futters optimal[9].

Nach STEARNS (1931) schwankt das Ca:P-Verhältnis der Kost in den verschiedenen Lebensaltern und liegt in der Kost von Kleinkindern zwischen 2:1 und 1,5:1, in der Kost von älteren Kindern um 1:1 (Ca:P-Verhältnis in der Milch etwa 1,2:1). Daß die Höhe des Ca:P-Quotienten um so bedeutungsvoller wird, je weniger Calcium und Phosphor die Nahrung enthält und umgekehrt, ist leicht verständlich[10].

Erhöhung der *Magnesium*zufuhr erhöht die enterale Calciumausscheidung, und zwar vor allen Dingen dann, wenn die Nahrung wenig Phosphor enthält. Auch *eisen*reiche Kost soll die Calciumausnutzung beeinträchtigen, ebenso wie

[1] BRAUN und DAUSCH 1949, HARRISON und HARRISON 1941, NICOLAYSEN 1934, 1937, 1939, ANTONI und CREMER 1955, ACKERMANN und TORO 1953.
[2] UNDERWOOD, FISCH und HODGE 1951, FOURNIER 1951, RANDOIN, SUSBIELLE und FOURNIER 1951.
[3] GÜRSCHING 1933, MCCANCE, WIDDOWSON und LEHMAN 1942, LANG und RANKE 1950.
[4] SHERMAN 1947, MCQUARRIE, ZIEGLER und MOORE 1947.
[5] MIGIGOWSKY, NIELSON, GLUCK und BURGESS 1951.
[6] ADOLPH, WANG und SMITH 1938, WESTERLUND 1938.
[7] BETHKE, KICK und WILDER 1932, GÜRSCHING 1933, BREITER, MILLS, DWIGHT, MCKEY, ARMSTRONG und OUTHOUSE 1941, COX und IMBODEN 1936, ELLIS und MITCHELL 1933, ELVEHJEM und KREHL 1947, FAIRBANKS und MITCHELL 1935, HAAG und PALMER 1927, HENRY und KON 1939, 1947, KLINKE 1931, HESSE und BARNDT 1935, LANFORD 1939, LANFORD und SHERMAN 1938, 1941, SMITH und SPECTOR 1940, SHERMAN 1947, ORR, HOLT, WILKINS und BOONE 1924, CARTTAR, MCLEAN und URIST 1950.
[8] DRAKE, JACKSON, TISDALL, JOHNSTONE und HURST 1949.
[9] HOLTZ, POPPER und SILBERMANN 1948.
[10] LEICHSENRING, NORRIS, LAMISON, WILSON und PATTON 1951.

unter Umständen umgekehrt die Eisenausnutzung durch calciumreiche Kost beeinträchtigt zu werden scheint[1].

Infolge der verringerten Leistungsfähigkeit der Verdauungsorgane, vor allen Dingen der resorptiven Funktionen, sinkt die Ausnutzung des Nahrungscalciums bei *älteren Menschen*. Bei gleichbleibendem Calciumgehalt der Nahrung muß deshalb, um ausreichende Versorgung sicherzustellen, die Resorption durch Salzsäure und Vitamin D unterstützt werden[2]. Im Alter kommt es infolgedessen nicht selten zu Entkalkung der Knochen[3], bei calciumarmer Kost sogar zu ausgesprochener Osteoporose[4].

Im Alter von 11—15 Jahren schwankt die Calciumausnutzung auffallend stark und oft ohne erkennbare Ursache[5]. Um während des *Wachstumsalters* keine Calciummangelsymptome entstehen zu lassen, soll die Kost zwei oder mehr Jahre vor der präpuberalen Streckperiode, d. h. vom 8. bis zum 10. Lebensjahr, besonders calciumreich sein (1,3—1,6 g Calcium täglich); eine „physiologische Adoleszentenosteoporose" gibt es nicht[6].

2. Die Ausnutzung bei rectaler und parenteraler Zufuhr.

Mindestens sehr unvollkommen ist die Resorption des Calciums in den untersten Dickdarmabschnitten. Daß Calcium zu therapeutischen Zwecken in verschiedenen Formen gelegentlich rectal gegeben wurde und wird, besagt natürlich nicht das mindeste hinsichtlich des tatsächlichen Nutzens dieses Verfahrens. Aus vieldeutigen und vielseitig beeinflußbaren Änderungen von Krankheitsabläufen — Rückgang allergischer und entzündlicher Prozesse, Normalisierung der mechanischen und elektrischen Übererregbarkeit bei Spasmophilie, Blutungshemmung und Hemmung der Magnesium-Narkose[7] — auf eine tatsächlich stattfindende rectale Calciumresorption zu schließen, ist keine sehr überzeugende Beweisführung. Sofern überhaupt eine unerwartete Besserung objektiv nachgewiesen werden kann, müßten zunächst unspezifische Wirkungen des Klysmas ausgeschlossen werden. Kleine Schwankungen des Plasmacalciums sind schon aus methodischen Gründen nur mit größtem Vorbehalt als Indicatoren einer Calciumresorption verwertbar[8].

Sorgfältige Untersuchungen von GEISSBERGER (1951) und BIRCHER und ROTHLIN (1947) ergaben, daß nach rectaler Zufuhr von flüssigem oder festem Calciumgluconat in allen Fällen mit dem zweiten oder dritten Stuhl 100% des verabreichten Calciums wieder erscheinen! Die Resorption war also praktisch gleich Null. Bemerkenswert sind demgegenüber die Ergebnisse von Versuchen mit radioaktiven Calciumisotopen, die nach rectaler Zufuhr von Calciumgluconat sowohl im Blut wie im Knochen einen langsam einsetzenden, hohe Werte erreichenden Calciumanstieg ergaben[9].

Wenn auch die Gründe für die widersprechenden Versuchsergebnisse noch nicht klarliegen, so muß man doch wohl unter bestimmten Bedingungen mit einer nennenswerten Resorption rectal zugeführten Calciums rechnen[10].

Nach *parenteraler* Verabreichung von Ca^{45} werden innerhalb von 24 Std 6—10% der Zufuhr durch den Darm ausgeschieden[11].

[1] ORTEN, SMITH und MENDEL 1936, SHELLING und JOSEPHS 1934, STEUDEL 1937, THOMPSON 1935. [2] MEULENGRACHT 1938, STEARNS 1950.

[3] CAMPBELL und SHERMAN 1945, MCCAY, CROWELL und MAYNARD 1935, SHERMAN und CAMPBELL 1924, 1937.

[4] HENRY und KON 1939, 1947, OWEN, IRVING und LYALL 1940.

[5] JOHNSTON 1941, STEARNS 1950. [6] SHERMAN 1947, STEARNS 1950.

[7] WIDMER 1947, FEHR 1948, SAUTER 1948, WALTHER 1949, REISCHLE 1951, REMY und EULER 1953.

[8] WIDMER 1947, FEHR 1948, BRAUN 1948, 1949, REMY und EULER 1951, 1953, GOTOR und MESTRE 1951.

[9] CANALS, MARIGNAN und CORDIER 1951, 1952, CREMER 1953.

[10] Siehe auch MOCHIZUKI 1953. [11] WALLACE, SHIRLEY und DAVIS 1951.

3. Der Bedarf.

Trotz allen Wissens von den Resorptions- und Ausscheidungsbedingungen des Calciums läßt sich die Höhe der wünschenswerten Zufuhr zahlenmäßig nur grob näherungsweise angeben. Der wesentliche Grund liegt darin, daß wir keine sicheren Zeichen eines eben beginnenden Calciummangels kennen. KRAUT und WECKER (1943) haben es klar ausgesprochen: „Für die Beurteilung des Kalkbedarfs fehlt es noch vollständig an zuverlässigen Unterlagen."

Die *Calciummangelschäden des Skelets* — kindliche Rachitis, Spätrachitis und Osteomalacie — sind Ausdrucksformen grundsätzlich gleichartiger Stoffwechselstörungen, Ausdrucksformen nämlich von unzureichender Bildung kalkhaltiger Knochensubstanz, und in dem Stadium, in dem sie klinisch erfaßbar werden, bereits Zeichen *schweren* Calciummangels. Der Aufbau vollwertiger Knochensubstanz ist an die Gegenwart ausreichender Mengen von Vitamin D, Calcium und Phosphat gebunden. Obwohl die Genese der Rachitis noch nicht lückenlos geklärt ist, kann man doch sagen, daß Mangel an Calcium infolge Calciumarmut der Kost oder unvollkommener Calciumresorption die Verkalkung hemmt und die Entstehung rachitischer Störungen beschleunigt. Ähnliches gilt für die Entkalkungszustände (Osteoporose). Unzureichende Calciumzufuhr mit der Nahrung ist aber nur *eine* der möglichen Ursachen von Rachitis, Osteomalacie und Osteoporose und die Steigerung der peroralen Calciumzufuhr kann daher nicht in allen Fällen eine wirkungsvolle Therapie sein.

Es fragt sich, ob man auch dann mit *Calciummangelschäden* rechnen muß, *wenn rachitische und osteoporotische Störungen fehlen.* Das ist offenbar der Fall. Bei Tieren und Menschen hat sich gezeigt, daß gewisse Kostformen für normales Wachstum und Wohlbefinden zwar ausreichen können, daß aber durch zusätzliche Calciumverfütterung Wachstum und Geschlechtsreife beschleunigt, die Vitalität erhöht, das Altern verzögert, das Leben verlängert und die Säuglingssterblichkeit verringert wird[1].

Angesichts dieser Schwierigkeiten einer Bedarfsbestimmung und der Notwendigkeit sehr langfristiger Untersuchungen hat man sich zunächst darauf beschränkt, festzustellen, wie groß die Calciumzufuhr mit der Nahrung sein muß, um mit hinreichender Sicherheit *positive Calciumbilanzen* zu erzielen. Aus den bis 1939 vorliegenden einschlägigen Untersuchungen berechneten MITCHELL und CURZON (1939) einen mittleren Calciumbedarf (= notwendige Menge zur Erhaltung ausgeglichener Bilanzen) für den erwachsenen gesunden Menschen von 9,75 mg je Kilogramm Körpergewicht, wobei die mittlere Ausnutzung des Nahrungscalciums mit 30% angesetzt wurde. Für den Menschen von 70 kg Gewicht wären das als Tagesmindestbedarf 680 mg Calcium. HEGSTED, MOSCOSO und COLLAZOS (1952) geben nur 200—300 mg an, OWEN (1952) 520 mg, ACKERMANN und TORO (1953, 1954) einen Tagesmindestbedarf älterer Menschen von 658 bis über 1360 mg und STEARNS (1950) meint: Von 2 Menschen mit gleichem Gewicht und gleicher Ernährung könne der eine normalerweise 25 mg, der andere normalerweise 250 mg Calcium ausscheiden[2]. BOGDONOFF, SHOCK und NICHOLS (1953) geben für ältere Menschen dieselben Bedarfswerte wie für jüngere. Zur Frage der Abhängigkeit des Calciumbedarfs vom Lebensalter sind im übrigen zahlreiche Arbeiten erschienen[3].

---

[1] COWARD, KASSNER und WALLER 1938, GAUNT, IRVING und THOMSON 1938, KLEIBER, BOELTER und GREENBERG 1940, MCCARRISON 1933, SHERMAN und CAMPBELL 1935.

[2] Siehe auch WOOLEY und MICKELSEN 1954, KRAUT und WECKER 1943, 1948.

[3] Vgl. auch STEARNS und MOORE 1931, ELLIS und MITCHELL 1933, OWEN 1939, HENRY und KON 1947, CARTTAR, MCLEAN und URIST 1950, CAMPBELL und SHERMAN 1945, OHLSON und Mitarbeiter 1952, SCOULAR, PACE und DAVIS 1957.

Eine Zusammenstellung des minimalen und optimalen Calciumbedarfs nach den Angaben verschiedener Autoren gibt die Tabelle 5.

Anmerkung zu den Angaben der *Deutschen Gesellschaft für Ernährung* (D.G.E.): „Als wünschenswerte Zufuhr für den Erwachsenen, unabhängig von Arbeitsschwere und Alter, wird 1 g Ca gerechnet. Besondere Zuschläge gelten für Schwangere (1,5 g Ca insgesamt) und Lactierende (2,0 g Ca insgesamt). Über den Calciumbedarf der Säuglinge lassen sich keine Angaben machen, da er von der Resorbierbarkeit und der sehr wechselnden Phosphatzufuhr abhängig ist.

Tabelle 5. *Calcium-Optimal- und Minimalbedarf.* (Milligramm je Kopf und Tag.)

	Völkerbund Optim.	Nat. Res. C. USA. Optim.	Dtsch. Ges. Ernährung Optim.	Intern. Rotes Kreuz Min. u. Optim.	Eidgen. Komm. für Kriegsernährung (FLEISCH 1947) Min. u. Opt.
Erwachsene, unabhängig von Geschlecht, Alter und körperlicher Arbeit	750	800	1000	500—1500	500—1000
Schwangere bis Ende 5. Mon.	—	—	1500	—	—
Schwangere ab 6. Monat	3000	1500	1500	3000	1200
Stillende Mütter	—	2000	2000	—	—
Kinder 0—1 Jahr	1000 (Kinder 0—1 Jahr bis Mädchen 14—18 Jahre)	600—1000	500	300—1800 (Kinder 0—1 Jahr bis Mädchen 14—18 Jahre)	800—1500 (Kinder 0—1 Jahr bis Mädchen 14—18 Jahre)
Kinder 1—10 Jahre		1000	1000		
Jungen 10—14 Jahre		1200—1400	1200		
Jungen 14—18 Jahre		1400	1000		
Mädchen 10—14 Jahre		1200—1300	1200		
Mädchen 14—18 Jahre		1300	1000		

Ein Brustkind ist mit 0,3 g Ca pro Tag ausreichend versorgt; für mit Kuhmilch ernährte Säuglinge liegt der Kalkbedarf je nach Milchmenge höher. Stark wachsende und rekonvaleszente Kinder können einen noch wesentlich höheren Bedarf haben. Kinder von 1—10 Jahren sollen 1 g Ca erhalten. Diese Menge kann individuell zwischen 0,8 g und 1,2 g schwanken. Knaben und Mädchen im Alter von 10—14 Jahren sollen täglich 1,2 g und Jugendliche von 15 bis 18 Jahren 1,0 g Ca erhalten. Eine genügende Zufuhr an Ca ist bei älteren Menschen besonders wichtig. Die wünschenswerte Relation von Ca zu P in der Nahrung liegt zwischen 1:1 bis 1:2. In der Muttermilch ist das Verhältnis Ca:P = 2:1, in der Kuhmilch 1,2:1."

„Die Diätregel: für jedes Kind täglich 1/4 Liter Milch (0,3 g Calcium) ist viel mehr als eine Vorschrift, die auf individuellen Meinungen und Analogieschlüssen aus Fütterungsversuchen an niederen Tieren basiert; sie beruht jetzt auf wissenschaftlicher Evidenz, gewonnen in ausgedehnten und intensiven Untersuchungen an den Kindern selbst"[1].

In ähnlicher Weise kam MEULENGRACHT (1938) bei einer Prüfung der Kost von Kopenhagener Arbeitern und Erwerbslosen zu dem Ergebnis, daß „die eingenommene Calciummenge für jedes erwachsene Individuum je Tag 0,5—0,7 g beträgt, woraus ersichtlich ist, daß die Zahlen unter der Mindestgrenze liegen oder ihr doch bedenklich nahe sind, und dazu kommt noch, daß der Bedarf bei Kindern, Schwangeren und stillenden Müttern größer ist".

SHERMAN (1947) meint, von den heutigen Kostformen auf der Erde seien 1% zu eiweißarm, 4% zu phosphorarm und 16% zu calciumarm; auf einen Energiegehalt von 3000 cal umgerechnet, sei zwar keine mehr zu eiweißarm, aber selbst dann noch seien 1% zu phosphorarm und 9% zu calciumarm. Auch LANG und SCHÜTTE (1943), LANG und EBERWEIN (1944), HOLTZ u. SILBERMANN

[1] SHERMAN 1947.

(1948) u. v. a. haben auf die Gefahr einer Calciumunterernährung bei landesüblicher Kost hingewiesen. Der Calciumgehalt von 150 amerikanischen Kostformen lag nach SHERMAN (1937) im Mittel bei 730 mg je Kopf und Tag (Maximum 1870, Minimum 240 mg).

In Untersuchungen, die sich auf einen Zeitraum von 4 Jahren erstreckten, fanden GOLDSMITH, DARBY, STEINKAMP, STOCKELL BEAN und MCDEVITT (1950) auf Neufundland einen Calciumverzehr je Kopf und Tag bei 3—6jährigen Kindern von 556 mg, bei 10 bis 14jährigen Kindern von 776 mg und bei Wöchnerinnen von 1500 mg. Die Untersuchungen von YOUMANS (1950) an 12000 Menschen in Tennessee ergaben bei denselben 3 Gruppen 880 mg, 960 mg und 910 mg.

Nach Feststellung des geringen Calciumgehalts der Kost weiter Kreise hat man in USA das *Brot mit Calcium angereichert* (1000 mg Calciumcarbonat auf 1000 g Brot[1]).

Die Calciumzufuhr mit dem *Wasser* fällt wenig ins Gewicht und läßt sich auch durch Verhinderung der beim Kochen auftretenden Calciumcarbonatfällung (Kesselsteinbildung) nicht nennenswert erhöhen[2]. LANG (1950) meint: „Bei mittleren Härtegraden dürften etwa 10% des gesamten Kalkbedarfs durch den Kalk im Trink- und Kochwasser gedeckt werden.“

Der ausgereifte Neugeborene bekommt einen Calciumvorrat mit auf die Welt, der ihm auch bei geringer Zufuhr rasches Wachstum ermöglicht[3]. Seine Retention bei gegebener Zufuhr hängt mehr von der Gewichtszunahme als von der Größenzunahme ab[4].

Während der *Schwangerschaft* werden erst in den letzten 3 Monaten größere Calcium- (und Phosphor-)Mengen benötigt. Der Bedarf der Schwangeren wird mit 1,5 g Calcium je Tag sicher reichlich gedeckt. Die hormonale Umstellung bedingt in der 2. Schwangerschaftshälfte außerdem vielleicht auch noch eine Verbesserung der Calciumresorption[5]. Sehr viel schwerer kann die *stillende Frau* ihren Calciumbestand aufrechterhalten, obwohl die Calciumverluste durch Urin und Milch nicht größer sein sollen als die Verluste durch Urin während der Schwangerschaft. Bei einer Frau, die 1 Jahr lang stillte, haben DONELSON, NIMS, HUNSCHER und MACY (1931) jedoch geradezu enorme Calciumverluste festgestellt. Mit vollem Recht empfehlen daher der National Research Council und die Deutsche Gesellschaft für Ernährung während der Stillperiode eine Tageszufuhr von 2 g Calcium.

Oral und parenteral zugeführtes Calcium erscheint bei lactierenden Tieren sehr schnell in der Milch[6].

Die klinisch bekannte Steigerung der Calciumausscheidung *bettlägeriger Kranker* bei wochenlanger Bewegungslosigkeit läßt sich durch passive Bewegungen offenbar nicht verhindern und verlangt bei Rekonvaleszenten hohe Ca-Zufuhren[7].

4. Überernährung.

Beim *Menschen* sind Calciumüberfütterungszustände nicht bekannt. Eine Überschwemmung des Organismus mit Calcium ist schon durch die komplexe Bedingtheit der enteralen Resorption erschwert. Als nachteilige Auswirkung hohen Calciumgehaltes der Nahrung kann es infolge hoher Calciumkonzentration des Darminhalts zu Verschlechterung der Calcium-Phosphor-Relation und Anstieg der Fettsäurenausscheidung auf das 7—8fache des Durchschnittswertes

---

[1] DUFRENOY und GENEVOIS 1949, MEYER und GREENBERG 1949, s. auch GUILLEMENT, JAQUET und TRÉMOLIÈRES 1950.
[2] BECKER und BARTH 1940, BORRIES und ROTHE 1940, GRIEBEL und HESS 1940, KANITZ 1939, SHERMAN 1947, ZEISS und KANITZ 1940.
[3] STEARNS 1939. [4] HOLMES 1945. [5] SHERMAN 1947.
[6] ATEN und HEYN 1950. [7] WYSE und PATTEE 1954, DIETRICH 1957.

kommen. Bei Tieren soll Futter mit 1,35% Calcium Nierenhypertrophie und Harnsteine entstehen lassen[1].

Verkalkungsherde in den Weichteilen und der Conjunctiva bei Kranken mit Niereninsuffizienz (ohne Zeichen von Hyperparathyreoidismus) bezogen BURNETT, COMMONS, ALBRIGHT und HOWARD (1949) und WERMER, KUSCHNER und RILEY (1953) auf langdauernde Zufuhr großer Mengen von Milch *und* Alkalien (5 g Calcium je Tag); nach großen Mengen von Milch *oder* Alkalien traten anscheinend keine derartigen Verkalkungen auf. Da metastatische Kalkablagerungen bei chronischen Nierenkrankheiten auch sonst bekannt sind und dabei Hypercalcämie allein offenbar nicht genügt, um metastatische Verkalkungen entstehen zu lassen[2], erscheint es fraglich, ob in den genannten Fällen tatsächlich die hohe Calcium-Zufuhr die wesentliche Ursache der Kalkablagerungen darstellt.

III. Phosphor.

Nächst dem Calcium kommt von den anorganischen Bestandteilen der Phosphor am reichlichsten im Organismus vor. Wir erinnern an den *Phosphor als Baustein* der anorganischen Knochensubstanz, der Phosphatide, der Nucleoproteide, der Phosphoproteide und der Nucleotide. 70—80% des als Phosphat gebundenen Phosphors liegen im Skelet, 10% in der Muskulatur.

Phosphate spielen eine entscheidende Rolle bei der Regulation des Säure-Basengleichgewichts. Sie sind Ausgangsmaterial für die Synthese von Phosphoproteiden, Nucleoproteiden, Phosphatiden und vielerlei Verbindungen, die im intermediären Stoffumsatz eine Rolle spielen. Unübersehbar ist die Zahl der Phosphatesterreaktionen; am eingehendsten erforscht sind sie bei der Muskelaktion und im Kohlenhydratstoffwechsel[3].

1. Die Ausnutzung.

Die *Resorption* des Phosphors läuft, ebenso wie die Ausscheidung, weitgehend der Resorption des Calciums parallel[4]. Phosphor wird im ganzen leichter resorbiert als Calcium und, ebenso wie Calcium, im wesentlichen durch den Darm ausgeschieden. In Untersuchungen von KLEIBER, SMITH, RALSTON und BLACK (1951) mit P^{32} zeigte sich, daß einer scheinbaren Ausnutzung des Futter-P von 12% eine wahre Ausnutzung von 50—60% entspricht (vgl. auch S. 84ff.).

Sowohl bei der Resorption, die quantitativ in Phosphatform erfolgt, wie bei der Ausscheidung scheint das Nebenschilddrüsenhormon eine Rolle zu spielen.

Die Phosphorresorption wird gehemmt durch *Eisen-, Aluminium- und Berylliumsalze*[5].

Nur zu 20—60% ausgenutzt wird das Phosphat der *Phytinsäure,* die den Phosphatspeicher des Samenkorns darstellt und in größeren Mengen in vielen Nahrungsmitteln vorkommt (Tabelle 6, nach McCANCE und WIDDOWSON)[6]. Das Phosphat des Weizens, des Roggens und der Gerste wird infolge der Gegenwart eines phytatspaltenden Ferments besser ausgenutzt als das des Hafers und des Maises, die beide keine Phytase besitzen[7]. Daß auch Colibakterien eine Phytase bilden können, wurde bereits erwähnt (s. S. 14).

---

[1] WILLIAMSON, HEGSTED, McKIBBIN, STARE 1946.
[2] H. MILLER und RICHARDSON 1941 u. a., siehe auch THOMPSON und TANNER 1949.
[3] HEVESY 1948, MANLY und BALE 1939.
[4] COHN und GREENBERG 1938, HARRISON und HARRISON 1941, MANLY und BALE 1939.
[5] JONES 1938, 1940, REHM und WINTERS 1946.
[6] Siehe auch COMMON 1939, KRIEGER, BUNKFELDT, THOMPSON und STEENBOCK 1940, 1941, McCANCE und WIDDOWSON 1935, 1942, PATWARDHAN und NHAVI 1939.
[7] BURTON 1930.

Die Beziehungen zwischen Phytinsäure und Calciumausnutzung wurden schon genannt (s. S. 12ff.).

In nicht genau bekannter Weise wird die Ausnutzung der Phytinsäure durch Vitamin D verbessert[1].

Eine an *unverdaulichen Nahrungsbestandteilen* reiche Kost verschlechtert in jedem Falle auch die Phosphorausnutzung.

2. Der Bedarf.

Unter stärkeren saisonmäßigen Bilanzschwankungen — von —220 mg bis +119 mg P — war in dem einjährigen Selbstversuch HEINELTS (1925) die Jahresbilanz bei einer Tageszufuhr von 3,0—3,1 g P ausgeglichen[2]. Während der Phosphatbedarf offenbar unabhängig ist vom Säure-Basengleichgewicht[3], ist das Verhältnis Ca:P in der Nahrung dafür von großer Bedeutung (s. auch S. 15).

Tabelle 6.
Phytinsäuregehalt von Nahrungsmitteln.
(Nach McCANCE und WIDDOWSON.)

Lebensmittel	Phytin-P in mg-% des Frischgewichts	Phytin-P in % des Gesamt-P
Reis unpoliert	240	68,5
Mais	210	58,0
Hafer	182	52,0
Weizen	168	46,4
Bohnen	154	50,0
Erbsen	124	46,3
Linsen	93	38,3
Vollkornbrot	87	36,5
Reis poliert	41	41,5
Sago	19	50,0
Kartoffeln	6	19,3
Karotten	3	15,8
Weißbrot	3	5,1
Spinat	0	0
Äpfel	0	0

Das optimale Ca:P-Verhältnis ist in den frühesten Lebensjahren am höchsten (um 2,0); es sinkt im Erwachsenenalter und steigt während der Schwangerschaft und Lactation wieder an.

Der *minimale Phosphorbedarf* liegt nach den Bilanzfeststellungen jener Autoren, die sich auch um die Festlegung des Calciumbedarfs bemüht haben (s. S. 18), zwischen 520 und 1200, im Mittel bei 880 mg für den Erwachsenen, zwischen 1160 und 1460 für den Heranwachsenden.

OWEN (1939) nennt als *Bilanzminimum* für den Erwachsenen 1200 mg, OHLSON u. Mitarb. (1952) nennen sogar 1500 mg. Der Phosphorgehalt von 150 amerikanischen Kostformen lag nach SHERMAN (1937) im Mittel bei 1580 mg je Kopf und Tag (Maximum bei 2790, Minimum bei 600 mg).

Als *wünschenswerte* Phosphorzufuhr für Erwachsene gibt der National Research Council der USA je Kopf und Tag 900 mg, für Kinder 1300 mg und für Schwangere 1500 mg an. Die *Deutsche Gesellschaft für Ernährung* hat auf die Angabe von Optimalbedarfszahlen für Phosphor verzichtet.

Der Phosphorbedarf kann mit *anorganischen* Phosphorverbindungen ebensogut gedeckt werden wie mit *organischen*, da ja, wie schon erwähnt, Phosphor in jedem Fall nur in Phosphatform resorbiert wird.

In Anbetracht der vielseitigen Funktionen des Phosphors ist es erstaunlich, wie wenig Sicheres von *Phosphormangelerscheinungen* bekannt ist. Offenbar wird in Mangelzuständen der laufende Bedarf aus den Phosphatbeständen des Skelets (und des Muskels ?[4]) bestritten, und hier kommt daher ein Mangel am ehesten und deutlichsten zum Ausdruck.

An Milchkühen ließ sich zeigen, daß der Organismus sein Ca-P-Verhältnis weitgehend konstant zu halten bestrebt ist, und Calciumverluste deshalb stets Phosphorverluste nach sich ziehen[5].

[1] SPITZER und PHILIPPS 1945, CARLSSON, LINDQUIST und MAGNUSSON 1954.
[2] Siehe auch ATZLER, BERGMANN, GRAF, KRAUT, LEHMANN und SZAKÁLL 1935, FISCHER 1935.
[3] DAVIS 1935, SALTER, FAHRQUHARSON und TIBETTS 1932, dagegen HEINELT 1925.
[4] DAY und McCOLLUM 1939, STRUCK, REED und COHEN 1939.
[5] THEILER 1932, MEIGS, TURNER, KANE und SHINN 1935.

Beim Menschen sind spezifische Phosphormangelsymptome nicht bekannt.

Eine extrem phosphorarme Nahrung ist praktisch stets auch eiweiß- und fettarm. Selbst im Tierversuch ist es daher schwer, ein phosphorarmes, im übrigen aber leidlich ausreichendes Futter herzustellen[1].

DAY und MCCOLLUM (1939) haben Beobachtungen bei phosphorarm ernährten Ratten beschrieben, deren Futter 0,017% P gegenüber 0,27% des Futters von Kontrolltieren enthielt. Die Mangeltiere fraßen schlechter, nahmen weniger an Gewicht zu und bekamen nach 2—3 Wochen schwere Krankheitserscheinungen: struppiges Fell, Borken an der Nase, Conjunctivitis, Rippenerweichungen, Gehstörungen, Atem- und Freßbeschwerden und starben schließlich mit äußerst calciumarmen Knochen nach 7—9wöchiger Versuchsdauer. Heißhunger (wie bei phosphorarm gefütterten Wiederkäuern) war bei den Ratten nicht feststellbar, doch tranken die Mangeltiere sehr viel mehr Wasser und schieden mehr Kot aus. Die Mineralbilanzen ergaben hohe Calciumverluste, schwach positive Magnesiumbilanzen und Phosphorverluste von im Mittel 45 mg je Tier, während die Kontrolltiere im Laufe 8wöchiger Versuche im Mittel 385 g Phosphor retiniert hatten. Nach Auffassung von DAY und MCCOLLUM (1939) sind 79 mg des aus den Knochen mobilisierten Phosphors von anderen Geweben zur Deckung ihres Bedarfs herangezogen worden. Im gleichen Sinn deuten sie die anfängliche Stickstoffretention; später, nach Erschöpfung der mobilisierbaren Calcium- und Phosphorreserven des Skelets, wurden die Stickstoffbilanzen negativ[2].

Nach den ersten, aus theoretischen Überlegungen stammenden Hinweisen[3] auf die *leistungssteigernde Fähigkeit peroral gegebener Phosphate* ist diese Phosphatwirkung vielfach geprüft und in der Regel auch bestätigt worden[4]. Wenn die Zufuhr anorganischer Phosphate tatsächlich die körperliche und geistige Leitungsfähigkeit verbessert — wieweit es sich dabei um einen psychotherapeutischen Effekt handelt, ist noch nicht eindeutig geklärt —, so heißt das noch nicht unbedingt, daß der Organismus bis dahin in chronischem Phosphormangel gelebt hätte. Immerhin scheinen sich Phosphatzulagen zu erübrigen, d. h. nicht weiter leistungssteigernd zu wirken, wenn die Kost reichlich Phosphor enthält, und wenn nicht (etwa infolge schwerer Muskelanstrengungen) vorher größere Phosphormengen verloren gegangen sind. Entscheidend für den leistungsverbessernden Effekt ist offenbar, daß reichliche Mengen leicht assimilierbaren Phosphors für den anaeroben Kohlenhydratabbau zur Verfügung gestellt werden.

3. Überernährung.

Ein Zustandsbild der Phosphorüberernährung ist beim *Menschen* nicht bekannt. Eine Phosphorüberflutung wird schon durch die vielseitigen Bedingtheiten der Phosphorresorption erschwert.

Ratten sollen bei Phosphorüberfütterung (5% NaH_2PO_4 im Futter) tubuläre Nierenerkrankungen bekommen[5].

IV. Kalium.

Jede freigewählte Kostform enthält, selbst wenn sie energetisch den Bedarf unterschreitet, so große Mengen von Kalium, Natrium und Chlor, daß mit Mangelsymptomen praktisch niemals gerechnet zu werden braucht — es sei denn, die Kalium-, Natrium- und Chlorabgabe wäre abnorm hoch. Mit praktisch jeder Kalium-, Natrium- und Chlorzufuhr vermag sich der Organismus rasch ins Gleichgewicht zu setzen.

---

[1] COPP, CHACE und DUFFY 1947, JONES 1938, 1939, OSBORNE, MENDEL, PARK und WINTERNITZ 1927, OSBORNE und MENDEL 1926.

[2] Siehe auch MCCOLLUM und SIMMONDS 1929.

[3] EMBDEN 1919, EMBDEN und GRAFE 1921 und EMBDEN, GRAFE und SCHMITZ 1921.

[4] ATZLER, LEHMANN und SZAKÁLL 1937, EHRENBERG 1948, GRIESBACH 1928, LEHMANN 1934, LOEWY 1930, NOTHHAAS 1932, POPPELREUTER 1930, RIABUSCHINSKY 1930, SZAKÁLL 1935, 1939.

[5] HOGAN, REGAN und HOUSE 1950.

Alle 3 Elemente werden auch stets schnell und vollkommen *resorbiert* und an die Zellen weitergegeben[1]. Ihre Ausscheidung erfolgt normalerweise, d. h. wenn keine Durchfälle bestehen, so gut wie ausschließlich durch die Nieren (über Kaliumausscheidung durch den Schweiß vgl. SCHWARTZ und THAYSEN 1956), und zwar, wie Isotopenversuche gezeigt haben, nach vorübergehender Retention vor allen Dingen in der Muskulatur und in der Leber[2].

Rectal zugeführtes Kalium wird anscheinend nur wenig schlechter ausgenutzt als peroral zugeführtes[3].

Entsprechend seinem Vorkommen im Organismus hat man Kalium zusammen mit Magnesium und Phosphor als *Gewebsmineralien* bezeichnet und dem Chlor und Natrium als den *Säftemineralien* gegenübergestellt; Calcium ist, je nach seiner Zustandsform in Säften und Geweben, Gewebsmineral oder Säftemineral. Gewebsmineralien und Säftemineralien unterscheiden sich durch ihre elektrische Ladung (vgl. Bd. IV dieses Handbuches und [4]).

Neben seiner *gruppenspezifischen* Bedeutung als Gewebsmineral besitzt das Kalium auch eine *individualspezifische* Bedeutung.

Über die Bedeutung des Kaliums im Kohlenhydratstoffwechsel vergleiche die Darstellung der Biochemie der Kohlenhydrate in Bd. IV/1 dieses Handbuches. Kalium steht in engen Beziehungen zur Erregbarkeit der *Nerven und Muskeln*[5].

Kaliumreiches Futter erhöht den Kaliumgehalt des Rattenmuskels und senkt seinen O_2-Verbrauch und seine CO_2-Abgabe um so stärker, je höher es den Kaliumgehalt ansteigen läßt; mit anderen Worten: Der Muskel arbeitet rationeller. Steigerung der Natriumzufuhr hingegen treibt O_2-Verbrauch und CO_2-Abgabe während und nach der Arbeit in die Höhe.

Auch beim Menschen sinkt mit steigendem Kaliumgehalt der Stoffumsatz der Muskulatur. Wir besitzen aber keine Mittel, um den Kaliumgehalt des Muskels willkürlich erhöhen, den Muskel „trainiert" machen zu können[6]. Noch nicht befriedigend erklärt ist das Absinken des Blutkaliums und der therapeutische Effekt von Kaliumgaben bei der familiären paroxysmalen Lähmung. Der isolierte quergestreifte Muskel, weniger der glatte Muskel, kann durch Kaliumsalze gelähmt werden, ohne daß dabei das Kalium in die Fibrillen eindringt (kolloidale Veränderungen der Plasmahaut ?). Verschiebungen der Kaliumfraktionen im Muskelinnern begleiten jede Muskelaktion[7]. An der Reizübertragung vom motorischen Nerven auf den Muskel durch Acetylcholin sind Kaliumionen beteiligt. Am Herzen bewirkt Kalium Bradykardie, Verkleinerung des Schlagvolumens und Herabsetzung der Erregbarkeit, während überhöhte Kaliumzufuhr zu Herzblock und Tod führt. Durch Vorbehandlung mit Calcium lassen sich die genannten Kaliumwirkungen umkehren. Elektrokardiographisch faßbare Veränderungen nach Kaliumzufuhr hat LEPESCHKIN (1947) zusammengestellt.

Über Beziehungen zwischen Kalium, Vitaminen und Hormonen ist wenig bekannt. Schon VERZÁR (1936, 1941) brachte das Kalium in Verbindung mit der Nebennierenrindenfunktion[8]. Heute wissen wir, daß Aldosteron und Cortexon die Kaliumausscheidung fördern.

[1] Neuerdings CORSA und Mitarbeiter 1950.
[2] GREENBERG, COPP und CUTHBERTSON 1943, HEVESY 1942.
[3] LASCH 1955. [4] KELLER 1933, 1934, 1936.
[5] VERZÁR 1941, 1942, FRUNDER 1952, BOGATZKI, SCHMIDT und FISCHER 1952, KLINKE 1953, McPHEE 1953, LASCH 1953.
[6] BRUMANN und DELACHAUX 1936, BRUMAN und FINKELSTEIN 1936.
[7] FENN 1940, HÖBER 1926, 1927, NEUSCHLOSZ 1923—1928, FLECKENSTEIN 1955, RODECK 1953, PUDENZ, McINTOSH und McEACHERN 1938, OFFERIJNS, WESTERINK und WILLEBRANDS 1957, SANDKÜHLER 1957.
[8] Literatur bei NOBLE 1955.

Kaliumsalze sollen die thyroxingesteuerte Kaulquappenmetamorphose beschleunigen[1], die *Adrenalinbildung* je nach Umständen intensivieren oder dämpfen[2] und die Insulinwirkung verstärken[3].

Von spezifischen Funktionen des Kaliums kennt man weiterhin seinen Einfluß auf die Funktion der *Leberzelle*, insbesondere auf die Glykogen-Synthese[4] und seine Mitwirkung am Eiweißaufbau- und -abbau[5].

Lange bekannt ist die *diuretische Wirkung* des Kaliums[6]. Die Niere, die 90% des Kaliums ausscheidet, soll auf hohe Kaliumzufuhr mit tubulärer Sekretion reagieren[7]; bedrohliche Hypokaliämien sind bei regelrechter Nierenfunktion unter solchen Umständen aber nicht zu befürchten[8]. Zu Steigerung der renalen Kaliumausscheidung und starker Hypokaliämie kann es aber unter dem Einfluß von Nebennierenrindenhormonen[9], PAS und Succus Liquiritiae[10] kommen.

Der *Kaliumgehalt der Körperzellen* — 95% des Kaliumbestandes der Körpers liegen *in* den Zellen[11] — wird mit 160 mÄq/l[12], der der Erythrocyten mit 90 mÄq/l[13] und der der extracellulären Flüssigkeit mit 4—5,5 mÄq/l angegeben. Zwischen extra- und intracellulärem Kalium besteht ein reger Austausch[14]. Beim Eiweiß- und Glykogenabbau sinkt der Kaliumgehalt der Zellen, beim Eiweiß- und Glykogenaufbau unter Testosteron- bzw. Insulineinwirkung steigt er an[15]. Das Gleichgewicht zwischen extra- und intracellulärem Kalium wird außerdem verschoben durch größere Temperaturschwankungen[16], Schwankungen des extracellulären CO_2-Gehaltes[17] und Röntgenbestrahlungen[18].

Bei extremer, alimentär bedingter *Kaliumverarmung* gehen die *Versuchstiere* in wenigen Wochen unter schweren Veränderungen des Knochenwachstums, des Nervensystems, der Leber und anderer Organe zugrunde[19]. Innerhalb gewisser Grenzen (0,3—0,6% Phosphor) steigt die Widerstandsfähigkeit gegenüber unzureichender Kaliumzufuhr (0,12—0,16—0,20% Kalium) mit der Höhe der Phosphorzufuhr[20]. Bei weniger extremem Kaliummangel können die Versuchstiere (Ratten) zwar noch kräftig heranwachsen, die Jungtiere überleben aber nur kurze Zeit[21].

Beim *Menschen* mit *freigewählter* Ernährung sind *Krankheitserscheinungen*, die auf *unzureichende Aufnahme von Kalium* mit der Nahrung bezogen werden können, nicht bekannt geworden. Beim *Gesunden* kann es nur im Experiment unter extrem kaliumarmer Ernährung (z. B. bei ausschließlicher Ernährung mit Milch[22]) zu *Kaliummangelerscheinungen* kommen. Von Bedeutung ist vielleicht die Feststellung, daß bei Hitzearbeit die Kaliumausscheidung im Urin relativ zur Natriumausscheidung und bei Ersatz des abgegebenen Wassers auch absolut ansteigt (STARLINGER 1959).

---

[1] ZONDEK und BANDMANN 1930. [2] KOBORI 1926. [3] GRAFE 1956.
[4] BROCK, DRUCKREY und HERKEN 1939, BUCHANAN, HASTINGS und NESBETT 1949, WELLER und TAYLOR 1950.
[5] MARTIN und Mitarbeiter 1951.
[6] Neuerdings SCHMITT, DRASSDO und RÜHE 1956, SCHMITT, DRASSDO und ZENNER 1957.
[7] MUDGE, FOULKS und GILMAN 1948. [8] KREBS, EGGSTEIN und TERNER 1951.
[9] NOBLE 1955. [10] ROUSSAK 1952. [11] CORSA 1950.
[12] HADORN und RIVA 1951, KÜHLMAYER 1951.
[13] SCHMITT 1939, KEITEL, BERMAN und JONES 1957.
[14] KÜSEL 1952, WALKER und WILDE 1952. [15] MARTIN und Mitarbeiter 1951.
[16] BAUMANN und HERMANN 1954. [17] SCHMITT 1939. [18] MORCZEK 1953.
[19] MACPHERSON 1956, GEORGE, FREED und ROSENMAN 1952, FRIEDMAN, FREED und ROSENMAN 1952.
[20] EPPRIGHT und SMITH 1937, GRIJNS 1938, RUEGAMER, ELVEHJEM und HART 1946, SCHRADER, PRICKETT und SALMON 1937, SEIFTER 1951, SMITH 1946.
[21] HEPPEL 1939, CANNON, FRAZIER und HUGHES 1952, ROSENMAN, FREED und FRIEDMAN 1952, BROKAW 1953, MILLER 1923, 1926, GRUNERT, MEYER und PHILIPPS 1950, MEYER, GRUNERT, ZEPPLIN, GRUMMER, BOHLSTEDT und PHILIPPS 1950.
[22] BLACK und MILNE 1952, BLAHD und BASSETT 1953.

Bedarfsschätzungen auf Grund von Analogieschlüssen aus Tierversuchen (2 mg Kalium als wünschenswerte Zufuhr für die Ratte) ergeben unter Annahme eines mittleren Rattengewichts von 150 g für den 70 kg schweren Menschen eine *wünschenswerte Tageszufuhr* von 0,934 g Kalium. Da aber der Kaliumgehalt jeder Kostform, mag sie vorwiegend aus Nahrungsmitteln pflanzlicher oder aus Nahrungsmitteln tierischer Herkunft bestehen, sehr viel höher liegt — amerikanische Kostformen enthalten nach SHERMAN (1937) 3390 mg je Kopf und Tag (maximal 6540 mg, minimal 1430 mg) —, sind beim sonst ausreichend ernährten Gesunden Mangelzustände infolge unzureichender Zufuhr kaum zu befürchten.

Bei *Kranken* entstehen Kaliummangelzustände und Hypokaliämie mit den klinischen Erscheinungen der Apathie, Adynamie und Tetanie, mit Verwirrungszuständen, Ileuserscheinungen, Ödemen und Rhythmusstörungen des Herzens durch profuse Durchfälle, durch anhaltendes Erbrechen nach chirurgischen Eingriffen, bei Leberparenchymschäden und bei familiärer paroxysmaler Lähmung[1].

Wenn nach oraler oder intravenöser Zufuhr von 6 g Kalium weniger als 5 g im Urin ausgeschieden werden, soll das auf intracellulären Kaliummangel hinweisen (KÜHNS und HOSPE 1957).

Der Kaliumgehalt der Erythrocyten soll ein Spiegelbild des Gesamtkaliumgehalts des Körpers sein (HUTT 1952).

Während *erhöhtes Blutkalium bei verschiedenen Krankheitszuständen* gefunden wurde und gewisse klinische Zeichen auf eine *Hyperkaliämie* (die 100 mg-% erreichen kann) bezogen werden (Verwirrungszustände, Kollapse mit Reizleitungsstörungen des Herzens, Muskelfibrillieren[2]), kommen *nahrungsbedingte Kaliumüberschwemmungen* als Ursache von Krankheitserscheinungen beim Menschen nur nach Zufuhr großer Mengen *reiner Kaliumsalze* vor[3]. Das erklärt sich leicht aus der Tatsache, daß der Organismus schnell selbst mit sehr hoher Kaliumzufuhr ins Gleichgewicht kommen kann. „Hyperkaliämie“[4] findet man bei Schockzuständen (Konzentrationsänderungen der extracellulären Flüssigkeit, insbesondere Verschiebungen des Kaliums aus der Zelle in den extracellulären Flüssigkeitsraum), bei intravasaler Hämolyse und Crush-Syndrom, bei Anoxie, bei Hyperkinesien, bei urämischen Nierenkrankheiten, Tetanie, adrenogenitalem Salzverlustsyndrom, M. Addison und bei anhaltender Hyperglykämie (verminderte Aufnahmefähigkeit der Zelle für Kalium).

Bei Tieren erhöht extrem hohe Kaliumzufuhr (5% K_2CO_3 = 2,8% Kalium im Futter) die Sterblichkeit, wobei gleichzeitige Zufuhr größerer Magnesiummengen schützend wirkt[5].

Auf die neueste zusammenfassende Darstellung der Pathophysiologie des Kaliums des Centre National de la Recherche Scientifique, Paris (Physiopathologie du potassium 1954), und auf die Monographien von HOLLEY und CARLSON (1955), NAEGELI (1953) und PLATTNER (1954) sei ausdrücklich hingewiesen.

[1] Zusammenfassende Darstellung bei HOLLEY und CARLSON 1955, außerdem GASPAR 1952, GAMBLE 1947, PUDENZ, MCINTOSH und MCEACHERN 1938, HEPPEL 1939, PEARSON und ELIEL 1949, NADLER 1953, DE JONGH 1953, MCPHEE 1953, LASCH 1956, BLACK und JEPSON 1954, SCHWARTZ 1955, DARROW 1949, SCHWARTZ und REHMAN 1953, DARROW 1956, FOLLIS, ORENT-KEILES und MCCOLLUM 1942, ABRAMS, LEWIS und BELLET 1951, RAPOPORT, DODD, CLARK und SYLLM 1947, LOGAN 1953, LÉVY, GEISSMANN und TICHIT 1956, SMITH 1950, DÖRKEN und BERNING 1957, BLACK 1955, ROSENMAN, FREED und FRIEDMAN 1952, KEYE jr. 1952, VERNET, DUCKERT und MULLER 1956, SURAWICZ, BRAUN, CRUM, KEMP, WAGNER und BELLET 1957, NYMAN 1957, BARRASH und KIRSNER 1953, BROOKS, MCSWINEY, PRUNTY und WOOD 1957, MACH 1958.

[2] Neuerdings BLAKEMORE, ZINSSER, KIRBY, BELLET und JOHNSON 1956, SANDKÜHLER 1957, FELTS 1954.

[3] BERKER, MITRANI und ULUTIN 1950, MERRILL, LEVINE, SOMMERVILLE und SMITH 1950, s. auch BRUMAN und FINKELSTEIN 1936.

[4] Zusammenfassende Darstellung bei HOLLEY und CARLSON 1955; s. auch BEDFORD 1954.

[5] PEARSON 1948.

V. Schwefel.

Die *Aufnahme* von Schwefel geschieht ganz überwiegend in Form schwefelhaltiger Aminosäuren. Sulfatschwefel ist praktisch unresorbierbar und elementarer Schwefel kein natürlicher Nahrungsbestandteil und nur toxikologisch von Interesse. Abgesehen von dem in Eiweißkörpern gebundenen Schwefel enthält das Blutplasma Schwefel in anorganischer Form (1,00—1,85 mg-%), in Form von Ätherschwefelsäuren (0,25—0,65 mg-%) und in organischer Form („Neutralschwefel“, 0,90—1,95 mg-%). In denselben 3 Formen erscheint der Schwefel im Harn.

Der Stoffwechsel des Schwefels ist eng verknüpft mit dem Stoffwechsel der schwefelhaltigen essentiellen Aminosäuren (Cystin, Cystein und Methionin). Wahrscheinlich besteht daneben überhaupt kein *Schwefelbedarf*.

Der Mindestbedarf an Schwefel ist gegeben mit dem *Mindestbedarf an schwefelhaltigen Aminosäuren* bzw. an jenen schwefelhaltigen Stoffen, die Methionin zu ersetzen vermögen. Die geringen Schwefelmengen, die die notwendige *Aneurin*zufuhr mit sich bringt, fallen daneben gar nicht ins Gewicht. Wenn RANDOIN (1941) einen Optimalbedarf von 1200 mg Schwefel je Kopf und Tag annimmt, dann erscheint dieser Wert reichlich hoch angesichts der Tatsache, daß die Höhe der wünschenswerten Methioninzufuhr mit 2200 mg angegeben wird (s. auch S. 319). Mit diesen 2200 mg Methionin wird der gesamte Bedarf an schwefelhaltigen Aminosäuren gedeckt. 2200 mg Methionin enthalten aber nur rund 500 mg Schwefel.

Die Beziehungen zwischen Schwefel und schwefelhaltigen Aminosäuren erklären, daß Schwefel*mangel* sich deckt mit Mangel an schwefelhaltigen Aminosäuren und somit wesentlich ein Problem des Eiweißstoffwechsels darstellt.

Von einer Zufallsbeobachtung ausgehend — vorwiegend mit Kohl gefütterte Kaninchen werden kropfig[1] — entdeckte man, daß durch schwefelhaltige, in Kohl und anderen Pflanzen (z. B. in Sojabohnen[2]) enthaltene Stoffe die Schilddrüsenfunktion gehemmt wird. Solche Stoffe sind das Sulfaguanidin, der Phenylthioharnstoff[3] und andere Thioharnstoffverbindungen[4], insbesondere aber Vinylthiooxazolidon[5]. Thyreostatische Symptome gleicher Art treten bei Kaninchen nach Fütterung mit Weizenmehl und unzureichender Vitamin C-Versorgung auf[6], ähnliche Erscheinungen bei Ratten und Meerschweinchen nach einseitiger Steckrübenfütterung[7]. Thyroxin und Jod, vielleicht auch Vitamin C, Thymol und Cholesterin verhindern die Entwicklung der Thyreostase und der Kohlkröpfe[6].

Angesichts dieser tierexperimentellen Erfahrung und der Erfolge der Thiouracilbehandlung menschlicher Thyreotoxikosen muß man sich fragen, ob die Hemmung der Schilddrüsenfunktion durch Brassicaarten, die gewisse Schwefelverbindungen enthalten (Wirsing, Weiß- und Rotkohl, Blumenkohl, Kohlrabi, weiße Rüben, Raps, Senf u. ä.), nicht auch für den Menschen von Bedeutung sein kann. Immerhin wäre Voraussetzung dafür eine Tagesverzehr von 500 bis 1000 g Kohl während eines halben Jahres[6]. Die kropferzeugende Substanz der Sojabohne wird durch Hitze weitgehend inaktiviert[8].

---

[1] CHESNEY, CLAWSON und WEBSTER 1928.
[2] HALVERSON, ZEPPLIN und HART 1949.
[3] RICHTER und CLISBY 1941, 1942.
[4] KENNEDY 1942, WAGNER-JAUREGG und KOCH 1946, ASTWOOD 1943.
[5] ASTWOOD, GREER und ETTLINGER 1949. [6] WAGNER-JAUREGG 1946.
[7] HESS, KOPF und LOESER 1949. [8] MCCARRISON 1933.

VI. Natrium und Chlor.

1. Aufnahme und Ausscheidung.

Nicht nur in der Nahrung, sondern auch im Stoffwechsel des menschlichen Organismus sind die Säftemineralien Natrium und Chlor eng miteinander verbunden (neuerdings FORBES und LEWIS 1956). Man pflegt deshalb, obwohl nicht ganz korrekt, von *Kochsalzstoffwechsel*, *Kochsalzbedarf* und *Kochsalzmangel* zu sprechen, und versucht dabei, wo möglich und nötig, Natriumwirkungen und Chlorwirkungen gegeneinander abzugrenzen. In älteren Versuchen ist meist nur das methodisch sehr viel einfacher erfaßbare Chlor bestimmt und, nicht immer mit Recht, gleichlaufendes Verhalten von Chlor und Natrium angenommen worden. Wenn man sich über das Vereinfachende dieser Betrachtungsweise klar ist, kann man sie wohl beibehalten. Wir werden deshalb auch im folgenden von Kochsalzmangel, Kochsalzbedarf usw. sprechen[1].

Natrium und Chlor werden im unteren Dünndarm und Dickdarm (VISSCHER 1953) leicht und vollständig *resorbiert* und vollständig ausgenutzt.

Die *Ausscheidung*, die sich stets sehr schnell der Zufuhr anpaßt, erfolgt so gut wie ausschließlich durch den Harn, in dem Natrium und Chlorid aber durchaus nicht immer in genau äquimolarem Verhältnis erscheinen. Im Stuhl kommen nennenswerte Mengen von Natrium und Chlorid nur bei Verdauungsstörungen, insonderheit bei Durchfällen vor. Große Mengen von Natrium und Chlorid können den Organismus auch mit dem Schweiß verlassen (s. unten).

Daß auch *rectal* zugeführtes Natrium und Chlor ebenso wie rectal zugeführtes Kalium vom menschlichen Organismus ausgenutzt werden können, ist lange bekannt und oft bestätigt worden[2]. Bekannt und altbewährt ist die gute Ausnutzung blutisotonischer Natriumchloridlösungen bei *subcutaner*, *intramuskulärer* und *intravenöser* Verabreichung, bluthypertonischer Lösungen bei intravenöser Verabreichung. Von den zahlreichen Indikationen dieses Verfahrens, seiner Technik und den Gefahren ist hier nicht zu sprechen (zusammenfassende Darstellung bei GLATZEL 1955).

2. Kochsalzmangel.

Die untere Grenze des Bedarfs kennzeichnet sich durch jene Kochsalzmenge, deren Unterschreitung spezifische Mangelerscheinungen auftreten läßt. Es fragt sich also, welches die *Kriterien eines eben beginnenden Mangelzustandes* sind, und bei welchen Natrium- und Chlorzufuhren sie auftreten.

Hinweise auf die Art der Mangelsymptome kann die experimentelle Forschung am Tier geben. Nach ihren Resultaten ist Natrium unentbehrlich für die Erregbarkeit von Muskeln und Nerven[3]. Natriummangel verlangsamt die Schlagfrequenz des isolierten Herzens und erhöht das Schlagvolumen. Eine höchst bedeutsame Funktion des Natriumions liegt in seiner Fähigkeit der Wasserbindung, die durch das Chloridion unterstützt wird. 82% des gesamten Natriumbestandes sind „austauschbares Natrium“ mit engen Beziehungen zum Wasserhaushalt[4]. Die Wasserbindung des Natriumchlorids, wahrscheinlich eine einfache Mineral-Kolloidreaktion, hängt weitgehend vom jeweiligen Zustand des Organismus ab: Ein und dieselbe Kochsalzmenge wird, je nach Umständen, entweder gleichzeitig mit Wasser angesetzt oder „trocken“ retiniert oder zu-

[1] Neuere Übersichten bei EICHLER 1950, LOUYOT 1951 und BLACK 1952.
[2] Neuerdings D'AGOSTINO, LEADBETTER und SCHWARTZ 1953, BUDOLFSEN 1954.
[3] Literatur bei HÖBER 1926, ROBERTSON 1910.
[4] FORBES und PERLEY 1951, ELKINTON 1957.

sammen mit Wasser ausgeschieden. Eine weitere wichtige Funktion des Natriums ist die Abpufferung saurer Valenzen[1].

Tierversuche ergaben, daß Ratten eine extrem *natriumarme* Ernährung (0,002% Natrium) zunächst ohne erkennbare Störungen vertragen. Vom 4. Monat an sinken dann aber Natrium und Chlor im Blut deutlich ab, es sinken Körpergewicht, Blutvolumen und Volumen der extracellulären Flüssigkeit, die N-Bilanzen werden negativ. Gleichzeitig entwickeln sich hämorrhagische Entzündungen der Augenbindehäute, Ulcerationen und Perforationen der Cornea und Störungen der Fortpflanzungsfunktionen. Bei lediglich *chlorarmer* Ernährung fehlen solche Erscheinungen[2].

Jungtiere reagierten auf Kochsalzentzug sofort mit Wachstumsstillstand[3]. Optimales Wachstum ist bei Ratten und Kücken an einen Natriumgehalt des Futters von mindestens 3% gebunden[4]. In gewissen Grenzen begünstigen Kochsalzzusätze die Eiweißverdauung und den N-Ansatz heranwachsender Tiere[5]. Land- und Forstwirtschaft wissen schon seit langem vom Nutzen der Kochsalzbeifütterung. Freßlust, Wohlbefinden und Gedeihen der pflanzenfressenden Nutztiere werden dadurch gefördert. Bei Rindern, Schafen, Schweinen, Rot- und Damwild, Elchen und Gemsen befriedigt man das Verlangen der Tiere nach salzhaltigem Wasser und salzhaltigen Pflanzen durch „Salzlecken“ und „Viehsalz“-Zusätze zum Futter.

Wird die gewohnte Kochsalzaufnahme eingeschränkt, dann paßt sich bei Mensch und Tier die Ausscheidung in wenigen Tagen der Zufuhr an. Infolge der zunächst überschießenden Ausscheidung vermindert sich dabei der Kochsalzbestand des Körpers bis auf etwa 150 g, die zäh festgehalten werden. Es läßt sich nicht sicher entscheiden, ob maßgebend für das Auftreten von Mangelsymptomen die Reduzierung der verfügbaren Kochsalz*bestände* ist oder die Reduzierung des Kochsalz*umsatzes*.

Natrium- und Chlormangelsymptome des *Menschen* lassen sich in einwandfreier Weise nur bei Gesunden feststellen, die sich im übrigen vollwertig ernähren. Ergebnisse von Chlorverarmungsversuchen durch *Magensaftentziehung*[6] sind nur bedingt verwertbar, weil hierbei nicht eindeutig feststeht, ob die auftretenden Erscheinungen zu Lasten des Chlorentzuges oder zu Lasten des Entzuges saurer Valenzen gehen.

Da eine *Ernährung mit extrem natrium- und chlorarmer Kost über lange Zeit* hinweg an die Entsagungskraft der Versuchspersonen hohe Anforderungen stellt, gibt es nur ganz wenige Untersuchungen dieser Art.

Zwei Versuchspersonen von STÖHR (1934) lebten 51 bzw. 37 Tage lang mit gemischter Kost ohne jeden Kochsalzzusatz. Die 24stündige Harnausscheidung an Kochsalz (berechnet nach Chloridanalysen) lag um 2 g und sank bis 0,7 g. Im Laufe mehrerer Wochen entwickelten sich „Kennzeichen von Demineralisierung, welche durch Gewichtsverlust, allgemeine Schwächezustände und zunehmende Müdigkeit, Schwindelgefühl, Kopfschmerzen, Gleichgültigkeit und Arbeitsunlust charakterisiert werden. Unsere Versuche führten zu dem Ergebnis, daß der gesunde menschliche Organismus eine Ernährung mit einer so kochsalzarmen Diät auf die Dauer zu ertragen nicht imstande ist“. Die Mangelsymptome stellten sich in vollem Ausmaß erst ein, als die Kochsalzausscheidung durch die Nieren auf 1,4—2,1 g anstieg, nachdem sie (bei einer Kochsalzzufuhr mit der Kost von 1 g) zunächst 14 Tage lang bei 0,86 g gelegen hatten. Sehr ausgesprochen war in diesen Versuchen die Abnahme des Plasmavolumens (von 3970 auf 3086 cm^3).

TAYLOR (zit. nach ROBERTSON 1910) hat seinen Selbstversuch mit einer Tageszufuhr von nur 0,1 g Kochsalz wegen starker Störungen des Allgemeinbefindens am 9. Tage abgebrochen.

MCCANCE und WIDDOWSON (1937, s. auch MCCANCE 1936, 1937, 1956) intensivierten die Kochsalzverarmung bei kochsalzfreier Ernährung, indem sie die Kochsalzabgabe durch Schwitzbäder steigerten. Sie beobachteten dabei körperliche und geistige Mattigkeit, Unlust, Übelkeit, Kopfschmerzen, Muskelkrämpfe, einen „curious loss of taste“, eine Abstumpfung

---

[1] Zusammenfassende Darstellungen des Kochsalz- und Wasserstoffwechsels bei MARX 1935, NONNENBRUCH 1926, SIEBECK 1926 und MOLL und DAUGHERTY 1957.

[2] GRÜNWALD 1909, MICHELSEN 1933, ORENT-KEILES 1940, GRUNERT, MEYER und PHILIPPS 1950, MEYER, GRUNERT, ZEPPLIN, GRUMMER, BOHSTEDT und PHILIPPS 1950, HUANG 1955.

[3] SMITH und SMITH 1934. [4] SCHOORL 1934, SJOLLEMA 1935.

[5] MITCHELL und CARMAN 1926, TERROINE und CHAMPAGNE 1932, 1933.

[6] GLASS 1932, MELLINGHOFF 1942, ROSEMANN 1911 u. a.

des Geruchssinns und betonen die auffallende Ähnlichkeit des Zustandsbildes mit dem Morbus Addison. Von objektiven Befunden werden genannt: Bluteindickung, Anstieg des Blutharnstoffs bei erhaltener Konzentrationsfähigkeit der Nieren, Anstieg der Alkalireserve, Verlust von 25—30% des extracellulären Chlorids, Verkleinerung des Blutvolumens (zwecks Aufrechterhaltung des osmotischen Druckes?), Absinken des Natrium- und Chloridgehaltes im Plasma, Absinken des Chloridgehaltes der Erythrocyten, Einsparung von Natrium und Kalium bei Überventilationsalkalose und verspätetes Einsetzen der Wasserdiurese. Magensekretion und Blutdruck hingegen änderten sich *nicht*[1].

Pfeffer und Staudinger (1952) berichteten von verminderter renaler Corticoidausscheidung bei kochsalzarmer Ernährung. Kunstmann (1933) brachte sich durch reichliche Wasserzufuhr in einen Salzmangelzustand. 127 Tage lang trank er täglich durchschnittlich 10 Liter Wasser, an einzelnen Tagen bis zu 18 Liter. Die berechnete Höhe des gesamten Kochsalzverlustes muß bezweifelt werden — sie soll 196 g betragen haben, während Heubner (1931) den gesamten Kochsalzbestand des Körpers auf maximal 165 g schätzt —, hingegen erscheint die Abnahme des Chloridgehalts der Haut verständlich. Auffallend ist der Anstieg des Serumchlorids, des Blutwassergehalts und der Gefrierpunktsdepression. Psychisch machten sich neben dem quälenden Durst eine deprimierende körperliche und geistige Schlaffheit, eine Entschlußlosigkeit und zeitweise eine starke Gier nach Kochsalz bemerkbar. Durch die Wasserüberschwemmung komplizieren sich die Verhältnisse des Selbstversuches von Kunstmann; sie läßt die Auswirkungen der Kochsalzverarmung als solcher nicht eindeutig in Erscheinung treten[2].

Menschen, die gleichzeitig viel *Kochsalz und Wasser* verloren haben, können ihren reduzierten Wasserbestand erst wieder auffüllen, wenn ihnen nicht nur Wasser, sondern auch Kochsalz zur Verfügung gestellt wird. Versucht man, den Wasserbestand aufzufüllen, indem man lediglich große Mengen reines Wasser trinken läßt, dann wird der Mangel an Kochsalz anstatt kleiner nur noch größer, weil die Gewebe dieses Wasser nicht festhalten können, und weil *reines*, d. h. natrium- und chloridfreies Wasser, weder durch die Haut, noch durch die Nieren ausgeschieden werden kann. Ein bekanntes Beispiel ist der Durst nach starkem Schwitzen, etwa beim Wandern im Gebirge, der durch vieles Trinken von Quellwasser immer schlimmer wird, ein anderes Beispiel der „Brand" am Morgen nach der Kneipe, dessen Ursache in einer durch abundante Diurese nach Genuß großer Mengen kochsalzärmster Flüssigkeit (= Bier) hervorgerufenen Kochsalzverarmung besteht.

Die Angaben des Schrifttums hinsichtlich des Mineralgehalts des *Schweißes* schwanken zwischen 10 und 29 mÄqu/l (230—667 mg) Natrium, 5 und 102 mÄq/l (175—3570 mg) Chlorid und 3—19 mÄq/l (117—741 mg) Kalium[3]. Dill (1938) hat wahrscheinlich gemacht, daß diese Differenzen vor allem methodisch bedingt sind, und daß die *durchschnittliche* Kochsalzkonzentration des Schweißes in einer Tagesperiode selten über 25 mÄq/l (145 mg-%) hinausgeht und mit fortschreitender Akklimatisierung im heißen Klima sinkt. Unabhängig von Alter und Umgebung findet man aber beträchtliche Unterschiede von Individuum zu Individuum und beim gleichen Individuum zu verschiedenen Zeiten. Bei kochsalzarmer Ernährung sinkt die NaCl-Konzentration des Schweißes (Warming-Larsen 1953). Wenn unter dem Zwang zu intensivem Schwitzen sehr große NaCl-Mengen abgegeben werden müssen — täglich etwa 400 mÄq Natrium, 400 mÄq Chlorid und 60 mÄq Kalium —, dann droht zugleich mit der extracellulären Hypotonie die Gefahr einer Wasserverschiebung nach intracellulär. Mit der

---

[1] McCance 1936, 1937, McCance und Widdowsen 1937, Black, Platt und Stanbury 1950, Pérez-Castro 1937.

[2] Neue Untersuchungsergebnisse bei Lichtwitz, Parlier, Hioco, Delaville und Darroquy 1951, Womersly und Darragh 1955, Robinson, Nicholas, Smith und Daly 1955, Leiter, Weston und Grossman 1953, Robinson, Maletich, Robinson, Rohrer und Kunz 1956, Pearcy, Robinson, Miller, Thomas jr. und de Brota 1956.

[3] Wiley 1933, Dill, Jones, Edwards und Oberg 1933, Daly und Dill 1937, Dill 1938, Dill, Hall und Edwards 1938, Lehmann und Szakáll 1940, Warming-Larsen 1953, Lang 1957.

Schwitz*dauer* und Schweiß*menge*, das bedeutet: mit der Intensität der Arbeit und der Höhe der Umgebungstemperatur, steigt auch die Kochsalz*konzentration* an, während die Kaliumkonzentration sinkt.

Bei gesunden Menschen entwickeln sich schwere, unter Umständen tödliche *Krankheitserscheinungen*, wenn sie *durch profuses Schwitzen* in kurzer Zeit sehr viel Kochsalz und Wasser verlieren. HALL (1947) meint, es könne sogar im gewöhnlichen Leben bei kochsalzfreier Kost zu Krämpfen kommen. Hitzegewohnte Menschen erkranken weniger leicht, weil ihr Schweiß kochsalzärmer ist.

Die Kochsalzkonzentration des Schweißes sinkt in der heißen Umgebung während der ersten 24—48 Std am steilsten ab und erreicht ihren Minimalwert nach 4—5 Tagen. Im Durchschnitt einer Versuchsreihe von DILL und Mitarbeitern (1938) sank sie innerhalb von 4 Tagen auf die Hälfte des (bei verschiedenen Versuchspersonen zwischen 26 und 28 mÄq/l schwankenden) Ausgangswertes.

„Je größer die Schweißabscheidung, desto größer ist der Salzverlust je Schweißeinheit. ... Bei schwerer Arbeit produzierter Schweiß ist konzentrierter als bei leichter Arbeit produzierter." Die Chloridkonzentration des Schweißes steigt, wie LEHMANN und SZAKÁLL (1939) gezeigt haben, auch mit der Körper- bzw. Hauttemperatur an. „Während die Schweißzusammensetzung nur wenig mit den Veränderungen der Wasser- und Salz*zufuhr* schwankt, kann sie auf eine Verminderung des Chlorspiegels der Körperflüssigkeiten reagieren. ... Zweifellos steigt die Leistungsfähigkeit der Wärmeregulationen mit dem Training[1]." Die steigende Leistungsfähigkeit zeigt sich in dem mit steigendem Training immer geringer werdenden Anstieg der Körpertemperatur bei gleicher Außentemperatur[2]. Sind größere Hautflächen der Sonne ausgesetzt, dann steigt bei dunkelhäutigen Menschen die Körpertemperatur stärker an als bei hellhäutigen. Hinsichtlich der infraroten Strahlung verhält sich die Haut, unabhängig von ihrer Farbe, annähernd wie ein vollkommen schwarzer Körper; im sichtbaren Strahlenbereich reflektiert die weiße Haut mehr Energie als die dunkle[3].

Übrigens steigt bei schwerer Arbeit auch die *Milchsäure*konzentration des Schweißes (von rund 1 bis zu 20 mÄq/l DILL 1938); dieser Anstieg ist jedoch wahrscheinlich „von geringem oder keinem Wert für die Ökonomie der Muskelarbeit".

„Die Anpassung an hohe Temperaturen schließt in sich eine Steigerung des Schweißproduktionsvermögens, eine größere Empfindlichkeit des wärmeregulatorischen Apparates und eine Ökonomie des Salzhaushalts[4]." Versagen diese Regulationen, dann entstehen unter Umständen *schwere Störungen*: Leistungsschwäche bis zur völligen Erschöpfung und Apathie, Übelkeit, Kreislaufschwäche, ziehende Muskelschmerzen, Verwirrtheitszustände, Benommenheit, Krämpfe („*Hitzekrämpfe*", Heat cramps) und Tod[5].

Die Hitzekrämpfe — die ersten Berichte kamen 1878 aus den Goldminen von Virginia — beginnen mit spastischen Kontraktionen in verschiedenen Muskelgruppen, die sich in kurzen Zeitabständen wiederholen und fortlaufend verstärken. Im einen Fall ist die Fingermuskulatur, im anderen die Arm- und Beinmuskulatur zuerst ergriffen. Jede Erschütterung und Abkühlung verschlimmert den sehr schmerzhaften Zustand. Die Körpertemperatur steigt, und

[1] DILL 1938. [2] DRINKER 1937, DILL 1938.

[3] HARDEY 1934, COBET und BRAMIGK 1924. [4] DILL 1938.

[5] Zusammenfassende Literatur bei DILL, JONES, EDWARDS und OBERG 1933, DILL, BOCK, EDWARDS und KENNEDY 1936, LADELL 1949, SAPHIR 1945, TALBOTT 1935, TALBOTT, DILL, EDWARDS, STUMME und CONSOLAZIO 1937, DOBOS, HAMAR und TARJÁN 1954, POLITZER und KING 1954, PARMEGGIANI und SASSI 1955, PARMEGGIANI, SASSI und CROCE 1955, D'AVANZO 1953, GEYER 1956, ROBINSON, NICHOLAS, SMITH und DALY 1955, HUBAC und LISKA 1956, GRABER, BEACONSFIELD und DANIEL 1956 BENJAMIN und BAILEY 1956, TAKAMATSU 1955.

nicht selten geht der Kranke in diesem Stadium zugrunde. Blut und Harn verarmen an Natrium und Chlorid. Die Verschiebung der Harnreaktion nach der sauren Seite — bei anderen Kochsalzmangelzuständen verschiebt sie sich nach der alkalischen Seite — ist nur den Hitzekrämpfen eigen.

Fassen wir die *objektiven Symptome des Kochsalzmangels*, die im wesentlichen Symptome des Natriummangels sind, noch einmal zusammen — die subjektiven Symptome sind ziemlich uncharakteristisch —, dann stellen sie sich dar als Gewichtsverlust, Trockenheit von Haut und Schleimhäuten, Abnahme des Plasmachlorids, Plasmanatriums und osmotischen Druckes, Abnahme von Blutkörperchenchlorid, Blutkörperchenkalium (und Blutkörperchennatrium ?), Abnahme von Plasmavolumen und Volumen der extracellulären Flüssigkeit im ganzen, Anstieg von Plasmaeiweiß, Hämoglobin, Blutharnstoff und Alkalireserve, bei Tieren außerdem noch als Negativität der N-Bilanz und Wachstumsstillstand. Nicht allgemein bestätigt als Mangelsymptome sind Erniedrigungen von Grundumsatz und Blutdruck, Veränderungen von Gestalt und Funktion der Capillaren und Verminderung der Vitamin C-Ausscheidung[1].

Die *Kochsalzmangelzustände, die im Verlauf bestimmter Krankheiten auftreten*, können im hier gezogenen Rahmen, wo es sich um den Bedarf des *Gesunden* handelt, nicht berücksichtigt werden. Man sieht derartige Zustände — um sie nur kurz zu erwähnen — als Ausdrucksformen von Kochsalz*verlust* bei Addison-Kranken, bei Kranken mit profusem Erbrechen, gelegentlich nach ausgiebigen Ascitespunktionen bei gleichzeitiger salzarmer Ernährung, und man sieht sie als Ausdruck vermehrter Kochsalz*speicherung* bei Pneumonie und anderen fieberhaften Krankheiten, bei gewissen Nieren-, Leber- und Herz-Krankheiten, bei Diabetes mellitus, Verbrennungen, Strahlenschädigungen, postoperativen Zuständen und vielleicht bei noch einigen selteneren Erkrankungen[2].

3. Zur Frage der Kochsalzschädigung.

Schädigungen durch hohen Kochsalzverzehr — Durchfälle, Lähmungen, Ataxie, sinkendes Blutcalcium — hat man bei Kücken, Mäusen, Kaninchen, Hunden, Schweinen und Rindern beobachtet[3].

Die toxische Dosis je Kilogramm Körpergewicht scheint mit zunehmender Größe des Tieres abzunehmen: Kleine Tiere sind widerstandsfähiger als große. Im großen und ganzen kann man sagen, daß die toxische Dosis bei einem Kochsalz-Gehalt des *Futters* von 5—6% liegt. Die minimale tödliche Dosis für Kücken soll bei 4 g je Kilogramm Körpergewicht liegen; sie liegt höher, wenn man die ganze Kochsalzmenge nicht auf einmal gibt. SCHLEGEL und BRÜCK (1940) haben Ratten über 4 Generationen hinweg kochsalzreich gefüttert und weder Chloridanreicherung in den Geweben noch irgendwelche krankhaften Erscheinungen gefunden. Bei den Ratten von CAMPBELL (1946), die mit einem Futter von 1,32, 2,59 und 5,06% Kochsalz aufgezogen wurden, waren bis zum Alter von 4 Monaten keine Unterschiede erkennbar; bei den Tieren mit dem kochsalzreichsten Futter fanden sich jedoch autoptisch Nierenschädigungen. Bei Schweinen mit 6% Kochsalz im Futter (2,25 g je Kilogramm Gewicht) traten schon nach 3 Tagen Speichelfluß, Pupillenerweiterung und Erregungszustände auf; autoptisch wurden schwere hämorrhagische Gastroenteritiden, Nierenstauung, Lungenödem, Leberdegeneration, Hämorrhagien an der Herzbasis und extreme Erweiterung der pericapillären Spalträume aller Gewebe festgestellt (Capillarlähmung? SALEJ 1942). Bei Ratten, die mehr als 2 Monate lang mit einem 7,0—9,8% Kochsalz enthaltenden Futter ernährt worden waren, sahen MENEELY, TUCKER, DARBY und AUERBACH (1953) plötzlich

[1] Zusammenfassende Darstellungen bei GLATZEL 1937, außerdem MACH 1937, MCCANCE 1937, FANCONI 1938, 1939, MACH und MACH 1946, NICHOLS und NICHOLS 1956, PÉREZ-CASTRO 1937.

[2] Zusammenfassende Darstellungen bei GLATZEL 1937, 1954, GÖMÖRI und SÁARMAI 1939, GSELL 1935, 1936, HATANO 1939, HEINTZ und SCHNEIDER 1957, DANOWSKI, FERGUS und MATEER 1955, KNY 1941, LICHTWITZ, PARLIER, HIOCO, DELAVILLE und DARROQUY 1951, LUEG und HESS 1954, POLACEK 1956.

[3] LASCH und ROLLER 1935, v. WENDT 1925, EICHLER 1950.

Ödeme auftreten; es stiegen das Volumen der extracellulären Flüssigkeit, der Blutdruck (linear mit dem Kochsalzgehalt des Futters), das Blutfett und der Rest-N; in einigen Fällen kam es zu Niereninsuffizienz.

Kochsalzgehalte des *Trinkwassers* über 1,5—1,7% sind für Säugetiere auf die Dauer unverträglich. Auch bei höherem Kochsalzgehalt bleiben die Tiere jedoch zunächst in scheinbar gutem Zustand, bis plötzlich unter Gewichtsverlust, Ataxie und Tremor der tödlich endende Verfall einsetzt[1]. Gibt man Wasser mit 2,5—3,0% Kochsalz, dann sterben die Tiere innerhalb weniger Wochen[2]. Kaliumchloridzusätze sollen die toxischen Natriumwirkungen mildern[3].

Die Schädigung durch überhöhte Kochsalzzufuhr kann beim *Menschen* eine entscheidende Rolle spielen unter Lebensbedingungen, denen er sich vor allen Dingen im Kriege nicht ganz selten ausgeliefert sieht, dann nämlich, wenn ihm in Seenot *als Trinkwasser lediglich Seewasser* zur Verfügung steht.

Experimentelle Beobachtungen Schäfers (1942) erlauben eine Abschätzung der Möglichkeiten krankhafter Schädigung des menschlichen Organismus durch Trinken von Seewasser (mit rund 3% Kochsalz).

Mäuse konnten nur am Leben erhalten werden, wenn sie Trinkwasser mit weniger als 1—2% Kochsalz bekamen. Bei Wasser mit 1—2% starben etwa 50%, bei Wasser mit 5—10% Kochsalz im Laufe von 7 Wochen alle Tiere. Die Lebensdauer hungernder Kaninchen wurde durch täglich 40 cm³ Seewasser gegenüber der Lebensdauer von vollkommen durstenden Tieren nicht verkürzt, eher verlängert (Lebensdauer im Mittel 13,7 gegen 11,6 Tage). Hafergefütterte Tiere lebten, wenn man sie nur dursten ließ, länger als Tiere, die dursteten und hungerten. Durstende Tiere fraßen im übrigen weniger Hafer als trinkende. Eindeutig hinausgeschoben wurde aber der Tod, wenn man zu der Haferfütterung nicht dursten ließ, sondern Seewasser hinzugab.

Gewiß können tierexperimentelle Ergebnisse nicht ohne weiteres auf den Menschen übertragen werden, und schon gar nicht, wenn die Ergebnisse an stammesgeschichtlich fernstehenden Tierarten gewonnen wurden. Fröhner und Stohrer (1927) und Lewin (1928) haben darauf aufmerksam gemacht, daß sich die Tiere gerade dem Kochsalz gegenüber sehr verschieden verhalten — Meerestiere z. B. vertragen Kochsalz unvergleichlich viel besser als Landtiere, Fleischfresser besser als Pflanzenfresser —, und daß sich der Mensch von anderen Säugetieren auch in dieser Hinsicht unterscheidet.

Beiglböck (1944) untersuchte, zum Teil in Selbstversuchen, die Folgen des Meerwassertrinkens unmittelbar beim Menschen. Seine Ergebnisse stehen im Einklang mit älteren Beobachtungen von Ladell (1943) und späteren von Hermann (1949)[4].

Beiglböck stellte seine Beobachtungen an gesunden Menschen an, die nach reichlicher Ernährung in der Vorperiode im Versuch selbst täglich 500 bzw. 1000 cm³ Meerwasser tranken. In den ersten 4 Tagen bekamen sie dazu eine kochsalzfreie Kost mit täglich 800 Calorien; danach hungerten sie 3 Tage lang bis zum Versuchsende. Eine Vergleichsgruppe hungerte und durstete vollkommen.

Bei der 500 cm³-Meerwassergruppe traten die Austrocknungserscheinungen langsamer auf als bei der Vergleichsgruppe und bei der 1000 cm³-Meerwassergruppe. Nach anfänglichem Anstieg über die Höhe der Zufuhr hinaus sank vom 3. Versuchstag ab die Harnmenge in der 1000 cm³-Gruppe so stark ab, daß sie zur vollkommenen Ausscheidung der harnpflichtigen Stoffe nicht mehr genügte. Die 500 cm³-Gruppe hatte zu Anfang viel weniger Wasser verloren. Gleichzeitig mit dem Absinken der Harnmenge stieg die Kochsalz-Konzentration des Harns auf etwa 2,5 g-% an und erreichte Höchstwerte bis zu 3,64 g-%. Während in der hungernden und durstenden Vergleichsgruppe der Kochsalzgehalt des Blutes zunächst absank, um später wieder anzusteigen (Kochsalzverarmung, Bluteindickung), stieg er in den beiden Meerwassergruppen bei geringer Bluteindickung kontinuierlich an (bis zu Werten von + 6,77 und + 8,24% des Ausgangswertes). Von den anderen Blutmineralien sanken Kalium und Calcium ab (im Mittel von 18,7 auf 16,0 mg-% bzw. von 11,0 auf 9,3 mg-%), während das Magnesium anstieg (im Mittel von 2,64 auf 2,97 mg-%). Extrem pathologische Werte wurden niemals beobachtet. Bei starken individuellen Schwankungen betrug der Anstieg der Bluteiweißkörper in der Vergleichsgruppe im Mittel 19.13%, in der 1000 cm³-Gruppe im Mittel 13,2% und in der 500 cm³-Gruppe im Mittel 11,3%. Die zirkulierende Plasmamenge war vermindert (Kongorotmethode), die Eiweißrelation nach der grobdispersen Phase hin verschoben (beschleunigte

---

[1] Nelson 1948. [2] Nelson 1948. [3] Meneely, Ball und Yooumans 1957.

[4] Vgl. auch Bradisch und Everhart 1942, Davis, Haldane und Peskett 1922, Wiley 1933.

Blutkörperchensenkungsgeschwindigkeit); Gerinnung und morphologisches Blutbild waren unverändert. Durchfälle, wie sie nach therapeutischer Meerwasseranwendung gelegentlich auftreten, hat BEIGLBÖCK niemals beobachtet. Im Hunger- und Durstzustand (Vergleichsgruppe) wurde mehr Stickstoff retiniert als bei gleichzeitiger Meerwasserzufuhr und der damit einhergehenden größeren Harnausscheidung. Hohe Kochsalzkonzentrationen im Harn beeinträchtigten die Konzentrationsfähigkeit für Stickstoff offensichtlich nicht; vermehrter Eiweißzerfall war unter dem Einfluß des Seewassers nicht feststellbar. Am Augenhintergrund der Meerwasserversuchspersonen fielen — und zwar vor allem in der 1000 cm³-Gruppe — Verengerungen der Arterien und geringe Erweiterungen und Schlängelungen der Venen auf („Hypertoniefundus" infolge Bluteindickung ?). Niemals war der Blutdruck erhöht, stets die Pulsfrequenz niedrig. In den wenigen darauf untersuchten Fällen fanden sich hohe Salzsäurewerte des Magensaftes. Blutzucker, Elektrokardiogramm, Takata-Ara-Reaktion und Urinuntersuchungen auf Eiweiß, Urobilinogen und Acetonkörper ergaben keine Besonderheiten.

Nach Frischwasserzufuhr stiegen Stickstoffausscheidung und Körpergewicht prompt an; Reststickstoff, Blutchlorid, Erythrocytenzahl und Refraktometerwert sanken ab; auch alle übrigen Austrocknungserscheinungen verschwanden rasch und vollständig. In jedem Fall stellte die intravensöe Infusion hypotonischer Glucoselösung den vorherigen Zustand und das subjektive Wohlbefinden in kurzer Zeit wieder her. Am Tage nach Versuchsende war die Wasesrausscheidung im Volhardschen Wasserversuch minimal; sie erreichte 2—3 Tage später etwa die Hälfte der Zufuhr und ergab erst nach weiteren 2—3 Tagen völlig normale Werte.

Alles in allem ist demnach im kurzfristigen Versuch die Zufuhr von täglich 500 cm³ Seewasser der völligen Wasserkarenz insofern vorzuziehen, als in jenem Fall der Organismus weniger Wasser verliert. Andererseits kommt es dabei (trotz der geringen Bluteindickung) zu einem Anstieg des Kochsalzspiegels im Blut, der bei völliger Wasserkarenz fehlt. Es kommt zu Augenhintergrundsveränderungen im Sinne eines Hypertoniefundus. Bei Zufuhr von 1000 cm³ Seewasser sind alle diese Erscheinungen noch ausgeprägter. Es entsteht hier aus Mangel an verfügbarem Wasser schon nach 2 Tagen eine Retention harnpflichtiger Substanzen.

Beim Dursten wie beim Seewassertrinken liegen die Gefahren in der Wasserverarmung des Körpers, beim Seewassertrinken überdies in der Kochsalzüberladung. Neben rund 3% Kochsalz enthält das Seewasser größere Mengen Magnesium und Sulfat, geringe Mengen Kalium, Calcium und Spurenelemente (Tabelle 7), insgesamt 3,4—3,8% Salze.

Tabelle 7. *Mineralgehalt des Meerwassers.*

	g-%		g-%
Natrium . . .	1,05	Aluminium . .	0,0006
Kalium	0,04	Chlor	1,90
Calcium	0,04	Brom	0,007
Magnesium . .	0,13	Sulfat	0,27
Strontium . . .	0,001	Bicarbonat . .	0,01

Einer verführerischen Parallele zuliebe — „aus dem Meere ist alles Leben geboren" — wird gelegentlich behauptet, der Mineralgehalt des menschlichen Blutplasmas entspreche dem Mineralgehalt des Meerwassers. Das ist nicht richtig. Nicht nur die *Gesamt*konzentration der Salze im Meerwasser ist 2—3mal so hoch wie im Plasma; auch der Anteil der *einzelnen* Mineralien ist verschieden. Im Seewasser kommen z. B. auf 100 g Natrium 0,6mal soviel Gramm Kalium, 1,3mal soviel Calcium und 18,4mal soviel Magnesium wie im Plasma. Zur Cambriumzeit soll das Meerwasser in seiner mineralischen Zusammensetzung dem menschlichen Plasma ähnlicher gewesen sein.

Abgesehen von der abführenden Wirkung der Sulfate sind die Salze des Meerwassers für den Menschen anscheinend bedeutungslos; jedenfalls sind spezifische Auswirkungen bisher nicht eindeutig nachgewiesen worden. *Entscheidend für die*

Auswirkungen des getrunkenen Seewassers ist sein Kochsalzgehalt. Nun erfolgt die Kochsalzausscheidung in der Hauptsache durch die Nieren. Die Kochsalzausscheidung durch Haut und Darm ist beim gesunden, nicht übermäßig schwitzenden (und nicht durchfallkranken) Menschen ganz gering. Unter der Voraussetzung, daß die Niere eine Kochsalzkonzentration von 2% durchhalten kann — sie erreicht Spitzenkonzentrationen von 3% und mehr (s. oben) —, und daß das nicht resorbierte Magnesium und Sulfat in 5%iger Lösung durch den Darm ausgeschieden wird[1], benötigt der Organismus zur Ausscheidung von 500 g Seewasser 675 + 20 g Wasser. Fällt jede andere Nahrungs- und Wasserzufuhr weg, dann müssen also unter diesen Umständen aus eigenen Beständen täglich rund 200 g Wasser zugesetzt werden. Mangels sonstiger Wasserzufuhr müssen aber auch jene Wassermengen aus eigenen Beständen entnommen werden, die unablässig durch Lunge, Haut und Darm den Organismus verlassen, und die, selbst wenn die Perspiratio insensibilis im Durstzustand sinkt, mit 1000 g in 24 Std eher zu niedrig als zu hoch veranschlagt sind. Das ergibt zusammen 1200 g je Tag. Da nun ein 70 kg schwerer Organismus rund 42 kg (= 60%) Wasser enthält, tritt die gesundheitliche Gefahrengrenze, d. h. ein Verlust von mehr als 10% des Körperwassers, bei Zufuhr von täglich ausschließlich 500 g Seewasser nach 4 Tagen, Lebensgefahr (Verlust von 20% des Körperwassers) nach 7 Tagen ein. Gleichzeitige Zufuhr einer nicht zu kochsalzreichen Nahrung schiebt die Gefahrengrenze hinaus (Wassergehalt der Nahrungsmittel, Verbrennungswasser). Neben der Austrocknung darf jedoch die Gefahr der Kochsalzüberladung als solcher nicht außer acht gelassen werden. Bliebe nur die Hälfte des Kochsalzgehaltes von 500 g Meerwasser im Körper zurück — täglich 6,7 g —, dann machte das im Laufe weniger Tage schon beachtliche Mengen. Der gesamte Kochsalzbestand des Organismus wird auf rund 150 g veranschlagt[2], wobei sich die Speicherung vornehmlich auf das subcutane Bindegewebe und die Muskulatur konzentriert. Es scheint, daß die Folgen solcher Austrocknungs- und Übersalzungszustände selbst nach längerer Dauer durch Wasserzufuhr schnell und vollständig beseitigt werden können (s. a. S. 33). Die Antwort auf die Frage, ob und wieweit sich hohe Kochsalzzufuhren schädigend auswirken, hängt also ab von der Zeitspanne, innerhalb derer das Kochsalz zugeführt wird und von der Menge des im gleichen Zeitraum zugeführten (und durch Verbrennung im Körper entstandenen) Wassers. Bei einer maximalen Konzentrationsfähigkeit der Nieren von 3,0 g-% Natrium + Clorid — die Maximalkonzentration in den obengenannten Versuchen lag bei 3,64 g-% — und einer Tageswasserzufuhr von 5 Liter, können 150 g Kochsalz innerhalb von 24 Std vollständig ausgeschieden werden (5 Liter Harn ist eine Menge, die noch durchaus im Rahmen des Möglichen liegt). Unbehandelte Kranke mit Diabetes mellitus und Diabetes insipidus scheiden nicht selten größere Harnmengen aus und Kunstmann (1933) brachte es in Selbstversuchen sogar bis auf 11,9 Liter am Tag.

Seit Hutinel (1895) kennt die Kinderheilkunde das *Kochsalzfieber der Säuglinge.*

Gibt man einem 1—3 Monate alten Säugling per os 100 cm³ einer 3—5%igen Kochsalzlösung, dann fängt 2—4 Std später seine Körpertemperatur zu steigen an; sie erreicht ihren Höhepunkt nach 6—8 Std und ist nach etwa 24 Std wieder auf ihrem Ausgangswert angelangt. Manchmal kommt es in dieser Zeit zu einigen dünnen Stühlen.

Maßgebend für die Fieberentstehung ist das Natrium. Jüngere Kinder mit ihrer labileren Wärmeregulation bekommen regelmäßiger Fieber als ältere, ernährungsgestörte Kinder leichter als gesunde. Das Fieber selbst geht einher mit den charakteristischen Zeichen des infektiösen Fiebers: erhöhter Wärmeproduktion und erhöhtem Eiweißzerfall.

[1] Meyer und Gottlieb 1922. [2] Magnus-Levy 1906.

Jahrzehntelange Bemühungen richteten sich auf die Erforschung der *Pathogenese des Kochsalzfiebers.* Nach RIETSCHEL (1934) ist „die Wasserverarmung des Organismus die eigentliche Vorbedingung für das Auftreten von Fieber". Es scheint, daß die „pyrogene Wirkung des Kochsalzes nur eine Folge der hydropigenen Eigenschaft des Kochsalzes ist, vermöge der das Salz so viel Wasser aus dem Betrieb herauszieht, daß der Körper in den Zustand des Wassermangels gerät"[1]. Austrocknung ist das wesentliche Kennzeichen sowohl des Kochsalzfiebers als auch des Eiweiß- und Harnstoffiebers. RIETSCHEL (1934) ist überzeugt, daß gleichzeitig mit der Wasserverarmung eine Mehrbildung von Wärme zustande kommt und daß die Wärmeabgabe nicht entsprechend erhöht ist. Er versucht, „die Temperaturerhöhung aus der Störung des Wasserstoffwechsels physikalisch zu erklären". Die Therapie dieses alimentären Fiebers besteht in der Zufuhr von Wasser und der „Fortlassung aller Nahrungsmittel, besonders aber solcher, die die Exsikkation begünstigen", wie Eiweiß, Zucker, Fett und Molke[2]. Parasympathicotrope Stoffe (Cholin, Pilocarpin) sollen das Kochsalzfieber unterdrücken können.

Der *erwachsene* Mensch bekommt kein Fieber, wenn er 20 oder 30 g Kochsalz auf einmal zu sich nimmt. Größere Mengen peroral zuzuführen, ist nur unter besonderen Vorsichtsmaßregeln möglich, weil sofort ein intensiver Brechreiz, später u. U. auch Durchfälle einsetzen. In solchen gastroenteritischen Symptomen sehen wir die Folgen osmotischer Reizwirkungen. Sehr große Mengen auf einmal (500 g und mehr) sollen tödlich sein[3].

Der menschliche Organismus ist bestrebt, sich des *überschüssigen Kochsalzes möglichst rasch zu entledigen.* Dazu braucht er vor allen Dingen Wasser. Erbrechen und Durchfälle können nur zustande kommen, wenn der Organismus über genügend Wasser verfügt, und daran ist auch die Ausscheidung durch die Nieren und die Haut gebunden.

Langsame Kochsalzinfusionen werden besser vertragen als rasche Infusionen gleicher Mengen, weil bei langsamer Infusion die Ausscheidungsvorgänge schon während der Infusion so weit in Gang kommen, daß so schwere Belastungen wie bei schneller Infusion nicht zustande kommen. Die geringere „Gift"wirkung hochkonzentrierter peroral gegebener Salzlösungen steht vermutlich mit resorptiven Vorgängen im Zusammenhang (hochkonzentrierte Lösungen werden schlechter resorbiert als nieder konzentrierte; am raschesten wird eine etwa 1%ige Lösung resorbiert). Konzentrierte Lösungen wirken gleichzeitig stärker reizend auf die Darmschleimhaut und führen damit leichter zu Durchfällen und Ausscheidung des Kochsalzes.

Histologisch hat RÖSSLE (1907) nach intravenösen und subcutanen Kochsalzinfusionen am Herzen regelmäßig ein Aussehen gefunden, „welches sich am kürzesten damit definieren läßt, daß es das Bild der mäßigen Trübung aufweist, ohne daß man mit dem Mikroskop eine der parenchymatösen Entzündung entsprechende Veränderung auffindet.... Außer an dem Herzen konnte ich bis jetzt an keinem Organ einen regelmäßigen Befund erheben". In ihrer Genese ungeklärt ist die Beobachtung PFLOMMS (1934) und angeblich auch anderer Ärzte in China, daß die intravenöse Kochsalzinfusion „beim Chinesen eine höchst gefährliche, ja geradezu fatal wirkende Maßnahme ist". PFLOMM hat 2mal kurz nach der Infusion Tod „unter den Erscheinungen akuter Herzinsuffizienz ... und unter hohem Temperaturanstieg" erlebt.

Mindestens zu einem großen Teil beruht die *„Gift"wirkung des Kochsalzes* auf der wasserbindenden Eigenschaft des *Natriums.* Die hydropigene Natrium-

[1] FINKELSTEIN und WEIL 1931. [2] RIETSCHEL 1934. [3] JOACHIMOGLU 1926.

wirkung scheint bestimmend zu sein nicht nur für das Kochsalzfieber, sondern auch für andere Zellveränderungen. Auf welchem Wege der Abfall des Serumcalciums und der Anstieg des Serumkaliums im Kochsalzfieber zustande kommt, wissen wir noch nicht. Auch über die Pathogenese der zentral-nervösen Störungen kann man nur Vermutungen äußern.

Mit Kochsalz kann man gesunden Tieren und Menschen ohne Zweifel Schaden zufügen. Wie bei so vielen anderen Stoffen ist die Frage der *Schädigung aber eine Frage der Dosierung.*

Daß bestimmte *krankhafte Störungen durch Kochsalzzufuhr verschlimmert* und durch Kochsalzentzug gebessert werden können, steht außer Zweifel: kardiale und renale Insuffizienz, überhaupt jede Ödemneigung, arterielle Hypertension und gewisse Hautkrankheit wären hier zu nennen[1]. Selbst in größten Mengen wird aber das Kochsalz, entgegen der Meinung vieler Reformer (RIEDLIN 1924 u. v. a.), niemals zur *Ursache* solcher Krankheiten.

Zum unmittelbaren Kochsalzschaden und zur Manifestierung und Verschlimmerung primär andersartig bedingter Krankheitsvorgänge kommt noch ein Drittes: Kochsalz verdeckt die Minderwertigkeit verdorbener Nahrungsmittel und die Mängel der Kochkunst. Je schlechter die Küche, desto mehr Salz braucht sie. Diese *mittelbare Gesundheitsschädigung* durch Kochsalz ist viel weiter verbreitet und praktisch viel wichtiger als die unmittelbare und als die Mitwirkung des Kochsalzes bei der Manifestierung latenter krankhafter Störungen und Schäden.

4. Kochsalzbedürfnis und Kochsalzbedarf.

Stellt man die Frage nach der Höhe des Kochsalzbedarfs, dann liegt es nahe, zuerst die Frage nach den *Ursachen des Kochsalzbedürfnisses* zu stellen. Warum hat der Mensch überhaupt ein Bedürfnis nach Kochsalz? Warum hat das Kochsalz seit Jahrtausenden in der Geschichte aller Völker eine so einzigartige Rolle gespielt?[2] In den 70er Jahren des vergangenen Jahrhunderts hat der Physiologe und Chemiker GUSTAV v. BUNGE die Meinung vertreten, das Salzbedürfnis hinge mit der vegetabilischen Nahrung zusammen. Die kaliumreiche und natriumarme Pflanzenkost lasse den Organismus an Natrium verarmen. BUNGE hielt es für bedeutsam, daß der gleiche Unterschied wie bei den Pflanzen- und Fleischfressern auch unter den Menschen sich geltend mache, „indem zu allen Zeiten und in allen Ländern diejenigen Völker, welche fast ausschließlich von animalischer Nahrung leben — Jäger, Fischer Nomaden — Salz entweder gar nicht kennen oder, wo sie es kennenlernen, verabscheuen, während die vorherrschend von Vegetabilien sich nährenden Völker ein unwiderstehliches Verlangen danach haben". Diese Theorie erweist sich bei genauerem Zusehen als unbefriedigend. Einmal gibt es nämlich vollkräftige Völkerstämme, die vorwiegend von Pflanzenkost leben, regelmäßigen Kochsalzverzehr aber trotzdem nicht kennen. Ihre „Kochsalzersatzmittel", meist Pflanzenaschen, enthalten außer Natrium auch ganz beträchtliche Mengen Kalium, und „Kochsalzersatzmittel" gleicher Art gebrauchen vielfach sogar jene Völker, die sich vorwiegend von Fleisch ernähren. Die von kalium*armem* Reis lebenden Völker Ostasiens kennen das Kochsalz seit Jahrtausenden, und bei vielen Volksstämmen mit hohem Fleischverzehr ist das Salz ein durchaus gebräuchlicher Nahrungsbestandteil. Schließlich führt (entgegen

---

[1] Literatur bei GLATZEL 1937, 1954, s. auch MACH, FABRE, MÜLLER und NEHER 1956, HOLTMEIER 1957 u. v. a.

[2] Literatur bei GLATZEL .1937, 1958, BURRI 1956, SCHROETER 1956, DE QUERVAIN 1956, LANGEN 1953, KAUNITZ 1956, P., wir vermerken hierzu 1957, KOLLER 1939, MORHART 1937, Das Salz 1956, v. SKRAMLIK 1952, 1957, FANCONI 1929.

BUNGEs Meinung) hohe Kaliumzufuhr nur *anfänglich* zu überschießender Natriumausscheidung; bei gleichbleibender Höhe der Kaliumzufuhr wird das anfangs überschüssig ausgeschiedene Natrium im Laufe weniger Tage wieder eingespart[1]. Nach allem, was wir wissen, ist es näherliegend, das *Kochsalzbedürfnis* mit dem *Kohlenhydratumsatz* in ursächlichen Zusammenhang zu bringen[2]. Es hat sich nämlich zeigen lassen, daß Kochsalzzusatz z.B. zu einem Gericht von Kartoffeln die Verzuckerungsgeschwindigkeit und (vom Magen aus) die maximale Verzuckerungsfähigkeit der Speicheldiastase erhöht. Die Beschleunigung der Verzuckerungsgeschwindigkeit ist am größten bei jenen Salzkonzentrationen, die das Individuum geschmacklich als optimal empfindet. Kochsalz erhöht auch die Verzuckerungsfähigkeit der Pankreasdiastase. Es scheint weiterhin, daß es unter bestimmten Bedingungen die Leberdiastase aktivieren kann, und zwar dann, wenn das Gleichgewicht Diastase—Insulin zugunsten des letzten verschoben ist. Unter entgegengesetzten Bedingungen wird das Insulin aktiviert. Endlich greift Kochsalz in den Vorgang der Kohlenhydratresorption ein[3]: Eine 1%ige Glucoselösung wird schneller resorbiert, wenn man ihr etwas Kochsalz zusetzt.

Nach Angaben japanischer Autoren kann Kochsalz die Widerstandsfähigkeit gegen Kälte steigern[4].

Daß der Mensch ein *Bedürfnis nach Kochsalz* hat, ist also *biologisch* wohl *verständlich.*

Kochsalz ist *nicht* „die verbotene Frucht oder Nahrung und die Hauptursache von körperlichen und geistigen Krankheiten von Menschen und Tieren, wie es von den ägyptischen Priestern und von der Heiligen Schrift gelehrt wird, in Übereinstimmung mit des Autors langjähriger Erfahrung" — d. h. der Erfahrung des Dr. HOWARD, der 1830 eine Schrift unter diesem Titel erscheinen ließ, und dem auch heute noch unzählige Naturschwärmer und Sektierer anhängen. „Das moderne Kochsalzschwelgen" heißt eine 1877 veröffentlichte Schrift von H. OIDTMANN. RIEDLIN (1924) meint, der „wahre Salzbedarf" betrage nur wenige hundertstel Gramm täglich. „Soweit das Verlangen nach Salz im Geschmack wurzelt, ist dreierlei zu unterscheiden: die Gewohnheit, unnötig Salz zu genießen, der Gebrauch entwerteter, ungeeigneter Nahrungsmittel und das Verlangen der Seele nach derben, starken Reizen... Wirken wir alle dazu mit, daß der abnehmende Salzverbrauch mählich eine Verfeinerung der Seelen anzeige!... Der Salzmißbrauch trägt... zur Entartung der Rasse bei." Und bei BIRCHER-BENNER (1932) erfährt man: „Der übliche Kochsalzzusatz ist in der Regel so groß, daß er im Laufe der Jahre zur Schädigung der Gesundheit und der Konstitution beiträgt." Der Zivilisierte greift aus Sehnsucht „zu dem Steinsalz, dessen Reiz ihm ein urweltliches Behagen, die Heimkehr und das Versinken in die Meeresfluten vorgaukelt." „Mit den Giften Alkohol und Nikotin auf eine Stufe" stellen LUX und LUX (1931) das Kochsalz, und starke Worte hat auch der Chemiker BERG (1937) gegen das Kochsalz und den landesüblichen Kochsalzverzehr gefunden. Ganz im Gegensatz zum Kochsalz erfreut sich das Meersalz in Reformerkreisen große Beliebtheit (s. auch VOGT 1938). Das unmittelbar aus dem Meer gewonnene Meersalz gilt als „natürlich" gegenüber dem aus dem Boden, d. h. aus *alten* Meeresablagerungen gewonnenen Steinsalz und Salinensalz.

Kochsalz ist das *billigste Würzmittel,* das selbst in Notzeiten fast immer noch zur Verfügung steht. Der Anstieg des Salzverzehrs kann geradezu als Indicator für die zunehmende Verelendung eines Volkes dienen. Die renale Kochsalzausscheidung liegt daher bei Unterernährten und Dystrophikern, denen genügend Salz zur Verfügung steht, durchweg sehr hoch. Tagesmengen von 20—40 g und mehr sind keine Seltenheit. Verschiedene Autoren[5] fanden Kochsalzausscheidungen bis zu 72 g, JANSEN (1920) sogar bis zu 78 g je Tag.

---

[1] GLATZEL 1936. [2] GLATZEL 1933 bis 1938.

[3] Siehe auch HELWEG-LARSEN, HOFFMEYER, KIELER, HESS THAYSEN, HESS THAYSEN, THYGESEN und WULFF 1952.

[4] OGATA, NASU, HARADA und KAMOTO 1952.

[5] MAURIAC, LAVAL, MOMAYOU und LÉGER 1941, MAURIAC, BROUSTET, BARON, LÉGER und FAURE 1942.

Heimkehrer aus russischer Kriegsgefangenschaft und zivilen Zwangsarbeiterlagern haben uns berichtet, in vielen Lagern sei zeitweise kein Salz ausgegeben worden; mit dem heiß begehrten Salz sei dann ein schwunghafter Handel getrieben worden.

Wo beim Salz *das unter allen Umständen Unzuträgliche und Schädliche* beginnt, läßt sich mit der wünschenswerten Genauigkeit nicht sagen, weil eindeutige Zeichen beginnender Kochsalzschädigung nicht bekannt sind. LANG (1950) meint: „Die obere Grenze der Kochsalzverträglichkeit für den Menschen ist unbekannt. Die angeführten Tierversuche lassen vermuten, daß sie wesentlich höher als die größten üblichen Kochsalzaufnahmen gelegen ist." Würde man auch nur die Hälfte der für das Schwein toxischen Dosis als obere Grenze dessen annehmen, was ohne nachteilige Wirkung eben noch verträglich ist — 3% Kochsalz in der Nahrung = 1,125 g/kg Körpergewicht —, dann käme man schon zu 88,75 g Kochsalz für den 70 kg schweren Menschen. Mit 1 g Natrium + Chlorid täglich — mindestens soviel enthält jede calorisch ausreichende Kostform — kann wohl das Leben, können aber nicht volles Wohlbefinden und volle Leistungsfähigkeit erhalten werden. Eine solche Minimalzufuhr ist also offensichtlich nicht gleichbedeutend mit der Optimalzufuhr, auf die es praktisch-diätetisch allein ankommt, und die mit den Umweltbedingungen und den speziellen Anforderungen in weiten Grenzen schwankt.

Da der durchschnittliche Kochsalzverzehr in wirtschaftlich geordneten Zeiten mit 5—20 g je Kopf und Tag angenommen werden kann — MORHART (1937) meint, man beginne schon bei einem Kochsalzverzehr von weniger als 5—10 g „à être désagréablement privé" —, und da diese Menge für den Gesunden sicherlich unschädlich ist, besteht jedenfalls *kein Anlaß, auf eine Einschränkung des landesüblichen Kochsalzverzehrs zu drängen.* Man wird im Gegenteil nicht außer acht lassen dürfen, daß bei stärkerer Schweißabscheidung größere Kochsalzmengen notwendig sind, um das verlorengegangene Kochsalz und Wasser ersetzen zu können.

VII. Magnesium.

Im *Stoffwechsel* folgt das Magnesium häufig dem Calcium. Es ist wie das Calcium ein integrierender Bestandteil des Knochens — 70% der Magnesiumbestände des Organismus liegen im Skelet — und greift (als Aktivator der Phosphatasen) an vielen Stellen in Phosphorylierungen ein. Gewisse elektrokardiographisch faßbare Veränderungen nach Magnesiumzufuhr hat LEPESCHKIN (1957) zusammengestellt. Ungeklärt sind die Magnesiumwirkungen auf den Blutzucker (Senkung durch kleine, Steigerung durch große Dosen). Zur Magnesiumnarkose — auch sie ist in ihrer speziellen Genese noch ungeklärt — kommt es nur, wenn das Blutmagnesium auf mindestens 7 mg-% ansteigt.

Die *Resorption* des Magnesiums unterliegt im wesentlichen den gleichen Gesetzmäßigkeiten wie die Resorption des Calciums und wird durch die Gegenwart größerer Calciummengen gehemmt[1], durch eiweißreiche Nahrung begünstigt[2]. Wie Calcium bildet Magnesium im Darm mit Fettsäuren schwerlösliche Seifen.

Während enteral zugeführtes Magnesium fast ausschließlich durch den Darm den Organismus verläßt — auch bei acidotischer Stoffwechsellage kommt es nur zu unbedeutender Steigerung der Magnesiumausscheidung im Harn —, wird parenteral zugeführtes Magnesium zu 90% durch die Nieren *ausgeschieden.* Steigerung der Magnesiumzufuhr bewirkt, ausreichende Resorption vorausgesetzt, eine Mehrausscheidung an Calcium und bei jungen Tieren und beim Menschen

[1] LANG 1950, LEICHSENRING, NORRIS, LAMISON, WILSON und PATTON 1951.
[2] MCCANCE, WIDDOWSON und LEHMAN 1942.

auch eine Mehrausscheidung von Phosphat (Herabsetzung des Bindungsvermögens der Kolloide für Calcium?).

Im Tierversuch erweist sich Magnesium ganz eindeutig als lebenswichtiges Element[1]. *Magnesiummangel* führt beim Tier zu Erweiterung der Blutgefäße, Anstieg des Blutvolumens, Hemmung des Knochenwachstums mit Wachstumsstillstand, Durchfällen, Haarausfall, Ödemen, Neigung zu Krampfanfällen (bei normalem Calciumgehalt des Blutes) und Kachexie; der Grundumsatz steigt, die Nahrungsausnutzung verschlechtert sich, im Kleinhirn treten Zelldegenerationen auf, und die Nierenfunktion leidet. Der Magnesiumgehalt von Plasma, Erythrocyten, Gehirn und Muskulatur sinkt ab, während der Calciumgehalt der Skelet- und Herzmuskulatur um 50—100%, der der Niere sogar um das 15fache ansteigt. Zufütterung von Calcium und Kalium verstärkt die Magnesiummangelerscheinungen; auch eiweißreiches Futter soll sich in gleicher Richtung auswirken[2].

Magnesiummangelsymptome wurden nicht allein im Versuch, sondern auch bei Milchkühen auf Weiden mit magnesiumarmen Böden festgestellt[2].

Nach TUFTS und GREENBERG (1938) braucht eine Ratte optimal mindestens 5 mg Magnesium je Kilogramm Körpergewicht. Hohe Calciumzufuhr erhöht den Magnesiumbedarf.

Während also beim Tier spezifische oder doch als spezifisch angesehene Magnesiummangelsymptome festgestellt wurden, kennt man beim *Menschen* weder eindeutige Mangel- noch eindeutige Über*fütterungs*symptome, obwohl bei Hungerdystrophiekranken negative Magnesiumbilanzen und tiefes Blutmagnesium beobachtet worden sind. FLINK, McCOLLISTER, PRASAD, MELBY und DOE (1957) glauben, leichte Magnesiummangelzustände seien überhaupt nicht selten.

Positive Bilanzen fanden sich bei Kindern mit einer Zufuhr von 6—20 mg Magnesium je Kilogramm Körpergewicht, bei Erwachsenen mit einer Zufuhr von 6 mg je Kilogramm Körpergewicht (= 420 mg für den 70 kg schweren Menschen), *ausgeglichene Bilanzen* bei Erwachsenen schon mit 4 mg je Kilogramm Körpergewicht[3]. Auf Grund solcher Bilanzuntersuchungen wird der Tagesbedarf des erwachsenen Menschen mit 200—300 mg Magnesium angegeben[4]. Eigene Untersuchungen führten DUCKWORTH und WARNOCK (1942, 1943) zur Annahme eines Tagesbedarfs des Erwachsenen von weniger als 10 mg!

Der Magnesiumgehalt von 150 amerikanischen Kostformen lag nach SHERMAN (1937) im Mittel bei 340 mg je Kopf und Tag (Maximum 670 mg, Minimum 140 mg). „Anlaß zu Befürchtungen, daß bei der üblichen Kost der Magnesiumbedarf nicht gedeckt werde, besteht nicht[5]“.

VIII. Spurenelemente.

1. Allgemeines.

Die Spurenelemente sind heute in aller Munde. Sie dienen zahllosen Reformern und „Forschern“ zur Begründung phantastischer Thesen von Krankheitsentstehung und Krankheitsbekämpfung. Man kann sich gewiß Gedanken machen darüber, was die Spurenelemente wohl alles bewirken, welche Krankheitszustände aus Mangel an diesem oder jenem Spurenelement entstehen können. Man kann überzeugt sein, daß das Meersalz wegen der in ihm enthaltenen Spurenelemente dem Salinensalz überlegen ist, daß rohe Obstsäfte und Vollkornbrot krankheitsverhütende Spurenelemente besitzen, und daß Zahnpaste mit Spurenelementzusatz den Zähnen besonders gut tut. Man muß sich dann nur darüber

---

[1] DUCKWORTH und WARNOCK 1942, KRUSE, ORENT und McCOLLUM 1932, SCHRADER, PRICKETT und SALMON 1937, TUFTS und GREENBERG 1938, MENAKER und KLEINER 1952, FLINK 1956, SYLLM-RAPOPORT und STRASSBURGER 1956, FITZGERALD und FOURMAN 1956.

[2] COLBY und FRYE 1956.

[3] TIBETTS und AUB 1937, SCOULAR, PACE und DAVIS 1957.

[4] BRULL 1936, FRANKE 1934, ROINE, BOOTH und ELVEHJEM und HART 1949, SHERMAN 1937, MOORE, HALLMANN und SHOLE 1938.

[5] LANG 1950.

klar sein, daß solche „*Überzeugungen*“ etwas ganz anderes sind als wissenschaftliche *Erkenntnisse.* Da die Wissenschaft die Richtigkeit vieler Überzeugungen bisher weder erweisen noch widerlegen kann, sind der Spekulation Tür und Tor geöffnet, und diese Gelegenheit wird denn auch nach Kräften in erster Linie von jenen „Forschern“ ausgenutzt, deren Gedankenflüge nicht durch Wissen und erkenntnistheoretische Bildung gehemmt werden. Wenn die Grenzen zwischen Wissen und Meinen nicht erkannt oder gar absichtlich verwischt werden, dann ist die Verwirrung vollkommen.

Im folgenden soll ausschließlich von dem berichtet werden, was vom Wirken der Spurenelemente als *erwiesen* gelten kann. Eine systematische Forschung auf diesem Gebiet gibt es erst seit wenigen Jahrzehnten. Noch in der 1931 erschienenen Monographie über die Physiologie und Pathologie des Mineralstoffwechsels von KLINKE umfaßt die Darstellung des Stoffwechsels „der im Körper weniger verbreiteten Mineralien“ (mit Ausnahme des Eisens) nur knapp 8 Seiten[1]!

Am Lebensgeschehen beteiligen sich die Spurenelemente in zweierlei Form: in elektrisch aktiver Form als *spezifische Anionen und Kationen* bzw. Bausteine größerer Anionen- und Kationen-Komplexe und in elektrisch inaktiver Form als *Bausteine von Anelektrolyten.* Ihre Wirkung läßt sich daher nicht auf eine einfache Formel bringen. Man darf aber doch wohl sagen, daß in der Mitwirkung an spezifischen fermentativen Steuerungen die Hauptbedeutung der Spurenelemente liegt.

Tabelle 8. *Aufnahme und Ausscheidung von Spurenelementen durch den Menschen* (nach LANG).

Element	Aufnahme mit der Nahrung mg/Tag	Ausscheidung	
		im Harn mg/Tag	im Kot mg/Tag
Aluminium .	10—40	0,04—0,1	10—40
Blei	0,29	0,01—0,02	0,32
Bor	9—20	9—20	—
Brom . . .	—	3—5	—
Fluor . . .	0,3—1,5	0,3—1,5	—
Kobalt . .	—	0,03	0,15
Kupfer . .	2,3	0,02—0,05	2,0
Lithium . .	1,6—2,6	0,7	0,7—2,0
Mangan . .	4,3	0,01—0,02	3,5—4,5
Nickel . . .	0,25—0,42	0,14—0,25	0,10—0,17
Silber . . .	0,088	0,0	0,058
Zink	6—40	0,3	3—20
Zinn	17	0,01—0,02	22

Hinzu kommen die *unspezifischen Wirkungen,* die die ionisierten Spurenelemente mit allen Ionen gemeinsam haben. Kataphorese und Adsorption, Permeabilität und kolloidaler Zustand werden durch die Gegenwart von Ionen wesentlich mitbestimmt. Was diese als Regulatoren so geeignet macht, ist neben ihrer Affinität zu Kolloiden und Fermenten ihre leichte Reaktionsfähigkeit, ihre Beweglichkeit und ihre Kleinheit. Ein und dasselbe Element wirkt gleichzeitig osmotisch, gruppenspezifisch und individualspezifisch — je nach seinem Wirkungsmilieu und seiner Bindungsform. Auch eine scharfe Trennung zwischen statischen und dynamischen Aufgaben, wie sie früher gelegentlich versucht wurde, ist (vor allen Dingen nach den Ergebnissen der Isotopenforschung) nicht mehr möglich.

Über den *Gehalt des menschlichen Körpers an Spurenelementen* orientieren die Tabelle 1 (s. S. 1) und die Abb. 1. Zahlenwerte für Aufnahme und Ausscheidung von Spurenelementen hat LANG (1949) zusammengestellt (Tabelle 8).

Was den *Spurenelementgehalt der Nahrungsmittel* und damit die Größe der Zufuhr mit der Nahrung angeht, so unterliegen diese großen Schwankungen und hängen weitgehend ab von der Beschaffenheit des gewachsenen Bodens,

[1] Zusammenfassende Darstellungen von BERTRAND 1938, BERG 1940, FLASCHENTRÄGER 1941, REITH 1941, SCHARRER 1955, SCHWARZ 1947, LANG 1949, TRUFFERT 1954, UNDERWOOD 1956, GLATZEL 1955, PAPENDICK 1955 und SCHROEDER 1956.

von Düngung und Berieselung mit Abwässern, von Verpackungs-, Konservierungs- und Schönungsmitteln und von (absichtlichen und unabsichtlichen) Zusätzen und Verunreinigungen in der Küche.

Die Feststellung des Bestandes an Spurenelementen ist jedoch nur eine Etappe auf dem Wege zur Erforschung ihrer Bedeutung. Gleiche Mengen können z. B. in Gegenwart organischer Stoffe *harmlos* sein, in Gegenwart mineralischer Stoffe aber *toxisch* wirken.

Es wurde bereits darauf hingewiesen, daß für eine Reihe von Elementen, die im menschlichen Organismus nur in Spuren gefunden werden — vermutlich gibt es kein einziges Element, das nicht irgendwann einmal mit der Nahrung oder dem Trinkwasser aufgenommen wird —, die Frage noch völlig offen ist, ob sie an lebenswichtigen Vorgängen teilnehmen oder funktionell bedeutungslos sind. Als *unentbehrlich* müssen nach dem heutigen Stand des Wissens Eisen, Zink, Kupfer, Mangan, Kobalt, Molybdän und Jod gelten, als *entbehrlich* Silber, Bor, Brom, Lithium, Radium, Strontium und Rubidium. Fraglich ist noch die Lebensnotwendigkeit oder Erwünschtheit von Aluminium, Arsen, Chrom, Fluor, Gold, Nickel, Silicium, Titan, Uran und Zinn. Die Erforschung des Stoffwechsels der Spurenelemente hat wegen der minimalen Mengen, um die es hier geht, wegen des hohen Speicherungsvermögens des Organismus und wegen des trägen Stoffwechsels vieler Spurenelemente mit ganz besonderen *Schwierigkeiten* zu rechnen.

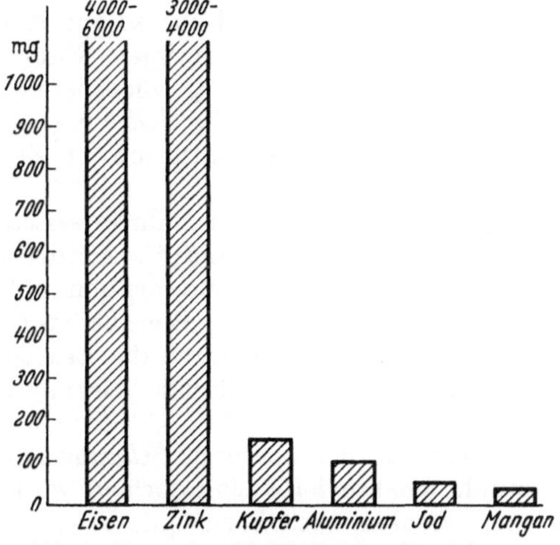

Abb. 1. Spurenelement-Gehalt des menschlichen Körpers. (Nach SHERMAN.)

Es steht ganz außer Zweifel, daß Spurenelemente im Stoffwechselgeschehen vielfach eine entscheidende Rolle spielen und ganz unentbehrlich sind. Die Lückenhaftigkeit unseres Wissens ermöglicht uns genauere Vorstellungen von dieser Rolle aber erst für einzelne von ihnen.

Spurenelemente werden auch als *Medikamente* benutzt. In dieser Form nimmt der Organismus sehr viel größere Mengen in sich auf als mit der täglichen Nahrung — das Vielhundertfache unter Umständen. Dann sind diese Elemente aber keine „Grundstoffe der Nahrung“ und keine Spurenelemente mehr. Im Hinblick auf die Bedarfsabgrenzung nach oben und die Möglichkeiten einer Schädigung durch überhöhte Zufuhr müssen Pharmakologie und Toxikologie jener Elemente im folgenden trotzdem wenigstens kurz gestreift werden.

2. Eisen.

a) Resorption und Ausnutzung.

Zur biologischen Chemie und Bedeutung des Eisens im Stoffwechsel vergleiche die Darstellung HEILMEYERs in Bd. IV, Teil 2 dieses Handbuches. An dieser Stelle sei nur kurz daran erinnert, daß Blut, Milz und Leber die eisenreichsten Organe sind, und daß das Eisen als Hämoglobineisen, Myoglobineisen, Zellhämineisen, Depoteisen und zirkulierendes Plasmaeisen vorkommt. Es spielt im intermediären *Stoffwechsel* eine große Rolle als Baustein von Fermenten (Katalase, Cytochromoxydase), als Aktivator von Fermenten (Aconitase, Decarboxylase der

Oxybernsteinsäure u. a.) und als Aktivator von nicht fermentativ gesteuerten Umsetzungen (z. B. der Autoxydation von Fettsäuren u. a.; LANG 1952).

Der *Gesamteisenbestand* des Menschen wird auf 5,85 g geschätzt.

Der Wert der Nahrung als Eisenquelle kann nur dann richtig beurteilt werden, wenn man die *Ausnutzung des Nahrungseisens* und ihre Bedingtheiten und Schwankungen kennt. Durch die *Magensalzsäure* wird das in den Nahrungsmitteln enthaltene Eisen freigesetzt. Es erscheint dann, da die Nahrung das Eisen zwar in verschiedenen Formen enthält[1], im allgemeinen aber auch reichlich reduzierende Stoffe[2], großenteils in *Ferro-Form.* Allein in dieser Form ist es im Darm resorbierbar[3]. Ferri-Salze müsen also, um resorbierbar zu werden, zunächst in Ferro-Salze umgewandelt werden. Fallen große Mengen von Ferri-Salzen an, dann gelingt die Umwandlung nur unvollständig und aus diesem Grunde werden Ferri-Salze praktisch schlechter ausgenutzt als Ferro-Salze[4]. Ratten können Ferri-Salze anscheinend ebenso gut ausnutzen wie Ferro-Salze.

Eine Voraussetzung optimaler Eisenausnutzung sind also ausreichende Mengen von *Magensalzsäure*[5]. Eisenionisierende Fähigkeiten geringerer Intensität entfalten allerdings auch die *Galle*[6] und der *Darmsaft*[7]. Klinisch findet man daher trotz fehlender Magensalzsäure in Einzelfällen oft noch eine auffallend gute Eisenresorption[8].

Die Ausnutzung des Nahrungseisen wird unterstützt durch die Gegenwart des ionisations- und resorptionsfördernden Vitamin C[9]. Auch *Pyridoxin* (Vitamin B_6) soll die Eisenresorption unterstützen[10].

Die SH-Gruppen der Eiweißkörper sollen die Überführung von Ferri-Salzen in Ferro-Salze und dadurch die Eisenausnutzung fördern[11].

Eine resorptionsfördernde Wirkung wird auch den *Nebennierenrindenhormonen* zugeschrieben[12].

Wenn in den späteren *Schwangerschafts*monaten bei gleichbleibender Eisenzufuhr 3mal soviel Eisen resorbiert wird wie in den früheren Monaten[13], dann sind hier offenbar auch hormonale Faktoren im Spiel, und vermutlich gilt dasselbe für die Abnahme der Eisenresorption im höheren *Alter*[14].

---

[1] CARTWRIGHT 1947, HAHN 1937, HEATH 1943, HEATH und PATEK 1937, DARBY 1950, JOHNSTON 1951, LINTZEL 1930, MOORE 1947, SCHÄFER 1953, LAURELL 1947, STARKENSTEIN 1934, THEDERING jr. 1953.

[2] KIRCH, BERGEIM, KLEINBERG und JAMES 1947. [3] HEUBNER 1924, LINTZEL 1933.

[4] HEILMEYER und PLÖTNER 1936 MOORE, ARROWSMITH, WELSH und MINNICH 1939, MOORE, DUBACH, MINNICH und ROBERTS 1944, HAHN, JONES, LOEWE, MENEELY und PEACOCK 1945.

[5] DARBY, HAHN, KASER, STEINKAMP, DENSEN und COOK 1947, DUBACH, MOORE und MINNICH 1946, v. GOIDSENHOVEN, HOET und LEDERER 1938, GRAM und LEVERTON 1952, HAHN 1937, HAHN, BALE, HETTIG, KAMEN und WHIPPLE 1939, HAHN, JONES, LOEWE, MENEELY und PEACOCK 1945, HEATH 1943, HEGSTED, FINCH und KINNEY 1948, HEILMEYER und PLÖTNER 1936, KIRCH, BERGEIM, KLEINBERG und JAMES 1947, LEVERTON 1941, LINTZEL 1930, MOORE 1947, MOORE, DUBACH, MINNICH und ROBERTS 1944, MANGOLD, HEMMELER 1951, OLDHAM und SCHLUTZ 1940, RUEGAMER, MICHAUD, HART und ELVEHJEM 1946, STARKENSTEIN 1934, THOMPSETT 1940, HEILMEYER und v. MUTIUS 1942, HEMMELER 1951.

[6] HEILMEYER und v. MUTIUS 1942, HAWKINS, ROBSCHEIT-ROBBINS und WHIPPLE 1938.

[7] REIMANN und FRITSCH 1931/32, WENDEL 1952.

[8] HEILMEYER und KOCH 1939, SKOUGE 1939, HEMMELER 1951, DONNER 1955.

[9] BERGEIM und KIRCH 1949, HEILMEYER und v. MUTIUS 1942, KIRCH, BERGEIM, KLEINBERG und JAMES 1947, NEUWEILER 1950, THEDERING jr. 1949, MOORE, ARROWSMITH, WELSH und MINNICH 1939, STEINKAMP, DUBACH und MOORE 1955.

[10] CARTWRIGHT 1947. [11] TOMPSETT 1940.

[12] CARTWRIGHT, HAMILTON, GUBLER, FELLOWS, ASHENBRUCKER und WINTROBE 1951.

[13] HAHN, CAROTHERS, CANNON, SHEPPARD, DARBY, KASER, MCCLELLAN und DENSEN 1947, HAHN, CAROTHERS, DARBY, MARTIN, SHEPPARD, CANNON, BEAN, DENSEN, PETERSON, MCCLELLAN 1951, s. auch LUND 1951.

[14] RECHENBERGER 1952.

Verschlechtert wird die Ausnutzung des Eisens durch *organische Säuren*, die schwer spaltbare Komplexsalze bilden (Milchsäure, Citronensäure, Essigsäure)[1].

Die Menge des resorbierten Eisens ist umgekehrt proportional dem *Phosphat*gehalt der Nahrung[2]. Durch phosphorarme Mais- und Fetternährung kann man bei Ratten schwere Hämosiderosen hervorrufen. Ferro- und Ferri*phosphat* werden schlechter resorbiert als Ferrosulfat und Ferrichlorid[3]. Verschlechtert wird die Ausnutzung des Eisens auch durch die Gegenwart von Phytaten[4] und von *Calcium*salzen[5].

Die vor wenigen Jahren noch herrschende Meinung, die Menge des resorbierbaren Eisens sei gleich jener Eisenmenge, die mit Dipyridil reagiert[6], hat sich als unzutreffend erwiesen.

Vitamin D fördert in nicht näher bekannter Weise die Speicherung von Eisen und die Bildung von Hämoglobin.

Unter krankhaften Verhältnissen sieht man *überdurchschnittlich hohe Eisenresorption* bei Pellagra[7], nach Unterbindung des Pankreasausführungsganges[8] und bei Anoxämie infolge Anämie[9]. Im letztgenannten Fall ist das Redox-System der Dünndarmschleimhautzellen zugunsten einer gesteigerten Reduktion verschoben; dadurch wird der Übergang von Ferritin in Ferroeisen und damit die Abgabe von Eisen an die Blutcapillaren erleichtert.

Jenseits des 59. Lebensjahres kann bei beiden Geschlechtern von einer Eisenresorption nach oraler Zufuhr überhaupt nicht mehr gesprochen werden[10].

Die Menge des resorbierten und ausgenutzten Nahrungseisens hängt, ganz anders als die Menge der resorbierten Alkalien entscheidend vom Eisenbedarf des Organismus ab. Sie wird bestimmt durch den Gehalt der Darmschleimhaut an dem eisenhaltigen Eiweißkörper *Ferritin*, dessen Eisengehalt in enger Beziehung steht zum Eisengehalt des Gesamtorganismus. Das Ferritin, ein Eisen-Proteid mit einem Molekulargewicht von 460000 und einem Eisengehalt von 17—23%, ist die Speicherungsform des Eisens. Diese von GRANICK (1946) entwickelte Vorstellung läßt sich durch folgendes Schema wiedergeben:

$$\text{Nahrungs-Fe}^{++} \rightarrow \text{Darmschleimhaut-Fe}^{++} \rightarrow \text{Plasma-Siderophilin-Fe}^{+++}$$
$$\downarrow\uparrow$$
$$\text{Darmschleimhaut-Ferritin-Fe}^{+++}$$

Das Ferritin wirkt in der Darmschleimhaut wie ein Ventil. Wenn es nicht mit Eisen gesättigt ist, nimmt es Eisen auf, wodurch der Gehalt der Darmschleimhaut an Ferro-Eisen abnimmt und Eisen aus dem Darmlumen in die Mucosazellen aufgenommen wird. Ist das Apoferritin mit Eisen gesättigt, so kommt die Eisenaufnahme zum Stillstand, weil dann die Konzentration an Zelleisen so hoch ist, daß kein Konzentrationsgefälle mehr besteht.

Das gespeicherte Ferritin-Fe stammt aus 2 Quellen: der Nahrung und den zerstörten Erythrocyten. Aus der durchschnittlichen Lebensdauer der roten Blutkörperchen von 100—120 Tagen ergibt sich, daß der Mensch im Tag 8 g Hämoglobin abbaut; das entspricht einem Eisenumsatz von täglich 27 mg. Die

---

[1] LINTZEL 1930, AMANN 1940. [2] HEGSTED, FINCH und KINNEY 1948.

[3] BLUMBERG und ARNOLD 1947, FREEMAN und BURRILL 1944, STREET 1943.

[4] MCCANCE, EDGECOMBE und WIDDOWSON 1943, SHARPE, HARRIS, PEACOCK und COOKE 1948, WIDDOWSON und MCCANCE 1942, SHARPE, PEACOCK, COOKE und HARRIS 1950.

[5] ANDERSON, MCDONOUGH und ELVEHJEM 1940, KLETZIEN 1940, KELLOG und METTIER 1936, FREEMAN und IVY 1942.

[6] RECHENBERGER 1947. [7] GILLMAN und GILLMAN 1945.

[8] TAYLOR, STIVEN und REID 1931, GILLMAN, MANDELSTAM und GILBERT 1947.

[9] GRANICK 1949. [10] RECHENBERGER 1952.

direkte Messung der Turnover-Rate des Plasmaeisens mit Hilfe von Fe^{59} ergab den damit gut übereinstimmenden Wert von 0,35 mg/kg Körpergewicht und Tag[1].

Die übereinstimmenden Untersuchungen vieler Autoren haben eindeutig erwiesen, daß bei *hohem Eisenbedarf viel, bei geringem Eisenbedarf wenig Eisen resorbiert wird*, und zwar im letzten Fall auch dann, wenn große Mengen resorbierbaren Eisens verfügbar sind[2]. Die Deckung des Eisenbedarfs erfolgt also in der Weise, daß bei steigendem Bedarf das Ausmaß der Eisenresorption steigt, bei sinkendem Bedarf fällt. Die Bedarfsdeckung erfolgt in ähnlicher Weise wie die Deckung des Calciumbedarfs und anders als etwa die Deckung des Natriumbedarfs. Hier wird *unabhängig* vom Bedarf zunächst das gesamte Nahrungsnatrium resorbiert und später das über Bedarf resorbierte Natrium durch den Urin wieder ausgeschieden. Hier Regulation durch Ausscheidung, dort Regulation durch Resorption.

Resorbiert wird das Nahrungseisen zum größten Teil im *Duodenum und oberen Dünndarm*. Auch der untere Dünndarm kann Eisen resorbieren[3], anscheinend sogar selbst der Magen[4]; im Colon hingegen wird kein Eisen mehr resorbiert[5].

Parenterale (intravenöse) *Eisenzufuhr* ist an sich möglich. Sie ist aber eine keineswegs harmlose Form der Ernährung und kann Schaden nach sich ziehen[6]. Das injizierte Eisen verteilt sich dabei nicht gleichmäßig auf die Organe[7].

Der *Eisengehalt der Nahrung* liegt zwischen 10 und 50 mg täglich; von dieser Menge werden etwa 20% ionisiert, d.h. ausnutzbar gemacht[8]. Bei Analyse von 150 amerikanischen Kostformen fand SHERMAN (1937) eine Eisenmenge je Kopf und Tag von im Mittel 17 mg (Maximum 31, Minimum 8 mg). HEMMELER (1951) errechnete für Westeuropa eine tägliche Eisenaufnahme von 51,4 mg, von denen nach seinen Beobachtungen 9,3 mg = 18% ionisiert werden. Amerikanische Untersuchungen an 7—10jährigen Schulkindern ergaben eine Resorption von 8—18% des in der Nahrung aufgenommenen Eisens[9]. Bei Zufuhr verschiedener Ferrosalze wurden täglich 9—13 mg resorbiert[10].

Da Resorption und Ausnutzung von so vielen Faktoren abhängen, kann man *nicht* erwarten, daß der *Eisengehalt aller Nahrungsmittel gleich gut ausgenutzt* wird. Das Eisen von Spinat und Weißkohl wird (infolge seines Ferroeisen stabilisierenden Vitamin C-Gehaltes ?) ebenso wie das Eisen von frischem Fleisch (besonders von Milz und Leber), gut ausgenutzt[11]. Von dem in frischem Obst und Gemüse enthaltenen Eisen werden 77—98%, von dem in Eiereiweiß, Fleisch und Brot enthaltenen Eisen 25—40% durch den Magensaft ionisiert. Das Eisen der Milch ist fast völlig säurelöslich[12]. Nach JOHNSTON, FRENCHMAN und BOROUGHS (1948) resorbiert der Organismus bei Zufuhr von 7 mg Eisen 11%, bei

[1] HUFF, HENNESSY, AUSTIN, GARCIA, ROBERTS und LAWRENCE 1950, LANG 1952.
[2] DARBY, HAHN, KASER, STEINKAMP, DENSEN und COOK 1947, FOWLER und BARER 1937, GRANICK 1946, GREENBERG, COPP und CUTHBERTSON 1943, HAHN 1937, HEMMELER 1951, 1951, 1952, HAHN, BALE, HETTIG, KAMEN und WHIPPLE 1939, KINNEY, HEGSTED und FINCH 1949, WELCH, WAKEFIELD und ADAMS 1936, MCCANCE und WIDDOWSON 1937, HEILMEYER und PLÖTNER 1937, HEILMEYER und KOCH 1939, REIMANN und FRITSCH 1931, MOORE, ARROWSMITH, WELSH und MINNICH 1939, HAHN, BALE, LAWRENCE und WHIPPLE 1939, BALFOUR, HAHN, BALE, POMMERENKE und WHIPPLE 1942, MOORE, ROBERTS und MINNICH 1941, DUBACH, CALLENDER und MOORE 1948, AUSTONI und GREENBERG 1940, COPP und GREENBERG 1946, STEWART 1953, STEWART, VASSAR und STONE 1953.
[3] ARROWSMITH und MINNICH 1941. [4] HAHN, BALE, ROSS, BALFOUR und WHIPPLE 1943.
[5] HEILMEYER und KOCH 1939, HEMMELER 1951.
[6] Neuerdings WAGNER und PROBST 1953, PROBST 1954. [7] ZILIOTTO und ODEBLAD 1955.
[8] LINTZEL 1930, HORNEMANN 1913, REIMANN und FRITSCH 1931, 1932, FLEISCH 1947.
[9] DARBY, HAHN, KASER, STEINKAMP, DENSEN und COOK 1947.
[10] GRAM und LEVERTON 1952.
[11] LINTZEL 1930, 1933, WICHELS und HÖFER 1933. [12] SCHÄFER 1955.

Zulage von 200 g Fleisch (mit 3,4 mg Eisen) zu derselben Kost aber 21% der zugeführten Eisenmenge[1]. Durch Erhitzen des Fleisches soll die Ausnutzbarkeit des Eisens verbessert werden[2]. Die Ausnutzung des Spinat-Eisens wird mit 13% angegeben[3].

Angesichts des geringen Eisengehalts der landesüblichen Kost ging man in USA dazu über, das *Brot mit Eisen* auf etwa 29 mg Eisen in 1000 g Brot *anzureichern*[4]. Am besten sollen sich zu diesem Zweck Ferrosulfat und Ferrichlorid eignen[5].

Bei 32 Versuchspersonen betrug die Ausnutzung des im angereicherten Brot zugeführten Eisens (Ferrosulfat, Ferrum reductum, Ferriorthophosphat und Natriumferripyrophosphat) 1—2% der Zufuhr, bei 4 Versuchspersonen mit Verdacht auf Eisenmangel 26—38% der Zufuhr und bei 3 Versuchspersonen mit offensichtlichem Eisenmangel 45—64% der Zufuhr. Zusätze von Vitamin C steigerten die Resorption auf das 2—3fache[6].

Als Brotbeimengungen gegeben, werden die genannten Eisenverbindungen aber schlechter ausgenutzt, als wenn man sie rein gibt.

Bezüglich der Resorbierbarkeit *therapeutisch gebräuchlicher*, ernährungsphysiologisch im allgemeinen aber bedeutungsloser *Eisenverbindungen* sei auf die Darstellung der Eisentherapie in Bd. 2 dieses Handbuches hingewiesen. Das in ein großes organisches Molekül eingebaute Hämoglobineisen — Hämoglobin ist ja ein Bestandteil der natürlichen Nahrung — ist nur unvollkommen resorbierbar (von 350 mg Hämoglobineisen werden z. B. nur 10—25% resorbiert)[7]. Mit Blutpräparaten und Blutwurst läßt sich also keine sehr wirkungsvolle Eisentherapie betreiben[8].

Es kann heute als erwiesene Tatsache betrachtet werden, daß, entgegen älteren Vorstellungen, die *Eisenausscheidung durch Nieren und Darm* ganz gering ist[9].

Bei extrem eisenarmer Ernährung fand LINTZEL (1929) nur 0.9 mg Eisen in der 24stündigen Kotmenge. Im Urin von Gesunden wurden innerhalb von 24 Stunden im Mittel nur 64 γ gefunden[10].

Nur 2—8% des *intravenös injizierten* Eisens sind von HAHN, BALE, HETTIG, KAMEN und WHIPPLE (1939) während der ersten 3 bis 15 Tage p. i. im Stuhl wiedergefunden worden. Nach intravenöser Verabreichung von 100 mg Ferrisaccharat scheidet der Gesunde innerhalb von 24 Stunden 4,5—5,5 mg Eisen im Urin aus[11].

Die Eisenverluste durch den *Schweiß* sind geringfügig[12]. Die Verluste durch *Zellabschuppung, Haare und Nägel* werden auf täglich höchstens 1—2 γ geschätzt[13]. Der Eisengehalt des Schwei*ß*es liegt bei 0,02—0,03 mg-%[14].

Die Eisenverluste je *Menstruations*periode kann man auf 10—50 mg veranschlagen, umgerechnet auf alle Tage des Jahres mithin auf höchstens 2 mg täglich[15]. „Die zusätzlichen Eisenverluste durch eine *Schwangerschaft* betragen rund 300 mg, für die Blutverluste bei der *Geburt* etwa 100 mg und für die *Lactation* 100—200 mg, also insgesamt 500—600 mg[16]".

---

[1] Siehe auch CARTWRIGHT 1947, MOORE und DUBACH 1951. [2] OLDHAM 1941.
[3] MCMILLAN und JOHNSTON 1951. [4] DUFRENOY und GENEVOIS 1949.
[5] BLUMBERG und ARNOLD 1947. [6] STEINKAMP, DUBACH und MOORE 1955.
[7] BLACK und POWELL 1942. [8] Siehe dazu STICH und FATH 1951.
[9] LINTZEL 1929, MADDOCK und HEATH 1939, HAHN, BALE, HETTIG, KAMEN und WHIPPLE 1939, VONKENNEL und TILLING 1940, HEMMELER 1951, LITTLE, POWERS und WAKEFIELD 1945.
[10] PLÖTNER 1955, PLÖTNER und PETZEL 1954, MORCZEK 1950, TEPE und TÖGEMANN 1953, HEILMEYER und PLÖTNER 1937, SCHMIDT 1943, MITCHELL und HAMILTON 1949, MCCANCE und WIDDOWSON 1937.
[11] PLÖTNER 1955.
[12] HAHN, BALE, HETTIG, KAMEN und WHIPPLE 1939, VANNOTTI 1947, HEMMELER 1951, ERDMANN-MÜLLER, SAUER und WENDEROTH 1953.
[13] HEMMELER 1951. [14] JOHNSTON, MCMILLAN und EVANS 1950.
[15] HEILMEYER 1944, RATH, CATON, REID, FINCH und CONROY 1950.
[16] HEILMEYER 1951, s. auch JASINSKY und DIENER 1952, FISHER und BIGGS 1955.

In diesem Zusammenhang sei auf den geringen Eisengehalt der *Milch* hingewiesen. Während die meisten Mineralstoffe in der Milch und im neugeborenen Organismus in etwa gleichem Verhältnis vorkommen, enthält der Organismus des neugeborenen Menschen etwa 6mal soviel Eisen wie die Frauenmilch. Der neugeborene Mensch, ebenso Junge von Katzen und Hunden verfügen über einen Eisenvorrat, den Tiere, die schon vom ersten Lebenstag an Grünzeug fressen, nicht besitzen [1]. Die fetale menschliche Leber enthält 3mal soviel Eisen wie die Leber des Erwachsenen [2]. Dieses Eisendepot wird in den letzten Embryonalmonaten angelegt; Frühgeborene sind daher eisenarm [3]. Bei einem Tagesbedarf von rund 0,6 mg/kg Körpergewicht [4] genügt der Vorrat des Neugeborenen für die Dauer von 6 Monaten. Nach Ablauf dieser Zeit braucht er eisenreichere Nahrung als nur Milch.

b) Der Bedarf.

Wenn sich die tägliche Eisenausscheidung des erwachsenen Menschen durch Niere und Darm auf 100 γ täglich und weniger beschränkt, dann erhebt sich die Frage, ob eine dieser Menge entsprechende Zufuhr von *ausnutzbarem* Eisen, eine Zufuhr also in Höhe des *Minimalbedarfs*, auch gleichzeitig dem *Optimalbedarf* entspricht. Bei der Frau wären dieser Menge jeweils noch 2 mg täglich zuzurechnen. Eine exakte Beantwortung dieser Frage ist nicht möglich, weil eindeutig feststellbare Zeichen einer eben suboptimalen Eisenversorgung nicht bekannt sind.

Die „*Eisenmangelkrankheit*" mit ihrem hervorstechenden Symptom, der hypochromen Anämie, ist kein *Früh*symptom, sondern bereits ein *Ausdruck schweren Mangels.*

Als pathogene Faktoren der Eisenmangelkrankheit nennt Heilmeyer (1952) außer einem unzureichenden Gehalt der Nahrung an ausnutzbarem Eisen und außer dem erhöhten Eisenbedarf im Wachstumsalter die Eisenverluste durch Menses, Schwangerschaft, Wochenbett und Lactation (Eisenmangelkrankheit des Säuglings und Kleinkindes, Eisenmangelkrankheit in den Nachpubertätsjahren der Frau, Chlorose u. a.), den Eisenmangel durch Resorptionsstörungen und Blutverluste [5].

Die *Symptome des Eisenmangels* beschränkten sich jedoch offenbar nicht auf die Anämie und deren unmittelbare Folgen. Außer zu einer Verminderung des Hämoglobins führt Eisenmangel zu einer Verminderung des Myoglobins und der Zellhämine und damit zu tiefgreifenden Störungen der Gewebsfunktionen. Anscheinend unabhängig von der Anämie wirkt sich der Eisenmangel (und der gleichzeitige Mangel an anderen Spurenelementen?) auf die Fortpflanzung und die Entwicklung der kommenden Generation aus. Er bedingt allgemeine Widerstandslosigkeit, Sterilität, Wachstumshemmung, Haarausfall, Muskeldegeneration und endokrine Störungen [6].

Unter Berücksichtigung eines „Sicherheitsfaktors" und des höheren Eisenbedarfs im Wachstumsalter wurde der *Eisenoptimalbedarf* des Mannes bis zum 48. Lebensjahr, der im Laufe der Jahre durch die Nahrungszufuhr gedeckt werden muß, auf insgesamt 4 g, der der Frau (unter Einbeziehung von 4 Schwangerschaften) auf insgesamt 15 g veranschlagt [7].

---

[1] Albers 1941, Sherman 1937. [2] Mayeda und Yamanouchi 1934.
[3] Strauss 1933. [4] Daniels und Wright 1934.
[5] Siehe auch Youmans 1950, Rechenberger 1951.
[6] Bertrand und Nakamura 1925, Daniels und Hutton 1925, Fontés und Thivolle 1934, Kochmann und Seel 1928, Remesow 1937, Lintzel 1928, Schäfer 1953, Schmidt 1928, 1930.
[7] Heilmeyer 1944, Barer und Fowler 1936, McCance und Widdowson 1937, Leverton und Roberts 1937, Skouge 1939, Scott 1938, Mitchell und Hamilton 1949.

HEATH und PATEK (1937) nennen 3,2 bzw. 12,2 g bis zum 26. Lebensjahr. Dieselben Autoren haben auch den Gesamteisenbedarf von Mann und Frau je Jahr berechnet. Er beträgt, um nur einige ihrer Zahlen herauszugreifen:

im 1. Lebensjahr 0,195 bzw. 0,182 g
im 5. Lebensjahr 0,098 bzw. 0,087 g
im 10. Lebensjahr 0,152 bzw. 0,120 g
im 15. Lebensjahr 0,314 bzw. 0,468 g
im 20. Lebensjahr 0,081 bzw. 0,365 g

Der jeweils zweite der beiden Werte bezieht sich auf den Eisenbedarf des weiblichen Geschlechts, der von der Pubertät ab höher liegt als der Bedarf des männlichen.

Eine Zusammenstellung des durchschnittlichen jährlichen Eisenbedarfs (Mann und Frau vom 1.—48. Lebensjahr) hat HEILMEYER gegeben (dieses Handbuch, Teil 2, Bd. IV; s. auch STURGEON und CHRISTIAN 1954). „In der Zeit des größten Wachstums im 1. Lebensjahr ist auch der Eisenbedarf am größten. Eine weitere Zeitspanne besonders gesteigerten Wachstums reicht vom 11.—18. Lebensjahr. Auch das ist eine Periode gesteigerten Eisenbedarfs. Mit dem 22. Lebensjahr ist das Wachstum erloschen. Damit sinkt beim Manne der Eisenbedarf auf ein Minimum und bleibt während des ganzen weiteren Lebens niedrig. Bei der Frau wird das Entwicklungsalter noch zusätzlich durch das Eintreten der Menstruationsblutungen belastet. Im späteren Alter der Frau sind es dann die Schwangerschaften, die einen entsprechenden Mehrbedarf an Eisen erfordern. Man erkennt daraus, daß es beim weiblichen Geschlecht drei kritische Zeitpunkte für den Eisenstoffwechsel gibt, in denen der Bedarf am höchsten ist; nämlich das 1. Lebensjahr, das Entwicklungsalter und die Fruchtbarkeitsperiode. Am Ende dieser drei Phasen können die Eisenreserven in den Depots erschöpft sein und Eisenmangelzustände auftreten."

Da die Ausnutzung des *Nahrungseisens* im Mittel nur 10 bis 20% beträgt, muß die Eisen*zufuhr* mit der Nahrung das etwa 5fache des Eisen*bedarfs* erreichen, wenn dessen Deckung sichergestellt sein soll. Nach SHERMAN (1937) liegt der Tagesmindestbedarf des Erwachsenen an Nahrungseisen zwischen 3,7 und 14,9 mg (im Mittel bei 8,11 mg). Unter Einrechnung eines Sicherheitsfaktors von 50% sollen daher als optimale Tageszufuhr für den Erwachsenen 12 mg, für das Kind unter 12 Jahren 7—12 mg angesetzt werden. HODGES und PETERSON (1931) veranschlagen den Optimaltagesbedarf des Erwachsenen an Nahrungseisen auf 15,5 mg.

Der *National Research Council der USA* (1953) hält folgende Tageszufuhren in der Nahrung für wünschenswert:

Erwachsene Männer und Frauen	12 mg
Schwangere vom 7. Monat ab und Stillende	15 mg
Kinder im 1. Lebensjahr	6 mg
Kinder zwischen 1 und 3 Jahren	7 mg
Kinder zwischen 4 und 6 Jahren	8 mg
Kinder zwischen 7 und 9 Jahren	10 mg
Kinder zwischen 10 und 12 Jahren	12 mg
Jungen und Mädchen zwischen 13 und 20 Jahren	15 mg

Etwas niedrigere Werte für Kinder gaben JOHNSTON und ROBERTS (1942), SCHLAPHOFF und JOHNSTON (1949) und DARBY, HAHN, KASER, STEINKAMP, DENSEN und COOK (1947): 12—13 mg für 13—15jährige Mädchen, 2,3 bis 3,8 mg für 7—10jährige Kinder.

Die *Deutsche Gesellschaft für Ernährung* (1956) nennt als wünschenswerte Tages-Eisenzufuhr in der Nahrung für den Erwachsenen 12 mg, für die Schwangere vom 1. Monat ab und für die stillende Frau 15 mg, für Kinder im 1. Lebensjahr 6 mg, für Kinder im Alter von 1—3 Jahren 7 mg, im Alter von 4—6 Jahren 8 mg, im Alter von 7—9 Jahren 10 mg, im Alter von 10—14 Jahren 14 mg und für Jugendliche bis zu 18 Jahren 15 mg.

Alle diese *Richtwerte* liegen im Vergleich mit dem wirklichen Bedarf aber ohne Zweifel eher zu hoch als zu tief — zu hoch vor allen Dingen für den erwachsenen Mann, dessen tägliche Eisenausscheidung ja weit unter 1 mg je Tag liegt. Als Richtwerte kann man sie gelten lassen, weil krankhafte Störungen durch übermäßig eisenreiche Kost nicht bekannt und auch nicht zu befürchten sind: der Eisengehalt auch der eisenreichsten natürlichen Nahrungsmittel ist gering und die Eisenresorption wird, wie oben dargelegt, durch den Bedarf gesteuert.

Die eisenreichsten Nahrungsmittel sind Hefe, Leber, Herz, Eidotter, getrocknete Erbsen und Hafermehl, ausgesprochen eisenarm sind Milch und Milchprodukte, Fette und Öle, Obst und die meisten Gemüsearten, raffinierter Zucker und wenig ausgemahlenes Mehl.

Schädigungen durch reine Eisenverbindungen gehören ins Gebiet der Pharmakologie und Toxikologie und nicht ins Gebiet der Ernährung. Die für den Erwachsenen letale Dosis wird auf wenigstens einige Hundert Tabletten zu je 0,2 g Ferrosulfat geschätzt.

Nur beim *Versagen der Regulationen*, die die Eisenaufnahme aus dem Darm steuern, kann es infolge unzureichender Bindungen an Eiweiß zu einer Anstapelung von Eisen in den Geweben kommen, die sich unter Umständen schädlich auswirkt. Die Eisenanhäufung in bestimmten Geweben bei Infektionen ist in ihrer Bedeutung noch nicht ganz klar.

3. Zink.

Die Lebensnotwendigkeit des Zinks steht außer Frage. Zink ist in der Kohlensäureanhydratase enthalten, und da es sich auch an Vorgängen beteiligt, die von nicht zinkhaltigen Fermenten (Katalasen, Diastasen, Saccharasen, Proteinasen u. a.) gesteuert werden, ist der Zinkreichtum rasch wachsender Organe, vor allen Dingen der Zinkreichtum der Fortpflanzungsorgane, nicht überraschend[1].

Der Embryo bekommt in seiner Leber neben seinem Eisenvorrat einen großen Vorrat an Zink mit auf die Welt, während die Muttermilch ausgesprochen zinkarm (und eisenarm) ist.

Die tägliche *Zinkaufnahme* des Erwachsenen wird auf 5—20 mg geschätzt; damit scheint die Bilanz ausgeglichen zu sein[2]

Peroral aufgenommenes Zink geht unter der Einwirkung des Magensaftes in lösliche und resorbierbare Zinksalze über. *Ausgeschieden* wird die Hauptmenge als Sulfid, Carbonat und Phosphat durch den Darm; ein Teil des Kotzinks stammt aus der Galle[3].

Bei praktisch *zinkfrei ernährten Mäusen* kommt es zu Abmagerung, Haarausfall und Wachstumsstörungen; die Phosphataseaktivität und der Katalasegehalt von Leber und Niere sinken ab, während Esterase-, Blutkatalase- und Lactoflavingehalt unverändert bleiben. Die Sterblichkeit der Zinkmangeltiere ist erhöht, ihre Nahrungsausnutzung verschlechtert. Bei Ratten pflegt eine tägliche Zufuhr von 2—4 γ, die (unter Annahme eines Rattengewichts von i. M. 150 g) beim 70 kg schweren Menschen einer Tageszufuhr von 0,9—1,8 mg entsprechen würden, zu Mangelsymptomen zu führen[4].

[1] Hove, Elvehjem und Hart 1937, Scoular 1939, Stirn, Elvehjem und Hart 1935, Maske und Wolff 1953.
[2] Lutz 1926, McCance und Widdowson 1944, Tribble und Scoular 1954.
[3] Eichholtz 1934.
[4] Day und Skidmore 1947, Follis, Day und McCollum 1941, Hove, Elvehjem und Hart 1937, Todd, Elvehjem und Hart 1934, Wolff 1956.

Wenn der *Zinkgehalt des Futters sehr hoch* liegt — bei 0,7 % und höher —, dann entwickelt sich bei Ratten eine Anämie, die durch Zugabe von Eisen, Kupfer und Kobalt verhindert werden kann[1]. Zinkmangel und Zinküberfütterung führen zu Störungen der Blutbildung und des Knochenwachstums[2].

Beim *Menschen sind Zinkmangelerscheinungen* nicht bekanntgeworden. *Zinkvergiftungen* durch natürliche Nahrungsmittel gibt es nicht. Gewerbliche Vergiftungen äußern sich in gastroenterischen Erscheinungen mit Erbrechen; nach Resorption größerer Mengen soll es auch zu Nierenschädigungen kommen[3].

Die *therapeutische Verwendung* von Zinksulfat als Brechmittel und von Zinkoxyd als Mittel gegen Chlorose und Epilepsie gehört längst der Vergangenheit an.

4. Kupfer.

Die biologische Bedeutung des Kupfers liegt in seiner Mitwirkung bei zahlreichen *fermentativ gesteuerten Stoffwechselvorgängen* (zusammenfassende Darstellung bei BRENNER 1953). Kupfer ist als Bestandteil sauerstoffübertragender Fermente bei Pflanzen und Tieren nachgewiesen worden, und vermutlich wird es auch beim Menschen in dieser Weise wirksam sein. Es beteiligt sich an der Hämoglobinsynthese, und es erscheint, wie HEILMEYER meint (dieses Handbuch Bd. IV, Teil 2) nicht unmöglich, „daß die Wirkung des Kupfers auf die Hämoglobinsynthese über eine Aktivitätssteigerung des Atmungsfermentes der Knochenmarkszellen geht".

Mit diesem Wirkungsmechanismus könnte sich die Bedeutung des Kupfers für alle Wachstumsvorgänge erklären. Die Kupferspeicherung in der Leber, der Anstieg des Blutkupfers während der Schwangerschaft und der Anstieg des Blutkupfers während der ersten 18 Lebensmonate (gleichzeitig mit dem Abfall des Bluteisens) sind, wenn ihre spezielle Bedeutung auch noch nicht klar liegt, wahrscheinlich in diesem Sinne zu verstehen. Bemerkenswert gering ist übrigens (nicht nur der Eisen-, sondern auch) der Kupfergehalt von Frauenmilch und Kuhmilch. „Ob wir die Synthese oder die Funktionen von Fermentsystemen, Redoxkörpern, Vitaminen, Hormonen, Antitoxinen oder Körperfarbstoffen betrachten, wir finden in vielen Fällen das Spurenelement Kupfer in den Schlüsselpunkten der Reaktion als Aktivator oder Überträger wirksam[4]."

Geringe Kupfermengen — 1 bis 4 mg täglich — werden stets mit der Nahrung *aufgenommen.* Wie Eisen und Zink wird auch Kupfer durch den Magensaft löslich gemacht und im Dünndarm rasch resorbiert[5]. Die Ausnutzung schätzt DARBY (1950)[6] auf 5 bis 40%.

Die *Ausscheidung* erfolgt allein durch den Darm; der Kupfergehalt der Galle steigt nach peroraler Zufuhr an[7]. Nur während der Schwangerschaft können kleine Kupfermengen im Harn erscheinen.

Ausgeglichene Kupferbilanzen erreicht der erwachsene Mensch bei einer Tageszufuhr von rund 2 mg Kupfer[8]. Bei Tageszufuhren von 6,5 bis 13,0 mg kommt es zur Speicherung[9].

HODGES und PETERSEN (1931) nennen als *Optimalbedarf* 2,3 mg je Tag; bei Kindern im Alter von 4 bis 12 Monaten soll er höher liegen [nach ELVEHJEM (1934) bei 25 mg]. BRENNER (1953) hält beim Erwachsenen eine Tageszufuhr von 3—7 mg, die dem Cu-Gehalt der üblichen Kost entspricht, für völlig aus-

[1] SMITH und LARSON 1946, SUTTON und NELSON 1937, LANG 1950.
[2] SACHASIVAN 1951. [3] Näheres bei BAADER 1954, TELEKY 1955. [4] BRENNER 1953.
[5] TOMPSETT 1940. [6] Siehe auch HUNDLEY 1950. [7] SCHUBERT und RIEZLER 1947.
[8] CHOU und ADOLPH 1935, LEVERTON und BINKLEY 1944.
[9] HOLT und SCOULAR 1948

reichend und schätzt den Bedarf des Kindes auf nur 0,95—1,53 mg je Tag (0,053—0,085 mg/kg Körpergewicht).

Die Höhe des Kupferbedarfs hängt anscheinend u. a. vom Basengehalt der Nahrung ab. Mit steigendem Basenüberschuß ($K + Na + Ca + Mg > Cl + S + P$) nimmt (nach Versuchsergebnissen von WIND und DEIJS 1952) der Kupferbedarf ab.

Bemerkenswert gering ist der Kupfergehalt der *Frauen- und der Kuhmilch* (RÖTTGER 1950). MCCHEE (zit. nach LANG 1950) sah bei Kupferzulagen zu freigewählter Kost (täglich 1 mg Kupfer als Zulage) Hämoglobinanstiege um 5 bis 26% bei 138 von 140 Menschen.

Ob der Kupferbedarf unter allen Umständen gedeckt wird, ist schon im Hinblick auf die großen Schwankungen des Kupfergehalts der Nahrungsmittel nicht sicher. Bei Wiederkäuern werden Lecksucht und Saltsick als Kupfermangelkrankheiten aufgefaßt[1]. Weitere Symptome des Kupfermangels sind bei diesen Tieren ein Ergrauen der Haare, Alopecie, Dermatosen — es fehlt an dem zur Pigmentbildung notwendigen kupferhaltigen Ferment Tyrosinase[2] —, ataktische Störungen und Muskelatrophien („Falling disease"; TEAGUE und CARPENTER 1951), mikrocytäre hypochrome Anämie und Osteoporose[3].

Bei *Ratten* soll es auch als Folge von Resorptionsstörungen zu Kupfermangel kommen können[4].

Ein kupferarmer *menschlicher* Organismus kann Eisen zwar noch speichern, aber nicht mehr in ausreichendem Maße zur Bildung von Hämoglobin[5] und anderen Häminstoffen verwenden[6]. Im Kupfermangelzustand sinkt die Aktivität der Oxydasen und Zellhämine. Die Gewebe verarmen an Cytochromoxydasen und Katalasen[7]. HEILMEYER (dieses Handbuch Bd. IV, Teil 2) betont, er habe, abgesehen von Nephrose- und Amyloid-Fällen, noch niemals eine Verminderung des Plasmakupfers gefunden, und meint, die Ursache liege darin, daß der geringe Kupferbedarf mit der Nahrung leicht gedeckt werden könne; außerdem halte der Organismus seinen Kupferbestand sehr zäh fest. Wenn Eisenmangelzustände so viel leichter aufträten als Kupfermangelzustände, dann liege es daran, daß mit 100 cm^3 Blut 100 γ Kupfer, aber 50000 γ Eisen verlorengingen.

Während manche *Säuglingsanämien*, ebenso wie die Kuhmilchanämie der Ratte, auf Kupfermangel beruhen und mit Kupfer erfolgreich behandelt werden können[8], scheint das Kupfer bei Anämien von Erwachsenen keine Rolle zu spielen. „Für die Anwendung des Kupfers zur Behandlung der Erwachsenen-Anämien fehlen alle Voraussetzungen. Kupfer, Mangan, Hämoglobin, Eigen- und Fremdblut und andere Stoffe sind unspezifische Knochenmarksreizmittel, die bei der Behandlung der hypochromen Anämien als Adjuvantien dienen können, meist aber völlig entbehrlich sind[9]." Die These, Kupfermangel spiele eine dominierende Rolle in der Pathogenese der *multiplen Sklerose*[10], ist nicht hinreichend begründet.

Schädigungen durch *übermäßigen Genuß kupferreicher Nahrungsmittel* sind nicht bekanntgeworden. Daß Kupfer an der Genese der Lebercirrhose beteiligt sei, ist eine unbewiesene Behauptung; die Cu-Speicherung in der cirrhotischen Leber ist eine *Folge* des cirrhotischen Prozesses.

Unerwünschte Wirkungen in Gestalt von Gastroenteritis mit Erbrechen sieht man lediglich, wie beim Zink, nach Aufnahme von Kupfermengen, die die

---

[1] WIND und DEIJS 1952, WINTROBE, CARTWRIGHT, LAHEY und GUBLER 1951.
[2] SMITH und ELLIS 1947. [3] DARBY 1950. [4] HUNDLEY 1950.
[5] ELVEHJEM und SHERMAN 1932, MUNTWYLER und HAZARD 1933.
[6] COHEN und ELVEHJEM 1934. [7] SCHULTZE und KUIKEN 1941, SCHULTZE 1939, 1941.
[8] SCHIFF, ELIASBERG und JOFFE 1930, STURGEON und BRUBAKER 1956.
[9] HEILMEYER 1942. [10] ELSTE 1952.

„Spurengrenze“ und die Grenze dessen, was in Nahrungsmitteln vorkommt, weit übersteigen. Hinsichtlich solcher *Vergiftungs*erscheinungen sei auf die Darstellungen von BAADER (1954) und TELEKY (1955) verwiesen.

Die *therapeutische Kupferverwendung* beschränkt sich im wesentlichen auf die Behandlung von Säuglingsanämien.

5. Mangan.

Ähnlich wie andere Schwermetalle ist Mangan ein Aktivator von *Fermenten*. In mancher seiner Funktionen kann es mehr oder minder gleichwertig durch Magnesium ersetzt werden. Man kennt diese aktivierende Wirkung des Mangans bei der Carnosinase, der Arginase, der Isocitronensäuredehydrase, der Oxalbernsteinsäuredecarboxylase, der Benztraubensäurecarboxylase und der Enolase[1].

Nach LOHMANN und KOSSEL (1939) legt die Aktivierung der Co-Carboxylase durch Mangan die Annahme enger Beziehungen zwischen Mangan und *Aneurinfunktion* nahe. Leber und Blut von B_1-avitaminotischen Tauben sind manganarm, und Manganzufuhr soll die avitaminotischen Symptome mildern. Nach Mangan-Injektionen retinieren solche Tiere mehr Mangan als Normaltiere. Durch Aneurinzulagen sollen die retinierten Manganmengen vermindert, durch Manganzulagen B_1-Überdosierungserscheinungen beseitigt werden[2]. Nach Angaben von HAMAMOTA (1935) laufen Aneurin- und Mangangehalt der Nahrungsmittel parallel.

Noch nicht hinreichend geklärt sind die Beziehungen zwischen Mangan und Tocopherolen, zwischen Mangan und Ascorbinsäure und zwischen Mangan und Blutbildung[3]. Anscheinend wird die Thyroxinbildung durch Mangan gefördert[4].

In vergangenen Zeiten hat man Mangan gelegentlich gegen Chlorose verordnet. Heute gilt für Mangan dasselbe wie für viele andere antianämische Mittel: „Alle diese Stoffe sind unspezifische Knochenmarksreizmittel, die bei der Behandlung der hypochromen Anämien als Adjuvans dienen können, meist aber völlig entbehrlich sind“ (HEILMEYER 1951).

Bei peroraler *Zufuhr* werden Mangan-Salze (Mangan als zweiwertiges Ion ?) langsam resorbiert, unlösliche Salze zuvor durch den Magensaft resorbierbar gemacht[5]. Bei Einatmung manganhaltigen Staubes wird Mangan leicht durch die Bronchialschleimhaut resorbiert und zäh festgehalten[6].

Die *Ausscheidung* geschieht vorwiegend durch den Stuhl in Form von Sulfid[7], wobei mindestens ein Teil durch die Galle, ein anderer Teil möglicherweise durch die Colonschleimhaut in den Kot gelangt. Auch intravenös und intraperitoneal gegebenes Mangan wird durch Galle und Darm ausgeschieden[8]. Die Ausscheidung des Mangans durch die Galle kann (ebenso wie die Ausscheidung des Eisens, des Nickels und des Kobalts) durch Blockade des reticuloendothelialen Systems gehemmt werden[9].

Bei *manganarm gefütterten Tieren* hören Spermiogenese und Eireifung auf, die Hoden degenerieren, das Wachstum der Knochen und Zähne verlangsamt sich und es entwickeln sich Anämie und zentralnervöse Störungen; die Aktivität der Leber-Arginase und (nicht bei

---

[1] SMITH 1948, 1949, HELLERMANN 1937, 1938, KREBS 1942, WARBURG und CHRISTIAN 1936. NILSSON, BURSTRÖM und ALM 1942, SPIESS-BERTSCHINGER 1947, LEHNINGER 1950, LANG 1952.

[2] PERLA, SANDBERG und HOLLY 1939, SANDBERG, PERLA und HOLLY 1939.

[3] HESTER 1941, SKINNER 1934, SKINNER, PETERSON und STEENBOCK 1933, SKINNER und MCHARQUE 1946, RUDRA 1944, KLEINBERG 1934.

[4] REINECKE und TURNER 1945. [5] REIMANN und MINOT 1920.

[6] MUELLER und TISSIER 1949. [7] KENT und MCCANCE 1941.

[8] HANDOVSKY, SCHULZ und STÄMMLER 1925, GREENBERG, COPP und CUTHBERTSON 1943.

[9] IWAI 1933.

Ratten!) der alkalischen Knochenphosphatase sinkt. Ähnliche Zustandsbilder wie bei Säugetieren sieht man bei Hühnern[1].

Die Wirksamkeit der therapeutiscben Kupfer- und Eisenzufuhr ist in diesen Fällen an eine ausreichende Zufuhr von Mangan gebunden[2].

Der Mangan*bedarf* des Kaninchens wird mit 0,3 mg je Tag, der der Ratte mit 2—4 mg je Tag angegeben[3]; eine Milchkuh soll täglich 150 mg Mangan retinieren.

Beim *Menschen* sollen die Manganbilanzen erst mit einer Zufuhr von 3,7 bis 5,8 mg je Tag ausgeglichen sein[4]. Von anderen werden dagegen (nach den Ergebnissen von Tierversuchen) als *optimale Zufuhr* 0,02—0,03 mg/kg Körpergewicht = 1,4—2,1 mg für den 70 kg schweren Erwachsenen angegeben[5].

Spezifische Mangan*mangelsymptome des Menschen* sind unbekannt.

Der Mangangehalt der natürlichen Nahrungsmittel ist so gering, daß Überernährungserscheinungen, d. h. rein nahrungsbedingte Mangan*vergiftungen,* nicht vorkommen. Vergiftungserscheinungen treten erst nach Aufnahme sehr viel größerer Manganmengen auf, als in den natürlichen Nahrungsmitteln enthalten sind. Über gewerbliche Manganvergiftung vgl. die Darstellungen von BAADER (1954) und TELEKY (1955). Als *Medikament* findet Mangan keine Verwendung mehr; früher hat man es gelegentlich gegen Chlorose gegeben.

6. Kobalt.

Kobalt beschleunigt *katalytisch* die Decarboxylierung der Oxalessigsäure zu Brenztraubensäure und hebt die Hemmung der Hefealdolase durch Komplexbildner wieder auf [LANG (1952), vgl. auch die Darstellung von WEISSBECKER, Bd. IV/2 dieses Handbuches]. Kobalt ist ein Baustein des *Vitamin* B_{12} und damit eines (mit Vitamin B_{12} identischen) animal protein factor.

Ernährungsphysiologisch interessant sind die Beziehungen des Kobalts zu *anderen Schwermetallen,* die WEISSBECKER (dieses Handbuch, Bd. IV, Teil 2) in folgender Weise deutet: „Kobalt verdrängt Eisen und Kupfer aus seiner Depotform, das freigesetzte Eisen wird vermehrt zum Hämoglobinaufbau hinzugezogen, die Kupferverwertung wird dagegen durch Kobalt nicht beeinflußt. Kleine Kobaltmengen scheinen die Eisenutilisation zum Hämoglobinaufbau zu katalysieren.“ Hohe Kobaltdosen stören jedoch die Eisenverwertung[6].

Die Höhe der Kobalt*aufnahme in der Nahrung* läßt sich mangels ausreichender Nahrungsmittelanalysen noch nicht genau angeben.

Voraussetzung für die *Resorption* des mit der Nahrung zugeführten Kobalts ist, wie bei anderen anorganischen Nahrungsbestandteilen, seine Löslichkeit. Resorbiert werden im Dünndarm und Dickdarm zwei- und dreiwertiges Kobalt: dreiwertige Kobaltkomplexe — sie können im Organismus gespalten und reduziert werden — sollen jedoch biologisch unwirksam sein[7]. Zahlenwerte über die Ausnutzung des Kobatgehalts der Nahrung scheinen nicht vorzuliegen.

Ausgeschieden wird Kobalt zum größeren Teil durch den Kot (Kobaltreichtum der Galle!), zum kleineren Teil durch den Harn[8]. Im Gegensatz zur Ratte kann der Mensch größere Kobaltmengen speichern[9].

[1] ELLIS, SMITH und GATES 1947, SKINNER 1934, CASKEY, GALLUP und NORRIS 1939, BOYER, SHAW und PHILIPPS 1942, DANIELS und EVERSON 1935, ELLIS, SMITH und GATES 1947, KEMMERER, ELVEHJEM und HART 1931, SKINNER, v. DONK und STEENBOCK 1932, EHRISMANN 1939, BERTRAND 1938, HILL 1950.

[2] MCCLURE 1949. [3] HOLTKAMP und HILL 1950. [4] BASU und MALAKAN 1940.

[5] SMITH, ELLIS, LOBB, THOMPSON, LORENZEN und LARSON 1947, LORENZEN und SMITH 1947, SPIESS-BERTSCHINGER 1947.

[6] WINTROBE 1947.

[7] MASCHERPA 1933, UNTERSTEINER 1931, COMAR 1947, WEISSBECKER 1950.

[8] COMAR und DAVIS 1947, WEISSBECKER 1950.

[9] GREENBERG, COPP und CUTHBERTSON 1943, KENT und MCCANCE 1941.

Bei Tieren mit hohem Kobaltbedarf, d. h. bei Wiederkäuern (Schafen und Rindern), entwickeln sich bei *unzureichender Kobaltzufuhr* (Kobaltarmut des Futterbodens) Eiweißmangelerscheinungen und Blutbildungsstörungen. Bei Schafen äußert sich der Kobaltmangel klinisch in Freßunlust, Wachstumshemmung, Verwerfen, starkem intestinalem Parasitenbefall, sinkendem Vitamin A- und C-Gehalt des Blutes und Anämie. Ähnliche Krankheitserscheinungen werden bei Rindern beobachtet, deren Futterboden weniger als 3,9 γ Kobalt je Gramm enthält.

Aber auch *Ratten* bleiben im Wachstum zurück, wenn die Muttertiere während der Gravidität und Lactation und sie selbst nach dem Absetzen ausschließlich mit pflanzlichem Eiweiß gefüttert werden (Mangel an animal protein factor). Wachstumshemmungen sieht man schließlich bei kobaltarm gefütterten *Küken*, ohne daß es diesen Tieren an Niacin, Pyridoxin und Riboflavin mangelt[1].

Wahrscheinlich ist die *Kobaltmangelkrankheit eine Vitamin B_{12}-Mangelkrankheit*, die durch orale (nicht durch parenterale!) Kobaltzufuhr oder durch parenterale Injektion von Vitamin B_{12} beseitigt werden kann[2]. Die *Wirkung der Kobaltzufuhr* könnte entweder dadurch zustande kommen, daß für die im Organismus stattfindende Bildung von Vitamin B_{12} (Cyancobalamin mit etwa 4% Kobalt) Kobalt zur Verfügung gestellt wird, wobei die Vitamin B_{12}-Bildung auch durch symbiontische Bakterien bewerkstelligt wird oder dadurch, daß die für lebenswichtige Synthesen notwendigen Pansenbakterien, über die die Kobaltwirkungen in jedem Fall zu gehen scheinen, Kobalt als solches benötigen[3].

Beim *Menschen* entwickelt sich als Ausdruck eines *Vitamin B_{12}-Mangels* das Zustandsbild der perniziösen Anämie und mit parenteral verabreichtem B_{12} lassen sich bei Perniciosakranken dieselben Heilwirkungen erzielen wie mit Leberextrakten. Die Resorption bzw. Ausnutzung des mit den *Nahrungsmitteln* zugeführten Vitamin B_{12} — B_{12}-reich sind Muskelfleisch, Leber, Eidotter, Hefe, Reiskleie, Gersten- und Weizenkeime — setzt jedoch eine Bindung an jenen von der Magenschleimhaut produzierten Stoff voraus, den CASTLE „intrinsic factor" genannt hat und der heute auch als Castle-Ferment oder Hämogenase bezeichnet wird. Man weiß von ihm, daß er den Mucoproteiden nahesteht und vermutlich ein Molekulargewicht von etwa 20000 besitzt.

Während *parenteral* verabfolgtes Vitamin B_{12} allein, d. h. ohne Zusatz von „intrinsic factor", schon in kleinsten Mengen antiperniziös voll wirksam ist, kann der Perniciosakranke *peroral* gegebenes VitaminB_{12} nicht (oder so gut wie nicht) verwerten. Es ist heute kaum mehr daran zu zweifeln, daß die Ursache der perniziösen Anämie im Ausfall oder der starken Verminderung des Castle-Ferments liegt. Völliges Dunkel liegt indessen noch über dem Wie und Warum des Versiegens der „intrinsic factor"-Produktion und über dem Mechanismus seiner Wirkung (Ausschaltung eines die Folsäurewirkung hemmenden Stoffes ?).

Daneben spielt das Vitamin B_{12} als animal protein factor eine höchst wichtige Rolle für die *Verwertung der Nahrungseiweißstoffe*. Der spezielle Wirkungsmechanismus bedarf in seinen Einzelphasen zwar noch der Aufklärung. Jedenfalls ist Vitamin B_{12} imstande, die (im Vergleich zu den Eiweißstoffen tierischer Herkunft) geringe biologische Wertigkeit der pflanzlichen Eiweißstoffe zu erhöhen. Von der verschiedenen biologischen Wertigkeit tierischer und pflanzlicher Eiweißstoffe (s. S. 299ff.) weiß die Physiologie seit langem. Diese Verschiedenwertigkeit beruht aber nicht lediglich auf dem verschiedenen Gehalt an lebensnotwendigen, vom Körper selbst nicht synthetisierbaren („essentiellen") Aminosäuren, sondern auch auf dem nur in den tierischen Eiweißstoffen enthaltenen

[1] RAY, WEIR, POPE und PHILLIPS 1947, PATTERSON 1937, THOMPSON und ELLIS 1947, POPE, PHILLIPS und BOHSTEDT 1947, HOEKSTRA, POPE und PHILLIPS 1952, MARSTON und LEE 1949, SMITH 1948, RICKES 1948/49, KRISS, GREENSPAN, CARNES und LEW 1956.

[2] MARSTON 1939, HOEKSTRA 1952.

[3] GALL, SMITH, BECKER, STARK und LOOSLI 1949, KEENER, PERCIVAL, ELLIS und BEESON 1950, KEENER, BALDWIN und PERCIVAL 1951, HALE, POPE, PHILIPPS und BOHSTEDT 1950.

animal protein factor. Durch Zusatz von animal protein factor = Vitamin B_{12} lassen sich minderwertige pflanzliche Eiweißstoffe den tierischen Eiweißstoffen wertmäßig angleichen. Allerdings stellt der animal protein factor *keinen* chemisch einheitlichen Stoff, kein *reines* Vitamin B_{12} dar. Animal protein factor-Präparate aus Schimmelpilzkulturen enthalten als wertverbessernden Stoff auch noch Aureomycin, dessen Bedeutung in der Unterdrückung von Darmbakterien zu liegen scheint, die nur wenig Vitamin B_{12} erzeugen.

Eine dritte Funktion des Vitamin B_{12} liegt in seinem Eingreifen in die *Synthese von Nucleinsäuren.* Die Antiperniciosawirkung steht mit dieser Funktion, die für alle reifenden Zellen von grundlegender Bedeutung ist, vermutlich in engem Zusammenhang[1].

Der Kobalt*bedarf* ist, dem geringen Vitamin B_{12}-Bedarf entsprechend — schon Tagesdosen von 4—10 γ sind therapeutisch wirksam —, sicherlich gering und wird für Kaninchen mit täglich 0,1 γ, für Ratten mit 0,03 γ angegeben[2].

Nahrungsbedingte Kobaltüberfütterungserscheinungen sind nicht bekannt.

Unter dem Einfluß *hoher Kobaltdosen* entwickeln sich im Experiment bei Tieren und Menschen Knochenmarkshyperplasien und Polyglobulien — man spricht von einer „Reizwirkung" auf das Knochenmark —, die durch Pyridoxin, Cholin und Ascorbinsäure gebremst werden können. Sehr hohe Dosen sollen die Erythropoese schädigen[3].

Medikamentös findet Kobalt nur in Form von Vitamin B_{12} Verwendung.

7. Jod.

Die Lebensnotwendigkeit des Jods und die Notwendigkeit ständiger Jodzufuhr liegt in seiner Funktion als Baustein des *Thyroxins* begründet. Andere biologische Funktionen sind nicht eindeutig sicher gestellt. ROBINSON (1947) berichtete von einer Anregung der Lactation durch kleine Jodgaben.

Jod wird in anorganischer und organischer Form mit der Nahrung und dem Wasser *aufgenommen,* in anorganischer Form *resorbiert.* An der Resorption des Jods scheint Calcium beteiligt zu sein. Am besten wird Jod resorbiert, wenn es in Fett gelöst ist; schlechter ist die Resorption in Form von Jodkali, und noch schlechter wird organisch gebundenes Jod (Thyroxin, Dijodyl u. a.) resorbiert. Wahrscheinlich wird Jod auch durch die Haut aufgenommen.

Die *Ausscheidung* geschieht nicht nur durch *Nieren* und *Darm,* sondern auch durch Lungen und Haut[4] und bei der stillenden Frau großenteils durch die *Milch.* Auch mit Hilfe von Isotopen (J^{131}, LENGEMANN, MONROE und SWANSON 1955) konnte eindeutig gezeigt werden, daß ein zwar geringerer, aber immerhin doch nicht unbeträchtlicher Teil des oral und intravenös zugeführten Jods in der Milch ausgeschieden wird. Die Ausscheidung beginnt schon 30 min nach der Aufnahme und erreicht ihre höchste Konzentration nach 3—4 Std. Nach peroraler Zufuhr wird etwas weniger ausgeschieden (85 $\pm$ 5%) als nach intravenöser Zufuhr der gleichen Menge.

Im Durchschnitt größerer Versuchsreihen erschienen beim Rind 6,2 $\pm$ 2,0% des zugeführten Jods in der Milch, 55 $\pm$ 14% im Urin, 17 $\pm$ 7% im Kot und 15 $\pm$ 6% in der Schilddrüse. In einem Einzelversuch an einer Ziege[5] erschienen 45,3% in der Milch, 40,7% im Urin und 2,3% im Kot. Im Gegensatz zu Calcium und Strontium, deren Ausscheidung der Milchproduktion parallel läuft, bestehen zwischen Milchmenge und Stadium der Milchsekretion einerseits und Jodgehalt andererseits keine Beziehungen. Im Frühjahr und Sommer, der Zeit geringer Jodaufnahme in die Schilddrüse, liegt der Jodgehalt der Milch eindeutig höher als im Winter.

[1] HEILMEYER 1952.
[2] HOUK, THOMAS und SHERMAN 1946, THOMPSON und ELLIS 1947.
[3] BREWER 1940, SUZUKI 1950, ROBSCHEIT-ROBBINS und WHIPPLE 1942, 1949.
[4] CAUER 1937, 1938, BERG 1940. [5] WRIGHT, CHRISTIAN und ANDREWS 1955.

Die Höhe der *Jodzufuhr in der Nahrung* schwankt beim Menschen zwischen 15 und 350 γ je Tag. Landstriche, in denen die Jodaufnahme tief liegt, sind häufig kropfreich, Landstriche mit hohen Jodzufuhren hingegen meist kropffrei[1]. Die Beziehungen zwischen Jodgehalt der Nahrung und Schilddrüsengewicht werden veranschaulicht durch eine Zusammenstellung VAN DEN BELTs (1936) (Tabelle 9).

Aus den Beobachtungen vor allen Dingen schweizerischer Forscher ergab sich der *Jodmindestbedarf* des Erwachsenen zu rund 100 γ je Tag; Myxödemkranke brauchen zur Erhaltung eines normalen Grundumsatzes bis zu 250 γ. „Unter Einkalkulierung einer Sicherheitsspanne veranschlagt man daher heute die wünschenswerte Jodzufuhr zu 150—300 γ (2—4 γ/kg) je Tag“ (LANG 1950). Um ausgeglichene Jodbilanzen zu erzielen, sollen jedoch schon 14 γ täglich genügen[2]. CURTIS und FERTMAN (1949) rechnen als Mindestbedarf täglich 54 bis 65 γ, als wünschenswerte Zufuhr mindestens 100 γ.

Tabelle 9. *Jodgehalt des Futters und Schilddrüsengewicht von Ratten* (nach VAN DEN BELT).

Jod je 100 g Futter	Schilddrüsengewicht
41,1	8,5 ± 0,37
31,37	9,3 ± 0,22
3,2	13,1 ± 0,76

Die *Kropfprophylaxe*, deren Erfolge in der Schweiz außer Frage stehen, bestand nach dem ersten Vorschlage EGGENBERGERs im Zusatz von 2 Tropfen Jodkalilösung (0,001% Kaliumjodid) zur Suppe. Im später verwendeten Vollsalz kommt 1 g Kaliumjodid auf 100 kg Salz (Vollsalz = 0,001% Kaliumjodid; FISCHLER 1949). Bekanntlich hat sich diese Kropfprophylaxe mit „Vollsalz“ in vielen Ländern — nicht in allen! — gut bewährt. Sicherlich ist aber die Kropffrage nicht ausschließlich eine Frage der Jodversorgung[3].

8. Fluor.

Obwohl alle tierischen Gewebe, voran Knochen und Zähne, Fluor enthalten, kann Fluor nicht mit Sicherheit als lebensnotwendiges Spurenelement bezeichnet werden (s. a. MAURER und DAY 1957). Im Intermediärstoffwechsel hemmt es gewisse *Ferment*wirkungen[4].

Die Tagesaufnahme bei üblicher Ernährung wird auf 0,5—1,5 mg geschätzt. Der Fluorgehalt der Nahrung, insgesamt etwa 0,3—0,4 mg, wird beim Kochen großenteils herausgelöst und mit dem Kochwasser weggegossen, das verbleibende Fluor aber, ebenso wie das Fluor des Wassers, im Darm vollständig resorbiert[5]. Als Fluorquellen kommen außer dem gewachsenen Boden Filtrierungs- und Sedimentierungszusätze in Betracht, außerdem Reste von Mineraldüngern, Konservierungsmitteln und Schädlingsbekämpfungsmitteln. In Salat sind bis zu 11,4 mg Fluor, in Spinat bis zu 28,3 mg Fluor je 100 g gefunden worden!

Die *Ausscheidung* erfolgt durch Harn und Schweiß[6]. Das mit der Nahrung und dem Wasser aufgenommene Fluor, dessen Gesamthöhe in erster Linie durch den Fluorgehalt des Wassers bestimmt wird, kann auch in die Milch übergehen, wobei der Fluorgehalt der Milch jedoch weitgehend unabhängig ist von der Höhe der Zufuhr[7]. Bei Steigerung der Zufuhr steigen zwar Fluorresorption und Fluorausscheidung; Fluorzulagen werden aber nur sehr langsam wieder ausgeschieden[8].

[1] ADOLPH und WANG 1932, v. FELLENBERG 1926, SAEGESSER 1939, BANSI 1955, 1958.
[2] v. FELLENBERG 1923, 1926.
[3] MARX 1941, SHERMAN 1937, BANSI 1955, WESPI 1954, MAY 1953, VILKKI 1956 u. v. a.
[4] LANG 1952, LAMMERS und HAFER 1953.
[5] v. FELLENBERG 1926, 1948, MCCLURE 1949, LAWRENCE und MITCHELL 1941, MACHLE und LARGENT 1943, LARGENT und HEYROTH 1949, LARGENT 1952, MACHLE, SCOTT und LARGENT 1942, HAM und SMITH 1950, JACKSON, TISDALL, DRAKE und WIGHTMAN 1950.
[6] MCCLURE, MITCHELL, HAMILTON und KINSER 1945.
[7] HART und ELVEHJEM 1936. [8] LARGENT 1952.

Mit der Steigerung der Zufuhr steigt der Fluorgehalt des Blutes (normale Schwankungsbreite zwischen 0,010 und 0,045 mg-%) und anscheinend auch die Menge des über die Placenta auf den Embryo übergehenden Fluors, die vielleicht von Bedeutung für die Cariesresistenz des Neugeborenen[1] ist.

MAY (1935, 1950) glaubte auf Grund seiner Feststellungen eines erniedrigten Fluorgehalts des Blutes bei Thyreotoxikosen mit erhöhtem Blutjodgehalt, man könne „die Besserung einer Hyperthyreose am Ansteigen der Blutfluorkurve verfolgen" und empfahl dementsprechend Fluor (Kapacin) als Medikament gegen Thyreotoxikose. Kritische Untersuchungen von DEMOLE (1951), DEMOLE, v. FELLENBERG, HELD und SCHMID (1951) und KORRODI, WEGMANN, GALLETTI und HELD (1956) ergaben indes keine erkennbaren Beziehungen zwischen Schilddrüsenfunktion und Fluor. „Auf Grund dieser Tatsachen lehnen wir die Existenz eines biologischen Antagonismus zwischen Jod und Fluor ab."

Zum Mittelpunkt intensiver Forschungen und leidenschaftlicher Auseinandersetzungen ist das Fluor dadurch geworden, daß es offenbar die Fähigkeit besitzt, die Entwicklung der *Zahncaries* zu hemmen. Es gibt heute darüber eine umfangreiche Literatur[2]. Daraus ergibt sich etwa folgendes: Bei geringem Fluorgehalt des Trinkwassers findet man häufig eine auffallend hohe Cariesfrequenz. Steht während der Bildungs- und Verkalkungsperiode der Zähne Trinkwasser mit mindestens 1 mg Fluor je Liter zur Verfügung, dann sinkt die Cariesfrequenz bis auf 65% ihres Wertes bei fluorarmem Wasser; die Zahl der cariesfreien Kinder versechsfacht sich. WESPI (1956) empfiehlt jetzt ein „Fluor-Vollsalz" zur Kropf- und Cariesbekämpfung, das je kg 10 mg Kaliumjodat und 200 mg Natriumfluorid enthält. Die Fluorprophylaxe muß früh einsetzen, da das Kind bis zum 6. und 7. Lebensjahr alle Schmelzmäntel seiner bleibenden Zähne gebildet hat. Schädigungen, insbesondere gefleckte Zähne, braucht man bei einem Fluorgehalt des Trinkwassers von 1 mg je Liter nicht zu befürchten. In den USA verbrauchen drei Millionen Menschen seit Generationen Trinkwasser, das bis zu 5 mg Fluorid je Liter führt, und Ende 1952 sollen dort fast 35 Millionen Menschen künstlich „fluoriertes" Wasser benutzt haben. Wo Wasser mit ausreichendem Fluorgehalt fehlt, kann man die Zähne mit 2%igem Natriumfluorid behandeln. In dieser Form ist die cariesverhütende Wirkung des Fluors jedoch geringer und unsicherer. Eine *absolute* Cariesresistenz erreicht man freilich auch mit der Trinkwasserfluorierung nicht. Die Trinkwasserfluorierung ist aber immerhin eine wirksame Waffe im Kampf gegen die Caries. Der spezielle Wirkungsmechanismus des Fluors bedarf noch der Klärung (Schmelzhärtung? Zunahme des Fluoridgehaltes des Schmelzes und verminderte Säurelöslichkeit? Hemmung der Speichelphosphatase? Beschleunigung des Kohlenhydratabbaues? Aktivierung der Nebenschilddrüsenfunktion?).

Den Fürsprechern der Fluorprophylaxe wird *entgegen* gehalten, es könne bei gleichbleibendem Fluorgehalt des Trinkwassers die Cariesfrequenz ab- und wieder zunehmen. Es gäbe fluorarme Gebiete mit auffallend cariesresistenten Bewohnern, und daß Fluorgehalt des Wassers und Cariesfrequenz keineswegs in festen Be-

[1] HELD 1952, GRASSET 1952.

[2] Zusammenfassende Darstellung bei GLATZEL 1955, s. auch MCCLURE 1939, 1949, MARTIN 1948, SPIRA 1942, 1952, 1953, 1957, DEAN und ELVOVE 1937, 1942, CREMER 1953, 1957, HELD 1952, SCHMIDT 1950, 1951, 1952, 1954, 1955, DEMOLE 1953, DEMOLE und HELD 1953, DIECKMANN 1952, PAZUREK 1953, 1955, CREMER, BÜTTNER, DITTMANN und VOELKER 1953, HUGELMANN 1953, LEMMERS und HAFER 1953, KRUSE 1953, KNAPPWOST 1950, 1953, 1956, DRUM 1955, HERRMANN 1957, KNAPPWOST und EFFINGER 1956, HELMHOLTZ 1956, HÜRNY 1953, WESPI 1954, 1956, GEYER 1955, SPRETER v. KREUDENSTEIN 1955; Verhandlungen der Europäischen Arbeitsgemeinschaft für Fluorforschung und Cariesprophylaxe 1956 und 1957, LAZARUS 1957, QUENTIN 1957 u. v. a.

ziehungen zueinander stehen, sei wiederholt gezeigt worden. Schließlich dürfe nicht außer acht gelassen werden, daß durch Fluoride nicht nur der Cariesbefall vermindert, sondern auch der Zahndurchbruch verzögert werde und daß fluorreiches Wasser den Cariesbefall möglicherweise nur hinausschiebe. Endlich wurde darauf hingewiesen, der Zusatz von Fluoriden als Konservierungsmittel sei in Deutschland wegen der damit verbundenen Vergiftungsgefahren verboten[1].

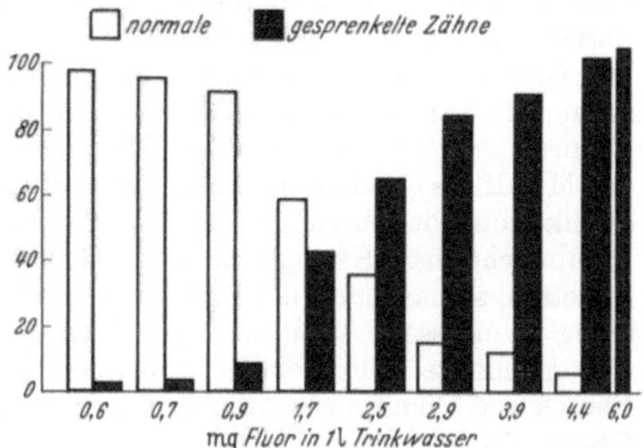

Abb. 2. Fluorgehalt des Trinkwassers (mg/Liter) und Häufigkeit der Dentalfluorose. (Nach J. Amer. dent. Ass. **1943**, 1278.)

Von den Gegnern einer allgemeinen Fluorprophylaxe durch Fluoridanreicherung des Trinkwassers oder durch Fluoridbehandlung der Zähne wird schließlich und vor allen Dingen auf die *Gefahren einer überhöhten Fluorzufuhr* hingewiesen. Überschreitet nämlich der Fluorgehalt des Trinkwassers die Grenze von etwa 1,7 mg je Liter, dann können bei Kindern in zunehmendem Maße Sklerosierungen der Knochen sowie Wachstumshemmungen und Schmelzfehler der Zähne (Dentalfluorose, gefleckte oder gesprenkelte Zähne, „mottled teeth" „denti scritti", „dientos veteados") entstehen. Schmelz und Zahnbein verkalken mangelhaft, der Schmelz wird trübe und kreidig und bekommt durch Ablagerung eines Farbstoffes in den Schmelzdefekten braunschwarze Flecken und Ränder. Diese gesprenkelten Zähne entwickeln sich aber nur dann, wenn die hohe Fluorzufuhr während der Verkalkungszeit der zweiten Zähne einsetzt. Milchzähne und völlig entwickelte Zähne werden nicht geschädigt!

Abb. 2 zeigt auf Grund umfangreicher Erhebungen die im großen Durchschnitt bestehenden Beziehungen zwischen Fluorgehalt des Trinkwassers und Dentalfluorose, Abb. 3 die Häufigkeit der Dentalfluorose in Großbritannien.

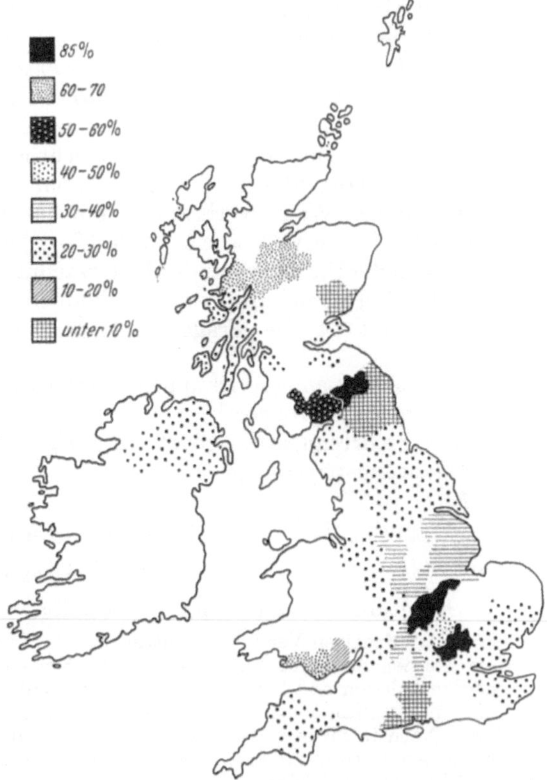

Abb. 3. Häufigkeit der Dentalfluorose in Großbritannien. (Nach Spira-Vienna-Prague.)

Der Pharmakologe GORDONOFF kam 1956 auf Grund eigener und fremder Erfahrungen zu folgendem Ergebnis: „Faßt man die bis jetzt bekannten Tatsachen

[1] WESPI 1954, MINDER und GORDONOFF 1956.

zusammen, so muß man sagen, daß uns die Ätiologie der Caries unbekannt ist und daß somit auch die Rolle des Fluors in der Cariesprophylaxe sehr unklar zu sein scheint, abgesehen davon, daß die statistische Feststellung des geringeren Cariesbefalls in fluorreichen Gegenden noch einer strengeren Kontrolle bedarf ... Auf Grund der bis jetzt gemachten Beobachtungen und experimentellen Untersuchungen hat man keinen Anhaltspunkt weder für die eine noch für die andere Theorie (entweder Einbau des Fluors in das Zahngewebe oder Beeinflussung der Mundflora) und somit auch keine Stütze für eine bestimmte Art der Fluorapplikation wie überhaupt für die Fluoranwendung in allen diesen Fällen ... Verabreicht man Kindern unter ärztlicher und zahnärztlicher Kontrolle Fluortabletten, so hat man die Möglichkeit, die negativen Seiten der Fluorierung rechtzeitig zu erfassen. Will man aber Wasser fluorieren, wodurch Mensch und Tier unkontrollierte Fluormengen aufnehmen könnten und der Mensch dazu noch in Fleisch und Gemüse zusätzliche Fluormengen erhielte, so verstößt man gegen das Gesetz des Nil Nocere."

Inzwischen haben sich aber die Mitteilungen über erfolgreiche Cariesprophylaxe so gehäuft, daß an der Wirkung des Fluor nicht mehr gezweifelt und, wiewohl die negative Seite der Fluorbehandlung noch nicht vollständig geklärt ist, die Wirksamkeit hinsichtlich der Hintanhaltung der Caries als erwiesen angesehen werden kann (*Symposium über Fluorfragen* 1957, 4. Kongreß der *Europäischen Arbeitsgemeinschaft für Fluorforschung und Zahncaries-Prophylaxe*, Malmö 1957; CREMER 1957, LAZARUS 1957, SCHELBERT 1957). Hinsichtlich der *Menge* geht die Meinung einstimmig dahin, daß 1 mg Fluor je Tag unbedenklich ist; noch keine Einhelligkeit der Meinung besteht hinsichtlich der *Art* der Verabreichung. Gegen die Trinkwasser-Fluoridierung bestehen Bedenken wegen des individuell sehr verschiedenen Wasserverbrauchs und des geringen Anteils des Trinkwassers am gesamten Wasserverbrauch (rund 1%); gegen die Verabreichung in Tablettenform wird die Unsicherheit der Überwachung und die grundsätzliche Unerwünschtheit der Verabreichung von Medikamenten an Gesunde geltend gemacht. In Deutschland ist die Frage akut, weil es in allen Teilen fluorarme Wässer gibt.

Carieshemmende Wirkung hat man übrigens auch dem *Vanadium* und dem *Molybdän* zugesprochen[1].

Die Fluor*vergiftung* gehört im übrigen ins Gebiet der Toxikologie und nicht der Nahrungsphysiologie[2].

9. Andere Spurenelemente.

a) *Strontium.*

Strontium ist nicht lebensnotwendig.

In langfristigen Versuchen nutzen Ratten den Calciumgehalt des Futters $3^1/_2$mal so gut aus wie den Strontiumgehalt, Ratten-Embryonen sogar 5mal so gut; in Einzelgaben aber werden Calcium und Strontium etwa gleich gut *ausgenutzt.* Wie die Calciumausnutzung ist auch die Strontiumausnutzung beim Kalb unter Milchkost sehr viel besser als unter Körnerkost. Nach intravenösen Injektionen scheidet die Kuh gleich viel Strontium und Calcium durch den Darmkanal aus, während die Strontiumausscheidung durch den Urin 24mal so groß ist wie die Calciumausscheidung.

Untersuchungen am Menschen[3] ergaben etwa dasselbe; auch der Mensch nutzt das Strontium der Nahrung anscheinend schlechter aus als das Calcium.

---

[1] CREMER 1957. [2] BAADER 1954, TELEKY 1955.
[3] LASZLO und Mitarbeiter 1955, HARRISON und Mitarbeiter 1955, SPENCER, BROTHERS, BERGER, HART und LASZLO 1956.

Trotz vieler biologischer Gemeinsamkeiten von Calcium und Strontium bestehen offenbar Mechanismen, die auf eine Begünstigung der Calciumretention hinwirken: Calcium wird leichter in die Knochen eingebaut, leichter im Magen-Darmkanal resorbiert und leichter in der Milch ausgeschieden.

b) *Molybdän.*

Wie Kupfer und Kobalt beteiligt sich Molybdän an der *Erythropoese.* Es steht in funktionellen Beziehungen zum *Stoffwechsel des Phosphors:* nach vorausgehender Molybdänzufuhr ist bei Ratten die Ausscheidung parenteral zugeführten Phosphors verringert. Im Organismus kann Molybdän gespeichert werden. Hohe Molybdänzufuhr senkt den *Kupfer*gehalt der Leber, hemmt das Knochenwachstum und kann beim Tier durch Verdrängung des Kupfers Kupfermangelerscheinungen hervorrufen[1].

Neuerdings sind dem Molybdän cariesverhütende Fähigkeiten zugeschrieben worden[2].

Während Molybdänmangelzustände und Molybdänüberfütterungszustände des Menschen unbekannt sind, kennt man bei Rindern und Schafen ein (durch Kupfer vermeidbares) Krankheitsbild der *Molybdänvergiftung* bei Verfütterung von Heu mit sehr hohem Molybdängehalt.

c) *Aluminium.*

Nur ein kleiner Teil des Aluminiumgehalts der Nahrung wird resorbiert. Die Aluminiummengen der Nahrung, die außerdem aus Kochtöpfen, Bestecken usw. stammen, werden auf 0,1—8 mg je Tag geschätzt. „In zahlreichen gründlichen Untersuchungen wurde jedoch festgestellt, daß Aluminiumaufnahmen, wie sie in den Kulturstaaten üblich sind, als völlig harmlos angesehen werden können und die Gesundheit in keiner Weise beeinträchtigen“[3]. Aluminium ist im übrigen in allen tierischen Geweben gefunden worden[4].

d) *Silicium.*

Mit der Nahrung, insbesondere mit der pflanzlichen Nahrung, wird fortlaufend Silicium in Form von SiO_2 aufgenommen. Die Ausscheidung entspricht der Zufuhr und liegt innerhalb von 24 Std, je nach der Zusammensetzung der Nahrung, zwischen 20 und 100 mg SiO_2 im Harn und zwischen 150 und 350 mg SiO_2 im Stuhl (entsprechend 9,4—47,0 bzw. 70,5—164,5 mg Silicium). Die Abhängigkeit der Silicium-Ausscheidung von der Art der Nahrung geht aus einer Zusammenstellung von KING, STANTIAL und DOLAN (1933) hervor (Tabelle 10).

Tabelle 10. *Kieselsäuregehalt des Harns.* (Nach KING, STANTIAL, DOLAN.)

Species	mg-% SiO_2 im Harn	Species	mg-% SiO_2 im Harn
Mensch	0,7—2,2	Kaninchen. . . .	7,2—27,2
Hund	0,9—2,7	Meerschweinchen .	8,2—28,6
Katze	0,3—0,8	Schaf	11,9—17,2
Ratte	3,0—5,7		

Die Erfahrung lehrt, daß Silicate auch durch die Lungenoberfläche resorbiert werden können (Silicose).

---

[1] COMAR, SINGER und DAVIS 1949, SHIRLEY, OWENS und DAVIS 1951, CARTWRIGHT 1955, BICKEL 1955.
[2] Verhandlungen des 4. Kongresses der Europäischen Arbeitsgemeinschaft für Fluorforschung und Zahncariesprophylaxe 1957.
[3] LANG 1950.
[4] MEUNIER 1936, UNDERHILL und PETERMANN 1929, HOVE, ELVEHJEM und HART 1938, SCOULAR 1939.

Die Lebensnotwendigkeit des Siliciums für den Menschen steht noch nicht endgültig fest[1].

Spezifische Mangelsymptome sind unbekannt, Einflüsse auf das Wachstum fraglich[2] — ebenso fraglich wie die Erfolge der peroralen Siliciumtherapie der Lungentuberkulose.

e) Die übrigen Spurenelemente.

Von der Bedeutung der übrigen Spurenelemente als Grundstoffe der menschlichen Nahrung ist so gut wie nichts Sicheres bekannt. Über Lithium vgl. [3].

IX. Säuren und Basen.

Das *Säure-Basengleichgewicht* in den Geweben und Säften wird wesentlich bestimmt durch ihren Gehalt an anorganischen Anionen und Kationen.

Als Kennzeichen des Säure-Basengleichgewichts dient die *Wasserstoffionenkonzentration,* C_H, in der Regel ausgedrückt als Wasserstoffexponent p_H = negativer Logarithmus der H-Konzentration. Das p_H des Blutes schwankt beim Gesunden zwischen 7,28 und 7,40 und wird etwa 10000mal so genau gewahrt wie die Konstanz der übrigen Ionen[4]. Vor allen Dingen die *Nahrungszufuhr,* aber auch die Abscheidung von Verdauungssäften und Stoffwechselvorgänge aller Art gefährden ständig seine Konstanz.

Die Aufrechterhaltung einer gleichbleibenden Wasserstoffionenkonzentration, der *Isohydrie,* gehört zu den Grundvoraussetzungen des höheren Lebens[5]. Von den vier physikalisch-chemischen Konstanten des lebendigen Organismus: Isostonie, Isoionie, Isothermie und Isohydrie ist die Isohydrie die stammesgeschichtlich jüngste.

Der Konstanterhaltung des p_H dient ein *System empfindlicher Regulationsmechanismen,* deren Effekt in der Säure-Basenausscheidung der Nieren und des Darmes und der CO_2-Ausscheidung der Lungen zum Ausdruck kommt. Im Gegensatz zur Konstanz des Blut-p_H schwankt daher das Harn-p_H in weiten Grenzen (zwischen 4,5 und 8,3).

Überwiegen die ausscheidungspflichtigen Säuren (bei säurereicher Ernährung, bei Muskelarbeit, bei diabetischer und nephritischer Übersäuerung), dann steigt die Phosphatausscheidung im *Harn,* das Verhältnis der primären zu den sekundären Phosphaten verschiebt sich zugunsten der primären (Baseneinsparung), die Ausscheidung der anorganischen Säuren geht zurück (vollständigere Verbrennung), die Ausscheidung des Calciums und Magnesiums im Harn steigt auf Kosten der Ausscheidung im Darm. Vor allem aber geht die Ammoniakausscheidung im Harn in die Höhe: Niere und Leber bilden aus Aminosäuren in größerem Ausmaß Ammoniak an Stelle von Harnstoff und ermöglichen auf diese Weise, d. h. durch Neubildung basischer Valenzen, die Ausscheidung saurer Valenzen ohne Verlust des Organismus an fixen Basen. *Überwiegen* umgekehrt die ausscheidungspflichtigen *Basen,* dann sinkt die Ammoniakausscheidung auf ein Minimum. Jetzt werden beträchtliche CO_2-Mengen anstatt durch die Lungen als Bicarbonat und Carbonat durch die Nieren ausgeschieden, und der Gehalt des Harns an organischen Säuren steigt an. Die zur Basenneutralisierung herangezogenen organischen Säuren sind Harnsäure, Weinsäure, Oxalsäure, Citronensäure, Milchsäure, Hippursäure, Acetessigsäure, β-Oxybuttersäure und andere Fettsäuren.

---

[1] HOLZAPFEL und KERNER-ESSER 1943, 1947, OHLMEYER und OLPP 1944.
[2] KOCHMANN und MAIER 1930.
[3] TRAUTNER, MORRIS, NOACK und GERSHON 1955, SCHMIDT 1952.
[4] STRAUB 1936. [5] STRAUB 1926, 1936, KLINKE 1931, GLATZEL 1937.

Die *Feinregulierung* des Säure-Basengleichgewichts besorgt die *Lunge*. Schon auf minimale Verschiebungen nach der sauren Seite reagiert sie mit Ventilationsanstieg und Senkung der CO_2-Spannung der Alveolarluft. Dank seiner hohen Pufferkapazität (Hämoglobin, Eiweißkörper, Bicarbonat- und Phosphatpuffersystem) kann das Blut, ohne sein p_H zu verändern, saure und basische Valenzen zum Ausscheidungsort transportieren. Die Pufferkapazität des Blutes, seine „*Alkalireserve*“ (gemessen in Volumenprozent CO_2), ermöglicht zusammen mit den Variationen der CO_2-Abgabe durch die Lungen, als deren Maß die CO_2-Spannung der Alveolarluft dient, die Aufrechterhaltung ein und desselben p_H unter verschiedensten Umwelt- und Innenweltbedingungen.

So kann ein Blut-p_H von 7,5 ebensowohl bei einer Alkalireserve von 60 Vol.-% und einer CO_2-Spannung von 40 mm bestehen wie bei einer Alkalireserve von

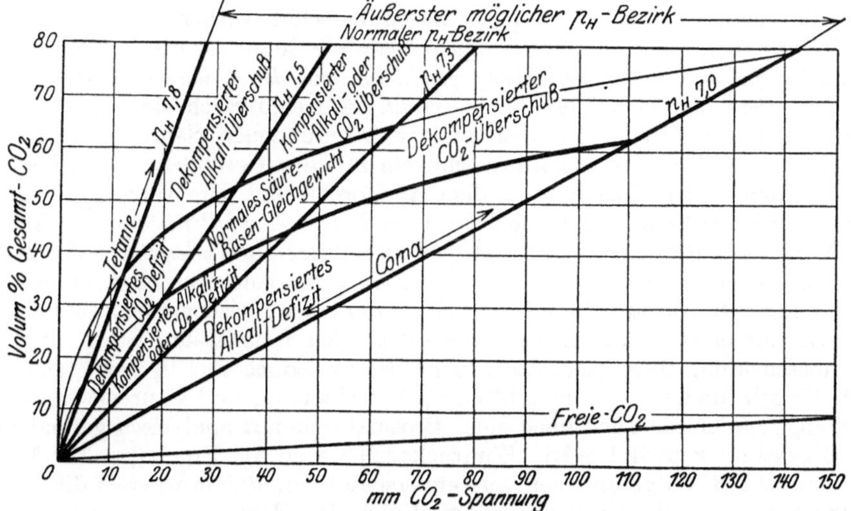

Abb. 4. Darstellung des Säure-Basengleichgewichts im Arterienblut auf Grund des Kohlensäurediagramms. (Aus STRAUB.)

nur 30 Vol.-% und einer CO_2-Spannung von 20 mm. Die Abb. 4 zeigt, wie jede Senkung der Alkalireserve und jede Erhöhung der alveolaren CO_2-Spannung das Blut-p_H in Richtung einer Säuerung verschiebt und umgekehrt. Sie zeigt gleichzeitig die Grenzen, die noch mit Gesundheit und Leben vereinbar sind (p_H 7,3—7,5 bzw. 7,0—7,8). Die Bestimmung des Blut-p_H aus der CO_2-Kapazität des Blutes (entsprechend der Menge des als Bicarbonat bindbaren CO_2) und der CO_2-Spannung der Alveolarluft erfolgt nach der Gleichung von HENDERSON und HASSELBALCH:

$$H^+ = \frac{CO_2}{HCO_3} \times 3 \times 10^{-7}.$$

Bei Verminderung der Alkalireserve sprechen wir klinisch von *Acidose*, bei Vermehrung von *Alkalose*; Acidose und Alkalose sind kompensiert, solange das Blut-p_H noch innerhalb der genannten Bereiche liegt.

Die These von der *Notwendigkeit einer basenüberschüssigen Ernährung* hat eine Zeitlang viel Aufsehen erregt. Ihr Schöpfer, RAGNAR BERG, lehrt: „Wirklich gesund und dauernd gesund erhaltend ist die Nahrung erst, wenn sie mehr Äquivalente anorganische Basen als anorganische Säurebildner enthält (1917) ... Eine dauernd gesunde menschliche Nahrung muß mehr Verbindungsgewichte (Äquivalente) anorganische Basen als anorganische Säuren enthalten (1926) ...

Worauf dies beruht, ist noch nicht mit Sicherheit festgestellt. Man kann eine allmähliche Degeneration der Gewebe mit vergrößerter Schlackenretention in ihnen als das Primäre annehmen, aber es läßt sich auch denken, daß schließlich eine funktionelle Schädigung der Niere eintritt (1930) ... Am Anfang stand die Erfahrung von vielen tausenden Untersuchungen an Kranken und Gesunden."

Mit ungeheuerem Aufwand an Zeit und Arbeit hat BERG in der Asche der wichtigsten Nahrungsmittel den Gehalt an anorganischen sauren und basischen Aquivalenten bestimmt (Chlorid, Phosphat, Sulfat-Natrium, Kalium, Calcium, Magnesium, Eisen). Nimmt man von diesen jeweils alle sauren und alle basischen Aquivalente zusammen, dann ergibt sich ein *Überschuß der basischen Äquivalente* bei Kartoffeln, Obst, Gemüse (ausgenommen Rosenkohl, Preiselbeeren und wenige andere), Honig und Milch, ein Überschuß der *sauren Äquivalente* bei allen Arten von Fleisch, Käse, Eiern, Hülsenfrüchten und Körnerfrüchten. Beim Abbrühen sollen die Gemüse in der Regel ihren Basenüberschuß verlieren[1].

Die Hoffnung, die Säure-Basen-Äquivalenttabelle könne für die Beurteilung des Mineralhaushalts dieselbe Bedeutung gewinnen wie die Calorientabelle für den Energiehaushalt, hat sich jedoch nicht erfüllt. Aufschlußreich sind z. B. Untersuchungen KAPPS (1935), der den analytisch gefundenen Säure- bzw. Basenüberschuß einer Reihe von Nahrungsmitteln mit der Gesamtsäureausscheidung im Harn, den organischen Säuren, dem Ammoniak und dem Harn-p_H verglich. Dabei stellte sich heraus, daß die *harnsäuernde bzw. harnalkalisierende Wirkung eines Nahrungsmittels seinem aus Analysen berechneten Äquivalentüberschuß durchaus nicht immer parallel läuft.* Der analytisch gefundene Säureüberschuß eines Eiergerichts z. B. war annähernd so groß wie der eines Fleischgerichts und ebenso groß wie der eines Käsegerichts. Die tatsächlich festgestellte Steigerung der Säureausscheidung durch das Eiergericht betrug jedoch nur $^1/_5$ der Steigerung durch Fleisch, und nach Käse fehlten p_H-Verschiebung und Säureausscheidung fast völlig; sie fehlten auch nach einer Brotmahlzeit mit analytisch gefundenem Säureüberschuß von 51,1 mÄq. Eindrucksvoll waren die Ergebnisse für Milch: bei einem analytisch gefundenen *Basen*überschuß von 49,5 mÄq stieg die *Säure*ausscheidung im Harn stark an, während sich das Harn-p_H nicht änderte. Zu grundsätzlich denselben Ergebnissen wie KAPP (1935) kamen BISCHOFF, SANSUM, LONG und DEWAR (1934) u. a.

Für solche „Unstimmigkeiten" gibt es mehrere Gründe. Einmal schwankt der Mineralgehalt der Nahrungsmittel, besonders der Mineralgehalt der pflanzlichen Nahrungsmittel, innerhalb weiter Grenzen. Vor allem aber läßt sich das Endergebnis biologischen Geschehens nicht einfach durch Subtraktion zweier analytisch bestimmter Werte errechnen. Ein weiterer Grund liegt darin, daß mehrere Elemente in anorganischer *und* organischer Bindung, als Elektrolyte *und* als Anelektrolyte auftreten. Dazu kommt noch einiges andere: Mit Hilfe von Ionen, die ein- und mehrbasische Salze zu bilden vermögen, scheidet der Organismus je nach Bedarf bald mehr saure, bald mehr basische Äquivalente aus. BERG sieht den ganzen Schwefel der Nahrung als Sulfatschwefel an — tatsächlich trifft das nur für einen Teil zu. BERG rechnet den Harnschwefel insgesamt als Sulfat — tatsächlich wird ein großer und wechselnder Teil des Schwefels als Sulfidschwefel oder in organischer Bindung ausgeschieden[2]. BERG setzt Phosphat als dreibasische Säure ein — tatsächlich enthält der Harn nur ein- und zweibasisches Phosphat; zur Bindung eines Äquivalents PO_4 im Harn sind infolgedessen nicht drei-, sondern im Durchschnitt nur $1^1/_2$basische Äquivalente erforderlich[3]. Die Phosphorausscheidung im Stuhl kann bis zu 50% aus Nucleoproteiden und Phosphatiden bestehen, die im Organismus synthetisierbar sind.

[1] BERG und VOGEL 1930. [2] STRAUB 1935, 1937. [3] HEUBNER 1922.

Nicht berücksichtigt sind endlich in den Bergschen Äquivalentrechnungen die organischen Säuren, die synthetischen Fähigkeiten des Körpers und seine Fähigkeit, je nach Bedarf Calcium, Magnesium und Phosphor aus dem Stuhl in den Harn zu verschieben und CO_2 nicht durch die Lunge, sondern als HCO_3 durch die Niere auszuscheiden. Auch *organische* Nährstoffe können das Säure-Basengleichgewicht verschieben[1]: So säuern z. B. Kohlenhydrate, und zwar kleinmolekulare stärker als großmolekulare. Fettzulagen und Überernährung senken bei Hunden die Alkalireserve. Eiweißfütterung bewirkt bei überernährten Ratten dasselbe, bei unterernährten das Gegenteil. In diesem Zusammenhang ist schließlich die *verschiedene* Auswirkung auf den Säure-Basenhaushalt zu nennen, die man durch *gleiche* Zulagen anorganischer Salze — Natriumchlorid, Kaliumchlorid, Calciumchlorid, Ammoniumchlorid — zu verschiedener Grundkost beobachten kann[2].

Nach BERGs Lehre schadet säureüberschüssige Kost, weil sie die Gewebe übersäuert und die Nieren zur Steigerung der Ammoniakbildung zwingt. Eine Säuerung der Gewebe ist aber, ebenso wie eine „latente Acidose", von vornherein unwahrscheinlich und tatsächlich unbewiesen[3]. Die puffernden Kräfte des Blutes halten das Blut-p_H selbst bei extremsten Kostformen praktisch konstant. In Selbstversuchen HASSELBALCHs (1916) z. B. betrug das Blut-p_H bei reiner Fleischkost 7,34, bei reiner Pflanzenkost 7,36; die alveolare CO_2-Spannung lag bei Fleischkost und im Hungerzustand höher als bei vegetarischer Kost. Was sich bei den Kostumstellungen änderte, war lediglich die aktuelle und potentielle Acidität des *Harns*. Zu denselben Ergebnissen kamen BISCHOFF, SANSUM, LONG und DEWAR (1934), CARERE und COMES (1934) und ROSSI (1932). In allen Teilen der Erde und bei jeder Kostform ist das Blut-p_H praktisch dasselbe.

Nur unter ganz unphysiologischen Bedingungen, *nach großen Mengen säuernder Salze* z. B., kann es zu *nennenswerten Verschiebungen* des Blut-p_H kommen: DENNIG, DILL und TALBOTT (1929) sahen nach Tagesgaben von 14 g NH_4 Cl p_H-Verschiebungen im Blut von 7,40 auf 7,31, JOOS und MECKE (1934) nach 12 g $CaCl_2$ p_H-Verschiebungen von 7,27 auf 7,24, DENNIG, GOTTSCHALK und TEUTSCHER (1934) bei einem Säureüberschuß der Nahrung im Sinne von R. BERG von 163 mÄq einen *Anstieg* des Blut-p_H von 7,39 auf 7,41.

Während BISCHOFF, SANSUM, LONG und DEWAR (1934) durch säure- und basenüberschüssige *Kostformen* keine p_H-Verschiebungen im Blut erzielen konnten, sondern nur einen Abfall bzw. Anstieg des Harn-p_H, verschoben sich das Blut-p_H und die Alkalireserve, wenn täglich 15—20 g NH_4Cl bzw. 45 g $NaHCO_3$ zusätzlich zu den säure- bzw. basenüberschüssigen Kostformen hinzugegeben wurden. In ihrem säuernden bzw. alkalisierenden Effekt entsprachen diese Salze einem Tagesverzehr von 2,25 kg Fleisch bzw. 9 kg Apfelsinen. Nicht einmal unter solchen Bedingungen konnte eine *Gewebs*säuerung erwiesen oder wahrscheinlich gemacht werden. Selbst derartige mit hohen Dosen säuernder und alkalisierender Salze erreichte p_H-Verschiebungen dauern nur kurze Zeit; Gegenregulationen setzen ein, die zunächst überschüssig ausgeschiedenen basischen bzw. sauren Valenzen werden wieder eingespart, und nach wenigen Tagen haben sich — trotz Fortdauer einseitigster Ernährung — Harn-p_H, Blut-p_H und Alkalireserve wieder auf das alte Niveau eingestellt. So ist es immer wieder beruhigend zu sehen, wie zäh der Organismus gegenüber den hartnäckigsten Bemühungen von Forschern und Reformern seine Konstanten beibehält.

Von Nierenschädigungen durch Ammoniakbildung ist niemals etwas bekannt geworden. Die Ammoniakbildung gehört zu den normalen Funktionen der Niere

[1] KATASE 1931, v. MORAZCEWSKI und GRZYCKI 1931.
[2] OEHME und WASSERMEYER 1927, GLATZEL 1934. [3] SANDER 1938, 1953.

genau so, wie die Säuresekretion zu den normalen Funktionen der Magenschleimhaut gehört. Es gibt vollkräftige Völker — Eskimos, asiatische Nomaden, Tiroler u. v. a. —, die seit Jahrtausenden säureüberschüssig leben. Es gibt Fleischfresser unter den Tieren, und wenn man Schweinen 3 Generationen lang regelmäßig Schwefelsäure zufüttert, dann hat das lediglich die Wirkung, daß ihre Knochen fester werden[1]. Das große Ernährungsexperiment der Olympischen Spiele von 1936 ergab, daß die Bergsche Forderung eines Basenüberschusses „nur von wenigen Völkerschaften erfüllt" wurde. „Das hätte ich wirklich nicht erwartet", meinte Berg (1937) enttäuscht und setzte hinzu, man müsse „eben die Richtigkeit der Aufzeichnungen bezweifeln".

Alles in allem: Die Äquivalentrechnung ist kein geeignetes Maß zur Beurteilung der säuernden und alkalisierenden Wirkung eines Nahrungsmittels. Beweise für Gesundheitsschädigungen durch säureüberschüssige Kost fehlen; Beweise für die Unschädlichkeit säureüberschüssiger Kost hingegen liegen in großem Umfange vor.

Wieweit jeweils der *Säureüberschuß* einer säureüberschüssigen Kostform den entscheidenden Faktor ihrer physiologischen Auswirkungen darstellt, wieweit es die *spezielle nährstoffmäßige Zusammensetzung* der Kostform ist — Eiweißreichtum, Fettreichtum, Kohlenhydratarmut —, läßt sich oft nicht entscheiden, und die Warnung, nicht voreilig in einem bestimmten Nährstoff den entscheidenden Faktor zu sehen, kann nicht eindringlich genug wiederholt werden. Was z. B. für eiweißreiche Kost gilt, gilt auch für säureüberschüssige, denn säureüberschüssige Kost ist in der Regel eine fleischreiche Kost und basenüberschüssige Rohkost in der Regel eiweißarm.

Jede *säureüberschüssige Kost* — sei sie säureüberschüssig durch Nahrungswahl oder säureüberschüssig durch säuernde Salze — läßt die dermographische Latenzzeit und Reizbarkeit der Haut[2], meist den Blutdruck und vielleicht auch die Körpertemperatur ansteigen, während unter basenüberschüssiger Kost — Gemüsekost, Rohkost, Mischkost mit alkalisierenden Salzen — gegensinnige Tendenzen auftreten. Nach 3 Tagen gleichbleibender Ernährung sind diese Verschiebungen am ausgeprägtesten; dann machen sich immer stärker die Gegenregulationen geltend, bis schließlich das Ausgangsniveau wieder erreicht ist.

Bei säureüberschüssiger Fütterung entwickelt sich bei Kaninchen und Tauben das rote Knochenmark kräftiger als bei basenüberschüssigem Futter. Gleichzeitig fallen die Haare aus, die Reaktion auf Ultraviolettbestrahlung wird schwächer, die Reaktion auf Terpentininjektion stärker; Sauerstoffverbrauch, Leberglykogen und immunbiologische Abläufe verändern sich. Bei säureüberschüssiger Nahrung nimmt der Umfang der Lymphorgane von Mensch, Igel und Ratte durch Lymphzellspeicherung zu; basenüberschüssige Nahrung wirkt gegensinnig; die Tiere bleiben dabei in Wachstum und Gewicht zurück und bekommen ein struppiges Fell[3]. Die Verfestigung der Schweineknochen bei Schwefelsäurezufütterung wurde bereits erwähnt. Die Kohlenhydrattoleranz (bestimmt an Hand von Traubenzuckerbelastungen) soll beim Kaninchen nach säureüberschüssiger Fütterung besser sein als nach basenüberschüssiger[4]. Esser (1939), der 20 Jahre lang vegetarisch-basenüberschüssig gelebt hatte, stellte nach 3 Wochen säureüberschüssiger Ernährung fest: die Tonsillen wurden „zum ersten Male in meinem Leben deutlich sichtbar; sie waren hypertrophisch, nicht entzündet". Gleichzeitig sanken die Lymphcyten von 50 auf 28%, die Thrombocyten von der „oberen Grenze der Norm" zur „unteren Grenze der Norm".

Bekannt sind die alten Untersuchungen von Luithlen (1912) an Kaninchen, von denen die eine Gruppe mit Hafermehl (säureüberschüssig, eiweißreich), die andere mit Grünzeug (basenüberschüssig eiweißarm), gefüttert wurde. Die Hafertiere waren gegenüber Entzündungs- und Fieberreizen viel empfindlicher als die Grünfuttertiere.

Der Eiweißumsatz wird durch basenüberschüssige Ernährung höchstens dann herabgemindert, wenn die Eiweißzufuhr dem Erhaltungsminimum naheliegt[5].

---

[1] Lamb und Edvard, zit. nach Steudel 1935. [2] Vogt 1941.
[3] Hoepke und Spanier 1939. [4] Mori 1935. [5] Jansen 1917, Silwer 1937.

Die Meinung BERGs (zuletzt 1942) und RÖSEs (1934, 1935) von dem erhöhten Eiweißabbau bei säureüberschüssiger Kost hat sich in dieser allgemeinen Form nicht bewahrheitet. Und selbst wenn der Eiweißumsatz unter basenreicher Ernährung geringer wäre — „wer gibt das Recht dazu, dies als bewundernswerte Mehrleistung des Organismus und nicht als trübseligen Niederbruch endokriner und plasmatischer Energie zu deuten?"[1].

Im Hinblick auf die Pathogenese der Rachitis ist der Säureüberschuß der Kost wegen seines Einflusses auf die Calcium-Phosphor-Resorption von Interesse[2]. Ohne an dieser Stelle auf die Vorgänge der Calcium- und Phosphor-Resorption näher einzugehen (s. S. 12 und 20), kann gesagt werden, daß das Ausmaß der Calcium- und Phosphor-Resorption pathogenetisch nicht belanglos ist und sich eine Säuerung des Darminhalts resorptionsfördernd und antirachitisch auswirken kann.

Ganz allgemein scheint *säureüberschüssige Ernährung* die vegetative Reaktionslage im Sinne der *Sympathicotonie, basenüberschüssige Ernährung* im Sinne der *Parasympathicotonie* zu verschieben. Das erste bedeutet Tendenz zu Anstieg von Körpertemperatur, Calciumionisation, Gesamtumsatz, Eiweißumsatz, Blutzucker, Leukocytenzahl (mit Neutrophilie, Linksverschiebung und Rückgang der Eosinophilen) und depressiver Stimmungslage[3].

Wenn BÜRGER (1937, 1944) als Auswirkungen roher Obst- und Gemüsesäfte, d.h. als Auswirkungen einer extrem eiweiß- und kochsalzarmen basenüberschüssigen Kost Verschiebungen der Reticulocyten- und Thrombocytenzahlen, Verkürzung der Gerinnungszeit, Abnahme der Erythemneigung und Zunahme der Capillarresistenz findet, dann wäre es Willkür, wollte man diese Veränderungen ausgerechnet auf den Basenüberschuß dieser Kostformen beziehen.

In Fortführung älterer Untersuchungen von HERXHEIMER (1924) u. a. haben sich DENNIG u. Mitarb. (1932—1940)[4] um eine Steigerung der körperlichen Leistungsfähigkeit durch Bekämpfung der bei der Muskelarbeit entstehenden und für die Ermüdungserscheinungen verantwortlichen Säuerung bemüht. Der Trainierte besitzt eine höhere Alkalireserve und eine höhere alveoläre CO_2-Spannung als der Untrainierte; bei höchsttrainierten Sportsleuten wird sogar ausgesprochene Tetaniebereitschaft gefunden. Während alkalisierende Nahrung nur wenig in der gewünschten Richtung zu wirken vermag (am stärksten noch Soja), lassen sich durch alkalisierende Salze Verschiebungen erzielen und die Ermüdungserscheinungen hinausschieben. Die Steigerung der Arbeitsdauer bis zur Erschöpfung lag zwischen 40 und 100%. Säuernde Salze dagegen ließen die Erschöpfung schneller eintreten[5].

Eine brauchbare alkalisierende Salzmischung besteht aus Natrium bicarbonicum 5,0, Natrium citricum 3,5, Kalium citricum 1,5. „Genommen wurden täglich 3 dieser Pulver in Oblaten gleich nach dem Essen; die günstigste Wirkung scheint erreicht zu werden, wenn man mit der Alkalisierung 2 Tage vor dem Arbeitsversuch beginnt und das letzte Pulver 2—4 Std vor der Arbeit einnimmt. Nach Abschluß der Arbeit sollen noch 1—2mal $^1/_2$ Pulver genommen werden, weil sonst eine reaktive Acidose entsteht, die weitere Leistungen vorübergehend verschlechtern würde"[6]. Gibt man die gleichen Mengen alkalisierender Salze über mehr als 3—4 Tage weiter, dann setzen Gegenregulationen ein, so daß sich schließlich trotz fortdauernder Zufuhr alkalisierender Salze das Säure-Basengleichgewicht wieder auf den Stand vor Beginn der Alkalisierung einstellt.

---

[1] v. NOORDEN 1931.

[2] HEINZ, MÜLLER und ROMINGER 1947, MOURIQUAND 1948, WINKLER 1949.

[3] HOFF 1928, 1930, 1934, 1935, 1936, 1937, 1940, 1953; s. auch WACHHOLDER 1951, WACHHOLDER und BECKMANN 1952,

[4] Siehe auch BECKER-FREYSENG und LIEBICH 1938, KRAUSE, BECKER-FREYSENG und GILBRICHT 1937.

[5] DENNIG, DILL und TALBOTT 1929, DENNIG, TALBOTT, EDWARDS und DILL 1931.

[6] DENNIG und BECKER-FREYSENG 1937.

Der Wirkungsmechanismus der leistungssteigernden Alkalisierung ist noch nicht eindeutig geklärt (Milchsäurebindung? Zentralnervöse Beeinflussung? Verminderung des Sauerstoffverbrauchs und Anhäufung größerer Sauerstoffschuld während der Arbeit?).

C. Die Nahrungsenergien.

Bei allen strukturellen Verschiedenheiten und bei aller Verschiedenheit ihrer Bedeutung als Nährstoffe haben Kohlenhydrate, Fette und Eiweißstoffe *eines* gemeinsam: sie sind die *Energieträger der Nahrung.* Nur aus diesen 3 Gruppen von Nährstoffen vermag der menschliche Organismus die zum Leben notwendigen Energien zu gewinnen. Es ist deshalb berechtigt und, um Zusammengehöriges nicht auseinanderzureißen und Wiederholungen zu vermeiden, auch zweckmäßig, die *Kohlenhydrate, Fette und Eiweißstoffe zunächst zusammenfassend in ihrer gemeinsamen Funktion als Energieträger* zu betrachten.

Das in der Ernährungsphysiologie herkömmliche Energiemaß ist die *Calorie.* Wenn von Nahrungsenergien die Rede ist, dann bedeutet das also ebensoviel wie *Caloriengehalt* der Nahrung. Selbstverständlich könnte man den Energiegehalt der Nährstoffe grundsätzlich ebensogut in Kilowattstunden, Joule oder einem anderen Energiemaß ausdrücken.

I. Energieverzehr und Energieumsatz.

1. Statistische Feststellungen des Energieverzehrs.

Die Behauptung, der tatsächliche Energieverzehr bei freier Nahrungswahl entspräche im großen und ganzen dem Bedarf, d. h. der zur Erhaltung des idealen Körpergewichts und der vollen Leistungsfähigkeit notwendigen Energie, ist zwar nicht exakt bewiesen. Als Mittelwert, gewonnen aus langfristigen Beobachtungen an großen Populationen, dürfte er ihm aber doch mindestens sehr nahe kommen. Über die Schwierigkeiten und Fehlerquellen bei der Erhebung des tatsächlichen Verzehrs und über neuere Untersuchungen dieser Art haben sich KRAUT und BRAMSEL (1942), COLLINS (1946), DU BOIS und CHAMBERS (1943), KEYS (1945, 1950), ORR und LEITCH (1938) u. a. kritisch geäußert.

Zu den ersten und klassischen Erhebungen dieser Art gehören jene, die VOIT in den siebziger Jahren des vergangenen Jahrhunderts in München durchgeführt hat. VOIT (1881) stellte fest, daß der Durchschnittverzehr des Münchners jener Zeit 118 g Eiweiß, 56 g Fett und 500 g Kohlenhydrate, insgesamt also 3110 Calorien je Kopf und Tag betrug, und bezeichnete diese Werte zusammenfassend als das Kostmaß. Das *Voitsche Kostmaß* repräsentiert *keine Forderung.* Es will nicht mehr sein als eine *Feststellung des tatsächlichen Verzehrs.*

In seinen bekannten Untersuchungen über den Nahrungsverzehr von rund 470 Millionen Menschen (gegen die von methodischer Seite freilich Einwendungen erhoben werden müssen) betonte RUBNER (1928) die auffallende Ähnlichkeit des Energieverzehrs verschiedener Völker (Tabelle 11).

Die These, jede Nation verzehre, auf den Kopf und Tag gerechnet, etwa dieselbe Energiemenge, läßt sich nach neueren Untersuchungen[1], jedoch nicht mehr aufrechterhalten. Diese zeigen übereinstimmend für *Europa eine von Norden nach Süden sinkende Tendenz.* MIELCK (1941) berechnete z. B. für Nordeuropa 3148, für Großbritannien 3024, für Mitteleuropa 3012, für Westeuropa 2836, für Südosteuropa 2675 und für Südeuropa 2490 Calorien je Kopf

---

[1] HAHN 1942, MIELCK 1941, WOERMANN 1944 und die obengenannten angelsächsischen Autoren.

und Tag. Wenn diese Werte auch auffallend hoch liegen (bedingt durch die Art der Erhebung ?), so zeigen sie doch, daß in gleicher Richtung mit dem sinkenden Energieverzehr das Klima milder, der Anteil der Kinder an der Gesamtbevölkerung größer, die Industrialisierung geringer und der allgemeine Lebensstandard tiefer wird — Faktoren, die alle im Sinne eines niedrigeren Je-Kopfverbrauchs im Süden zusammenwirken. Zieht man außereuropäische Verbrauchszahlen heran, dann werden die Unterschiede noch größer.

Tabelle 11. *Calorien, Eiweiß- und Fettverzehr je Kopf und Tag.* (Nach RUBNER.)

	Eiweiß g	Fett g	Gesamtcalorien
Italien	88	58	2612
Rußland . . .	79	43	2666
Deutschland . .	81	81	2770
Österreich . . .	81	57	2825
Frankreich . .	88	57	2973
England . . .	90	105	2997
Nord-Amerika .	89	127	3308

Sehr sorgfältige Verbrauchserhebungen über den *deutschen Nahrungsverzehr* stammen von v. TYSZKA (1934) (vgl. auch Statistisches Reichsamt: Die Lebenshaltung usf. 1932). Die unabsehbar vielen Verbrauchserhebungen, die bis heute überall durchgeführt worden sind, können hier im einzelnen nicht genannt werden.

Auf Grund der Feststellungen des Statistischen Reichsamtes von 1932 haben KRAUT und BRAMSEL (1942), s. auch KRAUT (1952), den *Energieverzehr bei verschiedener beruflicher Arbeit* errechnet. Sie legten zugrunde, daß sich der Energieaufwand je 24 Std nach Maßgabe des Grundumsatzwertes in folgender Weise

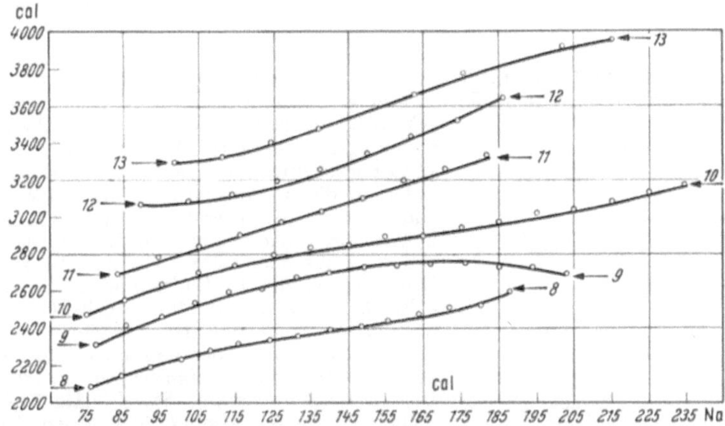

Abb. 5. Energieverzehr (in Calorien) je arbeitende Person, aufgeteilt nach der Berufsschwere und dem Geldaufwand für Nahrungsmittel. (Nach KRAUT-BRAMSEL, Erklärung im Text.)

zusammensetzt: 8 Std Schlaf = $^2/_6$ Grundumsatz; 8 Std Freizeit = $^3/_6$ Grundumsatz und 8 Std Arbeit = $^8/_6$—$^{13}/_6$ Grundumsatz [1]. Es ergab sich, daß in allen Berufsgruppen der Energieverzehr mit steigender Schwere der Arbeit ansteigt, und zwar bei niedrigstem Geldaufwand (täglich 0,75—1,00 Mark) von 2100 auf 3300, bei höchstem Aufwand (täglich 1,90—2,15 Mark) von 2600 auf 4000 Calorien.

Die Abb. 5 zeigt, daß z. B. die Angehörigen der Berufsgruppe 8 (mit einem Arbeitsaufwand von $^8/_6$ Grundumsatz, entsprechend Männern mit sitzenden Berufen wie Schneider und Buchdrucker 2100—2600 Calorien verzehren. Berufsgruppe 9 umfaßt stehende Berufe, die keine Kraftanstrengung erfordern. Berufsgruppe 10 solche Berufe, die einige Kraftanstrengung erfordern und Berufsgruppe 13 schließlich körperlich schwer arbeitende Männer wie Schmiede und Nieter.

In ähnlicher Weise wie KRAUT u. Mitarb. haben ZIEGELMAYER (1937) aus Verbrauchsstatistiken für Schwerarbeiter einen Tagesverzehr je Vollperson von 3340—4487 (im Mittel

[1] KRAUT, LEHMANN und BRAMSEL 1939, dazu DURIG 1939.

3680) Calorien berechnet, SCHEUNERT (1932) für Angehörige von Landhaushalten je Vollperson im Mittel 3857 Calorien. Um noch einige neuere Untersuchungsergebnisse zu nennen: die Schwerstarbeiter GRÄFES (1952, 1955, 1956) verzehrten bis zu 5000 Calorien täglich, die Arbeiter der Schwerindustrie von LEHMANN, MÜLLER u. SPITZER (1950) und KRAUT (1950)

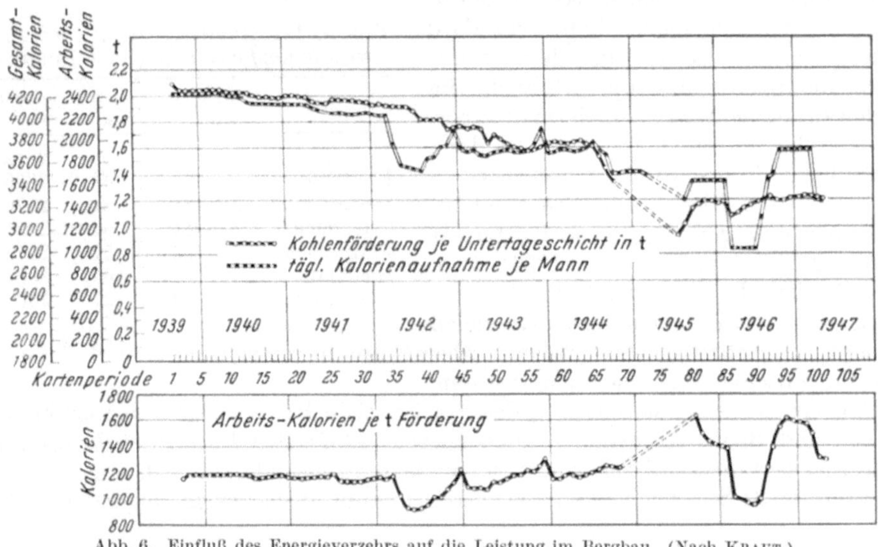

Abb. 6. Einfluß des Energieverzehrs auf die Leistung im Bergbau. (Nach KRAUT.)

zwischen 4500 und 5000 Calorien, die Fußballspieler von EDWARDS, THORNDIKE und DILL (1935) i. M. 5600 Calorien, die Kadetten von WIDDOWSON, EDHOLM und MCCANCE (1954) i. M. 3705 Calorien, die Soldaten von RYER, CONSOLAZIO und BERGER (1954) i. M. 3500 Calorien, die Industriearbeiter von BRANSBY (1954) i. M. 3550 Calorien, die 41 Angehörigen eines mitteldeutschen Industriegebietes (darunter „38 Produktionsarbeiter, 2 Angehörige der technischen Intellektuellen, 1 Angehöriger aus dem Büro") GRÄFES (1953) i. M. 3640 Calorien und die 13 Radrennfahrer GRÄFES (1955) i. M. 6320 Calorien. (In all diesen Erhebungen wurde im übrigen nicht nur der Energieverzehr, sondern auch der Verzehr an den einzelnen Nährstoffen festgestellt.) *Die höchsten einwandfrei beobachteten Werte liegen bei 720 Calorien je Stunde.* Auf 24 Std umgerechnet ergäbe das also 17280 Calorien. Tatsächlich werden aber wohl nur selten mehr als 6000 Calorien je Tag umgesetzt[1].

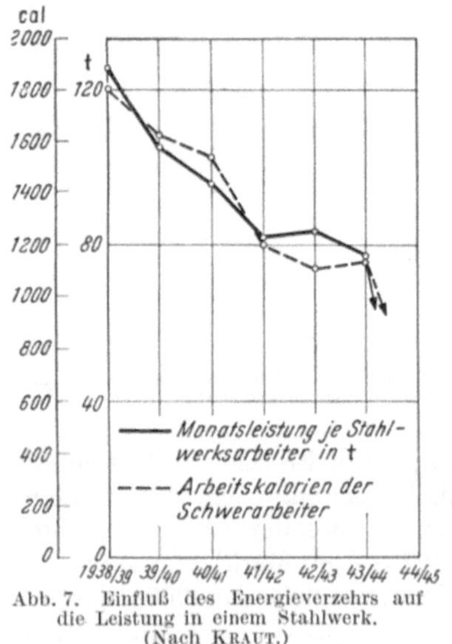

Abb. 7. Einfluß des Energieverzehrs auf die Leistung in einem Stahlwerk. (Nach KRAUT.)

Der enge *Zusammenhang von Arbeitsleistung und Energieverzehr* geht sehr eindrucksvoll aus Untersuchungsergebnissen von KRAUT (1947, 1948) und KRAUT und MÜLLER (1946) hervor, die bei Berg- und Hüttenarbeitern (Abb. 6 und 7) und bei schuttabladenden Arbeitern gewonnen wurden[2]: Immer steigt und fällt die Leistung mit dem Anstieg und Abfall des Energieverzehrs. Der Bergmann, der für volle Leistung 4200 Calorien braucht, vollbringt nur 70—80% dieser seiner Friedensleistung, wenn man seine Kost auf 3300 Calorien (79% der ursprünglichen Höhe) reduziert.

Jede erzwungene Steigerung zu einer Arbeitsleistung, die größeren Energieaufwand erfordert, als die Nahrung Energie enthält, führt auf die Dauer notwendig zur Abnahme der Leistungsfähigkeit und des Körperbestandes.

[1] BALKE 1944. [2] Vgl. auch KRAUT 1952, 1953, KRAUT und DROESE 1941, LEHMANN 1941.

Nach Feststellungen KRAUTS (1953) betrug der Energieverzehr des deutschen Volkes vor dem 2. Weltkrieg je Kopf und Tag 3070 Calorien, während des 1. Weltkrieges je Kopf und Tag 2500 Calorien und, nach Abzug der Haushaltsverluste, 2380 Calorien. Wie die Körpergewichts- und Leistungsabnahme zeigten, war das „entschieden zu wenig". Auf Grund sorgfältiger Berechnungen meint KRAUT, der Je-Kopf-Bedarf „für alle wirtschaftlichen Leistungen" betrage 2750 Calorien und, bei Einberechnung der Haushaltsverluste, 2890 Calorien. Im Gegensatz dazu nimmt der F. A. O. Report von 1950 für ein dem deutschen entsprechendes Industrievolk nur 2270 tatsächlich verzehrte Calorien an.

Die Schweizer kamen während des 2. Weltkrieges praktisch auf 2600 Calorien je Kopf und Tag[1].

Der Rückgang der Anforderungen an die körperliche Leistungsfähigkeit, den die fortschreitende Industrialisierung mit sich bringt, drückt sich in dem sinkenden Energieverzehr der körperlich arbeitenden Bevölkerung bei freier Nahrungswahl aus. Er betrug u. B. bei Industriearbeitern 1908/09 i. M. 3200, 1928/29 aber nur noch 2866 Calorien je Vollperson und Tag[2].

In den Unterschieden des Energie- (und Eiweiß-) Verzehrs gleichartig beruflich tätiger Menschen in verschiedenen Ländern spiegelt sich in erster Linie die verschiedene Höhe des Lebensstandards der Völker. SHERMAN (1937) hat die Tabelle 12 zusammengestellt, in der der Verzehr der Japaner und Chinesen freilich merkwürdig hoch erscheint. Eine ähnliche Zusammenstellung (Tabelle 13) hat FLÖSSNER (1939) veröffentlicht.

Tabelle 12. *Energie- und Eiweißverzehr gleicher Berufe je Kopf und Tag in verschiedenen Ländern.* (Nach SHERMAN.)

	Gesamtcalorien	Eiweiß
Schwerarbeiter (USA)	6000	177
Farmer, Mechaniker (USA)	3425	100
Kaufleute, Studenten (USA)	3285	106
Institutsangestellte (USA)	2600	86
Angehörige ärmster Schichten (USA)	2100	69
Fabrikarbeiter (Canada)	3480	108
Arbeiter (England)	2685	89
Arbeiter (Schottland)	3228	108
Arbeiter (Irland)	3107	98
Arbeiter (Deutschland)	3061	134
Arbeiter (Frankreich)	2750	110
Geschäftsleute (Japan)	2190	87
Arbeiter (Japan)	4415	118
Arbeiter (China)	3400	91
Arbeiter (Ägypten)	2825	112
Arbeiter (Kongo)	2812	108

Tabelle 13. *Nahrungsverzehr je Kopf und Tag bei gleichartiger Arbeit in verschiedenen Ländern.* (Nach FLÖSSNER.)

	Deutschland	Schweden	USA	Schweiz	Japan
Leichte Arbeit:					
Eiweiß (g)	100—118	134	150	207	90—95
Fett (g)	50—56	79	150	94	16
Kohlenhydrate (g)	400—500	522	550	450	560—600
Calorien	2515—3054	3436	4060	3157	2800—3000
Schwere Arbeit:					
Eiweiß (g)	135—140	189	175		
Fett (g)	80—100	110	250		
Kohlenhydrate (g)	450—500	714	560		
Calorien	3344—4348	4726	5705		

[Vgl. dazu auch HINTZE (1937) und EHRSTRÖM (1934).]

Wenn der *Energieverzehr* bei gleichbleibender Arbeit *mit der Höhe des allgemeinen Lebensstandards ansteigt*, wenn es also scheint, als ob höherer Energieverzehr die Bewältigung der Arbeit erleichtere, so deuten *sportärztliche Beobachtungen* in gleicher Richtung. Der mittlere Tagesverzehr der Teilnehmer der

[1] FLEISCH 1947, JUNG 1953, KRAUT 1953.

[2] KRAUT 1935, s. auch LEHMANN, MÜLLER und SPITZER 1950.

Berliner Olympischen Spiele 1936 belief sich auf 7300 Calorien[1] und bei anderen Sportsleuten wurden ähnliche Werte gefunden[2]. Eine bestimmte Leistung läßt sich also anscheinend bei hoher Energiezufuhr leichter, exakter und „schwungvoller" vollbringen als bei knapper.

In diesem Zusammenhang sind *tierexperimentelle Beobachtungen* verschiedener Forscher[3] zu erwähnen. Danach stieg und fiel die Spontanaktivität von Mäusen mit der Höhe der Energiezufuhr (und Eiweißzufuhr). ACHELIS und NOTHDURFT sprechen von einer „spezifisch-motorischen Nahrungswirkung" und meinen damit, ein Teil der verzehrten Nahrung werde in Bewegung umgesetzt. Höhere Energiezufuhr steigert offenbar nicht allein die Leistungs*fähigkeit*, sondern auch die Bewegungslust und die Leistungs*bereitschaft*.

Bei allen Mittelwerten für den Verzehr größerer Populationen muß, wenn sie mit Mittelwerten anderer Populationen verglichen werden sollen, der Altersaufbau in Betracht gezogen werden. Da Kinder und alte Leute weniger, jugendliche Erwachsene mehr essen als Erwachsene in mittleren Jahren, hat man die Alterszusammensetzung der Populationen dadurch in Rechnung gestellt, daß man den Verbrauch nicht je Kopf, sondern je „Vollperson" berechnet hat. Die bekannte Tatsache, daß in höheren Lebensjahren bei freier Nahrungswahl weniger (und konzentrierter) gegessen wird als in jüngeren Jahren, ist neuerdings auch von YOUNG, STREIB und GREER (1954) und von LYONS und TRULSON (1956) festgestellt.

2. Der Grundumsatz.

Der Energiebedarf kann nun aber nicht allein auf Grund von Verbrauchserhebungen *geschätzt*, sondern auch *mit Hilfe von Stoffwechseluntersuchungen unmittelbar bestimmt werden* (zusammenfassende Darstellung des Prinzips, der Technik und Ergebnisse dieser Methoden bei RUBNER 1902, KRAUSS 1928, LUSK 1928, LEHMANN 1934, DU BOIS 1954, KRAUT und ZIMMERMANN 1959.

Die Verbrennungswärme der Nährstoffe bei Verbrennung im Organismus *(physiologische Verbrennungswärme)* deckt sich nun nicht mit ihrer Verbrennungswärme bei Verbrennung im Calorimeter *(physikalische Verbrennungswärme)*. Die Verbrennungswärme im Organismus ist geringer, weil die Nährstoffe hier nicht so vollständig verbrennen wie im Calorimeter. Das gilt vor allen Dingen für das Eiweiß, das im Organismus nur bis zur Harnstoffstufe verbrennt. Die physikalische Verbrennungswärme von 1 g Eiweiß beträgt 5,7 Calorien, von 1 g Fett 9,5 Calorien und von 1 g Kohlenhydrat 4,2 Calorien, die physiologische Verbrennungswärme — man spricht auch vom „Nutzwert" — 4,1 bzw. 9,3 bzw. 4,1 Calorien[4].

Der *Anteil der Eiweißstoffe, Fette und Kohlenhydrate an den gesamten Verbrennungen* läßt sich berechnen, wenn man N-Ausscheidung, O_2-Aufnahme und CO_2-Abgabe des Organismusses kennt (Näheres darüber in den zusammenfassenden Darstellungen von KRAUSS 1928, LUSK 1928, DU BOIS 1954, KRAUT und ZIMMERMANN 1959). Für klinische Zwecke genügt es in der Regel, zur Ermittlung des Grundumsatzes lediglich den O_2-Verbrauch zu messen, einen mittleren RQ von 0,85 zugrunde zu legen und dann den O_2-Verbrauch mit 4,86 (calorischer O_2-Wert für RQ von 0,85) zu multiplizieren.

Die direkte calorimetrische Bestimmung des Umsatzes ist methodisch umständlich und heute allgemein durch die einfacheren indirekten Methoden der

[1] SCHENK 1937. [2] Literatur bei WIEBEL 1941, GRÄFE 1955.
[3] ACHELIS 1939, NOTHDURFT 1939, 1944, NOTHDURFT und EISENBEISSER 1944.
[4] RUBNER 1902, ATWATER und BENEDICT 1899, BERNSTEIN, GROSSMAN, KRZYWICKI, HARDING, BORGER, MCGARY, FRANCIS und LEVY 1955.

Bestimmung von Sauerstoffverbrauch und Kohlensäureabgabe verdrängt. Beide Methoden ermöglichen die Bestimmung von *Grundumsatz* (= Ruhe-Nüchternumsatz bei thermischer Neutralität, Erhaltungsumsatz) und *Leistungsumsatz.* Der Grundumsatz ergibt sich aus dem Energieaufwand für die Tätigkeit der lebenserhaltenden Organe (Tabelle 14). Aus dem so festgestellten Energie*umsatz* (= Grundumsatz + Leistungszuwachs) ergibt sich der Energie*bedarf* des Organismus.

Tabelle 14. *Der Anteil der Organe am Grundumsatz.* (Nach LEHMANN und OPITZ.)

Muskulatur . . .	24—50%	Leber	12%
Herz	5%	Niere	5—8%
Magen und Darm	7%	Gehirn . . .	18%

Wo es auf ganz exakte Individualwerte nicht ankommt, können die *Grundumsatzwerte aus Tabellen oder Nomogrammen entnommen werden,* die auf den Ergebnissen von Reihenuntersuchungen beruhen. Bewährt haben sich hier die Tabellen von HARRIS und BENEDICT (1919) und die Nomogramme von BOOTHBY, BERKSON und DUNN (1936).

Die Harris-Benedict-Tabellen beruhen auf Untersuchungen von 136 Männern und 103 Frauen. Die daraus abgeleiteten Formeln, nach denen die Grundumsatzwerte der Tabellen berechnet worden sind, lauten für Männer: $66{,}4730 + 13{,}7516 \times G + 5{,}00334 \times H - 6{,}77550 \times A$ und für Frauen: $655{,}0955 + 9{,}5634 \times G + 1{,}8496 \times H - 4{,}6756 \times A$, wobei G = Gewicht in Kilogramm, H = Höhe in Zentimetern, A = Alter in Jahren bedeuten. Die Harris-Benedict-Tabellen gestatten die Feststellung des normalen Grundumsatzes für Erwachsene im Alter von 21—70 Jahren mit Gewichten von 25—124 kg und Körperlängen von 151—200 cm. Es braucht nach den Tabellen nur jeweils der Faktor für Körpergewicht zum Faktor für Alter und Körperlänge addiert zu werden. Die Streuungsbreite der Norm wird mit ± 15% des Tabellenwertes angegeben.

Brauchbare Werte gibt auch die *Berechnung des Grundumsatzes* als Produkt aus Körperoberfläche und Standardwert der Wärmebildung je Oberflächeneinheit[1]. Die Formel von DU BOIS (1916) zur Berechnung der Körperoberfläche lautet: Oberfläche in Quadratmetern = Gewicht in $\text{kg}^{0,45}$ mal Länge in $\text{cm}^{0,725}$ mal 0,007184. Die Oberfläche des nach Länge und Gewicht bekannten Menschen läßt sich auch aus einem Nomogramm von DU BOIS (1916) ablesen, der Standardwert der Wärmebildung je Quadratmeter und Stunde aus einer Tabelle von BOOTHBY, BERKSON und DUNN (1936). Unter Zugrundelegung der genannten Formel wichen bei 104 gesunden Menschen 93% der gefundenen Werte um nicht mehr als ± 10% vom Sollwert nach HARRIS und BENEDICT ab; kein Wert lag außerhalb ± 15%. KEYS (1950) meint jedoch, die so berechneten Grundumsatzwerte lägen um etwa 10% zu hoch.

Ungenaue und klinisch nicht verwertbare Ergebnisse liefert die einfache und bequeme *Formel zur Grundumsatzberechnung* von READ, und zwar auch in ihrer neueren Form nach READ und BARNETT (1936)[2]. Die Formel von READ lautet: Grundumsatz $= 0{,}758\ (p + 0{,}74\,a) - 72$, wobei p die Pulsfrequenz je Minute, a die Differenz zwischen systolischem und diastolischem Blutdruck in mm Hg bedeutet. Nach der Formel von READ und BARNETT beträgt die Wärmebildung je Quadratmeter und Stunde bei Männern: 0,0055mal Blutdruckamplitude mal Pulszahl mal 24, bei Frauen: 0,0047mal Blutdruckamplitude mal Pulszahl mal 23.

Der *Grundumsatz steigt mit der Körperlänge und dem Gewicht, sinkt mit dem Alter,* schwankt mit der individuellen endokrinen Konstellation und liegt bei

[1] Zusammenfassende Darstellung der Frage des „Oberflächengesetzes" bei KRAUT und ZIMMERMANN 1959 und LEHMANN 1951.

[2] HEPPE 1938, LIEBAU 1934, LANDEN 1950, LÖHLE 1949 u. a.

Männern (infolge ihres geringeren Fettreichtums?) *höher als bei Frauen.* Seine Schwankungsbreite ist infolgedessen nicht unbeträchtlich (vgl. Tabelle 15).

Der Grundumsatz des gesunden Mannes (ausgedrückt in Calorien je Quadratmeter Körperoberfläche und Stunde) sinkt von 40 im Alter von 20 Jahren auf 35 im Alter von 60 Jahren, bei Frauen im gleichen Zeitraum von 35 auf 31[1]. Demnach liegt der 24 Std-Grundumsatz jüngerer Männer bei 1600, älterer Frauen bei 1100 Calorien. Je Quadratmeter Oberfläche und 24 Std beträgt der Grundumsatz im Jugendalter rund 1000, im Greisenalter rund 800 Calorien.

Bei gleichbleibendem Ernährungszustand und Gewicht und bei gleichen Außentemperaturen ist der *Grundumsatz* beim gleichen Individuum, *weitgehend konstant*[2].

Kleinere Grundumsatzschwankungen finden sich beim Gesunden lediglich als tagesrhythmische Schwankungen[3], als Schwankungen im *Laufe größerer Zeiträume* oder *in Abhängigkeit von muskulärer Tätigkeit* in dem Sinne, daß nach starker Muskelbeanspruchung und im körperlichen Training der Grundumsatz besonders tief absinkt[4]. Er liegt unmittelbar nach körperlicher Arbeit tiefer als nach längerer Ruhe (um 10% und mehr), und zwar um so tiefer, je höher er vorher lag und je intensiver die geleistete Arbeit war. Bei von vornherein tiefem Grundumsatz bleibt die reaktive Umsatzsenkung nach Arbeit aus. Derartige Grundumsatzsenkungen nach Körperarbeit hat schon VOIT (1876) nachgewiesen. Später sind sie von MARK (1939), WACHHOLDER (1946, 1954) u. a. festgestellt worden.

Tabelle 15. *Grundumsatzwerte in Abhängigkeit von Körperlänge, Körpergewicht, Alter und Geschlecht.* (Berechnet nach HARRIS und BENEDICT.)

Länge cm	Gewicht kg	Alter Jahre	Geschlecht	Grundumsatz Calorien
170	70,0	40	männlich	1614
160	70,0	40	männlich	1564
170	90,0	40	männlich	1889
170	70,0	70	männlich	1412
170	70,0	40	weiblich	1456

Grundumsatzschwankungen finden sich weiter als Begleiterscheinungen *psychischer Vorgänge*[5]. Schlaf und Narkose können (nur bei psychisch erregten Menschen?) den Umsatz unter die Ruhewerte im Wachzustand sinken lassen[6]. Es ist eine Frage der Begriffsfassung, ob man hier sagen will: im Schlaf *sinkt* der Grundumsatz, oder: der tiefe Schlafwert ist erst der wirkliche Grundumsatz. Grundumsatzsenkungen kann man nach Abklingen einer spezifisch-dynamischen Nahrungssteigerung sehen. Der Grundumsatz soll bei streng kochsalzfreier Kost absinken, und dieses Absinken subjektiv als Müdigkeit empfunden werden[7]. Von Grundumsatzsenkung nach Kochsalz*zulagen* haben BRUMAN und DELACHAUX (1936) berichtet und möglicherweise kann Calcium in gleichem Sinne wirken (BRUMAN 1939).

Nach eiweißreicher *Ernährung* liegt der Grundumsatz höher als nach eiweißarmer, wobei der Säure- bzw. Basenüberschuß der Nahrung belanglos ist[8].

Sicher ist, daß der Grundumsatz (verglichen mit dem Sollwert für gleiche Größe und gleiches Gewicht) bei *Einschränkung der* Nahrungszufuhr absinkt, vorausgesetzt, daß sich der Organismus im Laufe von Monaten an die knappe Kost gewöhnen kann; bei *plötzlicher* Umstellung von reichlicher Kost auf Unterernährung kommt es zu rasch fortschreitendem Verfall[9]. Während ältere

[1] DU BOIS 1936, SHOCK und YIENGST 1955.
[2] HARRIS und BENEDICT 1921, BOOTHBY, BERKSON und PLUMMER 1937.
[3] BORNSTEIN und VÖLKER 1926, BERKSON und BOOTHBY 1938.
[4] ACHELIS und NOTHDURFT 1939.
[5] v. EIFF, LOTTNER, GOEPFERT, PFLEIDERER und STEFFEN 1952, v. EIFF 1956.
[6] Neuerdings BRENDEL, KOPPERMANN und THAUER 1954, v. EIFF 1957, SCHWARTZ, GEIGER, KEMPF und RINGWALD 1957.
[7] DE LANGEN 1954. [8] Literatur bei FUHRY 1939. [9] Literatur bei GLATZEL 1954.

Einzeluntersuchungen bei Untergewichtigen eine Erhöhung des Umsatzes je Gewichtseinheit ergeben hatten (nach COONS 1931 etwa 15%), fanden sich später in Reihenbestimmungen bei Menschen, die im Laufe von Monaten langsam in den Unterernährungszustand hineingeraten waren, *ausnahmslos* tiefere Werte als bei ausreichend ernährten Menschen gleicher Größe, gleichen Alters und gleichen Geschlechts. Die Gründe dieses Widerspruchs sind nicht klar. An der plötzlichen Reduzierung der Energiezufuhr in den Versuchen von COONS (1931) (im Gegensatz zu der allmählichen Reduzierung bei „natürlicher" Unterernährung) kann es nicht gelegen haben, denn auch in den Versuchen von KEYS u. Mitarb. (1950) war die Energiezufuhr von heute auf morgen stark reduziert worden.

In diesen Unterernährungsexperimenten von Minnesota[1] wurde die Energiezufuhr von 32 Versuchspersonen für die Dauer von 6 Monaten von i. M. 3492 auf 1570 Calorien herabgesetzt.

Dabei sank das Körpergewicht i. M. um 24%, der Grundumsatz i. M. von 1576 auf 962 Calorien (um 614 Calorien = 39% des Ausgangswertes), die spezifisch-dynamische Nahrungswirkung von 349 auf 157 Calorien (um 192 Calorien = 55% des Ausgangswertes) und der Aufwand für körperliche Tätigkeit von 1567 auf 451 Calorien (um 1116 Calorien = 71% des Ausgangswertes). 60% der Aufwandsverminderung für körperliche Tätigkeit beruhte auf Unterlassung körperlicher Tätigkeit überhaupt, 40% auf Einsparung bei der Ausführung solcher Tätigkeiten. KEYS u. Mitarb. berechneten überschlagsweise das Gewicht der „aktiven Gewebe" (Gesamtgewicht — [Gewicht des Fettes + Gewicht des extracellulären Wassers + Gewicht des Blutes + Gewicht des Skelets]) und kamen zu dem Ergebnis, daß das aktive Gewebe zu Anfang i. M. 39,95 kg, am Ende der Unterernährungsperiode 29,19 kg betragen hatte, daß der Verlust mit 27,4% also höher lag als der Gesamtverlust an Körpergewicht von 24%. Bezogen auf 1 m^2 Körperoberfläche war der Grundumsatz um 31,2%, bezogen auf 1 kg Körpergewicht um 19,3% und bezogen auf 1 kg „aktives Gewebe" um 15,5% abgesunken. (Bei unterernährten Menschen in Westeuropa konnten BEATTIE und HERBERT (1947) keinen Abfall der Umsatzintensität der „aktiven Gewebe" feststellen.) Der Hauptteil der gesamten Grundumsatzreduzierung (65%) beruhte auf Verminderung der umsetzenden *Gewebsmasse*, der kleinere (35%) auf Verminderung der Umsatz*intensität*. Es ist jedoch nicht anzunehmen, daß der Grundumsatz sämtlicher „aktiver" Zellen im Hunger um 15% zurückging. Daß sich bei der *Ratte* die verschiedenen Organe und Gewebe in dieser Hinsicht verschieden verhalten, hat bereits KLEIBER (1947) gezeigt. KEYS u. Mitarb. betonen, schon der Abfall der Körpertemperatur bei Unterernährung könne ein Absinken des Grundumsatzes mit sich bringen (in den Minnesota-Experimenten war die Temperatur nach 12 Wochen Unterernährung um 0,74° C, nach 24 Wochen um 0,126° C gegenüber der Ausgangstemperatur abgefallen).

Von vornherein könnte man erwarten, bei chronischer Unterernährung eher das Gegenteil der tatsächlich beobachteten Umsatz*senkung* d. h. eine *Erhöhung* je Kilogramm Körpergewicht, zu finden. Infolge des Schwundes von Fettgewebe mit seinem relativ geringen Umsatz müßte der Grundumsatz je Einheit des Körpergewichts steigen. Diese theoretisch zu erwartende Umsatzsteigerung wird in Wirklichkeit also durch eine beträchtliche Umsatzeinschränkung der Gewebe überkompensiert. Während der Hungerjahre lagen die Grundumsatzwerte der deutschen Bevölkerung im Durchschnitt 5% unter den Friedenswerten, d. h. unter den Werten für ausreichend ernährte Menschen gleichen Gewichts, gleichen Alters und gleicher Größe (Literatur bei GLATZEL 1954). Ebenso wie der Grundumsatz sinkt bei chronischer, langsam einsetzender Unterernährung auch die spezifisch-dynamische Nahrungswirkung[2].

Die *jahreszeitlichen Schwankungen* des Grundumsatzes — im Winter höhere Werte als im Sommer — sind, wenn überhaupt vorhanden[3], so gering, daß sie

[1] BROZEK, CHAPMAN und KEYS 1948, KEYS, BROZEK, HENSCHEL, MICKELSEN und TAYLOR 1950, TAYLOR und KEYS 1950.
[2] GRAFE 1923; neuerdings TSAMBOULAS 1939, WACHHOLDER 1949.
[3] GESSLER 1925, KEYS 1949, 1950, v. EIFF 1957.

für die Beurteilung der individuellen Konstanz nicht ins Gewicht fallen. In Wahrheit wären sie auch bereits Ausdruck eines *Leistungsumsatzes* der chemischen Wärmeregulation, d. h. nicht mehr *Grundumsatz*werte.

Rassische Unterschiede des Grundumsatzes sind niemals überzeugend nachgewiesen worden[1].

Von Grundumsatzsteigerung im *Höhenklima* hat BALKE (1944) berichtet (stärkere Beanspruchung der Kreislauf- und Atmungsfunktionen ?); keine Steigerungen dieser Art fand FREYDBERG (1956; s. a. CREMER 1944), TERZIOGLU und AYKUT (1954), BENEDICT, LEE und STRIECK (1935). Die Angaben über Beeinflußbarkeit des Grundumsatzes durch elektromagnetische Strahlen verschiedener Wellenlänge ergeben noch kein klares Bild (Lit. bei KRAUT und ZIMMERMANN 1959).

Auf die Schwankungen des Grundumsatzes unter krankhaften Bedingungen (bei endokrinen Störungen, Injektionen, Vergiftungen u. a.) ist hier nicht einzugehen.

3. Der Leistungsumsatz.

Einen *Leistungszuwachs* zum Grundumsatz bedingen Abkühlung, Nahrungsaufnahme, Muskelarbeit und geistige Tätigkeit.

a) Wärmeregulation.

Im Dienste der *Wärmeregulation* setzt der Organismus bei tiefer Umgebungstemperatur mehr, bei hoher Temperatur weniger um. Das ist aus vielen Beobachtungen an Tieren und Menschen hinreichend bekannt[2].

In den sehr eingehenden Versuchen von STEVENSON (1955) fraßen *Ratten* in kalter Umgebung etwa 40% mehr als in warmer Umgebung. In der Kälte sank das Muskelglykogen bei Nahrungsentzug stärker ab. Die Leber, bei kohlenhydratreicher Ernährung am größten, bei fettreicher Ernährung am kleinsten, war (auch während des Hungerns) in der Kälte stets größer als in der Wärme. Bei Kältetieren waren die Herzgewichte und Nebennierengewichte höher. Ließ man die Tiere verhungern, dann starben diejenigen, die bei 2—5° C gehalten worden waren, früher als jene, die bei 22—23° C gelebt hatten, und zwar unabhängig von der Art der voraufgehenden Ernährung (kohlenhydrat-, eiweiß- oder fettreich).

Nach KEYS (1950, s. a. [3]) kann man im großen und ganzen rechnen, daß 10% F = 6° C Unterschied der Außentemperatur eine Umsatzänderung von 3% bedingen. Im warmem Klima sinkt der Grundumsatz dementsprechend um 5—10%, im heißen Klima um 10—15%; in den Tropen sind die Grundumsatzwerte (richtiger: die Ruhe-Nüchtern-Umsatzwerte) niedrig[4]. Beobachtungen über Grundumsatzwerte in der Antarktis hat WILSON (1956) mitgeteilt. Kälteschaudern kann, je nach der Intensität des Muskelzitterns, den Umsatz um 50—100% steigern! KEYS (1949, 1950) meint, bei Annahme eines Jahresumsatzes von 100 in London und Boston betrage der Jahresumsatz desselben Menschen in Minneapolis und Moskau 105, in Rom und Sao Paulo 95, in Bombay und Panama 85.

In kalten und heißen Bädern können die Umsatzschwankungen 200% erreichen. Ob das in der Weise geschieht, daß jede Abkühlung zu Umsatzsteigerung in der Leber und Muskulatur führt oder ob die Umsatzsteigerung lediglich als

[1] KEYS 1950, UETA 1951, RODAHL und EDWARDS 1952, KRAUT und ZIMMERMANN 1959.
[2] Literatur bei KEYS 1949, 1950.
[3] BURTON und EDHOLM 1955, MEEHAN 1955, MILLER, WENKAM und KIMURA 1957.
[4] AMES und GOLDTHWAITE 1939, HAFKESBRING und BORGSTROM 1926, 1927, GALVÃO 1948, JOHNSON und KARK 1947, MACGREGOR und LOH 1941, MASON 1934, RADSMA und STREEF 1932, LE BLANC 1957, POMPEO DO AMARAL 1956.

Folge des kältebedingten Muskelzitterns auftritt, ist nicht ganz klar. Am tiefsten liegt (bei langsam ansteigender Erwärmung) der Umsatz bei Außentemperaturen um $+20^0$ C (thermische Neutralität, Indifferenztemperatur). Die Einhaltung dieser Indifferenztemperatur ist deshalb eine notwendige Voraussetzung für die richtige Bestimmung des Grundumsatzes.

b) *Nahrungsaufnahme.*

Jede *Nahrungsaufnahme* erhöht den Energieumsatz. Sofern die Erhöhung innerhalb der Regulationsbreite der physikalischen Wärmeregulation erfolgt, in einem Zustand des Organismus also, in dem er (durch Strahlung, Leitung und Wasserverdunstung) Wärme abgibt, steht sie als „*spezifisch-dynamische Nahrungswirkung*“ (MAGNUS-LEVY 1906) in gesetzmäßigem Zusammenhang mit der Art und Größe der Energiezufuhr. Die spezifisch-dynamische Nahrungswirkung (= Anzahl der über Grundumsatzhöhe entwickelten Calorien in Prozent der verzehrten Calorien) beträgt bei Eiweiß 17—30%, bei Fett 3—4%, bei Kohlenhydraten 4—9%, bei üblicher gemischter Nahrung im Mittel etwa 10%[1]. Über die spezifisch-dynamische Wirkung der Eiweißstoffe siehe auch S. 318, der Fette S. 177 und der Kohlenhydrate S. 134.

BENEDICT und CARPENTER (1918) sprachen in diesem Sinne von „Cost of digestion“ und rechnen bei Eiweiß mit 10—20% (je kleiner die Menge, desto größer der Wert), bei Fetten mit 2,5—4% und bei Kohlenhydraten mit 3,5—9%. Der „Cost of digestion“ bei einer Erhaltungskost mittlerer Zusammensetzung beträgt (nach DU BOIS 1936) 5—6%, bei einer eiweißknappen Kost 2—5%, bei einer Kost mit über 12% Eiweißcalorien 6—8% und bei einer sehr eiweißreichen Kost etwa 20%.

Die spezifisch-dynamische Nahrungswirkung bleibt bei ein und demselben Menschen unter gleichen Bedingungen über Wochen und Monate hin konstant, kann aber von Mensch zu Mensch beträchtlich schwanken (bis zu Unterschieden von 1:3). Bei *niedriger Umgebungstemperatur*, d. h. außerhalb der physikalischen Wärmeregulationsbreite, fällt die spezifisch-dynamische Steigerung aus, sofern sie die für eben diese Umgebungstemperatur charakteristische Umsatzsteigerung nicht überschreitet. Man könnte ebensogut auch umgekehrt sagen: Die spezifisch-dynamische Nahrungssteigerung tritt an die Stelle des im Nüchternzustand von den Körpernährstoffen bestrittenen Mehrumsatzes im Dienste der chemischen Wärmeregulation[2]. Bei intensiver körperlicher Arbeit ist die spezifisch-dynamische Nahrungswirkung aller Nährstoffe geringer[3].

Nach WACHHOLDERs Untersuchungen z. B. ist die spezifisch-dynamische Wirkung einer Kost mit 2400 Calorien um etwa 50 Calorien geringer, wenn man sie nicht beim ruhenden Menschen bestimmt, sondern den Menschen vor und nach der Nahrungsaufnahme arbeiten läßt. Bei gleichzeitigen Eiweiß-, Fett-, Kohlenhydratverzehr und -verbrauch durch Muskelarbeit soll sich die spezifisch-dynamische Wirkung aus Eiweiß zu dem Eiweißverbrauch durch Arbeit einfach addieren, diejenige aus Kohlenhydraten und Fett jedoch nicht[2].

HAMILTON (1939) meinte, die spezifisch-dynamische Wirkung sei ganz allgemein um so geringer, je besser die Nahrung den Bedürfnissen des Organismus entspreche.

Mit *steigender Nahrungsmenge* sinkt die spezifisch-dynamische Umsatzsteigerung. Bei mittlerem Ernährungszustand und gemischter Kost von 2000 Calorien liegt sie um 170 Calorien (8,5%), bei einer Kost von 2750 Calorien um 215 Calorien (7,8%) und bei einer Kost von 3200 Calorien um 225 Calorien (7,0%). Während

---

[1] RUBNER 1902, GRAFE 1923, LUSK 1931, GLICKMAN, MITCHELL, LAMBERT und KEETON 1948, WACHHOLDER und FRANZ 1944.

[2] RUBNER 1902.

[3] ATKINSON und LUSK 1931, CARPENTER und FOX 1931, JOHANNSSON und KORAEN 1902, LUSK 1928, 1931, NÖCKER 1952, RAPPORT 1930, SAWTSCHENKO 1935, 1936, WACHHOLDER 1949.

in Unterernährungszuständen die spezifisch-dynamische Nahrungswirkung wenig ausgeprägt ist[1], steigt sie bei Auffütterung des unterernährten Organismus zunächst an, fällt dann aber wieder ab, um bei fortdauernder Überfütterung stark anzusteigen [in einem Versuch GRAFEs (1923) z. B. von 9,8 auf 32% der Nahrungscalorien]. Diese stark spezifisch-dynamische Steigerung bei Überfütterung, die freilich nicht von allen Untersuchern festgestellt werden konnte, bezeichnet man nach dem Vorgang GRAFEs (1923, 1934) als „*Luxuskonsumption*" (s. auch [2]). Je besser das Futter den gegebenen Anforderungen entspricht, je mehr von dem verfütterten Eiweiß angesetzt wird, desto geringer ist bei Ratten die spezifisch-dynamische Wirkung[3].

Die spezifisch-dynamische Steigerung nach Fleischkost soll in den meisten Fällen unabhängig von der *Tageszeit* sein; bei überwiegender Kohlenhydratkost liegt sie offenbar mittags höher als morgens und abends[4].

Im *Alter* scheint sie geringer zu werden, vielleicht aber auch nur verzögert aufzutreten[5].

1, 2 und 3 Std nach einer gemischten Probemahlzeit fand z. B. KRÜGER (1932) bei 20—56jährigen Steigerungen von im Mittel 15,09—21,8—14,79%, bei 67—85jährigen nur noch Steigerungen von i. M. 6,86—11,2—6,95%.

Die gleichen Nahrungsmitteln sollen (infolge verkürzter Resorptionszeit ?) in *Brei- und Suppenform* stärkere spezifisch-dynamische Wirkung entfalten als in fester Form[6].

Gleiche Mengen von Nahrungscalorien sollen geringere spezifisch-dynamische Wirkungen entfalten, wenn sie nicht auf einmal, sondern auf mehrere Portionen verteilt zugeführt werden[7].

In ihrer vielfältigen Abhängigkeit — nicht zuletzt von der Geduld und Bereitwilligkeit der Versuchspersonen — kann der Verlauf der spezifisch-dynamischen Nahrungswirkung unter scheinbar gleichen Bedingungen erheblich schwanken.

Daß *krankhafte Störungen* (der hypophysär-diencephalen Regulationen ?) die spezifisch-dynamische Nahrungswirkung beeinflussen können, ist seit langem bekannt. Auch bei klinisch gleichen Zustandsbildern von Fettsucht, Magersucht, Thyreotoxikose u. a. zeigen die Abweichungen jedoch keineswegs immer die gleiche Größe und Richtung[8].

Die *Ursache der spezifisch-dynamischen Wirkung* des Eiweißes ist noch nicht einwandfrei geklärt[9]. Man sah sie zunächst in der Verdauungsarbeit, später in der Umsatzsteigerung durch die beim Eiweißabbau frei werdenden Aminosäuren[10] bzw. die bei der Desaminierung frei werdenden Aminogruppen[11]. OBERDISSE (1940) sieht die Ursache weniger in der Desaminierung als in den oxydativen Abbauprozessen des stickstofffreien Restes der Aminosäuren. Erwiesen ist jedenfalls eine spezifisch-dynamische Umsatzsteigerung sowohl durch das ganze Eiweißmolekül wie durch seine Spaltstücke (Brenztraubensäure, Milchsäure, Essigsäure. Die Gegensinnigkeit von Hyperglykämie und spezifisch-dynamischer Steigerung legte die Annahme nahe, diese sei ein Ausdruck der für Aufbauprozesse benötigten Energieumsetzungen[12].

---

[1] WACHHOLDER 1949, WACHHOLDER und FRANZ 1944, KEYS 950. [2] TSAMBOULAS 1939.
[3] HAMILTON 1939. [4] WACHHOLDER und FRANZ 1944, WACHHOLDER 1949.
[5] TUTTLE, HORVATH, PRESSON und DAUM 1953.
[6] GÖPFERT und STUFLER 1949; s. auch MUCIO und GATTAI 1953.
[7] RICHARDSON und MASON 1923.
[8] GRAFE 1923, LICHTWITZ 1936, LUSK 1919, 1931, NORD und DEUEL 1928, ROLLY 1921, SIEDE und TIETZE 1940, LÖVEI und VERECKEI 1954, HÄUSLER 1952.
[9] HANDLER 1953, LÖVEI 1954. [10] LUSK 1928.
[11] GRAFE 1923, 1934, LUSK 1931, JANSSEN und REIN 1928.
[12] FRANZ 1944, LINNEWEH 1939, WACHHOLDER und FRANZ 1944, ABELIN und GOLDSTEIN 1955.

Die Ursache der spezifisch-dynamischen Wirkung der Kohlenhydrate und Fette — sie ist ja beträchtlich geringer als die des Eiweißes — liegt wohl vor allen Dingen in intermediären Stoffwechselvorgängen.

c) *Muskelarbeit.*

Muskelarbeit steigert den Energieumsatz, und vermutlich kommen durch intensivere Tätigkeit der Kreislauf- und Atmungsorgane und der Skeletmuskulatur auch psychisch bedingte Umsatzsteigerungen zustande. Der Arbeitsaufwand, der bis zu $^4/_5$ des gesamten Energieaufwandes ausmachen kann, läßt sich jeweils berechnen oder im Versuch bestimmen.

Als Wirkungsgrad bezeichnet die Technik das Verhältnis

$$\frac{\text{mechanische Arbeit}}{\text{aufgewendete Energie}},$$

die Physiologie dementsprechend das Verhältnis

$$\frac{\text{geleistete Körperarbeit}}{\text{aufgewendete Energie}}.$$

Während für volkswirtschaftliche Betrachtungen der aus dem Gesamtumsatz berechnete *Brutto*wirkungsgrad die entscheidende Rolle spielt, interessiert physiologisch in erster Linie der *Netto*wirkungsgrad, der sich berechnet aus dem Gesamtumsatz abzüglich des Erhaltungsumsatzes. Als Nettowirkungsgrad enthält das Verhältnis

$$\frac{\text{geleistete Körperarbeit}}{\text{Gesamtumsatz — Erhaltungsumsatz}}$$

den gesamten für die Arbeitsleistung zusätzlich erforderlichen Umsatz. Als Maßeinheit dient die Calorie = 426,9 mkg (= 0,0936 Pferdekräfte = 69,77 Watt). Aus einer Zusammenstellung SIMONSSONs[1] von zahlreichen Berechnungen des Nettowirkungsgrades bei Radfahren, Bergsteigen, Kurbeln usw. ergeben sich Werte, die zwischen 20 und 30% liegen (Maximalwert 35% bei Bergsteigen, Minimalwert 3% bei Schwimmen).

Der O_2-Verbrauch des Muskels, in Ruhe etwa 1,7 cm³ je Minute und Kilogramm, kann bei maximaler Arbeitsleistung bis auf 180 cm³ ansteigen. Wenn beim Trainierten die Gesamtumsatzsteigerung bei gleicher Arbeit kleiner ist als beim Untrainierten[2], dann spielt hier neben der verbesserten Muskelökonomie auch der Wegfall überflüssiger Mitbewegungen eine Rolle. Im Höhenklima kann die umsatzsteigernde Wirkung der Muskelarbeit die Arbeit selbst um mehrere Stunden überdauern[3].

Tabelle 16 gibt nach experimentellen Untersuchungen einen Anhalt für die Größenordnung des *Gesamtenergieverbrauchs bei verschiedener beruflicher Tätigkeit.* Die Angaben (nach BECKER und HÄMÄLAINEN 1914) beziehen sich auf 8stündige Arbeitszeit. Untersuchungen über den Energieverbrauch von Kindern haben TAYLOR, PYE, SCHAFER und WING (1951) angestellt. Bei Schwerstarbeitern fanden ORR und LEITCH (1938) 4200 Calorien, LEHMANN (1949) bis zu 5000 Calorien. Zum Vergleich sei auf die obengenannten Zahlen des Energie*verzehrs* hingewiesen (s. S. 69). Wenn für Schwerarbeiter Bedarfszahlen von mehr als 6000 Calorien je Tag genannt wurden, dann beruhen solche Werte offenbar auf unzulässiger Ausdehnung des in kurzfristigen, überdurchschnittlich arbeitsintensiven Perioden festgestellten Aufwandes auf einen Zeitraum von 24 Std[4].

[1] Zit. nach LANG und RANKE 1950; ältere Angaben bei TIGERSTEDT 1926.

[2] LILJESTRAND und STENSTRÖM 1920 u. a.

[3] ZUNTZ und DURIG 1913.

[4] Siehe auch BUSCA und GRANATI 1940, GRÄFE 1952, PERETTI 1943, SMART, MACRAE, BASTENIE und GREGOIRE 1948.

Tabelle 15. *Gesamtumsatz bei körperlicher Arbeit.* (Nach BECKER und HÄMALÄINEN.) (Calorien je 24 Std bei 8stündiger Arbeitszeit.)

Schneider	2400—2700	Maler	3200—3300
Buchbinder	2700	Tischler	3200—3300
Schuster	2800	Steinhauer	4300—4700
Metallarbeiter	3100—3200	Holzfäller	5000—5400

Auf die grundsätzlichen (nicht nur methodischen) Bedenken, die gegenüber derartigen Berechnungen des ausreichenden Nahrungsbedarfs auf Grund des gemessenen Energieverbrauchs erhoben werden müssen — wonach bemißt sich die Beurteilung „ausreichend"? ist das Körpergewicht ein brauchbares Maß dafür? wieweit lassen sich aus Umsatzwerten, die in *kurz*fristigen Untersuchungen gewonnen worden sind, Rückschlüsse ziehen auf den Umsatz innerhalb *längerer* Zeiträume? —, haben DU BOIS und CHAMBERS (1943), KEYS (1949, 1950), ORR und LEITCH (1938) und SINCLAIR (1948) hingewiesen, und große Erfahrungen stehen hinter dem Satz von LEHMANN und GRAF (1956): „Die Annahme, daß ein Mensch bei 6 Arbeitstagen in der Woche im *Maximum* je Arbeitstag 2500 Kilocalorien in berufliche Arbeit umsetzen kann, und daß man als Normalleistung eines Schwerarbeiters 2000 kcal annehmen muß, hat sich bei der Beurteilung sehr verschiedener industrieller, land- und forstwirtschaftlicher Arbeitsformen ausgezeichnet bewährt."

„Abgesehen von einer systematischen Tendenz zur Überschätzung des tatsächlichen Calorienbedarfs vereinfachen die Tabellen die Fragen allzusehr, indem sie die durch Klima, andere Tätigkeit und Alter bedingten Unterschiede vernachlässigen"[1]. Es liegt überdies in der Natur der Sache, daß solche Zahlen nur auf große Gruppen, nicht aber auf Einzelpersonen und kleine Gemeinschaften Anwendung finden können.

Wenn man solche Vorbehalte nicht außer acht läßt, behalten alle diese Zahlen aber doch immer noch einen nicht zu unterschätzenden Wert.

Mit der Höhe des mit aller Vorsicht in der genannten Weise festgestellten tatsächlichen *Leistungsaufwandes* für äußere Arbeit ist aber noch nicht der *Nahrungsbedarf* bestimmt. Hinzu kommt der Aufwand durch die *spezifisch-dynamische Nahrungswirkung* und, wenn die mit der Nahrung insgesamt zugeführten Energiemengen festgestellt werden sollen (Bruttocalorien der Nahrung) und nicht lediglich die tatsächlich nutzbaren Nahrungsenergien (Nettocalorien der Nahrung), ein Zuschlag von rund 8% der Energiezufuhr für *unausgenutzte Nahrungsenergien* (Näheres s. S. 84ff.). In größeren Höhen kommt zu der Muskelarbeit außerdem die umsatzsteigernde *Höhenwirkung* und noch am Tage *nach* anstrengender Arbeit ist der Grundumsatz „auch beim Trainierten, der im Talort keine Steigerung mehr zeigt, in größeren Höhen gesteigert" (BALKE 1944). Bei vielen Bewegungsarten spielt schließlich das *Körpergewicht*, das mitbewegt werden muß, noch eine Rolle; oft laufen Körpergewicht und Energieaufwand parallel[2].

Die aus Stoffwechseluntersuchungen additiv errechneten Werte des Gesamt-Energieverbrauchs stimmen zwar mit den Feststellungeu des tatsächlichen Energieverzehrs im großen und ganzen überein; sie liegen aber durchweg etwas höher als diese. Aus einer Aufstellung von KEYS (1950) geht z. B. hervor, daß die von dem National Research Council für Frauen errechneten Bedarfszahlen höher liegen als die Zahlen des tatsächlichen Verzehrs in USA und England. Für Männer scheint Ähnliches zu gelten.

[1] ERICKSON, SIMONSON, TAYLOR, ALEXANDER und KEYS 1945, GALVÃO 1948, KLEIBER 1947.
[2] KEYS 1950.

Neueste Untersuchungen, veranlaßt vor allem durch die in Hungerzeiten beobachtete Erscheinung, daß viele Menschen bei geringer Energiezufuhr am Leben und sogar leidlich arbeitsfähig blieben, ließen denn auch den Grund dieser Differenzen erkennen.

Grundumsatz und Leistungszuwachs sind nämlich keine Größen, die man einfach addieren darf, wenn man den tatsächlichen Gesamtumsatz erfahren will. Grundumsatz und Leistungszuwachs durch äußere Arbeit beeinflussen sich gegenseitig und sind in dieser wechselseitigen Beeinflussung auch noch von dem Leistungszuwachs durch Nahrungszufuhr abhängig[1]. Während z. B. nach rein additiver Berechnung des Gesamtenergieverbrauchs aus Grundumsatz, spezifisch-dynamischer Wirkung und Arbeitsaufwand 4000 Calorien für den Mann mit ruhiger sitzender Beschäftigung kaum ausreichen, genügen sie infolge der genannten Einsparmechanismen erfahrungsgemäß sogar ohne weiteres für den mittelschwer arbeitenden Mann.

Im Rahmen der Betrachtung des Grundumsatzes wurde die Senkung von Grundumsatz und spezifisch-dynamischer Nahrungswirkung bei *Unterernährung* erwähnt (s. S. 72). Diese Umsatzsenkung muß bei der Beurteilung des Energiebedarfs Unterernährter in Rechnung gestellt werden. Infolge kompensatorischer Regulationen, die weit hinausgehen über die mit der Unterernährung einsetzenden Reduzierung der motorischen Aktivität[2], wurden in Untersuchungen von WACHHOLDER (1946) bei Kürzungen der Zufuhr um 450 Calorien (von 2200 auf 1750 Calorien) durch Senkung von Grundumsatz und spezifisch-dynamischer Nahrungswirkung 350 Calorien eingespart. Damit war freilich das Äußerste an Sparmöglichkeit erreicht. Schon bei Reduzierung der Energiezufuhr von 2400 auf 1900 Calorien ist, selbst wenn sie so langsam geschieht, daß beste Anpassungsbedingungen gegeben sind, „der Körper eines jungen Mannes nicht mehr in der Lage, auch nur den geringsten Arbeitsbedarf bei ruhiger, sitzender Beschäftigung ohne ein laufendes Zurückgreifen auf die Körpersubstanzen zu decken“[3]. Muskelarbeit wird bei Unterernährung nicht nur langsamer, sondern auch unexakter und schwungloser geleistet. Darüber hinaus wird aber an Energieaufwand für Muskelarbeit bei Kürzung der Nahrungszufuhr nichts eingespart — im Gegenteil: Bei Reduzierung der Energiezufuhr von 2200 auf 1800 Calorien steigt der Energieverbrauch für eine bestimmte Arbeitsleistung sowohl *während* wie auch *nach* der Arbeit, so daß ein Teil der Einsparungen am Grundumsatz und der spezifisch-dynamischen Steigerung wieder verlorengeht. Nur bei knapp ernährten Menschen mit tiefliegendem Grundumsatz (und infolgedessen fehlender reaktiver Umsatzsenkung nach Arbeit) gibt die additive Berechnung von Grundumsatz und Leistungsumsatz ein zutreffendes Bild der Wirklichkeit. „Einer geringen Nahrungszufuhr vermag sich unser Körper weitgehend durch Einsparung am Erhaltungsumsatz anzupassen. Die äußerste Grenze dieser Anpassung scheint für Männer mittlerer Größe, mittleren Alters, einem Gewicht von 50 statt normalerweise 65 kg und ruhig sitzender Beschäftigung bei einem Verbrauch von 1670 Calorien je Tag zu liegen. Diesem absoluten Umsatzminimum entspricht — unter Ansetzung eines Ausnutzungsverlustes von 8% — ein *absolutes Nahrungsbedarfsminimum von 1800 Calorien* je Tag. . . . Am Erhaltungsumsatz (Grundumsatz und spezifisch-dynamische Steigerung) sind Einsparungen bis zu 220 Calorien je Tag möglich, ohne daß gesundheitlich oder leistungsmäßig irgendwelche Einbußen festzustellen wären. Bei darüber hinausgehenden Einschränkungen des Erhaltungsumsatzes entwickeln sich hypotonische und hypoglykämische Beeinträchtigungen. *Vom*

[1] ACHELIS und NOTHDURFT 1939, WACHHOLDER 1946.
[2] ZUNTZ und LOEWY 1918, BENEDICT 1919. [3] WACHHOLDER 1954.

gesundheitlichen und leistungsmäßigen Standpunkt aus ist demnach als Ernährungsminimum für Personen mit ruhig sitzender Beschäftigung eine tägliche Zufuhr von 2150 Calorien anzusehen" (WACHHOLDER 1946).

LEHMANN (1949) kommt, obwohl der von WACHHOLDER (1946) angenommene durchschnittliche Gewichtsverlust von 15 kg seiner Meinung nach zu groß ist, zu *noch niedrigeren Werten für das Nahrungsbedarfsminimum*, und zwar unter Berücksichtigung der Tatsache, daß der Grundumsatz je Kilogramm Körpergewicht bei Unterernährung nicht, wie WACHHOLDER (1946) angenommen hatte, ansteigt, sondern abfällt.

„Gehen wir von einem mittleren Grundumsatz von 1680 Calorien aus, senken diesen Betrag um 20% für Gewichtsabnahme und spezifische Umsatzsenkung, so erhalten wir 1345 Calorien. Addieren wir hierzu, was auch nach der Wachholderschen Darstellung zulässig erscheint, für einen minimalen Freizeitbedarf 80 Calorien und für einen minimalen Arbeitsbedarf 50 Calorien, die im wesentlichen also durch das Sitzen am Schreibtisch und die unvermeidlichen Körperbewegungen aufgebraucht werden, so erhalten wir 1475 Calorien, zu denen 6% für die Verdauungsarbeit und weitere 6% für die unvollständige Nahrungsausnutzung kommen. So ergeben sich *1670 Bruttocalorien.* Die entsprechende Rechnung für die Durchschnittsfrau ergibt 1465 Calorien."

Einsparungsmechanismen verschiedener Art ermöglichen es also bei langsamer *Gewöhnung* an nicht allzu extreme Unterernährung, das Gewicht auf reduzierter Höhe zu halten und Leistungen zu vollbringen, die man bei rein additiver Bedarfsberechnung aus den Einzelkomponenten für ausgeschlossen halten müßte, und die bei *schlagartigem* Übergang auf extreme Unterernährung auch tatsächlich nicht möglich sind.

Man könnte erwarten, daß *ältere Menschen* mit weniger Nahrungsenergie auskommen als jüngere. In Wirklichkeit trifft das nicht zu, weil sie sich nicht nur verdauungsmäßig schlechter an die Unterernährungsbedingungen anpassen — Unterernährungskost ist infolge ihrer Minderwertigkeit praktisch stets auch eine ungewöhnlich voluminöse Kost —, sondern auch ihren Grundumsatz kompensatorisch schlechter herabsetzen können.

d) Geistige Tätigkeit.

Was die geistige Tätigkeit angeht, so ist ihre Abhängigkeit vom Energiegehalt der Nahrung schwierig zu erfassen. Daß aber auch die geistige Leistungsfähigkeit von der Energiezufuhr abhängt, lehrt die Erfahrung ganz eindeutig.

Da es bei einer Zufuhr von weniger als 2150 Calorien zunächst zu hypotonischen und hypoglykämischen Erscheinungen kommt, der Stoffumsatz der Hirnrinde (bezogen auf die Gewichtseinheit) bei intensiver Tätigkeit aber 5—6mal so groß ist wie der des Skeletmuskels, meint WACHHOLDER (1946): „Ein derart hoher Stoffwechsel kann nur befriedigt werden bei voller Blutdruckhöhe und voller Blutzuckerkonstanz, wie man beides erst bei einer calorisch mehr als gerade ausreichenden Ernährung findet. Zur Erhaltung der geistigen Leistungsfähigkeit ist demnach für stark beanspruchte Geistesarbeiter eine besonders hohe Ernährungseinstufung erforderlich."

Während übereinstimmende Untersuchungen und Überlegungen verschiedener Autoren ergaben, daß eine bei geistiger Arbeit feststellbare Steigerung des Energieumsatzes mindestens in der Hauptsache auf stärkere Anspannung der Muskulatur beruht[1], errechnete demgegenüber WACHHOLDER (1946, 1949) einen Mehrbedarf des Gehirns bei konzentrierter geistiger Arbeit von 14 Calorien je Stunde und betont, „daß es sich immerhin um eine Steigerung von 15—20% des

---

[1] SPECK 1882, LOEWY 1891, BENEDICT und CARPENTER 1909, JOHANSSON 1898, KESTNER und KNIPPING 1922, ROSENBLUM 1933, GRAFE 1923, GÖPFERT und STUFLER 1952, LEHMANN 1934, v. EIFF 1957.

Gesamtumsatzes des ganzen Körpers handelt und daß diese Steigerung lediglich von Teilen eines Organs bewerkstelligt wird, welches schon als Ganzes nur gegen 2% des Gesamtkörpers ausmacht".

Im Hinblick auf die eingangs angeführten Feststellungen und Überlegungen und im Hinblick auf die wachsende geistige Beanspruchung des modernen Menschen ist die Zweckmäßigkeit einer Einstufung der geistigen Arbeiter auf die niedersten Rationssätze, wie sie während zweier Weltkriege in Deutschland — nicht in Rußland! — durchgeführt wurde, mehr als fraglich und die Berechtigung jener so gern wiederholten Behauptung, in wirtschaftlich „normalen" Zeiten werde von allen Leuten viel zuviel gegessen, doch wohl nicht so unbedingt überzeugend. Die Vorfrage: Zuviel in welcher Hinsicht? pflegt bei solchen unbewiesenen und deshalb um so apodiktischer proklamierten Behauptungen vorsichtshalber gar nicht erst gestellt zu werden.

4. Der Energiebedarf.

Was ergibt sich nun aus den statistischen und experimentellen Feststellungen für die zahlenmäßige *Beurteilung des Energiebedarfs* und die *Bemessung der notwendigen und erwünschten Nahrungsenergien.*

Die Tabelle 17 gibt eine Zusammenstellung der von der Deutschen Gesellschaft für Ernährung (1955), dem National Research Council der USA (1953) und dem Völkerbund (1936) aufgestellten *Richtlinien für die Höhe der wünschenswerten Energiezufuhr.* Weitere Angaben finden sich in den Veröffentlichungen des Komitees für den Calciumbedarf der FAO 1957 und bei KEYS (1949, 1950).

Tabelle 17. *Die wünschenswerte Höhe der Energiezufuhr.* (Calorien je Kopf und Tag.)

	Deutsche Gesellschaft für Ernährung 1955	Völkerbund 1936	Nat. Res. Council 1953
Nicht körperlich arbeitende			
Männer 25 Jahre. . .	2400	2400 (Männer und Frauen 25–65 Jahre)	3200
Männer 45 Jahre. . .	2300		2900
Männer 65 Jahre. . .	2150		2600
Frauen 25 Jahre . . .	2200		2300
Frauen 45 Jahre . . .	2100		2100
Frauen 65 Jahre . . .	2000		1800
Mittelschwer arbeitende			
Männer	2400 + 75 bis 150/Std	2400 + 75 bis 150 Std (Männer und Frauen)	
Frauen	2200 + 60 bis 120/Std		
Schwerarbeiter			
Männer	2400 + 150 bis 225/Std	2400 + 150 bis 300/Std (Männer und Frauen)	
Frauen	2200 + 120/Std u. m.		
Schwerstarbeiter			
Männer	2400 + 225/Std u. m.	2400 + 300/Std u. m.	
Schwangere bis Ende 5. Monats	2400	2400 (Schwangere bis Ende 5. Monats und ab 6. Monat)	2300
Schwangere ab 6. Monat	2800		2700
Stillende Mütter	2400 + 120 je 100 g Milch	3000	3300
Kinder 0—3 Monate . .	120/kg	100/kg (Kinder 0—6 Monate)	120/kg
Kinder 4—6 Monate . .	100/kg		110/kg (Kinder 4—9 Monate)
Kinder 7—9 Monate . .	90/kg	90/kg (Kinder 7—12 Monate)	
Kinder 10—12 Monate. .	85/kg		100/kg
Kinder 1—3 Jahre . . .	80/kg	840—1000	1200
Kinder 4—6 Jahre . . .	75/kg	1200—1440	1600
Kinder 7—9 Jahre . . .	65/kg	1680	2000
Jungen 10—14 Jahre . .	50—60/kg	1920—2400	2500—3200
Jungen 15—18 Jahre . .	2800	2400	3800
Mädchen 10—14 Jahre .	50—60/kg	1920—2400	2300—2500
Mädchen 15—18 Jahre .	2400	2400	2400

Anmerkungen zu den Angaben der *Deutschen Gesellschaft für Ernährung:*

„Beim Mann sind alle Werte bezogen auf einen Grundumsatz von 1700 kcal. Dieser Grundumsatz entspricht einem 30jährigen Mann mit 175 cm Körperlänge und 75 kg Körpergewicht. Bei der Frau sind die Werte bezogen auf einen Grundumsatz von 1400 kcal. Dieser Grundumsatz entspricht einer 30jährigen Frau von 165 cm Körperlänge und 60 kg Körpergewicht. Diese Werte wurden zugrunde gelegt, da durch die Wachstumsbeschleunigung der letzten Jahre die durchschnittliche Körperlänge auf die genannten Maße angestiegen ist. Bei Überschlagsberechnungen für große Bevölkerungsgruppen kann mit den zugrundegelegten Werten gerechnet werden. Die genaue Berechnung des Einzelfalles erfordert prozentuale Zu- bzw. Abschläge für Körperlänge, Körpergewicht, Lebensalter entsprechend den Abweichungen des wirklichen Grundumsatzes vom gewählten Basiswert, wie sie z. B. in den Benedictschen Grundumsatztabellen zu finden sind. Unsere Angaben für erwachsene Personen ohne wesentliche körperliche Arbeit enthalten einen Spielraum für die tägliche Bewegung in der Freizeit und einen durchschnittlichen Hin- und Rückweg von und zur Arbeitsstätte. Zuschläge sind erforderlich nach der Schwere der körperlichen Arbeit und für sportliche Betätigung sowie für größere körperliche Betätigung während der Freizeit und für ungewöhnlich große Wege von und zur Arbeitsstätte.

Für die Eingliederung der Berufe ist die tatsächliche Arbeitsleistung entscheidend. Man nennt eine Arbeit, die mehr als 75 und bis zu 150 kcal in der Stunde erfordert und arbeitstäglich 8 Std dauert, mittelschwer. Bei mehr als 150 und bis zu 225 kcal in der Stunde spricht man von Schwerarbeit und über 225 kcal in der Stunde von Schwerstarbeit. Zuschläge sind erforderlich für Einarbeitung und mangelnde manuelle Geschicklichkeit. Bei Frauen rechnet man von einem Calorienverbrauch von 60 je Stunde an mit mittelschwerer, von 120 kcal mit schwerer körperlicher Arbeit. Die Angaben für Männer und Frauen beziehen sich auf eine 8stündige tägliche Arbeit bei freiem Sonntag.

Bei längerer Arbeitszeit wird das Merkmal jeder dieser Berufsschwerestufen schon mit entsprechend niedrigeren stündlichen Calorienausgaben erreicht.

Frauen sollen im letzten Drittel der Schwangerschaft 400 kcal mehr erhalten, und für stillende Mütter ist für je 100 cm^3 Stilleistung ein Zuschlag von 120 kcal vorgesehen.

Die Calorienbedarfssätze für Kinder und Jugendliche sollen nach Altersgruppen aufgegliedert werden. Im 1. Lebensquartal sollen Säuglinge je Kilogramm Körpergewicht 120 kcal erhalten, im 2. Quartal 100 kcal, im 3. Quartal 90 kcal und im 4. Quartal 85 kcal. Kinder im Alter von 1—3 Jahren sollen 80 Calorien je Kilogramm Körpergewicht erhalten, Kinder von 4—6 Jahren 75 kcal, Kinder von 7—9 Jahren 65 kcal, während für Kinder von 10—14 Jahren 50—60 Calorien angenommen werden. Mädchen liegen mehr an der unteren und Jungen mehr an der oberen Grenze. Diese Werte gelten nur für normale Verhältnisse und müssen bei starker körperlicher Betätigung (z. B. weitem Schulweg, Sport und Mithilfe in der Hauswirtschaft) erhöht werden. Bei Jugendlichen von 15—18 Jahren erhalten Jungen und Mädchen unterschiedliche Bedarfssätze. Jungen 2800 kcal und Mädchen 2400 kcal. Bei der Anwendung ist die starke Streuung für Längenwachstum und Pubertät zu berücksichtigen.

Für alle Altersgruppen von 1—14 Jahren gilt, daß sich große individuelle Unterschiede je nach Lebhaftigkeit und körperlicher Inanspruchnahme ergeben können. Sehr lebhafte und unruhige Kinder haben einen wesentlich höheren Nahrungsbedarf. Doch erscheint auch schon in diesem Lebensalter diejenige knappste Nahrungsmenge am zweckmäßigsten, welche den Kindern ein befriedigendes Gedeihen ermöglicht. Jugendliche von 15—18 Jahren erhalten prozentuale Zuschläge bzw. Abschläge für Berufsschwere und Sport sowie für Körpermaße und Alter entsprechend der Veränderung des Grundumsatzes."

Anmerkungen zu den Angaben des *Food and Nutrition Board des National Research Council der USA:*

„Die Energiezufuhr ist so zu bemessen, daß sie normales, einem guten Gesundheitszustand entsprechendes Körpergewicht bzw. Wachstum bei bestem Befinden ermöglicht. Die Werte gelten für gesunde Menschen im gemäßigtem Klima; für den Städter — ‚urban white — collar worker' sind sie wahrscheinlich zu hoch. Die Zahlen für den Bedarf des Kindes entsprechen dem Bedarf eines Kindes im mittleren Alter jeder Gruppe bei mittlerem Gewicht und größerer körperlicher Betätigung."

Anmerkungen zu den Angaben des *Völkerbundes:*

„Grundlage ist der Bedarf (in *Netto*calorien!) eines männlichen oder weiblichen Erwachsenen bei gewöhnlichem Alltagsleben in gemäßigtem Klima und ohne körperliche Arbeit. Bei Kindern sind Zuschläge zu den Grundbedarfszahlen erforderlich entsprechend der Muskeltätigkeit eines jeden gesunden Kindes und Jugendlichen. Man kann die Aktivität 5 bis 11jähriger Kinder mit leichter Arbeit, die Aktivität 11—15jähriger Jungen mit mittelschwerer

Arbeit und die Aktivität 11—15jähriger und älterer Mädchen mit leichter Arbeit gleichsetzen. Bei Frauen entspricht Hausarbeit etwa einer 8stündigen leichten Arbeit.“

Die angegebenen Werte stimmen im großen und ganzen gut zusammen. Auffallend hoch liegen lediglich die Werte des National Research Council für Männer. Sie scheinen uns tatsächlich überhöht zu sein; wenn sie wirklich dem Verzehr entsprechen, muß man in ihnen doch wohl eine Ursache der in USA so bedrohlichen Zunahme der Fettleibigkeit sehen.

Die Richtlinien der Deutschen Gesellschaft für Ernährung geben den Bedarf des Kindes je Kilogramm Körpergewicht an (Tabelle 18). Einen Vergleich mit den Je-Kopf-Werten des National Research Council und des Völkerbundes ermöglicht die Tabelle 17, der die von STUART und STEVENSON (1950) angegebenen „Normalgewichte“ zugrunde liegen. Der Vergleich zeigt im ganzen gute Übereinstimmung der Werte, doch liegen auch hier die Werte des National Research Council durchweg höher.

Tabelle 18. *Wünschenswerte Höhe der Energiezufuhr bei Kindern (berechnet je Kopf und Tag nach den Je-Kilogramm-Körpergewicht-Angaben der Deutschen Gesellschaft für Ernährung).*

Lebensjahr	Normalgewicht		Calorien insgesamt	
1	10,1		860	
3	14,6		1170	
4	16,5		1240	
6	21,9		1640	
7	24,5		1590	
9	29,9		1940	
10	36,6	31,9	1790	1760
14	48,8	49,2	2680	2710

Eine *Gliederung des Energiebedarfs nach Berufen* auf Grundumsatzbasis stammt von KRAUT, LEHMANN und BRAMSEL (1939; Tabelle 19).

Tabelle 19. *Energiebedarf verschiedener Berufe im Verhältnis zur Höhe des Grundumsatzes.* (Nach KRAUT, LEHMANN und BRAMSEL.)

X/6 Grundumsatz	Berufsarten
8	Uhrmacher, Schreiber
9	Optiker, Chemiker, Putzmacherin, Stenotypistin, leitender Angestellter und Beamter
10	Schriftsetzer, Drucker, Drechsler, Konditor, Verkäufer, Lokomotivführer, Arzt, Lehrer, Friseur, technischer Angestellter
11	Mechaniker, Sattler, Schuhmacher, Maler, Tierarzt, Hausangestellte
12	Gärtner, Melker, Gießer, Schlosser, Klempner, Bäcker, Fleischer, Brauer, Kellner
13	Landarbeiter, Steinmetz, Former, Tischler, Stellmacher, Matrose
14	Winzer, Ziegelarbeiter, Schmied, Maurer, Zimmermann, Dachdecker
15	Säge- und Walzwerkarbeiter
16	Bergmann, Holzfäller, Berufssportler

Bei allen solchen Zahlenangaben darf man nicht vergessen, daß der *Bedarf bei gleicher äußerer Arbeitsleistung* von Individuum zu Individuum *schwankt*, abhängig vor allem von der *Ausnutzung*, dem *Alter* und den *individuellen neuroendokrinen Gegebenheiten*, und daß er außerdem schwankt mit dem *Klima*, insbesondere mit der Umgebungstemperatur[1]. Angemessenes Körpergewicht, guter Allgemeinzustand und Wohlbefinden sind immer noch die besten Maßstäbe für die Größe des energetischen Bedarfs (s. auch MACY und HUNSCHER 1951). Überernährung ist ebenso vom Übel wie Unterernährung.

Der Energiebedarf der *Frau* wird mit 70—75% des Energiebedarfes des Mannes angenommen. „Es bleibt die Frage, ob die Frauen Vorteil gehabt hätten von einer höheren Energiezufuhr, die sie entweder fettleibig gemacht oder einen grundlegenden Wandel ihrer Lebensweise von ihnen erfordert hätte[2]“.

[1] Siehe auch BRANSBY, MAGEE, BOWLEY und STANTON 1948, JOHNSON und KARK 1947 KEYS 1949, MEITES 1952, WIDDOWSON 1947.

[2] KEYS 1949/50.

Schließlich hängt es auch von *Charakter und Temperament* ab, ob man viel ißt oder wenig. Lebhafte Motorik mit kraftvollen und exakten Bewegungen erfordert mehr Aufwand als Langsamkeit und Bequemlichkeit, und es wäre gewiß verkehrt, dem Sanguiniker seinen überdurchschnittlichen und dem Phlegmatiker seinen unterdurchschnittlichen Calorienverzehr warnend vor Augen zu halten. Vermutlich würden sich beide dadurch auch nur wenig beeindrucken lassen.

II. Die Ausnutzung.

Nicht alles, was durch den Mund eingeht, kommt dem Körper wirklich zugute. Bei jeder Kostform geht ein Teil der verzehrten Nahrung unverdaut mit dem Kot wieder ab, ein anderer wird durch symbiontische und parasitische Lebewesen zersetzt. Der *Ausnutzungsgrad* eines Nahrungsmittels, der *„Nettowert" seines Nährstoffgehaltes*, gibt an, wieviel von der durch den Mund aufgenommenen Bruttomenge wirklich verwertet wird.

Die Nichtbeachtung von Ausnutzungsverlusten kann zu fatalen Fehlurteilen über den Wert einer Kost führen. Die Ausnutzung eines Nahrungsmittels hängt ab von der physikalischen und chemischen *Beschaffenheit des Rohnahrungsmittels*, von der *Zubereitung*, von den gleichzeitig verzehrten *anderen Nahrungsmitteln* und von der Funktion der *Verdauungsorgane*. Darmstenosen, beschleunigte Darmpassage, Fermentmangel, Entzündungen, Darmverkürzungen durch ausgedehnte Resektionen[1] können die Ausnutzung erheblich verschlechtern, während die Dauer und Intensität des Kauens und die Mundverdauung für die Ausnutzung offenbar ohne Belang sind[2].

Wichtig ist auch, daß die Ausnutzung der Nahrung durch angestrengte Muskelarbeit vor oder während des Essens, durch knappe Blutversorgung der Verdauungsorgane also, offenbar nicht beeinträchtigt wird.

Da die Ausnutzung für die Beurteilung der *Energie*versorgung nicht weniger wichtig ist als für die Versorgung mit den einzelnen *Nährstoffen*, und da die grundsätzlich gleichen Gesichtspunkte für Energieversorgung und Nährstoffversorgung gelten, sollen Energieausnutzung und Nährstoffausnutzung hier zusammen betrachtet werden[3].

1. Zur Methodik der Ausnutzungsbestimmung.

Man kann bei der Beurteilung von Ausnutzungszahlen sehr leicht Täuschungen zum Opfer fallen, wenn man sich über das *Grundsätzliche der Ausnutzungsbestimmung* und ihre *methodischen Schwierigkeiten* nicht hinreichend klar ist.

Die Ausnutzung wird festgestellt mit Hilfe von *Analysen des Kotes*, dessen Brennwert zwischen 4,2 und 6,2 Calorien je Gramm liegt, und der zu $^1/_8$—$^1/_3$ seiner Trockensubstanz aus Bakterien besteht. Die Ausnutzung eines Nahrungsmittels gilt nun für um so vollständiger, je weniger von den zugeführten Eiweißstoffen, Fetten, Kohlenhydraten und Mineralien der Nahrung im Kot wiedererscheint.

Diese Annahme ist jedoch nur bedingt richtig. Einmal *steigt nämlich der Kotstickstoff mit der Kotmenge.*

Durch Zulage stickstoffarmer unverdaulicher Stoffe zu gleichbleibender Kost hat HEUPKE (1934) einen Anstieg des Kottrockengewichts von 24,6 auf 51,8 g, des Kotstickstoffs von 1,6 auf 3,3 g erzielt!

[1] ALTHAUSEN, UYEYAMA und SIMPSON 1949, NÖCKER 1950.
[2] BECKER 1927, SCHÜTZ 1922, SEPPÄ 1929, BÜRGER und HEINRICH 1941, BÜRGER, MANCKE und SEGGEL 1939, 1941, ECKSTEIN und VOGEL 1942, WUSTROW und TROPP 1940.
[3] Darstellung des Gesamtgebietes bei ROSEMANN 1927, RONA und WEBER 1927, VERZÁR 1936, LANG 1950; s. auch LOFGREEN und KLEIBER 1953).

Aus solchen Beobachtungen ist die Verschlechterung der Eiweißbilanz durch Kleiezulagen ohne weiteres verständlich[1]. Ein großer Teil des Kotstickstoffes stammt demnach nicht aus der Nahrung, sondern aus nichtrückresorbierten Verdauungssäften und Bakterien. Da die Bakterienbesiedlung des Darmes erst im Colon größere Ausmaße annimmt, die Resorption des resorbierbaren Nahrungsstickstoffes aber schon im unteren Dünndarm praktisch beendet ist[2], kommen Bakterien als Nutznießer *verwertbaren* Nahrungsstickstoffes nicht in Betracht. Ihnen steht nur unresorbierbarer Nahrungsstickstoff und Stickstoff nichtrückresorbierter Verdauungssäfte zur Verfügung. Trotz vollkommener Ausnutzung des Nahrungsstickstoffes kann also eine beträchtliche Menge Stickstoff im Kot erscheinen. Die Angaben von einer Abnahme des Energiewertes des Kotes unter dem Einfluß von Antibiotica und Sulfonamiden, von der KINZLMEIER, WOLF, HENNING und SELIGER (1956) berichtet haben, bedarf der Nachprüfung.

HEUPKE (1934) vertrat die Meinung, der Kotstickstoff bestehe aus Stoffen, „welche der Körper nicht mehr verwenden kann“. Diese Meinung kann in so allgemeiner Form nicht überzeugen, weil es neben anderen Stickstoffverbindungen eben auch Verdauungssäfte mit hochwertigen Eiweißkörpern sind, die unvollkommen resorbiert werden[3]. Als wertlose Schlacken können diese mit dem Kot abgehenden Stickstoffverbindungen, kann dieser „Sekret-N“ deshalb nicht bezeichnet werden.

Der Sekret-N verschleiert also *die tatsächliche Ausnutzung des Nahrungs-N.* Die „scheinbare“ Ausnutzung entspricht nicht der „wahren“ Ausnutzung. Die wahre Ausnutzung läßt sich berechnen, wenn man den Sekret-N kennt; dieser ist aber nur auf indirektem Wege erfaßbar. „Man ermittelt zunächst Volumen und N-Gehalt der Faeces bei der zu untersuchenden Kost, verabfolgt dann eine N-freie Diät, der so viel unverdauliches N-freies Material zugesetzt ist, daß wieder das gleiche Kotvolumen ausgeschieden wird, und bestimmt den N-Gehalt der Faeces. Der Sekret-N der Versuchskost ist dann: Sekret-N = Kot-N bei der Versuchskost — Kot-N bei freier Kost. Nach neueren Untersuchungen beträgt der Sekret-N beim Menschen 0,09—0,114 g/100 g Nahrungstrockensubstanz[4].“ Zwischen scheinbarer und wahrer Ausnutzung der Eiweißstoffe bestehen somit nur dann nennenswerte Unterschiede, wenn die Nahrung viel unverdauliche Ballaststoffe enthält.

Kleine Mengen *Fettsäuren* finden sich sogar im Hungerstuhl. Sie entstehen bakteriell anaerob aus Kohlenhydraten und Eiweiß; vielleicht werden außerdem Fettsäuren in das Darmlumen ausgeschieden[5]. Auch das Kotfett darf also nicht gleichgesetzt werden mit unausgenutztem Nahrungsfett! KIRSCHEN und WEINBERG (1947) rechnen im Mittel mit 18% Gesamtfett in der Trockensubstanz des Kotes. LANG (1952) spricht von „Sekretfett“ und berechnet dieses nach der Formel: Sekretfett = Gewicht des Trockenkotes × 0,0989.

Die *Kohlenhydrate* des Kotes sind ausschließlich unverdaute Nahrungskohlenhydrate.

Schwieriger liegen die Verhältnisse bei den *Mineralien.* Während Natrium, Kalium und Chlor im Dünndarm leicht und vollständig resorbiert und später durch die Nieren ausgeschieden werden, erfolgt die Resorption von Calcium, Magnesium und Phosphor im Dünndarm, die Ausscheidung zum allergrößten Teil im Dickdarm. Dem Calcium, Magnesium und Phosphor des Kotes kann man

---

1 FUNNELL, VAHLTEICH, MORRIS, MACLEOD und ROSE 1936.
2 VERZÁR 1929.
3 ANDREJEW und GEORGIEWSKY 1935, STRASBURGER 1929.
4 LANG1 952.
5 BAUMGÄRTEL 1942, BERNHARD und BULLET 1947, BERNHARD, SEELIG und WAGNER 1956.

es aber bei der chemischen Analyse nicht ansehen, ob sie unresorbiert im Darm zurückgeblieben oder durch den Dickdarm wieder ausgeschieden worden sind. Hier läßt sich nur mit Hilfe von Isotopen oder der Darmsonde Klarheit schaffen.

Jeder Ausnutzungsbestimmung haften also unvermeidliche Mängel an — KRAUT, BRAMSEL und WECKER (1950) haben sie hinsichtlich der N-Ausnutzung mit statistischen Methoden zu vermeiden gesucht —, und was wir bei *Bilanzuntersuchungen* in Wahrheit bestimmen, ist *immer die scheinbare Ausnutzung.* Praktisch interessiert aber auch nur diese. Was durch den Kot ausgeschieden wird, bedeutet für den Organismus Verlust, und ob dieser Verlust aus der Nahrung oder aus den Verdauungssäften stammt, ist für die Nährstoffbilanz letzten Endes belanglos.

Tierversuche führen hier nicht weiter, weil sich die Verdauungsfunktionen der meisten Versuchstiere von den menschlichen Funktionen so stark unterscheiden, daß eine Übertragung der Ergebnisse kaum möglich ist. Untersuchungen an Menschen mit *Darmfistel,* die natürlich sehr aufschlußreich sind, gibt es nur wenige, und der *künstliche Verdauungsversuch* im Reagensglas (STEUDEL 1935, 1936, 1937), bei dem alle motorischen und resorptiven Kräfte ausfallen, gibt höchstens gewisse Hinweise für die Beurteilung der Verhältnisse am lebenden Menschen.

2. „Ballaststoffe."

Aus reinen und vollständig ausnutzbaren Nährstoffen bestehen lediglich Zucker und Kochsalz. Alle anderen Nahrungsmittel enthalten nicht nur eine Vielzahl von Nährstoffen, die sich in ihrer Ausnutzung gegenseitig beeinflussen, sondern auch Stoffe, die unverdaulich und unverwertbar sind und zum Teil überdies noch die Verdauung und Resorption der nutzbaren Stoffe beeinträchtigen. *Unangreifbar für die menschlichen Verdauungssäfte* sind die Keratine der Epidermis und ihrer Horngebilde (Haare, Nägel), die Elastine, die Wachse, die Cellulose, die Hemicellulosen und einige andere Polysaccharide wie Chitin, Lignine und Pentosane. Die Pektine werden, entgegen älteren Vorstellungen, nach Untersuchungen von WERCH und IVY (1941) im Colon zu 90% bakteriell aufgespalten und anschließend zu einem Teil resorbiert.

Da die Nährstoffe pflanzlicher Herkunft in *Zellhüllen* eingeschlossen sind, die aus Cellulose, Ligninen und Pentosanen („Rohfaser") bestehen und von den Verdauungssäften nicht angegriffen und nur langsam durchdrungen werden können, und da der menschliche Organismus selbst keine cellulosespaltenden Fermente besitzt, wird pflanzliche Kost im ganzen schlechter ausgenutzt als tierische. Nur ein (nicht genau bekannter) Teil der Cellulose wird im Dickdarm durch symbiontische Mikroorganismen aufgespalten unter Bildung von Fettsäuren, Schwefelwasserstoff, Kohlendioxyd und Methan, d. h. von Stoffen, die als Nährstoffe bedeutungslos sind; ein Teil von ihnen bewirkt die Blähwirkung von cellulosereichen Nahrungsmitteln wie Hülsenfrüchten und Vollkornbrot[1].

Die unverdaulichen „*Ballaststoffe*" — die Klinik nennt sie gelegentlich auch „Schlacken" — bedeuten jedoch keineswegs *nur* einen störenden Ballast. Ein Zuwenig von ihnen ist ebenso unerwünscht wie ein Zuviel. Die Ballaststoffe fördern die zeitgerechte Weiterbewegung des Darminhalts und wirken vielleicht gewissen Formen chronischer Obstipation entgegen[2]. Ein Zuviel an Ballaststoffen — man denke an die Rohkost und an die minderwertige Kost der Kriegs- und Nach-

[2] BAUMGÄRTEL 1944.
[1] EHRENBERG 1947, EPPINGER 1943 WALKER 1947.

kriegsjahre! — macht die Kost übermäßig voluminös, verursacht lästiges Völlegefühl und Obstipation, unter Umständen sogar Ileus[1] und verschlechtert die Eiweißbilanz.

3. Ausnutzung von Rohkost und Vollkornbrot.

Mit dem Aufkommen der Rohkost wurde die Frage nach der *Ausnutzung roher Pflanzenkost* aktuell. Die Ausnutzung roher *tierischer* Nahrungsmittel — Fleisch, Eier, Milchprodukte — unterscheidet sich nicht von deren Ausnutzung nach küchenmäßiger Zubereitung durch Kochen, Backen usw. Daß der Stuhl *unverletzte* Pflanzenzellen enthalten kann, ist lange bekannt[2]. Vielfach betont wurde in früheren Jahren, daß Verdauungsfermente nur schwer die mechanisch oder chemisch unzerstörten pflanzlichen Zellmembranen durchdringen könnten[3]. Nach neueren Untersuchungen[4] scheint es jedoch, als ob mechanische Zerstörung der Zellwände keine unerläßliche Voraussetzung für den Zugriff der Verdauungssäfte wäre und die Verdauungssäfte unverletzte Zellhüllen durchdringen und den Zellinhalt herauslösen könnten. MANGOLD und JÄNSCH (1935) haben freilich Einwände gegen HEUPKEs Methodik erhoben.

Für die Richtigkeit der Heupkeschen Meinung spricht nun die wiederholt bestätigte Beobachtung, daß Versuche am Menschen eine überraschen *gute energetische Ausnutzung der Rohkost* erkennen lassen. In Untersuchungen von BARTH (1934), EIMER (1936) und EIMER und PAUL (1932) wurde eine Rohkost mit rund 3000 Calorien energetisch zu 88,3—94,3% ausgenutzt, d. h. nicht schlechter als dieselbe Kost in gekochter Form. Allerdings muß man berücksichtigen, daß die Rohkostformen beträchtliche Mengen von Öl, Sahne, Milch und Eigelb enthielten. Läßt man Nahrungsmittel dieser Art fort, dann ergibt sich aber immer noch eine energetische Ausnutzung der rein pflanzlichen Rohkost von 83—90%. Energieausnutzungswerte von gleicher Größenordnung ergaben auch andere Untersuchungen: Traubenkost mit kleinen Mengen von Öl, Oliven und Tomaten 85%, Bananen 90%, Rohkost bei 7 Rohköstlern 62—78%[5].

Schlechter als bei gekochter Kost ist jedoch anscheinend die *Stickstoffausnutzung der Rohkost:* 79,6—81,3% gegen 91% bei frei gewählter Mischkost üblicher Zubereitung — 67,4% gegen 70,0% bei gleicher Kost in gekochtem Zustand[6] — 70% bei 2 „Rohkosten"[7] — 40% bei Trauben, 75% bei Bananen, 75—80% bei Hasel-, Erd- und Paranüssen, 20—64% bei Mirabellen, Pflaumen und Schwarzkirschen[4]. Während Stickstoff-, Kohlenhydrat- und Fettgehalt von rohen und gekochten Möhren und von rohen und gekochten Salatblättern etwa gleich gut ausgenutzt werden, liegt der Stickstoff- und Fettverlust bei rohen Tomaten höher als bei gekochten.

Im allgemeinen bestehen aber hinsichtlich *Fett- und Kohlenhydratausnutzung* zwischen roher und gekochter Kost keine nennenswerten Unterschiede. Die Fettausnutzung liegt in der Regel zwischen 80 und 99%, die Kohlenhydratausnutzung zwischen 90 und fast 100%[8]. Ungekochte Haferflocken werden nicht schlechter ausgenutzt als gekochte[9], während bei roher Kartoffelstärke die

[1] Literatur bei GLATZEL 1954.
[2] Literatur bei LUGER 1928.
[3] BIEDERMANN 1919, MANGOLD 1935, v. NOORDEN und SALOMON 1920, RUBNER 1929.
[4] HEUPKE und Mitarbeiter 1923, 1933, 1934. 1935, 1938, 1940, 1943.
[5] LOEWY und BEHRENS 1930.
[6] EIMER und PAUL 1932.
[7] HABS 1933.
[8] GRÄFE 1941, HEUPKE und Mitarbeiter 1923, 1932, 1935, 1937, 1938, 1939, 1940, 1942, 1943, 1948, ILZHÖFER 1925, KLEWITZ und HABS 1931, LIESAU 1939, MULCH 1940.
[9] HEUPKE und SCHÜLEIN 1938.

Verluste sehr viel größer sind als bei gekochter[1]. Fruchtkerne sind völlig unverdaulich[2].

Im ganzen nutzt also der Organismus den Energie- und Stickstoffgehalt der Rohkost etwas schlechter, den Fett- und Kohlenhydratgehalt aber praktisch ebensogut aus wie den Fett- und Kohlenhydratgehalt einer gekochten Pflanzenkost — eine Tatsache, die doch sehr dafür spricht, daß die Verdauungssäfte tatsächlich die unversehrte Zellmembran durchdringen und Nährstoffe herauslösen können.

Durch *Trocknung* wird die Ausnutzung der Gemüse nicht beeinträchtigt[3], durch *Sterilisierung* eher verbessert[4].

In Deutschland finden sich Volkswirtschaftler, Landwirte und Ernährungsreformer in der Propaganda für *Vollkornbrot*. Der Grund dafür liegt bei jenen in wirtschaftlichen Gesichtspunkten, bei diesen in magischen Vorstellungen von „Natürlichkeit“ und „Ganzheit“. In einer gründlichen ernährungsphysiologisch-historischen Studie haben MCCANCE und WIDDOWSON (1955) gezeigt, daß man sich seit mehr als 2000 Jahren um das Vollkornbrot streitet, und daß man sich schon in der Antike um Schwarzbrot und Weißbrot stritt, obwohl bereits HIPPOKRATES festgestellt hatte, wenig ausgemahlenes Weißbrot sei nahrhafter als hochausgemahlenes Schwarzbrot. „Es war psychologisch begründete Symbolik, daß man Vollkornbrot mit Gesundheit, Kraft und guter alter Zeit identifizierte, denn es gab natürlich keinerlei experimentelle und statistische Beweise dafür, daß an dieser Meinung irgend etwas Wahres sei, und die Medizin lehrte genau das Gegenteil.“

Tabelle 20. *Vitamine und Mineralstoffe im Vollkorn und im Mehl von 75%iger Ausmahlung.* (Nach LANG.)

Vitamin mg/kg	Vollkorn	Mehl	Mineralstoff mg/kg	Vollkorn	Mehl
Carotin	3,3	0	Calcium	450	220
Aneurin	5,0	0,7	Phosphat	4230	920
Lactoflavin	1,3	0,4	Kalium	4730	1150
Pyridoxin	4,4	2,2	Eisen	44	7
Nicotinsäure	57	7,7	Kupfer	6	1,5
Pantothensäure	50	23	Mangan	70	20
Tokopherol	3	0			

Die heutige *Vollkornbrotpropaganda* arbeitet mit der Vitamingier des heutigen Menschen und stellt den *Vitamingehalt* des Vollkornbrotes, insonderheit des Roggenvollkornbrotes, in den Vordergrund. Unermüdlich behauptet sie, Roggen sei ernährungsphysiologisch wertvoller als Weizen, nur Vollkornbrot garantiere eine ausreichende Versorgung mit B-Vitaminen und „Mineralien“ (vgl. Tabelle 20), die Ausnutzung des Vollkornbrotes sei gar nicht so schlecht, wie NEUMANN (1920) und RUBNER (1929) angenommen hätten, und im übrigen werde Vollkornbrot von jung und alt, von gesund und krank ausgezeichnet vertragen[5].

Dazu ist zunächst zu sagen, daß sich *Roggen*, *Weizen* und die übrigen Cerealien hinsichtlich ihrer nährstoffmäßigen Zusammensetzung, des biologischen Wertes ihres Eiweißes und ihrer Ausnutzung nur *wenig voneinander unterscheiden*. Eine Ausnahme macht der Reis mit seiner Eiweißarmut (6% im polierten Reis, 6—9% im Roggenmehl, 8—10% im Gerstenmehl, 10—12% im Weizenmehl und 11—12% im Hafermehl) und der Mais mit seinem biologisch weniger wertvollen (lysin-

[1] HEUPKE und HAUER 1938, HOCK 1943.
[2] HÜBNER 1940.
[3] HEUPKE 1948.
[4] FRANKE 1941, HOFFMANN 1939, STEUDEL 1942.
[5] GRONAU 1942, MEYER 1942 u. v. a.

und tryptophanarmen) Eiweiß. Die Gründe für die steigende Bevorzugung des Weizens liegen darin, daß dieser sich leichter verbacken läßt, vor allen Dingen in Form von Kleingebäcken, und daß Weizenbrot einen höheren Sättigungswert besitzt als Roggenbrot.

Interessant ist die Feststellung, daß in der Schweiz nach der 1937 einsetzenden Vollkornbrotpropaganda der Vollkornbrotverzehr von 10 auf 75% des gesamten Brotverzehrs anstieg, 1 Jahr später aber wieder auf 10% abgesunken war. In USA hat man 1941 ähnliche Erfahrungen gemacht.

Als Vollkornbrot wird Brot aus vollkommen ausgemahlenem, d. h. die ganze Kleie (Keim, Samenschalen, Aleuronschicht) enthaltendem Mehl bezeichnet. Je weniger ausgemahlen das Korn ist, desto weniger Kleie enthält das Mehl. Mit steigendem Ausmahlungsgrad sinkt daher der Gehalt an Stärke und steigt der Gehalt an Eiweiß, Fett, Mineralstoffen, B-Vitaminen und Rohfaser (Tabelle 19). Mit dem Ausmahlungsgrad steigt auch der biologische Wert des Broteiweißes, da das Eiweiß der Aleuronschicht und des Keimlings höheren biologischen Wert besitzt als das Eiweiß des Mehlkörpes.

Tabelle 21. *Einfluß des Ausmahlungsgrades auf die Ausnutzung von Roggenbrot.* (Nach RUBNER.)

Ausmahlungsgrad %	Ausnutzung in % von	
	Eiweiß	Calorien
60	52,6—72,1	89,5—96,6
82	62,4—66,7	85,0—91,4
94	49,2—74,0	85,4—88,3
94 (Schrot)	41,3—66,7	82,2—86,8

Mit *steigender*, d.h. 70% überschreitender *Ausmahlung verschlechtert sich aber gleichzeitig die Ausnutzung der Brennwerte und des Eiweißes.* Das haben viele alte und neue Untersuchungen übereinstimmend ergeben; als Beispiel diene die Tabelle 21 von RUBNER (1902).

TROPP (1941, 1942) und WUSTROW und TROPP (1940) berichteten von einer Vollkornbrotausnutzung von 92%, sofern das Brot mindestens 5—7 Tage alt sei. Sie stehen mit diesen Ergebnissen allein gegenüber einer großen Anzahl anders lautender Versuchsergebnisse. HEUPKE und SCHÜLEIN (1948) stellten bei einem Kranken mit Dünndarmfistel eine Stickstoffausnutzung von 82% bei Weißbrot, von 73% bei Steinmetzbrot fest. Nach HABS (1943) liegen Eiweiß- und Kohlenhydratausnutzung frischen und altbackenen Brotes gleich hoch, obwohl altbackenes im künstlichen Verdauungsversuch schneller verdaut wird[1].

Im künstlichen Verdauungsversuch fand HEUPKE, daß aus grober Kleie innerhalb von 4 Std unter Magensaftwirkung 50%, unter Dünndarmsaftwirkung 70—80% der Stickstoffsubstanzen herausgelöst werden. Er schloß daraus, Kleie sei leicht verdaulich, das Eiweiß des Vollkornbrotes somit gut ausnutzbar; die hohe Stickstoffausscheidung im Stuhl rühre mithin von nichtrückresorbierten Verdauungssäften und abgeschilferten Darmepithelien und sei daher bedeutungslos. Demgegenüber muß aber an die Hochwertigkeit der in den Verdauungssäften enthaltenen Eiweißkörper erinnert werden. Bemerkenswerterweise ergaben während des Krieges durchgeführte, aber erst nach Kriegsende veröffentlichte Untersuchungen von LANG und SCHÜTTE (1944) in voller Übereinstimmung mit den alten Rubnerschen und Neumannschen Versuchen eine wesentlich bessere Brennwert- und Eiweißausnutzung bei geringer Ausmahlung des Brotgetreides[2]. Wenn MCCANCE und WIDDOWSON (1947) bei Verzehr von Brot aus 80—90%ig ausgemahlenem Mehl sehr gute Eiweißausnutzung fanden, wird man daran denken, daß die Gewöhnung für alle Verdauungsvorgänge von großer Bedeutung ist. In ihren bekannten Untersuchungen an unterernährten deutschen Kindern in Wuppertal stellten nämlich WIDDOWSON und MCCANCE (1954) zu ihrer Überraschung fest, daß die Kinder gleichgut heranwuchsen und sich in gleicher Weise erholten, wenn sie mit Brot aus 85%ig ausgemahlenem Mehl (d. h. mit *Nicht*-Vollkornbrot), mit Brot aus 70%igen ausgemahlenem Mehl oder mit Brot aus 70%ig ausgemahlenem und mit Vitaminen und Calcium angereichertem Mehl ernährt wurden.

---

[1] HABS und PLAGEMANN 1943.

[2] Von ähnlichen Untersuchungsergebnissen berichteten CHICK, COPPNING und SLACK 1946, CREMER 1950, GUILLEMENT, JAQUET, TRÉMOLIÈRES und ERFMAN 1945, RANDOIN, FOURNIER und DIGAUD 1945, TRÉMOLIÈRES und ERFMAN 1944.

Durch *Zusätze* von Kartoffelmehl[1] und durch Backfehler[2] wird die Ausnutzung des Brotes gar nicht, durch Zusatz von 10% Lindenholz[3], von 10% Luzernenmehl[4] oder von anderen „Streckmitteln"[5] dagegen sehr erheblich verschlechtert.

Bei der Vollkornfrage spielt auch die *Ausnutzung des Calciums und Eisens* mit. Durch die vor allem in der Kleie enthaltene Phytinsäure wird die Calcium- und Eisenausnutzung gehemmt (s. S. 12 und 43). Die Ausnutzung leidet, obwohl die Cerealien (ausgenommen Hafer) eine Phytase enthalten, die bei der Teigführung einen Teil der Phytinsäure aufspaltet.

Zusammenfassend ergibt sich, daß der Esser mit 100 g Vollkornbrot letzten Endes weniger Eiweiß und Calorien bekommt als mit 100 g Brot aus wenig ausgemahlenem Mehl, obwohl das Vollkornmehl analytisch eiweißreicher ist. Störend ist außerdem die durch den Cellulosereichtum bedingte Blähwirkung des Vollkornbrotes, sein schlecht ausnutzbares Calcium und Eisen, die schlechte Verwendbarkeit des Vollkornroggenmehles zu Kleingebäcken und seine (wegen des höheren Fett- und Lipoidgehaltes) geringere Haltbarkeit. Freilich wird man nicht außer acht lassen dürfen, daß Gewöhnung viel tut, und daß speziell die Calciumausnutzung trotz gleichbleibend hohen Phytatgehaltes des Brotes mit der Zeit besser wird und die anfänglichen Calciumverluste sogar ausgeglichen werden können[6]. Von der Bedeutung des Vollkornbrotes als Vitamin B_1-Träger war schon die Rede (S. 88).

4. Die Ausnutzung gemischter Kost.

Neben der *Zusammensetzung* und Zubereitung *der Kost* spielen *Übung und Gewöhnung* für die Ausnutzung eine große Rolle. Das milchgewöhnte Kind z. B. nutzt das Eiweiß der Milch dank seiner eiweiß- und fettspaltenden Magenfermente viel besser aus, als es der milchentwöhnte Erwachsene vermag (der es freilich wieder lernen kann). Ähnlich steht es mit der Anpassung an extreme Kostformen (Fleisch-Fettkost der Eskimos, Getreide-Kohlkost der russischen Bauern). Wer Tag für Tag eine ballastreiche Kost verzehrt, und wer dies gar von Jugend auf tut, nutzt diese Kostform besser aus und besitzt schließlich auch einen längeren Darm („Russendarm") als jener, der zeit seines Lebens ballastarm zu essen gewohnt ist. Nahrungskarenz vermindert die Resorptionsfähigkeit der Darmschleimhaut[7]. Kohlenhydratkost verbessert die Kohlenhydratausnutzung (über Kohlenhydratausnutzung s. auch S. 125ff.), Fettkost die Fettausnutzung[8] (über Fettausnutzung s. auch S. 152ff.) und anscheinend auch Eiweißkost die Eiweißausnutzung[9] (über Eiweißausnutzung s. auch S. 288ff.). Altbekannt isti de Tatsache, daß gemischte Kost besser ausgenutzt wird als jede einseitige Kost[10].

Aus dem Dargestellten ergibt sich, daß *exakte, allgemein gültige Ausnutzungswerte nicht angegeben werden können.*

Im ganzen läßt sich jedoch sagen, daß die *Kohlenhydrate* der Nahrung in jedem Fall am besten ausgenutzt werden, wasserlösliche Kohlenhydrate sogar praktisch vollständig. Von den *Fetten* sind am besten jene mit niederem Schmelzpunkt ausnutzbar (d. h. mit kurzer C-Kette und hohem Gehalt an ungesättigten

---

[1] Reichardt 1939.
[2] Steinrück 1939.
[3] Lang und Schütte 1944.
[4] Lommel 1939.
[5] Ehrismann 1901.
[6] Walker, Fox und Irving 1948, Schroeder, Cahill und Smith 1946.
[7] Cori und Cori 1928, Hamar 1940.
[8] Donhoffer 1942, Westenbrink 1934.
[9] Lawroff, Lislowa und Filippowa 1934.
[10] Rubner 1929.

Fettsäuren). Fette, deren Schmelzpunkt etwa der Körpertemperatur entspricht, werden praktisch vollständig ausgenutzt. Unresorbiertes Nahrungsfett erscheint im allgemeinen nur bei Verdauungsstörungen im Stuhl (resorbierbar sind 200 g Fett und mehr am Tag). Gut emulgierbare Fette werden besser ausgenutzt als schlecht emulgierbare (Resorptionsverbesserung durch Phosphatide als Emulgatoren der Fette). In der Jugend ist die Fettresorption vollständiger als im Alter[1]. Die Ausnutzung des *Nahrungseiweißes* schwankt in Abhängigkeit von der Größe der Eiweißzufuhr[2], der Energiezufuhr sowie der Qualität des Nahrungseiweißes[3]. CONNER und SHERMAN (1936) glauben, optimale Eiweißausnutzung setze einen bestimmten Mindestgehalt der Nahrung an Calcium voraus.

Tabelle 22. *Mittelwerte für die Ausnutzung verschiedener Nahrungsmittel.* (Nach LANG.)

Nahrungsmittel	Ausnutzung in % der Zufuhr	
	Calorien	N
Ei	95,9	97,4
Fleisch	95,6	97,5
Weizenbrot, feinstes	95,5	87,7
Kartoffeln	94,4	79,6
Milch	92,9	93,8
Weizen, 70% ausgemahlen	92,9	75,4
Käse	90,0	90,0
Weizen, Vollkorn	89,0	74,2
Mohrrüben	87,3	61,1
Hafermehl	86,6	69,6
Roggen, 82% ausgemahlen	86,5	59,7
Kopfsalat	83,3	78,6
Kohlrabi	81,9	72,4
Weißkraut, Rotkraut	80,0	72,2
Grüne Erbsen	79,1	71,2
Blumenkohl	78,8	72,0
Kohlrüben	78,2	34,9
Spinat	75,7	73,0
Wirsing	68,8	72,0

Eine Übersicht der energetischen Ausnutzung und der Stickstoffausnutzung verschiedener Nahrungsmittel gibt eine Zusammenstellung von LANG (1950, Tabelle 22).

Kombiniert man verschiedene tierische Nahrungsmittel oder tierische und pflanzliche Nahrungsmittel, dann entspricht die Ausnutzung dem, was nach der Art der Mischung zu erwarten steht; Kombinationen ausschließlich pflanzlicher Nahrungsmittel ergeben aber bessere Ausnutzungswerte. Die Ausnutzung verschiedener gemischter Kostformen — Ergebnisse von Ausnutzungsbestimmungen haben LANG und RANKE (1950) zusammengestellt (Tabelle 23) — schwankt nicht unerheblich. Für den praktischen Gebrauch genügen die Zahlen von SCHALL (1954, Tabelle 24).

Tabelle 23. *Die Ausnutzung gemischter Kostformen.* (Nach LANG und RANKE.)

Nicht resorbiert wurden in % der Zufuhr:			
Eiweiß	Fett	Kohlenhydrate	Calorien
3,8—11,7	1,7—12,7	0,9—5,2	2,6—12,7
13,0—17,7	4,1— 5,5	5,6—7,0	6,0— 7,5
12,8—17,1	5,4— 6,0	4,2—6,1	6,1— 7,4
3,8—36,7	2,0—14,7	1,8—7,7	2,5— 9,9
3,2—16,4	1,8— 9,9	1,1—6,3	5,6—11,5

1 BECKER, MEYER und NECHELES 1950, GOETERS 1950; s. auch ORLA-JENSEN, OHLSEN und GEILL 1949.

2 BENDITT u. Mitarb. 1948.

3 Siehe auch KRAUT, BRAMSEL und WECKER 1950, SCHLÜSSEL, VARLIK und ÖZSOY 1953, CALLOWAY und SPECTOR 1955, SCHLÜSSEL 1956.

Tabelle 24. *Die Ausnutzung einer gemischten Kost.* (Nach SCHALL.)

Kost	Ausnutzung in % der Zufuhr		
	Eiweiß	Fett	Kohlenhydrate
Mit viel tierischen Nahrungsmitteln	91	95	97
Mit mittleren Mengen tierischer Nahrungsmittel	85	92	95
Mit wenig tierischen Nahrungsmitteln	78	86	93

Untersuchungen von BÜRGER (1944) und BÜRGER und HEINRICH (1941) ergaben bei gemischten Kostformen mit 67—75 g Eiweiß, 38—49 g Fett und 320—325 g Kohlenhydraten eine calorische Ausnutzung von 95,3—96,6% (vgl. auch die neueren Ausnutzungsversuche an Ratten von METTA und MITCHELL 1954).

Daß die Ausnutzung auch durch Hormone und Vitamine mit beeinflußt werden kann, sei nur eben erwähnt[1].

Der etwa gleichen Ausnutzung von Fetten und Kohlenhydraten scheint zu widersprechen, daß sich nach Angaben mancher Autoren *bei der Abmagerungsbehandlung Fettleibiger fettreiche Kostformen* besser bewährt haben als kohlenhydratreiche[2]. LYON und DUNLOP (1932) z. B. sahen, wenn sie 1000 Calorien je Tag gaben, bei kohlenhydratreicher und fettarmer Kost eine Gewichtsabnahme von 49 g, bei kohlenhydratarmer und fettreicher Kost in der gleichen Zeit von 205 g (2 bzw. 8 Fälle).

Sofern es tatsächlich richtig ist, daß bei isocalorischer Zufuhr mit fettreichen Kostformen stärkere Gewichtsabnahmen erzielt werden als mit kohlenhydratreichen, müßte man die Ursachen nicht nur in der spezifisch-dynamischen Wirkung suchen, sondern vor allem auch daran denken, daß eine kohlenhydratreiche Kost bei gleichem Energiegehalt sehr viel voluminöser ist als eine fettreiche Kost, daß sie die Verdauungsorgane länger belastet, und daß sie infolgedessen träger und bewegungsunlustiger macht; dazu mag eine Zunahme des Wassergehaltes des Organismus kommen.

Von der Ausnutzung *parenteral und rectal zugeführter Nährstoffe* ist bei Besprechung der einzelnen Nährstoffe die Rede.

III. Überernährung.

1. Zur Pathophysiologie der energetischen Überernährung.

Die Beantwortung der Frage, was unter energetischer Überernährung zu verstehen sei[3], scheint sehr einfach zu sein. Energetische *Überernährung ist Energiezufuhr über das richtige Maß* hinaus. Offen bleibt dabei nur die sehr viel schwerer beantwortbare Frage nach dem richtigen *Maß*. Wenn jemand doppelt so viel ißt wie andere Menschen und dabei immer dicker wird, dann muß man ohne Zweifel von einer Überschreitung des richtigen Maßes, von Überernährung sprechen. Wenn aber schwere Diabetiker „maßlos“ essen, wenn Hungerdystrophiker und Typhuskranke. im Erholungsstadium eine Periode der Unersättlichkeit durchlaufen, wenn hochaufgeschossener Astheniker erstaunliche Mengen verzehren, ohne auch nur 1 g zuzunehmen — ist das auch Überernährung?

Der Diabetiker verzehrt abnorm viel, weil er nur einen Bruchteil seiner Nahrungsenergien verwertet, der Dystrophiker und Typhuskranke, weil er verlorene Körpersubstanzen ersetzt, der Astheniker, weil er mit weniger Nahrung flau und leistungsunfähig wäre. In keinem dieser Fälle kann man strenggenommen von Überernährung sprechen; mit anderen Worten: *Die Höhe der Energiezufuhr allein ist kein zuverlässiger Maßstab zur Beurteilung der Frage der*

[1] ALTHAUSEN 1949.
[2] LYON und DUNLOP 1932, HANSEN 1936, PENNINGTON 1951, 1954, KEKWICK und PAWAN 1956.
[3] Neuerdings MCCANCE 1953.

Überernährung, weil der Bedarf trotz gleichen Körpergewichts, gleicher Größe, gleichen Alters, gleichen Geschlechts, gleicher Umgebungstemperatur und gleicher Arbeitsleistung durchaus verschieden sein kann. Überernährung kennzeichnet sich dadurch, daß die Zufuhr den *individuellen* Bedarf überschreitet, so wie Unterernährung dadurch gekennzeichnet ist, daß die Zufuhr den *individuellen* Bedarf unterschreitet.

Im allgemeinen trifft es gewiß zu, daß eine Energiezufuhr, die ständig jene von Statistik, Experiment und Klinik als *durchschnittliche* Bedarfsmengen erkannten Beträge wesentlich überschreitet, auf die Dauer zur Gewichtszunahme und Fettleibigkeit führt. *Für das „gesunde Volksempfinden" deckt sich Fettleibigkeit mit Vielesserei:* Wer viel ißt, wird dick, wer wenig ißt, wird mager[1]. Die Erfahrungen während der Kriegs- und Nachkriegshungerzeiten haben diese im großen und ganzen richtige Feststellung eindringlich bestätigt[2]. Daß das bei Überfütterung angesetzte Gewebe immer, wie KEYS (1950) meint, zu 62% aus Fett, zu 24% aus Zellmasse und zu 14% aus extracellulärem Wasser besteht, wird von PASSMORE, MEIKLEJOHN, DEWAR und THOW (1955) bestritten.

Die klinische Erfahrung lehrt aber auch, daß es Menschen gibt, die, von vielen beneidet, ungestraft weit *überdurchschnittliche Mengen verzehren können, ohne auch nur ihr Normalgewicht zu erreichen*, geschweige denn dick zu werden. Wer will behaupten und beweisen, diese Menschen äßen über ihren Bedarf und seien überernährt? Ist ihr Bedarf nicht tatsächlich abnorm hoch? Auf der anderen Seite lehrt die klinische Erfahrung ebenso, daß es Fettleibige gibt, die unterdurchschnittliche Energiemengen verzehren und trotz heroischer Entsagung nicht an Gewicht verlieren, die *an Körpergewicht zunehmen bei Energiezufuhren, die andere Menschen abnehmen lassen.* Man kann über diese Erfahrungen kritischer Kliniker nicht deshalb hinwegsehen, weil sie physiologisch noch unerklärbar sind und weil „nicht sein kann, was nicht sein darf."

Es gibt Menschen, bei denen — um das Wort eines solchen Patienten zu zitieren — „jedes Stück Zucker im Grog zu Fett wird" und die — um die Worte eines erfahrenen Arztes zu zitieren — „in ihr Fett hinein verhungern".

v. NOORDEN (1908) beobachtete einen 35jährigen Mann von 170 cm Größe (Grundumsatz 2083 Calorien), der täglich 8 km ging, eine Steigarbeit von mindestens 400 Calorien leistete und bei 8 Std Nachtschlaf fast den ganzen Tag auf den Beinen war. Der Kranke bekam eine genau abgewogene Kost von täglich 1720 Calorien, litt dabei keinen Hunger, war sehr bestrebt, an Gewicht zu verlieren und — nahm bei dieser Unterernährung innerhalb von 3 Monaten von 102 auf 101 kg ab. Ein anderer, 98 kg schwerer Kranker v. NOORDENS (1906) nahm bei geringerer körperlicher Tätigkeit und derselben Kost innerhalb von 4 Wochen um etwa 5 kg ab. Eine Kranke UMBERS (1925) mit 150 cm Körperlänge und 96 kg Gewicht hielt 7 Tage lang ihr Gewicht bei einer täglichen Zufuhr von 919 Calorien. LAUTER (1926) berechnete aus einem langfristigen Versuch an einem Kranken mit „hypophysärer Fettsucht" einen Verbrauchsüberschuß von 55 518 Calorien entsprechend 7,23 kg Fettgewebe. Die tatsächliche Gewichtsabnahme in dieser Zeit betrug aber nur 5 kg. Ein sehr zuverlässiger und mit allen Kräften um Gewichtsabnahme kämpfender 42jähriger Fettleibiger unserer eigenen Beobachtung von 171 cm Körperlänge bekam 10 Tage lang ausschließlich 1000 g Obst- und Gemüsesaft, d. h. maximal 500 Calorien täglich, und nahm dabei von 88,0 auf 83,8 kg ab. In einer anderen Periode der Behandlung wurden 15 Tage lang täglich 1600 Calorien gegeben. Das Gewicht sank von 85,6 auf 85,2 kg. Da der Grundumsatz 1822 Calorien betrug, hätte der Kranke, schon allein um den Grundumsatz zu bestreiten, in der ersten Periode täglich rund 1300 Calorien, in der zweiten Periode rund 200 Calorien aus Körperbeständen zusetzen müssen. Dabei war er den größten Teil des Tages (in seinem Zimmer!) außer Bett und versicherte stets, nicht unter Hunger zu leiden. Ähnliche Beispiele haben v. BERGMANN (1927), SCHWENKENBECKER (1904) u. a. veröffentlicht (s. auch KEKWICK und PAWAN 1956).

Muß man sagen, diese verzweifelt um Gewichtsverminderung kämpfenden Fettleibigen mit ihren kleinen Rationen verzehrten eben immer noch zuviel, ihr Bedarf sei „in Wirklichkeit" eben immer noch viel kleiner? Es ist hier nicht der Ort, auf die pathophysiolo-

[1] CLAUSER und SPRANGER 1957.

[2] Literatur bei GLATZEL 1954; s. auch KEMSLEY 1953.

gischen Möglichkeiten einzugehen, die zur Erklärung herangezogen werden könnten. Eine wirkliche Erklärung läßt sich heute noch nicht geben, da stoffwechsel-physiologische Unterschiede zwischen Normalgewichtigen, Untergewichtigen und Fettleibigen sich trotz aller Mühen bisher nicht haben feststellen lassen[1].

In diesen Zusammenhang gehört auch die *lipophile Dystrophie* junger Frauen, jenes Zustandsbild erwiesener Fettleibigkeit, das wir bei energetisch und eiweißmäßig schwer unterernährten jungen Frauen und Mädchen in den Hungerjahren 1945—1948 in Deutschland nicht selten gesehen haben[2].

Im allgemeinen läßt sich der *Bedarf eines Individuums*, dessen Lebensverhältnisse man kennt, mit einiger Genauigkeit abschätzen. *Experimentell und statistisch ermittelte allgemeine Bedarfszahlen* vermögen aber lediglich Richtwerte zu geben. Man darf nicht außer acht lassen, daß es im Individuum liegende, für Physiologie und Klinik noch nicht exakt faßbare Faktoren gibt, die für die Höhe des Bedarfs mitbestimmend sind. *Wohlbefinden, Leistungsfähigkeit und Freisein von Krankheitserscheinungen* sind immer noch die besten Kriterien für angemessene, d. h. bedarfsentsprechende Zufuhr; erst in zweiter Linie kann etwa das *Körpergewicht* als Kriterium dienen.

Die bedeutsame Frage, welche Umsatzhöhe bzw. Energiezufuhr optimal sei, läßt sich auf der Grundlage des heutigen Wissens nicht genau beantworten. In sehr einleuchtenden vergleichend-physiologischen Überlegungen kam LEHMANN (1951) zu dem Schluß, es scheine für Tier und Mensch zu gelten, „daß Ruhe- und durchschnittlicher Arbeitsumsatz ungefähr von der gleichen Größe sind". Ruhestoffwechsel und sehr wahrscheinlich auch Arbeitsstoffwechsel sind bei Mensch und Tier ungefähr proportional $P^{0,75}$ (wobei P das Körpergewicht bedeutet; „Gesetz der Stoffwechselreduktion der höheren Tiere").

Der Organismus verfügt über eine Reihe von *Regulationsmechanismen zum Schutze vor Überernährung*, und es ist eine der erstaunlichsten Tatsachen der Physiologie, daß der gesunde Mensch sein Körpergewicht jahrelang konstant halten kann, obwohl seine Energieaufnahme von Tag zu Tag (und oft nicht unerheblich) zu schwanken pflegt.

Auf akute Überernährung erheblichen Ausmaßes reagiert der Körper zunächst mit *Appetitlosigkeit, Widerwillen, Völlegefühl, Übelkeit* und *Erbrechen*. Der kindliche Organismus ist gegen akute Überernährung empfindlicher als der erwachsene und reagiert außerdem mit *Überfütterungsdyspepsie* (verzögerter Magenentleerung, bakterieller Zersetzung, Durchfall).

Hunger, *Appetit* und *Sättigung* zielen auf Schutz vor Überernährung. Sie sind in ihrem Kommen und Gehen aber durch so vielerlei physische und psychische Einflüsse bestimmt, daß sie mindestens beim Menschen einen *zuverlässig* wirkenden Schutzmechanismus nicht darstellen.

Kleinste Mengen eines Zuviel können von der Hunger-Sättigungsregulation gar nicht erfaßt werden. Ergibt sich ein Überschuß von auch nur 9 Calorien je Tag — eine methodisch gar nicht erkennbare Menge —, dann entspricht das einem Ansatz von 365 g reinem Fett im Jahr.

Der Organismus muß also über wirksamere Regulationsmechanismen verfügen, wenn sein Gewicht konstant gehalten und ein chronischer Überernährungszustand verhindert werden soll. Mit anderen Worten: Wenn ein Mensch fettleibig wird, dann zeigt sich darin ein Versagen von Regulationsmechanismen, die auf Erhaltung des „normalen Körpergewichts" gerichtet sind.

---

[1] Vgl. dazu die zusammenfassenden Darstellungen von GLATZEL 1941, MAYER 1953, BAHNER 1955, BERNHARDT 1956, BANSI, BACKHAUS und LOHMEYER 1952, BANSI 1956, LABHART 1956.

[2] Literatur bei GLATZEL 1954.

Es fragt sich, *welche Regulationsmechanismen es sind, die bei Fettleibigen in anderer Weise ablaufen als bei Normalgewichtigen.*

Diese Frage kann von der Stoffwechselphysiologie nicht beantwortet werden. Es hat sich nämlich in einer kaum mehr übersehbaren Fülle von Untersuchungen herausgestellt, daß Fettleibige weder in ihrem *Grundumsatz* noch in ihrer *spezifisch-dynamischen Nahrungswirkung* tiefer liegen als Normalgewichtige[1]. Es gibt beim Fettleibigen keine sog. „*negativen Stoffwechselphasen*", keine *bessere Nahrungsausnutzung* und keinen *höheren Wirkungsgrad der Muskelarbeit*[2].

Wenn der Fettleibige in der Kälte weniger *Wärme abgibt* als der Normalgewichtige, dann gibt er infolge eines größeren Arbeitsaufwandes für jede Bewegung in der Hitze um so mehr ab, und im ganzen sind die hier in Betracht kommenden Energiebeiträge doch relativ klein.

Die Erhaltung der Konstanz des normalen Gewichts wird anscheinend bestimmt durch das *Gleichgewicht* zwischen Hunger und Appetit, d. h. zwischen *Nahrungstrieb und Nahrungsaufnahme* einerseits und *Bewegungstrieb und Bewegung* andererseits in dem Sinne, daß mit steigender Nahrungsaufnahme der Bewegungsdrang und die Bewegungsintensität, mit steigender Muskeltätigkeit der Nahrungstrieb und die Nahrungsaufnahme steigen und sinngemäß umgekehrt bei abnehmender Nahrungsaufnahme und Muskeltätigkeit. Wenn bei Tieren Fettleibigkeitszustände sehr viel seltener sind als bei Menschen, dann darf man daraus wohl schließen, daß die Gleichgewichtsregulation: Nahrungsaufnahme-Bewegung und Bewegung-Nahrungsaufnahme beim Tier sicherer funktioniert als beim Menschen.

Der Nahrungstrieb, der Hunger, hat beim Menschen seine Wurzeln nicht allein im Energiebedarf.

Düfte, Geräusche, Anblicke und Affekte können ihn wecken, dämpfen oder völlig verschwinden lassen. Angst vor Hunger macht Hunger. Man ißt um der Geselligkeit willen, und weil es so üblich ist, man ißt, um sich zu erfrischen, und man ißt auch ohne Hunger, „weil es so gut schmeckt". Man „knabbert", um in gespannter Situation die Unruhe in geordnete motorische Bahnen zu lenken und dadurch zu besänftigen, so wie man in gleichen Situationen zur Zigarette greift. (Bekanntlich nehmen viele Menschen an Gewicht zu von dem Augenblick an, wo sie sich das Rauchen abgewöhnt haben). Viele, die mit Sorgen, Schwierigkeiten und Sehnsüchten (Heimweh!) belastet sind, finden Erleichterung im Essen und in der seelischen Ruhe nach dem Essen. „Das Schicksal kann mir nichts anhaben, ich habe heute gegessen", ist (nach McCance 1953) die Grundhaltung vieler Fettleibiger.

Man „beherrscht sich", d. h. man verzichtet trotz des Hungers auf Nahrung, um für eine bestimmte Zeit körperlich oder geistig besonders leistungsfähig zu sein. Man verzichtet wegen der schlanken Linie oder aus hygienischen Überlegungen, man verzichtet aus sozialem Ehrgeiz und Konvention — „den Hunger spürt nur die Kanaille und nur der Pöbel frißt sich satt; der wahre Adel hält auf Taille" — und man fastet aus magischen und religiösen Motiven. Konzentrierte, geistige Tätigkeit, starke Affekte und Triebe können selbst einen intensiven Hunger in den Hintergrund drängen.

---

[1] v. Bergmann und Stroebe 1926, Gantenberg 1929, Boothby und Sandiford 1922, Grafe 1923, Lauter 1926, Means 1915, Hagedorn, Holten und Johansen 1927, Du Bois 1936, Carman und Mitchell 1926, Rubner 1902, Keys und Brozek 1953, Behnke und Mitarbeiter 1935, 1942, 1953, Lublin 1926, Strang und McClugage 1931 Plaut 1922, Kestner, Liebeschütz-Plaut und Schadow 1926, Bernhardt 1929, Liebesny 1924, Johnston 1930, Daggs und Eaton 1933, Gaebler 1929, Artundo 1931, Benedict und Carpenter 1918, McCance 1953.

[2] Rubner 1902, Grafe 1934, Krauss und Küppers 1931, Wiley und Newburgh 1931, Keys und Brozek 1953, Bernhardt 1929, 1956, Magnus-Levy 1930, Wang, Strouse und Morton 1930, Kommerell 1931, Wilder, Smith und Sandiford 1932, Benedict 1915, Gremels 1944, Neuenschwander-Lemmer 1936, Gessler 1927, Newburgh 1942, 1944, Ries 1957; zusammenfassende Literaturangaben bei Glatzel 1941 und Bahner 1955.

Nicht selten entwickelt sich Fettleibigkeit bei Übergang von voluminös-calorienarmer zu volumenarmer-calorienreicher Kost[1].

Die *psychotherapeutische Erfahrung* lehrt, daß Erlebnisse, vor allen Dingen Enttäuschungen und Belastungen nicht selten in einem abnorm starken oder abnorm schwachen Nahrungstrieb ihren Ausdruck finden, und in der Lehre der strengen Freudschen Schule spielt die Oralerotik eine führende Rolle.

Vor allem amerikanische Kliniker und Psychotherapeuten vertreten die Auffassung, der abnorme Eßtrieb beruhe — mindestens in der Mehrzahl aller Fälle — auf frühkindlichen Erlebnissen[2]. Diese Erlebnisse seien immer gleicher Art: Die überbesorgte Mutter sucht dem Kind jede unangenehme Berührung mit der Umwelt zu ersparen und ihm Gutes zu tun, indem sie es von anderen Kindern und körperlicher Betätigung fernhält, ihm oft und viel zu essen gibt und es auf diese Weise zum Vielesser erzielt. Bei Kindern und Erwachsenen soll es auch dann, wenn sie nicht genug Liebe erfahren, „kompensatorisch" zu übermäßigem Nahrungsverlangen kommen: Der ungestillte Hunger nach Liebe wird ersatzweise durch Essen befriedigt. Ein bemerkenswerter Beitrag zu dieser Frage, ein Bericht über eine Familie, „in der man mit 40 Jahren dick wird", stammt von SCHMALBACH (1953). Daß es Menschen gibt, die in Zeiten der Sorge, Trauer und Angst übermäßig zu essen anfangen, weiß die Klinik übrigens schon lange. LICHTWITZ (1936) hat in diesem Zusammenhang vom „Kummerspeck" gesprochen.

Bekannt ist die Fettleibigkeit bei *Erkrankungen des Zentralnervensystems*[3] und nach *Leukotomie*[4], bei Tieren auch nach *Aurothioglucose*[5] und experimenteller *Hypothalamusschädigung*[6]. Dabei hört, wie bei der Entwicklung jeder Gewichtszunahme, die Zunahme nach einiger Zeit „von selbst" auf.

Unter *Cortison*behandlung verlieren viele Menschen das Gleichgewicht zwischen Zufuhr und Bedarf, entwickeln einen enormen Appetit mit Verzehr von täglich bis zu 6000 Calorien[7] und nehmen an Fett und Muskulatur (weniger an Wasser und Salz) beträchtlich zu. Diese Wirkung läßt sich in einzelnen Fällen nicht voraussehen; sie ist in ihrem Mechanismus unbekannt und unabhängig von den *therapeutischen* Wirkungen des Cortisons. MCCANCE (1953) sieht eine Erklärungsmöglichkeit in einer Art Euphorie, die, ähnlich wie die Euphorie nach Leukotomie, die gewöhnlich vorhandenen corticalen Hemmungen überrennt, eine andere Erklärungsmöglichkeit in der cortisonbedingten verminderten Kohlenhydrattoleranz und erhöhten Insulinresistenz.

Im Zustand der *Thyreotoxikose* steigt der Energiebedarf; in der Regel nimmt aber die Energiezufuhr nicht im gleichen Maße zu, und die Kranken verlieren daher an Gewicht. Warum die Energiezufuhr in der Regel nicht ansteigt, und warum es einzelne Thyreotoxiker gibt, die nicht an Gewicht verlieren, ja sogar fettleibig sind, wissen wir nicht.

Beim Menschen ist also, um es noch einmal hervorzuheben, der *Nahrungstrieb* nicht immer ein Ausdruck des *Energiebedarfs*. Nahrungs*trieb* und Nahrungs*aufnahme* sind, selbst wenn die Möglichkeit einer Nahrungsaufnahme gegeben

---

[1] MCCANCE und WIDDOWSON 1946.

[2] BRUCH 1940, BRUCH und TOURAINE 1940, FREED 1947, GASTINEAU und RYNEARSON 1947, HOCHMAN 1938, KELLY 1949 1952, LAPLANE und ETIENNE 1953, IVERSEN, JUEL-NIELSEN, QUAADE, TOLSTRUP und ØSTERGAARD 1952, SCHNEIDER 1956, SUSSMAN 1956.

[3] Literatur bei GLATZEL 1941, s. auch PATZER 1955.

[4] PARTRIDGE 1950.

[5] BRECHER und WAXLER 1949.

[6] BROBECK 1946, BROBECK und Mitarbeiter 1942, 1943, RANSON und Mitarbeiter 1938, MAYER 1952, LONG 1957.

[7] SPRAGUE, POWER, MASON, ALBERT, MATHIESON, HENCH, KENDALL, SLOCUMB und POLLEY 1950, HENCH, KENDALL, SLOCUMB und POLLEY 1950.

ist, nicht notwendig miteinander verknüpft in dem Sinne, daß diese die notwendige Folge von jenem, jener die notwendige Ursache von dieser sein müßte. *Der Mensch ißt auch ohne Hunger, und der Mensch verzichtet auf Essen trotz Hunger.*

Der *Bewegungsdrang* kann sich in einer Zunahme und Intensivierung *aller* Bewegungsabläufe darstellen: der Ausdrucksbewegungen, der Bewegungen für die alltäglichen Verrichtungen (gehen, stehen, essen, Körperpflege usw.), der körperlichen Arbeit und der Bewegungen „um ihrer selbst-willen". Eine Form dieser Art von Bewegungen sind Sport und Spiel. „Der jugendliche Organismus zeigt diesen ursprünglichen spontanen Bewegungsdrang im hohen Maße. Das Kind zappelt mit Armen und Beinen, das junge Tier tummelt sich herum, springt und hüpft, rollt und rennt. Selbst gewisse Körperteile bewegen sich spontan ohne Veranlassung... Wenn man längere Zeit unbeweglich liegt, sitzt oder steht, so kommt gleichfalls ein Moment, daß man sich bewegen möchte und schließlich muß. Meistenteils kommen diese Erlebnisse gar nicht zum Bewußtsein und wir erleben nur die spontanen Bewegungen (BUYTENDIJK 1933)."

Der Bewegungsdrang kommt auch im Schlafzustand nicht ganz zur Ruhe. Er ist in der Kälte stärker als in der Hitze, im Unterernährungszustand geringer als in gutem Ernährungszustand. Bekannt ist die Steigerung des Bewegungsdrangs bei Thyreotoxikose. Der Sexualtrieb kann sich in gegensätzlicher Richtung auswirken: als befriedigter Trieb entweder das Lebensgefühl und den Bewegungsdrang intensivieren oder zufrieden und untätig machen, als unbefriedigter Trieb entweder lähmen oder zu Unruhe und Bewegungsdrang führen.

Intensive und lebhafte *Bewegungen* erlauben indes noch nicht den Rückschluß auf lebhaften *Bewegungsdrang*. Man kann sich bewußt, überzeugt von der Notwendigkeit oder Zweckmäßigkeit, zu einer Bewegungsintensität zwingen, die größer ist, als dem Trieb und der Lust entspricht.

Umgekehrt erlaubt *Bewegungsarmut* auch nicht den Rückschluß auf Mangel an *Bewegungsdrang*.

Äußere Umstände machen das Ausleben eines lebhaften Bewegungsdrangs in intensive Bewegung nicht selten unmöglich: man muß am Schreibtisch sitzenbleiben, weil es die Arbeit fordert, man kann nicht durch die Straßen rennen, weil es der Verkehr nicht erlaubt, man kann nicht auf den Sportplatz gehen, weil es in Strömen regnet. Dazu kommt oft eine Bequemlichkeit, die stärker ist als der Bewegungsdrang. Man scheut sich vor dem Abbrechen der begonnenen Tätigkeit, vor dem Wetter, vor dem Muskelkater. Für viele liegt die Ursache der Fettleibigkeit in der Anschaffung eines Autos. Im *Alter* wird der Bewegungsdrang geringer — die Freude am Essen nicht immer im gleichen Maße. Wenn man „in die Jahre kommt", treibt man keinen Sport mehr, man geht immer weniger — und bekommt seinen Bauch. Mancher versucht, seinen Bewegungsdrang durch *Alkohol und Nicotin* zu besänftigen. Je mehr man aber seinem Bewegungsdrang gewohnheitsmäßig die volle Befriedigung versagt, desto schwächer wird er.

Mit anderen Worten: *Der Mensch bewegt sich auch ohne Bewegungsdrang, und der Mensch bewegt sich nicht auch trotz Bewegungsdrang. Das Zusammenwirken von Nahrungstrieb und Bewegungstrieb ist aber offensichtlich von entscheidener Bedeutung für das Energiegleichgewicht des Körpers.* Nahrungstrieb und Bewegungstrieb sind bestimmend für die Erhaltung der Gewichtskonstanz und sie sind bestimmend dafür, daß jede Fettleibigkeitsentwicklung einmal zum Stillstand kommt.

Beim freilebenden *Tier* geschieht dieses Zusammenspiel so zuverlässig, daß Überernährungszustände so gut wie nie vorkommen.

Perioden der Fettleibigkeit gibt es im natürlichen Lebensablauf mancher Tiere. Der atlantische Seeaal wird in den ersten Lebenswochen, wenn seine Mutter ihn ernährt, extrem fett und lebt von dem Fett in der ersten Zeit des selbständigen Daseins. Bei Seevögeln kommt ähnliches vor; sie werden im Sommer unter Umständen so fett, daß sie im Winter 40% ihres Gewichts verlieren können[1].

[1] MORGULIS 1923.

Nur wenn der Mensch sie als Haustiere mästet, werden Tiere für dauernd fett.

Beim *Menschen* sind Nahrungstrieb und Bewegungstrieb nicht wie beim Tier vor allem durch die energetischen Bedürfnisse des Organismus bestimmt; sie werden mitbestimmt durch sehr viel andere Faktoren, die untrennbar verknüpft sind mit dem Wesen des Menschen.

Der Mensch hat nicht die Triebsicherheit und Triebgeborgenheit des Tieres. Als einziges Lebewesen hat er die Möglichkeit, in seinem Handeln weitgehend frei von Triebgebundenheit zu sein. Jedem einzelnen steht es anheim, ob er von dieser Möglichkeit Gebrauch machen will.

Die Abhängigkeit des Nahrungstriebes und Bewegungstriebes von der *Zusammensetzung der Kost* ist noch sehr wenig geklärt[1]. *Vitamin B*-Mangelzustände dämpfen vielleicht den Hunger und mittelbar den Bewegungsdrang. ACHELIS und NOTHDURFT (1939) sprechen auf Grund ihrer Mäuseversuche von einer spezifisch-motorischen *Eiweiß*wirkung. Sie nehmen an, ein primär vorhandener Rhythmus der Spontanmotorik werde durch den Energie- und Eiweißgehalt der Nahrung verändert. „Nach *kohlenhydrat*reicher Nahrung und damit hoher endogener Insulinausschüttung, ebenso nach einer Insulinspritze, also bei Glykophilie, scheint man eher träge zu werden. Eiweiß dagegen stimuliert sicherlich den Bewegungsdrang, ob im Zusammenhang mit einer Nebennierenrindenaktivierung, ist wohl nicht untersucht. Jedenfalls wirkt eine gleiche Kohlenhydratmenge mit hinreichend Eiweiß gegeben anders als Kohlenhydrate allein" (BAHNER 1955).

Eine wesentliche Ursache für die Entstehung von Fettleibigkeit sehen wir also in einer über längere Zeit — nicht notwendig an jedem einzelnen Tag — *positiven Energiebilanz infolge Versagens der Nahrungstrieb-Bewegungstrieb-Regulation.* Dazu kommt die *individuelle Reaktionsform,* die bedingt, daß bei gleichstarker Überernährung das Ausmaß der Gewichtszunahme schwankt. Es gibt alle Übergänge zwischen dem Fettleibigen, der mit „Hungerrationen" fettleibig wird und bleibt, und dem Mageren, der trotz enormer Energiezufuhren mager bleibt; es gibt alle Übergänge zwischen guten und schlechten „Futterverwertern".

Wir sind uns darüber klar, daß damit *keineswegs alle Fragen gelöst* sind. Wir können keine Antwort geben auf die Frage, wodurch sich pathophysiologisch gute und schlechte „Futterverwerter" voneinander unterscheiden. Sparen die guten Futterverwerter wirklich, wie gesagt worden ist, nur dadurch Energien, daß sie lange und tief schlafen und sich wenig bewegen? Hormonale Faktoren, durch die Fettbildung und Fettmobilisierung in den Speichern bewirkt werden, sind bei Fettleibigen nicht nachweisbar. Wenn man von einer „Lipophilie" der Gewebe als Ursache der Fettleibigkeit spricht[2], dann betont man damit wohl die pathogenetische Bedeutung der Peripherie, sagt aber nicht, was diese Lipophilie ihrem Wesen nach eigentlich ist. Ungeklärt in ihrer Genese ist schließlich die von v. NOORDEN (1910) bereits vermutete, von KEETON und DICKSON (1933), STRANG (1931), BANSI, BACKHAUS, LOHMEYER und FRETWURST (1951) und BANSI, BACKHAUS und LOHMEYER (1952) bestätigte Tatsache, daß manche Fettleibigen (im Gegensatz zu den Normalgewichtigen!) ihr Stickstoffgleichgewicht auch bei energetischer Unterernährung aufrechterhalten. Daß erbgegebene Faktoren mitentscheiden über die Entwicklung einer Fettleibigkeit, lehrt nicht allein die klinische Erfahrung (Literatur bei GLATZEL 1941), sondern auch das Tierexperiment[3]. Auf welchen Wegen sie pathophysiologisch in Erscheinung treten, bleibt zu klären.

[1] LEPKOVSKY 1948.
[2] BAUER 1930, 1941, v. BERGMANN 1936, LAUTER 1926, SCHÜPBACH 1952.
[3] MAYER und Mitarbeiter 1951, GUGGENHEIM und MAYER 1952.

2. Fettleibigkeit.

In den Augen des Laien und auch in den Augen vieler Ernährungsphysiologen ist Fettleibigkeit gleichbedeutend mit Überernährung (Clauser und Spranger 1957): Wenn jemand zu fett ist und zu schwer wird, dann hat er eben mehr gegessen als andere. Daran ist sicher viel Wahres, und die geläufige Erfahrung, daß es in Hungerzeiten weniger Fettleibige gibt als in normalen Zeiten, spricht eine unüberhörbare Sprache (Abb. 8).

Wir glauben gezeigt zu haben, daß die Zusammenhänge in Wirklichkeit nicht so einfach sind und im Hinblick auf die vorstehenden Ausführungen kann nur wiederholt werden, was Bahner (1955) als Abschluß seiner pathogenetischen Erörterungen sagt: „Die andere Simplifizierung, jede konstituelle Fettsucht für eine Mastfettsucht zu halten, erledigt sich nun hoffentlich von selbst. Eher muß man mit Gigon bezweifeln, ob es überhaupt eine reine Mastfettsucht gibt."

Nach den Erörterungen zur Pathogenese der Fettleibigkeit erhebt sich die Frage, *wann von Fettleibigkeit gesprochen werden muß* und *welche Folgen* die Überfüllung der Fettspeicher, *die Übergewichtigkeit des Körpers nach sich zieht.*

Die *Grenze zwischen normalem Fettansatz und Fettleibigkeit* läßt sich nicht allgemeinverbindlich festlegen. Sie ist landschaftlich und zeitlich gebunden.

Der Orientale empfindet seine Frau nur dann als „richtig" und „normal", wenn sie für unser europäisches Empfinden viel zu fett ist. Unser Schönheitsideal ist schlanker als das Schönheitsideal unserer Großväter, und die „stattlichen Männer" der Jahrhundertwende sind für uns unschön und fett. Als Beispiele höchstgradiger Fettleibigkeit erwähnte Kisch (1888) 2 Männer von (angeblich!) 304,5 und 490,0 kg; v. Noordens (1910) schwerster Kranker wog 171 kg bei 171 cm Größe. McCance (1953) erwähnt aus der älteren Literatur Rekordgewichte von 333 und 383 kg!

Tabellen für „*Normalgewichte*" sind oft aufgestellt worden. v. Noorden (1910), der eine Reihe von ihnen ausführlich wiedergibt, bemerkt dazu vorsichtig: „Wenn das Körpergewicht die durchschnittlichen Normalwerte der Tabelle um mehr als 30—35% überbietet, so macht das Individuum fast immer beim ersten Augenschein den Eindruck der Fettleibigkeit und die nähere Untersuchung, die Besichtigung der Körperform und die messende Betastung der Fettpolster wird den allgemeinen Eindruck bekräftigen." Es zeigt die Wandlung des Schönheitsideals, wenn Thannhauser (1929), 20 Jahre nach v. Noorden, zu denselben Tabellen meint: „Finden wir Werte, die 10—14% über den errechneten Normalwert hinausgehen, so kann man von einer Fettleibigkeit sprechen."

v. Noorden (1910) empfahl, die Körperlänge mit 430 und 480 zu multiplizieren; die beiden Werte in Gramm sollten den Rahmen der Norm ergeben. Für 176 cm Größe z. B. erhält man damit als Grenzwerte 75,68 und 84,48 kg. Einen 176 cm großen und 84,5 kg schweren 20—30jährigen Mann bezeichnen wir heute ohne Bedenken als fettleibig.

Am einfachsten und gebräuchlichsten ist die von Moritz (1908) in die Klinik eingeführte Brocasche Formel: Normalgewicht in Kilogramm = Anzahl der über 100 liegenden Zentimeter der Körperlänge. Man erhält damit für den über 35 bis 40 Jahre alten Menschen brauchbare, für jüngere Menschen aber zu hohe Werte.

Oeder (1909) bezeichnete die doppelte Scheitel-Symphysenlänge als „proportionale Länge" und benutzte sie in der Art wie Moritz (1908) die natürliche Länge benutzt hatte. Da die „proportionale Länge" in der Regel größer ist als die natürliche, ergibt das Oedersche Verfahren noch höhere Normalgewichtswerte als das Moritzsche.

Der „Normalwert" des Kaupschen Index $\left(\frac{\text{g}}{\text{cm}^2}\right)$ wird mit 2,3 angegeben, der des Rohrerschen Index $\left(\frac{100 \times \text{g}}{\text{cm}^2}\right)$ mit 1,22—1,35. Ein „normaler" 176 cm großer

Mann wiegt somit 71,4 kg bzw. 66,5—73,6 kg. Bei allen solchen Beurteilungen der Fettleibigkeit nach dem Körpergewicht darf man aber nicht vergessen, daß Übergewichtigkeit nicht allein durch übermäßiges Fettpolster, sondern auch durch schweres Knochengerüst und stark entwickelte Muskulatur bedingt sein kann (s. auch KEYS 1948).

Aus neuerer Zeit stammt die Tabelle des Life Extension Institutes von New York (Tabelle 25).

Eine einfache „für praktische Bedürfnisse geeignete Berechnung des Sollgewichtes, deren Ergebnis mit den empirisch errechneten Werten des Life Extension Institute of New York nahezu völlig übereinstimmt", hat kürzlich LOOS (1957) angegeben. LOOS legt fest, daß

1. beim weiblichen Geschlecht
   a) das Sollgewicht bei 155 cm Körperlänge 55 kg beträgt,
   b) das Sollgewicht in kg bei 155 cm — x cm = 55 — x mal 0,4 beträgt,
   c) das Sollgewicht in kg bei 155 cm + x cm = 55 + x mal 0,7 beträgt;
2. beim männlichen Geschlecht
   a) das Sollgewicht bei 170 cm Körperlänge 66 kg beträgt,
   b) das Sollgewicht bei 170 cm — x cm = 66 — x mal 0,6 beträgt (kg),
   c) das Sollgewicht bei 170 cm + x cm = 66 + x mal 1 beträgt (kg).

Jeder Zentimeter Größenabnahme entspricht somit beim weiblichen Geschlecht einer konstanten Gewichtsreduzierung von 0,4 kg, während jeder Zentimeter Größenzunahme eine stetige Gewichtserhöhung von 0,7 kg bedingt, wobei lediglich der Ausgangswert von 55 kg bei 155 cm Körperlänge zu merken ist.

Beim männlichen Geschlecht muß von einem Körpergewicht von 66 kg bei 170 cm Körperlänge ausgegangen werden. Pro Zentimeter Größenabnahme sind 0,6 kg in Abzug zu bringen, während pro Zentimeter Zunahme der Körperlänge 1 kg addiert werden muß. Die gleichen Werte erhält man bei Männern auch durch eine abgewandelte Brocasche Formel, wobei lediglich der Korrekturfaktor 4 zu berücksichtigen ist:

Sollgewicht in Kilogramm bei 150 cm = 50 + 4
Sollgewicht in Kilogramm bei 160 cm = 60 ± 0
Sollgewicht in Kilogramm bei 170 cm = 70 — 4
Sollgewicht in Kilogramm bei 180 cm = 80 — 4
Sollgewicht in Kilogramm bei 190 cm = 90 — 4

Weiblich.

Körperlänge in cm	Gewicht in kg: Life Extension Institute of New York	Gewicht in kg: nach obigem Schema	Abweichung in %	kg nach Abweichung	Abweichung in %
145	51,2	51,0	0,4	45	12
150	53,0	53,0	0	50	6
155	55,3	55,0	0,54	55	6,5
160	58,4	58,5	0,17	60	3
165	61,6	62,0	0,65	65	5,5
170	65,2	65,5	0,46	70	7,3
175	68,4	69,0	0,88	75	9,4
180	72,0	72,5	0,7	80	11

Männlich.

Körperlänge in cm	Gewicht in kg: Life Extension Institute of New York	Gewicht in kg: nach obigem Schema	Abweichung in %	kg nach Abweichung	Abweichung in %
150	54,8	54	1,5	50	8,7
155	56,6	57	0,77	55	2,8
160	59,3	60	1,2	60	1,2
165	63,0	63	0	65	3,2
170	66,6	66	0,9	70	5,1
175	70,7	71	0,42	75	6,0
180	75,7	76	0,4	80	5,5
183	78,4	79	0,76	83	6,0
185,5	81,1	81,5	0,49	85,5	5,4
188	83,8	84	0,24	88	5,0

Tabelle 25. *Körperlänge und Gewicht Erwachsener**.
(15—30 Jahre, Gewicht ohne Kleider.)

Es sind in der Tabelle zu einer Körperlänge 3 Gewichte gegeben: 1. Durchschnittsgewicht für Personen mit mittelschwerem Knochenbau (fettgedruckt); 2. Gewicht von Personen mit leichtem Knochenbau (oberhalb der fettgedruckten Zahlen); 3. Gewicht von Personen mit schwerem Knochenbau (unterhalb der fettgedruckten Zahlen).

Formeln für Normalgewicht:

Nach BROCA: Sollgewicht in kg = Körperlänge in cm minus 100.

Nach BORNHARDT:

$$\text{Sollgewicht in kg} = \frac{\text{Länge in cm} \times \text{mittlerer Brustumfang in cm}}{240}$$

Weiblich					Männlich				
Körperlänge in cm	Gewicht in kg				Körperlänge in cm	Gewicht in kg			
	15 Jahre	20 Jahre	25 Jahre	30 Jahre**		15 Jahre	20 Jahre	25 Jahre	30 Jahre**
	40,8	43,0	44,0	45,3		41,7	45,8	47,6	49,4
142,5	**45,3**	**47,6**	**49,0**	**50,3**	150	**46,2**	**50,7**	**53,0**	**54,8**
	51,2	53,0	55,3	56,6		51,6	57,1	59,3	61,6
	41,2	43,5	44,8	46.2		42,6	46,7	48,5	50,3
145	**45,8**	**48,5**	**49,8**	**51,2**	152,5	**47,1**	**51,6**	**53,9**	**55,7**
	51,6	53,9	56,2	57,5		53,0	58,0	60,7	62,5
	41,7	44,4	45,8	47,1		43,5	47,6	49,4	51,2
147,5	**46,2**	**49,4**	**50,7**	**52,1**	155	**48,5**	**53,0**	**54,8**	**56,6**
	52,1	55,7	57,1	58,4		54,4	59,3	61,6	63,4
	42,6	45,3	46,7	47,6		44,9	48,9	50,7	52,1
150	**47,1**	**50,3**	**51,6**	**53,0**	157,5	**49,8**	**54,4**	**56,2**	**58,0**
	53,0	56,6	58,0	59,8		56,2	61,2	63,0	65,2
	43,5	46,7	47,1	48,5		46,2	50,3	52,1	53,5
152,5	**48,5**	**51,6**	**52,6**	**53,9**	160	**51,2**	**55,7**	**58,0**	**59,3**
	54,4	58,0	59,3	60,7		57,5	62,5	65,2	66,6
	44,8	47,6	48,5	49,8		47,6	51,6	53,9	55,3
155	**49,8**	**53,0**	**53,9**	**55,3**	162,5	**53,0**	**57,5**	**59,8**	**61,2**
	55,3	59,8	60,7	62,1		59,3	64,8	67,0	68,9
	46,2	48,9	50,3	51,2		49,4	53,5	55,7	56,6
157,5	**51,2**	**54,4**	**55,7**	**56,6**	165	**54,8**	**59,3**	**61,6**	**63,0**
	57,5	61,2	62,5	63,9		61,6	66,6	69,3	70,7
	47,1	50,3	51,2	52,5		51,2	55,3	57,1	58,4
160	**52,5**	**55,9**	**57,1**	**58,4**	167,5	**56,6**	**61,2**	**63,4**	**64,8**
	59,3	62,5	64,3	65,7		63,4	68,9	71,1	72,9
	48,9	51,2	52,5	53,9		52,5	56,6	58,9	59,8
162,5	**54,4**	**57,1**	**58,4**	**59,8**	170	**58,4**	**63,0**	**65,2**	**66,6**
	61,2	64,3	65,7	67,5		65,7	70,7	73,4	74,7
	50,7	53,0	54,4	55,7		54,4	58,4	60,2	61,6
165	**56,2**	**58,9**	**60,2**	**61,6**	172,5	**60,2**	**64,8**	**67,0**	**68,4**
	63,4	66,1	67,5	69,3		67,5	73,0	75,2	77,0
	52,1	54,9	55,7	57,1		55,7	59,8	62,1	63,9
167,5	**58,0**	**60,7**	**62,1**	**63,4**	175	**62,1**	**66,6**	**68,9**	**70,7**
	65,2	68,4	69,8	71,6		69,8	74,7	77,5	79,3
	53,9	56,2	57,5	58,9		58,0	61,6	63,9	65,7
170	**59,8**	**62,5**	**63,9**	**65,2**	177,5	**64,3**	**68,4**	**71,1**	**72,9**
	67,5	70,2	71,6	73,4		72,0	77,0	79,7	82,0
	55,3	57,5	59,3	60,2		59,8	63,9	66,1	68,0
172,5	**61,6**	**63,9**	**65,7**	**67,0**	180	**66,6**	**70,7**	**73,4**	**75,7**
	69,3	72,0	73,8	75,7		74,7	79,3	82,4	85,2
	57,1	59,3	60,7	61,6		62,1	65,7	68,4	70,7
175	**63,4**	**65,7**	**67,5**	**68,4**	183	**68,9**	**72,9**	**76,1**	**78,4**
	71,6	73,8	75,7	77,0		77,5	82,0	85,6	87,9

* Tabelle nach Veröffentlichungen des *Life Extension Institute of New York City.*

** Das Gewicht der 30er Jahre sollte beim Gesunden während des ganzen Lebens beibehalten werden.

Tabelle 25 (Fortsetzung.)

Weiblich					Männlich				
Körperlänge in cm	Gewicht in kg				Körperlänge in cm	Gewicht in kg			
	15 Jahre	20 Jahre	25 Jahre	30 Jahre		15 Jahre	20 Jahre	25 Jahre	30 Jahre
	59,3	60,7	62,1	63,4		63,9	68,0	71,1	72,9
178	**65,7**	**67,5**	**68,9**	**70,2**	185,5	**71,1**	**75,2**	**78,8**	**81,1**
	73,9	76,1	77,5	78,9		79,7	84,3	88,3	91,1
	61,2	63,0	63,4	64,8		66,1	69,8	73,0	75,7
180	**68,0**	**69,8**	**70,7**	**72,0**	188	**73,4**	**77,5**	**81,1**	**83,8**
	76,1	78,4	79,7	81,1		82,4	87,0	91,1	94,2

Bei Frauen und Männern ist das Durchschnittsgewicht der 30er Jahre bei mittelschwerem Knochenbau zugrunde gelegt, das beim Gesunden während des ganzen Lebens beibehalten werden sollte. Beim Vergleich der nach angegebener Formel errechneten Werte mit der Statistik ergibt sich bei Frauen somit eine mittlere Abweichung von 0,47% und eine Maximalabweichung von 0,88%. Die entsprechenden Gewichtsunterschiede nach BROCA betragen 7,6% und 12%. Bei Männern beträgt die Abweichung im Mittel 0,62% und maximal 1,5%, während nach BROCA 4,89% und 8,7% in Kauf genommen werden müssen.

Die Gegenüberstellung zeigt, daß das angegebene Schema einen ausreichend genauen und leicht zu gewinnenden Überblick über die Sollgewichte vermittelt, wodurch die zeitraubende Benützung von empirisch ermittelten Statistiken in den meisten Fällen überflüssig wird. Die Aufstellung eines brauchbaren Schemas war um so dringender, als die Brocasche Formel eine zu große Abweichung aufweist und damit weitgehend unbrauchbar geworden ist."

TALBOT und BROUGHTON (1938) setzen in ihrem Kreatinindex *K* die Muskelmasse — die Kreatininausscheidung ist ein Ausdruck der Muskelmasse — in Beziehung zum Körpergewicht:

$$K = \frac{\text{mg Kreatinin in 24 Std}}{\text{Gewicht in kg}}.$$

Der Index liegt bei Normalen um 20,0, bei Fettleibigen, d. h. bei Menschen mit relativ geringem Muskelanteil am Körpergewicht, um 14. Größere Erfahrungen mit diesem Index scheinen nicht vorzuliegen[1].

Andere Methoden erlauben den Fettbestand des Organismus zu schätzen nach seinem spezifischen Gewicht[2], nach seinem Wassergehalt, nach der röntgenologisch bestimmten Dicke des subcutanen Fettpolsters oder nach der Dicke der Hautfalten an bestimmten Stellen des Körpers (zusammenfassende Darstellung dieser Methoden bei BROZEK und KEYS 1950). Der Fettgehalt des gesunden männlichen Körpers beträgt nach BROZEK und KEYS (1950) im jugendlichen Alter 12—15%, der Fettgehalt des gesunden weiblichen Körpers im gleichen Alter rund 20%, des gesunden männlichen Körpers im Alter von 50 Jahren rund 21%, des fettleibigen Körpers 38% und mehr[3]. Daß das bei Überfütterung angesetzte Gewebe immer, wie KEYS und BROZEK meinen, zu 62% aus Fett, zu 24% aus Zellmasse und zu 14% aus extracellulärem Wasser besteht, wird von PASSMORE, MEIKLEJOHN, DEWAR und THOW (1955) bestritten.

MCCANCE (1953, dort ausführliche Literaturangaben) hat im Rahmen seiner Untersuchungen über die wechselnde Zusammensetzung des Körpers aus Zell-

[1] Vgl. BANSI, BACKHAUS, LOHMEYER und FRETWURST 1951.
[2] BEHNKE 1942, MORALES, RATHBURN, SMITH und PACE 1945, RATHBURN und PACE 1945.
[3] Siehe auch BROZEK 1952.

masse, extracellulärer Flüssigkeit und Fett mit exakten Messungen gezeigt, daß bei Fettleibigen die Zellmasse und das Volumen der extracellulären Flüssigkeit *nicht* größer sind als bei Normalgewichtigen, und darauf hingewiesen, daß quantitative Untersuchungen keine Stütze ergaben für die Annahme jener Autoren, die glauben, Fettleibigkeit beruhe zu einem großen Teil auf Wasserretention[1].

Wir können es uns ersparen, alle jemals angegebenen Verfahren zur zahlenmäßigen Erfassung der Fettleibigkeit aufzuführen. Mögen sie noch so listig ausgedacht sein — es liegt in der Natur der Sache, daß sie niemals mehr als grobe Richtwerte ergeben können. In Zweifelsfällen muß der klinische Blick entscheiden und nicht die Waage. Wir werden auch dann von Fettleibigkeit reden, wenn die Waage zwar keine eindeutigen Ausschläge gibt, wenn wir aber Fettwülste am Kinn, Hals und Rumpf, wenn wir Grübchen, Dellen und Furchen an den Wangen und über dem Kreuzbein finden. Gleichbleibendes Gewicht schließt eine Zunahme des Fettgewebes nicht aus, weil auch ohne Gewichtsanstieg Muskulatur durch Fettgewebe ersetzt werden kann.

Mit zunehmender Fettleibigkeit sinkt nicht allein die Beweglichkeit — am meisten die Fähigkeit zu laufen und zu springen[2] *— sondern vor allem die Lebenserwartung* (Tabelle 26). Die Tabelle der Medical Act. Mortality Investigation (s. auch Ideal Weights 1942, 1943, Kaufmann 1956, Goldner 1956, Martin 1953, *Metropolitan Life Insurance Co, Connecticut Mutual Life Insurance* 1912) stützt sich auf Feststellungen bei 221819 Menschen und erweist die überdurchschnittlich hohe Sterblichkeit der Fettleibigen. Je höher das Übergewicht, desto größer die Sterblichkeit. Am höchsten liegt die Sterblichkeit der 40—44jährigen mit einem Übergewicht von 28—14 kg. „Zwischen 45 und 55 Jahren bedeuten 25 Pfund Übergewicht eine um 25% größere Aussicht, im nächsten Jahr zu sterben; 50 Pfund Übergewicht bedeuten 50% mehr Aussicht haben, im nächsten Jahr zu sterben, als ein normalgewichtiger Mensch[3].

Tabelle 26. *Lebenserwartung und Körpergewicht* (Durchschnittssterblichkeit = 100 gesetzt). (Aus Nolen-Hymans v. d. Bergh-Siegenbeek van Heukelom, Lebensversicherungsmedizin Berlin 1925.)

Lebensalter bei Abschluß der Versicherung Jahre	Abweichung von dem Durchschnittsgewicht in kg												
	−15 bis −21	−10 bis −15	−6 bis −10	−3 bis −6	−1 bis −3	+1 bis −1	+1 bis +3	+3 bis +6	+6 bis +10	+10 bis +15	+15 bis +21	+21 bis +28	+28 bis +41
20—24	135	127	115,5	107	105,5	104	102	99	97	102	104	110	125
25—29	122	116	108,5	102	101	100	99	97,5	96,5	104	108	116	132
30—34	112,5	108	102,5	98	97,5	97	96,5	96	97	109	118,5	131	149
35—39	105	101	97,5	94,5	95	95	96	96,5	101	112,5	133	151	172
40—44	99	95,5	93	91,5	93	94	96,5	97	108	115	141	157	181
45—49	93,5	91	89,5	89,5	91,5	93,5	97,5	100	112	116,5	139	155	178
50—53	88,5	88	87	88,5	90,5	94,5	99	102	112,5	116,5	132	150,5	172
54—56	86	86	86	88	90,5	95,5	99,5	102,5	112	116	122	142	162
57—59	86	86	86	88	90,5	95,5	99,5	102	111,5	114,5	117,5	134	153
60—62	86	86	86	88	90	95	98,5	101	110,5	112,5	114	130	148

Aus einer Aufstellung von Rynearson und Gastineau (1949) ergibt sich folgendes: Die Sterblichkeit von Normalgewichtigen = 100 gesetzt, beträgt sie 122 bei einer Übergewichtigkeit von 5—14%, 144 bei einer Übergewichtigkeit

[1] Oertel 1891, v. Noorden 1910, Grafe 1920, Copeman 1950, Hamburger und Mathé 1940.

[2] Riendbeau, Welch, Crisp, Crowley, Griffin und Brockett 1957.

[3] Newburgh 1942.

von 15—24% und 174 bei einer Übergewichtigkeit von 25% und mehr. Während Kranke mit Pneumonie und Krebs keine wesentlich andere Sterblichkeit aufweisen je nachdem, ob sie normal- oder übergewichtig sind, und währed ndie übergewichtigen Kranken mit Lungentuberkulose sogar eine höhere Lebenserwartung haben als die normalgewichtigen oder gar untergewichtigen, liegt die Sterblichkeit der Übergewichtigen mit kardiovasculären Krankheiten und Diabetes mellitus deutlich höher. Die Normalgewichtigensterblichkeit = 100 gesetzt, beträgt die Sterblichkeit bei den übergewichtigen Diabetikern 257%, bei den übergewichtigen Herz-Gefäßkranken 162%.

Die Abhängigkeit der Sterblichkeit vom Körpergewicht, die vor allen Dingen bei älteren Menschen eine Rolle spielt, geht auch aus Zusammenstellungen von NEWBURGH (1944) hervor (Tabelle 27 und 28).

Aus Zahlen von HADORN (1954) ergibt sich wieder, daß vor allen Dingen die Kombination von Fettleibigkeit mit Diabetes verhängnisvoll ist (Tabelle 29).

Tabelle 27. *Einfluß des Körpergewichtes auf die Sterblichkeit* (Todesfälle auf 100000 Personen) (Nach NEWBURGH.)

Körpergewicht	Zahl der Todesfälle
Bei „normalem“ Gewicht	844
Bei Übergewicht von 5—14%	1027
Bei Übergewicht von 15—24%	1215
Bei Übergewicht von 25% oder mehr	1472

Tabelle 28. *Einfluß des Körpergewichtes auf die Sterblichkeit bezogen auf das Alter* (Todesfälle auf 100000 Personen). (Nach NEWBURGH.)

Körpergewicht	Alter	
	unter 45	über 45
Bei „normalem“ Gewicht	463	1308
Bei Übergewicht	527	1824

Tabelle 29. *Einfluß der Fettleibigkeit auf die Sterblichkeit verschiedener Kranker* (Sterblichkeit Normalgewichtiger mit 100% angenommen). (Nach HADORN.)

Todesursache	Sterblichkeit %
Herz- und Gefäßkrankheiten	162
Zuckerkrankheit	400
Operationen	200—300
Chronische Nierenleiden	200
Lebererkrankungen	200
Auto-Unfälle (Fettleibige sind unbeholfener)	130

In USA wird die Fettleibigkeit seit langem als ein sehr ernstes Problem betrachtet. Die Häufigkeit der Fettleibigkeit hat sich im Laufe der letzten 20 Jahre etwa auf gleicher Höhe gehalten und beträgt gegenwärtig (auf 10000 Einwohner gerechnet) nach RYNEARSON und GASTINEAU (1949) 26 Männer und 31 Frauen, wobei in beiden Fällen die Häufigkeit der Fettleibigkeit nach dem 30. Lebensjahr deutlich ansteigt. Nachdem wir im Deutschland der Nachkriegsjahre mit Fettleibigen wenig zu tun hatten, steigt ihre Zahl seit 1948 auch bei uns steil an

(Abb. 8). „Die Fettleibigkeit ist eines der dringlichsten und gefährlichen Gesundheitsprobleme unserer Zeit" schrieben GASTINEAU und RYNEARSON 1947, und viele andere äußerten sich in gleichem Sinn[1].

Es fragt sich nun, *wodurch die Fettleibigkeit eine Verkürzung des Lebens bewirkt.*

So einfach wie bei der Ratte ist es beim Menschen nicht: Die Ratten werden je fetter, desto unbeweglicher; sie können sich nicht mehr säubern, scheuern sich wund und bekommen Geschwüre und Infektionen. Für die Übersterblichkeit fettleibiger Menschen muß offenbar anderes entscheidend sein.

Überfütterte und fettleibige Frauen sollen besonders *große Kinder zur Welt bringen*[2], wie auch umgekehrt extreme Unterernährung der Mutter das Geburtsgewicht sinken läßt[3]. *Knappe Ernährung aber verzögert* bei Tieren und Kindern die *Entwicklung und verlängert die Lebensdauer*[4] und manche Beobachtungen sprechen dafür, daß sich die Wachstumsgeschwindigkeit durch Überfütterung beschleunigen läßt.

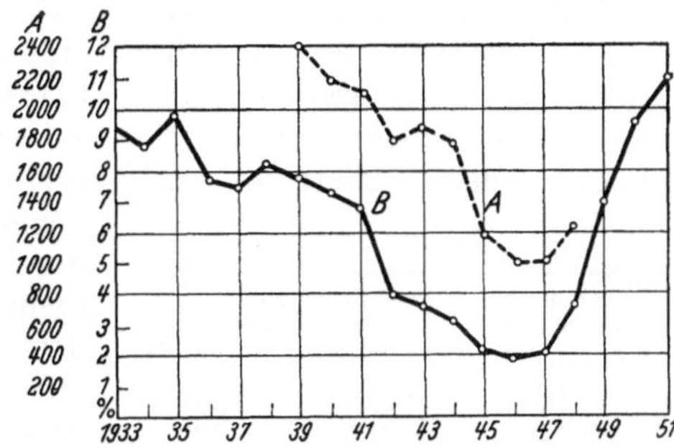

Abb. 8. Übergewichtigkeit und Energiegehalt der rationierten Nahrung. (Nach GROSSE-BROCKHOFF.) Die ausgezogene Linie *B* gibt die Zahl der übergewichtigen Personen in Prozenten an, die sich in den Jahren 1933—1951 unter den Patienten der Bonner Medizinischen Universitätsklinik befanden. Gesamtzahl der ausgewerteten Krankengeschichten: 34468. Die gestrichelte Linie *A* gibt die Calorienzahlen an, die der Bevölkerung während der Zeit der Rationierung, auf Grund der Ermittlungen von LANGENDÖRFER kartenmäßig zur Verfügung standen.

Internisten wie Chirurgen fürchten bei Fettleibigen in erster Linie das Versagen der *Kreislauforgane.* Die Angaben von der unterdurchschnittlichen *Herz*größe der Fettleibigen scheinen nicht hinreichend gesichert zu sein. Lange bekannt ist hingegen, daß eine Fettherzbildung mit den Ausmaßen der allgemeinen Fettleibigkeit keineswegs Hand in Hand zu gehen braucht, und daß selbst erhebliche subepikardiale und subendokardiale Fetteinlagerungen die Leistungsfähigkeit des Herzens nicht zu beeinträchtigen brauchen[5]. Aus Kurzluftigkeit, Herzklopfen- und Pulsbeschleunigung kann zunächst nur auf eine *relative* Insuffizienz geschlossen werden. Das Herzminutenvolumen steigt nicht mit der Zunahme des Fettgewebes; es steigt dagegen die arteriovenöse O_2-Differenz[6]. Nicht eindeutig erwiesen ist eine größere Häufigkeit elektrokardiographisch faßbarer Auffälligkeiten und Anomalien, wobei außerdem die Bedeutung solcher Anomalien noch offenstünde[7]. SHORT (1939) fand unter 1000 Kranken elektrokardiographische Anomalien bei 2% der Untergewichtigen, bei 8% der Normalgewichtigen und bei 45% der Übergewichtigen.

---

[1] EVANS 1947, INGLE 1948, MARTIN 1953, *A Study of Impairements* 1939, TRULSON, WALSH und CARSO 1947, RYNEARSON und GASTINEAU 1949, NEWBURGH 1944, MCCAY, MAYNARD, SPERLING und OSGOOD 1941, HANSSON, BRÄNNÄNG und CLAESON 1953, BROŽEK und KEYS 1957.

[2] JACKSON 1952.

[3] GLATZEL 1954, dort Literatur, SMITH 1944/45, HAMMOND 1952.

[4] MCCAY und SHERILL 1941, MCCAY und CROWELL 1934, MCCAY 1947, 1949, MCCAY, MAYNARD, SPERLING und OSGOOD 1941, MCCANCE 1953, HANSSON und Mitarbeiter 1953, HANSEN 1936, KENNEDY 1942, BALL, BARNESS und VISSCHER 1947, FOSTER, JONES, HENLE und DORFMAN 1944, MORESCHI 1909, MORRIS 1945, RIESEN, HERBST, WALLIKER und ELVEHJEM 1947, TANNENBAUM 1940, VISSCHER, BALL, BARNES und SILVERSTONE 1942.

[5] ROMBERG 1925, KREHL 1930.

[6] PRODGER und DENNIG 1932, TAYLOR, BROŽEK, KEYS und CARLSON 1952.

[7] SCHLOMKA und BLANKE 1938, SCHLOMKA und RÖSSEL 1939, JAFFÉ, CORDAY und MASTER 1948.

Von der Häufigkeit *arteriosklerotischer*, insbesondere *coronarsklerotischer Krankheitsprozesse* bei Fettleibigen wird weiter unten (s. S. 272) im Zusammenhang mit der Frage einer Schädigung durch reichlichen Fettverzehr die Rede sein.

Die klinische Lehrmeinung, daß Fettleibige häufiger an *arterieller Hypertension* leiden als Normalgewichtige (neuere Literaturzusammenstellung bei CURTIUS, HARTWIG und SEHNERT 1956) ist zwar oft, aber doch keineswegs immer bestätigt worden. ASCHNER hat 1931 die beifolgende Zusammenstellung veröffentlicht (Tabelle 30).

Mancher hohe Blutdruckwert, der bei Fettleibigen gemessen wurde, mag lediglich methodisch bedingt sein, sofern es richtig ist, daß an Armen mit großem Durchmesser zu hohe Werte gemessen werden[1].

Nach Untersuchungsergebnissen von ROBINSON, BRUCER und MASS (1940) ist der Blutdruck von Fettleibigen unter 45 Jahren häufiger abnorm nieder als abnorm hoch, während bei über 45jährigen fettleibigen Männern und Frauen hohe Blutdruckwerte häufiger zu sein scheinen als bei normalgewichtigen. Die relativ jungen Fettleibigen von TAYLOR, BROZEK, KEYS und CARLSON (1952) lagen mit ihren Blutdruckwerten im Rahmen der Norm. In einer Gruppe von (altersmäßig nicht aufgegliederten) Übergewichtigen fanden LEVY, WHITE, STROUD und HILLMANN (1946) $2^1/_2$mal so oft erhöhte Blutdruckwerte wie unter Normalgewichtigen. Bei 12—13% der Fettleibigen von GREEN und BECKMAN (1948) wurden erhöhte Blutdruckwerte festgestellt. Angaben über die Häufigkeit erhöhter Blutdruckwerte bei Normalgewichtigen derselben Population sind leider nicht mitgeteilt. „Bei nicht großen Fettsüchtigen mit schmalem Knochengerüst und kleinen Händen und Füßen fanden wir den Blutdruck viel öfter *nicht* erhöht, bei großen und breitgebauten Fettsüchtigen, den Adiposogiganten des Erwachsenenalters dagegen meist erhöht. Auch ROBINSON und BRUCER finden *Abhängigkeit der Hypertension von Art und Form des Körperbaus*, nicht von der Fettleibigkeit[2].“

Tabelle 30.

RR über 140 mm Hg	324 Fettleibige	506 Normalgewichtige
36—50 Jahre .	39,3	13,0
56—70 Jahre .	74,7	43,6

CURTIUS, HARTWIG und SEHNERT (1956) fanden arterielle Hypertension unter 1873 männlichen, über 10 Jahre alten Sprechstundenpatienten 204mal (10,9 ± 0,7%), unter 550 fettleibigen männlichen Patienten 112mal (20,4 ± 1,7%), unter 1687 weiblichen, über 10 Jahre alten Sprechstundenpatientinnen 201mal (11,9 ± 0,8%), unter 439 fettleibigen weiblichen Patienten 122mal (27,8 ± 2,1%). Die höhere Frequenz bei Fettleibigen ist also statistisch gesichert. „Hypertension wurde bei Jugendlichen bis zu 30 Jahren dann angenommen, wenn das typische Bild juveniler Hypertension bestand, ab 31 Jahren bei einem systolischen Druck von 155 an aufwärts.“

Das Zusammentreffen von Fettleibigkeit und arterieller Hypertension wirkt sich auf den gesamten Organismus ungünstig aus: Bei seinen 60 übergewichtigen Hypertensionskranken sah ROSS (1951) häufiger Erscheinungen von Coronarinsuffizienz, Linkshypertrophie, erhöhtes Serumcholesterin, Augenhintergrundsveränderungen und höherer Sterblichkeit als bei seinen 28 normalgewichtigen. Nur bei einem kleinen Teil der Fettleibigen sinkt der Blutdruck Hand in Hand mit einer therapeutisch erreichten Gewichtsverminderung[3], wie ja auch im Unterernährungszustand der Blutdruck nicht bei allen in gleicher Weise Unterernährten gleich stark absinkt.

Arterielle Hypertension ist nach alledem *nicht einfach eine Folge der Übergewichtigkeit.* Wo sie mit Fettleibigkeit zusammen vorkommt, muß sie als Aus-

[1] RAGAN und BORDLEY 1941, THOMPSON und DOUPE 1949, PAGE und CORCORAN 1949.
[2] BAHNER 1955.
[3] GREEN und BECKMAN 1948, ROSS 1951.

druck jener „Konstitution“ angesehen werden, deren anderen Ausdruck eben die Fettleibigkeit darstellt.

Unterschenkelthrombosen sollen bei Fettleibigen überdurchschnittlich häufig vorkommen. Vielleicht treffen hier Bewegungsmangel, Herzinsuffizienz und örtliche Neigung zu Varicenbildung zusammen, „wobei die Anlage zur Varicenbildung mit der anlagemäßigen Lipophilie des Fettgewebes der Beine parallel gehen kann“ (BAHNER 1955).

Eine Häufung von *Lungenembolien* hat SITSEN (1936) in sehr kritischen Untersuchungen bei Fettleibigen nicht feststellen können. Auffallend ist immerhin der Rückgang der Lungenembolie während der Kriegs- und Nachkriegsjahre (Abb. 9, nach HAMPERL 1955). HAMPERL (1955) unterstreicht auch die Meinung RÖSSLEs, der darauf hinwies, daß die „Pulmonalembolie auffallend häufig

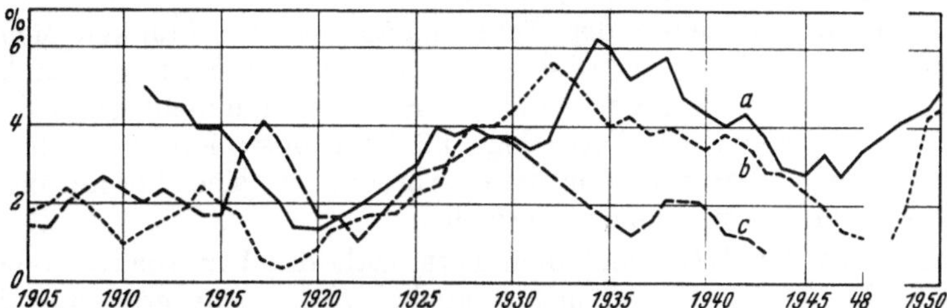

Abb. 9. Häufigkeitsschwankungen der Lungenembolie im Obduktionsgut von Freiburg (*a*), Frankfurt (*b*) und Prag (*c*). (Nach HAMPERL.)

dicke, fettreiche Personen beträfe und daß der Gesamtanstieg der Pulmonalembolie damit zusammen hängen könne, da eben die allgemeine Ernährungslage einen reichlicheren Fettansatz bei vielen Personen ermögliche, die dann gegebenenfalls zur Thrombose mit nachfolgender Embolie neigen“.

Die Neigung des Fettleibigen zur Thrombose bedeutet zusammen mit den durch die Fettleibigkeit als solche bedingten technischen Schwierigkeiten und der schlechten Heilungstendenz ein größeres Risiko bei chirurgischen Eingriffen[1].

Die *Atmungsorgane* des Fettleibigen sind infolge der Übergewichtigkeit ständig stark beansprucht, in vielen Fällen auch noch durch Zwerchfellhochstand in ihrer Funktion beeinträchtigt (s. auch PRODGER und DENNIG 1932). Jede Bewegung erfordert einen höheren Energieaufwand als beim Normalen, und viele Bewegungen sind schon rein mechanisch durch Fettablagerungen behindert.

Neben den Kreislauf- und Atmungsorganen werden die *Stützorgane* stärker beansprucht. Die *Gelenkerkrankungen* Fettleibiger sind jedoch nicht immer nur Folgen der Fettleibigkeit; sie entstehen auch häufig in Gelenken, die keiner Überbeanspruchung unterliegen. Immerhin sind neben Senk- und Spreizfüßen arthrotische Veränderungen der Knie- und Hüftgelenke am häufigsten zu finden.

CURTIUS, HARTWIG und SEHNERT sahen Arthrosis deformans unter 1609 männlichen über 31 Jahre alten Sprechstundenpatienten 67mal (4,2 ± 0,5%), unter 529 fettleibigen 32mal (6,1 ± 1,0%), unter 1244 weiblichen, über 31 Jahre alten Sprechstundenpatientinnen 73mal (5,9 ± 0,7%) unter 397 fettleibigen 42mal (10,6 ± 1,5%). Die höhere Frequenz der weiblichen Fettleibigen ist statistisch gesichert, die der männlichen dagegen nicht.

Wieweit Osteoarthrosen und Fettleibigkeit aus *einer* Wurzel entstehen, ist hier nicht zu diskutieren.

Sicher wären viele Fettleibige weniger fettleibig, wenn sie nicht durch Gelenkveränderungen in ihrer Beweglichkeit gehemmt wären; die Bewegungsbehinderung

[1] ODELL und MENGERT 1945, BACKHAUS 1954.

Gelenkkranker begünstigt den Fettansatz. Unter den chronischen Gelenkerkrankungen gibt es jedenfalls auffallend viele Fettleibige (neuerdings KERR und LAGEN 1936, BACKHAUS 1954, REINWEIN 1956).

„Die medizinische Literatur ist reich an Berichten, wonach die *Gicht* unter Menschen, deren Beruf übermäßiges Essen und Trinken mit sich bringt, häufiger vorkommt. Dieses Faktum ist bis jetzt keiner objektiv-kritischen Analyse unterworfen worden[1]."

In diesem Zusammenhang mag auch die Häufigkeit von Nabelhernien und überhaupt von *Hernien* erwähnt werden.

Sehr lästig ist die Neigung Fettleibiger zu *Intertrigo* und *Pyodermien* und ähnlichen Hauterkrankungen. Zusammen mit der Bewegungsarmut und der Neigung zu Unterschenkelvaricosis fördert diese Neigung zu Hautinfektionen die Entstehung von *Unterschenkelgeschwüren.*

Die Störungen von seiten der *Verdauungsorgane* beschränken sich in der Hauptsache auf *Meteorismus* und *Obstipation.* Jener ist in der Regel ein Ausdruck kardialer Insuffizienz. Die Ursachen der Obstipation sind nicht geklärt, und unbewiesen ist im übrigen, ob Fettleibige häufiger obstipiert sind als Normalgewichtige. Solange dieser Beweis nicht erbracht ist, sind Vermutungen über die Genese solcher Obstipationen[2] verfrüht.

Der Fettgehalt der *Leber* geht dem Fettgehalt des Unterhautgewebes nicht parallel. Die Leber des Fettleibigen braucht daher nicht groß und fettreich zu sein.

Die Frage, ob *Gallenwegserkrankungen,* insbesondere Steinbildungen in den Gallenwegen, bei Fettleibigen häufiger auftreten als bei Normalgewichtigen, ist immer noch nicht statistisch einwandfrei entschieden. DUBLIN und MARKS (1951), WALKER (1954), TERBRÜGGEN (1937) u. a. haben sich dafür, v. NOORDEN (1910) u. a. dagegen ausgesprochen.

CURTIUS, HARTWIG und SEHNERT (1956) fanden Gallenblasenerkrankungen unter 1609 männlichen, über 31 Jahre alten Sprechstundenpatienten 100mal (6,2 ± 0,6%), unter 529 fettleibigen 24mal (4,5 ± 0,9%), unter 1244 weiblichen, über 31 Jahre alten Sprechstundenpatientinnen 159mal (12,8 ± 1,0%), unter 397 fettleibigen 67mal (16,9 ± 1,9%). Die höhere Frequenz der Fettleibigen ist statistisch mithin nicht gesichert.

Charakteristische *Pankreas*veränderungen fehlen. Wenn Fettleibige wirklich häufiger als andere Menschen an Pankreasfettgewebsnekrose erkranken, dann fehlt dafür eine überzeugende Erklärung.

Eine Häufung von Gallenwegskonkrementen bei Fettleibigen ist ebenso wenig bewiesen wie eine Häufung von *Harnwegskonkrementen.*

CURTIUS, HARTWIG und SEHNERT (1956) fanden Nephrolithiasis unter 1873 männlichen, über 10 Jahre alten Sprechstundenpatienten 56mal (3,0 ± 0,4%), unter 550 fettleibigen 27mal (4,9 ± 0,9%), unter 1539 über 21 Jahre alten weiblichen Sprechstundenpatienten 16mal (1,0 ± 0,3%), unter 420 fettleibigen keinmal.

Auch andersartige Schädigungen der Harnorgane fehlen.

Die Tatsache, daß Fettleibigkeit und Störungen der *Sexualfunktionen* gleichgeordnete Ausdrucksformen *eines* krankhaften Geschehens sein können, steht hier nicht zur Diskussion. Hier interessiert lediglich die Frage, ob Sexualstörungen *Folgen* von Überfütterung und Fettleibigkeit sein können.

Beachtlich erscheint in diesem Zusammenhang die Beobachtung, daß Gänse, die zur Zeit der Geschlechtsreife gemästet werden, keine Spermien bilden. Gleichzeitig bleiben die Geschlechtsorgane auf jugendlicher Entwicklungsstufe stehen. Auch Eifollikel sollen sich während einer Mast zurückbilden. Beginnt die Mast

---

[1] KUZELL und GAUDIN 1956.

[2] v. NOORDEN 1910, BAHNER 1955.

erst während der Brunst, dann beschleunigt sie Hodenwachstum und Samenreife[1]. Bei Ratten, die enorme Futtermengen verzehren, kommt es neben Hypertrophie der Verdauungsorgane und Vergrößerung der Nebennieren zu Gewichtsabnahme der Ovarien (BROBECK, TEPPERMAN und LONG 1942, 1943). Vielleicht muß man auch beim Menschen unter ähnlichen Bedingungen mit einer Beeinträchtigung der Keimdrüsenfunktionen rechnen. Manche klinischen Beobachtungen ließen sich damit in Einklang bringen. Durch Entfettung sollen nicht selten die geschwundene Libido und die Impotenz Fettleibiger behoben werden (v. NOORDEN 1910, KISCH 1888), und Menstruationsstörungen fettleibiger Frauen verschwinden vielfach nach therapeutischer Entfettung. Fettleibige Frauen sollen schwerer konzipieren und früher die Menopause erreichen. Wenn Potenz- und Menstruationsstörungen auch nicht zum eigentlichen Bild der Überfütterung und Fettleibigkeit gehören, so sind sie doch immerhin nicht selten, „z. B. auch bei jungen Männern im 3. und 4. Dezennium, die gleichzeitig einen Libidoverlust erleiden und fett werden. Es besteht aber keine kausale Abhängigkeit zwischen den beiden Störungen des Vegetativums. Gestört ist in solchen Fällen der Verknüpfungsapparat, also die Integration der verschiedenen vegetativen Leistungen[2]."

Die Häufigkeit von *Schwangerschaftstoxikosen* soll mit dem Übergewicht zunehmen[3].

Charakteristische Folgen für das *morphologische Blutbild* haben Überfütterung und Fettleibigkeit nicht. Polycythämien treten lediglich bei dem zum Kreis des M. Cushing gehörenden Fettleibigkeitstyp auf.

Vom *Gesamtumsatz* war bereits die Rede (s. S. 95).

Erwähnt wurde auch schon (s. S. 103), daß nach neueren Untersuchungen mit einwandfreien Methoden der fettleibige Organismus im ganzen an *extracellulärem Wasser* nicht reicher ist als der normalgewichtige. Kardial nicht dekompensierte Fettleibige sind an Gesamtwasser sogar offenbar ärmer. KEYS und BROŽEK (1953) geben als Beispiel bei normaler Hydratation:

Normaler Mann mit	14% Fett:	61% Wasser
Fettleibiger Mann mit	32% Fett:	49% Wasser
Fettgewebe mit	63% Fett:	31% Wasser

Bei vielen Fettleibigen sieht man aber eine ungewöhnlich labile *Regulation des Wasserhaushaltes*. Auch wenn keine nachweisbaren Ödeme bestehen, können Fettleibige in wenigen Tagen mehrere Kilogramm Wasser ausscheiden oder speichern — bekannt sind die hohen Wasserverluste in den ersten Tagen einer Abmagerungskur —, und diuretische Medikamente wirken bei Fettleibigen viel unregelmäßiger als bei anderen Kranken[4]. Selbstverständlich darf man die Möglichkeit kardial bedingter Wasserretentionen nicht außer acht lassen.

Die *Wasserabgabe des Fettleibigen durch die Haut* ist nur deshalb größer als die des Normalgewichtigen, weil bei ihm jede Bewegung einen größeren Energieaufwand erfordert, so daß Strahlung und Perspiratio insensibilis bald nicht mehr genügen, um die Temperaturkonstanz des Körpers aufrechtzuerhalten. Stark Fettleibige geraten schon durch die unvermeidlichen Bewegungen des Alltagslebens an die Grenze des Schwitzens; sie schwitzen schon bei geringfügigen Steigerungen der Umgebungstemperatur und nach dem Essen.

v. NOORDEN (1910) berichtet von einem Fettleibigen, der bei ruhiger Arbeit am Stehpult „pro Stunde 550 g durch Schweiß und Transpiratio insensibilis verloren" hatte.

---

[1] STIEVE 1923.
[2] BAHNER 1956.
[3] CHESLEY, SOMERS und VANN 1948, DOUGLAS 1951.
[4] MARX 1951, dort Literatur.

Von charakteristischen Störungen des *Eiweiß- und Fettstoffwechsels* beim Überfütterten und Fettleibigen ist nichts bekannt. Erwähnt wurde schon die therapeutisch wichtige Beobachtung, daß manche Fettleibigen bei sehr viel geringerer Eiweißzufuhr als Normalgewichtige positive Eiweißbilanzen aufrechterhalten können.

Die Beziehungen von Überfütterung und Fettleibigkeit zum *Kohlenhydratstoffwechsel* sollen im Zusammenhang mit ihren Beziehungen zum Diabetes mellitus besprochen werden.

3. Diabetes mellitus.

„Abweichungen in der Richtung der Glykophilie, nachweisbar durch hohe arterio-venöse Blutzuckerdifferenz und geringen Blutzuckeranstieg nach Glucosebelastung findet man bei funktionstüchtigen Endokrinium als Anpassung an die Überernährung und besonders während der Gewichtszunahme[1].“

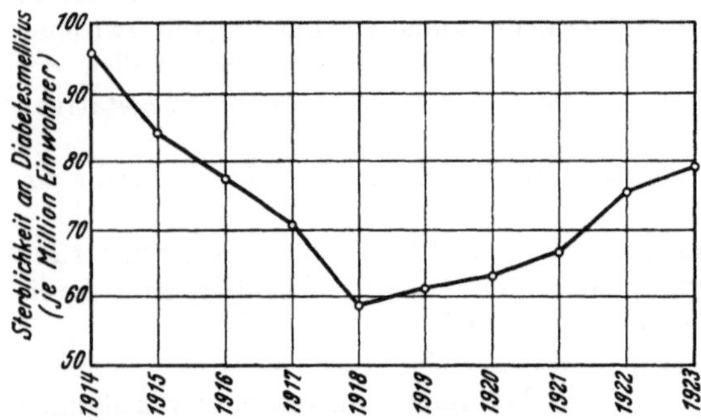

Abb. 10. Häufigkeit der Todesfälle an Diabetes auf 1 Million Einwohner in Preußen. (Nach v. Noorden.)

In den Auseinandersetzungen über die *Pathogenese des Diabetes mellitus* hat die *Überernährung* von jeher eine Rolle gespielt. Der alte therapeutische und prophylaktische Grundsatz[2]: „Manger le moins possible!“ und das Gebot[3]: „Mäßigkeit im ganzen!“ gelten auch heute noch.

Die tausendfach bestätigte klinische Erfahrung lehrt, daß reichliche und überreichliche Ernährung die diabetische Stoffwechsellage verschlechtert und knappe Ernährung die Toleranz hebt. Die klinische Erfahrung lehrt auch, „daß es bei Diabetikern ein kritisches Gewicht gibt, d. h. ein Gewicht, oberhalb dessen ein latenter Diabetes manifest wird“[4].

Tierversuche zeigen dasselbe: Der Hund, bei dem das Pankreas zu $^{9}/_{10}$—$^{19}/_{20}$ entfernt worden ist und der Rest bei knapper Ernährung zur Aufrechterhaltung einer normalen Stoffwechsellage eben noch genügt, entwickelt bei systematischer Überernährung echte diabetische Symptome[5].

Dieselben Zusammenhänge zwischen diabetischer Störung und Ernährung kommen im *Rückgang der Diabetesmorbidität und Diabetessterblichkeit in nahrungsknappen* Zeiten zum Ausdruck (Abb. 10 nach v. Noorden und Isaac 1927 und Abb. 11 nach Danopoulos und Angelopoulos 1953[6].

Die Zahl der Neuerkrankten unter den Diabetikern eines Großstadtkrankenhauses betrug in den Jahren 1935—1946: 26,3, 23,4, 26,3, 24,5, 17,7, 21,4, 15,0, 10,2, 13,6, 13,9, 14,5, 7,4; im gleichen Zeitraum fielen Diabetesmorbidität und -mortalität auf etwa die Hälfte, und rückläufig bewegte sich auch die Zahl der Kranken mit Acetonurie und diabetischen Komplikationen (Rausch 1947). Höpker (1949) hat die Diabetiker der Frankfurter Klinik aus den Jahren 1935—1941 und 1942—1948 verglichen und kommt zu dem Ergebnis: „Die Zahl der Todesfälle von Diabetikern ist um fast $^{1}/_{3}$ zurückgegangen, von

---

[1] Bahner 1955. [2] Bouchardat 1875. [3] Naunyn 1906.
[4] Grafe 1956. [5] Allen 1922 u. a.
[6] Siehe außerdem Dublin und Marks 1951, 1952, Apfelbaum 1946, Jordans 1946, *Nederl. Red. Cross. Feeding Team* 1948, Mahaux 1946, Oberdisse und Fleckenstein 1942, Richter 1920, Elias und Singer 1920, Lemser 1939, Fleisch 1947, Himsworth 1936, Vartiainen 1947, 1948.

9,3 auf 6,7%. Die Todesfälle im diabetischen Koma haben sich erheblich verringert: von 4,0 auf 1,7%, d. h. auf weniger als die Hälfte. Dagegen ist die Zahl der wegen Koma oder Präkoma behandelten Patienten gleich geblieben, wobei zu berücksichtigen ist, daß in der zweiten Periode der Insulinbedarf höchstens zu etwa 50—70% gedeckt war.“ Die Zahl der Komplikationen (Gangrän) hatte sich nicht nennenswert verändert.

„Mit der Normalisierung der Ernährungsverhältnisse in Deutschland nach der Währungsreform stieg nach den Erfahrungen der Diabetiker-Fürsorgestellen die Zahl der Neuerkrankungen rapide an. In der Würzburger Diabetiker-Fürsorgestelle sogar um das drei- bis dreieinhalbfache der früher gleichmäßigen Zahlen[1]“.

Bemerkenswert und in diesem Zusammenhang unerklärlich ist das Absinken der Diabetessterblichkeit während des ersten und zweiten Weltkrieges in den sicher *nicht* hungernden USA[2].

Bemerkenswert schließlich sind *Unterschiede der Diabetessterblichkeit verschiedener Berufe.* Eine auffallend hohe Diabetessterblichkeit von Gastwirten und Schlachtern glaubte schon v. NOORDEN (1910) feststellen zu können.

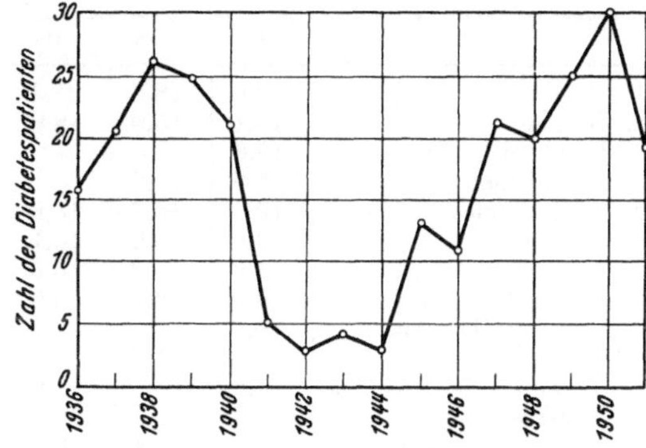

Abb. 11. Abnahme der Diabetesfälle in Athen während des Krieges. (Nach DANOPOULOS und ANGELOPOULOS.)

LENZ (1949) hat Zahlen aus England mitgeteilt (Tabelle 31).

Würde man die Mortalität auf 10000 Männer jeweils des *gleichen* Berufes beziehen, dann würden die Unterschiede noch eindrucksvoller, denn unter 10000 verstorbenen Männern *aller* Berufe befinden sich ja *insgesamt* z. B. viel *weniger* Gastwirte und Juristen als Landarbeiter und Kohlenarbeiter. Man müßte feststellen, wie viele Kohlenarbeiter von 10000 verstorbenen Kohlenarbeitern, wie viele Gastwirte von 10000 verstorbenen Gastwirten an Diabetes verstorben sind. Auf alle Fälle darf man wohl sagen, daß die Diabetesmortalität am höchsten ist bei Männern, die keine körperliche Arbeit leisten und verhältnismäßig energie-, eiweiß- und fettreich essen.

Tabelle 31. *Diabetessterblichkeit verschiedener Berufe in England 1910—1912.* (Nach LENZ.) Von 10000 Männern im Alter von 25—60 Jahren starben an Diabetes:

Beruf	Anzahl	Beruf	Anzahl
Landarbeiter	6	Ärzte	18
Kohlenarbeiter	8	Priester	19
Arbeiter	11	Juristen	24
Handwerker	13	Schlachter	31
Landwirte	17	Gastwirte	39

In gleichem Sinne: *hohe* Diabetessterblichkeit bei eiweiß-, fett- und energie*reicher* Ernährung, *niedere* Diabetessterblichkeit bei eiweiß-, fett- und energie*armer* Ernährung sprechen die Zahlen der *Diabetessterblichkeit verschiedener Länder* (Tabelle 32).

Auch damit ist aber noch nichts endgültig bewiesen, denn außer durch den Energie-, Fett- und Eiweißgehalt ihrer Kost unterscheiden sich die Menschen dieser Länder durch noch vieles andere: durch die Art ihrer beruflichen Tätigkeit, durch die Art ihrer alltäglichen Lebensgewohnheiten, durch die Art ihrer

[1] GRAFE 1956.
[2] LEMSER 1939, JOSLIN und Mitarbeiter 1952.

Wohnung, durch die Art und das Ausmaß ihrer Erholung. Alles in allem darf man aber doch wohl sagen, daß *bei Kostformen, die in ihrem Energie-, Eiweiß-, Fett- und Kohlenhydratgehalt* (relativ zur muskulären Tätigkeit) *hoch liegen, diabetische Störungen* wahrscheinlich *häufiger und schwerer auftreten* als bei Kostformen geringeren Nährwerts.

Die diabetischen Symptome verschwinden bei knapper und erscheinen bei reichlicher Nahrungszufuhr, die Stoffwechselstörung als solche aber bleibt bestehen. Vielleicht ist eine Parallele erlaubt: Die Symptome der Kreislaufinsuffizienz bei Myodegeneratio cordis verschwinden bei Bettruhe und erscheinen bei körperlicher Belastung — die Myodegeneratio als solche bleibt unverändert bestehen und ist selbst keine Folge körperlicher Arbeit. In diesem Sinne — aber auch nur in diesem — könnte man vielleicht das viel mißbrauchte und mißverstandene Wort „Auslösung" benutzen und von einer „Auslösung" der (in Art der gespannten Feder einer Mausefalle bereits vorhandenen) diabetischen Stoffwechselstörung durch reichliche Nahrungszufuhr sprechen.

Tabelle 32. *Diabetessterblichkeit verschiedener Länder je 100000 Einwohner.* (Nach Lenz.)

	1907	1923	1933
1. USA.	13,0	18,5	21,3
2. Belgien	14,1	15,0	18,0
3. Frankreich (Paris)	17,6	—	—
4. Argentinien	5,6	17,9	—
5. Niederlande	10,5	16,3	16,6
6. Dänemark	10,0	18,0	16,1
7. Australien	4,0	14,0	16,0
8. England	9,6	12,6	15,6
9. England (London)	8,3	—	—
10. Schweden	—	11,3	13,8
11. Schweiz	6,8	—	12,0
12. Frankreich	—	—	10,0
13. Tschechoslowakei	—	5,4	9,3
14. Italien (Rom)	13,0	—	—
15. Italien	4,5	7,1	8,0
16. Japan	2,1	3,0	3,5

Obwohl überdurchschnittlich reichliche Nahrungszufuhr keineswegs *immer* zur Fettleibigkeit führt, und keineswegs *jede* Fettleibigkeit auf überdurchschnittlicher Nahrungszufuhr beruht, interessiert die Frage, *ob Fettleibige häufiger diabetisch werden als Normalgewichtige.* Im Gegensatz zu den zahlreichen Untersuchungen über die Häufigkeit der Fettleibigkeit bei Diabetikern (s. unten) fehlen Untersuchungen über die Häufigkeit des Diabetes bei Fettleibigen so gut wie ganz.

Curtius, Hartwig und Sehnert (1956) fanden Diabetes mellitus unter 1873 männlichen, über 10 Jahre alten Sprechstundenpatienten 42mal (2,2 ± 0,3%), unter 550 fettleibigen 27mal (4,9 ± 0,9%), unter 1687 weiblichen, über 10 Jahre alten Sprechstundenpatientinnen 13mal (0,8 ± 0,2%), unter 439 fettleibigen 10mal (2,3 ± 0,7%). Die höheren Diabetesfrequenzen bei den Fettleibigen sind also statistisch nicht gesichert. Kisch (1888) stellte diabetische Erscheinungen bei der Hälfte seiner jugendlichen, bei 15% seiner „erworben" Fettleibigen fest. Bei 24% von 252 Fettleibigen fand Spencer 1928/29 erhöhte Nüchternblutzuckerwerte. Gewiß sind einmalige positive Harnzuckerbefunde und hohe Blutzuckerwerte noch keine eindeutigen Beweise diabetischer Störung, aber die Häufigkeit von Glykosurie und Hyperglykämie erscheint, obwohl Kontrollen bei gleichaltrigen Normalgewichtigen derselben Population fehlen, doch bemerkenswert. Offen bleibt freilich immer die Frage, ob Fettleibigkeit und Diabetes in allen solchen Fällen — selbst wenn die Fettleibigkeit dem Diabetes um Jahre vorausgeht — Überernährungsfolgen sind oder aus gemeinsamer endogener Wurzel stammen.

Für Behauptungen, wie die, 50—60% aller Diabetesfälle ließen sich verhüten, wenn die Fettleibigkeit verhütet würde, fehlen jedenfalls alle Beweise.

Daß umgekehrt *Diabetiker auffallend oft fettleibig* sind, steht seit langem fest[1]. *Nicht* fest steht jedoch, daß die fettleibigen Diabetiker ihre Fettleibig-

[1] v. Noorden 1910, Uhlenbruck 1935, Umber 1929, Falta 1944, Newburgh 1944, Dublin und Marks 1951, 1952, Joslin, Root, White, Marble und Bailey 1952, Duncan 1952, Bertram 1953.

keit der Überernährung verdanken. Dafür fehlen nicht allein die Beweise. Es ist, wenn man die Energieverluste unbehandelter Diabetiker in Gestalt der Harnzuckerausscheidung in Betracht zieht, von vornherein unwahrscheinlich, und wenn bei knapper Kost die diabetischen Erscheinungen schwinden, so liegt darin noch kein Beweis, daß sie durch vorangehende Überernährung entstanden sind.

Man darf *vermuten, daß Diabetes und Fettleibigkeit in solchen Fällen aus gemeinsamer Wurzel entspringen* (Näheres darüber bei v. NOORDEN 1910, WALKER 1954, BAHNER 1955).

Der *Anstieg von Diabetesmortalität und Diabetesmorbidität bei reichlicher Ernährung,* ihr Absinken bei knapper Ernährung kann als erwiesene Tatsache gelten. Man hat den Diabetes deshalb als eine Krankheit des Wohlstandes bezeichnet. Damit ergibt sich die weitere Frage: Ist es der Energiegehalt der Nahrung, der Eiweiß-, der Fett- oder der Kohlenhydratgehalt, der hierfür verantwortlich ist?

In dem *Kohlenhydratverzehr* hat, soweit wir sehen, noch niemand die Ursache zunehmender Diabetesmorbidität vermutet. Ist doch der Kohlenhydratgehalt der abendländischen Ernährung im ganzen rückläufig, und in Zeiten rückläufiger Diabetesmorbidität während der Kriegs- und Nachkriegsjahre waren sowohl die dem deutschen „Normalverbraucher" wie die dem Diabetiker zugeteilten Kostformen relativ kohlenhydratreicher als in Vorkriegszeiten[1].

Der vor Jahren von ULLMANN (1928) unternommene statistische Versuch, die Diabeteszunahme auf den wachsenden Zuckerverzehr zu beziehen, kann nicht überzeugen und ist durch die auf breitere und zuverlässigere Basis gegründeten Untersuchungsergebnis JOSLINS (1952) als mißglückt nachgewiesen worden. Gegen die Theorie ULLMANNS spricht vor allen Dingen, daß längst nicht alle Diabetiker prämorbide starke Zuckeresser waren, daß der Morbiditätsanstieg stärker ist als der allgemeine Anstieg des Zuckerverzehrs, daß trotz sinkenden Zuckerverzehrs — 1933 in Deutschland 87% des Verzehrs von 1929 — die deutsche Diabetesmorbidität anstieg, daß England trotz höheren Zuckerverzehrs heute eine geringere Diabetesmorbidität aufweist als Deutschland, und daß in USA trotz gleichbleibenden Zuckerverzehrs die Diabetesmorbidität steil in die Höhe ging[2].

Im *Fett* wollte HIMSWORTH (1935) die wesentliche Ursache der zunehmenden Diabetesmorbidität sehen; seine Meinung begründete er lediglich mit dem Hinweis auf die statistische Parallelität von Fettverzehr und Diabetesmorbidität. Der Fettverzehr ist aber auch in Ländern gestiegen, deren Diabetesmorbidität praktisch gleichblieb, und während der deutsche Fettverzehr von 1932 an aus wirtschaftspolitischen Gründen stark absank, stieg die Diabetesmorbidität weiter, und sie stieg auch in USA bei gleichbleibendem Fettverzehr.

Schließlich haben sich fettreichste Kostformen (Petrén-Kost) mit täglich bis zu 300 g Butter in der Vorinsulinära der Diabetestherapie durchaus nicht schlecht bewährt. In gleichem Sinne spricht die Beobachtung von POULSSON (1941), der nachweisen konnte, daß bei gleichem Caloriengehalt eine Steigerung der Kohlenhydratmenge in der Nahrung und eine Senkung der Fettmenge keineswegs immer zu einer stärkeren Kohlenhydratassimilation führt als eine gegensinnige Verschiebung der Zusammensetzung der Nahrung.

So ist es also offenbar der hohe Nahrungsverzehr, die *energetische Überfütterung, die, unabhängig von der speziellen Natur der Energieträger, der Manifestation diabetischer Stoffwechselstörungen Vorschub leistet.*

---

[1] GLATZEL 1954. [2] LESCHKE 1932; s. auch MILLS 1930.

4. Krebs.

Wenn hier von Überernährung und dem Wachstum bösartiger Gewächse die Rede ist, dann bedeutet das, daß lediglich von *Nährstoffen* gesprochen wird und nicht von *Nahrungszusätzen*, die der Färbung oder Konservierung dienen.

Es liegt in der Natur der Sache, daß Versuche am Menschen als Erkenntnisquellen hier wegfallen und die Ergebnisse von *Tierversuchen* zur Klärung der am Menschen beobachteten Erscheinung hinzugezogen werden müssen. Um Wiederholungen zu vermeiden, sollen an dieser Stelle nicht nur die Beziehungen zwischen Krebswachstum und Überernährung, sondern auch die Beziehungen zwischen Krebswachstum und einzelnen Nährstoffen betrachtet werden[1].

Nur am Rand sei erwähnt, daß bisher keine Tatsachen bekannt sind, die eine cancerogene Wirkung von Stoffen wahrscheinlich machen, die sich bei den üblichen Verfahren der *Zubereitung und Konservierung* bilden. Es liegen bisher insbesondere keine Beweise dafür vor, daß die bei der Erhitzung und Polymerisierung von Ölen durch intramolekulare und intermolekulare Brückenbildung entstehenen Stoffe cancerogene Wirkungen entfalten[2]. Untersucher, die solche gesehen zu haben glaubten, haben mit Temperaturen gearbeitet, die bei der Nahrungszubereitung niemals angewandt werden. Keine Beweise konnten auch beigebracht werden für cancerogene Fähigkeiten *ranziger* (oxydierter) *Fette* und für cancerogene Fähigkeiten von Stoffen, die beim *Räuchern*, bei Behandlung mit *Oxydationsmitteln* und beim *Raffinieren und Bleichen von Fetten* entstehen.

Tierversuche haben übereinstimmend gezeigt, daß durch *energieknappe Ernährung Entstehung und Wachstum maligner Gewächse gebremst werden können und die Lebensdauer der Tiere verlängert wird*[3]. Die Einschränkung der Energiezufuhr könnte sich über einen Mangel an C_1-, C_2- und C_3-Verbindungen, einen Mangel an energiereichem Phosphat oder einen Hormonmangel auswirken[4].

Selbstverständlich muß bei solchen Versuchen mit energiearmer Ernährung immer die damit verbundene Möglichkeit eines *Mangels an lebensnotwendigen Nährstoffen* (Aminosäuren, Vitaminen, anorganischen Stoffen) und einer Aufpfropfung spezifischer Mangelsymptome auf die Calorienmangelsymptome in Betracht gezogen werden.

Gibt man jedoch den Versuchstieren im Rahmen einer calorisch beschränkten Nahrung diese essentiellen Nahrungsfaktoren *in gleichbleibender Höhe*, so muß man häufig eine qualitative Veränderung der Diätform gegenüber der Kontrolldiät in Kauf nehmen; das erschwert die Auswertung der Befunde.

Eine kritische Übersicht über die bis 1953 vorliegende Literatur zum Thema „Ernährung und Krebs" haben TANNENBAUM und SILVERSTONE (1953) gegeben — kritisch, d. h. unter bewußter Auslassung von Arbeiten mit unzureichenden Angaben oder unzulänglicher Versuchsanordnung.

Aus dieser Übersicht ergibt sich, daß für die *Gewächsentstehung* der Ernährungszustand des Tieres von Bedeutung ist. Viele Gewächse werden in ihrem Wachstum und ihrer Entstehung durch *energiearme Ernährung* gehemmt (bei der Maus die Spontancarcinome der Mamma, die Hauttumoren durch carcinogene Kohlenwasserstoffe und Ultraviolettbestrahlung, die induzierten Sarkome, die spontanen Lungenadenome, die spontanen Hepatome, die spontane und induzierte

[1] Übersichten bei LANG 1954 und CREMER 1956, Literaturzusammenstellung bis 1953 bei TANNENBAUM und SILVERSTONE 1953.

[2] KAUFMANN 1955, LANE, BLICKENSTAFF und IVY 1950, EICHLER und VOLLMER 1948.

[3] BALL, BARNES und VISSCHER 1947, FOSTER, JONES, HENLE und DORFMAN 1944, MCCAY 1947, MCCAY, CROWELL und MAYNARD 1935, MORRIS 1945, MORESCHI 1909, RIESEN, HERBST, WALLIKER und ELVEHJEM 1947, SAXTON 1945, TANNENBAUM 1942, VISSCHER, BALL, BARNES und SILVERSTONE 1942.

[4] LANG 1950, 1952.

Leukämie, bei Ratten die Lymphosarkome und die induzierten Mammacarcinome). Nur ganz vereinzelt konnte bei diesen Gewächsen ein Einfluß der Calorieneinschränkung *nicht* nachgewiesen werden. Im übrigen steigt der Einfluß mit der Intensität der Einschränkung; er ist vor allen Dingen im *Entstehungs*stadium des Gewächses wirksam.

Im Gegensatz zu diesem Einfluß der Energieeinschränkung stehen die ganz verschiedenen Auswirkungen einer Änderung des *Fettgehaltes* des Futters. Die Entstehung des spontanen Mammacarcinoms und des induzierten Hauttumors wird bei der Maus durch fettreiche Ernährung gefördert; auch spontane und induzierte Lebertumoren werden dadurch in ihrem Wachstum beschleunigt[1]. Es fehlen aber offensichtlich solche Einflüsse einer fettreichen Ernährung beim induzierten Sarkom, beim primären Lungenadenom, bei Lebertumoren und bei der spontanen und induzierten Leukämie. Auch die Wirkung eines fettreichen Futters steigt mit dem Fettgehalt und ist am ausgesprochensten im *Entstehungs*stadium des Gewächses.

LANG (1954, s. a.[2]) hat darauf hingewiesen, daß Maisöl stärker carcinogen wirken soll als Olivenöl, daß im übrigen aber keine Beziehungen bestehen zwischen der carcinogenen Wirkung von Fetten und ihrem Gehalt an Fettsäuren, insbesondere an essentiellen Fettsäuren. Hydriertes Cocosfett, d. h. Cocosfett *ohne* ungesättigte Fettsäuren wirkt stärker gewächshemmend als nichthydriertes! „Den vielfach geäußerten Spekulationen über die günstige Wirkung der essentiellen Fettsäuren in diesem Bereich ermangelt also jede gesicherte experimentelle Grundlage. In den Fällen, in denen eine Beifügung von viel Fett sich als procarcinogen erwiesen hat, beruhte diese Wirkung nicht auf einer spezifischen Eigenschaft des Fettes, sondern darauf, daß fettreiche Diäten calorienreicher als fettarme sind, und daß, wie schon erwähnt, bei einem gegebenen Tumorreiz eine reichliche Calorienzufuhr die Bildung der Tumoren zu fördern, eine calorienarme Ernährung sie aber zu hemmen pflegt. In Versuchen, in denen bei variiertem Fettgehalt der Calorienwert der Nahrung konstant gehalten wird, ist *keine* deutliche procarcinogene Wirkung fettreicher Diät mehr zu beobachten."

Der *Eiweißgehalt* des Futters (innerhalb von 9—45% Casein) beeinflußt, wie aus der Darstellung von TANNENBAUM und SILVERSTONE (1953) hervorgeht, die Genese von nur wenigen Gewächstypen. Spontanes Mammacarcinom und induzierte Hauttumoren bleiben unberührt. Das Spontanhepatom der Maus wird deutlich gefördert, wenn man den Eiweißgehalt des Futters von 9 auf 18% erhöht, wogegen eine ähnliche Steigerung des Eiweißgehaltes bei Ratten die Entwicklung von induzierten Lebertumoren hemmt. Kostformen ohne Eiweiß oder essentielle Aminosäuren sollen die Entstehung bestimmter Gewächse unterdrücken.

Eine resistenzsteigernde Eiweißwirkung geht aus neueren Versuchen ALLISONS (1954) hervor: Die Bestrahlungswirkung bei Walker-Tumoren der Ratte steigt von 15% Tumorregression bei 5% Casein im Futter auf 90% Tumorregression bei 20% Casein. Die bei der Eiweißmangelkrankheit Kwashiorkor auftretenden Lebervergrößerungen sind Fettlebern, aus denen sich Fibrosen, Cirrhosen und Carcinome entwickeln können[3].

Während (nach TANNENBAUM und SILVERSTONE 1953) eine Erhöhung des Gesamtkomplexes der *B-Vitamine* auf Mengen, die das Mehrfache des Optimums erreichen, keinen erkennbaren Einfluß auf die Bildung spontaner Mammacarcinome, spontaner Lebercarcinome und induzierter Hautgewächse bei der Maus ausübt, verzögern *alle* Vitamin-*Mangel*kostformen die Gewächsentstehung — ob als

[1] Siehe auch CLÉMENT, CLÉMENT und LE BRETON 1954. [2] HAVEN und BLOOR 1956.
[3] Literatur bei GLATZEL 1954, außerdem DAVIDSON 1954.

spezifische Folge oder als Folge der damit verbundenen Energiearmut der Kost und Gewichtsabnahme, steht dahin.

Gesichert ist der Effekt des *Lactoflavins:* Lactoflavinarme Ernährung und Lactoflavinarmut der Leber fördern bei der Ratte die Bildung bestimmter induzierter Lebergewächse. Auch bei chronisch *cholinarm* ernährten Ratten entstehen Lebergewächse.

Salzmischungen aller Art besitzen keine erkennbare Wirkung auf die Entstehung des spontanen Mammacarcinoms, des benignen Hepatoms und der induzierten Hauttumoren. Die oft wiederholten Behauptungen, überhöhte oder mangelhafte Versorgung mit mineralischen Nahrungsbestandteilen, insbesondere mit Spurenelementen, könne sich carcinogen auswirken, entbehren bisher jeder Grundlage.

Das *Wachstum* der Gewächse wird durch Kost und Ernährungszustand weniger beeinflußt als ihre *Entstehung.* Ein Gewächs wächst weiter auch bei einem Tier, das an Gewicht verliert; es wächst weiter auf Kosten der Gewebe des Wirtes. Selbst wenn aber *energetische Einschränkung* das Gewächswachstum hemmt, wird die Lebensdauer des Tieres dadurch nicht wesentlich verlängert.

„Schwankungen des *Fett-*, *Eiweiß-*, *Vitamin-* und *Mineral*gehaltes innerhalb der für relativ normales Wachstum und Körpergewicht des Wirtes notwendigen Grenzen beeinflussen das Tumor*wachstum* offensichtlich nicht.“ Nur extremer Eiweiß- oder Vitaminmangel hemmen das Gewächswachstum. Diese Hemmung ist aber vermutlich zum großen Teil, wenn nicht ausschließlich bedingt durch die (infolge des Mangels) freiwillige Reduzierung der Nahrungsaufnahme. Eine *spezifisch* wachstumhemmende Wirkung haben fett-, eiweiß- und mineralarme Kostformen jedenfalls nicht, und nur in einzelnen Fällen scheinen spezifische Vitaminmängel das Wachstum bestimmter Gewächse zu hemmen.

Beim *Menschen* sind Versuche über Krebsentstehung und Krebswachstum undurchführbar. Man ist hier auf klinische und statistische Beobachtungen angewiesen. Die statistischen Erhebungen der amerikanischen Lebensversicherungsgesellschaften über Körpergewicht beim Eingehen der Versicherung und Krebssterblichkeit sind sehr aufschlußreich, wenn sich auch Krebs*sterblichkeit* und Krebs*häufigkeit* nicht ganz decken (Tabelle 33, s. auch TANNENBAUM 1940).

Die Erhebungen zeigen, daß übergewichtige Menschen nach Überschreitung der Lebensmitte anscheinend häufiger an Carcinom sterben als normal- und untergewichtige. „In einer Untersuchung betrug die Carcinomsterblichkeit je 10000 Versicherte mit 25% und mehr Übergewicht, mit Normalgewicht und mit 15% oder mehr Untergewicht 143 bzw. 111 bzw. 95. Im Hinblick auf die Beobachtungen an Tieren ist wohl die Annahme erlaubt, daß man durch *Vermeiden von Übergewichtigkeit* und schon durch mäßige *Einschränkung des Energieverzehrs* auch beim Menschen krebsverhütend zu wirken vermag. „Es besteht nach den heute verfügbaren Unterlagen aber keine Hoffnung, man besitze in der Reduzierung der Energiezufuhr oder der Erniedrigung des Körpergewichts ein wirksames Mittel zur Bekämpfung des *Wachstums* eines schon *vorhandenen* Carcinoms.“

Auf die Bedeutung einer energiearmen Ernährung und die geringen Aussichten, die Menschheit zu freiwilliger Einschränkung ihrer Energiezufuhr zu bewegen, hat kürzlich RUSCH (1956, dort neuere Literatur) hingewiesen.

Bei seinen *dystrophischen* Kriegsgefangenen ist ZSCHAU (1951) die Seltenheit von Carcinomen des Magen- und Darmkanals, insbesondere die Seltenheit von Magencarcinomen aufgefallen. „Als die Ernährungsbedingungen wesentlich besser waren und die alimentäre Dystrophie zu den Seltenheiten gehörte, sah ich dagegen unter einem relativ kleinen Krankengut zwei Magencarcinome und ein sehr bösartiges verlaufendes Hypernephrom."

Auf Grund seiner klinischen Beobachtungen glaubt jedoch HIRSCHER (1953), gerade bei Unterernährten verliefen maligne Gewächserkrankungen ungewöhnlich rasch und schwer. Man wird hier daran denken müssen, daß die Widerstandskraft gegenüber schon *bestehenden* Gewächsen infolge Mangels an Nahrungsenergien oder spezifischer Nährstoffmängel vermindert sein kann (s. a. DIETZE 1955).

Gewisse Befunde aus der menschlichen Pathologie legen die Annahme nahe, einige Gewächsarten könnten auch beim Menschen zu *gewissen spezifischen Nahrungsmängeln* in Beziehung stehen. Die Forschung steht hier aber noch auf unsicherem Boden. Bekannt ist die überdurchschnittliche Häufigkeit maligner Schilddrüsengewächse in Kropfgegenden. Insofern der Kropf häufiger vorkommt in Gegenden mit Jodmangel im Boden, im Trinkwasser und in den Nahrungsmitteln, erscheint es berechtigt anzunehmen, daß chronischer *Jodmangel* ein Faktor in der Genese des Schilddrüsencarcinoms ist.

Tabelle 33. *Statistische Erhebungen über Körpergewicht und Krebssterblichkeit.* (Nach TANNENBAUM und SILVERSTONE.)

Autor	Herkunft des Materials	Schlußfolgerungen
Actuarial Society of America and Association of Life Insurance Directors 1913	Contributing Insurance Companies	Cancer mortality increases with increasing body weight
DUBLIN 1929	Union Central Life Insurance Company	Cancer mortality increases with increasing body weight
DUBLIN 1929	Metropolitan Life Insurance Company	A high percentage of those dying from cancer are overweight
Actuarial Society of America and Association of Life Insurance Directors 1932	Contributing Insurance Companies	No clear relationship between cancer mortality and body weight
HOFFMAN 1937	Questionnaires of hospitalized patients with cancer	Overnutrition is unusually common in histories of cancerous patients
DUBLIN and MARKS 1938, 1939	Metropolitan Life Insurance Company	Cancer mortality increases with increasing body weight (true for some sites but not for all)
HUNTER 1939	New York Life Insurance Company	Cancer group has a higher average weight than control group (true for some sites, not for all)

In der Arktis lebende Frauen sollen eine besondere Neigung zu Carcinomen von Mund, Pharynx und Oesophagus besitzen, überdies aber oft eine Vorgeschichte mit Plummer-Vinson-Syndrom aufweisen. AHLBOM (1936, s. auch ABS 1954) fand dieses Syndrom bei 80 von 123 Frauen mit Mund-, Pharynx- und Oesophaguscarcinom. Beruhen also diese Carcinome auf *Eisen- und Vitaminmangel*, d. h. auf Mängeln, die man bei den Bewohnern dieser Gegend als sehr verbreitet annehmen kann?

Auffallend hoch ist die Häufigkeit des Lebercarcinoms in Südostasien und Afrika (7—14% gegenüber 1% bei Europäern und Negern in Europa und USA). In Populationen mit hoher *Lebercarcinom*häufigkeit sind auch *Lebercirrhosen* auffallend häufig. Bemerkenswert erscheint in diesem Zusammenhang die Tatsache, daß bei Ratten schwere Leberschäden einschließlich *Cirrhosen* durch Fütterung mit *Maismehlbrei und saurer Milch*, der Hauptnahrung der Bantus, erzeugt werden können; *Gewächse* entstehen dabei allerdings nicht. Ratten entwickeln Lebertumoren, wenn man ihnen *Chilepfeffer* oder *Alkaloide von Senecio jacobaea* verfüttert, d. h. Stoffe, die den Volksstämmen mit abnorm hoher Lebercarcinomfrequenz als Nahrung dienen. Vielleicht ist es überhaupt so, daß *jede* Unterernährung Leberschäden setzt und die Leber anfällig macht für verschiedenartige Infektionserreger und toxische Stoffe mit carcinogenen Fähigkeiten[1].

Im ganzen kann man sich die Einwirkungen von Ernährungsfaktoren auf die Carcinogenese auf drei verschiedenen Wegen vorstellen: „1. durch Änderung der Löslichkeit, der Umsatzgeschwindigkeit, der Stoffwechselprodukte oder der Menge des Carcinogens, das die ausgewählten Gewebe erreicht (die effektive Gewebsdosis des aktuellen Carcinogens); 2. durch Änderung der Empfindlichkeit der erwählten Zellen gegenüber der tumorweckenden Einwirkung und 3. durch Änderung der Entwicklung der angestoßenen Zellen.“

D. Die Kohlenhydrate.

Gewichtsmäßig stehen in der Ernährung der großen Mehrzahl aller Menschen die Kohlenhydrate allen anderen Nährstoffen voran. Eine Kostform z. B. mit einem Gesamtenergiewert von 2800 Calorien und einem Gehalt von 70 g Eiweiß und 100 g Fett besteht zu 56% ihres Energiewertes aus Kohlenhydraten (1570 Calorien = 383 g). Biologisch sind die Nahrungskohlenhydrate nicht gleichwertig. In Form von Getreide und Kartoffeln stellen die Kohlenhydratträger der Nahrung die billigsten Energiequellen dar. In wirtschaftlichen Notzeiten nimmt daher der Kohlenhydratgehalt der Kost zu Lasten ihres Eiweiß- und Fettgehalts zu.

I. Chemie der Kohlenhydrate.

Eine Darstellung der Chemie der Kohlenhydrate[2] kann sich im vorliegenden Zusammenhang auf die ernährungsphysiologisch wichtigsten Daten und Gesichtspunkte beschränken. Es sei auf Bd. IV/1 dieses Handbuches verwiesen.

Die Kohlenhydrate mit ihrem Gerüst von unverzweigten C-Ketten bestehen aus H- und O-Atomen im Verhältnis von meist 2:1 und besitzen (mit Ausnahme des Dioxyacetons) durchweg asymmetrische C-Atome. Jedes Kohlenhydrat kann daher in 2 stereoisomeren, das polarisierte Licht nach entgegengesetzten Richtungen drehenden Formen auftreten. Die heute üblichen Bezeichnungen der Kohlenhydrate als d- und l- bzw. als D- und L-Formen geben aber aus Gründen, die im einzelnen hier nicht auseinandergesetzt werden können, nicht mehr die Drehrichtung des polarisierten Lichtes an.

Die ernährungsphysiologisch allein bedeutsamen Kohlenhydrate sind Saccharide (Monosaccharide, Disaccharide und Polysaccharide).

a) Monosaccharide.

Die Gruppe der Monosaccharide repräsentiert die einfachsten Kohlenhydrate. Die Monosaccharide bestehen aus einem Grundgerüst von C-Atomen, wobei eines der C-Atome eine Aldehyd- oder Ketogruppe trägt. Man spricht danach von Aldosen oder Ketosen und, nach der Anzahl der O-Atome, von Biosen, Triosen, Tetrosen, Pentosen und Hexosen.

---

[1] Berman 1951, Hackmann 1958.

[2] Neuere Zusammenfassungen bei Lehnartz 1959, Montgomery und Smith 1952, Isbell und Frush 1953.

Eine Reihe von Beobachtungen, die sich mit der Aldehydformel der Monosaccharide nicht in Einklang bringen lassen, wird verständlich mit der Annahme, „daß das endständige C-Atom nicht als Aldehyd-C-Atom vorhanden ist, sondern in einer Form, in der es keine Carbonyleigenschaften mehr besitzt, und in der es außerdem asymmetrisch ist. Eine solche Form ergibt sich, wenn von einer der alkoholischen Gruppen der Kohlenstoffkette ein Wasserstoffatom an das Aldehyd-C-Atom herantritt und sich zwischen ihm und dem C-Atom eine Sauerstoffbrücke spannt. Für die D-Glucose und ebenso auch für die anderen einfachen Zucker ergeben sich damit 2 Formen, die als α-D-Glucose und β-D-Glucose bezeichnet werden“ (LEHNARTZ 1952). In gewöhnlichen Lösungen besteht ein Gleichgewicht zwischen den beiden (verschieden stark drehenden) Glucoseformen.

```
 ┌──────────┐                 ┌──────────┐
 H—C—OH     │                 HO—C—H     │
   |        │                    |       │
 H—C—OH     │                  H—C—OH    │
   |        │                    |       │
HO—C—H      O  α-D-Glucose    HO—C—H     O  β-D-Glucose
   |        │                    |       │
 H—C—OH     │                  H—C—OH    │
   |        │                    |       │
 H—C────────┘                  H—C───────┘
   |                             |
  CH2OH                         CH2OH
```

1. *Biosen, Triosen und Tetrosen* sind ernährungsphysiologisch bedeutungslos; als Nahrungsbestandteile kommen sie anscheinend nicht vor.

2. *Pentosen* spielen als Nährstoffe vor allen Dingen in Polysaccharidformen als pflanzliche Pentosane (s. unten S. 124) eine Rolle. Die Monosaccharidbausteine dieser Pentosane sind Arabinose und Xylose. Ribose und Thyminose (D-2-Ribodesose) sind als Bausteine der Nucleotide und Nucleoside unentbehrliche Körperbestandteile.

```
      O                         ┌──────────┐
     //                         H—C—OH     │
    C                             |        │
    | \H                        H—C—OH     │
  H—C—OH                          |        │
    |                           H—C—OH     O  D-Ribose
 HO—C—H     α-Arabinose           |        │
    |                           H—C—OH     │
 HO—C—H                           |        │
    |                            CH2       │
   CH2OH                          └────────┘
```

3. Als Bausteine der Nahrungskohlenhydrate übertreffen die *Hexosen* an Zahl und Menge alle übrigen Monosaccharide bei weitem. Von ihnen kommen nur die 3 Stereoisomeren Glucose, Galaktose und Mannose und die Fructose als natürliche Nahrungsbestandteile vor.

Spannt sich die O-Brücke des Hexosemoleküls zwischen den C-Atomen 1 und 5 (Pyranring), dann spricht man von Pyranose, spannt sie sich zwischen den C-Atomen 1 und 4 (Furanring), von Furanosen. Dabei wird das C-Atom, das die Acetalhydroxylgruppe trägt, als C-Atom 1 bezeichnet. Die Pyranosen sind stabiler als die Furanosen.

α) D-Glucose (Traubenzucker, Dextrose) findet sich in biologisch und physikalisch verschiedenen Formen (s. oben) in vielen Früchten, nicht nur in Trauben. Als Baustein pflanzlicher und tierischer Disaccharide und Polysaccharide macht sie die Hauptmasse der Nahrungskohlenhydrate aus. Unter Bildung von Alkohol kann Glucose durch Hefe, unter Bildung von organischen Säuren (Essigsäure, Milchsäure, Buttersäure) durch Bakterien anaerob gespalten, d. h. vergoren werden.

β) D-Galaktose tritt so gut wie niemals als solche, sondern immer nur in Verbindung mit anderen Stoffen auf: in der Milch zusammen mit Glucose als Disaccharid Lactose (Milchzucker), im Nervengewebe als Bestandteil der Cerebroside (s. S. 150), im ganzen Körper als Bestandteil vieler tierischen und pflanzlichen Eiweißstoffe. Einzelne Heferassen vermögen Galaktose in ähnlicher Weise zu vergären wie Glucose.

γ) Durch Hefe vergärbar ist auch die D-Mannose, die in vielerlei Verbindungen im pflanzlichen und tierischen Organismus vorkommt und unter anderem als Baustein der meisten Eiweißkörper nachgewiesen werden konnte.

δ) Die D-Fructose tritt wie die Glucose in Furan- und Pyranform auf; sie dreht, anders als die D-Glucose, das polarisierte Licht nach links und wird danach auch Lävulose genannt. Als Nahrungsbestandteil ist von größter Bedeutung ihre Verbindung mit D-Glucose zu dem Disaccharid Saccharose (Rohrzucker). Im menschlichen Organismus kann Fructose leicht in Glucose umgewandelt werden.

ε) Zur Gruppe der Cyclite (Polyoxycyclohexane) gehört die Hexose Inosit, ein Vitamin der B-Gruppe. Ein Hexaphosphorsäureester des Inosits ist das Phytin, das in größeren Mengen in Cerealien und Leguminosen vorkommt und ernährungsphysiologisch als Phosphorquelle eine Rolle spielt.

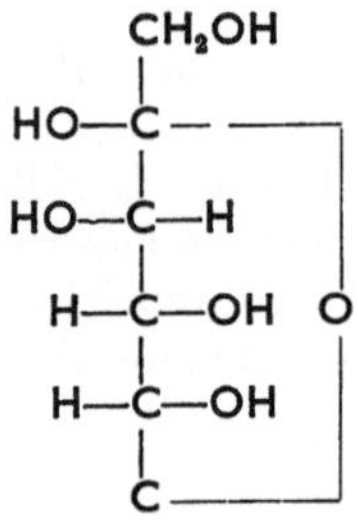

```
      CH2OH
        |
  HO—C— ————┐
        |     |
  HO—C—H    |
        |     |
  H—C—OH    O
        |     |
  H—C—OH    |
        |     |
        C ————┘
```

Fructose
(Fructopyranose)

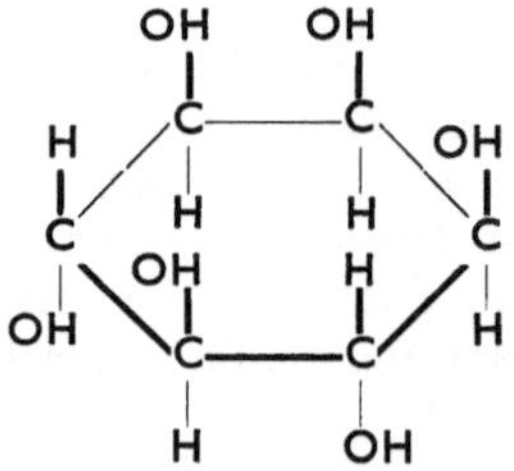

```
         OH     OH
         |      |
   H    /C——————C\    OH
   |   /  |      |  \   |
   C      H      H     C
   | \   OH      H   / |
  OH   \C——————C/     H
         |      |
         H      OH
```

Mesoinosit
(i-Inosit)

ζ) Eine bescheidene Rolle als Energieträger spielen die Zuckeralkohole Sorbit und Mannit.

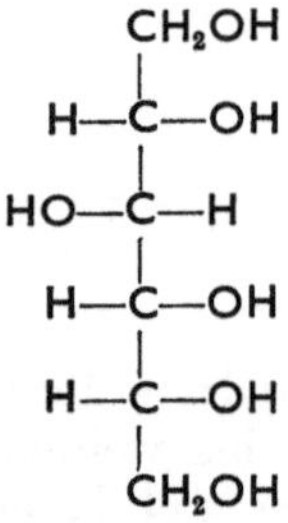

```
      CH2OH
        |
   H—C—OH
        |
  HO—C—H
        |
   H—C—OH
        |
   H—C—OH
        |
      CH2OH
```

D-*Sorbit*

b) *Disaccharide.*

Disaccharide entstehen aus der Vereinigung von 2 Monosacchariden unter Austritt von Wasser. Auf die verschiedenen Arten der Vereinigung, die bestimmt werden durch die C-Atome, die jeweils miteinander in Verbindung treten, ist hier nicht einzugehen.

Ernährungsphysiologisch spielen nur 3 aus je 2 Hexosen bestehende Disaccharide eine Rolle: Lactose, Saccharose und Maltose.

α) Lactose (Milchzucker) besteht aus 1 Molekül Galaktose und 1 Molekül Glucose. Sie ist das Kohlenhydrat der Milch, das in der Milchdrüse gebildet und im Darm durch Lactase in seine beiden Bestandteile gespalten wird. Die Lactose ist das einzige Nahrungskohlenhydrat des natürlich ernährten Säuglings und von entscheidender Bedeutung für das Wachstum der bakteriellen Darmflora, von deren Art und Menge wiederum die Resorption des Calciums und die Bildung bestimmter Vitamine abhängt.

β) Saccharose (Rohrzucker, Rübenzucker), bestehend aus 1 Molekül Fructose und 1 Molekül Glucose, ist haushaltüblicher Zucker, der im Darm unter der Einwirkung von Saccharase in seine beiden Bestandteile zerfällt. Das äquimolekulare *Gemisch* — nicht die äquimolekulare *Verbindung* — von Fructose und Glucose, das unter der Einwirkung von Invertin (Invertase, Saccharase) entstehen kann, wird als Invertzucker bezeichnet, weil es das polarisierte Licht nach anderer Richtung dreht als die *Verbindung* dieser beiden Monosaccharide, d. h. als die Saccharose.

γ) Maltose (Malzzucker) besteht aus 2 Molekülen Glucose. Sie bildet sich bei der Mälzung der Gerste und kommt in nennenswerten Mengen als Nahrungsbestandteil nur im Bier vor. Sie entsteht aber in großen Mengen bei der Stärkeverdauung durch Amylase. Ihre Aufspaltung im Verdauungskanal in Glucose geschieht durch Maltase.

c) *Trisaccharide.*

Von den Trisacchariden bedarf als Nahrungsbestandteil lediglich die Raffinose, ein Trisaccharid aus Fructose, Galaktose und Glucose der Erwähnung. Es kommt in vielen pflanzlichen Nahrungsmitteln, unter anderem auch in der Zuckerrübe vor und wird fermentativ durch Lactase und Maltase in seine Bestandteile zerlegt.

d) *Polysaccharide.*

Aus mehr als 6 Hexose- oder Pentosebausteinen setzen sich die Polysaccharide zusammen: die *Hexosane* und die *Pentosane*. Ernährungsphysiologisch kommen in Betracht Stärke, Glykogen, Cellulose, Hemicellulosen, Pektine und Inulin.

Wie die Eiweißstoffe und die Nucleinsäuren sind auch die Polysaccharide *makromolekulare (hochmolekulare) Stoffe*[1]. Das Mengenverhältnis der hochmolekularen zu den niedermolekularen C-Verbindungen im Organismus wird auf 10 bis 20:1 geschätzt[2]. „Die Makromoleküle sind die wichtigsten Träger der räumlich-zeitlichen Ordnung des chemischen Geschehens innerhalb kleinster Zellbereiche. Ein wesentlicher Unterschied zwischen hochmolekularen und niedermolekularen Stoffen besteht darin, daß so gut wie alle hochmolekularen Stoffe *polymolekular* sind, d. h. aus einem untrennbaren Gemisch von Makromolekülen gleicher Bau*art*, aber ungleichen Molekular*gewichts* bestehen. Stoffe, die aus Molekülen vollkommen gleichen Baus bestehen und sich nur im Polymerisationsgrad voneinander unterscheiden, werden als *polymer-einheitliche* Stoffe bezeichnet. Bei *polymer-isomeren* Stoffen sind dagegen die Grundmoleküle in verschiedener Weise in den Makromolekülen eingeordnet, so daß letztere nicht nur durch die Molekül*größe*, sondern auch in der *Bauart* der Makromoleküle Unterschiede voneinander aufweisen. Während bei den bisherigen Synthesen makromolekularer Stoffe stets polymolekulare Gemische, aber keine völlig einheitlichen Stoffe erhalten werden, ist es der Natur anscheinend möglich, makromolekulare Stoffe mit einheitlicher Größe der Teilchen aufzubauen. Bei den Blutproteinen fiel es THE SVEDBERG (1926) auf, daß die Teilchen in ihren kolloiden Lösungen *monodispers* sind, also einheitliche Größen besitzen, zum

---

1 Zur Chemie der makromolekularen Stoffe vgl. die zusammenfassenden Darstellungen von STAUDINGER 1955, HAMANN 1955, KRATKY 1955 und SIGNER 1955.

2 SIGNER 1955.

Unterschied von den *polydispersen* anorganischen Kolloiden. Ebenso ist das Muskelglykogen vom Molekulargewicht $1{,}2 \times 10^6$ monodispers, während die Leberglykogene, die ein ähnlich hohes Molekulargemisch haben, polydispers sind. Damit ist allerdings noch nicht gesagt, daß diese monodispersen Kolloidteilchen auch aus Makromolekülen völlig gleicher *Konstitution* bestehen. Eine solche Annahme ist sogar unwahrscheinlich, da viele niedermolekulare Naturstoffe aus Gemischen von Molekülen annähernd gleichen Molekulargewichts, aber etwas abweichender Konstitution bestehen, wie es bekanntlich bei den Carotinen der Fall ist, und wie es H. BROCKMANN für das kristallisierte Actinomycin zeigte. Die Natur scheint zur Erfüllung ihrer Aufgaben solche Gemische von etwas verschiedenartigen Molekülen notwendig zu haben"[1].

„Ein anderer sehr wesentlicher Unterschied zwischen niedermolekularen und makromolekularen Verbindungen besteht darin, daß die *Gestalt* der Makromoleküle einen weit größeren Einfluß vor allem auf die *physikalischen Eigenschaften* hat, als dies bei niedermolekularen Verbindungen der Fall ist. Während z. B. das normale Nonan C_9H_{20} mit langgestreckten Molekülen sich kaum in seinen physikalischen Eigenschaften, z. B. Siedepunkt, Löslichkeit, von dem isomeren Nonan, dem Tetraäthylmethan, mit kugelförmigen Molekülen unterscheidet, sind die physikalischen Eigenschaften des Glykogens, in dem 5000 und mehr Glucosereste zu einem kugelförmigen Makromolekül gebunden sind, grundverschieden von denen einer Cellulose, bei der die gleiche Zahl von Glucoseresten ein langgestrecktes Kettenmolekül bildet. Deshalb werden die makromolekularen Stoffe zweckmäßig nach ihrer Gestalt unterschieden als Gruppe der sphäromakromolekularen, also der Stoffe mit *Kugelmolekülen*, und der linearmakromolekularen, also der Stoffe mit *Fadenmolekülen*. Aus Tabelle 34 läßt sich der bedeutende Einfluß der Molekülgestalt auf die physikalischen Eigenschaften der makromolekularen Naturstoffe erkennen.

Tabelle 34. *Kugel- und fadenförmige Polysaccharide und Proteine.* (Nach STAUDINGER.)

	Sphärokolloide	Linearkolloide
Polysaccharide	Glykogen	Cellulose, Pektine
Proteine	Ovalbumin, Hämoglobulin, Lactoglobulin	Kollagen, Myosin
Aussehen im festen Zustand	pulverig	faserig, zäh
Quellungsvermögen	quellen nicht	quellen stark
Viscosität einer 1 %igen Lösung	niederviscose Sol-Lösungen	hochviscose Gel-Lösungen
Art der Lösungen	Newtonsche Lösungen	nicht Newtonsche Lösungen, linearmakromolekulare oder polyionische Viscositätserscheinungen
Strömungsdoppelbrechung *	keine	wächst mit zunehmender Länge der Fadenmoleküle
Osmotischer Druck	gehorcht in verdünnten Lösungen dem van't Hoffschen Gesetz	Abweichungen vom van't Hoffschen Gesetz
Diffusion	normal (gehorcht dem Fickschen Gesetz)	anomal (Abweichungen vom Fickschen Gesetz)

* Doppelbrechung einer Lösung infolge Ausrichtung langgestreckter Teilchen beim Strömen der Lösung.

[1] STAUDINGER 1955.

Die makromolekularen Stoffe mit Kugelmolekülen unterscheiden sich im Aussehen, in der Löslichkeit und ihrem sonstigen physikalischen Verhalten kaum von niedermolekularen Stoffen[1]."

Die grundsätzlichen Unterschiede zwischen den niedermolekularen und den hochmolekularen Stoffen brachten für die Chemie die Notwendigkeit mit sich, zur Konstitutionsermittlung der makromolekularen Naturstoffe neue Methoden heranzuziehen. So ist z. B. die Kettenkonstitution des Kautschuks erschlossen worden aus seinem chemischen Verhalten, aus den thermo- und hydrodynamischen Eigenschaften seiner verdünnten Lösungen und aus Röntgen- und Interferenzerscheinungen seiner Kristalle. „Die Gewißheit, daß beispielsweise Stärke und Cellulose hochmolekulare Verbindungen seien, hat sich durch die systematische Anwendung der neugeschaffenen Methoden wie der polymerhomologen Umsetzungen, der Molekülgrößenbestimmung mit Viscosimetrie, Osmometrie, Ultrazentrifugierung usw. sowie der röntgenographischen Strukturermittlung ergeben. Die so gewonnenen Einsichten ließen sich direkt mit den älteren Erfahrungen über Art und Konstitution der Bausteine, die man durch Hydrolyse gewinnt, vereinigen, so daß sich heute einige Strukturen hochmolekularer Kohlenhydrate mit ziemlicher Sicherheit angeben lassen[2].

Wir haben bereits erwähnt, daß die Glucose, der Baustein von Stärke und Cellulose, als α-Glucose und β-Glucose in 2 Formen in wäßriger Lösung vorkommt, die sich lediglich hinsichtlich der Stellung des H-Atoms und der OH-Gruppe an C-Atomen unterscheiden. „Verknüpft man eine α-Glucose gleichmäßig unter Wasserabspaltung zwischen je einer OH-Gruppe am C_1 des einen Moleküls mit einer OH-Gruppe am C_4 des nächsten Moleküls, so ergibt sich eine regelmäßige Kette. Mit α-Glucose ist es die in den Stärken vorwiegend verwirklichte Verknüpfung ...... mit β-Glucose, die in der Cellulose wohl fast ausschließlich vorkommende Bindung[2]." In diesen Kettenmolekülen haben alle Hexosen noch freie Hydroxylgruppen, an die sich, nach demselben Prinzip wie in der Hauptkette, Seitenketten anschließen können.

1. Am genauesten erforscht hinsichtlich seiner Konstitution ist das Polysaccharid *Cellulose.* Auch hier ist die Konstitution aber erst in ihren Grundzügen bekannt, und man weiß z. B. noch nicht, ob alle Ketten gleich *lang* sind (monodisperse oder polydisperse Struktur). Die Eigenschaften des Stoffes werden mitbestimmt durch die *Lage* der Makromoleküle. Die Hauptbedeutung der Cellulose liegt in ihrer Funktion als Stützsubstanz pflanzlicher Gewebe. Nur Bakterien und niedere Tiere, nicht hingegen Menschen und höhere Tiere, besitzen die zur Spaltung der β-glucosidischen Bindungen der Cellulose notwendigen Fermente (Cellulase und Cellobiase). Diese spalten die Cellulose über das Disaccharid Cellobiose (Glucose-β Glucosid im Gegensatz zu dem Glucose-α Glucosid Maltose) bis herunter zur D-Glucose.

Die *Hemicellulosen* stehen in der Struktur ihrer Moleküle aus Glucosemolekülen zwischen Cellulose und Stärke und dienen sowohl als Gerüstsubstanzen wie als Energielieferanten. Zu den Hemicellulosen gehören die aus Galaktose, Mannose, Xylose und Arabinose bestehenden Polysaccharide (Hexosane bzw. Pentosane, kurzkettige Glucosane, Heteropolysaccharide aus Monosacchariden und Uronsäuren sowie Lignin, das vermutlich aus Phenylpropanbausteinen besteht.

2. *Stärke* und *Glykogen* sind noch wesentlich höher polymerisiert als Cellulose. Die *Amylose*fraktion der Stärke, des Reservekohlenhydrats der Pflanzen, besteht aus Kettenmolekülen von α-Glucose. In der *Amylopectin*fraktion der Stärke

---

[1] STAUDINGER 1955. [2] SIGNER 1955.

sowie in den Glykogenen finden sich neben solchen Kettenmolekülen auch stark verzweigte Bildungen. Das Molekulargewicht der Amylose liegt bei 10000 bis 100000, das des Amylopectins bei 50000 bis 1000000. Es ist nicht unwahrscheinlich, daß am strukturellen Aufbau von Amylopectin und Glykogen die Phosphorsäure maßgeblich beteiligt ist (P-Gehalt des Amylopectins 0,075%). Die Verkleisterungsfähigkeit des Amylopectins ist an seinen Phosphorsäuregehalt gebunden. „Der Unterschied zwischen Glykogen und Amylopectin besteht anscheinend im wesentlichen in der Zahl der Glucosemoleküle in den Seitenketten und zwischen den Verzweigungsstellen in der Hauptkette[1]."

Die ernährungsphysiologisch wichtigsten Stärkearten (Reis-, Mais-, Kartoffel-, Weizenstärke) bestehen zu etwa 80% aus Amylopectin, doch gibt es auch Stärken wie die Wachsmaisstärke, die 100%, und andere (z. B. die Erbsenstärke), die nur 25% Amylopectin besitzen. Da in den Außenbezirken des Stärkekorns das Amylopectin, im Innern die Amylose liegt, sind die beiden Fraktionen nicht nur chemisch und physikalisch verschieden, sondern auch räumlich voneinander getrennt.

Unter der Einwirkung von Amylase und Maltase zerfällt Stärke in Maltose und dann weiter in Glucose. Zwischen Stärke und Maltose stehen in der Reihe der Spaltprodukte die Dextrine (Amylodextrine, Erytrodextrine, Achroodextrine), die aus 30—35, 8—12 und 4—6 Glucoseeinheiten bestehen.

3. Das mit der pflanzlichen Stärke nahe verwandte Polysaccharid *Glykogen*, die tierische Stärke, findet sich als Reservekohlenhydrat vor allem in der Leber, in geringeren Mengen in der Muskulatur und in kleinsten Mengen in fast jeder Zelle. Das Molekulargewicht des (polydispersen) Leberglykogens liegt im Mittel bei 5—6 Millionen, das des (monodispersen) Muskelglykogens bei 1—2 Millionen. Amylopectin und Glykogen unterscheiden sich lediglich durch die Länge und Dichte der Verzweigungen ihrer Glucoseketten.

4. Ein aus Fructosemolekülen bestehendes Polysaccharid ist das *Inulin*. Es kommt in Topinambur- und Dahlienknollen vor und hat ernährungsphysiologisch nur geringe Bedeutung[2].

5. Ihrer grundsätzlich gleichartigen Struktur wegen werden zu den Polysacchariden auch die *Pektine* gezählt. Sie kommen zusammen mit anderen polymeren Kohlenhydraten (Arabanen, Galaktanen), z. B. in Äpfeln, Bananen, Citrusfrüchten, Zuckerrüben und den Fruchtstauden der Sonnenblume vor und bestehen aus kettenförmig aneinandergereihten, teilweise methylierten Galakturonsäuremolekülen in 1—4 Bindung. Durch den Grad der Veresterung mit Methanol unterscheiden sich die hochveresterten von den niederveresterten Pektinen (55—74% bzw. rd. 44% verestert). „Nach neueren Untersuchungen sollen diese methylierten Galakturonsäureketten noch mit Arabanen und Galaktanen (Polysaccharide aus Arabinose und Galaktose) assoziiert sein. Für das Molekulargewicht von Pektinen werden Werte bis zu 200000, aber auch solche von nur 6000 angegeben[3]." Verwandt mit den Pektinen sind Gummi arabicum und Johannisbrot-Kernmehl.

Die Pektine verschiedener Pflanzen unterscheiden sich physikalisch durch ihre Gelierfähigkeit (Wasseranlagerungsfähigkeit der Kolloidteilchen). Sie bilden durch die Kraft ihrer Wasseradsorption schon in geringer Konzentration (1—5%) in wäßriger Lösung feste Gele. Hochveresterte Pektine brauchen zur Gelierung einen Zusatz von Zucker und Säure, niederveresterte gelieren nur in Gegenwart von Erdalkalisalzen.

---

[1] LEHNARTZ 1952. [2] CREMER und LANG 1950. [3] LEHNARTZ 1952.

Als Geliermittel werden Pektine in der Lebensmittelindustrie seit langem verwendet. Die ernährungsphysiologische Bedeutung der Pektine läßt sich noch nicht scharf umgrenzen. Im Darm wirken sie adsorptiv und stopfend (Heisler-Moro'sche Apfelkost). Sie werden im Colon bis zu 90% (durch darmeigene Fermente ?, durch Bakterien ?) aufgespalten und anscheinend teilweise resorbiert[1].

Kettenmolekül der Cellulose mit β-Glucosen (nach SIGNER)

Kettenmolekül der Amylose mit α-Glucosen (nach SIGNER)

Galakturonsäure

Formel eines Pektins (Methylierungsgrad 75%, nach LEHNARTZ)

6. Hochmolekulare Polysaccharide, die kolloidale Systeme bilden können, sind die *Phykokolloide*, die aus braunen und roten Algen gewonnen werden (Agar-Agar, Carragheen = irish moss, Alginsäure und Alginate; TSENG 1946). Im nahen und fernen Osten seit langem als Nahrungsmittel gebräuchlich, hat man sich in Europa in ernährungsphysiologischer Hinsicht erst in jüngster Zeit mit den Algen beschäftigt. Die Struktur der Phykokolloide ist noch nicht genau bekannt; es handelt sich um Polysaccharide, die, ähnlich der Stärke, aus Ketten von Hexoseresten aufgebaut sind[2].

Wie die Pektine sind die Phycokolloide ausgesprochen gelierfähig. Agar-Agar bildet schnell und schon bei verhältnismäßig hohen Temperaturen steife Gele. Carragheen geliert nach dem Kochen nicht mehr. In der Lebensmittelindustrie werden die Phykokolloide in gleicher Art verwendet wie die Pektine; benutzt werden sie außerdem auch in der Kosmetik, der Textilindustrie und der Papierindustrie.

Die Untersuchungen über ihren Nährwert haben noch nicht zu klaren Ergebnissen geführt[3]. Es steht dahin, ob ihre und der Pektine ernährungsphysiologische Bedeutung hinausgeht über diejenige eines Ballaststoffes, einer „roughage".

II. Die Ausnutzung der Kohlenhydrate.

1. Die Ausnutzung bei peroraler Zufuhr.

Da Verdauung und Resorption der Kohlenhydrate an anderem Ort dargestellt werden (Bd. V/1 dieses Handbuches), brauchen diese Gebiete hier nicht berücksichtigt zu werden. Berücksichtigt werden muß hingegen wegen ihrer ernährungsphysiologischen Gewichtigkeit die Frage der Ausnutzung, die Frage

---

[1] WERCH und IVY 1941, FLASCHENTRÄGER und LEHNARTZ 1954.
[2] KÖHLER 1951. [3] SCHALLER 1941, NILSON und LEMON 1942.

also, wieviel von den peroral zugeführten Kohlenhydraten vom Organismus wirklich verwertet werden können. Die grundsätzlichen Fragen der Ausnutzung wurden bereits besprochen (s. S. 84).

Entscheidend für die Ausnutzung der Kohlenhydrate[1] ist ihre Struktur: Die *wasserlöslichen Monosaccharide* der Nahrung — Glucose, Galaktose, Mannose und Fructose — werden als solche sehr leicht, die *Disaccharide* — Lactose, Saccharose und Maltose — und das Trisaccharid Raffinose nach Aufspaltung in Monosaccharide ebenso leicht resorbiert und jeweils praktisch vollständig ausgenutzt.

Leicht resorbiert werden nach ihrer Aufspaltung in Glucose auch *Stärke* und *Glykogen*, wogegen die von den körpereigenen Verdauungssäften nicht angreifbare *Cellulose* praktisch unverwertbar bleibt. Die Resorption der Monosaccharide erfolgt unter Anstieg der Blutzuckerkonzentration und, wenn sehr große Mengen in kurzer Zeit resorbiert werden, unter Zuckerausscheidung in den Urin. Die Mindestmengen, die vom Gesunden aufgenommen werden müssen, um eine Harnzuckerausscheidung zu erreichen, sind beträchtlich, und Stärke führt auch in größtmöglichen Mengen (300—600 g in *einer* Mahlzeit) nicht zu Zuckerausscheidung (Tabelle 35).

Während gekochte Stärke von Mensch und Tier praktisch restlos ausgenutzt wird, ist die Ausnutzung roher Stärke sehr verschieden, abhängig von der Größe der Stärkekörner und vielleicht auch der Beschaffenheit der äußersten Zonen der Körner (Bindung von Amylase ?). Rohe Kartoffelstärke nutzen Mensch und Ratte sehr schlecht aus; dagegen vermag der Mensch die rohe Stärke von Cerealien und Bananen praktisch vollständig auszunutzen.

Tabelle 35. *Assimilationsgrenze von Zucker beim Menschen.*
Mindestmengen an Zucker, die auf einmal aufgenommen werden müssen, um eine alimentäre Harnzuckerausscheidung zu bewirken. (Nach LANG.)

Glucose . . .	150—180 g	Saccharose .	150—160 g
Fructose . .	120—150 g	Lactose . .	120 g
Galaktose . .	20 g		

In welchem Umfange durch die bakterielle Celluloseaufspaltung im Dickdarm verwertbare Nahrungsenergien für den menschlichen Organismus entstehen, ist unbekannt. Neben sicher unverwertbaren Stoffen wie Kohlendioxyd, Methan und Schwefelwasserstoff entstehen dort jedenfalls auch niedere Fettsäuren und (über Cellobiose) Glucose, die möglicherweise zum Teil resorbiert werden.

Die Ausnutzung der gesamten Kohlenhydrate einer Kost kann deshalb nur dann richtig beurteilt werden, wenn bekannt ist, wieviel von diesen Kohlenhydraten aus Cellulose und Hemicellulose bestehen. In den gebräuchlichen Nahrungsmitteltabellen wird aus diesem Grund vielfach neben dem *Gesamtkohlenhydratgehalt* der *Gehalt an Zellmembranen* (Cellulose, Hemicellulosen, Chitin und Pentosane; s. Tabelle 36) oder der (mit diesem nicht ganz identische) „*Rohfasergehalt*" angegeben. Der Gehalt an Zellmembranen bzw. Rohfaser ist bei alten Pflanzen größer als bei jungen.

Pektine sollen, entgegen älteren Vorstellungen, nach den (bereits erwähnten) Untersuchungen von WERCH und IVY (1941) im Dickdarm zu 90% aufgespalten und danach teilweise resorbiert werden.

Infolge des Cellulosegehalts der pflanzlichen Nahrungsmittel sinkt die Gesamtausnutzung der Kohlenhydrate einer Kost mit wachsendem Anteil pflanzlicher Bestandteile von etwa 97 auf 93% (Tabelle 37).

[1] Zusammenfassungen der Literatur bei RUBNER 1929, VERZÁR 1936, LANG 1950.

Die *Zubereitung* hat keinen nennenswerten Einfluß auf die Ausnutzung der Kohlenhydrate. Jedenfalls werden Kohlenhydrat- (und Fett-)gehalt einer pflanzlichen Rohkost — sofern sie keine rohe Kartoffelstärke enthält — praktisch ebenso gut ausgenutzt wie Kohlenhydrat- (und Fett-)gehalt einer gekochten Pflanzenkost (s. S. 87). Die auffallend schlechte Ausnutzung roher Kartoffelstärke im Gegensatz zu der viel besseren Ausnutzung der Cerealienstärke[1] ist in ihren Ursachen noch nicht hinreichend geklärt.

Im *höheren Alter* scheint die Ausnutzung der Glucose, nicht aber die der Fructose abzunehmen. Saccharose und Invertzucker sollen von jungen und alten Menschen besser ausgenutzt werden als Glucose, aber schlechter als Fructose; die Ausnutzung der Lactose liegt anscheinend zwischen der der Glucose und des Invertzuckers[2].

Tabelle 36. *Gehalt pflanzlicher Nahrungsmittel an Zellmembranen.* (Nach RUBNER.)

	% Zellmembran in der Trockensubstanz	Die Zellmembran enthält %	
		Cellulose	Pentosane
Kartoffel (geschält)	5,6	46,4	11,9
Schwarzwurzel	12,5	47,0	24,2
Kohlrübe	22,2	55,1	20,7
Meerrettich	26,4	44,7	24,6
Mohrrübe	26,5	44,0	23,9
Spargel	21,3	45,7	16,5
Gurke	22,8	55,9	17,7
Spinat	23,1	43,3	21,7
Winterkohl	25,9	40,2	26,7
Wirsing	29,0	42,9	21,9
Kopfsalat	29,7	47,7	20,7
Blumenkohl	32,6	43,8	22,1
Apfel	8—15	40—56	7—21
Kirsche	10	26	23
Erdbeere	18	38	18
Birne	19—24	29—35	32—35

Tabelle 37. *Ausnutzung einer gemischten Kost.* (Nach SCHALL.)

	Ausnutzung in % der Zufuhr		
	Eiweiß	Fett	Kohlenhydrate
Mit viel tierischen Nahrungsmitteln	91	95	97
Mit mittleren Mengen tierischer Nahrungsmittel	85	92	95
Mit wenig tierischen Nahrungsmitteln	78	86	93

2. Die Ausnutzung bei parenteraler Zufuhr.

Die parenterale Ernährung (p. E.) in Form der subcutanen, intraperitonealen, intramedullären und vor allem der intravenösen Infusion spielt heute in der klinischen Medizin eine große und an Bedeutung ständig zunehmende Rolle[3].

Das Verfahren ist vor allem durch amerikanische Physiologen und Kliniker so weitgehend vervollkommnet worden, daß der Chirurg ELMAN im Jahre 1948 schreiben konnte: "Complete parenteral alimentation can be considered as a practical reality". Was die klinischen Indikationen der p. E. angeht, so kann man ganz allgemein sagen, daß diese einmal der raschen *Behebung* akut aufgetretener Mängel dienen kann in Fällen, da die Kräfte des Organismus allein zur Überwindung des Schadens nicht mehr ausreichen, und zweitens der *Erhaltung* einer ausreichenden Nährstoffversorgung, wo äußerste Schonung der Verdauungsorgane geboten oder eine Zufuhr auf natürlichem Wege überhaupt unmöglich ist. Im Einzelfall treffen beide Indikationen oft zusammen.

Angesichts der heutigen Bedeutung der p. E. darf bei einer Darstellung der Kohlenhydrate als Nährstoffe ihre Eignung als Nährstoffe für p. E. nicht unberücksichtigt bleiben.

[1] HEUPKE und HAUER 1938.
[2] ALBANESE, HIGGONS, ORTO, BELMONT und DI LALLO 1954.
[3] Zusammenfassende Literatur bei GLATZEL 1955, 1958.

Für p. E. mit Kohlenhydraten kommen nur die beiden Hexosen Glucose und Fructose in Betracht, weil der Organismus in seinem Stoffwechsel nur Monosaccharide verwerten, von den Monosacchariden aber nur kleinere Mengen Galaktose, Mannose, Arabinose, Ribose, Thyminose und Xylose bewältigen kann.

Die ersten intravenösen Zuckerinfusionen hat BERNARD (1843) bei Tieren ausgeführt. 1896 konnten BIEDL und KRAUS die Verwertung intravenös gegebener *Glucose* beim Menschen nachweisen, und WOODYATT, SANSUM und WILDER (1915) zeigten ergänzend, daß der 70 kg schwere Mann 63 g intravenös infundierte Glucose assimilieren kann, ohne danach Harnzucker auszuscheiden; erst wenn intravenös mehr als 0,9 g je Kilogramm und Stunde gegeben werden, tritt Glykosurie auf.

Einer ausgedehnten Anwendung der p. E. mit Glucose standen lange Zeit die Fieberreaktionen im Wege, die sehr oft im Anschluß an die Infusion auftraten, und deren Ursachen erst später (unter anderem durch SEIBERT 1923) aufgeklärt und beseitigt werden konnten. Seitdem werden Glucoseinfusionen in großem Umfang überall dort angewandt, wo es um die parenterale Zufuhr von Nahrungsenergien geht, und in einer zusammenfassenden Darstellung des Gesamtgebietes der intravenösen Ernährung erklärte BÜRGER noch im Jahre 1944 kurz und bündig: „Als Material kommen nur isotonische Traubenzucker- und Calorose-lösungen in Frage." Freilich entsprach diese Meinung schon damals, als sie ausgesprochen wurde, nicht mehr den tatsächlichen Verhältnissen — die bereits veröffentlichten amerikanischen Erfahrungen mit intravenöser Eiweißernährung waren BÜRGER offenbar unbekannt geblieben —, und sie entspricht ihnen heute noch sehr viel weniger.

In Form von Glucose lassen sich immerhin beträchtliche Energiemengen zuführen. Mehr als 10%ige Glucoselösungen — blutisotonisch ist 5,4%ige Glucose — thrombosieren jedoch mit der Zeit die Venen; außerdem steigt mit steigender Konzentration die Viscosität, so daß 20%ige und höher konzentrierte Lösungen wegen ihrer Dickflüssigkeit nur noch unter starkem Druck infundiert werden können. Vier Liter einer 10%igen Glucoselösung bringen rund 1600 Calorien (Grundumsatz des 40jährigen, 70 kg schweren und 170 cm großen Mannes rund 1600 Calorien). Sie decken also den Bedarf eines erwachsenen Mannes nur sehr unvollkommen, unterbinden aber die Entwicklung einer Ketonämie, und wenn sich die p. E. auf einen Zeitraum von wenigen Tagen beschränkt, kann man auf vollkommene Deckung des Energiebedarfs verzichten — vor allem dann, wenn gleichzeitig Aminosäuren gegeben und dadurch negative N-Bilanzen vermieden werden[1].

Infusionen von 4 Liter einer 10%igen Glucoselösung bringen auch eine große Menge Wasser. Wenn man aber Wassermengen dieser Größenordnung infundiert, darf man nicht vergessen, daß die dadurch in Gang gesetzte Diurese zwangsläufig zu Natriumverlusten führt, die auf die Dauer nicht unberücksichtigt bleiben dürfen. Aus solchen Überlegungen heraus ist es üblich geworden, den Glucoselösungen 0,9% Kochsalz zuzusetzen.

Die gegenüber der Glucose leichtere Assimilierbarkeit der Fructose (s. S. 131) legte es nahe, *Fructose und Invertzucker* für die p. E. heranzuziehen[2].

---

[1] ELMAN, DAVEY und KIYASU 1945, ELMAN 1948, WERNER 1947.

[2] WEINSTEIN 1950, 1951, MONCRIEF, COLDWATER und RELMAN 1953, WYSHAK und CHAIKOFF 1953, WEICHSELBAUM, MARGRAF und ELMAN 1953, STUHLFAUTH, ENGLHARDT-GÖLKEL, PLESSNER, STEINHUBER, WOLLHEIM, STRUPPLER, PIRNER, NETZER und TURBAN 1955, PEDEN jr., PAREIRA, BOND und RILEY 1956.

Zu einem geringen Teil können Nahrungskohlenhydrate auch durch intravenös gegebenen *Alkohol* eingespart werden[1].

Als *spezielle Indikationen* über die allgemeine Indikation der Energiezufuhr hinaus gelten für parenterale Glucose- und Fructosezufuhr: Hypoglykämien aller Art, Wasserverluste ohne gleichzeitige Kochsalzverluste und Glykogenverarmungszustände der Leber. Auf planmäßige Bekämpfung vor allem der postoperativen Glykogenverarmung der Leber wird von vielen Chirurgen großer Wert gelegt.

McIntyre, Pedersen und Maddock (1941) fanden bei Leberbiopsien operierter Kranker, daß präoperative Glucosezufuhr einen Anstieg des Leberglykogens von i. M. 3,96% auf i. M. 5,03% zur Folge hatte, und Zintel, Riegel, Peters, Rhoads und Ravdin (1944) sahen nach Infusion von 2 Liter 10%iger Glucose einen Anstieg von i. M. 2,8 auf i. M. 6,1% (s. auch Cori und Cori 1929, Althausen 1933, Soskin und Hyman 1939). Postoperativ assimiliert der Organismus Glucose aber offenbar weniger gut als in intaktem Zustand[2]. Elman (1948) empfahl, die Infusion bei operierten Kranken im allgemeinen so einzurichten, daß innerhalb von 2 Std 1 Liter 5%ige Glucose (0,35 g je Kilogramm Körpergewicht und Stunde) gegeben werden, und zwar möglichst zusammen mit Aminosäuren.

3. Die Ausnutzung bei rectaler Zufuhr.

Schon zu den Zeiten von Celsus und Galen verordnete man Kranken, deren perorale Nahrungszufuhr ungenügend zu sein schien, Klysmen nährstoffreicher Flüssigkeiten. Heute wissen wir, daß der Nutzen einer solchen Behandlung bescheiden ist, weil der Dickdarm, bis zu dem normalerweise keine Nährstoffe mehr gelangen, auf die Resorption von Nährstoffen gar nicht eingerichtet ist. (Literatur bei Glatzel 1955.)

Da die stärke- und disaccharidspaltenden Fermente im Dickdarm fehlen, können Kohlenhydrate dort höchstens dann resorbiert werden, wenn sie als *Glucose* oder *Fructose* zur Verfügung stehen.

Ein Teil des rectal zugeführten Zuckers wird nun ohne Zweifel durch die Colonkabterien zu Buttersäure und Alkohol *vergoren*, d. h. in Stoffe umgewandelt, die, selbst wenn sie von der Colonschleimhaut resorbiert würden, für den menschlichen Organismus keinen nennenswerten Nährwert besäßen. Es fragt sich nur, *wieviel* vergoren wird und *wieviel* von dem rectal gegebenen Zucker für eine eventuelle Resorption noch übrigbleibt.

Die ersten Untersuchungen mit modernen Methoden haben offenbar Voit und Bauer (1869) angestellt. Sicher gingen jene Autoren zu weit, die glaubten, ins Gewicht fallende Zuckermengen würden im Colon überhaupt nicht resorbiert[3]. Daß das nicht richtig sein kann, geht zwingend hervor aus dem Anstieg des respiratorischen Quotienten[4], aus der Beseitigung der Insulinhypoglykämie, aus dem Anstieg der diabetischen Glykosurie und aus dem Verschwinden der Hungeracetonurie des Säuglings nach rectaler Zuckerzufuhr[5].

Wenn rectale Zuckerzufuhr dennoch den Nüchternblutzucker des Gesunden nicht ansteigen läßt[6], dann ist das noch kein Beweis für fehlende Rectalresorption. Die Hyperglykämie nach peroraler Glucosezufuhr beruht aller Wahrscheinlichkeit nach auf einer Zuckerausschüttung aus der Leber, die reflektorisch durch den alimentär zugeleiteten Zucker hervorgerufen wird und vielleicht dazu dient, die Hyperglykämie, d. h. den adäquaten Reiz für die Insulinsekretion, zu verstärken. Wenn aber die alimentär verabfolgten Zuckermengen nicht, wie bei Nahrungszufuhr auf normalem Wege, auf das Pfortaderblut konzentriert sind, sich also

---

1 Mueller 1939, Moore und Karp 1945, Rice, Orr und Enquist 1950.

2 Fantus 1936, Winslow 1938.

3 McNealey und Willems 1931, Lütje 1913 u. a.

4 Reach 1902, v. Halász 1910, Hari und v. Halász 1918.

5 Bergmark 1915, Schwartzer 1939, v. Brandt und Krautwald 1950, Arandes und Adan 1952. Eggstein 1956.

6 Tornak 1938 u. a.; dagegen Eggstein 1956.

nicht so intensiv oder gar nicht auf die Leber auswirken, dann fällt anscheinend die reflektorisch bedingte Zuckermobilisierung in der Leber aus. Der Blutzucker steigt nicht an, ja er kann — infolge der allmählich in Gang kommenden Insulinsekretion? — bei langsamer intravenöser Infusion (100 cm³ 5%ige Glucose innerhalb von 40 min) sogar deutlich absinken[1]. So spricht es also durchaus nicht gegen eine im Colon stattfindende Zuckerresorption, wenn trotz fortlaufender rectaler Zuckerzufuhr ein Blutzuckeranstieg im peripheren Capillar- und Venenblut fehlt und sogar Blutzuckersenkungen festgestellt werden können.

Nach 500 cm³ 10%iger *Fructose* als Tropfeneinlauf fanden KUTSCHERA und RETTENBACHER zwar keine Fructose im Blut, aber einen Anstieg des Gesamtblutzuckers um 18 mg-%.

Daß rectal zugeführter Zucker resorbiert werden *kann*, steht also außer Zweifel. *Wieviel* resorbiert wird, wissen wir nicht, und immer noch gilt jenes Wort, das ein überragender Diätetiker wie v. NOORDEN vor mehr als 30 Jahren geschrieben hat: „Leider ist die Frage, wieviel Energie aus den Zuckerklistieren durch Mikrobenwirkung verschwindet, noch ungelöst."

III. Zur Frage der biologischen Verschiedenwertigkeit der Nahrungskohlenhydrate.

Der Begriff biologische Wertigkeit entstammt der Biologie der Nahrungs*eiweiße* und gründet sich auf die Tatsache, daß die Menge von Eiweißstoffen, die zur Deckung des Eiweißbedarfs erforderlich ist, von der Art des Nahrungseiweißes abhängt. Je geringer die zur Bedarfsdeckung notwendige Menge, desto höher der Nährwert, der „biologische Wert" des Nahrungseiweißes.

Es fragt sich, ob auch unter den Nahrungs*kohlenhydraten* solche Wertunterschiede bestehen, ob also ein bestimmter Kohlenhydratbedarf mit gleichen Mengen jedes beliebigen Nahrungskohlenhydrats abgedeckt werden kann, oder ob, je nach Art des Nahrungskohlenhydrats, verschiedene Mengen erforderlich sind.

Wir haben bereits erwähnt, daß die *Cellulose*bestandteile der Nahrungsmittel den menschlichen Verdauungssäften unzugänglich sind und die bakterielle Spaltung keine nennenswerten, für den menschlichen Organismus nutzbaren Nahrungsenergien liefert. Cellulose und Hemicellulosen sind also Nahrungsbestandteile der Kohlenhydratgruppe, die für den Stoffwechsel des menschlichen Organismus keinen energetischen oder spezifisch-stofflichen Wert besitzen. Ihre Bedeutung als „Ballaststoffe" (s. S. 86) bleibt davon unberührt.

Der Nährwert von roher Kartoffelstärke ist erheblich geringer als der Nährwert von gekochter Stärke, weil jene nur unvollkommen resorbiert wird (s. S. 87). Untersuchungen von SEIGE (1954) über die biologische Wertigkeit der Kohlenhydrate ergaben Unterschiede in der hydrolytischen Spaltbarkeit verschiedener Mehle im Darm. Schlecht verwertbar ist aus diesem Grund das (aus Fructose aufgebaute) Polysaccharid Inulin, das in Topinamburknollen vorkommt und, wenn es im Dickdarm bakteriell gespalten wird, enteritische Erscheinungen machen kann[2]. Die Sonderstellung des Hafers als Kohlenhydratträger hat SCHREIER (1953) zusammenfassend beschrieben.

So gesehen, könnte man also Cellulose als biologisch wertlos und rohe Kartoffelstärke als biologisch minderwertig bezeichnen. Im allgemeinen ist eine Bezeichnung in diesem Sinne jedoch nicht üblich, weil die Beurteilung der biologischen Wertigkeit die Ausnutzungs- und Resorptionsunterschiede außer Betracht läßt und lediglich den Nährwert der *resorbierten* Nährstoffe im Auge hat.

Resorbiert werden aber alle Nahrungskohlenhydrate in Form von Monosacchariden, d. h., wenn man die nicht ins Gewicht fallenden Mengen von Mannose,

[1] RUBINO und VARELA 1922. [2] CREMER und LANG 1950.

Arabinose, Ribose, Thyminose und Xylose außer acht läßt, in Form von Glucose, Galaktose und Fructose.

Daß sowohl Galaktose wie Fructose in Glucose umgewandelt werden können und umgekehrt, steht außer Zweifel. Insofern ist also keine bestimmte Hexose lebensnotwendig, essentiell, wie es etwa bestimmte Aminosäuren sind. Biologische Unterschiede wie zwischen Nahrungs*eiweißen*, die sämtliche essentiellen Aminosäuren enthalten, und solchen, denen ein Teil von diesen fehlt, gibt es also zwischen den Nahrungs*kohlenhydraten* nicht. Die Frage der biologischen Verschiedenwertigkeit kann sich also nur darauf erstrecken, ob der Gehalt der Nahrung an Glucose, Galaktose und Fructose für den Organismus trotzdem von Bedeutung ist, ob also die Di-, Tri- und Polysaccharide der Nahrung nach Maßgabe ihres Gehalts an Glucose, Fructose und Galaktose biologisch verschiedenwertig sind.

Was zunächst die *Fructose* angeht, so schätzt LEUTHARDT (1955) die tägliche Zufuhr bei landesüblicher Kost auf 50—70 g. Die Beobachtungen einer stärkeren Reaktionsfähigkeit der Fructose gegenüber der Glucose haben in den letzten Jahren Veranlassung gegeben, sich intensiv mit den biologischen Funktionen der Fructose zu befassen[1].

Fructose wird im Darm leicht resorbiert und verschwindet (nach intravenöser Injektion) schneller aus dem Blut als Glucose, so daß unter gleichen Bedingungen der Blutzuckerspiegel weniger hoch ansteigt als nach Glucose und trotz der niedrigeren Ausscheidungsschwelle weniger Fructose durch die Nieren ausgeschieden wird. Daß Fructose und Invertzucker schneller *assimiliert* werden als Glucose, ist mehrfach festgestellt worden. Ob sie auch schneller *resorbiert* und damit besser ausgenutzt werden, scheint eine noch offene Frage zu sein. Im Organismus, vor allen Dingen in der Leber, geht Fructose leicht in Glucose über. Fructose wirkt stärker ketolytisch als Glucose; sie liefert im Leberstoffwechsel mehr Milchsäure und wird überhaupt schneller auf die Stufe der C_3-Säuren abgebaut. Der Fructosestoffwechsel ist unabhängig von Insulin, das

[1] LAMB 1950, REMY und GERLICH 1952, WEINSTEIN und ROE 1952, 1953, SIEDEK und MYSLIVEC 1950, EYMER 1952, GRUND 1950, GOLDSCHMIDT 1952, KÖHLER 1950, LASCH 1950, 1956, LASCH und NOWAK 1952, SCHIMERT 1950, SCHIMERT und STUHLFAUTH 1950, SCHNEIDERBAUER 1951, CRAIG, DRUCKER, MILLER, OWENS und WOODWARD 1951, CRAIG, DRUCKER, MILLER, OWENS, WOODWARD, BROFMAN und PRITCHARD 1951, MENDELOFF und WEICHSELBAUM 1951, 1953, MILLER, DRUCKER, OWENS und WOODWARD 1951, MILLER, DRUCKER, OWENS, CRAIG und WOODWARD 1952, WEICHSELBAUM und DAUGHADAY 1951, STRAUSS und HILLER 1951, 1952, BLAICH und GERLACH 1952, KOLDER 1955, RENOLT, HASTINGS und NESBETT 1954, WEIL-MALHERBE und BONE 1954, DUNKER und HALBACH 1949, GABL, LEUBNER und WACHTER 1952, GRÜNER und PTASNIK 1953, HEIM 1951, HELMREICH, GOLDSCHMIDT, LAMPRECHT und RITZL 1953, HELMREICH, STUHLFAUTH, GOLDSCHMIDT 1952, HELMREICH, HOLZER, LAMPRECHT und GOLDSCHMIDT 1954, HOLZER, GOLDSCHMIDT, LAMPRECHT und HELMREICH 1954, HOLZER und SCHNEIDER 1955, LEUTHARDT 1952, 1955, LEUTHARDT und TESTA 1950, 1951, LEUTHARDT, TESTA und WOLF 1952, PLETSCHER, BERNSTEIN und STAUB 1952, PLETSCHER und HESS 1951, PLETSCHER, FAHRLÄNDER und STAUB 1951, PLETSCHER 1953, PLETSCHER und RENSCHLER 1955, RILIET 1953, SEIGE 1952, STRAUSS 1955, STUHLFAUTH 1951, 1952, 1955, STUHLFAUTH und NEUMAIER 1951, STUHLFAUTH und PROSIEGEL 1952, STUHLFAUTH, NEUMAIER und BOMMES 1952, STUHLFAUTH, PROSIEGEL und ENGLHARDT-GÖLKEL 1954, STUHLFAUTH und ENGLHARDT-GÖLKEL 1954, ZÖLLNER 1952, ALBANESE, ARNOLD, HAYS, BELMONT und DI LALLO 1954, BERTINO, DAWSON, FRENCH, MARGEN und KINSELL 1953, NATELSON, KLEIN und KRAMER 1951, WEICHSELBAUM, ELMAN und LUND 1950, SMITH, BEAL und FROST 1952, STADLER 1950, WEINSTEIN und LANE 1952, LAWTON, CURRERI und GALE 1951, WEINSTEIN 1950, 1951, GOLDSCHMIDT, BURKERT, GLOXHUBER, GRAMS, GRAMS und ANDERS 1955, PLANCHEREL und MOESCHLIN 1954, ALBANESE, FELCH, HIGGONS, VESTAL und STEPHANSON 1952, ELMAN, PAREIRA, CONRAD, WEICHSELBAUM, MONCRIEF und WREN 1952, WYSHAK und CHAIKOFF 1953, SMITH, ETTINGER, SELIGSON und LIGHTCAP 1953, WEICHSELBAUM, MARGRAF und ELMAN 1953.

weder die Aufnahme von Fructose in die Zellen noch die Phosphorylierung beeinflußt. Möglicherweise steht die Weckwirkung der Fructose bei Äthylalkoholintoxikation und die Erhöhung der letalen Alkoholdosis durch gleichzeitige Fructosegabe mit diesen Eigenschaften in Zusammenhang. Nach Fructosezufuhr wird, wahrscheinlich infolge Hemmung der Glykogenolyse, mehr Leberglykogen gebildet als nach Zufuhr von Glucose; dabei braucht die Fructose nicht selbst das Material für die Glykogenbildung zu liefern. Fructose wirkt (wegen der raschen Aufnahme der Glucose durch die Leberzellen?) stärker eiweißsparend als Glucose. Im Diabetes mellitus wie auch im Hungerdiabetes wird Fructose ebenso rasch umgesetzt wie im normalen Organismus; die Glykogenbildung der Leber aus Fructose ist dabei jedoch reduziert. Bei länger dauernder Verabreichung von Fructose scheint die Kohlenhydrat-Toleranz des Diabetikers zu sinken. Auch bei normalen Ratten sinkt die Glucosetoleranz, wenn sie mit Fructose als einzigem Kohlenhydrat gefüttert werden[1].

Aus den genannten Gründen hat die Fructose in wachsendem Umfange Eingang in die klinische Therapie, vor allen Dingen in die Therapie der Leberkrankheiten und des Diabetes mellitus gefunden[2].

Man kann geneigt sein, in diesem spezifischen Verhalten Ausdrucksformen eines höheren biologischen Wertes der Fructose zu sehen. Auf jeden Fall sind *Glucose und Fructose in wesentlichen Zügen ihres biologischen Verhaltens verschiedenwertig.*

Auf die Vorzüge der *Glucose* gegenüber der Fructose im Rahmen der klinischen Therapie hat kürzlich wieder einmal HOLTZ (1956) hingewiesen: geringere, aber schnellere Glykogenbildung — cholagoge und cholekinetische Wirkung — in der Wundbehandlung, bakteriostatische, granulationsfördernde und toxinbildungshemmende Wirkung.

Bei extrem hohem Saccharosegehalt des Futters (über 80%) ist das Wachstum der Versuchstiere schlechter, die Eiweißverwertung unvollkommener als bei Stärke-Dextrinfütterung[3].

Ähnlich wie die Fructose wird die mit der Nahrung zugeführte *Galaktose* nach ihrer Resorption in der Leber in Glucose umgewandelt. Die Fähigkeit der Leber zu solchen Umwandlungen ist aber begrenzt, und bei Leberfunktionsstörungen kommt es nach reichlicher Galaktosezufuhr nicht selten zu Galaktoseausscheidung durch die Nieren.

Als Bestandteil der Lactose findet sich Galaktose nur in der Milch. Daneben enthält die Milch noch geringe Mengen anderer Oligosaccharide. Die Lactose sowohl der Frauenmilch wie die der Kuhmilch besteht zu 37% aus α-Lactose und zu 63% aus β-Lactose[4]. Die Lactose der Frauenmilch wird, soweit sie nicht im Dünndarm resorbiert wird, im Dickdarm des Säuglings zu Milchsäure vergoren; sie schafft dadurch eine saure Reaktionslage (p_H um 5,0) und auf diese Weise die Vorbedingungen für das Gedeihen der Bifidusflora. Nach Kuhmilchfütterung

[1] HILL, KIYASU und CHAIKOFF 1956.

[2] ALBUS 1951, ASCHAUER und MAYR 1948, BLAICH und GERLACH 1952, BRINKS 1951, ENGLHARDT-GÖLKEL 1954, EYMER 1952, GOTSCH und BORKENSTEIN 1953, HEGGLIN 1952, HILLER 1953, HILLER und STRAUSS 1951, HITTMAIR 1948, KALK 1953, 1954, KALK und WILDHIRT 1952, 1954, KÖGLER 1949, KÖHLER 1950, REMY und TERBRÜGGEN 1950, LASCH 1950, 1955, 1956, LASCH und KALOUD 1951, LASCH und NOWAK 1952, LEUBNER und GABL 1948, MARKOFF 1952, MOSER 1952, MOORHOUSE und KARK 1957, MÜLLER-HEPBURN 1955, PLANCHEREL und MOESCHLIN 1954, REMY und GERLICH 1952, SCHIMERT 1950, SCHIMERT und STUHLFAUTH 1950, SCHNEIDERBAUR 1950, SIEDEK und MYSLIVEC 1950, WACHTLER und HAMPEL 1952, WALDSCHÜTZ und GLONING 1951, WILDHIRT 1955, VANSTEENBERGH 1951, VOSS 1957.

[3] HARPER und KATAYAMA 1952. HARPER, MONSON, ARATA, BENTON und ELVEHJEM 1953.

[4] HABILD 1949.

entsteht wegen deren geringeren Lactosegehalts (Lactosegehalt der Frauenmilch 6—7%, der Kuhmilch 4—5%, der Stutenmilch 6—7%, der Eselinnenmilch 6%) im Säuglingsdarm nur ein p_H von etwa 7,0. Es beruht „lediglich auf diesen unterschiedlichen p_H-Reaktionslagen, wenn Frauenmilch zu einer überwiegenden Bifidusflora, Kuhmilch dagegen zu einer vorherrschenden Coliflora führt"[1]. Ob α- und β-Lactose hier gleich wirksam sind, ist noch eine offene Frage[2]. Worauf die „Vorrangstellung der β-Form der Lactose in Ernährungsversuchen gegenüber der α-Lactose" beruht, ist noch nicht geklärt[3].

Man kann nach der Meinung vieler Forscher mit einer Nahrung, die Milcheiweiß und Milchzucker im Verhältnis von mindestens 1:3,5 enthält[4], auch beim Erwachsenen eine Bifidusflora heranzüchten. Dagegen meint PETUELY (1956, 1957), die Entwicklung der Bifidusflora im Darm des Säuglings sei gebunden an ein Milchzucker:Eiweiß-Verhältnis von mindestens 2,6 *und* einen in der Muttermilch enthaltenen „*Bifidusfaktor*". Dieser lange gesuchte Bifidusfaktor aber sei ein Disaccharid: eine *β-Galaktosidofructose* und nicht in vitro, sondern nur in vivo wirksam.

Beim Erwachsenen, dessen Lactasebildung mit sinkendem Milchverzehr abnimmt, gelangen nach reichlichem Lactosegenuß größere Mengen ungespaltene Lactose in den Dickdarm, werden dort zu Milchsäure vergoren und beschleunigen dadurch die Darmperistaltik; ein Teil der Lactose kann auch ungespalten resorbiert werden. Da ungespaltene Lactose aber nicht verwertet werden kann, erscheint sie quantitativ im Urin.

Merkwürdig ist die Beobachtung, daß junge Ratten zugrunde gehen, wenn ihre Energiezufuhr zu 75% oder mehr in Lactose besteht[5] — andere Zuckerarten werden unter gleichen Bedingungen anstandslos vertragen —, und daß Milch überhaupt toxisch wirken kann[6]. Bei derart ernährten Tieren sah man die Entwicklung von Dermatitiden[7] und wenn ihr Futter zu 50—70% aus Galaktose bestand, röntgenologisch nachweisbare Osteoporose, geringere Gewichtszunahme als bei Tieren mit 70% Glucose, Wachstumshemmung, Durchfälle, Linsentrübung, Iritis, Hornhautvascularisation, Hydronephrose, Alopecie und Hodenatrophie. Bei positiven Calcium- und Phosphorbilanzen schieden sie große Stickstoffmengen in Form von Peptiden und Aminosäuren aus[8].

Die Autoren meinen, der Eiweißmangelzustand der galaktosereich gefütterten Tiere entstehe durch den höheren Eiweißbedarf im Dienste der Gluconeogenese einerseits und durch die Hemmung der Peptid- und Aminosäuren-Rückresorption in den mit Galaktose gesättigten Nierentubuli andererseits.

Hinsichtlich Verlängerung der Lebensdauer soll bei nicht zu hoher Dosierung Lactose der Saccharose überlegen sein[9].

Bei Küken entwickeln sich schwere Krankheitszustände mit epileptiformen Krämpfen schon dann, wenn ihr Futter mehr als 10% Lactose enthält. Die Ursache liegt in dem unvollkommenen Abbau dieses Saccharids[10].

Die biologische Bedeutung der Lactose für den Säugling liegt außer in der Schaffung und Erhaltung einer optimalen Darmflora in der Förderung der Calciumresorption. Der Mechanismus der Lactosewirkung auf den Calciumhaushalt ist noch ungeklärt[11]; in gleicher Richtung wie Lactose können unter besonderen Umständen auch andere Saccharide wirken. In größeren Mengen ist Lactose den anderen Nahrungskohlenhydraten unterlegen, weil sie zu

---

1 KLEINSCHMIDT 1949.
2 BAUMGÄRTEL 1956; dagegen GREENBEAF 1933, MALYOTH 1934 u. a.
3 MALYOTH und STEIN 1953. 4 BAUMGÄRTEL 1956.
5 ERSHOFF und DEUEL jr. 1944. 6 HOLT jr. und KAJDI 1944, HANDLER 1947.
7 SCHREIBER, COLLINS, NIÑO-HERRERA und ELVEHJEM 1952.
8 CRAIG und MADDOK 1953, DICKENS und GLOCK 1951.
9 SILBERBERG und SILBERBERG 1955. 10 HANSEN und FREEDLAND 1956.
11 LANG 1957, FOURNIER, SUBSIELLE und DUPUIS 1955.

Wachstumsverzögerung und Wasserspeicherung führt. Durch Fett wird die Resorption von Lactose und Galaktose verbessert[1].

Eine Frage der Zukunft wird es sein, ob *Xylose*, die in großen Mengen als Abfallprodukt der Industrie verfügbar ist, ernährungsphysiologisch eine Rolle spielen kann.

IV. Der Kohlenhydratbedarf.

1. Die Beziehungen der Nahrungskohlenhydrate zu den Fetten, Eiweißstoffen und Vitaminen.

Nach dem *Rubnerschen Gesetz der Isodynamie* können sich die Energieträger der Nahrung (zu denen auch der Alkohol gehört; SCHLÜSSEL 1954 u. a.) im Stoffwechsel entsprechend ihrem Nährwert vertreten. Bei der Bemessung der Höhe der Energiezufuhr muß aber außerdem in Betracht gezogen werden, daß die Aufnahme und Assimilation der Energieträger selbst einen Energieaufwand erfordert, der einen Teil der zugeführten Nahrungsenergie beansprucht, und dessen Größe durch die Art der zugeführten Nahrungsstoffe bestimmt wird (spezifisch-dynamische Nahrungswirkung, s. S. 75[2]. Da diese spezifisch-dynamische Wirkung bei Zufuhr von Kohlenhydraten 3,5—9%, bei Zufuhr von Fett 3—8% und bei Zufuhr von Eiweiß 17—30% der zugeführten Calorien beansprucht, sind die Kohlenhydrate (und Fette) in dieser Hinsicht dem Eiweiß überlegen: Bei gleicher Energiezufuhr kommen dem Organismus letzten Endes größere Energiemengen zugute, wenn die Energiezufuhr in Kohlenhydraten oder Fetten, als wenn sie in Eiweiß besteht.

Die *spezifisch-dynamische Wirkung* der Kohlenhydrate, die bis zu 6 Std dauert und ihr Maximum nach 1—2 Std erreicht, schwankt nicht allein in Abhängigkeit von der Umgebungstemperatur, der Muskelarbeit, dem Ernährungszustand, der Nahrungsmenge, der Zubereitungsform und dem Lebensalter (s. S. 75). Sie schwankt vielleicht auch mit der *Tageszeit:* Die gleiche Kohlenhydratmahlzeit (Brot und Marmelade) bewirkt in der Regel „mittags eine Verstärkung der spezifisch-dynamischen Steigerung und abends eine Rückkehr zur morgendlichen Höhe oder etwas darunter. . . . . . . Bei einer eiweißreichen Fleischkost fehlt die Verstärkung der spezifisch-dynamischen Steigerung. Es ist eher eine leichte Senkung vorhanden, welche abends noch deutlicher wird. Bei kohlenhydratreicher Kost schwanken spezifisch-dynamische Wirkung und alimentäre Hyperglykämie morgens und mittags gegensinnig zueinander. Damit schwanken spezifisch-dynamische Wirkung der Kohlenhydrate und die Stärke der Insulinwirkung gleichsinnig“[3].

Die spezifisch-dynamische Wirkung der Polysaccharide ist größer als die der *Mono-* und *Disaccharide* (5—9% gegenüber 3,5—6%)[4].

Nach Untersuchungen von BÖHLAU und HASSELHORST (1953) soll jedoch, entgegen der Erwartung, die spezifisch-dynamische Wirkung des Rohrzuckers stärker sein als die des Alete-Zuckers, der zu rund 50% aus α-Maltose und zu 50% aus α-Dextrinen besteht. Sie betrug im Mittel 17% bzw. 12% des Ruhenüchternwertes. Aus den Untersuchungen derselben Autoren scheint hervorzugehen, daß die spezifisch-dynamische Wirkung von Roggen-, Gerste- und Hafermehl mit steigendem Ausmahlungsgrad absinkt (von 16 auf 13, von 11 auf 8 und von 16 auf 14% Extracalorien in Prozenten des Ruhewertes); bei Weizenmehl dagegen steigt die spezifisch-dynamische Wirkung mit steigendem Ausmahlungsgrad (von 11 auf 15%).

---

[1] DEUEL jr. 1955, DUNCAN 1955.

[2] Literatur bei GRAFE 1923, MAGNUS-LEVY 1906, GLICKMAN, MITCHELL, LAMBERT und KEETON 1948, WACHOLDER und FRANZ 1944, KÜHNAU 1955.

[3] FRANZ 1944.

[4] Literatur bei BORNSTEIN und HOLM 1928, FISHER und WISHARTS 1912, CARPENTER und FOX 1930, DUNN und CHAMBERS 1930.

Wenn die spezifisch-dynamische Wirkung mit steigendem Ausmahlungsgrad absinkt, könnte man als Erklärung auf die sinkende Menge resorbierbarer Kohlenhydrate in der Gewichtseinheit hinweisen; das umgekehrte Verhalten bei Weizenmehl bleibt ungeklärt.

Die Beziehungen zwischen Kohlenhydrat- und *Fettgehalt der Nahrung* sind dadurch gekennzeichnet, daß (bei gleichbleibendem Eiweiß- und Energiegehalt) der Kohlenhydratgehalt mit sinkendem Fettgehalt ansteigt und umgekehrt. Kohlenhydratreiche Kost ist also gleichbedeutend mit fettarmer, kohlenhydratarme Kost gleichbedeutend mit fettreicher Kost. Da die Auswirkungen fettarmer und fettreicher Nahrung nur im Zusammenhang mit der gesamten Bedeutung des Fettes als Nährstoff richtig verstanden werden können, sollen die Beziehungen zwischen Nahrungsfetten und Nahrungskohlenhydraten erst im Rahmen der Nahrungsfette dargestellt werden (s. S. 177). Beiläufig erwähnt sei nur eine Beobachtung von HAUGAARD und STADIE (1952) an Leberschnitten, wonach die Fähigkeit der Leberzelle zu Fettsäuresynthesen mit steigendem Glykogengehalt zunimmt; der Glykogengehalt aber steigt mit dem Kohlenhydratgehalt des Futters der Versuchstiere.

Theoretisch und praktisch gleich bedeutungsvoll sind jene Beziehungen zwischen Kohlenhydraten und *Eiweiß*, die unter dem Begriff *Eiweißsparwirkung der Kohlenhydrate* zusammengefaßt werden. Der Begriff bezieht sich auf die Tatsache, daß die Höhe des absoluten N-Minimums (s. S. 295) von der Art der Ernährung insofern abhängt, als das Minimum tiefer liegt, wenn der Energiebedarf durch Kohlenhydrate, als wenn er durch energetisch gleichwertige Mengen von Fett gedeckt wird. Anders ausgedrückt: Bei kohlenhydratreicher Kost sinkt ceteris paribus die N-Ausscheidung tiefer als bei fettreicher Kost gleichen Energiewertes. Stärke ist ein besserer Eiweißsparer als Rohrzucker und Traubenzucker[1]. Ob die Sparwirkung der Kohlenhydrate auf Hemmung des Eiweißabbaus oder Förderung des Eiweißaufbaus beruht, ist noch nicht sicher geklärt[2]. Vielleicht liegt die Ursache dieser Sparwirkung darin, daß bei ausschließlicher Fettnahrung infolge der unter diesen Umständen notwendigen Zuckerneubildung der Verbrauch von Organeiweiß ansteigt. Die Sparwirkung tritt nur (oder doch nur deutlich) bei *gleichzeitiger* Verabreichung von Kohlenhydraten und Eiweiß in Erscheinung und ist offenbar unabhängig von den Hypophysen- und Pankreas-Hormonen[3].

In zwei Versuchsreihen an Menschen fanden ALBANESE, FELCH, HIGGONS, VESTAL und STEPHANSON (1952) eine eindeutige Überlegenheit der Eiweißsparwirkung der *Fructose* über die der *Glucose* und *Galaktose*. Derselbe überlegene Spareffekt ließ sich auch bei intravenöser Infusion von Fructose und Glucose nachweisen[4].

Über Vitamine und Vitaminbedarf ist hier nicht zu reden (vgl. Abschnitt 3 dieses Bandes). Erwähnt sei nur, daß zwischen Kohlenhydratgehalt der Nahrung und Bedarf an fettlöslichen Vitaminen, Vitamin C und den meisten Vitaminen der B-Gruppe anscheinend keine Beziehungen bestehen. Es steigt lediglich mit steigender Kohlenhydratzufuhr, genauer: mit steigender Zufuhr von Nichtfett-

---

1 ALBANESE, IRBY, FRANKSTON und LEIN 1947, LANDERGREN 1903, LEVERTON, GRAM und CHALOUPKA 1951, ZELLER 1914, MILLER, BURKE und HAFT 1955.

2 MUNRO und THOMSON 1953, LAMBELET 1954.

3 BANCROFT, GEIGER und HAGERTY 1951, FORSYTH und PLOUGH 1955.

4 ELMAN, PAREIRA, CONRAD, WEICHSELBAUM, MONCRIEF und WREN 1952, ALBANESE, ARNOLD, HAYS, BELMONT, ORTO und DI LALLO 1954.

calorien, der *Bedarf an Vitamin* B_1. Störungen des Kohlenhydratstoffwechsels durch *überhöhte* B_1-Zufuhr sind nicht bekanntgeworden.

FREDERICIA (1926) hat als erster gefunden, daß Versuchstiere auch bei unzureichender Zufuhr von B-Vitaminen heranwachsen, wenn man sie mit roher (nicht mit gekochter) Kartoffelstärke füttert, und viele ähnliche Versuche haben gezeigt, daß, vielleicht entsprechend der Steigerung der intestinalen (endogenen) Vitamin B-Synthese, der exogene Bedarf an gewissen Vitaminen der B-Gruppe von der Art der Nahrungskohlenhydrate abhängt. Am stärksten anregend auf die Vitamin B-Synthese im Darm sollen Dextrine wirken; es folgen in fallender Reihe: Stärke, Milchzucker, Traubenzucker und Rohrzucker[1].

2. Andere Auswirkungen der Nahrungskohlenhydrate.

Wenn man sich vor Augen hält, daß die Nahrung das Material für den Aufbau des ganzen Körpers und den Ablauf aller Stoffwechselvorgänge liefert, dann liegt die Annahme nahe, die Zusammensetzung der Nahrung könnte über die im vorhergehenden Abschnitt aufgezeigten Auswirkungen hinausgehen und noch viel weiter reichende Folgen für den Organismus haben. Um ganz klar zu sehen, müßte man die Wirkungen jedes einzelnen Nährstoffes und vieler Nährstoffkombinationen auf alle jene Funktionsabläufe prüfen, deren Beeinflussung durch Nahrungsbestandteile irgend möglich erscheint. Daraus ließen sich vermutlich wichtige Gesichtspunkte für die optimale Gestaltung der Ernährung gewinnen. Die Forschung steckt hier noch in den Anfängen, und was bis heute an Tatsachen aufgeführt werden kann, sind nicht viel mehr als tastende Schritte.

Die Bedeutung hormonaler Einflüsse auf den Stoffwechsel der Eiweißkörper, Kohlenhydrate und Fette ist in vielen Untersuchungen festgestellt worden[2]. Sehr viel weniger bekannt ist von umgekehrt gerichteten Einflüssen d. h. von den *Auswirkungen der Nahrungszusammensetzung auf die neuro-endokrinen Regulationen.* (Nahrungskohlenhydrate und Nahrungsfette werden zweckmäßig zusammen betrachtet, weil bei gleichbleibendem Energie- und Eiweißgehalt eine kohlenhydratreiche Kost notwendig fettarm, eine kohlenhydratarme Kost notwendig fettreich sein muß.)

Hyperplasie der Inselzellen des Pankreas wurde bei *kohlenhydratreicher Ernährung* gefunden; unter eiweißreicher Nahrung schwinden bei Hunden, Katzen und Ratten die B-Zellen[3].

Im Einklang damit steht die höhere Insulinempfindlichkeit kohlenhydratreich gefütterter Tiere (ABDERHALDEN und WERTHEIMER 1924—1927) und die bekannte klinische Erfahrung höherer Kohlenhydrattoleranz bei kohlenhydratreicher Kost. Bei gleichbleibender Kohlenhydratzufuhr können Eiweißzulagen die Insulinempfindlichkeit erhöhen, Fettzulagen sie senken. Die Adrenalinempfindlichkeit hingegen scheint bei kohlenhydratreicher Kost geringer zu sein als bei eiweiß- oder fettreicher Ernährung[4]. Kohlenhydrate bewirken, anders als Eiweiß, auch keine Funktionssteigerung der Schilddrüse[5].

Bei hungernden Ratten und Meerschweinchen kommt es nach Verfütterung von Glucose, Fructose oder Saccharose, ähnlich wie nach Injektion von Insulin, Adrenalin, Thyroxin oder ACTH, zu Verarmung der Nebennierenrinde an Cholesterin, Glucocorticoiden und Ascorbinsäure[6]. In diesem Zusammenhang mag eine (freilich vieldeutige) Beobachtung von WILHELMJ, MILANI, MEYERS, GUNDERSON, SHUPUT, RACHER und McCARTHY (1954) genannt werden: Im Hungerzustand wie auch nach Cortison- oder ACTH-Injektion sinkt bei Hunden die Zahl

[1] ELVEHJEM und KREHL 1955.
[2] Zusammenfassende Darstellungen bei LEHNARTZ 1959, LANG 1952, PINCUS und THIMANN 1955.
[3] HORN, FARKAS und ADLER-ROHNY 1949, TEJNING 1947. [4] Siehe auch YOSHIO 1939.
[5] BERGFELD 1940, MARINE und LENHART 1909, 1910, McCARRISON 1922, MELLANBY und MELLANBY 1921, SUGAI 1929, TAKEDA 1929, TSUJY 1922.
[6] ABELIN und PFISTER 1954.

der eosinophilen Zellen im Blut und die Capillarresistenz steigt. Beide Werte gehen zur Norm zurück, wenn man die Tiere im Anschluß an die Hungerperiode eiweißreich, nicht aber, wenn man sie kohlenhydratreich füttert.

Kohlenhydratarme, fettreiche Kost soll zu verstärkter Ausschüttung von ketogenem Hormon und gonadotropem Hormon sowie zur Vermehrung der eosinophilen und basophilen Zellen der Hypophyse führen[1].

Auf die bekannten Beziehungen zwischen *Glykogenaufbau und Kaliumionen* — zur Einlagerung von 1 Mol Glykogen wird 1 Mol Kalium gebraucht — haben neuerdings PROSIEGEL, STUHLFAUTH und ENGLHARDT-GÖLKEL (1955) hingewiesen.

Bekannt ist, daß sich die *sportliche Leistungsfähigkeit* steigern läßt, wenn man unmittellbar vor der Belastung Zucker zu sich nimmt. ATZLER und Mitarbeiter (1936, 1937, 1938, s. a.[2]) sehen den Grund in einer Verhinderung der nach anstrengender Muskelarbeit auftretenden Steigerung der Phosphatabgabe, die ihrerseits davon herrührt, daß infolge der raschen Verbrennung der unmittelbar verfügbaren Kohlenhydrate nicht mehr genügend Reserven vorhanden sind, um den Wiederaufbau der bis zur Milchsäurestufe abgebauten Kohlenhydrate zu bewerkstelligen. Zulagen von schnell resorbierbarem Traubenzucker sollen eine vollständige Bindung der Phosphorsäure bewirken und dadurch vor Phosphatverlusten schützen.

3. Der Minimalbedarf.

Einen Minimalbedarf an Kohlenhydraten in dem Sinn, daß die Unterschreitung einer bestimmten Mindestzufuhr von Nahrungskohlenhydraten die Gefahr gesundheitlicher Schädigungen nach sich zieht, *gibt es offensichtlich nicht*. Die Deckung des Kohlenhydratbedarfs der Organe ist gesichert durch die Fähigkeit des Organismus, sowohl aus Eiweißstoffen wie aus Fetten ausreichende Kohlenhydratmengen zu bilden. Überdies kommt im praktischen Leben streng kohlenhydratfreie Ernährung nicht vor, und selbst für Versuche läßt sich eine strenge kohlenhydratfreie Ernährung kaum herstellen, weil alle Nahrungsmittel (mit Ausnahme der reinen Fette) mindestens kleine Mengen von Kohlenhydraten enthalten.

Der Anstieg der *Ketonkörper* im Blut und der Ketonkörperausscheidung im Harn beim Übergang auf kohlenhydratarme, fettreiche Kost geht, als Zeichen der Anpassung, in der Regel im Laufe von wenigen Tagen wieder zurück (Näheres s. S. 279).

Ob mit dieser vorübergehenden Ketonämie und dem dadurch bedingten Absinken der Alkalireserve eine vorübergehende *Minderung der muskulären Leistungsfähigkeit* verbunden ist, scheint nicht untersucht zu sein. Die Möglichkeit einer solchen Leistungsminderung wäre gegeben, wenn es richtig ist, daß die körperliche Leistungsfähigkeit durch Bekämpfung der bei der Muskelarbeit entstehenden und für die Ermüdung mitverantwortlichen Säuerung gesteigert werden kann[3]. Die Alkalireserve des Trainierten liegt höher als die des Untrainierten; bei hochtrainierten Sportsleuten kann man sogar ausgesprochene Tetaniebereitschaft sehen. Durch alkalisierende Salze ließen sich die Ermüdungserscheinungen beträchtlich hinausschieben; die Steigerung der Arbeitsdauer bis

---

1 ANSELMINO und HOFFMANN 1931, 1936, BURN 1938, JULESZ 1942, REISS, EPSTEIN und GOTHE 1937.

2 Neuerdings MARCERON 1953, SAUERWEIN 1955, SIEMES 1957.

3 HERXHEIMER 1924, DENNIG 1937, 1940, DENNIG und BECKER-FREYSENG 1937, DENNIG, BECKER-FREYSENG, KRAUSE und ALBATH 1937, DENNIG, BECKER-FREYSENG, RENDENBACH und SCHOSTAK 1950, DENNIG, GOTTSCHALK und TEUTSCHER 1934, DENNIG, PETERS und SCHNEIKERT 1932.

zur Erschöpfung soll zwischen 40 und 100% liegen. Säuernde Salze dagegen führten zu rascher Erschöpfung[1].

4. Der Optimalbedarf.

Wenn der Mensch praktisch ohne Nahrungskohlenhydrate leben *kann*, dann erhebt sich die Frage, ob eine solche Nahrungsweise zweckmäßig, *optimal* wäre.

Dabei ist zu bedenken, daß Fette u. U. bessere *Eiweißsparer* sein können als Kohlenhydrate, daß aber sehr oft — die Bedingungen dafür lassen sich noch nicht sicher umgrenzen — gerade die Kohlenhydrate eine bessere Sparwirkung entfalten und daß jeweils zunächst die Frage zu beantworten wäre, ob eine Eiweißeinsparung erwünscht oder unerwünscht ist.

Fettreiche Stoffgemische sind offenbar *spezifisch-dynamisch* weniger wirksam als kohlenhydratreiche. Fettreich ernährte Tiere sind *muskulär leistungsfähiger* als kohlenhydratreich ernährte. Sie *wachsen schneller* und werden *schneller geschlechtsreif*; ihre Würfe sind zahlreicher und lebensfähiger (s. S. 181). Wie durch fettreiche Kost kann auch durch kohlenhydratreiche Kost (nicht aber durch eiweißreiche Kost) die Resistenz gegen Kälte gesteigert werden[2].

Die klinische Erfahrung lehrt, daß eine nicht zu kohlenhydratknappe Ernährung zweckmäßig ist, wenn bei Kranken *Ansatz von Körpersubstanz* erstrebt wird — etwa nach Hungerzuständen und in der Rekonvaleszenz. Die Kohlenhydrate haben zwar eine etwas größere spezifisch-dynamische Wirkung als die Fette; sie sind aber sehr viel leichter verdaulich. Vielleicht begünstigt auch der mit jedem Kohlenhydratansatz verbundene Wasseransatz den Ansatz von Fett.

Bei Säuglingen können als Folge einer zu zuckerarmen Ernährung *chronische Ernährungsstörungen* entstehen[3].

Mit steigendem Energiebedarf bleibt der Anteil der Fette und Kohlenhydrate an den Nahrungscalorien derselbe. „Nur die schwersten Berufe verzehren eine relativ fettreichere und kohlenhydratärmere Kost.“ Im Gegensatz zu dem starken Anwachsen des Fettverzehrs mit steigendem Nahrungsaufwand (um 55%), nimmt nach den Feststellungen von KRAUT und BRAMSEL (1942) der Kohlenhydratverzehr bei einem von 0,75 auf 2,25 Mark steigenden Nahrungsaufwand nur um 8% zu (von 360 auf 390 g).

Man kann sich sowohl an kohlenhydratarme wie an kohlenhydratreiche Kost gewöhnen. Die Geographie der Ernährung[4] kennt viele Beispiele dafür. Die *Schattenseiten der kohlenhydratreichen Ernährung* sind die zwangsläufig damit verbundenen großen Nahrungsvolumina, die die Verdauungsorgane stark belasten und träge und bewegungsunlustig machen. Unwillkommen ist außerdem der geringe Sättigungswert solcher Kostformen. Aus den Kriegs- und Nachkriegsjahren wissen wir, daß diese Folgeerscheinungen besonders dann in sehr unerfreulicher Weise auftreten, wenn große Kohlenhydratmengen in Form von minderwertigen Nahrungsmitteln und mit viel unverdaulichen Ballaststoffen zusammen verzehrt werden. Wir wissen auch, daß ältere Menschen mit ihren weniger anpassungsfähigen Verdauungsorganen besonders schwer unter dieser Kost litten. Tödlich verlaufende Ileuserkrankungen sind dabei vorgekommen.

---

[1] DENNIG, DILL und TALBOTT 1929, DENNIG, TALBOTT, EDWARDS und DILL 1931.

[2] KEETON, LAMBERT, GLICKMAN, MITCHELL, LAST und FAHNESTOCK 1946, MITCHELL, GLICKMAN, LAMBERT, KEETON und FAHNESTOCK 1946, GLICKMAN, KEETON, MITCHELL und FAHNESTOCK 1946, LANG und GRAB 1946, MITCHELL und EDMAN 1949, BURTON und EDHOLM 1955.

[3] NITSCHKE 1952.

[4] HINTZE 1937, neuerdings ALPERT 1955.

Nach alledem ist es verständlich, daß die Ernährung im abendländischen Zivilisationsbereich eine deutliche Verschiebung zuungunsten der Kohlenhydrate erkennen läßt. Im Zusammenhang mit dem Fettbedarf werden wir auf diese Frage noch genauer eingehen.

V. Zur Frage der Kohlenhydrat-Überernährung.

Wenn man absieht von den genannten Nachteilen und Schädigungen durch eine an Kohlenhydraten, vor allem durch eine an minderwertigen und unverdaulichen Kohlenhydraten reiche Ernährung, dann müssen als *Kohlenhydrat-Überernährungsfolgen* in Betracht gezogen werden: B_1-Hypovitaminose, Ernährungsstörungen bei Kindern und Zahncaries.

Am aktuellsten ist die Frage der *Vitamin B_1-Unterernährung infolge gewohnheitsmäßig kohlenhydratreicher Ernährung*, wie sie unter wirtschaftlichem Zwang bei Gesunden, unter ärztlichem Zwang bei Magen-, Darm- und Leberkranken vorkommen kann. Hoher Kohlenhydratverzehr bedingt hohen Vitamin B_1-Bedarf, und es hat sich von hier aus die Frage erhoben, ob im Hinblick auf eine ausreichende Vitamin B_1-Versorgung nicht schon der Kohlenhydratgehalt der landesüblichen Kost, insbesondere ihr Gehalt an Zucker und Weißmehl, zu hoch lägen.

Lange bekannt ist die Tatsache, daß man normal gefütterte Tauben beriberikrank machen kann, wenn man ihrem Futter Zucker zusetzt. B_1-hypovitaminotische Zeichen traten bei einem Kranken SCHRÖDERS (1942) auf, der zu seiner an sich schon B_1-armen Kost einige Monate lang täglich 2—3 Pfund Zucker verzehrt hatte. Ähnliche Erscheinungen sah man bei Schizophrenen, denen zur Beseitigung des hypoglykämischen Komas bei Insulinschockbehandlung große Zuckermengen gegeben worden waren[1].

Bei übermäßigem Zuckerverzehr können also offenbar auch in Mitteleuropa B_1-Hypovitaminosen auftreten. Sie treten aber nur unter ganz extremen, selten realisierten Ernährungsverhältnissen auf, und die Behauptung, der moderne Mitteleuropäer lebe ständig am Rande der B_1-Hypovitaminose, ist niemals auch nur einigermaßen wahrscheinlich gemacht, geschweige denn bewiesen worden. Der Nachweis einer B_1-Hypovitaminose des Menschen obliegt einzig und allein dem sachkundigen und kritischen *Kliniker*; weder Chemiker noch Statistiker noch Historiker noch Geographen sind dazu in der Lage.

Als Maß für die Beurteilung des Vitamin B_1-Bedarfs betrachten viele Autoren den von WILLIAMS und SPIES (1938) angegebenen Quotienten:

$$\frac{\text{tägliche } B_1\text{-Aufnahme in } \gamma}{\text{Tagesverzehr an Nichtfettcalorien}}.$$

Durch 0,3 dividiert, ergibt dieser Quotient die „*Williams-Zahl*". Wenn beim *Versuchstier* Beriberi-Symptome verhindert werden sollen, muß diese Zahl mindestens den Wert 1,0 erreichen. Wie groß sie sein muß, damit beim *Menschen* auch leichteste Hypovitaminosen mit Sicherheit vermieden werden, ist bisher noch nicht festgelegt worden.

Ist die Williams-Zahl tatsächlich ein brauchbares Maß für die Beurteilung des B_1-Bedarfs, dann wird nach Berechnungen SCHRÖDERS (1952) an einer Reihe gebräuchlicher Nahrungsmittel der B_1-Bedarf lediglich dann *nicht* gedeckt, wenn man ausschließlich von Citronen, Weißbrot oder Zucker lebt. Die Williams-Zahlen der Kost von mehr als 1000 deutschen Familien lagen nach SCHRÖDERS Berechnungen zwischen 1,53 und 1,78, die Zahlen der „Normalverbraucherkost" des ersten Kriegsjahres 1939/40 bei 2,6 und die Zahlen der allgemeinen Vollkost eines Münchener Krankenhauses im Jahre 1939 zwischen 2,2 und 2,6, je nachdem ob Weißbrot oder Vollkornbrot gegeben wurde. Für USA ergaben sich Williams-Zahlen zwischen 0,9 und 1,5.

[1] BÜCKMANN 1937.

Die B_1-Hypovitaminose als Folge hohen Kohlenhydratverzehrs, insbesondere als Folge hohen Zuckerverzehrs, ist also kein akutes europäisches Ernährungsproblem.

Die *Empfindlichkeit des kindlichen Organismus* gegenüber einseitigen Kostformen zeigt sich auch in seiner Empfindlichkeit gegenüber einseitiger kohlenhydratreicher Nahrung. Stehen beim Säugling und Kleinkind die Kohlenhydrate (in Gestalt eiweiß- und fettarmer Mehlgemische oder stark gezuckerter Kostformen) zu sehr im Vordergrund, dann entwickelt sich unter raschem Gewichtsanstieg und starker Wasserretention das Krankheitsbild des *Mehlnährschadens*. Schon bei kleinsten Unregelmäßigkeiten und Infektionen kommt es bei diesen prall aussehenden Kindern zu starken Entwässerungen und Gewichtsstürzen, die wegen ihrer Lebensbedrohlichkeit sehr gefürchtet sind und den tatsächlichen, durch die Gedunsenheit zunächst getarnten Inanitionszustand erst wirklich hervortreten lassen. Beim Mehlnährschaden des Kindes — in wirtschaftlich geordneten Zeiten ist er selten — handelt es sich grundsätzlich um dasselbe Zustandsbild wie beim Hungerödem des Erwachsenen. Der kohlenhydratreichen Kost der Mehlnährschadenkinder fehlt es an Eiweiß und an Fett, ohne das (aus räumlichen Gründen) hinreichende Energiemengen nicht zugeführt werden können; es fehlt dieser Kost auch an fettlöslichen Vitaminen, an Vitamin B_1 (das infolge der hohen Kohlenhydratzufuhr in großen Mengen benötigt wird), an Calcium und an Phosphat.

In den Diskussionen von Ärzten, Ernährungsphysiologen und Laien um die *Zahncaries* spielt der Zucker seit langem eine vielumstrittene Rolle.

Das vielschichtige Problem der Zahncaries kann hier nicht aufgerollt werden (zusammenfassende Darstellungen bei GLATZEL 1954, CREMER 1956; s. auch HAMMER 1956). Festgestellt werden muß jedenfalls, daß neben anderen Faktoren die Nahrungskohlenhydrate in der Genese der Zahncaries eine ursächliche Rolle spielen. Sie spielen diese Rolle aber nur dann, wenn sie auf den Zähnen einen fest haftenden Belag bilden, unter dessen Schutz die schmelzauflösenden Milchsäurebakterien gedeihen können. Entscheidend kommt es also auf die spezielle Beschaffenheit der Nahrungskohlenhydrate an: Der Verzehr an nichthaftenden Kohlenhydraten mag noch so reichlich sein, die Zahncaries wird dadurch nicht häufiger und schwerer.

Dem Zucker wird viel Übles nachgesagt, und es mutet durchaus modern an, wenn im 17. Jahrhundert gepredigt wurde: „Zucker ist kein Nährstoff, sondern ein Gift, und nichts Besseres könnte man tun, als ihn nach Indien zurückschicken, wodurch allein die Lungenschwindsucht, die sein unmäßiger Genuß uns gebracht hat, unterdrückt werden könnte[1]."

Nun hat der Zuckerverzehr in den letzten Jahrzehnten im ganzen abendländischen Zivilisationsbereich erheblich zugenommen. 1937/38 lag er in Deutschland mit 26,8 kg Rohzucker je Kopf und Jahr viel tiefer als etwa in der Schweiz mit 42,3 kg, in Großbritannien mit 50,6 kg und in Dänemark mit 55,1 kg. Die Zunahme des Zuckerverzehrs im Rahmen der gesamten Verbrauchsverschiebung ergibt sich aus der Tabelle 38. (Nach THIEDE 1956.)

Der deutsche Verzehr im Rahmen des Verzehrs anderer Länder ergibt sich aus der Tabelle 39. (Nach THIEDE 1956.)

Es ist nicht ersichtlich, welche gesundheitlichen Schädigungen selbst bei einer Verdoppelung oder Verdreifachung unseres heutigen deutschen Zuckerverzehrs eintreten sollten.

55 kg Zucker jährlich wie in Dänemark 1937/38 = 150 g Zucker täglich = 615 Calorien = rund 19% der rund 3200 dänischen Nahrungscalorien repräsen-

[1] GARENZIÈRES 1647, zit. nach CREMER 1956.

Tabelle 38. *Nahrungsverbrauch in den nordwesteuropäischen Ländern und USA 1953/54 (vorläufig).*

	Nordwesteuropa[1]	West-deutschland	Schweden	Dänemark	Groß britannien	Nieder-lande	Belgien, Luxemburg	USA
		und zwar						
		Verbrauchsmengen (kg/Einwohner/Jahr)						
Getreide (Mehlwert)	94	94	81	93	92	94	102	76
Kartoffeln	134	160	114	133	100	109	146	48
Zucker (Weißwert)[2]	36	26	43	44	47	37	27	44
Gemüse	53	48	27	68	57	61	64	66[4]
Obst, Süd- und Trockenfrüchte	58	70	58	53	45	49	83	54[5]
Fleisch	48	43	50	60	56	32	48	82
Nahrungsfette (Reinfett)	23	24	20	25	21	26	21	20
darunter Butter (Prod.-Gewicht)	5,6	6,8	11,8	6,8	5,3	2,2	11,2	3,9
Trinkvollmilch[3]	149	122	200	149	154	199	109	160
Eier (Schaleneiwert)	10,4	8,9	10,2	7,7	12,9	6,5	13,6	23,5
Käse und Quark	5,1	5,7	7,2	4,5	5,4	5,4	5,4	3,2
		Nährwerte (je Einwohner und Tag)						
Calorien	3008	2892	3020	3250	3150	2880	2960	3200
Gesamteiweiß (g)	83	76	87	91	85	79	86	96
darunter tierisches Eiweiß (g)	44	40	54	50	46	40	42	etwa 63
Fett (g)	121	112	128	140	131	114	151	141

[1] Nebenstehende Länder. [2] Einschließlich Honig und Sirup. [3] Einschließlich Rahm. [4] Ohne Gemüsekonserven. [5] Ohne Eigenverbrauch der Kleinerzeuger und ohne Nüsse, Obstkonserven und Obstsäfte.

Tabelle 39. *Verbrauchswandel seit 1909—1913 in Deutschland (kg je Kopf und Jahr).*

	Altreich 1909—1913	Bundesgebiet 1935—1938	Bundesgebiet 1952/53	Bundesgebiet 1954/55	Veränderung 1954/55 gegenüber 1909—1913 %
Getreide (Mehlwert)	123	110,5	96,5	95,3	— 22
Kartoffeln	200	176	167	158	— 21
Zucker (Weißwert)	18	26,0	23,7[4]	26,3	+ 46
Gemüse	37	51,9	43,2	40,9[5]	+ 29[6]
Obst, Süd- und Trockenfrüchte	38	43,7	71,3	72,2	+ 90
Fleisch	48	52,8	41,0	45,4	— 5
Nahrungsfette (Reinfett)	16,9	21,0	22,9	24,6	+ 46
darunter Butter (Prod.-Gewicht)	6,7	8,1	6,1	6,9	+ 3
andere Fette (ohne Schlachtfette)[1]	4,4	8,0	11,9	13,1	+198
Trinkvollmilch[2]	113	126	119	118	+ 4
Eier (Schaleneiwert)	6,5	7,4	7,8	9,9	+ 52
Käse	(4,9)[3]	3,5	3,8	4,1	— 18[3]

[1] Margarine, Plattenfette, Speiseöle usw. in Reinfett. [2] Einschließlich Rahm. [3] Einschließlich Quark. [4] Infolge Hortungen in den Vorjahren ist der statistisch sichtbare Verbrauch zu gering. [5] Verbrauch infolge der geringen Ernte kleiner als 1953/54 (47,8 kg). [6] 1953/54 gegen 1909—1913.

tierten gewiß einen „erheblichen Teil" der gesamten Energiezufuhr. Es widerspricht aber allen gesicherten Erkenntnissen der Ernährungsphysiologie, wenn beispielsweise HEUPKE (1956) vom weißen Zucker und weißen Mehl meint, es werde die Zufuhr von Vitaminen und Mineralien zu gering, wenn Zucker und weißes Mehl „einen erheblichen Teil der Calorien decken"[1].

[1] Siehe dazu auch CREMER 1956.

E. Die Fette.

Das Fett mit einem Energiewert von 9,3 Calorien je Gramm ist der energiereichste aller Nährstoffe. Es ist Träger fettlöslicher Vitamine und erleichtert deren Resorption im Magen-Darmkanal. Nur das Fett enthält bestimmte, für viele Tiere, vielleicht auch für den Menschen lebensnotwendige Substanzen („essentielle“ ungesättigte Fettsäuren). Fettreiche Kost senkt den Aneurinbedarf. Fettarme Kostformen sind wenig appetitanregend und führen leicht zur Unterernährung, weil fettarme Kost nicht in solchen Mengen verzehrt werden kann, wie sie zur Deckung des Energiebedarfs erforderlich wären.

I. Chemie der Fette und Lipoide.

Die Chemie der Fette und Lipoide wird in diesem Handbuch an anderem Ort ausführlich abgehandelt (Bd. IV, Teil 1; neuere Übersicht auch bei HILDITCH 1953). Wenn die Fette und Lipoide als Grundstoffe der *Nahrung* Gegenstand der Betrachtung sein sollen, dann kann sich im Hinblick auf jene Abhandlung die folgende Darstellung auf die *ernährungsphysiologisch* wichtigen Daten und Gesichtspunkte der Fett- und Lipoid-Chemie beschränken.

Fette (Neutralfette) und Lipoide, zusammengefaßt als Lipide, sind 2 Gruppen von Stoffen, deren Ähnlichkeiten nicht chemischer, sondern physikalischer Natur sind und vor allen Dingen in ihrem gleichartigen Verhalten gegenüber einer Reihe von Lösungsmitteln, den „Fettlösungsmitteln“ liegen (Aceton, Äther, Benzin, Benzol, Tetrachlorkohlenstoff). Während die Neutralfette eine chemisch einheitliche Stoffgruppe darstellen, gliedern sich die Lipoide in 5 chemisch verschiedene Gruppen: Wachse, Phosphatide, Cerebroside, Sterine und Carotinoide. Die Gruppe der Wachse spielt ernährungsphysiologisch keine Rolle.

1. Die Neutralfette.

Neutralfette sind Ester des 3wertigen Alkohols Glycerin mit Fettsäuren. Die meisten natürlich vorkommenden Fette bestehen zu 98—99% aus Glycerinestern mit 3 Fettsäureresten; sie sind, mit anderen Worten, Triglyceride.

Bau des Fettmoleküls.

$$\left.\begin{array}{l} CH_2O\boxed{H \quad HO}OC - R_1 \\ | \\ CHO\boxed{H \quad HO}OC - R_2 \\ | \\ CH_2O\boxed{H \quad HO}OC - R_3 \end{array}\right\} \longrightarrow \begin{array}{l} CH_2O - OC - R_1 \\ CHO - OC - R_2 \\ CH_2O - OC - R_3 \end{array}$$

Glycerin 3 Mol Fettsäure Triglycerid

Die Nahrungsfette enthalten sowohl gesättigte wie ungesättigte Fettsäuren und unter den ungesättigten einfach und mehrfach ungesättigte (Fettsäuren mit einer oder mehreren Doppelbildungen zwischen je 2 C-Atomen). Die natürlich vorkommenden Fettsäuren bestehen fast alle aus einer geraden Anzahl von C-Atomen. Ungeradzahlige Fettsäuren enthalten das Kokosfett[1], das menschliche Hautfett[2] und manche synthetischen Fette (s. S. 174).

Der ernährungsphysiologische Wert der Fette wird weitgehend bestimmt durch die *Art der Fettsäuren* und deren *Anordnung im Triglycerid-Molekül*. Wertbestimmend sind außerdem noch *andere*, in den natürlichen Fetten vorkommende *Stoffe:* Phosphatide (deren Bedeutung darin liegt, daß sie die Emulgierung der Fette erleichtern und dem Organismus Phosphorsäure und Cholin liefern), fettlösliche Vitamine, Sterine, Kohlenwasserstoffe[3] und höhere Alkohole[4].

[1] JANTZEN und WITGERT 1939. [2] WEITKAMP, SMILJANIC und ROTHMAN 1947.
[3] TSUJIMOTO 1917, 1920. [4] TOYAMA 1924, BAER und FISCHER 1941.

Die natürlichen tierischen und pflanzlichen Fette enthalten in größeren Mengen nur verhältnismäßig wenig verschiedene Fettsäuren. Von gesättigten Fettsäuren sind Palmitin- und Stearinsäure Bestandteile aller Fette; von ungesättigten findet man fast überall Ölsäure. Viele Nahrungsfette enthalten Myristin- und Laurinsäure, viele Pflanzenfette größere Mengen Linol- und Linolensäure. Neben den gesättigten und ungesättigten Fettsäuren mit normalen C-Ketten und gerader Anzahl von C-Atomen, die die Hauptmasse der Nahrungsfette ausmachen, sind auch kleine Mengen ungeradzahliger und verzweigtkettiger Fettsäuren in Naturfetten gefunden worden[1].

Eine Übersicht über den (stark schwankenden) Gehalt an gesättigten und ungesättigten Fettsäuren natürlicher Fette geben die Tabellen 46 und 47 nach DAUBERT (1949)[2].

Zur Kennzeichnung eines natürlichen Fettes dient zunächst sein *Schmelzpunkt*. Fette, die bei Zimmertemperatur flüssig sind, werden gewöhnlich Öle genannt. Die Höhe des Schmelzpunktes wird bestimmt durch den Sättigungsgrad der Fettsäuren und die Länge ihrer C-Ketten: Mit zunehmendem Gehalt an ungesättigten Fettsäuren und mit zunehmendem Gehalt an kurzgliedrigen Fettsäuren sinkt der Schmelzpunkt. Fette aus dem Körperinnern schmelzen bei höheren Temperaturen als Fette der Körperoberfläche (30—35° C bzw. 0—10° C). Die Schmelzpunkte einiger natürlicher Fette gibt die Tabelle 40.

Tabelle 40. *Schmelzpunkte einiger natürlicher Fette* (nach LEHNARTZ).

Hammeltalg	44—51°	Hühnerfett	33—40°
Rindertalg	42—49°	Gänsefett	26—34°
Schweinefett	36—46°	Menschenfett	17—18°

Die *Jodzahl* ist ein Ausdruck des durchschnittlichen Sättigungsgrades der Fettsäuren. Sie gibt an, wieviel Gramm Jod von 100 g Fett zur vollständigen Absättigung seiner Fettsäuren aufgenommen werden.

Ausdruck der C-Kettenlängen der Fettsäuren ist die *Verseifungszahl*, d. h. die Zahl der Milligramme KOH, die zur Verseifung von 1 g Fett verbraucht werden: je länger die C-Ketten der Fettsäuren, desto leichter die Verseifbarkeit, desto niedriger die Verseifungszahl.

FIDANZA, KEYS und ANDERSEN (1953) haben das *spezifische Gewicht* der Körperfette von Menschen und Säugetieren bestimmt.

Beim längeren Aufbewahren werden die Nahrungsfette sauer, talgig, seifig, ketonig oder ranzig[3]. Die Ursachen des *Sauerwerdens* können Mikroorganismen, Metalle, Fermente und physikalische Umwelteinwirkungen wie Wärme, Licht und Wasser sein; die Ursachen des *Ranzigwerdens* sind Mikroorganismen, Licht und Wärme. Bei Einwirkung von Luftsauerstoff auf die ungesättigten Fettsäuren entstehen unter anderem Aldehyde. „Beim Ranzigwerden aus biochemischen Ursachenwerden die Fettsäuren durch Einwirkung von Fermenten oder Bakterien, die als Verunreinigung in den Fetten vorkommen können, in Ketone umgewandelt. Die Umwandlung vollzieht sich nach einem Mechanismus, der hier für die Caprylsäure wiedergegeben ist:

$$CH_3—CH_2—CH_2—CH_2—CH_2—CH_2—CH_2—COOH$$

Caprylsäure

$$CH_3—CH_2—CH_2—CH_2—CH_2—C(O)—CH_2—COOH$$

β-Keto-caprylsäure

$$CH_3—CH_2—CH_2—CH_2—CH_2—C(O)—CH_3$$

Methylamylketon

[1] LANG 1957. [2] Siehe auch DEUEL jr. und GREENBERG 1950, DAUBERT 1949.
[3] Zusammenfassende Darstellung bei TÄUFEL 1958.

Tabelle 41. *Die Fettsäurenzusammensetzung der wichtigsten Öle*
Gesättigte Fettsäuren.

		Butter-säure	Capron-säure	Capryl-säure	Caprin-säure	Laurin-säure	Myristin-säure	Palmitin-säure	Stearin-säure	Arachin-säure	Behen-säure	Lignocerin-säure
		4 C	6 C	8 C	10 C	12 C	14 C	16 C	18 C	20 C	22 C	24 C
Butterfett	1	3,5	1,4	1,7	2,6	4,5	14,6	30,2	10,5	1,6		—
	2	3,6	2,0	0,5	2,3	2,5	11,1	29,0	9,2	2,4		—
	2a	3,7	1,7	1,0	1,9	2,8	8,1	25,9	11,2	1,2		—
Talg	3	—	—	—	—	—	6,3	27,4	14,1	—	—	—
	4	—	—	—	—	0,2	3,1	24,9	24,1	0,8	—	—
	4a	—	—	—	—	0,2	3,7	37,1	29,4	1,2	—	—
Schweineschmalz	5	—	—	—	—	—	1,3	28,3	11,9	—	—	—
Kokosöl	6	—	0,8	5,4	8,4	45,4	18,0	10,5	2,3	0,4		—
	7	—	Spur	7,9	7,2	48,0	17,5	9,0	2,1	—	—	—
Palmkernöl	8	—	0,2	4,8	6,6	44,1	15,4	8,5	2,7	0,2	—	—
	9	—	—	4,1	7,6	45,1	16,5	5,8	5,5	0,7	—	—
	10	—	1,8	9,8	8,2	45,8	9,0	7,7	2,3	0,1	—	—
Palmöl	11	—	—	—	—	—	1,6	32,3	5,5	—	—	—
	11a	—	—	—	—	—	0,6	37,6	5,5	—	—	—
	12	—	—	—	—	—	2,3	41,6	6,3	—	—	—
Sojaöl	13	—	—	—	—	—	0,3	9,8	2,4	0,9		—
	14	—	—	—	—	—	0,4	10,6	2,4	2,4		—
Sonnenblumenöl	15	—	—	—	—	—	—	3,6	2,9	0,6	—	0,4
	16	—	—	—	—	—	—	6,4	1,3	4,0	0,8	—
		—	—	—	—	—	—	1,9	3,5	0,7	0,7	0,8
Rüböl	17	—	—	—	—	—	—	2,8	1,2	0,9	2,1	0,7
		—	—	—	—	—	—	4,7	1,1	1,7	0,5	0,7
Erdnußöl	18	—	—	—	—	—	0,5	7,8	3,1	2,4	3,1	1,1
Walöl	19	—	—	—	—	—	6,3	18,2	2,4	—	—	—
	20	—	—	—	—	Spur	9,2	15,6	1,9	0,6	—	—
Heringsöl	21	—	—	—	—	0,1	7,0	11,7	0,8	0,1	—	—
	22	—	—	—	—	—	5,8	15,7	2,8	0,3	—	—

[1] HENDERSON, I. L., u. E. L. JACK: Oil and Soap **21**, 90—92 (1944). — [2, 2a] HILDITCH, T. P., u. H. JASPERSON: J. Soc. chem. Ind. (Lond.) **60**, 305—310 (1941). — [3] BANKS, A., u. T. P. HILDITCH: Biochem. J. **25**, 1168—1182 (1931). — [4, 4a] HILDITCH, T. P., u. H. E. LONGENECKER: Biochem. J. **31**, 1805—1819 (1937). — [5] HILDITCH, T. P., u. M. HILDITCH: Biochem. J. **33**, 493—501 (1939). — [6] LONGENECKER A. E., J. biol. Chem. **130**, 167—177 (1939). — [7] COLLIN, G., u. T. P. HILDITCH: J. Soc. chem. Ind. (Lond.) **47**, 261—269 T (1928). — [8] JACKSON, F. L., u. H. E. LONGENECKER: Oil and Soap **21**, 73—75 (1944). — [9] NOBORI, H., u. J. ONO: J. Soc. chem. Ind. Japan **43** B, 435—437 (1944). — [10] MCKINNEY, R. S., u. G. S. JAMIESON: Oil and Soap **15**, 172—174 (1938). — [11, 11a] HILDITCH, T. P., u. L. MADDISON: J. Soc. chem. Ind. (Lond.) **59**, 67—71 (1940). — [12] HILDITCH, T. P., u. M. HILDITCH: J. Soc. chem. Ind. (Lond.) **66**, 284—288 (1947). — [13] HILDITCH, T. P., u. H.

Entsprechende Ketone mit endständiger Methylgruppe sind auch als Umwandlungsprodukte anderer Fettsäuren von der Myristinsäure (C_{14}) an abwärts bekanntgeworden. Auf ihnen und auf niederen Aldehyden beruht der eigentümliche Geruch ranziger Fette und der charakteristische Geruch vieler Käsesorten"[1].

Wenn Fette unter *Sauerstoffabschluß auf 250—300° C erhitzt* werden, kommt es zu intramolekularen oder intermolekularen Brückenbildungen. Diese poly-

[1] LEHNARTZ 1959.

und Fette tierischer und pflanzlicher Herkunft. (Nach LANG.)

Ungesättigte Fettsäuren.

10 C	12 C	14 C	16 C	Ölsäure 18 C	Eikosen-säure 20 C	Eruca-säure 22 C	Linolsäure	Linolen-säure	Dokosa-diensäure
0,3	0,2	1,5	5,7	18,7	0,9		2,1	—	—
0,1	0,1	0,9	4,6	26,7	1,4		3,6	—	—
0,1	0,2	0,6	3,4	32,8	1,7		3,7	—	—
—	—	—	—	49,6	—	—	2,5	—	—
—	—	0,4	2,4	41,8	0,5		1,8	—	—
—	—	0,4	1,0	25,9	0,2		0,9	—	—
—	—	0,2	2,7	47,5	0,1		6,0	—	—
—	—	—	0,4	7,5	—	—	—	—	—
—	—	—	—	5,7	—	—	2,6	—	—
—	—	—	—	16,1	—	—	1,4	—	—
—	—	—	—	11,9	—	—	2,8	—	—
—	—	—	—	13,1	—	—	2,2	—	—
—	—	—	—	52,4	—	—	8,2	—	—
—	—	—	1,4	50,3	—	—	6,4	—	—
—	—	—	1,8	38,0	—	—	9,5	0,4	—
—	—	0,5	—	28,9	—	—	50,7	6,5	—
—	—	1,0	—	23,5	—	—	51,2	8,5	—
—	—	—		34,0	—	—	57,5	—	—
—	—	—	—	21,3	—	—	66,2	—	—
—	—	—	1,5	12,3	4,8	46,8	15,8	8,7	1,5
—	—	—	2,9	14,2	3,5	52,5	12,0	7,6	1,1
—	—	—	1,6	24,0	11,6	37,4	9,1	6,5	0,3
—	—	—	1,7	54,3	—	—	26,0	—	—

Verschieden stark ungesättigte Fettsäuren C 14 bis C 24.

		14 C	16 C	18 C	20 C	22 C	24 C
—	—	3,7—2 H	13,3—2,0 H	38,4—2,6 H	11,4—5,6 H	6,3—9,0 H	—
—	—	2,5—2 H	13,9—2,1 H	37,2—2,4 H	12,0—7,1 H	7,1—9,4 H	—
—	—	1,2—2 H	11,8—2,4 H	19,6—3,5 H	25,9—5,2 H	26,6—4,3 H	0,1—3,8 H
—	—	1,4—2 H	10,5—2,5 H	31,8—2,6 H	22,4—7,1 H	9,3—10,5 H	—

JASPERSON: J. Soc. chem. Ind. (Lond.) **58**, 187—189 (1939). — [14] HILDITCH, T. P., u. M. HILDITCH: J. Amer. Oil. chem. Soc. **4**, 321—325 (1947). — [15] JAMIESON, G. S., u. W. F. BAUGHMAN: J. Amer. chem. Soc. **44**, 2952—2957 (1922). — [16] BARKER, C. u. M. BARKER: J. Soc. chem. Ind. (Lond.) **69**, 16—20 (1950). — [17] BALIGA, M. N., u. T. P. HILDITCH: J. Soc. chem. Ind. (Lond.) **67**, 158—262 (1948). — [18] HILDITCH, T. P., u. M. HILDITCH: J. Soc. chem. Ind. (Lond.) **57**, 363—368 T (1938); **59**, 47—53 (1940). — [19] HILDITCH, T. P., u. J. T. TERLESKI: J. Soc. chem. Ind. (Lond.) **56**, 315—322 T (1937). [20] HILDITCH, T. P., u. L. MADDISON: J. Soc. chem. Ind. (Lond.) **61**, 169—173 (1942); **67**, 253—257 (1948). — [21] BJARNASON, O. B., u. M. L. MEARA: J. Soc. chem. Ind. (Lond.) **63**, 61—63 (1944). — [22] HILDITCH, T. P., u. S. P. PATHAK: Biochem. J. **42**, 316—320 (1948). Die Werte wurden zusammengestellt aus A. E. BAILEY, Industrial Oil and Fat Products, 2. Aufl. New York 1951.

merisierten und oxydierten Fette haben sich im Tierversuch als ausgesprochen toxisch erwiesen[1].

Während in der *Kuhmilch* und *Frauenmilch* (Tabellen 41 und 42) alle gradzahligen gesättigten Fettsäuren mit 4 bis 24⁰ C-Atomen vorkommen und

[1] BRADLEY 1937, LASSEN, BACON und DUNN 1949, LANG 1953, zusammenfassende Darstellung der Veränderungen der Fette bei industrieller Verarbeitung bei BALTES 1958 und LANG 1958.

überhaupt jedes tierische Fett kleinste Mengen aller dieser Fettsäuren enthält, besteht das tierische *Depot-Fett* vorwiegend aus Palmitin- und Stearinsäuren; von ungesättigten Fettsäuren kommen dazu kleine Mengen von Ölsäure, Elaidinsäure, Erucasäure und einigen anderen[1] (Tabelle 41 und 43).

Tabelle 42. *Gewichtsmäßige und molare Verteilung der Fettsäuren in derFrauenmilch.* (Nach MACY.)

Fettsäuren	Gewichts-Prozente		Mol.-Prozente	
	Reife Milch	Colostrum 3. Tag	Reife Milch	Colostrium 3. Tag
Gesättigte Fettsäuren:				
Buttersäure	0,4	0,3	1,1	0,8
Capronsäure	0,1	0,1	0,1	0,2
Caprylsäure	0,3	0,1	0,6	0,1
Caprinsäure	2,2	0,9	3,3	1,4
Laurinsäure	5,5	2,6	7,1	3,4
Myristinsäure	8,5	4,9	9,6	5,7
Palmitinsäure	23,2	27,8	23,4	28,9
Stearinsäure	6,9	7,7	6,3	7,2
Verbleibende gesättigte Fettsäuren, gerechnet als Arachinsäure	1,1	2,7	0,9	2,3
Gesättigte Fettsäuren, total	48,2	47,1	52,4	50,0
Ungesättigte Fettsäuren:				
Decensäure	0,1	0,1	0,1	0,1
Dodecensäure	0,1	0,1	0,1	0,1
Tetradecensäure	0,6	0,2	0,7	0,2
Hexadecensäure	3,0	2,9	3,0	3,0
Ölsäure	36,5	37,1	33,3	35,1
Octadecadiensäure	7,8	6,2	7,2	5,9
Octadecatriensäure	0,4	0,3	0,4	0,2
Eicosatetraensäure	0,9	1,6	0,8	1,4
Verbleibende ungesättigte Fettsäuren, gerechnet als Eicosadiensäure	2,4	4,7	2,0	4,0
Ungesättigte Fettsäuren, total	51,8	53,2	47,6	50,0

LEHNARTZ (1959) meint, man könne nach ihrem Fettsäuregehalt 3 Typen tierischer Fette unterscheiden (Tabelle 45).

Die *Zusammensetzung der pflanzlichen Fette schwankt* bei den gleichen Pflanzen mit den Wachstumsbedingungen. Bekannt sind solche Unterschiede z. B. vom Leinöl. Sein Linol- und Linolensäuregehalt schwankt zwischen 35 und 59%, seine

Tabelle 43. *Molare Verteilung der Fettsäuren im Depotfett des Ochsen.* (Nach HILDITCH und PAUL.)

Gesättigte Säuren	%	Ungesättigte Säuren	%
Laurinsäure	0,25	Tetradecensäure	0,6
Myristinsäure	2,4	Hexadecensäure	1,9
Palmitinsäure	33,4	Ölsäure	35,2
Stearinsäure	21,4	Andere ungesättigte Säuren	3,6
Arachinsäure (?)	1,3		

[1] HILDITCH und PAUL 1938, HILDITCH und PEDELTY 1940, HILDITCH und ZAKY 1941.

Jodzahl zwischen 128 und 203[1]. Hohe Temperaturen und Trockenheit während der Reifezeit sollen die Jodzahl sinken lassen.

Schwankungen in der Zusammensetzung tierischer Fette kennt man seit langem. Füttert man Hunde nach einer Hungerperiode mit Hammeltalg, dann setzen sie ein festes Fett an; füttert man sie mit Leinöl, dann wird das Depotfett infolge seines hohen Gehalts an ungesättigten Fettsäuren fast flüssig[2]. Erucasäure, die gewöhnlich im Hundefett nicht vorkommt, erscheint in den Fettdepots nach Fütterung mit erucasäurereichem Rapsöl. Lebertran, eine ergiebige Quelle von mehrfach ungesättigten Fettsäuren, steigert den Gehalt der Depot-Phosphatide an Fettsäuren dieser Art[3]. Während Buttersäure, Capronsäure und Caprylsäure in den Geweben der Ratte selbst dann nicht abgelagert werden, wenn man sie in großen Mengen verfüttert[4], können beträchtliche Mengen Caprinsäure, Laurinsäure und Myristinsäure in das Depotfett eingebaut werden, sobald sie einen ins Gewicht fallenden Teil der Nahrungsfettsäuren ausmachen[5]. Selbst eine Fettsäure mit ungerader Zahl von C-Atomen, die Undecylsäure, fand VISSCHER (1946) in den Triglyceriden des Depotfettes in Mengen bis zu 24% der Depot-Fettsäuren abgelagert, wenn die Ratten 6 Wochen lang mit Triglyceriden dieser Säure gefüttert worden waren. Neuere Beobachtungen über die Beeinflussung des Organfettes durch das Nahrungsfett stammen von WAGNER, SEELIG und BERNHARD (1957).

Tabelle 44. *Molare Verteilung der Glyceride im Depotfett vom Ochsen.* (Nach HILDITCH und PAUL.)

Gesättigte Glyceride . .		17,4%
Tripalmitin.	3%	
Dipalmitostearin . . .	8%	
Palmitodistearin . . .	6%	
Tristearin	<1%	
Mono-oleo-glyceride . . .		49%
Oleodipalmitin	15%	
Oleopalmitostearin . .	32%	
Oleodistearin	2%	
Dioleo-glyceride.		34%
Palmitodiolein	23%	
Stearodiolein	11%	
Triolein		<1%

Kohlenhydrat- oder *eiweißreiche Ernährung* bewirkt die Bildung eines härteren (an mehrfach ungesättigten Fettsäurenaminen) Körperfettes als fettreiche Ernährung[5].

Die Abhängigkeit der Beschaffenheit des Depotfettes nicht-wiederkäuender Tiere von der Futterart hat auch praktische Bedeutung.

Es hat sich z.B. herausgestellt, daß Schweinefett mit tiefem Schmelzpunkt—es erfreut sich als „soft pork" beim Verbraucher nur geringer Beliebtheit — eine Folge linol-säurereicher Erdnußfütterung ist[6]. In gleicher Weise scheint sich die Fütterung mit sojareichem Futter auszuwirken[7]. Niedere Jodzahl und verhältnismäßig feste Beschaffenheit besitzt Schweinefett von Tieren, die mit reichlich Mais, Magermilch, Brauereiabfällen und Küchenabfällen

Tabelle 45. *Fettsäuren in tierischen Fetten.* (In Prozent der Gesamtfettsäuren.)

Anzahl der C-Atome	Milchfett vom Rind		Schweinefett		Dorschlebertran	
	Fettsäuren		Fettsäuren		Fettsäuren	
	gesättigt	ungesättigt	gesättigt	ungesättigt	gesättigt	ungesättigt
4	3,1—3,9					
6	1,3—1,9					
8	0,7—1,6					
10	1,8—3,1					
12	2,3—4,3					
14	6,9—11		0,7—1,8		3,5—6	Spur—0,5
16	22—29		25—28		6,5—10	15,5—20
18	6,5—15	36—47	8,5—13	60—65	Spur—0,5	25—31
20	0,4—1,0					26—32
22						10—14

[1] PAINTER und NESBITT 1943. [2] LEBEDEFF 1883.
[3] MUNK 1884. [4] RIECKEHOFF, HOLMAN und BURR 1949.
[5] ECKSTEIN 1929, POWELL 1930. [6] POWELL 1930, 1932. [5] ANDERSON und MENDEL 1928.
[6] HANKINS und ELLIS 1926, HANKINS, ELLIS und ZELLER 1928.
[7] ELLIS und ISBELL 1926.

gefüttert worden sind[1]. In der Viehzucht ist Maisfütterung ein seit langem gebräuchliches Verfahren, um festes Fett zu erzeugen.

PAGÉ und BABINEAU (1953) haben weiße Ratten 3 Monate lang bei Futter mit 2,5 oder 25% Fett im Kühlraum bei $+3^0$ C gehalten und gefunden, daß die Tiere dabei zwar mehr fressen als Tiere in warmer Umgebung, daß sie aber trotzdem weniger schwer werden und ärmer an Gesamtfett, insbesondere auch an Unterhautfett bleiben.

Der Nährwert der natürlichen Fette wird nicht nur durch ihren *Gesamt-Gehalt* an Fettsäuren bestimmt, sondern vielleicht auch durch die *Anzahl* bestimmter Fettsäuren im Triglycerid-Molekül. Entgegen älteren Vorstellungen enthalten die meisten natürlichen Fette nur kleine Mengen „einfacher" Triglyceride, d. h. nur kleine Mengen von Glyceriden mit drei gleichen Fettsäure-Radikalen; großenteils bestehen sie aus Triglyceriden mit zwei, gelegentlich sogar mit drei verschiedenen Fettsäure-Radikalen. Die Strukturanalyse solcher zusammengesetzter Triglyceride ist methodisch ziemlich schwierig. An „einfachen" Triglyceriden wurden nachgewiesen: Trilaurin, Trimyristin, Tripalmitin, Triolein, Trilinolin, Trilinolein, Trierucin, Triricinolin, Trioleostearin und Tristearin. Von gemischten Triglyceriden konnten bisher nur das 2-Oleyldistearin, das 2-Oleyldipalmitin und das 2-Palmityloleostearin nachgewiesen werden[2].

Hinsichtlich der Glycerid-Typen bestehen deutliche Unterschiede zwischen pflanzlichen und tierischen Fetten. In den meisten Fällen folgt der Fettsäurebestandteil der Triglyceride *pflanzlicher* Fette nicht den Gesetzen des Zufalls, sondern der Regel der „even distribution" von HILDITCH[3]. Danach kommt eine Fettsäure A, sofern sie etwa 33% aller Fettsäuren des Fettes ausmacht, praktisch in allen Triglycerid-Molekülen dieses Fettes als 1 Molekül vor. Macht die Fettsäure A jedoch 33—67% aller Fettsäuren aus, dann kommt sie mit steigender Häufigkeit in der Größenordnung von 2 Molekülen in den Triglycerid-Molekülen vor — so gut wie gar nicht aber als einfaches Triglycerid. Erst wenn der A-Gehalt

Tabelle 46. *Die gesättigten Fettsäuren gebräuchlicher Nahrungsfette.* (Nach DAUBERT 1949.)

Fettsäure	Formel	Nahrungsfett mit höchstem Gehalt und % des Gesamtfettes		Andere Quellen
Buttersäure . . .	$CH_3(CH_2)_2COOH$	Butter	4	Milchfett verschiedener Tierarten
Capronsäure . . .	$CH_3(CH_2)_4COOH$	Kokosnuß	2	Butter, Palmkernöle
Caprylsäure . . .	$CH_3(CH_2)_6COOH$	Kokosnuß	10	Butter, Palmkernöle
Caprinsäure . . .	$CH_3(CH_2)_8COOH$	Ulme	50	Kokosnuß, Butter, Palmkernöle
Laurinsäure . . .	$CH_3(CH_2)_{10}COOH$	Cawal-Kurundu	86	Lorbeeröl, Spermacetöl, Babassu, Palmkernöl
Myristinsäure . . .	$CH_3(CH_2)_{12}COOH$	Muskatnußbutter	77	Kombo, Dika, Ucuhuba
Palmitinsäure	$CH_3(CH_2)_{14}COOH$	Japanwachs	77	Viele tierische und pflanzliche Fette
Stearinsäure . . .	$CH_3(CH_2)_{16}COOH$	Allanblackia	57—63	Viele tierische und pflanzliche Fette
Arachinsäure . . .	$CH_3(CH_2)_{18}COOH$	Rambutan Talg	35	Erdnußöl
Behensäure. . . .	$CH_3(CH_2)_{20}COOH$	Xylia xylocorpa	17,3	Niam, Erdnußöl, Benöl
Lignocerinsäure . .	$CH_3(CH_2)_{22}COOH$	Korallenbaum	26	Erdnußöl, Rapsöl, Cerebroside
Cerotinsäure . . .	$CH_3(CH_2)_{24}COOH$	—	—	Bienenwachs, Wollfett, Opiumwachs

[1] ELLIS und HANKINS 1925.
[2] DAUBERT 1949.
[3] HILDITCH 1938, 1947, 1948, HILDITCH und LOVERN 1936, BANKS und HILDITCH 1931, 1932, BHATTACHARYA und HILDITCH 1930.

Tabelle 47. *Die ungesättigten Fettsäuren gebräuchlicher Nahrungsfette.* (Nach DAUBERT 1949.

Fettsäure	Systembezeichnung	Formel	Nahrungsfett mit höchstem Gehalt und % des Gesamtfettes		Andere Quellen
Crotonsäure . .	2-Butensäure	C_3H_5COOH	—		Crotonöl
Ölsäure	cis-9-Octadecensäure	$C_{17}H_{33}COOH$	Coula	95	Viele tierische und pflanzliche Fette
Elaidinsäure . .	trans-9-Octadecensäure	$C_{17}H_{33}COOH$	—	—	Gehärtete Fette
Petersiliensäure	6-Octadecensäure	$C_{17}H_{33}COOH$	Petersilie	76	Umbelliferenöle
Erucasäure . .	13-Docosensäure	$C_{21}H_{41}COOH$	Brunnenkresse	82	Cruciferenöle
Linolsäure . . .	9,12-Octadecadiensäure	$C_{17}H_{31}COOH$	Blumenkohl	78	Leinöl, Baumwollsamenöl
Linolensäure . .	9,12,15-Octadecatriensäure	$C_{17}H_{29}COOH$	Perillaöl	70	Leinöl
Eleostearinsäure	9,11,13-Octadecatriensäure	$C_{17}H_{29}COOH$	Tungöl	75—95	—
Arachidonsäure.	5,8,11,14-Eikosatetraensäure	$C_{19}H_{31}COOH$	—	—	tierisches Fett, Phosphatide
Clupanodonsäure	4,8,12,15,19-Docosapentaensäure	$C_{21}H_{32}COOH$	—	—	Japanisches Sardinenöl

aller Fettsäuren 67% übersteigt, treten A-Triglyceride auf. HILDITCH (1948) hat aber selbst darauf hingewiesen, daß seine „even distribution-Regel" nicht mit mathematischer Strenge gilt[1].

Die „even distribution-Regel" scheint nicht in gleichem Maße für die stearinsäurereichen *tierischen* Fette (Milchfett und Depot-Fette) zu gelten. Während HILDITCH (1947) meinte, die tierischen Glyceride stellten lediglich Sonderfälle des allgemeinen Prinzips der „even distribution" dar, betonten LONGENECKER (1941) und NORRIS und MATTIL (1947) die grundsätzlichen Unterschiede der Struktur tierischer und pflanzlicher Fette. Nach ihrer Auffassung sind die Glyceride der tierischen Fette hinsichtlich ihrer Fettsäurebestandteile lediglich nach Wahrscheinlichkeitsgesetzen aufgebaut.

In einer Art Mittelstellung steht die Theorie DOERSCHUK und DAUBERTS (1948) von der „Teil-Zufallverteilung" („Partial random distribution"). Ihre Untersuchungen an Maisöl ergaben, daß trotz eines Linolsäuregehalts des Fettes von rund 60% einige Triglycerid-Moleküle *keine* Linolsäure enthielten; dagegen konnten einige Trilinolin-Moleküle nachgewiesen werden. „Die Versuchsergebnisse von DOERSCHUK und DAUBERT stehen in ausgezeichneter Übereinstimmung mit den Ergebnissen, die errechnet wurden auf der Grundlage des „Teilzufalls" und zeigen sehr wenig Beziehungen sowohl zu der These von der „even distribution" wie der von der reinen Zufallsbedingtheit. . . Es wird interessant sein, zu untersuchen, ob bei Anwendung dieser neuen analytischen Methode andere pflanzliche und tierische Fette sich ähnlich verhalten wie das Maisöl"[2].

2. Die Phosphatide.

Gemeinsam sind den meisten Phosphatiden (= Phospholipoiden) Phosphorsäure, Glycerin und 1 oder 2 N-haltige Basen (Monoaminophosphatide und Diaminophosphatide mit den N-haltigen Basen Colamin, Cholin und der Aminosäure Serin). Dazu kommen entweder höhere Fettsäuren oder Aldehyde „Anscheinend ent-

[1] Siehe auch HILDITCH und MADDISON 1940, DUNN, HILDITCH und RILEY 1948.
[2] DEUEL jr. und GREENBERG 1950.

hält jedes Phosphatid-Molekül je eine gesättigte und eine ungesättigte Fettsäure"[1]. Nur einzelne Phosphatide sind N-frei; ihre Bedeutung für den menschlichen Organismus ist noch weitgehend ungeklärt.

Entsprechend ihren Basenbestandteilen unterscheidet man Colaminkephaline, Lecithine (mit dem lipotrop wirkenden Cholin) und Serinkephaline. Wie die Neutralfette sind die *Kephaline* und *Lecithine* Stoffe von gleicher Gruppenstruktur. Sie finden sich in jeder Zelle. Lecithine kommen besonders reichlich im Herzmuskel, Kephaline besonders reichlich im Gehirn vor. Ihre Gegenwart und räumliche Anordnung sind bestimmend für die Durchlässigkeit der Zellmembran.

Die mit den Kephalinen nahe verwandten *Acetalphosphatide* enthalten keine Fettsäuren und scheinen ernährungsphysiologisch bedeutungslos zu sein.

$$\begin{array}{ccc} CH_2OH & CH_2OH & CH_2OH \quad OH \\ | & | & | \quad / \\ H-C-NH_2 & CH_2-NH_2 & CH_2-N\equiv(CH_3)_3 \\ | & & \\ COOH & & \end{array}$$

Serin Colamin Cholin

Die *Sphingomyeline*, die, wie die Kephaline, vor allen Dingen im Gehirn vorkommen, bestehen (wie die Monoaminophosphatide) aus je 1 Molekül Phosphorsäure und 1 Molekül einer N-haltigen Base (Cholin), enthalten aber nur 1 Molekül Fettsäure und an Stelle des Glycerins einen ungesättigten zweiwertigen höheren Aminoalkohol (Sphingosin).

Fast alle Rohfette sind Träger verschiedener Phosphatide; bei der Fettreinigung gehen diese jedoch größtenteils verloren. Während die tierischen Fette im allgemeinen phosphatidarm sind, enthalten die pflanzlichen Fette, in erster Linie Sojafett und Maisöl, Phosphatide in beträchtlichen Mengen.

3. Cerebroside.

In ihren physikalischen Eigenschaften stehen die Cerebroside den Phosphatiden nahe. Sie enthalten anstatt Phosphorsäure und N-Base den Amino-Alkohol Sphingosin (wie die Sphingomyeline), eine Fettsäure mit 24 C-Atomen und schließlich Glucose oder Galaktose. Eine 2. Gruppe von Glykolipoiden sind die Neuraminsäure haltigen Ganglioside.

Die Cerebroside kommen hauptsächlich in der weißen Substanz des Nervengewebes vor.

4. Sterine.

Die Sterine, die im nichtverseifbaren Extrakt der natürlichen Fette bleiben, sind hochmolekulare, sekundäre einwertige Alkohole, die sich vom Steran herleiten lassen und sich in der Hauptsache nach dem Grade der Sättigung und der Struktur der Seitenketten eines bestimmten C-Atoms (C_{17}) voneinander unterscheiden. Infolge asymmetrischer C-Atome — im Ringsystem selbst 7 — bestehen zahlreiche Isomerie-Möglichkeiten, die gleichbedeutend sind mit vielseitiger biologischer Wirksamkeit.

Unterschieden werden tierische Sterine (Cholesterin, Koprosterin u. a.), pflanzliche Sterine (Sitosterin, Stigmasterin u. a.) und Pilzsterine (Ergosterin u. a.).

Das *Cholesterin* kommt, vielfach mit anderen Lipoiden zusammen, in allen tierischen Zellen und Körperflüssigkeiten vor, am reichlichsten in Nebennieren, Nervengewebe, Haut und Gallensteinen. *Koprosterin*, das im Darm durch die reduzierende Wirkung der Darmbakterien aus Cholesterin entsteht, findet sich nur im Kot. Wie Lecithin beteiligt sich Cholesterin am Aufbau der Zellmembran; es soll außerdem an Entgiftungs- und Immunisierungsprozessen mitwirken.

[1] LEHNARTZ 1952.

Chemisch nahe verwandt mit den Sterinen ist die Gruppe der *Steroide*, d. h. die Gruppe der Gallensäuren, der D-Vitamine, der Sexualhormone, der Nebennierenrindenhormone, der Saponine und der Digitaliskörper.

Cholesterin.

5. Carotinoide.

Strukturell stellen die Carotinoide hochmolekulare ungesättigte Kohlenwasserstoffe dar. Ihre Farbstoffeigenschaft ist an die konjugierten Doppelbindungen geknüpft. Zu den Carotinoiden, deren C-Kette beiderseits durch Methylgruppen, Carboxylgruppen oder hydroaromatische Kerne abgeschlossen ist, gehören die Carotine, nahe Verwandte und Muttersubstanzen des Vitamin A.

Der tierische Organismus besitzt Carotinoide nur, soweit er sie mit seiner pflanzlichen Nahrung aufnimmt. Die Carotinoide, gelbe bis violette Farbstoffe pflanzlicher Herkunft, bedingen die Gelbfärbung der Milch, der Nebennieren, der Hoden, des Corpus luteum, der Retina, des Serums und des Eidotters. In Fetten und Fettlösungsmitteln sind sie löslich; natürlicherweise kommen sie immer mit Fetten und Lipoiden zusammen vor. Ihre Aufgaben im pflanzlichen Organismus sind nicht sicher bekannt.

6. Die Nahrungsfette als Kohlenwasserstoffträger.

Tierische und pflanzliche Fette können Träger von Kohlenwasserstoffen sein. So hat man im Leberfett vieler Fische Squalen, einen Isoprenabkömmling[1], in kleinen Mengen auch das Isooktodekan Pristan gefunden[2].

Ebenfalls in Fischlebern sind nicht unbeträchtliche Mengen Chimyl-, Batyl- und Selachyl-Alkohol nachgewiesen worden[3]. In Form von Estern kommen im Fett von Meerestieren auch noch andere Alkohole vor. So fanden HILDITCH und LOVERN (1928, 1929) im Walöl als gesättigte Alkohole den Tetradecyl-, Hexadecyl- und Octodecyl-Alkohol, als ungesättigte Alkohole den Hexadecenyl- und Octadecenyl-Alkohol und einen weiteren ungesättigten Alkohol mit 20 C-Atomen. Im ganzen handelt es sich also um Alkohole, die den natürlich vorkommenden Fettsäuren entsprechen.

Bakterienfette enthalten auch Fettsäuren mit verzweigten C-Ketten, Ketone und andere als die genannten Alkohole[4].

[1] TSUJIMOTO 1920.
[2] TSUJIMOTO 1917.
[3] TSUJIMOTO und TOYAMA 1923, TOYAMA 1924, BAER und FISCHER 1941, BAER, FISCHER und RUBIN 1947.
[4] ANDERSON 1939.

II. Die Ausnutzung der Nahrungsfette.

1. Die Ausnutzung bei peroraler Zufuhr.

Verdauung und Resorption der Nahrungsfette werden an anderer Stelle dieses Handbuches (Bd. V) eingehend besprochen und können deshalb hier außer Betracht bleiben. *Ernährungsphysiologisch* bedeutsam aber ist im Hinblick auf die Höhe des Bedarfs die Fett*ausnutzung*. Es ist m. a. W. die Frage, wieviel von dem per os zugeführten Nahrungsfett dem Organismus tatsächlich zugute kommt. Von den grundsätzlichen Fragen der Ausnutzung, insbesondere auch der Fettausnutzung, von den Schwierigkeiten der Bestimmung und von den Ergebnissen von Ausnutzungsuntersuchungen war bereits die Rede (s. S. 84).

Tabelle 48. *Durchschnittliche Ausnutzung pflanzlicher Fette und Öle (Schmelzpunkt unter 50° C) beim Menschen.* (Aus Deuel jr. und Greenberg.)

Fettart	Autoren	Zahl der Untersuchungen	Tageszufuhr im Mittel g	Ausnutzung
Mandel	Holmes	4	70	97
Aprikosenkern	Holmes und Deuel jr.	4	68	98
Avocado	Holmes und Deuel jr.	3	100	88
Schwarze Walnuß	Holmes	4	56	98
Brasilnuß	Holmes	3	81	96
Butternuß	Holmes	3	43	95
Charlock	Holmes	4	60	99
Kirschkern	Holmes und Deuel jr.	4	57	98
Kakaobutter	Langworthy und Holmes	11	51	95
Kokosnuß	Langworthy und Holmes	12	65	98
Kokosnuß	Holt u. a.	3	28	89
Cohune	Deuel jr., Hendrick u. a.	4	52	99
Mais	Holmes und Deuel jr.	7	80	97
Mais	Holt u. a.	2	30	97
Baumwollsaat	Langworthy und Holmes	12	86	98
Baumwollsaat	Holmes	9	60	97
Cupuatsu	Holmes und Deuel jr.	4	41	94
Engl. Walnuß	Holmes	3	78	98
Hanfsaat	Holmes und Deuel jr.	3	57	98
Weiße Walnuß	Holmes	4	95	99
Japanische Senfsaat	Holmes und Deuel jr.	3	79	96
Japanische Mandel	Deuel jr. und Holmes	2	60	97
Melonensaat	Holmes	3	40	98
Olive	Langworthy-Holmes	10	73	98
Palmkern	Langworthy-Holmes	4	100	98
Pfirsichkern	Holmes und Deuel jr.	3	60	97
Erdnuß	Langworthy-Holmes	5	98	98
Pecan	Holmes	4	104	97
Mohnsaat	Holmes-Deuel jr.	7	50	96
Kürbissaat	Holmes	2	75	98
Rapssaat	Holmes	4	82	99
Rapssaat	Deuel jr. u. a.	8	60	99
Sesam	Langworthy-Holmes	5	90	98
Soja	Holmes	7	82	98
Soja	Holt u. a.	2	21	94
Sonnenblumensaat	Holmes	4	90	96
Teesaat	Deuel jr.-Holmes	1	49	91
Tomatensaat	Holmes	3	57	96
Wassermelonensaat	Deuel jr.-Holmes	3	30	95

Als Maßstab für die Ausnutzung dient der Ausnutzungskoeffizient, der „coefficient of digestibility“ der Angelsachsen, der angibt, wieviel Prozent des peroral zugeführten Nährstoffes resorbiert worden sind.

Die Untersuchungen ergaben, daß die Ausnutzung der *Nahrungsfette* im ganzen besser ist als die der *stickstoffhaltigen Nahrungsbestandteile* und etwa der der *Kohlenhydrate* entspricht. Größere Mengen unresorbierter Nahrungsfette treten im Stuhl nur bei Verdauungsstörungen auf.

Tabellarische Zusammenstellung der Ergebnisse von Ausnutzungsbestimmungen pflanzlicher und tierischer Fette verdanken wir LANGWORTHY (1923), und DEUEL jr. und GREENBERG (1950). Sie sind ernährungsphysiologisch wichtig genug, um hier wiedergegeben zu werden (Tabellen 48, 49, 50, 51).

Im ganzen läßt sich sagen, *daß bei Tageszufuhren von 50—100 g alle pflanzlichen und tierischen Fette mit einem Schmelzpunkt von weniger als 50° C praktisch vollständig ausgenutzt werden.* Die Ausnutzung der pflanzlichen Fette liegt (abgesehen vom Avocado-Fett und Tee-Öl) zwischen 94 und 99%, die der tierischen Fette zwischen 93 und 99%).

Tabelle 49. *Durchschnittliche Ausnutzung tierischer Fette und Öle (Schmelzpunkt unter 50° C) beim Menschen.* (Aus DEUEL jr. und GREENBERG.)

Fettart	Autoren	Zahl der Untersuchungen	Tageszufuhr im Mittel g	Ausnutzung
Rind	LANGWORTHY-HOLMES	10	100	93
Brustfett	LANGWORTHY-HOLMES	7	80	97
Butter	LANGWORTHY-HOLMES	8	100	97
Butter	HOLT, TIDWELL u. a.	35	26	89
Butter	DEUEL jr.	3	49	97
Hühnchen	LANGWORTHY-HOLMES	8	95	97
Lebertran	DEUEL jr.-HOLMES	4	47	98
Eidotter	LANGWORTHY-HOLMES	6	83	94
Fisch	LANGWORTHY-HOLMES	3	60	95
Ziegenbutter	HOLMES	4	43	98
Gans	LANGWORTHY-HOLMES	7	95	95
Hardpalate	HOLMES	3	88	94
Pferd	HOLMES	3	63	94
Lamm	HOLMES	3	60	95
Speck	LANGWORTHY-HOLMES	9	90	97
Sahne	LANGWORTHY-HOLMES	7	78	97
Oleo	HOLMES	8	57	97
Knochenmark vom Rind	HOLMES	4	87	94
Ochsenschwanz	HOLMES	3	74	97
Schildkröte	HOLMES	4	46	99

Die als Seifen ausgeschiedenen Fettsäuren fallen mengenmäßig nicht ins Gewicht[1].

Versuche mit markierten Fetten haben die alte Vermutung bestätigt, daß das Kotfett zum geringsten Teil aus unresorbiertem Nahrungsfett besteht, sondern vor allem aus bakteriell synthetisiertem und aus in den Darm abgeschiedenem Fett; das letzte nimmt mit der Höhe des Blutfettgehaltes zu und erscheint auch im Hungerkot[2].

Etwas schlechter als die Ausnutzung der leicht schmelzenden Fette ist die *Ausnutzung der Nahrungsfette mit einem Schmelzpunkt von mehr als 50° C.* DEUEL

[1] DEUEL jr., JOHNSON, CALBERT, GARDNER und THOMAS 1949.

[2] ANNEGERS, BOUTWELL und IVY 1948, ANNEGERS und IVY 1947, COOK, ELKES, FRAZER, PARKES, PEENEY, SAMMONS und THOMAS 1946, FRAZER 1946, 1947, JONES, CULVER, DRUMMEY und RYAN 1948, WALKER 1948, WOLLAEGER, COMFORT und OSTERBERG 1947, WOLLAEGER, COMFORT, WEIR und OSTERBERG 1946, CONTI 1950, CLEMENTI 1952, WOLLAEGER, LUNDBERG und CHIPAULT 1953, MATTSON, BENEDICT und BECK 1954, HOLASEK 1954, BUENSOD und FAVARGER 1956.

jr. und GREENBERG (1950) haben darauf hingewiesen, daß diese Ausnutzungswerte überdies als Maximalwerte angesehen werden müssen. In Rattenversuchen hat man nämlich eine wesentlich schlechtere Ausnutzung gefunden, wenn man die *als Seifen ausgeschiedenen Fettsäuren* in die Berechnung einbezog. Bei den in den Tabellen aufgeführten, für menschliche Verhältnisse geltenden Ausnutzungs-Koeffizienten ist jene Fettsäurenfraktion unberücksichtigt geblieben;

Tabelle 50. *Durchschnittliche Ausnutzung einiger höher schmelzender tierischer Fette und einiger gehärteter Pflanzenfette.* (Nach DEUEL jr. und GREENBERG.)

Fettart	Schmelzpunkt °C	Autoren	Zahl der Untersuchungen	Mittelere Tageszufuhr g	Ausnutzung
Rotwild	51,4	DEUEL und HOLMES	3	46	82
Hammel	50	LANGWORTHY-HOLMES	7	53	88
Oleostearin	50	HOLMES	3	66	80
Gehärtete[1] Fette	—	HOLMES	—	—	—
Baumwollsaat	35	—	5	—	97
	46	—	3	—	95
Erdnuß	37	—	5	—	98
	39	—	3	—	96
	43	—	5	—	96
	50	—	4	—	92
	52	—	3	—	79
Mais	33	—	5	—	95
	43	—	5	—	95
	50	—	5	—	88
Gemischte gehärtete[2] Fette	—	DEUEL jr.-HOLMES	—	—	—
Baumwollsamen:					
13:88[3]	45,8	—	2	53	96
19:81	47,8	—	4	76	94
24:77	48,1	—	2	49	94
22:78	50,0	—	3	57	87
Erdnuß:					
6:94	43,0	—	5	74	97
9:91	43,2	—	4	80	97
33:67	51,1	—	4	90	93
Mais:					
9:91	39	—	4	103	95
25:75	49	—	3	105	93
31:69	54	—	3	92	92

[1] Gesamtfette teilweise gehärtet, um Fette mit verschiedenen Schmelzpunkten zu gewinnen.
[2] Ein Teil vollständig gehärteten Fettes wurde mit so viel unbehandeltem Fett vermischt, daß die Mischung den angegebenen Schmelzpunkt bekam.
[3] Die Zahlenwerte geben das Verhältnis des vollkommen gesättigten Fettes zum unbehandelten Fett an.

wahrscheinlich fällt sie aber auch beim Menschen ins Gewicht. Die Frage bedarf noch der endgültigen Klärung.

Die Bedingungen der Fettausnutzung sind bei Ratten und Menschen zwar nicht durchgehend gleich. Biberfett z. B. wirkt nur beim Menschen als Abführmittel[1], und Rapsöl wird vom Menschen viel besser ausgenutzt als von der Ratte[2]. Im großen und ganzen entspricht aber doch die Fettausnutzung im tierischen Organismus der Ausnutzung beim Menschen. In beiden Fällen sinkt sie mit steigendem Schmelzpunkt des Fettes[3].

[1] STEWARD und SINCLAIR 1945.
[2] DEUEL jr., JOHNSON, CALBERT, GARDNER und THOMAS 1949.
[3] AUGUR, ROLLMAN und DEUEL jr. 1947, CROCKETT und DEUEL jr. 1947, DEUEL jr., CHENG und MOREHOUSE 1948, EVANS und LEPKOVSKY 1932, HOAGLAND und SNIDER 1943, STEWARD und SINCLAIR 1945.

Tabelle 51. *Durchschnittliche Ausnutzung einiger Margarinearten.* (Nach DEUEL jr. und GREENBERG.)

Zusammensetzung der Margarine	Autoren	Zahl der Untersuchungen	Mittlere tägliche Fettzufuhr g	Ausnutzung %
1. 59% Olivenöl, 7% Schmalz, 22% Pflanzenöle (Baumwollsamen- und Erdnußöl), 12% Milchfett	HOLMES	9	—	97
2. 41% Olivenöl, 32% Schmalz, 24% Erdnußöl, 3% Milchfett	HOLMES	7	80	93
3. 67% Olivenöl, 33% Baumwollsamenöl, 0,1% Milchfett	HOLMES	4	—	97
4. Margarine aus gehärtetem Pflanzenfett (Schmelzpunkt 35° C)	DEUEL jr.	7	86	97

Mehrfach ist bei Tieren auch die *Ausnutzung von reinen Triglyceriden und Fettsäuren* untersucht worden. Es zeigte sich, daß Ratten Trilaurin zu 97%, Trimyristin zu 77%, Tripalmitin zu 28% und Tristearin zu 7 bzw. 19% ausnutzen[1]. Die Ausnutzung von Olein- und Elaidinsäure lag bei 95%, die von Palmitinsäure bei 36% und die von Stearinsäure bei 16%[2].

Bei der Polymerisierung werden, wie schon erwähnt (s. S. 144), die Fettsäuremoleküle tiefgreifend verändert[3] und die Fette im ganzen schlechter ausnutzbar[4].

Bei Ratten steigt die Sterblichkeit, wenn man sie mit polymerisiertem Leinöl füttert. Andererseits sahen DEUEL jr., GREENBERG, SAVAGE und BAVETTA (1950) keine Wachstumshemmungen bei Ratten, deren Futter 40% Baumwollöl enthielt, das zuvor längere Zeit auf 205—210° C erhitzt worden war.

2. Die Ursachen der Ausnutzungsunterschiede.

Die Ursachen für die verschieden starke Ausnutzung der Fette liegen einmal im *Schmelzpunkt* der Fette, indem mit steigendem Schmelzpunkt, d. h. mit zunehmendem Anteil der *gesättigten Fettsäuren* und der *Fettsäuren mit langen C-Ketten*, die Ausnutzung sinkt. Es hat sich außerdem gezeigt, daß die Ausnutzung von dem Grad der *Polymerisierung* abhängt. Schließlich sprechen einzelne Beobachtungen dafür, daß die Ausnutzung schlecht ausnutzbarer Fette mit steigendem *Gesamtfettgehalt der Kost* ansteigt (HOAGLAND und SNIDER 1943), und daß *gemischte Triglyceride* besser ausgenutzt werden als etwa einfaches Tristearin, Tripalmitin und Triolein (MATTIL und HIGGINS 1945, REISER und DIECKERT 1956).

Eine gewichtige Rolle scheint auch der *Calciumgehalt* der Kost zu spielen. So fanden CHENG, MOREHOUSE und DEUEL jr. (1949) zwar keinen Einfluß von Calciumsalzen auf die Ausnutzung gut ausnutzbarer Fette, in Gegenwart von Calcium, aber eine deutliche Verminderung der Ausnutzung von Fetten mit hohem Schmelzpunkt.

Die Ausnutzung von Trilaurin z. B. stieg in jenen Versuchen von 70,5 auf 87,2—89,5—97,3%, wenn der Calciumgehalt des Fettes von 6,1 auf 2,5—1,7—0 mg je Gramm Futter abfiel. Bei calciumreicher Ernährung (60—70 mg Ca täglich je Versuchstier) wurden Oleat zu 90%, Palmitat zu 38% und Stearat zu 25% ausgenützt, bei calciumarmer Ernährung (15—30 mg Ca) Palmitat zu 65% und Stearat zu 45%.

BARNES, PRIMROSE und BURR (1944) berichteten von einem Anstieg der Ausnutzung von Butter und gehärtetem Schmalz, wenn statt einer eiweißarmen eine *eiweißreiche Kost* verabreicht wurde.

[1] CHENG, MOREHOUSE und DEUEL jr. 1949, HOAGLAND und SNIDER 1943.
[2] CHENG, MOREHOUSE und DEUEL jr. 1949, PAUL und MCCAY 1942.
[3] BRADLEY 1937, BROCKLESBY 1941, LASSEN, BACON und DUNN 1949.
[4] LASSEN, BACON und DUNN 1949.

Schließlich kann die Fettausnutzung durch *Emulgatoren* verbessert werden: Rohlecithin verbessert bei Ratten die Ausnutzung von schwer schmelzbaren Fetten[1]. Infolge der guten Ausnutzung der Nahrungsfette im menschlichen Organismus braucht man sich um Ausnutzungsverbesserung nur bei krankhaften Störungen der Resorption, d. h. bei Sprue und gewissen Pankreaskrankheiten zu bemühen, wo unter Umständen 40—50% der Nahrungsfette mit dem Kot ausgeschieden werden[2]. Bei solchen Kranken läßt sich die Fettausnutzung z. B. durch Zusatz von „Tween 80" (Monooleat von Polyoxyäthylensorbit) deutlich verbessern[3]. Die Teilchengröße spielt bei der Fettausnutzung also offenbar eine nicht ganz unwichtige Rolle. Emulgiertes Fett ist deshalb nicht nur für die parenterale, sondern auch für die enterale Krankenernährung empfohlen worden[4]. Als Hilfsmittel zur Herstellung und zur Stabilisierung solcher Fettemulsionen eignen sich auch Sojaphosphatide, Cholin und Glycerinester.

3. Ausnutzung und Resorptionsgeschwindigkeit.

Ausnutzung und Nährwert der Nahrungsfette werden nicht allein durch die *Menge* des insgesamt resorbierten Fettes bestimmt, sondern auch durch die *Resorptionsgeschwindigkeit*. Langsam resorbierbare Fette führen, in größeren Mengen verzehrt, eher zu Verdauungsstörungen als schnell resorbierbare. Die Gesamtausnutzung kann also auch unabhängig von der Menge des Nahrungsfettes beträchtlich schwanken. Über die relative Geschwindigkeit der Fettresorption ist wenig bekannt, und die bisher üblichen *Methoden zur Bestimmung der Resorptionsgeschwindigkeit* sind nicht sehr befriedigend.

Bei Bestimmungen des Fettgehaltes im Darminhalt zu verschiedenen Zeiten nach Fettfütterung ergab sich, daß die Resorptionsgeschwindigkeit der Ratte unabhängig ist vom Alter (zwischen 4 und 7 Monaten), vom Geschlecht, von der Jahreszeit und von der Trächtigkeit[5].

Der Mensch scheint in jüngeren Jahren sein Nahrungsfett schneller zu resorbieren und besser auszunutzen als in höherem Alter[6].

Nimmt man als Maß für die Resorptionsgeschwindigkeit jenen Prozentsatz der zugeführten Fettmenge, der innerhalb von 24 Std resorbiert wird, dann ergibt sich bei der Ratte folgende Reihe: Butter 71,0 — Heilbuttleberöl 70,2 — Lebertran 67,7 — rohes Leinöl 67,0 — Olivenöl 63,4 — Schmalz 57,0 — ranziges Schmalz 53,8 — Baumwollöl 53,7 — Kakaobutter 47,9 — Cocosöl 47,4[7].

Brauchbare Ergebnisse erhält man auch, wenn man die Größe der Fettresorption in Beziehung setzt zur Körperoberfläche. Bei Berechnung der Resorption je Milligramm auf 100 cm^2 Körperoberfläche und Stunde fanden DEUEL jr., HALLMAN und LEONARD (1940) folgende Werte: Cocosöl 53,2, Margarinefett 46,1, Butterfett 42,1, Baumwollöl, 39,8 und Rapsöl 30,0. Nach CROCKETT und DEUEL jr. (1947) betragen diese Zahlen für Schmalz 38,3 und für Margarinefett 34,7.

Fette mit hohem *Schmelzpunkt* werden im allgemeinen langsamer resorbiert. Die Resorption (Milligramm je 100 cm^2 Körperoberfläche und Stunde) betrug z. B. bei gehärteten Fetten 34,6 (CROCKETT und DEUEL jr.), 31,4 (AUGUR, ROLLMAN und DEUEL jr. 1947), 24,7 (AUGUR, ROLLMAN und DEUEL jr. 1947), 20,7 (CROCKETT

[1] AUGUR, ROLLMAN und DEUEL jr. 1947.

[2] WOLLAEGER, COMFORT und OSTERBERG 1947, COOK, ELKES, FRAZER, PARKES, PEENEY, SAMMONS und THOMAS 1946.

[3] JONES, CULVER, DRUMMEY und RYAN 1948.

[4] GOLDBERG, STEIN und MEYER 1952, GEYER 1952, SHOSHKES 1952, VAN ITALLIE, MOORE und STARE 1952, BOINES 1952, BRIEN, TURNER, WATSON und GEDDES 1952, TIDWELL und NAGLER 1953.

[5] IRVIN, STEENBOCK und TEMPLIN 1936, DEUEL jr., HALLMAN und QUON 1939.

[6] BECKER, MEYER und NECHELES 1950, ORLA-JENSEN, OHLSEN und GEILL 1949, KANE, LOVELAC und MCCAY 1949.

[7] STEENBOCK, IRVIN und WEBER 1936.

und DEUEL jr. 1947) und sogar nur 8,5 mg (AUGUR, ROLLMAN und DEUEL jr. 1947). Resorptionsgeschwindigkeit und Ausnutzung laufen also etwa parallel.

Kurzkettige Triglyceride werden schneller resorbiert; die Resorptionsgeschwindigkeit sinkt mit steigender *Länge der C-Kette:* Triacetin 68,1 — Tributyrin 65,0 — Triisovalerin 45,7 — Tricaproein 54,5 — Tricaprylin 45,9 — Trilaurin 21,9 [1]. Die Resorptionsgeschwindigkeit von Triglyceriden ungeradzahliger Fettsäuren (Tripropionin, Trivalerin, Triheptylin) ist nur etwa halb so groß wie die von Fettsäuren mit gradzahliger C-Kette [2].

Die Resorptionsgeschwindigkeit kann durch Krankheit beeinträchtigt werden. Nach Nebennierenentfernung sinkt bei Ratten die Resorptionsgeschwindigkeit des Fettes infolge verlangsamten Abtransportes der Fettsäuren [3]. Die Lösung scheinbarer Widersprüche verschiedener Untersuchungsergebnisse liegt offenbar darin, daß die *Nebennierenrindenhormone* die Resorption nur eines Teiles der Fettsäuren beschleunigen [4].

Durch *Lecithinzusätze* wird die Resorptionsgeschwindigkeit beschleunigt. Sie steigt im Tierversuch z. B. bei Baumwollöl von 47,8 auf 61,8 mg je 100 cm^2 und Stunde, bei gehärteten Baumwollölen mit Schmelzpunkt von 46 bzw. 54^0 C, von 26,5 bzw. 18,0 auf 48,9 bzw. 30,1 [5]. In gleicher Weise wirken Lecithinzusätze anscheinend auch auf die Fett- und Vitamin A-Resorption von Gesunden und Kranken [6]. Die Bestimmung der Fett- und Vitaminresorption geschah hier nicht unmittelbar (wie bei der Ratte) sondern mit Hilfe von Fett- und Vitamin A-Toleranzkurven.

4. Die Ausnutzung bei parenteraler und rectaler Zufuhr.

In der klinischen Medizin der letzten Jahrzehnte hat die parenterale Ernährung wachsende Bedeutung gewonnen [7]. Sie hat ungeahnte therapeutische Perspektiven eröffnet, die Prognose von Unterernährungsschäden entscheidend gewandelt und zusammen mit den neuen Narkotica und Antibiotica die Erfolge der modernen Chirurgie ermöglicht.

Wegen des hohen Energiewertes der Fette ist es erwünscht, die Fette in möglichst weitem Umfang zur parenteralen Ernährung heranziehen zu können. Der Gedanke ist zwar keineswegs neu. Seiner Verwirklichung steht aber als Hauptschwierigkeit die Wasserunlöslichkeit der Fette entgegen.

Die ersten exakten Versuche über die Ausnutzung parenteral (und zwar *subcutan*) infundierten Fettes stammen von KOEHNE und MENDEL (1929). Schon früher hatten MURLIN und RICHE (1915) 3%ige Speck- und Ölemulsionen subcutan bei Hunden injiziert und gefunden, daß daraufhin der Umsatz anstieg und der respiratorische Quotient absank, das Fett also tatsächlich verbrannte.

Die ersten *intravenösen* Fettinfusionen beim Menschen hat offenbar YAMAKAWA (1920) ausgeführt. Die Tatsache, daß intravenös gegebenes Fett vom tierischen

[1] DEUEL jr. und HALLMAN 1940.
[2] DEUEL jr., HALLMAN und REIFMAN 1941.
[3] VERZAR und LASZT 1935, BAVETTA, HALLMAN, DEUEL jr. und GREELEY 1941.
[4] BARNES, MILLER und BURR 1941, BAVETTA und DEUEL jr. 1942, BARNES, RUSOFF und BURR 1942, BAVETTA 1943.
[5] AUGUR, ROLLMAN und DEUEL jr. 1947.
[6] ADLERSBERG und SOBOTKA 1943, JONES, CULVER, DRUMMEY und RYAN 1948.
[7] Zusammenfassende Darstellung des gegenwärtigen Standes bei STARE, MANN, GEYER und WATKIN 1949, GLATZEL 1955.

und menschlichen Organismus verwertet werden kann, ist dann in der Folge von einer ganzen Reihe von Untersuchern bestätigt worden[1].

COLLINS, KRAFT, KINNEY, DAVIDSON, YOUNG und STARE (1948) stellten fest, daß man 30% ige Fettemulsionen bei Hunden ziemlich rasch infundieren kann (0,13 g Fett je Kilogramm Körpergewicht und Minute). Sie gaben z. B. einem Tier im Verlauf einer mehrwöchigen Versuchsperiode insgesamt annähernd 800 g Fett und sahen dabei nur in den ersten 2—3 Tagen störende Begleiterscheinungen in Gestalt von Erbrechen. Plasmaphosphatase und Blutfett stiegen dabei an, gingen nach Beendigung jeder Infusion aber rasch wieder auf den Ausgangsstand zurück.

Eine entscheidende Voraussetzung für die Verträglichkeit und den therapeutischen Erfolg liegt darin, daß die Fett-Teilchen der infundierten Emulsion möglichst klein sind, d. h. größenordnungsmäßig an der unteren Grenze der mikroskopischen Sichtbarkeit (unter 3 μ) liegen. Unerwünscht, wenn auch offenbar unschädlich, sind die bei intravenöser Verabfolgung gelegentlich auftretenden Nebenwirkungen der stabilisierenden Emulgatoren. So läßt z. B. eine bestimmte Fraktion der Sojaphosphatide in vielen Fällen granulomatöse Veränderungen in Lungen, Milz und Leber entstehen[2]. Intravenös gegebene Emulsionen dieser Art mit 15% Fett werden aber in Mengen von täglich 300—600 cm³ (460—910 Calorien) von Tieren und Menschen im allgemeinen gut vertragen und ausgenutzt[3].

Die therapeutischen Erfolge der parenteralen Fettzufuhr sind durchaus ermutigend und wenn, wie gesagt, die Teilchen der Emulsion klein genug sind und die Emulsion selbst stabil gehalten wird, auch hinsichtlich unerwünschter Nebenwirkungen (Fettembolie, Granulombildung in den Organen) ganz unbedenklich. Die Unregelmäßigkeiten der Ausnutzung bedürfen noch der Erklärung; Zusätze von Glucose und Eiweißhydrolysaten können die Ausnutzung des intravenös infundierten Fettes anscheinend verbessern. Die heute vorliegenden *klinischen Erfahrungen*, die sich allmählich auf ein sehr umfangreiches Beobachtungsgut stützen, stammen vor allen Dingen aus der amerikanischen Klinik[4].

---

[1] HOLT, TIDWELL und SCOTT 1935, GORDON und LEVINE 1935, CLARK und BRUNSCHWIG 1942, DUNHAM und BRUNSCHWIG 1944, MENG und FREEMAN 1948, MCKIBBIN, POPE, THAYER, FERRY und STARE 1945, GEYER, CHAPMAN und STARE 1948, LERNER, CHAIKOFF, ENTENMAN und DAUBEN 1949.

[2] GEYER, MANN und STARE 1948, GEYER, MANN, YOUNG, KINNEY und STARE 1948, GEYER, WATKIN, MATTHEWS und STARE 1949.

[3] MANN, GEYER, WATKIN und STARE 1949, BECKER, GROSSMAN, SMITH, TAYLOR, HOLLERMAN und DECREASE 1954.

[4] MCKIBBIN, POPE, THAYER, FERRY und STARE 1945, MANN, GEYER, WATKIN, SMYTHE, DJU, ZAMSCHEK und STARE 1948, COLLINS, KRAFT, KINNEY, DAVIDSON, YOUNG und STARE 1948, LERNER, CHAIKOFF, ENTENMAN und DAUBEN 1949, MANN, GEYER, WATKIN und STARE 1949, GEYER, WATKIN, MATTHEWS und STARE 1949, 1951, SHAFIROFF, MULLHOLLAND, CO TUI, ROTH und BARON 1949, SHAFIROFF, MULLHOLLAND, ROTH und BARON 1949, GORENS, GEYER, MATTHEWS und STARE 1949, MENG und EARLY 1949, SHAFIROFF 1951, MENG 1951, NEPTUNE, GEYER, SASLAW und STARE 1951, LAMBERT, MILLER und FROST 1951, MURRAY und FREEMAN 1951, SHAFIROFF, MULLHOLLAND und BAKER 1951, MENG 1951, VAN ITALLIE, WADDELL, GEYER und STARE 1952, JOHNSON, FREEMAN und MEYER 1952, RICE, STRICKLER und ERWIN 1952, VAN ITALLIE, LOGAN, SMYTHE, GEYER und STARE 1952, ALBANESE 1952, BEAUVILLAIN 1952, ADEZATI und GHIGLIOTTI 1952, WADDELL, GEYER, OLSEN, ANDRUS und STARE 1955, MOELLER, GROSSMAN, PALM, CUSHING, STADLER und BECKER 1955, HALLMAN, KAUSTE und WALLGREN 1956, MUELLER 1957, GLAS und BIRKELO 1957, HERBST, LEVER und WADDELL 1956, WALLGREN, HALLMAN und KAUSTE 1956, HALLMAN und KAUSTE 1957, LEVEY, KRIEGER, BENSON, DAVIS und ABBOTT 1957, ABBOTT, KRIEGER, HOLDEN, BRADSHAW und LEVEY 1957, BENTLEY und VAN ITALLIE 1956, ELLISON und MUELLER 1957, BOZIAN, DAVIDSON, STUTMAN und WILKINSON 1957, LEVINE, CALVARA, PLZAK und ALLEN 1957, ARTZ und WILLIAMS 1957, KRIEGER, ABBOTT, LEVEY und HOLDEN 1957, UPJOHN, CREDITOR und LEVENSON 1957, JORDAN 1957, WATKIN 1957, SMITH 1957, FORBES 1957.

Die Erfahrungen SHAFIROFFs (1951) an 750 Kranken sind besonders umfangreich.

SHAFIROFF infundierte intravenös ein Gemisch von 10% Cocosöl mit Zusätzen von Glucose, Eiweißhydrolysat und Gelatine (1 Liter Emulsion innerhalb von 3—4 Std) und sah in 13% der Fälle vorübergehende Temperatursteigerungen, in Einzelfällen Kopfschmerzen, Übelkeit und Erbrechen. Die starke Chylomikronenvermehrung im Blut ging noch während der Infusion zurück, der Anstieg des Gesamtblutfettes aber erst 3—4 Std nach Infusionsende. Die Hälfte des infundierten Fettes wurde nachweislich innerhalb von 24 Std verbrannt, gelegentlich unter vorübergehender Acetonurie.

Bei insgesamt 35 Kranken verabreichen VAN ITALLIE, WADDELL, GEYER und STARE (1952) im Einzelfall 5—36 Infusionen (je 500—2000 cm³ 10%ige Fettemulsion mit einer Teilchengröße unter 1 μ), ohne dabei Leber- oder Erythrocytenschädigungen zu sehen. Eine Emulsion mit 10% Olivenöl, 1% Lecithin und 5% Glucose (1 g Fett je Kilogramm Körpergewicht im Laufe von 4 Std) benutzten JOHNSON, FREEMAN und MEYER (1952) bei 22 Kranken. Fettsäuren, Cholesterin und Phospholipoide im Blut stiegen verschieden hoch an und kehrten mehr oder minder schnell zu den Ausgangswerten zurück. Störende Nebenerscheinungen traten nicht auf.

Bemerkenswert erscheint die Feststellung von JOHNSON, FREEMAN und MEYER (1952), daß intravenöse Tageszufuhren von 1 g Fett je Kilogramm Körpergewicht in 10%iger Emulsion 24 Tage lang anstandslos vertragen werden, daß die Thrombocytenzahl aber abnimmt und die Blutungszeit ansteigt, wenn man die gleiche Tagesfettmenge in 20%igen Emulsionen auch nur 11 Tage lang gibt. Nach FULLERTON, DAVIES und ANASTASOPOULOS (1953) u. a. verkürzt *perorale* Fettzufuhr die Blutgerinnungszeit, wobei der Minimalwert etwa mit dem Maximal wert der alimentären Hyperlipämie zusammenfällt. CREDITOR, CREECH und NAIR (1953) haben bei Hunden und Menschen nach intravenöser Fettinfusion hämolytische Erscheinungen beobachtet. Stickstoffbilanzen, die bei peroraler Zufuhr von Fettemulsionen ausgeglichen sind, sollen negativ werden, wenn die gleichen Mengen der Fettemulsion unmittelbar in die Blutbahn gegeben werden[1]. Alle diese Fragen bedürfen noch der Klärung durch weitere Untersuchungen.

Im ganzen darf man also wohl sagen, daß die wesentlichen Fragen der intravenösen Fettzufuhr grundsätzlich gelöst sind und die praktische Durchführung über das Versuchsstadium hinaus gediehen ist. Die intravenöse Fettinfusion in ihrer heutigen Form stellt ein diätetisches Behandlungsverfahren dar, das zwar nicht so einfach durchführbar und nicht so ohne weiteres verträglich ist wie die intravenöse Glucoseinfusion. In geringen Flüssigkeitsvolumina gestattet sie aber Energiezufuhren, die mit Kohlenhydraten allein in dieser Größe gar nicht oder mindestens sehr viel schwerer erreichbar sind. Sie erleichtert dadurch die Energieversorgung, ja sie macht unter Umständen eine ausreichende Energieversorgung bei Kranken, die auf parenterale Ernährung angewiesen sind, überhaupt erst möglich.

Die Indikationen der parenteralen Ernährung mit Fetten sind überall dort gegeben, wo es auf die Zufuhr von Nahrungsenergien ankommt; spezielle Indikationen für diese Art von parenteraler Nahrungszufuhr gibt es nicht.

Daß Fett auch durch die *Schleimhaut der untersten Darmabschnitte resorbiert* werden könne, ist, soviel wir sehen, nur von SHAFIROFF (1951) angegeben worden. Der Befund SHAFIROFFs bei rectaler Infusion eines 10%igen Gemisches von Cocosöl, Glucose, Eiweißhydrolysaten und Gelatine mit einem Zusatz von Hyaluronidase bedarf noch der Bestätigung.

III. Zur Frage der biologischen Bedeutung des Fettgehaltes der Nahrung und der Verschiedenwertigkeit von Nahrungsfetten.

Die Frage, ob alle natürlichen Nahrungsfette ernährungsphysiologisch gleichwertig sind, ist theoretisch und praktisch von großer Tragweite. Die Antwort ergibt sich aus Wertvergleichen im biologischen Versuch.

[1] VAN ITALLIE, LOGAN, SMYTHE, GEYER und STARE 1952.

Im großen und ganzen bestehen alle Nahrungsfette aus den gleichen Grundbestandteilen. Die tierischen Fette enthalten indes etwas mehr Stearinsäure als die pflanzlichen Fette, die pflanzlichen Fette mehr ungesättigte Fettsäuren. Bereits erwähnt wurde auch, daß die Verteilung der Fettsäuren in den Triglyceriden der pflanzlichen Fette der „even distribution", die Verteilung in den tierischen Fetten den Gesetzen des Zufalls folgt (s. S. 148). Die natürlichen Nahrungsfette unterscheiden sich voneinander aber nicht allein durch Zahl und Menge der sie konstituierenden Fettsäuren und die Struktur ihrer Triglyceride, sondern auch durch Begleitstoffe in Gestalt von Phosphatiden, Cerebrosiden, Sterinen und Kohlenwasserstoffen. Wertunterschiede können schließlich auch auf Unterschieden des Vitamingehalts beruhen: Vitamin A findet sich nur in einigen — nicht in allen — tierischen Fetten. Während A-Provitamine, Carotine, in tierischen Fetten nur selten vorkommen, sind sie in vielen pflanzlichen Fetten reichlich vorhanden. Vitamin D ist ausschließlich in tierischen, Vitamin E vor allem in pflanzlichen Fetten enthalten.

1. Biologische Wertvergleiche.

Hinweise auf biologische Wertunterschiede der Nahrungsfette scheint schon der *chemische Aufbau* zu geben. Nach Ozaki (1926, 1927, 1928) besitzen Fettsäuren mit *ungeradzahliger C-Kette* geringeren Nährwert als Fettsäuren mit geradzahliger. Fette mit ungeradzahligen C-Ketten der Fettsäuren und ausschließlich gesättigten Fettsäuren werden vielleicht nur in Gegenwart ungesättigter, vom Organismus selbst schwer synthetisierbaren Fettsäuren optimal verwertet[1]. Verwertet werden vom Organismus in dieser Weise auch (unverzweigte und) ungeradzahlige Fettsäuren, die in der natürlichen Nahrung *nicht* vorkommen[2].

Fettsäuren mit *kurzgliedrigen C-Ketten* und dreifacher C-Bindung sollen giftig wirken. Fettsäuren mit weniger als 14 C-Atomen werden langsamer dehydriert[3]; kurzgliedrige Fettsäuren (mit 6—14 C-Atomen) sind in ihrer Wachstumswirkung den langgliedrigen unterlegen, für optimales Wachstum aber offenbar doch unentbehrlich[4].

Ungesättigte Fettsäuren sind nicht nur zur Verhütung von Wachstumsstillstand, Haut- und Nierenerkrankungen notwendig, sondern möglicherweise auch zum Aufbau von Abwehrstoffen, mindestens bei Ratten (s. S. 165). Die Möglichkeit einer Bildung ungesättigter Fettsäuren aus gesättigten ist jedoch für den tierischen Organismus immerhin erwiesen[5].

Gehärtete (hydrierte) *Fette* haben gegenüber den Ausgangsstoffen an Wert verloren, weil bei der Hydrierung fettlösliche Vitamine, Phosphatide und hochungesättigte Fettsäuren zerstört werden.

Anoxydierte und ranzige Fette sind wegen ihres Gehaltes an Oxyfettsäuren unverträglich[6]. Unresorbierbare *Paraffine und Mineralöle* verschlechtern die Resorption von fettlöslichen Vitaminen.

Als meistbenutztes Maß für den Nährwert eines Fettes dient das *Wachstum*.

Nach Beobachtungen von Schantz, Elvehjem und Hart (1940) wachsen junge Tiere bei 6wöchiger Beobachtungszeit am besten, wenn man sie mit Magermilch und homogenisiertem *Butterfett* füttert. Das anfänglich deutlich geringere Wachstum bei Fütterung mit Maisöl, Baumwollöl, Cocosöl oder Sojaöl glich sich aber später, d. h. jenseits der ersten 6 Wochen, wieder aus. Die Fraktion der gesättigten Fettsäuren der Butter erwies sich

[1] Skraup und Strieck 1939; dagegen Appel, Berger, Böhm, Keil und Schiller 1940.
[2] Appel, Berger, Böhm, Keil und Schiller 1940, Emmerich und Neeb 1940.
[3] Lang 1948.
[4] Brown und Bloor 1945, Schantz, Boutwell, Elvehjem und Hart 1940.
[5] Schoenheimer und Rittenberg 1936.
[6] Nightingale, Lockhart und Harris 1937, Roffo 1939, Whipple 1932.

gegenüber gleichen Mengen der ungesättigten Fettsäuren in ihrer Wachstumswirkung überlegen; der ungesättigte Rest war auch dann wirkungslos, wenn er vor der Verfütterung gehärtet wurde[1].

Die Autoren glauben, der größere Wachstumswert der Butter beruhe auf bestimmten langgliedrigen gesättigten Fettsäuren.

Andere Untersucher fanden jedoch keine solche Überlegenheit der gesättigten Fettsäurefraktion der Butter[2], und JACK und HINSHAW (1947) meinen sogar, es sei die *flüssige,* nach Abtrennung von den festen Glyceriden übrigbleibende Fraktion des Butterfettes, der eine besondere Wachstumswirkung zukäme.

BOER (1941) sah im Wachstumsversuch von *Butterfett* bessere Wirkungen als von *Olivenöl.* Da Olivenöl wenig Tokopherol enthält und leicht ranzig wird, ranziges Olivenöl aber in seiner Wachstumswirkung sowohl dem Butterfett als auch anderen Pflanzenfetten unterlegen ist (DEUEL jr., MOVITT, HALLMAN und MATTSON 1944), zeigen die Ergebnisse von BOER (1941) doch vielleicht nur die schlechte Eignung speziell von Olivenöl. Eine besonders geringe Wachstumswirkung von *Rapsöl* ist mehrfach festgestellt worden[3]; sie sollte auf der schlechten Ausnutzung des Rapsöls beruhen[4].

Eine *Überlegenheit des Butterfettes* gegenüber pflanzlichen Fetten nahmen auf Grund eigener Untersuchungen auch noch andere Autoren an[5]. Alle diese Angaben konnten aber von Nachuntersuchern *nicht bestätigt werden.*

So verfütterten DEUEL jr., MOVITT, HALLMAN und MATTSON (1944) Trockenmagermilch anstelle von flüssiger Magermilch und setzten von den zur Prüfung bestimmten Fetten so viel hinzu, daß der gesamte Fettgehalt dem Fettgehalt der Vollmilch entsprach. Bei dieser Versuchsanordnung ergaben sich während einer 12wöchigen Versuchsperiode keinerlei Unterschiede der Gewichtszunahme und des Knochenwachstums der Tiere, obwohl die einen mit Butterfett, die anderen mit Margarine, Maisöl, Baumwollöl, Olivenöl, Erdnußöl oder Sojaöl gefüttert wurden. Außerdem zeigten Gewebsanalysen keine Unterschiede des Eiweiß-, Fett-, Kohlenhydrat- und Aschegehaltes[6].

„Betrachtet man die Ähnlichkeit von Körpergewicht, Tibialänge und Gewebsaufbau, dann muß man daraus schließen, daß das Ausmaß des mit den verschiedenen Fettarten erzielten Wachstums identisch ist[7].

Die widersprechenden Versuchsergebnisse von SCHANTZ und Mitarbeitern erklären DEUEL jr. und MOVITT (1944, 1945) damit, daß die Schantzschen Tiere von dem butterhaltigen Futter mehr gefressen hatten als von dem Futter mit andersartigen Fettzusätzen. Die Ratten fressen nämlich ein Futter, das ein an sich geschmackloses, aber durch Zusatz von Diacetyl geschmacklich reizvoll gemachtes Fett enthält, viel lieber als ein Futter ohne diesen Schmeckstoff[8]. Auch BOUTWELL, GEYER, ELVEHJEM und HART (1944) sahen reichlicheren Futterverzehr, wenn das verfütterte Maisöl Diacetyl zugesetzt erhielt.

Gleiches Wachstum bei Verfütterung von Pflanzenfetten und Butterfett stellten bei einer Versuchsdauer bis zu 700 Tagen eine ganze Reihe von Forschern fest[9].

1 BOUTWELL, GEYER, ELVEHJEM und HART 1941.

2 HENRY, KON, HILDITCH und MEARA 1945, JACK, HENDERSON, REID und LEPKOVSKY 1945, GEYER, GEYER, DERSE, NATH, BARKI, ELVEHJEM und HART 1947.

3 BOER und JANSEN 1941, BOER, JANSEN und KENTIE 1947, DEUEL jr., GREENBERG, STRAUB, JUE, GOODING und BROWN 1948, EULER, EULER und LINDEMAN 1948.

4 DEUEL jr., CHENG und MOREHOUSE 1948; s. auch die Ergebnisse von THOMASSON und BOLLINGH 1955.

5 APPEL, BERGER, BÖHM, KEIL und SCHILLER 1940, APPEL, BÖHM, KEIL und SCHILLER 1942, BLEYER, FISCHLER, SCHULTE, SOUCI und THALER 1942, KEIL 1942, KEIL, APPEL und BERGER 1939, v. BEZNÁK, v. BEZNÁK und HAJDU 1943, BARKI, COLLINS, ELVEHJEM und HART 1950, OZAKI 1926, 1927, 1928, FREEMAN und IVY 1942, PARRISH, SHIMER und HUGHES 1946, VAN EEDEN 1952, NIEMAN, GROOT und JANSEN 1952.

6 DEUEL jr., HALLMAN, MOVITT, MATTSON und WU 1944.

7 DEUEL jr. und GREENBERG 1950.

8 DEUEL jr., MOVITT, HALLMAN und MATTSON 1944.

9 EULER, EULER und RÖNNENSTAM-SÖBERG 1942, 1943, 1946, DEUEL jr., GREENBERG, STRAUB, FUKUI, GOODING und BROWN 1949, DEUEL jr., GREENBERG, STRAUB, JUE, GOODING und BROWN 1948, ZIALCITA jr. und MITCHELL 1944, HENRY, KON, HILDITCH und MEARA 1945, LASSEN und BACON 1949.

Sehr eingehende und sorgfältige Untersuchungen aus neuester Zeit stammen von THOMASSON (1955) und THOMASSON und BOLDINGH (1955).

Da das Wachstum der Ratten offensichtlich vom Fettgehalt der Kost abhängt[1], wurde jede Fettart bei verschiedener Dosierung geprüft, und zwar so, daß der Fettgehalt des Futters 10—73% der Calorien ausmachte. Es wurde in dieser Weise in 6wöchigen Fütterungsversuchen an Ratten die Wachstumswirkung von 20 verschiedenen Fettarten verglichen: Schmalz, Sommerbutter, Olivenöl, Baumwollöl, Winterbutter, Rinderfett, Bambukbutter, Maisöl, Sojaöl, Erdnußöl, Palmfett, Sonnenblumenöl, Mohnöl, Kokosfett, Sesamöl, Owalanußöl, Walöl, Heringsöl, Rapsöl und Kapoköl. Mit *einer* Ausnahme (Schmalz) war das Wachstum bei Butterfettfütterung am stärksten; mit steigendem Fettgehalt des Futters traten diese Unterschiede immer deutlicher in Erscheinung. Bei einem Fettgehalt des Futters von 73% der Calorien lag der „Wachstumsförderungswert" (Gramm) in der 3. Versuchswoche bei Verfütterung von Olivenöl, Baumwollöl, Winterbutter, Rinderfett und Bambukbutter zwischen 2 und 10 unter dem der Sommerbutter. Er lag zwischen 12 und 18 darunter bei Verfütterung von Maisöl, Sojaöl, Erdnußöl und Palmfett, zwischen 24 und 30 darunter bei Verfütterung von Sonnenblumenöl, Mohnöl und Kokosfett, zwischen 50 und 58 darunter bei Verfütterung von Sesamöl und Owalanußöl und zwischen 45 und 59 darunter bei Verfütterung von Walöl und Heringsöl. Wurden 73% Fettcalorien in Gestalt von Rapsöl oder Kapoköl gegeben, dann gingen die Tiere zugrunde. Die Wachstumsgeschwindigkeit war bei Butterfettfütterung in der 1. und 2. Versuchshälfte etwa gleich groß, bei einigen anderen Fetten in der 2. Hälfte größer.

Bemerkenswert ist nun, daß sich zwischen Futtermenge und Gewichtszunahme eine positive Korrelation ergab. THOMASSON berechnete nämlich Wirksamkeitskonstanten (W.K.) nach der Formel

$$\text{W.K.} = \frac{\text{Gewichtszunahme in 6 Wochen}}{\text{Nahrungscalorien in 6 Wochen}} \times 100.$$

Diese Konstante beträgt bei Butterfett im Mittel 7,73 $\pm$ 0,71 und ist, wenn man vom Palmöl mit seiner höheren und von der Bambukbutter mit ihrer niedrigeren Konstante absieht, bei allen Fettarten annähernd dieselbe. „*Es scheint also, als ob die Gewichtszunahme je Nahrungscalorien unabhängig sei von der Art und Größe der Fettzufuhr.*" THOMASSON meint, allein die Annahme eines wachstumshemmenden Stoffes in verschiedenen Fetten gäbe eine befriedigende Erklärung für die Abnahme der Wachstumsgeschwindigkeit mit steigendem Fettgehalt und die verschieden starke Wachstumshemmung durch verschiedene Fettarten. Die Wachstumshemmung beruhe vermutlich auf dem Gehalt der Fette an Fettsäuren mit 20 und mehr C-Atomen. Von dieser Annahme ausgehend, verglichen dann THOMASSON und BOLDINGH (1955) die Wachstumswirkung von Kressensamenöl, das 80—90% Erucasäure ($C_{21}H_{41}COOH$) enthält, mit der Wachstumswirkung von Rapsöl (40—57% Erucasäure) und verschiedenen Mischungen von Erucasäure und Trierucin. Die Wachstumsgeschwindigkeit bei einem Futter mit beispielsweise 30% Fettcalorien, in Form von Kressensamenöl, lag zwischen jener bei einem Futter mit 50 und 60% Fettcalorien in Form von Rapsöl. Das Wirkungsverhältnis der beiden Öle entspricht mithin etwa ihrem Erucasäuregehalt. „Diese Ergebnisse zeigen, daß das geringe Wachstum bei Rapsölfütterung tatsächlich und ausschließlich bedingt ist durch die Gegenwart der Erucasäure." Es erhebt sich aber weiter die Frage, ob das Rapsöl wegen seiner wachstumshemmenden Eigenschaft schlechter beurteilt werden muß als andere Fettarten. Ratten, die mit 50% Fettcalorien in Form von Rapsöl aufgezogen wurden, lebten immerhin länger als mit 50% Butterfett aufgezogene Tiere, obwohl die Wachstumsgeschwindigkeit und tägliche Calorienaufnahme bei den Rapsöl-Tieren geringer waren.

---

[1] HOAGLAND und SNIDER 1943, BOUTWELL, GEYER, ELVEHJEM und HART 1943, FORBES, SWIFT, ELLIOT und JAMES 1946, BARKI, COLLINS, ELVEHJEM und HART 1950.

Die Widerstandsfähigkeit von Ratten und Mäusen gegen 2,4-Dinitrotoluol, gemessen am Wachstum und an der Lebensdauer, steigt zwar mit dem *Gehalt* des Futters an Fett (von 0,46 auf 5—30% bei gleichem N-Gehalt), aber unabhängig von der *Art* des Fettes (Baumwollsamenöl, Maisöl, Erdnußöl, teilgehärtetes Baumwollsamenöl, gehärtetes Cocosöl, Speck, Butterfett; allein ranziges gehärtetes Baumwollsamenöl verstärkt die schädigenden Wirkungen des Dinitrotoluols). „Viele nachteilige Auswirkungen des fettarmen Futters beruhen offensichtlich auf dem geringen Energieverzehr der Tiere"[1].

Bei 4 Jahre langer fettarmer Ernährung werden junge Hunde widerstandsloser gegenüber Infektionen, vor allem gegenüber Hautinfektionen und Pneumonien; die Tiere erholen sich und gewinnen an Widerstandsfähigkeit, wenn man Fett zufüttert. Speck, Baconfett und Butterfett sind gleich wirksam, während das Wachstum von der Art des Fettes abhängig zu sein scheint[2].

Vor einigen Jahren ist noch eingehend die Frage diskutiert worden, ob besondere wachstumsfördernde Fähigkeiten der im Butterfett enthaltenen *Vaccensäure* (11-Octadecensäure; $C_{17}H_{33}COOH$) zugeschrieben werden müßten. Daß Sommerbutterfett, im Gegensatz zum Winterbutterfett und zu Pflanzenfetten, Vaccensäure enthält, steht außer Frage[3]. Auch in gehärteten Fetten wurden nicht unerhebliche Vaccensäuremengen nachgewiesen[4]. BOER, JANSEN, KENTIE und KNOL (1947) schlossen auf besondere wachstumsfördernde Fähigkeiten der Vaccensäure aus Rattenversuchen, die bei vaccensäuregefütterten Tieren rascheres Wachstum erkennen ließen als bei rapsölgefütterten und meinten, wenn andere Untersucher eine überlegene Wachstumswirkung des Butterfettes *nicht* gesehen hätten, dann werde das wahrscheinlich daran gelegen haben, daß vaccensäurefreie Winterbutter verfüttert wurde. Die Befunde BOERS hinsichtlich der Vaccensäure konnten jedoch von mehreren Nachuntersuchern nicht bestätigt werden[5]. Schließlich haben BOER, GROOT und JANSEN im Jahre 1948 ihre Angaben selbst zurückgezogen.

Von anderer Seite[6] nicht bestätigt wurde auch die Meinung von BOUTWELL, GEYER, ELVEHJEM und Hart (1943), daß bei vorzeitig abgestillten jungen Ratten das Butterfett eine Sonderstellung hinsichtlich der Wachstumsförderung einnehme. Ebensowenig ergab sich eine Vorzugsstellung des Butterfettes bei calorisch knapp ernährten Tieren und bei Tieren, die durch Injektionen von Wachstumshormon zu schnellerem Wachstum angeregt wurden[7].

In einer umfangreichen kritisch-zusammenfassenden Darstellung haben THOMASSON und GOTTENBOS (1957) auf Grund der Literatur und eigener Untersuchungen an Tieren den Nährwert von Butter und Margarine verglichen. Sie kommen zu dem Ergebnis, „daß zwischen Butter und Margarine im allgemeinen kein Unterschied in der Wachstumswirkung besteht. Die bekannten fettlöslichen Vitamine sind in beiden Produkten in fast gleichen Mengen vorhanden. Die Untersuchungen haben deutlich gezeigt, daß ein eventueller Unterschied in der Wachstumswirkung weder auf der Anwesenheit eines unbekannten wachstumsfördernden Faktors in Butter beruht, noch auf der eines schädlichen wachstums-

[1] CLAYTON und BAUMANN 1944, 1948.
[2] HANSEN, BECK und WIESE 1948.
[3] BOER, JANSEN und KENTIE 1947, BERTRAM 1928, GROSSFELD und SIMMER 1930, GEYER, NATH, BARKI, ELVEHJEM und HART 1947.
[4] BERTRAM 1928, GROSSFELD und SIMMER 1930.
[5] DEUEL jr., GREENBERG, STRAUB, JUE, GOODING und BROWN 1948, EULER, EULER und LINDEMAN 1948, NATH, BARKI, ELVEHJEM und HART 1948.
[6] ZIALCITA und MITCHELL 1944, DEUEL jr. und MOVITT 1945.
[7] DEUEL jr., HENDRICK und CROCKETT 1946, ERSHOFF und DEUEL jr. 1945.

hemmenden Stoffes in gehärteten Fetten. Ein Unterschied in der Wachstumswirkung zwischen Butter und Margarine kann auf einem im Einzelfall zu geringen Gehalt an essentiellen Fettsäuren beruhen, eventuell verbunden mit einem hohen Gehalt an gesättigten Fettsäuren, was durch das Bestreben, den Linolsäuregehalt der Margarinesorten nicht unter 5% sinken zu lassen, leicht verhindert werden kann. Ferner können Margarinesorten durch die Anwesenheit eines hohen Fettsäuregehaltes mit langen Ketten (20 oder mehr C-Atome) eine geringere Wachstumswirkung als Butter besitzen. Es hat sich aber herausgestellt, daß diese Wachstumshemmung unschädlich ist und daß sie im Gegenteil sogar einen günstigen Einfluß auf den Organismus ausübt".

An Kindern sind, soviel wir sehen, diese Fragen bisher nur von LEICHENGER, EISENBERG und CARLSON (1948) geprüft worden: Die 1. Gruppe bekam 2 Jahre lang ausschließlich Margarine, die 2. Gruppe eine ähnliche Kost, aber Butter anstatt Margarine. Am Ende des Versuchs waren die Margarine-Kinder ebenso groß geworden wie die Butter-Kinder.

Bei Wertvergleichen der genannten Art zwischen Butter und anderen Fetten muß aber anscheinend auch die *Art der Nahrungskohlenhydrate* berücksichtigt werden. In Gegenwart größerer Mengen von Milchzucker (bei 48%, noch nicht bei 32%! der Nahrungscalorien) scheint Butter dem Maisöl überlegen zu sein[1]. Solche Unterschiede treten aber offenbar nur bei beschränkter Zufuhr von B-Vitaminen in Erscheinung, und sie fehlen auch, wenn die Nahrungskohlenhydrate aus einer Mischung von Glucose und Galaktose oder aus Glucose allein bestehen. Bemerkenswert ist in diesem Zusammenhang vielleicht die Tatsache, daß junge Ratten zugrunde gehen, wenn ihre Nahrungscalorien zu 75% aus Milchzucker bestehen[2] — andere Zuckerarten werden unter gleichen Bedingungen ohne weiteres vertragen —, und daß Milch überhaupt toxisch wirken kann[3].

Mehr noch als das Wachstum sind *Trächtigkeit und Stillfähigkeit* vom Nährwert des Futters abhängig. Fettarme und fettfreie Kostformen hemmen die Lactation[4]. Bei einer aus anderen Gründen unzulänglichen Ernährung läßt sich die Lactation weder durch Butterfett noch durch Schmalz, gehärtetes Öl, Olivenöl oder Weizenkeimöl anregen. Ist die Ernährung im ganzen aber ausreichend, dann kann man bei fettfreier Grundkost die Lactation sowohl durch Zusatz von Maisöl wie durch Zusatz von (nicht gehärtetem) Kokosöl steigern[5].

Unentbehrlich für ausreichende Milchbildung sollen ungesättigte Fettsäuren, insbesondere Linolsäure, sein[6].

DEUEL jr., MOVITT und HALLMAN (1944) prüften die Auswirkungen von Butterfett, Maisöl, Baumwollöl, Margarinefett, Olivenöl, Erdnußöl und Sojaöl (als Zulagen zu Magermilchpulver) auf die *Wurfzahl und auf das Wachstum der säugenden Jungtiere*. Sichere Unterschiede stellten sich dabei nicht heraus. EULER, EULER und RÖNNESTAM-SÖBERG (1946) glauben, in ähnlichen Untersuchungen eine Überlegenheit der Margarine gegenüber der Butter gefunden zu haben.

Noch deutlicher müssen sich schließlich Mängel und Vorzüge einer Kostform geltend machen, wenn man sie *über Generationen hin* verabreicht. Einfache

1 DEUEL jr., MOVITT, HALLMAN und MATTSON 1944, BOUTWELL, GEYER, ELVEHJEM und HART 1945.
2 ERSHOFF und DEUEL jr. 1944. 3 HOLT jr. und KAJDI 1944, HANDLER 1953.
4 MEIGS 1922, ANDERSON und WILLIAMS 1937.
5 MAYNARD und RASMUSSEN 1942, LOOSLI, LINGENFELTER, THOMAS und MAYNARD 1944.
6 QUACKENBUSH, KUMMEROW und STEENBOCK 1942, EVANS, LEPKOVSKY und MURPHY 1934; dagegen LOOSLI, LINGENFELTER, THOMAS und MAYNARD 1944.

Kostformen, mit denen Ratten über 67 Generationen hin zufriedenstellend wachsen, sich fortpflanzen und lactieren, haben SHERMAN und CAMPBELL (1924, 1929/30, 1937) schon vor langen Jahren angegeben. Eine solche Kostform enthält $^1/_6$ bzw. $^1/_3$ Vollmilchpulver, $^5/_6$ bzw. $^2/_3$ gemahlenen Vollweizen und 2% des Weizengewichts an Kochsalz.

DEUEL jr., HALLMAN und MOVITT (1945) und DEUEL jr., GREENBERG, SAVAGE und BAVETTA (1950) haben in der Sherman-Kost mit $^1/_3$ Vollmilchpulver dieses Vollmilchpulver durch Magermilchpulver ersetzt und eine entsprechende Menge Pflanzenmargarinefett zugegeben mit dem Erfolg, daß nach 10 und 25 Generationen die Wachstumsgeschwindigkeit der Tiere beträchtlich größer war als zu Beginn des Versuchs — nach 4 Generationen war sie zunächst kleiner als nach 1 Generation —, daß die Fruchtbarkeit erhalten blieb und das Durchschnittsgewicht der Jungtiere beträchtlich höher lag. „Es bestehen keine Anhaltspunkte für die Annahme, der Versuch mit dieser Kost hätte nicht unbegrenzt fortgesetzt werden können.“ Die Versuche liefen seit April 1940 und dauerten zur Berichtszeit schon über 10 Jahre[1]. „Wenn man die erhaltenen Werte in vergleichbare Versuche am Menschen übersetzen kann, bei dem 30 Jahre einer Generation entsprechen, dann käme man auf eine Versuchsdauer von 750 Jahren.“

LANG (1957) schloß eine Diskussion dieser Fragen mit den Worten: „Es besteht demnach zur Zeit kein Grund zu der Annahme, daß tierische Fette den pflanzlichen bei gleicher Zufuhr an Vitaminen und essentiellen Fettsäuren als Nahrungsfette überlegen oder unterlegen sind.“

2. Die sog. essentiellen Fettsäuren.

EVANS und BURR (1926/27) und BURR und BURR (1929) konnten als erste zeigen, daß Ratten an *charakteristischen Mangelerscheinungen* erkranken, wenn sie streng fettfrei aufgezogen werden mit einem Futter, das aus alkohol- und ätherbehandeltem Casein, fettfreier Hefe, Rohrzucker, Salzen und den Vitaminen A und D besteht[2]. Das Körpergewicht der Tiere bleibt vorzeitig stehen, um im weiteren Verlauf rasch bis zum tödlichen Ende abzufallen. Die Haut wird schuppig, am Schwanz treten Nekrosen auf und unter den Zeichen der Nierenschädigung mit Hämaturie gehen die Tiere zugrunde. In der Regel steigen Wasserbedarf und Gesamtumsatz (bei hohem R.Q.) deutlich an. Die Wasserpermeabilität der Epidermis ist erhöht, wie auch die Erythrocyten durch hypotone Kochsalzlösungen rascher hämolysieren als bei gesunden Kontrolltieren. Messungen des „131-J-Uptake“ lassen keine gesteigerte Schilddrüsenaktivität erkennen. Gelegentlich findet man Rückgang von Ovulation, Wurfgröße und Lactation bei den Weibchen, Sterilität bei den Männchen und histologische Veränderungen der Ovarien, des Uterus und anderer Organe. Es ist aus alledem auf die Mitwirkung der essentiellen Fettsäuren bei den Zellmembranfunktionen und auf einen gesteigerten Nahrungsverbrauch infolge Entkoppelung der oxydativen Phosphorylierungen geschlossen worden[3].

Durch kleine Mengen Schmalz, Lebertran oder Leber lassen sich diese Veränderungen meist schlagartig beseitigen; dabei steigt und fällt die Heilwirkung der Fette mit ihrem Gehalt an *Linolsäure, Linolensäure* und *Arachidonsäure*, d. h. mit ihrem Gehalt an hochungesättigten Fettsäuren.

PANOS und FINERTY (1953) haben diese Ergebnisse neuerdings wieder bestätigt. Bei ihren fettfrei ernährten Ratten waren Schilddrüse und Nebennieren verkleinert, Nieren, Leber und Herz vergrößert; in den Nieren fanden sich Erythrocytenanhäufungen. Die Haut war hyperkeratotisch. Der Haarausfall war am Rücken, die Dermatitis am Schwanz am

[1] DEUEL jr. und GREENBERG 1950.

[2] Siehe auch BURR 1942, BURR, BURR und MILLER 1932, BURR, BROWN, KASS und LUNDBERG 1940, McAMIS, ANDERSON und MENDEL 1929, STANGL 1951, DAM 1958, Lipide usw. 1957.

[3] MACMILLAN und SINCLAIR 1958.

deutlichsten, der Ovulationscyclus unregelmäßig. Durch Zulage von ungesättigten Fettsäuren und Übergang zu normalem Futter konnten diese Veränderungen weitgehend wieder beseitigt werden.

Aus diesem Grunde wurden Linolsäure, Linolensäure und Arachidonsäure von BURR als „*essentielle Fettsäuren*" bezeichnet. Abgesehen von diesen 3 Fettsäuren (in cis-Form) und 2 Hexahydrostearinsäuren ist keine andere Fettsäure imstande, jene Mangelerscheinungen zu beseitigen[1].

Es steht heute einwandfrei fest, daß die Ratte jene essentiellen Fettsäuren nicht synthetisieren kann[2].

Die entscheidende Fettsäure scheint die Arachidonsäure zu sein; sie kann aus der, auch als solchen wirksamen Linolsäure aufgebaut werden[3]. Im Wachstumsversuch ist Arachidonsäure 6mal so wirksam wie Linolsäure.

Gibt man Ratten, die zunächst durch fettfreies Futter in einen Mangelzustand gebracht worden sind, zu diesem fettfreien Futter 20 mg Linolsäure je Tag, bis ihr Wachstum zum Stillstand kommt, dann wachsen die Tiere auch dann nicht weiter, wenn man die Linolsäurezulage auf 60 mg erhöht. Sie wachsen aber weiter, wenn man sie auf ein Futter mit 10% Baumwollsamenöl setzt. Die günstige Wirkung des Futters beruht also offenbar nicht allein auf seinem Gehalt an essentiellen Fettsäuren oder Tokopherolen[4].

Der Linolsäurebedarf ist abhängig von der übrigen Ernährung und liegt für weibliche Ratten um 20 mg, für männliche um 100 mg je Tag[5].

Der Bedarf hängt anscheinend nicht allein vom Geschlecht, sondern auch von der Art der gesamten Nahrung ab, insofern er ansteigt, wenn die Kost noch andere Fettsäuren enthält; jedenfalls wachsen die Tiere dann langsamer, als wenn die Nahrung fett*frei* ist[6].

Futter mit 0,27% Fett ermöglicht normales Wachstum, normale Fortpflanzung und völlige Gesundheit der Tiere über 3 Generationen[7].

Ähnliche Störungen wie bei Ratten treten nach unzureichender alimentärer Versorgung mit Linol-, Linolen- und Arachidonsäure auch bei Mäusen auf[8]. Diese hochungesättigten Fettsäuren sind außerdem essentiell für Kücken[9], Hunde[10], Schweine[11], Kälber[12], Schafe und Insekten. Wo sie fehlen, kommt es zu Störungen fermentativ gesteuerter Funktionen[13], zu Anstieg der Hämoglobinkonzentration im Blut und Abnahme der osmotischen Resistenz der Erythrocyten[14], zu Störungen der Fortpflanzung und Lactation[15] und sinkender Wider-

---

[1] BURR und BURR 1929, BURR, BURR und MILLER 1932, BURR, BROWN, KASS und LUNDBERG 1940, HUME, NUNN, SMEDLEY-MACLEAN und SMITH 1938/40, SMEDLEY-MACLEAN und NUNN 1940, TURPEINEN 1938, KARRER und KOENIG 1943, AAES-JØRGENSEN, FUNCH und DAM 1957.

[2] EVANS und LEPKOVSKY 1932, BANKS, HILDITCH und JONES 1933, ELLIS und HANKINS 1925, LONGENECKER 1939, SCHOENHEIMER und RITTENBERG 1936, DAM 1956.

[3] TURPEINEN 1938, BURR 1942, HUME, NUNN, SMEDLEY-MACLEAN und SMITH 1938, SMEDLEY-MACLEAN und HUME 1941, WIDMER und HOLMAN 1949.

[4] DEUEL jr., GREENBERG, CALBERT, SAVAGE und FUKUI 1950.

[5] BURR, BURR und MILLER 1932, GREENBERG, CALBERT und DEUEL jr. 1950.

[6] EVANS und LEPKOVSKY 1932, SINCLAIR 1940, BURR 1942.

[7] MCKENZIE, MCKENZIE und MCCOLLUM 1939.

[8] WHITE, FOY und CERECEDO 1943, CERECEDO, PANZARELLA, VASTA und DE RENZO 1952.

[9] RUSSELL, TAYLOR, WALKER und POLSKIN 1942, BURR und BURR 1929, EVANS und LEPKOVSKY 1932.

[10] HANSEN und WIESE 1943.

[11] ELLIS und HANKINS 1925, ELLIS und ISBELL 1926, ELLIS und ZELLER 1930.

[12] GULLICKSON, FOUNTAINE und FITCH 1941, GIBSON und HUFFMAN 1939, MAYNARD, GARDNER und HODSON 1939.

[13] TULPULE und PATWARDHAN 1952, KUNKEL und WILLIAMS 1951.

[14] MACMILLAN und SINCLAIR 1958.

[15] EVANS, LEPKOVSKY und MURPHY 1934, DEUEL jr., MARTIN und ALFIN-SLATER 1954.

standsfähigkeit gegenüber Röntgenbestrahlung[1]. Nach Zugaben linolsäurereichen Fettes (Baumwollsamenöl) zu fettfreier Kost sinkt der Cholesteringehalt der Leber, während der Plasmacholesteringehalt ansteigt[2].

In diesem Zusammenhang ist zu erwähnen, daß Mangelsymptome infolge unzureichender Versorgung mit essentiellen Fettsäuren sich bei jungen Ratten rascher entwickeln, wenn gleichzeitig ein hypercholesterinämischer Zustand besteht (infolge cholesterinreicher Fütterung, bei Hypothyreoidismus, nach Verabreichung von Cholin, Alloxan, Triton, Aminonucleosid).

Man hat daraus geschlossen: Da die essentiellen Fettsäuren für den normalen Cholesterintransport benötigt werden, müssen die Reserven an essentiellen Fettsäuren schneller erschöpft sein, wenn exzessive Cholesterinmengen transportiert werden müssen. Versuche, durch cholesterin- oder cholinreiches Futter Fettmangelsymptome hervorzurufen, waren jedoch wenig erfolgreich[3] und die Erfahrung scheint zu lehren, daß Hypothyreoidismus eher vor Fettmangel schützt als ihn begünstigt[4].

Sinclair (1958) sieht die Bedeutung der essentiellen Fettsäuren — selbst wenn kleine Mengen Linolsäure im ausgereiften Tier synthetisiert werden können, besteht die Bezeichnung essentiell zu Recht — in folgendem: Essentielle Fettsäuren werden für strukturelle Aufgaben benötigt. Sie sind Bestandteile gewisser Phospholipoide und Cholesterinester und können Vitamin D verestern. Sie bilden einen Bestandteil der Zellmembranen, einschließlich Myelin, und kommen wahrscheinlich in den Membranen der Mitochondrien vor. In dieser Form können sie die Oxydationsfermente des Cytochrom-Systems steuern. Essentielle Fettsäuren sind erforderlich für die Bildung der normalen mesenchymalen Grundsubstanz, des Knochens und des Knorpels. Die genannten Funktionen können die Wachstums- und Fortpflanzungsstörungen erklären. Die Epithelschädigung läßt sich ähnlich verstehen wie die Anhäufung von Cholesterin in nicht vascularisierten Geweben. Mit der Bindegewebsschädigung erklären sich die Knochen- und Knorpelschädigungen und die erhöhte Brüchigkeit und Permeabilität der Capillaren. Die heftige Reaktion des Mangeltieres auf Schädigung und Stress verschiedener Art erklärt sich in gleicher Weise.

Bemerkenswert erscheint die Angabe von James, Lovelock, Webb und Trotter (1957), daß menschliche Erythrocyten hochungesättigte Fettsäuren zu synthetisieren vermögen. Der Frosch scheint in seinem Darm ungesättigte Fettsäuren bilden zu können[5], während durch die Pansenbakterien der Wiederkäuer ungesättigte Fettsäuren des Futters — rund 80% des Gesamtfettes des Weidegrases besteht aus C_{18} ungesättigten Fettsäuren — größtenteils hydriert werden[6].

Die Grundumsatzsteigerung der Mangeltiere ist „wahrscheinlich die früheste und sicher eine der fundamentalsten Manifestationen des Fettmangelsyndroms[7].“ Sie läßt sich schon durch Linolsäuremengen ausgleichen, die zu klein sind, um mengenmäßig ins Gewicht zu fallen; gesättigte Fettsäuren können den erhöhten Energieumsatz weder verhindern noch beseitigen. Infolge dieser Grundumsatzsteigerung — der Grundumsatz fettfrei ernährter Tiere liegt, berechnet auf Oberfläche oder Gewicht, 30—50% höher als der Grundumsatz der Vergleichstiere —

---

[1] Cheng, Graham, Alfin-Slater und Deuel jr. 1955.
[2] Alfin-Slater, Aftergood, Wells und Deuel jr. 1954.
[3] Holman und Aaes-Jørgensen 1958. [4] Panos und Finerty 1954.
[5] Dominas, Karolczyk und Nimierko 1958.
[6] Lough und Garton 1958.
[7] Panos, Finerty, Klein und Wall 1958, Panos und Finerty 1953, 1954, Morris, Panos, Finerty, Wall und Klein 1957, Klein und Johnston 1954.

nehmen die fettfrei ernährten Tiere bei gleicher Calorienaufnahme weniger an Gewicht zu als Tiere mit 30% Fett im Futter. Dementsprechend brauchen Tiere mit 30% Fettcalorien weniger Nahrungscalorien als fettfrei gehaltene Tiere, um gleiches Gewicht zu erreichen. Tiere, die Fett nach Belieben fressen können, verzehren etwa 10% mehr an Calorien als fettfrei gehaltene Tiere, nehmen dabei aber um nahezu 50% mehr an Gewicht zu. Diese Unterschiede machen sich erst nach der 3. Versuchswoche bemerkbar. „Es ergab sich, daß nach diesem Zeitpunkt Kontrolltiere 40% weniger Calorien je Gramm Gewichtszunahme benötigten. Die Steigerung der Wärmeproduktion ist viel größer als jene, die zur Verdunstung des insensibel verlorenen Wassers (s. unten) notwendig wäre; ihre Ursache liegt demnach nicht in der erhöhten Hautdurchlässigkeit. Der Hautdefekt bewirkt die Abgabe eines Teiles der infolge des Mitochondriendefektes im Überschuß produzierten Wärme"[1]. „Unter anderen Ursachen des erhöhten Umsatzes bei Fettmangel scheint Hyperthyreoidismus durch morphologische und Isotopen-Untersuchungen nachgewiesen zu sein. Die verstärkte Fettsynthese, besonders aus Kohlenhydraten, trägt sicher zur Umsatzerhöhung bei. Schließlich. spricht immer mehr für die Annahme, daß der Fettmangel durch die fehlende Verknüpfung von Oxydation und Phosphorylierung eine grundlegende Störung der Energiebilanz hervorruft"[2]. Einschränkend muß dazu freilich bemerkt werden, daß die erhöhte Schilddrüsenaktivität nicht als erwiesen gelten kann.

Die Wasseraufnahme fettfrei gehaltener Tiere betrug in Versuchen von PANOS, FINERTY, KLEIN und WALL (1958) mit 1000 ml/m²/24 Std doppelt so viel wie bei den Vergleichstieren mit 30% Fettcalorien, der insensible Wasserverlust mit 600—800 ml/m²/24 Std ebenfalls doppelt so viel. Nur bei den Vergleichstieren sank mit steigender Luftfeuchtigkeit der insensible Wasserverlust. Histologisch fanden sich bei den fettfrei gefütterten Tieren Degenerationen der Hodentubuli und Zunahme der basophilen Zellen (viele mit „Kastrationsveränderungen") in der Hypophyse; Herz, Nieren und Nebennieren waren vergrößert. Wie die abnorme Wasserdurchlässigkeit der Haut zustande kommt, ist unbekannt.

Die Frage, ob jene für die Ratte und andere Tiere essentiellen Fettsäuren *auch ür den Menschen essentiell* seien, ist noch offen. Man hat sie vielfach bejaht auf Grund von Beobachtungen bei *Ekzemkranken*. Bei fettfrei ernährten Säuglingen entwickeln sich nämlich Wachstumsstörungen und Ekzeme[3] und in ähnlicher Weise wie bei fettfrei ernährten Ratten, bei denen die Jodzahl des Blutes

Tabelle 52. *Arachidonat- und Linolatgehalt im Blutserum von Gesunden und Ekzematikern.* (Nach BROWN und HANSEN.)

Zahl der Patienten		Prozent der Gesamtfette	
		Arachidonat	Linolat
Junge Patienten mit Ekzem	18	1,34	3,20
Alte Patienten mit Ekzem .	8	1,60	4,20
Kontrollen	35	2,83	4,80
Kontrollen	12	2,90	5,20

gleichzeitig mit der Entwicklung der Hautsymptome sinkt[4], läßt sich bei ekzemkranken Menschen sehr häufig eine Erniedrigung der Jodzahl und des Linolsäure- und Arachidonsäuregehaltes des Blutes — nicht hingegen des

[1] MACMILLAN und SINCLAIR 1958.
[2] PANOS, FINERTY, KLEIN und WALL 1958, s. auch PANOS und FINERTY 1953, 1954, MORRIS, PANOS, FINERTY, WALL und KLEIN 1957, KLEIN und JOHNSTON 1954.
[3] HANSEN 1933, 1937.
[4] HANSEN und BURR 1933.

Gesamtfettgehaltes! — feststellen[1]; keine Erniedrigung der Jodzahlen fanden GINSBERG, BERNSTEIN jr. und JOB (1937). Mit der Besserung des klinischen Zustandsbildes macht sich eine Neigung zu Anstieg des Linolsäuregehaltes[2] und der Jodzahl bemerkbar[3].

Heilung oder doch deutliche Besserung wurde vor allem bei ekzemkranken *Kindern* nach Zulage von Speck, aber auch von Maisöl, Leinöl oder Linolsäure wiederholt beobachtet[4]. HANSEN, KNOTT, WIESE, SHAPERMAN und MCQUARRIE (1947) haben, um ein Beispiel zu nennen, über 225 Ekzematiker und 101 Kontrollpersonen berichtet, von denen 35 mehr als 16 Jahre alt waren. Verabfolgt wurden über 1—3 Monate hinweg in der Regel 30—60 g Speck täglich, gelegentlich auch Maisöl, Leinöl oder Emulsionen ungesättigter Fettsäuren. „Wenn sie als einzige Behandlung bei 148 Ekzematikern verschiedenen Alters angewandt wurde, ergab die Zulage von Fetten mit hohem Gehalt an ungesättigten Fettsäuren eine klinische Reaktion, die bei 60 gut bis ausgezeichnet, bei 51 ziemlich gut und bei 37 gering war oder fehlte. Die letzten waren meist älter an Jahren.“ Die Jodzahlen im Blut lagen bei 75—80% der Jugendlichen und bei mehr als 50% der Erwachsenen unter den Werten der gesunden Kontrollpersonen. Mit der Besserung des klinischen Zustandes ging eine Neigung zu Anstieg der Jodzahlen einher. Keine überzeugenden Erfolge einer derartigen Behandlung sahen TAUB und ZAKON (1935), EPSTEIN und GLICK (1937) und VACHON (1948).

Im übrigen hat man die Heilwirkungen des Lebertrans bei Wunden, Verbrennungen und Tuberkulose mit seinem Gehalt an ungesättigten Fettsäuren in Zusammenhang bringen wollen und den ungesättigten Fettsäuren auch Heilwirkungen bei verschiedensten anderen Krankheiten zugeschrieben (Literatur bei STANGL 1951) — in allen Fällen aber ohne überzeugende klinische Beweise.

Als feststehend kann also lediglich angesehen werden, daß sich der Zustand vieler, durchaus aber *nicht* aller Ekzematiker bessert, wenn man ihnen mehr Fett gibt. Fraglich ist, ob alle Formen von Ekzemen, insbesondere ob auch das allergische Ekzem anspricht[5] und wieweit Cöliakie und kindliche Dystrophie günstig beeinflußt werden können[6]. Die Beurteilung des therapeutischen Erfolges ist bei einer Krankheit wie dem Ekzem, das „spontane“ Intensitätsschwankungen zeigt, deren Ursachen weitgehend im Dunkel liegen, ungemein schwierig. Nur große Zahlen, die eine statistische Auswertung ermöglichen, können brauchbare Ergebnisse liefern. Wenn Heilwirkungen speziell auf die Zufuhr von essentiellen Fettsäuren bezogen wurden und nicht lediglich auf die Erhöhung der Fettzufuhr im ganzen (bei den sicher großenteils fettarm ernährten Ekzematikern!), dann ist immerhin merkwürdig, daß Speck, der nur 8—9% Linolsäure enthält, therapeutisch wirksamer ist als Maisöl und daß Leinöl allein — es enthält 15—43% Linolsäure und 40—50% Linolensäure — völlig unwirksam zu sein scheint. Nur vergleichend-therapeutische Prüfungen mit reinen Fettsäurepräparaten können hier weiterführen. Merkwürdig ist schließlich auch noch, daß in den letzten Jahren kaum mehr Berichte über Erfolge mit dieser Behandlung veröffentlicht worden sind.

---

[1] BROWN und HANSEN 1937, HANSEN 1933, 1937, CORNBLEET 1935, FABER und ROBERTS 1935, FINNERUD, KESLER und WIESE 1941, HANSEN und WIESE 1943, SCHORNSTEIN 1937.
[2] FINNERUD, KESLER und WIESE 1941.
[3] HANSEN, KNOTT, WIESE, SHAPERMAN und MCQUARRIE 1957.
[4] HANSEN 1933, 1937, CORNBLEET 1935, FINNERUD, KESLER und WIESE 1941, GINSBERG, BERNSTEIN jr. und JOB 1937, EPSTEIN und GLICK 1937, HANSEN und WIESE 1943, AZERAD und GRUPPER 1948, BURGOS 1949, CREYX, LEVY und TEXIER 1948, VILANOVA und CARDENAL 1950, CHARPY 1948, BERGER 1952, BERGER und HURNI 1952.
[5] WORINGER 1952. [6] BERGER und HURNI 1952.

Tabelle 53. *Prozentualer Anteil essentieller Fettsäuren an den gesamten Fettsäuren in pflanzlichen und tierischen Fetten.* (Nach DEUEL jr. 1951.)

Pflanzliches Fett	Essentielle Fettsäure		Tierisches Fett	Essentielle Fettsäure		
	Linolsäure %	Linolensäure %		Linolsäure %	Linolensäure %	Arachidonsäure %
Mandel	19,9	—	Eidotter (Huhn)	—	—	—
Avocado	10,3	—	Hanfsamenölfutter	41,9	10,0	—
Brasilnuß	22,8	—	Leinsamenölfutter	24,9	17,4	—
Kakaobutter	21,1	—	Verschiedene Futterarten	21,7	2,9	2,3
Kokosnuß	2,6	—	Phosphatidfutter	8,2	—	—
Mais	39,1	—	Gänsefett	19,3	—	—
Baumwollsaat	50,4	—	Hühnerfett	21,3	—	0,6
Weintraubensaat	73	—	Menschenfett	11,0	—	1,0
Grapefruitsaat	51,4	—	Depotfett vom Ochsen	5,3	—	0,5
Celtis occidentalis-Saat	76,7	—	Depotfett vom Schwein	15,6	—	2,1
Hanfsaat	68,8	24,4	Depotfett bei Sojaölfutter	38,9	0,5	—
Leinsaat	23,3	60,9	Depotfett bei Erdnußfutter	19,7	—	—
Olive	15,0	—				
Palme	10,9	—	Depotfett bei Baumwollsamenölfutter (12%)	26,8	—	—
Erdnuß	27,4	—				
Perillasaat	33,6	—	Depotfett bei Baumwollsamenölfutter (8%)	18,2	—	—
Pistaziennuß	20,0	—				
Mohnsaat	62,2	—	Depotfett bei Baumwollsamenölfutter (4%)	13,3	—	—
Rapssaat	29	3,5	Depotfett vom Schaf	5	—	—
Blumenkohlsaat	78	—	Milchfett (Kuh)	5,8	—	0,4
Sesamsaat	40,4	—	Milchfett (Ziege)	1,5	—	—
Sojabohne	58,8	8,1	Milchfett (Mensch)	7,9	5,4	—
Sonnenblumensaat	52,0	—				
Tabaksaat	74,5	—				
Tomatensaat	38,2	—				
Thomapfel	74,5	—				
Walnuß	75,5	10				
Wassermelonensaat	65,8	—				

BROWN, HANSEN, BURR und MC QUARRIE (1938) haben von einem erwachsenem Menschen berichtet, der sich 6 Monate lang extrem fettarm ernährte und am Ende dieser Zeit keinerlei krankhafte Erscheinungen aufwies; Arachidonat und Linolat im Blut waren auf die Hälfte des Ausgangswertes abgesunken. Fraglich bleibt, ob in diesem Versuch der Bedarf nicht noch aus Vorräten gedeckt werden konnte.

HANSEN, ADAM, WIESE, BOELSCHE und HAGGARD haben neuerdings (1958) Säuglinge und Kleinkinder teils mit entrahmter, teils mit vollfetter Trockenmilch ernährt (Linolsäuregehalt der Milchmischungen 0,04 bzw. 0,9%) und gefunden, daß Kinder, denen entrahmte Milch verabreicht wurde, um etwa die Hälfte mehr Calorien zu sich nahmen als die anderen — und an Durchfällen litten! „Es ergab sich, daß nach Zulage von Linolsäure die Calorienaufnahme je Einheit des Körpergewichts abnahm. Auf der Grundlage dieser Untersuchungen scheint es, daß essentielle Fettsäuren hinsichtlich des Calorienverzehrs in der Ernährung des Kindes eine signifikante Rolle spielen.“ In ähnlichen Untersuchungen mit verschiedenen Milchmischungen, deren Linolsäuregehalt zwischen 0 und 7,5% der Calorien schwankte, ergaben sich die auffälligsten Veränderungen bei den praktisch linolsäurefrei-fettarm ernährten Kindern: Gehäufte Stuhlentleerungen trotz Gewichtszunahme, befriedigendem Allgemeinbefinden und körperlicher und geistiger Frische, perianale Reizerscheinungen und Hautveränderungen (Trockenheit, lederartige Verdickung, Abschilferung, Exsudation in den Hautfalten). Bei Übergang auf linolsäurehaltige Nahrung bildeten sich alle diese Veränderungen zurück; gleichzeitig stieg im Serum der Gehalt an

2- und 4fach ungesättigten Fettsäuren, während die 3fach ungesättigten abnahmen. Die Besserung trat nach Trilinolein schneller ein als nach Äthylarachidonat; die Heilwirkung *anderer* Fettsäuren ist anscheinend nicht geprüft worden! Im Hinblick auf diese Mitteilungen von HANSEN u. Mitarb. stellte AHRENS (1958) fest: „Unsere *erwachsenen* Kranken, die durch genau bestimmte Ernährung 6 Monate lang oder länger auf Gewichtskonstanz gehalten wurden, zeigten keine Veränderungen des Körpergewichts, wenn der Gehalt an Kohlenhydrat- und Fettcalorien in weiten Grenzen (von 0—70% der Gesamtcalorien)

Tabelle 54. *„Essentielle" Fettsäuren in Nahrungsfetten.* (Nach BICKNELL und PRESCOTT.)

Weizenkeimöl. . .	44—52%	Speck . . .	5—11%
Baumwollsamenöl.	35—50%	Butter. . .	1,9—4%
Erdnußöl	13—27%	Milch . . .	0,15—0,23%
Olivenöl	4—14%	Lebertran .	ø

Tabelle 55. *Linolsäuregehalt (in Prozent des Gesamtfettsäurengehalts von pflanzlichen und tierischen Nahrungsfetten.* (Nach KUHN und GERHARD.)

Walnußöl	63—75	Rapsöl	11—29
Mohnöl	62—64	Erdnußöl	7—27
Sonnenblumenöl .	52—64	Hühnerfett . . .	17—22
Maisöl	41—60	Eierfett	10—19
Sojaöl	52—55	Speck	7—10
Traubenkernöl . .	39—55	Olivenöl.	4—14
Baumwollsamenöl .	42—54	Rindertalg . . .	3—4
Leinsamenöl . . .	18—50	Butter	0—6
Sesamöl	37—46	Kokosnußfett . .	1—2,6
Bucheckernöl . . .	35—45	Hagebuttenkernöl	12

variiert wurde. Der Erwachsene zeigt also *nicht* die calorischen Wirkungen des Linolsäuregehaltes der Kost, die HANSEN bei seinen kindlichen Patienten beschreibt. Unsere fettfrei ernährten Erwachsenen zeigten keine Hautveränderungen und keine perianalen Reizerscheinungen. Alle diese Unterschiede in der Reaktion von Kind und Erwachsenen auf das Nahrungsfett bestätigen die bekannte Tatsache, daß man einen Essentiell-Fettsäure-Mangelzustand nur bei wachsenden Geschöpfen hervorrufen kann."

Jedenfalls erlauben die bisher vorliegenden Beobachtungen noch nicht den Schluß, die für die junge Ratte essentiellen Fettsäuren — Linol-, Linolen- und Arachidonsäure — *seien auch essentiell für den heranwachsenden und den erwachsenen Menschen.*

„Fundierte Angaben über den Bedarf des Menschen an essentiellen Fettsäuren lassen sich gegenwärtig nicht machen. Der Food and Nutrition Board des National Research Council der USA empfiehlt eine Zufuhr an essentiellen Fettsäuren in Höhe von 1% der Calorienzufuhr. SHAPIRO und FREEDMAN (1955) beziffern die wünschenswerte Aufnahme an Linolsäure für den Menschen zu 1,5% der Nahrungstrockensubstanz, also etwa 7—8 g im Tag"[1].

Einen Überblick über den Gehalt einiger natürlicher Nahrungsfette an „essentiellen" Fettsäuren geben die Tabellen 53, 54 und 55.

---

[1] LANG 1957.

3. Die Nahrungsfette als Vitaminträger.

Die Haupt-*Vitamin A-Quelle* der menschlichen Ernährung ist die Butter. Ihr Gehalt schwankt mit der Jahreszeit, dem Futter und der Tierrasse und liegt in USA im Mittel etwas über 15000 I.E. je Pfund (33 I.E. je Gramm; Bureau dairy indust. 1945). Am Vitamin A-reichsten sind, wie man seit langem weiß, die Fischleberöle; sie enthalten bis zu 800000 I.E. je Gramm[1]. Vitamin A kommt auch im Eidotter, in den Lungen, in den Nieren und in der Netzhaut vor.

Die pflanzlichen Nahrungsmittel enthalten lediglich Provitamin A, nicht Vitamin A als solches, und zwar, meist zusammen mit kleinen Mengen Fett. Am reichsten an Provitaminen sind Rübenblätter, Spinat, grüne Erbsen und alle gelben bis gelbroten Nahrungsmittel, wie Kürbisse, Karotten, Aprikosen und Tomaten. Das biologisch wirkungsvollste Provitamin A ist das β Carotin. Das β Carotin-reichste Handelsöl, das rote Palmöl, enthält β Carotin in Mengen, die 1900—3000 I.E. Vitamin A je Gramm entsprechen[2]. Auf Grund der Annahme eines Vitamin A-Gehalts der Butter von 9000 I.E. je Pfund (20 I.E. je Gramm) wurde 1941 die Margarineanreicherung in USA[3] auf dieser Basis festgelegt. Da spätere Untersuchungen einen Durchschnittsgehalt der Butter von 33 I.E. je Gramm ergeben hatten, enthält heute praktisch jede amerikanische Margarine 33 I.E. Vitamin A je Gramm.

Die *Resorption* des Vitamin A und des Vitamin D hängt entscheidend von dem Lösungsmittel ab, in dem Sinne, daß sie um so besser ist, je besser das Lösungsmittel, im speziellen Falle das Fett, resorbiert wird[4]. Ausreichende Vitaminversorgung ist auch dann noch möglich, wenn Kohlenwasserstoffe an die Stelle des Fettes treten[5]. Aus unresorbierbaren Lösungsmitteln wie Paraffin wird jedoch praktisch kein Vitamin resorbiert. Je nach seiner Art und Menge fördert das Fett mehr oder minder intensiv die Resorption[6]. Carotine in Gemüsen sind biologisch weniger wertvoll als Carotine in Butterfett[7]. Vom β Carotin natürlicher Nahrungsmittel erscheinen bis zu 96% der Zufuhr im Kot; auch durch Fettzulagen wird die Resorption nicht nennenswert erhöht! Von Carotin werden resorbiert bei Verwendung von Fett und Margarine als Lösungsmittel 41%, bei Verwendung von Olivenöl 46%, bei Verwendung von Desoxycholsäure 59% und bei Verwendung von Emulsionen 68%[8]. Die Resorption des Vitamin A schwankt bei Ratten zwischen 48 und 60% der Zufuhr (Zufuhr 10000—50000 I.E. in *einer* Dosis; Lösungsmittel Öl, Butter oder Margarine; Bestimmung des Vitamin A-Gehalts von Chylus und Kot). Ölige Vitamin A-Emulsionen mit Teilchengrößen von 2—4 μ werden zu 58—60% ausgenutzt. Nach Vitamin A-Zufuhr in Öl oder Butter steigt der Vitamin A-Spiegel des Blutes langsamer und weniger hoch an als nach Zufuhr der gleichen Vitaminmenge in *Ölemulsion*. Am stärksten ist der Anstieg nach wäßrigen Vitamin A-Lösungen!

---

1 ROSENBERG 1942, SWAIN und MCKERCHER 1946.

2 BUCKLEY 1936, KAUFMANN 1942.

3 MILLER 1941.

4 LEGERTON, TEXTER und RUFFIN 1953, KREULA 1952 u. a.

5 ROWNTREE 1931, CURTIS und KLINE 1939, Anonymous 1946, MELNICK und OSER 1947.

6 v. BEZNÁK, v. BEZNAK und HAJDU 1943, MUEHLER und KELLY 1942, RUSSELL, TAYLOR, WALKER und POLSKIN 1942, KRINGSTAD und LUE 1944, WEEK und SEVIGNE 1949.

7 LEASE, LEASE, STEENBOCK und BAUMANN 1939, SHERMAN 1941, FRAPS und MEINCKE 1945, KREULA und VIRTANEN 1940.

8 WAGNER 1954.

Ähnlich liegen die Verhältnisse bei *Vitamin D*. Gesunde Säuglinge resorbieren von 500000—1500000 I.E. Vitamin D in Öl 43—48%, dyspeptische Säuglinge unter gleichen Bedingungen nur 29—38%[1].

Vitamin D kommt in keinem Pflanzenfett und nur in wenigen Tierfetten vor. Kleine Mengen enthalten Milch und Butter, große Mengen einige Fischleberöle. Mit 40000 I.E. je Gramm ist Thunfischleberöl am Vitamin D-reichsten. Lebertran, lange Zeit im Ruf des besten Rachitisheilmittels, enthält im allgemeinen

Tabelle 56. *Vitamin E (Tokopherol)-Gehalt pflanzlicher und tierischer Fette.* (Nach Deuel jr. 1948.)

Fette	Autoren	Tokopherol mg in 100 g
Pflanzenfette:		
Babassu, roh	Bailey 1945	3
Ricinus	Bailey 1945	50
Kokosnuß, roh	Bailey 1945	3
Kokosnuß, gehärtet	Quackenbush, Gottlieb und Steenbock 1942	3
Mais, roh	Quackenbush, Gottlieb und Steenbock 1942	119
Mais, gereinigt	Bailey 1945	95
Baumwollsaat, roh	Quackenbush, Gottlieb und Steenbock 1942	100
Baumwollsaat, gereinigt	Bailey 1945	90
Olive	Quackenbush, Gottlieb und Steenbock 1942, Bailey 1945	20—25
Palme, roh	Bailey 1945	50
Erdnuß, roh	Baiaey 1945	52
Erdnuß, gereinigt	Bailey 1945	48
Pecan, gereinigt	Bailey 1945	45
Reiskleie, roh	Bailey 1945	100
Reiskleie, gereinigt	Bailey 1945	90
Blumenkohl, roh	Bailey 1945	80
Sesam, gereinigt	Bailey 1945	50
Sojabohne, roh	Quackenbush, Gottlieb und Steenbock 1942	152—212
Sojabohne, gereinigt	Quackenbush, Gottlieb und Steenbock 1942, Bailey 1945	110—175
Sojabohne, Phosphatid	Jensen, Hickman und Harris 1943	200
Weizenkeim, roh	Quackenbush, Gottlieb und Steenbock 1942, Bailey 1945	300—400
Weizenkeimöl, extrahiert	Bailey 1945	550
Tierische Fette:		
Lebertran	Quackenbush, Gottlieb und Steenbock 1942	26
Schmalz	Bailey 1945, Chipault, Lundberg und Burr 1945, Karrer und Keller 1938	0·2—2,8
Mangona Haileberöl	Robeson und Baxter 1943	10
Soupfin, Haileberöl	Robeson und Baxter 1943	4

nur etwa 100 I.E. je Gramm, und das Leberöl vom Stör ist sogar völlig Vitamin D-frei[2].

D-Provitamine die unter der Einwirkung ultravioletter Strahlen in D-Vitamine übergehen können, sind das in tierischen Fetten enthaltene Dehydrocholesterin, das in der Hefe enthaltene Ergosterin und Dihydroergosterin und das in vielen pflanzlichen Fetten enthaltene Dihydrositosterin.

Am reichsten an *Vitamin E* (Tokopherolen) ist Weizenkeimöl; der Lebertran, das Vitamin E-reichste *tierische* Fett, rangiert weit dahinter (Tabelle 56). Die Resorption des Vitamin E, die aus wäßriger und öliger Lösung erfolgen kann,

[1] Wagner 1954.
[2] Bills 1935.

wird durch den Fettgehalt der Nahrung mitbestimmt, und zwar anscheinend in dem Sinne, daß fettreiche Kost die Resorption fördert und daß nach länger dauernder fettarmer Ernährung die Resorptionsfähigkeit sinkt[1].

4. Die synthetischen Fette.

In Notzeiten hat man versucht, dem Mangel an natürlichen Nahrungsfetten durch Hinzuziehung synthetischer Fette zu begegnen[2]. Neben der Frage nach der Unschädlichkeit dieser Fette stand dabei die Frage nach ihrer biologischen Wertigkeit an vorderster Stelle.

Als Ausgangsmaterial für die Herstellung der synthetischen Fette[3] diente ursprünglich der im Fischer-Tropsch-Verfahren gewonnene Paraffingatsch, später das bei der Kohlenwasserstoff-Synthese anfallende Säuregemisch. Die ersten synthetischen Fette unterschieden sich von den natürlichen Fetten durch ihren höheren Gehalt an unverseifbaren Bestandteilen (Paraffin, Alkoholen, Ketonen). Dazu kamen Verunreinigungen, die selbst im „chemisch reinen" synthetischen Glycerin nicht fehlten und gesundheitlich nicht immer unbedenklich waren. Synthetische Fette enthielten häufig ungeradzahlige Fettsäuren, Fettsäuren mit verzweigter C-Kette (Isosäuren), so gut wie keine ungesättigten Fettsäuren und größere Mengen von Fettsäuren, die im Stoffwechsel zu höher oxydierten Säuren (Oxysäuren, Dicarbonsäure) umgebildet werden; Anstiege der Dicarbonsäureausscheidung im Harn auf das Zehnfache der Normalwerte sind nach Verzehr synthetischer Fette beobachtet worden.

Kaninchen, Ziegen und Ratten resorbieren (nach Beobachtungen von WEITZEL und SAVELSBERG 1949) synthetische Fette der genannten Art schlechter als Butterfett und Kokosfett. Soviel den Berichten zu entnehmen, fanden sich auch bei allen Versuchstieren bei der Obduktion krankhafte Veränderungen an den Harnkanälchenzellen und Leberzellen. Die genaue Zusammensetzung dieser Fette ist nicht bekannt geworden.

Von etwa gleichzeitigen Untersuchungen an Amphibien, Vögeln, Säugetieren und Menschen hat FLÖSSNER (1943) berichtet. Sie sollen gute Verdaulichkeit, Resorbierbarkeit, Ausnutzung, Bekömmlichkeit und Haltbarkeit des synthetischen Fettes ergeben haben. KABELITZ (1943), ein Mitarbeiter FLÖSSNERs, konnte nach Verzehr von täglich bis zu 80 g, die gut vertragen wurden, bei 50 Magen-, Leber- und Zuckerkranken „keine tiefgreifenden Störungen im exogenen wie endogenen Stoffwechsel feststellen". Da jedoch auch in diesen Berichten Angaben über die chemische Natur des Fettes fehlen, können sie zur Beurteilung des ernährungsphysiologischen Wertes jener synthetischer Fette nur wenig beitragen. Der hohen Dicarbonsäureausscheidung im Harn seiner Versuchspersonen maß FLÖSSNER keine Bedeutung bei!

Synthetisches Fett soll küchentechnisch gut brauchbar sein, die Alkalireserve von Menschen und Hunden nicht beeinflussen und auch sonst keine unerwünschten Nebenwirkungen haben[4].

Mit einem synthetischen Fett, das, ebenso wie Naturfett, von Lipase gespalten und bei täglicher Zufuhr von nicht mehr als 150 g vollständig resorbiert wurde, arbeiteten THOMAS und WEITZEL (1946). 250—300 g täglich wurden „nur mehr schwer ertragen — ganz im Gegensatz zum Naturfett, von dem solche und größere Mengen ... auch vertragen wurden". LANG und SCHÜTTE berichteten

[1] POMERANZE und LUCARELLO 1953.
[2] FLÖSSNER 1948, MEYER-DÖRING 1949, THOMAS und WEITZEL 1946, 1949, SCHEUNERT 1951.
[3] Nähere Angaben bei SCHEUNERT 1951.
[4] OBERDISSE 1940, KUNTZ 1948, KRAUTWALD 1948.

von schlechter Verträglichkeit und erheblichem Absinken der Leistungsfähigkeit bei körperlicher Beanspruchung schon nach Ersatz von 100—150 g Naturfett durch synthetisches Fett.

„Synthetisches Fett" ist — das sollte man nie aus den Augen verlieren — ein Sammelbegriff für ganz verschiedenartige und verschiedenwertige Stoffgemische. Man kann nicht *das* synthetische Fett beurteilen, sondern immer nur *ein* ganz bestimmtes synthetisches Fett. Deshalb sind Untersuchungen mit genau bekannten Fetten besonders wichtig.

Die unverzweigten ungeradzahligen Fettsäuren der synthetischen Fette z. B. spaltet und verwertet der tierische Organismus ebenso gut wie die natürlich vorkommenden geradzahligen[1]. KRAUT, WEISCHER und HÜGEL (1943, 1944) kamen zu dem Ergebnis, daß speziell für die Spaltbarkeit durch Pankreaslipase die Gerad- oder Ungeradzahligkeit von Fettsäuren mit 6—12 C-Atomen keine Rolle spielt. Synthetische Fettsäuren dieser Art werden ebenso gut resorbiert und verbrannt wie die in den natürlichen Nahrungsfetten vorkommenden Fettsäuren. Verzweigte C-Ketten von Fettsäuren kann der Organismus aber sehr viel schwerer abbauen als unverzweigte. Der Abbau setzt, soviel bisher bekannt ist, entweder an der Verzweigungsstelle oder an der endständigen Methylgruppe ein (Oxydation mit Bildung von Dicarbonsäure). In Fütterungsversuchen an Ratten, Hunden und Schweinen fanden sich zwischen synthetischem Fett und Sojaöl keine Unterschiede. Eine Ablagerung der verfütterten niedermolekularen Fettsäuren im Depotfett ließ sich jedoch nicht nachweisen. Bei der Verwendung synthetischer Fette als Nahrung muß auch bedacht werden, daß Keto- und Oxysäure den synthetischen Fetten einen unangenehmen Geschmack geben[2].

Nach THOMAS und WEITZEL (1946) war 1946 — im Gegensatz zu der optimistischen Beurteilung FLÖSSNERs (1943) — die Unbedenklichkeit der synthetischen Fette „noch nicht mit aller wissenschaftlichen Strenge bewiesen". Man müsse, meinten die Autoren, an Fermentschädigung der Niere denken. Was die hohe Bernsteinsäureausscheidung, überhaupt die hohe Dicarbonsäureausscheidung für den Organismus bedeute, lasse sich noch nicht sagen. Ungeradzahlige, unverzweigte Fettsäuren seien wohl unbedenklich; „dagegen bleibt es dringend anzustreben, alle Isosäuren zu entfernen". In neueren Veröffentlichungen wiesen THOMAS und WEITZEL (1949) und THOMAS (1953) darauf hin, daß es heute möglich sei, die unerwünschten Isofettsäuren „in ausreichendem Umfang abzutrennen"; der Organismus könne methylierte Fettsäuren verwerten, und man besitze heute auch wirklich einwandfreies synthetisches Glycerin. Ein ursächlicher Zusammenhang zwischen dem Genuß synthetischen Fettes und der Bernsteinsäureausscheidung ist nach ihren Untersuchungen noch nicht bewiesen.

Zusammenfassend läßt sich also sagen, daß die ernährungsphysiologischen Bedenken, die noch vor wenigen Jahren gegen die synthetischen Fette in toto erhoben werden konnten, heute nicht mehr berechtigt erscheinen. Voraussetzung der Unbedenklichkeit ist die Freiheit des synthetischen Fettes von Isofettsäuren und oxydierten Fettsäuren. Solche synthetischen Fette werden ebenso gut ausgenutzt wie natürliche Fette und bilden (infolge ihres Gehaltes an ungeradzahligen Fettsäuren) außerdem weniger Acetonkörper. Trotz allem sollte man die warnenden Worte von THOMAS und WEITZEL (1949) nicht vergessen, wenn sie meinen: „Die wirkliche Unschädlichkeit läßt sich nicht durch klinische Belastungsproben und einige pathologisch-anatomische Untersuchungen beweisen; dazu ist jahrelang fortgesetzte Zusammenarbeit einer großen Arbeitsgruppe notwendig."

---

[1] KEIL, APPEL und BERGER 1939.

[2] KRAUT, WEISCHER, HÜGEL und STUMPF 1948.

Ernährungsphysiologisch einwandfrei sind ohne Zweifel die *Erzeugnisse der biologischen Fettsynthese* mittels autotropher Organismen; mengenmäßig fallen sie freilich für die menschliche Ernährung nicht ins Gewicht[1].

IV. Der Fettbedarf.

In der Ernährung von Tier und Mensch spielen die Fette eine große Rolle. Die Nahrungsfette sind die energiereichsten Nährstoffe und die Quellen ungesättigter Fettsäuren, die vom Organismus selbst nicht aufgebaut werden können. Sie sind die Träger unentbehrlicher, fettlöslicher Vitamine; dabei sind die tierischen Fette im großen und ganzen reicher an Vitamin A und D, die pflanzlichen Fette reicher an Vitamin E und essentiellen Fettsäuren.

Es fragt sich, ob die Fette auf Grund dieser Tatsachen als unersetzliche Nährstoffe angesehen werden müssen, ob, mit anderen Worten, ein wirklicher Fettbedarf besteht. Bei *jeder* Bedarfsbeurteilung muß streng unterschieden werden, zwischen dem *Minimalbedarf*, dessen Abdeckung lediglich der Erhaltung des Körperbestandes dient und dem *Optimalbedarf*, dessen Befriedigung die Erlangung und Erhaltung einer optimalen Leistungsfähigkeit ermöglicht. Jede Prüfung der Fettbedarfsfrage muß davon ausgehen, daß die Fette sowohl energetische wie spezifisch-stoffliche Aufgaben zu erfüllen haben, und sie muß sich vor Augen halten, daß die Höhe des Fettbedarfs mitbestimmt wird von der Höhe der Kohlenhydrat- und Eiweißzufuhr. Diese Beziehungen sollen deshalb zunächst kurz dargestellt werden.

1. Die Beziehung der Nahrungsfette zu Eiweißumsatz, spezifisch-dynamischer Nahrungswirkung, Kälteresistenz und Wirkungsgrad der Muskelarbeit.

In ihren *energetischen Funktionen* können die Fette durch Eiweiß oder Kohlenhydrate ersetzt werden. Nach dem „*Gesetz der Isodynamie*" von Rubner (1902) treten die Energieträger der Nahrung nach Maßgabe ihrer Verbrennungswärme füreinander ein: 1 g Fett ist isodynam mit 2,72 g Kohlenhydraten oder 2,27 g Eiweiß (1 g Fett = 9,4 Calorien biologischer Nutzwert bzw. 9,5 Calorien physikalische Verbrennungswärme — 1 g Kohlenhydrate = 4,1 Calorien biologischer Nutzwert bzw. 4,2 Calorien physikalische Verbrennungswärme — 1 g Eiweiß = 4,1 Calorien biologischer Nutzwert bzw. bei Abbau bis zu Harnstoff 5,7 Calorien physikalische Verbrennungswärme).

Das Gesetz der Isodynamie gilt strenggenommen freilich nicht durchgehend. Schon Rubner war es bekannt, daß Kohlenhydrate bessere *Eiweißsparer* sind als Fette, daß, m. a. W., absolutes N-Minimum und Stickstoff-Bilanzminimum mit geringerer Energiezufuhr erreicht werden können, wenn diese in Form von Kohlenhydraten als wenn sie in Form von Fetten erfolgt. Lusk (1890) hatte den Fetten überhaupt jede eiweißsparende Fähigkeit abgesprochen. Genauere Untersuchungen haben aber die Ansicht Rubners bestätigt und gezeigt, daß Fette sehr wohl, ja unter Umständen sogar besser in der Lage sind, den Eiweißabbau zu hemmen.

Rattenversuche von Willman, Brush, Clark und Swanson (1947) ergaben, daß das absolute N-Minimum („wear and tear quota") bei Reduktion der normalerweise benötigten Nahrungscalorien auf 50% aufrecht erhalten wurde, sofern das Futter Fett enthielt und daß bei Reduktion auf 25% des ursprünglichen Wertes die N-Ausscheidung nur wenig anstieg. War aber das Futter fettfrei, dann konnte das N-Minimum nur aufrechterhalten werden, wenn die Energiezufuhr mindestens 75% des ursprünglichen Wertes erreichte. Sank sie unter diesen Umständen auf 50% ab, dann stieg die N-Ausscheidung deutlich an, um bei Reduktion auf 25% extreme Werte zu erreichen.

---

[1] Harder und v. Witsch 1942 u. a.

Grundsätzlich dasselbe, d. h. eine ausgesprochene *Sparwirkung des Fettes auf den Eiweißumsatz,* ergibt sich aus anderen Versuchen:

Füttert man Ratten 4 Wochen lang mit einem Futter, das zu 80% entweder aus Kohlenhydraten, Eiweiß oder Fett besteht, dann liegt (bei ausreichender Calorienzufuhr) die N-Ausscheidung unter fettreicher Ernährung am tiefsten. Läßt man die Tiere im Anschluß daran verhungern, so bleiben die fettreich ernährten am längsten am Leben[1]. Schon früher hatten FRENCH, BLACK und SWIFT (1948) gezeigt, daß eiweißarm ernährte Ratten schneller an Gewicht zunehmen und mehr N retinieren (Anstieg der N-Retention um 10—30%), wenn ihr Futter bei *gleichbleibendem* Energiegehalt 30% anstatt nur 2% Fett enthält[2]. Schließlich ist die Ausscheidung von Phenylalanin, Valin, Lysin und Methionin im Urin und Kot junger Ratten bei maisölhaltigem Futter geringer als bei fettfreiem Futter[4]; bei *erwachsenen* Ratten waren die Unterschiede zugunsten des fetthaltigen Futters weniger deutlich ausgeprägt.

Bei eiweißfrei und calorisch unterernährten Menschen läßt sich eine niedere N-Ausscheidung mit fett*haltiger* Kost länger aufrechterhalten als mit fett*freier* (SCHWIMMER und MCGAVACK 1948). Bei älteren Menschen, deren Nahrungsaufnahme 1 g Eiweiß und 35—40 Calorien je Kilogramm Körpergewicht betrug, ergaben sich etwa gleich stark erhöhte N-Retentionen bei Zulage von 400 Calorien sowohl in Form von Kohlenhydraten wie in Form von Fett[3].

Alle diese Untersuchungen zeigen übereinstimmend die Möglichkeit einer eiweißsparenden Wirkung der Nahrungsfette. Die Auffassung, Kohlenhydrate seien eo ipso bessere Eiweißsparer als Fette, gilt mithin nicht unbegrenzt.

Die Grenzen des Gesetzes der Isodynamie kommen auch in den Beziehungen der Nahrungsfette zur *spezifisch-dynamischen Nahrungswirkung* zum Ausdruck. Daß die früher herrschende Meinung, die spezifisch-dynamische Gesamtwirkung eines Nährstoffgemisches ergäbe sich einfach additiv aus den spezifisch-dynamischen Wirkungen der Einzelbestandteile[5], nicht haltbar ist, haben in neuerer Zeit zahlreiche Autoren betont bewiesen (s. S. 75 und 134).

Was nun die *spezifisch-dynamische Fettwirkung* angeht, so konnten FORBES und SWIFT (1944) in Tierversuchen zeigen, daß die spezifisch-dynamische Wirkung von 1000 Calorien Fleischeiweiß 323 Calorien, von 1000 Calorien Traubenzucker 202 Calorien und von 1000 Calorien Speck 160 Calorien beträgt. Während nun nach Fütterung von Fleischeiweiß plus Traubenzucker die errechnete spezifisch-dynamische Wirkung der tatsächlich gefundenen annähernd entspricht, liegen die tatsächlich gefundenen Werte erheblich *unter* den errechneten, wenn man Fleischeiweiß plus Speck oder Traubenzucker plus Speck gibt (Abb. 12). Nur das Fett drückt also die spezifisch-dynamische Wirkung („associative dynamic effect") und erhöht den Nutzwert der Nahrung (s. auch SWIFT und BLACK 1949). Bei gleichem Energie- und Eiweißgehalt stellt deshalb ein Futter mit 30% Fett mehr Calorienwerte für den Aufbau des Körpers zur Verfügung, als ein Futter mit nur 2% Fett[6]. Fett spart nicht nur Eiweiß, sondern auch Energie!

Mit sinkendem Fettgehalt des Futters — von 50 auf 10% der Calorien — stieg in Untersuchungen von LANG und GRAB (1946) die *Kälteresistenz* von Ratten. Eine Reihe von Untersuchungen an Menschen ergab indes, daß fettreiche Ernährung (ebenso wie kohlenhydratreiche Ernährung und im Gegensatz zu eiweiß-

[1] SAMUELS, GILMORE und REINECKE 1948.
[2] Siehe auch FORBES, SWIFT, ELLIOT und JAMES 1946, FORBES, SWIFT, JAMES, BRATZLER und BLACK 1946, FORBES, SWIFT, THACKER, SMITH und FRENCH 1946.
[3] KOUNTZ, ACKERMANN und KHEIM 1955.
[4] PEARSON und PANZER 1949.
[5] RUBNER 1902, MURLIN und LUSK 1915.
[6] BLACK, FRENCH, COWAN und SWIFT 1949.

reicher Ernährung) die Kälteresistenz *erhöht*[1]. Zur Frage der Auswirkungen des Fettgehaltes der Nahrung vgl. im übrigen die Darlegungen auf S. 183ff. und 184ff.

Angesichts der energiesparenden Wirkung der Nahrungsfette könnte man vermuten, daß gleiche Muskelarbeit mit um so geringerer Zufuhr von Nahrungsenergie geleistet werden kann, je größer der Fettgehalt der Nahrung ist. Die bisher vorliegenden Untersuchungsergebnisse vermitteln in dieser Hinsicht jedoch noch kein klares Bild. In älteren Versuchen waren KROGH und LINDHARD (1920) zu dem Schluß gekommen, der *Wirkungsgrad der Muskelarbeit* sei um etwa 10% besser, wenn die Energiequelle aus Kohlenhydraten und nicht aus Fett bestehe,

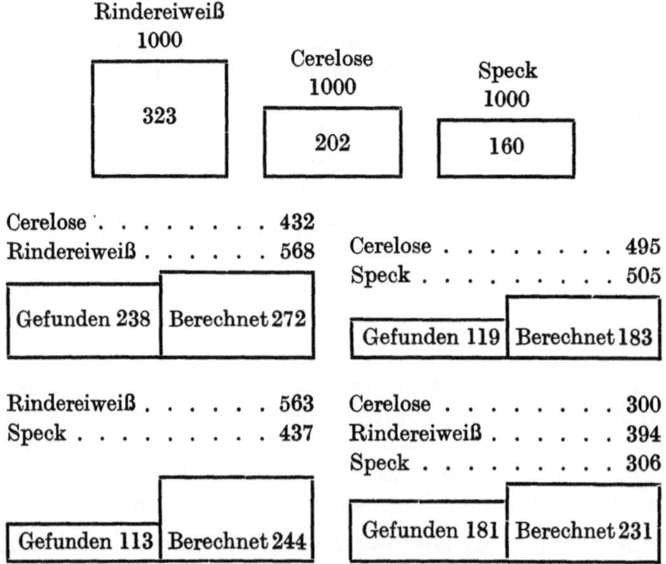

Abb 12. Spezifisch-dynamische Wirkung (je 1000 Kalorien) von Eiweiß-, Kohlenhydrat- und Fettträgern bei wechselseitiger Kombination; gefundene und errechnete Werte. Erklärung im Text. (Nach FORBES und SWIFT 1944.)

und nach CHRISTENSEN und HANSEN (1939) ist der Wirkungsgrad der Muskulatur unter Kohlenhydratkost um 4,5—11% besser als unter Fettkost.

Demgegenüber liefen die Versuchshunde von ANDERSON und LUSK (1917) im Gaswechselcalorimeter mit dem gleichen Wirkungsgrad ihrer Muskulatur sowohl wenn ihr respiratorischer Quotient 1,0 betrug, d. h. wenn sie ihren Energiebedarf praktisch allein mit Kohlenhydraten deckten, wie auch wenn sie vor dem Laufen rund 20 Tage lang gehungert hatten und der respiratorische Quotient fast ausschließliche Fettverbrennung anzeigte. Fett*reich* gefütterte Ratten (Fettgehalt des Futters zwischen 5 und 50% der Calorien) können beträchtlich länger schwimmen als fettfrei gefütterte gleichen spezifischen Gewichts[2]. Die Schwimmdauer bei fettfreiem Futter und Futter mit 40% Fett betrug vergleichsweise z. B. 512 bzw. 922 sec, 805 bzw. 1143 sec, 645 bzw. 1068 sec und 485 bzw 876 sec.

In diesem Zusammenhang sei angemerkt, daß der quergestreifte Muskel kohlenhydratreich gefütterter Ratten *in vitro* Glucose besser auszunutzen vermag als der Muskel fettreich (und kohlenhydratarm) gefütterter Tiere[3]. Auf der anderen Seite bilden fettreich gefütterte Ratten aus gleichen Zuckermengen 40—60% mehr Glykogen als fettarm ernährte (und an Glykogen verarmte?) Tiere[4].

[1] KEETON, LAMBERT, GLICKMAN, MITCHELL, LAST und FAHNESTOCK 1946, MITCHELL, GLICKMAN, LAMBERT, KEETON und FAHNESTOCK 1946, GLICKMAN, KEETON, MITCHELL und FAHNESTOCK 1946, MITCHELL und EDMAN 1949, BURTON und EDHOLM 1955.

[2] DEUEL jr., MESERVE, STRAUB, HENDRICK und SCHEER 1947, SCHEER, DORST, CODIE und SOULE 1947; SWIFT und BLACK 1949.

[3] GILMORE und SAMUELS 1949, LUNDBAEK und STEVENSON 1948.

[4] ABELIN 1935.

Eine *größere körperliche Leistungsfähigkeit fettreich ernährter Tiere* ergibt sich sehr eindrucksvoll aus Untersuchungen von SAMUELS, GILMORE und REINECKE (1948):

Vier Wochen lang bekamen die Versuchsratten ein Futter, das zu 80% der Calorien entweder aus Fett, Eiweiß oder Kohlenhydraten bestand, ehe nach mehrtägigem Hungern ihre Spontanaktivität, erzwungene Aktivität und Überlebensdauer bestimmt wurden. Einen Überblick der Ergebnisse gibt die Tabelle 57.

Tabelle 57. *Wirkungen einer großenteils aus Fett, Kohlenhydraten oder Eiweiß bestehenden Vorkost auf Spontanaktivität, erzwungene Aktivität und Überlebensdauer von hungernden Ratten.* (Nach SAMUELS, GILMORE und REINECKE.)

Vorkost	Spontanaktivität nach 2—4 Hungertagen Käfigbewegungen	Erzwungene Aktivität Käfigbewegungen	Überlebensdauer
Fett	6730 ± 915	19700 ± 1780	18,3 ± 0,44
Kohlenhydrate	4040 ± 411	13800 ± 1630	15,5 ± 0,46
Eiweiß . . .	3600 ± 262	6465 ± 1650	10,2 ± 1,68

Nach Fettvorkost waren N-Ausscheidung am geringsten, Spontanaktivität und erzwungene Aktivität am lebhaftesten, Überlebensdauer am längsten; die Insulinempfindlichkeit war nach Fettvorkost geringer als nach Kohlenhydratvorkost, und zwar vielleicht deshalb, weil bei fettreicher Ernährung die Glykogenbestände der Leber und Muskulatur länger festgehalten werden (Kohlenhydratsparwirkung; ROBERTS und SAMUELS 1943, 1944, 1949).

2. Die Beziehung der Nahrungsfette zu Vitaminbedarf und Hormonwirkung.

Auf die Abhängigkeit des Vitaminbedarfs von der Höhe des Fettverzehrs ist an dieser Stelle im einzelnen nicht einzugehen[1]. Nur kurz sei daran erinnert, daß hoher Fettverzehr *aneurin*sparend wirkt; die Sparwirkung ist offensichtlich unabhängig sowohl vom Schmelzpunkt wie vom Sättigungsgrad der Nahrungsfette[2]. Sie scheint darauf zu beruhen, daß unter fettreicher Kost die bakterielle Aneurin-Synthese im Darm zunimmt[3]. MCHENRY und CORNETT (1944) haben die Meinung vertreten, bei hoher Kohlenhydratzufuhr bestehe ein hoher Aneurinbedarf, weil unter der Mitwirkung von Aneurin große Mengen von Kohlenhydraten in Fett umgewandelt werden müßten; ist die Kost fettreich, dann erübrigten sich solche Umwandlung.

Das Wachstum untätiger, B_1-armernährter Ratten verläuft, wie BEZNÁK (1953) zeigen konnte, proportional dem Fettgehalt des Futters und hört auf, wenn der Fettgehalt nur noch 3% beträgt. Läßt man die fett*arm* gefütterten Tiere sich intensiv bewegen, dann wachsen sie bei genau gleichbleibender Ernährung weiter, während bei den fett*reich* gefütterten Tieren unter denselben Bedingungen das Wachstum nachläßt. Nach Rückkehr zur Untätigkeit tritt bei *allen* Versuchsgruppen eine Wachstumsbeschleunigung auf. Auch die mit nur 3% Fett gefütterten Tiere BEZNÁKs hatten keinen Mangel an Linolsäure (1,5% des Nahrungsfetts, entsprechend der dreifachen Heildosis, bestand aus Linolsäure); bei ausreichender Linolsäureversorgung wird aber die Wachstumsgeschwindigkeit durch die Geamtsmenge an Fettsäuren bestimmt.

Wenn man die Beobachtungen erklären will, dann wäre denkbar eine stärkere B_1-Synthese als Folge der körperlichen Betätigung (die Fettsynthese sinkt im B_1-Mangelzustand nicht ab; GRUBER 1950, 1951). Es ist erwiesen, daß körperliche Betätigung den Organismus instand setzt, bei B_1- und fettsäurenarmer

[1] Vgl. den Abschnitt von LANG in diesem Band.

[2] TSCHERKES 1923, 1926, EVANS und BURR 1927, EVANS und LEPKOVSKY 1928, 1929, 1931, 1932, SALMON und GOODMAN 1937, MCDONALD und MCHENRY 1940, BANERJI 1940, MELNICK und FIELDS jr. 1939, BEZNÁK 1953.

[3] WHIPPLE und CHURCH 1935, 1936, ARNOLD und ELVEHJEM 1939, EVANS und LEPKOVSKY 1929, STIRN, ARNOLD und ELVEHJEM 1939, CAHILL 1941, REINHOLD, NICHOLSON und ELSOM 1944, SCHOENHEIMER und RITTENBERG 1936.

Ernährung zu wachsen[1]. Denkbar wäre aber auch, daß die Wirkung der körperlichen Betätigung über hormonale Regulationen geht, die durch die bei B_1-armer Ernährung vermehrt auftretenden sauren Stoffwechselprodukte und deren stimulierende Wirkung auf den Hypophysenvorderlappen und die Nebennieren zustande kommen. Wachstumshormon kann das Wachstum auch bei fettarmer Ernährung beschleunigen[2].

*Riboflavin*sparend scheint Fett nicht zu sein, eher steigert es den Bedarf[3].

Die *Pantothensäure* — ihre Lebensnotwendigkeit für den Menschen ist noch nicht eindeutig erwiesen — spielt wahrscheinlich bei der biologischen Fettsynthese eine Rolle. Danach wäre anzunehmen, daß fettreiche Kost den Pantothensäurebedarf erhöht[4].

Als erwiesen kann die *pyridoxin*sparende Fettwirkung gelten; m. a. W.: Fettreiche Kost senkt den Pyridoxinbedarf[5]. Die Wirkung steigt und fällt mit dem Gehalt der Nahrung an ungesättigten Fettsäuren, vor allen Dingen an Linolsäure[6]. In gewissen Grenzen kann Pyridoxin anscheinend durch Linolsäure ersetzt werden[7]. Möglicherweise ist Pyridoxin ein wesentlicher Faktor bei der Fettbildung aus Eiweiß[8].

Fett kann anscheinend den *Nicotinsäure*- und *Folsäure*bedarf verringern, indem es die bakterielle Synthese dieser Vitamine im Darm fördert[9].

Enge Beziehungen bestehen offensichtlich zwischen Fett und *Biotin* insofern, als die Oleinsäure biotinähnlich wirken kann und Biotin die Oleinsäure-Synthese ermöglicht[10]. Biotinähnliche Wirkungen wie die Oleinsäure selbst entfalten auch einige mit ihr verwandte Stoffe, vor allem Methyloleat, Oleinsäureamid, Linolsäure, Linolensäure, Vaccensäure und Elaidinsäure[11].

Cholin ist als lipotrope Substanz für den Fettstoffwechsel von Bedeutung. Der Bedarf steigt mit steigendem Fettgehalt der Kost; dieser Bedarfsanstieg fehlt indes, wenn die Kost ausreichende Mengen methioninhaltiges Eiweiß für Cholinsynthesen und andere Transmethylierungen enthält[12].

Art und Menge der Nahrungsfette sind zwar bedeutungsvoll für die *Resorption der fettlöslichen Vitamine,* aber weniger für den *Bedarf.* Soviel wir sehen, haben lediglich BOOTH, HENRY und KON (1942) die Meinung vertreten, bestimmte Fettsäuren wirkten antirachitisch und senkten dadurch den Vitamin D-Bedarf.

---

[1] v. BEZNÁK, KORÉNYI und HAJDU 1942, v. BEZNÁK, HAJDU und MAGYARY-KOSSA 1943.
[2] DEUEL jr., GREENBERG, CALBERT, SAVAGE und FUKUI 1950.
[3] EVANS, LEPKOVSKY und MURPHY 1934, YOSHIDA 1937, MANNERING, LIPTON und ELVEHJEM 1941, MANNERING, ORSINI und ELVEHJEM 1944, ELVEHJEM 1946, CZACZKES und GUGGENHEIM 1946, POTTER, AXELROD und ELVEHJEM 1942.
[4] SALMON 1941, STOTZ 1949, LIPMAN, KAPLAN, NOVELLI, TUTTLE und GUIRARD 1947, NOVELLI und LIPMAN 1947, SOODAK und LIPMAN 1948.
[5] BIRCH und GYÖRGY 1936, HOGAN und RICHARDSON 1935, BIRCH 1938.
[6] SALMON 1938, QUACKENBUSH, STEENBOCK, KUMMEROW und PLATZ 1942, SCHNEIDER, STEENBOCK und PLATZ 1940, RICHARDSON, HOGAN und ITSCHNER 1941, SCHNEIDER 1940, SARMA, SNELL und ELVEHJEM 1947.
[7] MEDES, KELLER und KURKJIAN 1947.
[8] MCHENRY und GAVIN 1940, UMBREIT und GUNSALUS 1945.
[9] ELVEHJEM 1946, OSBORNE und MENDEL 1915, SALMON 1947.
[10] BOAS 1927, GAVIN und MCHENRY 1941, MCHENRY und GAVIN 1940, PAVCEK und SHULL 1942, MELVILLE 1944, WHITEHILL, OLESON und SUBAROW 1947, WILLIAMS und FIEGER 1945, 1949, OPPEL 1942, TRAGER 1947, 1948, HOFMANN und AXELROD 1947, AXELROD, MITZ und HOFMAN 1948, RUBIN und SCHEINER 1949.
[11] AXELROD, MITZ und HOFMAN 1948.
[12] Neuerdings ELVEHJEM und KREHL 1955.

Fettreiche Kost soll den *Vitamin E*-Bedarf steigern[1], ein an Dihydroxystearinsäure reiches Futter bei Ratten K-Avitaminose hervorrufen[2].

Die Ansprechbarkeit des Organismus auf verschiedene *Hormone* (Adrenalin, Insulin, Pitressin, gonadotropes Hormon) hängt unter anderem vom Fett: Kohlenhydrat-Verhältnis in der Nahrung ab[3].

INGLE und Mitarbeiter (1945, 1951) konnten bei Ratten mit 5 mg Cortison Harnzuckerausscheidungen hervorrufen, wenn das Futter der Tiere mittlere oder große Mengen Kohlenhydrate enthielt; sie brauchten aber 10 mg, wenn die Tiere kohlenhydratarm und fettreich gefüttert worden waren.

Für die Beurteilung der Nahrungsfette sind vielleicht noch ihre Auswirkungen auf die *Schilddrüsenfunktion* erwähnenswert. Fette bewirken eine geringere Funktionssteigerung der Schilddrüse als Eiweiß und Kohlenhydrate[4]. Fettreiche Kostformen hemmen bei Ratten und Hunden die thyreotoxisch bedingte Grundumsatzsteigerung und den Schwund des Leberglykogens[5]. Auch die thyreotoxisch bedingte Wachstumshemmung von Ratten — *nicht* jedoch die Hemmung der Eierstocksentwicklung und die Hypertrophie der Nieren, der Nebennieren und des Herzens — kann durch Nahrungsfette offenbar teilweise aufgehoben werden[6]. Es hat den Anschein, als ob diese Schutzwirkungen des Fettes an die Gegenwart „essentieller" Fettsäuren gebunden wäre[7]. Andere glauben dagegen, entscheidend sei die durch das Nahrungsfett gesteigerte Bildung eines hypothetischen antithyreotoxischen Faktors durch die Darmflora; in diesem Sinne könne die fördernde Wirkung auf die intestinale Vitamin B_1-Synthese der Ratte gewertet werden[8].

3. Die Beziehungen der Nahrungsfette zu Wachstum, Geschlechtsreife, Fortpflanzung und Lactation.

Die Beziehungen der Nahrungsfette zu den anderen Energieträgern der Nahrung finden ihren Ausdruck nicht nur in der Höhe des Eiweißumsatzes und der spezifisch-dynamischen Nahrungswirkung, in der Kälteresistenz und dem Wirkungsgrad der Muskelarbeit, sondern auch in Wachstum, Geschlechtsreife, Fortpflanzungsfähigkeit und Lactation. Sie hängen nicht nur von der *Menge* sondern auch von der *Art* der Nahrungsfette ab. Von den *biologischen Wertunterschieden der Nahrungsfette* war schon die Rede (s. S. 160 und 165). Hier soll deshalb nur von der Bedeutung der *Fettmenge* gesprochen werden.

Bei einem Futter mit 25—40%, ja sogar schon mit 5—10% Fett wachsen junge Ratten, unabhängig vom Gehalt des Futters an essentiellen Fettsäuren, besser heran, als wenn die Nahrung keine nennenswerten Fettmengen enthält. Je mehr Fett sie fressen, desto besser wachsen die Tiere. Das *bessere Wachstum bei fettreicher Ernährung* beruht teils auf dem *größeren Energieverzehr*[9] und teils auf dem *größeren Nutzungswert* des fetthaltigen Futters (s. oben S. 152, außerdem FORBES, SWIFT, ELLIOT und JAMES 1946). Fettreich gefütterte Tiere nehmen bei rigoroser Einschränkung der Energiezufuhr weniger stark ab als fettarm gefütterte;

---

[1] YOSHIDA 1937, GOTTLIEB, QUACKENBUSH und STEENBOCK 1943.
[2] STRONG und CARPENTER 1942.
[3] ABDERHALDEN und WERTHEIMER 1924, GREENBERG 1953, REISS, EPSTEIN und GOTHE 1937, BURN 1938, ANSELMINO und HOFFMANN 1931, 1936, JULESZ 1942.
[4] BERGFELD 1940, MARINE und LENHART 1909, 1910, 1920, MCCARRISON 1922, MELLANBY und MELLANBY 1921, SUGAI 1929, TAKEDA 1929, TSUJY 1922.
[5] ABELIN 1926, ABELIN, KNUCHL und SPICHTIN 1930, ABELIN und KÜRSTEINER 1928, BERG 1934, HOFFMANN, DE HOFFMANN und TALESNIK 1945, SPALLONI CIALDEA 1945.
[6] ERSHOFF 1953.
[7] KEESER 1938, GUERRA 1947, ZAIN 1936, 1937.
[8] WHIPPLE und CHURCH 1935.
[9] DEUEL jr., MESERVE, STRAUB, HENDRICK und SCHEER 1947, HOAGLAND und SNIDER 1943, SCHEER, SOULE, FIELDS und DEUEL jr. 1947.

ihre Sterblichkeit ist geringer und bei Wiederauffütterung mit unbegrenzten Futtermengen erholen sie sich rascher, wenn sie mit 20—40% fetthaltigem Futter und nicht fettfrei ernährt werden[1]. Die wachstumsfördernde Wirkung fettreicher Kostformen zeigte sich in allen Tierversuchen von FORBES, SWIFT, JAMES, BRATZLER und BLACK 1946, FRENCH BLACK und SWIFT 1948 und PEARSON und PANZER 1949. Der Eiweißbedarf steigt dementsprechend an[2].

GREENBERG (1953) hat aus Rattenversuchen einen Wirkungsfaktor der Nahrung berechnet nach der Formel

$$\frac{\text{g Gewichtszunahme}}{\text{verzehrte Calorien}} \times 100$$

und gefunden, daß dieser Faktor bei fettfreier Ernährung 8,53, nach Zulage von täglich 400 mg Sojabohnenöl aber 8,85 betrug. (Unter Cortison-Behandlung nahm die Wachstumsgeschwindigkeit mit der Einschränkung der Nahrungsaufnahme ab; dabei sank gleichzeitig der genannte Wirkungsfaktor auf 2,22 bzw. 2,06).

Da der *Eintritt der Geschlechtsreife* mit dem Wachstum eng verbunden ist, kann auch er als Maßstab für den Nährwert einer Kost dienen.

Bei weiblichen, fettfrei ernährten Ratten tritt die Geschlechtsreife (Öffnung der Vagina) am 81. Lebenstage ein. Sie erfolgt am 70. Tag, wenn das Futter 5%, und am 65. Tag, wenn das Futter 40% Fett enthält[3]. Füttert man die Tiere so knapp, daß sie nach dem Abstillen nicht mehr nennenswert wachsen, dann werden sie auch nicht geschlechtsreif. Gibt man ihnen jetzt Futter soviel sie wollen, so wachsen sie rasch heran; bei fettfreier Fütterung öffnet sich unter diesen Umständen die Vagina nach 15, bei Futter mit 20% Fett aber schon nach 8 Tagen[4].

Ein noch besserer Maßstab des Wertes einer Kost als das Wachstum sind die *Fortpflanzungsfähigkeit* und vor allem die *Lactation*. In ihrer Fortpflanzungs- und Lactationsfähigkeit sind fettfrei ernährte Ratten jenen Tieren gegenüber unterlegen, die mit 5—40% Fett im Futter aufgezogen werden; dabei lassen sich Erfolgs-Unterschiede zwischen Futter mit 5% und Futter mit 40% Fett zunächst nicht erkennen. Bei Futter mit 40% Fett aber werden die Jungen von ursprünglich unterernährten Muttertieren am schwersten, und 55—90% der fett*reich*, aber nur 22% der fett*frei* ernährten Jungtiere vermochten sich fortzupflanzen; das Gewicht der 21 Tage alten Jungen betrug bei diesen 17,3 g, bei jenen 27,3 bis 36,9 g[5].

Zu grundsätzlich denselben Ergebnissen kamen SCHEER, CODIE und DEUEL jr. (1947):

Die Autoren ließen weibliche Tiere so stark hungern, daß sie im Laufe von 12 Wochen etwa die Hälfte ihres Gewichtes verloren. Unmittelbar nach der bei mengenmäßig unbegrenztem Futter erreichten Erholung wurde die Fortpflanzungsfähigkeit der Tiere geprüft. Dabei ergab sich, daß die mit 5% Fett gefütterten Tiere überhaupt keine Würfe zustande brachten. Von den mit 10% Fett gefütterten Tieren war nur $^1/_5$, von den mit 20% und 40% Fett gefütterten waren $^4/_5$ fruchtbar. In keinem Fall jedoch vermochten die Muttertiere ihre Jungen 21 Tage lang zu ernähren. „Es scheint, daß die besten Ergebnisse hinsichtlich Fortpflanzungsfähigkeit und Lactation bei jenen Tieren erreicht wurden, die reichlich Fett in ihrem Futter bekamen[6]".

In Untersuchungen an Tieren, die 12 Wochen lang unterernährt worden waren und anschließend Futter mit 0, 5, 10, 14, 20 und 40% Fett in beliebigen Mengen bekommen hatten — auch das fettfreie Futter enthielt jedoch Linolsäure! —, ergab sich, daß das 21 *Tage*-

[1] SCHEER, CODIE und DEUEL jr. 1947, DEUEL jr. 1955.
[2] ONTKO, WUTHIER und PHILLIPS 1957.
[3] DEUEL jr., MESERVE, STRAUB, HENDRICK und SCHEER 1947.
[4] SCHEER, SOULE, FIELDS und DEUEL jr. 1947.
[5] DEUEL jr., MESERVE, STRAUB, HENDRICK und SCHEER 1947; s. auch MAYNARD und RASMUSSEN 1942.
[6] DEUEL jr. und GREENBERG 1950.

gewicht der Würfe bei den 40% Fett-Tieren am größten, bei den 0%-Tieren am kleinsten war (283 bzw. 152 g)[1].

Im Gegensatz zu SICA und CERECEDO (1948) glauben NELSON und EVANS (1947), eine für Wachstum und Fortpflanzung ausreichende Kost genüge *nicht* für optimale *Lactation*, und die Fähigkeit der Milchbildung *sinke* mit steigendem Fettgehalt der Nahrung. Auch MEYER, THOMPSON und ELVEHJEM (1951) berichten von Steigerung der Fruchtbarkeit und Milchprodukte nach *Reduktion* der Fettzufuhr. Die *Art* des Fettes scheint keinen nennenswerten Einfluß auf die Lactation auszuüben[2]. Die Fortpflanzungsfähigkeit und Milchproduktion bei 3 Rattengenerationen, deren Futter in seinem Fett- und Kohlenhydratgehalt schwankte, haben FRENCH, INGRAM, KNOEBEL und SWIFT (1952) untersucht. Nach den Ergebnissen dieser Untersuchungen *sinkt* das Durchschnittsgewicht der Jungtiere, wenn der Fettgehalt des Futters der Muttertiere von 3,4—4,4 auf 23% ansteigt; die Milchproduktion, gemessen an der Gewichtszunahme der Neugeborenen, ist bei einem Futter mit 4,1 und 23% Fett etwa gleich groß, bei kohlenhydratreichem Futter (mit nur 3,4% Fett) jedoch größer. Alles in allem muß man also doch wohl sagen, daß fettreiche Ernährung, wenn sie ein gewisses Maß überschreitet, wachstums- und lactationshemmend wirkt.

Führt der hohe Fettgehalt des Futters zu calorischer Überernährung, dann sinken die Leistungsfähigkeit[3], die Fortpflanzungsfähigkeit[4] und die Lebensdauer[5]. Wenn von carcinomfördernden Auswirkungen fettreicher Ernährung gesprochen worden ist, dann beruhen diese nicht auf dem Fettreichtum, sondern auf dem Energiereichtum dieser Kostformen[6]. Beginnt dagegen die fettreiche Ernährung in der Jugend und wird sie nicht zu lange fortgeführt, dann soll sie das Leben verlängern (SILBERBERG 1955).

Für die Beurteilung des Nährwertes des Fettes ist wichtig zu wissen, daß im Hungerzustand aber auch bei kohlenhydratreicher Ernährung die Fähigkeit der *Fettverbrennung* geringer ist als bei fettreicher Ernährung[7]; die Fettsäure*synthese* in der Leber steigt mit dem Glykogengehalt des Organs[8].

Daß für die Beurteilung des Nährwertes auch der Gehalt an „essentiellen" Fettsäuren ins Gewicht fällt, versteht sich dort, wo diese Säuren wirklich „essentiell" sind, von selbst[9] (s. S. 165)[9].

4. Der Minimalbedarf.

Aus den vorstehenden Darlegungen (s. S. 165) ging hervor, daß für die heranwachsende Ratte, für Maus, Hund und andere Tiere die *Zufuhr gewisser ungesättigter Fettsäuren mit der Nahrung lebensnotwendig, „essentiell"* ist. Der Tagesbedarf der heranwachsenden Ratte wird auf 20—50 mg geschätzt. Nicht lebensnotwendig ist hingegen die Zufuhr *gesättigter* Fettsäuren. Offen ist die Frage der Lebensnotwendigkeit der „essentiellen" Fettsäuren für den Menschen. Abgesehen von den schwer durchschaubaren und noch weitgehend ungeklärten

1 SCHEER, SOULE, FIELDS und DEUEL jr. 1947.
2 DEUEL jr., GREENBERG, SAVAGE und BAVETTA 1950, DEUEL jr., MESERVE, STRAUB, HENDRICK und SCHEER 1947.
3 ERSHOFF 1954.
4 FRENCH, INGRAM, KNOEBEL und SWIFT 1952, SIEDLER und SCHWEIGERT 1954.
5 FRENCH, INGRAM, URAN, BAARON und SWIFT 1953.
6 TANNENBAUM und SILVERSTONE 1953.
7 LOSSOW und CHAIKOFF 1955, TEPPERMAN, TEPPERMAN und SCHULMAN 1956.
8 HAUGAARD und STADIE 1952.
9 AAES-JÖRGENSEN, FUNCH, ENGEL und DAM 1956, DEUEL jr., GREENBERG, ANISFELD und MELNICK 1951, DAM 1956, HOLMAN 1951.

Beziehungen der essentiellen Fettsäuren zur Ekzembildung, fehlen in dieser Hinsicht Hinweise oder gar schlüssige Beweise. Ihre Entbehrlichkeit andererseits ist freilich auch nicht erwiesen, und hervorragende Sachkenner wie DEUEL jr. und GREENBERG meinten 1950: „Man sieht sich fast zu dem Schluß gezwungen, diesen Nährstoff als obligaten Nahrungsbestandteil ansehen zu müssen."

Nehmen wir an, die essentiellen Fettsäuren seien ein lebensnotwendiger Bestandteil auch der menschlichen Nahrung, und nehmen wir — sicher eher zu hoch als zu tief gegriffen — weiter an, der Bedarf des Menschen entspreche je Kilogramm Körpergewicht dem Bedarf der Ratte, dann ergäbe sich, wenn man das Gewicht einer Ratte zu 150 g rechnet, ein Tagesbedarf des 70 kg schweren Erwachsenen von $467 \times 20 = 9340$ mg bis $467 \times 50 = 23350$ mg Linolsäure. Dem würden rund 9,8—24,6 g Trilinolin entsprechen.

Da alle anderen Fettsäuren vom Organismus synthetisiert werden können und die Resorption der fettlöslichen Vitamine auch bei praktisch fettfreier Ernährung sicher zu sein scheint, wäre also der minimale Fettbedarf — *wenn* es einen solchen überhaupt gibt! — mit wenigen Gramm Nahrungsfett gedeckt.

5. Der Optimalbedarf.

Von extrem fettarmer Kost haben Millionen von Deutschen in den Jahren 1947/48 viele Monate lang gelebt. Der Fettgehalt der tatsächlich (nicht nur auf dem Papier) verfügbaren Nahrung lag weit unter 10 g; und oft wurde nicht einmal die Hälfte erreicht. Um so erstaunlicher ist es, daß wir spezifische Zeichen von Fettunterernährung nicht mit Sicherheit angeben können. Mit extrem fettarmer Kost können also sowohl Kinder wie Erwachsene zweifellos *auskommen*, ohne Schaden an ihrer Gesundheit zu nehmen. Eine andere Frage ist die *Zweckmäßigkeit einer extrem fettarmen, praktisch fettfreien Ernährung*.

Erinnern wir uns an die *Ergebnisse der Tierversuche:* Fettreiche Kost wirkt eiweißsparend, wobei die Sparwirkung mit dem Fettgehalt ansteigt; bei niedriger Eiweißzufuhr kann fettreiche Kost unter Umständen das N-Bilanzminimum aufrechterhalten, was bei fettarmer Kost nicht mehr gelingt. Fett drückt die spezifisch-dynamische Wirkung der Eiweißstoffe und Kohlenhydrate, und steigert dadurch den Nutzwert der Nahrung.

Fettreich gefütterte Tiere wachsen schneller, werden früher geschlechtsreif, sind fruchtbarer und milchergiebiger; sie sind (bei gleichem Gewicht wie Kontrolltiere) widerstandsfähiger gegen Unterernährung, aktiver und körperlich leistungsfähiger. Die wachstumsfördernde Wirkung des Nahrungsfettes ist anscheinend unabhängig von seinem Gehalt an essentiellen Fettsäuren. Die Wirkung fettreicher Kostformen beruht teils auf dem höheren Energieverzehr, teils auf der besseren Nutzung der aufgenommenen Nahrung. Offen ist noch die Frage, ob der Muskel bei kohlenhydratreicher Ernährung mit besserem Wirkungsgrad arbeitet als bei fettreicher Ernährung. Hoher Fettverzehr wirkt antithyreotoxisch, *senkt* den Aneurinbedarf und (entsprechend seinem Gehalt an ungesättigten Fettsäuren) den Pyridoxin- und Biotinbedarf; durch Verbesserung der Calcium- und Phosphatresorption kann er rachitisverhütend wirken[1]. Die Vitamin A-Resorption hängt nicht allein von der Feinverteilung des Vitamins ab, sondern auch von der Art und Menge der Nahrungsfette. Hoher Fettverzehr *erhöht* aber den Riboflavinbedarf, unter Umständen auch den Cholinbedarf.

Die Physiologie zeigt also in mehrfacher Hinsicht die Zweckmäßigkeit einer Nahrung, deren Energien zu einem beträchtlichen Teil (10—60%) aus Fett bestehen.

[1] BOYD, CRUM und LYMAN 1932, JONES 1940.

Eine Bedarfsbeurteilung darf sich aber, wenn sie Irrtümer vermeiden will, nicht allein auf die Ergebnisse der experimentellen Ernährungsphysiologie stützen. Sie muß auch die *Nahrungsgewohnheiten der Menschen* und die *klinischen Erfahrungen* in Betracht ziehen[1].

Den *Fettverzehr verschiedener Völker* hat schon vor Jahrzehnten RUBNER (1928) zu erfassen versucht. Er kam bei Zugrundelegung eines Körpergewichts von 45—50 kg (!) zu 43—127 g je Kopf und Tag (Rußland bzw. USA) und einem Mittelwert von 65 g. Nach den auf zuverlässigeren Statistiken aufgebauten Erhebungen WOERMANNs (1944) aus den Jahren 1935 bis 1938 liegen die Schwankungen des europäischen Fettverzehrs (ohne Großbritannien mit seinem sehr hohen Verzehr) zwischen 53 und 131 g je Kopf und Tag (Polen bzw. Dänemark). Im Mittel beträgt der Fettverzehr (Gesamtfett, Bruttowert) je Kopf und Tag in Nordeuropa 100 g, in Westeuropa 85 g, in Mitteleuropa 77 g, in Südosteuropa 60 g und in Südeuropa 58 g. Er fällt gleichsinnig mit dem Energie- und Eiweißverzehr, aber noch stärker als dieser, und besteht im Norden fast ganz aus tierischen, im Süden überwiegend aus pflanzlichen Fetten. Der Fettanteil an der gesamten Energiezufuhr macht in Dänemark 35, in Italien 17% aus, der Kohlenhydratanteil entsprechend 46 bzw. 71%. Der durchschnittliche Gesamtverzehr an Fett in den USA wird von WOERMANN mit 135 g je Tag, das sind 39% der Nahrungscalorien angegeben[2], der japanische Fettverzehr vor 1930 mit 29 g (rund 14% der Nahrungscalorien). Die südchinesischen Soldaten nahmen 3% ihrer Nahrungscalorien in Gestalt von Fett zu sich[2], die amerikanischen Soldaten im 2. Weltkrieg 40%[3].

Tabelle 58. *Fettverbrauch in Deutschland.*

Jahre	Gesamt-Calorien Kopf/Tag	Davon Calorien aus Fett insgesamt %	aus Handelsfett %
1909—1913	2940	29	14
1924	2750	28	16
1928	2940	32	18
1932	2980	32	19
1935—1938	3050	34	18
1948—1949	2540	19	10
1955—1956	2950	37	22

Tabelle 59. *Aufteilung der Handelsfette in Deutschland.*

Jahre	Fett insgesamt kg	In % Butter	Margarine	pflanzliche Öle und Fette	Schlachtfette
1909—1913	16,4	33	15	11	41
1955—1956	25,1	22	39	15	24

Der *Fettverzehr* schwankt in verschiedenen Ländern oft sehr stark, hat aber im ganzen abendländischen Zivilisationsbereich seit 100 Jahren *deutlich zugenommen*[4]. Der Fettverzehr der Pariser stieg von 1900 bis 1930 von 28 auf 70 g je Kopf und Tag, der Verzehr der Schweizer von 1870 bis 1908/1912 um 259%, der Verzehr der Engländer von 1909/1913—1934 von 106 auf 124 g. Daß der Verzehr von (teuren!) Fetten in Notzeiten sinkt, versteht sich von selbst.

Eine Übersicht über den Fettverzehr in Deutschland und den USA geben einige tabellarische Zusammenstellungen von WIRTHS (1958). Bei Vergleichen des Fett-

[1] GRIFFITH 1957, HOLT jr. 1957. [2] SHEN 1943. [3] HOWE 1943.

[4] ORR 1937, v. TYSZKA 1934, Statist. Monatsberichte des Bundesministeriums für Ernährung, Landwirtschaft und Forsten; Statist. Jahrbuch der Deutschen Demokratischen Republik 1955; USDA, Consumption of Food in the United States 1909—1952; Agriculture Handbook No 62, Washington 1953; FAO Yearbook, Production 10/I. 1956. KEYS und KEYS 1954 .RABINOVITCH 1936, vgl. auch SYCKLE 1958.

Tabelle 60. *Fettverbrauch in USA.*

Jahre	Gesamt-Calorien Kopf/Tag	Davon Calorien	
		aus Fett insgesamt %	aus Handelsfett %
1909—1913 .	3480	32	12
1924	3460	36	14
1928	3490	36	14
1932	3330	37	15
1935—1938 .	3240	37	16
1948—1949 .	3210	40	15
1954	3560	38	15

Tabelle 61. *Aufteilung der Handelsfette in USA.*

Jahre	Fett insgesamt kg/Jahr	In %				
		Butter	Margarine	pflanzliche Öle und Fette	Schlachtfette	sonstige
1909—1913	16,5	38	3	4	33	22
1954 . . .	20,7	16	15	22	21	26

Tabelle 62. *Fettverbrauch in städtischen deutschen Haushaltungen 1956.*

	Gesamt-Calorien Kopf/Tag	Davon Calorien	
		aus Fett insgesamt %	aus Handelsfett %
Arbeitnehmer	2280	34	20
Rentner . . .	2170	35	20

Tabelle 63. *Aufteilung der Handelsfette in städtischen Haushaltungen 1956.*

	Fett insgesamt kg	In %			
		Butter	Margarine	pflanzliche Öle und Fette	Schlachtfette
Arbeitnehmer	17,6	16	60	15	9
Rentner	17,6	15	60	13	12

Tabelle 64. *Fettverbrauch in ländlichen deutschen Haushaltungen 1956.*

Kreis	Gesamt-Calorien Kopf/Tag	Davon Calorien	
		aus Fett insgesamt %	aus Handelsfett %
Schleiden . .	4140	37	24
Fulda	3130	38	21
Olpe	3840	39	22
Schleswig . .	3520	39	14
Meppen . . .	3930	41	25
Nienburg . .	3790	38	24

verzehrs in Deutschland und den USA muß berücksichtigt werden, daß die Küchenverluste in den USA sicher höher liegen als in Deutschland. Verläßliche statistische Unterlagen darüber liegen nicht vor. WIRTHS (1958) meint, der Küchenverlust an Fett betrage in Deutschland heute mindestens 10%, in USA etwa 25%; in knappen Zeiten ist er selbstverständlich erheblich geringer.

Die Weltfetterzeugung im Jahre 1955 wird auf 26 Millionen Tonnen geschätzt (davon reichlich 80% Nahrungsfette). Wie vor dem letzten Kriege stehen damit rund 10 kg Fett je Kopf der Gesamtbevölkerung der Erde und Jahr zur Verfügung[1]. Wenn man bedenkt, daß der Deutsche der Westzonen 1947 nur 4,2 kg Fett („sichtbares“ Fett), d. h. 6,1 g je Tag zugeteilt bekam, dann sind die folgenden deutschen Verbrauchszahlen von 1951 bis 1955 doppelt bemerkenswert:

29,52 kg Margarine + Butter + Schmalz + Speck, 29,52 kg „sichtbares“ Fett je Kopf und Jahr also, entsprechen einem Tagesverzehr von 81 g. Rechnet man dazu 29 g „unsichtbares“ Fett — 300 g Milch = 8 g, 200 g Getreideprodukte = 1 g, 100 g Fleisch und Fisch = 15 g, 50 g Käse = 5 g —, dann ergibt sich ein Tagesverzehr von 110 g Gesamtfett, bei einem Gesamtenergieverzehr von 2400 Calorien, mithin ein Fettverzehr von 43% der Nahrungscalorien.

[1] JETTER 1956.

Die Stagnation des Butterverzehrs wird darauf bezogen, „daß die Markenbutter seit 1949 im Durchschnitt jedes Jahr um fast 30 Pf teurer geworden ist und mit rund 7 DM je Kilogramm heute dreimal so viel wie Spitzenmargarine kostet. Dabei ist die Margarineindustrie noch heute gezwungen, 5% ihres Reinfettbedarfs mit inländischem Rüböl und 1% mit inländischem Rinderfett zu decken, um die deutsche Landwirtschaft vor billiger produzierender Konkurrenz zu schützen. Da der Raffinatspreis — 750 DM je Tonne Raps für die Margarineindustrie — 1955 um etwa 90 DM je 100 kg über dem Preis vergleichbarer Raffinate aus importierten Rohstoffen lag, könnte die Margarine noch billiger sein, wenn man die zugunsten der Landwirtschaft aufgelegten Lasten von ihr nähme.“

Der hohe Brennwertverzehr des *Schwerarbeiters* ist auch ein *hoher Fettverzehr*. ZIEGELMAYER (1937) hat Bruttowerte bis zu 152 g je Tag und Vollperson gefunden (31% der Gesamtcalorien). Bei weniger schwer Arbeitenden waren es immer noch 86 g Fett, entsprechend 23% der Gesamtcalorien. „In den verschiedenen Stufen der Berufsschwere besitzt die Kost bei entsprechendem Nahrungsaufwand im allgemeinen den gleichen prozentualen Gehalt an Kohlenhydraten und Fetten. Nur die schwersten Berufe verzehren eine relativ fettreichere und kohlenhydratärmere Kost [1].“

Tabelle 65. *Aufteilung der Handelsfette in ländlichen deutschen Haushaltungen 1956.*

Kreis	Fett insgesamt kg	In % Butter	Margarine	pflanzliche Öle und Fette	Schlachtfette
Schleiden .	39	46	12	11	31
Fulda . .	24	26	27	16	31
Olpe . . .	33	61	9	3	27
Schleswig	39	37	21	19	23
Meppen .	38	19	29	4	48
Nienburg .	34	46	17	9	28

Nach *sportärztlichen Feststellungen* können ohne Minderung der Leistungsfähigkeit 50—60% des Brennwertbedarfes mit Fett gedeckt werden [2]. Die Olympiakämpfer von 1936 nahmen im Mittel täglich 270 g, d. h. 35% ihrer gesamten Energiezufuhr in Form von Fett zu sich [3]. Die amerikanische Heeresverpflegung bestand vor dem 2. Weltkrieg zu 40%, die britische zu 32% der Gesamtcalorien aus Fett [4].

Der *Fettverzehr steigt auch mit dem Lebensstandard*. Berechnungen von KRAUT und BRAMSEL (1942) ergaben je Vollperson und Tag bei einem Nahrungsaufwand von 1,60 DM 118 g Fett (38% der Gesamtcalorien), bei einem Nahrungsaufwand von 1 DM nur noch 92 g Fett (32% der Gesamtcalorien). Der Anteil der Eiweiß-

Tabelle 66. *Fettverzehr in Deutschland von 1951—1955 (je Kopf und Jahr in Kilogramm).* (Nach JETTER.)

Fettverzehr	1951	1952	1953	1954	1955
Insgesamt	24,48	26,16	27,39	28,32	29,52
Davon Margarine .	9,32	10,42	11,60	11,87	12,28
Butter . .	6,29	6,55	6,34	6,94	6,88
Schmalz und Speck	6,12	6,30	6,43	5,93	6,78

calorien schwankte kaum und betrug 11 bzw. 10% der Gesamtcalorien. Wenn mit einem von 0,75 auf 2,35 DM steigenden Geldaufwand bei gleichbleibender Arbeit der Energieverzehr von 2500 auf 3400 Calorien und mehr stieg, dann stieg der Eiweiß- und Kohlenhydratverzehr nur wenig. In der Hauptsache war

[1] KRAUT und BRAMSEL 1942.
[2] CREMER 1944.
[3] SCHENK 1936, 1937, EGLE 1937.
[4] EGLE 1937.

es der von 82 auf 127 g, von 31 auf 35% der Gesamtcalorien ansteigende Fettverzehr, der den energetischen Mehrverzehr bestritt. Zum Vergleich: In dem aus der zweiten Hälfte des 19. Jahrhunderts stammenden Voitschen Kostmaß, d. h. in der damals landesüblichen Nahrung der Münchener, belief sich der Anteil des Fettes auf nur 17% des gesamten Brennwertverzehrs (56 g Fett bei 3110 Calorien).

Man geht wohl nicht fehl, wenn man aus allen diesen Tatsachen schließt, der *Mensch strebe auf Grund von Erfahrungen* (die ihm also solche vielleicht gar nicht bewußt sind) *stets danach,* $^1/_3$ *seiner Nahrungsenergien und mehr in Gestalt von Fett zu sich zu nehmen.* Fettärmer ist die Kost größerer Populationen nur dort, wo die wirtschaftlichen Verhältnisse dazu zwingen. Die Gründe für dieses Streben liegen sehr wahrscheinlich darin, daß die Nahrung durch Fettzusatz geschmacklich reizvoller wird, daß fettreiche Nahrung weniger voluminös ist, daß hohe Energiezufuhren auf die Dauer nur dann möglich sind, wenn ein nicht zu geringer Teil der Nahrungsenergien in Fett besteht und daß Fette den Nutzwert der Nahrung erhöhen.

Es ist ein Ausdruck spezifischer Unterernährung, wenn aus *Fettmangel* und unter dem Zwang, den Energiebedarf zum allergrößten Teil mit Kohlenhydraten zu decken — wo Fettmangel herrscht, sind die verfügbaren Nahrungskohlenhydrate in der Regel auch *qualitativ* minderwertig —, Müdigkeit, Schlappheit und Völlegefühl, Blähungs- und Druckempfindungen infolge der übermäßigen räumlichen Beanspruchung von Magen und Darm die körperliche und geistige Leistungsfähigkeit beeinträchtigen. Bei dieser Art der Ernährung dauert die Sättigung nur kurze Zeit, und in Wahrheit ist es eher ein Gefühl der Völle als wirkliche Sättigung, was die Nahrungsaufnahme begrenzt.

Fettärmste Ernährung bedeutet praktisch immer auch calorisch unzureichende Ernährung und die zur Deckung des Energiebedarfs notwendigen Nahrungsmengen müßten unter diesen Umständen Volumina erreichen, die von den Verdauungsorganen nicht mehr bewältigt werden können. Der niemals wirklich gestillte Hunger hat dann zur Folge, daß viele Menschen von ihrer *minderwertigen Nahrung gewaltige Mengen* in sich hineinschlingen. Als Ausdruck dieser Gier hat man in den Nachkriegsjahren nicht selten Überdehnungen von Magen und Darm, Magenatonien und Zustände von paralytischem Ileus gesehen[1]. Da die Verdauungsorgane älterer Menschen an Leistungs- und Anpassungsvermögen verlieren und die Sekretions- und Resorptionsfähigkeit von Magen und Darm sinken, bewältigen ältere Menschen große Nahrungsmengen noch schlechter als jüngere Menschen; sie erkranken schneller an dyspeptischen Störungen, sie nutzen die verzehrte Nahrung nicht mehr so gut aus und können nicht mehr so viel essen wie die jungen. Von hier aus wird die bekannte Erfahrung der Nachkriegsjahre verständlich, daß die Unterernährung sich bei alten Menschen früher und fataler auswirkt, obwohl doch der Energiebedarf in höheren Jahren geringer geworden ist.

Der optimale Fettbedarf liegt also weit über dem Minimalbedarf. Es liegt in der Natur der Sache, daß er sich exakt zahlenmäßig nicht angeben läßt.

Wenn aber Sir CECIL WEIR, der Leiter der Economic Subdivision der Alliierten Kontrollkommission auf einer Tagung des Zonenbeirates im Hinblick auf die in Deutschland herrschende Hungersnot und unter Ignorierung der seit langem bekannten und anerkannten Auffassung des gleichfalls englischen Ernährungsphysiologen STARLING (1918) (s. unten) erklären zu müssen glaubte, Fett diene

[1] BLUMANN und DRÖGMÖLLER 1946, BRANDT 1947, DETLEFSEN 1947, FEIST 1947, LAMBLEY 1946, RAABE 1946, THEISSEN 1949, WOJTEK 1949, ZSCHAU 1951.

lediglich dazu, die Nahrung geschmacklich reizvoller zu machen und werde als konzentrierter Energieträger erst dann benötigt, wenn die Gesamt-Energiezufuhr 3500 Calorien übersteige, dann war diese Meinung sachlich ganz ohne Zweifel unhaltbar. Darauf ist von deutschen Sachkennern[1] auch sofort nachdrücklich und überzeugend hingewiesen worden, und LANG (1948) schrieb mit einem Seitenblick auf derartige Auslassungen:

„Zusammenfassend haben alle Untersuchungen ergeben, daß Fett für die Ernährung dann besonders wichtig ist, wenn die Nahrung insuffizient ist. In den Versuchen von MACKENZIE und McCOLLUM war aber dieser Umstand nicht berücksichtigt worden. Die Versuchsratten konnten fressen, soviel sie wollten, und erhielten eine Kost, die reich an hochwertigem Eiweiß war (20% Casein ergänzt durch 0,05% Cystin). Eine Übertragung der Schlußfolgerung, daß Fett in größerem Umfang entbehrlich sei, ist auf die heutigen Ernährungsverhältnisse in Deutschland mit seiner untercalorischen und eiweißarmen Kost nicht möglich. Die neuesten Forschungsergebnisse haben eindeutig gezeigt, daß man bei Diskussionen über den Fettbedarf chronisch-unterernährter Personen nicht von der Basis optimal gefütterter Versuchstiere ausgehen darf..... Die Untersuchungen mit markierten Fettsäuren haben ergeben, daß der Umsatz der Fettsäuren im intermediären Stoffwechsel viel lebhafter ist als zu vermuten war. Insbesondere sind auch die Fettsäuren des Depotfettes nicht den Umsetzungen entzogen, sondern nehmen lebhaft an ihnen teil. Nahrungsfettsäuren und Depotfettsäuren vermengen sich zu einem unentwirrbaren Gemisch.... Bei Eiweißmangel und quantitativer Unterernährung werden Störungen dieser komplizierten Gleichgewichte zu erwarten sein, die Abhängigkeit von der Fettzufuhr von außen wird zunehmen."

Die dem Normalverbraucher der US-Zone Deutschlands auf Karten zustehende Kost enthielt Anfang des Jahres 1947 9% Fett, die Kost des Normalverbrauchers der Britischen Zone im Frühjahr 1947 7% und im Frühjahr 1948 noch weniger. Überdies wurden die kartenmäßig zustehenden Mengen sehr oft nicht voll und nur mit minderwertigen Nahrungsmitteln beliefert.

Schweizer Ernährungsphysiologen[2] bezeichneten die 40—45 g Gesamtfett (entsprechend rund 17% der Nahrungscalorien) in der Schweizer Kriegskost als „außerordentlich wenig" und schätzten die „rationelle Menge" auf 1 g je Kilogramm Körpergewicht und Tag. Diese Menge entspricht etwa 25% der Nahrungscalorien und bei einer Gesamtzufuhr von 2500 Calorien rund 64 g Fett. Der englische Physiologe STARLING (1918), bekannt durch seine Untersuchungen über die Ernährungsverhältnisse Deutschlands während der Jahre 1918 und 1919, hat darauf hingewiesen, daß das Fassungsvermögen von Magen und Darm zur Sicherung der notwendigen Energiezufuhr nur dann ausreicht, wenn mindestens 20—25% der Energie in Form von Fett verzehrt werden. Das entspräche bei 2400 Tagescalorien einer Menge von 52—65 g Fett.

Die *Völkerbundexperten* haben 1936 festgestellt: „Fett muß ein ständiger Bestandteil der Normalkost sein, aber die gegenwärtig verfügbaren Unterlagen erlauben noch keine präzise Feststellung der benötigten Menge."

Der *Food and Nutrition Board des National Research Council der USA* hält es in seinem „Recommended Dietary Allowances" für wünschenswert, daß 25 bis 35% des Energiebedarfs mit Fett gedeckt werden und 1% aus ungesättigten Fettsäuren besteht. Bei sehr hohem Energieverzehr (4000 Calorien und mehr) soll der Fettanteil 30—35%, d. h. 130—150 g Fett betragen. (Da viele Nahrungsmittel Fett enthalten, braucht die Fettzufuhr in *reinen* Fetten wie Butter, Schmalz usw., d. h. die Fettzufuhr als „sichtbares Fett", nur die Hälfte bis ein Drittel der angegebenen Gesamtmengen zu erreichen.)

[1] REIN 1945.
[2] FLEISCH und PETITPIERRE 1948.

In seinen 1956 herausgegebenen Richtlinien sagt der Ausschuß für Ernährungsbedarf der *Deutschen Gesellschaft für Ernährung:* „Es ist wünschenswert, daß die Calorien des körperlich nicht Arbeitenden zu rund 25% aus Fettcalorien bestehen. Das bedeutet ungefähr 75 g Gesamtfett (davon 40 g Handelsfett je Tag). Der höhere Calorienbedarf bei Schwerarbeit muß zur Verringerung des Nahrungsvolumens durch einen hohen Fettanteil gedeckt werden, z. B. durch einen Anteil von 25—30% beim Schwerstarbeiter, entsprechend 140 g Gesamtfett, davon 85 g Handelsfett. Im Kindesalter soll die Fettmenge gewichtsmäßig ungefähr der Eiweißmenge entsprechen. Mit zunehmendem Alter scheint es angebracht, den Fettverbrauch einzuschränken."

Diese letztgenannten Sätze decken sich annähernd mit denen des National Research Council — sie liegen an deren unterer Grenze — und stehen in guter Übereinstimmung mit den Forderungen von STARLING (1918) und FLEISCH und PETITPIERRE (1948).

Wenn die Deutsche Gesellschaft für Ernährung eine Einschränkung des *Fettverzehrs in höherem Lebensalter* empfiehlt, dann muß notwendig hinzugesetzt werden: Sofern die Erhaltung eines ausreichenden Allgemeinzustandes dadurch nicht beeinträchtigt wird. Gewiß ist die Fettleibigkeit eine drohende Gefahr für den älteren Menschen und eine merkbare Einschränkung der Energiezufuhr oft notwendig. Auf der anderen Seite sollte man nicht vergessen, daß die Verdauungsorgane des älteren Menschen weniger leistungsfähig und in ihrem räumlichen Fassungsvermögen begrenzt sind, daß der ältere Mensch stärkere Geschmacks- und Geruchsreize braucht als der jüngere, und daß es ältere Menschen gibt, die den Arzt nicht vor die Aufgabe einer *Einschränkung*, sondern im Interesse der Leistungserhaltung vor die Aufgabe einer *Steigerung* der Nahrungszufuhr stellen[1].

Der zunehmende Fettverzehr in allen Ländern der europäischen Zivilisation wurde und wird von sachkundigen Phantasten und unbelehrbaren Fanatikern als *Ausdruck von sträflichem Luxus, Verfall und Entartung* verschrieen. Der biologisch Denkende weiß, daß alteingewurzelte Nahrungsgewohnheiten und über Jahrzehnte gehende Kostverschiebungen ganzer Völker und Zivilisationskreise letzten Endes *biologisch* begründet sein müssen. Der Biologe ist aber nicht so schnell fertig mit dem Wort wie der Fanatiker und außerdem weniger geräuschvoll. Die Meinung der Massen wird deshalb auch in diesem Bereich von unkritischen Schwärmern und den klugen Geschäftsleuten beherrscht.

Der *Vorzug der Fette vor den Kohlenhydraten,* den anderen Hauptenergieträgern, liegt in ihrem konzentrierten Nährwert, ihrem hohen Sättigungswert, der geringen räumlichen Belastung der Verdauungsorgane, den vielerlei von ihnen ausgehenden Geschmacksreizen und ihrer küchentechnisch einfachen Verwendbarkeit. Das moderne Leben steht im Zeichen der Industrialisierung und Verstädterung, der Durcharbeitszeit ohne stundenlange Essens- und Ruhepausen, des Rückgangs der körperlichen und der Zunahme der geistigen Beanspruchung. Unter solchen Bedingungen aber lebt der Mensch am rationellsten mit einer konzentrierten, geschmacklich reizvollen Kost, die die Verdauungsorgane räumlich wenig belastet und die für lange Zeit sättigt. Überall — und am ausgesprochendsten in den hochindustrialisierten Ländern — läßt sich daher ein Anstieg des Verzehrs von Fetten, Fleisch, Milch, Käse und Zucker, ein Rückgang des Verzehrs von Getreide, Kartoffeln und Hülsenfrüchten feststellen. Für die vom heutigen Europäer verlangten Leistungen an Konzentration, Wendigkeit, Ausdauer und Arbeitsintensität sind 80—100 g Fett je Vollperson (sichtbares *und* verborgenes Fett) durchaus nicht übertrieben viel. Die Worte ZIEGELMAYERS (1947): „Die große Steigerung des Fettverzehrs ist ein Abweg", sind Niederschlag *wirtschaftlicher* und nicht *ernährungsphysiologischer* Bedenken.

[1] Siehe auch KOUNTZ, ACKERMANN und KHEIM 1955.

V. Zur Frage der Fettüberernährung.

Wenn es eine Neutralfett- und Lipoidzufuhr bestimmter Größe gibt, an die die Erhaltung des Lebens gebunden ist — sie entspricht dem *Minimalbedarf* —, und wenn die optimale Fähigkeit zu verschiedenen Leistungen an eine Neutralfett- und Lipoidzufuhr gebunden ist, die höher liegt als jene, die der bloßen Lebenserhaltung dient — sie entspricht dem *Optimalbedarf* —, dann liegt es nahe zu fragen, ob eine Steigerung der Neutralfett- und Lipoidzufuhr über das als Optimalbedarf bezeichnete Maß hinaus eine Minderung der Leistungsfähigkeit und Widerstandsfähigkeit zu Folge haben kann. Es erhebt sich mit anderen Worten die *Frage nach der Unzweckmäßigkeit* eines „über-optimalen", *eines „überhöhten" Fettverzehrs.*

Daß man dem hohen Fettverzehr vieles zur Last gelegt hat und zur Last legt, weiß heute jeder, und es lohnt sich nicht, alle dahin zielenden Vermutungen und Meinungen im einzelnen zu erwähnen. Eine ernsthafte Diskussion erfordern nur wenige: Sie beziehen sich auf die Lipidosen, die Arteriosklerose, die Schwangerschaftstoxikosen, die Ketonämie bei fettreicher Ernährung und den Bedarf an gewissen Vitaminen (Riboflavin, Pantothensäure, Biotin).

Selbstverständlich muß in jedem Fall berücksichtigt werden, daß hoher *Fett*verzehr häufig gleichbedeutend ist mit hohem *Energie*verzehr. Störungen, die als Folge überhöhten Energieverzehrs auftreten (s. S. 92ff.), können aber nicht ohne weiteres dem Fett zur Last gelegt werden.

1. Die Arteriosklerose.

Am brennendsten ist ohne Zweifel die Frage der Arteriosklerose. Die Auffassung, hoher Neutralfett- bzw. Lipoidverzehr begünstige die Entstehung und Ausbreitung arteriosklerotischer Prozesse, stützt sich auf folgende Tatsachen und Überlegungen:

a) Ein wesentliches Kennzeichen des arteriosklerotischen Krankheitsprozesses sind Lipoid-(Cholesterin-) ablagerungen in der Gefäßwand.

b) Mit lipoid-(cholesterin-) reicher Ernährung können bei Tieren arteriosklerotische Veränderungen erzeugt werden.

c) Beim Arteriosklerotiker liegt der Cholesteringehalt des Blutes überdurchschnittlich hoch.

d) Häufigkeit und Schwere der Arteriosklerose nehmen mit steigendem Fettverzehr zu.

Es fragt sich, wieweit diese Tatsachen als erwiesen und die aus ihnen gezogenen Folgerungen als schlüssig angesehen werden können.

a) Ein wesentliches Kennzeichen des arteriosklerotischen Krankheitsprozesses sind Lipoid- (Cholesterin-) ablagerungen in der Gefäßwand.

Die Begriffe Arteriosklerose und Atherosklerose (*ἀϑηρη* = Mehlbrei), die heute im allgemeinen gleichbedeutend gebraucht werden — die angelsächsische Literatur spricht meist von Atherosklerose — und sich lediglich dadurch unterscheiden, daß sie verschiedene charakteristische Zeichen der Krankheit im Blickpunkt haben — die Verhärtung der Arterienwand bzw. die Bildung atheromatöser Herde —, stammen aus der Morphologie. Nach dem heutigen Stand der Wissens kann die Krankheit Arteriosklerose nur morphologisch definiert werden; das letzte Wort in der Diagnose liegt daher bei der Morphologie. Die Klinik kann lediglich die Folgen der Arteriosklerose in Gestalt von Durchblutungsstörungen feststellen.

Der Begriff Arteriosklerose bezeichnet krankhafte Veränderungen der Arterienintima. Die Veränderungen dieser Art bestehen auf der einen Seite fast ausschließlich aus fibrösen Elementen mit nur ganz geringen Lipoideinlagerungen, auf der anderen Seite aus massiven Lipoidanhäufungen mit zentraler Nekrosenbildung, die zur Zerreißung der Intima führen können. Im makroskopischen und mikroskopischen Bild der Arteriosklerose spielen die Verfettungsprozesse eine so hervorragende Rolle, daß ihre Betonung durch die Bezeichnung Atherosklerose durchaus gerechtfertigt erscheint. In fortgeschrittenen Stadien zeigt die Arteriosklerose mehr oder minder ausgesprochene Verkalkungserscheinungen, die unter Umständen so weit gehen, daß die Arterie zu einem starren, auf dem Durchschnitt klaffenden Rohr wird[1].

Fettflecke der Arterienintima sind die makroskopisch am frühesten faßbaren Erscheinungen. ASCHOFF spricht hier von Atherose. Als flache Erhebungen findet man sie gewöhnlich in der Aortenintima von Kindern und Jugendlichen; sie können aber in jeder Arterie und in jedem Alter entstehen. Säuglingsalter, Pubertät und Gravidität sind Zeiten besonderer Neigung zu Cholesterinablagerung[2]. Diese Fettflecke können sich spurlos oder mit Hinterlassung kleiner fibröser Narben zurückbilden oder aber sich immer mehr mit Lipoiden anreichern und bindegewebig weiterentwickeln. Je stärker die Lipoidanreicherung und je dicker der ganze Herd, desto geringer ist die Wahrscheinlichkeit einer völligen Rückbildung. Stärkere Lipoidanhäufungen mit bindegewebiger Verdickung und zentraler Nekrose bilden dann einen atheromatösen Herd. Bei weiterer Ausdehnung kommt es zu Zerreißungen der Intimaoberfläche mit Entleerung des Atherominhalts in die Blutbahn, Einlagerung von Thrombusmaterial und Ausdehnung der Nekrosen und Verkalkungen in die Media. In späteren Stadien der Krankheit sieht man nebeneinander arteriosklerotische Herde verschiedenster Entwicklungsstadien.

In den Fettflecken, den frühesten makroskopisch erkennbaren Erscheinungen der Erkrankung, findet man mikroskopisch eine Schwellung und Vermehrung der metachromatischen Grundsubstanz der Intima, in der Lipoidtröpfchen erkennbar sind. In den tieferen Intimaschichten verfetten die Kittsubstanzen der elastischen Fasersysteme. Später treten auch intracelluläre Lipoidanhäufungen in Erscheinung. Im weiteren Verlauf, d. h., wenn sich aus der *Atherose* die Athero*sklerose* entwickelt, bilden sich umschriebene Intimaverdickkungen. Neben den ausgebildeten Herden „finden sich noch immer neue kleine Verfettungsherde der Intima als Zeichen, daß sich die Erkrankung in lauter Schüben bis in das höchste Alter fortsetzt"[3]. Die fibröse Verdichtung in den oberflächlichen Schichten wird immer ausgeprägter, während sich lipoidreiche Schaumzellen in der Tiefe konzentrieren und größtenteils zerfallen. Die Grundsubstanzen quellen, die Fasern lösen sich auf, das gequollene Gewebe wird nekrotisch, und anstelle des Gewebes ist schließlich ein Atherom entstanden. Durch Zerfall der Atherome können Geschwüre entstehen, die ihren Cholesteringehalt an das Blut abgeben, sich oft reinigen und ausheilen, auf deren Boden aber auch Thrombosen und Blutungen entstehen können. In den atheromatösen Zerfallsherden bilden sich Niederschläge von Cholesterinkristallen. Mit Fortschreiten der Zerfallsprozesse kann die Elastica interna einreißen und der atheromatöse Prozeß bis zur Media vordringen (Gefahr der Aneurysmabildung). Vorwiegend in der Media treten neben den Lipoid- und Hyalinablagerungen mucinöse Schwellungen der Gerüstsubstanzen nicht selten in

[1] Zusammenfassende Darstellungen der Morphologie der Arteriosklerose bei JORES 1924, ASCHOFF 1930, DUFF und MCMILLAN 1951, MOON und RINEHART 1952.
[2] DUFF und MCMILLAN 1951.
[3] ASCHOFF 1930.

Erscheinung. Am Rande der nekrotischen Bezirke pflegen sich lipoidreiche Makrophagen anzuhäufen. Schließlich können sich in den Lipoidherden der Intima und ihrer Umgebung sekundäre Verkalkungen bilden. Neben den infiltrativen, nekrotisierenden und atheromatösen Veränderungen kommt es, bald mehr, bald weniger, zu Vermehrung von hyalinisierter Grundsubstanz und von Bindegewebe mit elastischen Fasern und jungen Bindegewebszellen. Diese Sklerosierung ist keine *Folge* der Lipoidablagerungen, sondern ein ihr zeitlich *gleichgeordneter* Vorgang.

Die Folge des arteriosklerotischen Prozesses für die Gefäße sind Wandverdickungen, durch die kleinere Gefäße u. U. völlig undurchgängig gemacht werden. Größere Gefäße erweitern und verlängern sich infolge des Zerfalls elastischer und muskulärer Bauelemente.

Von größter Bedeutung für das Verständnis der Pathogenese ist die Tatsache, daß der arteriosklerotische Prozeß mit *herdförmiger Quellung der Arterienintima* („seröser Entzündung") und anschließender Eiweißfällung beginnt. „Die Erfahrungen der letzten Jahrzehnte haben ergeben, daß im Beginn des Krankheitsprozesses ein initiales fettfreies Oedem steht[1]." Nicht unbestritten ist freilich, ob fehlender histochemischer Fettnachweis sicher das Fehlen von Fett beweist. „Je mehr Wasser das Eiweiß nach dieser Fällung verliert, desto früher treten die Lipoide in Erscheinung. Dementsprechend definieren wir die Lipoidose bei der Arteriosklerose am besten als sekundäre Lipoidphanerose nach hyaliner Eiweißfällung in der Arterienwand. Das wesentliche der arteriosklerotischen Herdbildung wird also gar nicht erkannt, wenn sie unter dem Gesichtspunkt des Lipoidstoffwechsels gesehen wird[2]." BÜCHNER weist darauf hin, daß sich ähnliche Lipoidphanerosen beim allmählichen Altern auch anderer bindegewebiger Strukturen finden (in Sehnen, Zwischenwirbelscheiben, Menisken, in den Interstitien der Nierenpapillen, in den Skleren und in der Cornea).

20 Jahre früher hat ASCHOFF darauf hingewiesen, die Lehre von den Verfettungsvorgängen zwinge förmlich dazu, an einen abnormen Einpressungsvorgang in die Intima zu denken, wobei die im Plasma enthaltenen Lipoide auf Grund von Adsorptionsvorgängen in dem Gittersystem der elastischen Strukturen ausgefällt werden müßten — selbstverständlich dort zuerst, wo diese Gittersysteem besonders dicht gewebt sind, d. h. in der Tiefe der Intima, an der Grenze gegen die Media bzw. gegen die elastisch-muskuläre Längsschicht, im Bereich des sog. elastischen Grenzstreifens. Auch die „hyaline Imprägnation" der Intima bezieht ASCHOFF auf Niederschläge infiltrierter Bluteiweißkörper. Beide Autoren stimmen aber überein, wenn sie betonen, daß *Wucherungsprozesse der Intima auch unabhängig von Lipoid-Hyalineinlagerungen* vorkommen. „Es gibt aber zweifellos Arteriengebiete, wo die stärkste Intimawucherung *ohne* Verfettungen und stärkere Verkalkungen der Wandschichten das Bild der Arteriosklerose beherrscht, z. B. an der A. radialis[3]."

Von der Arteriosklerose muß die *Altersfibrose* der Gefäße streng getrennt werden. Sie ist vermutlich *eine* Voraussetzung der Arteriosklerose und entwickelt sich — nicht herdförmig wie die Arteriosklerose — aus einer zunehmenden Überdehnung und Erweiterung des *gesamten* arteriellen Systems, im 4. Lebensjahrzehnt, die in der 3. oder absteigenden Periode des Gefäßlebens einsetzt. [Die Wachstumsperiode der Gefäße ist nach der Gliederung ASCHOFFS (1930) die 1. Periode, auf die mit Beendigung des Körperwachstums eine 2. Periode, eine Stillstandsperiode, folgt.] Die Altersfibrose stellt sich dar als eine Zunahme oder Verdickung der Gerüstsubstanzen, vor allen Dingen der elastisch-binde-

[1] BREDT 1957; s. auch RIBBERT 1904, ASCHOFF 1930, HUECK 1920, 1938, HOLLE 1943.
[2] BÜCHNER 1950. [3] ASCHOFF 1930.

gewebigen Elemente der Media, die sich mit Ablagerung von Eiweißstoffen und Hyalinisierung kombiniert und dadurch zu Elastizitätsverlust, Erweiterung und Verlängerung des Gefäßes führt. „Während die senile Ektasie und Fibrose eine Gefäßveränderung ist, welcher kein Sterblicher mit zunehmendem Alter entgeht, handelt es sich bei der Arteriosklerose um einen pathologischen Vorgang, der wegen seiner großen Häufigkeit fast als normal bezeichnet werden kann. . . . Wir können ihn kurz als einen sich über das ganze Leben erstreckenden, mit Ablagerung bestimmter Stoffwechselprodukte und mit Wucherungsprozessen verbundenen gesteigerten Abnutzungsvorgang der Arterien bezeichnen, so daß es zu einer zunehmenden Deformierung derselben kommt[1]."

Zu unterscheiden von den Verkalkungen bei Arteriosklerose sind jene *Verkalkungen*, die sich unabhängig von Lipidose und Hyalinose der Intima in der *Media* der Arterien vom muskulären Typ entwickeln (Mediaverkalkungen, Calcinosen; zu den Arterien vom muskulären Typ gehören die Gliedmaßenarterien, zu den Arterien vom elastischen Typ die Aorta).

Die amerikanische Gesellschaft zum Studium der Arteriosklerose hat folgende Gliederung der Arteriopathien vorgenommen[2].

I. Degenerative Arteriopathien.
   1. *Atherosklerose.* Jene Form von Arterienerkrankung, die charakterisiert ist durch Bildung von Atheromen der Intima, die zur Einengung des Arterienlumens führen und manchmal kompliziert sind durch thrombotischen Verschluß.
   2. *Mediaarteriosklerose.* Jener Typ von Arteriopathie, der charakterisiert ist durch degenerative Veränderungen, vor allem an der Media.
   3. *Arterionekrose:*
      a) idiopathisch oder unspezifisch,
      b) cystische Medianekrose (ERDHEIM),
      c) toxische Arterionekrose.

II. Produktive und/oder hyperplastische Arteriopathien:
   Dieser Typ von Arterienerkrankung zeigt Intima und/oder Mediahyperplasie mit begleitenden Veränderungen in der Verteilung des elastischen Gewebes. Oft ist dabei der Blutdruck erhöht.

III. Entzündliche Arteriopathie.
   1. *Arteriitis:* Jeder entzündliche Zustand jeder Arterie.
      Folgende Faktoren kommen ursächlich in Betracht:
      a) infektiös, b) allergisch, c) chemisch, d) physikalisch (physikalisch als Reaktion auf Licht, Wärme, Röntgenstrahlen und andere atomare Strahlungen), e) traumatisch-mechanisch.
   2. *Thrombangiitis obliterans.*

IV. Kombinierte Form von Arteriopathien.

Am frühesten und ausgedehntesten tritt die Arteriosklerose in der *Aorta* auf und dort wiederum zuerst im ansteigenden Teil des Arcus[3]. Schon im Säuglingsalter hat man gelegentlich arteriosklerotische Veränderungen in der Aorta gefunden. Intimafettflecke haben $^9/_{10}$ aller Menschen unter 15—16 Jahren. Nach dem 8. Lebensjahr fand ALBERT[4] in histologischen Untersuchungen keine einzige normale Aorta, und nach dem 20. Lebensjahr ist auch bei oberflächlicher Betrachtung kaum mehr eine Aorta völlig normal. Wenn gesagt wird, im 6. Lebensjahrzehnt erreiche die Häufigkeit der Arteriosklerose 50—90%, dann liegen solchen Feststellungen offenbar viel weniger strenge Maßstäbe zugrunde. In späteren Stadien sind die Veränderungen im Bereich der Aorta abdominalis oft schwerer als die der höheren Aortenabschnitte[5].

Exzentrische Verdickungen der *Intima der Coronararterien* findet man bei Neugeborenen; bei männlichen Neugeborenen sind sie $2^1/_2$mal so stark wie bei weiblichen. DOCK[4] hat sie als Entwicklungsstörungen aufgefaßt und meint, sie

[1] ASCHOFF 1930. [2] WOLFFE, BARKER, CORCORAN, DUFF und SPRAGUE 1952.
[3] Dagegen WOLFFE 1950. [4] Zit. nach ASCHOFF 1930.
[5] Siehe auch McGILL, PECK und HOLMAN 1952.

seien mitverantwortlich für die höhere Frequenz der Coronarsklerose bei Männern. Der Nachweis von Fett in diesen fibrösen Herden ließ an eine Frühform der Arteriosklerose denken.

Die Intima der *Coronararterien* ist schon im Kindesalter dicker als die Intima anderer Arterien und nimmt mit dem Alter an Dicke ständig zu[1]. Diese konzentrische Verdickung besteht aus Bindegewebe und elastischen Fasern und beginnt schon kurz nach der Geburt. Die Bildung vorwiegend *elastischer* Grundsubstanzen kennzeichnet diese 1. Periode der Gefäßentwicklung, so wie die 3. Periode durch *kollagen-bindegewebiges* Wachstum gekennzeichnet ist. Auffallend ist, daß diese Intimaverdickung während der ersten Lebensjahre den Säugetieren zu fehlen scheint.

Im allgemeinen setzt die Coronarsklerose später ein als die Aortensklerose. Moon und Rinehart (1952) zeigten, daß sich zunächst eine stärkere fibroblastische Aktivität bemerkbar macht; dann kommt es zu Ablagerung von Mucopolysacchariden, degenerativer und regenerativer elastischer Gewebskollagenbildung und, erst jetzt gleichzeitig mit der Bildung von Kollagen und elastischem Gewebe zur Ablagerung von Lipoiden. Das Ende bilden Hyalinisierung, mächtige Lipoid-Ablagerungen, Verkalkungen und intramuskulären Hämorrhagien und Thrombosen. Beginnend vom Ursprung der Arterien, breitet sich die Coronarsklerose vom 2. und 3. Lebensjahrzehnt an weiter aus. Die linke Coronarie pflegt (aus mechanischen, mit der Herzaktion zusammenhängenden Gründen)[2] früher und stärker erkrankt zu sein als die rechte. Die Prozesse können, wie die arteriosklerotischen Prozesse in der Aorta, fortschreiten oder sich zurückbilden. Sekundäre Vascularisierung findet man in den Coronararterien häufiger als in anderen Gefäßen. Im Gefolge von Einrissen entstehen Hämatome, Thrombosen und Coronarverschlüsse. Quellungsnekrosen können akute Coronarinsuffizienzerscheinungen auslösen.

Die *Hirnarterien* werden sehr viel später im Leben arteriosklerotisch als Aorta und Coronararterien. Arteriosklerose der Hirnbasisarterien vor dem 30. Lebensjahr ist selten. Das histologische Bild der Cerebralarteriosklerose entspricht im wesentlichen dem der Aorten- und Coronarsklerose. Auffallend häufig soll sich hier der sklerotische Prozeß bis in die Media hinein erstrecken.

Die Angaben über die Häufigkeit der *Pulmonalarteriosklerose*[3] schwanken zwar zwischen 6—8 und 65—70%. Die Pulmonalsklerose unterscheidet sich qualitativ nicht von der Aortensklerose, verläuft aber, entweder in mehr fibröser oder in mehr atheromatöser Form, meist milder als diese; Verkalkungen und Ulcerationen sind selten. Am wenigsten betroffen ist der Hauptast der A. pulmonalis. Die Intensität des Krankheitsprozesses nimmt im Hilusgebiet und in den größeren intrapulmonalen Ästen zu und in den kleineren Ästen wieder ab. Alle diese Veränderungen sind bei pulmonaler Hypertension besonders schwer und ausgedehnt.

Im Bereich der *Abdominalorgane* tritt die Arteriosklerose relativ spät und meist nicht sehr schwer auf.

In den *peripheren Arterien*, d. h. in den Arterien vom muskulären Typ, herrschen fibröse Gewebsbildungen vor; die arteriosklerotischen Herde enthalten in der Regel nur kleine Mengen feinverteilter extracellulärer Lipoide. Immerhin findet man gelegentlich Herde mit reichlich intracellulärem und extracellulärem Lipoid und echte Atherome, vor allen Dingen bei Diabetikern. Am ausgeprägtesten sind die Veränderungen auch hier an den Abgangsstellen der Arterien. Vascularisationen und Verkalkungen sind nicht selten. Daß die Beinarterien

[1] Moon 1957. [2] Volhard, Anrap und Davis 1931, Johnson und de Palma 1939.
[3] Neuerdings Merkel 1947, Blumenthal, Handler, Zuckner und Gray 1950.

häufiger erkranken als die Armarterien, ist lange bekannt. Auffallend selten werden (nach den übereinstimmenden Angaben aller Pathologen) arteriosklerotische Veränderungen in den *Radialarterien* und den *Aa. mammariae internae* gefunden.

Das histologische Bild sklerotischer Arteriolen *(Arteriolosklerose)* weicht von dem Bild der Sklerose größerer Arterien insofern ab, als hier die hyaline Degeneration der gesamten Gefäßwand das Bild beherrscht. Die Gefäßwand ist gleichmäßig verquollen, die Lichtung verengt, die Intima aber nicht herdförmig verdickt. Nach BÜCHNER (1950) ist die Arteriolosklerose eine „Standortvariation der Arteriosklerose", während ASCHOFF (1930) betont, die Genese der Arteriolosklerose sei „von der der gewöhnlichen Arteriosklerose ganz verschieden."

Die von Mensch zu Mensch wechselnde Lokalisation der Arteriosklerose und Arteriolosklerose und die Begrenzung auf bestimmte Gefäßbereiche — Aorta, Coronararterien, Hirnarterien, Nierenarterien, Gliedmaßenarterien — können nur festgestellt, nicht aber erklärt werden.

Daß die arteriosklerotischen Herde *Fettsubstanzen*, insbesondere *Cholesterin* enthalten, war schon zu VIRCHOWs Zeiten bekannt. Die ersten Untersuchungen mit modernen Methoden stammen von WINDAUS (1908, 1910) und SCHOENHEIMER (1926). Ihre Ergebnisse wurden in den letzten beiden Jahrzehnten bestätigt und weiter ausgebaut[1].

An dem rein altersabhängigen Anstieg der *Lipide* in der makroskopisch *unveränderten* Aortenwand beteiligen sich vor allen Dingen Neutralfette und Cholesterin.

In makroskopisch *normalen* Aorten von Menschen zwischen 1 und 60 Jahren stellte BÜRGER (1934) mit dem Lebensalter einen Anstieg des Cholesteringehaltes in der Trockensubstanz von 589 auf 986 mg-% fest; 3 Säuglingsaorten waren frei von Cholesterin, 7 leicht atheromatös veränderte Aorten enthielten im Mittel 1123 mg-%. Der Phosphatidgehalt blieb im Laufe der Jahre gleich (bei 1000 mg-%); die Lipide insgesamt stiegen bis zum 50. Lebensjahr von rund 4000 auf über 6000 mg-%, um danach wieder abzufallen.

Bei 11 makroskopisch *normalen* Aorten von Menschen zwischen 2 und 62 Jahren fand SCHETTLER (1955) jeweils in der Feuchtsubstanz einen Anstieg der Gesamtlipide von i. M. 720 auf 1565 mg-%, des Gesamtcholesterins von i. M. 152 auf 370 mg-%, der Gesamtphospholipoide von i. M. 270 auf 444 mg-%, des Lecithins von i. M. 138 auf 160 mg-% und der Neutralfette von i. M. 298 auf 788 mg-%.

Als Mittelwerte der Untersuchung von 17 *makroskopisch unveränderten* Aorten (Durchschnittsalter 27 Jahre) ergaben sich BUCK und ROSSITER (1951) folgende Werte in der Feuchtsubstanz:

Gesamtfett	1380 ± 150 mg-%	Gesamtcholesterin .	310 ± 40 mg-%
Gesamtphosphatide	540 ± 40 mg-%	Lecithin	150 ± 10 mg-%
Sphingomyelin . .	210 ± 30 mg-%	Cephalin	240 ± 10 mg-%
Neutralfett	490 ± 90 mg-%		

In der *arteriosklerotischen Aorta* nimmt das freie, in der nicht arteriosklerotisch alternden Aorta das veresterte Cholesterin schneller zu. Obwohl in der atheromatösen Aorta alle Lipidfraktionen ansteigen, verhalten sich die einzelnen Fraktionen mit steigender Schwere der Veränderungen ganz verschieden.

Beim reinen Altern wie beim arteriosklerotischen Umbau nehmen also die Lipide *insgesamt* zu; verschieden ist aber die Zunahme der *einzelnen* Lipidfraktionen (Tabelle 67).

Der Cholesteringehalt peripherer Arterien scheint sich mit dem Alter in gleicher Weise zu ändern wie der Cholesteringehalt von Aorten[2].

[1] MEEKER und JOBLING 1934, WEINHOUSE und HIRSCH 1943, BUCK 1951, BUCK und ROSSITER 1951.

[2] HEVELKE 1954.

Etwa parallel mit der auf Grund morphologischer Befunde beurteilten Schwere der arteriosklerotischen Veränderungen nehmen Neutralfette und Lipoide (Gesamtcholesterin und Gesamtphosphatide, unter diesen Sphingomyelin und Lecithin) in der Arterienwand zu. Markiertes Nahrungscholesterin kann in der Aortenwand nachgewiesen werden[1]. Dabei wächst der Anteil des freien und veresterten Cholesterins auf Kosten der Neutralfette, der Phosphatide, des Lecithins und des Sphingomyelins. Im beginnenden arteriosklerotischen Herd macht das Gesamtcholesterin rund die Hälfte, im fortgeschrittenen Herd 60 bis 70% der Lipide aus. Durch die Abnahme der Phosphatide und die Verschiebung des Phosphatid-Cholesterin-Verhältnisses zugunsten des Cholesterins wird die Ausfällung von Cholesterin-Kristallen begünstigt. Der Lipidgehalt, speziell der Lipoidgehalt des arteriosklerotischen Gefäßes, hat sich also gegenüber dem Gehalt des Normalgefäßes und des einfach alternden Gefäßes quantitativ und qualitativ verändert. Unbekannt ist, ob schon die am Beginn des Krankheitsgeschehens stehenden Intimaverquellungen sich in ihrem Lipoidgehalt von der Normalintima unterscheiden.

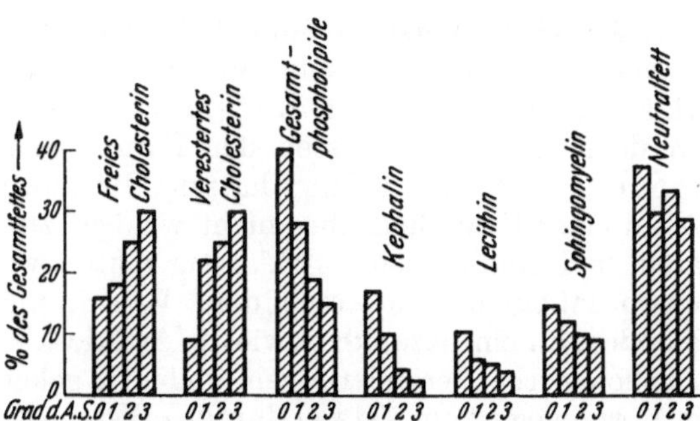

Abb. 13. Mittlere Lipidkonzentrationen in Aorten verschiedener Arteriosklerosegrade (% des Gesamtfettes*. (Nach SCHETTLER.)

Die Menge der in den arteriosklerotischen Herden angehäuften Lipoide ist so groß, daß sie nicht allein aus dem Zellabbau in der Intima stammen kann. In die Gefäßwand müssen also Lipoide aus dem Blut aufgenommen werden. Nun beträgt das Verhältnis Cholesterinester zu freiem Cholesterin im Blut 2 : 1, in der arteriosklerotischen Aorta aber 1,4 bis 0,4 : 1; im Blut bestehen die Phosphatide zu 80% aus Lecithin, zu 15% aus Sphingomyelin, während in der Gefäßwand Sphingomyelin überwiegt. Isotopenversuche zeigen, daß peroral aufgenommenes Cholesterin sowohl in die normale wie auch in die arteriosklerotisch veränderte Aortenwand gelangt, und daß dort aber auch Cholesterin, Phosphatide und Fettsäuren gebildet werden können[2]. Es ist danach wahrscheinlich, daß die Unterschiede im Lipoidgehalt des Blutes und der arteriosklerotischen Gefäßwand nicht durch selektive Fixierung von Blutlipoiden, sondern durch *Neubildung von Lipoiden in der Gefäßwand* bewirkt werden.

Tabelle 67. *Ablagerung von Fetten und Lipoiden in der Aorta bei zunehmendem Lebensalter.* (Nach LANG.)

Fraktion	27 Jahre %	67 Jahre %
Gesamtfett und Lipoide .	1,38	8,51
Gesamtcholesterin. . . .	0,31	3,98
Freies Cholesterin	0,23	2,51
Gesamtphosphatide . . .	0,54	1,30
Cephalin	0,24	0,15
Lecithin	0,15	0,37
Sphingomyelin	0,21	0,78
Neutralfett	0,49	2,40

Nur am Rande sei noch erwähnt die sehr starke Zunahme des *Calcium*gehaltes der normalen alternden und, noch mehr, der arteriosklerotisch veränderten Aorta.

[1] BIGGS, KRITCHEVSKY, COLMAN, GOFMAN, JONES, LINDGREN, HYDE und LYON 1952.
[2] GOULD 1950, 1951, BIGGS und KRITCHEVSKY 1951, 1952, SRERE 1950, SIPERSTEIN, CHAIKOFF und CHERNICK 1951.
* In der Abb. 13 bedeutet Gruppe 0 makroskopisch freie, Gruppe 3 schwer arteriosklerotische Aorten.

Diese enthält auch mehr *Phosphor* und *Magnesium*. Die Hauptmenge dieser Stoffe liegt bei der normalen alternden Aorta in der Media, in der arteriosklerotischen Aorta in der Intima[1].

Mit zunehmender Schwere der Arteriosklerose scheint der *Wasser*gehalt der Aorta abzunehmen. Von Veränderungen im Eiweißbestand und vom Gehalt an *Fermenten* und deren Aktivität[2] wissen wir kaum etwas Sicheres.

Während die Versuche einer Erklärung des *Wesens der Arteriosklerose* in vergangenen Jahrzehnten vom Morphologischen ausgingen, sind die modernen Erklärungsversuche fast rein chemisch orientiert. PORTMANN (1956) hat einmal von dem „großen Vergessen der Form" gesprochen, zu dem die Erfolge der modernen Biochemie geführt hätten. Im morphologisch Erfaßbaren kommt das Wesen einer Krankheit aber nicht weniger zum Ausdruck als im chemisch Faßbaren, und eine plausible Erklärung muß sowohl die chemisch wie die morphologisch faßbaren Symptome dem Verständnis näher bringen. Das gilt ganz besonders für eine Krankheit wie die Arteriosklerose, die nur durch ganz bestimmte morphologische Veränderungen eindeutig gekennzeichnet ist. Es fragt sich, was die Morphologie zum Verständnis des Wesens der Arteriosklerose beitragen kann; zum Verständnis des Problems der Lokalisation vermag *nur* sie etwas zu sagen.

Die *lokalisatorisch bestimmenden* Prozesse sind „solche, die auf Entfernung oder Mobilisierung der Lipoide aus der Intima und solche, die auf Ablagerung und Fixierung der Lipoide in ihr gerichtet sind"[3]. Tierexperimente zeigen, daß verschiedenartige Gefäßschädigungen die Lipoidablagerung begünstigen und die Entwicklung einer Arteriosklerose beschleunigen können. Kalkablagerungen in der Media verhindern Lipoidablagerungen in der darüberliegenden Intima. Beim Menschen beginnen die arteriosklerotischen Prozesse dort, wo „die Gefäßwand durch die Abweichung und plötzliche Einengung der Strömung einer besonderen mechanischen Belastung ausgesetzt ist. Ganz besonders aber wird die Wirkung mechanischer Faktoren dadurch veranschaulicht, daß Gebiete des arteriellen Systems, welche einem unphysiologisch hohen Blutdruck ausgesetzt werden, verfrüht und stark an Arteriosklerose zu erkranken pflegen. Im großen arteriellen System sehen wir dies besonders bei der genuinen, aber auch bei der renalen Hypertonie. . . . Die Arteriosklerose kriecht gewissermaßen in die peripheren Verzweigungen des arteriellen Systems hinein, wie man es besonders am Kranzadersystem sehen kann, das bei der Arteriosklerose oder Hypertonie in der Regel nur in den aortennahen Gefäßgebieten erkrankt, bei der Hypertonie daneben aber auch häufig in den feinsten, eben noch präparierbaren Aufzweigungen. . . . Werden andere Gebiete des arteriellen Systems einer krankhaften Druckbelastung ausgesetzt, so erkranken diese bevorzugt" (BÜCHNER 1950)[4]. Die letztgenannte Möglichkeit ist verwirklicht in der Pulmonalarteriosklerose bei Mitralstenose und Silikose und in der Arteriosklerose der Aorta ascendens bei Isthmusstenose der Aorta. Nach klinischen Erfahrungen gehen 30—50% der Myokardinfarkte — Myokardinfarkt ist freilich nicht gleichbedeutend mit Coronarsklerose! — mit arterieller Hypertension einher[5]. Auch entzündliche Prozesse scheinen die Entwicklung arteriosklerotischer Prozesse zu begünstigen[6].

„Wir können also das Bild der Entstehung arteriosklerotischer Herde in folgendem Sinne abrunden: Infolge *Durchblutungsstörungen der Arterienwand*,

[1] BUCK 1951, HEVELKE 1954, RECHENBERGER und HEVELKE 1954.
[2] SUSKIN 1949. [3] DUFF und MCMILLAN 1951.
[4] BREDT 1941, 1949, 1957, LINZBACH 1957, EVANS, BROWN und IHRIG 1957, MEESSEN 1944, MÜLLER 1949.
[5] SIGLER 1955, HAUSS 1954, MASTER 1954, ECKERSTROEM 1951 u. v. a.
[6] Literatur bei DUFF und MCMILLAN 1951.

besonders infolge von akuten und chronischen Störungen des *Blutdrucks*, kommt es zu *Undichtigkeit des Intimaendothels* und zum *Einströmen von Blutplasma* in die Gefäßwand. Zunächst entsteht auf diese Weise ein Quellungszustand in der Intima, anschließend wird das Eiweiß hyalin gefällt. In dem Eiweiß sind, zunächst in submikroskopischer Aufteilung Cholesterinester eingeschlossen. Bei zunehmendem Wasserverlust des Hyalins werden diese mikroskopisch und makroskopisch sichtbar. Der Vorgang kann sich an und über den Hyalinherden wiederholen, so daß der Herd sich zunehmend vergrößert; besonders in Phasen des akuten Aufquellens der Intima kommt es zu akuten Durchblutungsstörungen in den zugeordneten Organen[1]."

Ursachen solcher Undichtigkeiten des Endothels können Toxine von Bakterien und Viren und andere toxischen Stoffe sein, spezifische Antigene, Hormone und vielleicht Mängel an lebensnotwendigen Nährstoffen, die über die Gefäßnerven zu örtlichen Kreislaufstörungen führen[2]. Daß nicht nur Störungen der Endothelfunktion der Intima, sondern auch Störungen des Abflusses der Gefäßlymphe in der Adventitia schwere Schäden der gesamten Gefäßwand nach sich ziehen können, haben PAGE (1945) und KATZ (1951) gezeigt.

HUEPER (1956) sah im Niederschlag eines Cholesterinfilmes auf das Intimaendothel und der daraus entstehenden Anoxie den Anfang des arteriosklerotischen Geschehens. Auf die Verlangsamung des intracapillären Blutstromes bei anhaltender hochgradiger Lipämie wollen SWANK, FRANKLIN und QUASTEL (1950) die Permeabilitätsänderung des Intimaendothels zurückführen.

LINZBACH hat 1957 auf die pathogenetische Bedeutung eines parallel zum Blutstrom verlaufenden, bis in die Arteriolen und Capillaren reichenden Flüssigkeitsstroms hingewiesen, dessen Existenz er aus den hydrostatischen Druckverhältnissen im arteriellen System erschließen zu können glaubt. Auf diesen „Intimastrom" sei das bevorzugte, zu Arteriosklerose disponierende Intimawachstum gewisser Gefäßbereiche (Aorta, Coronarien) zu beziehen.

BREDT (1941) hat die *Entzündung* in den Mittelpunkt der Pathogenese gestellt: „Alle komplexen Vorgänge und geweblichen Umgestaltungen im Bereich des Systems Blutflüssigkeit-Endothel-Parenchym werden im allgemeinen als Entzündung bezeichnet; das gleiche trifft auch für die Gefäßwand zu. Die Gefäßinnenhaut aller Gefäßkaliber ist funktionell vascularisiert." *Mit dieser Umgrenzung des Begriffs Endarteriitis wird auch die Arteriosklerose erfaßt.*

„Die Abgrenzung der geweblichen Vorgänge in der Gefäßwand führt zu der Auffassung, daß bereits in der normalen Stoffwechselleistung des Gefäßsystems der örtlich umschriebene Charakter der späteren Erkrankung enthalten sei." Das arteriosklerotische Geschehen gliedert BREDT in 3 Stadien: 1. Fortschreitende Phase (Ausdehnung der Grundsubstanz der Intima durch seröse Durchtränkung, fibrinoide oder mucoide Verquellung, zellige Reaktion, Lipoidniederschläge). „Ursächlich steht diese Phase unter der Wirkung toxischer Einflüsse vom Blute her, die die normalen Blutgewebsschranken-Funktionen ändern. Man muß in diesem Anfangsstadium der Krankheit den wesensbestimmenden Vorgang sehen." 2. Stillstands- und Ausgleichsphase, „Stadium der Verfestigung des örtlichen Krankheitszustandes . . . . im wesentlichen die Wirkungen mechanischer Faktoren (Druck des strömenden Blutes, Materialspannung der Wand, muskuläre Gefäßkontraktionen, Scheerungskräfte u. a.)". 3. Phase der sekundären Umbildungen mit Quellungsnekrose, Atherombildung und Ulceration. „Ausschlaggebend sind hier für die Gestaltung des Gewebsbildes die allgemeinen Stoffwechselstörungen

[1] BÜCHNER 1950.

[2] MARTIUS 1914, SALTYKOW 1914/1915, SCHMIDTMANN 1925, KLOTZ 1906, SCHÜRMANN und MCMAHON 1933. BREDT 1942, HOLLE 1943, RINEHART und GREENBERG 1951.

(Lipämie u. a.) und die örtlichen Ernährungsschwierigkeiten." Zusammenfassend meint BREDT: „*Daß* sich die Gefäßwand entzündet, hängt von allgemeinen Faktoren ab, *wo* sie erkrankt, dürfte zumindest sehr stark von örtlichen, mechanischen Faktoren bestimmt werden"; diese formen und modellieren die durch die Innenhautentzündung entstandenen Beete.

In ähnlichem Sinne wie BREDT (1941) hat sich ROTTER (1949) geäußert, indem er sagt, es habe sich gezeigt, „daß eine die arterielle Strombahn des Herzens in gleicher Stärke treffende Ernährungsstörung in der elastischen Strecke eine Arteriosklerose, in der peripher-muskulären Strecke das Bild einer Endarteriitis obliterans bzw. einer Endarteriitis fibrinosa entstehen läßt" und „daß die endarteriitischen Polster und arteriosklerotischen Beete sogar wesensgleich sind". ROTTER meint, degenerative Veränderungen wie bei der Arteriosklerose seien Folgen einer durch Ernährungsstörungen bedingten Gewebsschädigung und fänden sich in gleicher Art im ganzen gerichteten Bindegewebe. „Die genannten Gewebe zeigen eine Lipoidose der Grundsubstanz. Diese Veränderung ist mit den an der Gefäßwand zu beobachtenden arteriosklerotischen Prozessen wesensgleich." Durch die altersbedingte Entquellung der Grundsubstanz entstehen eine Zunahme der Gewebsdichte und eine Erschwerung der Zirkulation, dadurch Ernährungsstörungen und durch diese wiederum Faserneubildung und neue Zirkulationsstörungen. „Es entwickelt sich ein Circulus vitiosus, der den der Arteriosklerose eigentümlichen fortschreitenden Charakter verständlich werden läßt. ... Die für die Arteriosklerose typischen Veränderungen in der Struktur: Oedem, Zellproliferation, Sklerose, Hyalinose und Lipoidose deuten wir als unmittelbare Folge der sich an der Gefäßwand auswirkenden Ernährungsstörungen. ...

Die allein für die Arteriosklerose charakteristischen alterativ-degenerativen Veränderungen, Hyalinose und Lipoidose, sind als Ausdruck einer besonders schweren Gefäßwandschädigung durch Ernährungsstörungen zu werten. Unter diesen degenerativen Veränderungen der Gefäßwand ist die erstere, die Hyalinose, u. E. als der primäre Vorgang anzusehen" (ROTTER 1949). Bei fortschreitender Änderung der Eiweißstoffe „werden die unter orthologischen Bedingungen im Eiweißgerüst fest verankerten Lipoide freigesetzt".

Die Lipoidose der Aorta ist danach eine Lipoid-Phanerose, und es ist gerade im Hinblick auf neuere Auffassungen, die das Wesen der Arteriosklerose in einer Störung des Cholesterinstoffwechsels sehen, sehr bemerkenswert, daß BREDT (1957) noch kürzlich scharf die Meinung vertreten hat, die bei Arteriosklerose histologisch nachweisbaren Lipoide hätten keinerlei pathogenetische Bedeutung, sondern seien lediglich Indicatoren des gestörten Gewebestoffwechsels. Im Sinne dieser Auffassung sprechen die Ergebnisse histochemischer Untersuchungen, die es sehr wahrscheinlich machen, daß die entscheidenden Vorbedingungen für die Entwicklung von Atheromen in Veränderungen der intercellulären Kittsubstanzen, im Auftreten von Mucopolysaccharidsäuren liegen[1].

Man gelangt „zu dem gedanklichen Versuch, die Erscheinung des Cholesterinreichtums als Teilbild des gestörten Chemismus (Acidose, Fermentmangel?) oder der gehemmten Verbrennungsfähigkeit (Anoxämie) in der verbreiterten Intima aufzufassen. Als Teilbild insofern, als dort wahrscheinlich auch andere (Eiweiß-)-Stoffe in der hyperplastischen Intima erscheinen und niedergeschlagen werden, die wir nicht sehen, weil sie nicht so grob dispers und histochemisch, wie ein Teil der Fettstoffe, nachweisbar sind. So kann die Lipoidose das optische Bild der Arteriosklerose bestimmen und Teilvorgänge mitgestalten (Atherombildung)."

Die Arteriosklerose muß vollständig getrennt werden von der diffusen Altersfibrose und Ektasie, obwohl dort auch eine Verhärtung der Wand resultiert

[1] THIEL 1956, DYRBYE und KIRK 1956, KIRK und DYRBYE 1956, VOIGT 1957.

(Sklerose). Wenn auch einzelne Teilbilder geweblich sich gleichen mögen, so besteht doch ein ähnlicher wesensmäßiger Unterschied wie zwischen einer isolierten Hautnarbe und der derben Haut.... Ebenso muß dieser Arteriosklerose-Begriff als Krankheit abgegrenzt werden von den durch gleichmäßigen Einbau vollwertigen Gewebes „verhärteten" und verdichteten Gefäßen, z. B. der elastisch-muskulären Wandteile bei dauernder Blutdruckerhöhung[1]." Die Hypertonie „pflegt zwar eine kompensatorische Hypertrophie der Aorta und der großen Gefäße, aber keine Arteriosklerose zu erzeugen"[2].

Gemeinsam scheint allen mechanisch- und entzündlich-pathogenen Faktoren zu sein, daß sie eine *veränderte Durchlässigkeit* des Intimaendothels für das Blutplasma bedingen. „Die Ursachen dieser vorangehenden Intimaveränderungen und sogar ihr Wesen ist niemals klar definiert und die Natur der angenommenen Affinität zwischen den veränderten interzellulären Intimaelementen und den Plasmalipoiden nur in verschwommenen Worten umschrieben worden[3]." Vermutlich ist auch der intracelluläre Intimastoffwechsel pathogenetisch bedeutungsvoll, vielleicht die altersbedingte p_H-Verschiebung in der Gefäßwand nach der sauren Seite hin[4].

Die zahlreichen Versuche, abgelagerte Lipoide aufzulösen oder ihren Abbau zu beschleunigen, um damit den arteriosklerotischen Prozeß zu bekämpfen, haben nicht zu Erfolgen geführt; insbesondere haben Äthylalkohol und Cholin auf den Verlauf der Arteriosklerose keinen Einfluß.

Die Arteriosklerose kann sich unter Lebensbedingungen entwickeln, die als normal gelten. Es ist bisher nicht gelungen, eine spezifische Anomalie zu finden, an die die Entwicklung der Krankheit gebunden ist. Örtliche Faktoren spielen eine große Rolle für die *Lokalisation* des Prozesses, aber in „der großen Mehrzahl der Fälle lassen sich bei Arteriosklerose weder Hypercholesterinämie noch allgemeine Störungen des Lipoidstoffwechsels nachweisen"[5].

Bei allen Bemühungen um Verständnis für die Entstehungsbedingungen der Arteriosklerose darf man nicht die jedem Anatomen geläufige, von Klinikern aber oft vergessene Tatsache außer acht lassen, daß die *Arteriosklerose die verschiedenen Gefäßgebiete ungleichmäßig stark zu ergreifen pflegt.* Es kommt vor, daß die Aorta sehr stark, die peripheren Arterien aber nur wenig geschädigt sind, und es kommt vor, daß die Aorta nur wenig erkrankt ist und die Arteriosklerose vorzugsweise die Arterien der Gliedmaßen, des Gehirns, des Herzens oder der Nieren ergreift. Mit Störungen des Lipoidstoffwechsels lassen sich diese Tatsachen nicht erklären.

Wenn nach den morphologischen Befunden großes Gewicht auf die pathogene Bedeutung *mechanischer Faktoren* gelegt werden muß, dann werden damit die Veränderungen der *Blutlipoide* nicht erklärt, und offen bleibt auch die Frage nach den *Ursachen der Blutdrucksteigerung.* Als Ursache für eine mit dem Alter zunehmende Blutdrucksteigerung kommt die nachlassende Elastizität der Gefäßwände, insbesondere die nachlassende Windkesselfunktion der Aorta in Betracht, die zur Aufrechterhaltung einer ausreichenden peripheren Durchblutung die Erhöhung des systolischen Drucks erfordert. Der Elastizitätsverlust trifft aber alle Menschen in annähernd gleicher Weise und kann deshalb nicht die beträchtlichen Unterschiede der Arteriosklerosemorbidität erklären. Es gibt schwere Arteriosklerosen ohne dauernde Blutdrucksteigerung. Bekannt ist die Blutdrucksteigerung (d. h. die Arteriolen-Kontraktion größerer Gefäßgebiete) und die spastische Verengung der Coronararterien in der Angst, im Schreck, in der Spannung. Es

[1] Bredt 1957. [2] Aschoff 1925. [3] Duff und McMillan 1951.
[4] Schmidtmann und Hüttich 1928.
[5] Duff und McMillan 1951; Näheres darüber s. S. 241ff.

steht dahin, wieweit solche vorübergehenden Blutdrucksteigerungen, wieweit überhaupt stärkere Schwankungen des Blutdrucks in der Genese der Arteriosklerose eine Rolle spielen.

b) Mit Lipoid-(Cholesterin-)reicher Ernährung können bei Tieren arteriosklerotische Veränderungen erzeugt werden.

Seit den ersten Untersuchungen ANITSCHKOWs im Jahre 1913 weiß man, daß sich bei Kaninchen durch Verfütterung von großen Mengen Cholesterin Erhöhung des Blutcholesteringehaltes, Verschiebung der Serum-Lipidfraktionen und Cholesterinablagerungen in der Intima der Aorta, Coronarien und größeren Arterien hervorrufen lassen. Diese Versuche sind inzwischen von unzähligen Autoren wiederholt worden, und ihre Ergebnisse spielen in den Erörterungen über Pathogenese und Therapie der menschlichen Arteriosklerose eine große Rolle. Zusammenfassende Darstellungen stammen von SCHOENHEIMER (1924), ANITSCHKOW (1914, 1925, 1933), DUFF (1935/36), LEARY (1934), ALTSCHUL (1950), DUFF und MCMILLAN (1951), KATZ (1952), REINIS (1956), RANNIE (1956), CARROLL (1957).

Tabelle 68. *Zunahme des Gesamt-Serumcholesterins nach cholesterinreicher Ernährung.* (Nach KEYS, ANDERSON, FIDANZA, KEYS und SWAHN.)

	Cholesterin mg/kg	Dauer der Ernährung in Wochen	Prozentuale Zunahme des Serum-Cholesterins
Kaninchen . . .	0,4—5,0	5—16	200—3000
Huhn	0,8—6,0	5—25	50—600
Ratte	3—30	4—22	50—200
Meerschweinchen	5	5	180
Hund	2	1—2	100
Affe	3	29	22
Kind.	0,4—1,0	1—3	0
Frau.	1,0—1,4	4—16	0—8
Mann	1,5—16,0	4—9	3—18

Die Mehrzahl aller Untersucher benutzte[1] als Versuchstiere Kaninchen, die bei Zulagen von täglich $^1/_2$—1 g Cholesterin zu ihrem gewohnten Futter innerhalb weniger Wochen arterioskleroseähnliche Gefäßveränderungen bekommen. Dabei ist es gleichgültig, ob das Cholesterin in Form von Nahrungsmitteln oder als reine Substanz verfüttert oder intravenös injiziert wird. Je höher die Cholesterinmengen, desto ausgedehnter im allgemeinen die arteriosklerotischen Veränderungen.

Außer den Beobachtungen an Kaninchen gibt es Beobachtungen gleicher Art an *anderen Tieren.* Am leichtesten lassen sich experimentelle Arteriosklerosen bei Kaninchen und Kücken erzeugen, schwerer bei Meerschweinchen, Hamstern und Enten und noch schwerer bei Hunden, und bei Ratten kann man schwere arteriosklerotische Veränderungen auf diese Weise experimentell überhaupt nicht hervorrufen (SHULL und MANN 1957).

Spontanarteriosklerotische Veränderungen sieht man auch bei cholesterinfreier, fettarmer Kost (außer beim Menschen) bei Hunden, Kücken und Enten, selten bei Kaninchen[2]. Die Spontanarteriosklerose großer Gefäße von Kücken läßt sich deutlich unterscheiden von den cholesterininduzierten atheromatösen Gefäßschädigungen!

Die Gründe für die *verschiedene Ansprechbarkeit verschiedener Tierarten* sind noch nicht klar durchschaubar. Versuchstiere und Mensch reagieren auf cholesterinreiche Ernährung nicht nur mit ihrer Arteriosklerosebereitschaft, sondern auch mit ihrem Plasmacholesterin ganz verschieden stark. Am stärksten sprechen Kaninchen und Kücken an, deren natürliche Nahrung kein Cholesterin enthält, die also wahrscheinlich über keinen Mechanismus zum Abbau dieses Stoffes verfügen (Tabelle 68). Bei weitem am wenigsten reagieren Affe und Mensch.

---

[1] Neuerdings EVANS, BROWN und IHRIG 1957.

[2] KATZ und STAMLER 1953, BEVANS, TAYLOR und ABELL 1950, BRAGDON 1952.

Kaninchen und Kücken entwickeln arteriosklerotische Veränderungen auch schon bei ganz geringer Hypercholesterinämie.

Bei Kücken kann man schon nach Verabreichung eines Futters mit 0,25% Cholesterin und 5% Baumwollsamenöl trotz minimaler alimentärer Hypercholesterinämie atheromatöse Gefäßveränderungen finden.

Bemerkenswert ist vielleicht die Feststellung, daß Tiere, die keine atheromatösen Gefäßveränderungen entwickeln, 50- bis 100mal besser als andere Phosphatidyläthanolamin in Phosphatidylcholin umwandeln können.

Intravenös injiziertes Cholesterin verschwindet bei Kaninchen nach 72 Std, bei Kücken nach 24 Std und bei Ratten nach 12 Std; auch Ultrazentrifugen- und Isotopenversuche ergeben Unterschiede[1].

Unter den Gründen für die verschiedene Anfälligkeit gegenüber Cholesterinüberfütterung spielen vielleicht auch die Vasa vasorum der großen Gefäße eine Rolle.

Der Einfluß der cholesterinreichen Ernährung beschränkt sich aber nicht auf die Blutgefäße und den Cholesteringehalt des Plasmas. Der gesamte *Fett- und Lipoidstoffwechsel* wird beeinflußt[2]. Es treten dabei unter anderem größere Lipoid-Komplexe im Blut auf. Während z. B. das Kaninchen normal nur S_f 5 bis 8 Lipoproteide besitzt, erscheinen bei alimentärer Hypercholesterinämie mit mittelschweren bis schweren Gefäßveränderungen auch Lipoproteide der Klassen S_f 10—30.

Die Frage, ob die Erforschung der experimentellen Cholesterin-Atheromatose von Bedeutung sein kann für die Erforschung der Pathogenese der menschlichen Arteriosklerose, hängt entscheidend ab von der Beantwortung der Frage, *ob es sich bei der experimentellen Fütterungs-Atheromatose und der menschlichen Spontanarteriosklerose um wesensgleiche Krankheitsprozesse handelt.* Die menschliche Arteriosklerose kennzeichnet sich durch ganz bestimmte morphologische Erscheinungen und läßt sich bis heute *nur* durch solche kennzeichnen. Auch die experimentelle Cholesterinatheromatose läßt sich eindeutig nur morphologisch kennzeichnen. Die bisher bekannten chemischen und physikalisch-chemischen Symptome der menschlichen Arteriosklerose und experimentellen Cholesterinatheromatose sind im einzelnen unspezifisch und in ihrer Bedeutung noch so undurchsichtig, daß ihnen differentialdiagnostisch keine große Bedeutung zugemessen werden kann.

Bei cholesterinreicher Ernährung der Versuchstiere entstehen zunächst Hypercholesterinämie und Hyperlipämie, mikroskopisch sichtbare Veränderungen nach einigen Tagen, schwere Veränderungen nach 3—6 Monaten. Schon nach 4tägiger Cholesterinfütterung steigt der Cholesteringehalt des Blutes, der Gefäßintima und der anliegenden Media; bereits um diese Zeit erkennt man auch sudanophile Tröpfchen in der subendothelialen Grundsubstanz (dagegen nicht *in* den Endothelzellen!). Anschließend entwickelt sich eine Phagocytose durch Makrophagen, die zuerst einzeln und dann in Klumpen auftreten[3].

Die Veränderungen treten *makroskopisch* als flach erhabene, gelbweiße, durch die Intima hindurchschimmernde Flecken in der Nähe des Aortenringes und der vom Arcus aortae abgehenden Gefäße auf. Sie werden größer, schärfer umgrenzt und dehnen sich auf die Aorta thoracica aus, häufig vorzugsweise in die Nähe der Abgangsstellen der Intercostalarterien. Später fließen sie zusammen; die Intima wird dadurch dick, rauh und knotig. Schließlich dehnen sich die Herde bis in die Höhe des Abgangs der Nierenarterien oder gar bis zur Teilung der Aorta aus. In fortgeschrittenen Fällen können die Gefäße unregelmäßig verbreitert und aneurysmatisch sein. Nach Absetzen der cholesterinreichen Ernährung bilden sich die atheromatösen Herde im Laufe von etwa 3 Jahren unter fibröser Umwandlung, Verkalkung und Verlust an Gefäßelastizität weitgehend wieder zurück.

---

[1] Katz und Stamler 1953.

[2] Feller und Huff 1955, Shore, Zilversmith und Ackerman 1955, Krüskemper und Schulze 1955.

[3] Lautsch, McMillan und Duff 1952, Klatzo, McMillan und Duff 1952, Page und Brown 1952.

Mikroskopisch lassen sich in der Aorten*intima* schon 1 Monat vor dem Auftreten grob sichtbarer Schädigungen bestimmte Veränderungen erkennen: Die subendotheliale Grundsubstanz ist geschwollen und metachromatisch; sie enthält feine Fetttröpfchen sowohl in ihrer extracellulären Kittsubstanz wie in lipoidgefüllten Histiocyten, später auch in Sternzellen mesenchymalen oder fibroblastischen Typs, kleinste Fetttröpfchen dann sogar in vielen Endothelzellen[1]. Im weiteren Verlauf nehmen die zutiefst gelegenen lipoidgefüllten „Schaumzellen" an Umfang zu, werden nekrotisch und bilden dann mit ihrem Inhalt einen atheromatösen Herd. Auf der Oberfläche der Gefäßintima sieht man dabei mehrere Lagen von Fibrocyten, während zwischen den Schaumzellen der Plaques ein ausgedehntes Netz entsteht. Mit dem Zusammenfließen der atheromatösen Herde kommt es zu Verdickung der Intima, die das 2- oder 3fache der Media-Dicke erreichen kann. Die elastische Schicht der Intima läßt degenerative Veränderungen und Neubildungen elastischer Fasern erkennen. Eine weitere (gelegentlich beobachtete) Schädigung der Intima besteht in herdförmigen Nekrosen, die in ihrem innersten Drittel wenig extracelluläres Lipoid enthalten und örtlich ganz unabhängig von den arteriosklerotischen Intimaveränderungen auftreten. Vascularisation der Intimaplaques ist *kein* kennzeichnendes Merkmal. Beschrieben worden sind Wanderungen von Endothelzellen der Intimaoberfläche in fortgeschrittene Krankheitsherde hinein. Auch die *Media* kann in Form einer Anhäufung von extracellulären Lipoiden und Schaumzellen in den Prozeß einbezogen werden. Gelegentlich sieht man in ihren Muskelfasern Anzeichen fettiger Degeneration.

Cholesterin und andere Lipoide häufen sich bei der experimentellen Arteriosklerose nicht nur in der Arterienintima an, sondern auch in den reticuloendothelialen Zellen, im Bindegewebe und in parenchymatösen Organen (Herz, Leber, Nieren, Nebennieren).

„Die primäre Schädigung ..... ist das Schaumzellenkissen der Intima. Die Schädigung, das sog. reine Atherom, ist gewiß meist das 1. Stadium der Atherogenese. Die morphologischen Bilder fortgeschrittener Schädigungen sind offenbar das Ergebnis sekundärer Krankheitsneubildungsprozesse im Anschluß an das Atherom. Man kann durch fortgesetzte Cholesterinfütterung bei Kücken das ganze Spektrum atherosklerotischer Veränderungen erzeugen, die man bei der menschlichen Atherosklerose sieht, einschließlich Schaumzellenplaques, Nekrosen, atheromatösen Abscessen, Fibrose, Hyalinisierung, Verkalkung und knorpeligknöcherner Metaplasie. Die *Ulceration atherosklerotischer Plaques mit Thrombenbildung ist die einzige Schädigung, die beim Menschen vorkommt und beim cholesteringefütterten Kücken nicht zu sehen ist.* Durch die experimentell erzeugten atherosklerotischen Schädigungen werden spontanatherosklerotische Schäden verstärkt[2]."

Bei Rückbildung der experimentellen cholesterin-atheromatösen Veränderungen werden die extra- und intracellulären Lipoide teilweise resorbiert. An kleinen Herden kann die Resorption vollständig sein, während in den größeren eine Ansammlung lipoiden, z. T. kristallinen Materials bestehen bleibt, das von Phagocyten und Lymphocyten umgeben und von Bindegewebe bedeckt ist. Gewöhnlich sieht man in solchen Rückbildungsherden auch Verkalkungsvorgänge und Neubildung elastischer Fasern.

Alle diese Veränderungen kommen nicht allein in der Aorta vor, sondern auch in den Coronararterien, den Pulmonalarterien und anderen Arterien, nicht dagegen in den Nierenarterien und Hirnarterien. [ALTSCHUL (1946) hat auch in den Hirngefäßen experimentell cholesterin-atherosklerotische Veränderungen hervorrufen können.]

Ähnliche Gefäßveränderungen wie nach Cholesterinfütterung sieht man übrigens bei Kaninchen nach Verfütterung großer Mengen von *Sojasterinen* und bei Vögeln nach Verfütterung großer Mengen von *Dihydrocholesterin.* Selbst nach *fettreicher,* aber cholesterin*freier* Fütterung sind übrigens bei Kaninchen geringfügige Lipoideinlagerungen in den Arterien nachgewiesen worden[3]. Bei Affen sahen MANN, ANDRUS, MCNALLY und STARE (1953) nach cholesterinreich-methioninarmer Fütterung erhöhten Lipoproteid- und Cholesteringehalt des Blutes und Aortenatherome auf der Basis einer Lipid- (und speziell Cholesterin-) Infiltration.

[1] Siehe auch WATERS 1952. [2] KATZ 1952. [3] STEINER und DAYTON 1956.

Es bestehen also zwischen menschlicher Arteriosklerose und experimenteller Cholesterin-Atheromatose neben *Ähnlichkeiten* ganz zweifellos auch *Verschiedenheiten*. Wohl nicht ohne Grund hat ANITSCHKOW in seiner ersten Veröffentlichung im Jahre 1913 lediglich von Cholesterin*steatose* und erst später von Atherosklerose und Arteriosklerose gesprochen. Er schrieb, die mikroskopische Untersuchung zeige, „daß es sich bei den experimentellen atherosklerotischen Prozessen hauptsächlich um eine Infiltration der Aortenwandungen mit fettähnlichen Substanzen, keineswegs aber um eine primär fettige Degeneration etwaiger Bestandteile der Wandungen handelt. In den ersten Entwicklungsstadien des atherosklerotischen Prozesses werden die Fettsubstanzen in vollkommen unveränderten, teilweise nur aufgequollenen Wandschichten der Aorta abgelagert und erst viel später, wenn diese Substanzen in zahlreicher Quantität durch Phagocyten aufgespeichert werden, kommen in den letzteren, ebenso wie in den faserigen Bestandteilen der Aortenwand, degenerative Erscheinungen vor." Der Aortenprozeß ist ein „primär infiltrativer Prozeß mit nachfolgenden reaktiven Erscheinungen"[1] und „als eine der Teilerscheinungen einer allgemeinen Cholesterinsteatose zu betrachten". Mit der menschlichen Arteriosklerose besteht eine „gewisse Verwandtschaft".

Ein gewichtiger *Unterschied* zwischen *experimenteller* Cholesterin-Atheromatose und *menschlicher* Arteriosklerose liegt außerdem darin, daß den experimentellen Arterienveränderungen eine mehr oder minder deutliche Anhäufung von cholesterinreichen Lipoiden in den Zellen des reticuloendothelialen Systems und der parenchymatösen Organe vorangeht. Derartige Lipoidanhäufungen fehlen *bei* und erst recht *vor* der Entwicklung arteriosklerotischer Prozesse beim Menschen. Ein weiterer Unterschied liegt in der Lokalisation: Beim *Kaninchen* findet man die ersten Veränderungen in der Aorta mit ihren Hauptverzweigungen und in den Pulmonalarterien. Die Netzhautarterien sind immer, die Hirnarterien fast immer frei; am stärksten befallen ist die Aorta thoracica. Die *menschliche* Arteriosklerose lokalisiert sich zwar gleichfalls in der Aorta und ihren Hauptästen. Sie erreicht aber ihre größte Intensität in der Aorta abdominalis; die Pulmonalarterien erkranken selten, die Netzhaut- und Hirnarterien hingegen sehr häufig.

Nicht nur menschliche Spontanarteriosklerose und tierische Experimentalarteriosklerose lassen sich morphologisch voneinander unterscheiden, sondern auch *tierische Spontan*arteriosklerose und *tierische Experimental*arteriosklerose; Bei der Spontanarteriosklerose bestehen zunächst degenerative Erscheinungen der Elastica interna mit Ablagerung von Mucoid-Substanzen; anschließend kommt es zu Proliferation von Bindegewebe. Beim spontanarteriosklerotischen Tier fehlt in den Coronarien neben den fibrösen Veränderungen jedes Lipoid, während dieses bei experimentell arteriosklerotischen Tieren in Form von Schaumzellen in größeren Mengen auftritt[2].

Auf der anderen Seite zeigen die Gefäßveränderungen allerdings makroskopische und mikroskopische Ähnlichkeiten, und bei der experimentellen Atheromatose wie bei der menschlichen Arteriosklerose erkranken Aortenhinterwände und Gefäßabzweigungszellen bevorzugt. Auf Grund solcher Ähnlichkeiten meinen manche Autoren, es bestünden zwischen experimenteller Atheromatose und menschlicher Arteriosklerose keine grundsätzlichen Unterschiede; die Forderung absoluter *Identität* sei überspannt[3].

Angesichts der nicht zu übersehenden Unterschiede verdient indessen die vorsichtige und auf ungewöhnlich große morphologische Erfahrungen sowohl auf

---

[1] Siehe auch WILENS 1951. [2] LINDSAY und CHAIKOFF 1952. [3] LEARY 1941.

dem Gebiet der experimentellen Arteriosklerose wie auf dem Gebiet der menschlichen Arteriosklerose gestützte Auffassung von DUFF und MCMILLAN (1951) doch den Vorzug: „Trotz morphologischer Ähnlichkeiten, die für einen und mehrere gemeinsame Faktoren bei der menschlichen und tierischen Krankheit sprechen, neigen wir zu der Feststellung, daß viele Unterschiede bestehen, die entweder die *Divergenz des pathogenen Mechanismus* oder die Auswirkung *verschiedener pathogener Faktoren* bei beiden Krankheiten anzeigen. Man sollte deshalb große Vorsicht walten lassen bei der Übertragung von Schlußfolgerungen aus Untersuchungen experimenteller Cholesterin-Atherosklerose auf Begriffe, die auf die menschliche Krankheit anwendbar sind.“

In einer zusammenfassenden Darstellung über die experimentelle Arteriosklerose meint KATZ (1952) abschließend, seine Grundannahme bestehe darin, daß Veränderungen im Cholesterinstoffwechsel in der Pathogenese der menschlichen Arteriosklerose eine entscheidende Rolle spielten. Daraus ergäbe sich, daß das Studium der experimentellen cholesterininduzierten Atherosklerose, der exogenen und endogenen Faktoren bei ihrer Genese, Erkenntnisse von grundlegender Bedeutung für das Verständnis der menschlichen Arteriosklerose vermitteln könnte. Auf die Frage: Ist es *erwiesen*, daß die menschliche Arteriosklerose durch Cholesterin- und/oder Fettzufuhr entsteht, hat bei einem Symposium des American College of Physicians KATZ (1952) geantwortet mit: „Ich möchte sagen, die Antwort ist ja“, KEYS (1952) jedoch mit: „Die Antwort ist ein glattes und einfaches Nein.“

Obwohl also *experimentelle cholesterininduzierte Atheromatose und menschliche Arteriosklerose morphologisch* verschiedene Bilder darbieten und deshalb *nicht als ätiologisch und pathogenetisch wesensgleich* angesehen werden können, muß untersucht werden, wieweit *stoffwechselphysiologische* Gemeinsamkeiten und Verschiedenheiten bestehen. Es sollen hier nur die Feststellungen bei experimenteller Cholesterin-Atherosklerose wiedergegeben werden. Die vergleichsweise Betrachtung folgt im Rahmen der menschlichen Arteriosklerose (s. S. 241).

Die *Höhe des Blutcholesterins bei cholesterinreicher Fütterung* wird *mitbestimmt durch andere Nahrungsbestandteile*. So senkt Einschränkung der *energetischen* Nahrungszufuhr das Blutcholesterin; sie senkt auch das Lebercholesterin, hemmt aber nicht die Entstehung arteriosklerotischer Veränderungen[1]. Bei Kaninchen mit experimenteller Cholesterin-Atheromatose versucht FIRSTBROOK (1950) zu zeigen, daß unterernährte Tiere weniger stark erkranken als normal gefütterte und überfütterte. Er meinte — seine Schlußfolgerungen sind durch seine Versuchsergebnisse freilich nicht ganz überzeugend begründet —, bei Tieren mit ähnlichem Anfangsgewicht, ähnlicher Gewichtszunahme und gleichlang dauernder Cholesterinfütterung sei die Ausbreitung atheromatöser Prozesse direkt proportional dem Cholesteringehalt des Blutes. Bei Kücken entwickeln sich unter cholesterinreicher Fütterung besonders ausgedehnte und schwere atheromatöse Erscheinungen, wenn sich die Tiere nicht genug bewegen können[2].

Blutcholesterin und Blutlipoproteide sollen bei cholesterinreicher Fütterung höher ansteigen, wenn die Nahrungs*kohlenhydrate* aus Glucose oder Fructose, Saccharose und nicht aus Stärke bestehen[3]. S^{35} und P^{32} werden bei fütterungsatheromatösen Kaninchen sehr schnell in die Intimaherde eingebaut[4].

Mit zunehmendem *Eiweiß*gehalt des Futters (bis zu 60% der Calorien) sinkt das Blutcholesterin hypercholesterinämisch gemachter Tiere (von über 1100 auf 480 mg-%)[5]; zugleich

[1] KATZ und STAMLER 1952, O'KEY und LYMAN 1956.
[2] ORMA 1957. [3] PORTMAN, LAWRY und BRUNO 1956.
[4] BUCK 1951, ZILVERSMITH, SHORE und ACKERMANN 1954.
[5] MOYER, KRITCHEWSKI, LOGAN und COX 1956, JONES und HUFFMAN 1956.

sinkt der Cholesteringehalt der Leber[1]. Nicht klar durchschaubar ist der Befund, daß die Hypercholesterinämie von Ratten, entstanden bei Fütterung mit reichlich Cholesterin und wenig schwefelhaltigen Aminosäuren, durch Zugabe von Methionin und ungesättigten Fettsäuren beseitigt werden kann[2].

Mit *Zulagen* von Maisöl konnte die Entwicklung einer Fütterungsatheromatose bei Kaninchen gehemmt werden[3]. Die Entwicklung der Spontanatherosklerose der Versuchstiere wird durch *fett*freie Kost verzögert; die Entstehung kann aber nicht verhindert und auch die Rückbildung nicht beeinflußt werden. KATZ (1952) meint, es sei daher zu zweifeln an der Richtigkeit des Glaubens von dem hemmenden Einfluß fettarmer Kost auf die Entwicklung der menschlichen Arteriosklerose.

Da *pflanzliche Sterine* die Cholesterinresorption hemmen, wird die Entwicklung einer alimentären Hypercholesterinämie durch gleichzeitige Verfütterung pflanzlicher Sterine (und durch Verfütterung von Dihydrocholesterin) gebremst. Bei Verfütterung von 1 g Cholesterin sind 1—7 g Sitosterin erforderlich, um einen Anstieg des Blutcholesterins zu verhindern und Cholesterinablagerung in Leber und Aorta zu vermeiden[4].

Unter *cholin*armer Ernährung entwickeln sich bei Versuchstieren im Laufe einiger Monate sklerosierende Aortenveränderungen und Fettablagerungen in der Aorta und den Coronarien[5]. Zufütterung *lipotroper Stoffe* — Cholin, Inosit — kann die Entwicklung einer alimentären Hypercholesterinämie beim Kaninchen und Hund nicht sicher verhindern[6], während dies mit parenteral verabreichtem Cholincitrat gelingen soll[7].

Aluminium-Hydroxyd-Gel soll die alimentäre Hypercholesterinämie bei Kücken senken und die Entwicklung einer Fütterungsatherosklerose hemmen[8].

Durch hohe Magnesiumzufuhren läßt sich bei cholesteringefütterten Ratten das Auftreten von Gefäßveränderungen verhindern, obwohl das Blutcholesterin durch die Magnesiumzulagen nicht beeinflußt wird[9].

Beträchtliche Hypercholesterinämien und Hyperlipämien lassen sich auch durch *oberflächenaktive Stoffe* wie Tween 80 und Triton 920[10], Dialysate aus normalem Blutplasma und Phosphatide erzielen[11].

In gleichem Maße wie das Cholesterin steigen die Phospholipoide, in geringerem Maße die Neutralfette; zur Entwicklung arteriosklerotischer Veränderungen aber kommt es nur in Einzelfällen, und zwar dann, wenn das Verhältnis Cholesterin: Phospholipoid ansteigt.

Mit Polyvinylalkohol, Pektinen und anderen *makromolekularen Stoffen* konnte HUEPER (zit. nach KATZ und STAMLER 1953) bei 6 Hühnern auch unter fettarm-cholesterinfreier Ernährung arteriosklerotische Bilder erzeugen.

Beim normalen, nicht cholesteringefütterten Tier (Kaninchen, Huhn) senkt *Phenyläthylessigsäure* den Blutcholesterinspiegel und führt zur Rückbildung

[1] O'KEY und LYMAN 1956. [2] PORTMAN 1956.

[3] KRITCHEWSKY, MOYER, TESAR, LOGAN, BROWN, DAVIES und COX 1954.

[4] BEHER, ANTHONY und BAKER 1956, SIPERSTEIN, NICHOLS und CHAIKOFF 1953.

[5] HARTROFT, RIDOUT, SELLERS und BEST 1952, WILGRAM, HARTROFT und BEST 1954, BUCKLEY und HARTROFT 1954, SALMON, COPELAND und BURNS 1955, ROULET 1958.

[6] STEINER 1948, STAMLER, BOLENE, HARRIS und KATZ 1950, DAVIDSON, MEYER und KENDALL 1950, DUFF und MEISSNER 1951.

[7] STEINER und DOMANSKI 1944, FELCH, KEATING und DOTTI 1952, WEITZEL und BUDDECKE 1956.

[8] RODBARD, BOLENE, PICK und KATZ 1950, KATZ 1952.

[9] VITALE, WHITE, NAKAMURA, HEGSTED, ZAMCHECK, HELLERSTEIN, CONNORS, GOBSIS und FAHERTY 1957.

[10] KELLNER, CORRELL und LADD 1951, HIRSCH und KELLNER 1956, PAYNE und DUFF 1951.

[11] STEIGER, ZARAFONETIS, MILLER, SEIFTER und BAEDER 1956, FRIEDMAN und BYERS 1957.

arteriosklerotischer Plaques[1]; bei cholesteringefütterten Tieren hingegen kommt es höchstens nach Verabfolgung sehr großer Mengen von Phenyläthylessigsäure zu Blutcholesterinsenkung[2]. Die Wirkung beruht vielleicht auf einer Hemmung der endogenen Cholesterin-Synthese durch Blockierung des Coenzym A-Systems[3].

Hemmend auf alimentäre Hypercholesterinämie und Arterioskleroseentwicklung scheinen sich *Vitamin A und E*[4], *Nicotinsäure*[5], hohe Dosen *Jodkali*[6], Jod in eiweißgebundener Form[7] und *Megaphen* auszuwirken.

Heparin soll via Verminderung der hochmolekularen Lipoproteide die Entwicklung der experimentellen Atheromatose hemmen[8].

Über den Einfluß des Äthylalkohols gehen die Meinungen auseinander[9].

Schließlich begünstigen *arterielle Hypertension* und Gefäßschädigungen aller Art die Entwicklung einer experimentellen Fütterungsatheromatose[10]; ohne Cholesterinfütterung wirken diese hinsichtlich dieser Form der Atherosklerose anscheinend jedoch nicht pathogenetisch.

Im Hinblick auf die menschliche Pathologie interessieren die Beziehungen zwischen Hormonen und experimenteller Cholesterinatheromatose[11].

Die Hemmwirkung von *Schilddrüsenhormonen* auf die Entwicklung der alimentären Hypercholesterinämie und Atheromatose ist lange bekannt[12]. Cholesterinreich gefütterte Hunde entwickeln Gefäßveränderungen nur dann, wenn sie zuvor hypothyreotisch gemacht worden sind[13]. Der Mechanismus dieser Schilddrüsenwirkung ist unbekannt; vielleicht hängt er mit der Herabsetzung des Grundumsatzes, d. h. dem geringeren Energieverbrauch zusammen. Anscheinend steigt nach Schilddrüsenentfernung nur das Serum-Cholesterin, während der Gesamtcholesteringehalt als Organismus unverändert bleibt[14].

Wiederholte Implantationen von Diäthylstilboestrol lassen bei Kücken eine dauernde Hyperlipämie und u. U. arteriosklerotische Veränderungen entstehen, die sich von der Spontanarteriosklerose dieser Tiere unterscheiden lassen. Durch Zugabe getrockneter Schilddrüsensubstanz werden Ausdehnung und Intensität dieser arteriosklerotischen Veränderungen herabgesetzt, obwohl ein nachhaltiger Effekt auf Plasma- und Gewebs-Lipoide fehlt[15].

Gehemmt werden kann die Entwicklung von alimentärer Hypercholesterinämie und Gefäßveränderungen auch durch *Sexualhormone*[16]. Bei kastrierten

[1] BARGETON, KRUMM-HELLER und TRICAUD 1954, WEITZEL 1956.

[2] KRITCHEVSKY, MOYER, TESAR, MCCANDLESS, LOGAN, BROWN und ENGLERT 1956, TAUPITZ und WIETEK 1957.

[3] REDEL und COTTET 1953, MILHAUD und AUBERT 1955/1956.

[4] WEITZEL und BUDDECKE 1956. [5] ALTSCHUL 1956.

[6] ROSENTHAL 1934, BREUSCH und THIERSCH 1935, MEEKER, KESTEN und JOBLING 1935, TURNER und BIDWELL 1937, BROWN und PAGE 1950, MOYER, KRITCHEVSKY, TESAR, LOGAN, MCCANDLESS, BROWN und COX 1956, dagegen FRIEDMAN, HOMER, BYERS, OMOTO und HAYASHI 1956.

[7] BROWN und PAGE 1952.

[8] BLOCK, MANN und BARKER 1951, GRAHAM, LYON, GOFMAN, JONES, VANKLEY, SIMONTON und WHITE 1951, JONES, GOFMAN, LINDGREN, LYON, GRAHAM, STRISOWER und NICHOLS 1951.

[9] EBERHARD 1936, THIERSCH 1936. [10] STAMLER und KATZ 1950.

[11] STAMLER, PICK, KATZ, LEWIS und PAGE 1952.

[12] TURNER 1933, TURNER und KHAYAT 1933, TURNER, PRESENT und BIDWELL 1938, TURNER und DE LAMATER 1942, ROSENMAN, FRIEDMAN und BYERS 1952, FRIEDMAN, BYERS und ROSENMAN 1952.

[13] STEINER und KENDALL 1946, CHAKRAVARTI und MUKERJI 1956, STEINER, KENDALL und BEVANS 1949.

[14] GOULD 1951. [15] STAMLER, MILLER, AKMAN, SILBER, BOLENE und KATZ 1950.

[16] PICK, STAMLER, RODBARD und KATZ 1952, KATZ, STAMLER, PICK und RODBARD 1952, PICK, RODBARD, STAMLER und KATZ 1952, STAMLER, PICK und KATZ 1956, FILLIOS und MANN 1956, PICK, STAMLER, KATZ, JOHNSON und FRIEDMAN 1957.

Ratten sind höhere Blutcholesterin- und Nebennierencholesterinwerte festgestellt worden als bei Normaltieren[1].

Desoxycorticosteronacetat und andere *Nebennierenhormone* lassen das Blutcholesterin und die spontane und experimentelle Arteriosklerose von Kücken in der Regel unbeeinflußt, intensivieren jedoch gelegentlich deren cholesterininduzierte Aorten- und Coronararteriosklerose, ohne den Plasma-Lipoidspiegel und den Blutdruck zu erhöhen[2]. Bei normalen Kaninchen steigen nach *Cortison*-Injektion die Phosphatide, nicht aber das Cholesterin; nach ACTH ändert sich nichts. Bei alimentär hypercholesterinämisch gemachten Kaninchen sinken die Phosphatide bei gleichzeitiger Entwicklung arteriosklerotischer Veränderungen. Hier wird die Entwicklung einer Arteriosklerose durch Cortison gehemmt, obwohl Hypercholesterinämie und Cholesterin-Phospholipoid-Quotient steigen; in ähnlicher Weise, wenn auch weniger stark wirkt ACTH[3].

Wegen der von klinischer Seite vertretenen Auffassung, Diabetiker neigten besonders stark zu Arteriosklerose, erfordern die Beziehungen zwischen experimenteller Cholesterinatheromatose und *Pankreas*funktion einige Aufmerksamkeit. Dabei zeigt sich, daß alloxandiabetische Kaninchen trotz vielfach extrem hoher Blutcholesterinwerte unter Cholesterinfütterung weniger stark atherosklerotisch werden als Normaltiere. Diese Hemmung ist verbunden mit einem merkbaren Anstieg der Phospholipoide und Neutralfette, der den Cholesterinanstieg begleitet, m. a. W.: mit einem Normalbleiben des Cholesterin-Phospholipoid-Quotienten. Fehlte in Einzelfällen dieser Phospholipoid- und Fettanstieg oder wurden die Tiere mit Insulin behandelt — dabei gehen die Phospholipoid- und Fettwerte zurück —, dann wurden auch die diabetischen Tiere atherosklerotisch[4]. „Beim alloxandiabetischen Kaninchen findet sich das Serumcholesterin hauptsächlich in den S_f 80—100 und größeren Klassen der Lipoproteide; die Stoffwechselblockierung hinsichtlich der Umwandlung dieser Lipoproteide in solche von S_f 40 oder weniger läßt sich nachweisen[5]."

Unter normalen Fütterungsbedingungen bleiben bei Kücken nach Pankreasentfernung Plasmalipoid- und Plasma-Kohlenhydratgehalt normal, obwohl die Tiere viel häufiger an Spontanarteriosklerose erkranken. Füttert man die Tiere nun aber cholesterin- und fettreich, dann entwickeln sich schwerere Hypercholesterinämien und Atheromatosen als bei nichtpankreatektomierten Kontrollen unter gleichen Fütterungsbedingungen. Wird nur Cholesterin, aber *kein* Fett zugefüttert, so verhalten sich die Tiere wie die ungefütterten Kontrollen. Entscheidend ist bei den pankreaslosen Tieren also offenbar der Fettgehalt der Nahrung.

Pathogenetisch nicht belanglos sind vielleicht auch die *altersabhängigen Schwankungen des Blutcholesterins.*

Kücken, die mit 2% Cholesterin und 5% Baumwollsamenöl gefüttert werden, enthalten während der ersten 7 Lebenswochen 200—500 mg Cholesterin im Blut; um die 8. Woche (Pubertät!) steigt dieses auf 800—900 mg-% und sinkt um die 20. Woche auf 300—500 mg-%. Parallel dazu nimmt die Atherosklerosebereitschaft von der 8. Woche an schnell zu und sinkt nach der 15. Woche wieder ab[6].

Es scheint nach alledem, als ob das wechselseitige Verhalten der Blutlipoide zeinander bestimmend wäre für ihre Stabilität und die Instabilität des Blutcholesterins, nicht die Hypercholesterinämie als solche, entscheidend wäre für die Bildung von Cholesterinablagerungen in den Arterien. „Es scheint eine Beziehung zu bestehen zwischen der Lipoidfixierung in den Intimazellen und der

[1] O'Key und Lyman 1956.
[2] Stamler, Katz, Levinson, Dudley und Crowley 1950, Stamler, Pick und Katz 1952.
[3] Oppenheimer und Bruger 1952.
[4] Duff und McMillan 1949, McGill und Holman 1949, Duff und Payne 1950, Duff 1951.
[5] Pierce 1952. [6] Katz 1952, Rodbard, Pick, Bolene-Williams und Katz 1952.

Erniedrigung der Phospholipoid-Cholesterin-Quotienten[1]." Nach der Meinung von KATZ und STAMLER (1953) ist der *Cholesterin-Phospholipoid-Quotient* vielleicht für die Entwicklung einer experimentellen Coronar-Atherosklerose entscheidend, nicht aber für die Entwicklung einer experimentellen Aorten-Atherosklerose.

Die Erforschung der experimentellen Cholesterin-Atheromatose hat die ursprünglich an sie geknüpften Erwartungen nur teilweise erfüllt. Die Gefäßveränderungen zeigen morphologisch zwar manche Ähnlichkeiten, aber doch auch entscheidende Unterschiede gegenüber der menschlichen Arteriosklerose. Hohe Grade von Hypercholesterinämie lassen sich alimentär nur bei Kaninchen und Hühnern hervorrufen. Dasselbe gilt für die Entwicklung atheromatöser Veränderungen. Schlußfolgerungen aus morphologischen Beobachtungen bei experimenteller Cholesterinatheromatose auf die menschliche Arteriosklerose können deshalb, wenn überhaupt, nur mit Vorbehalt und größter Vorsicht gezogen werden. Wieweit die bei der experimentellen Cholesterinatheromatose im Bereich des Fett- und Lipoid-Stoffwechsels festgestellten Veränderungen denjenigen bei der menschlichen Arteriosklerose entsprechen, wird noch zu erörtern sein.

c) Beim Arteriosklerotiker liegt der Blutcholesteringehalt überdurchschnittlich hoch.

Die Unsicherheit der klinischen Diagnose Arteriosklerose.

Unzählige Untersuchungen zum Thema Arteriosklerose kranken an *einem* Mangel: an der *Fragwürdigkeit der klinischen Diagnose.* Wo aber die Zuverlässigkeit der Diagnose, in diesem Fall die Grundvoraussetzung der Forschung, angezweifelt werden muß, steht das Gebäude der Resultate auf tönernen Füßen.

Das Wort Arteriosklerose kommt aus der Morphologie. Als Krankheitsgeschehen ist die *Arteriosklerose eindeutig gekennzeichnet durch bestimmte morphologische Erscheinungen* und — jedenfalls bis heute — *nur* durch solche. Das letzte Wort bei diagnostischen Zweifeln hat also der Morphologe, weil er allein mit aller Sicherheit die Diagnose zu stellen vermag. Die *Diagnose des Klinikers* kann immer nur eine mehr oder minder sichere Wahrscheinlichkeitsdiagnose sein, weil der Kliniker seine Diagnose im wesentlichen aus den Folgen des arteriosklerotischen Geschehens für die betroffenen Organe stellt. „Er kommt mit seiner Diagnose im allgemeinen 20—30 Jahre zu spät, wenn aus sklerotisch bedingten Kreislaufstörungen sich Krankheiten entwickelt haben, die unter Hinzunahme noch anderer Schäden selbständig geworden sind" (HOCHREIN 1957).

Überdies lehren die Feststellungen der Morphologen, daß die Arteriosklerose auf gewisse Stromgebiete beschränkt bleiben, verschiedene Gebiete sehr verschieden stark ergreifen kann, daß also aus arteriosklerotischen Veränderungen *eines* Stromgebietes nicht auf gleichartige Veränderungen *anderer* Stromgebiete geschlossen werden kann[2]. „Rückschlüsse von der Sklerosierung *eines* Gefäßabschnitts auf den sklerotischen Befall eines *anderen* Organs sind oft Trugschlüsse"[3]. Auf morphologischer Seite hat man geglaubt, zwei Ausbreitungstypen unterscheiden zu müssen: den einen mit starken Veränderungen der Aorta und geringen Veränderungen der peripheren Arterien und den anderen, häufigeren, mit arteriosklerotischen Veränderungen hauptsächlich der peripheren Arterien, vorzugsweise der Organarterien (Gehirn-, Herz-, Nieren-, Pankreas- und Milzarterien).

---

[1] AHRENS und KUNKEL 1949. [2] JORES 1926, HEMPEL 1957 u. v. a.
[3] HOCHREIN 1957.

Es fragt sich, welche *diagnostischen Möglichkeiten der Klinik* zur Verfügung stehen, und mit welcher Sicherheit die Klinik arteriosklerotische Veränderungen zu erkennen vermag.

Die alte Methode der *Palpation peripherer Arterien* erlaubt keine Unterscheidung zwischen Altersfibrose und Arteriosklerose und keine Rückschlüsse auf die Beschaffenheit anderer als der unmittelbar palpierten Arterien. Grundsätzlich dasselbe gilt für die modernen Verfahren der Oscillographie[1] und Pulswellen-Geschwindigkeitsmessung[2].

Blutdrucksteigerung ist keineswegs gleichbedeutend mit Arteriosklerose. Sie fehlt in der Regel bei Arteriosklerose großer und mittlerer Arterien, und die Arteriosklerose der Arteriolen kann nur dann zu Blutdrucksteigerung führen, wenn sie *alle* großen Arteriolengebiete ergreift. Solche generalisierte Arteriolosklerosen scheint es aber nicht zu geben; vor allem bleibt das Splanchnicusgebiet meist frei davon. Entscheidend für die Blutdruckhöhe ist also das *funktionelle Moment*, das zur Arteriosklerose hinzukommt. „Fest steht für alle peripheren Gefäßsklerosen, daß die Hämodynamik nicht allein durch mechanische Ursachen wie Elastizitätsverlust oder Stenosierung als vielmehr durch vasomotorische Kreislaufstörungen und Thromboseneigung ungünstig beeinflußt wird.... Die Diskrepanz zwischen morphologischem Befund und klinischem Bild wird man durch eine mehr oder minder starke Beteiligung funktioneller Störungen sowie durch individuelle Verschiedenheiten der sensiblen Reizschwelle erklären müssen[3]." Auf der anderen Seite steht außer Frage, daß es, wenn auch nicht auf die Länge der Zeit, arterielle Hypertension ohne Arteriosklerose gibt.

Keineswegs gleichbedeutend mit Aortensklerose ist die verringerte Elastizität der Aortenwand. Mit fortschreitendem Alter erweitert sich *jede* Aorta. „Untersucht man Aorten mit atherosklerotischen Intimaveränderungen und löst man die entsprechenden Plaques ab, dann zeigt die elastische Aortenfunktion des Sklerotikers die gleichen Werte wie die des normalen Gleichaltrigen[3]." Die Abnahme der Windkesselfunktion der Aorta ist kein spezifisches Symptom der Aortensklerose.

Die röntgenologisch erkennbare *Kalksichel im Aortenbogen* kann bei schwerer Arteriosklerose anderer Stromgebiete, ja selbst bei schwerer Aortensklerose, völlig fehlen und beweist durch ihre Existenz durchaus noch nicht das Vorhandensein einer Arteriosklerose außerhalb der Aorta. Dasselbe gilt für den röntgenologischen Nachweis von *Kalkeinlagerungen in den Coronarien*[4], für den *Arcus lipoides corneae senilis*, und die Xanthomatose[5].

„Bei Kranken mit Arteriosklerose oder Coronarsklerose sind in den mittleren und höheren Altersklassen Arcus lipoides nach unseren Feststellungen besonders bei Männern häufiger als unter Nicht-Gefäßkranken. Bei nachgewiesenem Arcus lipoides corneae ist der Prozentsatz an Angioatheromatosen bei Männern zwischen 40. und 69. Lebensjahr größer als bei arcusfreien Kontrollpersonen. Bei Frauen, die überhaupt weniger Arcus lipoides-Träger sind, gilt das nur für das 50. bis 59. Lebensjahr. Hornhautbogen sind in diesen Altersklassen nach unserem Krankengut als Hinweis für mögliche Gefäßatheromatose zu verwerten und um so suspekter, je jünger der betroffene Arcusträger ist. Das gilt in besonderem Maße bei familiärer Häufung von Arcus lipoides, Xanthomen und/oder Hypercholesterinämie bzw. Kombinationen dieser Veränderungen[6]." Das Mißliche bei solchen Feststellungen liegt darin, daß die Diagnosen „Arteriosklerose" und „Coronarsklerose" eben nur klinisch gestellt worden sind, und deswegen nur mehr oder minder sichere Wahrscheinlichkeitsdiagnosen sein können.

[1] Gesenius 1957, dort Literatur. [2] Pierach und Siedow 1958. [3] Hochrein 1957. [4] Levi und Salvini 1951. [5] Vgl. Schettler 1955. [6] Schettler 1955.

Systematische *angiographische Untersuchungen* verbieten sich als Regeluntersuchungen schon durch den Widerstand der Kranken und die Kosten des Verfahrens. Außerdem lassen sich mit dieser Methode nur die fortgeschrittenen Gefäßveränderungen erfassen.

Über die klinische Diagnose *Cerebralsklerose*[1] sind sich im Einzelfall nicht selten die erfahrensten psychiatrischen Sachkenner uneinig. Ausgeprägte Hirnarteriosklerosen brauchen zeitlebens keine klinisch faßbaren Erscheinungen zu machen. „Die cerebrale Angiographie ist für die Diagnose der Hirnarteriosklerose nur von bedingtem Wert.... Die röntgenologische Diagnostik der Arteriosklerose ist nur in 2 von 3 Fällen richtig.... Am häufigsten findet sich mit der Cerebralsklerose vergesellschaftet die Aortensklerose, die Coronarsklerose, die Arteriosclerosis obliterans der peripheren Arterien, aber auch die Sklerose der Nierenarterien. Eine strenge Korrelation besteht allerdings nicht.... Andererseits ist gesichert, daß bei schwerer Arteriosklerose der Retina die Hirnarterien derselben Größenordnung und auch die basalen Arterien normal sein können oder nur gering sklerotisch verändert sind, wie umgekehrt bei der Hirnarteriosklerose der Augenhintergrund keine Arteriosklerose der Retinagefäße zu zeigen braucht[2]."

Besondere Schwierigkeiten stellen sich der klinischen Diagnostik der *Coronarsklerose* entgegen[3]. Die zunehmende Häufigkeit des Herztodes im ganzen abendländischen Zivilisationsbereich war für viele Kliniker und Morphologen ein Anstoß, sich eingehend mit diesen Fragen zu befassen.

Klinisch erfaßbar ist lediglich das Syndrom Coronarinsuffizienz, das sich in allen Abstufungen vom kaum merkbaren Druck auf der Brust bis zum quälendsten Schmerz und Angstanfall *subjektiv* als Angina pectoris kundgibt (Stenokardie; zum Begriff Angina pectoris vgl. GLATZEL 1951) und *objektiv* als Temperatursteigerung, Blutkörperchensenkungsbeschleunigung, Leukocytenanstieg im Blut, Blutdruckanstieg, Verspannung gewisser Muskelbereiche und charakteristisches Elektrokardiogramm erfaßt werden kann.

Die *Coronarinsuffizienz,* d. h. das Mißverhältnis zwischen Blutangebot und Blutbedarf des Herzmuskels[4], ist eine akute *stenosebedingte* Coronarinsuffizienz, wenn es unter dem Einfluß körperlicher oder seelischer Belastung bei arteriosklerotischen oder syphilitischen Stenosen im Coronarsystem zu einem Mißverhältnis zwischen Blutbedarf und möglichem Blutangebot kommt. Sie kann aber auch bei morphologisch normalem Coronarsystem entstehen durch *kardiale oder allgemeine Durchblutungseinschränkung:* bei Aorteninsuffizienz, nach starkem Blutverlust, im Kollaps und bei verminderter Windkesselfunktion der Aorta (das Blutangebot an das Coronarostium nimmt mit der Höhe des Aortendrucks zu und bei Beschleunigung des Aortenstroms und verminderter Windkesselfunktion ab). Schließlich kann eine Coronarinsuffizienz zustande kommen durch *Sauerstoffmangel des Blutes:* nach CO-Vergiftung, bei vermindertem O_2-Partialdruck in der Atmungsluft. „Unter Sauerstoffmangel des Blutes kommt es nicht zu einer Verminderung der Coronardurchblutung, sondern zu einer Mehrdurchblutung des Herzmuskels über das durchschnittliche Maß hinaus. Diese reicht aber nicht aus, wenn trotz der Mehrdurchblutung der Sauerstoffbedarf des Herzmuskels nicht gedeckt werden kann[5]."

Eine instruktive Darstellung der Pathophysiologie der Coronarinsuffizienz mit ihren 3 Formen: stenosebedingte, oligämiebedingte und hypoxämiebedingte Coronarinsuffizienz hat vor kurzem BÜCHNER (1957) vorgelegt. Die Unter-

[1] Neuerdings CONRAD 1957. [2] EMMRICH 1957; s. auch KREIBIG 1957.
[3] Neuerdings: Diagnosis of myocardial infarction 1958.
[4] REIN 1931. [5] BÜCHNER 1957.

suchungen BÜCHNERs und seiner Schüler ergaben, daß im Elektrokardiogramm „der Senkung des ST-Stückes und der T-Zacke in Ableitung 1 und 2 bei akuter Coronarinsuffizienz eine reversible Stoffwechselstörung des Herzmuskels zugrunde liegt, die ihr Maximum dort hat, wo später die Nekrosen nachweisbar sind, d. h. in der inneren Schale des linken Ventrikels". Obwohl BÜCHNER meint, es könnten bei stenose- und oligämiebedingter Coronarinsuffizienz *infolge* des O_2-Mangels der Gefäßwände *vasomotorische Fehlregulationen* ins Spiel treten und bei „Allergie gegenüber einem Erregerantigen Durchblutungsstörungen des Herzmuskels zu überschießenden Reaktionen an den Aufzweigungen der Coronarien führen. . . , und zwar auf Grund der durch die Allergie gesteigerten Reaktionsbereitschaft gegenüber Ischämie und Hypoxie", betont er ausdrücklich, man dürfe „nicht wieder zurückfallen in eine Hypothese der Angina pectoris, in der für die Angina pectoris ambulatoria der Coronarspasmus bzw. die vasomotorische Engerstellung der Coronarien erneut in den Vordergrund gerückt werden".

Bei essentieller und renaler Hypertonie fand RAU (1956) im BÜCHNERschen Institut entsprechend der „bei diesem Krankheitsbild seit langem bekannten Neigung zu Angina pectoris" auffallend häufig eine „bis in die Peripherie des Coronarsystems ausgebreitete Coronarsklerose".

BÜCHNER (1957) gibt freilich zu, gewisse Gedankengänge von RAAB (1956) schienen ihm „eine wichtige Bereicherung in der Deutung des Krankheitsbildes der Angina pectoris und für das Verständnis von Anfällen von Coronarinsuffizienz bei bestehender Bereitschaft dazu darzustellen". Aus eigenen und fremden Beobachtungen hatte RAAB nämlich den Schluß gezogen, es könne durch vermehrte Ausscheidung von Adrenalin und Noradrenalin zum mindesten bei bestehender Erschwerung der Coronardurchblutung eine akute Coronarinsuffizienz ausgelöst werden. Eine adrenergisch bedingte Stoffwechselsteigerung der Herzmuskulatur könne sowohl durch körperliche Arbeit wie durch endogen-somatische Faktoren als auch durch akute psychische Belastungen zustande kommen. BÜCHNERs Mitarbeiter VEITH (1940) deutete die nach Adrenalin-Dauerinfusion bei Katzen gefundenen Nekrosen als Ausdruck ungenügender Mehrdurchblutung des Herzmuskels bei adrenalinbedingter Steigerung des oxydativen Stoffwechsels.

Die Frage, um die es uns hier geht, ist die Möglichkeit einer zuverlässigen klinischen Diagnose der Coronarsklerose. *Kann aus den klinischen Symptomen der Coronarinsuffizienz mit hinreichender Sicherheit auf Coronarsklerose geschlossen werden?* Den Kliniker interessiert außerdem die Frage, ob *jede morphologisch nachweisbare Coronarsklerose klinisch unter den Symptomen der Coronarinsuffizienz in Erscheinung treten muß.*

In der Beantwortung der ersten Frage sind sich die Kliniker darüber einig, daß zwischen den klinischen Symptomen der Coronarsklerose und den morphologischen Veränderungen im Sinne der Coronarsklerose zwar sehr enge, aber keine festen Beziehungen bestehen. Diese Erfahrung hat schon in den viel gebrauchten Begriffen der alten Klinik: Angina pectoris nervosa — Angina pectoris vasomotorica — Pseudoangina ihren Niederschlag gefunden. Die Kliniker verstanden darunter Zustandsbilder mit den klinischen, vielleicht sogar lediglich subjektiven Erscheinungen von Coronarinsuffizienz, denen keine morphologischen Veränderungen der Coronarien entsprachen. TROUSSEAU[1] meinte, die Angina pectoris sei oft als „Neurose" oder „Neuralgie" aufzufassen. Im Grundsätzlichen hat sich an dieser Einstellung bis heute nichts geändert. „Aus dem Schmerz kann man nicht auf den Sitz und auch nicht auf die Schwere der Erkrankung schließen[2]."

---

[1] Zit. nach SIEBECK 1947. [2] NONNENBRUCH 1942.

Wenn viele geneigt sind, Kältereizen, Antigenen, Herdinfekten, körperlichen Exzessen, dem Nicotin, seelischen Erregungen und Spannungen pathogene Fähigkeiten im Sinne einer Coronarinsuffizienz *nur* bei bereits bestehender Coronarerkrankung zuzuerkennen, dann bleibt dabei unbefriedigend das Fehlen eines Beweises dafür, daß die Coronarien jener Menschen tatsächlich über das Maß des altersmäßig zu Erwartenden hinaus sklerotisch erkrankt waren.

Klinisch-anatomische Untersuchungen von ZOLL, WESSLER und BLUMGART (1951) bei 177 Kranken mit Angina pectoris von mindestens einmonatiger Dauer und 671 Kranken ohne Herzbeschwerden ergaben: An Angina pectoris-Beschwerden gelitten hatten 52% der Kranken mit Coronarverschluß, 16% der Kranken mit Klappenfehlern, 5% der Kranken mit Coronarverengerung und 3% der Kranken mit arterieller Hypertension. Deutlich positive Korrelationen bestanden zwischen dem Grade des Coronarverschlusses und dem Auftreten von Angina pectoris; wenn 3 Hauptcoronaräste verschlossen waren, dann hatten 85% der Kranken an Angina pectoris gelitten. PAPACHARALAMPOUS und ZOLLINGER (1953) fanden unter 126 Myokardinfarktkranken zwar keinen Fall ohne Coronarsklerose, nur in 54,4% der Fälle aber eine Coronarthrombose, und viele andere Autoren konnten nur in einem bis zwei Drittel ihrer Fälle von Myokardinfarkt Coronarthrombose bzw. vollständigen Coronarverschluß feststellen[1].

HOCHREIN (1945, 1956) spricht die herrschende Auffassung der Inneren Klinik aus, wenn er meint. „Der Versuch, die anatomischen Veränderungen, die sich im Verlaufe eines Coronarverschlusses am Herzen abspielen, mit den klinischen Symptomen in Einklang zu bringen, ergibt oft erhebliche Differenzen, welche die klinische Beurteilung außerordentlich erschweren. ... Es sind zahlreiche Fälle von Myocardinfarkt bekannt geworden, die weder eine Coronarsklerose noch eine Coronarthrombose aufwiesen." Über schwere ischämische Myokardnekrosen mit intakten Coronarien haben z. B. schon GRUBER und LANZ (1919), OBERNDORFER (1925), WOLLHEIM (1931), NEUBÜRGER (1933), HALLERMANN (1939) u. v. a. berichtet, und auch dort, wo sich coronarsklerotische Veränderungen fanden, können die ischämischen Myokardschädigungen in ihrer Lage, Form und Größe von den sklerotischen Gefäßveränderungen ganz unabhängig sein[2].

Coronarsklerose ist also keineswegs eine notwendige Voraussetzung für Angina pectoris bzw. Myokardinfarkt. Man wird 2 Formen von Myokardinfarkt unterscheiden müssen: eine überwiegend spastische Form ohne schwere anatomische Veränderungen an den Coronarwänden und eine sklerotische Form[3]. Die klinischen Erfahrungen gehen übereinstimmend dahin, daß dem funktionellen Moment in der Pathogenese der Coronarinsuffizienz ein ebenso großes Gewicht zukommt wie dem coronarsklerotischen Prozeß. Sie gründen sich auf den Vergleich klinischer Verläufe und morphologischer Befunde.

Diese Erfahrungen der Kliniker sind von den Morphologen wiederholt bestätigt worden.

So sah MEESSEN (1944) unter 475 Sektionen von *Soldaten*, die unter den klinischen Erscheinungen des akuten Herztodes *(Coronartodes)* verstorben waren, 287 Fälle ohne und 188 Fälle mit Coronarthrombose und hat aus der Gesamtzahl dieser Fälle — die meisten der Verstorbenen waren 40—41 Jahre alt, einzelne 20—21 Jahre alt — 49 mit und 66 ohne Coronarthrombose genau untersucht. Die Ausdehnung der Thrombose entsprach etwa der Ausdehnung der Coronarsklerose; in der Hälfte der Fälle ließen sich als Zeichen älterer Prozesse Nekrosen, junge Narben und Schwielen nachweisen.

Neben wiederholt beobachtetem fettfreiem Intimaödem und fibrinoiden Verquellungen war kennzeichnend für die Coronarsklerose dieser jugendlichen Männer die lebhafte Vascularisation der Intima („schwerste Arteriitis"), in der MEESSEN einen Ausdruck der intensiven Reaktionsfähigkeit des jugendlichen Organismus erblickte. Die jugendliche Gefäßwand ist sehr viel quellungsfähiger als die alte. „Die häufige Vascularisation bei Jugendlichen erweist sich für den Gesamt-

[1] STAEMMLER 1953, MILLER, BURCHELL und EDWARDS 1951, MASTER 1954, PATERSON 1952.
[2] HOCHREIN 1945, dort Literatur. [3] HOCHREIN 1945.

organismus als verhängnisvoll." Im weiteren Verlaufe führt diese primäre Arteriitis wahrscheinlich zu Bildern, die sich von dem gewohnten Bilde der Arteriosklerose nicht mehr trennen lassen[1]. Wieweit beim Zustandekommen der tödlichen, zum Gefäßverschluß führenden Intimaverquellungen Infektionen, Nicotin und Alkohol, körperliche Strapazen, Verwundungen, Wetterstürze, psychische Belastungen u. a. m. eine Rolle spielten, läßt sich der Arbeit MEESSENs nicht entnehmen.

Merkwürdig bleibt, daß so viele Fälle von plötzlichem Herztod jüngerer Männer, wie sie während des Krieges von den Pathologen erfaßt wurden — 127 Fälle von MÜLLER (1949), 475 Fälle von MEESSEN (1944) —, *nach dem Krieg offenbar nicht mehr* gesammelt werden konnten. In gleichem Sinne spricht die aus Friedenszeiten stammende Tatsache, daß sich unter 136 tödlich verlaufenden Coronarthrombosen HOCHREINs (1943) nur 3, unter 147 tödlich verlaufenden Coronarthrombosen HALLERMANNs (1939) nur 13 befanden, die weniger als 40 Jahre alt waren. Sind die körperlichen Strapazen des Krieges an dieser hohen Zahl „unerklärter" plötzlicher Todesfälle schuld, oder sind es psychische Belastungen?

Besonders wichtig im Hinblick auf die hier interessierende Frage nach der Zuverlässigkeit der klinischen Diagnose Coronarsklerose ist *eine* Feststellung MEESSENs: Bei 5 von den eingehend untersuchten 115 Fällen waren die Coronarien „anscheinend intakt". Selbst der akute Coronartod als eindrucksvollste klinische Manifestation der Coronarinsuffizienz erlaubt also nicht unbedingt den Rückschluß auf coronarsklerotische Veränderungen.

Unter 147 18—40jährigen Männern, die ebenfalls aus voller Gesundheit heraus einen plötzlichen Herztod gestorben waren, fand MÜLLER (1949) „kaum einen" — leider fehlt hier die entscheidende Zahl! —, „der nicht erhebliche Wandveränderungen an den Kranzgefäßen aufweist..... Die tödliche Intimaverquellung und Quellungsnekrose zeigt meist Zeichen ganz akuter Gewebsschwellungen."

NEWMAN (1946) sezierte 39 Fälle von tödlicher Coronarinsuffizienz bei 35jährigen und jüngeren Soldaten und fand bei 37 „die üblichen degenerativ-atheromatösen Veränderungen wie bei Coronarerkrankungen älterer Menschen", in 29 von den 39 Fällen keine Thrombose und in 2 Fällen lediglich eine Fibrose. Bemerkenswert war, „daß praktisch alle Todesfälle offensichtlich taugliche, gesunde Männer betrafen, die ihren militärischen Dienst bis dahin ohne irgendwelche Anzeichen cardialer Störung versehen hatten, deren Krankheit sich während des Lebens gar nicht bemerkbar gemacht hatte und erst bei der Autopsie entdeckt wurde".

Vielleicht sind Vorstellungen, die von MEESSEN (1944), und BREDT (1949) entwickelt wurden, geeignet, die Plötzlichkeit solcher Coronartodesfälle auch in ihrer morphologischen Seite verstehen zu lassen. BREDT sieht in der malignen jugendlichen Sklerose die „akute Vollform der Arteriosklerose" und meint, der Tod könne durch 3 Arten von geweblichen Vorgängen herbeigeführt werden. „1. Das frühsklerotische Beet quillt durch Flüssigkeitsaufnahme ohne Lipoidniederschläge frisch auf (Ödem) und führt die coronare Dekompensation herbei. 2. Subendotheliale fibrinoide Verquellungen der hyperplastischen Bindegewebsplatte, eventuell mit kollateralem fettfreiem Ödem sind gefolgt von mehr oder minder schlagartiger Thrombosierung unter Verschluß der Gefäßlichtung.... 3. Das frühsklerotische Beet zeigt oft, einschließlich der Media und Adventitia, eine starke entzündliche zellige Durchsetzung .... wobei daselbst eine fibrinoide Verquellung und Ödem statthaben kann. Schließlich wird bei dieser Form auch eine obturierende Thrombose beobachtet."

Um es noch einmal zu wiederholen. *Selbst der tödlich verlaufenden Coronarinsuffizienz liegt keineswegs immer ein coronarsklerotischer Prozeß und schon gar nicht immer eine organische Coronarstenose zugrunde*[2].

[1] LEARY 1934, 1941, ALBERT 1939, MEESSEN 1944.

[2] Siehe auch SMART und BRUCE 1955, HEVELKE 1956, FROMENT. MONNET, GALLOIS und PERRIN 1957.

Es entspricht aber — und davon soll jetzt die Rede sein — *auch keineswegs immer einem coronarsklerotischen Prozeß das klinische Zustandsbild der Coronarinsuffizienz.*

Bereits während des ersten Weltkrieges fand MÖNCKEBERG (1921) bei 54,1% von 652 unausgelesenen Sektionen gefallener Soldaten coronarsklerotische Erscheinungen: bei 31% der unter 20jährigen, bei 47% der 20—25jährigen, bei 48% der 26—30jährigen, bei 61% der 31—35jährigen, bei 66% der 36—40jährigen und bei 75% der 41—45jährigen. Die gleichen Zahlen fand MÖNCKEBERG (1921) bei den während des Krieges verstorbenen deutschen Zivilisten; bei den rumänischen und russischen Kriegsgefangenen lagen die Häufigkeitszahlen tiefer. Auch andere Pathologen haben damals auf die Häufigkeit coronarsklerotischer Befunde bei jungen, klinisch vollkommen gesunden und bis zuletzt voll leistungsfähigen Gefallenen aufmerksam gemacht und Häufigkeitszahlen zwischen 20 und 75% aller untersuchten Fälle angegeben (LUBARSCH 1916, KOHLHAAS 1917, KIESEWETTER 1919 und RÖSSLE 1916) und schon im Kriege 1870/71 scheint den preußischen Stabsärzten das gleiche aufgefallen zu sein [1]. Bei 124 „unausgelesenen" Soldaten gleichen Alters, die nicht im akuten Herztod verstorben waren und zu gleicher Zeit von MEESSEN (1944) seziert wurden wie die oben genannten, ließen sich in 49% der Fälle coronarsklerotische Veränderungen erkennen.

RÖSSLE (1916) fand Coronarsklerose bei 10,6% aller unter 20jährigen, bei 23% der 25—30jährigen und bei 27% der 30—50jährigen. WHITE, EDWARDS und DRY (1950) schätzen, 30—50% aller klinisch Gesunden hätten sklerotische Coronarien, und ADLERSBERG und ZAK (1950) betonen, bei klinisch gesunden, an Unfällen verstorbenen jungen Menschen, fände man „in beträchtlicher Anzahl" die gleichen Coronarveränderungen wie bei gleichaltrigen, an Coronarinsuffizienzerscheinungen leidenden.

Im gleichen Sinne sprechen die Beobachtungen von ENOS und Mitarbeitern[2]. Bei 300 Sektionen gefallener Soldaten im Alter von 18—48 Jahren (im Mittel von 22 Jahren) fanden sich in 77% aller Fälle Coronarveränderungen von „fibröser" Verdickung bis zu vollständigem Verschluß eines oder mehrerer Hauptäste. An den Verzweigungsstellen oder dicht bei diesen waren die Veränderungen am ausgeprägtesten. Da es sich hier um eine Auslese von gesunden und körperlich leistungsfähigen jungen Männern handelte, zeigen die Ergebnisse, daß selbst schwere Coronarveränderungen keine klinischen Symptome von Coronarinsuffizienz zu machen brauchen. Interessant wäre zu wissen, ob unter Friedensbedingungen die Häufigkeit coronarosklerotischer Veränderungen bei den gleichaltrigen Amerikanern ebenso groß ist. In Japan scheint das klinische Zustandsbild der Coronarinsuffizienz seltener vorzukommen: Unter 1480 ärztlich festgestellten Todesfällen einer 2 Millionen-Stadt waren 14 als Coronartodesfälle angegeben. Bei 114 Japanern, von denen 30 im Alter der zuvor untersuchten amerikanischen Soldaten waren, fanden die genannten Autoren indessen in 65% aller Fälle, d. h. fast so oft wie bei den amerikanischen Soldaten, autoptisch Coronarveränderungen; es fanden sich bei den Japanern lediglich keine obliterierenden Prozesse und geringere Lipoid-Phagocytosen in den Plaques.

Alle erfahrenen Kreislaufkliniker[3] haben darauf hingewiesen, daß es schwerste Coronarsklerosen gibt, die intra vitam jedes Zeichen von Coronarinsuffizienz vermissen lassen. HOCHREIN (1947) meint, nur 35% der Arteriosklerotiker litten an stenokardischen Beschwerden, und andere gehen noch weiter und sagen, nur wenige Menschen mit schwerer Coronarsklerose seien herzkrank[4].

Bemerkenswert im Hinblick auf das Gewicht funktioneller Faktoren in der Pathogenese der Coronarinsuffizienz ist die vielfach bestätigte Tatsache, daß im Laufe der letzten Jahrzehnte zwar die *Häufigkeit des Herzinfarkts und des Coronartodes, nicht aber die Häufigkeit der Coronarsklerose zugenommen* hat.

Eine so große Zahl plötzlicher Herztodesfälle bei Männern unter 40—45 Jahren, wie sie in den Jahren des 2. Weltkrieges MEESSEN (1944) und MÜLLER (1949) beobachteten, hat man im 1. Weltkrieg anscheinend nicht gesehen (MÖNCKEBERG 1921, ASCHOFF 1939); von einem Anstieg der *Todesfälle* an Coronarinsuffizienz wird erst von Ende der 20er Jahre an gesprochen[5]. Demgegenüber hat sich autoptisch eine gleichlaufende Zunahme der *Coronar-*

[1] Zitiert nach MÖNCKEBERG 1916.
[2] ENOS, HOLMES und BEYER 1953, ENOS, BEYER und HOLMES 1955.
[3] EDENS 1932, 1939, ROOT, BLAND, GORDON und WHITE 1939, WHITE, EDWARDS und DRY 1950 u. a.
[4] BLUMGART 1951, WHITE, EDWARDS und DRY 1950, MORRIS 1951.
[5] KOOPMANN 1928, WEYRICH 1932, SMITH und BARTELS 1932, DURANT 1937, GLENDY, LEVINE und WHITE 1937, HALLERMANN 1939, FRENCH und DOCK 1944.

sklerosen nicht nachweisen lassen: MÖNCKEBERG (1916) fand coronarsklerotische Veränderungen bei „unausgelesenen" 18—30jährigen, nicht an Kreislaufversagen verstorbenen Soldaten in 45% von 130, bei Sektionen von 31—45jährigen Soldaten in 70% von 57 Fällen. Die entsprechenden Zahlen von MEESSEN (1944) aus dem Jahre 1944 betragen 40% von 81 und 67% von 43 Fällen. Mit anderen Worten: 1916 unter 187 Fällen 53%, 1943 unter 124 Fällen 49% mit Coronarsklerose.

Die Zahlen von BREDT-Leipzig (1949) — „nur jene Fälle von hochgradiger Coronarsklerose Jugendlicher (das ist bis zum 45. Lebensjahr), die tödlich enden" — sind klein und nicht in Beziehung gesetzt zur Gesamtzahl der Sektionen, so daß sie keine weittragenden Schlüsse erlauben (Tabelle 69). Überdies war während der Kriegsjahre die Population, aus der die Zahlen stammen, zweifelsohne anders zusammengesetzt als 1935—1938: Die meisten der gesunden Männer bis zum 45. Lebensjahr waren Soldaten und fehlten deshalb in der Gesamtpopulation; unter den Zurückbleibenden befanden sich daher mehr körperlich Leistungsunfähige und Kranke als in Friedenszeiten.

Tabelle 69. *Tödlich endende Coronarsklerose bei Jugendlichen.* (Nach BREDT.)

	1935—1938	1939—1942
20—30 Jährige	0	2
30—40 Jährige	4	17
40—50 Jährige	18	21

Nach Untersuchungen von MORRIS (1951) bei 600 Sektionen aus den Jahren 1907—1949 haben in London die *Todesfälle unter den klinischen Erscheinungen der Coronarinsuffizienz* um das 6—7fache zugenommen, die Fälle mit autoptisch nachgewiesener *Coronararteriosklerose* aber abgenommen, und zwar bei den Männern um 34%, bei den Frauen um 28%. MORRIS hat daraus geschlossen, es habe sich offenbar der Charakter der Krankheit geändert, und sogar die Frage aufgeworfen, ob nicht die Zunahme der klinisch faßbaren Coronarinsuffizienzen eine *Folge* der abnehmenden Häufigkeit der Coronarsklerose sei.

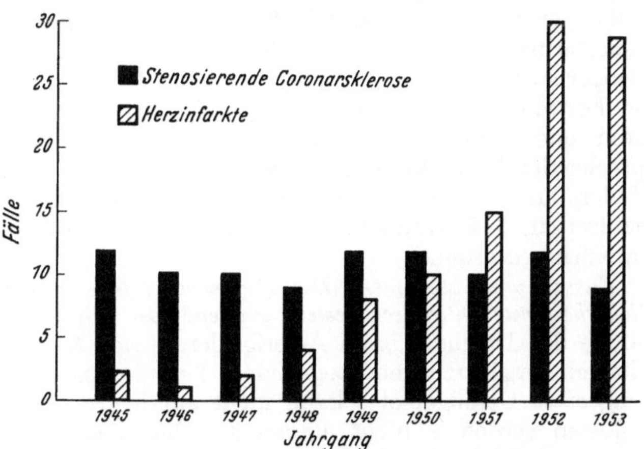

Abb. 14. Beziehungen zwischen stenosierender Coronarsklerose und Herzinfarkt (Männer). (Nach NETH und SCHWARTING.)

Aufschlußreiche Untersuchungen dieser Art stammen von NETH und SCHWARTING (1955)[1], die in Hamburg 10383 Sektionsprotokolle der Jahre 1943—1953 ausgewertet haben. Die Beurteilung der Coronarien „erfolgte nach dem makroskopischen Bild unter ausdrücklichem Verzicht auf eine Differenzierung nach dem Schweregrad und dem Aussehen der Herde". Unterschieden wurde lediglich zwischen kaum beginnender bis hochgradiger und stenosierender Coronarsklerose. Dabei stellte sich die zunächst unerwartete Tatsache heraus, „daß die Verteilung der Coronarsklerosen auf die verschiedenen Altersgruppen in allen Jahren weitgehend gleichmäßig ist und statistisch sichere Unterschiede in zwei großen Kollektiven von je 4 Jahren mit Mangelernährung und normaler Ernährung (1945—1948 und 1950—1953) nicht bestehen". (Abb. 14). „Die einzige durch alle Aufstellungen signifikante Differenz ist das seltenere Auftreten der Coronarsklerose bei Frauen zwischen dem 35. und 60. Lebensalter." Bei der Frau kann mit einem um 10 Jahre späteren Eintreten der Sklerose gerechnet werden. Diese Tatsache ist von vielen Autoren

[1] Siehe auch BANSI, ZIEGER und MEYER-FLEMMING 1953, BANSI, NETH und SCHWARTING 1955.

systematisch geprüft worden und lange bekannt[1]; ihre Ursachen hingegen — unmittelbare Hormonwirkungen, geringere berufliche Belastung? — liegen noch im Dunkeln. Das Interessanteste ist die „Divergenz zwischen der durch alle Jahre gleichbleibenden Zahl der stenosierenden Coronarsklerosen und dem starken Anstieg der Herzinfarkte mit der Verbesserung der Ernährungsverhältnisse nach starkem Abfall in den Mangeljahren".

Um nur 2 Jahre herauszugreifen: 1945 fanden sich 13% stenosierende Coronarsklerosen unter allen Sektionen und 3% Myokardinfarkte, 1952 12% stenosierende Coronarsklerosen, aber 30% Myokardinfarkte! Mit anderen Worten: Das Verhältnis stenosierende Coronarsklerose:Myokardinfarkt sank von 1:0,2 auf 1:2,5.

„Es muß daraus der Schluß gezogen werden, daß die Coronarsklerose nur *ein* Faktor in der Pathogenese des Herzinfarktes ist .... Der Coronarsklerose kommt also nicht die oft behauptete praevalierende Bedeutung für die Zunahme des Herzinfarktes zu."

Unter 137 autoptisch diagnostizierten Myokardinfarkten von LEY und SCHLAGINTWEIT (1956) wurde 127mal eine Coronarsklerose festgestellt. Das Verhältnis Coronarsklerose:Myokardinfarkt war hier also 1:1,1.

Auch Autoren, die früher über die Zuverlässigkeit der Diagnose kaum ein Wort verloren, sind heute sehr vorsichtig geworden. So meint z. B. neuerdings SCHETTLER[2], es gebe keinen typischen Einzelbefund, der die Diagnose Arteriosklerose erlaube bzw. eine Arteriosklerose ausschließen lasse. „Bei kombinierten Untersuchungen ist jedoch folgende Konstellation suspekt: 1. Erhöhung des Serumcholesterins über die Normalwerte gleicher Altersklassen, 2. Normale oder relativ weniger stark erhöhte Blutphospholipoide, 3. Vermehrung der gesamten veresterten Fettsäuren, 4. Verschiebung der Lipoproteidverteilung im Sinne einer absoluten und relativen Vermehrung der grobdispersen β-Lipoproteide bei entsprechender Verminderung der α-Lipoproteide, 5. Pathologisches Verhalten der Chylomikronen und der gesamten veresterten Fettsäuren nach Standard-Fettmahlzeiten, 6. Krankhafte Veränderungen der kohlenhydrathaltigen Symplexe im Nüchternserum."

Fassen wir zusammen: Die Diagnose Arteriosklerose kann mit hinreichender Sicherheit nur autoptisch gestellt werden. Die klinische Diagnose kann (mit Ausnahme der Diagnose einer Arteriosklerose der Netzhautgefäße) nur eine mehr oder minder überzeugend begründete *Vermutungsdiagnose* sein. Aus der Erkrankung *eines* Gefäßgebietes kann nicht auf Erkrankung *anderer* Gefäßgebiete geschlossen werden — nicht einmal aus der arteriosklerotischen Erkrankung der Netzhautgefäße auf arteriosklerotische Erkrankungen der eng benachbarten Hirngefäße. Es kann insbesondere auch nicht auf Grund der klinischen Symptome von Coronarinsuffizienz — Angina pectoris-Syndrom, Elektrokardiogramm, Blutdrucksteigerung, Leukocyten- und Blutzuckeranstieg, Senkungsbeschleunigung, Temperatursteigerung, Muskelverspannung usw. — mit hinreichender Sicherheit die Diagnose Coronarsklerose, die Diagnose der bedeutungsvollsten und folgenschwersten Form der Arteriosklerose gestellt werden. Die stenosebedingte Form der Coronarinsuffizienz ist nur *eine* Form neben der hypoxämisch und der oligämisch bedingten.

Wenn rund die Hälfte aller Menschen bei autoptischer Untersuchung coronarsklerotische Veränderungen aufweist, ohne an Erscheinungen von Coronarinsuffizienz gelitten zu haben, dann darf angenommen werden, daß auch bei mindest der Hälfte jener Menschen coronarsklerotische Veränderungen bestehen, bei denen subjektiv oder objektiv Erscheinungen von Coronarinsuffizienz be-

[1] ACKERMAN, DRY und EDWARDS 1950, WHITE, EDWARDS und DRY 1950.
[2] BRÜCKEL, BERG, BERGER, JOBST, KOMMERELL, KREBS und SCHETTLER 1958.

standen haben oder bestehen. Es fragt sich, ob die Wahrscheinlichkeit coronarsklerotischer Veränderungen zunimmt mit dem Auftreten von Coronarinsuffizienzerscheinungen bis zum Coronartode? Diese Frage kann bejaht werden, weil sich bei weit mehr als der Hälfte der im Coronartod Verstorbenen coronarsklerotische Veränderungen nachweisen lassen. Gesetzmäßig sind diese Zusammenhänge aber nicht, denn es gibt tödlich verlaufende Coronarinsuffizienzen bei völlig intakten Coronarien. Funktionelle Vorgänge können selbst bei völligem Fehlen morphologischer Veränderungen zu tödlicher Coronarinsuffizienz führen. Diese Tragweite funktionellen Geschehens geht auch daraus hervor, daß nur ein Teil aller Myokardinfarkte auf stenosierender Coronarsklerose beruht. Überdies scheint eben dieser Teil abzunehmen zugunsten jenes Teiles tödlicher Myokardinfarkte, der *keine* stenosierende Coronarsklerose erkennen läßt.

Ob die Häufigkeit coronarsklerotischer Veränderungen in den Zuständen mit geringsten Coronarinsuffizienzsymptomen die Häufigkeit beim Durchschnitt aller Menschen übertrifft, wird sich niemals feststellen lassen, weil diese Zustände nicht tödlich verlaufen und deshalb keine Möglichkeit autoptischer Befunderhebung besteht.

Wenn also physiologische und chemische Untersuchungen an Coronarsklerotikern und Nicht-Coronarsklerotikern durchgeführt werden sollen, dann ist die *klinische* Diagnostik weder in der Lage, Kranke dieser Art mit hinreichender Zuverlässigkeit als solche zu erkennen, noch imstande, mit Sicherheit das Fehlen coronarsklerotischer Veränderungen festzustellen. Einen Diabetes mellitus, einen Typhus und ein Duodenalulcus kann der Kliniker mit Sicherheit feststellen oder ausschließen — ob eine Coronarsklerose vorliegt oder nicht vorliegt, läßt sich im Einzelfall nur mit mehr oder minder großer Wahrscheinlichkeit vermuten. Man wird mit größerer Wahrscheinlichkeit die Diagnose nicht öfter stellen, als die Krankheit in Wirklichkeit vorhanden ist, wenn man sie nur dort stellt, wo Blutuntersuchung, Temperaturmessung, Elektrokardiogramm und Anamnese eindeutig auf Myokardinfarkt hindeuten. Unerfaßt bleibt bei einem solchen diagnostischen Vorgehen aber die große Zahl jener Coronarsklerosen, die *nicht* das klinische Bild des Myokardinfarktes darbieten und vielleicht niemals im Leben Beschwerden verursacht haben. Diese bleiben unerfaßt, und die Häufigkeit coronarsklerotischer Erkrankungen wird infolgedessen unterschätzt.

Ähnliche Schwierigkeiten stellen sich der Auswahl „normaler" Kontrollpersonen entgegen. Bei rund 50% aller klinisch Kreislauf-„Gesunden" findet der Morphologe post mortem coronarsklerotische Veränderungen. Der Kliniker hat keine Möglichkeit, diese 50% als solche zu erkennen, und so bleibt für ihn die Frage unbeantwortbar, wieviel von seinen „Normalen Kontrollen" in Wahrheit Coronarsklerotiker sind.

Wenn von physiologisch-biochemischer Seite[1] gesagt worden ist, bei Myokardinfarkt mit den typischen Beschwerden und EKG-Veränderungen und mit Leukocyten-Temperatur- und Senkungsanstieg könne in 90—95% der Fälle eine Coronarsklerose angenommen werden, dann mag das zutreffen. Aber statistische Vergleiche zwischen Arteriosklerotikern und „Gesunden" sind von begrenzter Bedeutung, weil dabei eine Population mit rund 95% Atherosklerotikern einer Population mit 50—70% „echten Normalen" und 50—30% „atherosklerotischen Normalen" gegenübergestellt wird. Man wird nicht zugeben können, daß es grundsätzlich möglich ist, „to estimate correction" und, wie die Autoren meinen, die unüberwindbaren Schwierigkeiten der klinischen Diagnostik durch mathematische Verfahren zu umgehen.

---

[1] Jones, Gofman, Lindgren, Lyon, Graham, Strisower und Nichols 1951.

Das Blutcholesterin des Gesunden.

Die Mehrzahl der älteren Untersuchungen über das Blutcholesterin hält den heutigen Anforderungen an die Leistungsfähigkeit chemischer Bestimmungsmethoden nicht stand. Verwertbar sind lediglich die Ergebnisse mit der *Digitonin-Methode*[1] und der *Kendall-Methode*[2]. Auch sie sind nicht einfach[3]. Die früher üblichen colorimetrischen Verfahren sind mit so großen Fehlern behaftet, daß ihre Ergebnisse heute nicht mehr berücksichtigt werden können.

Schwierigkeiten liegen in der Auslese. Wer ist wirklich gesund? Arteriosklerotische Prozesse lassen sich bei klinischer Untersuchung niemals mit Sicherheit ausschließen (s. S. 210ff.), und "opinions concerning freedom from disease are relative"[4]. Überdies müssen die Auswirkungen von Menstruation, Ermüdung, diätetischen Exzessen, gastrointestinalen Störungen, banalen Infektionen, Körperbautypus und Konstitution berücksichtigt werden.

Tabelle 70. *Gesamtcholesterin im Blutserum von gesunden Männern.* (Nach KEYS, MICKELSEN, MILLER, HAYES und TODD.)

Alter	Anzahl	Mittelwert	Standardabweichung	Grenzwerte bis 90% * der Bevölkerung
18	203	168,2	30,7	118—219
20	781	173,7	32,0	121—226
25	310	184,4	34,0	128—240
30	160	195,1	40,3	129—261
35	91	200,4	43,1	128—272
40	150	219,4	38,6	154—284
45	77	235,5	37,2	174—297
50	281	248,3	44,8	174—323
55	90	255,7	45,6	180—332
60	69	253,3	33,6	197—309
65	45	236,7	34,3	179—294
70	42	224,6	41,5	155—294
75	19	211,8	36,9	148—276

* Nur bei 5% der 18jährigen sind Werte unter 118 mg-% zu erwarten.

RUSS, EDER und BARR (1951) bestimmten bei Männern und Frauen, die nach sorgfältiger Untersuchung als gesund angesehen werden konnten, im Plasma das Gesamtcholesterin und (nach fraktionierter Eiweißbestimmung nach COHN) den Cholesteringehalt der Eiweißfraktion A (α-Lipoproteide) und C (β-Lipoproteide). Im Gesamtcholesterin bestanden zwischen Männern und Frauen unter 45 Jahren keine Unterschiede; das Cholesterin der α-Lipoproteide war bei den Frauen, das der β-Lipoproteide bei den Männern höher. Bei den über 45 Jahre alten fehlten diese Unterschiede; das Gesamtcholesterin lag hier im ganzen höher, in den α-Lipoproteiden zeigte es sinkende, in den β-Lipoproteiden steigende Tendenz (Tabelle 71). Ob die bei 3 Frauen im Laufe einiger Monate festgestellten beträchtlichen Schwankungen des Gesamtcholesterins (185—253, 163—191, 167—204), des Cholesterins der α-Lipoproteide (33,5—46,2, 34,3—42,5, 29,1—33,8) und des Cholesterins der β-Lipoproteide (43,8—55,7, 51,0—60,9, 58,9—61,9) menstruationsbedingt waren, steht dahin. Das Cholesterin-Phospholipoid-Verhältnis im Plasma lag i. M. bei 0,95 (0,75—1,14).

Die umfangreichsten Untersuchungen über den *Blutcholesteringehalt von Gesunden* stammen von KEYS und Mitarbeitern. In 5000 Untersuchungen an 2056 Männern gelangten KEYS, MICKELSEN, MILLER, HAYES und TODD (1950) zu den in der Tabelle 70 zusammengestellten Ergebnissen. Die Zahlen stammen von Studenten, Angestellten und Geschäftsleuten in Minneapolis, die auf Grund klinischer Untersuchungen als „normal" angesehen werden konnten, „mit wenigen Ausnahmen das verantwortliche Element der Bevölkerung des oberen Mittelwestens repräsentierten", keine körperliche Arbeit zu leisten pflegten, in einem kühlen Klima zu Hause waren und von der gemischten, einigermaßen üppigen Kost des oberen Mittelwestens lebten. Signifikante Unterschiede zwischen 17—30jährigen Männern und gleichaltrigen Frauen (1047 bzw. 564 Versuchspersonen) ließen sich nicht nachweisen.

Etwa gleich hoch wie die Werte von KEYS und Mitarbeitern liegen diejenigen von PAGE und Mitarbeitern (1935; USA, 65 Männer): 224 $\pm$ 11,2 mg-% bei 21—50jährigen, 244,3 $\pm$ 13,2 mg-% bei 52—71jährigen, 232 $\pm$ 12,4 mg-% bei über 72jährigen. Etwas tiefer liegen die Werte von BÜRGER und MÖBIUS (1934; Norddeutschland, 68 Versuchspersonen): im 2.—9. Lebensjahrzehnt im Mittel 149—168—214—212—199—189—178—162 mg-% und die-

[1] SCHÖNHEIMER und SPERRY 1934, SPERRY und BRAND 1943, PETERS und VAN SLYKE 1946, SPERRY und WEBB 1950.
[2] ABELL, LEVY, BRODIE und KENDALL 1952, KEYS, ANDERSON, FIDANZA, KEYS und SWAHN 1955.
[3] Circulation Sonderheft 14, 1956.
[4] RUSS, EDER und BARR 1951.

jenigen von BARBER (1939; USA, 200 Versuchspersonen): im 2.—8. Lebensjahrzehnt im Mittel 160—203—215—232—244—233—172 mg-%. Etwas höher als die Zahlen von KEYS und Mitarbeitern liegen die Zahlen COLLENS (1949; USA, 61 Versuchspersonen): 242 ± 6,17 mg-% bei 30—39jährigen, 254 ± 10,81 mg-% bei 40—49jährigen normalen Männern. Teilt man die 30 „Normalen" von ECK und DESBORDES (1935; Frankreich) in 15 jüngere

Tabelle 71. *Gesamtcholesterin und Cholesterin der α- und β-Lipoproteide* im *Blutplasma von Gesunden.* (Nach RUSS, EDER und BARR.)

	18—35jährige	
	20 Frauen	24 Männer
Gesamtcholesterin	187 (132—258)	197 (125—256) mg-%
Cholesterin in α-Lipoproteiden	34,3 (22,2—46,1)	25,2 (13,3—39,4) mg-%
Cholesterin in β-Lipoproteiden	58,4 (44,9—69,2)	69,3 (55,7—84,5) mg-%
	45—65jährige	
	20 Frauen	**21 Männer**
Gesamtcholesterin	252 (163—340)	239 (167—268) mg-%
Cholesterin in α Lipoproteiden	23,4 (11,7—38,4)	22,9 (12,4—40,7) mg-%
Cholesterin in β Lipoproteiden	71,5 (52,4—81,1)	71,2 (54,2—83,3) mg-%

mit einem mittleren Alter von 26,1 Jahren und 15 alte mit einem mittleren Alter von 55,0 Jahren, dann ergeben sich Mittelwerte von 150,7 ± 4,5 und 181,3 ± 13,5 mg-%, die signifikant verschieden sind.

Andere Untersuchungen an älteren Menschen sind wegen der kleinen Zahl der Untersuchten und wegen fehlender Vergleichsuntersuchungen an jüngeren schwer verwertbar[1]. Aus ihren Untersuchungen an 61 Greisen schlossen schon BRODIN, AUBIN und GRIGAUT (1937, später POMERANZE, BOYD und GOLDBLOOM 1953) auf Abnahme des Serumcholesterins mit zunehmendem Alter.

Der Durchschnittswert bei 54 Männern KORNERUPS (1950, Dänemark) mit einem Durchschnittsalter von 29,9 Jahren (18—46 Jahren) betrug 202,9 mg-% „Weder dieser Mittelwert noch der altersbedingte Anstieg ist signifikant verschieden von den Minnesota-Befunden."

SCHETTLER (1953) hat in Tübingen bei „Normalverbrauchern" die folgende Zahlenwerte der Tabelle 72 gefunden.

Tabelle 72. *Blutcholesterin (mg-%) von Normalpersonen (20—24 Jahre alt, während der Jahre 1943, 1947, 1949).* (Nach SCHETTLER.)

Mittelwert		Gesamt-cholesterin	Freies Cholesterin	Verestertes Cholesterin
1943	4 Männer	196 ± 6,7	69 ± 2,7	127 ± 5,9
	9 Frauen	206 ± 4,0	69 ± 1,5	137 ± 3,1
1947	60 Männer	161 ± 2,3	60 ± 2,1	101 ± 2,5
	40 Frauen	172 ± 2,9	59 ± 2,0	112 ± 3,0
1949	50 Männer	194 ± 6,0	62 ± 2,1	132 ± 6,9
	50 Frauen	201 ± 6,0	63 ± 3,0	138 ± 6,6

ADLERSBERG, SCHAEFER, STEINBERG und WANG (1956) bestimmten bei 1200 „normalen" Männern und Frauen im Alter von 2—77 Jahren die Cholesterin- und Phospholipoidwerte im Serum. In den Altersgruppen 3—7, 8—12 und 53—57 Jahre lagen die Cholesterinwerte bei den Frauen, in den Altersgruppen 28—32, 33—37 und 38—42 Jahre bei den Männern signifikant höher. Bei den Männern blieben die Gesamtcholesterinwerte bis zum 19. Lebensjahr gleich, stiegen bis zum 33. Lebensjahr um im Mittel 3,6 mg-% je Jahr an und blieben dann wieder bis zum 60. Lebensjahr gleich. Bei den Frauen mit ihren vom 2.—32. Lebensjahr gleichbleibenden Werten setzte vom 33.—58. Lebensjahr ein Anstieg um 3,2 mg-% je Jahr ein. Die Serum-Lipoiderhöhung beginnt bei den Frauen also 13 Jahre später und dauert 12 Jahre länger als bei den Männern. Das Verhältnis Gesamtcholesterin: freiem Cholesterin war bei Männern und Frauen dasselbe, das Verhältnis Cholesterin: Phospholipoide unabhängig vom Alter, aber anscheinend abhängig vom Cholesteringehalt; es wurde um so größer, je höher das Cholesterin anstieg.

[1] AALTONEN 1939, RAFSKY und NEWMAN 1942, FOLDES und MURPHY 1946, BJÖRCK und KARNI 1948

Bei statistisch sorgfältig ausgewerteten Untersuchungen von 10690 Männern und 3404 Frauen aus verschiedenen Gegenden der USA ergaben sich u. a. positive Korrelationen zwischen Blutdruck und Gewichtsanstieg einerseits, Serumcholesterin und S_f 12—20 und S_f 20—200 Lipoproteiden andererseits[1].

In gleicher Richtung wie die bisher genannten liegen die Untersuchungsergebnisse vieler anderer Autoren[2].

Ohne hier schon auf die Frage der Beeinflussung des Blutcholesterins durch die Nahrung einzugehen (vgl. dazu die Ausführungen auf S. 231ff.), seien an dieser Stelle die *Niveauunterschiede des Blutcholesterins in verschiedenen Ländern erwähnt.* Die Angaben darüber stammen in erster Linie von KEYS und Mitarbeitern[3].

Sie stützen sich auf Untersuchungen an Geschäftsleuten aus Minnesota, Soldaten der USA-Armee, Angestellten, Feuerwehrleuten, Schwerarbeitern und Straßenmusikanten („Bankers") aus Neapel, Polizisten aus Bologna, Angestellten, Feuerwehrleuten und Schwerarbeitern aus Schweden[4], Europäern und Bantus aus Südafrika[5], kanadischen Eskimos[6], Spaniern höherer und niederer sozialer Schichten aus Madrid und Engländern aus der Londoner Leichtindustrie (Tabelle 73 und Abb. 15, 16 und 17).

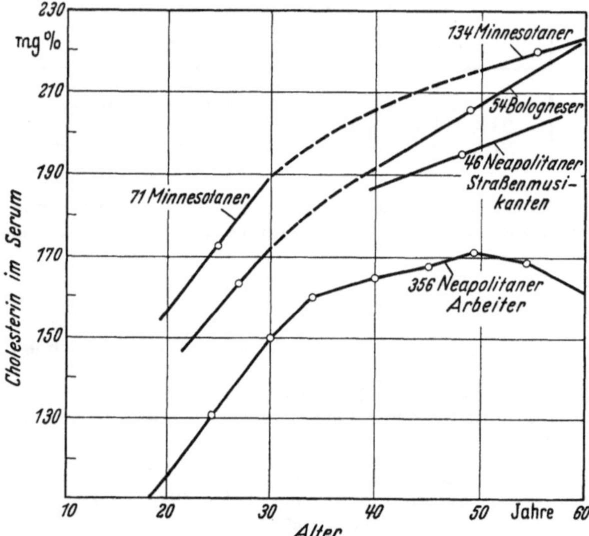

Abb. 15. Vergleich von Cholesterinbefunden in Minnesota und Italien. (Nach KEYS u. a.)

Tiefer als bei Nordamerikanern, Dänen und Deutschen liegt das Blutcholesterin auch bei Chinesen[7], Indern[8], Kongonegern[9] und den Eingeborenen von Südrhodesien[10] und Bechuanaland[11].

Die Niveauunterschiede im Cholesteringehalt des Blutes brachten KEYS und Mitarbeiter mit dem Fettgehalt der Kost in ursächlichen Zusammenhang: „Die durchschnittliche Serumcholesterinkonzentration von Menschen aus Gebieten mit sehr hohem Fettgehalt der Kost (in der Größenordnung von 40% der Calorien) ist um 25—50% größer als der Durchschnitt in Gebieten mit fettarmer Kost (in der Größen-

[1] LEWIS, OLMSTED, PAGE, LAWRY, MANN, STARE, HANIG, LAUFFER, GORDON und MOORE 1957

[2] GERTLER, GARN und LERMAN 1950, MCMAHON, ALLEN, WEBER und MISSEY 1950, SOLNZEW 1951—1954, ABRAHAMSON 1952, MARDER, BRECHER, MAIZEL und NECHELES 1952, MAN und PETERS 1953, ACKERMAN, BUEHLER, TORO und KOUNTZ 1955, BÖHLE, BÖTTCHER, PIEKARSKI und BIEGLER 1956, SANDOR, 1957, NATH, GUPTA und LYER 1957, THOMAS und EISENBERG 1957, GLAZIER, TAMPLIN, STRISOWER, DE LALLA, GOFMAN, DAWLER und PHILLIPS 1954, NIKKILÄ und NIEMI 1957. Zur Kritik der Cholesterinbestimmungen siehe RIVIN, JOSHINO, SHICKMAN und SCHJEIDE 1958.

[3] KEYS, FIDANZA, SCARDI, BERGAMI, KEYS und DI LORENZO 1954, KEYS und KEYS 1954, KEYS, VIVANCO, MIÑON, KEYS und MENDOZA 1954; zusammenfassende Darstellung und Literatur bei KEYS, ANDERSON, FIDANZA, KEYS und SWAHN 1955).

[4] MALMROS, BIÖRCK und SWAHN 1954.

[5] BRONTE-STEWART, KEYS, BROCK, MOODIE, KEYS und ANTONIS 1955, WALKER und ARVIDSSON 1954.

[6] GARN und GERTLER 1951. [7] SNAPPER 1941. [8] BOSE und DE MUKERJEE 1936.

[9] VAN OYE und CHARLES 1952. [10] STONE 1936. [11] SQUIRES 1941.

ordnung von 20% oder weniger der Calorien).... Auf welche Weise der Fettgehalt der Nahrung die Blutlipoide des Menschen beeinflußt, ist unbekannt."

Zu den Kurven der Abb. 16 bemerken KEYS und Mitarbeiter (1950), die allgemeine Kost in Neapel enthalte rund 20% Fettcalorien, die der wohlhabenderen Schicht („Bankers") sei „higher in fats", die allgemeine Kost in Bologna enthalte rund 28 bis 30% und die allgemeine Kost in Minnesota etwas über 40% Fettcalorien.

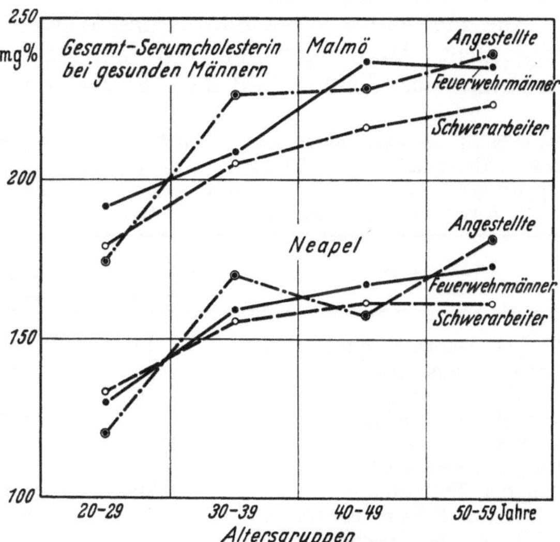

Abb. 16. Vergleich von Cholesterinbefunden in Neapel und Malmö. (Nach KEYS u. a.)

Die Mittelwerte der beiden neapolitanischen Gruppen von KEYS und Mitarbeitern liegen für das 50. Lebensjahr trotz etwa gleichen Fettverzehrs rund 25 mg-% auseinander, d. h. etwa ebensoweit auseinander wie trotz eines Unterschiedes von rund 10% Fettcalorien die Mittelwerte der Neapolitaner „Bankers" von denen der schwedischen Schwerarbeitern bei einer Kost mit 20 bzw. 37,5% Fettcalorien. KEYS und Mitarbeiter machen selbst darauf aufmerksam, daß diese Unterschiede zwischen Volksgruppen erheblich größer sind als jene, die man bei ein und demselben Menschen durch verschieden fettreiche Ernährung experimentell hervorrufen kann. Sie sehen den Grund für diese Diskrepanz in der lebenslänglichen Einstellung auf jene Kostformen — die Versuche sind sehr viel kurzfristiger —, meinen aber doch, man müsse die Aufmerksamkeit auch „auf andere Faktoren der Kost oder der Lebensführung richten, die möglicherweise von Bedeutung sind". Nennenswerte Unterschiede des Körpergewichts zwischen den verschiedenen Gruppen sollen nicht vorhanden gewesen sein. Die Höhe der Eiweiß-Calorien war in allen Untersuchungsgruppen etwa dieselbe; Anhaltspunkte für Vitamin- oder Mineralmängel fehlten.

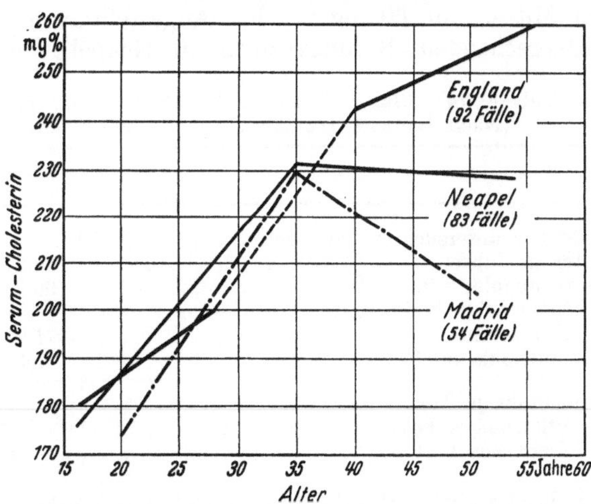

Abb. 17. Serumcholesterin bei Gesunden verschiedenen Alters in England, Neapel und Madrid. (Nach KEYS.)

Untersuchungen von WALKER und ARVIDSSON (1954) an Südafrikanern ergaben folgendes: Erst vom 30. Lebensjahr liegen die Cholesterinwerte der Bantus deutlich tiefer als die der Amerikaner; dabei bestehen zwischen verschiedenen Bantupopulationen geringe Unterschiede. Der Cholesteringehalt südafrikanischer Europäer liegt etwa gleich hoch wie der der Minnesotaner. Die Bantukost enthält halb so viel Fett wie die USA-Kost. Bantus, die mit europäischer Kost in den Städten leben, liegen mit ihren Cholesterinwerten höher als die Land-Bantus mit ihrer fettarmen Kost. Die Autoren meinen, „Rassenunterschiede, Gesundheitszustand, Calorienmangel, geringe Cholesterinzufuhr, Leber- und Pankreasstörungen könnten für die tiefen Cholesterinwerte kaum verantwortlich gemacht werden. Der hauptsächliche

Ernährungsfaktor ist der gewohnheitsmäßig geringe Fettverzehr dieser Menschen.“ Vielleicht spiele auch der Reichtum an unverdaulichen Ballaststoffen in der Bantukost eine Rolle.

Die Blut*fettsäuren* bei Bantus und Weißen in Südafrika hat ANTONIS (1958) untersucht. Absolut genommen war der Polyensäure- und Gesamtfettsäuregehalt im Blute der Weißen (mit 35% Fettcalorien in der Kost) größer, relativ zu den Gesamtfettsäuren aber kleiner als bei den Bantus mit 15—20% Fettcalorien. Bei Arteriosklerotikern — die gleichzeitig älter waren als die Nichtarteriosklerotiker! — lag der Diensäuregehalt absolut tiefer, der Trien- bzw. Hexaensäuregehalt höher als bei Nichtsklerotikern. Bei gleicher Kost bestehen erhebliche individuelle Unterschiede (siehe auch HAMMOND und LUNDBERG 1955, HANSEN und WIESE 1954, JAMES, LOVELOCK, WEBB und TROTTER 1957).

Tabelle 73. *Serum-Cholesterin verschiedener Menschengruppen.* (Abgerundete Vergleichswerte nach Untersuchungsergebnissen von KEYS und Mitarbeitern, WALKER und ARVIDSSON, MALMROS, BJÖRCK und SWAHN.)

Gruppe	Alter im Mittel (Jahre)	Cholesteringehalt mg-%
Neapel, Schwerarbeiter	45	155
Neapel, Angestellte	45	155
Südafrika, Bantus	46	165
Neapel, Feuerwehrleute	45	165
Neapel, Arbeiter	50	170
Neapel, „Bankers“	50	195
Bologna, Polizisten	50	210
Schweden, Schwerarbeiter	45	215
Schweden, Feuerwehrleute	45	225
Schweden, Angestellte	45	235
Südafrika, Europäer	47	235
Minneapolis, Angestellte	45—50	235—250
Kanadische Eskimos	ab 3. Lebensjahrzehnt	240

In Schweden (Malmö) liegt das Blutcholesterin bei Schwerarbeitern und Feuerwehrleuten im Alter von 45 Jahren durchgehend im Mittel um 60 mg-%, bei Angestellten um 70 mg-% höher als bei den entsprechenden Berufsgruppen in Neapel[1]. Ähnliche, wenn auch nicht so erhebliche Unterschiede fanden sich hinsichtlich der Fettkonzentration in den β-Lipoproteiden. Den Fettgehalt der schwedischen Kost schätzen MALMROS und Mitarbeiter auf 37,5%, den Eiweißgehalt auf 11,5% der Gesamtcalorien. Es wiederholt sich also in Malmö, was sich schon in Neapel herausgestellt hatte: Die Schwerarbeiter liegen, in höheren Jahren am ausgeprägtesten, mit ihren Cholesterinwerten tiefer als die übrigen Berufsgruppen[2].

Tabelle 74. *Blutlipidwerte in Kapstadt in Beziehung zur Höhe der Fettaufnahme.* (Nach BRONTE-STEWART, KEYS, BROCK, MOODIE, KEYS und ANTONIS.)

	Bantus	Europäisierte Bantus	Europäer
Zahl der untersuchten Personen	132	118	111
Alter in Jahren	45,8 ± 5,5	46,5 ± 5,0	47,0 ± 5,2
Gesamtcholesterin mg-%	166,3 ± 47,2	204,1 ± 54,8	234,0 ± 52,9
β-Lipoproteide in Prozenten des Gesamtcholesterins	71,9 ± 10,1	76,8 ± 9,9	82,6 ± 7,1
Gesamtlipide mg-%	393 ± 138	544 ± 188	851 ± 315
Fettzufuhr je Tag:			
Pflanzliches Fett g	15	22	16
Tierisches Fett g	42	60	82

[1] MALMROS, BJÖRCK und SWAHN 1954.

[2] Siehe auch MANN, TEEL, HAYES, MCNALLY und BRUNO 1955, TAYLOR, ANDERSEN und KEYS 1956, MORRIS, HEADY, RAFFLE, ROBERTS und PARKS 1953.

Tiefes Serumcholesterin haben MANN, MUNOZ und SCRIMSHAW (1954, 1955; s. auch STARE 1956) bei 261 (vorwiegend männlichen) indianischen Einwohnern von Guatemala und El Salvador gefunden. Die vegetarisch und fettarm lebenden Landbewohner lagen mit ihrem Serumcholesterin tiefer, mit ihren Serum-Lipoproteiden gleich hoch wie die Städter in Guatemala und USA mit ihrem höheren Fettverzehr. Bei diesen Landbewohnern schien auch ein Anstieg des Serumcholesterins mit fortschreitendem Alter zu fehlen[1].

Die Kost dieser Menschen enthielt 2000—2500 Calorien mit 7—14% Fettcalorien. Der Cholesterinwert beispielsweise 40—48jähriger Männer lag mit i. M. 153 mg-% erheblich tiefer als der entsprechende Wert gleichaltriger Nordamerikaner (mit 234 mg-%). Keine signifikanten Unterschiede fanden sich hinsichtlich des Gehaltes an S_f 12—20, S_f 21—35 und S_f 35—100-Molekülen.

Von den sonstigen Lebensverhältnissen dieser Indianer wissen wir nichts.

Bei reinblütigen Navajo-Indianern (Arizona) sind höhere α- und β-Globulin-, höhere Albumin- und höhere α- und β-Lipoproteidwerte gefunden worden als bei der nicht-indianischen Bevölkerung von Cleveland; die übrigen Lipoproteide unterschieden sich nicht wesentlich. Das Blutcholesterin hingegen lag bei den Indianern, deren Ernährung und sonstige Lebensweise die gleiche ist wie die der nicht-indianischen Bevölkerung, deutlich tiefer; mit zunehmendem Lebensalter stieg es an[2].

GROEN (1957) hat von nordischen Pelztierjägern berichtet, die strenge Vegetarier (!) sind und niedrigere Blutcholesterinwerte aufweisen als gemischt ernährte Benediktinermönche; zwischen dem 40. und 60. Lebensjahr liegt der Gipfelpunkt ihrer Cholesterinkurve. Nach den Ergebnissen klinischer, röntgenologischer und elektrokardiographischer Untersuchungen sollen diese Pelztierjäger weniger stark arteriosklerotisch sein als die Mönche.

Die Blutcholesterinwerte amerikanischer Großstädter, die in gemäßigtem Klima und ohne nennenswerte körperliche Arbeit leben, liegen auf gleichem Niveau wie diejenigen deutscher Stadtbewohner. Sie steigen von i. M. rund 170 mg-% bei 18jährigen auf i. M. rund 255 mg-% bei 55jährigen, um später langsam auf i. M. rund 210 mg-% bei 75jährigen abzusinken. Unterschiede zwischen Männern und Frauen haben sich nicht nachweisen lassen. Ob man aus den altersmäßigen Bewegungen notwendig auf ein Absinken des Cholesterinspiegels jenseits des 60. Lebensjahres schließen muß, ist fraglich. „Es ist durchaus möglich, daß Menschen mit individuell relativ niedrigem Cholesteringehalt eine Neigung haben, länger zu leben als ihre Genossen mit höherem Cholesteringehalt[3].“ Immerhin kennt man ein Absinken des Cholesterins im Laufe des Lebens aus fortlaufenden Untersuchungen am Einzel*tier*.

Die Schwankungsbreite gleichaltriger Menschen wäre geringer, wenn man außer dem Alter auch noch andere Faktoren (Grundumsatz, Gesamtenergieumsatz, Fettansatz und Kostform) berücksichtigen würde. Die Cholesterinwerte in Italien liegen durchweg tiefer als bei den Männern gleicher Berufsgruppen in Schweden und USA, und sie liegen sowohl in Italien wie in Schweden bei körperlich Arbeitenden tiefer als bei Männern ohne nennenswerte körperliche Belastung. KEYS u. a. sehen die Ursache dieser Unterschiede in dem verschiedenen Fettgehalt der Nahrung (in Italien rund 20%, in Schweden und USA rund 40% Fettcalorien). Da jedoch nicht nur der Fettverzehr sondern auch der Energieverzehr in gleichem Sinne sich unterscheidet — mittlerer Energieverzehr 1954/55 in Italien 2675 Calorien, in Schweden 3100 Calorien und in den USA 3090 Calorien, könnte die Ursache des verschieden hohen Cholesterin-Niveaus im Blut ebensogut in der verschiedenen Höhe des Energieverzehrs liegen. Da in Nord-

[1] SCRIMSHAW, TRULSON, TEJADA, HEGSTED und STARE 1957.
[2] PAGE, LEWIS und GILBERT 1956.
[3] KEYS, MICKELSEN, MILLER, HAYES und TODD 1950.

europa ein größerer Teil der Energiezufuhr zur Erhaltung der Körpertemperatur benötigt wird, im Norden wie im Süden aber die Schwerarbeiter die tiefsten Cholesterinwerte aufweisen, gewinnt man den Eindruck, als ob das Blutcholesterin um so tiefer liegt, je größer der für körperliche Tätigkeit aufgewendete Teil der Energiezufuhr ist.

Bei „aggressiven" Hähnchen lagen Plasmacholesterin und Cholesteringehalt der Aorta um 34 bzw. 35% tiefer als bei „passiven" Tieren mit geringerer Hoden- und Kammentwicklung (Uhley, Friedman, Ayello, Omoto und Hayashi 1957).

Im gleichen Sinne spricht die Beobachtung, daß dicke Menschen oft höhere Gesamtcholesterinwerte haben als magere, und daß diese absinken, wenn das Körpergewicht sinkt[1]. Bemerkenswert ist die Feststellung eines Serum-Cholesterinwertes um i. M. nur 209 mg-% bei fettreich lebenden Frauen in USA (Iowa, Nebraska)[2].

Zur Physiologie des Cholesterins.

Es ist zweckmäßig, sich an dieser Stelle zunächst einige Tatsachen aus der Physiologie des Cholesterins ins Gedächtnis zu rufen[3].

Cholesterin kommt nur im tierischen Organismus vor (Tabelle 75) und wird *nur in Nahrungsmitteln tierischer Herkunft* aufgenommen.

Tabelle 75. *Cholesteringehalt von Nahrungsmitteln.* (Nach Lang.)

Gehirn	2300 mg-%	Fleisch	70—125 mg-%
Herz	2100 mg-%	Fisch	50—60 mg-%
Ei	470 mg-%	Milch	12 mg-%
Leber	320 mg-%	Pflanzliche Nahrungsmittel	0 mg-%
Butter	280 mg-%		

Die *Resorption* des Nahrungscholesterins in größerem Umfang wird ermöglicht durch Galle und Pankreassaft, gefördert durch Neutralfette (im Verhältnis Fett: Cholesterin von mindestens 15:1) und gehemmt durch die Gegenwart pflanzlicher Sterine[4]. Bei gleichzeitigem Verzehr von Cholesterin und (unresorbierbaren bzw. schlecht resorbierbaren) pflanzlichen Sterinen — „Phytosterinen" wie Ergosterin, Sitosterin, Stigmasterin u. a. — entwickelt sich daher eine viel geringere Hypercholesterinämie als nach Cholesterinverzehr allein, und bei Tieren kann durch Zufütterung von Phytosterinen die Entwicklung einer experimentellen Atherosklerose verhindert werden[5]. Durch Zugabe von Taurocholsäure und Ölsäure können aber bis zu 20% der verzehrten Phytosterine resorbierbar gemacht werden. Für die Ratte sind Phytosterine leichter resorbierbar als für den Menschen. Die Bedeutung der Gallensäuren scheint weniger in der Förderung der Cholesterinresorption aus dem Darm — sie ist auch ohne Gallensäuren möglich — als in der Förderung der Cholesterinablagerung in der Leber zu liegen. Beschleunigt wird die Cholesterinresorption bei Ratten durch chelatbildende Stoffe (wie Äthylendiamintetraacetat), nicht oder kaum beeinflußt wird sie durch lipotrope Stoffe wie Cholin und Inosit.

„Es ist anzunehmen, daß die Darmschleimhautzellen Cholesterin vorwiegend als freies Cholesterin aus dem Darminhalt aufnehmen, es dann in großem Umfange

[1] Keys, Anderson, Fidanza, Keys und Swahn 1955, Kornerup 1950, Tanner 1951.

[2] Swanson, Leverton, Gram, Roberts und Pesek 1955.

[3] Zusammenfassende Darstellungen bei Lang 1956, 1957, Favarger 1957, Biggs 1957, Paget 1957.

[4] Karvinen, Lin und Ivun 1957.

[5] Best und Duncan 1956, Sachs und Weston 1956, Favarger 1956, Farquhar, Smith und Dempsey 1956; Joyner und Kuo 1955; Tomkins, Nichols, Chapman, Hotta und Chaikoff 1957; Spencer, Berger, Charles, Gottesman und Laszlo 1957.

verestern und weiter an die Lymphe abgeben. Die Veresterung ist vielleicht ein für die Resorption wichtiger Prozeß.... Die Fähigkeit, Cholesterin zu resorbieren, ist begrenzt. Bei Ratten wurde die Resorption von Cholesterin zu maximal 250—360 mg je Kilogramm Körpergewicht und Tag bestimmt[1]. Menschen resorbieren 8—15 mg Cholesterin je Kilogramm Körpergewicht und Tag"[2].

Es kann als sicher angenommen werden, daß Cholesterin, Neutralfette und Chylomikronen im Blutplasma nach einer Fettmahlzeit ansteigen[3]. Bei älteren Menschen setzt der Anstieg der Blutlipide und Chylomikronen später ein, erreicht höhere Werte und sinkt langsamer ab als bei jüngeren[4]. Zwischen Arteriosklerotikern und Nicht-Arteriosklerotikern haben sich in dieser Hinsicht keine sicheren Unterschiede nachweisen lassen[5].

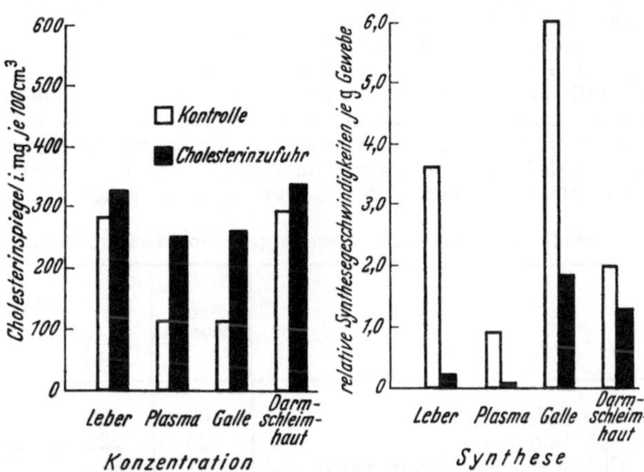

Abb. 18. Einfluß der Cholesterinzufuhr in der Nahrung auf die Cholesterinkonzentration und das Ausmaß der Cholesterinsynthese. (Nach GOULD 1951.) Links die Wirkung der Verfütterung von 7 g Cholesterin an einen 4,5 Pfund schweren Hund für die Dauer von 8 Tagen im Vergleich mit einem Wurfgeschwister bei cholesterinfreier Fütterung, die im übrigen gleich zusammengesetzt war. Rechts die relativen Mengen von Isotopen-Cholesterin, die je Gramm Gewebe nach Zufuhr von isotopem Acetat gebildet wurden.

Daß das im Organismus vorkommende *Cholesterin nicht nur aus der Nahrung* stammt, ergibt sich schon aus den lange bekannten Tatsachen, daß Hühner und Enten mit ihren Eiern viel mehr Cholesterin abgeben, als sie im Futter aufnehmen, und daß junge Hunde etwa 40mal mehr Cholesterin bilden als verzehren. Isotopenversuche von RITTENBERG und SCHOENHEIMER (1937) haben dann gezeigt, daß der Organismus in der Lage ist, aus C_2-Verbindungen, d. h. aus Essigsäure- bzw. Acetyl-Coenzym A-Bausteinen Cholesterin zu *synthetisieren.* Der Aufbau von Cholesterin ist möglich in allen Zellen außer den Gehirnzellen, am intensivsten in den Leberzellen und den Darmschleimhautzellen. Da Essigsäure sowohl beim Fettabbau wie auch beim Eiweiß- und Kohlenhydratabbau in großen Mengen anfällt, liefern sowohl die Fette als auch die Eiweißstoffe und Kohlenhydrate der Nahrung Material für die Cholesterinsynthese[6].

Die *Menge* des synthetisierten Cholesterins ist in der Regel sehr viel größer als die mit der Nahrung aufgenommene. Bei cholesterinreicher Ernährung geht die Cholesterinsynthese in der Leber zurück, und Leberzellen von Ratten, die 1 Woche lang mit 5% Cholesterin im Futter ernährt werden, synthetisieren überhaupt kein Cholesterin mehr[7]. Die Cholesterinsynthese in den anderen Organen dagegen scheint von der Höhe der Cholesterinzufuhr mit der Nahrung unab-

[1] LIN, KARVINEN und IVY 1955, 1956. [2] LANG 1957.
[3] SCHALLY 1936, SCHRADE 1942, MORETON 1948, 1950, THANNHAUSER 1950, ZINN und GRIFFITH 1953.
[4] HERZSTEIN, WANG und ADLERSBERG 1953, BECKER, MEYER und NECHELES 1950, JOBST und SCHETTLER 1955.
[5] WANG 1952, JOBST und SCHETTLER 1955.
[6] RITTENBERG und SCHOENHEIMER 1937, BLOCH und RITTENBERG 1942, BLOCH 1950.
[7] TOMKINS, SHEPPARD und CHAIKOFF 1953, GOULD und TAYLOR 1950, FRANTZ, SCHNEIDER und HINKELMAN 1952; SWELL, TROUT, FIELD jr. und TREADWELL 1957.

hängig zu sein. Der Hund scheint sich unter gleichen Bedingungen anders zu verhalten[1] (Abb. 18). Auf Grund von Isotopenversuchen wurde die Cholesterinsynthese des erwachsenen Menschen auf etwa 5 g je Tag berechnet[2].

Die Cholesterinsynthese in der Leber wird auch *durch Fettsäuren gehemmt*. Die Hemmwirkung gesättigter Fettsäuren wächst mit der Länge der C-Ketten bis zu C_{12}; bei weiterer Verlängerung der Kette nimmt sie wieder ab. Fettsäuren mit ungerader Zahl von C-Atomen hemmen stärker als geradzahlige. Die Hemmwirkung der ungesättigten Fettsäuren nimmt zu mit der Zahl der Doppelbindungen und ist stärker als die der gesättigten[3]. Die Hemmwirkung der Fettsäuren wird in diesem Wirkungssystem durch Zusätze von Coenzym A verstärkt.

Zusatz von 10% Erucasäure zum üblichen Futter *steigert* bei Ratten den Cholesteringehalt von Leber und Nebenniere und erhöht die Cholesterinmenge im Kot. In gleicher Weise wirken Eikosensäure, Nervonsäure und höhere gesättigte Fettsäuren bis herab zu C_{14}. „Die normale Cholesterin-Ausscheidung der Ratte beträgt etwa 2,5 mg im Tage. Mit der Galle werden im Tage bei der Ratte etwa 1,1 mg Cholesterin in den Darm gebracht. Die Ausscheidung von 12 mg und mehr im Tage als Folge der Verabreichung von Erucasäure kann somit nicht auf einer vermehrten Abgabe von Cholesterin durch die Leber beruhen .... Eine befriedigende Erklärung für den Eingriff der erwähnten Monoensäuren in den Cholesterinstoffwechsel läßt sich gegenwärtig nicht geben[4]."

Tabelle 76. *Durchschnittswerte der Cholesterinfraktionen im Plasma.* (Nach BARR.)

	Neugeborene	Erwachsene im Alter von		Hund	Kaninchen	Ratte
		18—35 Jahren	45—65 Jahren			
Gesamtcholesterin (mg-%)	65	190	245	216	51	67
Phosphatide (mg-%)	123	223	229	430	88	101
% Cholesterin in α-Lipoproteid . .	43,0	29,3	23,1	83	53	—
% Cholesterin in β-Lipoproteid . .	57,0	70,7	76,9	17	47	—
S_f 10—20 Fraktionen (mg-%) . .	0	10	15	0	0	0

Die Leber des älteren Menschen *synthetisiert weniger Cholesterin* als die des vollwertig ernährten gesunden jungen. Die Cholesterinsynthese sinkt bei energetischer Unterernährung und methioninarmer Ernährung. Gehemmt wird die Cholesterinsynthese auch durch Vanadiumsalze, durch Phenyläthylessigsäure (Hemmung der Bildung von Acetyl-Coenzym A) und durch Δ^4-Cholestenon[5]. Im Alloxan-Diabetes steigt sie an, nach Hypophysenentfernung sinkt sie ab.

Das *Blutplasma* des Menschen enthält bis zu 450 mg-% (nach fettreichen Mahlzeiten bis zu 5000 mg-%) *Neutralfette*, 170—260 mg-% *Phospholipoide* (Phosphatide) und 120—300 mg-% *Gesamtcholesterin*. Das Gesamtcholesterin des Plasmas besteht zu etwa $^2/_3$ aus Cholesterinestern und zu $^1/_3$ aus freiem Cholesterin; die Blutkörperchen enthalten nur freies Cholesterin.

Die Neutralfette und Lipoide finden sich in zwei Formen: emulgiert in Form der Chylomikronen und gelöst als Lipoproteide. Von dem gesamten Cholesterin sind 20—30% in den α-Lipoproteiden, 70—80% in den β-Lipoproteiden enthalten (Tabelle 76); die beiden Lipoproteidfraktionen schwanken unabhängig voneinander. Das Verhältnis Cholesterin: Phosphatide beträgt in den α-Lipoproteiden im Mittel 0,5%, in den β-Lipoproteiden rund 1,0%[6]. Zwischen Cholesteringehalt und Chylomikronenkonzentration bestehen keine Beziehungen; die Chylomikronen sind praktisch cholesterinfrei[7].

[1] GOULD 1951. [2] GOULD 1950, 1951. [3] WOOD und MIGICOVSKY 1956.
[4] LANG 1957; s. auch LIN, KARVINEN und IVY 1956, CARROLL und NOBLE 1956.
[5] STEINBERG und FREDRICKSON 1956; TAUPITZ und WIETECK 1957, AMICI und FRANCINI 1957, OLIVER und BOYD 1957.
[6] BROWN und PAGE 1950. [7] KEYS, ANDERSON, FIDANZA, KEYS und SWAHN 1955.

Gofman (1950) gliedert die Plasma-Lipoproteide nicht auf Grund ihres Verhaltens bei der Elektrophorese (in α- und β-Lipoproteide). Er trennt vielmehr durch Ultrazentrifugierung verschiedene Fraktionen nach Maßgabe ihrer *Sedimentierungsgeschwindigkeit* und benannte diese in Anlehnung an die Svedberg-Einheiten. 1 S entspricht einer Sedimentationskonstanten von 10^{-13}, also 10^{-13} cm/sec/dyn/g · Lipoproteide der S_f-Klasse 20 nach Gofman entsprechen also 20 S.

Die Lipoproteide der S_f 0—20-Fraktionen unterscheiden sich auch *chemisch* von denen der S_f 20—400-Fraktionen. Jene enthalten bei einer Jodzahl von 61,5 16% Ölsäure und Δ^9 Hexadecensäure, 18,4% Linolsäure und 3,8% Arachidonsäure, diese 43% Ölsäure und Palmitölsäure, 0,01% Linolsäure, 0,5% Linolensäure und 1,0% Arachidonsäure[1].

Von den Auswirkungen der Nahrungszufuhr auf den Cholesteringehalt des Blutes wird später die Rede sein (s. S. 231).

Die *Ausscheidung des Cholesterins* erfolgt vor allem mit der Galle in den Darm; nach Gallenwegsunterbindung steigt das Blut-Cholesterin an. Im Darm wird das Cholesterin fast vollständig zu Koprosterin hydriert. Die Tagesausscheidung des Menschen durch den Darm liegt bei üblicher gemischter Kost zwischen 0,2 und 0,8 g, die Ausscheidung durch die Haut zwischen 0,1 und 0,3 g Cholesterin. Die Ausscheidung der Ratte von täglich insgesamt 2,5 mg entspricht einer Ausscheidung von rund 18 mg, die des Menschen von insgesamt 300—1100 mg einer Ausscheidung von rund 4,3—15,6 mg je Kilogramm Körpergewicht.

Tabelle 77. *Cholesterinbestand des erwachsenen Menschen.* (Nach Lang.)

Gehirn. . .	30 g	Blut 10 g
Muskeln . .	30 g	Leber 5 g
Haut . . .	15 g	übriger Körper 60—85 g

Der *Gesamtbestand des erwachsenen Menschen an Cholesterin* wird auf 150 bis 175 g veranschlagt (Tabelle 77).

Daß Cholesterin im Organismus *abgebaut* werden kann, ist sicher, *wie* das geschieht, erst teilweise geklärt.

Enge *Beziehungen bestehen zwischen Cholesterin und Phospholipoiden.* Die Phospholipoide sind Bestandteile jeder Zelle und bedeutungsvoll für die Aufrechterhaltung der Zellpermeabilität; eine besondere Rolle spielen sie im Nerven- und Muskelstoffwechsel. Die Plasmaphosphatide des Menschen bestehen zu 80% aus Lecithin, zu 3—8% aus Cephalin und zu rund 15% aus Sphingomyelin. In allen Zellen können Phosphatide synthetisiert werden[2].

„Über die *physiologische Bedeutung* des Cholesterins ist man nur mangelhaft orientiert[3].“ Zugeschrieben wird ihm eine Rolle bei der Regulation der Durchlässigkeit tierischer Membranen im Sinne der Verdichtung als Antagonist des Lecithins.

Im intermediären Stoffwechsel (Näheres bei Lang 1952) können aus Cholesterin *Gallensäuren, Vitamin D* und *Steroidhormone* entstehen. Gesicherte Tatsachen im Stoffwechsel der Steroidhormone sind „die Abnahme von Cholesterin beim Aufbau von Corticosteroiden und die charakteristische Fähigkeit der Nebennierenrinde, an den Kohlenstoffatomen 3, 11, 17, 20 und 21 oxydativ anzugreifen“[4]. 7-Dehydrocholesterin, das Provitamin des Vitamin D_3, entsteht wahrscheinlich durch ein im Dünndarm vorhandenes Ferment aus Cholesterin und wird

[1] Gillies, Lindgreen und Cason 1956. [2] Gould und Taylor 1950.
[3] Lang 1952. [4] Zimmermann 1955.

dann vor allen Dingen in der Haut abgelagert. Der Umbildungsprozeß von Cholesterin in Gallensäuren ist nur streckenweise bekannt.

Eine Übersicht über die Chemie der Steroidhormone hat Zimmermann (1955) gegeben.

Hormone (Hypophysenvorderlappen-, Schilddrüsen- und Sexualhormone, vielleicht Nebennierenrindenhormone), lipotrope Stoffe, Cholin und B-Vitamine (Inosit u. a.) steuern die Cholesterinbewegungen im Organismus. Zwischen experimenteller Cholesterin-Atherosklerose und Hormonen sind zahlreiche Wechselwirkungen bekannt, auf die näher einzugehen hier nicht der Ort ist[1].

Im Hinblick auf die Arteriosklerose als „Zivilisationskrankheit" könnten vielleicht die psychischen Wirkungen der Steroidhormone bedeutungsvoll sein.

Tabelle 78. *Übersicht über die Steroidhormone (Drüsenhormone).* (Nach Zimmermann.)

Trivialbezeichnung	Chemische Bezeichnung	Bruttoformel	Physiologische Bedeutung
Testosteron	Δ^4-Androsten,17(β)ol,3-on	$C_{19}H_{28}O_2$	Androgen aus Testes
Adrenosteron	Δ^4-Androsten,3,11,17-trion	$C_{19}H_{30}O_3$	Androgen aus Nebennierenrinde
17-Hydroxyprogesteron	Δ^4-Pregnen,17(β)ol,3,20-dion	$C_{21}H_{30}O_3$	Androgen aus Nebennierenrinde
Dehydrocorticosteron (Compound A)	Δ^4-Pregnen,21-ol,3,11,20-trion	$C_{21}H_{28}O_4$	Glucocorticosteroid
Corticosteron (Compound B)	Δ^4-Pregnen,11(β),21-diol,3,20-dion	$C_{21}H_{30}O_4$	Glucocorticosteroid
Cortison (Compound E)	Δ^4-Pregnen,17(α),21-diol,3,11,20-trion	$C_{21}H_{28}O_5$	Glucocorticosteroid
Hydroxy-corticosteron (Compound F)	Δ^4-Pregnen,11(β),17(α),21-triol, 3,20-dion	$C_{21}H_{30}O_5$	Glucocorticosteroid
Aldosteron	Δ^4-Pregnen,11,21-diol,3,18,20-trion	$C_{21}H_{28}O_5$	Mineralcorticosteroid
Desoxycorticosteron (= Cortexon)	Δ^4-Pregnen,21-ol,3,20-dion	$C_{21}H_{30}O_3$	Mineralcorticosteroid
17-Hydroxy,11-desoxycorticosteron	Δ^4-Pregnen,17(α),21-diol,3,20-dion	$C_{21}H_{30}O_4$	Mineralcorticosteroid
Progesteron	Δ^4-Pregnen,3,20-dion	$C_{21}H_{30}O_2$	Gestagen
Oestradiol	$\Delta^{1,3,5(10)}$-Oestratrien,3,17(β)-diol	$C_{18}H_{24}O_2$	Oestrogen

Mehrfach ist in letzter Zeit auf die euphorisierende und erregende Wirkung der Nebennierenrindenhormone hingewiesen worden[2].

Hinsichtlich der Genese arteriosklerotischer Lipoidablagerungen mag bedeutungsvoll sein, daß mit der Nahrung zugeführtes Cholesterin in die Gefäßwandungen dringen und in der Aortenwand (wie in vielen anderen Geweben) nachgewiesen werden kann[3].

Die Aortenwand ist auch selbst in der Lage, Cholesterin, Phospholipoide und Fettsäuren zu synthetisieren.

Durch Cholesterinverfütterung kann der Phospholipoidgehalt atherosklerotischer Kaninchenaorten auf das 5fache, der Phospholipoidgehalt von Leber und Plasma ebenfalls merkbar erhöht werden, und es wird angenommen, der größte Teil jener Phospholipoide sei unter diesen Umständen in der Gefäßwand selbst entstanden[4].

---

[1] Vgl. Kaufmann und Mühlbock 1933, Falk 1953, Siperstein, Nichols und Chaikoff 1953, Barr 1953, Glass 1953, Eilert 1953, Marett und Vivos 1953, Wuest, Dry und Edwards 1953, Gertler, Putson und Jost 1953, Tomkins 1952, Bloom und Pierce 1952, Oliver und Boyd 1954, Gertler und Oppenheimer 1954, Rivin und Dimitroff 1954, Jores 1955.

[2] Boland und Headley 1950, Rome und Braceland 1950, Palmer 1951, Persky, Grinker, Hamburg, Sabshin, Basowitz und Chevalier 1956.

[3] Biggs und Kritchevsky 1952. [4] Zilversmith, Shore und Ackermann 1954.

Wieweit die Lipide alternder und arteriosklerotischer Gefäße als solche aus dem Plasma passiv eingeströmt sind, wieweit sie aktiv von den Intimazellen als solche aufgenommen, wieweit sie in der Gefäßwand synthetisiert worden sind, läßt sich auf Grund von Gewebsanalysen nicht beurteilen. Einfach gealterte und atheromatöse Aorten unterscheiden sich durch ihren Lipidgehalt insgesamt und durch das gegenseitige Verhältnis der Lipide (s. S. 197). Diese Unterschiede, insbesondere die mit fortschreitender Schwere der Arteriosklerose fortschreitende Abnahme der Phospholipoide sind bedeutungsvoll für den physikalisch-chemischen Zustand der Lipide. Dabei bleibt die Frage offen, ob es *verschiedene* Serumlipide waren, die in den bis dahin *normal zusammengesetzten Gefäßwänden* zu diesen Unterschieden der Gewebszusammensetzung mit allen ihren Folgen geführt haben, oder ob Serumlipide in *normaler Zusammensetzung* passiv eingeströmt sind und von *bereits erkrankten Gefäßwänden selektiv festgehalten* wurden. SCHETTLER (1955) hat sicher recht, wenn er im Hinblick auf die am Beginn der Arteriosklerose stehenden Intimaverquellungen meint: „Erwiesen sich diese Beete ceteris paribus als *nicht* cholesterinreicher als die benachbarten Gefäßanteile, so spräche das gegen die ursächliche Bedeutung des Cholesterins für die Arteriosklerose.“ Wir meinen aber: Selbst wenn diese Beete cholesterinreicher wären, so spräche das noch nicht für die ursächliche Bedeutung des Nahrungscholesterins.

Unabhängig von der Calcium- und Phosphatzufuhr mit der Nahrung ist das Ausmaß der Calcium- und Phosphatablagerung in der Gefäßwand.

Cholesterin und Ernährung.

Nach weitverbreiteter Auffassung gehört zur Symptomatologie der menschlichen Arteriosklerose der abnorm hohe Cholesteringehalt des Blutes. Wiewohl zu klären bliebe, ob diese Hypercholesterinämie eine Vorbedingung, einen Ausdruck oder eine Folge der Arteriosklerose darstellt, müßte man mit der Möglichkeit rechnen, daß alle Umstände, die geeignet sind, den Blutcholesteringehalt zu erhöhen, die Entwicklung arteriosklerotischer Prozesse begünstigen, wenn nicht überhaupt in Gang setzen.

Es liegt nahe, in diesem Zusammenhang zunächst das mit der Nahrung aufgenommene Cholesterin in Betracht zu ziehen und zu fragen, *ob gewohnheitsmäßig reichlicher Cholesterinverzehr sich im Sinne eines hohen Blutcholesterinspiegels auswirken kann.*

Nun enthält die abendländische Zivilisationskost 200—800, selten mehr als 500 mg Cholesterin täglich; wenn sie fettarm-vegetabilisch ist, enthält sie etwa 100, wenn sie fettreich ist, etwa 1000 mg[1]. Sie müßte, wenn sie in ihrem Cholesteringehalt dem atheroskleroseerzeugenden Futter der Tierexperimente entsprechen sollte, 10000—15000 mg enthalten.

Das *Serumcholesterin* aber ist *in weiten Grenzen unabhängig von der Höhe der Cholesterinzufuhr* mit der Nahrung[2].

[1] KEYS 1952, O'KEY 1945.

[2] KEYS 1949, 1952, O'KEY 1945, KEYS, MICKELSEN, MILLER und CHAPMAN 1950, GEIER 1949, WILKINSON, BLECHA und REIMER 1950, BOSE und DE MUKERJEE 1936, TANNER 1951, MESSINGER, POROSOWSKA und STEELE 1950, KINSELL, PARTRIDGE, BOLING, MARGEN und MICHAELS 1952, GROEN, TIJONG, KAMMINGA, WILLEBRANDS 1952, SCHETTLER 1950, WILMOT und SWANK 1952, KIM und IVY 1952, KEYS und KEYS 1954, KEYS, ANDERSON, FIDANZA, KEYS und SWAHN 1955, POUMAILLOUX und TÉTREAU 1952, BYERS, FRIEDMAN und ROSEMAN 1952, SHERBER und LEVITES 1953, MALINKOW, MARTINEZ und WERDIN 1952, MOSES, RHODES und LEVINSON 1952, MOSES, RHODES, LEATHAM und GEORGE 1952, GARCIA, RODERUCK und SWANSON 1955, FISHER und KIMBEL 1955, DURY 1955, FELLER und HUFF 1955, KRÜSKEMPER und SCHULZE 1955, ECKLES, TAYLOR, CAMPBELL, GOULD, KEEGAN und KELLY jr., DAVIS und LATENSER 1955, SECKFORT 1955, KEYS, ANDERSON, MICKELSEN, ADELSON und FIDANZA 1956, COLLESON, PERNOT und VARENNE 1956.

Nur Zufuhrmengen, die weit jenseits des in natürlichen Kostform Vorkommenden liegen (s. oben), lassen das Blutcholesterin wenig ansteigen[1]; selbst die einmalige Aufnahme von 10 g Cholesterin hat selten eine Vermehrung des Blutcholesterins um mehr als 5% zur Folge[2].

Unter cholesterin- und fettärmster (vegetabilischer) *Kost sinkt das Serumcholesterin* des gesunden Menschen[3].

Bei (fett- und energiearmer) Apfelreiskost — die täglich verzehrte Menge ist nicht angegeben — sah SCHETTLER (1953) langsames Absinken des Blutcholesterins; nach Fettzulagen stieg es (auch ohne gleichzeitige Cholesterinzulage) wieder an. Unter Saftkost mit rund 240 Tagescalorien aber sank das Blutcholesterin nur bis zum 6. Tage ab, um dann trotz gleichbleibender Ernährung bis über den Ausgangswert hinaus anzusteigen. Der Autor spricht von „Mobilisation von Cholesterin aus den physiologischen Depots".

Unter gleichen Bedingungen sinkt das Blutcholesterin auch bei Kranken mit essentieller Hypercholesterinämie[4], und es sinkt, wie zu erwarten, bei cholesterin-, fett- und energieärmster Ernährung in Hunger- und Notzeiten[5]. Wenn bei Hungerdystrophikern Cholesterinwerte um 155 mg-% (DÖNHARDT und WODZACK 1948) und 172 mg-% (KÖRNER 1949) genannt werden, dann läßt sich mit diesen bloßen Zahlen ohne Altersangabe der Untersuchten und ohne Vergleichswerte ausreichend ernährter Menschen *derselben* Population nicht viel anfangen: Die Normalwerte für Menschen im Alter von 18—56 Jahren liegen nach den Erhebungen von KEYS (s. S. 220) zwischen 128 und 347 mg-%, i. M. bei 238 mg-%. Bei gelegentlich festgestellten abnorm hohen Werten von Dystrophikern handelt es sich, wenn nicht um methodische Fehler, vielleicht „um Spätödeme und lipophile Patienten, bei denen wir ebenfalls nicht selten einer Vermehrung des Cholesterins begegneten"[6].

Fett- und cholesterinarme Kost vermag die Zahl der abnormen „*Giant*"-*Lipoproteide* (s. S. 246) auch dann zu vermindern, wenn sie den Cholesterinspiegel des Blutes unbeeinflußt läßt[7].

Das Blutcholesterin kann aber auch absinken, wenn nicht der Cholesterin-, Fett- und Energieverzehr gleichzeitig, sondern *bei gleichbleibender Energiezufuhr lediglich der Fettverzehr eingeschränkt wird*[8].

HILDRETH, MELLINKOFF, BLAIR und HILDRETH (1951)[9] haben z. B. in 3—8 Monate dauernden Selbstversuchen gezeigt, daß das Blutcholesterin unter fett- und cholesterinarmer Kost trotz *eher größeren Energiegehaltes und trotz gleichbleibenden Eiweißgehaltes* absinkt, daß es sich aber dem Ausgangswert wieder nähert, wenn der fett- und cholesterinarmen Kost cholesterinfreies Fett (Pflanzenfett) zugelegt wird. KEYS, MICKELSEN, MILLER und CHAPMAN (1950) hatten bei einer ihrer Versuchspersonen dasselbe beobachtet.

Für die Höhe des Blutcholesterins ist also anscheinend die Höhe der Fettzufuhr sehr viel entscheidender als die Höhe der Cholesterinzufuhr.

Um ein Absinken des Cholesteringehaltes zu erreichen, sind individuell verschieden starke Fettbeschränkungen erforderlich: Bei dem einen genügt schon eine

---

[1] MESSINGER, POROSOWSKA und STEELE 1950.
[2] KEYS, MICKELSEN, MILLER und CHAPMAN 1950.
[3] CHAPMAN, GIBBONS und HENSCHEL 1950, KEMPNER 1948, MELLINKOFF, MACHELLA und REINHOLD 1950, KEYS, MICKELSEN, MILLER und CHAPMAN 1950, STARKE 1950, WATKIN FROEB, HATCH und GUTMAN 1950, HILDRETH, HILDRETH und MELLINKOFF 1951, SHERLOCK und WALSHE 1951, GROEN, TIJONG, KAMMINGA und WILLEBRANDS 1952, MAYER, CONNELL, DE WOLFE und BEVERIDGE 1954, WILKINSON, BOYLE, JACKSON und BENJAMIN 1955.
[4] KEYS, MICKELSEN, MILLER und CHAPMAN 1950.
[5] LAROCHE 1942, BRULL 1945, GÜLZOW 1947, SIMONAR 1947, GSELL 1948, OVERZIER 1948, SCHETTLER 1950, SHERLOCK und WALSHE 1951.
[6] BANSI 1949, 1953.
[7] GOFMAN, LINDGREN, ELLIOTT, MANTZ, HEWITT, STRISOWER und HERRING 1950.
[8] RITTENBERG und SCHOENHEIMER 1937, BLOCH und RITTENBERG 1942, BLOOR 1943, BLOCH 1950, MELLINKOFF, MACHELLA und REINHOLD 1950; HATCH, ABELL und KENDALL 1955.
[9] Siehe auch HILDRETH, HILDRETH und MELLINKOFF 1951.

Beschränkung auf 62 g, bei dem anderen genügt eine Beschränkung auf 58 g noch nicht[1]. (Tabelle 79.) Manchmal muß man die Tageszufuhren bis auf 10 g reduzieren, um eine deutliche Senkung des Serumcholesterins zu erreichen[2]. Die Tatsache, daß eine Steigerung der Fettzufuhr von 58 auf 114 g keine Steigerung des Blutcholesterins zur Folge hatte, erklärten HILDRETH, MELLINKOFF, BLAIR und HILDRETH (1951) damit, daß 58 g Fett noch nicht genügt hätten, um das ursprüngliche Serumcholesterin zu senken, und daß deshalb (wie auch TURNER und STEINER 1939 feststellten), selbst mit beträchtlichen Fettzulagen eine weitere Steigerung des Serumcholesterins nicht erreicht worden sei. Die Autoren meinen, geringe Fettzufuhr vermindere durch Beschränkung der Acetatbildung die Cholesterin*synthese*; dazu käme vielleicht eine Erschwerung der Cholesterin*resorption*, da diese anscheinend vom Ausmaß der Fettsäurenresorption mitbestimmt werde.

Tabelle 79. *Serumcholesterin (Mittelwerte und σ) bei verschiedenen Kostformen von 3 Versuchspersonen.* (Nach HILDRETH, MELLINKOFF, BLAIR und HILDRETH.)

Frei gewählte Kost	Fett- und cholesterinarme Kost	Cholesterinarme Kost
97/114/138 g Fett	9/10/62 g Fett	95/111/138 g Fett
1. 217/7,3	170/3,7	200/13,4
2. 287/15,8	241/25,6	278/7,8
3. 221/7,6	162/9,6	206/9,2

In umfassenden, 3—4 Wochen langen Versuchen haben dann KEYS, ANDERSON, FIDANZA, KEYS und SWAHN (1955) bei 35—48 Gesunden die Auswirkungen des Fettgehalts einer Nahrung mit *gleichbleibendem Energie- und Eiweißgehalt* auf die Blutlipoide untersucht und gefunden, daß mit Abnahme der Fettcalorien von 38—39 über 24 und 18 auf 9% der Gesamtcalorien die β-Lipoproteide und das Cholesterin absinken. Die S_f 12—20-Fraktion, die α-Lipoproteide und die Phosphatide ließen keine gleichsinnigen Veränderungen erkennen.

Gleichzeitig mit dem Gesamt-Cholesterin sinken in den meisten Fällen Cholesterin-Ester, Gesamtlipide, Neutralfette, Phospholipoide, Chylomikronenzahl und Cholesterinesterase-Aktivität[3].

Tabelle 80. *Veränderungen der Blutcholesterinwerte bei herabgesetzter Fettzufuhr.* (Nach KEYS, ANDERSON, FIDANZA, KEYS und SWAHN.) Angegeben sind die Veränderungen in Prozenten der Ausgangswerte bei einer 38—39% Fettcalorien enthaltenden Kost. Versuchsdauer 3—4 Wochen.

Werte im Plasma	% Fettcalorien in der Diät		
	24	18	9
Gesamtcholesterin .	$-7,6 \pm 2,0$	$-8,7 \pm 2,4$	$-9,8 \pm 2,2$
S_f 12—20-Fraktion	$-8,4 \pm 5,4$	$+12,2 \pm 16,5$	$-0,3 \pm 5,2$
α-Lipoproteide . .	$-8,2 \pm 2,0$		$-5,3 \pm 2,7$
β-Lipoproteide . .	$-6,0 \pm 3,0$		$-10,8 \pm 3,4$
Phosphatide . . .	$+1,8 \pm 3,4$		$-6,7 \pm 4,2$

Bemerkenswert ist die Feststellung, daß bei *Hochdruck-Kranken* unter cholesterin- und fettärmster Reiskost das Gesamtcholesterin nur wenig abnimmt, freies Cholesterin, Lipoid-P und S_f 12—20-Lipoproteide gleichbleiben, die S_f 20—100-Lipoproteide und bei rund $^1/_5$ der Kranken auch die Neutralfette (infolge energetischer Unterernährung?) aber zunehmen[4].

Schließlich wäre noch zu fragen, ob *verschiedene Fette den Blutcholesterinspiegel in verschieden starker Weise zu beeinflussen vermögen.* Da die Höhe des Blutcholesterins höchstens durch extrem niedere und extrem hohe Cholesterinzufuhr mitbestimmt wird, könnten verschieden starke Auswirkungen verschiedene

[1] HILDRETH, MELLINKOFF, BLAIR und HILDRETH 1951.
[2] KEMPNER 1948, MELLINKOFF, MACHELLA und REINHOLD 1950, WATKIN, FROEB, HATCH und GUTMAN 1950.
[3] MORRISON, ZWIERLIN und WOLFSON 1950. [4] HATCH, ABELL und KENDALL 1955.

Fettarten jedenfalls nicht mit dem Cholesteringehalt der tierischen und der Cholesterinfreiheit der pflanzlichen Fette in Zusammenhang gebracht werden.

In Versuchen über 6 Wochen hin an Mäusen fand SCHETTLER (1949), daß alle (bei Hafergrundkost) mit Pflanzenfett*zulagen* gefütterten Tiere — sie bekamen täglich 0,5 g Sesamöl, Olivenöl oder Leinöl je Tier — an Gewicht verloren (9% des Anfangsgewichts bei Sesam- und Olivenöl-, 20% bei Leinölfütterung), träge und struppig wurden, verklebte Augenlider, lipoidarme Nebennieren und atrophische Parenchyme bekamen, während die mit Depotfett vom Hund und mit Schweineschmalz zusätzlich gefütterten Tiere um rund 12% zunahmen, lebhaft und weniger struppig waren. „Die Rindertalg-Tiere verlieren rund 7% an Gewicht, sind jedoch ebenfalls munter." Bei den mit animalischen Fetten gefütterten Tieren trat keine vorübergehende Transporthypercholesterinämie auf; ihr Blutcholesteringehalt war nach 6wöchiger Fütterung noch deutlich erhöht. „Die geringe Senkung am 42. Versuchstage gegenüber dem 21. deutet vielleicht auf die Möglichkeit eines späteren weiteren Absinkens hin". „Dann wäre also gegenüber den Pflanzenöl-Tieren nur eine verzögerte Wirkung festzustellen." Bei den mit Pflanzenfett gefütterten Tieren, aber auch bei den Kontrolltieren ohne Fettzulagen, lagen die Cholesterinwerte am Versuchsende tiefer als am Anfang. „Trotzdem bestehen aber erhebliche Unterschiede, wenn man den allgemeinen Zustand der Tiere beob-

Tabelle 81. *Wirkung einer Einschränkung der Fettzufuhr auf Serumcholesterin und Lipoproteide bei Hochdruck-Kranken.* (Nach HATCH, ABELL und KENDALL.)

Art der Kost	mg-% im Serum			
	Gesamtcholesterin	freies Cholesterin	Lipoid-P	Neutralfett
Normal	219 ± 11	64 ± 5	9,7 ± 0,5	230 ± 30
Mäßige Fetteinschränkung	191 ± 12	59 ± 2	10,1 ± 0,6	370 ± 54
Nur 3 g Fett je Tag und kein Cholesterin	191 ± 6	61 ± 1	10,0 ± 0,4	370 ± 35

achtet." Die täglich mit den tierischen Fetten zugeführten Cholesterinmengen betrugen 0,8, 0,5 und 0,4 mg, reichten also „vermutlich lange nicht aus, um die Anreicherung im Blut und Gewebe (Leber, Herz, Niere) zu erklären".

Aus Zahlen von BRONTE-STEWART u. Mitarb. (1955, s. S. 224) könnte man auf stärkere cholesterinerhöhende Fähigkeiten der tierischen Fette schließen. Man wird freilich nicht vergessen dürfen, daß Bantuneger und Europäer sich nicht allein hinsichtlich ihres Fettverzehrs, sondern auch hinsichtlich ihrer Rasse, der Höhe ihrer Energiezufuhr und ihrer sonstigen Lebensbedingungen erheblich voneinander unterscheiden.

Ähnliche Unterschiede wie BRONTE-STEWART u. Mitarb. stellten WALKER und ARVIDSSON (1954) in Südafrika fest. Bei durchweg etwa 30jährigen Männern hatten sich folgende Cholesterinwerte im Serum ergeben: Bechuanas 149 ± 36 (86—210), Basutos 153 ± 37 (94—221), Bantus in Johannisburg 167 ± 33, (88—265), europäisierte Bantus 178 ± 36 (100—249), südafrikanische Europäer 206 ± 35 (145—322) mg-%. WALKER und ARVIDSSON fragten sich, ob neben den Unterschieden der Fettzufuhr nicht die verschiedene Höhe der Energiezufuhr für die verschiedene Höhe des Blutcholesterins von Bedeutung sei.

Daß Kostformen mit großen Mengen pflanzlicher Fette den Blutcholesteringehalt (wenigstens im kurzfristigen Versuch) *senken können*, ist wiederholt festgestellt worden[1]. Die Ursache wird im hohen Gehalt der Pflanzenfette an hochunge-

[1] KINSELL, PARTRIDGE, BOLING, MARGEN und MICHAELS 1952, KINSELL, MICHAELS, DE WIND, PARTRIDGE und BOLING 1953, AHRENS, BLANKENHORN und TSALTAS 1954, KINSELL, MICHAELS, COCHRANE, PARTRIDGE, JAHN und BALCH 1954, BEVERIDGE, CONNELL und MAYER 1956, BEVERIDGE, CONNELL, MAYER, FIRSTBROOK und DE WOLFE 1955, BRONTE-STEWART, ANTONIS, EALES und BROCK 1956, BROŽEK, BUZINA, HORVAT, MIKIČ und ZEBEC 1956, PRIDDLE 1951, MALMROS und WIGAND 1957, BLOEM, VAN HANDEL und NEUMANN 1957, PORTMAN, HEGSTED, STARE, BRUNO, MURPHY und SINISTERRA 1956. O'KEY und LYMAN 1957, GROEN 1958, KINSELL, MICHAELS, FRISKEY und SPLITTER 1958.

sättigten Fettsäuren gesehen. Nach Zugabe von Linol- und Arachidonsäure sinken Plasmacholesterin und Plasmaphospholipoide tiefer ab als bei fettfreier Kost; nach Ersatz der Linolsäure durch Ölsäure steigen sie langsam, nach Ersatz der Linolsäure durch Stearin- und Palminsäure rasch wieder an. Der Mechanismus dieser Linolsäure-Wirkung ist unbekannt. Die Fraktion des Unverseifbaren in der Butter ist nach Untersuchungen von BEVERIDGE, CONNELL und MAYER (1957) ein Faktor, der die Erhöhung des Blutcholesterins verursacht. Nach HARDINGE und STARE (1954) haben strenge Vegetarier tiefere Serumcholesterinwerte als Vegetarier, die auch Milchprodukte verzehren; beide aber liegen mit ihren Cholesterinwerten tiefer als gemischt ernährte Menschen.

Über Vergleichsuntersuchungen an schizophrenen Insassen einer Anstalt bei Ernährung mit pflanzlichen und tierischen Fetten haben kürzlich ANDERSON, KEYS und

Tabelle 82. *Ausgewählte Vergleiche von Veränderungen der Serumkonzentration an Gesamtcholesterin und β-Lipoproteid-Cholesterin infolge Austausches jener Nahrungsfette, die die größten Auswirkungen nach sich zogen.* (Nach ANDERSON, KEYS und GRANDE 1957.)

Kostform	Anzahl der Versuchspersonen	Cholesterin	
		Gesamt mg/100ml	Beta mg/100ml
Butterfett	18	245,4 ± 8,5[1]	194,9 ± 11,4
Baumwollsamenöl	18	203,4 ± 11,3	156,8 ± 8,3
Butterfett-Baumwollsamenöl	18	+ 42,0 ± 4,9	+ 38,1 ± 4,1
„Hausfett“	13	221,3 ± 11,7	177,0 ± 11,7
Maisöl	13	160,2 ± 9,0	115,2 ± 8,7
„Hausfett“ minus Maisöl	13	+ 61,1 ± 5,4	+ 61,8 ± 5,3
Cocosfett	12	224,3 ± 9,0	175,3 ± 14,0
„Hausfett“	12	213,3 ± 8,2	162,3 ± 10,5
Cocosfett minus Hausfett	12	+ 11,0 ± 2,8	+ 13,0 ± 7,0
Olivenöl	14	187,9 ± 8,4	130,4 ± 8,4
Sonnenblumenöl	14	170,0 ± 9,0	110,2 ± 8,0
Olivenöl minus Sonnenblumenöl	14	+ 17,0 ± 5,1	+ 20,2 ± 4,9

[1] Mittelwert und Standardabweichung.

GRANDE (1957) berichtet. Die Versuchsperioden mit einer Fettart dauerten jeweils 2 bis 4 Wochen, die verschiedenen Kostformen blieben hinsichtlich ihres Gehaltes an Calorien (rund 3100), Eiweiß, Vitaminen und Mineralstoffen konstant, die verschiedenen Fette wurden gegen Kohlenhydratträger isocalorisch ausgetauscht. In den fettarmen Kostformen betrug der Fettgehalt 9—12% der Calorien, in den Kostformen mit Zulagen von 50 g Fett rund 25% und in den Kostformen mit Zulagen von 100 g Fett rund 40% der Calorien (bei jeweils gleichbleibend 10—12% Eiweißcalorien). Die Fette selbst bestanden in dem gemischten Fett der üblichen amerikanischen Durchschnittskost (vor allem Butterfett und Fleischfett) in Olivenöl, Baumwollsamenöl, gehärtetem Cocosöl, Maisöl, Sonnenblumenöl und Sardinenöl. Bei fettarmer Kost (rund 40 g Fett je Tag) kam es, wie zu erwarten, zu einem deutlichen Absinken des Serumcholesterins. Nach Zulage von täglich 50 gr Olivenöl oder Baumwollsamenöl zu dieser fettarmen Kost stieg das Blutcholesterin an, ohne indessen die bei landesüblicher Kost gewohnte Höhe zu erreichen. In Mengen von täglich 50 g unterschieden sich Olivenöl und Baumwollsamenöl hinsichtlich ihres Einflusses auf das Blutcholesterin nicht. Nach Zulage von täglich 100 g Baumwollsamenöl aber lag das Blutcholesterin etwas tiefer als nach Zulage von 100 g Olivenöl, jedoch immer noch deutlich höher als bei fettarmer Kost.

Am tiefsten lagen die Cholesterinwerte bei Maisöl, am höchsten bei Butterfett. Die größten Abweichungen der Cholesterinwerte bei Ersatz der Fette der landesüblichen Kost („house-diet“) durch Versuchsfette gibt die Tabelle 82.

Da das Maisöl verhältnismäßig ungesättigt ist, mit dem hochgesättigtem Cocosfett aber derartig cholesterinerniedrigende Wirkungen nicht erzielt werden können, lag die Annahme nahe, der *Serumcholesterinspiegel werde um so stärker erniedrigt, je größer die Menge der ungesättigten Fettsäuren in der Kost sei*[1] und, da Linolsäureglyceride die Hauptmenge der ungesättigten Fettsäure im Maisöl ausmachen, die zweite Annahme, hohes Serumcholesterin sei Ausdruck eines relativen Mangels an essentiellen Fettsäuren[2]. Gegen die zweite Annahme sprach freilich die Tatsache, daß bei Austausch der (gesättigten) Fleisch- und Milchfette gegen Fette von Fischen und anderen Seetieren das Blutcholesterin absinkt[3]. Diese letztgenannten Fette enthalten nämlich zwar reichlich ungesättigte, aber nur wenig „essentielle" Fettsäuren.

Nach Untersuchungsergebnissen von ANDERSON, KEYS und GRANDE (1957) kann die Wirkung des Maisöls mit diesen Annahmen nicht vollkommen erklärt werden: Sonnenblumenöl, das noch stärker ungesättigt ist als Maisöl und noch reicher an Linolsäure, senkt nämlich den Cholesterinspiegel weniger stark, und noch weniger stark senkt ihn Sardinenöl mit einer Jodzahl von 188 (Jodzahl des Maisöls 120). Bei cholesteringefütterten Kaninchen wird das Serumcholesterin durch „natürliches" Maisöl stärker gesenkt als durch ein „synthetisches" Maisöl, d. h. durch ein Öl von derselben Fettsäurenzusammensetzung wie das „natürliche", rohe Mais*keime* sind noch wirksamer als natürliches Mais*öl*[4] und die cholesterinsenkende Wirkung des Maisöls bleibt auch nach Hydrierung erhalten (MALMROS 1958). Unwirksam hinsichtlich Senkung des Blutcholesterins sind die im Mais enthaltenen Tocopherole und Sitosterin (MALMROS 1958).

Bemerkenswert sind die starken Phospholipoid- und Cholesterinsenkungen die schon früher KINSELL, PARTRIDGE, BOLING, MARGEN und MICHAELS (1952) und KINSELL, MICHAELS, COCHRANE, PARTRIDGE, JAHN und BALCH (1954) mit extrem großen Maisölmengen bei Menschen erzielt haben.

Bei alledem muß man ja immer berücksichtigen, daß die Wirkungen verschiedener Fettsäuren bei verschiedenen Species, z. B. bei Ratten und Kaninchen, ganz andere sein können als beim Menschen[5].

Auf der anderen Seite: Der Cholesterinspiegel von Ratten liegt *höher*, wenn das Futter 45% anstatt nur 10% Maisöl enthält[6] und auch MAYER, CONNELL, DE WOLFE und BEVERIDGE (1954) sahen beim Menschen Cholesterin*anstieg* im Serum, wenn sie der landesüblichen amerikanischen Kost 1 Woche lang 70 g Erdnußöl, Maisöl oder Pflanzenfettmargarine zulegten. Dieselben Forscher haben später jedoch von einem *Absinken* des Serumcholesterins nach Maisöl-Pflanzenfettmargarine-Mischung berichtet. Sie konnten auch zeigen, daß (bei einem Fettgehalt der Versuchskost unter 60% Calorien) der stärkste Cholesterinanstieg auf Butterfett erfolgt, und daß Zugabe von Maisöl zu fettfreier Kost das Serumcholesterin absinken läßt[7].

Sorgfältige, über viele Wochen ausgedehnte Untersuchungen an 40 hyper- und normocholesterinämischen Kranken mit arteriosklerotischen Erscheinungen haben vor kurzem AHRENS, HIRSCH, INSULL, TSALTAS, BLOOMSTRAND und PETERSON (1957) veröffentlicht. Bei freier Nahrungswahl lagen Gesamtcholesterin, Phospholipoide und Triglyceride, weniger deutlich auch freies Cholesterin, im Blutserum aller Versuchspersonen höher als bei Verabreichung einer Kost mit 15% Eiweißcalorien, 45% Kohlenhydratcalorien und 40% Fettcalorien in Gestalt von Maisöl. Zulagen von 2 g, 4 g und 8 g Cholesterin je Tag ließen lediglich das Gesamtcholesterin im Blut leicht ansteigen; freies Cholesterin, Phospholipoide und Triglyceride änderten sich nicht sicher. *Weder die Chole-*

[1] AHRENS, BLANKENHORN und TSALTAS 1954. [2] SINCLAIR 1956.
[3] BRONTE-STEWART, ANTONIS, EALES und BROCK 1956.
[4] JONES, REIS und HUFFMAN 1956.
[5] SWELL, FLICK, FIELD und TREADWELL 1955, GRUNBAUM, GEARY, GRANDE, ANDERSON und GLICK 1957.
[6] PORTMAN, STARE und BRUNO 1956.
[7] BEVERIDGE, CONNELL und MAYER 1956, BEVERIDGE, CONNELL, MAYER, FIRSTBROOK und DE WOLFE 1955.

sterinfreiheit des Maisöls noch sein Sitosteringehalt noch sein Gehalt an nichtverseifbaren Stoffen waren für das Absinken des Serumcholesterins verantwortlich. Sehr bemerkenswert sind die Ergebnisse von 4 Versuchen, in denen bei gleichbleibendem Calorien- und Eiweißgehalt der Tageskost die Fettcalorien (Maisöl mit 9—12% gesättigten Fettsäuren) 10, 40 und 70% der Gesamtcalorien ausmachten: „Die tiefsten Serumwerte wurden erreicht bei der höchsten Fettaufnahme" (Abb. 19).

Der Vergleich verschiedener Nahrungsfette zeigte, daß bei Verabreichung von Fetten mit Jodzahlen unter 90 der Cholesteringehalt des Serums im gleichen Maße zunahm wie der Sättigungsgrad der Nahrungsfette (höchste Cholesterinwerte bei Verfütterung von Cocosfett und Butter mit Jodzahlen von 36,6 bzw. 39,5 und mit 60,1 bzw. 57,8% gesättigten Fettsäuren; die Jodzahl des Olivenöls mit 2,9% gesättigten Fettsäuren liegt bei 89,7). Unentschieden blieb, ob die Wirkung mehr auf der *durchschnittlichen* Ungesättigtheit des Fettes beruhte oder auf seinem Gehalt an *einer bestimmten* ungesättigten Fettsäure. Die „essentiellen" Fettsäuren sind dafür sicher *nicht* ausschlaggebend[1].

In vergleichenden Untersuchungen mit verschieden stark gehärtetem Maisöl (Jodzahl 126, 80 und 58) zeigten nur 2 von 3 Versuchspersonen mit abnehmender Jodzahl einen Anstieg der Blutlipidwerte; auch hier stiegen die Werte nicht so hoch wie bei frei gewählter Nahrung.

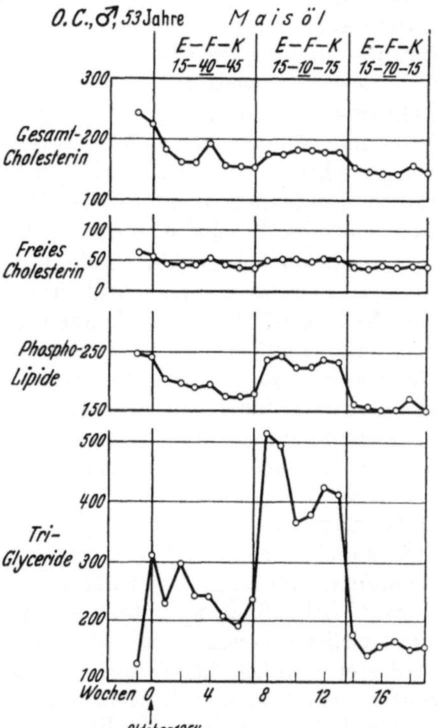

Abb. 19. *Schwankungen der Blutlipide bei wechselndem Fettgehalt der Nahrung.* (Nach AHRENS, HIRSCH, INSULL, TSALTAS, BLOOMSTRAND und PETERSON.) Bei gleichbleibendem Caloriengehalt ändern sich Kohlenhydrate und Fette reziprok; Eiweißgehalt und Körpergewicht bleiben konstant. Die stärksten Veränderungen erleiden die Triglyzeride, geringere die Phospholipide, während Gesamtcholesterin und freies Cholesterin sich kaum ändern. Tiefste Serumlipidwerte bei höchster, höchste Serumlipidwerte bei geringster Maisölzufuhr.

Das von AHRENS u. a. (1957) und von HOLMAN und AAES-JÖRGENSEN (1957) gefundene Absinken von Cholesterin, Phosphatiden und Neutralfetten nach Zufuhr von ungesättigten Fettsäuren konnte bestätigt werden. Auch KINSELL (1958) sah dieses Absinken von Cholesterin und Phosphatiden nach pflanzlichen, an hochungesättigten Fettsäuren reichen Fetten oder nach reinem Äthyllinolat (bis zu 80 g täglich). Sie sind geneigt, den Effekt dieser hochungesättigten Fettsäuren einer Verbesserung des Fettsäurentransportes zuzuschreiben. Im gleichen Sinne spricht die Feststellung von HOLMAN und AAES-JÖRGENSEN (1957): Bei experimentell hypercholesterinämisch gemachten Tieren kommt es schneller zu Mangel an „essentiellen" Fettsäuren; bei Mangel an „essentiellen" Fettsäuren andererseits treten Lipoidablagerungen in den Coronararterien von Ratten, Mediaschädigungen in der Aorta von Schweinen in Erscheinung. Das (an ungesättigten Fettsäuren reiche) Maisöl scheint das Lipämie-Klärungsvermögen zu steigern[2].

Für die *Reaktion des Serumcholesterins auf Nahrungsfette* sind also wahrscheinlich mindestens 3 Faktoren dieser Fette bestimmend: der Sättigungsgrad der

[1] AHRENS 1958. [2] BRONTE-STEWART und BLACKBURN 1957.

Fette — je höher der Sättigungsgrad des Nahrungsfettes, desto stärker die Cholesterinerhöhung im Blut — die Länge der C-Ketten der Fettsäuren — je länger die Kette, desto geringer die Cholesterinerhöhung im Blut — und ein Faktor X, der im Maiskeim und rohen Maisöl vorkommt[1]. Einfach ungesättigte Fettsäuren wie Ölsäure wirken stärker cholesterinsteigernd als mehrfach ungesättigte. „Wahrscheinlich sind die Faktoren, die den Cholesterinspiegel bestimmen, ganz andere als jene, die den Fettsäureumsatz bestimmen[2]". Es besteht kein Anhalt für die Annahme, die Cholesterinsynthese könne durch Änderungen der Nahrungsfette bestimmt werden. Die Veränderungen des Serumcholesterins sind vielmehr wahrscheinlich bedingt durch Änderungen der Cholesterinausscheidung: „der intestinale Ausscheidungs-Mechanismus scheint für die Erklärung dieser Erscheinung wichtiger zu sein als die Synthese[2]." Die bisher vorliegenden Ergebnisse sprechen jedenfalls nicht für die Möglichkeit einer Ablagerung des Cholesterins außerhalb der Blutbahn, wenn es unter Maisölfütterung im Blute absinkt.

Unentschieden ist die Bedeutung der Phosphatide. Jedenfalls muß man, wenn man weiterkommen will, die Zusammensetzung der abwechselnd gegebenen Nahrungsfette genau kennen und gleichzeitig die übrige Nahrung möglichst unverändert lassen. Fraglich ist auch noch, was passieren würde, wenn die Nahrung nicht nur 40%, sondern 50—80% Fett enthielte und über viele Monate und Jahre weiterverabreicht würde. Nach 6 Monaten freilich sahen Anderson, Keys und Grande (1957), nach 9 Monaten sahen Groen, Tijong, Kamminga und Willebrands (1952) keine wesentlich anderen Erscheinungen als nach wenigen Wochen. Schwankungen im Eiweißgehalt der Kost ließen bei Menschen keine Auswirkungen auf den Cholesterinspiegel des Blutes erkennen (Keys und Anderson 1957). Bei Ratten wird die durch Cholesterinverfütterung erzeugbare Hypercholesterinämie mit wachsendem Eiweißverzehr immer geringer[3]. Schließlich ist mitentscheidend für die Cholesterinsenkung bei fettarmer Kost vielleicht auch der *Kohlenhydratreichtum* als solcher. Noch stärker als das Cholesterin sinken bei fettarmer Kost die Triglyceride und Phospholipoide des Blutes nach Kohlenhydratmahlzeiten ab[4].

Die Schwankungen der *Blutlipide als Gesamtheit* decken sich offenbar nicht mit den Schwankungen des *Blutcholesterins*.

Daß die *Blutlipide insgesamt* durch Fette mit überwiegend *gesättigten* Fettsäuren stärker erhöht werden als durch Fette mit hohem Gehalt an *ungesättigten* Fettsäuren und daher bei Austausch tierischer Fette gegen pflanzliche sinken, ist lange bekannt. Vier Stunden nach der Fettzufuhr liegt der Gesamt-Fettgehalt des Blutes am höchsten; dabei nehmen *alle* Fettsäuren des Blutes zu — auch die nicht in der Nahrung enthaltenen (Mobilisierung aus Depots zwecks Stabilisierung der großen Mengen von Gesamtfettsäure ?). Die gesättigten Fettsäuren werden langsamer resorbiert und langsamer aus dem Blut entfernt als die gesättigten. Später verschwinden alle jene Fettsäuren wieder, die nur während der Fettbelastung aufgetreten und nicht vor der Belastung schon vorhanden waren[5].

Butterfett und Kokosfett, die die Blutlipide am stärksten erhöhen, sind aber nicht nur Fette mit den meisten *gesättigten* Fettsäuren, sondern auch mit den meisten *kurzgliedrigen* Fettsäuren: 25% der Butterfettsäuren und 60% der Cocosfettsäuren haben Kettenlängen von 14 und weniger C-Atomen. Zur Beurteilung dieser Frage eignet sich aus verschiedenen Gründen der Vergleich von Butter

---

[1] Anderson, Keys und Grande 1957. [2] Ahrens 1958.
[3] Moyer, Kritchevsky, Logan und Cox 1956.
[4] Havel 1957, Meier und Schuler 1957, Schuler, Müller und Maier 1957.
[5] Abelin 1948, Ahrens jr., Hirsch, Insull, Tsaltas, Bloomstrand und Peterson 1957, Pikaar, Revers und Rijsbosch 1957.

mit Kakaobutter am besten. Übereinstimmende Ergebnisse von BEVERIDGE, CONNELL und MAYER (1956) und BEVERIDGE, CONNELL, MAYER, FIRSTBROOK und DE WOLFE (1955) ergaben bei Verabfolgung von Butter höhere Gesamt-Cholesterin-, Phospholipoid- und Triglyceridwerte im Blut[1], mit anderen Worten: Kurzgliedrige Fettsäuren (mit weniger als 14 C-Atomen) bewirkten stärkere Lipidanstiege im Blut als langgliedrige. Wenig blutlipidsteigernd wirken im akuten Versuch Nahrungsfette mit hohem Anteil von C_8—C_{12}-Fettsäuren (Kokosöl, Palmöl), während Fette mit (gesättigten oder ungesättigten) langkettigen Fettsäuren (Butter, Speck, Olivenöl) in dieser Richtung stärker wirken; bei den an langkettig-gesättigten oder an einfach ungesättigten Fettsäuren reichen Fetten bleibt dieser Anstieg bestehen, bei den an langkettig-mehrfach ungesättigten Fettsäuren reichen sinken die Blutlipide im Laufe der Zeit wieder ab (EGGSTEIN und SCHETTLER 1957). Bemerkenswert, daß bei maisölreicher Kost der Polyensäuregehalt der Frauenmilch ansteigt; ist (bei fettarmer Kost) maximale Fettsynthese aus Kohlenhydraten erforderlich, dann steigt in der Milch der Gehalt an gesättigten Fettsäuren mittlerer Kettenlänge[2].

Der *Cholesteringehalt* der Rattenleber sowie des gesamten übrigen *Organismus* liegt nach Fütterung mit Schmalz höher als nach Fütterung mit Baumwollsamenöl (je 15% Fettcalorien, AFTERGOOD, DEUEL jr. und ALFIN-SLATER 1957). Unter Schmalz- und Baumwollsamenölfütterung haben die weiblichen Tiere höhere Plasma- und tiefere Lebercholesterinspiegel als die männlichen. Gibt man Cholesterinzulagen, dann ist es gleichgültig, ob sie zu Schmalz oder Baumwollsamenöl gegeben werden; in jedem Falle resorbieren die weiblichen Tiere mehr Cholesterin als die männlichen. Für die Schmalzfütterung spielt der (gegenüber Baumwollsamenöl) etwas größere Cholesteringehalt keine Rolle, ebensowenig das Vitamin E. AFTERGOOD, DEUEL jr. und ALFIN-SLATER (1957) meinen, die größere Menge essentieller Fettsäure im Baumwollsamenöl sei entscheidend für die beobachteten Unterschiede[3].

Wie reagiert aber nun das Blutcholesterin auf eine *fettreich-calorienarme* und auf eine *fettarm-calorienreiche* Ernährung? FIRSTBROOK (1950) glaubte, daß bei Kaninchen die Höhe des Blutcholesterins, das Anfangsgewicht und die Gewichtszunahme von etwa gleicher Bedeutung für die Entwicklung einer experimentellen Arteriosklerose seien. Daß außer dem Fettgehalt auch der *Energiegehalt der Nahrung* für die Höhe des Blutcholesterins mitbestimmend ist, ergibt sich aber auch aus anderen Beobachtungen.

MORRISON (1955) berichtete von sinkendem Cholesterin- und Fettgehalt des Serums bei einer Kost mit 20—25% Fett und 1600 Calorien, bei einer energieknappen Kost also, bei der die Kranken 15% ihres Körpergewichts verloren.

Bedeutungsvoll in dieser Hinsicht sind die Untersuchungen von WALKER (1953), WALKER, LAWRY, LOVE, MANN, LEVINE und STARE (1953), HENSCHEN (1953), MANN, TEEL, HAYES, MCNALLY und BRUNO (1955).

Sie ergaben, daß der Lipoproteid- und Cholesterinspiegel des Blutes bei lipidarmer, aber energiereicher Kost ansteigt und daß der Anstieg des Cholesterins fehlt, wenn der Überschuß der Calorien durch Muskelarbeit oder passive Überwärmung ausgeglichen wird. Positive Energiebilanzen bei *niedriger Fettzufuhr* gehen also mit einem deutlichen *Anstieg des Serumcholesterins* und der Lipoproteide einher. „Es scheint also die Energiebilanz eine große Rolle für die Reaktion des Serumlipoidspiegels zu spielen. Bei fettarmer Kost hat die Cholesterinzufuhr keinen nachweisbaren Einfluß auf die Serumlipoide.“ Bei Fettleibigen bewirkte

[1] HORLICK und CRAIG 1957. [2] INSULL, HIRSCH, JAMES und AHRENS jr. 1957.
[3] Siehe auch ALFIN-SLATER, AFTERGOOD, WELLS und DEUEL jr. 1954.

knappe Ernährung in den meisten Fällen neben der Gewichtsabnahme eine Abnahme der S_f 12—100-Lipoproteide und des Gesamtcholesterins. Während das Ausmaß der Übergewichtigkeit und der Gewichtszunahme ohne wesentlichen Einfluß auf die Höhe der Serumlipoide war, sanken diese unter energiearmer Ernährung vor allen Dingen bei solchen Fettleibigen, deren Lipoproteidwerte ursprünglich hoch lagen. Die Untersuchungen erlauben nach Auffassung der Autoren den Schluß, „beim Menschen sei die Gesamtenergiezufuhr ein viel wichtigerer Faktor" in der Genese der Arteriosklerose als das Nahrungsfett oder das Nahrungscholesterin.

Die Abhängigkeit der Blutcholesterinhöhe von derEnergiebilanz geht auch aus Untersuchungen von ANDERSON, LAWLER und KEYS (1957, s. auch KEYS, ANDERSON und BROZEK 1955, LEWIS und PAGE 1956, KEYS 1957, THOMPSON, STAACK, KING und ROBERTSON 1957) hervor.

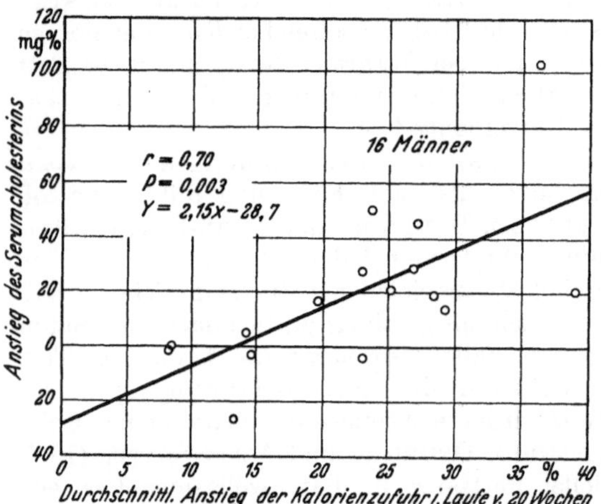

Abb. 20 Beziehung des Anstiegs der Serum-Cholesterinkonzentration zur durchschnittlichen Zunahme der Calorienzufuhr. (Nach ANDERSON, LAWLER und KEYS.)

20 körperlich gesunde Männer erhöhten ihre Energieaufnahme, ohne gleichzeitig ihre körperliche Tätigkeit zu steigern. Die Anfangskost enthielt 2800 Calorien, 125 g Eiweiß und 120 g Gesamtfett = 39% Fettcalorien, die Überernährungskost, mit der die Versuchspersonen ihre Energiezufuhr um 8—39% steigerten, 3450 Calorien, 125 g Eiweiß und 142 g Gesamtfett = 37% Fettcalorien. Die Gewichtszunahmen lagen zwischen 2,5 und 22,2 kg in 20 Wochen (i. M. 0,5 kg je Woche).

Je größer die Zunahme des Calorienverzehrs, desto größer war der Anstieg des Serumcholesterins (Abb. 20). Das Serumcholesterin stieg aber nur in den ersten 5 Wochen um i. M. 20 mg-%, um in den nächsten 15 Wochen dieses Niveau etwa beizubehalten. Die *Schwankungen* während dieser Periode waren unabhängig vom Ausmaß der Überfütterung und der Gewichtszunahme. Die Zunahme von Plasma- und Vollblut-Volumen ging der Gewichtszunahme nicht parallel. Die Konzentration der S_f 12—20-Lipoproteide im Serum zeigte von der 10. bis zur 20. Woche eine steigende Tendenz bei gleichbleibendem Cholesteringehalt. (Zu Beginn des Versuchs waren die Lipoproteide nicht bestimmt worden.) Für den Anstieg des Serumcholesterins trotz gleichbleibender Höhe des Anteils der Fettcalorien an der Gesamtenergiezufuhr machen die Autoren die *Zunahme der absoluten Höhe der Fettzufuhr* verantwortlich, da dabei eine Cholesterinerhöhung von vornherein zu erwarten sei[1]. Die Höhe des Serumcholesterins sei ein Indicator für die Höhe der Gesamtfettzufuhr, weil vermutlich das Cholesterin einen notwendigen Bestandteil des Lipoproteid-Fett-Transport-Systems bilde. Im Hinblick auf die Tatsache, daß körperlich tätige Männer reichlich Fett verzehren können, ohne erhöhte Blutcholesterinwerte aufzuweisen[2], wird angenommen, die Höhe der

[1] KEYS 1950, JONES, GOFMAN, LINDGREN, LYON, GRAHAM, STRISOWER und NICHOLS 1951, GOFMAN und JONES 1952, ANDERSON und KEYS 1953/54.

[2] MANN, TEEL, HAYES, MCNALLY und BRUNO 1955, KEYS, ANDERSON, ARESU, BIÖRCK, BROCK, BRONTE-STEWARD, FIDANZA, KEYS, MALMROS, POPPI, POSTELI, SWAHN und DEL VECCHIO 1956.

Serumcholesterinkonzentration werde durch die Notwendigkeiten des Fetttransportes bestimmt.

Auch energetische Überernährung kann also (infolge absoluter Zunahme des Fettverzehrs ?) den Cholesterin- und Lipidgehalt des Blutes erhöhen.

Auf die tiefen Serumcholesterinwerte bei *energetischer Unterernährung in Hungerzeiten* und *therapeutisch gezielter energiearmer Ernährung* wurde bereits hingewiesen. Trotz eines Fettgehaltes der Kost von nicht weniger als 34% Fettcalorien lag das Blutcholesterin von 55 streng vegetarisch (und energiearm) lebenden Holländern i. M. bei nur 166 mg-%[1]. Wir erinnern daran, daß das Blutcholesterin der Italiener im ganzen tiefer liegt als das der calorisch „besser" ernährten Schweden, das Blutcholesterin der Schwerarbeiter tiefer als das der Angestellten, das Blutcholesterin der auf dem Lande lebenden Bantuneger tiefer als das ihrer verstädterten Stammesgenossen (s. S. 234).

Aus den spärlichen Angaben der Literatur scheint hervorzugehen, daß das Serumcholesterin der energiereich lebenden Eskimos im Rahmen der normalen Schwankungsbreite der Bevölkerung der Nordstaaten der USA liegt[2]. Bei einem der beiden Männer TOLSTOIs (1929), die 1 Jahr lang ausschließlich von magerem und fettem Fleisch gelebt hatten, war das Serumcholesterin erhöht.

Pflanzliche Sterine (Sitosterin) senken das Blutcholesterin[3], Eigelb erhöht es[4]. Senkend wirken auch Schilddrüsenhormone[5]. Von den Beziehungen zwischen Blutcholesterin und Heparin wird weiter unten die Rede sein (s. S. 252). Eine Beienflussung des Blutcholesterins wird auch lipotropen Substanzen (FISCHER 1958), Sexualhormonen (FILLIOS 1957) und anderen Stoffen zugeschrieben[6].

Der Cholesteringehalt des Blutes bei Arteriosklerotikern.

Aus den Ergebnissen älterer Untersuchungen, die bei Kranken mit klinisch diagnostizierter Arteriosklerose vielfach abnorm hohe Blutcholesterinwerte erkennen ließen, aus methodischen Gründen aber nur bedingt verwertbar sind, wurde teils auf ursächliche Beziehungen zwischen Hypercholesterinämie und Arteriosklerose geschlossen[7], teils wurden solche Beziehungen abgelehnt[8].

Aus methodischen Gründen läßt sich, um nur ein Beispiel für viele zu nennen, aus den Zahlen von LIEBIG (1941) nur wenig entnehmen:

Die 50—74jährigen Patienten der Breslauer Poliklinik wurden „nach der hauptsächlichen Lokalisation des Gefäßprozesses eingeteilt in Kranke mit Aortensklerose, allgemeiner Arteriosklerose .... und solche mit Nephrosklerose" (39,18 und 23 Fälle, davon 77%, 61% und 87% mit Blutcholesterinwerten über 200 mg-% und Mittelwerten von 252, 224 und 253 mg-% Gesamtcholesterin. Worauf sich die klinischen Diagnosen Aortensklerose und allgemeine Arteriosklerose stützen, wird nicht gesagt; das Zustandsbild eines verhältnismäßig so seltenen, von LIEBIG aber 23mal (!) diagnostizierten Leidens wie der Nephrosklerose läßt sich klinisch gegen das Zustandsbild der sekundären Schrumpfniere überhaupt nicht sicher abgrenzen.

---

[1] DONATH, FISCHER, MEULEN VAN EYSBERGEN und DE WIJN 1953.

[2] GARN und GERTLER 1951.

[3] KAEGI und KOLLER 1957, LEHMANN 1957, GARATTINI 1957, BEST, DUNCAN, v. LOON und WATHEN 1955, BEST und DUNCAN 1956, TYGSTRUP, WINKLER, JØRGENSEN und ANDERSEN 1957, DUBLER, PATTAY, SCHEIDEGGER und BERTHOUD 1956, TRENCKMANN 1956, BEHER und ANTHONY 1955.

[4] MESSINGER, POROSOWSKA und STEELE 1950, WALKER und ARVIDSSON 1954.

[5] STRISOWER, GOFMAN, GALIONI, RUBINGER, POITEAU und GUZVICH 1957, STRISOWER, GOFMAN, GALIONI, ALMADA und SIMON 1954, BOYD und OLIVER 1957, STRISOWER, GOFMAN, GALIONI, RUBINGER, O'BRIEN und SIMON 1955, FLORSHEIM, MORTON und GOODMAN 1957.

[6] MONTELLA und CENCIOTTI 1956, GRANDE, ANDERSON und KEYS 1957, HOLLISTER, KANTER, POWELL und HEINRICH 1957.

[7] DAVIS, STERN und LESNICK 1937, POINDEXTER und BRUGER 1938, BARKER 1939.

[8] MJASSNIKOW 1925, ANDRES, KAMPMEIER und ADAMS 1936, ELLIOT und NUZUM 1936, PAGE, KIRK und VAN SLYKE 1936.

Außerdem fehlen in der Arbeit Kontrollbestimmungen an gleichaltrigen Gesunden und schließlich liegen die Mittelwerte der Kranken, verglichen mit den Normalwerten von KEYS (s. S. 220), durchaus im Rahmen der Norm.

Im folgenden werden wir uns auf die Ergebnisse jener Untersuchungen beschränken, gegen die nicht von vornherein methodische Bedenken erhoben werden müssen.

Methodisch einwandfreie, klinisch-autoptische Untersuchungen von LANDRÉ und SPERRY (1936) ergaben keine Beziehungen zwischen Arteriosklerose und Cholesteringehalt des Blutes. Bemerkenswert sind Feststellungen von GUBNER und UNGERLEIDER (1949):

Unter denjenigen von 250 Kranken, deren Blutcholesterin *über* 200 mg-% lag, zeigten 22%, von jenen mit Blutcholesterin *unter* 200 mg-% aber 20%, d. h. ebenso viele bei der Autopsie sklerotische Veränderungen der Aorta und nur bei 7% der stark hypercholesterinämischen Kranken ließen sich solche Veränderungen nachweisen. Noch eindrucksvoller sind die Ergebnisse von Vergleichen zwischen intra vitam-Bestimmungen von Cholesterin, Cholesterin/Phospholipoid-Quotient und S_f 12—20 Lipoproteiden mit den autoptischen Befunden an

Tabelle 83. *Cholesteringehalt von Kranken mit Myokardinfarkt und Gesunden.* (Nach GERTLER, GARN und LERMAN.)

	Gleichaltrige Kontrollen	Kranke mit Myokardinfarkt vor dem 40. Lebensjahr	„Matched control group“
Zahl	146	97	97
Gesamtcholesterin, Schwankungsbreite	148—332	167—490	155—455
Mittelwert	224,4 ± 3,5	286,5 ± 6,6	241,9 ± 5,5
Cholesterin-Ester, Mittelwert	124,63 ± 2,6	176,66 ± 5,47	141,0 ± 3,88
Freies Cholesterin	99,69 ± 2,33	110,36 ± 3,86	100,8 ± 3,90
Phospholipoide	299,32 ± 3,33	316,42 ± 6,7	305,7 ± 4,17

der Aorta: Zwischen den genannten Blutbestandteilen und der Schwere der arteriosklerotischen Veränderungen fehlte jede Beziehung! Bei einem 74jährigen z. B. mit 247 mg-% Cholesterin, einem Cholesterin/Phospholipoid-Quotienten von 0,91 und S_f 12—20 Lipoproteiden von 54 war die Aorta abdominalis so gut wie frei von Arteriosklerose, bei einem 62jährigen mit 226 mg-% bzw. 0,96 bzw. 49 dagegen schwerstens zerstört[1].

Bei vergleichenden Untersuchungen von 97 Kranken, die vor ihrem 40. Lebensjahr einen Myokardinfarkt erlitten hatten, einer Gruppe von 146 gleichaltrigen Menschen und einer „matched control group“ von 97 Kreislaufgesunden (d. h. von Kreislaufgesunden, von denen jeweils einer nach Körpergröße, Alter, Gewicht, Geschlecht und Beruf einem der Kranken entsprach), kamen GERTLER und Mitarbeiter[2] zu den Zahlen der Tabelle 83.

Statistisch signifikant höher sind (bis auf die Phospholipoidwerte) alle Werte der Infarktkranken gegenüber den gleichaltrigen Kontrollen sowie der Infarktkranken der gegenüber den Vergleichspersonen der matched control group. Signifikant verschieden sind aber auch die Werte für Cholesterin-Ester und Gesamtcholesterin bei den Angehörigen der nur gleichaltrigen Kontrollgruppe und der matched control group, ein Beweis dafür, daß die *Höhe der Cholesterinwerte nicht nur durch das Lebensalter, sondern auch durch andere Faktoren bestimmt wird.* Der Anstieg der Phospholipoide hält bei den Infarktkranken mit dem Anstieg des Cholesterins nicht Schritt. Es kommt zu einer Verschiebung des Cholesterin:Phospholipoid-Quotienten zugunsten des Cholesterins und damit zu einer erhöhten Bereitschaft zur Bildung von Cholesterinablagerungen. Die Angehörigen der Infarkt-Gruppe waren vorwiegend mesomorph; bei Mesomorphen liegen

[1] PATERSON, CORNISH und ARMSTRONG 1956.

[2] LERMAN und WHITE 1946, GERTLER und GARN 1950, GERTLER, GARN und LERMAN 1950 GERTLER, GARN und SPRAGUE 1950, GERTLER, GARN und WHITE 1951.

die Serumlipoidwerte aber überhaupt höher als bei Ektomorphen. „Aus den vorliegenden Untersuchungen ergibt sich *kein* Anhalt für das Bestehen eines Schwellenwertes für die Entwicklung einer coronarsklerotischen Erkrankung, obwohl die Existenz einer individuellen Schwelle möglich ist.“ Disponierend für Coronarsklerose sind männliches Geschlecht, ein bestimmter Körperbau („endomorphic mesomorphs“), Gesamtcholesterinwerte im Blut über 300 mg-%, Harnsäurewerte im Blut über 5,4 mg-%, und ein Gesamtcholesterin: Phospholipoid-Quotient über 22,5.

Gleich in der Einleitung zu ihrem Bericht über Untersuchungen der Blutlipoide bemerken BARR, RUSS und EDER (1951):

„In der Gruppe der Arteriosklerotiker unterlag die Auswahl der Kranken den üblichen diagnostischen Schwierigkeiten und machte die Annahme entscheidender Kriterien nötig. 28 von diesen Individuen hatten einen oder mehrere Myokardinfarkte überlebt, 3 zeigten klinische und elektrokardiographische Zeichen fortgeschrittener Coronarinsuffizienz, einer hatte arteriosklerotische Gangrän des Fußes, und beim letzten war chirurgisch eine ausgedehnte Atheromatose der Aorta descendens festgestellt worden.“

Tabelle 84. *Gesamtcholesterin und Cholesterin in den Eiweißfraktionen A und C bei Arteriosklerotikern und Gesunden.* (Nach BARR, RUSS und EDER.)

	Normale junge Männer und Frauen (Alter 18—35 Jahre)	Normale ältere Männer und Frauen (Alter 45—65 Jahre)	Arteriosklerotische Männer und Frauen (Alter 28—66 Jahre)
Gesamtcholesterin	190 (125—258)	245 (163—340)	259 (135—452) mg-%
Cholesterin in Fraktion A . .	29,3 (13,3—46,1)	23,1 (11,7—40,7)	13,6 ± 5,16 (5,6—25,6%) des Gesamt-Cholesterins
Cholesterin in Fraktion C . .	64,5 (44,9—84,5)	71,4 (54,2—83,3)	78,8 (61,0—86,4)

Bestätigt wurde von den Autoren „die wohlbekannte Tatsache, daß bei Arteriosklerose und Diabetes der *höhere Durchschnittswert des Cholesterins* vor allem auf dem Vorkommen relativ weniger Fälle von Hypercholesterinämie beruht, während die große Mehrzahl der Werte in den Rahmen der Norm fällt. . . . Die *Cholesterin: Phospholipoid-Quotienten* im Plasma waren bei Arteriosklerotikern etwas *höher als normal,* die Schwankungsbreite bei den einzelnen Kranken jedoch groß, und wahrscheinlich hat dieser Faktor allein keinen signifikant pathogenetischen Einfluß in diesem Krankheitsgeschehen.“ Am hervorstechendsten war die relative und absolute *Verminderung des Cholesterins in der Eiweiß-Fraktion A* (= α-Lipoproteide; fraktionierte Eiweißbestimmungen nach COHN) bei Atherosklerose und verwandten Zuständen, und es fragt sich, ob die *Vermehrung des Cholesterins in der Fraktion C* (β-Lipoproteide) pathogenetisch eine Rolle spielt. Bei den Arteriosklerotikern bestand außerdem eine Tendenz zu Verminderung des Eiweißes in Fraktion A und Vermehrung des Eiweißes in den Fraktionen C und D (Tabelle 84). Verminderung bzw. Erhöhung der genannten Fraktionen sahen die Autoren aber auch bei offensichtlich *gesunden* jungen Männern und, in extremem Maße, bei Diabetikern *ohne* nachweisbare Gefäßschäden. Anscheinend ist die Änderung der Cholesterinverteilung auf die Eiweißfraktionen bei der Arteriosklerose ein konstanteres Symptom als die Hypercholesterinämie oder die Erhöhung des Cholesterin: Phospholipoid-Quotienten im unfraktionierten Plasma.

Unter 1089 Sprechstundenpatienten PRIDDLES (1951) in Toronto hatten 529 = 48,6% (unter diesen 59% der über 40jährigen) erhöhte, d. h. über 250 mg-% liegende Cholesterinwerte im Blut. Insgesamt 160 von allen Patienten waren Arteriosklerotiker. (Die Diagnose war lediglich *klinisch* gestellt worden.) Bei der Diagnose Netzhaut-Arteriosklerose „ergaben sich verschiedene Schwierigkeiten"; als Arteriosklerose gerechnet wurden nur Fälle mit scharfer Venenknickung durch größere Arterien. Als Coronarsklerose galten „nur Fälle mit Myocardinfarkt oder Belastungsangina mit elektrokardiographischer Bestätigung". Schlaganfall war die Voraussetzung für die Diagnose Cerebralsklerose, und in allen Fällen von peripherer Sklerose waren eindeutige Zeichen einer obliterierenden Arterienerkrankung nachweisbar.

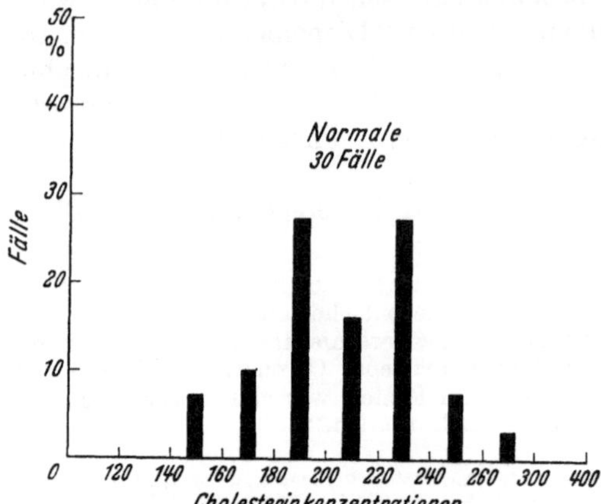

Abb. 21. Cholesterinkozntrationenen. Cholesteringehalt im Serum bei 30 Gesunden. 97% der Fälle liegen zwischen 140 und 260 mg-%. (Nach MORRISON, HALL und CHANEY.)

Unter Zugrundelegung dieser diagnostischen Kriterien wurden erhöhte Blutcholesterinwerte in folgender Häufigkeit festgestellt: bei Coronarsklerose in 69,7% der Fälle, bei Retinasklerose in 68,7% der Fälle, bei peripherer Sklerose in 55,5% der Fälle, bei Cerebralsklerose in 35,4% der Fälle, bei Diabetes mellitus ln 68,7% der Fälle, bei arterieller Hypertension in 65,9% der Fälle, bei Cholelithiasis in 58,8% der Fälle und bei Fettleibigkeit in 43,8% der Fälle.

Nach Abzug von insgesamt 115 Arteriosklerotikern mit erhöhtem Blutcholesterin verblieben 413 Nicht-Arteriosklerosekranke mit (vermutlich großenteils altersbedingt) erhöhtem Blutcholesterin. Unter 1089 — 160 = 929 Nicht-Arteriosklerosekranken waren also 413 = 44% mit erhöhtem Blutcholesterin.

Das bedeutet, daß eine *überdurchschnittliche Häufigkeit hoher Blutcholesterinwerte nur bei Kranken mit Coronarsklerose und Retinasklerose, nicht* aber bei Kranken mit Cerebralsklerose in Betracht gezogen werden kann! Dabei ist noch nicht einmal berücksichtigt, daß das Durchschnittsalter der Arteriosklerotiker höher liegen dürfte als das der nichtarteriosklerotischen Patienten, die höhere Frequenz hoher Blutcholesterinwerte bei den Coronarsklerotikern und Retinasklerotikern sehr wahrscheinlich also mitbedingt ist durch ihr höheres Lebensalter.

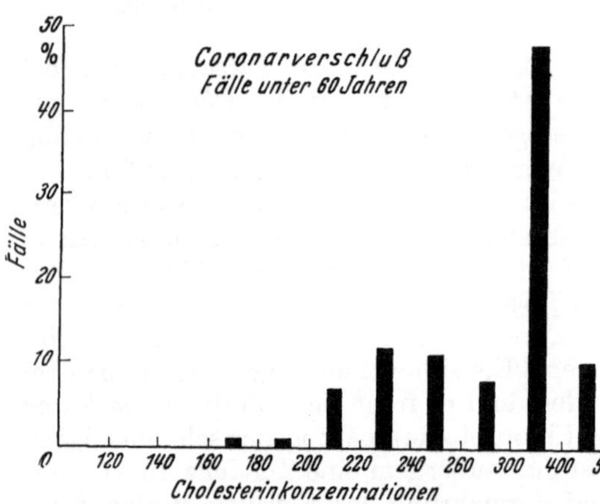

Abb. 22. Cholesterinkonzentrationen. Cholesteringehalt im Serum bei 75 Kranken unter 60 Jahren mit Coronarverschluß. 32% der Fälle liegen zwischen 140 und 260 mg-%. (Nach MORRISON, HALL und CHANEY.)

200 Kranke mit frischem, klinisch diagnostiziertem Coronarverschluß, von denen die meisten ihren ersten Anfall überlebten — „einige Fälle" wurden obduziert —, 30 normale Kontrollpersonen und 36 Kranke mit verschiedenen Krankheiten verglichen MORRISON, HALL und CHANEY (1948, Los Angeles) hinsichtlich ihres Blutcholesteringehaltes. Die Cholesterinbestimmungen wurden innerhalb der ersten 48 Std nach dem Anfall und bei vielen noch 2—6 Wochen danach durchgeführt. Von den unter 60jährigen Coronarkranken lagen 60%, von den über 60jährigen nur 48% mit ihren Cholesterinwerten über 260 mg-%; unter den normalen Kontrollen war es nur einer von 30 Fällen. Das Verhältnis freies Cholesterin: Gesamtcholesterin war unverändert.

„Es ist daraus deutlich ersichtlich, daß Coronarverschluß bei Menschen mit hohen Blutcholesterinwerten früher auftritt", vielleicht wäre es vorsichtiger, zu sagen: *Bei Kranken mit den klinischen Zeichen des Myokardinfarkts liegt das Blutcholesterin häufig abnorm hoch, sofern sie noch nicht 60 Jahre alt sind.* Ob das Cholesterin auch bei *über* 60jährigen Infarktkranken häufig abnorm hoch liegt, steht dahin; die Häufigkeit von Cholesterinwerten über 260 mg-% bei Nicht-Infarktkranken dieses Alters der gleichen Population wird von den Autoren nicht angegeben. Die „Normalwerte" der 60jährigen Männer liegen nach KEYS und Mitarbeitern (s. S. 220) zwischen 197 und 309, der 70jährigen zwischen 155 und 294 mg-% (Mittelwerte 253 bzw. 225 mg-%).

Cholesterin- und Lipoproteidwerte im Blut lagen bei 273 von LAWRY, MANN, PETERSON, WYSOCKI, O'CONNELL und STARE (1957) untersuchten Männern, die einen Herzinfarkt erlitten hatten, im *Mittel* höher als bei gesunden gleichaltrigen Männern.

Zwischen Arcus senilis corneae und Blutcholesterinspiegel sind keine Beziehungen erkennbar[1].

Es erübrigt sich, auf alle Berichte über das Blutcholesterin von Kranken einzugehen, bei denen arteriosklerotische Krankheitsprozesse mit mehr oder minder großer Berechtigung angenommen worden sind[2]. Sie bringen keine grundsätzlich neuen Gesichtspunkte gegenüber den eben angeführten Ergebnissen und die Worte von DUFF und McMILLAN (1951) in ihrer zusammenfassendeu Darstellung der Pathogenese der Arteriosklerose sind auch heute noch nicht überholt: „Trotz zahlreicher Untersuchungen hat sich nicht nachweisen lassen, daß die Hypercholesterinämie eine wesentliche Voraussetzung für die Entwicklung der menschlichen Atherosklerose ist." PETERS und VAN SLYKE (1946) meinen: „Bei Kranken mit Atherosklerose ist keine allgemeine Lipoidstoffwechselstörung nachgewiesen worden." LANDRÉ und SPERRY (1936) verglichen den Gesamtlipidgehalt der Aorta mit dem Serumcholesterin bei plötzlich (meist an Unfall) verstorbenen Kranken. Gegenseitige Beziehungen konnten auch dabei nicht festgestellt werden.

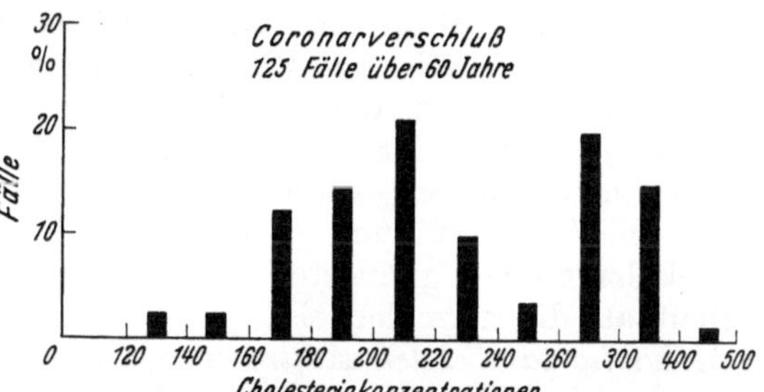

Abb. 23. Cholesterinkonzentrationen. Cholesteringehalt im Serum bei 125 Kranken über 60 Jahren mit Coronarverschluß. 52% der Fälle liegen zwischen 140 und 260 mg-%. (Nach MORRISON, HALL und CHANEY.)

Immerhin haben Untersuchungen kleiner Gruppen von Kranken, die (nach ihren klinischen Symptomen) in relativ *jungen* Jahren an Coronar-Verschluß erkrankt waren, häufig geringe Hypercholesterinämien ergeben[3]. Man könnte annehmen, die Kranken mit frühzeitigem Coronarverschluß gehörten zu jenen, die an einer Anomalie des Lipoidstoffwechsels (Lipidose) leiden. Jedenfalls sind sie *nicht* repräsentativ für die Allgemeinheit der Arteriosklerotiker.

[1] GARN und GERTLER 1950.

[2] MARTIN, SCHEIDEGGER, BERTHOUD und GARRONE 1957, KINSELL, MICHAELS, FRISKEY und SPLITTER 1958, KINSELL 1958, HARTROFT und THOMAS 1957, SPAIN, BRADERS und GREENBLATT 1955, DOYLE, DE LALLA, BAKER, HESLIN und BROWN 1957, LINDGREN und GOFMAN 1957, WELIN und CRAMER 1957, BESTERMAN 1957, MAIER, FREHNER und AMSLER 1957, MIETTINEN 1957, MANN 1957, AHRENS, HIRSCH, INSULL, TSALTAS, BLOOMSTRAND und PETERSON 1957.

[3] DAVIS, STERN und LESNICK 1937, POINDEXTER und BRUGER 1938, STEINER und DOMANSKI 1943, FABER 1946, GERTLER, GARN und BLAND 1950.

Kennzeichnend für den Coronarsklerotiker sind die abnorm starken Schwankungen seines Blutcholesterins nach oben *und* nach unten[1]. Im Zustand des frischen Myokardinfarkts und in den ersten Wochen danach liegt das Blutcholesterin in der Regel *unter* Normalwerten, um erst dann langsam wieder auf normale, u. U. erhöhte Werte anzusteigen[2]. Es liegt nahe, diese Schwankungen in *einer* Linie mit den Schwankungen von Körpertemperatur, Blutzucker und morphologischem Blutbild beim Infarktgeschehen zu sehen. Wenn sich wohl bei Coronarsklerose, nicht aber bei Cerebralsklerose Störungen des Lipoidstoffwechsels finden, die in abnormen Schwankungen des Blutcholesteringehaltes und Verschiebungen in der Zusammensetzung der Lipoproteid-Moleküle faßbar sind, wenn sich solche Störungen also nur bei arteriosklerotischen Erkrankungen *bestimmter* Organbereiche finden, dann können sie kein integrierender Bestandteil des arteriosklerotischen Krankheitsgeschehens als solchem sein. Der arteriosklerotische Prozeß ist grundsätzlich derselbe in den Coronarien, in der Aorta, in den Hirngefäßen und in der Peripherie. Man kann höchstens von Standortvariationen sprechen.

GOFMAN und Mitarbeiter haben sich speziell mit dem *Gehalt des Blutes an Lipoproteid-Molekülen verschiedener Klassen* befaßt[3].

Dabei ergab sich, daß bei Kaninchen normalerweise nur Lipoproteide der Klassen S_f 10 und darunter im Blut auftreten, während nach Cholesterinfütterungen und anderen experimentellen Eingriffen *Moleküle höherer Klassen* erscheinen (S_f 10—30- und S_f 30—100-Moleküle) — Moleküle also von höherem Molekulargewicht, geringerer Dichte, höherem Lipoid- und geringerem Eiweißgehalt als die normalerweise vorkommenden. Das Auftreten solcher Moleküle geht *häufig parallel dem Auftreten experimentell-atherosklerotischer Veränderungen.* Der Gesamtcholesteringehalt des Serums dagegen steht zur Entwicklung der experimentellen Atherosklerose in *keiner* gesetzmäßigen Beziehung[4]. Lediglich dann, wenn der größte Teil des Serumcholesterins in Lipoproteiden der Klassen S_f 10—30 enthalten ist — das ist z. B. bei cholesterinreich gefütterten und alloxandiabetischen Tieren der Fall — bestehen positive Korrelationen. Zwischen den Lipoproteiden der Klassen S_f 10 und darunter und S_f 40—50 und darüber und der Entwicklung fütterungsatherosklerotischer Prozesse fehlen solche Korrelationen.

Bei Arteriosklerotikern, genauer bei Coronarsklerotikern — nach welchen Gesichtspunkten die Diagnosen gestellt werden, ist nicht gesagt — ergab sich nun folgendes: *Die Korrelation zwischen S_f 12—20-Lipoproteiden und Coronarsklerose ist 2—4mal so groß und größer als die Korrelation zwischen Serumcholesterin und Coronarsklerose.* Sogar die Lipoproteide der S_f 35—100-Klassen sind noch stärker mit Coronarsklerose korreliert als das Serumcholesterin. Die geringe Korrelation des Gesamtserumcholesterins zur Coronarsklerose beruht lediglich auf seiner lockeren Korrelation mit den S_f 12—20- und S_f 20—100-Lipoproteiden.

---

[1] Siehe auch MORRISON 1951, BLUMGART 1951, STEINER und DOMANSKI 1942.

[2] GOLDBLOOM 1954, SCHETTLER 1955, HAUSS 1956.

[3] GOFMAN, LINDGREN, ELLIOTT, MANTZ, HEWITT, STRISOWER, HERRING und LYON 1950, GOFMAN, JONES, LINDGREN, LYON, ELLIOTT und STRISOWER 1950, LEWIS und PAGE 1950, GRAHAM, LYON, GOFMAN, JONES, VANKLEY, SIMONTON und WHITE 1951, GOFMAN, LINDGREN, JONES, LYON und STRISOWER 1951, JONES, GOFMAN, LINDGREN, LYON, GRAHAM, STRISOWER und NICHOLS 1951, LINDGREN, FREEMAN und GRAHAM 1952, GOFMAN, JONES, LYON, LINDGREN, STRISOWER, COLMAN und HERRING 1952.

[4] Siehe auch PIERCE 1952.

„Das besagt, daß rund 10% des Serumcholesterins für die Genese der Atherosklerose von Bedeutung sind (nämlich die Fraktion in den S_f 12—20- und S_f 20—100-Lipoproteiden), während der Rest, rund 90% des Cholesterins, in keiner Beziehung zur Atherosklerose steht. Als Ausdruck der Tatsache, daß die Masse des Serumcholesterins in Form nichtatherogener Lipoproteide vorliegt, ist die Bestimmung des Gesamtcholesterins ohne weitere Differenzierung eher geeignet, die atherosklerotischen Möglichkeiten eines Individuums zu verschleiern als klarzustellen. Selbst ausgeprägte Hypercholesterinämie geht nicht regelmäßig mit Atherosklerose einher. Gruppen mit fortgeschrittener Atherosklerose (einschließlich Kranke mit Coronarerkrankungen oder Xanthoma tuberosum) lassen sich durch Bestimmung der S_f 12—20- und S_f 35—100-Lipoproteide von gleichermaßen hypercholesterinämischen Individuen *ohne* manifeste Atherosklerose scharf trennen. Die rohe, auf Korrelationen gestützte Abschätzung der Faktoren, die Atherosklerotiker und Gesunde unterscheiden, läßt erkennen, daß die S_f 12—20- und S_f 35—100-Lipoproteide zusammen mindestens 35% aller ursächlichen Faktoren ausmachen. Berücksichtigt man die Unreinheit der Normalpopulation (d. h. ihre Vermischung mit Atherosklerotikern), die diagnostischen Irrtumsmöglichkeiten in der Gruppe der Coronarkranken, die örtlichen Faktoren der Atherombildung, den Unterschied zwischen manifester Atherosklerose und Atherosklerose-Aktivität und die biologischen und technischen Messungsschwankungen, dann *kann man die S_f 12—20- und S_f 35—100-Lipoproteide zusammen für 75—80% des Gesamtunterschiedes*, ja für die ganzen Unterschiede *zwischen Atherosklerotikern und Normalen verantwortlich machen.* Bei alloxandiabetischen Kaninchen, die unter Cholesterinfütterung extreme Hypercholesterinämie und Hyperlipämie entwickeln und trotzdem geringere atherosklerotische Veränderungen aufweisen als Normaltiere unter Cholesterinfütterung, steht die Konzentration der S_f 12—20-Lipoproteide in guter Korrelation mit dem Ausmaß der entstandenen Atherosklerose, während freies und gesamtes Cholesterin eine solche Korrelation *nicht* erkennen lassen. Im Alloxandiabetes ist das Serumcholesterin vor allem in den S_f 80—100-Lipoproteiden und größeren Klassen enthalten; die Umwandlung dieser Lipoproteide in Lipoproteide der S_f 40-Klasse und kleinerer Klassen ist nicht mehr möglich[1]".

Hohe S_f 12—20-Lipoproteid-Konzentrationen sollen bei Infarktkranken hohe Rezidivgefahr anzeigen. „Die Rezidivhäufigkeit des Myocardinfarks beträgt etwa 20% je Jahr bei Kranken mit einem S_f 12—20-Spiegel von 100 mg-%, etwa 6% bei Kranken mit S_f 12—20-Spiegel von 50 mg-%.... Das Auftreten eines Myokardinfarkts steht bei *Gesunden* in positiver Beziehung zur Höhe der S_f 12—20-Lipoproteide. Es ließ sich zeigen, daß die Senkung eines hohen S_f 12 bis 20-Spiegels durch Fett- und Cholesterineinschränkung in der Nahrung die Aussichten neuer Myokardinfarkte bei Kranken mit nachgewiesener Coronarsklerose deutlich verringert. Das einzige Medikament, das den Lipoproteidgehalt in Richtung der Norm rasch verschiebt, ist parenteral gegebenes Heparin.... Der Nachweis, daß die S_f 25—100-Lipoproteide neben den S_f 12—20-Lipoproteiden in Verbindung mit der Atherosklerose stehen, ist von besonderer Bedeutung im Hinblick auf den Fettverzehr. Die S_f 35—100-Lipoproteide können bei sehr vielen Menschen nach Fettzufuhr akut ansteigen. Bei Kranken mit schweren Störungen des Lipoidstoffwechsels, die zu abnormen Lipoproteidwerten führen, bleibt diese S_f 35—100-Klasse auch noch nach beendeter Resorption erhalten. Es hat den Anschein, als ob nicht nur nahrungsbedingte Senkung der S_f 12—20-Lipoproteide eine günstige Wirkung auf die Coronarsklerose ausübe,

---

[1] Pierce 1952.

sondern als ob die Einschränkung der Fettzufuhr auch dadurch atherosklerosewidrig wirke, daß sie das S_f 35—100-Niveau herabdrückt[1]." Der S_f 12—20-Spiegel wird durch die Nahrungszufuhr nicht akut beeinflußt.

Beziehungen bestehen zwischen *Fettleibigkeit* und S_f 35—100-, und, in geringem Grade, zwischen Fettleibigkeit und S_f 12—20-Lipoproteiden. Sie erklären mindestens zum großen Teil „die Verbindung von Fettleibigkeit mit Arteriosklerose"[2]. Die Beziehungen zwischen Fettleibigkeit und Gesamtcholesterin sind dagegen nur ganz locker. Auch bei anderen Krankheiten, die mit einer überdurchschnittlichen Neigung zu Arteriosklerose einhergehen (Diabetes mellitus, Nephrose, arterielle Hypertension, Hypothyreoidismus) sind die genannten Lipoproteidklassen vermehrt.

Gegenüber diesen Auffassungen GOFMANs haben nun KEYS (1951, 1952) und andere[3] wiederholt die Meinung verfochten, die Bestimmung der verschiedenen Lipoproteidklassen ergäbe keine Tatsachen und Erkenntnisse, die nicht auch aus der Bestimmung des Gesamtcholesterins und der Cholesterin-Ester *allein* zu gewinnen wären.

Während mindestens jene Lipoproteide, die nicht den Klassen S_f 12—20 und S_f 35—100 zugehören, keine Beziehungen zur Arteriosklerose erkennen lassen, ist vielleicht bedeutungsvoller als die absolute Höhe des Gesamtcholesterins im Blut die Größe des *Cholesterin-Phospholipoid-Quotienten*, der mitbestimmend ist für den Zustand der Lipide im Blutplasma. Der Quotient verschiebt sich bei Coronarsklerose häufig zugunsten des Cholesterins; damit nehmen die grobdispersen Cholesterinphasen zu und das Serum wird trüb. Selbst bei 10—20facher Erhöhung der Lipide aber bleibt das Blutserum klar, wenn gleichzeitig die (zu 80% aus Lecithin bestehenden) Phospholipoide erhöht sind[4].

Für Beziehungen der Höhe der Phospholipoide im Blut zur Pathogenese der Arteriosklerose spricht auch eine Beobachtung von AHRENS und KUNKEL (1949): Bei xanthomatös-biliärer Lebercirrhose (7 obduzierte Fälle) findet man stark erhöhtes Blutcholesterin; man könnte danach häufiges Auftreten von Arteriosklerosen bei diesen Zuständen erwarten. Die ausgesprochene Seltenheit der Arteriosklerose bei diesem Krankheitsbild hängt vielleicht mit den gleichzeitig erhöhten Phospholipoidwerten zusammen.

Bei Tieren läßt sich eine experimentelle Cholesterin-Fütterungs-Arteriosklerose verhindern, wenn man dem Cholesterin oberflächenaktive Stoffe zufüttert (z. B. Tween 80, ein Polyoxyalkylenderivat des Sorbit) und die Phospholipoide gleichzeitig mit dem Cholesterin ansteigen[5].

Bei sicherer Arteriosklerose ist der Quotient Cholesterin: Phospholipoide in der Regel — nicht immer! — zugunsten des Cholesterins verschoben[6]. Diese Verschiebung ist zweifelsohne ein *diagnostisch* wertvolles Symptom; ob es von *pathogenetischer* Bedeutung ist, steht dahin.

[1] PIERCE 1952. [2] GOFMAN und JONES 1952.

[3] LAWRY, MANN, PETERSON, WYSOCKI, O'CONNELL und STARE 1957.

[4] AHRENS und KUNKEL 1949, HINCH und CARBONARO 1950, GERTLER, GARN und LERMAN 1950, KELLNER und DJU CHANG 1950, CARFAGNO und STEIGER 1951, STEINER, KENDALL und MATHERS 1952, MORRISON 1952, JACKSON und WILKINSON 1952, GOLDBLOOM 1952, KNÜCHEL 1953, RUSS, EDER und BARR 1951, SAIFER 1951, WOLLAEGER, LUNDBERG, CHIPAULT und MASON 1950, GOULD 1951, HAUSS und BÖHLE 1955.

[5] KELLNER, LADD und CORRELL 1949, PAYNE und DUFF 1949, PICK, STAMLER, RODBARD und KATZ 1952.

[6] GERTLER und OPPENHEIMER 1953/54, MORRISON, GONZALES und WOLFSON 1950, JACKSON und WILKINSON 1952, OLIVER und BOYD 1953.

Unabhängig von der Höhe des Blutcholesterins ist das *cholesterinolytische Vermögen des Blutplasmas*. Es soll im Laufe des Lebens schwanken und bei Arteriosklerose und arterieller Hypertension vermindert sein[1]. Wesen und Bedeutung der Cholesterinolyse sind noch umstritten[2].

Von Bedeutung für die Stabilität des Serumcholesterins ist vielleicht die (gegenüber dem Serum von Gesunden) geringere *cholesterinveresternde Fähigkeit des Serums* von Coronarsklerotikern[3]. Zwischen der Aktivität der Cholesterinesterase und der Höhe des Blutdrucks scheinen indessen keine Beziehungen zu bestehen[4].

Untersuchungen über die Aktivität der *Serumlipase* führten zu keinem klaren Ergebnis[5].

Adlersberg (1951, 1957)[6] sieht in der Hypercholesterinämie, einer conditio sine qua non der Arteriosklerosenentwicklung den Ausdruck einer *angeborenen Stoffwechselstörung* ähnlich jenen Störungen, die das Zustandsbild der verschiedenen Lipidosen gestalten.

Nach seinen Feststellungen in 50 Familien von 122 Kranken mit den klinischen Symptomen der Coronarsklerose — mehr als die Hälfte hatten Serumcholesterinwerte von über 280 mg-% bei einem Alter von 27—64, i. M. von 54 Jahren; die meisten Probanden waren 35—50 Jahre alt — wiesen ein Drittel bis die Hälfte der Geschwister dieser Kranken abnorm hohe Cholesterinwerte auf. Viele hatten außerdem Arcus lipoides corneae und Xanthelasmen, einige wenige hatten Xanthome. In Familien anderer Kranken, die zum Vergleich herangezogen wurden, ließ sich eine „hereditäre Hypercholesterinämie" bei nur 4—5% der Untersuchten feststellen. Niemals fanden sich hypercholesterinämische Werte bei Negern, die 10% der untersuchten Familien ausmachten, während in jüdischen Familien solche Werte sehr häufig waren.

d) Häufigkeit und Schwere der Arteriosklerose nehmen mit steigendem Fettverzehr zu.

Als gewichtiges Argument für die arteriosklerosebegünstigende Wirkung hohen Cholesterin- und Fettverzehrs wird häufig ein *Rückgang arteriosklerotischer Krankheitserscheinungen bei fettarmer Ernährung* angeführt[7]. Dabei fehlt gewöhnlich nicht der Hinweis auf die Seltenheit schwerer, ja sogar mäßiger Sklerosen bei extrem Unterernährten und Dystrophikern[8], die Wilens (1947) sogar zu der Annahme geführt hatte, bei Unterernährung könnten sich arteriosklerotische Veränderungen wieder zurückbilden.

Bemerkenswert ist die Mitteilung von Blaha (1958), der über 10000 Sektionsbefunde von KZ-Häftlingen ausgewertet hat und fand, daß die Intensität der arteriosklerotischen Veränderungen der Haftdauer parallel ging und daraus schloß, die Entwicklung der Arteriosklerose hinge nicht allein von Fettleibigkeit und Nahrungsverzehr ab.

Man kann in diesem Zusammenhang auch an die Verhältnisse bei Krebskranken denken: Auf Grund von 106 Sektionen Krebskranker kam Tiedemann (1957) zu dem Ergebnis, die Arteriosklerose sei bei Krebsträgern „hinsichtlich ihrer Ausdehnung wie auch des Schweregrades der Umbauprozesse an der Gefäßwand geringer ausgebildet als bei Individuen ohne Geschwulstleiden. Wesentlich

---

[1] Loeper 1928, Schoenholzer 1939, 1942, 1944, Hahn 1954.
[2] Keeser 1952, Gey und Pletscher 1957.
[3] Morrison, Zwierlin und Wolfson 1950.
[4] Vorhaus 1952. [5] Schemann 1928, Flaschenträger 1951, Baker 1957.
[6] Siehe auch Adlersberg, Parets und Boas 1949, Boas, Parets und Adlersberg 1948, Adlersberg, Schaefer und Drachman 1952, Boas und Adlersberg 1952. Day, Wilkinson, Gilmore, Schwarz und Peters 1957, Greppi 1957.
[8] Aschoff 1925.

ist dabei eine geringere Entwicklung atheromatöser Prozesse. Ursächlich kommt vor allem dem Fehlen der Hypertonie Bedeutung zu[1]."

Die weit überwiegende Mehrzahl aller Mitteilungen über diätetische Heilwirkung bei Arteriosklerotikern ist unverwertbar, weil die Diagnosen nicht hinreichend gesichert sind, weil genaue Angaben über die verabreichte Kost fehlen oder weil nicht feststeht, ob *ausschließlich* die angegebene Kost über lange Zeit tatsächlich verzehrt worden ist.

Bei fett- und cholesterinarmer Kost sah MORRISON (1951) einen Rückgang der Sterblichkeit von (ambulant überwachten) Kranken, die einen Myokardinfarkt hinter sich hatten.

Die 1. Gruppe von 50 Kranken lebte mit täglich 80—160 g Fett, 200—1800 mg Cholesterin und rund 3000 Calorien, die andere, gleichgroße Gruppe von Kranken mit täglich 20—25 g Fett, 50—70 mg Cholesterin und rund 1500 Calorien. Bei der 2. Gruppe sank das Körpergewicht im Laufe von etwa 3 Jahren um i. M. 15% ab, gleichzeitig sanken im Blut Cholesterin, Gesamtlipide und Neutralfette (von i. M. 312 auf 220, von i. M. 840 auf 571 und von i. M. 236 auf 120 mg-%). Nach 3 Jahren waren von der 1. Gruppe 15, von der 2. Gruppe 7 Kranke gestorben; nach 8 Jahren hatte die Zahl der Verstorbenen 38 bzw. 22 erreicht. Die Unterschiede sind eindrucksvoll; es fragt sich nur, *wieweit die Fettarmut und wieweit die Energiearmut entscheidend war.*

Tabelle 85. *Schwankungen des Serumcholesterins bei verschiedenen Behandlungsmethoden.* (Nach PRIDDLE.)

Serum-Cholesterin	An tierischen Fetten arme Kost und getrocknete Schilddrüse	An tierischen Fetten arme Kost	Getrocknete Schilddrüse
Abgesunken	95	27	15
Unverändert	102	21	15
Erhöht	17	1	4

Unter lediglich fettarmer Kost, die bis zu 3 Jahren und unter gleichzeitiger oder alleiniger Behandlung mit Schilddrüsensubstanz, die gleichfalls bis zu 3 Jahren fortgesetzt wurde, sank der Cholesterinspiegel nur bei der Hälfte der hypercholesterinämischen Sprechstundenkranken von PRIDDLE (1951).

„Die Ergebnisse waren nicht deutlich und konstant." Da die Kranken im Laufe dieser ambulanten Diätbehandlung „über Gewichtsabnahme klagten", könnten die Serumcholesterinschwankungen *ebensogut mit der Energiearmut wie mit der Fettarmut der Kost* ursächlich in Beziehungen stehen.

Von dem Rückgang der S_f 10—20-Lipoproteid-Moleküle bei fett- und cholesterinarmer Kost war schon die Rede.

Nur noch kurz erwähnt sei eine Beobachtung von MARTT und CONNOR (1956): Bei einem Kranken mit essentieller Hyperlipämie, der im Blut 450 mg-% Cholesterin und 2132 mg-% Gesamtlipide aufwies, sank der Lipidgehalt bei Einschränkung der Fettzufuhr auf 618 mg-%. Während dieser Behandlung starb der Kranke an einem autoptisch nachgewiesenen Coronarinfarkt bei schwerer Coronarsklerose.

Von erwiesenen Heilerfolgen fettarmer Ernährung kann also nicht gesprochen werden. Man kann die Heilwirkung fettarmer Ernährung bei Arteriosklerose auch nicht erschließen aus vieldeutigen pathophysiologischen Einzelbefunden, von denen niemand genau weiß, was sie im Rahmen des ganzen Krankheitsgeschehens bedeuten. Sie sollen deshalb auch nur ganz kurz erwähnt werden.

Nach fett- und cholesterinreicher Mahlzeit sollen bei (*klinisch* als solche diagnostizierten) Arteriosklerotikern, aber auch bei *nicht* nachweisbar arteriosklerotischen älteren Menschen Gesamtlipide, Cholesterin und die Zahl der großen Lipoide höhere Werte erreichen und langsamer zum Ausgangswert zurückkehren als bei Gesunden[2]. Die *Fett-Toleranz des Arteriosklerotikers soll geringer sein* als die des Gesunden: 3—5 Std nach einer Fettmahlzeit kommt es

[1] Siehe auch DORMANNS und EMMINGER 1934, dagegen MEYER 1950, 1951.
[2] MORETON 1950, HORLICK 1957.

beim nüchternen Gesunden zu einem meßbaren Anstieg des Blutfettes; bei Kranken, die einen Myokardinfarkt überstanden haben, soll der Blutspiegel im nüchternen Zustand höher liegen und nach Fettmahlzeit stärker ansteigen und langsamer abfallen[1].

Es mag richtig sein, was BRONTE-STEWART (1958) auf Grund seiner Beobachtungen an 23 Kranken mit Myokardinfarkt-Anamnese sagt: „Es scheint, als ob Coronarkranke sich von altersgleichen Kontrollen durch die Fähigkeit, den Blutstrom von Fett zu reinigen, unterschieden. Diese Unterschiede sind weniger deutlich, wenn Maisöl einen großen Teil der Fettcalorien in der Alltagskost ausmacht." Bei starken individuellen Schwankungen ergeben die Fettbelastungskurven deutliche Unterschiede zwischen Gesunden und Kranken aber erst in der „Clearing-Phase" nach Fettmahlzeit, d. h. mindestens 5 Std p.c. Ob das aber irgendwie von Bedeutung ist für den klinischen Zustand, steht völlig offen. Der Angina pectoris-Kranke ist erlebnismäßig leicht zu beeinflussen und wenn KUO und JOYNER (1955) nach Fettmahlzeit von Beschwerdenverstärkung berichten, dann braucht deren Ursache durchaus nicht in *somatischen* Auswirkungen jenes Fettes zu liegen. BRONTE-STEWART (1958) betont, bei seinen Kranken sei nach 100 g Fett *keine* Verstärkung der Beschwerden aufgetreten, keine Verschlechterung des Elektrokardiogramms, keine Verkürzung der Gerinnungszeit; es habe auch keine Beziehung bestanden zwischen Stärke und Dauer der Lipämie einerseits, Alter, Körpergewicht, Fettpolster und Ausgangs-Cholesterinwert im Blut andererseits.

Die Erniedrigung der Blutlipide durch *pflanzliche Sterine* scheint therapeutisch belanglos zu sein[2].

FULLERTON (1956) meint, die Lipämie nach fettreicher Mahlzeit spiele in der Genese der Arteriosklerose deswegen eine Rolle, weil die *Gerinnungszeit* während der Hyperlipämie verkürzt sei[3]. Er läßt dabei außer Acht, daß vielleicht in der Genese des Myokardinfarktes, nicht aber in der Genese der Arteriosklerose die Gerinnungsfähigkeit des Blutes eine Rolle spielt. Die Berichte über Behandlungserfolge mit gerinnungshemmenden Substanzen sind denn auch alles andere als einheitlich[4]. Prothrombinaktivität des Blutes und β/α-Lipoproteidrelation steigen nach Butterzufuhr an; nach Fleischzufuhr steigt nur die 1., nach Eiern nur die 2. und nach Brot keine von beiden. Jugendliche und 50jährige verhalten sich in dieser Hinsicht durchaus gleich[5].

Von Coronarthrombosen nach fettreichen Mahlzeiten ist mehrfach berichtet worden[6], obwohl diese Diagnose klinisch doch nur mit sehr großen Vorbehalt gestellt werden kann. Häufig — nicht immer! — wurde dabei eine Zunahme der Gerinnungsaktivität des Blutes nach Fettmahlzeiten gefunden[7], deren Maximum mit dem Maximum der Lipämie freilich nicht zusammenzufallen brauchte[8]. Die gerinnungsbeschleunigende Wirkung der Fette scheint von dem Freiwerden der Fettsäuren, ihrer Kettenlänge, ihrem Sättigungsgrad und ihrer Zustandsform

---

1 SCHWARTZ, WOLDOW und DUNSMORE 1951, BARRITT 1956.

2 SCHWARZ 1953, WILKINSON 1955, MATHIVAT 1956, RILEY und STEINER 1957.

3 O'BRIEN 1956, 1957, 1958, MACLAGAN und BILLIMORIA 1956, GREIG und RUNDE 1957, MUSTARD 1957, SOHAR, ROSENTHAL und ADLERSBERG 1957.

4 McMICHAEL, TOOHEY und CRAIB 1958. 5 GREPPI 1957.

6 WERTHESSEN 1957, BOAS 1942, DOCK 1946, MASTER 1940.

7 ASPENSTRÖM und BENGTSTEN 1956, DUNCAN und WALDRON 1949, FULLERTON, DAVIES und ANASTASOPOULOS 1953, GREPPI 1957, MUSTARD 1957, O'BRIEN 1955, TILDEN und SHIPLEY 1957, WALDRON, BEIDELMANN und DUNCAN 1951.

8 BUZINA und KEYS 1956, LASCH und SCHIMPF 1956, McLAGAN und BILLIMORIA 1956, O'BRIEN 1955.

abzuhängen[1] und „der Typus der endogenen Fettsäure, die spät in der lipämischen Phase mobilisiert wird, könnte ein bestimmender Faktor sein für die Unterschiede zwischen Coronarkranken und Gesunden" (BRONTE-STEWART 1958).

Unerklärt ist die Bedeutung des von KNISELY u. Mitarb. (1947, 1954) bekannt gemachten *Blood-Sludge-Phänomens*, das eine intravasale reversible Erythrocytenaggregation darstellt, den Ophthalmologen als „körnige Strömung" bekannt ist und, wie die Blutkörperchensenkungsgeschwindigkeit, auf Veränderungen der Bluteiweißkörper beruht[2]. Dieses Phänomen wurde bei verschiedenen Zuständen beobachtet: nach mechanischen Traumen, Verbrennungen, Abkühlungen, Röntgenbestrahlungen, bei Infekten und Gewächsen, bei Hypoxie, Menstruation und Gravidität, nach Alkohol, Dextran, Kollidon und ähnlichen — und nach Fettmahlzeiten. Trotz „Sludging" kann das Blut ungerinnbar sein! Die Frage, ob ein positives Sludge-Phänomen die Annahme nahe legt oder gar beweist, daß fettreiche Kost die Neigung zu Thrombose oder gar zu Atherosklerose fördert, ist noch offen.

Dasselbe gilt für die von DAVIES (1958) festgestellte verlangsamte elektrophoretische Wanderungsgeschwindigkeit der Erythrocyten.

In neuerer Zeit ist in den Diskussionen um die Pathogenese der Arteriosklerose das *Heparin*, ein Gemisch sulfurierter Mucopolysaccharide, in den Vordergrund gerückt. HAHN (1943) hatte gefunden, daß sich bei Hunden lipämisches Serum durch Heparininjektion aufhellen läßt. Die Aufhellung erfolgt in vivo ohne weiteres, in vitro aber nur mit Serum von Tieren, denen vorher Heparin injiziert wurde. Heparin setzt aus gewissen Geweben eine Lipase in Freiheit, deren Wirksamkeit an die Bildung einer Lipoproteid-Lipase, des Klärfaktors, gebunden ist. Unter Heparinwirkung werden die Chylomikronen konglutiniert und zahlenmäßig vermindert, die Wanderungsgeschwindigkeit der β-Lipoproteide im elektrischen Feld wird beschleunigt, die „giant molecules" (s. S. 246) werden in Moleküle niederer Klassen übergeführt. Der Cholesteringehalt bleibt unbeeinflußt. Die Mitteilungen über die therapeutischen Wirkungsmöglichkeiten des Heparins bei älteren und arteriosklerotischen Menschen widersprechen sich[3].

Die lipämische Trübung verschwindet nach Heparin unter Freisetzen von Fettsäuren und Glycerin. Der Klärfaktor wird also aktiviert durch Heparin, das offenbar aus den basophilen Zellen des Blutes stammt[4]. Bei Arteriosklerotikern — wir erinnern noch einmal an die Unsicherheiten der klinischen Diagnose (s. S. 210) — soll die Klärreaktion langsamer ablaufen als bei Gesunden, die Klärungsaktivität und der Gehalt des Serums an heparinartigen Stoffen geringer sein. Ursächlich wird von geringerer Heparinbildung und von „Inhibitoren" des

---

[1] POOLE 1955, POOLE und ROBINSON 1956, KEYS, BUZINA, GRANDE und ANDERSON 1957, WALDRON und DUNCAN 1954, WALDRON und NICHOLS 1952, O'BRIEN 1956, 1957, BLOOM, CHAIKOFF und RINEHART 1951, KIYASU, BLOOM und CHAIKOFF 1952, FULLERTON, DAVIES, ANASTASOPOULOS 1953, MACFARLANE, TREVAN und ATTWOOD 1941, KINGSBURY und MORGAN 1957, GREIG 1956, GREIG und RUNDE 1957, KWAAN und MACFADZEAN 1957.

[2] HARDERS 1957, SWANK 1956, LIEBAU 1957.

[3] MOSES, RHODES, WRAY 1952, NICHOLS, FREEMAN, SHORE und RUBIN 1952, MILLER, ZINN und GRIFFITH 1952, STUDER 1954, SCHÖLL und SCHETTLER 1957, ANFINSEN 1956, DE GENNES 1957, NIKKILÄ und NIEMI 1957, BOYLE 1957.

[4] ANDERSON und FAWCETT 1950, KORN 1955, KORN und QUIGLEY 1956, ZÖLLNER und FRINGS 1956, GORDON, BOYLE, BROWN, CHERKES und ANFINSEN 1953, ANFINSEN 1954, NIKKILÄ 1953, KLEIN und FRANKEN 1955, ANFINSEN, BOYLE und BROWN 1952, SHORE 1955.

Klärfaktors gesprochen[1]. Bemerkenswert ist die Feststellung, daß die Heparinwirkung überhaupt im Alter nachläßt (länger dauernde und stärker alimentäre Hyperlipämie)[2] und bei Diabetikern (von auffallend hohen Werten) mit dem Auftreten arteriosklerotischer Veränderungen abfällt[3]. „Die Heparinwirkung auf das Blutcholesterin ist noch unklar"[4]. Die Berichte über therapeutische Erfahrungen mit Heparin bei Arteriosklerotikern, beurteilt nach der Zunahme der arterio-venösen O_2-Differenz, der pletysmographisch bestimmten Durchblutung, dem Auftreten stenokardischer Beschwerden sind, wie gesagt, widerspruchsvoll: neben erstaunlichen Erfolgen wird von völligen Versagern berichtet[5].

Wieweit *lipotrope Stoffe* die Entwicklung der Arteriosklerose therapeutisch zu beeinflussen vermögen, läßt sich noch nicht sagen. Von 115 Kranken mit akutem Myokardinfarkt, die mit Cholin (täglich 6—32 g) behandelt worden waren, gingen 14, von 115 gleichaltrigen, nicht mit Cholin behandelten Kranken aber 35 am Myokardinfarkt zugrunde[6]. Die daraus erschlossene therapeutische Cholinwirkung wurde auf eine Erhöhung des Phospholipoidspiegels bezogen, die nach Cholin und Inosit (wie auch nach oestrogenen Hormonen) bei Gesunden, Arteriosklerotikern und anderen Kranken gefunden wurde[7]. Bei 11 Kranken mit Coronarsklerose sahen dagegen GREENBERG und BRUGER (1952) keinerlei Einfluß der Cholinbehandlung auf Serum-Cholesterin, Phospholipoproteide und Cholesterin: Phospholipoid-Quotienten und auch andere sahen weder von Cholin noch von Inosit überzeugende Wirkungen[8]. Selbst maximale Senkungen des Blutcholesterins vermögen offensichtlich nicht den Verlauf der Arteriosklerose zu beeinflussen.

Auf die Entwicklung der experimentellen Hundearteriosklerose haben Cholin und Inosit keinen Einfluß[9]. Die Entwicklung arteriosklerotischer Veränderungen von Kaninchen läßt sich nicht dadurch beschleunigen, daß man die Blutlipide durch Cortison und Cortisol in die Höhe treibt[10].

Den weiblichen *Sexualhormonen* wird mit Recht ein hemmender Einfluß auf die Entwicklung der Arteriosklerose zugeschrieben[11]. Bei Coronarsklerotikern senken oestrogene Hormone die β-Lipoproteide, meist auch das Serumcholesterin und erhöhen die α-Lipoproteide[12]. Vielleicht unterstützt beiderseitige Eierstocksentfernung die Entstehung einer Coronarsklerose[13]. Bei Kranken mit abnorm hohen

[1] COHEN und TRUDHOPE 1956, LINDGREN, FREEMAN und GRAHAM 1952, NICHOLS, FREEMAN, SHORE und RUBIN 1952, SHORE, NICHOLS und FREEMAN 1953, GORDON, BOYLE, BROWN, CHERKES und ANFINSEN 1953, ANFINSEN 1954, BLOCK, BARKER und MANN 1951, SCANU und CAUSA 1955, SCHETTLER und JOBST 1955, STORK und KUČEROVÁ 1956, 1957, ENGELBERG 1955, CONSTANTINIDES 1953, PILGERAM 1958, ANGERVALL und HOOD 1957.

[2] DAY, WILKINSON, GILMORE, SCHWARZ und PETERS 1957.

[3] STORK und KUČEROVÁ 1956, 1957.

[4] BRÜCKEL, BERG, BERGER, JOBST, KOMMERELL, KREBS und SCHETTLER 1958.

[5] ENGELBERG, KUHN und STEINMAN 1956, ENGELBERG 1953, POLLAK 1956, ENGELBERG und KUHN 1954, GRAHAM, LYON, GOFMAN, JONES, VANKLEY, SIMONTON und WHITE 1951, DONZELOT und KAUFMANN 1952, FERRERO 1953, ALVAREZ, BUYLLA, BOTAS, GARCIA und BARBON 1953, KELLER 1954, WILKINSON 1954, MILLER, ZINN und GRIFFITH 1952, BINDER, KALMANSON, DRENICK und ROSOVE 1953, PORT, KATZ, HELLMAN und ENSELBERG 1953, RINZLER, TRAVELL, BAKST, BENJAMIN, ROSENTHAL, ROSENFELD und HIRSCH 1953, SIMON und WRIGHT 1953, GUBSER 1956, MOSES, RHODES und WRAY 1952, NICHOLS, FREEMAN, SHORE und RUBIN 1952, STUDER 1954, ANFINSEN 1954, 1956, DE GENNES 1957, BOYLE 1957, NIKKILÄ und NIEMI 1957.

[6] MORRISON und GONZALES 1950. [7] MORRISON und WOLFSON 1950, MORRISON 1952.

[8] DAVIDSON 1952, LABECKI 1955, GOLDBLOOM, EIBER und BOYD 1954.

[9] DAVIDSON, MEYER und KENDALL 1950.

[10] WANG, SCHÄFER und ADLERSBERG 1955, WERTHESSEN 1957.

[11] GENNES und COURNOT 1955, COTTET und MATHIVAT 1955, BOYLE 1957.

[12] BARR, RUSS und EDER 1952. [13] WUEST, DRY und EDWARDS 1952.

Serumlipidgehalt erhöhen oestrogene Hormone die Phospholipoide[1]. Therapeutisch-klinische Erfahrungsberichte mit Sexualhormonen, die einer kritischen Betrachtung standhalten können, liegen bisher nicht vor.

Tabelle 86. *Angriffspunkte verschiedener Vitamine und von Methionin an der arteriosklerotischen Gefäßwand.* (Nach Weitzel und Buddecke.)

Wirkstoff	Aortenlipide*		Aortenbindegewebe**	
	Gesamtfett	Cholesterin	Kollagen	Grundsubstanz
Vitamin A	Senkung um 20—40%	keine Änderung oder Senkung	keine Änderung	keine Änderung
Vitamine A+E	Senkung um 40—50%	Senkung um 50—60%	geringe Senkung (Sekundäreffekt)	keine Änderung
Vitamin E	nur bei hohen Dosen fragliche Senkung	keine Änderung	nicht untersucht	
Vitamin K_1	keine Änderung	keine Änderung	nicht untersucht	
Methionin	keine Änderung	Erhöhung um 50—80%	Erhöhung um 20—40%	Erhöhung um 60—80%
Cholin	keine Änderung	keine Änderung	Senkung um 20—40%	Senkung um 30—50%
Pyridoxin	keine Änderung	keine Änderung	Senkung um 20—30%	Senkung um 10—30%

* Arteriosklerotische Kontrollgruppen = 100%.
** Nichtatherosklerotische einjährige Vergleichsgruppen = 0%, arteriosklerotische Kontrollgruppen = 100%.

Tabelle 87. *Zunahme des Fettverbrauchs innerhalb von 20 Jahren in verschiedenen Ländern.* (g Rohfett — Calorien — Fettcalorien je Kopf und Tag.)

	1935/38	1948/49	1949/50	1950/51	1951/52	1952/53	1953/54	1954/55
Deutschland	58—2985—18%	26	45	57	57	62	65	69—2935—22%
Japan	6—2180— 3%							6—2165— 3%
Indien	6—1970— 3%							8—1840— 4%
Chile	14—2240— 6%							25—2490— 9%
Türkei	16—2450— 6%							19—2670— 7%
Italien	30—2560—11%							36—2675—13%
Irland	38—3250—11%							49—3370—14%
Schweiz	41—3150—12%							48—3130—15%
Spanien	41—2725—14%							41—2500—15%
Frankreich	44—2955—14%							49—3000—15%
Griechenland	47—2500—17%							44—2500—16%
Schweden	49—3080—15%							60—3100—18%
Kanada	52—3015—16%							55—3120—16%
USA	55—3150—16%							58—3090—18%
Niederlande	58—2920—18%							71—2885—23%
Großbritannien	58—3075—17%							60—3190—18%
Norwegen	60—2970—19%							66—3150—19%
Dänemark	66—3330—18%							66—3250—19%

Die Zahlen für den Fettverzehr in Deutschland sind entnommen dem Statistischen Jahrbuch für die Bundesrepublik Deutschland 1955, die übrigen Fettverzehrszahlen dem Yearbook of Food an Agricultural Statistics, Production 1955, Vol 9, Part 1, Rome 1956, die Zahlen für den Calorienverzehr dem United States Department of Agriculture, Foreign Agricultural Service, FAS-M-7, June 1956.

[1] Townsend, Perry und Roen 1952.

Die chemisch-physiologisch festgestellten Beziehungen zwischen *Vitaminen* und Arteriosklerose[1] bedürfen noch der klinischen Prüfung auf ihre therapeutische Anwendbarkeit.

Anlaß gegeben zu der Meinung, es könnten ursächliche Zusammenhänge bestehen zwischen reichlichem Fettverzehr und Arteriosklerose, insbesondere Coronarsklerose, haben die statistischen Feststellungen von Nahrungsmittelverzehr und Arterioskleroseморbidität großer Populationen.

Der unablässige *Anstieg des Fettverzehrs* im abendländischen Zivilisationsbereich während der letztvergangenen Jahrzehnte und seine länderweise verschiedene Höhe sind statistisch gesicherte Tatsachen (Tabelle 87 und 88).

In *Deutschland* wurde dieser Anstieg nur durch die Notjahre der Kriegs- und Nachkriegszeiten unterbrochen. Der Energiegehalt der Kost blieb von

Tabelle 88. *Verbrauch an Calorien, Fett insgesamt sowie Obst und Gemüse in Deutschland**.

	1909/13	1924	1928	1932	1935/38	1948/49	1955/56
Calorien insgesamt je Kopf und Tag	2940	2750	2940	2890	3050	2540	2950
Fett insgesamt in Gramm je Kopf und Tag	90	85	100	105	110	50	120
Fettcalorien in Prozent der Gesamtcalorien (Gesamtfett)	29	29	32	34	33	18	41
Gemüse in Gramm je Kopf und Tag	100	125	120	130	140	165	130
Obst (einschließlich Südfrüchte) in Gramm je Kopf und Tag	105	130	105	105	120	70	170
Sterblichkeit an Herzkrankheiten je 10000 Lebende					18,8 (1938)	17,0	21,2 (1953)

* 1909—13, 1924, 1928, 1932 Deutsches Reich.
1935—38, 1948/49, 1955/56 Bundesrepublik Westdeutschland einschließlich Westberlin.
1909—13, 1924, 1928, 1932, H. v. D. Decken, Entwicklung der Selbstversorgung Deutschlands mit landwirtschaftlichen Erzeugnissen, Berichte über Landwirtschaft, 138, Sonderheft, Berlin 1938.
1935—38, 1948/49, 1955/56, Statistischer Monatsbericht des Bundesministeriums für Ernährung, Landwirtschaft und Forsten, Bonn, September 1956.

1909—1913 bis 1954/55 etwa derselbe, obwohl die durchschnittliche körperliche Arbeitsbelastung geringer wurde; der Anteil der Fettcalorien hingegen lag 1955/56 um 41%, der Gemüseverzehr um 30% und der Obstverzehr um 62% höher als 1909—1913. (Der Tabelle 87 sind die statistisch einwandfrei ermittelbaren *Rohfett*verbrauchszahlen zugrunde gelegt, der Tabelle 88 die Verbrauchszahlen an *Fett insgesamt*. Vgl. auch die Tabellen auf S. 185 und 186.)

Die Zunahme des Fettverzehrs, d. h. des Anteiles der Fettcalorien an der gesamten Energiezufuhr beschränkt sich nicht auf Deutschland. Annähernd gleichgeblieben ist er seit 1935—1938 einerseits in Ländern mit tiefem Lebenshaltungsniveau (Japan, Indien, Spanien, Griechenland), andererseits in Ländern, deren Verzehr schon 1935—1938 ziemlich hoch lag (Dänemark, Norwegen, Groß-Britannien, USA, Kanada). In Deutschland und den Niederlanden hat er von einem verhältnismäßig hohen Niveau aus noch weiter zugenommen und (absolut und relativ zum Energieverzehr) die höchsten Werte erreicht.

Mit Berücksichtigung der geringeren Körpergröße liegt der Energieverzehr der Japaner offenbar etwa gleich hoch wie der der Europäer: Nimmt man die mittlere Körperlänge des 35jährigen Japaners mit 150 cm an, das mittlere

[1] Weitzel 1956, Weitzel und Buddecke 1956.

Gewicht mit 50 kg und entsprechend für den 35jährigen Deutschen 170 cm und 70 kg, dann ergibt sich der Grundumsatz zu 1267 bzw. 1644 Calorien je 24 Std. Der Japaner verzehrte also 1954/55 mit 2170 Calorien 172%, der Deutsche mit 2940 Calorien 179% seines Grundumsatzwertes.

Unter Zugrundelegung der Zahlen von Martin (1928) für Körperlänge und Gewicht i. M. verschiedener Nationen ergibt sich in gleicher Weise der Energieverzehr in Prozenten des Grundumsatzwertes bei dem

Italiener zu	173%	Norweger zu	197%
Deutschen zu	179%	Lappen zu	260%
Holländer zu	181%	(unter Zugrundelegung der Eskimokost).	

Der Energieverzehr je Kopf nimmt also (im Verhältnis zum Grundumsatz) von Süden nach Norden zu.

In den verschiedenen wirtschaftlichen und sozialhygienischen Verhältnissen der Länder der Erde liegt es begründet, daß statistische Feststellungen aus verschiedenen Ländern sehr verschieden zuverlässig sind und nur mit großer Vorsicht betrachtet werden können[1]. Die Todesursachenstatistik gründet sich auf die Diagnose des den Tod feststellenden Arztes. Man darf dabei nicht vergessen, daß die klinische Differentialdiagnose zwischen Coronartod, Herzmuskeltod und Gehirntod oft sehr schwierig, ja unmöglich ist, vor allen Dingen, wenn der die Todesursache feststellende Arzt den Verstorbenen nicht genau gekannt hat (oder eilig ist). Trotzdem muß eine Diagnose gestellt werden, und die, für die der Arzt sich schließlich entschieden hat, geht als Todesursache in die Statistik ein. Und ein weiterer Unbestimmtheitsfaktor kommt dazu: Infolge der Unsicherheit der *klinischen* Diagnose Arteriosklerose kann die Todesursachenstatistik wohl etwas über die Häufigkeit des Herztodes, speziell auch des Coronartodes aussagen, aber nichts über die Häufigkeit der Arteriosklerose. Nur verhältnismäßig selten kann sich die Diagnose der Todesursache auf autoptische Befunde stützen. Man muß alle diese Schwierigkeiten sehen, um aus den statistischen Zahlen nicht Schlüsse zu ziehen, die aus ihnen gar nicht gezogen werden können.

Die internationale Todesursachenliste, die den Angaben der statistischen Jahrbücher für die Bundesrepublik zugrunde liegt, faßt „arteriosklerotische und degenerative Herzerkrankungen" zusammen und stellt sie den „chronisch rheumatischen Herzerkrankungen" (gemeint sind wohl die Klappenfehler) gegenüber. Daneben nennt sie als Gruppe für sich „die Blutdruckerhöhung mit Beteiligung des Herzens" (die indessen von arteriosklerotischen und degenerativen Herzerkrankungen klinisch kaum abgrenzbar sein dürfte). Die Angaben der Statistischen Jahrbücher für das Deutsche Reich gliedern nach 1. Herzbeutelentzündung, 2. akute Herzklappenentzündung, 3. chronische Herzklappenentzündung und Herzklappenfehler, 4. Herzmuskelkrankheiten, 5. Krankheiten der Kranzarterien und Angina pectoris, 6. anderen Herzkrankheiten, 7. Schlagadererweiterungen, 8. Arterienverkalkung und Brand, 9. anderen Krankheiten der Kreislauforgane. In der Tabelle 89 sind die Zahlenwerte für die Jahre vor 1938 der 3.—6. Gruppe zusammengefaßt und den übrigen als eine zweite Gruppe gegenübergestellt.

Trotz aller Vorbehalte gegenüber den in der Tabelle 89 genannten Zahlen darf aus ihnen geschlossen werden, daß selbst bei Berücksichtigung des veränderten Altersaufbaus der Bevölkerung („Überalterung") die *Sterblichkeit an Herzkrankheiten und Apoplexien* von 1936—1953 *zugenommen hat*. Die Todesfälle an den übrigen Krankheiten der Kreislauforgane, die vor allem in Thrombosen und Embolien und obliterierenden peripheren Gefäßerkrankungen (peripherer Sklerose, Endangiitis obliterans) bestehen, haben um ebensoviel abgenommen, wie die Apoplexien zugenommen haben.

Dieselbe steigende Tendenz der Sterblichkeit an Herzkrankheiten wie in der Bundesrepublik einschließlich Westberlin und in der Deutschen Demokratischen Republik[2] läßt sich in allen Ländern abendländischer Zivilisation nachweisen.

Auffällig sind die großen Unterschiede von Land zu Land. Am tiefsten liegt, wenn wir die Zahlen für 1952 herausgreifen, die Sterblichkeit in Indien (Ceylon), Japan, Portugal, Irland und Jugoslawien (zwischen 6 und 15); es folgen die Niederlande, Italien und die Bundesrepublik mit 16—18, Frankreich, Dänemark, Schweden, Kanada und die Schweiz

[1] Siehe auch Ott 1957. [2] Zschoch 1957.

mit 21—27, und schließlich Westberlin, USA und Großbritannien mit 27—38. Wenn sich bei Gefäßschädigungen des Zentralnervensystems eine andere Reihenfolge ergibt — hier liegt Berlin-West mit 26 mit Abstand am höchsten —, dann muß man berücksichtigen, daß unter Gefäßschädigungen des Zentralnervensystems wahrscheinlich zahlreiche Hirnembolien sind, die entsprechend der Herkunft der Embolie, teilweise den Herzkrankheiten zugerechnet wurden.

Die Abb. 24 läßt die *Schwankungen der Sterblichkeit und des Fett-Calorienverzehrs* vergleichen. Ordnet man die Länder nach steigendem Fettverzehr, dann

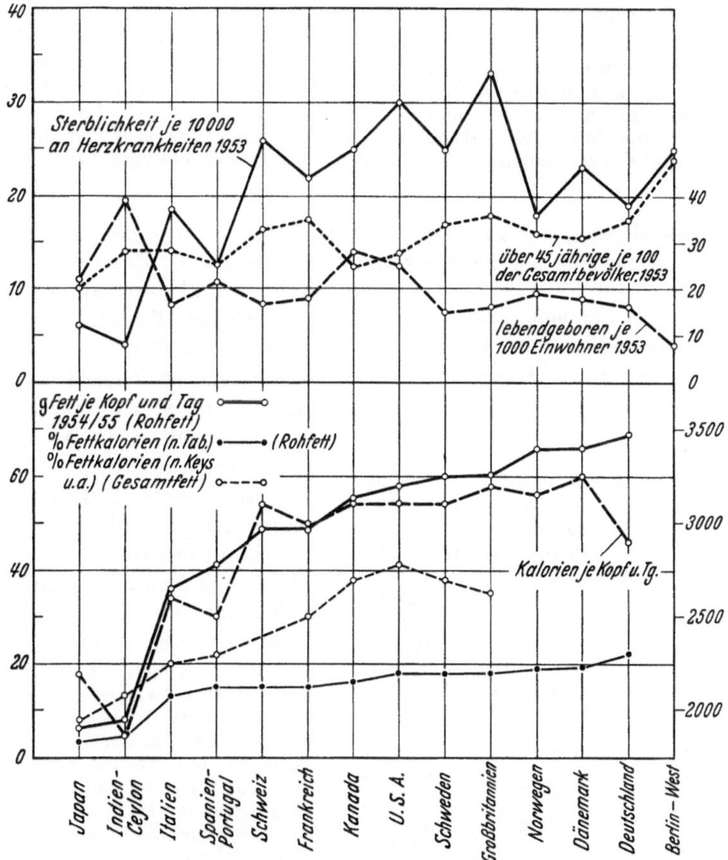

Abb. 24. Fettverzehr, Calorienverzehr und Sterblichkeit an Herzkrankheiten in verschiedenen Ländern

entspricht dieser gleichmäßig ansteigenden Kurve keine parallele Kurve der Sterblichkeit an Herzkrankheiten. Die 3 Länder mit dem höchsten Fettverzehr liegen in ihrer Sterblichkeit tiefer als die 5 Länder mit dem nächst niedrigen Fettverzehr. (Bei Analyse der Ernährung schwedischer Familien kamen neuerdings Bergquist und Holmberg (1957) auf 3600 Calorien je Tag mit 43% Fettcalorien).

In Deutschland schwanken Fettverzehr, Energieverzehr und Sterblichkeit an Herzkrankheiten etwa gleichsinnig. Daß die Zunahme nicht durch die Altersverschiebung der Bevölkerung bedingt ist, ergibt sich daraus, daß die Zunahme auch dann zutage tritt, wenn die Sterblichkeitsziffern (wie in Tabelle 89) auf denselben Altersaufbau der Bevölkerung bezogen werden.

Aus solchen Gleichläufigkeiten von Fettverzehr und Sterblichkeit an Herzkrankheiten hat man — obwohl eine *strenge* Gleichläufigkeit gar nicht existiert —

Tabelle 89. *Standardisierte Sterbeziffern der Männer an Herzkrankheiten je 10000 der Bevölkerung der Bundesrepublik bezogen auf den Altersaufbau der Bevölkerung im Jahre 1952.*

	1936	1938	1949	1950	1951	1952	1953
Herzkrankheiten einschließlich Coronarsklerose	14,4	18,8 (15,0)	17,0 (16,2)	18,1 (17,5)	18,9 (18,6)	20,1 (20,1)	21,2 (21,5)
Apoplexie	9,3	12,0 (9,8)	11,1 (10,5)	12,0 (11,6)	12,6 (12,4)	12,8 (12,8)	13,1 (13,3)
Übrige Kreislaufkrankheiten	5,0	6,3 (4,8)	4,2 (3,9)	5,0 (4,8)	5,4 (5,3)	5,5 (5,5)	5,1 (5,2)

Die Zahlen sind entnommen dem Statistischen Jahrbuch für das Deutsche Reich 1938 und dem Statistischen Jahrbuch für die Bundesrepublik Deutschland 1955. Die Werte für 1936 sind *nicht* bezogen auf den Altersaufbau um 1952; sie sind, ebenso wie die in Klammern gestellten Werte für die Jahre 1938—1953, auf die Bevölkerung des jeweiligen Jahres bezogen. Der Vergleich zeigt die zusätzliche Auswirkung der Alterverschiebung auf die Sterblichkeitsziffern.

wiederholt geschlossen, *der zunehmende Fettverzehr sei die oder doch mindestens eine wesentliche Ursache des zunehmenden Kreislauftodes*. Zugunsten dieser Annahme sind dann auch noch andere statistische Feststellungen geltend gemacht worden.

Tabelle 90. *Sterbeziffern je 10000 der Bevölkerung in den Jahren 1952/53.*

	Herzkrankheiten	Schädigungen des Zentralnervensystems
Ceylon	4,3—4,1	8,7—7,8
Japan	6,4—6,2 (1951/52)	12,6—12,9
Portugal	13,7—12,5	10,9—11,1
Island	13,8	11,8 (1951)
Jugoslawien	15,0	5,9 (1952)
Niederlande	16,3—17,1	8,9—9,4
Norwegen	16,3—18,0	11,9—12,4
Italien	18,7—18,6	12,7—12,8 (1951/52)
Bundesrepublik . .	17,7—18,9	15,0—15,6
Frankreich	20,8—22,0	14,0—14,2
Dänemark	23,7—23,0	12,8—12,7
Schweden	24,8	13,6 (1951)
Kanada	24,9—25,0	9,3—9,6
Schweiz	26,6—25,9	12,5—13,1
Westberlin	26,5—27,5	25,8—24,9
USA.	30,0—30,7 (1951/52)	10,4—10,7
England und Wales	34,0—33,5	15,8—15,4
Schottland	37,8—35,9	17,8—17,4

Die Zahlen sind dem Statistischen Jahrbuch für die Bundesrepublik Deutschland 1955 entnommen.

So haben STRØM und JENSEN (1951) die Sterblichkeit an Kreislaufkrankheiten in Norwegen während der Jahre 1927—1948 an Hand der amtlichen Todesursachenstatistik verfolgt (Abb. 25). Maßgebend ist die unterbrochene Kurve, die die Änderungen im Altersaufbau der Bevölkerung berücksichtigt; vgl. auch FREUDENBERG (1955).

Die Sterblichkeit in den Jahren 1938—1940 = 100 gesetzt, betrug diese in den Jahren 1943—1945 bzw. 1946—1948 im Durchschnitt aller Altersklassen von Männern und Frauen an Apoplexie 85 bzw. 95, an Arteriosklerose 60 bzw. 65, an chronischer Myokarditis 92 bzw. 112, an chronischer Endokarditis 112 bzw. 143 und an chronischer Nephritis 50 bzw. 46.

Die Arteriosklerosesterblichkeit war aber schon seit den 30er Jahren langsam abgesunken, vielleicht aus rein diagnostischen Gründen (Verschiebung von der Diagnose Arteriosklerose auf die Diagnose chronische Myokarditis, die in den reichen Jahren fortlaufend zugenommen hat?). Der seit 1929 gleichmäßige Anstieg der Todesfälle an chronischer Myokarditis erfuhr in den Kriegsjahren einen leichten Rückgang, setzte sich danach aber wieder fort. Während des Krieges sank auch der Verzehr von Fleisch, Vollmilch, Margarine und anderen Fetten (ausgenommen Butter), Käse, Eiern, Zucker, Früchten, Beeren und Kaffee, und es stieg der Verzehr von Fisch, Magermilch, Getreide, Kartoffeln und

Gemüse. „Der mittlere Energiegehalt der Kost fiel von 3470 Calorien je Kopf und Tag in den Jahren 1936/37 auf 2850 Calorien in den Jahren 1942—1945. Das führte zu weit verbreiteter Gewichtsabnahme.“ Der Eiweißverzehr sank von 115 auf 93 g, der Verzehr von Fetten insgesamt von 159 auf 71 g

STRØM und JENSEN unterstreichen die Parallelität der Sterblichkeitskurve mit der Kurve des Fettverzehrs, meinen aber: „Ähnliche Korrelationen könnten zweifellos aufgezeigt werden zwischen Sterblichkeit und anderen Dingen, wie Zucker, Kaffee, Tabak, Kleider und Schuhzeug.“ Außerdem: Innerhalb des Landes sank die Sterblichkeit an Apoplexie in den Städten etwas weniger stark als auf dem Lande, die Sterblichkeit an Arteriosklerose und chronischer Myokarditis aber sehr viel stärker. Der Grund: „In manchen ländlichen Bezirken wurde die Ernährung während des Krieges *besser*, weil die Bauern mehr von ihren Erzeugnissen selbst verzehrten.“ Der Fettverzehr-Kreislaufsterblichkeits-Theorie widerspricht also die Feststellung, daß in den ländlichen Bezirken trotz mindestens *gleichbleibendem* Fett- und Energieverzehrs die Sterblichkeit an Arteriosklerose, chronischer Myokarditis und Apoplexie *abgesunken* ist, und zwar die Sterblichkeit an Apoplexie sogar noch stärker als bei den schlecht ernährten Städtern!

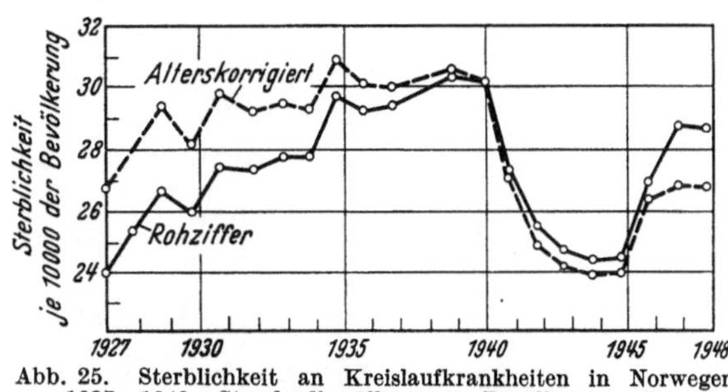

Abb. 25. Sterblichkeit an Kreislaufkrankheiten in Norwegen 1927—1948. Standardbevölkerung = Bevölkerung 1940. (Nach STRØM und JENSEN.)

Ähnliche Feststellungen wie STRØM und JENSEN (1951) hat MALMROS (1950) veröffentlicht.

MALMROS weist auf die sinkende Sterblichkeit an Arteriosklerose hin, die (laut amtlicher Todesursachenstatistik) im Jahre 1941 in Schweden und Finnland begann, sich in Schweden bis 1953, in Finnland bis 1944 fortsetzte, um danach — in Norwegen nach 1945 — wieder anzusteigen und in Schweden 1947 die Ausgangswerte zu überschreiten. Aus der zeitlichen Verteilung von 7493 Myokardinfarkten geht hervor, daß in Schweden deren Häufigkeit in den Jahren 1942 und 1943 absank, um von da an fortlaufend anzusteigen, daß in Norwegen in den Jahren 1942—1944 die Frequenz geringer war, schon 1945 aber das Niveau von 1941 wieder erreicht hatte und 1946 weit über Vorkriegsniveau lag, und daß schließlich in Dänemark von 1941—1945 die Frequenz deutlich tiefer lag als vorher und nachher, dazwischen im Jahre 1942 jedoch unerklärlicherweise vorübergehend die Vorkriegshöhe erreichte (Abb. 28).

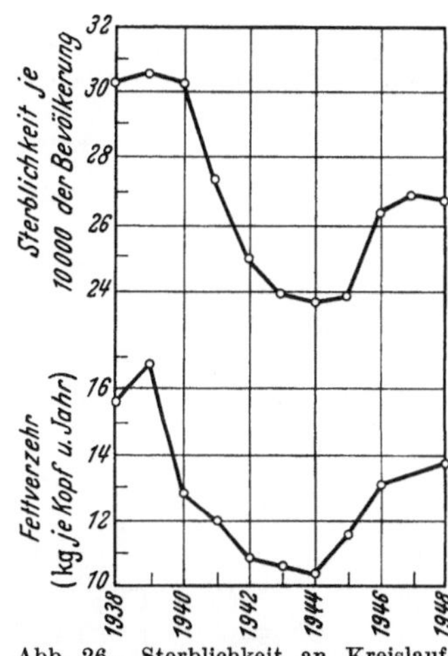

Abb. 26. Sterblichkeit an Kreislaufkrankheiten, korrigiert für das Alter, und Fettverzehr in Form von Butter. Milch, Käse und Eiern in Norwegen. (Nach STRØM und JENSEN.)

MALMROS sieht den wesentlich bestimmenden Faktor für diese Schwankungen in der Höhe des Verzehrs an (cholesterinreichen) Eiern, der in Schweden und Dänemark größer war als in Norwegen (Abb. 27). Er ist überrascht vom Fehlen einer Latenzperiode zwischen dem Einsetzen der Nahrungsmitteleinschränkung und den Schwankungen der Sterblichkeitskurve und folgert: „Wir sollten jeden Luxusverzehr von cholesterinreichen Nahrungsmitteln vermeiden. Besonders gefährlich ist die Kombination von Eiern mit Sahne, Butter oder anderen Fetten.“

Das Absinken der Sterblichkeitskurve an Arteriosklerose und „chronischer Myokarditis“ (bedingt durch Coronarveränderungen?) in den Jahren 1942 und

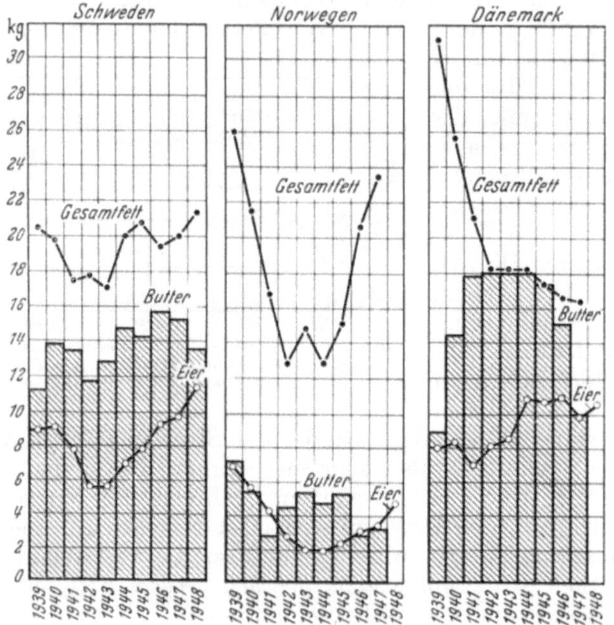

Abb. 27. Eier- und Fettverzehr je Kopf 1939—1948. (Nach MALMROS.) Eier- und Fettverzehr in Schweden, Norwegen und Dänemark in den Jahren 1939—1948 nach den Angaben der Staatlichen Lebensmittelkommission.

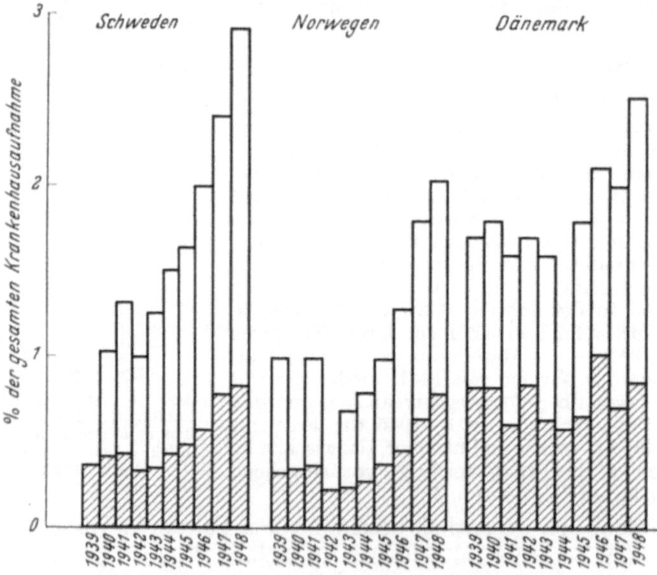

Abb. 28. 7493 Fälle von Myokardinfarkt, behandelt in 23 Medizinischen Kliniken 1939—1948. (Nach MALMROS.) Prozentuale Anteile der Infarktfälle an der Gesamtzahl aller stationär behandelten Fälle.

1943 in Schweden brachte auch HENSCHEN (1947) mit der während dieser Jahre bestehenden Lebensmittelrationierung in Zusammenhang. Berichte gleicher Art von einem Rückgang der Myokardinfarkte in Hunger- und Notjahren stammen aus

Deutschland[1], aus England[2] und aus *Rußland*. Man denkt dabei auch an die Feststellungen der Pathologen, daß in Hunger- und Notzeiten die schweren arteriosklerotischen Veränderungen seltener werden[3], und daß bei unterernährten Carcinomkranken schwere Arteriosklerosen vielleicht selten sind[4]. Der Schwierigkeit, eine Erklärung zu geben für die Feststellung, daß gerade bei den calorisch *unter*ernährten amerikanischen Großstädtern der sozial unteren Schichten Coronarinfarkte und periphere Gefäßerkrankungen ungewöhnlich häufig sind, begegneten KEYS und WHITE (1956) mit dem Hinweis, diese Menschen lebten zwar energieknapper aber *relativ* fettreicher als die Angehörigen höherer Schichten.

Nun muß nachdrücklich unterstrichen werden, *daß der Schluß aus der Gleichläufigkeit zweier biologischer Phänomene auf deren ursächliche Verknüpfung den Grundsätzen der Logik und Erkenntnistheorie widerspricht* (s. auch BLEULER 1922, MARTINI 1953, FRIEDMAN und ROSENMANN 1957, YUDKIN 1957, PAGE, STARE, CORCORAN, POLLAK und WILKINSON 1957). Dessen ungeachtet wird in der medizinischen Literatur dieser Schluß von unzähligen Autoren tagtäglich gezogen. Ebensogut, wie man aus den gleichsinnigen Schwankungen von Fettverzehr und Sterblichkeit an Herzkrankheiten schließt, der steigende Fettverzehr sei die Ursache dieser zunehmenden Sterblichkeit, könnte man schließen — STRØM und JENSEN (1951) haben es selbst angedeutet —, die Ursache der wachsenden Sterblichkeit liege im steigenden Obstverzehr, im steigenden Fleisch-, Eier- und Michverzehr, im zunehmenden Zigarettenverbrauch, sie liege in der (bei gleichbleibender oder sogar höheren Energiezufuhr) geringeren muskulären Beanspruchung, in der Entwicklungsbeschleunigung, in der sinkenden Fortpflanzungsbereitschaft, in der Zunahme neurotischer Störungen, in der Zunahme der Autos und Radioapparate usw. Keine dieser Möglichkeiten läßt sich von vornherein ausschließen; die Frage aber, ob eine von ihnen Wirklichkeit geworden ist, kann nicht die Statistik, sondern allein die Biologie beantworten.

Durch die Statistik ist außerdem lediglich die Gleichläufigkeit von Energie-, Fett- und Eierverzehr mit der Sterblichkeit an *Herzkrankheiten* bewiesen, nicht aber mit der Sterblichkeit an *Arteriosklerose!* Dazu wären Autopsiebefunde notwendig. Es erhebt sich also die Frage, ob jene Auffassung, die die Ursache der steigenden Sterblichkeit an Kreislaufkrankheiten in dem steigenden Fettverzehr sehen will, biologisch gestützt werden kann, und die weitere Frage, ob die zunehmende Sterblichkeit an Kreislaufkrankheiten gleichbedeutend ist mit zunehmender Arteriosklerosemorbidität.

Im Rahmen der ersten Frage interessieren die Ernährungs- und Sterblichkeitsverhältnisse von *Völkern außerhalb des abendländischen Zivilisationsbereichs* mit ihren anderen Ernährungsgewohnheiten. Darüber aber liegen jedoch soviel wir sehen so gut wie keine Beobachtungen vor, die der Kritik standhalten können[5]. Meist handelt es sich lediglich um zahlenmäßig nicht belegte, rein subjektive „Eindrücke".

So sollen z. B. bei *Chinesen* die arteriosklerotischen Veränderungen der Aorta im allgemeinen geringer sein als bei Europäern und Amerikanern, Angina pectoris und Myokardinfarkt selten auftreten und die Blutdruckwerte tiefer liegen[6]. Unter 40 Obduktionen von über 50 Jahre alten Japanern in Okinawa sah STEINER (1946) nur einen einzigen Fall mit verkalkender Coronarsklerose und niemals Gefäßkomplikationen in Herz, Gehirn und Nieren. STEINER (1946) weist dabei auf die großenteils pflanzliche Ernährung dieser Menschen hin, die wenig Fett, selten Milch und sehr selten Fleisch verzehren und deren Colon nach Länge, Breite und Windungen dem Herbivoren-Colon gleiche.

In *Japan* soll das klinische Zustandsbild der Coronarerkrankungen selten sein: Unter 2550 Menschen aller Altersklassen 1,7% mit auf Coronarschaden verdächtigem Elektrokardio-

---

[1] BANSI, NETH und SCHWARTING 1955, BERG 1954. [2] MORRISON 1952.
[3] ASCHOFF 1930, WILENS 1947, FISHER 1956, dagegen BLÁHA 1958.
[4] TIEDEMANN 1957. [5] DONNISON 1937. [6] SNAPPER 1941.

gramm, unter 1480 ärztlich festgestellten Todesfällen einer Zweimillionenstadt 14 Coronartodesfälle! Bei 114 Japanern, von denen 30 im Alter der früher untersuchten amerikanischen Soldaten waren, fanden ENOS, BEYER und HOLMES (1955) Coronarveränderungen in 65% der Fälle (bei den 300 amerikanischen Soldaten waren es 77,3%). Zum Unterschied von den Amerikanern wiesen die Japaner jedoch keine obliterierenden Prozesse auf und die Lipoidphagocytose in den Plaques war viel geringer.

Bemerkenswert ist hier die (trotz annähernd gleicher Häufigkeit der Coronar*sklerose*) ungewöhnliche Seltenheit klinischer Erscheinungen von Coronar*erkrankungen*. Voraussetzung ist allerdings, daß alle Coronartodesfälle auch als solche erkannt und statistisch erfaßt worden sind. Ähnliches wie von den Chinesen wird von den südafrikanischen Bantus berichtet[1]. Obduktionsbefunde von über 9000 Weißen und über 8000 Negern in St. Louis ergaben bei den Weißen sehr viel häufiger Herzinfarkte, obwohl die Ernährung beider Populationen gleich war[2]. Auf der anderen Seite wird angegeben, Japaner und Juden nähmen der Arteriosklerosemorbidität ihre Umgebung[3].

KUCZYNSKI (1925) hat das, wie er meint, häufige Auftreten von Arteriosklerose und Arcus lipoides corneae bei *Kirgisen* mit dem hohen Verzehr von Stutenmilch in Zusammenhang gebracht.

In *Venezuela* soll Arteriosklerose bei den wohlhabenden Schichten häufig, bei den ärmeren Schichten selten auftreten[4], in *Nordschweden* seit der Umstellung der Ernährung von knapper, kohlenhydratreicher auf fett- und fleischreiche Kost die Häufigkeit und Schwere der Arteriosklerose zunehmen[5]. Streng vegetarisch lebende Pelztierjäger sollen weniger stark arteriosklerotisch sein als Benediktinermönche[6].

Das alles sind aber, wie gesagt, in der Regel nur autoptisch unbestätigte Eindrücke einzelner Beobachter innerhalb begrenzter Gesichtskreise, die nur als Anregungen für die Forschung gelten können.

Eine sorgfältige, zusammenfassende Studies über Ernährung der kanadischen *Eskimos* stammt von SINCLAIR (1953). Danach enthielt die Tageskost eines erwachsenen Eskimos im Jahre 1855 3360 Calorien, 377 g Eiweiß (sogut wie ausschließlich tierisches Eiweiß) und 162 g Fett und in den Jahren 1935—1943 während der Seehundjagdzeit 3530 Calorien, 167 g Eiweiß und 104 g Fett, während der Fischzeit 3560 Calorien, 348 g Eiweiß und 37 g Fett (45% bzw. 28% bzw. 10% Fettcalorien). „Der Eskimo kann offensichtlich sehr große Mengen Eiweiß und Fett zu einer Mahlzeit verdauen und resorbieren. In Zeiten der Fülle sind 4 kg Fleisch täglich eine übliche Menge ... Verzehr von 15 kg wurde gelegentlich beobachtet ... Nichts spricht für gesundheitsschädliche Auswirkungen der eiweißreichen Kost.“ „Wiederholte klinische Untersuchungen erwiesen das völlige Fehlen cardiovasculär-renaler Krankheiten“[7], und RABINOWITCH (1936) meint, er habe „eindeutig widerlegt die Annahme vom *Vorkommen von Arteriosklerose bei Eskimos*, mindestens in der südlichen Arktis“. Seine (klinischen!) Daten scheinen zu zeigen, daß Arteriosklerose häufig ist bei jenen Eskimos, die unsere abendländische Zivilisationskost essen, daß aber kein Anhalt für Arteriosklerose in den nördlichen Bezirken gefunden werden konnte, wo die „echte Eskimoernährung herrscht“. Der Eskimo ist „friedlich, extrem glücklich und, gelegentliche Hungerzeiten ausgenommen, gesund“. Man wird dabei freilich in Betracht ziehen müssen, daß die *Lebenserwartung des Eskimo gering ist* — 20—27 Jahre nach *Alaska's Health* 1943 und 1953, BERTELSEN 1935, 1940, HÖYGAARD 1941 —, weil ungewöhnlich viele Eskimos an Unfällen und, wenn sie mit der abendländischen Zivilisation in Berührung kommen, an Tuberkulose und akuten Infektionskrankheiten zugrunde gehen. Nur 2,7—5,3% von ihnen werden mehr als 50 Jahre alt (JAKOBSEN und SVEISTRUP 1950, ABS 1956). RODAHL (1954) fand bei 221 Alaska-Eskimos im Durchschnitt tiefere systolische und diastolische Blutdruckwerte als bei den Weißen derselben Gegend und nur 3mal röntgenologische Zeichen von Aortensklerose bei über 47jährigen Männern; er kommt auf Grund autoptischer und röntgenologischer Untersuchungen zu dem Ergebnis, die *Arteriosklerose scheine bei* den *Eskimos selten zu sein.* Bei 7 von 282 kanadischen Eskimos unbekannten Alters maß BROWN (1951), bei 7,4% von 1071 westgrönländischen Eskimos und 11,2% von 827 Finnen maß EHRSTRØM (1950/51) Blutdruckwerte von mehr als 165 mm Hg; über 200 mm Hg lagen die Werte von 1,9% der Grönlandeskimos und 2,9% der Finnen. Als Arteriosklerotiker rechnete EHRSTRØM (1950/51) jeden, der mindestens eines der folgenden Symptome aufwies: tastbare verhärtete Arterien, röntgenologisch nachweisbare Verlängerung, Verbreiterung oder Erweiterung der Aorta, nicht angeborene und nicht infektiös bedingte Herzverbreiterung. Derart bestimmte Arteriosklerosen — die Fragwürdigkeit der Diagnose liegt auf der Hand — fanden sich unter

---

[1] BECKER 1958, LAURIE und WOODS 1958. [2] THOMAS, BLACHE und LEE 1957.
[3] LARSEN 1957, BRUNNER 1955, s. auch EPSTEIN, SIMPSON und BOAS 1956.
[4] JAFFÉ 1955. [5] HENSCHEN 1953.
[6] GROEN und VAN DER HEIDE 1956. [7] WILBER und LEVINE 1950.

den Grönländern 7,5%, unter den Finnen 29%. Von den untersuchten Eskimos waren allerdings nur 10%, von den Finnen aber 36,4% über 50 Jahre alt. Im übrigen steht Westgrönland seit mehr als 200 Jahren unter den Einflüssen der amerikanischen Zivilisation. Auf ähnliche Weise (anamnestische Erhebungen, Elektrokardiogramme, Röntgenaufnahmen) stellte die *Queen's University Arctic Expedition* unter 282 kanadischen Eskimos 15mal schwere allgemeine Arteriosklerose und 4mal Coronarsklerose fest.

Im ganzen ergaben also die Beobachtungen an energiereich-, fleisch- und fettreich lebenden Eskimos *keinen Anhalt für auffallend hohe Morbidität an Arteriosklerose* bzw. für arteriosklerosefördernde Wirkungen einer solchen Kostform, wobei freilich nicht vergessen werden darf, daß es sich zumeist um junge Menschen handelte, und daß die Diagnose Arteriosklerose klinisch nicht sicher gestellt werden kann.

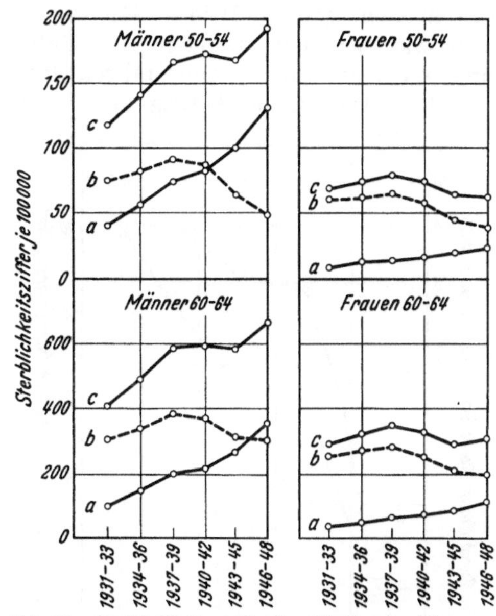

Abb. 29. Sterblichkeit an Herzkrankheiten im Alter von 50—54 und 60—64 Jahren bei Männern und Frauen, 1931—1948: *a* Coronarerkrankungen, Angina pectoris; *b* chronische Myokarderkrankungen einschließlich Myokardinfarkt; *c* Summe von *a* und *b*. (Nach MORRIS.)

Der gleichlaufende Anstieg des Fettverzehrs und der Sterblichkeit an Krankheiten der Kreislauforgane gilt als Hauptargument der *These von der arterioskleroseerzeugenden oder doch mindestens arteriosklerosebegünstigenden Auswirkung fettreicher Ernährung*. Es konnte bereits gezeigt werden, daß die zunehmende Sterblichkeit an Kreislaufkrankheiten ebensogut wie auf den zunehmenden Fettverbrauch auf den zunehmenden Energieverzehr oder ganz andere Faktoren bezogen werden kann, sofern man, wie es hier geschieht, lediglich von statistischen Korrelationen ausgeht. Stillschweigende Voraussetzungen jener These ist aber noch die zweite Annahme, die *zunehmende Sterblichkeit an Kreislaufkrankheiten sei gleichbedeutend mit zunehmender Häufigkeit und Schwere arteriosklerotischer Krankheitsprozesse*. Es fragt sich, ob diese Annahme zu Recht besteht.

Bei der Unsicherheit der klinischen Diagnostik der Arteriosklerose kann lediglich die Morphologie die entscheidende Antwort geben. Eine eingehende und in ihrer Methodik sehr kritische Studie dazu stammt von MORRIS (1951). MORRIS beschränkte sich auf die Coronarerkrankungen („Coronar-Atherosklerose" und „coronare ischämische Herzerkrankungen"), die nach der Todesursachenstatistik mindestens seit 1931 erheblich zugenommen haben. Die im London Hospital autoptisch festgestellten Fälle von frischer Coronarthrombose und akutem Myokardinfarkt bei 35—70jährigen Männern und Frauen nahmen von 1907/14 bis 1944/49 um das 6—7fache zu (Abb. 30). Mit besserer anatomischer Diagnostik, höheren Gesamtkrankenzahlen, verändertem Altersaufbau und anderen Gesichtspunkten der Krankenauslese konnte, wie MORRIS überzeugend auseinandersetzt, diese Zunahme nicht erklärt werden. Vor dem 1. Weltkrieg waren Coronarthrombose und Myokardinfarkt ausgesprochen selten. Am steilsten stieg die Frequenz zwischen 1917 und 1923. „Als Erklärung für die Zunahme der Herzkrankheiten wird gewöhnlich eine *Zunahme der Atheromatose* angeführt, *die niemals bewiesen worden ist*."

Der Vergleich von 995 Obduktionsfällen aus den Jahren 1908—1913 mit 410 aus den Jahren 1944—1949 ergab nun folgendes. Makroskopisch erkennbare Coronararteriosklerosen findet man bei der großen Mehrzahl *aller* 40jährigen. Die Zahl fortgeschrittener Arteriosklerosen nimmt mit dem Alter zu. Die Häufigkeit solcher Arteriosklerosen war aber bei beiden Geschlechtern und in allen Altersgruppen *1944—1949 geringer als 1908—1913!* Es ergaben sich keine Anhaltspunkte dafür, daß fortgeschrittene Arteriosklerosen bei jungen Menschen heute häufiger auftreten als früher, im Gegenteil: Die Häufigkeit fortgeschrittener Arteriosklerosen bei Männern war in den Jahren 1944—1949 ebenso groß wie bei den wenigstens 5 Jahre jüngeren Männern in den Jahren 1908 bis 1913. Im ganzen betrug der Rückgang der Coronarsklerose bei den Männern 47%, bei den Frauen 71% (Abb. 31 und 32). Zwischen Normotonikern und Hypertonikern bestanden keine Unterschiede. *Die Zunahme der Herzkrankheiten kann also nicht auf einer Zunahme der Arteriosklerose beruhen.* Vielleicht ist eine zunehmende Häufigkeit von Coronarthrombose dafür maßgebend. Bei näherer Betrachtung der rückläufigen Häufigkeit der Coronarsklerose fällt der vorübergehende Anstieg in den Jahren 1935—1939 auf. Man könnte an eine Folge der reichlicheren Ernährung und Alkoholversorgung zwischen den beiden Kriegen denken. „Da die Herzkrankheiten zugenommen haben, die Atheromatosebildungen bei den Opfern der Herzkrankheiten aber qualitativ gleich sind wie bei der übrigen Bevölkerung und die Coronarathermatose abgenommen hat, hat sich also der Charakter der Coronarerkrankung offenbar geändert."

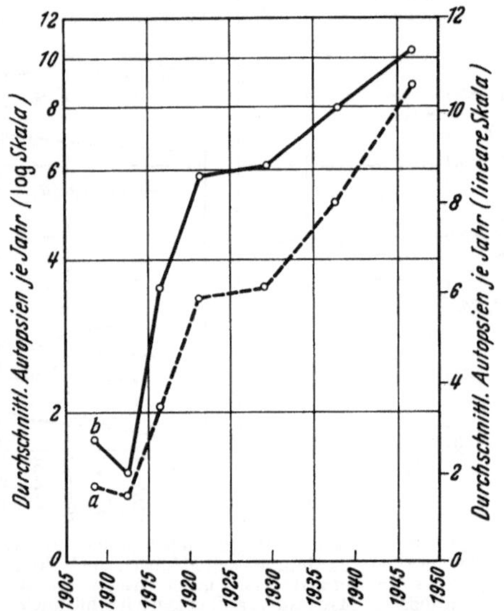

Abb. 30. Todesfälle an frischer Coronarthrombose und akutem Myokardinfarkt im Alter von 35—70 Jahren bei Männern und Frauen (Zahlen von Autopsien im London Hospital). *a* Lineare Skala; *b* logarithmische Skala (gleiche Vertikalabstände bedeuten gleiche prozentuale Veränderungen). (Nach MORRIS.)

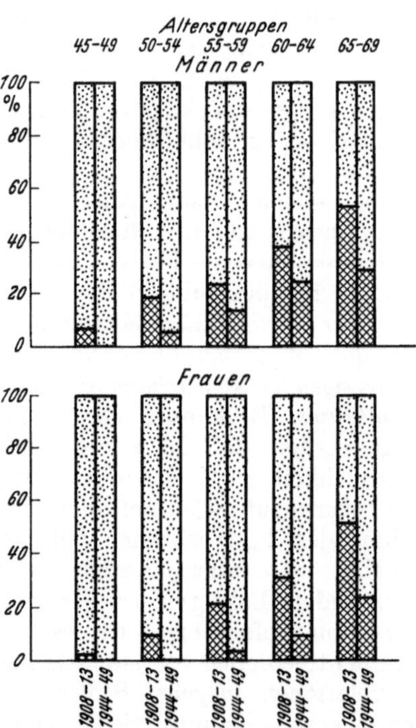

Abb. 31. Überwiegen fortgeschrittener Coronaratherome im Alter von 45—70 Jahren bei Männern und Frauen (Zahlen von Autopsien im London Hospital). Jede gestrichelte Säule bedeutet den Prozentsatz einer Altersgruppe mit fortgeschrittener Ateriosklerose. (Nach MORRIS.)

Zu grundsätzlich gleichen Ergebnissen kamen BANSI, NETH und SCHWARTING (1955)[1].

[1] Siehe auch NETH und SCHWARTING 1955.

Bei Durchsicht von 10383 Sektionsprotokollen *eines* Institutes und bei Berücksichtigung der Fehlermöglichkeiten ergab sich „die zunächst nicht erwartete Tatsache, daß die Verteilung der Coronarsklerose auf die verschiedenen Altersgruppen in allen Jahren weitgehend gleichmäßig ist und statistisch sichere Unterschiede in zwei großen Kollektiven von je 4 Jahren mit Mangel- (1945—1948) und normaler Ernährung (1950—1953) *nicht* bestehen. Die Mitteilungen amerikanischer Autoren aus der jüngsten Zeit über die Häufung von Coronarsklerose bei jugendlichen Männern wird an unserem Material ebenfalls nicht deutlich" (vgl. Abb. 14, S. 217).

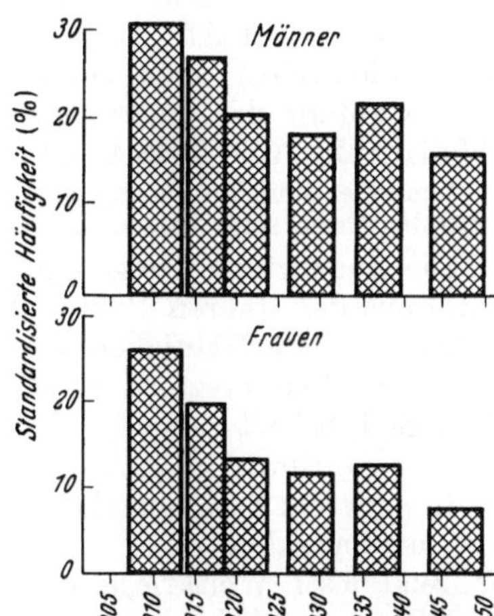

Abb. 32. Vorkommen fortgeschrittener Coronarsklerose im Alter von 50—70 Jahren bei Männern und Frauen (Zahlen von Obduktionen im London Hospital): jede schraffierte Säule gibt den durchschnittlichen Prozentsatz für die entsprechenden Jahre; die Prozentsätze sind standardisiert auf der Basis der Altersverteilung der Bevölkerung von England und Wales im Jahre 1947 (nach Morris).

Die Frauen erreichten das gleiche Stadium der Coronarsklerose 10 Jahre später als die Männer. Bansi, Neth und Schwarting (1955) stellten fest, man könne aus alle dem nur den *einen* Schluß ziehen, daß nämlich „die Coronarsklerose nur *einen* Faktor in der Pathogenese des Herzinfarkts darstellt und daß andere fördernde Konstellationen in den Mangeljahren gefehlt haben" und „daß *in Diskrepanz zum Anstieg der Infarkte eine absolute Konstanz bezüglich der Coronarsklerose besteht.* Der Coronarsklerose kommt also nicht die oft behauptete prävalierende Bedeutung für die Zunahme des Herzinfarktes zu."

Befunde bei 3 Gruppen von Sektionen haben Saphir, Ohringer und Silverstone (1956) miteinander verglichen.

Sie fanden 1. unter 2696 Sektionen der Jahre 1920—1939 836 Fälle = 31% mit coronarsklerotischen Veränderungen, 2. unter 2764 Sektionen aus den Jahren 1940—1949 878 Fälle = 31,8% mit coronarsklerotischen Veränderungen und 3. unter 1572 Sektionen aus den Jahren 1950—1953 451 Fälle = 28,7% mit coronarsklerotischen Veränderungen, insgesamt also 2165 Fälle von Coronarsklerose (1403 Männer und 762 Frauen).

Tabelle 91. *Häufigkeit coronarsklerotischer Veränderungen.* (Nach Saphir, Ohringer und Silverstone.)

	1920—1939	1940—1949	1950—1953
% aller Sezierten der gleichen Altersklassen			
20—49 Jahre	5,9	14,1	25,5
50 und mehr Jahre	46,6	38,4	29,1
% aller Sezierten			
20—49 Jahre	2,27	3,87	3,31
50 und mehr Jahre	28,7	27,9	25,4
Insgesamt	31,0	31,8	28,7
% aller Sezierten mit Coronarsklerosen			
20—49 Jahre	7,3	12,2	11,5

Die Häufigkeit arteriosklerotischer Coronarveränderungen unter den Sezierten der jeweils gleichen Altersklassen und unter allen Sezierten ergibt sich aus der Tabelle 33.

Da die Werte der Tabelle 91 statistisch gesichert sind, die Zahl der 20- bis 49jährigen unter allen Sezierten aber abgenommen hat — von 38,3 in der 1. Gruppe auf 27,5 in der 2. und 12,9% in der 3. Gruppe — „wird die Zunahme der Arteriosklerose bei den Jüngeren signifikanter". *Die Frequenz der Arteriosklerose im ganzen ist gesunken,* weil die älteren Jahrgänge unter den hier Sezierten zahlenmäßig stärker geworden sind und bei ihnen die Häufigkeit coronarsklerotischer

Veränderungen stark zurückgegangen ist. „Jedoch besteht ein Häufigkeitsanstieg in den jüngeren Altersgruppen, am auffallendsten zwischen 40 und 50 Jahren... Da die Häufigkeit der Atherosklerose unter der Gesamtzahl aller Sektionen sich nicht nachweisbar geändert hat, müssen andere Faktoren als die Ernährung für die Erhöhung der Atherosklerosehäufigkeit unter den jüngeren Jahrgängen verantwortlich sein.“ Zum Vergleich sei hier angemerkt, daß der Fettanteil an der Calorienzufuhr der amerikanischen Kost (ohne Berücksichtigung des Küchenabfalls) 1924 36%, 1948/49 40% und 1954 38% betrug.

Von einer Zunahme hochgradiger Coronarsklerose bei unter 45jährigen hat auch BREDT (1949) berichtet; seine Zahlen sind allerdings sehr klein.

Die Auswertung des gesamten Sektionsgutes der Universitäten Marburg und Basel aus den Jahren 1939—1953 ergab neben der Bestätigung bekannter Tatsachen (größere Häufigkeit und frühzeitigere Erkrankung der Männer, Häufigkeits- und Schwerezunahme mit fortschreitendem Alter, überdurchschnittliche Häufigkeit bei arterieller Hypertension und Diabetes mellitus) *weder eine Zunahme der Arteriosklerose im ganzen noch kriegsbedingte Häufigkeitsschwankungen*[1].

In anderem Zusammenhang wurde schon darauf hingewiesen, daß die Häufigkeit coronarsklerotischer Veränderungen bei gefallenen deutschen Soldaten während des 1. Weltkrieges etwa gleich groß war wie während des 2. Weltkrieges (s. S. 215); möglicherweise liegt sie bei amerikanischen Soldaten etwas höher (s. S. 216).

Trotz zunehmender Sterblichkeit an Kreislaufkrankheiten, trotz zunehmender Häufigkeit des Coronartodes und trotz Zunahme des Fettverzehrs hat also die Häufigkeit arteriosklerotischer, insbesondere coronarsklerotischer Veränderungen im Bereich der abendländischen Zivilisation nicht zugenommen. Zugenommen hat lediglich (in manchen Gebieten?) der Anteil jüngerer Menschen auf Kosten des Anteils älterer. Die Sterblichkeit an Kreislaufkrankheiten ist demnach weitgehend unabhängig von der Ausdehnung und Schwere der Arteriosklerose. Entscheidend in der Genese des Coronartodes ist offensichtlich ein funktionelles Geschehen im Sinne einer vasomotorisch bedingten Coronarinsuffizienz.

Trotz großer Unterschiede zwischen der Kreislaufsterblichkeit von Amerikanern und Japanern ist die Häufigkeit coronarsklerotischer Veränderungen etwa dieselbe. Über die Häufigkeit der Arteriosklerose in Nordeuropa, Südeuropa, Indien usw. liegen, soviel wir sehen, brauchbare statistische Zahlen nicht vor.

In Notzeiten sinkt die Sterblichkeit an Kreislaufkrankheiten. Es sinkt aber nicht — oder höchstens bei extremer Unterernährung und Hungerdystrophie — die Häufigkeit und Schwere der Arteriosklerose. Ob der Rückgang der Kreislaufsterblichkeit eine Folge des reduzierten Energieverzehrs ist — er ist auch nachweisbar, wo Energie- und Fettverzehr anscheinend *nicht* zurückgegangen sind — eine Folge des reduzierten Tabakverbrauchs oder noch anderer Umstände, ist eine offene Frage. Daß der Rückgang der Sterblichkeit an Kreislaufkrankheiten und Apoplexie nicht eine Folge knapper Ernährung sein *muß*, geht aus den norwegischen Kriegsbeobachtungen hervor: Trotz mindestens gleichbleibender Höhe der Energie- und Fettzufuhr ging die Sterblichkeit in den ländlichen Bezirken zurück. Daß der Rückgang überhaupt nicht auf Hemmung oder Rückgang arteriosklerotischer Prozesse beruhen *kann*, ergibt sich aus dem prompten Rückgang der Sterblichkeit mit dem Einsetzen der Nahrungsverknappung — bei einer so ausgesprochen chronisch verlaufenden Krankheit wie der Arteriosklerose eine schwer verständliche Erscheinung —, die MALMROS (1950) selbst hervorhob, ohne eine Erklärung dafür finden zu können.

[1] SCHETTLER 1955, SOLTH 1957.

Die *Kreislaufsterblichkeit geht bei verschiedenen Nationen weder ihrem Energieverzehr noch ihrem Fettverzehr* (absolute Mengen und Anteil am Gesamtenergiewert der Nahrung) *regelmäßig parallel.*

Wenn zwischen Kreislaufsterblichkeit und Energie- bzw. Fettverzehr überhaupt kausale Beziehungen bestehen, dann ist der Energie- bzw. Fettverzehr jeweils nur *einer unter anderen determinierenden Faktoren.* Daß energiereiche Nahrung, sofern sie zu Fettleibigkeit führt, eine Zunahme der Kreislaufsterblichkeit zur Folge hat, steht außer Zweifel. Es fragt sich aber, *ob nicht sowohl Sterblichkeitszunahme wie Energie- und Fettverzehrzunahme aus einer Wurzel entspringen.* Davon wird weiter unten noch die Rede sein.

Der Cholesteringehalt des Blutes scheint bei energie- und fettreich lebenden Menschen höher zu liegen als bei energie- und fettknapp lebenden (s.S. 232ff.). Es wäre aber auch hier zu prüfen, ob nicht der absolut höhere Energieverzehr bei Berücksichtigung von Körpergewicht und Körperlänge relativ gar nicht höher liegt. Bei den Eskimos, kleinwüchsigen Menschen, die[1] einen großen Teil ihres Tages sitzend oder schlafend zubringen, dürfte er mit mehr als 3500 Calorien auch relativ sehr hoch liegen. Da das Fett insgesamt nur 28% oder weniger der Calorien ausmacht — in Deutschland waren es 1955/56 39%! —, wäre es doppelt interessant, Genaueres über den Blutcholesteringehalt der Eskimos zu erfahren. Brauchbare Angaben gibt es bisher nicht[2].

Ob hohes Cholesterinniveau im Blut einen Ausdruck stärkerer Neigung zu Tod an Kreislaufversagen darstellt, ist fraglich. Hohes Blutcholesterin ist ein vieldeutiges Symptom und ebensoviel Wahrscheinlichkeit spricht dafür, daß hochnormales Blutcholesterin und überdurchschnittliche Neigung zu Kreislauftod *Ausdrucksformen derselben Grundursache* sind, wie dafür, daß *dieses eine Folge von jenem* ist. Vielleicht sinkt das Cholesterin-Bindungsvermögen des Blutserums mit steigendem Blutdruck[3]. MALMROS, BIÖRCK und SWAHN (1954) meinten, auf Grund vergleichender Untersuchungen an Italienern und Schweden: „Das Blutcholesterin kann kaum von irgendwelcher Bedeutung für die Entwicklung eines hohen Blutdrucks sein."

Für die Pathogenese der Arteriosklerose ist also offensichtlich belanglos, daß mit abnehmender C-Kettenlänge der Fettsäuren die blutcholesterinsteigernde Wirkung zunimmt und daß sich der Blutcholesterinspiegel bei Verzehr von ungesättigten Fettsäuren (am ausgeprägtesten von Arachidonsäure ?) auf ein niedrigeres Niveau einstellt als nach Verzehr von gesättigten. Unbekannt ist die Bedeutung eines erniedrigten Polyensäurespiegels im Blut von Arteriosklerotikern; spielt er in der *Genese* der Arteriosklerose eine Rolle oder ist er eine *Folge* des arteriosklerotischen Prozesses? Wirkt hoher Calorienverzehr arterioskleroseförderend auch dann, wenn er nicht zu Übergewichtigkeit und Fettleibigkeit führt? Wir haben bisher keinen Anhalt, der es sinnvoll erscheinen läßt, therapeutisch oder prophylaktisch mit extrem fettarmer oder mit einer an ungesättigten Fettsäuren reichen Kost ein möglichst tiefes Nineau des Serumcholesterins anzustreben.

Im Hinblick auf den *gesamten Fragenkomplex* ist das Ergebnis eines *Symposiums über Arteriosklerose* interessant, das das amerikanische College of Physicians veranstaltete, und in dem an KATZ und KEYS (1951), GOFMAN (1951) jeweils 3 Fragen gerichtet wurden.

Auf die Frage 1: *Ist erwiesen, daß die menschliche Arteriosklerose auf der Zufuhr von Cholesterin und/oder Fett beruht?*, antwortete KATZ, endogene Störungen

[1] Nach SINCLAIR 1953. [2] SINCLAIR 1953.
[3] ENSELME, COTTET und TRIGAUD 1956, GEY und PLETSCHER 1957.

des Cholesterin- und/oder Fettstoffwechsels spielten in der Genese der Arteriosklerose eine beträchtliche Rolle, „aber ohne die Gegenwart von Cholesterin in der Nahrung kann sich die endogene Störung nicht äußern". KEYS meinte: „Die Antwort ist ein volles und schlichtes Nein", und GOFMAN erklärte, Fett und Cholesterin seien *nicht* verantwortlich für die Störung des Lipoproteidstoffwechsels, sie könnten aber zur Manifestation der Atherosklerose beitragen.

Die zweite Frage lautete: *Ist es nach heutiger Kenntnis wahrscheinlich, daß die menschliche Arteriosklerose auf der Zufuhr von Cholesterin und/oder Fett beruht?* KATZ und GOFMAN sagten dazu ja. KEYS meinte, wenn jedermann auf Eier, Milchprodukte, Fleisch und alle sichtbaren Fette verzichte, würde die Arteriosklerose zwar nicht verschwinden, aber seltener werden; der Cholesteringehalt der Kost sei dabei belanglos, und die Entwicklung der Aterhosklerose werde mit bestimmt durch den Fettgehalt der landesüblichen Kost.

Die dritte Frage: *Würden Sie einem Kranken mit den klinischen Zeichen der Arteriosklerose eine strenge Einschränkung seines Cholesterin- und Fettverzehrs empfehlen?* beantwortete KATZ mit Nein und ließ nur eine Ausnahme für Übergewichtige und Kranke mit Coronarinsuffizienz gelten. KEYS wollte nur das Fett reduzieren ohne spezielle Berücksichtigung des Cholesterins, GOFMAN das Fett und das Cholesterin.

Kurz zusammengefaßt: Es kann keine Rede davon sein, daß abnorm hohes Blutcholesterin ein regelmäßiges Symptom der Arteriosklerose ist. Die Häufigkeit, mit der erhöhte Blutcholesterinwerte, abnorm hohe Cholesterin:Phospholipoid-Quotienten und abnorm hohe Werte der S_f 12—20- und S_f 35—100-Lipoproteide gefunden werden, hängt unter anderem von der Lokalisation der Arteriosklerose ab. Bei Cerebralsklerose und peripherer Sklerose findet man sie sehr viel seltener als bei Coronarsklerose (und Retinasklerose ?). Da die weit überwiegende Mehrzahl aller verwertbaren Untersuchungsergebnisse bei Coronarsklerose gewonnen worden sind, müssen sich die heute möglichen Feststellungen praktisch auf diese Form der Arteriosklerose beschränken. Dabei darf niemals außer acht gelassen werden, daß Angina pectoris und Myokardinfarkt nicht gleichbedeutend sind mit Coronarsklerose und daß Coronarsklerose bzw. Freiheit von Coronarsklerose nur autoptisch festgestellt werden können. Bei etwa einem Drittel der Coronarsklerotiker liegt das Cholesterin im Rahmen der normalen Schwankungsbreite, und es scheint, als ob es bei jungen Coronarsklerotikern den Rahmen des Altersentsprechenden häufiger nach oben überschritte als bei älteren. Einen Zahlenwert, jenseits dessen regelmäßig coronarsklerotische Veränderungen gefunden werden, gibt es nicht. Bei autoptisch erwiesener Arteriosklerose sind nicht nur normale, sondern sogar abnorm niedere, bei völliger klinischer Arterioskleroesefreiheit (und Lipidosefreiheit) abnorm hohe Cholesterinwerte gefunden worden[1]. Ob zwischen der Vermehrung bestimmter cholesterinhaltiger Lipoproteidmoleküle und Coronarsklerose oder zwischen dem Cholesterin: Phospholipoid-Quotienten und Coronarsklerose engere Beziehungen bestehen als zwischen Gesamtcholesteringehalt im Blut und Arteriosklerose, bedarf noch der endgültigen Klärung.

Selbst aus einem regelmäßigen Vorkommen abnorm hoher Werte des gesamten Blutcholesterins, des Cholesterin:Phospholipoid-Quotienten und der Zahl der S_f 12—20 und S_f 35—100-Moleküle bei Arteriosklerotikern könnte aber noch nicht auf eine *ursächliche* Bedeutung des Cholesterins in der Genese der Arteriosklerose geschlossen werden. *Jedes dieser* (als einzelnes vieldeutigen) *Symptome kann ebensogut* lediglich der *Ausdruck einer tiefer liegenden Störung sein,* vergleich-

[1] LANDRÉ und SPERRY 1936.

bar vielleicht der Hyperglykämie des Diabetikers, und so wenig man ein alimentär hervorgerufenes hohes Blutzuckerniveau verantwortlich machen kann für die Entstehung eines Diabetes mellitus, so wenig wird man eine Hypercholesterinämie verantwortlich machen dürfen für die Entstehung arteriosklerotischer Prozesse.

e) Zur Pathophysiologie der Lipide bei nichtarteriosklerotischen Krankheiten.

Für das Verständnis der Genese der menschlichen Arteriosklerose ist nun von Bedeutung, daß sich *abnorm hohe Blutcholesterin- und Blutfettwerte sowie Lipoid- und Neutralfettanreicherungen in Organen auch bei nichtarteriosklerotischen Erkrankungen finden.* Wesensmäßig gemeinsam sind allen diesen Krankheiten gewisse Störungen des Lipidstoffwechsels.

Bei den *Lipidosen mit normalen Serumlipiden* (M. Hand-Schüller-Christian, M. Niemann-Pick, M. Sachs und M. Pfaundler-Hurler, M. Gaucher, M. Whipple und Lipoproteinosen), in deren Pathogenese die Ernährung sicher keine Rolle spielt, kommt es zu *Lipoidspeicherungen in Organen* und Geweben, beim M. Pfaundler-Hurler auch zu Speicherungen in den Arterien in Form von lipoidreichen, die Intima vorwölbenden Schaumzellen, *nicht* aber zu eigentlich arteriosklerotischen Veränderungen.

Die *Lipidosen mit erhöhtem Serumlipidgehalt* sind charakterisiert durch Erhöhung von Cholesterin, Phosphatiden oder Neutralfetten; sie alle können mit Xanthombildung einhergehen.

Bei der *essentiellen familiären xanthomatösen Hypercholesterinämie* mit Begleithyperlipämie sind Gefäßveränderungen oft gefunden worden.

Von 404 Fällen, die SCHETTLER (1953) zusammenstellte, hatten 80% Blutcholesterinwerte von mehr als 250 mg-% (die übrigen hochnormale Werte), 27% Xanthome, 25% Xanthelasmen, 3,5% beides und 56,2% gaben Angina pectoris-Beschwerden an. Da wahrscheinlich die Mehrzahl der Angina pectoris-Kranken an organischen Coronarveränderungen leidet und man annehmen darf, „daß auch Kranke ohne klinische Zeichen der coronaren Mangeldurchblutung, aber mit anatomisch faßbaren Coronarsklerosen und/oder allgemeinen Atherosklerosen unter den 404 Fällen sind, wird der Prozentsatz der Gefäßkranken sicher noch höher liegen.

Ob die *Gefäßveränderungen der essentiellen Hypercholesterinämie mit der ‚gewöhnlichen' Arteriosklerose identisch sind, ist noch umstritten.*" THANNHAUSER (1950) trennt die beiden Formen. Im ersten Falle wird das Cholesterin in*tra*cellulär in der Gefäßwand gespeichert, während bei der gewöhnlichen Arteriosklerose das Cholesterin in*ter*cellulär niedergeschlagen wird und erst sekundär (resorptiv) Cholesterinansammlungen *in* den Intimazellen entstehen. Mindestens arterioskleros*eähnliche* Gefäßprozesse finden sich also bei einer Krankheit, deren Genese zwar noch nicht geklärt ist, nach der Auffassung aller Sachkenner jedoch mit Nahrung und Ernährung nichts zu tun hat. Ob sie sich *häufiger* finden als bei anderen Menschen, ist freilich noch nicht erwiesen[1].

Erhöhungen des Serumcholesterins und der Serumphosphatide finden sich häufig bei *Unterfunktionszuständen der Schilddrüsen*; auch Xanthome sind oft beobachtet worden. Insbesondere ist wiederholt über gehäuftes Auftreten von Arteriosklerose bei Myxödem — die Hypercholesterinämie ist ein konstantes Symptom dieser Störung — berichtet worden[2]. Viele der in der Literatur zitierten Fälle waren allerdings kompliziert mit arterieller Hypertension oder Nierenerkrankungen, d. h. mit Zuständen, die als solche schon zu krankhaften Gefäßprozessen führen können[3]. Überdies ist das Myxödem am häufigsten in den

[1] ADLERSBERG 1951, PIPER und ORRILD 1955, EPSTEIN und LANDE 1922, BOAS, PARETS und ADLERSBERG 1948, PERRY, TOWNSEND und ROEN 1952.
[2] HUEPER 1945, GUBNER und UNGERLEIDER 1949.
[3] ABRIKOSSOFF 1904, MARCHAND 1904, FISHBERG 1924.

Jahren, in denen auch die Arteriosklerose am häufigsten auftritt, und es fragt sich, ob unter diesen Umständen die Arteriosklerose dem Myxödem *allein* zugeschrieben werden darf[1]. Bedeutungsvoller wäre eine außergewöhnliche Häufigkeit von Arteriosklerose bei *jungen* Menschen mit Schilddrüsenunterfunktion. Obwohl bei jungen athyreotischen Kranken gelegentlich ausgedehnte arteriosklerotische Veränderungen gefunden werden[2], ist das doch nicht die Regel[3]. Eingehende klinische und autoptische Untersuchungen an 8 (nach Totalthyreoidektomie) hypothyreotischen Kranken, deren Blutcholesterin 1—13 Jahre (i. M. 7,4 Jahre) nach der Thyreoidektomie um i. M. 125 mg-% angestiegen war, haben Blumgart, Freedberg und Kurland (1953) durchgeführt. Nur bei 3 von diesen 8 fand sich eine leichte Verengerung eines Hauptstammes der Coronararterien; die Arteriosklerose der übrigen Arterien lag im Rahmen dessen, was man bei Gesunden zu sehen pflegt. Die *Hypercholesterinämie bei Schilddrüsenunterfunktion bewirkt demnach* offenbar *keine überdurchschnittliche Gefährdung durch Arteriosklerose.* Tierexperimentelle Beobachtungen ergaben indessen, daß Schilddrüsenunterfunktion die Neigung zu Cholesterin-Fütterungs-Sklerose verstärkt und Schilddrüsenüberfunktion sie hemmt.

Bei der seltenen *xanthomatösen biliären Cirrhose* sind die Cholesterinwerte, vor allem aber die Phospholipoidwerte, im Blut stark erhöht. Die Frage, ob sich arteriosklerotische Prozesse hier besonders häufig entwickeln, steht offen.

Die Entstehungsursachen der *essentiellen Hyperlipämie* (Erhöhung der Neutralfette im Blut mit geringerer Erhöhung des Cholesterins und der Phospholipoide) sind unbekannt. Anscheinend kann das resorbierte Fett nicht aus dem Blut entfernt werden. Im klinischen Zustandsbild stehen die Xanthomknoten am Stamm und an den Gliedmaßen im Vordergrund. Bei den wenigen obduzierten Fällen sind regelmäßig lipoidhaltige Zellwucherungen in der Arterienintima gefunden worden.

Hypercholesterinämische und hyperlipämische Zustände kennt man bei *Nephrose, Pankreatitis* und *Hämochromatose,* vor allen Dingen aber beim Diabetes mellitus. Hohe Blutcholesterinwerte hat man bei Infektionen und Überwärmung gefunden[4], auffallend niedere Werte bei schweren Trinkern[5].

Die *Hyperlipämie des Diabetikers* ist eine Transportlipämie infolge der diabetischen Stoffwechselstörung. Sie findet sich bei der Mehrzahl aller Diabetiker und ist in ihrer Höhe anscheinend unabhängig von Lebensalter, Krankheitsdauer und Lebergröße[6] und ist durch bloße Einschränkung der Fettzufuhr nicht beeinflußbar. Wie steht es mit der *Arteriosklerosemorbidität des Diabetikers*?

Die durchschnittliche Krankheitsdauer bei Diabetes stieg von 4,7 Jahren (1894—1914) auf 8,1 Jahre (1922—1929), die durchschnittliche Lebenserwartung von 44,5 Jahren um die Jahrhundertwende auf 60,6 (1930—1938) und auf 64,5 Jahre (1944—1946; Joslin u.a. 1952). Im gleichen Zeitraum stieg die Sterblichkeit der Diabetiker an Arteriosklerose von 17,5% (1898—1941) auf 61,1% (1944—1948; Joslin u. Mitarb. 1952 auf Grund von 9554 Fällen), von 13,2% (1919—1924) auf 68,2% (1937—1947; Hétényi auf Grund von 1160 Fällen). Zu ähnlichen Zahlenergebnissen sind andere Untersucher gelangt. Sterblichkeitszahlen von Nichtdiabetikern derselben Populationen während derselben Jahre geben die genannten Autoren leider nicht an.

Zieht man aber in Betracht, daß die Sterblichkeit aller Männer an Herzkrankheiten im Jahre 1952 in Deutschland 17,6, die Sterblichkeit an Gehirnblutung 11,3 und die Sterblichkeit an allen anderen Kreislaufkrankheiten 4,8 je

[1] Uyematsu 1920, Wegelin 1926, Means 1948.
[2] Haushalter und Jeandelice 1904, Heyn 1906.
[3] Peucker 1899, MacCallum und Fabyan 1907, Marfan und Guinon 1893, Schultze 1914, Schultz 1921, Wegelin 1926.
[4] Stoesser 1935, Stoesser und McQuarrie 1935, Ewert 1935.
[5] Hobson, Jordan und Roseman 1953. [6] Neuerdings Pomeranze und Kunkel 1950.

100 Gestorbene betrug, dann ist die *überhöhte Sterblichkeit der Diabetiker an Kreislaufkrankheiten* doch wohl überzeugend. Der Anstieg innerhalb von 50 Jahren ist größer, als der Zunahme allein der Lebensdauer entsprechen würde. Im Hinblick auf die *Lebenserwartung der amerikanischen Diabetiker* JOSLINs ist interessant zu sehen, daß sie *fast genau der Lebenserwartung der deutschen Gesamtbevölkerung entspricht*. Diese betrug nämlich in den Jahren 1901—1910 44,8 Jahre, in den Jahren 1932—1934 59,5 Jahre und in den Jahren 1949—1951 64,6 Jahre. Lebenserwartungszahlen der Gesamtbevölkerung der USA stehen uns nicht zur Verfügung.

„*Der Diabetiker lebt und stirbt in der arteriosklerotischen Zone*", meinte JOSLIN (1952), der arteriosklerotische Veränderungen bei allen Diabetikern mit einer Krankheitsdauer von mehr als 5 Jahren feststellen zu können glaubte. Relative Häufigkeit und Schwere arteriosklerotischer Veränderungen lassen sich aber nur beurteilen an Hand eines nach denselben Gesichtspunkten ausgewählten und beurteilten Vergleichsmaterials desselben Obduzenten. Leider fehlt ein solches Vergleichsmaterial.

Das Vergleichsmaterial fehlt für die Zahlen von JOSLIN (1952): bei Krankheitsdauer bis zu 5 Jahren in 80%, darüber in 100% aller Fälle autoptisch nachweisbare Arteriosklerose. Es fehlt für die Zahlen von SCHERF und BOYD (1951): bei Krankheitsdauer von mehr als 10 Jahren in 90% aller Fälle allgemeine Arteriosklerose, es fehlt für die Zahlen von MÅRTENSSON (1950): bei Krankheitsdauer von mehr als 15 Jahren in 17% aller Fälle periphere Arteriosklerose und in 33% Coronarsklerose, und es fehlt für die Zahlen von HERZSTEIN und WEINROTH (1945): periphere Arteriosklerose bei Diabetikern unter 40 Jahren in 26%, zwischen 40 und 50 Jahren in 34%, zwischen 50 und 60 Jahren in 42% und im Alter von über 60 Jahren in 63% aller Fälle. Periphere Arteriosklerose soll bei Diabetikern 11mal so häufig sein wie bei Stoffwechselgesunden[1].

Die Häufigkeit speziell von *Coronarsklerose bei Diabetikern* wird mit 8,9% (ENKLEWITZ 1934; 1000 Diabetiker), die Häufigkeit bei männlichen Diabetikern mit 19,5%, bei männlichen Nichtdiabetikern mit 10%, bei weiblichen Diabetikern mit 17,4% und bei weiblichen Nichtdiabetikern mit 5,8% angegeben (CLAWSON und BALL 1949; 50000 Sektionen).

Unter 110 Kranken von MILLARD und ROOT (1948) wurden 108mal Coronarveränderungen autoptisch festgestellt, bei 44,5% von 651 Fällen mußten sie als Todesursache angesehen werden. WARREN (1938) fand unter 440 Diabetikersektionen in 16,4%, unter den Sektionen von Nichtdiabetikern aber nur in rund 4% Myokardinfarkte. Bei der angegebenen *Häufung von Coronarsklerosen* fällt auf, daß nur 4,3% von den 19600 Diabetikern JOSLINs (1952) Angina pectoris-Beschwerden angaben und unter 9600 Diabetikern der Jahre 1946—1950 nur 537 = 5,6% herzkrank waren, unter ihnen 156 mit Myokardinfarkt und 100 mit Coronarsklerose ohne Angina pectoris; zusammen also 256 = 2,7%. Eine solche Diskrepanz zwischen Beschwerden und morphologischem Befund ist freilich auch außerhalb des Diabetes dem Kliniker geläufig. Vergleichszahlen der Häufigkeit von Myokardinfarkt und Coronarsklerose bei Nichtdiabetikern liegen nicht vor (s. auch ROBINSON 1952, JOSLIN, BLOOR und GRAY 1917, ROOT und WILSON 1950, RABINOWITCH 1935).

Die Häufigkeit der *Diabetiker unter den Myokardinfarktkranken* wird mit 6,7%[2], mit 10%[3], mit 8,4%[4], mit 8%[5], mit 11,2%[6], mit 16,2%[7] und mit 25%[8] angegeben. Zwar fehlen auch hier vergleichbare Zahlen über die Häufigkeit der Diabetiker unter allen Kranken; man wird aber wohl nicht fehlgehen in der Annahme, daß diese unter 10% gelegen hat.

Die Ausbreitung der Arteriosklerose auf die verschiedenen Körpergebiete ist beim Diabetiker vielleicht nicht ganz dieselbe wie beim Nichtdiabetiker; auffällig ist die starke Beteiligung der Hirnarterien.

Hauptsitz der Erkrankung war unter 434 Sektionen arteriosklerotischer Diabetiker in 64% das Herz, in 22% das Gehirn, in 7% die Niere und in 4% die Peripherie; in den Jahren

[1] DRY und HINES 1941. [2] HOCHREIN 1943. [3] FISHER und ZUKERMAN 1946.
[4] ROBINSON 1952. [5] SMITH 1925. [6] MASTER, DACK und JAFFÉ 1939.
[7] KATZ, RHODES, GEORGE und MOSES 1953. [8] PARSONET und HYMANS 1928.

vor Einführung des Insulins war es in 35% das Herz, in 18% die Niere und in 21% die Peripherie[1].

Die Arteriosklerose, insbesondere die *Coronarsklerose, tritt beim Diabetiker schon in auffallend jungen Jahren in Erscheinung.* Mit anderen Worten: Arteriosklerose, speziell Coronarsklerose, ist bei jungen Diabetikern häufiger als bei gleichaltrigen Nichtdiabetikern[2]. Schließlich lehren die klinischen Erfahrungen, daß schlecht eingestellte Diabetiker öfter Gefäßerkrankungen aufweisen als gut eingestellte. Unabhängig von Dauer und Schwere der Krankheit schneiden diese besser ab.

Unter den sehr genau untersuchten Kranken ROOTS (451 Diabetiker mit mindestens 10jähriger Krankheitsdauer) bestanden z. B. bei keinem von den vorbildlich Eingestellten, bei nur 1 von 50 gut Eingestellten, bei 17% von 92 mäßig Eingestellten und bei 28% von 298 schlecht Eingestellten gefäßbedingte Nierenstörungen. 60% der gut Eingestellten, aber nur 20% der mäßig und schlecht Eingestellten blieben frei von Medialverkalkungen.

Alles in allem kann also die seit Jahrzehnten umstrittene Frage, ob *Diabetiker häufiger, schwerer und früher an Arteriosklerose erkranken als Stoffwechselgesunde,* auf Grund des heutigen Wissensstandes doch wohl bejaht werden, wenn auch weitere vergleichend-morphologische Untersuchungen sehr erwünscht sind und es nicht so ganz abwegig ist, wenn GOFMAN noch 1954 resigniert meinte: „Ich wäre sehr erfreut, wenn mir irgend jemand eine einigermaßen genaue Untersuchung über das Vorkommen von Arteriosklerose bei Diabetes zeigen könnte, die allen statistischen Kriterien standhält." Die *Hyperlipämie* als solche kann nicht die Ursache dieser Neigung des Diabetikers zur Arteriosklerose sein. Sie fehlt bei vielen Diabetikern, auch bei solchen mit sicheren Gefäßveränderungen, und sie nimmt seit Einführung des Insulins ab, während die Arteriosklerose zunimmt.

f) Die Häufigkeit der Arteriosklerose bei Fettleibigen.

Es ist eine weitverbreitete Meinung, Fettleibige und Übergewichtige litten häufiger und schwerer an Kreislaufstörungen, speziell an arteriosklerotisch bedingten Kreislaufstörungen, als andere Menschen (s. auch S. 106).

Als Beweis für die Häufigkeit der Arteriosklerose wird vor allem auf die Häufigkeit arterieller Hypertension bei Fettleibigen hingewiesen, und in der Tat scheint arterielle Hypertension bei Fettleibigen überdurchschnittlich häufig zu sein.

Nun lehren klinische Erfahrungen und pathologische Anatomie, daß *arterielle Hypertension und Arteriosklerose keineswegs gleichbedeutend* sind, und daß bei Kranken mit erhöhten Blutdruckwerten der Anatom nicht selten keine nennenswerten arteriosklerotischen Veränderungen entdecken kann. Auf die Unsicherheit der *klinischen* Diagnostik der Arteriosklerose wurde schon oben hingewiesen (s. S. 210ff).

CURTIUS, HARTWIG und SEHNERT (1956) haben bei ihren Kranken Arteriosklerose nur dann angenommen, wenn folgende Symptome vorlagen: „Coronarsklerose (bei Personen vom 40. Lebensjahr an mit anginösen Beschwerden, soweit anderweitige arteriosklerotische Zeichen bestanden bzw., wenn die Beschwerden nicht mit großer Wahrscheinlichkeit als angiospastisch gedeutet werden mußten) bzw. Myodegeneratio cordis bzw. Cerebralsklerose bzw. periphere Arteriosklerose."

Auf dieser Grundlage fanden sie Arteriosklerose unter 1159 männlichen über 41 Jahre alten Sprechstundenpatienten 338mal (29,2 ± 1,3%), unter 429 fettleibigen 158mal (36,8 ± 2,3%), unter 807 weiblichen über 41 Jahre alten Sprechstundenpatienten 130mal (16,1 ± 1,3%), unter

---

[1] JOSLIN u.a. 1952.

[2] CLAWSON und BALL 1949, ROOT, MARBLE und WILSON 1951, WHITE und WASKOW 1948, FANCONI, BOTSZTEJN und KUSMINE 1948, ADLERSBERG und ZAK 1952, LUNDBAEK 1957.

319 fettleibigen 81mal (25,4 ± 2,4%). Die mittlere Differenz und deren mittlere Fehler errechnen sich für die männlichen Patienten zu 7,6 ± 2,6, für die weiblichen zu 9,3 ± 2,7; sie ist also für den männlichen Patienten annähernd, für die weiblichen statistisch voll gesichert und zeigt die *größere Häufigkeit der Arteriosklerose bei Fettleibigen.* Fraglich bleibt, ob den klinisch festgestellten Symptomen tatsächlich arteriosklerotische Veränderungen nennenswerten Ausmaßes entsprachen.

Wenn Dublin und Marks (1951, 1952) angeben, 50% aller Fettleibigen gingen an kardiovasculären Erkrankungen zugrunde — um die Hälfte mehr als der Erwartung entspricht —, und wenn Levy, White, Stroud und Hillman (1946) feststellen, die Dienstausfälle wegen kardiovasculärer Erkrankung seien bei fettleibigen Soldaten erheblich höher als bei normalgewichtigen, dann läßt sich daraus nicht mehr entnehmen als die bekannte Tatsache, daß die Kreislauforgane Fettleibiger eher versagen als die normalgewichtiger — ob infolge arteriosklerotischer Erkrankung, steht dahin. Dasselbe gilt für die Angabe, fettleibige Männer erkrankten mehr als doppelt so häufig an Herzinfarkt und Angina pectoris und gingen mehr als $1^1/_2$mal so häufig an Kreislaufkrankheiten zugrunde wie normalgewichtige[1].

French und Dock (1944) stellten fest, von 80 an Coronarthrombose verstorbenen 20- bis 36jährigen Soldaten seien nach den derzeitigen amerikanischen Tabellen 73 übergewichtig und 2 untergewichtig gewesen. Nicht gesagt wird freilich, wie hoch der Prozentsatz der nach den gleichen Maßstäben Übergewichtigen unter der Gesamtzahl aller Soldaten gewesen ist. Sind nach den verwerteten Maßstäben nicht vielleicht 90% *aller* Soldaten übergewichtig? Keine signifikanten Gewichtsunterschiede zwischen 850 an Coronarerkrankungen und 297 an anderen Ursachen Verstorbenen gleichen Alters fanden Yater, Traum, Brown, Fitzgerald, Geisler und Wilcox (1948), und Garn, Gertler, Levine und White (1951) kamen bei 97 Myokardinfarktkranken zu dem gleichen Ergebnis. Wenn die 5 bzw. 10 Jahre-Überlebensdauer von 6882 Angina pectoris-Kranken 58,4 bzw. 37,1 % betrug, dann betrug sie bei den 377 Fettleibigen unter diesen Kranken 70,0 bzw. 44,4%, war also sogar eher länger[2].

Auf Grund klinischer Erfahrungen haben Newman (1951), Zimmermann (1954), Hochrein (1955) die Bedeutung des Übergewichts für den Krankheits*verlauf* bei Myokardinfarkt betont.

Bei der Unsicherheit der klinischen Diagnose Arteriosklerose, insbesondere bei der Unsicherheit der klinischen Diagnose Coronarsklerose kann die endgültige Entscheidung nur durch methodisch einwandfreie klinische *und* anatomische Untersuchungen erbracht werden.

Aus histologischen Untersuchungen von 1205 Aorten, die Wilens (1947) durchführte, ergab sich, daß die sklerotischen Veränderungen bei Fettleibigen stärker, bei Untergewichtigen weniger stark ausgeprägt waren als bei Normalgewichtigen. Die Seltenheit schwerer und sogar mäßiger Sklerosen bei Unterernährten, die in den Kriegs- und Nachkriegszeiten in Europa mehrfach festgestellt wurde (Aschoff 1925), legte Wilens die Annahme nahe, bei Unterernährung könnten sich arteriosklerotische Veränderungen sogar wieder zurückbilden. Cholesterin- und Calciumgehalt der Aorten schienen mit dem Körpergewicht und dem Lebensalter zuzunehmen, Aortengewicht und Cholesteringehalt auch mit steigendem Blutdruck. Fettleibige mit *normalem* Blutdruck weisen aber nach den anatomischen Untersuchungen von Faber und Lund (1949) keine stärkere Aortensklerose auf als Normalgewichtige.

Des weiteren hat Schettler (1954) 5000 Sektionsprotokolle aus den Jahren 1938—1953 durchgesehen und festgestellt, daß zwischen Arteriosklerose und Übergewichtigkeit keine Beziehungen bestehen. Zu genau den gleichen Ergebnissen war Morris (1951) nach Durchsicht von 6000 Sektionsprotokollen aus den Jahren 1907—1949 gekommen.

[1] Brozek, Chapman und Keys 1948, Master, Jafee und Chesky 1953.

[2] Block, Crumpacker, Dry und Gage 1952.

Coronarerkrankungen fanden sich in einer Aufstellung von KEYS (1954) bei 43,4% der Übergewichtigen, 21% der Normalgewichtigen, 9,8% der Untergewichtigen und 4,8% der stark Untergewichtigen (insgesamt 530 Sektionen nach akutem Herztod; Angaben über die Höhe des Blutdrucks fehlen).

Es mag in diesem Zusammenhang daran erinnert werden, daß sich bei cholesterin-gefütterten, unterernährten Kaninchen geringere experimentell-atheromatöse Veränderungen entwickeln als bei ausreichend gefütterten Tieren. Nur bei Tieren von etwa gleichem Anfangsgewicht, etwa gleichstarker Gewichtszunahme und gleichlanger Cholesterinverfütterung soll das Ausmaß der Veränderungen der Höhe des Blutcholesterins direkt proportional sein[1].

Man muß nach alledem also annehmen, daß Fettleibigkeit als solche weder eine überhöhte Arteriosklerose nach sich zieht noch die Weiterentwicklung arteriosklerotischer Prozesse begünstigt. *Wenn bei Fettleibigen über Erwarten häufig arteriosklerotische Veränderungen morphologisch nachgewiesen werden können, dann ist bestimmend dafür offenbar nicht die Fettleibigkeit als solche, sondern die mit der Fettleibigkeit häufig verbundene arterielle Hypertension.* Fettleibige ohne arterielle Hypertension leiden anscheinend nicht häufiger und schwerer an Arteriosklerose als Normalgewichtige. Die arterielle Hypertension ist keine Folge der Übergewichtigkeit, sondern, wenn sie vorhanden ist, ein ihr gleichgeordnetes klinisches Symptom, ein Ausdruck der „Konstitution“, auf deren Boden auch die Fettleibigkeit erwächst. Wenn bei schwer Unterernährten hohe Grade von Arteriosklerose unerwartet selten gefunden werden, dann könnte dafür die arterielle Hypotension, ein konstantes Frühsymptom jeder Energie- und Eiweißunterernährung, von maßgebender Bedeutung sein.

Aus einer überdurchschnittlichen Häufigkeit von Kreislauftodesfällen, speziell *von Coronartodesfällen bei Fettleibigen, kann man aber noch nicht auf überdurchschnittliche Häufigkeit der Coronarsklerose schließen, aus Hypertension noch nicht auf Arteriosklerose.*

Zwischen *Cholesterinkonzentration im Blut* bzw. der Verteilung des Cholesterins auf die einzelnen Lipoproteidfraktionen und *Fettleibigkeit* (Körpergewicht bzw. Dicke von Hautfalten) bestehen beim Menschen unter Berücksichtigung von Alter, Berufsschwere u. dgl. keine gesetzmäßigen Beziehungen. „In Ländern, in denen im Durchschnitt hohe Blutcholesterinwerte gefunden werden (z. B. in USA und in England), sind in dieser Hinsicht keine eindeutige Korrelation erkennbar. Dagegen ließ sich eine solche in Neapel, wo die Blutcholesterinwerte im Durchschnitt niedriger gelegen sind als in USA oder England, nachweisen. Hier sind die Cholesterinkonzentration im Blut und der Prozentsatz des Cholesterins in Form von β-Lipoproteiden bei dicken Personen größer als bei mageren derselben Altersklasse und Berufsart“ (LANG).

g) Zusammenfassung.

Für die Amerikanische Heart Association und die Amerikanische Gesellschaft zum Studium der Arteriosklerose haben IRVIN H. PAGE und Mitarbeiter im Jahre 1957 auf Grund umfassender Literaturkenntnis und eigener Untersuchungen einen zusammenfassenden kritischen Bericht über Arteriosklerose und Fettgehalt der Kost erstattet, der wegen seiner Gewichtigkeit hier auszugsweise wiedergegeben sein soll.

Zunächst wird betont, daß es „keine praktisch durchführbaren *Methoden einer klinischen Diagnose* der unkomplizierten Läsionen“ gibt, und daß bei vielen *Versuchstieren* durch vielerlei Fütterungsformen (einseitige Mangel- und einseitige Überfütterung) „atherosklerotischer“ Veränderungen erzielt werden können,

[1] FIRSTBROOK 1950.

„ähnlich, aber nicht identisch mit denjenigen der menschlichen" Arteriosklerose. Außer dem Fett und dem Cholesterin selbst hat man anderen Nährstoffen — Eiweißstoffen, Kohlenhydraten[1], Cholin[2], Pyridoxin[3], organischem Schwefel[4] u. a. — eine Rolle in der Genese der Arteriosklerose zugeschrieben, vor allen Dingen wegen ihrer Beziehungen zu den Fetten und dem Cholesterin.

Die zunehmende *Häufigkeit der Coronarsklerose* in den Statistiken beruht *auch* auf der zunehmenden Anwendung der Elektrokardiographie und der Einführung der arteriosklerotischen Herzkrankheiten in die internationale Todesursachenliste im Jahre 1949. In diesem Jahr stieg als Ausdruck dieser Neueinführung die Zahl der Coronartodesfälle bei Männern in den USA um 20%, bei den Frauen um 30%! Lew (1957) meint, 30% der Zunahme der Rohziffer von Todesfällen an Coronarsklerose seit 1940 beruhten lediglich auf der Altersverschiebung der Bevölkerung, 40% auf der anderen Klassifizierung der Todesursachen seit der Revision der internationalen Todesursachenstatistik, der größere Teil der übrigen 30% auf besserer Diagnostik und weiterer Fassung des Begriffs Coronarsklerose und wahrscheinlich weniger als 15% auf einer tatsächlichen Zunahme der Sterblichkeit. Bei nahezu einem Drittel aller Fälle von Arteriosklerose besteht eine Diskrepanz zwischen klinischer und anatomischer Diagnose. Auf Unterschieden der ärztlichen Diagnostik, nicht auf tatsächlichen Unterschieden dürfte es z. B. mindestens zum großen Teil beruhen, wenn in USA cerebralsklerotische Störungen um 10—16% weniger häufig sind als in Italien, Coronarerkrankungen aber 1,5—3mal so häufig[5] und wenn ähnliche Unterschiede sogar innerhalb der USA angegeben werden[6]. Aus diesen Gründen wird von manchen Statistikern eine Zunahme der Arteriosklerose nicht anerkannt.

Erbfaktoren sind anscheinend mitbestimmend für die Erkrankung an Coronarsklerose[7].

Nicht weniger Fehlermöglichkeiten bestehen bei *Verbrauchserhebungen* (z. B. Army Med. Nutrit. Labor. Rep. No. 104, 128 und 150). Zwischen dem Fettgehalt der Kost und dem Cholesteringehalt des Serums bestehen *keine* festen Beziehungen[8]. Obwohl Cholesterin und gewisse Lipoproteide sich im Serum nicht immer gleichsinnig ändern[9], scheint die Bestimmung der Lipoproteide im allgemeinen keine Vorteile zu bieten gegenüber der Bestimmung des Cholesterins. Was die Zusammenhänge zwischen Fettverzehr und Arteriosklerose angeht, so sind die vorliegenden Untersuchungsergebnisse schwer zu beurteilen, weil sie nicht erkennen lassen, wieweit außer dem Fettverzehr auch noch andere Faktoren wirksam waren (Gesamtenergieverzehr, Energieverbrauch, Fettleibigkeit, Trainingszustand). Die oft zitierte Kreislaufsterblichkeit in Norwegen ist offenbar schon *vor* der Nahrungsverknappung während des 2. Weltkrieges zurückgegangen, und zwar gleichzeitig mit einem Rückgang der Zahncaries, der Tonsillarhypertrophie, der Schizophrenie, der Müttersterblichkeit und des Selbstmordes. Die Kreislaufsterblichkeit in England nahm schon bei Kriegsbeginn (*vor* der 1940 einsetzenden Fettrationierung) ab und nahm von 1943 an, trotz zunehmend stärkerer Fettverknappung wieder zu[10]. Hingegen liegen Berichte über Heilwirkungen von fett-(und gleichzeitig energie-)armer Ernährung bei Kranken mit Myokard-

[1] Portman, Lawry und Bruno 1956. [2] Wilgram, Hartroft und Best 1954.
[3] Rinehart und Greenberg 1949. [4] Mann, Andrus, McNally und Stare 1953.
[5] Keys 1953. [6] Enterline und Stewart 1956.
[7] Epstein, Simpson, Boas, Steele, Adlersberg und Fertig 1956.
[8] Mann 1955, Keys 1950, Mayer, Connell, de Wolfe und Beveridge 1954, Swanson, Leverton, Gram, Roberts und Pesek 1955.
[9] Mann, Munoz und Scrimshaw 1955.
[10] Morris 1951, 1956, Wilkinson, Blecha und Reimer 1950.

infarkt vor[1]. Selbst bei fett- und energiereicher Ernährung bleiben die Lipide unverändert, wenn durch intensive körperliche Tätigkeit Gewichtszunahmen verhindert werden[2]. Die Ursache der blutcholesterinsenkenden Wirkungen ungesättigter Fettsäuren ist unklar[3] und es ist unwahrscheinlich, daß ein Mangel an ungesättigten Fettsäuren eine Rolle in der Atherogenese spielt. Eine erhöhte Gerinnungsfähigkeit lipämischen Blutes haben nicht alle Untersucher gefunden. Noch undurchsichtiger sind die Beziehungen zwischen Hypercholesterinämie einerseits, Kohlenhydrat- und Eiweißverzehr andererseits. Daß der Fettverzehr in USA seit 1910 zugenommen hat, trifft *nicht* zu. Die Statistiken sagen allesamt gar nichts über die Haushaltsverluste[4]. Schon bei Verbrauchserhebungen aus den 90er Jahren wurden 36, 39 und 44% Fettcalorien gefunden. Der Anteil tierischer und pflanzlicher Fette hat sich seit 1935 *nicht* nennenswert geändert, und Verzehr gehärteter Fette bedeutet nicht notwendig geringeren Verzehr an „essentiellen" Fettsäuren. „Mit dem heutigen Wissen lassen sich drastische Kostveränderungen nicht rechtfertigen, insbesondere nicht Änderungen der Menge und Art der Nahrungsfette der Volksernährung in der Meinung, damit die Häufigkeit der Coronar- und Cerebralsklerose merkbar zu senken. Die Tatsache, daß Fettleibigkeit ein Ernährungsschaden ist, hervorgerufen durch einen Energieverzehr, der die Energieabgabe übertrifft, und die Tatsache, daß Nahrungsfette die konzentriertesten Energiequellen sind, die 40—45% des täglichen Energieverzehrs ausmachen, zeigen auf der anderen Seite, daß viele Menschen weniger Calorien verzehren sollten. Für die meisten bedeutet das, weniger Fett zu verzehren." Soweit IRVIN H. PAGE, einer der kritischsten anerkannten Sachkenner dieses Gebietes!

Die Hypercholesterinämie ist *nicht* das zentrale Problem der Atherogenese, insbesondere *nicht* das zentrale Problem der Genese der Coronarsklerose. Das Wissen um die Entstehungsbedingungen der alimentären Hypercholesterinämie trägt zum Verständnis der Atherogenese nichts bei. Möglicherweise kommt es bei *bestehender* Arteriosklerose unter fettreicher Ernährung leichter zu Thrombosen als bei gesunden Gefäßen. Die experimentelle Fütterungscholesteatose mit ihrer primären Lipoidinfiltration der Intima, ihren Lipoidablagerungen im Reticuloendothel und dem Freibleiben der Netzhaut- und Hirngefäße ist ein der menschlichen Arteriosklerose wesensverschiedenes Zustandsbild. Am Beginn der menschlichen Arteriosklerose stehen morphologisch das fettfreie Intimaödem und chemisch die Veränderungen der Mucopolysaccharidsäuren.

Die menschliche Arteriosklerose, insbesondere die Coronarsklerose, läßt sich klinisch als solche nicht mit Sicherheit erkennen. Arteriosklerotische Veränderungen *eines* Gefäßgebietes besagen nicht das Geringste über die Existenz gleicher Veränderungen eines *anderen*. Es gibt, wenn auch selten, Coronartod bei völlig intakten Coronarien, Myokardinfarkt ohne stenosierende Coronarsklerose, Coronartod ohne spezifische klinische Symptome.

Eine durchgehende statistische Parallelität von Höhe des Fettverzehrs, Höhe des Serumcholesterins und Häufigkeit der Arteriosklerose, insbesondere Häufigkeit der Coronarsklerose, existiert nicht. Im übrigen besagen statistische Korrelationen nichts hinsichtlich biologischer Zusammenhänge. Fettleibige sind nur dann überdurchschnittlich stark arteriosklerosegefährdet, wenn gleichzeitig ihr Blutdruck erhöht ist. Die diätetische Bekämpfung einer Hypercholesterinämie ist daher kein wirksames Verfahren zur Bekämpfung der Arteriosklerosemorbidität.

---

[1] MELLINKOFF, MACHELLA und REINHOLD 1950, MORRISON 1955, KEMPNER 1949, STARKE 1950, WATKIN, FROEB, HATCH und GUTMAN 1950.

[2] MANN, TEEL, HAYES, MCNALLY und BRUNO 1955.

[3] BEVERIDGE, CONNELL und MAYER 1956, SINCLAIR 1956, SCHROEDER 1955.

[4] STARE 1956.

Die zunehmende Sterblichkeit an Kreislaufkrankheiten im Bereich der abendländischen Zivilisation ist mithin kein Ausdruck eines zu hohen Fettgehaltes der täglichen Nahrung. *Eine* Ursache der zunehmenden Sterblichkeit liegt ohne Zweifel in der Fettleibigkeit. Überdurchschnittlich energiereiche Ernährung allein — sie führt durchaus nicht notwendigerweise zu Fettleibigkeit! — scheint keine überdurchschnittliche Sterblichkeit an Kreislaufkrankheiten nach sich zu ziehen. Als entscheidende Ursache jener Sterblichkeitszunahme müssen alle jene physischen und psychischen Faktoren in Betracht gezogen werden, die die Lebensbedingungen des heutigen Abendländers kennzeichnen und sich schlagwortartig umreißen lassen als abnehmende muskuläre und zunehmende geistige Beanspruchung, Verstädterung, „Managerdasein“ und metaphysische Bindungslosigkeit. Vielleicht spielt auch die Zunahme des Tabakkonsums eine Rolle[1].

Tabelle 92. *Bevölkerung im Bundesgebiet nach Gemeindegrößenklassen* (nach Angabe des Statistischen Bundesamtes).

Jahr	Bevölkerung in % in Gemeinden mit unter 2000	2000 bis unter 5000	5000 bis unter 10 000	10 000 und mehr
1871	63,5	13,6	5,7	2,8
1890	51,6	13,6	6,6	11,9
1910	37,6	12,6	7,4	22,1
1925	34,4	12,1	7,1	25,9
1950	28,9	13,6	8,9	27,3

Dazu müssen einige Andeutungen genügen.

Die Bevölkerungsverschiebung in Deutschland und der Grad der Verstädterung in verschiedenen Ländern ergibt sich aus den Tabellen 92 und 93.

Ausdruckserscheinungen dieser Verstädterung sind z. B. die unter dem Begriff Acceleration zusammengefaßten Erscheinungen[2]: Intensivierung des Längenwachstums, früherer Zahnwechsel, frühere Verknöcherung und früherer Eintritt der Geschlechtsreife. Nach der Meinung von BENNHOLDT-THOMSEN (1942) handelt es sich um Entwicklungseinflüsse auf einen Bevölkerungsteil, der durch stärkere vegetative und cerebrale Ansprechbarkeit bzw. Reaktionsbereitschaft ausgezeichnet ist. PORTMANN meint[3], es käme dazu „eine selektive Häufung von solchen psychischen Reizen, auf die ganz besonders stark die Anlage zu schlankem, leptomorphem Wuchse anspricht. Wir denken daran, daß im täglichen Leben der Großstadt und in besonderer Steigerung gerade in den letzten Jahrzehnten eine Aktivitätsart des Geistes dominiert, die wir in besonderem Maße als Kennzeichen des extrem leptomorphen Typus vorfinden. Diese einseitige Steigerung gewisser Teilleistungen der geistigen Arbeit ist unbestritten“. Daß eine solche gesteigerte Reaktionsbereitschaft und Reizhäufung sich gerade am Gefäßsystem auswirken muß, ist von vornherein zu erwarten.

Tabelle 93. *Anteil der Stadtbevölkerung an der Gesamtbevölkerung ausgewählter Länder* (nach Angaben des Statistischen Bundesamtes).

Land	Jahr	% Stadtbevölkerung
Jugoslawien	1948	16,2
Türkei	1955	28,5
Norwegen, Finnland .	1950	32,2
Schweiz	1950	36,5
Südafrikanische Union	1951	42,6
Schweden	1950	47,5
Dänemark, Österreich	1950/51	49,2
Kanada	1951	53,6
Niederlande	1947	54,6
Frankreich	1954	55,9
Japan	1955	56,3
Bundesrepublik* . .	1950	57,5
Belgien	1947	62,7
USA	1950	64,0
Australien	1954	78,7
Großbritannien . . .	1951	78,9

* In Gemeinden mit 5000 Einwohnern und mehr.

[1] GOFMAN, LINDGREN, STRISOWER, DE LALLA, GLACIER und TAMPLIN 1955 u. v. a.

[2] LENZ 1943, HOPPE 1954, KORN 1953, GÜNTHER 1954, BACH 1956 u. v. a.

[3] PORTMANN 1956.

Im Hinblick auf den hohen Blutcholesteringehalt der abendländisch zivilisierten Menscheit ist die Feststellung von Interesse, daß 44 gesunde Studenten an „Normaltagen“ im Mittel 214 mg-% Cholesterin im Serum hatten, an Examenstagen aber im Mittel 238 mg-%, und daß bei einem von ihnen das Blutcholesterin von 259 mg-% an Normaltagen auf 395, 520 und 536 mg-% an Examenstagen anstieg[1]. Grundsätzlich das gleiche ließ sich bei Geschäftsleuten feststellen, bei denen sich zeigte, „daß schwere geschäftliche Belastungen oder andere Formen ungewöhnlicher emotionaler Anspannung verbunden sind mit einem plötzlichen und oft sehr hohen Anstieg des Serumcholesterins und einer deutlichen Verkürzung der Blutgerinnungszeit“[2].

Über die wachsende geistige Beanspruchung, das Managerdasein und die metaphysische Bindungslosigkeit ist so viel geschrieben und geredet worden, daß hier darüber nichts mehr gesagt sein soll. Einen Hinweis in dieser Richtung gibt eine Zusammenstellung von BODECHTEL (1954).

Außerhalb des abendländischen Zivilisationsbereiches scheinen Myokardinfarkte kaum vorzukommen. Bei den Negern der Südstaaten der USA aber soll er sogar häufiger sein als bei den Weißen dieser Gebiete. Auf die Erklärungsversuche ist hier nicht einzugehen[3].

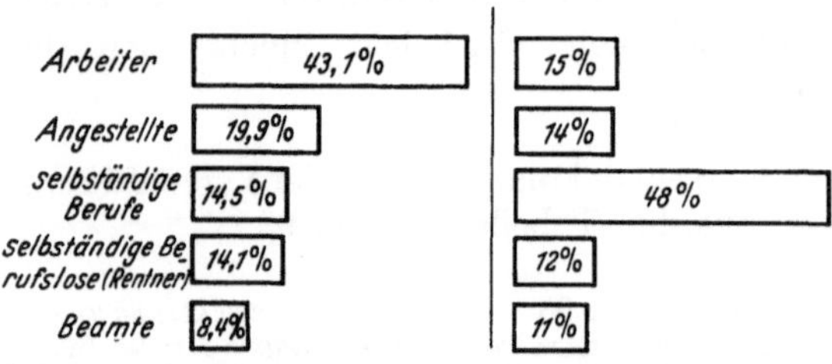

Abb. 33. Berufsverteilung der Gesamtbevölkerung Münchens 1950 und Anteil der einzelnen Berufsgruppen am tödlichen Herzinfarkt. (Nach BODECHTEL.)

Die zunehmende Sterblichkeit an Kreislaufkrankheiten, insbesondere der zunehmende Coronartod, müssen in dem großen Rahmen der sich wandelnden Lebensformen gesehen werden. Die Verschiebungen des Nahrungsmittelverzehrs und in diesem Rahmen die Zunahme des Fettverzehrs gehören zu diesen Lebensformen. Wir glauben, daß diese Verschiebungen eine zweckmäßige Anpassung an die gewandelten Lebensformen und Lebensforderungen darstellen, die der Überwachung bedürfen, wenn Ernährungsschäden verhütet werden sollen, denen sich der Einzelne aber nicht entziehen kann.

2. Die Auswirkungen fettreicher Ernährung.

Die Erfahrung lehrt, daß der Gesunde bei langsamer Gewöhnung 200—300 g Fett täglich und noch mehr ohne nachteilige gesundheitliche Folgen bewältigt. Er kann, sofern sein Eiweißbedarf gedeckt ist, sogut wie seinen gesamten Energiebedarf mit Fett bestreiten. Eskimos und Polarforscher blieben bei praktisch ausschließlicher Eiweiß- und Fettkost — selbst reines Muskelfleisch enthält noch etwa 0,5% Kohlenhydrate — jahrelang gesund und voll leistungsfähig[4]. Der Mitteleuropäer mit seinem gewohnheitsmäßigen Fettverzehr von 35—40% der Nahrungscalorien empfindet freilich schon 60% Fettcalorien auf die Dauer als schwer erträglich.

Hunde verwerten maximal 16,5—17,0 g Fett je kg Körpergewicht[5]. Beim 70 kg schweren Menschen würde diese Menge einer Tagesration von 1,155 bis 1,190 kg entsprechen.

Daß extrem fettreiche Kost nicht unter allen Umständen als eine *Optimalkost* angesehen werden kann, ergibt sich daraus, daß, wie bereits erwähnt, mit steigen-

[1] WERTLAKE, WILCOX, HALEY und PETERSON 1958.
[2] FRIEDMAN, ROSENMAN und CARROLL 1958.
[3] Vgl. BOSS 1949, CURTIUS 1955, BACH 1955, CHRISTIAN 1959.
[4] LIEB 1926, 1935, STEFANSSON 1918, McCLELLAN 1930. [5] STRACK und FRIEDRICH 1941.

dem Fettgehalt der Kost die Kälteresistenz sinkt. Zweckmäßig ist eine nicht zu fettreiche Ernährung auch da, wo Ansatz von Körpersubstanz erstrebt wird, nach einer Hungerperiode etwa und in der Rekonvaleszenz. Kohlenhydrate haben zwar eine etwas größere spezifisch-dynamische Wirkung als Fette (6% gegen 3%). Sie sind dafür aber sehr viel leichter verdaulich. Außerdem begünstigt offenbar der mit jedem Kohlenhydratansatz verbundene Wasseransatz den Ansatz von Fett[1].

WIKOFF, MARKS, CAUL und HOFFMANN (1947) glauben, große Mengen hochmolekularer Fettsäuren machten Obstipation, große Mengen niederer Fettsäuren machten Durchfall. Bei dystrophischen deutschen Kriegsgefangenen in russischen Lagern wurden „mehrfach“ Hepatitiden beobachtet, wenn sie „nach Überstehen einer Ruhr oder eines Typhus aus der Lagerküche fettreicher versorgt wurden“ und eine Obstipation bekamen. Hepatitiden traten auch „wieder gehäufter“ auf als „eine reich- und vor allem fetthaltigere Kost möglich wurde“. Ob der daraus gezogene Schluß zwingend ist, daß nämlich epidemische Hepatitis sich besonders dann auf die Leber schädigend auswirkt, wenn während oder vielleicht bei latenter Infektion eine fettreiche Kost aufgenommen wird, mag dahingestellt bleiben[2].

Beim Übergang von fettarmer zu fettreicher, d. h. kohlenhydratarmer Kost, steigt zunächst der *Acetonkörpergehalt* (Ketonkörpergehalt) des Blutes, und unter Umständen erscheinen auch Acetonkörper im Harn. Ketonurie tritt dann auf, wenn das Verhältnis Fettcalorien: Kohlenhydratcalorien in der Nahrung größer als 7 wird[3]; die genaue Lage der Schwelle wird mitbestimmt durch die Kohlenhydratreserven des Organismus und die Menge der aufgenommenen glucoplastischen Aminosäuren. Umgekehrt kommt es beim Übergang von fettreich — kohlenhydratarmer zu fettarm — kohlenhydratreicher Kost gelegentlich zu vorübergehender Hyperglykämie und manchmal sogar auch zu Glykosurie[4]. In beiden Fällen fehlen nennenwerte Beeinträchtigungen von Gesundheit und Leistungsfähigkeit. Um mit fettreicher Kost dieses Ziel zu erreichen, sollen selbst beim Nichtangepaßten 1—2% Kohlenhydratcalorien genügen[5]. Wenn man früher von der Unentbehrlichkeit der Kohlenhydrate für die Verbrennung der Fette und von der antiketogenen Wirkung der Kohlenhydrate gesprochen hat — „die Fette verbrennen im Feuer der Kohlenhydrate“ —, dann läßt sich diese Anschauung in der alten Form heute aber nicht mehr aufrechterhalten[6]. Muskulatur und Milchdrüsen, Nieren und Hoden[7], verwerten Fettsäuren bzw. Ketonkörper auch dann, wenn *keine* Nahrungskohlenhydrate verfügbar sind. Die Frage der Pathogenese der Ketonämie konzentriert sich also nicht auf die Frage nach der Ketonkörper*verbrennung*, sondern auf die Frage nach der Ketonkörper*bildung*.

Der einzige Ort der *Ketonkörperbildung* aus Fett ist praktisch die Leber; die Leber kann die einmal gebildeten Ketonkörper aber nicht weiter abbauen. Es hat sich nun herausgestellt, daß beim Fettsäurenabbau die Synthese zu Diacetsäuren, d. h. die Bildung von Ketonkörpern, in den Vordergrund tritt, sobald die Oxydation der aus den Fettsäuren entstehenden Essigsäure aus Mangel an verfügbarem Kohlenhydrat (Brenztraubensäure) zum Stillstand kommt. Alle Fettsäuren mit gerader Zahl von C-Atomen können Acetessigsäure und Aceton bilden. Die Endoxydation der Fette über den Citronensäurecyclus erfordert eine gewisse Menge Oxalessigsäure zwecks Kondensation des Acetyl-

[1] GLATZEL 1941. [2] SCHENCK, JARSCH, HAUPT und PRAEGLER 1959.
[3] GLATZEL und CALVO-PEÑA 1935. [4] MCCLENDON 1937.
[5] MCCLELLAN und DU BOIS 1930, s. auch KRAUT, ZIMMERMANN, BÖHM und KELLER 1957.
[6] BREUSCH 1950, RAUEN 1948. [7] JOST 1928, KÜHNAU 1936.

Koenzym A mit dieser zu Citronensäure. Oxalessigsäure ist sehr aktiv und muß zur Aufrechterhaltung des Citronensäurecyclus deshalb ständig nachgeliefert werden. Diese Nachlieferung aber geschieht von der Brenztraubensäure, d. h. vom Kohlenhydratstoffwechsel aus. Die *antiketogene Wirkung der Kohlenhydrate* erklärt sich nach LEHNARTZ (1952) „durch die Einbeziehung der durch die Fettsäureoxydation entstehenden aktivierten Essigsäure in den Citronensäurecyclus. Hierdurch wird also die Entstehung der Acetonkörper von vornherein verhindert. Aber auch einmal entstandene Acetonkörper können im Körper oxydativ wieder beseitigt werden. Allerdings nicht in der Leber, sondern in anderen Organen, vorzugsweise in der Muskulatur. Nach Versuchen mit isotopem Aceton wird es zum größten Teil oxydiert und erscheint als CO_2 in der Atemluft. Der restliche C wurde in einer großen Zahl anderer Stoffwechselprodukte gefunden: Harnstoff, Cholesterin, Glutaminsäure, Hämoglobin, Glykogen, Asparaginsäure, Arginin, Fettsäuren, Leucin, Tyrosin, Serin, Cholin. Auch zu Acetylierungen kann es verwandt werden; schließlich ist die Bildung der Citronensäure in seiner Gegenwart erhöht."

„Die Umstellung des energieliefernden Stoffwechsels in der Leber von Kohlenhydrat auf die Produktion von Ketonkörpern, also leicht transportablen, wasserlöslichen Fettsäurebruchstücken von hohem Brennwert (75% der Fettsäureenergie), die die Leber selbst gar nicht verwertet, kann nur unter dem Aspekt eines für den mangelnden Glucosenachschub aus der Leber vikariierend einspringenden, biologisch sinnvollen, also integrierenden Regulationsvorganges angesehen werden. ... Die Zweckmäßigkeit der Energietransportfunktion der Ketonkörper wird auch dadurch beleuchtet, daß Fette, die in der Peripherie direkt verbrannt werden, hier nicht über die Ketonkörperstufe abgebaut werden, daß dagegen Energie aus dem Fett, welches *nicht* am Ort des Energieverbrauchs vorhanden ist, also z. B. in der Leber liegt, auf diese Weise schnell, sozusagen als ‚Kleinholz', zur Peripherie hintransportiert werden kann [1]."

Als Folge des Ketonkörperanstiegs im Blut, d. h. als Folge der dadurch bedingten Verminderung der Alkalireserve, steigt neben der Ketonkörperausscheidung die Ammonik-, Calcium- und Magnesiumausscheidung im Harn.

Bei Kindern sieht man nach *Überfütterung mit eiweiß-fettreichen Nahrungsgemischen* durchfällige Fett-Seifenstühle und (bei gleichzeitigem Kohlenhydratmangel) Nahrungsstörungen ähnlich dem Milchnährschaden. Neben der abnormen Nährstoffrelation spielt hier vielleicht eine akute Schädigung durch niedere Fettsäuren eine Rolle. Selbst fettreiche Frauenmilch soll derartige Störungen hervorrufen können [2].

In der Vor-Insulin-Zeit waren vielfach extrem *fettreiche Kostformen in der Diabetikerbehandlung* üblich. Bewährt hat sich hier z. B. die Petrénsche Fett-Gemüse-Kost, die bis zu 300 g Butter täglich enthielt und von den an fettreiche Nahrung gewöhnten Nordeuropäern ohne Schwierigkeiten, von den meisten Mitteleuropäern nach kurzer Zeit der Gewöhnung in der Regel ebenfalls vertragen wurde. Unerwünschte gesundheitliche Folgen, insbesondere eine Häufung arteriosklerotischer Gefäßveränderungen, sind selbst nach jahrelanger Verabreichung dieser Kost nicht nachgewiesen worden [3].

Unter der Bezeichnung *ketogene Kost* haben fettreich-kohlenhydratarme Kostformen in der Ernährungstherapie zeitweise eine Rolle gespielt. Während das

[1] BAHNER 1949, 1953. [2] OXENIUS 1948.
[3] Neuerdings JOHNSON und RYNEARSON 1951.

Fett: Kohlenhydratverhältnis (in Gramm) in der Durchschnittskost zwischen 1:4 und 1:10 schwankt, muß es in einer Kost, die ketogen wirken soll, mindestens den Wert 3:1 (in Calorien ausgedrückt den Wert 7:1) überschreiten. Wenn 2 ketogene Moleküle auf 1 Molekül Glucose kommen, beträgt das Fett: Kohlenhydratverhältnis (in Gramm) rund 3,4:1. Die ketogene Kost muß monate- und jahrelang beibehalten werden, wenn ein therapeutischer Erfolg erreicht werden soll. Der Harn wird dabei saurer, die Ausscheidung anderer organischer Säuren geht zurück, die Alkalireserve des Blutes sinkt. Heilerfolge sollen bei Epilepsie und Infektionen der Harnwege erzielt worden sein. Die Berichte darüber sind freilich nicht sehr überzeugend.

In der Geburtshilfe wird immer wieder einmal die Frage einer diätetischen Bekämpfung der *Schwangerschaftstoxikosen* diskutiert. Während der energetischen Überernährung und der Eiweißüberernährung keine entscheidende Bedeutung mehr zuerkannt wird, sind die Ansichten der Gynäkologen hinsichtlich des Fettes geteilt[1]. GAEHTGENS (1940) hält mit anderen „eine erhöhte Fettzufuhr für den schwangeren Organismus nicht nur für unnötig, sondern sogar für schädlich". Er stützt sich dabei auf Untersuchungen von EFFKEMANN (1938), der bei Schwangeren eine verminderte Hippursäureausscheidung fand. Bei fettreich ernährten Schwangeren lag sowohl die Hippursäureausscheidung wie auch die Benzoesäureausscheidung nach Benzoesäurebelastung besonders tief. In ähnlicher Weise war die (schon bei gemischt und eiweißreich ernährten Schwangeren nach Santoninbelastung verzögerte) Santoninausscheidung bei fettreich ernährten Schwangeren sehr stark verzögert. Während „eine mäßige Vermehrung der Eiweißzufuhr in der Schwangerschaft dem Stoffwechsel nur zuträglich ist ... werden wir folgerichtig den Fettgehalt der Schwangerenkost an der unteren Normgrenze zu halten bestrebt sein"[2]. Der Ausfall so vieldeutiger Leberfunktionsprüfungen scheint uns indessen mangels aller anderen Hinweise derartig weitreichende diätetische Folgerungen nicht zu rechtfertigen. Viel zu wenig ist noch davon bekannt, was diese Befunde eigentlich bedeuten. Überdies wird man in Betracht ziehen müssen, daß fettreiche Kost notwendig arm an pflanzlichen Nahrungsmitteln, d. h. benzoesäurearm ist. Die Ausscheidung von Hippursäure (= Glykokoll + Benzoesäure) wird aber entscheidend bestimmt durch die Menge der mit der Nahrung aufgenommenen Benzoesäure!

Fettarme Ernährung bei Lipoidosen. Die Behandlungsversuche der *Schüller-Christian-Handschen Krankheit* (Cholesteringranulomatose) und der *Xanthomatosen* mit einer an Fetten und Cholesterin armen Kost, die seinerzeit von BÜRGER (1944) empfohlen worden sind, haben keine sehr ermutigenden Ergebnisse gezeitigt.

Bessere Erfolge sieht man gelegentlich bei *Psoriasis*. Die Hautschuppen des Psoriasis-Kranken sind ungewöhnlich lipoidreich. Auch sein Blut ist abnorm fett- und lipoidreich; der Anstieg seiner Blutlipoide nach Lipoidzufuhr geringer als beim Gesunden[3].

Aus diesen Gründen wurde die Psoriasis als „epidermale Lipoidose" bezeichnet und mit fettarmer Kost behandelt. Nach GROSS und KESTEN (1950) enthält die Haut von Psoriasis-Kranken und Gesunden gleichviel Gesamtlipoide, die Haut bei Psoriasis aber 3mal so viel Cholesterin wie die von Gesunden; die Serumcholesterinwerte können dabei ganz im Rahmen der Norm liegen. Während SCHAAF (1931) keine Unterschiede zwischen Psoriasis-Kranken

[1] HEYNEMANN 1946 u. v. a. [2] GAETHGENS 1940.
[3] BÜRGER 1934, 1944, BÜRGER und GRÜTZ 1932, GRÜTZ und BÜRGER 1938, GRÜTZ 1938.

und Gesunden fanden, ergaben die Untersuchungen BÜRGERs Durchschnittswerte für Gesamtfett im Serum von 787 bzw. 537 mg-%, für Gesamtcholesterin von 219 bzw. 164 mg-%. Obwohl das letzte Wort über die Störungen des Lipoidhaushaltes bei Psoriasis noch nicht gesprochen ist, liegt doch vielleicht nach diesen Ergebnissen der Gedanke nahe, die Krankheit mit fettarmer Kost zu behandeln.

Mit täglich höchstens 20 g Fett hat GRÜTZ (1938) ohne alle äußere Behandlung 30% von 154 Psoriasis-Kranken im Verlauf einiger Monate geheilt und 67% gebessert.

„Naturgemäß bedeutet die glückliche Behandlung der Psoriasis keine Heilung des Leidens. Jeder schwere Diätfehler kann mit einer Neuaufflammung der Hauterscheinungen beantwortet werden[1]." GROSS und KESTEN (1950) gaben 235 Psoriatikern eine Kost mit wenig tierischem Fett und Lecithinzulagen und gewannen dabei den Eindruck, daß die Psoriasisherde schneller abheilten. Immerhin fanden sich unter 135 „energisch" behandelten Fällen 37 (= 27%) Versager!

F. Das Eiweiß.

Das Eiweiß, genauer: die Eiweißkörper sind hinsichtlich ihrer *spezifisch-stofflichen* Natur unersetzliche Bestandteile der Nahrung; nur in ihrer Eigenschaft als *Energieträger* können sie durch andere Energieträger vertreten werden. Der Nährwert eines Eiweißkörpers wird in erster Linie bestimmt durch seine Zusammensetzung. Angaben über den Eiweißbedarf sind daher nur sinnvoll, wenn gleichzeitig die *Art* des Nahrungseiweißes genannt wird.

I. Chemie der Eiweißkörper.

Die Chemie der Eiweißkörper wird in anderem Zusammenhang behandelt (dieses Hdb., Bd. IV, Teil 1). An dieser Stelle kann sich eine Darstellung deshalb auf die ernährungsphysiologisch wichtigen Tatsachen und Gesichtspunkte beschränken. Neuere Darstellungen des Gesamtgebietes stammen von WALDSCHMIDT-LEITZ (1950), HAUROWITZ (1950), EDSALL (1950), LEHNARTZ (1959), BULL (1952), TARVER (1952), NEURATH und BAILEY (1954).

Der Name *Eiweiß* stammt vom Eiklar. Die gleichbedeutende Bezeichnung *Protein* scheint auf BERZELIUS zurückzugehen: „Le nom protéine que je vous propose pour l'oxyde organique de la fibrine et de l'albumine, je voulais le dériver de πρωτειος, parce qu'il parait être la substance primitive ou principale de la nutrition animale que les plantes préparent pour les herbivores et que ceux-ci fournissent ensuite aux carnassiers[2]."

Die *Grundbausteine der Eiweißkörper* sind die *Aminosäuren*, zu deren Bauelementen C, H, O und N, außerdem meist S und P, gelegentlich noch Cu, Fe, Cl, J, Br und andere gehören. Der Gehalt der verschiedenen Eiweißkörper an C, H, N und S schwankt in engen Grenzen: 50—52% C, 6,8—7,7% H, 15—18% (meist 16—17%) N und 0,5—2% S.

Die Vielzahl der Aminosäuren, von denen bisher mehr als 20 dargestellt werden konnten, die Vielzahl ihrer Kombinationsmöglichkeiten und die Vielzahl ihrer möglichen Anordnungen im Molekül bedingen die Existenz einer unübersehbaren *Vielzahl von Eiweißkörpern.*

Die Aminosäuren sind *Fettsäuren*, in denen an die Stelle eines H-Atoms der C-Kette die *Aminogruppe* NH_2 getreten ist. Da damit ein C-Atom asymmetrisch wird, sind die Aminosäuren optisch aktiv. Bis auf wenige Ausnahmen gehören die biologisch belangreichen Aminosäuren der L-Reihe an.

Die Kennzeichnung der einzelnen C-Atome der C-Kette erfolgt in der Weise, daß das der COOH-Gruppe nächstliegende C-Atom als α-C-Atom, das darauf-

[1] BÜRGER 1944. [2] Zit. nach LEHNARTZ 1952.

folgende als β-C-Atom und so fort bezeichnet wird. Mit wenigen Ausnahmen sind die natürlich vorkommenden Aminosäuren α-Aminosäuren von der allgemeinen Formel

$$\begin{array}{c} R\text{—}CH\text{—}COOH \\ | \\ NH_2 \end{array}$$

Der gleichzeitige Besitz je einer Gruppe mit saurer und einer Gruppe mit basischer Funktion (COOH-Gruppe, NH_2-Gruppe) macht die Aminosäuren zu *Ampholyten*, d. h. zu Stoffen, die sich je nach der Reaktion des Milieus wie Basen oder wie Säuren verhalten (Puffersubstanzen). Im ganzen sind die Reaktionen der Aminogruppe zahlreicher, verschiedenartiger und biologischer bedeutsamer als die der Säuregruppe.

Nach der *Anzahl der Amino- und Carboxylgruppen* lassen sich die Aminosäuren gliedern. Eine weitere Gliederung ergibt sich daraus, daß sich zwar die meisten Aminosäuren von Fettsäuren der *aliphatischen Reihe*, einige aber von *aromatischen Stoffen* ableiten. Unter diesen Gesichtspunkten ergibt sich folgende Einteilung:

1. *Monoaminomonocarbonsäuren:*
   Glykokoll = Aminoessigsäure,
   Alanin = α-Aminopropionsäure,
   Serin = α-Amino-β-oxypropionsäure,
   Cystein = α-Amino-β-thiopropionsäure,
   Cystin = Oxy-α-amino-β-thiopropionsäure,
   Methionin = α-Amino-γ-methyl-thiobuttersäure,
   Threonin = α-Amino β oxybuttersäure,
   Valin = α-Amino-isovaleriansäure,
   Norvalin = α-Amino-n-valeriansäure,
   Leucin = α-Amino-isocapronsäure,
   Isoleucin = α-Amino-β-methyl-β-äthyl-propionsäure,
   Norleucin = α-Amino-n-capronsäure.

$$\begin{array}{c} CH_2\text{—}NH_2 \\ | \\ COOH \end{array} \qquad \begin{array}{c} CH_2\text{—}SH \\ | \\ H\text{—}C\text{—}NH_2 \\ | \\ COOH \end{array}$$

Glykokoll Cystein

2. *Diaminomonocarbonsäuren* (basische Aminosäuren):
   Arginin = δ-Guanidino-α-amino-valeriansäure,
   Ornithin = α,δ-Diamino-valeriansäure,
   Lysin = δ, ε-Diamino-n-capronsäure.
3. *Monoaminodicarbonsäuren* (saure Aminosäuren):
   Asparaginsäure = Aminobernsteinsäure,
   Glutaminsäure = α-Aminoglutarsäure.
4. *Cyclische Aminosäuren:*
   Phenylalanin = Phenyl-α-aminopropionsäure
   Thyrosin = p-Oxy-phenylalanin,
   Tryptophan = β-Indolyl-α-amino-propionsäure,
   Histidin = β-Imidazolyl-α-amino-propionsäure,
   Prolin = Pyrrolidin-α-carbonsäure,
   Oxyprolin = β-Oxypyrrolidin-α-carbonsäure.

$$\begin{array}{c} COOH \\ | \\ CH_2 \\ | \\ CH_2 \\ | \\ CH(NH_2) \\ | \\ COOH \end{array} \qquad \begin{array}{c} C_6H_5 \\ | \\ CH_2 \\ | \\ H\text{—}C\text{—}NH_2 \\ | \\ COOH \end{array} \qquad \begin{array}{c} \\ \text{Indolyl}\text{—}CH_2\text{—}C(NH_2)(H)\text{—}COOH \\ \end{array}$$

Glutaminsäure L-Phenylalanin L-Tryptophan

Tabelle 94 gibt den Aminosäuregehalt einer Reihe von Eiweißkörpern (Proteinen).

Tabelle 94. *Aminosäurenzusammensetzung von Proteinen.* (Aus LANG.)
(g Aminosäure je 100 g Protein mit 16% N.)

Aminosäure	Vollei[1]	Eiereiweiß[1]	Eigelb[1]	Fleisch[1]	Fischmuskel[1]	Leber[2]	Niere[1]	Milch[1] Kuh	Milch[2] Mensch	Lactalbumin[2]
Arginin	6,4	5,8	8,2	7,2	7,4	6,6	6,3	4,3	6,8	3,9
Histidin	2,1	2,2	2,6	1,9	2,2	3,1	2,7	2,6	2,8	2,1
Isoleucin	8,0			6,3	6,0	5,4	5,2	6,2	7,5	6,4
Leucin	9,2			8,0	7,1	8,4	7,9	11,3	10,1	10,4
Lysin	7,2	6,5	5,5	7,6	7,8	6,7	5,5	7,5	7,2	9,6
Methionin	4,1	4,4	3,6	3,2	3,2	3,2	2,7	3,3	2,5	3,1
Phenylalanin	6,3	5,5	5,7	4,5	4,8	6,1	5,5	5,3	5,9	5,4
Threonin	4,9	4,1	3,6	5,3	5,1	4,8	4,6	4,6	4,5	5,4
Tryptophan	1,5	1,6	1,6	1,2	1,3	1,8	1,7	1,6	1,9	2,5
Valin	7,3			5,8	5,8	6,2	5,3	6,6	8,8	6,4
Cystin	2,4	2,3	1,9	1,1	1,6	1,3	1,5	1,0	3,4	4,1
Tyrosin	4,5	4,8	5,3	3,1	3,6	4,6	4,8	5,5	5,1	4,4

Aminosäure	Casein[1]	Gehirn[1]	Globin[1]	Gelatine[1]	Serumeiweiß[1]	Hafer[2]	Roggen[2]	Reis[3]	Weizen[3]	Gerste[3]
Arginin	4,1	6,6	3,5	9,3	5,8	7,4	5,4	8,7	4,5	4,5
Histidin	2,5	2,6	7,6	1,0	2,6	2,2	2,2	2,3	2,0	1,8
Isoleucin	6,5	3,6	1,5	1,7	3,0	4,2	4,0	5,1	3,6	3,8
Leucin	12,1	13,4	16,6	3,7	18,0	6,5	6,2	7,7	6,8	5,5
Lysin	6,9	6,2	9,0	5,0	8,0	3,0	3,3	2,8	2,5	2,4
Methionin	3,5	3,0	0,8	0,8	1,9	1,0	1,1	1,4	1,0	1,0
Phenylalanin	5,2	4,9	7,7	2,5	5,4	4,6	3,0	4,6	3,8	5,7
Threonin	3,9	5,8	6,8	1,5	6,3	3,6	3,9	3,6	3,0	3,6
Tryptophan	1,8	1,3	1,5	0,0	1,7	1,3	1,3	1,3	1,4	1,1
Valin	7,0	4,9	8,2	2,5	6,0	5,3	5,0	6,3	4,1	5,1
Cystin	0,4	1,8	0,4	0,1	3,6	1,4		1,4	1,8	
Tyrosin	6,4	4,1	2,4	0,2	5,4	4,1		5,6	4,4	

Aminosäure	Baumwollsamen[1]	Mais[2]	Leinsamen[1]	Erdnuß[1]	Soja[1]	Erbsen[4]	Weizenkeime[2]	Maiskeime[2]	Brauereihefe[5]	Nährhefe	Kartoffel[6]
Arginin	7,4	4,7	6,9	9,4	5,8	8,9	6,0	6,8	4,3	4,0	4,4
Histidin	2,6	2,2	1,9	2,1	2,3	1,2	2,5	2,7	2,8	2,3	1,7
Isoleucin	3,4	6,4	3,4	3,4	4,7	4,1	3,0	3,7	5,9	5,8	11,3
Leucin	5,0	15,0	7,5	5,5	6,6	6,4	7,4	6,7	7,4	6,8	
Lysin	2,7	2,3	2,0	3,0	5,8	5,0	6,4	5,8	7,5	8,0	5,0
Methionin	1,6	1,4	2,3	1,3	2,0	1,0	2,0	2,3	2,7	2,8	1,6
Phenylalanin	6,8	4,8	5,8	5,4	5,7	4,8	4,2	5,6	4,1	2,9	5,4
Threonin	3,9	3,0	4,5	1,5	4,0	3,9	3,8	4,4	5,5	5,1	3,7
Tryptophan	1,3	0,5	1,6	1,0	1,6	0,7	1,0	1,3	1,3	1,2	0,8
Valin	3,7	5,3	5,8	4,0	4,2	4,0	4,1	5,8	5,0	5,4	4,8
Cystin	2,0	1,5	1,9	1,6	1,9	1,2	0,6	1,2	1,0	1,1	1,7
Tyrosin	3,2	5,5	5,1	4,4	4,1		3,8	4,9	3,6	3,4	

[1] BLOCK, R. J., u. D. BOLLING: The amino acid composition of protein and foods. Springfield 1945.
[2] BLOCK, R. J.: Advanc. Protein Chem. **2**, 119 (1945).
[3] JONES, D. B., A. CALDWELL u. K. D. WIDNESS: J. Nutr. **35**, 639 (1948).
[4] MITCHELL, H. H., u. R. J. BLOCK: J. biol. Chem. **163**, 599 (1946).
[5] BLOCK, R. J., u. D. BOLLING: Arch. Biochem. **7**, 313 (1945).
[6] SLACK, E. B.: Nature (Lond.) **161**, 211 (1948).

Man hat guten Grund zu der Annahme, daß sich die Aminosäuren im Eiweißmolekül durch Peptidbindung vereinigen (Zusammentritt der NH_2-Gruppe der einen Aminosäure mit der COOH-Gruppe der anderen). Biologisch bedeutungsvoll sind auch Derivate der Aminosäuren, die Amine, die durch Abspaltung von CO_2 aus der COOH-Gruppe entstehen.

Aus zwei in *Peptidbindung* vereinigten Aminosäuren entstehen Dipeptide, aus drei Aminosäuren Tripeptide und so fort. Die höchstmolekularen Peptide stehen in ihrem physikalisch-chemischen Verhalten bereits den natürlichen Eiweißkörpern nahe, lassen aber doch noch die typischen Eiweißreaktionen vermissen (z. B. keine Gerinnung durch verdünnte Säuren und durch Kochen). Auch die Peptone sind nicht eindeutig zu definieren, sondern am einfachsten als Zwischengruppen zwischen Eiweiß und Polypeptiden aufzufassen. Früher hat man noch einen Unterschied zwischen Peptonen und Albumosen gemacht, jedoch sind die Differenzen zwischen ihnen so geringfügig und wenig charakteristisch, daß es besser ist, den Begriff „Albumose" aufzugeben[1].

Tabelle 95. *Molekulargewicht einiger Eiweißkörper.* (Zit. nach SVEDBERG aus LEHNARTZ.)

Eiweißkörper	Molekulargewicht
Myoglobin	17500
Pepsin	35500
Insulin	35500
Ovalbumin	40500
Serumalbumin (Pferd) .	66900
CO-Hämoglobin (Pferd) .	68000
Serum-Globulin (Pferd) .	150000
Thyreoglobulin	700000
Virusproteine	bis zu 20 Millionen

Peptide, die bei der Aufspaltung von Eiweißkörpern in vitro entstehen, kommen auch natürlicherweise, d. h. beim Eiweißabbau in vivo vor (s. auch FELIX 1957). Die genaue *Struktur kennt man nur von ganz wenigen Peptiden.* Ein Tripeptid von bekannter Struktur — Glutaminsäure + Cystein + Glykokoll — ist das Glutathion, das sehr leicht von der oxydierten in die reduzierte Form übergeht und als Regulator von Stoffwechselvorgängen (Fermentaktivierungen, Gewebsatmung) eine Rolle spielt.

Die *Eiweißkörper sind hochmolekulare Stoffe* (s. hierzu die allgemeinen Bemerkungen auf S. 121) und bilden als solche mit Wasser keine echten, sondern kolloidale Lösungen (Hydratationswasser — lyophile Kolloide). Die Wassermoleküle solcher Lösungen sind zwar Lösungsmittel für andere Stoffe, stehen aber in noch engerer Bindung zu den Eiweißmolekülen. Diese Wasserbindung der Eiweißkörper kann stark schwanken und entscheidende biologische Bedeutung gewinnen.

„Die Bestimmung der Konstitution der Eiweißkörper ist bisher noch in keinem Falle gelungen[1]." Immerhin konnte mit chemischen und physikalischen Methoden manches geklärt werden. Alle natürlichen Eiweißkörper haben bestimmte *Eigenschaften:* Sie bilden mit Wasser, Säuren, Basen und Salzlösungen kolloidale Lösungen. Natürliche („native") Eiweißkörper werden durch starke Säuren und Basen, durch Wärme und Schütteln „denaturiert", d. h. in Polypeptidketten zerlegt, die sekundär andere Aggregate bilden und anschließend irreversibel ausgefällt („koaguliert") werden. Die Niederschlagsbildung nach Zusatz von Neutralsalzlösungen („Ausflockung") ist reversibel. Die Pufferungsfähigkeit der Eiweißkörper beruht auf der chemischen Struktur der Aminosäuren. Biologisch bedeutungsvoll ist schließlich die reaktive Bildung von eiweißartigen Abwehrstoffen (Präcipitinen, Abwehrfermenten) gegenüber parenteral zugeführten Eiweißkörpern.

Die zuverlässigste Methode zur Bestimmung des *Molekulargewichts* der Eiweißkörper ist die Ultrazentrifugation. Einige Ergebnisse dieser Methode sind in der Tabelle 95 zusammengestellt.

[1] LEHNARTZ 1952.

Nach den Ergebnissen chemischer, physikalisch-chemischer und röntgenologischer Untersuchungen besteht das Eiweißmolekül sehr wahrscheinlich aus hochmolekularen Polypeptiden mit kettenförmig aneinandergebundenen Aminosäuren. Röntgenuntersuchungen ergaben außerdem, daß es zwei Formen von Eiweißkörpern gibt: kugelförmige oder ellipsoide (Sphäroproteine) und langgestreckte (Linearproteide). „Alle neueren Untersuchungen haben überzeugend erwiesen, daß jedes Protein eine charakteristische molekulare Struktur hat, in der jedes C-, N- und O-Atom einen bestimmten Platz einnimmt[1]."

„Die Existenz von *Makromolekülen* erlaubt die ungeheuere Variationsbreite der für das lebendige Geschehen benötigten Stoffe; so ist z. B. bereits die Zahl der Isomeren bei Proteinmolekülen praktisch unendlich. Bei der Annahme eines Proteins vom Molekulargewicht 100000, das aus 20 verschiedenen Aminosäuren aufgebaut ist, ergibt sich eine Isomerenzahl von 10^{1270}. Die Größe dieser Zahl wird anschaulich bei Gegenüberstellung mit der Zahl der Wassermoleküle, die in den Meeren der Erde vorhanden ist und die ‚nur' $4 \cdot 10^{46}$ beträgt (Tabelle 96).

Tabelle 96. *Zahl der Isomeren eines Proteins vom Molekulargewicht 10^5. Proteinmolekül aufgebaut aus je 50 von 20 verschiedenen Aminosäuren.*

Zahl der Isomeren: 10^{1270}.
Zum Vergleich die Anzahl der Wassermoleküle der Weltmeere:
18 g Wasser enthalten $6 \cdot 10^{23}$ Moleküle,
Volumen der Meere etwa $1{,}3 \cdot 10^{24}$ cm³.
Die Weltmeere enthalten also etwa $4 \cdot 10^{46}$ Moleküle.

Es ist also danach eine unendlichen Zahl von Isomeren von Proteinen möglich, deren einzelne Vertreter wie die Isomeren von niedermolekularen Stoffen sich chemisch und in den physikalischen Eigenschaften unterscheiden. Somit besteht die Möglichkeit, daß jeder lebende Organismus, sei es der Jetztzeit, sei es früherer Erdperioden, seine eigenen Proteinmoleküle besitzt, die von denen eines anderen Organismus verschieden sind. Diese Folgerung ist im Grund selbstverständlich, da letzten Endes auch das chemische Geschehen eines jeden lebenden Organismus von dem eines anderen Organismus unterschieden sein muß, weil sich aus einer Keimanlage immer nur ein ganz bestimmtes Individuum herausformt, welches mit seinesgleichen zwar ähnlich, aber nicht identisch ist[2]."

Zur *Kennzeichnung der Eiweißkörper* haben sich biologische und physikalisch-chemische Gesichtspunkte geeigneter erwiesen als rein chemisch-strukturelle Daten auf der Basis ihrer Zusammensetzung aus Aminosäuren. So hat sich folgende Gliederung allgemein durchgesetzt:

1. Einfache Eiweißkörper (Proteine).

a) Protamine: Die einfachsten bekannten Eiweißkörper, vorkommend in Fischspermatozoen.

b) Histone: Übergangsstufen zu den hochmolekularen Eiweißkörpern, vorkommend in Zellkernen.

c) Gliadine: Eiweißkörper, die viel Glutaminsäure, aber wenig oder kein Lysin und wenig Arginin und Histidin enthalten, vorkommend in Getreidekörnern.

d) Gluteine: Eiweißkörper, die im Gegensatz zu den Gliadinen auch Lysin enthalten und zusammen mit diesen das Klebereiweiß (Gluten) bilden, vorkommend in Getreidekörnern.

e) Globuline: Eiweißkörper, die im tierischen und pflanzlichen Organismus weit verbreitet sind. Die Globuline des Blutserums können in 3 Fraktionen getrennt werden (α-, β-, γ- Globuline). Biologisch besonders wichtige Globuline sind Fibrinogen, Myosin, Thyreoglobulin und der Bence-Jonessche Eiweißkörper.

f) Albumine: Wie die Globuline sind diese Eiweißkörper weit verbreitet, im Gegensatz zu den Globulinen jedoch frei von Glykokoll. Biologisch wichtige Albumine sind Globin und Insulin.

[1] LEHNARTZ 1952. [2] STAUDINGER 1955.

g) Gerüsteiweiße (Skleroproteine) kommen nur im tierischen Organismus vor. Hauptvertreter der Gerüsteiweiße sind die Kollagene in Bindegewebe, Sehnen, Fascien und Bändern (unter anderem Ossein und Elastine). Die Gerüsteiweiße enthalten kein Tryptophan, kaum Tyrosin und gehen beim Kochen mit Säuren in Gelatine über. Die Keratine in Haaren, Wolle, Federn und Nägeln enthalten reichlich Cystin. Andere, nichtmenschliche Gerüsteiweiße sind das Seidenfibroin und das Sericin.

2. Zusammengesetzte Eiweißkörper (Proteide).

Außer den Eiweißkörpern, die lediglich aus Aminosäuren bestehen, den *einfachen* Eiweißkörpern oder *Proteinen*, gibt es Eiweißkörper, die neben ihren Aminosäurekomplexen chemisch anders gebaute und als solche abspaltbare Gruppen (prosthetische Gruppen) enthalten: die *zusammengesetzten* Eiweißkörper oder *Proteide.*

Die Proteide sind in der Natur viel weiter verbreitert als die Proteine. Ihre mit der Eiweißgruppe verbundene nichteiweißartige Gruppe (prosthetische Gruppe) besteht aus Nucleinsäure oder Phosphorsäure oder einem Kohlenhydrat (bzw. Kohlenhydratderivat) oder einer Gruppe von Farbstoffcharakter. Danach werden unterschieden:

a) Nucleoproteide. Verbindungen von Nucleinsäure und Eiweiß, wobei die Eiweißkomponenten noch nicht von allen Nucleoproteiden bekannt sind. Die Nucleinsäuren-Nucleotide bestehen aus einer Purin- bzw. Pyrimidinbase (Adenin oder Guanin bzw. Thymin, Uracil oder Cytosin), einer Pentose (Ribose oder Thyminose) und Phosphorsäure. Nucleoside sind phosphorsäurefreie Nucleotide.

```
    N=C—H                    N=C—H
    |  |                     |  |
  H—C  C—N—H               H—C  C—H
    ||  ||  \                ||  ||
    N—C—N⁄  C—H              N—C—H
```

Purin Pyrimidin

Die Nucleoproteide kommen in allen Zellkernen vor, am konzentriertesten daher in den zellreichen Organen (Thymus, Pankreas, Leber, Milz, Niere) und in der Hefe. Biologisch wichtige Mononucleotide sind die Hefeadenylsäure und die Muskeladenylsäure (Energieüberträger im Kohlenhydratstoffwechsel), biologisch wichtige Polynucleotide (entstanden durch Vereinigung mehrerer Mononucleotide) die Hefenucleinsäure und die Thymonucleinsäure (Wirkstoffe bei der Eiweißsynthese).

b) Phosphoproteide. Ihre prosthetische Gruppe ist die Phosphorsäure. Die biologisch wichtigsten Phosphoproteide sind das Casein der Milch, das Ovovitellin des Eidotters (es kommt dort mit Phosphatiden zusammen vor) und das Ichthulin des Fischeies. In der Milch liegt Casein als lösliches Kalksalz vor; unter Labwirkung geht es in Paracasein über, dessen Calciumsalz nicht mehr löslich ist.

c) Die Glykoproteide werden wegen ihrer Schleimstoffeigenschaften auch Mucoproteide, Mucine oder Mucoide genannt und besitzen als prosthetische Gruppe Kohlenhydrate bzw. Kohlenhydratderivate (Aminozucker, Uronsäure). Besonders kohlenhydratreiche Glykoproteide bezeichnet man auch als Mucopolysaccharide. Die chemische Struktur der Glykoproteide ist erst teilweise bekannt; viele von ihnen enthalten Schwefelsäure.

Biologisch wichtige Glykoproteide finden sich im Sekret der Schleimdrüsen, in den Blutgruppensubstanzen, im Glaskörper des Auges, in der Gelenkflüssigkeit und in der Nabelschnur. Ein sulfatfreies Glykoproteid repräsentiert die Hyaluronsäure, ein sulfathaltiges das Heparin. Die Hyaluronsäure ist Bestandteil der mesenchymalen Kittsubstanz, im Tierorganismus weit verbreitet (Nabelschnur, Haut, Kammerwasser, Synovia), und durch ein spezifisches Ferment (Hyaluronidase) leicht spaltbar. Das Heparin wird in der Leber gebildet und hemmt die Blutgerinnung.

d) Die Chromoproteide stellen eine Proteidgruppe mit einer prosthetischen Gruppe von Farbstoffcharakter dar. Obwohl Farbstoffgruppen verschiedenster Struktur gefunden wurden, gehören die bei den höheren Tieren und dem Menschen vorkommenden Farbstoffgruppen der Chromoproteide fast ausschließlich zu den Häminen. Kernstück der Hämine ist der N-haltige Pyrrolring (Pyrrolfarbstoffe). Aus Pyrrolringen baut sich das Porphinskelet der Porphyrine auf. Zu diesen gehören das eisenhaltige Hämoglobin, das kupferhaltige Hämocyanin, die eisenhaltigen Zellhämine und das magnesiumhaltige Chlorophyll. Ernährungsphysiologisch bedeutsam ist die Tatsache, daß der Organismus den Pyrrolring und damit das Skelet aller dieser Stoffe synthetisieren kann.

Hämoglobin besteht aus Globin und einem 2wertiges Eisen enthaltenden Porphyrin, dem Häm. Porphyrineisensalze mit 3wertigem Eisen sind die Hämine (Chlorhämin, Oxyhämin); im Harn und Kot werden aber auch noch andere Porphyrine gefunden. Aus dem globinfrei gewordenen Hämoglobin entstehen Gallenfarbstoffe (Verdoglobin, Biliverdin, Bilirubin usw.).

Unter der Bezeichnung Zellhämine werden diejenigen Hämine zusammengefaßt, die nicht in komplexer Bindung mit Globin vorkommen. Das physiologisch wichtigste Zellhämin ist das Warburgsche Atmungsferment (Cytochromoxydase). Zellhämine sind außerdem die Cytochrome, die bei Oxydationsvorgängen mitwirken, die Peroxydasen, die O_2 aus Peroxyden freisetzen, und die Katalasen, die H_2O_2 in H_2O und O zerlegen.

II. Die Ausnutzung des Nahrungseiweißes.

1. Die Ausnutzung bei peroraler Zufuhr.

Verdauung und Resorption der Nahrungsstoffe werden an anderer Stelle dieses Handbuchs dargestellt (Bd. V/1). Hierzu sei lediglich erwähnt, daß das Nahrungseiweiß zum allergrößten Teil in Form von Aminosäuren resorbiert wird. Man muß aber annehmen, daß gelegentlich auch höhermolekulare Spaltprodukte (Peptide) resorbiert werden können. Ungewiß ist immer noch, ob die Darmwand aus Aminosäuren Peptide aufzubauen vermag.

Von den grundsätzlichen Fragen der Ausnutzung peroral zugeführter Nahrungsstoffe war schon die Rede (s. S. 84). Hinsichtlich der *Eiweißausnutzung* hatte sich ergeben, daß der N-Gehalt der Nahrung, der freilich nicht gleichbedeutend ist mit dem Eiweißgehalt, bei Ernährung mit tierischem Eiweiß zu 94—98%, bei Ernährung mit pflanzlichem Eiweiß zu 60—80% (bei Kohlrüben nur zu 35%) ausgenutzt wird. Der N-Gehalt einer pflanzlichen *Roh*kost wird praktisch gleich gut ausgenutzt wie der einer *gekochten* pflanzlichen Kost gleicher Zusammensetzung. Mit steigender, d. h. 70% überschreitender Ausmahlung des Mehles verschlechtert sich die N-Ausnutzung des Brotes; sie verschlechtert sich auch durch Zusätze von Lindenholzmehl, Luzernenmehl und andere „Streckmittel". Die Ausnutzung des Nahrungseiweißes hängt außerdem von der Größe der Eiweißzufuhr ab, von der Qualität des Nahrungseiweißes, von Calciumgehalt der Nahrung, von der Gewöhnung und vielleicht auch vom Ernährungszustand[1].

Die *Tagesausscheidung an Aminosäuren* bei gemischter Kost wird mit 0,6 bis 2,4 g (= 0,1—0,4 g Amino-N) angegeben. Anscheinend ist sie von der Kostform, insbesondere von der Höhe der Eiweißzufuhr weitgehend unabhängig[2]. Wichtig ist die Tatsache, daß die Menge der im Harn ausgeschiedenen Aminosäuren mit steigendem Kohlenhydratgehalt der Nahrung und mit steigender Wertigkeit des Nahrungseiweißes absinkt[3]. Aus minderwertigem Eiweiß kann der Organismus offenbar kein Körpereiweiß aufbauen: er „entledigt sich seiner daher rasch"[4].

Den Gehalt des Kotes an essentiellen Aminosäuren haben SHEFFNER, KIRSNER und PALMER 1948 bestimmt. ALBANESE (1948) stellte an Kindern fest, 22% des Kot-N bestünden aus einem Eiweißkörper von konstanter, nahrungsunabhängiger Aminosäurenzusammensetzung.

2. Die Ausnutzung bei parenteraler Zufuhr.

Die wachsende Bedeutung der parenteralen Ernährung für die Klinik wurde bereits erwähnt (s. S. 127). Da die Eiweißstoffe lebensnotwendige, unersetzliche Nahrungsbestandteile sind, ist die parenterale Ernährung mit Eiweißstoffen ein besonders dringliches klinisches Problem[5].

[1] COX, ELLINGSON und MUELLER 1953.
[2] DUNN, CAMIEN, AKAWIE, MALIN, EIDUSON, GETZ und DUNN 1949, ULRICH, SCHROPP und MARTIN 1954.
[3] DUNN und Mitarbeiter 1949, ECKHARDT und DAVIDSON 1949, HARVEY und HORVITT 1949, KAMIN und HANDLER 1951, NASSET und TULLY 1951, HEMPELMANN, LISCO und HOFFMANN 1952, SHEFFNER, KIRSNER und PALMER 1950, WALLRAFF, BRODIE und BORDEN 1950.
[4] LANG 1950.
[5] Zusammenfassende Darstellung und Literatur bei GLATZEL 1955.

Erst neuere Untersuchungen ergaben, daß die *Eiweißverluste* infolge *„toxischen" Gewebszerfalls bei Infektionen, endokrinen Störungen, malignen Gewächsen und chronischen Nierenkrankheiten* und die Eiweißverluste *nach mechanischen Gewalteinwirkungen und operativen Eingriffen* sehr viel größer sind, als man bisher angenommen hatte. In den ersten 5 Tagen nach einer Magenoperation sind Eiweißverluste bis zu fast 500 g Eiweiß festgestellt worden. In solchen Zuständen steigt trotz geringer peroraler N-Zufuhr die N-Ausscheidung im Harn auf das Mehrfache des ursprünglichen Wertes. Zu dem operativ bedingten Gewebszerfall kommen dann noch die postoperativen Eiweißverluste durch Blutungen und eiweißreiche Sekrete.

Die *Blutverluste* bei einer Magenresektion werden auf rund 500 cm^3 geschätzt. Die größten *Sekret-Eiweißverluste* sieht man bei Frischoperierten, bei Kranken mit schweren Verbrennungen, bei Frakturverletzten mit ausgedehnten Gewebszerstörungen und bei allen Kranken mit starker Wund- und Eitersekretion. Bei chronischen Wundeiterungen sind Eiweißverluste bis zu 260 g innerhalb von 10 Tagen gefunden worden, und nach Berechnungen amerikanischer Autoren verliert ein 70 kg schwerer Mensch, dessen Haut zu 50% verbrannt ist, allein durch Exsudation innerhalb von 24 Std 19,9 g N = 124 g Eiweiß (entsprechend 600 g Fleisch). Zu alledem kann dann noch ein Eiweißmehrzerfall durch Infektionen kommen. Beachtlich ist in diesem Zusammenhang, daß trotz gleichbleibender Eiweißzufuhr die N-Ausscheidung allein schon infolge der Bettruhe ansteigt[1], und daß frühzeitiges Aufstehen nach operativen Eingriffen die Negativität der N-Bilanzen vermindert. Schließlich darf man nicht vergessen: Viele Kranke haben schon *vor* dem operativen Eingriff große Mengen Körpereiweiß verloren!

Je größer aber die präoperative und postoperative Eiweißverarmung ist, desto größer ist die *Infektionsanfälligkeit*, desto schlechter die *Wundheilung*, desto schlechter die *Funktionsfähigkeit der Leber* und desto langsamer die *Magenentleerung*. Die Ursachen des postoperativen Schocks, der postoperativen Störungen der Harnausscheidung und der postoperativen Darmlähmung sehen ELMAN (1948) und viele andere Chirurgen in der postoperativen Eiweißverarmung. ELMAN (1948) meint, Eiweißverarmung sei häufig die Ursache „ungeklärter" postoperativer Todesfälle und setzt hinzu: „Daß ein tödlicher Ausgang nach dem operativen Trauma auf Eiweißunterernährung beruhen soll, wird in unserem Lande des Überflusses die meisten Chirurgen überraschen."

Diese Eiweißverluste lassen sich nun aber in manchen Fällen selbst *durch höchste Eiweißzufuhren nicht ausgleichen*. Mit *peroraler* Eiweißzufuhr gelingt das schon deswegen nicht, weil die Kranken nicht genug essen können, sollen oder wollen. Nimmt man an, das verlorene Eiweiß entspräche in seinem biologischen Wert (s. S. 299) dem Plasma-Eiweiß, dann kommt man zu Bedarfszahlen, die bei Verbrennungsgeschädigten um 600 g und bei Operierten um 750 g liegen (Muskeleiweiß). 600 g Muskeleiweiß bedeuten aber 3000 g Fleisch! Daß *perorale* Eiweißzufuhren dieser Größenordnung undurchführbar sind, schon gar bei Schwerkranken, liegt auf der Hand. Hier kann allein *parenterale* Zufuhr einigermaßen helfen.

In der Regel wird zu wenig Eiweiß gegeben. Amerikanische Chirurgen halten schon bei verhältnismäßig leichten Eingriffen eine Transfusion von *500 cm^3 Vollblut* (entsprechend rund 35 g Eiweiß) für das *unerläßliche Minimum*. Es gibt viele Kranke, die täglich 150 g Eiweiß brauchen, um in ein N-Gleichgewicht zu kommen. Mit täglich 300 g Eiweiß in Form von Aminosäuren hat ELMAN (1948) das Maximum erreicht; als Operationsvorbereitung für *alle* Kranke verlangt er einen Tageseiweißverzehr von mindestens 100 g.

[1] SCHONHEYDER, HEILSKOV und OLESEN 1954.

Die älteste und immer noch erfolgreich geübte Art der parenteralen Eiweißzufuhr ist die *Blutinfusion bzw. Bluttransfusion.* Von ihren Voraussetzungen, ihren Gefahren, ihren verschiedenen Anwendungsformen (mit Vollblut, Vollplasma, Plasma-Fraktionen, Vollblut- und Plasmakonserven, Trockenplasma) und ihren Indikationen soll hier nicht gesprochen werden. Im hier gegebenen Zusammenhang interessiert lediglich, wieweit die auf diesem Wege zugeführten Eiweißstoffe vom Empfänger ausgenutzt werden.

Daß es beim Hund gelingt, *mit intravenös verabreichtem Plasma Stickstoffgleichgewicht zu erzielen*, weiß man seit langem. Auch beim Menschen gelingt es, durch intravenöse Plasmainfusionen N-Gleichgewicht zu erreichen; Unverträglichkeit der Partner erhöht die Stickstoffausscheidung sofort und läßt nach Absetzung der Infusionen N-Verluste entstehen.

Auf alle Fälle verschwindet das infundierte Plasmaeiweiß ziemlich schnell aus der Blutbahn.

In Hundeversuchen mit radioaktivem Lysin z. B. waren 24 Std nach der Infusion 50%, 6 Tage später 75% des infundierten Eiweißes verschwunden[1].

Bei den 19 Versuchspersonen von HAYWARD und JORDAN (1942) — unter ihnen waren 2 Kranke mit Hungerödem — stieg nach Infusionen von 800—1200 cm³ Plasma bei gleichbleibendem Plasma-Eiweißgehalt das Plasmavolumen nicht an. Die Autoren schließen daraus, das infundierte Eiweiß sei bei den Gesunden sowohl wie bei den Hungerödemkranken rasch wieder aus der Blutbahn verschwunden.

Diese Feststellungen stimmen mit den Ergebnissen anderer Untersucher überein. Es scheint, daß das infundierte Plasmaeiweiß, wenn es die Blutbahn verlassen hat, etwa zur Hälfte in den Geweben retiniert, zur anderen Hälfte im Laufe von 6—10 Tagen im Urin als Harnstoff ausgeschieden wird[2]. Das würde eine ausgezeichnete Verwertung des Infusionseiweißes bedeuten, sofern man mit SCHOENHEIMER (1942, s. auch LANG 1952) annimmt, daß im gesunden Organismus im Laufe von etwa 14 Tagen die Hälfte des Plasmaeiweißes abgebaut und durch neues Eiweiß ersetzt wird. Bei Hungerödemkranken mit ihren extrem eiweißverarmten Geweben läßt sich jedoch das abgesunkene Plasmaeiweiß mit Plasmainfusionen *allein* nicht ergänzen.

Vergleiche zwischen der Ausnutzung von Hundeplasma bei peroraler und intravenöser Verabreichung führten[3] zu dem Ergebnis: „Offensichtlich wird intravenös gegebenes Eiweiß etwas vollständiger für die Neubildung von Eiweiß ausgenutzt als dasselbe Eiweiß bei peroraler Verabfolgung.“ Bemerkenswert ist vielleicht noch, daß der biologische Wert des menschlichen Plasmaeiweißes für den erwachsenen Organismus (jedenfalls bei peroraler Zufuhr) größer ist als für den heranwachsenden.

Fraglich ist die Richtigkeit jener Auffassung, die annimmt, das infundierte Plasmaeiweiß müsse bis zur Stufe der Aminosäuren abgebaut und, unter Verlust eines vollständig abgebauten Teiles von diesen, danach zu Gewebeeiweiß wiederaufgebaut werden. In diesem Sinne könnte die Beobachtung verstanden werden, daß beim Hund das tiereigene Plasmaeiweiß nur im Verhältnis 1:2,6 durch tierfremdes ersetzt werden kann[3]. Nach der anderen Auffassung, die durch neuere Untersuchungen starke Stützen erhalten hat, ist ein derartiger vollständiger Abbau keine notwendige Voraussetzung für den Aufbau von Gewebeeiweiß, d. h. für die vollständige Ausnutzung transfundierten Plasmaeiweißes.

Wenn auch der therapeutische Wert von Vollblut- und Plasmainfusionen außer Frage steht, und wenn auch insbesondere die Vollblutinfusion durch nichts anderes gleichwertig ersetzbar ist, wo es sich um die Ergänzung der Erythrocytenbestände handelt, haften doch an diesen Formen der parenteralen Eiweißernährung

[1] FINK, ENNS, KIMBALL, SILBERSTEIN, BALE, MADDEN und WHIPPLE 1944.
[2] ALBRIGHT 1948. [3] POMMERENKE, SLAVIN, KARCHER und WHIPPLE 1935.

unleugbare *Mängel*. Vor allem ist das Plasmaeiweiß infolge seines geringen Tryptophan- und Isoleucingehaltes[1] biologisch nicht vollwertig. Milch- und Eiereiweiß liegen sowohl in ihrem biologischen Wert wie in ihrem Ergänzungswert erheblich höher. Lediglich hinsichtlich seiner Fähigkeit, speziell als Ersatz für Plasmaeiweiß dienen zu können, übertrifft das Plasmaeiweiß — selbstverständlich, möchte man fast sagen — das Milcheiweiß an biologischem Wert. Dazu kommt ein zweites: Um Eiweißmengen auch nur von der Größenordnung des Tagesbedarfs eines Gesunden geben zu können — 1 g/kg Körpergewicht —, braucht man rund 1 Liter Plasma, d. h. etwa 2 Liter Vollblut. Das ist immerhin eine Blutmenge, die die Spendebereitschaft von 6—8 geeigneten Spendern voraussetzt.

Aus diesen Gründen entstand schon vor langen Jahren das dringende Bedürfnis, biologisch *hochwertige Nahrungs-Eiweißstoffe* oder *hochwertige Aminosäuregemische intravenös zuführen zu können*. Eine solche von Blutspendern unabhängige Methode mußte frei sein von unangenehmen oder gar gefährlichen Nebenwirkungen, und sie mußte die möglichst vollständige Ausnutzung des zugeführten Eiweißes durch den Organismus gewährleisten. Als körperfremde Eiweißstoffe lassen sich aber die Eiweißkörper der Nahrung nicht unverändert *parenteral* infundieren. Sollen unerwünschte Abwehrreaktionen vermieden werden, dann müssen sie zunächst ihres Charakters als körperfremde Stoffe entkleidet und in einer Zustandform in die Blutbahn gebracht werden, die möglichst weitgehend jener Form gleicht, in der sie nach *enteraler* Zufuhr im Blut erscheinen. Mit anderen Worten: Man muß die *Nahrungseiweißkörper vor der parenteralen Infusion abbauen*.

Es ist nun aber durchaus nicht von vornherein selbstverständlich — und die Forschung bestätigte diese Meinung —, daß mehr oder minder weit abgebaute Nahrungseiweißkörper den Ausgangsstoffen biologisch noch gleichwertig sind. Es kann durch die „künstlichen" Abbauvorgänge ein Teil der Aminosäuren zerstört werden (vom Tryptophan z. B. ist das bekannt), es können stoffwechselphysiologisch wichtige Bindungen der Aminosäuren aneinander gelöst werden, und es können schließlich auch lebenswichtige nichteiweißartige Nährstoffe zugrunde gehen.

Mit alkalisch hydrolysiertem Casein und anderen hydrolysierten Eiweißkörpern wurden schon 1889 ohne unerwünschte Nebenwirkungen bei *Tieren* intravenöse Infusionen durchgeführt[2]. Sehr bald stellte sich heraus, daß es an dem Gehalt der abgebauten Eiweißstoffe an Peptonen lag, wenn Vergiftungserscheinungen in Gestalt des „Pepton-Schocks" auftraten[3]. FRIEDRICH hat dann 1904 als erster Chirurg frischoperierten *Kranken* Eiweißhydrolysate (angedautes Fibrin) intravenös infundiert. Anscheinend war es die Unvoraussehbarkeit der Wirkungen dieser parenteralen Eiweißgaben, die trotz des FRIEDRICHschen Beispiels die Kliniker bis auf wenige Ausnahmen[4] vor der parentalen Ernährung mit Eiweißstoffen noch lange Zeit zurückschrecken ließ.

Daß man *mit Eiweißabbauprodukten* in Gestalt von hydrolysiertem Casein, hydrolysiertem Fleisch und anderen hydrolysierten Eiweißkörpern *Tiere monatelang am Leben erhalten kann*, erwiesen im ersten Jahrzehnt dieses Jahrhunderts die Versuche von ABDERHALDEN, der im Jahre 1912 schrieb: „Es besteht zu hoffen, daß die abgebauten Nahrungsstoffe in der Therapie eine bedeutungsvolle Rolle spielen werden. Es stehen ganz neue Wege offen. Versagt der Magen-Darm-Kanal mit seinen Fermenten, dann lassen wir außerhalb des Organismus

[1] BLOCK und BOLLING 1945. [2] NEUMEISTER 1889. [3] LILIENFELD 1899.
[4] BUGLIA 1912, HENRIQUES und ANDERSON 1913.

die Verdauung zu Ende gehen und führen dann das vollständig abgebaute Produkt zu. Daß abgebautes Fleisch vorzüglich resorbiert und auch verwertet wird, hat die klinische Erfahrung mit Erepton bereits bewiesen. Wollen wir eine Wunde heilen, dann sorgen wir vor allem für Ruhe. Solange wir Nahrung zuführen, wird der Darmkanal bei Verletzungen nie zur Ruhe kommen. Wir schalten ihn aus, indem wir per rectum abgebaute Nahrungsstoffe zuführen."

Diese Hoffnung ABDERHALDENs hat sich freilich erst 40 Jahre später erfüllt.

Erst Jahrzehnte später erschienen wieder Berichte über *Hunde*versuche, in denen es gelang, durch langsame intravenöse Infusion eines vollkommen hydrolysierten Caseins mit Tryptophan- und Cystinzusatz — Tryptophan wird bei der Hydrolyse zerstört — ausgeglichene Stickstoffbilanzen zu erzielen[1].

Die ersten neueren *klinischen Berichte* über positive Stickstoffbilanzen bei intravenöser Ernährung mit Eiweißhydrolysaten ohne Aminosäurezusätze stammen von Kinderärzten[2]: 3—46% der N-Zufuhr wurde retiniert, d. h. etwa ebensoviel wie bei gleichgroßer peroraler Stickstoffzufuhr in Form von Milch. In derselben Richtung liegen die Ergebnisse von FARR und MCFADYEN (1939), FARR, EMERSON und FUTCHER (1940) und von SHOHL und BLACKFAN (1940).

ELMAN (1940) ernährte 35 Erwachsene 2—23 Tage lang (im Mittel 10 Tage) mit einem Caseinhydrolysat, dem Tryptophan und Cystin zugesetzt waren, als einziger Stickstoffquelle. Obwohl gelegentlich Fieberreaktionen auftraten, war die klinische Besserung während der Behandlung „often dramatic". In einem Fall von schwerer Ileitis mit Durchfällen z. B. erreichte ELMAN bei ausschließlich parenteraler Ernährung positive Stickstoffbilanzen von täglich rund 0,5 g und im Laufe von 8 Tagen einen Anstieg des Serumalbumins von 3,0 auf 4,1 g-%. In einem anderen Fall stieg bei dieser Behandlung das Plasmaeiweiß von 4,31 auf 5,52 g-%. Unerwünschte Nebenwirkungen traten nicht in Erscheinung. ELMAN bemerkt zu diesen Beobachtungen: „Am auffallendsten war die Besserung des klinischen Allgemeinzustandes... Positive Stickstoffbilanzen wurden in 4 Fällen erzielt, bei 2 über einen Zeitraum von 15 Tagen." Die Stickstoffbilanzen wurden negativ, sobald Tryptophan und Cystin weggelassen oder erst 6 Std *nach* dem Caseinhydrolysat gegeben wurden[3]. Mit den gleichen Caseinhydrolysaten erzielten ELMAN (1948), ELMAN und WEINER (1939) und CORBOULD, und MCKECHNIE (1939) bei vielen anderen Kranken dieselben Ergebnisse. Auch hier ließen sich positiveStickstoffbilanzen erreichen, die bei Fortfall des Tryptophanzusatzes sofort negativ wurden.

Entscheidend für den therapeutischen Erfolg ist also offenbar die Zusammensetzung des Eiweißhydrolysators im Sinne biologischer Hochwertigkeit[4].

Seit den ersten Mitteilungen ELMANs ist eine unabsehbare *Fülle von Veröffentlichungen auf diesem Gebiet* erschienen[5].

Die Veröffentlichungen beziehen sich auf Versuche an Hunden mit Caseinhydrolysaten, Plasmahydrolysaten und kristallinen Aminosäuren und auf Beobachtungen an Kranken nach intravenöser Verabreichung von Amigen (enzymatischem Caseinhydrolysat), Parenamine (Caseinsäurehydrolysat), anderen Eiweißhydrolysaten und kristallinen Aminosäuren.

Aus allen Beobachtungen geht hervor, daß die intravenöse Infusion von Eiweißhydrolysaten und Aminosäuregemischen — sorgfältige Herstellung und richtige Infusionstechnik vorausgesetzt — von gesunden und kranken Menschen

---

[1] LANDESMAN und WEINSTEIN 1942, ALBANESE und IRBY 1943.

[2] SHOHL, BUTLER, BLACKFAN und MCLACHLAN 1939.

[3] ELMAN 1939, ELMAN, DAVEY und LOO 1943.

[4] Siehe auch ALTSHULER, SAHYUN, SCHNEIDER und SATRIANO 1943.

[5] Literatur-Zusammenstellung bei GLATZEL 1955; außerdem DAVIDSON und ECKHARDT 1952, FRANZEN und DISSE 1952, TRUBOWITZ 1952, ALBANESE, HIGGONS, MCDONALD, FELCH, VESTAL und STEPHANSON 1951, FEDOROV und LLVOVA 1954, JONXIS und HUISMAN 1954, DEN OTTER 1955, SAMEC und RETTENBACHER 1955, BERGERSON, BELIN und COGNET 1955, JONXIS und HUISMAN 1957, DOOLAN, HARPER, HUTCHIN und ALPEN 1956, CREYSSEL, GARIN, CILLE und COULON 1958.

gut vertragen wird, und daß allein mit intravenös verabreichten Eiweißkörpern, sofern sie biologisch hochwertig sind und in genügender Menge gegeben werden, Stickstoffgleichgewicht erzielt, das Plasmaeiweiß regeneriert und der Allgemeinzustand gehoben werden kann.

Es darf heute als sicher angenommen werden, daß das Nahrungseiweiß bei peroraler Verabreichung zum allergrößten Teil in Form von Aminosäuren, zum kleineren Teil aber auch in Form höhermolekularer Spaltprodukte (Peptide) resorbiert wird.

Schon in der Darmwand findet dann offenbar fortlaufend eine Synthese von Eiweißkörpern statt. Jedenfalls steigt der Aminosäuregehalt der Darmwand nach Aminosäurezufuhr — auch nach parenteraler Aminosäurezufuhr! — deutlich an; das Ausmaß dieser Synthese läßt sich nicht genau bemessen, und denkbar wäre auch, daß sie nur den eigenen Bedürfnissen des Darms, d. h. vor allen Dingen der Fermentproduktion diente. In sehr viel größerem Umfang werden die mit der Nahrung zugeführten Aminosäuren jedenfalls in der Leber aufgebaut und aus diesem Vorrat (protein pool) den Organen zugeführt.

Die *ernährungsphysiologischen Unterschiede zwischen peroraler und intravenöser Zufuhr* liegen darin, daß bei intravenöser Infusion von Eiweißhydrolysaten und Aminosäurengemischen die Peptide und Aminosäuren gleichzeitig die Gewebe erreichen — die Resorption im Darm geht nicht immer gleichmäßig vonstatten —, und daß bei intravenöser Zufuhr sowohl die bakteriellen Einwirkungen im Darm wie auch die Passage durch die Leber (wo Desaminierungen und Synthesen vor sich gehen) ganz wegfallen.

Entscheidend für optimale Ausnutzung intravenös zugeführter Aminosäuregemische ist, wie schon angedeutet, die *gleichzeitige* Zufuhr *aller* lebensnotwendigen (essentiellen) Aminosäuren.

Fehlen in einem Aminosäuregemisch eine oder mehrere essentielle Aminosäuren, dann verschlechtern sich (entsprechend dem geringeren biologischen Wert) sofort die Stickstoffbilanzen. Die Bilanzen verschlechtern sich sogar auch dann, wenn die fehlenden Aminosäuren einige Stunden später als das übrige Gemisch infundiert werden. Bemerkenswert in diesem Zusammenhang sind vielleicht alte Beobachtungen von VAN SLYKE und MEYER (1913): Sie infundierten Hunden große Dosen von Fleisch- und Caseinhydrolysaten (1,5 g/kg innerhalb von 30 min), töteten die Tiere eine halbe oder einige Stunden nach der Infusion und fanden dann nur noch 5% der infundierten Aminosäuren im Blut. 11% waren im Urin ausgeschieden, alle übrigen aber in den Geweben gespeichert worden.

Trotz der guten Verwertbarkeit intravenös zugeführter Aminosäuren ist diese Form der N-Zufuhr, der N-Zufuhr in Form höhermolekularer Eiweißbausteine unterlegen. Auch beim Vergleich *peroral* zugeführter natürlicher Eiweißkörper mit Aminosäuregemischen zeigen sich Unterschiede zugunsten der natürlichen Eiweißkörper. In Versuchen mit einer Stickstoffzufuhr von jeweils 10 g je Tag erzielte ROSE (1949) deutlich positive Stickstoffbilanzen mit 35 Calorien/kg insgesamt, wenn die Eiweißquelle in Caisen, abererst mit 45 Calorien/kg, wenn die Eiweißquelle in einem Gemisch von 9 essentiellen Aminosäuren bestand. Worauf diese Unterschiede beruhen — man könnte an das Fehlen gewisser höhermolekularer Komplexeoder an nichteiweißartige Stoffe denken —, läßt sich nicht mit Sicherheit sagen.

Es ist noch nicht eindeutig geklärt, *welche Bestandteile* der Eiweißhydrolysate *für den Aufbau von Körpereiweiß am besten verwertbar* sind. BERGMANN (1939) hält kleine Aminosäuregruppen für die geeignetste Form, andere halten große Peptide für geeigneter als kleine, und WOOLEY (1946) wies nach, daß das für den wachsenden Organismus unentbehrliche Peptid Strepogenin vom menschlichen Organismus selbst nicht synthetisiert werden kann und deshalb als solches zugeführt werden muß.

Aminosäuregemische und Eiweißhydrolysate müssen, wenn sie sich für parenterale Ernährung eignen sollen, nach ELMAN (1948) 4 Bedingungen erfüllen: Sie müssen 1. leicht wasserlöslich sein und dürfen bei mäßiger Injektionsgeschwindigkeit keine unerwünschten Nebenwirkungen im Gefolge haben. Sie müssen 2. als alleinige Stickstoffquellen positive Stickstoffbilanzen erzielen können, 3. als alleinige Stickstoffquellen für eiweißverarmte Tiere und Menschen

Tabelle 97. *Merkmale von Eiweißhydrolysaten und kristallinen Aminosäuregemischen hinsichtlich ihrer Eignung als intravenöse Eiweißnahrung.* (Nach ALBANESE.)

Merkmal	Eiweißhydrolysat	Kristallines Aminosäuregemisch
Reinheit	Anscheinend Freiheit von unnatürlichen optischen Isomeren	Freiheit von nicht-aminosäureartigen Beimengungen
Nutzen	Zusammensetzung leicht veränderbar durch Zusätze, weniger leicht durch den Grad des Abbaus	Zusammensetzung leicht veränderbar
Stoffwechselwirkung	Vermeidung von Synthesen nicht lebensnotwendiger Aminosäuren	Vermeidung der Desaminierung und Ausscheidung nicht lebensnotwendiger Aminosäuren
Giftwirkung	Giftwirkung durch unnatürliche Isomeren werden vermieden	Giftwirkung durch nicht lebenswichtige Aminosäuren werden vermieden
Zufuhrgeschwindigkeit	Schnelle Infusion ist möglich	Schnelle Injektion ist wegen der dabei auftretenden größeren Verluste durch den Urin nicht gleichbedeutend mit schnellerer Verwertung
Vorzüge	Möglichkeit, daß 1. sich gewisse, nicht als lebenswichtig geltende Aminosäuren doch als lebensnotwendig erweisen und 2. Eiweißhydrolysate noch unbekannte lebensnotwendige Aminosäuren enthalten	
Verwendbarkeit	Allgemein verwendbar	Nicht allgemein verwendbar

bei intravenöser Injektion Regeneration von Plasmaeiweiß bewirken und 4. ausreichende Mengen aller essentiellen Aminosäuren enthalten.

Eine Zusammenstellung der *Vor- und Nachteile von Eiweißhydrolysaten und Gemischen kristalliner Aminosäuren* zeigt die Tabelle 97 von ALBANESE (1948).

Offen ist die Frage, ob *gleichzeitige Glucosezufuhr* die Aminosäureausnutzung selbst dann verbessert, wenn die Energieversorgung ausreicht.

Wenn die parenterale Eiweißzufuhr längere Zeit fortgesetzt werden soll, dann muß bedacht werden, daß Zelleiweiß nur angesetzt werden kann, wenn auch genügende Mengen von *Elektrolyten*, insbesondere von Kalium und Magnesium verfügbar sind. Kaliumzusatz soll die N-Ausnutzung verbessern[1]. Ob aber eiweißarm gewordene Kranke immer über die nötigen Bestände an Kalium, Magnesium und anderen Elektrolyten (und Vitaminen) verfügen, ist fraglich.

Von den spezifischen *Indikationen und Gegenindikationen* der parenteralen Ernährung, von den möglichen Komplikationen und der Technik ist hier nicht zu sprechen; es kann diesbezüglich auf die Darstellung des Gesamtgebietes von GLATZEL (1955, 1958) verwiesen werden.

[1] FROST, SMITH und FELTS 1953.

3. Die Ausnutzung bei rectaler Zufuhr.

Trotz ihrer jahrhundertealten Geschichte spielt die Ernährung per rectum in der klinischen Therapie keine Rolle mehr und schon gar nicht, wo es auf die Zufuhr von Eiweiß ankommt.

Unveränderte, natürliche Eiweißkörper gehen nach rectaler Zufuhr per vias naturales unverändert ab[1].

Es waren als erste ABDERHALDEN, FRANK und SCHITTENHELM, die 1909 zeigten, daß man mit *rectal zugeführtem, fermentativ vollständig abgebautem Fleischeiweiß* — nicht mit unverändertem, „nativem" Fleischeiweiß und Fleisch — positive Stickstoffbilanzen erzielen kann. Später haben LESNÉ und RICHET (1924) u. a. diese Befunde bestätigt. Damit war bewiesen, daß die Rectalschleimhaut Eiweißsubstanzen zu resorbieren vermag in Mengen, die praktisch durchaus ins Gewicht fallen. Voraussetzung ist lediglich, daß die natürlichen Eiweißstoffe weit genug abgebaut dargeboten werden. Größere Spaltstücke — Peptide, Peptone — sind schwerer resorbierbar als Aminosäuren[2]. Zusätze von Calciumchlorid, Calciumoxyd und Ochsengalle sollen die Resorption rectal gegebener Aminosäuregemische erhöhen[3].

Die Resorption aus einem per rectum gegebenen Aminosäuregemisch hat RAUSCH (1947) nach einem Versuch mit 4 Tage langer Zufuhr von täglich 35 g Aminosäuren zu 78% der Zufuhr berechnet. Allerdings wurden die rectal resorbierten Aminosäuren nicht im Organismus festgehalten, sondern sofort wieder im Urin ausgeschieden, so daß die rectale Zufuhr letzten Endes doch keinen Nutzen brachte.

RAUSCH (1947) hat auch Versuche mitgeteilt, aus denen er schließen zu können glaubte, das von ihm infundierte Aminosäuregemisch mit allen lebensnotwendigen Aminosäuren außer Tryptophan und Methionin sei bei rectaler Zufuhr zu 77% resorbiert *und* retiniert worden.

Bei gleicher *Resorption* scheint die *Retention* von Aminosäurengemischen bei rectaler Verabreichung, ähnlich wie die Retention bei intravenöser Zufuhr, um so besser zu werden, je vollständiger die Gemische hinsichtlich ihres Bestandes an lebensnotwendigen Aminosäuren (und an anderen Stoffen wie Strepogenin ?) den biologisch hochwertigen Eiweißstoffen gleichen.

Außer Kochsalz und Glucose kann man für Nährklysmen also wahrscheinlich auch Hydrolysate hochwertiger Eiweißkörper bzw. biologisch hochwertige Aminosäuregemische benutzen. Ein brauchbares Nährklysma soll eine Nährlösung von folgender Zusammensetzung darstellen: 7 g Kochsalz, 100 g Glucose, 50 g eines Hydrolysates von Casein oder 50 g eines biologisch hochwertigen Aminosäurengemisches, 1000 g Wasser. In 1 Liter enthält diese Nährlösung rund 600 Calorien.

III. Stickstoff-Minimum und biologische Wertigkeit.

1. Das absolute Stickstoffminimum.

Leben geht mit Eiweißaufbau und -abbau einher. *Solange der Organismus lebt, baut er Eiweiß auf und ab* — auch im Zustand völliger Nahrungsabstinenz. Seinen Eiweißbestand vermag er nur dann aufrechterhalten, wenn er das abgebaute Eiweiß fortlaufend ersetzen kann.

Nun wird bei vollkommener Nahrungsabstinenz das zerfallende Körpereiweiß nicht allein für spezifisch-stoffliche Aufgaben benötigt , sondern, zusammen mit den verfügbaren Beständen an Kohlenhydraten und Fetten, auch für die Deckung

[1] OIDE 1929, SHORT und BYWATERS 1913 u. a. [2] SHIMA 1931.
[3] TSUNOO, KAWAI und MORI 1953.

des energetischen Bedarfs. Daraus erhellt, daß die *Stickstoffausscheidung nur dann minimal* sein kann, wenn die Nahrung eiweiß- bzw. stickstofffrei ist mit steigender Eiweißzufuhr steigt der Eiweißabbau — gleichzeitig aber *energetisch voll ausreichend*, so daß, um den Energiebedarf decken zu können, keine Eiweißkörper verbrannt zu werden brauchen.

Diesen minimalen N-Betrag hat Rubner (1902) als Abnutzungsquote, Folin (1905) als endogenes N-Gleichgewicht und Lang (1950) als absolutes N-Minimum bezeichnet. Welchen Abbauprozessen dieser im Zustand des absoluten N-Minimums ausgeschiedene Stickstoff entstammt, ist nicht genau bekannt. Sicher stammt ein Teil aus zerfallendem und völlig abgebautem Körpereiweiß („Abnutzung“), ein anderer vermutlich aus dem Umbau von Eiweißkörpern zu Hormonen, Fermenten, Immunkörpern, Sekreten, Haaren und Nägeln, wobei nicht alle Ausgangs-Eiweißstoffe vollständig verwertet, sondern teilweise ganz abgebaut werden; ihre N-Bestandteile erscheinen dann im Harn. „Abnutzungs-N“ im genannten Sinn ist sehr wahrscheinlich mindestens der Harnsäure-N und der Kreatinin-N.

Die richtige Bestimmung des absoluten N-Minimums hängt von der Erfüllung mehrerer Voraussetzungen ab:

1. Möglichst N-freie Kost (eine *vollständig* N-freie Kost ist nicht darstellbar). Die Gründe für die Notwendigkeit dieser Voraussetzung wurden soeben genannt.

2. Ausreichende Versuchsdauer. Die N-Ausscheidung stellt sich nur langsam auf den Minimalwert ein; die dazu erforderliche Zeitspanne hängt wesentlich von der Vorperiode ab und kann 14 Tage und länger dauern (Lit. bei Thannhauser 1929).

3. Volle Deckung des Energiebedarfs durch Kohlenhydrate und Fette[1]. In der Darstellung der Nahrungskohlenhydrate war von Erklärungsmöglichkeiten für diese Sparwirkung die Rede (s. S. 135).

Erwähnt wurde auch bereits, daß die Eiweißsparwirkung von Fetten derjenigen von Kohlenhydraten überlegen sein kann, insofern als das N-Minimum mit 50% der ursprünglichen Energiezufuhr aufrechterhalten werden kann, wenn das Futter Fett enthält, nur mit 75% aber, wenn es fettfrei ist[2]. Dort (s. S. 177) finden sich auch noch andere Beobachtungen die zeigen, daß unter bestimmten Umständen Fette bessere Eiweißsparer sind als Kohlenhydrate.

4. Überschuß der in der Nahrung enthaltenen harnalkalisierenden Stoffe über die harnsäuernden. Die Lage des Säure-Basengleichgewichts ist für die Größe des Eiweißabbaus nur dann von Bedeutung, wenn, wie eben bei Bestimmung des absoluten N-Minimums, gar kein Eiweiß oder nur wenig Eiweiß aufgenommen wird. Schon bei Eiweißzufuhren in Höhe des *Bilanz*minimums spielt das Verhältnis der harnsäuernden zu den harnalkalisierenden Nahrungsbestandteilen für den Umfang des Eiweißabbaus keine Rolle mehr[3].

5. Geringer NaCl-Gehalt der Nahrung[4]. Die Verhältnisse sind in dieser Richtung noch nicht klar übersehbar. Man muß offenbar zwischen allgemeiner und spezifischer Salzwirkung unterscheiden und außerdem die Ernährung in der Vorperiode berücksichtigen[5].

6. Vermeidung schwerer Muskelarbeit. Ob intensive Muskelarbeit auf die Höhe des absoluten N-Minimums tatsächlich Einfluß hat, ist freilich noch nicht eindeutig geklärt[6].

---

[1] Albanese, Irby, Frankston und Lein 1947, Landergren 1903, Leverton, Gram und Chaloupka 1951, Zeller 1914, Albanese, Felch, Higgons, Vestal und Stephanson 1952, Elman, Pareira, Conrad, Weichselbaum, Moncrief und Wren 1952, Albanese, Arnold, Hays, Belmont, Orto und di Lallo 1954, Geiger 1951, Geiger und Wick 1953, Swanson 1951, Munro und Naismith 1953, Bamberger 1954.

[2] Willman, Brush, Clark und Swanson 1947.

[3] Ebbenhorst Tengbergen 1941, Gerhartz 1931, Glatzel 1936, Palladin 1924, Röse und Berg 1918, Sherman und Gettler 1912, Silwer 1937, Steenbock Nelson und Hart 1914, Straub 1899, Terroine und Reichert 1929.

[4] Gerhartz 1931, Gruber 1901, Mitchell und Carman 1926, Straub 1899, Terroine und Champagne 1932, 1933.

[5] Glatzel und Mecke 1933, v. Hoesslin 1910, Schoorl 1934, Straub 1899, Weber 1932, v. Wendt 1925.

[6] Mitchell und Hamilton 1929, 1949, Terroine 1937.

7. Freiheit des Organismus von krankhaften Störungen, die erhöhten Eiweißabbau nach sich ziehen. Bei fieberhaften, aber auch bei fieber*losen* Infekten, bei endokrinen Störungen, vor allen Dingen bei thyreotoxischen Zuständen, steigt die minimale N-Ausscheidung an[1].

8. Eine Altersabhängigkeit der minimalen Endausscheidung besteht offenbar nicht[2].

Auf Grund der methodisch zuverlässigsten Untersuchungen[3] ergeben sich als Minimalwert der täglichen N-Ausscheidung durch Harn *und* Kot, als *absolutes N-Minimum* also, etwa *0,034 g N/kg Körpergewicht und Tag* = rund *2,4 g N für den erwachsenen Menschen von 70 kg* (davon Kot-N rund 0,7—1,1 g) = rund 15 g Eiweiß. In Einzeluntersuchungen sind im Harn allein Werte bis zu 0,024 g N/kg gefunden worden. Die N-Verluste durch Haut und Hornsubstanzen von 13 Versuchspersonen KRAUTs[4] betrugen während einer Versuchsdauer von durchschnittlich 15 Tagen (2—23 Tagen) bei Männern im Mittel 0,457 g N je Kopf und Tag (bei einer Schwankungsbreite von 0,300—0,617 g), bei Frauen 0,187 g (bei einer Schwankungsbreite von 0,156—0,226 g). „Da der gesamte N-Bestand eines Menschen auf etwa 2100 g zu veranschlagen ist, werden unter den Bedingungen des absoluten N-Minimums im Tag nur etwa 0,12% des Gesamt-N im endogenen Stoffwechsel umgesetzt. Man kann auch das absolute N-Minimum für den Menschen auf rund 1,5 mg N je Calorie-*Grundumsatz* beziffern. Demnach entspricht der endogene Eiweißstoffwechsel rund 4,5% der Grundumsatzcalorien[5]."

Berechnet man das absolute N-Minimum nicht auf das Körpergewicht, sondern auf den *Grundumsatz*, dann findet man für Säugetiere und Vögel Werte von etwa gleicher Größenordnung, d.h. 2,3—2,9 mg N je Grundumsatz-Calorie und 24 Std[6]. Das absolute N-Minimum, bezogen auf das *Körpergewicht*, schwankt sehr viel stärker: In den Untersuchungen von TERROINE und SORG-MATTER (1927) an Maus, Ratte, Taube, Hahn, Kaninchen, Hund und Mensch lag es bei der Maus mit 34,8 mg/kg Körpergewicht und Stunde am höchsten, um in der genannten Reihenfolge abzufallen bis auf 2,17 mg/kg Körpergewicht und Stunde (0,052 g N je kg Körpergewicht und Tag) beim Menschen.

LANG (1950) hat die minimale N-Ausscheidung in folgender Weise aufgeschlüsselt:

Harnstoff-N	48,4% des Gesamt-N
Kreatin-N	21,1% des Gesamt-N
Ammoniak-N	13,6% des Gesamt-N
Undefinierter N	6,6% des Gesamt-N
Aminosäuren-N	6,1% des Gesamt-N
Harnsäure-N	4,2% des Gesamt-N

2. Das Bilanzminimum.

Versucht man, den N-Verlust in Höhe des absoluten N-Minimums durch Eiweißzufuhr auszugleichen, dann steigt die N-Ausscheidung über das Niveau des absoluten N-Minimums; zwischen N-Zufuhr und N-Ausscheidung stellt sich dann schließlich ein N-Gleichgewicht her. Obwohl nicht der gesamte N-Gehalt der Nahrungsmittel Aminosäure-N ist — in der Steckrübe z. B. sind 27% des N Nicht-Eiweiß-N! — bleibt die N-Ausscheidung doch ein brauchbares Maß für die den Eiweißstoffwechsel. Die Eiweißmenge, mit der gerade eben N-Gleichgewicht erzielt werden kann, haben RUBNER (1902) als *physiologisches Eiweißminimum*, KRAUT und LEHMANN (1948) als *Bilanzminimum* bezeichnet.

---

[1] Literatur bei GRAFE 1923; neuerdings DEUEL jun., SANDIFORD, SANDIFORD und BOOTHBY 1928, WHITE 1948.

[2] HEYER 1921, LAUTER 1922.

[3] DEUEL jun., SANDIFORD, SANDIFORD und BOOTHBY 1928, HAWLEY, MURLIN, NASSET und SZYMANSKI 1948, MEZINESKU 1942, SMITH 1925; Zusammenfassung der älteren Literatur bei BERTRAM und BORNSTEIN 1928.

[4] KRAUT, unveröffentlichte Untersuchung. [5] LANG 1950.

[6] TERROINE und SORG-MATTER 1927.

Die Größe des Bilanzminimums schwankt in engen Grenzen von Individuum zu Individuum und ist beim gleichen Individuum abhängig sowohl von den Faktoren, die bestimmend sind für die Höhe des absoluten N-Minimums, wie auch von der Ernährung in der Vorperiode (nach Zeiten eiweißarmer Ernährung ist das Bilanzminimum erniedrigt) und von der Qualität des Nahrungseiweißes.

Nimmt man zusammen, was bisher an *Bestimmungen des Bilanzminimums* vorliegt[1], dann bewegen sich die allermeisten Werte zwischen *29* und *56 g Eiweiß je 24 Stunden für den 70 kg schweren Menschen.*

Wird das Bilanzminimum, ähnlich wie das absolute N-Minimum, nicht auf das Körpergewicht, sondern auf den *Grundumsatz* bezogen, dann ergeben sich auch dabei für Menschen und Tiere Werte in gleicher Größenordnung: für Mensch und Ratte 2,76 bzw. 3,34 mg N je Calorie *Grundumsatz*; je kg Körpergewicht und Tag beträgt das Bilanzminimum hingegen 0,065 bzw. 0,229 g N[2].

Wenn gelegentlich berichtet wurde, man könne mit 25 g Eiweiß und sogar mit noch weniger N-Gleichgewicht erzielen, so fragt sich, ob der Eiweißbestand des Organismus dabei wirklich erhalten blieb. Versuche dieser Art waren vielfach von Perioden höherer Eiweißzufuhr unterbrochen (z. B. die berühmt gewordenen Versuche von HINDHEDE 1913, 1914), so daß immer wieder Erholung und Wiederauffütterung des Organismus möglich war, und bis zum offensichtlichen Zusammenbruch kann es lange dauern: in einem Selbstversuch SÜSSKINDS (1929) mit täglich 2300 Calorien und 33 g Eiweiß z. B. 15 Monate.

RÖSE (1934) gab an, als Bauernsiedler 15 Jahre lang mit täglich 28 g Nahrungseiweiß (vor allem in Form von 500 g Milch und 400 g Kartoffeln) bei bester Gesundheit gelebt zu haben. In dem 2jährigen Selbstversuch SCHMIDS (1933) mit täglich 30—40 g Nahrungseiweiß nahmen gegen Ende die körperliche Leistungsfähigkeit und der Grundumsatz ab, das Schlafbedürfnis zu.

Man muß sich auch darüber klar sein, daß *Stickstoff*gleichgewicht nicht notwendig gleichbedeutend ist mit *Eiweiß*gleichgewicht. Organ- und Plasmaeiweiß ändern ihre Zusammensetzung in Abhängigkeit von der Eiweißzufuhr. Bei unzureichender Eiweißversorgung können aus dem Organeiweiß Teile herausgebrochen werden, *ohne* daß der Rest an Volumen, Wasser- und Salzbindungsfähigkeit zu verlieren braucht[3]. Erst die positiven Bilanzen nach eiweiß*reicher* Ernährung zeigen dann, daß trotz ausgeglichener N-Bilanzen eine (qualitative) Eiweißunterernährung bestanden hat[4].

Oberhalb des Bilanzminimums kann sich der Organismus des Erwachsenen mit *jeder Eiweißzufuhr ins Gleichgewicht setzen.* Nach Übergang von eiweißarmer zu eiweißreicher Kost wird zunächst Stickstoff retiniert, nach Übergang von eiweißreicher zu eiweißarmer Kost zunächst Stickstoff im Überschuß ausgeschieden. Die Anpassung der Ausscheidung an die Zufuhr nimmt, je nach dem Ausmaß der Steigerung bzw. Verminderung der Zufuhr, wenige Tage bis einige Wochen in Anspruch. Man hat danach auch vom Stamm-Eiweiß, Vorrats-Eiweiß und Luxus-Eiweiß gesprochen.

Entsprechend seinem höheren absoluten N-Minimum je kg Körpergewicht ist das *Bilanz-Minimum des Kindes größer* als das des Erwachsenen. Nach Feststellungen von EDELSTEIN und LANGSTEIN (1919) beträgt das absolute N-Minimum des Säuglings im Mittel 0,099 g je Tag und kg Körpergewicht (0,070 g im Urin und 0,029 g im Kot); es ist also etwa 3mal so groß wie das des

---

[1] Literatur LANG 1950.

[2] BRICKER, MITCHELL und KINSMAN 1945, 1947.

[3] ABDERHALDEN und SIEBEL 1935, ALLISON 1951, GEIGER 1951, SCHENCK 1930, 1933, SCHURR, THOMPSON, HENDERSON und ELVEHJEM 1950, SWANSON 1951, ROCHE 1933, THOMPSON, SCHURR, HENDERSON und ELVEHJEM 1950.

[4] Siehe auch WAIFE, WOHL und REINHOLD 1950.

Erwachsenen. Mit zunehmendem Alter sinken die Werte. Bei 10—12jährigen Kindern fand WAGNER (1923) als absolutes Minimum 0,0599 g N im Urin und 0,018 g N im Kot je kg Körpergewicht, insgesamt also 0,077 g.

3. Biologischer Wert. Ergänzungswert.

Die qualitative Verschiedenheit der Eiweißkörper kommt zum Ausdruck in den verschiedenen Eiweißmengen, die zur Erzielung eines N-Bilanz-Minimums erforderlich sind. Man spricht seit THOMAS (1909) in diesem Sinn von der verschiedenen *biologischen Wertigkeit der Eiweißkörper*[1].

Die biologische Wertigkeit eines Nahrungseiweißkörpers ist jene *Zahl, die angibt, wie viele Teile Körpereiweiß durch 100 Teile von jenem Nahrungseiweiß hätten vertreten werden können.* Diese Zahl kann *bestimmt* werden durch Feststellung des Ersatzes von Körpereiweiß beim erwachsenem Individuum, durch Versuche am wachsenden Tier (Feststellung der Gewichtszunahme je Gramm Nahrungseiweiß), durch Züchtung von Tieren über mehrere Generationen hinweg oder auch durch Bestimmung des Aminosäuregehaltes des Nahrungseiweißes (s. unten). Man muß sich nur darüber klar sein, daß mit den verschiedenen Methoden verschiedene Dinge gemessen werden und daß wohl Übereinstimmungen in der Reihenfolge der biologischen Wertigkeit, zahlenmäßig genau übereinstimmende Ergebnisse aber nicht zu erwarten sind — vor allen Dingen nicht bei Bestimmungen an verschiedenen Tierarten bzw. an Tier und Mensch[2].

Tabelle 98. *Biologische Wertigkeit von Nahrungseiweiß.* (Nach THOMAS und MITCHELL und HAMILTON.)

Eiweißkörper	Biologische Wertigkeit für	
	den Menschen	die Ratte
Milch . . .	100	85
Eieralbumin	91	88
Rindfleisch .	105	69
Casein . . .	70	67
Reis	88	77
Kartoffeln .	79	67
Hefe	71	69
Spinat . . .	64	—
Erbsen . . .	56	
Weizenmehl	40	67 (Weizenvollkorn)
Mais. . . .	24	60 (Maisvollkorn)
Soja	—	64

Mit der erstgenannten Methode, d. h. mit Hilfe der Bestimmung jener Menge von Nahrungseiweiß, die zum Ersatz einer ganz bestimmten Menge von Körpereiweiß erforderlich ist, erhielten THOMAS (1909) in Selbstversuchen, MITCHELL und HAMILTON (1929) in Versuchen an Ratten die in der Tabelle 98 zusammengestellten Werte. Mit diesen stimmen die Untersuchungsergebnisse anderer Autoren im großen und ganzen gut überein.

Zur *Berechnung der biologischen Wertigkeit* gab THOMAS (1909) die folgende Gleichung an: Biologische Wertigkeit = minimale renale N-Ausscheidung + N-Bilanz in Prozent des resorbierten N.

Trotz mancher Unterschiede im einzelnen geht die *Überlegenheit der tierischen Eiweißkörper* über die pflanzlichen Eiweißkörper aus allen methodisch einwandfreien Versuchsreihen eindeutig hervor. Es sind also zur Aufrechterhaltung des N-Gleichgewichts größere oder kleinere Eiweißmengen nötig, je nachdem welcher Eiweißträger als Nahrungsmittel dient (Tabelle 99). Dasselbe gilt natürlich z. B. auch für den Ersatz von Plasmaeiweiß durch Nahrungseiweiß[3].

[1] Neuere Darstellungen und Untersuchungen von CARPENTER 1951, BLAXTER 1951, CHICK 1951, DEAN 1951, ALLISON 1951, 1955, LINTZEL und RECHENBERGER 1952, HENRY, KOSTERLITZ und QUENOUILLE 1953, PHANSALKAR und PATWARDHAN 1955.

[2] MITCHELL 1954.

[3] POMMERENKE, SLAVIN, KARCHER und WHIPPLE 1935, WEECH und GOETTSCH 1938/39; s. Tabelle 100, S. 300.

Bei höherem Eiweißgehalt der Nahrung sinkt die biologische Wertigkeit mancher Eiweißkörper (höhere spezifisch-dynamische Wirkung?). Sie bleibt aber gleich — und das ist ernährungsbiologisch wichtig —, wenn ein großer Teil des N-Gehaltes des Nahrungsmittels Nicht-Eiweiß-N ist. In Prozent des Gesamt-N beträgt der Eiweiß-N[1] bei Haselnüssen 96%, bei Salat 88%, bei Spinat 82%, bei Äpfeln 76%, bei Grünkohl 68%, bei Kartoffeln 50%, bei Mohrrüben 46%, bei Rosenkohl und Kohlrüben 45%, bei roten Rüben und Wirsing 41%.

Tabelle 99. *Zur Aufrechterhaltung des N-Gleichgewichts des erwachsenen Menschen benötigte Eiweißmengen.* (Nach LANG.)

Eiweißart	g Eiweiß je Tag
Ei	19,9—26,7
Milch	24,4—27,6
Rindfleisch	19,2—32,6
Kartoffeln	23,7—29,6
Weizenbrot	38,4
Sojamehl	25,4
Kohlrüben	79,4

Tabelle 100. *Biologischer Wert von Eiweißkörpern als Ersatz von Plasmaeiweiß.* (Nach LANG.)

Eiweißkörper	Die Bildung von 1 g Plasmaeiweiß benötigt g Nahrungseiweiß
Serumeiweiß	2,6
Cerealien	2,7—4,6
Muskel- oder Lactalbumin . .	5,3—6,0
Leber, Casein, Herzmuskel . .	6,5—8,0
Lachsmuskel	15,0

Für praktische Zwecke ist es notwendig und ausreichend, mit *Durchschnittswerten der biologischen Wertigkeit* zu rechnen. Setzt man die Wertigkeit des Kuhmilcheiweißes für den Menschen = 100, dann ist die Wertigkeit anderer Eiweißarten durch folgende Zahlen gegeben: Warm- und Kaltblüterfleisch = 80—100, Casein = 70—80, Kartoffeln, Reis, Soja, Hirse, Hafer = 65—80, Weizenmehl, Mais, Erbsen, Pilze = 40—60, Bohnen = 25—40[2]. Die abweichende Werte von LINTZEL (1941, 1955) widersprechen den übereinstimmenden Ergebnissen der anderen Untersucher. Die Wertigkeit des Eiweißes niederer Organismen für den Menschen scheint nicht immer gering zu sein wie gelegentlich angenommen wurde[3].

Tabelle 110. *Eiweißkombinationen mit gutem Ergänzungswert.* (Nach LANG.)

Cerealien	+ Fleisch oder innere Organe
Cerealien	+ Milch
Weizen	+ Milch, Fleisch oder Ei
Weizen	+ Erdnuß
Weizen	+ Hefe
Weizen	+ Fisch
Mais	+ Milch
Mais	+ Erdnuß
Mais	+ Reiskleie
Mais	+ Hefe
Hafer	+ Erdnuß
Kartoffeln	+ Milch oder Lactalbumin
Leguminosen	+ Weizen oder Roggen
Leguminosen	+ Innere Organe, Milch
Leguminosen	+ Weizenkeime oder Roggenkeime

Klinische Beobachtungen und experimentelle Untersuchungen haben gezeigt, daß *der biologische Wert eines Gemisches von zwei Eiweißkörpern höher liegen kann als der Wert jedes einzelnen.*

So bestimmte MITCHELL die biologische Wertigkeit eines Gemisches von $^3/_4$ Roggen- und $^1/_4$ Milcheiweiß an Tieren zu 75,7, während die rein additive Berechnung aus den beiden Einzelwerten einen Durchschnitt von nur 67,1 ergab. Die beiden Eiweißkörper haben (bei gleichzeitiger Zufuhr) in diesem Falle die

[1] RUBNER 1902.

[2] BICKEL und PARLOW 1940, FINK 1948, LEHRER, WOODS und BEESON 1947, McCOLLUM und SIMMONDS 1929, MITCHELL und HAMILTON 1929, RIESEN, SCHWEIGERT und ELVEHJEM 1946, SCHROEDER, CAHILL und SMITH 1945, THOMAS 1909, KOFRÁNYI 1957.

[3] KAPFHAMMER 1944, SCHENK 1944, KRAUT und SCHLOTTMANN 1937, FINK 1948.

Fähigkeit, sich gegenseitig aufzuwerten, zu „ergänzen". Man spricht danach vom *Ergänzungswert.* Es scheint also, als besitze der eine Eiweißkörper im Überschuß, was dem anderen fehlt[1].

LANG (1950) hat die einschlägigen Angaben der Literatur gesammelt und zusammengestellt (Tabelle 101 und 102).

Auf Grund ihrer *Tier*versuche haben McCOLLUM und SIMMONDS (1929) die Nahrungsproteine in *6 Gruppen von fallendem Ergänzungswert* eingeteilt: Rinderniere — Weizen — Milch, Rinderleber — Rindfleisch, Gerste, Roggen — Mais, Hafer — Soja. Wenn sich diese Skala auch nicht ohne weiteres auf *menschliche* Verhältnisse übertragen läßt, so gibt sie doch immerhin Anhaltspunkte.

Bemerkenswert sind die Unterschiede zwischen den biologischen Werten und den Ergänzungswerten: Der Weizen rangiert z. B. in seinem Ergänzungswert viel höher als in seinem biologischen Wert, während die biologisch recht hochwertige Sojabohne an unterster Stelle der Ergänzungswertskala steht.

Tabelle 102. *Eiweißkombinationen ohne Ergänzungswert.* (Nach LANG.)

Cerealien	+ Kartoffeln oder Soja oder Gelatine,
Cerealien	+ Gemüse,
Mais	+ Soja,
Leguminosen	+ Kartoffeln, Fleisch oder Fisch.

Wenn schon die tierexperimentellen Erfahrungen über die biologischen Wertigkeit die Bedeutung der speziellen Struktur des Nahrungseiweißes in den Vordergrund rücken, so geschieht das durch die Ergänzungswertigkeit noch in besonderem Maße. *Die biologische Wertigkeit wie auch die Ergänzungswertigkeit werden entscheidend bestimmt durch den Gehalt der Eiweißkörper an lebensnotwendigen Aminosäuren* (s. S. 302ff.)

Wichtig für die Beurteilung des Nährwertes einer Kost ist schließlich ihr *physiologischer Nutzwert.* Der biologisch wertvollste Eiweißkörper kann nutzlos sein, wenn er von anderen Stoffen so fest umschlossen wird, daß die Verdauungssäfte nicht eindringen und ihn nicht herauslösen können. Er geht dann ungenutzt mit dem Kot ab. Derartige, an sich hochwertige, aber physiologisch nutzlose Eiweißkörper sind z. B. das Gliadin und das Phaseolin, die beide mit dicken Zellulosehüllen umgeben sind. Bei tierischen Eiweißkörpern bestehen solche Schwierigkeiten nicht.

Der physiologische Nutzwert der Eiweißkörper

$$(\text{„net utilization"}) = \frac{\text{wahre Ausnutzung} \times \text{biologische Wertigkeit}}{100}$$

ergibt sich aus einer Zusammenstellung von ALBANESE (1947) (Tabelle 103).

Obwohl die pflanzlichen Eiweißkörper den tierischen Eiweißkörpern biologisch unterlegen sind, gewinnen sie unter Umständen beträchtlichen Wert, wenn sie als Ergänzungsstoffe verabfolgt werden zusammen mit Konzentraten, die den (natürlicherweise nur in tierischem Eiweiß enthaltenen) *animal protein factor* und andere notwendige Vitamine enthalten[2]. Der Wert eines Eiweißkörpers sinkt, wenn gewisse andere Nahrungsbestandteile, nicht in den notwendigen Mindestmengen verfügbar sind. Der Gehalt der Nahrung an *Salzen,* vor allen Dingen an Calciumsalzen, scheint in dieser Hinsicht gleichfalls eine Rolle zu spielen[3].

---

[1] BLOCK 1956, McCOLLUM und SIMMONDS 1929, DEAN 1949, CHICK 1949, SLACK 1948.

[2] HOVE und HARDIN 1951, ASCHKENASY 1950, CARPENTER 1951, BLAXTER 1951, CHICK 1951, DEAN 1951.

[3] CONNER, und SHERMAN 1942, 1949, CONNER und SHERMAN 1936. HOGAN, GUERRANT und RITCHIE 1936.

Tabelle 103. *Der physiologische Nutzwert von Nahrungsvoteinen nach Untersuchungen an Ratten.* (Nach ALBANESE.)

Nahrungsmittel	Physiologischer Nutzwert	Nahrungsmittel	Physiologischer Nutzwert
Vollei	94	Casein	68
Eigelb	89	Maiskeime	61
Milch	86	Haferflocken	61
Eiereiweiß	83	Weizen (Vollkorn)	61
Magermilchpulver	80	Gerste	58
Rindfleisch	76	Baumwollsamenmehl	56
Rinderniere	76	Brauereihefe	56
Rinderleber	75	Kartoffel	60
Schweizerkäse	72	Mais (Vollkorn)	49
Sojamehl	72	Weizenbrot (80% Ausmahlung)	49
Leinsamenmehl	72	Grüne Bohnen	32
Weizenkeime	71	Kakao	13
Reis	70		

IV. Die essentiellen Aminosäuren.

Als stickstoffhaltiger Nährstoff kann das Eiweiß durch keinen anderen Energieträger ersetzt werden.

Da der Organismus, der alle lebensnotwendigen Kohlenhydrate und Fette — ausgenommen vielleicht einige hochungesättigten Fettsäuren — aus Kohlenhydraten und Eiweißkörpern synthetisieren kann, nur einen Teil der lebensnotwendigen Aminosäuren selbst aufzubauen vermag und über keine Organe zur Eiweißspeicherung nennenswerten Ausmaßes verfügt, bedarf er *regelmäßiger Zufuhr ausreichender Mengen von biologisch vollwertigen Eiweißstoffen.* Die synthetisierbaren Aminosäuren sind als Nahrungsbestandteile entbehrlich, die nichtsynthetisierbaren dagegen müssen in der Nahrung enthalten sein.

Tabelle 104. *Für das Wachstum der Ratte essentielle und nicht essentielle Aminosäuren.* (Nach ROSE.)

Essentiell	Nicht essentiell	Essentiell	Nicht essentiell
Lysin	Glykokoll	Isoleucin	Asparaginsäure
Tryptophan	Alanin	Threonin	Glutaminsäure ***
Histidin	Serin	Methionin	Prolin ***
Phenylalanin	Cystin *	Valin	Oxyprolin
Leucin	Tyrosin **	Arginin⁺	Citrullin

* Cystin kann etwa $^1/_6$ des Methioninbedarfes ersetzen, hat aber keine Wachstumswirkung in Abwesenheit von Methionin.

** Tyrosin kann etwa die Hälfte des Phenylalaninbedarfs ersetzen, hat aber keine Wachstumswirkung in Abwesenheit von Phenylalanin.

*** Glutaminsäure und Prolin können individuell als ziemlich unwirksamer Ersatz für Arginin in der Kost dienen. Diese Eigenschaft kommt dem Oxyprolin nicht zu.

⁺ Arginin kann von der Ratte synthetisiert werden, aber in einem nicht hinreichend schnellen Maße, um die maximalen Wachstumsforderungen zu erfüllen. Daher ist seine Einstufung als essentiell oder nicht essentiell nur eine Frage der Definition.

Berücksichtigt man die Artspezifität der Eiweißkörper und die von der geforderten Leistung abhängige Verschiedenheit des Bedarfs, dann ist klar, daß Ergebnisse, die an Hunden, Ratten und stammesgeschichtlich noch weiter entfernten Tieren gewonnen worden sind, nicht ohne weiteres auf den Menschen übertragen werden können, und daß Ergebnisse, die am heranwachsenden Organismus gewonnen worden sind, nicht ohne weiteres für den Erwachsenen gelten.

Von den in der Nahrung vorkommenden Aminosäuren haben sich bei der Ratte 10 als unentbehrliche Nahrungsbestandteile für Wachstum und Erhaltung erwiesen. Diese 10 kann der Organismus nicht selbst synthetisieren (Tabelle 104). Für den erwachsenen Menschen sind unentbehrlich Lysin, Tryptophan, Phenylalanin, Leucin, Isoleucin, Threonin, Methionin und Valin[1]. Methionin ist teilweise ersetzbar durch Cystin, Phenylalanin, teilweise durch Tyrosin. Einem Vorschlag ROSES folgend bezeichnet die Physiologie jene 10 nicht synthetisierbaren, lebensnotwendigen Aminosäuren als *essentielle Aminosäuren* (weniger gebräuchlich ist der Ausdruck exogene Aminosäuren). Abgesehen von diesen 10 kann der Organismus alle anderen notwendigen Aminosäuren selbst bilden. Aber „das Gesetz des Minimums gilt auch für die nicht nahrungspflichtigen Aminosäuren und ihre Bildung im Organismus dürfte für die Eiweißsynthese ebenso entscheidend sein, wie die Versorgung mit essentiellen Aminosäuren[2]“. Eine Zusammenstellung des heutigen Wissens von den essentiellen Aminosäuren haben KAPFHAMMER, BAUER und KAPFHAMMER (1956) gegeben; zur näheren Orientierung sei auf diese Darstellung verwiesen.

Tabelle 105. *Biologische Wertigkeit und prozentisches Defizit an der limitierenden essentiellen Aminosäure in Nahrungseiweiß.* (Nach MITCHELL und BLOCK.)

Eiweißquelle	Limitierende essentielle Aminosäure	Prozentisches Defizit	Biologische Wertigkeit
Kuhmilch	Cystin + Methionin	32	90
Lactalbumin	Methionin	34	84
Eieralbumin	Lysin	31	82
Maiskeime	Methionin	61	78
Ochsenniere	Cystin + Methionin	35	77
Ochsenleber	Isoleucin	30	77
Ochsenmuskel	Cystin + Methionin	29	76
Sojabohne	Methionin	51	75
Weizenkeime	Isoleucin	62	75
Ochsenherz	Isoleucin	35	74
Casein	Cystin + Methionin	42	73
Weizen	Lysin	63	70
Haferflocken	Lysin	54	69
Hefe	Cystin + Methionin	55	69
Reis	Lysin	56	66
Weizenmehl	Lysin	72	52
Erbsen	Methionin	76	48
Gelatine	Tryptophan	100	25

Die *Ursache der verschiedenen biologischen Wertigkeit und Ergänzungswertigkeit* der Eiweißkörper liegt in der Hauptsache in ihrem verschiedenen Gehalt an essentiellen Aminosäuren. Eine Übersicht über den Aminosäurengehalt des Eiweißes verschiedener Nahrungsmittel gibt die Zusammenstellung von LANG (1950), die sich auf Untersuchungsergebnisse von BLOCK und BOLLING (1945, 1947), BLOCK (1956), JONES, CALDWELL und WIDNESS (1948), MITCHELL und BLOCK (1946) und SLACK (1948) stützt (Tabelle 94, S. 284; vgl. dazu auch BIGWOOD 1953).

Tabelle 106. *Biologische Wertigkeit von Nahrungseiweiß, berechnet aus den Differenzen des Aminosäuregehaltes gegenüber dem Vollei.* (Nach MITCHELL und BLOCK.)

Casein	89	Gehirn	67
Milch	88	Serum	63
Lactalbumin	87	Weizenkeime	63
Fisch	86	Reis	60
Fleisch	85	Mais	59
Leber	82	Roggen	56
Niere	80	Weizen, Hafer, Gerste, Erbse	54
Soja	70	Globin	51
Hefe	68		

Der geringere biologische Wert des Pflanzeneiweißes beruht vor allem auf seinem geringen Gehalt an Lysin, zum Teil auch an Methionin[3]. Manche Eiweißkörper enthalten wenig Isoleucin, einzelne wenig Valin oder Tryptophan.

[1] ROSE, HAINES und WARNER 1954, ROSE 1957.

[2] KAPFHAMMER, BAUER und KAPFHAMMER 1956.

[3] Dazu HEGSTED, TRULSON, WHITE, WHITE, VINAS, ALVISTUR, DIAZ, VASQUEZ und LOO 1955.

MITCHELL und BLOCK (1946) fanden, daß einerseits das Experiment, andererseits die Berechnung auf Grund des Gehaltes an essentiellen Aminosäuren jeweils etwa gleiche biologische Wertigkeiten ergeben (Tabelle 106). Die biologische Wertigkeit des Volleis = 100 gesetzt, erhält man die in der Tabelle 106 angegebenen Zahlen (vgl. dazu auch die Zahlen der Tabelle 107).

Eine Zusammenstellung der *biologischen Wertigkeit und Ergänzungswertigkeit* verschiedener Nahrungseiweiße, die den speziellen Mangel und das spezielle Ergänzungsvermögen berücksichtigt, hat KÜHNAU (1948) veröffentlicht (Tabelle 109).

Tabelle . 107 *Die biologische Wertigkeit von Nahrungseiweiß** (Nach LUDWIG und BROCK.)

Eiweißkörper aus	Biologische Wertigkeit berechnet		Gehalt an exogenen Amino-säuren
	nach K. THOMAS (Erhaltung)	nach TERROINE (Ansatz)	
Schellfisch	—	—	63
Milch (Albumin)	100	100	59
Rindfleisch	95	77	58
Eidotter	—	—	47
Milch (Casein)	70—80	77	45
Eiklar	—	—	43
Kartoffel	84	—	41
Sojabohne	—	71	etwa 40
Hafer	40—50	44—59	etwa 35
Gerste	60—70	65—66	etwa 35
Roggen	44	59	etwa 30
Weizen	44—50	—	29
Hülsenfrüchte, Erbsen	55	56	28
Hülsenfrüchte, Bohnen	25—38	35—38	26
Serumalbumin	—	—	76
Serumglobulin	—	—	52
Globin	—	—	71

* Der Wert von Lactalbumin ist = 100 gesetzt.

Auffallend ist, daß der biologische Wert der Pflanzeneiweiße bei der Berechnung höher zu liegen kommen kann als bei der experimentellen Prüfung. Die Differenz beruht darauf, daß die schlechte Ausnutzung vieler Pflanzeneiweiße bei der Berechnung unberücksichtigt bleibt[1].

Die Aminosäuren der natürlichen Nahrungseiweiße sind durchweg *l-Aminosäuren*, doch kann der Organismus, mindestens in begrenzten Mengen, auch d-Formen verwerten[2].

Die Höhe des *Bedarfs* an einer bestimmten Aminosäure wird in vielen Fällen mitbestimmt durch die *Gegenwart antagonistisch wirkender Stoffe*. Solche Wechselwirkungen können entweder zwischen zwei essentiellen Aminosäuren (Aminosäurenimbalenz[3]) oder zwischen einer essentiellen Aminosäure und einem nichtessentiellen Stoff bestehen. Die Wirkung des einen Stoffes wird dabei durch den anderen unterdrückt und kommt in optimaler Weise erst nach weiterer Zufuhr jenes ersten Stoffes wieder zur Geltung. Eine Zusammenstellung solcher Wirkstoff- und

[1] KUIKEN und LYMAN 1948, 1949.

[2] DU VIGNEAUD 1939, RATNER, SCHOENHEIMER und RITTENBERG 1940, SCHOENHEIMER 1942, ALBANESE, FRANKSTON und IRBY 1945, WRETLIND 1952, LANG 1954, 1956.

[3] ELVEHJEM 1956, HUNDLEY, SANDSTEAD, SAMPSON und WHEDON 1957, LANG und KIECKEBUSCH 1957.

Tabelle 108. *Differenz des Aminosäurengehaltes von Nahrungseiweißstoffen gegenüber dem Vollei in Prozenten und daraus berechneter biologischer Wert.* (Nach LANG und RANKE.)

Aminosäuren	Fleisch	Fisch	Leber	Milch	Hafer
Arginin	+13	+16	−2	−33	+16
Histidin	−10	+5	+48	+20	+5
Isoleucin	−21	−25	−35	−22	−47
Leucin	−13	−23	−9	+23	−29
Lysin	+6	+9	−7	+4	−58
Methionin	−22	−22	−22	−20	−76
Phenylalanin	−27	−23	−3	−16	−27
Threonin	+9	+4	−2	−6	−26
Tryptophan	−20	−13	+20	+7	−13
Valin	−21	−21	−15	−10	−27
Biologischer Wert berechnet	85	86	82	88	54

Aminosäuren	Roggen	Weizen	Reis	Soja	Erbsen
Arginin	−16	−30	+36	−9	+39
Histidin	+5	−5	−9	+9	−43
Isoleucin	−50	−55	−36	−41	−49
Leucin	−33	−26	−16	−28	−30
Lysin	−54	−65	−61	−19	−30
Methionin	−73	−76	−66	−51	−76
Phenylalanin	−52	−40	−27	−10	−24
Threonin	−20	−39	−26	−18	−20
Tryptophan	−13	−9	−13	+7	−53
Valin	−32	−44	−14	−43	−45
Biologischer Wert berechnet	56	54	60	70	54

Tabelle 109. *Wertigkeit verschiedener Nahrungsproteine, ermittelt auf Grund ihres Gehaltes an exogenen Aminosäuren.* (Nach KÜHNAU.)

Eiweiß aus	Gesamtwertigkeit	Reine Wertigkeit	Ergänzungswertigkeit	Mangel	Ergänzungsvermögen
				betrifft vor allem	
Schellfisch	105	90	15	Threonin	Arginin, Phenylalanin
Rindfleisch	98	92	6		Threonin
Walfischfleisch	105	92	13	Histidin	Arginin
Milch: Casein	100	85	15	Cystin	Valin, Isoleucin, Histidin
Milch: Albumin	103	95	8		Cystin, Threonin, Tryptophan
Eiklar	102	87	15	Histidin	Methionin, Valin
Eigelb	108	98	10		Leucin
Sojabohne	78	78		Leucin, Threonin	
Kartoffel	73	73		Threonin, Valin	
Hafer	76	70	6	Tryptophan, Valin	
Weizen	57	57		u. a. Valin, Lysin	
Erbse, Bohne	50—55	50—55		alle Aminosäuren	
Hefe	57	57		Methionin, Tryptophan	

Gesamtwertigkeit: Prozentgehalt an exogenen Aminosäuren, bezogen auf menschliches Serumalbumin = 100.

Reine Wertigkeit: Prozentgehalt an exogenen Aminosäuren nach Abzug der Prozentbeträge, um die das betreffende Eiweiß mehr von den einzelnen Aminosäuren enthält als Serumalbumin, bezogen auf menschliches Serumalbumin = 100.

Ergänzungswertigkeit = Gesamtwertigkeit minus reine Wertigkeit.

Hemmstoff-Antagonismen, an denen mindestens eine essentielle Aminosäure beteiligt ist (Tabelle 110), stammt von KÜHNAU (1949)[1].

So kommt es bei Ratten zu *Wachstumshemmung*, wenn man einer eiweißarmen Kost mit knappem Nicotinsäuregehalt Mais zusetzt; Nicotinsäure- und Tryptophanzusätze wirken dieser Wachstumshemmung entgegen. Zein, der Haupteiweißkörper des Maises und andere

Tabelle 110. *Wirkstoff-Hemmstoff-Antagonismen, an denen mindestens eine essentielle l-Aminosäure beteiligt ist.* (Nach KÜHNAU.)

Aminosäure	Hemmstoff	Antagonismus beobachtet bei
Valin	Leucin	Strept. bovis, B. pestis
	Isoleucin	B. anthracis, Neuropsora crassa
	d-Valin	Lactobac. arabinosus, E. coli
Leucin	d-Leucin	L. arabinosus, E. coli
	Valin	Strept. bovis, B. pestis
Isoleucin	Valin	B. anthracis, Neurospora crassa
Threonin	Serin	Lactob.-Arten, Strept. faecalis, L. mesenteroides
	Methionin	Neurospora crassa
Methionin	Threonin	Neurospora crassa
	Cystin	Ratte
	d-Serin	Ratte, Hund
	Methoxinin	E. coli, Str. aureus, Ratte
	Äthionin	Ratte, E. coli
	Norleucin	Coli, Proteus, Lactobac.
	Methionin-sulfon	Ratte
	2-Amino-5-heptensäure	E. coli
Methioninsulfoxyd	Glutaminsäure	Lactobac.-Arten
Phenylalanin	Thienylalanin	Hefe, Bakterien
	Pyridylalanin	Bakterien
	Furylalanin	Hefe, E. coli
	Tryptophan	Strept. bovis, Ratte
Tryptophan	Phenylalanin	Strept. bovis, Ratte
	Tyrosin	Strept. bovis
	5-Methyltryptophan	E. coli, Viren
	β-2-Benzothienylalanin	Bakterien
	d-Tryptophan	Lactobac. arabinosus
Arginin	Canavanin	E. coli, Str.- und Lactobac.-Arten, Neurospora crassa
	Lysin	Neurospora crassa
Lysin	Arginin	Neurospora crassa
	$\alpha.\alpha'$-Diaminopimelinsäure	Neurospora crassa
	a-Amino-ε-oxycapronsäure	Ratte
Cyst(e)in	Allyl-glycin	

Eiweißkörper wie Gelatine und säurehydrolysierte, tryptophanfreie Eiweißkörper bewirken dasselbe wie Mais. In jedem Fall läßt sich die Wachstumshemmung durch Nicotinsäure oder Tryptophan beheben[2]. Auch der Nicotinsäurebedarf von Kücken hängt von der Art und Menge des Nahrungseiweißes ab[3]. Zahlreiche Untersuchungen haben gezeigt, daß die durch maishaltige Kostformen und die durch maisfreie Kostformen mit tryptophanfreiem Eiweiß hervorgerufenen Wachstumshemmungen eine gemeinsame Grundlage haben, nämlich eine Aminosäureimbalanz[4].

[1] Weitere Literatur bei KAPFHAMMER. BAUER und KAPFHAMMER 1956.

[2] KREHL, HENDERSON, DE LA HUERGA und ELVEHJEM 1946, KREHL, SARMA, TEPLY und ELVEHJEM 1946, KREHL, SARMA und ELVEHJEM 1946.

[3] BRIGGS, GROSCHKE und LILLIE 1946. [4] ELVEHJEM und KREHL 1955.

Bedeutsam hinsichtlich einer Störung des Aminosäure-Gleichgewichts ist nicht nur Tryptophan; bedeutsam sind auch Threonin und Glycin, wahrscheinlich Histidin, Valin und Lysin und vielleicht noch andere Aminosäuren[1].

Die wachstumshemmende Wirkung tryptophanarmer Eiweißkörper kann verdoppelt werden durch einen Zusatz von 0,078% Threonin oder 0,208% Phenylalanin zu einem Grundfutter mit 9% Casein und 0,2% Cystin[2]. Läßt man die 0,2%l- Cystin weg, dann entfällt auch die wachstumshemmende Wirkung eines Futters mit 0,078%dl- Threonin, 2% säurehydrolysiertem Casein, 0,208%dl-Phenylanalin und 2% Glycin. 0,7% Cystin können mit gleicher Wirkung durch 0,2% dl- Methionin ersetzt werden[3].

Henderson, Koeppe und Zimmerman (1953) verabreichten ein Futter mit 10% hydrolysiertem Casein und 0,1% Tryptophan und sahen dabei schwere Wachstumshemmungen, wenn sie den Threoningehalt von 0,33 auf 0,38% erhöhten; Nicotinsäure sowohl wie Tryptophan wirkten der Wachstumshemmung entgegen. Vielleicht liegt die Ursache für die Wachstumshemmung durch Zusatz bestimmter Aminosäuren darin, daß der Bedarf an den in geringsten Mengen verfügbaren Aminosäuren ansteigt oder darin, daß die Ausnutzung anderer Aminosäuren im Verdauungskanal beeinträchtigt wird. Threonin wirkt wachstumshemmend sowohl bei enteraler wie bei parenteraler, Phenylalanin hingegen nur bei enteraler Zufuhr[4].

Alle diese Ergebnisse machen es verständlich, daß maisreiche Kostformen mit Nicotinsäure oder tryptophanreichen Nahrungsmitteln angereichert werden müssen[5].

Nicotinsäure- und tryptophanarme Kostformen hemmen aber nicht nur das Wachstum. Sie bewirken außerdem, und zwar selbst bei hinreichendem Gehalt an Cholin, Methionin und Cystin, eine *Verfettung der Leberzellen.* Bei jungen Ratten kann unter diesen Umständen der Fettgehalt der Leber innerhalb von 2 Wochen von 8—10% auf 25—30% (bezogen auf das Trockengewicht) ansteigen. Nicotinsäure- oder Tryptophanzusatz vermag wohl die Wachstumshemmung, nicht aber die Leberverfettung zu beeinflussen. Gibt man aber 6% Gelatine, dann sinkt das Leberfett auf Normalwerte ab. Entscheidend dafür ist nicht das in der Gelatine reichlich vorhandene Prolin, sondern das Threonin: 3,6% dl-Threonin oder 0,18% l-Threonin erweisen sich als ebenso wirkungsvoll wie 6% Gelatine[6].

Bei Verwendung kristallisierter Aminosäuregemische als einziger Stickstoffquelle schwankt der Fettgehalt der Leber mit dem Threoningehalt des Futters. Anscheinend spielen dabei jedoch auch noch andere Aminosäuren eine Rolle[7].

Wie genau das Gleichgewicht der Aminosäuren eingestellt ist, geht schon daraus hervor, daß Zusatz von 0,1% Methionin zu einer Grundkost mit 9% Casein ohne Zusatz schwefelhaltiger Aminosäuren den Fettgehalt der Leber von 15 auf 25% erhöht[8]. Diese Wirkung ist besonders bemerkenswert im Hinblick auf die seit langem bekannte lipotrope, d. h. der Leberverfettung *entgegen*wirkende Fähigkeit des Methionins. Das Aminosäure-Gleichgewicht ist hier offenbar unabhängig vom Cholineffekt des Methionins. Gleichartige Beobachtungen kann man nicht

[1] Henderson, Deodbar, Krehl und Elvehjem 1947, Singal, Sydenstricker und Littlejohn 1947, 1948, Hankes, Henderson, Brickson und Elvehjem 1948.

[2] Hankes, Henderson, Brickson und Elvehjem 1948, Singal, Sydenstricker und Littlejohn 1948.

[3] Hankes, Henderson und Elvehjem 1949.

[4] Hankes, Henderson, Brickson und Elvehjem 1948.

[5] Elvehjem 1948, Salmon 1954, Sauberlich und Salmon 1955, Elvehjem und Krehl 1955.

[6] Singal, Hazan, Sydenstricker und Littlejohn 1953, Harper, Monson, Benton und Elvehjem 1953, Harper, Monson, Benton, Winje und Elvehjem 1954, Lucas und Ridout 1955.

[7] Singal, Hazan, Sydenstricker und Littlejohn 1953, Winje, Harper, Benton, Boldt und Elvehjem 1954.

[8] Harper, Benton, Winje und Elvehjem 1954.

nur bei jungen, sondern auch bei *erwachsenen* Ratten machen, wenn man den Caseingehalt des Futters auf 5% reduziert[1]. Threonin- und Glycinzusätze verhindern auch hier eine Verfettung der Leber.

Einer Leber*verfettung*, wie sie sich bei Hunden und Ratten nach Verabreichung eines eiweißarmen, cholinarmen und fettreichen Futters entwickelt (Störung des Fettabtransports infolge des Fehlens ausreichender Mengen cholinhaltigen Lecithins), wirken Cholin- und Methioninzulagen als lipotrope Substanzen entgegen. Cholin wird gebildet mit Hilfe von Methionin als Methyldonator. Die lipotrope Wirkung des Cholins ist an das ganze Molekül gebunden. Andere Stoffe als Methionin kommen als Methyldonatoren zur Cholinbildung nur in geringem Umfang in Betracht. Lipotrop wie Methionin (aber *nicht* vermöge von Methylgruppen) wirken Inosit, Oestradiol, der „lipocaic factor" des Pankreas u. a. Bei lang bestehender Fettleber entwickeln sich bei Tieren Bilder, die der menschlichen Lebercirrhose ähnlich sehen.

Unter Methionin- und Cystinmangel entstehen Leber*nekrosen* (Schutzwirkung S-haltiger Aminosäuren durch Veresterungen, Mercaptursäurebildung, Schwermetallentgiftung, Rhodanbildung). Für die gebräuchlichen Versuchstiere sind Methionin und Cystin noch wichtiger als für den Menschen[2]. Vielleicht beruht ihr größeres Methionin-Cystinbedürfnis auf ihrem höheren Bedarf an S-haltigen Keratinen zum Haaraufbau. Beim Menschen ist die Methioninausscheidung von der Methioninzufuhr weitgehend unabhängig. Mangel an lipotropen Stoffen (Cholin) soll die Neigung zur Bildung maligner Gewächse erhöhen[3].

Bildet Reis die einzige Quelle des Nahrungseiweißes, dann wachsen die Tiere besser, wenn sie zu ihrem Reisfutter Lysin und Threonin bekommen. Die zur Wachstumssteigerung ausreichenden Mengen jener Aminosäuren genügen jedoch nicht, um die bei reiner Reiskost auftretende Leberverfettung zu verhüten[4]. Gibt man aber so viel Lysin, daß der Fettgehalt der Leber auf Normalwerte absinkt (0,4%), dann wird das Wachstum wieder schlechter. Diese wachstumshemmende Wirkung eines 0,4%igen Lysinzusatzes kann jedoch unterbunden werden durch Steigerung der Leucin-, Isoleucin-, Valin- und Histidin-Zufuhr[5].

Hält man Ratten bei einem Futter, das als einzige Eiweißquelle Mais- oder Reiseiweiß besitzt, dann kann die Entwicklung einer Leberverfettung durch 0,5% dl-Tryptophan und 1% l-Lysin, allein oder zusammen, teilweise oder ganz verhindert werden; Threonin erweist sich in dieser Hinsicht als wenig oder gar nicht wirksam[6].

Auf Aminosäure-Gleichgewichtsstörungen und -Antagonismen beruhen wahrscheinlich viele der *„toxischen" Wirkungen*, die des öfteren nach Zusatz großer Mengen einzelner Aminosäuren beobachtet werden konnten[7]. Die ersten eindeutigen Ergebnisse in dieser Richtung stammen von HARPER, BENTON, WINJE und ELVEHJEM (1954):

Zusatz von 1% l-Leucin zu einem gereinigten Futter mit 9% Casein + 0,1% dl-Tryptophan + 0,3% dl-Methionin bewirkt eine geringe, durch Zusatz von 0,5% dl-Isoleucin vollkommen aufhebbare Wachstumshemmung. Zusatz von 3% l-Leucin bewirkt eine ausgesprochene, durch 1,7% dl-Isoleucin *nicht* vollkommen aufhebbare Hemmung. 3% l-Leucin bewirken aber *keine* Wachstumshemmung, wenn sie einem Futter mit 18% Casein zugesetzt werden.

---

[1] HARPER, BENTON, WINJE, MONSON und ELVEHJEM 1954.

[2] ALLISON, ANDERSON und SEELEY 1937, BRUSH, WILLMAN und SWANSON 1947, COX, MUELLER, ELMAN, ALBANESE, KEMMERER, BARTON und HOLT 1947, JOHNSON, DEUEL jr., MOREHOUSE und MEHL 1947.

[3] DYER 1951

[4] HARPER, BENTON, WINJE, MONSON und ELVEHJEM 1954, PECORA und HUNDLEY 1951, HARPER, WINJE, BENTON und ELVEHJEM 1955.

[5] DESHPANDE, HARPER, QUIROS-PEREZ und ELVEHJEM 1956.

[6] SHILS und STEWART 1954. [7] HARPER, BENTON und ELVEHJEM 1955.

Die durch den Leucinüberschuß beeinträchtigte Verwertung anderer Aminosäuren, die „toxische" Wirkung des Leucins, kann also durch Zugabe anderer essentieller Aminosäuren überwunden werden.

In diesem Zusammenhang ist bemerkenswert, was sich in Untersuchungen von KLIGLER und KREHL (1950) herausstellte: Maisfutter allein oder ergänzt durch an sich ausreichende Mengen von Aminosäuren (Zein enthält 23% Leucin und 7% Isoleucin!), ermöglicht kein befriedigendes Wachstum; normal wachsen die Tiere erst nach Caseinzulagen. Zu grundsätzlich denselben Ergebnissen gelangten BENTON, HARPER und ELVEHJEM (1955). Auf die entscheidenden Bedeutungen des Isoleucins für das Wachstum maisgefütterter Tiere haben auch GEIGER, COURTNEY und GEIGER (1952), SAUBERLICH, CHANG und SALMON (1953) hingewiesen. Die Wachstumshemmung bei maisreichen Kostformen beruht „auf der Unverwertbarkeit des Isoleucins, das als Gegengewicht zu den großen Mengen leicht verwertbaren Leucins benötigt wird"[1].

Die starke Wirkung des Caseins gegenüber hohen Leucinmengen beruht auf seinem Valingehalt[2]. Anscheinend gibt es bei der Ratte (unter bestimmten Bedingungen) einen Antagonismus zwischen Isoleucin und Valin, zwischen Phenylalanin und Isoleucin und zwischen Phenylalanin und Valin. Füttert man Ratten mit einem Futter, das 9% Casein und Zusätze von Tryptophan und Methionin enthält, dann läßt das Wachstum merklich nach, sobald man 3% dl-Phenylalanin oder 3% l-Tyrosin hinzu gibt. In beiden Fällen kann die Wachstumshemmung durch Threonin aufgehoben werden. Gegen die schwere Wachstumshemmung durch Zusatz von 5% dl-Phenylalanin ist Threonin nur beschränkt wirksam, und es ist unwirksam, wenn ein Tryptophanzusatz zur Kost fehlt[3].

An *Bakterien* hat man schon früher ähnliche Beziehungen festgestellt: Bei Milzbrandbakterien steigert Leucinreichtum der Nährlösung den Valinbedarf, Valinreichtum den Leucinbedarf und Isoleucinreichtum den Leucin- und Valinbedarf[4]. Bei Milchsäurebakterien hemmen große Leucin- und Valinmengen die Ausnutzung von Isoleucin für Wachstumsvorgänge, große Leucin- und Isoleucinmengen die Ausnutzung von Valin[5]. Zwischen den 3 Aminosäuren Leucin, Isoleucin und Valin bestehen bei Bakterien 6 getrennte Antagonismen[6].

Der *Mechanismus der* (bisher wahrscheinlich erst zum kleinsten Teil bekannten) *Aminosäure-Antagonismen* ist noch fast ganz ungeklärt. Als Reaktion auf eine Steigerung der Zufuhr scheint es zu einer Steigerung der Ausscheidung der zugeführten oder auch anderer Aminosäuren mit dem Harn zu kommen[7]. Das Phenylalanin-Threonin-Gleichgewicht läßt sich damit aber nicht erklären.

Die Aktivität verschiedener Leberfermente kann durch Zusatz von 0,36% dl-Threonin gesteigert werden[8]; Mangel an *einer* Aminosäure kann sich auf die Leberfermente aber völlig anders auswirken als Mangel an einer zweiten Aminosäure.

Den *Stand des Wissens zusammenfassend*, kamen ELVEHJEM und KREHL (1955) zu dem Ergebnis: „1. Wenn die am stärksten limitierende Aminosäure in einer eiweißarmen Kost gesteigert wird, dann kann ein Mangel an der nächst-stärkst limitierenden Aminosäure auftreten. 2. Die Zugabe einer kleinen

[1] ELVEHJEM und KREHL 1955. [2] BENTON, HARPER, SPIVEY und ELVEHJEM 1956.
[3] BENTON, HARPER, SPIVEY und ELVEHJEM 1955, BENTON, HARPER und ELVEHJEM 1955.
[4] GLADSTONE 1939. [5] BRICKSON, HENDERSON, SOLHJELL und ELVEHJEM 1948.
[6] DIEN, RAVEL und SHIVE 1954.
[7] SAUBERLICH und SALMON 1955, KAMIN und HANDLER 1952, WOMACK, HARLIN und LIN 1953.
[8] HARPER, MONSON, LITWACK, BENTON, WILLIAMS und ELVEHJEM 1953, ARATA, HARPER, SVENNEBY, WILLIAMS und ELVEHJEM 1954, BOTHWELL und WILLIAMS 1951, PRIGMORE, BOTHWELL und WILLIAMS 1955.

Menge der am zweitstärksten limitierenden Aminosäure kann die Schwere des Mangels an der stärkst-limitierenden Aminosäure verstärken. 3. Überschuß an *einer* Aminosäure kann die Ausnutzung einer *anderen* Aminosäure, die in normalerweise ausreichenden Mengen in der Kost enthalten ist, so weit hemmen, daß ein Mangelzustand daraus entsteht. 4. Überschuß an einer Aminosäure kann einen Mangel an anderen Nährstoffen, z. B. B-Vitaminen, hervorrufen." Ein bestimmtes Aminosäuregleichgewicht kann als richtig und zweckmäßig angesehen werden, wenn man das Wachstum, es muß jedoch u. U. als unrichtig und unzweckmäßig bezeichnet werden, wenn man die Fettablagerung in der Leber als Maßstab heranzieht. Wichtig erscheint schließlich, daß, im Gegensatz zu dem breiten Spielraum bei anderen Nährstoffen, die toxische Dosis vieler Aminosäuren nur das 2—10fache des Bedarfs beträgt.

Die Erwartung, die natürlichen Eiweißstoffe ließen sich vollwertig durch Aminosäurengemische ersetzen, hat sich nicht bestätigt.

In vielen Fällen sind die natürlichen Eiweißstoffe den hydrolysierten Eiweißstoffen und Kombinationen reiner Aminosäuren deutlich überlegen.

„Die Überlegenheit des tierischen Eiweißes gegenüber synthetischen Kombinationen oder hydrolysiertem Material beruht auf dem Gehalt an *charakteristischen Wirkstoffen, deren Aminosäureverknüpfung der Tierkörper nicht synthetisieren kann*, die dort aber zum regelrechten Ablauf aller Zwischenreaktionen des Eiweißstoffwechsels unentbehrlich sind. Dies geht aus der Tatsache hervor, daß die exogenen Aminosäuren nicht in freier Form, sondern nur als Peptide oder in Eiweißbindung zu normalem Wachstum führen können. So findet sich das Strepogenin, nach KÜHNAU (1949) ein für Bakterien, Vögel und Säugetiere wie auch für den Menschen unentbehrlicher, säurelabiler Wuchsstoff von niederem Molekulargewicht, in der Natur nicht frei, sondern eingebaut in die Molekel meist tierischer Eiweißstoffe, aus denen es durch Trypsin- oder Papainhydrolyse frei gesetzt wird. Sein Platz in der Eiweißmolekel ist stets am Ende einer Peptidkette mit freier NH_2-Gruppe eines Glykokollmoleküls. Durch Reagenzien, die diese Gruppe binden, wird es inaktiviert. Wenn die in der Molekel neben Glykokoll und Serin enthaltene Glutaminsäure durch Asparaginsäure ersetzt wird, führt dies zu Verbindungen von kompetitivem Wuchsstoff-Hemmstoff-Antagonismus. Die höchste Strepogenin-Aktivität besitzt kristallisiertes Insulin. Auch zwischen dem Antiperniciosapeptid Anahämin und dem Strepogenin bestehen enge, noch ungeklärte Beziehungen. Außerhalb des tierischen Organismus ist Strepogenin bisher nur in Hefe, Tomatensaft und Tabakmosaikvirus gefunden worden. Sein Vorkommen im Tierkörper erklärt sich offenbar so, daß es im Darmkanal der Pflanzenfresser durch Bakterien gebildet und dann resorbiert wird. Die Folgen unzureichender Strepogeninzufuhr äußern sich im Sistieren der Eiweißsynthese infolge Hemmung der Glutaminsäureverwertung, Wachstumsstillstand, Anämie, Muskelschwäche und Tod[1]."

Enge funktionelle Beziehungen bestehen also zwischen *Strepogenin und l-Glutaminsäure*[2] und Beziehungen im Sinne einer gegenseitigen Verdrängung anscheinend zwischen *Glucose und Galaktose* einerseits und *Aminosäuren* andererseits[3].

Beziehungen bestehen auch zwischen *Aminosäuren und Vitaminen:* Biotin fördert den Einbau schwefelhaltiger Aminosäuren[4]. Tyrosin soll bis zu einem

[1] KAPFHAMMER, BAUER und KAPFHAMMER 1956.
[2] Siehe auch WOOLLEY 1941, 1946, 1948, RICKES, KOCH und WOOD 1949, ROSE, OESTERLING und WOMACK 1949, NISSLER 1950, BELENKI 1950, ROSS 1950.
[3] HOLZEL, KOMROWER und WILSON 1952, SCHREIER, PLÜCKTHUN und HAUSS 1953.
[4] KONIKOWA, KRITZMAN und JUCHNOWSKAJA 1950, TERROINE und ROMBAUTS 1952.

gewissen Grade Vitamin B_1 ersetzen[1]. Hohe Zufuhr gewisser essentieller Aminosäuren steigert den Niacinbedarf[2]. Zulagen von Vitamin B_{12}, eventuell in Kombination mit Aureomycin, erhöhen wahrscheinlich durch Steigerung der Methioninsynthese den Wachstums- und Ansatzwert eines Futters, vor allem wenn die Zulagen durch Cholin oder Folsäure ergänzt werden[3]. Auf diese Weise läßt sich der Wert weniger wertvoller pflanzlicher Eiweißstoffe beträchtlich erhöhen.

Auf die Wechselbeziehungen zwischen *Aminosäuren und Hormonen* kann hier im einzelnen nicht näher eingegangen werden. Die hormonale Situation ist ein mitbestimmender Faktor, wenn es um die individuelle Bedarfsfeststellung und Nährwertbeurteilung geht. Eine Zusammenfassung des heutigen Wissens haben KAPFHAMMER, BAUER und KAPFHAMMER (1956) gegeben.

Wenig geklärt ist die Frage, wieweit der Aminosäurebedarf bestimmt wird durch den *Elektrolytgehalt der Nahrung*. Untersuchungen über die Bedeutung der *Calcium*zufuhr stammen von CONNER und SHERMAN (1942, 1949) und von HOGAN, GUERRANT und RITCHIE (1936), Untersuchungen über die Bedeutung der Kalium- und Phosphorzufuhr von FROST und SANDY (1933) und von FROST, SMITH und FELTS (1953).

Die *Speicherungsunfähigkeit des Organismus für essentielle Aminosäuren* bringt es mit sich, daß deren Auswirkungen nur dann zur Geltung kommen, wenn sie *gleichzeitig* mit allen übrigen Aminosäuren gegeben werden. Schon wenn man die essentiellen Aminosäuren 12 Std nach einer sonst vollwertigen Nahrung verabfolgt, erweisen sie sich als wirkungslos[4, 5].

Zeitliche Unterschiede dieser Art können schon *durch* die *Verdauungsvorgänge* bedingt sein[6]. Ein praktisch wichtiges Beispiel für die verschiedene Wirkungsintensität der Verdauungsfermente gegenüber verschiedenen Eiweißbausteinen gibt das Sojamehl. Rohes Sojamehl enthält einen (durch Kochen zerstörbaren) antitryptischen Faktor, der die Verdauung, d. h. die Freisetzung der Aminosäurenbestandteile des Sojaeiweißes, hemmt, und dadurch im Tierversuch regelrechtes Wachstum unterbindet. Er kann in seiner Wirkung nur durch Zugabe von Arginin mit Lysin, Isoleucin und Methionin ausgeglichen werden[7]. Weitere Beispiele für die verschieden starke eiweißspaltende Aktivität der Verdauungsfermente sind die bevorzugte Hydrolyse der Threoninbindung[8], die langsame Lösung der Histidinbindung bei der Rindfleischverdauung, die langsame Abspaltung von Histidin, Methionin und Isoleucin bei der enzymatischen Caseinhydrolyse und die langsame Abspaltung vor allem von Methionin bei der Zeinhydrolyse[9]. „Cystin ist in Rohproteinen für die Fermente besonders schwer angreifbar und kann durch Hitzedenaturierung der Eiweißstoffe rascher resorptionsfähig werden[10].“

[1] RUDOLPH 1952.
[2] HENDERSON, KOEPPE und ZIMMERMAN 1953, KREHL, HENDERSON, DE LA HUERGA und ELVEHJEM 1946.
[3] CHARKEY, WILGUS, PATTON und GASSNER 1950, STEKOL und WEISS 1950, OGINSKY 1950, GASSNER, PATTON, WILGUS und CHARKEY 1950, CARPENTER 1951, ASCHKENASY 1950, DEAN 1951, CHICK 1951, BLAXTER 1951, HOVE und HARDIN 1951, SCHAEFER, SALMON und STRENGTH 1951, SCHAEFER und KNOWLES 1951, MACHLIN, DENTON und BIRD 1952, JUKES und STOKSTAD 1952, DINNING, PAYNE und DAY 1952, PATERNI, CANALI und LIVIA 1952.
[4] GEIGER 1950, BOLIN, KLOSTERMAN und BUTLER 1951.
[5] POLONOWSKY, BRISKAS und GONNARD 1950, HESS 1950, 1952, ANDERSON und COMBS 1952, REMY 1952.
[6] HARPER und KATAYAMA 1953, GRUNHOFER 1953, ELMAN, PAREIRA, CONRAD, WEICHSELBAUM, MONCRIEF und WREN 1952.
[7] LIENER und FEVOLD 1949, HILL, BORCHERS und ACKERSON 1952, ALMQUIST und MERRITT 1951, CARROLL, HENSLEY und GRAHAM jr. 1952.
[8] DESNUELLE und BONJOUR 1951.
[9] DENTON und ELVEHJEM 1953. [10] KAPFHAMMER, BAUER und KAPFHAMMER 1956.

Tabelle 111. *Die physiologische Bedeutung der essentiellen Aminosäuren und die bei mangelhafter Zufuhr auftretenden Symptome.* (Nach KÜHNAU.)

Aminosäure	Physiologische Bedeutung	Symptome bei mangelhafter Zufuhr
Valin	Notwendigkeit für die Funktion des Nervensystems	Degeneration der Vorderhorn- und Muskelzellen, Hyperästhesie, Ataxie, Drehkrämpfe, Störungen der Muskelkoordination
Leucin	Aktivierung des endokrinen Apparates, notwendig zum Aufbau des Plasma- und Gewebseiweißes	Hypertrophie der Hypophyse, Atrophie von Leber, Hoden, Thymus, Nebennieren; negative N-Bilanz
Isoleucin	Notwendig zur Verwertung der Nahrungsaminosäuren (Schlüsselfunktion)	Ausscheidung des gesamten exogenen N, Gewichtssturz
Threonin	Neben Isoleucin notwendig zur Verwertung der Nahrungsaminosäuren (Schlüsselfunktion)	Ausscheidung des gesamten exogenen N, Gewichtssturz
Methionin (zu $^1/_6$ vertretbar durch Cystin)	Förderung des Körper- und Haarwachstums, Verhinderung des Eiweißzerfalls nach Verbrennungen, Lieferung von Methylgruppen für die Synthese von Cholin und Kreatin, Leberschutzwirkung, Aufbau von Globin, Steuerung der Schilddrüsenwirkung, Entgiftungseffekt	Leberverfettung und -cirrhose, Lecithinschwund, Haarveränderungen, Muskelatrophie, Anämie, Nierenschäden, Hodendegeneration, toxischer Eiweißzerfall
Cystin	Aufbau von Plasmaeiweiß und Kreatinen, Entgiftung toxischer Stoffwechselprodukte und carcinogener Substanzen, Bildung von Taurin, Glutathion, Insulin	Lebercirrhose und -nekrose, exfoliative Dermatitis, Haarausfall, Neigung zu Infektionen, Ödembereitschaft
Phenylalanin (bei Erwachsenen vertretbar d. Tyrosin)	Notwendig zum Aufbau von Thyroxin und Adrenalin, Pigmentbildung, Blutbildung (Reticulocytenreifung)	Pigmentanomalien, Schilddrüsen- und Nebennierenstörungen, Hypotonie
Tryptophan	Notwendig für Fortpflanzung und Milchproduktion, Zustandekommen der Lactoflavinwirkung und Bildung von Augenpigment, Sicherung der normalen Zahnentwicklung, Nicotinsäuresynthese, „Cofaktor" der Virusvermehrung	Sterilität bei ♀ und ♂; Augenveränderungen (Katarakt), Vascularisation der Cornea, Alopecie, Schmelzdefekte, Zahncaries, Atrophie der Testikel, Nekrospermie, Pellagra
Arginin	Notwendig für schnelles Wachstum	Azoospermie
Histidin	Notwendig für Hämoglobinsynthese, Aufbau von Purinbasen (Nucleinsäuren) und Folsäure	Anämie, Verarmung der Muskulatur an Carnosin
Lysin	Notwendig zur Unterhaltung des Längenwachstums und der Entwicklung der Epiphysenknorpel, zur Milchproduktion, Nucleosidsynthese, Mitoseanregung	Zwergwuchs, Atrophie der Epiphysenknorpel, Cyclusstörungen, Störungen der Lactation, Kopfschmerzen, Übelkeit, Hörstörungen

Durch die *Zubereitung der Nahrung*, besonders durch Erhitzen und Konservieren, kann der *biologische Wert der Nahrungseiweißstoffe also nicht unerheblich verändert werden*[1]. Nicht selten liegt der biologische Wert des gekochten Eiweißes

[1] Literatur bei LANG 1953.

höher: die gekochten Eiweißstoffe sind fermentativ leichter angreifbar geworden und daher besser verdaulich. In anderen Fällen zerstört das Kochen Enzyminhibitoren, so daß das gekochte Eiweiß besser aufgespalten werden kann. Die bekanntesten Beispiele sind die Enzyminhibitoren im Eiklar und in der Sojabohne, deren Gegenwart die schlechte Verdaulichkeit und Verwertbarkeit des rohen Eiereiweißes und des unerhitzten Sojamehles bedingt.

Während haushaltübliches Kochen keinen ins Gewicht fallenden wertmindern den Einfluß hat, werden durch trockenes Erhitzen auf höhere Temperaturen Casein, Lactalbumin, Fleischeiweiß und Getreideeiweiß in ihrem biologischen Wert herabgesetzt. „Man nimmt an, daß beim Erhitzen neue Peptidbindungen entstehen, die gegen den Angriff der Verdauungsfermente resistent sind[1]."

Durch trockenes Erhitzen werden vor allem Lysin, Methionin und Threonin zerstört[2]. Gegenüber enzymatischer Verdauung, Säurehydrolyse und Erhitzen im Autoklaven erweist sich Methionin als sehr widerstandsfähig[3]. Lysin wird durch die Gegenwart von Fett vor der Zerstörung beim Erhitzen geschützt[3]. Durch Autoklavierung von Sojamehl entstehen Cystin-Verluste[4]. Füttert man junge Ratten mit einer autoklavierten Casein-Glucosemischung, dann wachsen sie nur langsam heran; gleichzeitig treten an Haut und Haaren, Leber, Nieren und Milz Krankheitserscheinungen auf. Bei Fütterung mit der gleichen Casein-Glucosemischung *ohne* vorherige Autoklavierung entwickeln sich die Tiere ganz normal[5].

Durch Kochen von Früchten mit Zucker entstehen vor allem Verluste an Leucin, Phenylalanin, Tryptophan, Arginin und Histidin, geringere Verluste an Valin und Threonin[6]. Beim Erhitzen kohlenhydrathaltiger Eiweißstoffe treten Reaktionen zwischen Zucker und Aminosäuren ein, die sich als Braunfärbung, Fluorescenz, Verschlechterung der fermentativen Aufspaltbarkeit und Nährwertverlust manifestieren[7]. Man hat, um derartige Verluste zu vermeiden, vorgeschlagen, die Eiweißstoffe vor dem Erhitzen zu entzuckern[8].

Die Abnahme der biologischen Wertigkeit im Verlauf langdauernder *Lagerung* beruht offenbar auf dem Zerfall essentieller Aminosäuren.

Wenn der Gehalt der Eiweißkörper an essentiellen Aminosäuren von entscheidender Bedeutung ist für ihren biologischen Wert, dann liegt es nahe, zu fragen, *welche speziellen funktionellen Aufgaben den einzelnen Aminosäuren, speziell den essentiellen Aminosäuren, zugeschrieben werden müssen.* Auf die ungewöhnlichen methodischen Schwierigkeiten solcher Untersuchungen und die Unsicherheiten, die allen Ergebnissen dieser Art heute noch anhaften, ist hier nicht einzugehen. Wir beschränken uns auf Wiedergabe einer Zusammenstellung von KÜHNAU (1949, Tabelle 111) und verweisen im übrigen auf die Darstellungen von BANSI und LUDWIG (1951), LANG (1950), RAUSCH (1952), DICK jr., HALL, SYDENSTRICKER, McCOLLUM und BOWLES (1952), ROSE, HAYNES und WARNER (1951), ROSE, WARNER und HAINES (1951), TORDA und WOLFF (1950), HARADA und HORIGUCHI (1955).

[1] LANG 1950.
[2] CLANDININ 1946, CLANDININ, STEVENS, MORRISON und ROBLEE 1951, STEVEN und Mc GINNIS 1947, SCHORMÜLLER und WALTER 1951, EVANS und McGINNIS 1946.
[3] ALEXANDER und HILL 1952. [4] EVANS, GROSCHKE und BUTTS 1951.
[5] McINROY, MURER und THIESSEN jr. 1949. [6] CASIMIR und JAKOVLIV 1952.
[7] LANG 1953, KAPFHAMMER, BAUER und KAPFHAMMER 1956, FUTRELL, LUTZ, REYNOLDS und BAUMANN 1952.
[8] HAWTHORNE 1950, KAPLAN und SOLOWEY 1952.

V. Der Bedarf.

1. Begriff. Schwierigkeiten der Bestimmung.

Für die Ernährungsführung des Gesunden und Kranken ist die *Höhe der optimalen und daher wünschenswerten Eiweißzufuhr* — RUBNER (1902) sprach vom hygienischen Eiweißminimum —, die zahlenmäßige Größe also der Eiweißmenge, mit der optimale Leistungsfähigkeit erreicht und erhalten werden kann, sehr viel bedeutungsvoller als jene Menge, die zur Erhaltung des N-Gleichgewichts eben ausreicht (Bilanzminimum).

Experimentelle, arbeitsphysiologische und klinische Beobachtungen zeigen übereinstimmend, daß mit einer Eiweißzufuhr in Höhe des Bilanzminimums auf die Dauer die individuell erreichbare optimale Leistungsfähigkeit *nicht* erreicht werden kann. Bei einem Eiweißgehalt der Nahrung, der in der Nähe des Bilanz-Minimums liegt, können schon kleinste zusätzliche Belastungen, banale Infektionen beispielsweise, zum Zusammenbruch führen[1].

Wenn Einzelbeobachtungen zeigen, daß man *mit sehr geringer Eiweißzufuhr wochen- und monatelang auskommen kann*[2], dann darf man dabei nicht außer acht lassen, daß diese Versuche doch relativ kurzfristig waren, z. T. unterbrochen von Perioden reichlicher Eiweißzufuhr und daß mit ihnen die Richtigkeit einer Lehre bewiesen werden sollte, deren Unumstößlichkeit für den Experimentator von vornherein feststand, und daß Angaben über Wohlbefinden und Leistungsfähigkeit daher nur sehr bedingt verwertet werden können.

Das gilt auch für die 70tägigen Untersuchungen von BRICKER, SHIVELY, SMITH, MITCHELL und HAMILTON (1949) an 10 Studentinnen, die täglich etwa 0,55 g Eiweiß je Kilogramm Körpergewicht verzehrten (72% des Gesamteiweißes in Form von Pflanzeneiweiß) und hinsichtlich Blutbild und psychischen Verhaltens keine Verschlechterung erkennen ließen[3].

Die optimale, d. h. die wünschenswerte Eiweißzufuhr ist zahlenmäßig sehr viel weniger leicht festzustellen als das Bilanzminimum, weil wir *keine objektiven eindeutigen Kriterien einer eben suboptimalen Versorgung* besitzen wie etwa in der Gewichtsabnahme zur Feststellung suboptimaler Energieversorgung. Die ersten Zeichen des Eiweißmangels treten nur subjektiv als Konzentrationsunfähigkeit, Stimmungsschwankungen, „Schwunglosigkeit", Schwinden der Libido, übermäßiger Ermüdbarkeit und anderen exakt kaum faßbaren Symptomen in Erscheinung. Alle Handlungen, zu denen ein besonderer Willensantrieb notwendig ist, fallen dem Eiweißunterernährten schwer. Blutdrucksenkung und Hypoglykämie folgen erst später. Ausgeglichene *Stickstoff*bilanzen aber beweisen, wie bereits erwähnt, keineswegs eine ausreichende *Eiweiß*ernährung. Immer wieder hat man — als eindeutiges Zeichen einer mindestens qualitativen Eiweißunterernährung — beobachten können, daß bei Rückkehr zu freigewählter Kost nach qualitativer Eiweißunterernährung Stickstoff angesetzt wurde, obwohl während der eiweißarmen Versuchsperiode N-Gleichgewicht bestanden hatte.

Die Beantwortung der Frage nach der Höhe der optimalen Eiweißzufuhr hängt außerdem von der Beantwortung zweier entscheidender Vorfragen ab.

Die erste Frage heißt: *Für wen soll die Eiweißzufuhr optimal sein*? Für das 10jährige Kind? Für den 70jährigen Mann? Für die schwangere Frau? Für den Grönlandeskimo? Für den Kongoneger?

Die zweite Frage heißt: *Für welche Art von Leistungsfähigkeit soll sie optimal sein*? Für die Arbeit des bayerischen Holzfällers? Für die Tätigkeit des Großstadtmanagers? Für das beschauliche Dasein des buddhistischen Mönches?

---

1 Vgl. die Versuche von SÜSSKIND 1928, 1929, 1930, 1932, 1933 und von WANG, LAPI und HEGSTED 1948.

2 ABELIN und RHYN 1942, CHITTENDEN 1907, HINDHEDE 1913, 1914, RÖSE 1931, 1934. Vgl. auch HEGSTED, TSONGAS, ABBOTT und STARE 1946.

Dazu kommt ein weiteres. Die Größe der optimalen Eiweißzufuhr wird, ähnlich wie die Größe des Bilanzminimums, mitbestimmt durch die *Art und Menge anderer Nahrungsbestandteile* (Fette und Kohlenhydrate, Vitamine und organische Nahrungsbestandteile). Die Erfahrungen der Nutztierhaltung, die ja ebenfalls ganz bestimmte Leistungen anstrebt — Kraftleistung, Milchproduktion, Fett- und Fleischansatz —, liegen in gleicher Richtung wie die der Ernährungsphysiologie des Menschen[1].

Es gibt mithin nicht den Optimalbedarf an Nahrungseiweiß; es gibt höchstens Optimalbedarfswerte von Menschen gleichen Geschlechts und gleichen Alters bei gleicher Tätigkeit und gleichen Umweltbedingungen.

Alle Voraussetzungen für die Bestimmung des Optimalbedarfs lassen sich bestenfalls in langfristigen *Tier*versuchen erfüllen, wobei deren Ergebnisse nur mit Vorbehalt auf menschliche Verhältnisse übertragen werden können. Die Durchführung exakter Versuche am *Menschen* scheitert in der Regel an der Notwendigkeit vielseitiger und stärkster Beschränkungen der Kost- und Lebensführung der Versuchspersonen für lange Zeit. Die bisher bekannt gewordenen Versuche reichen jedenfalls nicht aus, um genaue Optimalzahlen für den Menschen angeben zu können, und wenn man auf Grund des (großenteils aus Tierversuchen errechneten) Bedarfs an Aminosäuren den Eiweißbedarf des Menschen abzuschätzen versucht, dann kommt man — LANG (1950) hat ausdrücklich darauf hingewiesen — zu Zahlen, die offensichtlich überhöht sind und im Widerspruch zur Erfahrung stehen.

Nur bedingt lassen sich schließlich jene Feststellungen verwerten, die in Zeiten wirtschaftlicher Not getroffen werden. Die Auswirkungen unzureichender Eiweißversorgung sind hier so gut wie immer gekoppelt mit den Auswirkungen unzureichender Versorgung mit Fett, Vitamin A, Calcium usw. und als solche kaum abgrenzbar. Aus allen diesen Gründen können Zahlenangaben für die Höhe der optimalen Eiweißzufuhr immer nur als *Richtzahlen* angesehen werden.

Um den optimalen Eiweißbedarf zu erfahren, kann man grundsätzlich zwei Wege gehen. Man kann *experimentell* feststellen, wie sich *verschieden zusammengesetzte Kostformen* auf die Leistungsfähigkeit und das Stoffwechselgeschehen von Tieren und Menschen auswirken. Dabei muß gleichzeitig genauestens geachtet werden auf Folgeerscheinungen der Kost, die sich zwar in der Leistungsfähigkeit nicht unmittelbar auszuwirken brauchen, die aber doch Ausdrucksformen einer nicht optimalen Nahrungszufuhr darstellen. Der zweite Weg besteht in der *statistischen Feststellung des Verzehrs bei frei gewählter Kost* und der Leistungsfähigkeit und Stoffwechselabläufe unter diesen Bedingungen. Beide Wege hat die Forschung beschritten, und auf beiden Wegen muß man schließlich zu denselben Ergebnissen gelangen.

2. Experimentelle Untersuchungsergebnisse.

Tiere wachsen optimal heran, wenn 10—20% ihrer Nahrungscalorien aus Eiweißcalorien bestehen[2]. Bestehen mehr als 20% aus biologisch vollwertigem Eiweiß, dann wachsen die Tiere schneller; sie werden früher geschlechtsreif, werfen mehr Junge und sind länger fortpflanzungsfähig[3].

Bemerkenswert ist in diesem Zusammenhang ein Vergleich des Eiweißgehalts der Milch verschiedener Säugetiere mit der Wachstumsgeschwindigkeit der Jungtiere.

[1] DELARGE 1952, BRUNAUD 1952 u. a.

[2] MCCOLLUM und SIMMONDS 1929, MILLER und KEITH 1941, MILNE 1932, SLONAKER 1939, TERROINE und MAHLER MENDLER 1927.

[3] CONNER und SHERMAN 1942, 1949, ESTREMERA und ARMSTRONG 1948, SHERMAN und CAMPBELL 1924, 1937, SHERMAN und PEARSON 1947, SLONAKER 1939.

Die sorgfältigen Untersuchungen SLONAKERs (1939), die sich über 8 Jahre erstreckten, mehrere Tausend Ratten umfaßten und den Einfluß des Eiweißgehalts der Nahrung (10,3—14,2—18,2—22,0—26,3% der Calorien) auf Wachstum, Spontanaktivität, Fortpflanzung, Eintritt der Geschlechtsreife u.a.m. zum Gegenstand hatten, können hier als beispielhaft gelten. Ein wesentliches Ergebnis liegt darin, daß sich klar herausstellte: *ein und dieselbe Kost ist nicht in jeder Hinsicht optimal.*

So lag z. B. der Termin der Augenöffnung am frühesten bei den Tieren der Gruppe 5. der Termin der Geschlechtsreife am frühesten bei den Tieren der Gruppe 3. Je höher der Eiweißgehalt des Futters, desto rascher war im allgemeinen das Wachstum, desto geringer aber die spontane Aktivität. Am fruchtbarsten waren die Tiere, wenn der Eiweißgehalt des Futters unter 14,2% lag. Ein höherer Eiweißgehalt war letzten Endes aber doch günstiger, wenn man nicht allein die Anzahl der Jungen, sondern auch die Sterblichkeit, die Wachstumsgeschwindigkeit und das Geschlechtsverhältnis der Nachkommen berücksichtigte. Im ganzen genommen schnitten die Tiere der Gruppe 2 und 3 am besten ab. Mit zunehmendem Eiweißgehalt stieg das Nierengewicht. Die Nahrung mit 14,2% Eiweiß — sie glich weitgehend dem Voitschen Kostmaß (s. S. 323) — erwies sich im ganzen als die (für Ratten!) geeignetste.

Tabelle 112.
Eiweißgehalt der Milch u. Wachstumsgeschwindigkeit. (Nach RUBNER.)

Tierart	Eiweißgehalt der Milch in Prozenten der Gesamtcalorien	Zeit bis zur Verdoppelung des Geburtsgewichts in Tagen
Kaninchen	40,7	6
Hund . .	26,1	8
Schwein .	23,6	12
Rind . . .	26,3	47
Pferd . . .	28,2	60
Mensch . .	12,9	180

Während eiweißarm ernährte Tiere, ähnlich wie kurzfristig fastende Menschen, zunächst eine Aktivitätssteigerung erkennen lassen, nimmt bei länger dauernder eiweißarmer Ernährung die Aktivität ab. Man hat danach von einer *spezifisch-motorischen Eiweißwirkung* gesprochen[1]. Soll die „normale" Spontanaktivität von Mäusen erhalten bleiben, dann muß das Eiweiß-Erhaltungsminimum um mindestens die Hälfte überstiegen werden, d. h. es müssen mindestens 20% der Nahrungsenergien durch Eiweiß gedeckt werden. Bleiben die Eiweißcalorien unter 20% der Gesamtcalorien (oder übersteigen sie 70%), dann läßt die Spontanaktivität nach und hört bei 1,5% Eiweißcalorien schließlich ganz auf[2].

Eiweißarm ernährte Schweine sollen nur schlecht *Fett ansetzen*[3]. Die *Höhenfestigkeit* von Versuchstieren erwies sich hingegen als unabhängig von der Größe des Eiweißverzehrs[4].

Bei Hunden und Menschen mit normalen und erhöhten *Blutdruck*werten ergab die überwiegende Mehrzahl aller Untersuchungen keinen blutdrucksteigernden Effekt eiweißreicher und keinen blutdrucksenkenden Effekt eiweißarmer Kostformen (mit ausreichendem Energiegehalt!). Bei Ratten hingegen schwankt der Blutdruck gleichsinnig mit der Eiweißzufuhr; möglicherweise ist die ACTH-Synthese das Bindeglied zwischen Eiweißzufuhr und Blutdruckhöhe. Gibt man Hunden nach einer Fastenperiode das Doppelte des Erhaltungsminimums an Nahrungsenergien, dann bleibt der Blutdruck auf derselben Höhe wie nach eiweißreicher Erhaltungskost; kohlenhydratreiche Kost steigert unter diesen Umständen jedoch den systolischen Druck ganz beträchtlich. Unter eiweißreicher Kost wird gelegentlich sogar ein Absinken des Blutdrucks beobachtet. Kohlenhydrate und Fette beeinflussen die Blutdruckhöhe offenbar nur, insoweit sie das Körpergewicht beeinflussen und das Eiweiß verhält sich hier anscheinend ähnlich[5].

Entgegen der alten Meinung, schwere *Muskelarbeit* erfordere keine hohe Eiweißzufuhr, ergaben neuere Untersuchungen, daß hohe muskuläre Leistungsfähigkeit erst bei Eiweißzufuhren von 65—70 g erreicht wird — bei Zufuhren also,

[1] ACHELIS und NOTHDURFT 1939, NOTHDURFT 1939, FUCKER und SCHNEIDER 1939; dagegen RICHTER 1941.
[2] NOTHDURFT 1939, NOTHDURFT und EISENBEISSER 1944.
[3] BÜNGER, FISSMER, SCHMIDT und NAGELSBACH 1943. [4] LANG 1947.
[5] Literaturübersicht und eigene Untersuchungsergebnisse bei WILHELMJ, McDONOUGH und McCARTHY 1953; WILHELMJ, MEYERS, MILANI, McDONOUGH, RACHER, McGUIRE, WALDMANN und McCARTHY 1953.

die beträchtlich über dem Bilanzminimum liegen. Der Eiweißverzehr je Vollperson lag in deutschen Landhaushalten um 100 g[1], bei Schwerarbeitern der Industrie zwischen 98 und 113 g[2], und während der gesamte Brennwertverzehr von Industriearbeitern von 1908 bis 1928 um rund 300 Calorien absank, blieb der Eiweißverzehr auf gleicher Höhe (83 gegen 82,2 g[3]).

Konzentrierte *sportliche*, das ist körperlich-geistige Leistung läßt das Bedürfnis nach eiweißreicher Ernährung besonders lebhaft werden[4]. Der Eiweißverzehr der Olympiakämpfer vom Jahre 1936 betrug im Mittel 320 g je Kopf und Tag[5]. Wo Vegetarier — die meisten Vegetarier sind es nur, insofern sie Fleisch und Eier, nicht aber Milch und Milchprodukte verschmähen — körperliche Höchstleistungen vollbracht haben, waren das bezeichnenderweise keine Leistungen, die intensive Konzentration der Kräfte, ein Zusammenreißen aller Energien erforderten, sondern Dauerleistungen wie Langmärsche, Langläufe und Gepäckmärsche[6].

In Versuchen von KRAUT und LEHMANN (1948) ohne körperliche Arbeitsleistung fehlten bei calorisch ausreichender Ernährung Störungen des Wohlbefindens und der Leistungsfähigkeit, wenn die gewohnte Eiweißzufuhr verringert wurde. Wurde aber schwere Arbeit verlangt, dann führte schon eine Reduzierung der Eiweißzufuhr unter 56—63 g (Nettowert bei einem Körpergewicht von 65—70 kg) „zu einer Verminderung der Leistungsfähigkeit, zu Arbeitsunlust und depressiven Veränderungen des Gemütszustandes“ — zu Symptomen, die nach Steigerung der Eiweißzufuhr rasch wieder verschwanden. Bei drei Gruppen von Schwerarbeitern zeigte sich: Kürzung der Eiweißzufuhr von 95—90 auf 75 g setzt die Leistung nicht, Kürzung von 90—80 auf 72 g setzt sie leicht, Kürzung von 65—60 auf 50—40 g setzt sie ganz beträchtlich herab[7]. Daß körperliches Training zum Muskelansatz eine eiweißreiche Nahrung erfordert, haben schon ZUNTZ und LOEWY sowie CASPARI und STILLING[8] (1925) gezeigt.

Nach BRUMAN (1933) und FREY und DU BOIS (1935) ist die Erholungszeit nach schwerer Muskelarbeit umgekehrt proportional der Eiweißzufuhr. Zu grundsätzlich den gleichen Ergebnissen kamen CASTAGNARI (1935), HIRAMATSU (1932) und WISHART (1934).

Ein Hinweis auf die Notwendigkeit, bei Bedarfsfeststellungen nicht nur in verschiedener Richtung unmittelbar die Leistungsfähigkeit zu prüfen, sondern auch gewisse Stoffwechselabläufe, liegt in den Untersuchungsergebnissen von SCHENCK (1930—1936). Bei gleichbleibendem Gewicht des Körpers *kann das Organeiweiß, abhängig vom Nahrungseiweiß, seine Zusammensetzung*, d. h. seine Qualität *erheblich verändern.* Die Zusammensetzung der Serumeiweiß-Körper schwankt schon im Laufe eines Tages[9].

Beim Menschen erhöht eiweißreiche Ernährung die Glomerulus-Filtration in der *Niere*, den effektiven Plasmadurchfluß und die maximale Tubulussekretion von p-Aminohippurat; eiweißarme Kost wirkt in jeder Richtung gegensinnig[10].

Während in älteren Versuchen an Hunden[11] bei ausschließlicher Fütterung mit magerem Fleisch, d. h. bei sehr eiweißreicher Ernährung, nennenswerte Veränderungen an den inneren Organen nicht festgestellt wurden (s. auch SILBERBERG und SILBERBERG 1949), fanden sich in neueren Untersuchungen amerikanischer Autoren bei Ratten, die über mehrere Gene-

[1] SCHEUNERT 1932. [2] ZIEGELMAYER 1937. [3] KRAUT 1935.
[4] BERZY 1949, JEZLER, 1941, WENK 1940, WIEBEL 1941, dort Literatur.
[5] SCHENK 1936/37. [6] GLATZEL 1936, WIEBEL 1941.
[7] KRAUT und LEHMANN 1948, KRAUT, LEHMANN und SZAKALL 1949, LEHMANN und MICHAELIS 1948, KRAUT, MÜLLER-WECKER, SPITZER und ZIMMERMANN 1951, KRAUT und MÜLLER 1950, KRAUT 1953, KRAUT, MÜLLER und MÜLLER-WECKER 1958.
[8] Zit. nach GRAFE 1923. [9] LANG 1930; dagegen ABDERHALDEN und SIEBEL 1935.
[10] PULLMAN, ALVING, DERN und LANDOWNE 1954.
[11] VOIT 1867, 1881, PETTENKOFER und VOIT 1871, PFLÜGER 1891.

rationen fortgezüchtet wurden, und deren Futter bei ausreichendem Mineral- und Vitamingehalt calorisch zu 30—70% aus Eiweiß bestand, Hypertrophie der Nieren, degenerative Veränderungen der Tubuli, Hämorrhagien, Ausscheidung von Eiweiß und granulierten Zylindern und Rest-N-Erhöhrungen[1]. Abgesehen von diesen Nierenveränderungen waren die Versuchstiere aber in jeder Hinsicht völlig normal. Stieg der Eiweißanteil der Energiezufuhr auf *über* 70%, dann ließ wie in den erwähnten Versuchen NOTHDURFTS (1939) die Spontanaktivität der Tiere nach.

JUNKERSDORF (1921, 1926, 1927) sah nach eiweißreicher Fütterung bei Hunden einen Anstieg des *Lebergewichts* (von i. M. 3,3—3,5 auf i. M. 4,2% des Körpergewichts), Abnahme des Fettgehalts, Eiweißanlagerung und Glykogenzunahme in der Leber. Bei Eiweißfütterung nach vorhergehender Kohlenhydratmast blieb jedoch das Lebergewicht unverändert, das Fett nahm nicht zu und das Glykogen ab. Im Vergleich zu rein pflanzlich ernährten Tieren lag bei fleisch- (und gleichzeitig kochsalz-) reich gefütterten Ratten das Lebergewicht höher. Gykogengehalt und K/Na-Verhältnis in Leber und Muskulatur waren ebenfalls höher; die Fleischtiere besaßen rund 10% mehr Leberparenchym als die „vegetarischen" Tiere. Bezüglich des Gesamtgewichts der Tiere und des Gehalts der Leber an Fettsäuren, Calcium und Magnesium fehlten Unterschiede[2].

Auf Grund histologischer Befunde und des Nachweises erhöhter Jodausscheidung ist bei eiweißreicher Ernährung eine erhöhte *Schilddrüsen*funktion angenommen worden[3].

Im gleichen Sinne sprechen Beobachtungen, nach denen die Thyroxinempfindlichkeit von Tieren und Menschen bei eiweißreicher Kost höher ist als bei kohlenhydratreicher[4]. Die aus diesen Feststellungen von den Physiologen gezogene therapeutische Folgerung: eiweißarme Kost ist die Heilkost des Thyreotoxikers, hat sich mangels überzeugender klinischer Erfolge freilich nicht durchsetzen können.

Eine geringere Funktionssteigerung der Schilddrüse als Eiweißkörper sollen Fette bewirken[5], wogegen die Kohlenhydrate eine derartige Wirkung vollkommen vermissen lassen. Vielleicht hängt damit zusammen, daß Kohlenhydrate bessere Eiweißsparer sind als Fette.

Der *Grundumsatz* stellt sich bei eiweißreicher Ernährung auf ein höheres Niveau ein; die *spezifisch-dynamische Nahrungswirkung*, auch die der Fette und Kohlenhydrate, wird stärker[6].

Eiweißreich gefütterte Ratten sollen überdurchschnittlich große und funktionsfähige *Nebennieren* bekommen, fettreiche Kostformen sich in gleicher, kohlenhydratreiche Kostformen in umgekehrter Richtung auswirken[7].

Unter eiweißreicher sowohl wie unter fettreicher Ernährung scheint die Adrenalinempfindlichkeit höher zu sein als unter kohlenhydratreicher Ernährung[8].

Daß die Erklärung dieser Beobachtungen nicht einfach, heute jedenfalls noch nicht eindeutig möglich ist, erhellt schon aus der vielfach bestätigten Tatsache, daß Gewicht und Funktionsintensität der Nebenniere im *chronischen*

---

[1] ADDIS, MACKAY und MACKAY 1926, CHARIT, KASCHEWNIK und NEIFACH 1935, OSBORNE und MENDEL 1915, 1916, 1920, 1926, OSBORNE, MENDEL und FERRY 1919, OSBORNE, MENDEL, PARK und WINTERNITZ 1927, MCCOLLUM, SIMMONDS und PARSONS 1919, 1921, POLVOGT, MCCOLLUM und SIMMONDS 1923, NEWBURGH und ARBOR 1919, NEWBURGH, FALCON-LESSES und JOHNSON 1930.

[2] Siehe auch KAUNITZ und SELZER 1937.

[3] BURGET 1917, MARINE 1918, 1920, 1921, MANSFELD 1943, MISSIROLI 1910, 1911, OEHME 1934, 1937, TANBERG 1915, TSUJY 1922, WEGELIN 1926, ABDERHALDEN 1942, HOFF 1936, ABELIN 1955.

[4] ABDERHALDEN und WERTHEIMER 1924, 1926, 1927, ABELIN und KÜRSTEINER 1928, KOMMERELL 1931, MEYER 1929.

[5] BERGFELD 1940, MARINE und LENHART 1909, 1910, MCCARRISON 1922, MELLANBY und MELLANBY 1921, SUGAI 1929, TAKEDA 1929, TSUJY 1922.

[6] Literatur und eigene Untersuchungen bei KRAUSS 1928.

[7] BRIEGER 1943, ENGEL 1937/38, INGLE 1945, LONG 1942, BLUMENFELD 1934, HAJDU 1942, STEVENSON 1955, KÖHN 1954.

[8] ABDERHALDEN und WERTHEIMER 1924, 1927, YOSHIO 1939.

Hungerzustand sinken, während es bei *plötzlichem* Nahrungsentzug zunächst zu einer Nebennierenrindenhypertrophie kommen kann. KOVÁCS und KORPÁSSY (1952) bringen die Resistenzerhöhung ihrer eiweißreich gefütterten Versuchstiere mit deren Nebennierenrindenhypertrophie in Zusammenhang.

Unter eiweißreicher Ernährung schwinden bei Hunden, Katzen und Ratten die β-Zellen des *Pankreas*; kohlenhydratreiche Ernährung bewirkt eine Hyperplasie der Inselzellen[1]. Im Einklang damit steht die höhere Insulinempfindlichkeit kohlenhydratreich gefütterter Tiere[2] und die klinische Erfahrung höherer Kohlenhydrattoleranz bei kohlenhydratreicher Kost. Bei gleichbleibender Kohlenhydratzufuhr können Eiweißzulagen die Insulinempfindlichkeit erhöhen, Fettzulagen sie senken.

Fettreich-kohlenhydratarme Kost soll zu stärkerer Ausschüttung von ketogenem und gonadotropem *Hypophysen*hormon als eiweißreiche Kost und zu einer Vermehrung der eosinophilen und basophilen Zellen der Hypophyse führen[3].

Die Angaben über *verminderte Kälteresistenz* und *verminderte Resistenz gegenüber O_2-Mangel* nach eiweißreicher Ernährung[4] bedürfen der Nachprüfung.

Auf Grund der Untersuchungsergebnisse vieler Autoren haben nun ROSE und Mitarbeiter (1949, 1955), BLOCK und BOLLING (1946), JOHNSON, MOREHOUSE, DEUEL jr. und MEHL (1947), ALBANESE (1947) und KÜHNAU (1949) *Minimal- und Optimal-Bedarfszahlen an essentiellen Aminosäuren* für den erwachsenen Menschen berechnet. Aus neuerer Zeit stammt eine von ROSE, WIXOM, LOCKHART und LAMBERT (1955) auf Grund 12jähriger experimenteller Arbeit zusammengestellte Übersicht (Tabelle 113). Sie gibt die zur Erzielung des N-Bilanzminimums notwendigen Mengen an und empfiehlt als Zufuhr das Doppelte der oberen Grenze des Minimums[5]. Die Ergebnisse solcher Berechnungen finden sich auch in den Tabellen 114, 115 und 116.

Tabelle 113. *Bedarf an essentiellen Aminosäuren.* (Nach ROSE und Mitarbeitern.)

Aminosäure	Bereich der Werte (g)	Empfohlene Zufuhr (g)	Zahl der Versuchspersonen
L-Tryptophan	0,15—0,25	0,50	42
L-Phenylalanin	0,80—1,10	2,20	32
L-Lysin . . .	0,40—0,80	1,60	37
L-Threonin. .	0,30—0,50	1,00	29
L-Methionin .	0,80—1,10	2,20	23
L-Leucin. . .	0,50—1,10	2,20	18
L-Isoleucin .	0,65—0,70	1,40	17
L-Valin . . .	0,40—0,80	1,60	33

Bezüglich Aminosäureverzehr und Aminosäurebedarf sei auch verwiesen auf die Angaben von MERTZ, BAXTER, JACKSON, RODERUCK und WEISS (1952), ROSE, BORMAN, COON und LAMBERT (1955), ROSE, LEACH, COON und LAMBERT (1955), WOMACK, MARSHALL und PARKS (1953), ROSE, HAYNES und WARNER (1951, 1954), ROSE, WARNER und HAYNES (1951), LEVERTON u. a. (1956), JONES u. a. (1956), SWENDSEID u. a. (1956), HOFFMAN und MCNEIL (1951), CLARK, MERTZ, KWONG, HOVE und DE LONG (1957). Wichtig ist die Feststellung, daß die Minimalmengen aller essentiellen Aminosäuren, wie sie aus Einzelversuchen bestimmt wurden, zur Erreichung ausgeglichener Bilanzen nicht genügen. *Neben* dem Bedarf an essentiellen Aminosäuren gibt es also offenbar noch einen N-Bedarf.

Die Werte der Literatur fallen teilweise beträchtlich auseinander, und es darf nicht verschwiegen werden, daß neuerdings[3] sehr viel kleinere Zahlen genannt werden. LANG (1950) z. B. gibt folgende Zahlen als wünschenswerte Zufuhr in

[1] HORN, FARKAS und ADLER-ROHNY 1949, TEJNING 1947.
[2] ABDERHALDEN und WERTHEIMER 1924—1927.
[3] ANSELMINO und HOFFMANN 1931, 1936, BURN 1938, JULESZ 1942, REISS, EPSTEIN und GOTHE 1937.
[4] GIAJA und GELINEO 1934, CAMPBELL 1939.
[5] Siehe auch LEVERTON, GRAM, CHALOUPKA, BRODOVSKY, MITCHELL und JOHNSON 1956.

Gramm je Tag (die in Klammern beigesetzten Zahlen entsprechen der Höhe des Minimalbedarfs): Lysin 1,6 (0,8), Tryptophan 0,5 (0,2), Phenylalanin 2,2 (1,1), Methionin 2,2 (1,1), Threonin 1,0 (0,5), Leucin 2,2 (1,1), Isoleucin 1,4 (0,7), Valin 1,6 (0,8).

Tabelle 114. *Bedarf an unentbehrlichen Aminosäuren und Zufuhr in 100 g verschiedener Nahrungsproteine.* (Nach BLOCK und BOLLING.)

Aminosäuren	Bedarf nach			Zufuhr in 100 g Eiweiß aus			
	Rattenwachstum (ROSE)	Aminosäureanalyse		Fleisch	Milch	weißem Mehl	angereichertem Brot
		MACY	BLOCK				
	g pro Tag	g	g	g	g	g	g
Arginin . .	1,2	4,7	4,7	7,2	4,3	3,9	3,5
Histidin . .	2,4	1,6	2,0	2,1	2,5	2,2	2,3
Lysin . . .	6,0	4,6	5,2	8,1	7,5	2,0	2,8
Tryptophan	1,2	0,9	1,1	1,2	1,6	1,0	1,3
Phenylalanin	4,2	4,2	4,7	4,5	5,7	5,5	5,1
Cystin und Methionin	3,6	3,7	4,1	4,2	4,0	4,2	4,2
Threonin .	3,6	3,2	3,6	4,3	4,6	2,7	2,8
Leucin . .	5,4	9,6	12,6	12,1	16,2	12,0	11,2
Isoleucin .	3,0	3,1	3,7	3,4	4,4	3,7	3,3
Valin . . .	4,2	3,2	3,9	3,4	5,5		3,1

Der Bedarf an jeder einzelnen exogenen Aminosäure hängt, wie oben dargelegt, auch von dem Gehalt der Kost an anderen Aminosäuren ab. Wenn Aminosäuren als solche oder in Form von Eiweißhydrolysaten geringere Wachstumswirkungen erzielen als in Form natürlicher Eiweißkörper, dann können dafür mehrere Gründe entscheidend sein: rascherer Abbau oder raschere renale Aus-

Tabelle 115. *Bedarf an unentbehrlichen Aminosäuren und Zufuhr in 100 g verschiedener Nahrungsproteine, berechnet nach Prozenten.* (Nach BLOCK und BOLLING.)

Aminosäuren	Durchschnittlicher Bedarf geschätzt	Angeboten in 100 g Eiweiß von					
		Fleisch	Milch	Weißmehl	Brot	Mais	Sojabohne
	g	%	%	%	%	%	%
Arginin . .	3,5	210	125	110	110	115	165
Histidin . .	2,0	105	125	110	113	120	115
Lysin . . .	5,2	145	140	40	55	40	105
Tryptophan	1,1	110	175	90	120	55	145
Phenylalanin	4,4	100	130	125	115	105	125
Cystin und Methionin	3,8	110	105	110	110	130	80
Threonin .	3,5	125	135	80	80	105	120
Leucin . .	9,1	135	180	130	120	240	90
Isoleucin .	3,5	105	135	110	100	115	125
Valin . . .	3,8	90	145		80	120	115

scheidung der schnell resorbierten freien Aminosäuren — umfangreichere bakterielle Zerstörung der freien Aminosäuren — Freisetzung von Peptiden bei der Verdauung der Eiweißkörper und schnellere Verwertung von diesen zum Aufbau von Körpereiweiß.

Bedarf und Zufuhr an essentiellen Aminosäuren in den Jahren 1937 und 1946 in Deutschland ergeben sich aus 2 Zusammenstellungen KÜHNAUS (1946) (Tabellen 117 und 118).

Nach übereinstimmenden Untersuchungsergebnissen aller kritischen Autoren liegen N-Bilanzminimum und Eiweißbedarf beim Kinde und Jugendlichen erheblich höher als beim Erwachsenen[1] (Tabellen 119, 120 und 121). Höher ist vor allen Dingen der Bedarf an Lysin, Methionin, Trybtophen und Arginin[2].

Tabelle 116. *Täglicher Bedarf des Menschen an essentiellen Aminosäuren in Gramm.* (Nach KÜHNAU.)

	Minimum		Optimum		
	a	b	c	d	e
Valin . . .	3,0	3,0 (= 43 mg/kg)	5,0	3,2	3,8
Leucin . .	3,6	4,2 (= 60 mg/kg)	6,0	9,6	9,1
Isoleucin . .	2,7		4,5	3,1	3,3
Methionin .	2,1	1,8 (= 24 mg/kg) 1,4 e	3,5	3,7	3,5
Threonin . .	2,1	1,5 (= 21 mg/kg)	3,5	3,2	3,5
Phenylalanin	4,2	4,2 (= 59 mg/kg)	7,0	8,1	8,3
Tryptophan	0,6	0,6 (= 8 mg/kg)	1,0	0,9	1,1
Histidin . .	0,9	1,0 (= 14 mg/kg)	1,5	1,6	2,0
Arginin . .	1,8	1,6 (= 23 mg/kg)	3,0	4,7	3,5
Lysin . . .	3,0	2,8 (= 39 mg/kg)	5,0	4,6	5,22

a) Auf Grund der optimalen Mengenrelation und unter Zugrundelegung eines Tryptophanbedarfs von 0,6 g im Minimum und 1,0 g im Optimum errechnet.

b) Mittelwerte der aus 3 Versuchsreihen errechneten Daten von A. A. ALBANESE [Advanc. Protein. Chem. **3**, 243 (1947)]. Nur gültig bei ausreichender Zufuhr der nichtessentiellen Aminosäuren.

c) Nach I. G. MACY: Nutrition and chemical growth in childhood. Springfield 1942.

d) Nach R. J. BLOCK und D. BOLLING: Amino Acid composition of Proteins and Foods. Springfield 1945.

e) R. M. JOHNSON, M. G. MOREHOUSE, H. J. DEUEL und J. W. MEHL: J. Nutr. **33**, 371 (1947).

Tabelle 117. *Bedarf und Zufuhr an den lebenswichtigen Aminosäuren in den Jahren 1937 und 1946.* (Nach KÜHNAU.)

	Valin	Leucin	Cystin	Methionin	Phenylalanin	Tryptophan	Arginin	Histidin	Lysin
I. Absolute Werte in Gramm pro Tag, für Erwachsene									
Bedarf	2,8	5,6	1,6	2,4	2,8	0,8	0,8	1,6	4,0
Zufuhr 1937	3,27	7,92	1,81	2,61	2,88	1,13	4,22	3,11	4,0
Zufuhr 1946	0,87	2,21	0,60	0,78	0,82	0,35	1,11	0,67	0,9
II. Relativwerte in Prozent des Bedarfs									
Zufuhr 1937	117	142	113	109	103	141	525	195	100
Zufuhr 1946	31	39	37	32	29	44	132	42	24

Zahlenwerte für den Eiweißbedarf des Säuglings und Kleinkindes sowie für den Bedarf des Jugendlichen an essentiellen Aminosäuren auf Grund verschiedener Berechnungen geben die Zusammenstellungen von LUDWIG und BROCK (1954; Tabellen 119, 120 und 121).

[1] BROADBENT und FINCH 1950, POYNER-WALL und FINCH 1950, YOUNG, BISHOP, HICKMAN und WILLIAMS 1949, JOHNSTON und SCHLAPHOFF 1951, CLARK 1929, LOEWENTHAL 1938, *Milk Nutrition Committee* 1939, ORR 1928, ROBERTS, BLAIR, LENNING und SCOTT 1938, TURBOTT und ROLLAND 1932, SCHARF und SINNADORAL 1937, LEIGHTON und CLARK 1929, BIRK 1910, LANGSTEIN und NIEMANN 1910, ROMINGER 1950, TOBLER und NOLL 1911, LINDBERG 1917, MALMBERG 1923, MUHL 1924, CRONHEIM und MÜLLER 1908, TANGL 1904, FINKELSTEIN und JONAS 1930.

[2] ALBANESE und Mitarbeiter 1947, 1948, 1949.

Tabelle 118. *Bedarf und Zufuhr an den lebenswichtigen Aminosäuren in den Jahren 1937 und 1946.* (Nach KÜHNAU.)

	Valin	Leucin	Cystin	Methionin	Phenylalanin	Tryptophan	Arginin	Histidin	Lysin
I. Absolute Werte in Gramm pro Tag für Jugendliche von 10—18 Jahren									
Bedarf	4,3	9,0	2,6	3,8	4,3	1,3	1,3	2,6	6,4
Zufuhr 1937	5,21	12,61	2,89	4,16	4,59	1,7	6,69	4,8	6,5
Zufuhr 1946	1,06	2,69	0,74	0,89	0,97	0,40	1,37	0,77	1,06
II. Relativwerte in Prozent des Bedarfs									
Zufuhr 1937	121	140	111	110	107	131	515	185	102
Zufuhr 1946	25	30	29	23	22	31	99	30	17

Tabelle 119. *Zahlen für den täglichen Bedarf an Eiweiß pro Körperkilogramm.* (Nach LUDWIG und BROCK.)

Lebensalter	Täglicher Eiweißbedarf g/kg	
Frühgeburten in den ersten Lebensmonaten	mit *Frauenmilch* ernährt	1,9
Junge Säuglinge	mit *Frauenmilch* ernährt	1,7
Junge Säuglinge	mit *Kuhmilch* ernährt	1,9
Ältere Säuglinge	mit *Kuhmilch* ernährt	1,6
1. und 2. Lebensjahr	mit *Kuhmilch* ernährt	1,45

Tabelle 120. *Bedarf an essentiellen Aminosäuren von Jugendlichen von 10—18 Jahren, umgerechnet in mg/kg Körpergewicht (wobei das mittlere Körpergewicht von 42 kg zugrunde gelegt ist), verglichen mit anderen Berechnungen.* (Nach LUDWIG und BROCK.)

	Nach KÜHNAU	Nach den Erwachsenen-Werten von ALBANESE mit einem Zuschlag von 40%	Nach den Werten für den mit Kuhmilch ernährten Säugling von BROCK mit einem Abschlag von 20%
Valin	100	50	68
Leucin	200	84	196
Methionin	90	34	40
Cystin (nicht essentiell)	60	?	12
Phenylalanin	100	84	70
Tryptophan	30	23	19
Arginin	30	32	48
Histidin	60	23	24
Lysin	150	54	80

Tabelle 121. *Tagesbedarf an lebensnotwendigen Aminosäuren in mg/kg Körpergewicht.* (Nach BROCK.)

Eiweißzufuhr	Frühgeburten von 1 Monat, natürlich ernährt	Ausgetragenes Brustkind im ersten Trimenon	Mit Kuhmilch ernährter Säugling im ersten Trimenon
g/kg	1,9	1,7	1,8
Valin	87	78	97
Leucin	302	270	279
Isoleucin	98	88	97
Phenylalanin	103	92	100
Methionin	38 } 92	34 } 73	57 } 72
Cystin (nicht essentiell)	54 }	39 }	15 }
Threonin	84	74	85
Lysin	127	114	114
Arginin	89	80	68
Histidin	33	30	34
Tryptophan	42	37	37

Den Eiweißbedarf von Frühgeborenen berechnen GORDON, LEVINE, WHEATLEY und MARPLES (1937) zu 1,6 bis 2,8 g/kg Körpergewicht.

„Diese Zahlen entsprechen nicht nur den mitgeteilten Stoffwechselversuchen, sondern tausendfältiger klinischer Erfahrung“[1]; sie sind jedoch viel kleiner als jene, die vom National Research Council und der Deutschen Gesellschaft für Ernährung als Optimalwerte angegeben werden (s. S. 325).

Aus Bilanzversuchen an 4 Patienten im Alter von 69—76 Jahren schlossen KOUNTZ, HOFSTATTER und ACKERMANN (1951) auf *höheren Eiweißbedarf im Alter* (1,4 g/kg Körpergewicht. Siehe auch KOUNTZ, ACKERMANN, KHEIM und TORO 1953, SCHULZE 1954, dagegen ALBANESE, HIGGONS, VESTAL, STEPHANSON und MALSCH 1952, ALBANESE, HIGGONS, ORTO und ZAVATTARO 1957, SCHNEEWIND, FULLER und COLE 1957). YOUNG, STREIB und GREER (1954) stellten bei 1640 *älteren Arbeitern* fest, daß 40% der Männer weniger als 65 g Eiweiß und 51% der Frauen weniger als 55g Eiweiß täglich verzehrten.

3. Statistische Feststellungen.

Am Anfang der modernen Ernährungsphysiologie stehen die klassisch gewordenen Feststellungen VOITs (1881) über den Nahrungsverzehr in München in der 2. Hälfte des 19. Jahrhunderts. VOIT fand, daß die Münchener je Kopf und Tag im Mittel je 118 g Eiweiß, 56 g Fett und 500 g Kohlenhydrate verzehrten, insgesamt 3110 Calorien (16% Eiweißcalorien, 17% Fettcalorien), und sprach, diese Zahlen zusammenfassend, im Sinne der Feststellung einer gegebenen Tatsache (nicht im Sinne einer Forderung!) vom *Kostmaß*. RUBNER (1902), TIGERSTEDT (1909) und viele andere haben dann die Zahlen VOITs als Durchschnittswerte für die wünschenwerte Tageszufuhr übernommen.

Nun ist die Höhe des *Eiweißverzehrs größerer Populationen* ohne Zweifel für die Beurteilung der optimalen Eiweißzufuhr ein wichtiges Faktum, über das man sich um einer Theorie oder einer Überzeugung willen nicht hinwegsetzen darf. Oft genug hat sich am Ende langer Diskussionen das Gewordene und Gewachsene, das in generationenlangen Erfahrungen Herausgebildete als richtig erwiesen gegenüber anderslautenden Meinungen, die auf Theorien, magischen Vorstellungen und voreiligen Verallgemeinerungen wissenschaftlicher Teilergebnisse beruhten.

Freilich ist auch der *tatsächliche* Verzehr kein unbedingt zuverlässiger Maßstab für die Höhe der *wünschenswerten* Zufuhr. Unter dem Zwang der äußeren Verhältnisse — Unfruchtbarkeit des Bodens, Übervölkerung, staatliche Zwangsmaßnahmen — kann der Eiweißverzehr unter die Optimalgrenze sinken. Andererseits kann er, etwa bei Fehlen pflanzlicher Nahrung, sie vielleicht auch nach oben überschreiten, und man wird sich bei allen Extremwerten großer Populationen fragen müssen, ob nicht die Optimalgrenze nach unten oder oben überschritten wurde und ob Zeichen von Eiweißunter- oder Eiweißüberernährung mit hinreichender Sicherheit ausgeschlossen werden können.

Während nach den Aufstellungen RUBNERs (1928) der Verzehr der Völker nur zwischen 79 und 90 g Eiweiß je Kopf und Tag (Rußland bzw. England als Extreme) schwanken sollte, wissen wir heute, daß die Schwankungsbreite tatsächlich viel größer ist. Auf der einen Seite steht der Hindu mit 28—32 g[2], auf der anderen Seite der Eskimo mit 220—530 g[3].

Nach neueren Erhebungen lag der *Eiweißverzehr der europäischen Völker* 1935—1938 zwischen 85 und 106 g[4]. Bei Zusammenfassung größerer Bereiche treten die Unterschiede weniger stark hervor: Nordeuropa im Mittel 97 g, Mitteleuropa 89 g, Westeuropa 91 g, Südosteuropa 93 g, Südeuropa 88 g je Kopf und Tag. Ähnlich dem Energieverzehr hat also Nordeuropa den höchsten, Südeuropa

[1] LUDWIG und BROCK 1954. [2] CAMPBELL 1919.

[3] HEINBECKER 1928, KROGH und KROGH 1913, THOMAS 1927. [4] WOERMANN 1944.

den geringsten Eiweißverzehr; der Anteil der Eiweißcalorien an den Gesamtcalorien ändert sich dementsprechend nur wenig (Dänemark 9%, Italien 12%)[1].

Größere Unterschiede bestehen in der *Art* des verzehrten Eiweißes. In Nord-, Mittel- und Westeuropa ist es zu einem viel größeren Teil tierischer Herkunft als im Süden und Südosten. Während der Fleischverzehr in Nord- und Westeuropa jährlich 40—45 kg, in einzelnen Ländern sogar mehr als 50 kg je Kopf betrug, waren es im Süden und Südosten nur 15—18 kg; auch der Milch- und Käseverzehr war im Süden und im Osten geringer. Umgekehrt der Getreideverzehr: im Südosten kamen 250—260 kg, im Nordwesten 160—170 kg auf Kopf und Jahr[2].

Mit der *Verbesserung der wirtschaftlichen Lage* steigt der Eiweißverzehr auch innerhalb gleicher Berufsgruppen.

Aus Wirtschaftsrechnungen der Jahre 1927/28 von 2000 Haushaltungen berechneten KRAUT und BRAMSEL einen Tages-Eiweißverzehr je Vollperson von 60 g (davon 26 g tierischer Herkunft), wenn der tägliche Nahrungsaufwand 0,75 RM betrug. Der Eiweißverzehr lag um 87 g (davon 54 g tierischer Herkunft) bei einem Nahrungsaufwand von 2,00 bis 2,85 Mark. Die Steigerung des Eiweißverzehrs fand sich in grundsätzlich gleicher Weise bei Schwerstarbeitern und Leichtarbeitern (bei Schwerstarbeitern Anstieg von 72 auf 108 g, bei Leichtarbeitern von 52 auf 68 g). Erhebungen in der Schweiz (JUNG 1945) führten zu ähnlichen Ergebnissen.

Wie für die einzelnen gilt auch für ganze Länder und Völker: Die Wohlhabenden verzehren mehr Eiweiß als die Armen. v. NOORDEN hat schon 1931 den Fleischverzehr verschiedener Länder zusammengestellt. Danach betrug der Fleischverzehr (ohne Berücksichtigung des Fischverzehrs) je Kopf und Jahr:

In USA	149 kg	Holland	86 kg
England	130 kg	Italien	29 kg
Frankreich	92 kg	Japan	15 kg
Deutschland	92 kg	China	15 kg
Belgien	86 kg		

Eine hohe Eiweißzufuhr bedingt demnach offensichtlich keine Beeinträchtigung, sondern vielmehr eine Steigerung jener Kräfte und Fähigkeiten, die das heutige Leben im abendländischen Zivilisationsbereich fordert. In gleicher Richtung deuten die bereits erwähnten Beobachtungen an eiweißreich gefütterten Tieren.

Der *Eiweißverzehr arktischer Stämme* kann die Hälfte der gesamten Energiezufuhr und mehr erreichen. Diese Menschen sind offensichtlich voll leistungsfähig unter Lebensbedingungen, die an die Leistungsfähigkeit höchste Anforderungen stellen; von besonderer Krankheitsanfälligkeit bei ihnen ist nie etwas Zuverlässiges bekannt geworden[3]. Für die Südgrönländer nennt MURSCHHAUSER (1927) als Tagessatz 282 g Eiweiß, 193 g Fett und 54 g Kohlenhydrate und betont dabei ausdrücklich den guten Gesundheitszustand dieser Stämme.

Ein Amerikaner hat in der Arktis 7 Jahre lang, ein anderer 1 Jahr lang ausschließlich von Fleisch gelebt[4]. Beide wurden später in New York untersucht, wo sie ein weiteres Jahr lang ausschließlich von Fleisch, d. h. von täglich 100 bis 140 g Eiweiß und 200—300 g Fett = 2300—3360 Calorien mit 15—25% Eiweiß, 75—85% Fett und 1—2% Kohlenhydraten lebten. Subjektiv oder objektiv nachteilige Folgen dieser Kost wurden weder während dieser Zeit noch bei einer späteren Nachuntersuchung festgestellt[5]. Ein gleichartiger Versuch von RIETSCHEL und SCHICK (1939) dauerte 160 Tage und führte zu denselben Ergebnissen.

RASMUSSEN (1946) erwähnt die Gewohnheit der Eskimos, viel Wasser zu trinken. Ob dieses Bedürfnis in ursächlichem Zusammenhang mit ihrer eiweißreichen Kost steht? In Tierversuchen fand STEVENSON (1955), daß eiweißreich gefütterte Tiere 75—100%, fettreich gefütterte Tiere 10—20% mehr tranken als kohlenhydratreich gefütterte.

Der lapidare Glaubenssatz von HINDHEDE (1934): „Tierisches Eiweiß in großen Mengen ist für den menschlichen Organismus Gift", steht also im Gegen-

[1] Siehe auch CATHCART und MURRAY 1936. [2] Vgl. dazu auch TRÉMOLIÈRES 1953.
[3] DUNCAN 1947, RASMUSSEN 1946, EHRSTRÖM 1948; s. auch S. 262.
[4] LIEB 1926, STEFANSSON 1918, 1935/36. [5] LIEB 1935, MCCLELLAN 1930, TOLSTOI 1929.

satz zu allen wissenschaftlich erwiesenen Tatsachen der Klinik und Physiologie[1]. v. NOORDEN hat schon 1931 darauf hingewiesen, daß Völker, die besondere Leistungen vollbracht haben, zu allen Zeiten „starke Eiweißverzehrer" gewesen sind und wir erinnern an die bekannten Verschiebungen des europäischen Nahrungsmittelverzehrs im Laufe der letzten 100 Jahre, die eindeutig einen Anstieg des Eiweißverzehrs erkennen lassen.

4. Richtlinien für die Höhe des Eiweißverzehrs.

Auf Grund der vorliegenden Ergebnisse von Versuchen und Verbrauchserhebungen haben der Völkerbund, der National Research Council der USA und die Deutsche Gesellschaft für Ernährung Richtlinien für die wünschenswerte Höhe der Eiweißzufuhr aufgestellt. Hinsichtlich der praktischen Verwendbarkeit solcher Richtlinien sei noch einmal ausdrücklich auf die Bemerkungen von Seite 10

Tabelle 122. *Die wünschenswerte Höhe der Eiweißzufuhr (g/kg Körpergewicht).*

	1. Völkerbund 1936	2. Nat. Res. Council 1953	3. Dtsch. Ges. f. Ernährung 1956
Körperlich nicht arbeitende Männer 25 Jahre	1,0	1,0	1,0
Körperlich nicht arbeitende Männer 45 Jahre	1,0	1,0	1,0
Körperlich nicht arbeitende Männer 65 Jahre	1,0	1,0	1,2
Körperlich nicht arbeitende Frauen 25 Jahre	1,0	1,0	1,0
Körperlich nicht arbeitende Frauen 45 Jahre	1,0	1,0	1,0
Körperlich nicht arbeitende Frauen 65 Jahre	1,0	1,0	1,2
Mittelschwer arbeitende Männer	—	—	1,0
Mittelschwer arbeitende Frauen	—	—	1,0
Schwer arbeitende Männer	—	—	1,0
Schwer arbeitende Frauen	—	—	1,0
Schwerst arbeitende Männer	—	—	1,0
Schwangere bis Ende des 5. Monats	1,0 (bis 3. Monat)	1,0	1,0
Schwangere ab 6. Monat	1,5	1,5	1,5 (ab 4. Monat)
Stillende Mütter	2,0	2,0	1,0 (s. Anm.)
Kinder 0—3 Monate	—	3,5	3,5
Kinder 4—6 Monate	—	3,5	3,5
Kinder 7—9 Monate	—	3,5	3,0
Kinder 10—12 Monate	—	3,5	3,0
Kinder 1—3 Jahre	3,5	3,3	2,5
Kinder 4—6 Jahre	3,0 (3—5 Jahre)	2,8	2,5
Kinder 7—9 Jahre	2,5 (5—12 Jahre)	2,2	2,0
Jungen 10—14 Jahre	2,5 (12—15 Jahre)	2,0 (10—12 Jahre)	1,8
Jungen 15—18 Jahre	2,0 (15—17 Jahre)	1,7 (13—15 Jahre)	1,5
	1,5 (17—21 Jahre)	1,6 (16—20 Jahre)	
Mädchen 10—14 Jahre	2,5 (12—15 Jahre)	1,9 (10—12 Jahre)	1,8
Mädchen 15—18 Jahre	2,0 (15—17 Jahre)	1,6 (13—15 Jahre)	
	1,5 (17—21 Jahre)	1,4 (16—20 Jahre)	1,5

[1] RAAB und FRIEDMANN 1936, DONATH, FISCHER, VAN DER MEULEN-VAN EYSBERGEN und DE WIJN 1953.

hingewiesen. Die in der Tabelle 122 angegebenen Zahlen beziehen sich auf den tatsächlichen Verzehr; sie lassen also die Ausnutzung unberücksichtigt.

1. League of Nations. The Problem of Nutrition. Report on the Physiological Bases of Nutrition. Geneva 1936.

2. Food and Nutrition Board, National Research Council. Recommended daily dietary Allowances, revised 1953.

3. Deutsche Gesellschaft für Ernährung, Die wünschenswerte Höhe der Nahrungszufuhr. Frankfurt a. M. 1956.

Anmerkungen zu den Angaben des Völkerbundes:

„Die Eiweißzufuhr aller Erwachsenen soll nicht unter 1 g/kg Körpergewicht absinken. Das Nahrungseiweiß soll aus verschiedenen Quellen stammen; dabei ist erwünscht, daß ein Teil des Eiweißes tierischer Herkunft sei. Während des Wachstums, der Schwangerschaft und der Stillperiode muß das tierische Eiweiß einen erheblichen Teil des gesamten Nahrungseiweißes ausmachen."

Anmerkungen zu den Angaben des National Research Council:

„Die Richtwerte für Kinder beziehen sich auf Nahrungsgemische, die vor allem aus Kuhmilch bestehen. Wird Frauenmilch gegeben, dann liegen die Richtwerte bei 2,3 g/kg Körpergewicht. Beim Vergleich der Richtzahlen für Säuglinge und Kinder muß berücksichtigt werden, daß das Nahrungseiweiß des Säuglings ausschließlich aus hochwertigem Milcheiweiß besteht, während bei älteren Kindern das tierische Eiweiß nur etwa die Hälfte des gesamten Nahrungseiweißes ausmacht."

Anmerkung zu den Angaben der Deutschen Gesellschaft für Ernährung:

„Den Empfehlungen liegt zugrunde, daß nicht zu einseitiges Eiweiß verzehrt wird. 0,4 g/kg, mindestens aber 30 g je Person und Tag sollen tierischer Herkunft sein. Eine Überschreitung dieser Grenze schadet nicht; bei Rekonvaleszenten und Trainierenden ist eine erhebliche Überschreitung wünschenswert. Bei Aufnahme einer vollständigen und durchschnittlich gemischten Kost sind 30 g tierisches Eiweiß in einer Gesamteiweißmenge von etwa 70 g enthalten. Bei Schwer- und Schwerstarbeit ist es wünschenswert, daß die Eiweißzufuhr vermehrt wird. Obwohl 1 g Eiweiß theoretisch ausreichen würde, empfiehlt es sich, etwas darüber hinaus zu gehen. Dies entspricht den tatsächlichen Geflogenheiten, denn es ist praktisch unmöglich, eine Nahrung für einen Schwerarbeiter mit weniger Eiweiß zu erstellen. Bei Einarbeitung in körperliche Arbeit und Training ist das 1,5fache der Grundempfehlung erforderlich. Bei Rekonvaleszenten ist auch mehr Eiweiß als 1 g/kg Körpergewicht erforderlich. Für intensive geistige Arbeit sind 50 g tierisches Eiweiß je Tag erwünscht. Die Intensität einer geistigen Arbeit ist abhängig von der aufgewendeten Konzentration, nicht von der materiellen oder volkswirtschaftlichen Bewertung. Frauen sollen je Kilogramm Körpergewicht die gleiche Eiweißmenge haben wie Männer. Schwangere Frauen sollen vom 4. Monat ab bis zu 1,5 g Eiweiß je kg Körpergewicht erhalten, und stillende Mütter eine Zulage von 5 g Gesamteiweiß je 100 cm^3 Stilleistung.

Der Eiweißbedarf bei Säuglingen beträgt in den ersten 6 Monaten 3,5 g je kg Körpergewicht und vom 6.—12. Monat 3 g (diese Forderung kann man auch so ausdrücken, daß der Säugling während der ersten 6 Monate eine Milchmenge von $^1/_{10}$ seines Körpergewichts erhalten soll). Kinder von 1—3 Jahren sollen 2,5 g, von 4—6 Jahren ebenfalls 2,5 g, von 7—9 Jahren 2,0 g, von 10—14 Jahren Jungen und Mädchen 1,8 g und Jugendliche von 15—18 Jahren beiderlei Geschlechts 1,5 g je kg Körpergewicht erhalten. Für alle Altersgruppen der Kinder und der Jugendlichen gilt, daß der Anteil des tierischen Eiweißes höher als bei den Erwachsenen sein soll. Er sinkt von 100% bei Neugeborenen im Laufe des Wachstums auf den Bedarf der Erwachsenen herab. Im Alter soll die Eiweißaufnahme auf 1,2 g je kg Körpergewicht gesteigert werden. Ältere Menschen haben trotz geringem Calorienbedarf einen höheren Eiweißbedarf als mittlere Jahrgänge. Ein höherer Anteil an tierischem Eiweiß ist erwünscht."

VI. Zur Frage der Eiweißüberernährung.

Die Frage, ob eiweißreiche Kost beim Menschen krankhafte Störungen hervorrufen könne, ist vielfach aufgeworfen worden. GÄNSSLEN (1927) und MÜLLER (1937) sahen nach 10tägiger reiner Fleischkost die *Hautcapillaren* weiter und gewundener werden, während diese sich nach längerdauernder vegetarischer Ernährung verengten und streckten. Man denkt dabei an das „plethorische" Aussehen der fleischreich lebenden Gastwirte und Schlachter und an die gelbliche Blässe der Vegetarier und Rohköstler. Wenn die *Blutdruck*werte bei Fleischessern im Durchschnitt höher liegen als bei Vegetariern[1], dann kann man darin nicht ohne weiteres einen Ausdruck krankhafter Störungen sehen. Mit gleichem Recht könnte man die tieferen Blutdruckwerte der Vegetarier als krankhaft erniedrigt bezeichnen. Hinsichtlich Arteriosklerose der größeren Gefäße scheinen sich starke und schwache Fleischesser nicht voneinander zu unterscheiden.

Von einer „*Versäuerung*" des gesunden Körpers und einer „Anhäufung unausscheidbarer Schlacken", wie manche Ernährungsreformer behaupten, hat sich selbst bei eiweißreichster Ernährung nichts nachweisen lassen. Eine gewisse Belastung stellen vielleicht jene Eiweißabbaustoffe dar, die bei eiweißreicher Kost in erhöhtem Maße im Colon entstehen. Einige von ihnen sind Amine, andere Fettsäuren und noch andere sind Abbaustoffe aromatischer Aminosäuren. Daß ein Teil von diesen Stoffen resorbiert wird, steht außer Zweifel. Unbewiesen sind aber Behauptungen, wonach unter eiweißreicher Kost so große Mengen von diesen Stoffen entstehen und resorbiert werden, daß dem gesunden, an solche Kostformen gewöhnten Organismus nachteilige Folgen daraus erwachsen[2].

Möglicherweise sind *seborrhoische Zustände* gelegentlich Folgen eines Biotinmangels infolge eiweißreicher Ernährung. Durch die Albuminfraktion des Hühnerei-Eiweißes (Avidin) wird Biotin gebunden und seiner Wirkung beraubt. Im Gegensatz zu den Eskimos verzehren viele Europäer nichts von den Innereien der Schlachttiere, d. h. sie verzichten auf die Hauptbiotinquellen. Von hier aus könnten günstige Wirkungen von Biotingaben bei eiweißreich lebenden Menschen dem Verständnis nähergebracht werden[3].

Von seiten der „Naturheilkunde" und „biologischen Medizin"[4] wird gerne die Schädlichkeit einer Kost von durchschnittlichem Eiweißgehalt, insbesondere von durchschnittlichem Fleischgehalt, für *Schwangere* behauptet. Beweise oder auch nur Hinweise für die Richtigkeit dieser Behauptung wurden niemals erbracht, und von kritischen Gynäkologen[5] ist eiweißarme Kost daher auch immer ausdrücklich abgelehnt worden.

Die spezifische Form der *kindlichen Eiweißüberfütterung* ist der Milchnährschaden — meist eine Folge anhaltender Überfütterung mit Kuhmilch, selten mit Frauenmilch. Auf einen Mast- und Wasserretentionszustand mit steilem

---

[1] RAAB und FRIEDMANN 1936, SAILE 1930.
[2] THOMAS 1957, MCCLELLAN und DU BOIS 1930, ASHE und MOSENTHAL 1937, NEWBURGH, FALCON-LESSES und JOHNSON 1930.
[3] ABDERHALDEN 1948, HACKMANN und SCHULTZ 1949, MOURIQUAND 1948.
[4] KÖTSCHAU 1942.
[5] BOCKELMANN 1937, GAETHGENS 1940, LEVERTON und MCMILLAN 1946.

Gewichtsanstieg folgen dabei Gewichtsstillstand und schließlich Dystrophie und Atrophie mit Gewichtssturz, Kalkseifenstühlen, Rachitis, Anämie und allgemeiner Widerstandslosigkeit.

G. Duft- und Schmeckstoffe.

Völlig ungenießbar ist eine Nahrung, die nicht duftet und nicht schmeckt — mag sie noch soviel Eiweiß, Fette, Kohlenhydrate, Mineralstoffe und Vitamine enthalten. Selbst der Hungrige und Verhungernde verweigert sie. *Reine* Eiweißkörper, *reine* Polysaccharide, *reine* Fette und *reine* Vitamine besitzen so gut wie keine Geschmackswerte. Abgesehen vom Kochsalz und einigen Mono- und Disacchariden sind es also andere als die bisher betrachteten Stoffe, die der Nahrung ihren charakteristischen, zum Essen verlockenden, ja das Essen überhaupt erst ermöglichenden Duft und Geschmack geben und das *Gemisch von Nährstoffen* erst zum *Nahrungsmittel* machen. Allein die Duft- und Schmeckstoffe sind es, die das Essen zur Lust machen. Nur Lustgewinn sichert aber die Befriedigung lebensnotwendiger Triebe.

Ein Teil der *Duft- und Schmeckstoffe* — die Lebensmittelchemie spricht von *Aroma- und Extraktivstoffen* — ist bereits in den Rohnahrungsmitteln enthalten; andere entstehen erst bei der Zubereitung, und wieder andere werden als Würzmittel zugesetzt. Neben der Volumensverminderung der Nahrung und der Erleichterung der Verdauung ist die Gewinnung von Duft- und Schmeckstoffen der entscheidende Grund dafür, daß die Menschheit seit Hunderttausenden von Jahren ihre Nahrung mit Feuer zubereitet.

An *physiologischer Bedeutung* stehen die Duft- und Schmeckstoffe den Energieträgern, Vitaminen und Mineralien keineswegs nach. Trotzdem hat die Ernährungsphysiologie, vielfach sogar auch die Klinik, ihnen bisher nicht die gebührende Achtung geschenkt. Wie oft sieht man in Hungerzeiten, daß Unterernährte ihr Essen stehenlassen, weil sie von seiner „Geschmacklosigkeit“ und „Langweiligkeit“, von dem ewigen Einerlei so angewidert sind, daß sie trotz allen Hungers lieber darauf verzichten. Je differenzierter der Mensch, je größer seine geistige Beanspruchung, desto lebhafter sein Bedürfnis nach einer differenziert duftenden und schmeckenden Nahrung. Unter der Monotonie der Notkost haben die geistig Tätigen ungleich stärker gelitten und an Leistungsfähigkeit verloren als die körperlich Tätigen. Gewiß spielte dabei der Eiweißmangel eine Rolle. Wir sahen in jenen Zeiten aber viele Menschen, die peinlich berührt und beschämt an sich selbst feststellten, daß ein leckerer Bratenduft ungeahnte Gefühlsaufwallungen erregte und sie krampfhaft an sich halten mußten, um der Verführung solcher Reize zu widerstehen. Warum nehmen die „Sportkanonen“ vor dem Wettkampf eine Tasse „kräftige“ Brühe und keine Milch? Warum ißt man in den Frühstückslokalen der Hamburger Börse gebratene Steaks und nicht gekochtes Rindfleisch? Wir wissen von vielen geistig bedeutenden Menschen, die Liebhaber einer gepflegten Küche waren. Zeiten gepflegter Kultur und Geselligkeit sind auch Zeiten gepflegter Küche.

Bei BRILLAT-SAVARIN (1755—1826) lesen wir: „Die Tiere fressen, der Mensch ißt, aber nur der Mann von Geist versteht zu essen... Der Geschmack eines Rothuhns aus dem Périgord ist ein ganz anderer als der eines Rothuhnes aus der Sologne und während der Hase aus den Ebenen bei Paris ein ziemlich unbedeutendes Gericht gibt, ist das Häslein von den sonnigen Hügeln des Valromey oder der oberen Dauphiné vielleicht der schmackhafteste unter allen Vierfüßlern.... Die Chevaliers hatten etwas Militärisches in ihrer Haltung. Sie zerlegten das Gericht mit Würde, kauten mit Ruhe und ließen dabei einen Blick der Hochachtung in horizontaler Linie vom Hausherrn zur Hausfrau gleiten. Die Abbés dagegen beugten sich nach vorne, um dem Teller näher zu sein, ihre Rechte rundete sich wie die Pfote des Kätzchens, ihr Antlitz strahlte Seligkeit und ihr Blick hatte etwas Schwärmerisches, das sich leichter vorstellen als beschreiben läßt.“

Auf dem *Gewürzhandel* beruhte der Reichtum von Genua und Venedig. Kreuzzüge und Missionsreisen galten den Gewürzen des Morgenlandes nicht weniger als dem heiligen Grab, und die Geschichte der Gewürze ist reich an kriegerischen, sozialen und amüsanten Begebenheiten[1]. Vom 16. und 17. Jahrhundert ab ging der europäische Verbrauch an den intensiven ausländischen Gewürzen zurück. Ob hier außer wirtschaftlichen Gründen auch jene neue Lebenshaltung mitspielt, die sich nicht mehr in den Extremen des mittelalterlichen Lebens bewegte?

Eine durchgehende Erscheinung im abendländischen Zivilisationsbereich ist die im 19. Jahrhundert einsetzende Verbrauchsverschiebung. Mit zunehmender Industrialisierung und Verstädterung stieg der Verzehr an konzentrierten Eiweiß-, Fett-, Kohlenhydrat- und Vitaminträgern (Fleisch-, Milch- und Milchprodukten, Eiern, tierischen und pflanzlichen Fetten, Zucker, Obst und Gemüse); gleichzeitig sank der Verzehr an den voluminösen Kohlenhydrat- und Eiweißträgern (Getreide, Kartoffeln, Hülsenfrüchte). Die Ernährung des modernen Menschen ist aber nicht allein konzentrierter und sättigender, sie ist auch reicher an Nahrungsmitteln, die in besonders hohem Maße differenzierte Duft- und Schmeckstoffe enthalten oder bei der Zubereitung entstehen lassen. Europäische Reisende bestaunen (und beneiden) oft die primitiven Völker um ihre Genügsamkeit, Einfachheit und Anspruchslosigkeit im Essen. Der Kuli und der Hindu hat nicht viel mehr als seinen Reis, der Fellache seine Hirse — jeder ist gesund und leistungsfähig mit einer Kost, die dem Europäer in wenigen Tagen unüberwindlich widersteht.

Die Teilnehmer der deutschen Tibetexpedition vor dem zweiten Weltkrieg empfanden die landesübliche tibetische Ernährung als zu „einförmig und einfach". „Es ist auf dieser Expedition oft übers Essen geschimpft worden." Die eingeborenen Träger und Treiber aber waren gesund, kräftig und munter „obwohl sie sich wochenlang fast nur von Tsamba und tibetanischem Tee ernährten"[2].

Man hat diese Dinge gerne auf das ethische Gleise geschoben und von der Degeneration der zivilisierten Menschheit gesprochen, von krankhafter Reizgier, vom bösen Beispiel der oberen und von der sozialen Eitelkeit der unteren Schichten. Der Biologe kann sich mit solchen Deutungen nicht zufrieden geben. Andere Leistung fordert andere Nahrung. Eine „reizvolle" und „anregende" Kost ist für den heutigen Mitteleuropäer kein Luxus — abgesehen davon, daß das Essen nicht nur ein Mittel zur Deckung des Nahrungsbedarfs ist, sondern ebensogut eine Quelle der Freude, die man nicht ohne Not verstopfen sollte.

Über die Natur der Duft- und Schmeckstoffe sind wir trotz jahrhundertlanger ärztlicher Erfahrungen nur unvollkommen orientiert. Da es sich um Stoffe handelt, deren Gemeinsamkeit in bestimmten Wirkungen auf den Organismus besteht, richtet sich die Frage zunächst an die *Physiologie: Welche mit den Methoden der Physiologie erfaßbaren Funktionen werden durch die Duft- und Schmeckstoffe in Gang gesetzt?*

Bitterstoffe, sauer schmeckende Stoffe und scharfe Stoffe wie Senf und Pfeffer „erregen von der Mundschleimhaut aus vornehmlich die Submaxillardrüsen reflektorisch"[3]. Die beim Backen, Rösten und Braten entstehenden Duft- und Schmeckstoffe regen die Speichel- und Magensaftabscheidung an. In gleicher Richtung wirken Kaffee und Tee, deren „anregende" Wirkung keineswegs nur auf ihrem Coffeingehalt beruht. Von den Gewürzen erregen nur wenige die Abscheidung von Verdauungssäften (Senf, Pfeffer, Meerrettich, Paprika, Nelken); die meisten heimischen Gewürzkräuter wie Knoblauch, Majoran, Coriander, Kümmel, Dill, Estragon, Beifuß, Salbei, Bohnenkraut, Rosmarin, Sellerie,

---

[1] Fuchs-Hartmann 1942. [2] Beger 1940. [3] Meyer und Gottlieb 1922.

Liebstöckel und Thymian tun es nicht[1]. Hingegen sind Fleisch (auch roh) sowie Fleisch- und Hefeextrakte gute Saftwecker. Vom Kochsalz wurde bereits erwähnt, daß es die Sekretion eines Speichels hervorruft, der die Stärke rascher verzuckert. Senf und Zucker in hohen Konzentrationen hemmen die Magensaftabscheidung. Die Magenresorption — im Magen werden praktisch nur Wasser, Kochsalz und Alkohol resorbiert — soll durch Senf, Pfefferminze und Pfeffer, weniger stark durch Bitterstoffe, gefördert werden[2]. Rettich erregt die Motorik der Gallenwege, Senf und Pfeffer angeblich die Pankreassekretion[3]. Antibakterielle Eigenschaften besitzen (in fallender Intensität) Knoblauch, Zwiebeln, Nelken, Senf, Rettich, Meerrettich, Majoran, Salbei und Paprika[4]. Die Träger schwefelhaltiger ätherischer Öle, vor allen Dingen von Senföl, wirken hier am stärksten. Knoblauchbrei ist wirksamer als Knoblauch in Stückchen und Knoblauchsaft, und schwächt sich selbst bei 8tägiger Kühllagerung oder 10 min langer Erhitzung auf 100° C kaum ab.

Die entschärfende Wirkung des Kochsalzes beim Rettich beruht darauf, daß infolge mechanischer Zerstörung der Zellwände unter dem Einfluß eines Fermentes (Myrosinase) ein glykosidisch gebundenes Senföl freigesetzt wird, das die Schärfe des Rettichs ausmacht; streut man Salz auf die Schnittfläche, dann entsteht eine hypertonische Kochsalzlösung, die Wasser und mit ihm Senföl an sich zieht und dadurch den Rettich entschärft.

Diese spärlichen Tatsachen erklären keineswegs die weitreichende Bedeutung der Duft- und Schmeckstoffe. Sie beschränken sich überdies auf die Verdauungsorgane und lassen das, was wir als Spannkraft und Leistungsfähigkeit bezeichnen, ganz unberücksichtigt. Hier liegt ein weites Feld für künftige Forschungen.

Gleichfalls noch am Anfang steht die *Chemie* der Duft- und Schmeckstoffe[5]. Altbekannt in ihrer chemischen Struktur sind Kochsalz, Essigsäure und die verschiedenen Zucker.

Eine Reihe von Duft- und Schmeckstoffen scheint kohlenhydratartiger Natur zu sein. In fetthaltigen Nahrungsmitteln spielen Diacetyl und organische Säuren eine Rolle, in Früchten Acetaldehyde, Acetate, Formiate und Verbindungen anderer organischer Säuren, in Gemüsen Aldehyde, in Tee und Kaffee organische Säuren und heterocyclische Mercaptane. Die Bedeutung histidinartiger Körper („Histonbasen") und andere Abkömmlinge des Eiweißstoffwechsels läßt sich noch nicht absehen[6]. Die Verschlimmerung cystischer Beschwerden nach Genuß von Senf, Pfeffer, Paprika, Curry, Meerrettich, Sellerie, Kümmel und gewissen alkoholischen Getränken beruht wahrscheinlich auf schleimhautreizenden ätherischen Ölen, die durch die Nieren ausgeschieden werden. Die Duft- und Schmeckstoffe von Fleischbrühe und Suppen sollen vorwiegend im alkohol-unlöslichen Teil zu finden sein. Dieser enthält 75% organische Substanzen darunter 4,4% Ammoniak, 1,6% Cystin, 16,6% Carnosin, 2,7% Kreatinin, 5,4% Kreatin, 1,4% Hypoxanthin, 1,3% Methylguanidin, 7% Glutaminsäure, 1,4% Ameisensäure, 23,9% Essigsäure, 12,9% Milchsäure, 2,4% organisch gebundenen Phosphor und 7,2% Stickstoff[7]. Ähnliche Untersuchungen habt Bickel (1935) angestellt. Carnosin und Carnitin sollen „anregende" Fähigkeiten besitzen[8].

In den Gewürzen sind vielfach für ein und dasselbe Gewürz charakteristische Stoffe gefunden worden; wieweit diese auch biologisch bedeutungsvoll sind, ist

[1] Harth 1942, Sanchez-Palomera 1951. [2] Brandl 1893.
[3] Gottlieb 1894. [4] Dold und Knapp 1948.
[5] Täufel 1933, Brockmann 1933, Diemair 1939, Beythien 1948.
[6] Bleyer, Diemair, Fischler und Täufel 1936, 1937, 1938.
[7] Waser 1920. [8] Korchow 1927, Bickel und Korchow 1928.

nicht immer eindeutig geklärt[1]. Anis enthält Anisöl mit 80—90% Anethol; auch Estragon besitzt ein anetholreiches Öl. Fenchelfrüchte enthalten 3—6% ätherische Öle, die hauptsächlich aus Terpenen, Anethol und Fenchen (einem dem Campher isomeren Keton) bestehen. Den eigenartigen Geruch und Geschmack der Gewürznelken bedingt das Nelkenöl (zu 70—80% Eugenol und Caryophyllen, eine Mischung von Sesquiterpenen). Die Ingwerwurzeln besitzen bis 3% ätherische Öle, die Kalmuswurzeln bis zu $2^1/_2$%, Corianderfrüchte 1% (hauptsächlich Linanool). Kümmelfrüchte 3—7% (60—60% Carvon, der Rest ist Limoneen). Die Lavendelblüte enthält Lavendelöl, das Lorbeeröl neben Fettsäuren und ätherischen Ölen das stearinhaltige Trilaurin. Der Geruch der Muskatnuß beruht auf dem Myristicin; ihr Öl ist chemisch nicht bekannt, so wenig wie das Oleum Petroselini der Petersilienblätter, das Sellerieöl und das Rosmarinöl. Im Pfefferkorn finden sich neben 32—47% Stärke 5—9% Piperin, 2% ätherische Öle (Pfeffergeruch!) und Harze. Der Hauptbestandteil des Pfefferminzöles ist das Menthol, der Bibernellenwurzel (neben Stärke und ätherischen Ölen) das Pimpinellin. Sauerampfer ist reich an Oxalsäure. Der brennend scharfe Geschmack des *schwarzen* Pfeffers rührt von Allyl-Senföl her, das sich unter Mitwirkung des Fermentes Myrosinase und des Speichels aus dem Glykosid Sinigrin bildet; Senfsamen enthalten außerdem noch andere Öle. Das Sinalbin des weißen Senfs ist chemisch ganz anders gebaut als das Sinigrin. Thymianöl (2,6% in den trockenen Blättern) besteht zu 50% aus Thymol. In der Vanille des Handels, klebrigen glänzenden Schoten, sind $1^1/_2$—$2^1/_2$% Vanillin. Der Waldmeister verdankt seinen würzigen Duft dem Cumarin. Zimtöl, der Hauptbestandteil des Zimts, enthält 65—76% Zimtaldehyd und 6—10% Eugenol und Phellandren. In ihrem Fruchtfleisch besitzt die Zitrone bis zu 7% Citronensäure, in ihrer Schale ein Öl, das Limoneen, Citral (Geruch!) und andere Stoffe enthält.

Vermutlich sind es außer den duftenden und schmeckenden Stoffen noch viele andere ohne Duft- und Schmeckwerte, die gleichzeitig mit den Duft- und Schmeckstoffen aufgenommen werden und biologische Wirkungen entfalten. Auffallend ist z. B. der hohe Vitamin C- und Vitamin C-Oxydasengehalt von Gewürzen wie Meerrettich, Petersilie und anderen[2].

„Es besteht für mich kein Zweifel, daß auch die Riech- und Schmeckstoffe, die ich auch zu den Wirkstoffen rechne, in irgendeiner Weise an Fermentumsetzungen beteiligt sind. Nur so ist die verschiedene Geruchs- und Geschmackswirkung optischer Antipoden allgemein verständlich. Die Physiologie des Geruchs- und Geschmackssinnes wird neue Wege gehen müssen, um zu einer befriedigenden Klassifikation der Geruchs- und Geschmacksstoffe zu kommen[3].“

In diesem Zusammenhang wären auch die „Genußmittel“ zu nennen. Das Bedürfnis nach Genußmitteln ist so alt wie die Menschheit selbst. Die Wirkung und der Reiz von Kaffee, Tee, Kakao und alkoholischen Getränken beruht kaum weniger auf ihren Duft- und Schmeckstoffen wie auf dem Coffein- und Alkoholgehalt.

Von der chemischen Struktur und den spezifischen Wirkungen jener Duft- und Schmeckstoffe ist aber so gut wie nichts bekannt. Die Wirkungen des Coffeins und des Alkohols indessen gehören nicht in das Gebiet der Ernährungsphysiologie, sondern in das Gebiet der Pharmakologie und Toxikologie.

H. Unverdauliche Nahrungsbestandteile („Ballaststoffe“).

Von der ernährungsphysiologischen Bedeutung der „Ballaststoffe“ war im Rahmen der Darstellung der Nahrungsausnutzung und der Darstellung der Kohlenhydrate die Rede. Es kann daher auf jene Ausführungen verwiesen werden (S. 86 und 126).

[1] SCHMITT 1947. [2] WACHHOLDER 1942. [3] FLASCHENTRÄGER 1941.

J. Das Wasser.

I. Wasserbedarf und Durst.

Eiweiß und Wasser sind stoffliche Voraussetzungen allen Lebens. Ernährungsphysiologisch rangiert das Wasser sogar vor dem Eiweiß, denn die autotrophen Organismen, manche Infusorien und fast alle grünen Pflanzen sind imstande, ihren gesamten Nahrungsbedarf, insbesondere auch ihren Eiweißbedarf, ausschließlich mit anorganischen Stoffen zu decken.

An biologischer Bedeutung kommt kein Stoff dem Wasser gleich. Mehr als die Hälfte des tierischen und pflanzlichen *Organismus* ist Wasser.

71% der Erdoberfläche sind Wasser, noch nicht $^1/_5$ der ganzen Landoberfläche aber, genauer: nur 1,3 Milliarden ha, sind nutzbares Ackerland. Die Meere bergen eine unübersehbare Fülle von Leben, und zwar nicht nur in ihren oberflächlichen Schichten wie das feste Land. Aus Tiefen, die bis vor kurzem noch für unbelebt gehalten wurden, sind Lebewesen ans Tageslicht gebracht worden. Die für den Menschen nutzbaren Nahrungsquellen der Weltmeere sind noch nicht annähernd ausgenutzt. Die Fischfänge z. B. stammen heute noch zu 98% von der wasserarmen nördlichen Erdhalbkugel[1].

Der von der Sonnenenergie in Gang gehaltene Kreislauf: Verdunstung–Niederschlag–Verdunstung ermöglicht das *Leben von Pflanzen und Tieren auch außerhalb des Wassers*. Mit etwa dem 4. Teil der eingestrahlten Sonnenenergie werden von der Erde jährlich 425 Billionen m³ Wasser verdunstet und fallen als Regen oder Schnee wieder zurück auf die feste Erdoberfläche[2]. Teils verdunsten diese Wassermengen unmittelbar, teils versickern sie im Boden, im Grundwasser, teils bilden sie Rinnsale, die dem Meere zufließen, teils werden sie vonPflanzen aufgenommen, wo sie die Bildung organischer Substanz ermöglichen. Alle Nahrungserzeugung ist an Wasser gebunden. Im warmen Klima sind zur Erzeugung von 1 t Getreidewert rund 4000 t Wasser erforderlich (entsprechend einer Niederschlagshöhe von rund 1000 mm[3].

Da viele Teile der Erde nicht genügend Wasser in Form von Niederschlägen erhalten, gehört die Ergänzung der unzureichenden Grund- und Flußwasserquellen zu den zivilisatorischen Tätigkeiten der Menschheit seit den Zeiten, da sie planmäßig daran ging, ihren Nahrungsmittelspielraum zu erweitern. Große Teile der Erde wären ohne gesteuerte („künstliche") *Bewässerung* unfruchtbare Wüsten, und durch planmäßigen Ausbau der Bewässerung könnte die Nahrungsmittelerzeugung der Erde noch erheblich vergrößert werden. Beim heutigen Stand der Bewässerungswirtschaft werden nur knapp 3% der durch Flüsse ins Meer und durch den Boden ins Grundwasser fließenden Wassermengen für künstliche Bewässerung nutzbar gemacht. „Von den 2,5 Milliarden Menschen, die heute auf der Erde leben, werden etwa 20%, d. h. 500 Millionen ganz oder zum großen Teil durch Bewässerung ernährt. . . . Selbst wenn aber in 50—60 Jahren $1^1/_2$ bis 2 Milliarden Menschen auf der Erde überwiegend durch bewässerte Flächen ernährt würden, so wird auch dann das Wasser der Ströme der Erde, das uns letzte Endes zur Verfügung steht, wohl noch kaum zu 25% in Anspruch genommen sein[4]."

Der *Trink- und Kochwasser*bedarf wird fast ausschließlich mit echtem Grundwasser oder „künstlichem" Grundwasser (gefiltertem Fluß- und Seenwasser) gedeckt. Selbstverständlich müssen an das Trink- und Kochwasser sehr viel höhere Anforderungen gestellt werden als an das für industrielle Zwecke benötigte Wasser. Der rapide ansteigende Wasserverbrauch der Industrie beträgt heute

---

[1] Frauendorfer 1954. [2] Wüst 1951, Wüst, Brogmus und Noodt 1954.
[3] Addison 1955. [4] Baade 1956.

das Vielfache des Trink- und Kochwasserverbrauchs. Regenwasser und Flußwasser sind wegen der starken Verunreinigungen, denen sie im abendländischen Zivilisationsbereich ständig ausgesetzt sind, ungereinigt als Trinkwasser heute nicht mehr brauchbar.

Erste Voraussetzung für die Verwendung eines Wassers als Trink- und Kochwasser ist seine einwandfreie Beschaffenheit in bakteriologischer und toxikologischer Hinsicht (niederer „Colititer", keine nennenswerten Beimengungen von Schwefelwasserstoff, Arsen, Blei, Fluor u. a.). Bei Temperaturen zwischen 7 und 12° C — Wasser mit mehr als 17° C schmeckt nicht mehr erfrischend — und einem p_H zwischen 6 und 8 enthält das übliche Trinkwasser vor allen Dingen anorganische und organische Stickstoffverbindungen, Chloride und Sulfate.

Unverdünntes *Meerwasser* ist wegen seines hohen Salzgehaltes bedenklich, ja gefährlich (s. S. 32ff), verdünntes Meerwasser wird hier und dort als „natürliches" Blutreinigungsmittel geschätzt und, industriell auf Flaschen gezogen, gern gekauft. Die „Blutreinigung" beruht auf dem Reichtum des Meerwassers an abführendem Magnesium-Sulfat (Sal mirabile Glauberi).

Tabelle 123. *Härtestufen des Wassers.*

Deutsche Härtegrade	Benennung
0—4	sehr weich
4—8	weich
8—12	mittelhart
12—18	ziemlich hart
18—30	hart
über 30	sehr hart

Vom *Fluor*gehalt des Wassers war an anderer Stelle bereits die Rede (s. S. 56). Der *Calcium*gehalt des Trink- und Kochwassers liegt im allgemeinen unter 200 mg, der *Magnesium*gehalt unter 50 mg.

Calcium- und Magnesiumverbindungen machen die *Härte des Wassers* aus. Hartes Wasser hinterläßt beim Verdampfen einen beträchtlichen Rückstand; es erfordert zur Schaumbildung mehr Seife als weiches Wasser, macht die Haut spröde, erschwert das Weichkochen der Hülsenfrüchte und bringt der Technik manche Hindernisse und Erschwerungen. Als Maß für die Härte dient in Deutschland das Calciumoxyd (CaO): 1 Härtegrad = 10 mg CaO je Liter. Das an Kohlensäure als Mono- oder Bicarbonat gebundene Calcium, Magnesium, Strontium und Barium nennt man die Carbonathärte, das an Mineralsäuren gebundene (d. h. das Chlorid, Sulfat, Nitrat, Phoshat und Silicat der Erdalkalien) die Nichtcarbonathärte. Die Bestimmungen der Erdalkalien ergibt die Gesamthärte des Wassers. Es sind dabei die ermittelten Gewichtsteile von Magnesia (MgO) in die Äquivalente von Kalk (CaO) durch Multiplikation mit 1,4 umzurechnen, zu denen des Kalkes zu addieren und dann durch 10 zu dividieren.

Anhaltspunkte für die Beurteilung der Härtestufen gibt die Tabelle 123.

In Frankreich, England und USA dient $CaCO_3$ als Maß der Härte: Ein französischer Härtegrad = 10 mg $CaCO_3$ je 1 Liter Wasser; ein englicher Härtegrad = 10 mg $CaCO_3$ je 0,5 Liter Wasser; ein amerikanischer Härtegrad = 1 mg $CaCO_3$ je 1 Liter Wasser.

Wegen der Nachteile des harten Wassers sind zahlreiche Methoden der Enthärtung ausgearbeitet worden, die ernährungsphysiologisch keine ins Gewicht fallenden Vorteile brachten und deswegen keine Bedeutung erlangen konnten (Sodaenthärtung, Ätznatronenthärtung, Phosphatenthärtung, Barytenthärtung, Enthärtung durch Anionen- und Kationenaustauscher).

Der *Wassergehalt des erwachsenen menschlichen Körpers* liegt zwischen 50 und 70, i. M. bei 60%, auf fettfreie Körpersubstanz bezogen bei 71—73%. Musha (1956) gibt neuerdings den Wassergehalt des erwachsenen männlichen Körpers mit 56,4, des erwachsenen weiblichen Körpers mit 48,6% an und meint, der meist angenommene Wert von 70% gelte nur für sehr magere Menschen.

In ähnlichen Zahlenbereichen liegt der *Wassergehalt des Organismus vieler Säugetiere* (Tabelle 124).

Der *jüngere Organismus* ist wasserreicher als der ältere. Sechs Wochen alte Embryonen sollen zu 97—98%, Neugeborene zu 74%, *alte Menschen* noch zu 58% aus Wasser bestehen[1].

Das wasserreichste *Organ* ist die Lunge, das wasserärmste das Fettgewebe (Tabelle 125).

Das Hauptwasserdepot des Körpers sind Muskeln und Haut. Sie enthalten $^1/_3$ bzw. $^1/_{10}$ des gesamten Körperwassers, und wie bei forcierter Wasserzufuhr die Muskulatur am meisten Wasser *speichert* — 70% der Zufuhr gegenüber 23%, die in der Haut, und 7%, die in der Leber und im Blut gespeichert werden[2] —, so *gibt* bei Wassermangel in erster Linie auch sie Wasser *ab*. Ohne an Leistungsfähigkeit einzubüßen, soll sie 10—15% ihres mittleren Wasserbestandes verlieren können.

Tabelle 124. *Wassergehalt der fettfreien Körpersubstanz, Grenz- und Mittelwerte.* (Nach BEHNKE, OSSERMANN und WELHAM.)

Tierart	Wasser %
Ratte	71,8—74,4 (73,1)
Meerschweinchen	72,4—75,6 (74,0)
Kaninchen . . .	72,8—76,3 (74,2)
Katze	72,4—74,4 (73,4)
Hund	69,9—74,5 (72,2)

Die Hauptmenge des Wassers — rund 50% des Körpergewichts — liegt *intracellulär*. Das *extracelluläre Wasser* — rund 5% des Körpergewichts als Blutplasma, rund 15% als interstitielle Flüssigkeit [MUSHA (1956) gibt die extracelluläre Flüssigkeit mit 19,3% des Körpergewichts an] — ist bestimmbar durch Injektion von Stoffen wie Inulin und Mannit, die nicht in die Zellen eindringen. Es stellt „das Milieu dar, in dem die Körperzellen leben“[3]. Extra- und intracelluläre Flüssigkeit unterscheiden sich beträchtlich in ihrer mineralischen Zusammensetzung. Auf dem verschiedenen Anteil von extra- und intracellulärem Raum am Gesamtvolumen beruhen im wesentlichen die Unterschiede der mineralischen Organzusammensetzung.

Funktionell dient das Wasser

1. als Baustein (Quellungswasser),
2. als Lösungsmittel. Erst durch die Lösung im Wasser sind die in einer lebenden Zelle ablaufenden Reaktionen überhaupt möglich. Außerdem wird durch die im Wasser gelösten Stoffe der Zustand des Eiweißes und anderer makromolekularen Substanzen optimal erhalten.
3. als Dielektrikum,
4. als Transportmittel. Nur dank des Fließvermögens des Wassers ist ein Transportsystem, wie es der Blutkreislauf darstellt, überhaupt möglich.
5. als Mittel zur Regulation des Wärmehaushaltes. Die in diesem Bereich wichtigste Eigenschaft des Wassers ist seine Verdampfbarkeit[4].

Zusammenfassende Darstellungen des Wasserstoffwechsels haben MARX (1935), KEITH (1953) und ROBINSON (1953) gegeben.

Durch die hohe spezifische Wärme des Wassers wird die Konstanz der *Körpertemperatur* ermöglicht.

Absolute Wasserkarenz führt in wenigen Tagen zu *Austrocknungs- und Vergiftungssymptomen*, weil die ausscheidungspflichtigen Schlacken nicht mehr weggeschafft werden können. Zu allen Zeiten hat es wohl Hungerkünstler gegeben — niemals aber Durstkünstler.

Stoffansatz und Wasser, vor allen Dingen Kohlenhydratansatz und Wasser, hängen eng zusammen. Für den Ansatz von Kohlenhydraten soll ein gleichzeitiger Ansatz der 3—4fachen Wassermenge erforderlich sein. Die Vorgänge im Wasser-

[1] FEHLING 1877, GERHARTZ 1917. [2] ENGELS 1904. [3] LANG 1957. [4] LANG 1957.

haushalt bei reichlicher Eiweiß- und Kohlenhydraternährung sind noch nicht klar durchschaubar. Wasserverluste sowohl wie Wasserretentionen wurden dabei beobachtet — anscheinend vom Gesamtzustand des Organismus abhängig. Man muß „für die Beurteilung einseitiger Eiweiß- und Kohlenhydratkostverordnungen eine eindeutige Kenntnis des Körperbestandes an diesen Grundstoffen voraussetzen, da zweifellos im Zustand der Mast für den Wasserwechsel andere Bedingungen herrschen als in Perioden geringer oder unterwertiger Ernährung"[1]. Reichliche Wasser*zufuhr* bedeutet nicht notwendig auch Wasser*ansatz*. Da beim Erwachsenen Eiweiß-Ansatz in sehr viel geringerem Ausmaß möglich ist als Kohlenhydratansatz, kommen Schwankungen des Wasserbestandes auf Grund schwankender Eiweiß-Bilanzen praktisch kaum in Betracht.

Die Frage, ob der osmotische Druck extracellulär und intracellulär gleich hoch ist, und ob die intracellulären Kationen osmotisch voll wirksam sind, steht

Tabelle 125. *Wassergehalt menschlicher Organe.* (Nach SHOHL.)

Organ	Gewicht g	Gewicht % des Körpergewichts	Wasser g	Wasser % des gesamten Wassers
Muskel	29112	41,6	22022	54,8
Skelet	11080	16,0	5100	12,5
Fettgewebe	12570	18,0	3760	9,3
Haut	4850	7,0	3493	8,7
Blut	3418	5,0	2836	7,0
Leber	1576	2,3	1076	2,6
Gehirn und Rückenmark	1403	2,0	1050	2,6
Magen-Darmkanal	1266	1,8	943	2,3
Lungen	475	0,6	375	0,9
Herz	332	0,5	263	0,6
Nieren	259	0,3	214	0,5
Nerven	290	0,4	169	0,4
Milz	131	0,2	99	0,2
Summe	66762	95,7	41400	102,4

hier nicht zur Diskussion. Von großer ernährungsphysiologischer Bedeutung aber ist jedenfalls die *Konstanterhaltung eines bestimmten osmotischen Drucks in den Körperflüssigkeiten.* Sie ist vordringlich gegenüber der Konstanterhaltung des *Volumens.* Die Konstanterhaltung des Volumens der *intra*cellulären Flüssigkeit und des strömenden Blutes ist vordringlich gegenüber der Erhaltung des Volumens der *extra*cellulären Flüssigkeit. Kurze Perioden von Wasserverknappung wirken sich daher nur auf das Volumen der extracellulären Flüssigkeit aus; erst längere Verknappungsperioden lassen auch das Volumen der intracellulären Flüssigkeit schwinden[2]. Durch Streckung und Verkürzung seiner Fasern (und Änderung seines Natrium-, Chlor- und Wassergehalts) kann das Bindegewebe das Volumen des extracellulären Raumes vergrößern und verkleinern.

In der fortschreitenden Differenzierung der Lebewesen erscheint die *Isotonie als erste der Körperkonstanten*; erst später folgen Isoionie, Isohydrie und Isothermie.

Bei Änderungen des osmotischen Drucks setzen zunächst Wasserverschiebungen zwischen dem extra- und intracellulären Raum ein mit dem Ziel, die osmotische Konstanz wiederherzustellen. Bei sinkendem osmotischem Druck der extracellulären Flüssigkeit steigt die Wasserabscheidung durch Nieren und

[1] THANNHAUSER 1929. [2] KANTER 1953.

Haut, während bei steigendem osmotischem Druck die Wasserausscheidung durch die Niere gebremst wird (Abgabe von antidiuretischem Hypophysenhormon) und ein Bedürfnis nach Wasser, d. h. Durst entsteht.

Die *Kreisläufe des Wassers* innerhalb des Organismus: im Blutgefäß- und Lymphgefäßsystem, in der Niere (Filtration in den Glomeruli, Rückresorption in den Tubuli) und in den Verdauungsorganen (Abscheidung von Wasser durch die Verdauungsdrüsen und Rückresorption durch die Darmschleimhaut) treten in den Hintergrund der Betrachtungen, wenn man das Wasser als Grundstoff der Nahrung ins Auge faßt. Im Vordergrund steht hier der *Wasserbedarf*. Der Wasserbedarf aber ist eine Funktion des Wasserverlustes, und man staunt immer wieder, wie weitgehend konstant der *Wasserbestand* trotz ständig wechselnder Bindungsformen des Körperwassers und laufender Aufnahme und Abgabe von Wasser bleiben kann.

In gleicher Weise wie der Organismus durch Haut, Schleimhäute, Nieren und Darm ständig Wärme abgibt, gibt er durch Haut, Schleimhäute, Nieren und Darm auch ständig Wasser ab. Die *Wasserabgabe* durch Nase, Rachenorgane und Geschlechtsorgane fällt mengenmäßig nicht ins Gewicht.

Am konstantesten ist die *Wasserabgabe mit der Atemluft*. Sie steigt mit der Ventilationsgröße, der Körpertemperatur, dem Wasserdampfdruck der Luft und anscheinend auch nach Zufuhr größerer Wassermengen[1].

In einem Versuch von MARX (1935) nahm bei sonst etwa gleichbleibenden Bedingungen die Wasserabgabe durch Atemwege und Haut von 820 auf 1120 g zu, wenn die Trinkmenge von 860 auf 1480 g zunahm.

Die *Wasserabgabe durch die Haut* — Perspiratio insensibilis und Schweiß — dient der Verhütung überhöhter Körpertemperatur. Sie steigt daher bei primärer Steigerung der Eigentemperatur und primärer Steigerung der Umgebungstemperatur.

Als mittlere Wasserabgabe durch die Haut (Perspiratio insensibilis) im Laufe von 24 Std nennt REIN (1952) 450 g, DILL (1938) 800 g und LANG (1957) 1050 g (42 g Wasser je 100 Calorien-Umsatz), als mittlere Wasserabgabe durch die Atemwege: REIN (1951) 550 g, DILL (1938, siehe auch KUNO 1934) 400 g und LANG (1957) 200—300 g.

Der Abkühlungseffekt hängt von der Verdunstungsmöglichkeit ab, die mit zunehmendem Wasserdampfdruck der Luft abnimmt. Die Aufrechterhaltung der Körpertemperatur ist zunächst vordringlich gegenüber der Aufrechterhaltung des Wasserbestandes, und erst bei bedrohlicher Reduktion des Gesamt-Wasserbestandes sinkt die Wasserabgabe durch die Haut, ohne doch selbst in extremis ganz aufzuhören. Ausreichende Wasser- (und Kochsalz-) Zufuhr vorausgesetzt, kann der Mensch auch bei hoher Umgebungstemperatur voll leistungsfähig sein. Dann fließt freilich der Schweiß in Strömen — der abfließende Schweiß geht den Aufgaben der Wärmeregulation verloren — und er fließt am reichlichsten, wo die Schweißdrüsen am dichtesten stehen.

In einem Versuch von DILL (1938) mit 33° C im Schatten und 11% Luftfeuchtigkeit erreichte die Schweißabsonderung innerhalb von $2^1/_2$ Std 1,88 kg (mit 3,04 g Chlorid und gleichzeitigem Anstieg der Körpertemperatur von 37,3 auf 38,1° C), in Versuchen von ADOLPH und DILL (1938) im Laufe eines je 1stündigen Spazierganges 1,18, 1,44 und 1,32 kg, d. h. eine Menge bis zum 8fachen des Ruhewertes (unter Anstieg der Körpertemperatur um 1,24, 0,67 und 0,91° C). An Bergarbeitern fand MOSS (1923/24) als Durchschnitt bei 5—6stündiger Arbeitszeit eine Wasserabgabe je Stunde von 0,80 bis 1,44 kg; zu etwa denselben Ergebnissen kamen LEHMANN und SZÁKALL (1940).

„Selbst bei gleichem Training variiert entweder die Empfindlichkeit des Schweißzentrums oder die Intensität der aktivierenden Reize von einem Indi-

[1] SIEBECK und BORKOWSKI 1919.

viduum zum anderen. Ein Mann erreicht sein Temperaturgleichgewicht bei 38° C, während ein anderer in einen Gleichgewichtszustand zwischen Wärmeproduktion und -abgabe erst bei einer Körpertemperatur um 38,5 oder 39,0° C kommt. Unterschiede der Hauttemperatur mögen hinzutreten[1]." Training steigert die Leistungsfähigkeit der Wärmeregulation, so daß bei etwa gleichbleibender Wasserabgabe der Anstieg der Körpertemperatur immer geringer wird.

In einem Versuch ADOLPHS (1938) betrug der Temperaturanstieg vor Beginn des Trainings 2,2° C, nach 4wöchigem Training aber nur noch 0,80° C. Training läßt auch die Schweißabscheidung schneller in Gang kommen[2]. Bei dunkelhäutigen Menschen steigt infolge der größeren Absorption strahlender Energie die Temperatur rascher an[3].

Stellt man dem Schwitzenden die Wasserzufuhr frei, dann steigt die Wasseraufnahme nach Wasserverlusten zwar an — in DILLs Versuchen bis auf 7,370 kg je Tag —, bleibt aber häufig zunächst, d. h. solange der hohe Wasserverlust noch anhält, hinter diesem Verlust zurück. Der Wasserbestand des Körpers wird dann erst nach Beendigung der schweißreichen Arbeit wieder aufgefüllt[4].

Am rationellsten ist es, die Schweißverluste während schweißtreibender Arbeit in heißer Umgebung durch häufiges Trinken *kleiner* Wassermengen zu ersetzen, da schon nach Zufuhr von mehr als 100 cm³ auf einmal in der Regel eine überschießende Wasserdiurese einsetzt[5]. Ähnlich wie stark schwitzende Menschen scheinen auch Hunde trotz Trinkgelegenheit *während* des Schwitzens nicht so viel Wasser zu trinken, daß ihr Wasserbestand aufrecht erhalten bleibt[6]. Vielleicht wird die Trinkmenge nicht nur durch den Wasserbedarf des Gesamtorganismus, sondern auch durch örtliche Empfindungen von Trockenheit bestimmt. Die Trinkmenge ändert sich mit der Kochsalzkonzentration der Trinkflüssigkeit[7].

Schon an anderer Stelle (s. S. 29) wurde betont, daß mit dem Schweiß erhebliche Mengen Natrium und Chlorid (in äquimolarem Verhältnis) verlorengehen können, und daß die von Individuum zu Individuum und beim gleichen Individuum zu verschiedenen Zeiten stark schwankenden Natrium- und Chloridkonzentrationen des Schweißes — Natrium 10—129 mÄq, Kalium 3—19 mÄq, Chlor 5—102 mÄq/l nach LANG (1957) — mit der Umgebungstemperatur und der Schwere der Arbeit in der Regel ansteigen, mit zunehmendem Training aber sinken. Die Calciumkonzentration nimmt in beiden Fällen ab. Gleichzeitig mit dem Anstieg der Natrium- und Chlorausscheidung durch die Haut sinkt die Ausscheidung durch die Nieren.

Bekannt ist der Anstieg der Wasserabgabe durch die Haut bei seelischen Erregungen.

Die *Wasserabgabe durch den Darm* im Laufe eines Tages liegt bei 150—200 g[8]. Sie ist bei manchen Obstipierten vermindert und kann bei Durchfallkranken auf das 10fache des Normalwertes und höher ansteigen (bis auf 2—3 Liter in 24 Std). Die Darmentleerungen, die bei geregelter Verdauungstätigkeit zu 20—30% aus Wasser bestehen, enthalten dann kaum noch feste Stoffe.

Wenn auch die Wasserabgabe durch Haut und Atemluft in begrenztem Umfang mit den Erfordernissen des Gesamtorganismus sich ändern, so *bleibt doch* das *Organ für die Regulation des Wasserhaushalts die Niere.* Innerhalb weiter Grenzen vermag sie die Ausscheidung von Wasser und Elektrolyten zu variieren. Durch Ultrafiltration in den Glomeruli entstehen innerhalb von 24 Std etwa 180 Liter Primärharn; dieses Wasser wird unter dem Einfluß des antidiuretischen Hormons des Hypophysenhinterlappens in den Tubuli größtenteils zurückresorbeirt. Die Konzentrationsfähigkeit der Niere hängt ab von der Resorptionsfähigkeit

[1] DILL 1938. [2] DILL 1938., DRINKER 1937 [3] DU BOIS 1937.
[4] LEHMANN und SZÁKALL 1940. [5] KENNEY 1954. [6] KANTER 1953.
[7] STELLAR, HYMAN und SAMET 1954. [8] MARX 1935, REIN 1951.

der Tubuluszellen. Das Organ ist imstande, binnen 1 Std 1000 g Wasser auszuscheiden und damit den Organismus wirkungsvoll gegen die Gefahr einer Überwässerung zu schützen. Auf der anderen Seite kann die 24stündige Harnmenge auf 300 oder 200 cm^3 zurückgehen. Die maximale Konzentrationsfähigkeit für Natrium und Chlor liegt 500 mÄq/l für Chlor und Bicarbonat bei 370 mÄq/l, für Basen insgesamt bei 500 mÄq/l. Da das Meerwasser 580 mÄq Salze je Liter enthält, braucht die Niere zur Ausscheidung von Meerwasser selbst bei höchstmöglicher Elektrolytkonzentration zusätzliche Wassermengen (s. auch S. 34).

Tiere, die in der Wüste leben, geben weniger Wasser durch Haut und Atemwege ab und können Salze und Harnstoffe in sehr viel höheren Konzentrationen im Urin ausscheiden als der Mensch.

Die Frage, ob die Wasser- und die Elektrolytausscheidung der Niere im Stehen anders ist als im Liegen, steht noch offen[1].

Zahlenmäßig läßt sich nach alledem ein *Wasserbedarf* nur angeben, wenn man die Wasser*abgabe* kennt. Als grober Näherungswert des Wasserbedarfs für alltägliche mitteleuropäische Lebensbedingungen ohne schwere körperliche Arbeit kann ein Betrag von rund 1,5—2,5 Liter angenommen werden. Daß durch profuse Schweiße und anhaltende Durchfälle der Bedarf auf das Mehrfache ansteigen kann, versteht sich von selbst.

Die *Wasserzufuhr* setzt sich im einzelnen zusammen aus dem als solchem *getrunkenen* Wasser, aus dem in den *Nahrungsmitteln enthaltenen* Wasser (im großen und ganzen 60—70% des Gewichts) und aus dem bei der Oxydation der Nährstoffe entstehenden *Oxydationswasser* (Verbrennungswasser). Bei Verbrennung von 1 g Kohlenhydrat entstehen 0,556 g Wasser, bei Verbrennung von 1 g Fett 1,071 g und bei Verbrennung von 1 g Eiweiß 0,396 g. Die entsprechenden Werte je Calorie sind 0,136, 0,115 und 0,096 g Wasser[2]. Bei äquicalorischer Verbrennung liefern Kohlenhydrate also am meisten Verbrennungswasser. Unter alltäglichen Lebensbedingungen kann bei freier Nahrungswahl der Wasserbedarf allein durch das in den Nahrungsmitteln enthaltene und das bei ihrer Verbrennung entstehende Wasser gedeckt werden.

Der Regulator der Wasserzufuhr ist der *Durst*. Wie es in der Klinik üblich geworden ist, von Hunger zu sprechen und mit dem gleichen Wort einmal den *Trieb nach Nahrung*, ein anderes Mal den *Zustand der Nahrungskarenz* zu bezeichnen, so ist es üblich geworden, auch das Wort Durst in dieser doppelten Bedeutung zu gebrauchen. Hier soll zunächst vom *Durst als Trieb nach Wasser* gesprochen werden.

Durst ist das Erlebnis des Wassermangels, in dem das Verlangen, der Trieb nach Wasser den bestimmenden Inhalt bildet.

Durst wird erlebt als unmißverständliches, mit dem Verlangen nach Wasser verbundenes Allgemeingefühl, das häufig mit örtlichen Empfindungen im Mund und Rachen einhergeht. So wenig es beim Hunger irgendeine physiologisch bestimmbare „Einzelschwelle" gibt, deren Überschreitung in jedem Fall Hunger bedeutet, so wenig gibt es —abgesehen von *extremem* Wassermangel — eine solche Schwelle beim Durst. Entscheidend ist die *Konstellation zahlreicher physischer und psychischer Faktoren*. Der Wassergehalt des Organismus und die Wasserbindungsfähigkeit der Gewebe, der osmotische Druck des Blutplasmas, örtliche Trockenheitsempfindungen im Rachen, bestimmte Gesichtseindrücke und Geräusche (z. B. von plätscherndem Wasser), die sinnliche Lust am Trinken, halbbewußte und unbewußte Erinnerungen, abnorme Erlebnisreaktionen u. a. m.

[1] Pearce, Newman und Birmingham 1954. [2] Dill 1938.

spielen hier mit. In der Gestaltung des Dursterlebnisses spiegelt sich das Wesen des Individuums in gleicher Weise, wie es sich in jeder Triebgestaltung spiegelt.

Man kann sich an *Vieltrinken* und *Wenigtrinken* gewöhnen und experimentelle Beobachtungen lehren, wie ungemein schwer und entsagungsvoll es sein kann, den anerzogenen Durst zu überwinden und ein ursprünglich ganz willkürlich und freiwillig begonnenes Vieltrinken wieder auf normale Maße zu reduzieren.

Kunstmann (1933) trank in einem Selbstversuch von 127 Tagen im Durchschnitt 10 Liter täglich und mußte später alle Energie aufbringen, um von diesen Trinkmengen wieder loszukommen.

Man unterschätzt gewiß oft das Ausmaß an Willenskraft, das viele Kranke aufwenden müssen, um die therapeutischen Notwendigkeiten zu erfüllen und dem Verlangen nach Wasser zu widerstehen. Der Arzt kennt den „krankhaften" Durst des Herzkranken, dessen Gewebe abnorm viel Wasser binden und es damit anderen Aufgaben entziehen. Er kennt den Durst des Zuckerkranken und den Durst des Diabetes insipidus- und Schrumpfnieren-Kranken, deren konzentrationsschwache Nieren große Wassermengen benötigen, um die ausscheidungspflichtigen Schlacken auszuscheiden.

Nicht anders als beim Hunger können Geruchs-, Gehörs- und Gesichtsempfindungen, gespannte Aufmerksamkeit und intensive Konzentration, körperliche Arbeit, starke Affekte (Angst, Traurigkeit, Wut, Freude), Apathie und Benommenheit und starke Triebe (Selbsterhaltungstrieb, Sexualtrieb, Schlafzwang) das *Aufkommen des Durstes verzögern* und sogar bewirken, daß selbst ein lebhafter Durst ohne Wasseraufnahme verschwindet. Freilich: Wo das Wasserdefizit ein gewisses Maß überschreitet, beherrscht einzig und allein der Durst das Denken und Fühlen des gequälten Menschen.

Eine eindrucksvolle Schilderung des Dursterlebnisses stammt von A. de Saint-Exupéry.

Der Verf. war als Flieger in der lybischen Wüste notgelandet. „Sie hat nur 18% Luftfeuchtigkeit, wo in der Sahara noch 40% gemessen werden. Das Leben verdunstet hier wie Dampf. Die Beduinen, die Reisenden und Kolonialoffiziere sind sich darüber einig, daß man 19 Std ohne zu trinken auskommen kann. Von der 20. Std an sehen die Augen ein flammendes Leuchten und das bedeutet das Ende. Der Durst leistet rasche Vernichtungsarbeit." Vom letzten seiner 4 Dursttage sagt Saint-Exupéry: „Wir dürfen nicht mehr schwitzen, wir dürfen keine Zeit verlieren. Denn selbst diese Kühle hat nur 18% Luftfeuchtigkeit; der Wind mit seiner verlogenen Liebkosung kommt aus der Wüste, unser Blut verdunstet! Ich fühle keinen Hunger, nur Durst. Dabei hatte ich so gut wie nichts zu essen gehabt, am ersten Tage einige Trauben, seitdem eine halbe Apfelsine und etwas Kuchen. Für mehr Nahrung hatten wir keinen Speichel gehabt. Der Durst ist aber allmächtig, eher noch die Folgen des Durstes: die harte Kehle, die Zunge aus Gips, das Rasseln im Schlund und ein ekliger Geschmack im Munde. Das sind mir neue Empfindungen, und zunächst bringe ich sie in keine Verbindung mit dem Wasser, das sie heilen könnte. Der Durst wird immer mehr zu einer Krankheit und immer weniger ist er ein natürliches Verlangen. Schon will es mir scheinen, daß der Gedanke an Früchte und Quellen weniger herzzerreißend ist. Ich habe schon fast vergessen, wie freundlich die Apfelsine leuchtete. Ich habe alle Sehnsucht vergessen. Ich vergesse vielleicht alles. Gestern ging ich ohne Hoffnung; heute hat dieses Wort seinen Sinn verloren. Wir gehen, weil wir gehen wie die Ochsen im Pflugjoch. Gestern träumte ich von paradiesischen Apfelsinenwäldern, heute kenne ich kein Paradies mehr. Ich glaube nicht mehr an Apfelsinen. Nichts mehr fühle ich in mir als Dürre des Herzens. Ich werde fallen und keine Verzweiflung spüren, nicht einmal Kummer. Das kränkt mich, denn die Fähigkeit, Kummer zu fühlen, wäre mir eine Wohltat wie Wasser. Ich bemitleide mich und bedaure mich wie ein Freund. Aber ich habe keinen Freund mehr auf der Welt. Wenn mich die Leute mit meinen entzündeten Augen finden, dann werden sie sich einbilden, daß ich laut gerufen und viel gelitten habe. Aber jeder Aufschwung, jeder Schmerz, alles bewußte Leiden wären Reichtümer für meine vertrocknete Seele. Ich habe ja gar nichts mehr. Wenn einem Mädchen seine erste Liebe stirbt, dann hat sie doch noch ihren Schmerz und ihre Tränen, einen zuckenden Ausdruck von Leben. Ich habe keinen Schmerz mehr. Ich bin schon eins mit der Wüste. Ich bringe keinen Speichel mehr hervor und auch keine Bilder, nach denen ich mich sehnen könnte. Die Sonne hat den Quell der Tränen ausgetrocknet."

Physiologisch entspricht dem Dursterlebnis eine Verkleinerung des Volumens der extracellulären Flüssigkeit und ein Anstieg des osmotischen Plasmadrucks[1]. Durch die Schwankungen des osmotischen Drucks der extracellulären Flüssigkeit und die damit verbundenen Schwankungen des Kolloidzustandes der Gewebe werden spezielle Ionenwirkungen (hohe Dielektrizitätskonstante des freien, niedere Dielektrizitititätskonstante des adsorbierten Wassers) und die Wirkungen nervaler wie humoraler Kräfte (Hypophysenhormone, Thyroxin, Insulin, Nebennierenrindenhormone) beeinflußt. Ob es spezielle periphere Receptoren für die Schwankungen des osmotischen Drucks gibt, ob das insbesondere die Vater-Pacinischen Körperchen sind, wie SCHADE (1927) und LICHTWITZ (1936) annahmen, ist fraglich.

Es scheint, daß es im medialen Hypothalamus, nahe dem 3. Ventrikel, Receptoren gibt, die auf osmotische Zustandsänderungen der Peripherie ansprechen. Sie werden als „Durstzentrum" bezeichnet. Von hier aus können weitere Regulationen in Gang gesetzt werden. Ausfall und Zerstörung des „Durstzentrums" führen zu Verlust des Durstes und (bei unzureichender Wasserzufuhr) zu fortschreitender Entwässerung. Mechanische Reizung dieser Hirnbereiche hat Polyurie und Anstieg der Chloridkonzentration des Harns zur Folge[2]. JUNGMANN (1922, 1923) glaubt, das Zustandsbild eines von hier aus bedingten „diencephalen Oedems" abgrenzen zu können. Die Beeinflußbarkeit der Nierenfunktion durch Impulse des vegetativen Nervensystems haben im übrigen schon RHODE und ELLINGER (1913) nachgewiesen. Weitere Beobachtungen über zentralnervöse Beeinflussungsmöglichkeiten des Wasserhaushalts wurden von verschiedenen Autoren mitgeteilt[3].

Wir wissen nicht, wie weit dem Erlebnis Durst eine Summe peripherer Vorgänge, wie weit ihm ein zentralnervöses Geschehen zugeordnet ist. Für das Zustandekommen der bewußten Durstempfindung ist selbstverständlich das Gehirn unerläßlich. Damit ist aber nicht gesagt, daß der Reiz des Wassermangels *unmittelbar* im Zentralnervensystem angreift. Verschiedene Wege nervöser und hormonaler Vermittlung sind denkbar und damit auch verschiedene Wege nervöser und hormonaler Entstehung und Störung der Durstregulation. So wird verständlich, daß der Durst ein vieldeutiges und vielseitig beeinflußbares Symptom darstellt, daß er keineswegs immer bei einem bestimmten Grade des Wassermangels als Erlebnis ins Bewußtsein tritt und daß er trotz Wassermangels auch einmal fehlen kann[4].

Hat der Wasserbestand des Organismus seine „normale Höhe" wieder erreicht, dann *hört der Durst auf*. Merkwürdig ist, daß der Durst im *kalten Wasser* nachläßt, ja daß er schon nachläßt, wenn man sich mit kaltem Wasser Gesicht und Hände abspült. Dabei bleibt der Wasserbestand des Körpers ohne Zweifel derselbe; was sich ändert, ist lediglich die Hauttemperatur, die Intensität der peripheren Durchblutung und vielleicht der Gesamtumsatz. An anderer Stelle wurde schon erwähnt, daß die Wiederauffüllung an einen bestimmten Natriumgehalt der Gewebe gebunden ist, und daß der durch starke Schweiße, anhaltende Durchfälle oder reichliche Wasser- und Kochsalzdiurese nach überreichem Biergenuß kochsalz- und wasserarm gewordene Mensch seinen Durst nur löschen,

---

[1] MEYER 1918, MEYER und MEYER-BISCH 1921, 1923, VEIL 1923.

[2] JUNGMANN und MEYER 1913.

[3] GREVING 1926, v. KARY 1924, HOFF und WERMER 1927, MEHES und MOLITOR 1927, LUISADA 1928, BRINGS und MOLITOR 1931, 1932, LICHTWITZ 1936 u. a.

[4] Siehe dazu HOLMES und MONTGOMERY 1953, SOULAIRAC 1954, MONTGOMERY und HOLMES 1955, ROSENBAUM 1956, ANDERSSON 1957, LEPKOVSKY, LYMAN, FLEMING, NAGUMO und DIMICK 1957.

seinen Wasserbestand nur auffüllen kann, wenn er nicht nur Wasser, sondern auch Kochsalz zu sich nimmt.

Die örtlich begrenzten *Trockenheitsempfindungen* im Rachen nach Einatmen von Staub oder nach Einnahme von Medikamenten wie Atropin, die zum Versiegen der Speichelsekretion führen, lassen sich von eigentlichm *Durst* wohl unterscheiden.

Die Regulation der Wasserausscheidung, den *Schutz des Organismus vor Überwässerung* — wenn dieses Wort in Analogie zu dem Worte Überfütterung erlaubt ist — besorgt die *Niere*. Sie wird dabei durch die Haut unterstützt. Im Rahmen der entgegengesetzt, d. h. auf Schutz vor Austrocknung gerichteten Regulationen, spielen Nieren und Haut wohl auch eine Rolle, indem sie die Wasserausscheidung weitgehend einschränken. Dem *Schutz des Organismus vor Austrocknung* dient aber in allererster Linie der *Durst*.

Es könnte der Eindruck entstehen, als ob damit zwei nicht miteinander vergleichbare Regulationssysteme auf *eine* Ebene gestellt würden: ein außerhalb bewußter und unbewußter Bereiche spielender *physiologischer Funktionsablauf* auf der einen, ein *psychophysisches Trieberleben* auf der anderen Seite. Daß diese beiden Lebensphänomene trotz ihrer Funktionskoppelung so wesensverschieden sind, liegt in der Verschiedenheit der speziellen Aufgaben. Zeit und Ausmaß der Wasser*ausscheidung* werden lediglich durch die osmotischen Verhältnisse im Organismus bestimmt und spielen sich (wenn man von dem letzten Akt, der Harnentleerung, absieht) durchweg innerhalb des Körpers ab; sie sind eine rein *interne* Angelegenheit des Körpers. Die Wasser*aufnahme* hingegen *kann* gar keine rein interne Angelegenheit sein, weil sie ihrem Wesen nach auf einen außerhalb des Körpers befindlichen Gegenstand gerichtet ist. Die Wasseraufnahmeregulation muß die *Umwelt* einbeziehen, wenn sie ihre Aufgabe erfüllen soll. In aktive Wechselwirkung mit seiner Umwelt tritt der Organismus in der Instinkthandlung, in der Befriedigung seiner Triebe und im bewußten und unbewußten Tun. Überall in der Natur wird der Vollzug lebensnotwendiger Handlungen durch Instinkte und Triebe bewirkt und dadurch zuverlässig gesichert, daß die Triebbefriedigung mit Lusterlebnissen verbunden ist. So ist auch die Stillung des Durstes lustbetont, und sie ist es, wie jede Triebstillung, um so mehr, je stärker der Trieb ursprünglich gewesen ist. Wie Nieren und Haut neben ihrer Hauptaufgabe, dem Schutz vor Überwässerung, auch in wasserknappen Zeiten regulierend eingreifen, indem sie die Wasserabgabe drosseln, so kann auch in wasserüberreichen Phasen der Durst insofern regulierend eingreifen, als er sich in sein Gegenteil, in ausgesprochenen Widerwillen gegen Wasser verkehrt. Wo dieser Widerwille, diese Mahnung übertäubt und unablässig weiterhin große Flüssugkeitsmengen aufgenommen werden — in Deutschland gilt mancherorts als Maßstab der Männlichkeit jene Menge alkoholischer Flüssigkeit, die in möglichst kurzer Zeit per os in den Magen gegossen werden kann —, bleibt als letzter Ausweg zum Schutz des Organismus nur noch die Entleerung des Wassers aus dem Magen auf dem gleichen Wege, auf dem es hineingelangt ist.

II. Austrocknung.

Wie wir sahen, verfügt der Organismus über ein leistungsfähiges Regulationssystem zur Konstanterhaltung seines Wasserbestandes: über den Durst, der einer Austrocknung, und über die Wasserausscheidungsfähigkeit der Nieren und der Haut, die einer Überwässerung entgegenwirken. Es fragt sich, *unter welchen Bedingungen die Konstanz des Wasserbestandes nicht mehr aufrechterhalten werden kann* und unter welchen *Erscheinungen sich Wasserverarmung* (Austrocknung,

Durstzustand) auf der einen, *Wasseranreicherung* (Überwässerung) auf der anderen Seite bemerkbar machen[1].

Hält die Wasserzufuhr mit der Wasserausscheidung nicht mehr Schritt, dann nimmt der extracelluläre, in extremen Fällen auch der intracelluläre Wasserbestand ab. Im Endeffekt bleibt es dasselbe, ob primär die Zufuhr sinkt oder die Abgabe steigt: je größer das Defizit, desto stärker die Austrocknung.

Das *klinische Bild der Austrocknung* ist unschwer zu erkennen an der eingefallenen, trockenen, faltigen Haut, den tief eingesunkenen Augen, den trockenen Lippen und Schleimhäuten, der rauhen und tonlosen Stimme. Die Augenbindehäute sind rot und brennen, die Zunge klebt am Gaumen; der Speichel ist spärlich und dick, Schlucken kaum mehr möglich. Harn- und Schweiß-Sekretion hören nahezu vollständig auf. [TAKÁCS und KALLÁY (1957) berichteten von nerval bedingter Konstriktion der Nierengefäße.] Trockengehalt des Blutes und Reststickstoff steigen, Blutdruck, Pulsfrequenz und Alkalireserve im Blut sinken. Die Muskulatur wird hypoton; ihre mechanische und elektrische Erregbarkeit steigt, beim Beklopfen bilden sich idiomuskuläre Wülste. Die Darmentleerungen hören auf. Im subjektiven Erleben steht der qualvolle Durst beherrschend im Vordergrund. In den meisten Fällen erreicht er am 3.—4. Tag seinen Höhepunkt. Dann gewinnen Halluzinationen, Erregungszustände und Krämpfe immer mehr die Oberhand und gehen unter zunehmender Apathie und Benommenheit in Bewußtlosigkeit und Tod über.

Nach RICHET (1947) findet man bei Verdursteten, ähnlich wie bei Hitzschlagtoten, autoptisch in der Regel Hirnödem.

Die *Beobachtungen eines Schiffsarztes an 3 ausgetrockneten Menschen* seien als Beispiel hier kurz wiedergegeben.

BEHR berichtete 1940 über 3 Überlebende von 55 Schiffbrüchigen, die 37 Tage lang in tropischer Sonnenglut auf dem Südatlantik getrieben hatten. Zuerst waren die Farbigen und die fettleibigen Weißen der Mannschaft gestorben. In den ersten 2 Wochen waren noch morgens 1 Eßlöffel, mittags 2 und abends 1 Eßlöffel Trinkwasser ausgegeben worden, d. h. insgesamt etwa 60 cm^3 je Kopf. Von Beginn der 3. Woche an wurde diese Menge auf die Hälfte gekürzt. Die Ernährung bestand aus Biskuits, etwas Pemmikan, Milch in Tabletten und Schokolade. Schon nach 3—4 Tagen konnten die meisten die Biskuits nicht mehr genießen, weil sie wie trockenes Pulver im Mund steckenblieben und sich nicht mehr schlucken ließen. Die Milchtabletten und der Pemmikan brannten im Mund und verschlimmerten den Durst so stark, daß man schon deshalb lieber darauf verzichtete. 8 Tage vor der Rettung war die Besatzung auf 5 Köpfe zusammengeschmolzen; zu diesen gehörten noch die beiden einzigen Frauen der früheren Besatzung. Das Trinkwasser war völlig verbraucht. Drei Tage lang gab es gar nichts. Dann kam etwas Regen, von dem für jeden ein Eßlöffel voll aufgefangen werden konnte. In dieser Zeit starben 1 Mann und 1 Frau. 2 Tage vor der Rettung ermöglichte ein stärkerer Regen das Sammeln von 300 cm^3 Wasser für die 3 Übriggebliebenen. Nach ihrer Rettung boten diese folgendes Bild: 1. 36 jähriger Mann mit lederharter und in großen Falten abhebbarer Haut, hochgradiger Schwäche und leidlichem Puls. Nach dem Reinigungsbad verlangte er als erstes nach einer Zigarette. Hartnäckige Obstipation und Schlaflosigkeit hielten tagelang an. Bei vorsichtiger Ernährung erholte er sich langsam und ließ nach 4wöchiger Beobachtung keinen krankhaften Befund mehr erkennen. 2. 40jähriger Mann, Befund und Krankheitsverlauf entsprachen denen des ersten Kranken. 3. Die 21jährige Frau ging 6 Tage nach der Errettung an Kreislaufschwäche und Pneumonie zugrunde. Bei der Sektion fanden sich am weichen Gaumen und Zäpfchen nekrotische weiße Bezirke; auf der Bronchialschleimhaut lagen nekrotische Schleimhautfetzen, die als Exsikkationsnekrosen gedeutet wurden. Auch bei den vorher schon gestorbenen Schiffbrüchigen sollten kurz vor dem Tod Schluckbeschwerden aufgetreten sein.

2—3tägiges Dursten und Hungern — jede Nahrungsaufnahme bedeutet ja auch Wasseraufnahme und Bildung von Verbrennungswasser — ertragen die meisten gesunden Menschen. Sie ertragen es individuell sehr verschieden leicht, in höheren Jahren leichter als in jüngeren, und sie ertragen es ohne nach-

[1] Literatur bei THANNHAUSER 1929, MARX 1935, LICHTWITZ 1936, GÖMÖRI 1954.

haltige Schädigungen. In vielen Krankheitszuständen: bei akuten Nierenkrankheiten, kardialen Ödemen, Eklampsie, Urämie, lassen sich mehrtägige Durst- und Hungerperioden therapeutisch durch nichts anderes gleichwertig ersetzen.

Der Frage nach der Größe der *Wasserabgabe bei stark gedrosselter Wasserzufuhr* ist, soviel wir sehen, zuerst DENNIG (1898) nachgegangen.

Die in 5—7tägigen Versuchen an 5 Gesunden bei Trockenkost mit täglich 150 ml Wein festgestellten durchschnittlichen Gewichtsabnahmen zeigt die Tabelle 126. Der 2. Versuch wurde nach einem Intervall von 6 Tagen an der gleichen Versuchsperson durchgeführt wie der 1. Die Herabsetzung der Perspiratio insensibilis berechnete DENNIG (1898) im Durchschnitt auf die Hälfte des Ausgangswertes; dieser herabgesetzte Wert wurde bei freier Wasserzufuhr noch 1—2 Tage lang nach Versuchsende beibehalten. Ähnliche Werte fand DENNIG (1898) bei Hunden. Wie in späteren Durstversuchen von SCHÄFER (1942) war in allen Fällen die Erholung rasch und vollständig.

Die Frage, wie *lange vollkommene Wasserkarenz ausgehalten werden kann*, läßt sich nur beantworten, wenn man den Umfang der gleichzeitigen Wasserabgabe kennt. Sie kann für den Kliniker entscheidende Bedeutung gewinnen, wenn bei Verlegung von Oesophagus, Pylorus oder oberer Darmabschnitte eine Wasserzufuhr auf natürlichem Wege nicht mehr möglich ist.

Tabelle 126. Gewichtsabnahme im Durstzustand. (Nach DENNIG.)

Nr.	Versuchsdauer Tage	Gewichtsverlust kg	Prozent des Anfangsgewichts
1	6	5,3	8,24
2	5	1,3	2,2
3	7	4,1	7,15
4	6	4,5	5,23
5	6	4,0	4,0
6	7	5,7	10,25

Bei Beurteilung des Umfanges der Wasserabgabe muß in Rechnung gestellt werden, daß die Wasserabgabe durch die Lungen praktisch konstant bleibt. Die Hautwasserabgabe in Gestalt der Perspiratio insensibilis und des Schweißes kann hingegen in weiten Grenzen schwanken. Schwere Wasserverluste entstehen durch profuse Durchfälle und anhaltendes Erbrechen — im ersten Falle gleichzeitig mit Kochsalzverlusten, im zweiten Falle gleichzeitig mit Chloridverlusten. Mehrere Liter Wasser und beträchtliche Mengen Kochsalz können auf diese Weise in kurzer Zeit verlorengehen.

Während Kaninchen durch Diuretica extrem wasser- und kochsalzarm gemacht werden können, ist es beim Menschen nicht möglich, die Wasser-, Natrium- und Chloridausscheidung durch die Nieren mit Medikamenten so stark zu forcieren. Die Wirkung der Medikamente erschöpft sich vorher, und zwar offenbar nicht wegen des Nachlassens ihrer Wirkkraft auf den sekretorischen Apparat der *Niere*, sondern weil sie nicht in der Lage sind, den *Geweben* weiterhin Wasser und Kochsalz zu entziehen.

Hält sich die Wasserabgabe in normalen Grenzen, dann gehen bei vollständiger Sperrung der Wasserzufuhr Tauben nach 12—13 Tagen zugrunde, Hühner nach 9—11 Tagen, Hunde nach 10 Tagen und Kaninchen nach 14—15 Tagen. Beim Hunde sinken im Durstzustand die Wasserabgabe durch die Haut und die Wasserabgabe durch die Lunge ganz erheblich. Verluste von 10% des Wasserbestandes — bei einem zu 60% aus Wasser bestehenden 70 kg schweren Menschen wären das 4,2 kg — bewirken beim Hunde schwere Kreislaufstörungen; Verluste von 20% des Bestandes gelten als lebensbedrohlich[1]. Auf Grund unmittelbarer Beobachtungen an Menschen kamen VOLHARD und SCHÜTTE (1950) in neuerer Zeit zu dem Ergebnis, erst der Verlust von 35—40% des Körperwassers sei tödlich.

Anders liegen die Verhältnisse, wenn primär nicht die Wasserzufuhr eingeschränkt oder die Wasserabgabe gesteigert ist, sondern wenn bei gleichbleibender Wasserzufuhr und gleichbleibender Ausscheidung durch Haut und Darm *so große Mengen ausscheidungspflichtiger Salze zugeführt werden, daß das osmotische Gleichgewicht des Organismus nur durch schärfste Heranziehung der extra- und*

[1] RUBNER 1928.

intracellulären Wasserbestände aufrechterhalten oder selbst damit nicht mehr gewahrt werden kann. Von diesen Zuständen war im Zusammenhang mit den mineralischen Nahrungsbestandteilen schon die Rede (s. S. 32, außerdem HERVEY und MCCANCE 1952, BARKER und ADOLPH 1933).

III. Überwässerung.

Unter Überwässerung verstehen wir hier nicht jene abnormen Wasseranreicherungen in den Geweben und Körperhöhlen, die bei Herzkrankheiten, Nierenkrankheiten, Fettleibigkeit, endokrinen Störungen und anderen krankhaften Zuständen auftreten. Die Wurzeln dieser Störungen liegen nicht in der überhöhten Wasserzufuhr; am Symptom Überwässerung wird hier lediglich eine ganz andersartige Störung erkennbar. Im folgenden soll lediglich von der *Überwässerung als Ursache krankhafter Störungen,* nicht als deren Symptom und Folge, die Rede sein. Freilich lassen sich Überwässerung als Folge krankhafter Regulationsstörungen und Überwässerung als Folge abundanter Wasserzufuhr nicht immer scharf voneinander abgrenzen, weil der gesunde Organismus dank seiner leistungsfähigen Regulationsmechanismen, ohne Schaden zu nehmen, Wassermengen ausscheiden kann, die das Mehrfache der gewöhnlichen Zufuhr ausmachen. Überwässerung, „*Wasservergiftung*", sieht man deshalb fast nur dann, *wenn nicht allein die Wasserzufuhr sehr groß, sondern gleichzeitig auch die Wasserausscheidungsfähigkeit beeinträchtigt ist.*

Diese Voraussetzungen sind gelegentlich erfüllt bei chronischer Nephritis und Nephrosklerose und bei Diabetes insipidus, sofern die Diurese durch Hormonbehandlung gebremst wird, Durst und Polydipsie aber unverändert weiterbestehen. Überwässerungszustände dieser Art sind bei hormonal behandelten Diabetes insipidus-Kranken gar nicht so selten[1]. Überhaupt scheiden Hypophysenkranke, nicht allein Diabetes insipidus-Kranke, nach reichlicher Wasserzufuhr das Wasser manchmal so langsam wieder aus, daß man, um Kopfschmerzen und andere Beschwerden zu vermeiden, diagnostische Prüfungen des Wasserhaushaltes besser nur mit kleinen Wassermengen durchführt. Die Beschwerden werden damit erklärt, daß größere Wassermengen zum Anstieg des an sich labilen Hirndrucks führen und der erhöhte Hirndruck seinerseits reflektorisch eine Verminderung der Wasserausscheidung bewirkt (MARX 1941). Erscheinungen von Polydipsie und Wasservergiftung bei Kranken mit encephalitischen Folgezuständen und Hirntumoren sind wohl in gleicher Weise zu erklären. Liegt das Wesen der Wasservergiftung im Absinken des osmotischen Drucks der extracellulären, in extremen Fällen auch der intracellulären Flüssigkeit, dann versteht man leicht die in dieser Richtung liegenden „Vergiftungs"-Erscheinungen bei profus schwitzenden Menschen, die unablässig Wasser trinken, ohne gleichzeitig ihre schweißbedingten Kochsalzverluste zu ersetzen[2].

Nicht selten sollen sich nach parenteraler Zufuhr hypotonischer Kochsalzlösungen Wasservergiftungserscheinungen entwickeln[3].

LEVINSON (1954) deutete die klinischen Erscheinungen bei einem 8jährigen Kinde mit Megacolon (Kopfschmerzen, Erbrechen, Schweiße, Schwäche und Koma) als Ausdruck einer Wasservergiftung, entstanden durch vermehrte Wasserresorption in dem erweiterten Colon. Über einen tödlich verlaufenden Fall von Wasservergiftung nach Kontrasteinlauf haben PETERSON und CAYLER (1957) berichtet.

Schließlich hat man sich bemüht, durch abundante Wasserzufuhr experimentell bei Gesunden das Zustandsbild der Wasservergiftung hervorzurufen[4].

[1] MARX 1935, 1941, HELWIG, SCHULZ und KUHN 1938.
[2] GÖMÖRI und MOLNAR 1932, ROWNTREE 1923.
[3] WYNN und ROB 1954.
[4] REGNIER 1916, STRAUSS 1922, KUNSTMANN 1933.

Dabei stellte sich heraus, daß der Gesunde enorme Wassermengen vollständig ausscheiden kann ohne dabei an Körpergewicht zuzunehmen, d. h. Wasser anzusetzen. Der Organismus erleidet dabei aber hohe Kochsalzverluste und greifende Störungen seines Eiweißstoffwechsels. Unerklärt ist der trotzdem *steigende* Kochsalz- (Chlorid-) gehalt und Gesamtmolengehalt des Plasmas, dem ein quälender, kaum beherrschbarer Durst entspricht.

In einem 127 Tage dauernden Selbstversuch trank KUNSTMANN (1933) täglich etwa 10 Liter, maximal 18 Liter Wasser. Nach dem Trinken großer Wassermengen in kurzen Abständen machte sich „immer ein eigenartiges Gefühl von Benommenheit im Kopf für einige Minuten" bemerkbar. „Schon nach wenigen Tagen trat deutliche Gewöhnung, nach etwa 8 Tagen ein ausgeprägtes Durstgefühl auf, das zum Erwachen aus dem Schlaf führte und zum Trinken in der Nacht zwang.... Das Körpergewicht blieb mit ganz geringen Schwankungen zwischen 79,8 und 80,2 kg während der ganzen Dauer der Versuche gleich." Das Allgemeinbefinden wurde aber immer schlechter. „Nach Abbruch der Versuche hielt ein stark vermehrtes Flüssigkeitsbedürfnis von etwa 3—4 Liter täglich an. Die Entwöhnung von demselben kostete einen ziemlichen Aufwand an Willenskraft." In der 2. Versuchshälfte bestand „ein ganz starkes Verlangen nach Kochsalz". Im Laufe seines Selbstversuchs verlor KUNSTMANN nach seinen Berechnungen insgesamt 195,8 g Kochsalz; der Chloridgehalt der Haut nahm ab, der „Kochsalz"-Gehalt des Blutes stieg von rund 600 mg-% auf 695 mg-%, die Gefrierpunkterniedrigung von $-0{,}56^0$ C auf $-0{,}62^0$ C, der refraktometrisch bestimmte Eiweißwert sank ab. Zusammenfassend meint KUNSTMANN, man finde „eine ganze Anzahl von Erscheinungen, die dem entsprechen, was man bei der sog. hyperchlorämischen Form des Diabetes insipidus findet, Hyperchlorämie, Hyperosmose des Blutes". Noch mehrere Monate nach Versuchsende war eine erhöhte „molare Konzentration des Blutes" nachweisbar. Im Kochsalzverlust sah KUNSTMANN die wesentliche Ursache seines Durstes. Aus der Störung der Kochsalzausscheidung aber zog er den Schluß: „Die für den Diabetes insipidus bisher als pathognomonisch geltende Störung der Chlorausscheidung erscheint deshalb nicht als primäre, sondern als sekundäre Veränderung."

Die *Symptome der Wasservergiftung* (s. auch ROWNTREE 1923, STRAUB 1942, KARSTENS 1951) bestehen also, um es noch einmal kurz zusammenzufassen, in Kopfschmerzen, Schwindel, Übelkeit, Sehstörungen, Durchfällen und Speichelfluß, vermehrter Hautwasserabgabe und allgemeiner Hinfälligkeit. In schweren Fällen steigern sich die Erscheinungen zu Tremor, Ataxie, tonisch-klonischen Krämpfen und schließlich zu einem in Tod übergehenden Koma. Neben Blutverdünnung mit *Abnahme* von Hämoglobin, Serumeiweiß, molarer Konzentration (WYNN 1956 u. a.) und Abnahme von Natrium, Kalium und Chlorid wurden *Anstieg* von molarer Konzentration und Chlorid gefunden. Vermutlich stellen die sinkenden Molenwerte den Ausdruck der ersten Phase der Schädigung dar. Fortschreitende Schweregrade der Wasservergiftung scheinen durch hohe osmotische Konzentration des Blutplasmas charakterisiert zu sein. Ödeme pflegen im Zustande der Wasservergiftung zu fehlen. Der Liquordruck ist erhöht. Die Körpertemperatur sinkt, und zwar vor allen Dingen dann — aber nicht nur dann —, wenn kaltes Wasser getrunken wird.

Auch bei Tieren, denen man über längere Zeit mehr Wasser zuführt, als sie ausscheiden können, entwickeln sich Vergiftungserscheinungen, die bei den verschiedenen Tierarten zwar in ihren Symptomen etwas schwanken, mehr akut oder chronisch verlaufen, im ganzen aber doch wesentliche Gemeinsamkeiten erkennen lassen. Die Tiere werden unruhig, geraten in Erregungszustände, bekommen Krämpfe und werden immer schwächer und hinfälliger[1]. Hämoglobin, Serumeiweiß und Körpertemperatur sinken (auch bei Zufuhr körperwarmen und wärmeren Wassers), und schließlich tritt der Tod ein. Isotonische Kochsalzlösung wird in Mengen, die als reines Wasser in diesem Zustand schwere Schädigungen hervorrufen, anstandslos vertragen. Demnach wäre nicht in erster Linie die Wasseranreicherung als solche die Ursache der klinischen Krankheitszeichen, sondern die Störung des Wasser-Kochsalz-Verhältnisses.

[1] ROWNTREE 1923, ROWNTREE und GREENE 1927, UNDERHILL und SALLICK 1925.

Literatur*.

AAES-JØRGENSEN, E., J. P. FUNCH and H. DAM: The role of fat in the diet of rats. 11. Influence of small amount of ethyl linoleate on degeneration of spermatogenic tissue caused by hydrogenated arachis oil as the sole dietary fat. Brit. J. Nutr. 11, 298 (1957). — AAES-JØRGENSEN, E., J. P. FUNCH, P. F. ENGEL and H. DAM: The role of fat in the diet of rats. Brit. J. Nutr. 10, 292 (1956). — AALTONEN, K. E.: Klinische Beobachtungen an Greisen, die das achtzigste Lebensjahr vollendet haben. Acta med. scand. 99, 356 (1939). — ABBOTT, W. E., H. KRIEGER, W. D. HOLDEN, J. BRADSHAW and ST. LEVEY: Effect of intravenously administered fat on body weight and nitrogen balance in surgical patients. Metabolism 6, 691 (1957). — ABDERHALDEN, E.: Fütterungsversuche mit vollständig abgebauten Nahrungsstoffen, Lösung des Problems künstlicher Darstellung der Nahrungsstoffe. Hoppe-Seylers Z. physiol. Chem. 77, 22 (1912). ~ Fütterungsversuche mit vollständig bis zu Aminosäuren abgebautem Eiweiß und mit Ammonsalzen. Versuch den Stickstoffbedarf des tierischen Organismus durch anorganische Stickstoffquellen zu decken. Hoppe-Seylers Z. physiol. Chem. 78, 1 (1912). ~ Stellungnahme zu „Grundsätzliches zur Frage der Untersuchung von Eiweißstoffen". Hoppe-Seylers Z. physiol. Chem. 240, 237 (1936). ~ Lehrbuch der physiologischen Chemie, 28. Aufl. Basel 1948. — ABDERHALDEN, E., F. FRANK u. A. SCHITTENHELM: Über die Verwertung von tief abgebautem Eiweiß im menschlichen Organismus. Hoppe-Seylers Z. physiol. Chem. 63, 215 (1909). — ABDERHALDEN, E., u. H. SIEBEL: Beitrag zum Problem der Abhängigkeit der Zusammensetzung von Eiweißstoffen des Blutplasmas bzw. -serums von der Art der aufgenommenen Nahrung. Fermentforsch. 14, 462 (1935). — ABDERHALDEN, E., u. E. WERTHEIMER: Über den Einfluß der Ernährung auf die Wirkung des Insulins. Pflügers Arch. ges. Physiol. 203, 439 (1924). ~ Studien über den Einfluß der Ernährung auf die Wirkung bestimmter Inkretstoffe. II. Mitt. Pflügers Arch. ges. Physiol. 205, 547 (1924). ~ Insulin- und Adrenalinwirkung bei Verabreichung „saurer" bzw. „basischer" Nahrung. III. Mitt. Pflügers Arch. ges. Physiol. 205, 559 (1924). ~ Studien über den Einfluß der Ernährung auf die Wirkung bestimmter Inkretstoffe. IV. Mitt. Pflügers Arch. ges. Physiol. 206, 451 (1924). ~ Ernährung und Inkretwirkungen. VI. Mitt. Pflügers Arch. ges. Physiol. 213, 328 (1926). ~ Beziehungen der Thyroxinwirkung zum sympathischen Nervensystem. Pflügers Arch. ges. Physiol. 216, 697 (1927). — ABDERHALDEN, R.: Die Abhängigkeit der Reaktionsweise des Organismus von der Art der aufgenommenen Nahrung in ihrer Bedeutung für die Klinik. Deutsch. med. Wschr. 1942, 10. — ABELIN, I.: Über Fett und Schilddrüsenwirkung. Klin. Wschr. 5, 367 (1926). ~ Zur Kenntnis des Fett-Zuckerstoffwechsels. Z. ges. exp. Med. 96, 9 (1935). ~ Zur Frage der Sterinbildung im Tierkörper. II. Mitt. Helv. physiol. pharmacol. Acta 6, 879 (1948). ~ Einfluß der Ernährungsart auf den Verlauf der experimentellen Hyperthyreose. Klin. Wschr. 1955, 205. — ABELIN, I., E. GOLDENER u. B. KOBORI: Über die Bedeutung des Fettes für die Stoffwechselwirkung der Schilddrüse. Biochem. Z. 174, 232 (1926). — ABELIN, I., u. M. GOLDSTEIN: Über die Mitbeteiligung des Adrenalin und seiner Derivate an der spezifisch-dynamischen Eiweißwirkung beim Menschen. Biochem. Z. 327, 72 (1955). — ABELIN, I., M. KNUCHEL u. W. SPICHTIN: Ernährung und Schilddrüsenwirkung. II. Über die Bedeutung der Vitamine für den Verlauf der experimentellen Hyperthyreose. Biochem. Z. 228, 189 (1930). — ABELIN, I., u. P. KÜRSTEINER: Über den Einfluß der Schilddrüsensubstanzen auf den Fettstoffwechsel. Biochem. Z. 198, 19 (1928). — ABELIN, I., u. H. PFISTER: Über die Reaktion der Nebenniere auf Kohlenhydratzufuhr. Acta endocr. (Kbh.) 16, 19 (1954). — ABELIN, I., u. E. RHYN: Zur Frage des Eiweißminimums. Z. Vitaminforsch. 12, 56 (1942). — ABELL, L. L., B. B. LEVY, B. B. BRODIE and F. E. KENDALL: A simplified method for the estimation of total cholesterol in serum and demonstration of its specificity. J. biol. Chem. 195, 357 (1952). — ABRAHAMSON, E. M.: Hypercholesterolemia and senescence. Amer. J. dig. Dis. 19, 186 (1952). — ABRAMS, W. B., D. W. LEWIS and S. BELLET: Effect of acidosis and alkalosis on plasma potassium concentration and electrocardiogramm of normal and potassium depleted dogs. Amer. J. med. Sci. 222, 506 (1951). — ABRIKOSSOFF, A. I.: Anatomische Befunde in einem Falle von Myxödem. Virchows Arch. path. Anat. 177, 426 (1904). — ABS, O.: Magen-Darmkrebs bei Eskimos. Medizinische 36, 1225 (1954). ~ Frühsterblichkeit, Hypertonie und Arteriosklerose bei den Eskimos. Medizinische 1956, 116. — ACHELIS, J. D.: Unveröffentlichtes Manuskript von Prof. ACHELIS, Heidelberg 1942. — ACHELIS, J. D., u. H. NOTHDURFT: Über Ernährung und motorische Aktivität. I. Mitt. Pflügers Arch. ges. Physiol. 241, 651 (1939). — ACKERMANN, P. G., H. J. BUEHLER, G. TORO and W. B. KOUNTZ: Serum cholesterol, phospholipid and lipoprotein levels in elderly male subjects. Proc. Soc. exp. Biol. (N.Y.) 88, 447 (1955). — ACKERMANN, P. G., G. PHILIPP and G. TORO: Calcium balance in elderly women. J. Geront. 9, 46 (1954). — ACKERMANN, P. G., and G TORO: Calcium and phosphorus balance in elderly men. J. Geront. 8, 289 (1953). ~ Effect of added

* Die Literatur wurde berücksichtigt bis zur Ablieferung des Manuskriptes im April 1957, einige Ergänzungen sind bei der Korrektur eingefügt worden.

vitamin D on the calcium balance in elderly males. J. Geront. 8, 451 (1953). — ACKERMANN, R. F., TH. J. DRY and J. E. EDWARDS: Relationship of various factors to the degree of coronary atherosclerosis in women. Circulation 1, 1345 (1950). — ADDIS, T., E. M. MCKAY and L. L. MCKAY: The effect on the kidney of the long continued administration of diets containing an excess of certain food elements. J. biol. Chem. **71**, 139 (1926). — ADDIS, T., and J. OLIVER: The renal lesions in Bright's disease. New York: P. Hoeber 1931. — ADDISON, H.: Land, water and food. London 1955. — ADEZATI, L., e G. GHIGLIOTTI: Il destino ossidativo della trioleina somministrata per via parenterale. Arch. E. Maragliano Pat. Clin. 7, 267 (1952). — ADLERSBERG, D.: Hypercholesterolemia with predisposition to atherosclerosis. An inborn error of lipid metabolism. Amer. J. Med. **11**, 600 (1951). ~ Genetic aspects of atheroclerosis. Acta genet. (Basel) **7**, 123 (1957). — ADLERSBERG, D., S. R. DRACHMAN, L. E. SCHAEFER and A. G. STEINBERG: Idiopathic hypercholesteremia. Frequency in a hospital population and in the families of hypercholesteremic index patients. Circulation **6**, 467 (1952). — ADLERSBERG, D., A. D. PARETS and E. P. BOAS: Genetics of atherosclerosis. J. Amer. med. Ass. **141**, 246 (1949). — ADLERSBERG, D., L. E. SCHAEFER, S. R. DRACHMAN and R. DRITCH: Incidence of hereditary hypercholesterolemia. Circulation **2**, 475 (1950). — ADLERSBERG, D., L. E. SCHAEFER and S. R. DRACHMAN: Incidence of hereditary hypercholesterolemia. J. Lab. clin. Med. **39**, 237 (1952). — ADLERSBERG, D., L. E. SCHAEFER, A. G. STEINBERG and CH.-I. WANG: Age, sex, serum lipids and coronary atherosclerosis. J. Amer. med. Ass. **162**, 619 (1956). — ADLERSBERG, D., and H. SOBOTKA: Influence of lecithin feeding on fat and vitamin A absorption in man. J. Nutr. **25**, 255 (1943). — ADLERSBERG, D., and F. G. ZAK: Atherosclerosis in early age. Clinical and pathological studies. Circulation **2**, 473 (1950). ~ Coronary atherosclerosis in the young: clinical and pathological observations. J. Mt Sinai Hosp. **19**, 289 (1952). — ADOLPH, E. F., and D. B. DILL: Observations on water metabolism in the desert. Amer. J. Physiol. **123**, 369 (1938). — ADOLPH, W. H., and CH. H. WANG: Jodine in nutrition in coastal Mid-China. Chin. J. Physiol. **6**, 345 (1932). — ADOLPH, W. H., CH. H. WANG and A. H. SMITH: The effect of roughage on the calcium balance in rats. J. Nutr. **16**, 291 (1938). — AFTERGOOD, L., H. J. DEUEL jr. and R. B. ALFIN-SLATER: The comparative effects of cotton seed oil and lard on cholesterol levels in the tissues of rats. J. Nutr. **62**, 129 (1957). — D'AGOSTINO, A., W. F. LEADBETTER and W. B. SCHWARTZ: Alterations in the ionic composition of isotonic saline solution instilled into the colon. J. clin. Invest. **32**, 444 (1953). — AHLBOM, H. E.: Simple achlorhydric anaemia, Plummer-Vinson-Syndrome, and carcinoma of the mouth, pharynx and oesophagus in women. Brit. med. J. **1936 II**, 331. — AHRENS, E. A., and H. G. KUNKEL: The stabilization of serum lipid emulsions by serum phospholipids. J. exp. Med. **90**, 409 (1949). — AHRENS, E. H.: The lipid disturbance in biliary obstruction and its relationship to the genesis of arteriosclerosis. Bull. N.Y. Acad. Med. **26**, 151 (1950). ~ Discussion. In SINCLAIR, Essential fatty acids. 4th Internat. Conf. on Biochem. Problems of Lipids, p. 219. London 1958. ~ Effects of fatty acids upon serum cholesterol. In SINCLAIR, Essential fatty acids. 4th Internat. Conf. on Biochem. Problems of Lipids, p. 258. London 1958. — AHRENS jr., E. H., D. H. BLANKENHORN and T. T. TSALTAS: Effect on human serum lipids of substituting plant for animal foods in diet. Proc. Soc. exp. Biol. (N.Y.) **86**, 872 (1954). — AHRENS jr., E. H., and B. BORGSTROM: Exchanges of free fatty acids and glyceride fatty acids during fat digestion in the human intestine. J. biol. Chem. **219**, 665 (1956). — AHRENS jr., E. H., V. P. DOLE and D. H. BLANKENHORN: Extraction, isolation, and identification of hydrolytic products of triglyceride digestion in man. Amer. J. clin. Nutr. **2**, 336 (1954). — AHRENS jr., E. H., J. HIRSCH, W. INSULL, T. T. TSALTAS, R. BLOOMSTRAND and M. L. PETERSON: The influence of dietary fats on serum-lipid levels in man. Lancet **1957 I**, 943. ~ Dietary control of serum lipids in relation to atherosclerosis. J. Amer. med. Ass. **164**, 1905 (1957). — AHRENS jr., E. H., T. T. TSALTAS, J. HIRSCH and W. INSULL jr.: Effects of dietary fats on the serum lipids of human subjects. J. clin. Invest. **34**, 918 (1955). — *Alaska Departement of Health:* Annual Report 1947/48. — ALBANESE, A. A.: The amino acid requirements of man. Advanc. Protein Chem. **3**, 227 (1947). ~ In Sahyun, Proteins and amino acids in nutrition. New York 1948. ~ The use of oral fat in hyperalimentation and parenteral alimentation. Ann. N.Y. Acad. Sci. **56**, 55 (1952). — ALBANESE, A. A., W. H. ARNOLD, D. R. HAYS, A. BELMONT, L ORTO and R. DI LALLO: Protein-sparing action of intravenously administered carbohydrate solutions. Metabolism **3**, 523 (1954). — ALBANESE, A. A., V. I. DAVIS and M. LEIN: The utilization of D-amino acids by man. 8. Tryptophan and acetyltryptophan. J. biol. Chem. **172**, 39 (1948). — ALBANESE, A. A., V. I. DAVIS, M. LEIN and E. M. SMETAK: The biochemistry of the metabolic fecal protein nitrogen. J. biol. Chem. **176**, 1189 (1948). — ALBANESE, A. A., V. I. DAVIS, E. M. SMETAK and M. LEIN: The significance of the amino acid composition of the proteins excreted by the nephrotic child. J. Lab. clin. Med. **34**, 326 (1949). — ALBANESE, A. A., W. C. FELCH, R. A. HIGGONS, B. L. VESTAL and L. STEPHANSON: Utilization and protein-sparing action of fructose in man. Metabolism **1**, 20 (1952). — ALBANESE, A. A., J. E. FRANKSTON and V. IRBY: The utilization of d-amino acids by man. IV. J. biol. Chem. **160**, 31 (1945). — ALBANESE, A. A., R. A. HIGGONS, G. E.

MACDONALD, W. C. FELCH, B. VESTAL and L. STEPHANSON: Biological value of an enzymatic digest of bovine plasma. J. Nutr. **44**, 281 (1951). — ALBANESE, A. A., R. A. HIGGONS, L. ORTO, A. BELMONT and R. DILALLO: Effect of age on the utilization of various carbohydrates by man. Metabolism **3**, 154 (1954). — ALBANESE, A. A., R. A. HIGGONS, L. A. ORTO and D. N. ZAVATTARO: Protein and amino acid needs of the aged in health and convalescence. Geriatrics **12**, 465 (1957). — ALBANESE, A. A., R. A. HIGGONS, B. VESTAL, L. STEPHANSON and M. MALSCH: Protein requirements of old age. Geriatrics **7**, 109 (1952). — ALBANESE, A. A., L. E. HOLT, V. J. DAVIS, S. E. SNYDERMAN, M. LEIN and E. M. SMETAK: The isoleucine requirement of the infant. J. Nutr. **35**, 177 (1948). — ALBANESE, A. A., L. E. HOLT jr., V. J. DAVIS, S. E. SNYDERMAN, M. LEIN and E. M. SMETAK: The biologica value of a meat hydrolysate in the infant. J. Nutr. **36**, 133 (1948). ~ The sulfur amino acid requirement of the infant. Fed. Proc. **7**, 141 (1948). — ALBANESE, A. A., L. E. HOLT jr., S. E. SNYDERMAN, M. LEIN, E. M. SMETAK and B. VESTAL: Biological value of wheat and corn proteins in the mall infant Fed. Proc. **8**, 179 (1949). — ALBANESE, A. A., and V. IRBY: Observations on the biological value of a mixture of essential amino acids. Science **98**, 286 (1943). — ALBANESE, A. A., V. IRBY, D. E. FRANKSTON and M. LEIN: The effect of carbohydrate feeding on the output of urinary amino acids. Amer. J. Physiol. **150**, 389 (1947). — ALBANESE, A. A., S. E. SNYDERMAN, M. LEIN, E. M. SMETAK and B. VESTAL: The biological value of corn and wheat proteins in the male infant, with a note on the utilization of D-Acyptophan. J. Nutr. **38**, 215 (1949). — ALBERS, O.: Eisen bei Mutter und Kind. Leipzig 1941. — ALBERT, Z.: Die Veränderungen der Aorta bei Kindern und ihr Verhältnis zur Atherosklerose. Virchows Arch. path. Anat. **303**, 265 (1939). — ALBRIGHT, R.: Zit. nach R. ELMAN 1948. — ALBRITTON, E. C.: Standard values in nutrition and metabolism. Being the second facile of a handbook of biological data. Philadelphia and London 1954. — ALBUS, G. P.: Die Behandlung parenchymatöser Lebererkrankungen mit NNR-Gesamtextrakten. Dtsch. med. Wschr. **76**, 939 (1951). — ALEXANDER, J. C., and D. C. HILL: The effect of heat on the lysine and methionine in sunflower seed oil meal. J. Nutr. **48**, 149 (1952). — ALFIN-SLATER, R. B., L. AFTERGOOD, A. F. WELLS and H. J. DEUEL jr.: The effect of essential fatty acid deficiency on the distribution of exogenous cholesterol in plasma and liver of the rat. Arch. Biochem. **52**, 180 (1954). — ALLEN, F. M.: Glycosuria. J. metab. Res. **1**, 1 (1922). — ALLISON, J. B.: Interpretation of nitrogen balance data. Fed. Proc. **10**, 676 (1951). ~ Biological evaluation of proteins. Physiol. Rev. **35**, 664 (1955). — ALLISON, J. B., R. W. WANNEMACHER, R. HILF, J. F. MIGLIAREX and M. L. GROSSLEY: Dietary protein and tumor-host relationship in the rat. J. Nut. **54**, 593 (1954). — ALMQUIST, H. J.: Editorial review. Evaluation of amino acid requirements by observations on the chick. J. Nutr. **34**, 543 (1947). — ALMQUIST, H. J., and J. B. MERRITT: Effect of soybean antitrypsin on experimental amino-acid deficiency in the chick. Effect of soybean tryptic inhibitor on experimental arginine deficiency in the chick. Arch. Biochem. Biophys. **31**, 450 (1951). — ALPERT, S.: Impaired glucose tolerance, a consequence of excessive carbohydrate consumption. Ann. intern. Med. **42**, 927 (1955). — ALTHAUSEN, T. L.: Dextrose therapy in diseases of the liver. J. Amer. med. Ass. **100**, 1163 (1933). — ALTHAUSEN, T. L.., K. UYCYAMA and R. G. SIMPSON: Digestion and absorption after massive resection of the small intestine. I. Utilization of food from a „natural" versus a „synthetic" diet and comparison of intestinal absorption tets with nutritional balance studies in a patient with only 45 cm of small intestine. Gastroenterology **12**, 795 (1949). — ALTSCHUL, R.: Experimental arteriosclerosis in the nervous system. J. Neuropath. exp. Neurol. **5**, 333 (1946). ~ Selected studies on arteriosclerosis. Springfield 1950. ~ Die Beeinflussung des Blutcholesterinspiegels und der experimentellen Atherosklerose durch Nikotinsäure. Z. Kreisl.-Forsch. **45**, 573 (1956). — ALTSHULER, S. S., H. M. HENSEL and M. SAHYUN: Maintenance of nitrogen equilibrium of amino acids administered parenterally. Amer. J. med. Sci. **200**, 239 (1940). — ALTSHULER, S. S., M. SAHYUN, H. SCHNEIDER and D. SATRIANO: Clinical use of amino acids for the maintenance of nitrogen equilibrium. J. Amer. med. Ass. **121**, 163 (1943). — ALVAREZ BUYLLA, P., y V. BOTAS GARCIA-BARBÓN: Tratamiento de la angina de pecchio por la heparina. Rev. clín. esp. **48**, 323 (1953). — AMANN, A.: Über die Resorption von Ferrosalzen, speziell des Ferrobicarbonats. Naunyn-Schmiedeberg's Arch. exp. Path. Pharmak. **194**, 277 (1940). — AMES, E., and D. A. GOLDTHWAITE: Influence of cold climate on basal metabolism. U.S. Dept. of army off. quart. mast. general, enviromental protect. Ser. Rep. No 136, 1948. — AMICI, G., e D. FRANCINI: Esterificazione pancreatica del colesterolo e sua inihizione da acido fenil etil acetico. Policlinico, Sez. prat. **1957**, 105. — ANDERSON, H. D., K. B. MCDONOUGH and C. A. ELVEHJEM: Relation of the dietary calcium-phosphorus ratio to iron assimilation. J. Lab. clin. Med. **25**, 464 (1940). — ANDERSON, J. C., and G. F. COMBS: Effects of single amino acid excesses on glucose metabolism and chick growth, as influenced by the dietary amino acid balance. J. Nutr. **46**, 161 (1952). — ANDERSON, J. T., and A. KEYS: Dietary fat and serum cholesterol. Fed. Proc. **12**, 169 (1953). ~ Food fats and serum cholesterol. Fed. Proc. **13**, 449 (1954). — ANDERSON, J. T., A. KEYS and F. GRANDE: The effect of different food fats on serum cholesterol concentration in man. J. Nutr. **62**, 421 (1957). — ANDERSON, J. T., A. LAWLER and A. KEYS: Weight gain from simple overeating. II. Serum lipids and blood volumen. J. clin. Invest. **36**, 81 (1957). — ANDERSON, N. G., and B. FAWCETT: An antichylomicronemic substances produced by heparin injection. Proc. Soc. exp. Biol. (N.Y.) **74**, 768 (1950). — ANDERSON, R. J.: Chemistry of the lipoids of the tubercle bacillus and certain other micro organisms. Fortschr. Chem. organ. Naturstoffe **3**, 145 (1939). — ANDERSON, R. J., and G. LUSK: Animal calorimetry. XIII. The interrelation between diet and body conditionand the energy production during mechanical work. J. biol. Chem. **32**, 421 (1917). — ANDERSON, W. E., and L. B. MENDEL: The relation of diet to the quality of fat produced in the animal body. J. biol. Chem. **76**, 729 (1928). — ANDERSON, W. E., and H. H. WILLIAMS: The rôle of fat in the diet. Physiol. Rev. **17**, 335 (1937). — ANDERSSON, B.: Über die hypothalamische Regulation des Wasserhaushaltes. Berl. Med. **8**, 33 (1957). — ANDREJEW, S. W., u. S. J. GEORGIEWSKY: Über Darmsaftsekretion in Abhängigkeit von der Art der Nahrung. Pflügers Arch. ges. Physiol. **235**, 156 (1935). — ANDRES, J. E., R. H. KAMPMEIER and C. C. ADAMS: Studies of plasma proteins and cholesterol in normal white and colored individuals and in negroes with arterlosclerosis. J. Lab. clin. Med. **21**, 340 (1936). — ANFINSEN, C. B.: A symposium on fat metabolism, edit. by Y. A. NAJJAR. Baltimore: Johns Hopkins Press 1954. — ANFINSEN, CH. B.: Funzione dell'eparina nel metabolismo delle lipoproteine. Rc. Ist. super. Sanità **19**, 181 (1956). — ANFINSEN, CH. B., E. BOYLE and R. K. BROWN: The role of heparin in lipoprotein metabolism. Science **115**, 583 (1952). — ANFINSEN jr., CHR. B.: Biochemische Aspekte der Atherosklerose. Fed. Proc. **15**, 894 (1956). — ANGERVALL, G., and B. HOOD: Studies on heparin and lipemia clearing factor. Inhibition towards clearing in plasma from normal and atherosclerotic individuals. Acta med. scand. **157**, 407 (1957). — ANITSCHKOW, N.: Über die Veränderungen der Kaninchenaorta bei experimenteller Cholesterinsteatose. Beitr. path. Anat. **56**, 379 (1913). ~ Über die Atherosklerose der Aorta beim Kaninchen und über deren Entstehungsbedingungen. Beitr. path. Anat. **59**, 306 (1914). ~ Über die Rückbildungsvorgänge bei der experimentellen Atherosklerose. Verh. dtsch. path. Ges. 149, **473**, 486 (1925). ~ Das Wesen und die Entstehung der Atherosklerose. Ergebn. inn. Med. Kinderheilk. **28**, 1 (1925). ~ Über die experimentelle Atherosklerose der Aterien und ihre Bedeutung für das Verständnis der Atherosklerose beim Menschen. Arch. Sci. med. **50**, 237 (1927). ~ Experimental arteriosclerosis in animals. In E. V. COWDRY, Arteriosclerosis. A survey of the problem, Chap. 10. New York 1933. ~ Pathologie générale et anatomie pathologique de l'artériosclerose. C. R. 2. Confér. internat. de pathologie géographique, Utrecht **1934**, S. 44. — ANITSCHKOW, N., u. S. CHALATOW: Über experimentelle Cholesterinsteatose und ihre Bedeutung für die Entstehung einiger pathologischer Prozesse. Zbl. allg. Path. path. Anat. **24**, 1 (1913). — ANNEGERS, J. H., J. H. BOUTWELL and A. C. IVY: The effect of radiation therapy on the nocturnal gastric secretion in patients with duodenal ulcer. Gastroenterology **10**, 486 (1948). — ANNEGERS, J. H., and A. C. IVY: The effect of dietary fat upon gastric evacuation in normal subjects. Amer. J. Physiol. **150**, 461 (1947). — Anonymous: Bureau dairy Indust. Vitamin A in butter. U.S. Dept. Agric. Miscell. Pub. No 571, 1945. ~ Mineral oil in foods. Current comment. J. Amer. med. Ass. **131**, 1426 (1946). — ANSELMINO, K. J., u. F. HOFFMANN: Das Fettstoffwechselhormon des Hypophysenvorderlappens. Klin. Wschr. **1931**, 2380. ~ Zur Darstellung des Kohlenhydratstoffwechselhormons des Hypophysenvorderlappens. Endokrinologie **17**, 289 (1936). ~ Antibiotika, Bedeutung in der Tierernährung und Lebensmittelhygiene unter besonderer Berücksichtigung von Aureomycin. Internat. Symposion 15.—17. Nov. 1956, Wien. Aulendorf i. Württ. 1957. — ANTONI, R., u. H. D. CREMER: Ernährungsfaktoren bei Zahn- und Knochenbildung. IV. Aufnahme und Verbleiben von Ca 45 im Organismus. Biochem. Z. **326**, 311 (1955). — ANTONIS, A.: Preliminary studies on serum fatty acids and their relationship to diet. In SINCLAIR, Essential fatty acids. 4th Internat. Conf. on Biochem. Problems of Lipids, p. 158. London 1958. — APFELBAUM, A.: Maladie de famine. Recherches cliniques sur la famine exécutée dans le Ghetto de Varsovie en 1942. Paris 1946. — APPEL, H., G. BERGER, H. BÖHM, W. KEIL und G. SCHILLER: Zur Kenntnis der Fette aus Fettsäuren mit ungerader Kohlenstoffatomzahl. II. Mitt. Hoppe-Seylers Z. physiol. Chem. **266**, 158 (1940). — APPEL, H., H. BÖHM, W. KEIL u. G. SCHILLER: Zur Kenntnis der Fette aus Fettsäuren mit ungerader Kohlenstoffatomzahl. 4. Mitt. Hoppe-Seylers Z. physiol. Chem. **274**, 186 (1942). — APPEL, W.: Arteriosklerose und Ernährung. Ärztl. Wschr. **1953**, 21, 497. — ARANDES, R. ADÁN: Absorción rectal de soluciones de glucosa. Rev. esp. Fisiol. **8**, 123 (1952). — ARATA, D., A. E. HARPER, G. SVENNEBY, J. N. WILLIAMS jr. and C. A. ELVEHJEM: Some effects of dietary threonine, tryptophane, and choline on liver enzymes and fat. Proc. Soc. exp. Biol. (N.Y.) **87**, 544 (1954). — ARNOLD, A., and C. A. ELVEHJEM: Influence of the composition of the diet on the thiamine requirement of dogs. Amer. J. Physiol. **126**, 289 (1939). — ARROWSMITH, W. R., and V. MINNICH: Site of absorption of iron from Gastrointestinal tract. J. Amer. med. Ass. **116**, 2427 (1941) Society proceeding. — *Arteriosklerose:* Symposium über Arteriosklerose. Veranstaltet von der Schweizerischen Akademie der Med. Wiss., 8.—10. Aug. 1956 in Basel.

Bull. schweiz. Akad. med. Wiss. **13** (1957). — ARTMAN, E. L., and R. A. WISE: Hypokaliemia in liver cell failure. Amer. J. Med. **15**, 459 (1953). — ARTUNDO, A.: Action dynamique spécifique chez les chiens hypophysoprives. C. R. Soc. Biol. (Paris) **106**, 139 (1931). — ARTZ, C P., and T. WILLIAMS: The protein-sparing effect of intravenous fat emulsion. A preliminary report. Metabolism **6**, 682 (1957) — ASCH, K.: La vitamine B_{12} et le facteur des protéines animales. Ann. Nutr. (Paris) **4**, 141 (1950). — ASCHAUER, M., u. K. MAYR: Zur therapeutischen Verwendbarkeit der Laevulose in der Inneren Medizin, Prakt. Arzt, Z. ärztl. Fortbild. 18 (1948). — ASCHNER, B.: Beziehungen der Fettsucht zu arteriellem Hochdruck, Diabetes mellitus und Cholelithiasis. Z. klin. Med. **116** (1931). — ASCHOFF, L.: Vorlesungen über Pathologie. Jena 1925. ~ Die Arteriosklerose (Arteriopathia deformans). Ein Ernährungs- und Abnutzungsproblem. Beih. Med. Klin. **1930**, H. 1. ~ Über Arteriosklerose. Z. ges. Neurol. Psychiat. **167**, 214 (1939). — ASHARE, R., R. MOORE u. E. H. ELLISON: Über die Verwertung von Glukose, Fruktose und Invertzucker. A.M.A. Arch. Surg. **70**, 428 (1955). — ASHE, B. J., and H. O. MOSENTHAL: Protein, salt and fluid consumption of 1000 residents of New York. J. Amer. med. Ass. **108**, 1160 (1937). — ASPENSTRÖM, G., and K. K. BENGTSEN: Atherosclerosis and blood coagulation. Nord Med. **56**, 1319 (1956). — ASTWOOD, E. B.: Treatment of hyperthyroidism with thiourea and thiouracil. J. Amer. med. Ass. **122**, 78 (1943). — ASTWOOD, E. B., A. GREER and M. G. ETTLINGER: The antithyroid factor of yellow turnip. Science **109**, 631 (1949). — ATEN, A. H. W., and C. B. HEYN: Secretion of radio-calcium in milk. Amer. J. Physiol. **162**, 579 (1950). — ATWATER, W. O., and F. G. BENEDICT: Experiments on the metabolism of matter and ernergy in the human body. Washington 1899. — ATZLER, E.: Sport und Mineralstoffwechsel. Z. Volksernährung **11**, 17 (1936). — ATZLER, E., K. BERGMANN, O. GRAF, H. KRAUT, G. LEHMANN u. A. SZAKÁLL: Phosphat und Arbeit. Arbeitsphysiologie 8, 621 (1935). — ATZLER, E., G. LEHMANN u. A. SZAKÁLL: Die physiologischen Grundlagen der leistungssteigernden Wirkung des Traubenzuckers. Arbeitsphysiologie **9**, 579 (1937). ~ Phosphat, Traubenzucker und Leistungsfähigkeit. Münch. med. Wschr. **1937**, 1455. ~ Über die Wirkung des Coffeins auf den Kohlenhydrat- und Eiweißstoffwechsel. Arbeitsphysiologie **10**, 30 (1938). — AUGUR, V., H. S. ROLLMAN and H. J. DEUEL jr.: The effect of crude lecithin on the coefficient of digestibility and the rate of absorption of fat. J. Nutr. **33**, 147 (1947). — AUSTONI, M. E., and D M.. GREENBERG: Studies in ison metabolism with the aid of its artifical radioactive isotope. J. biol. Chem. **134**, 27 (1940). — D'AVANZO, G.: I disturbi da calore nei marittimi fuochisti e loro prevenzione mediante som ministrazione di NaCl. Folia med. (Napoli) **36**, 505 (1953). — AXELROD, A. E., M. MITZ and K. HOFMAN: The chemical nature of fat-soluble materials with biotin activity in human plasma. Additional studies on lipide stimulation of microbial growth. J. biol. Chem. **175**, 265 (1948). — AYKROYD, W. R., and B. G. KRISHAN: A further experiment on the value of calcium lactate for Indian children. Indian J. med. Res. **27**, 409 (1939). — AZERAD, E., et CH. GRUPPER: Le traitement de l'eczéma infantile par les acides gras non saturés (le lard). Bull. Soc. franç. Derm. Syphil. **55**, 24 (1948). ~ Le traitement des eczémas par les acides gras non saturés. Sem. Hôp. Paris **16**, 684 (1949).

BAADE, F.: Welternährungswirtschaft. Rowohlts deutsche Enzyklopädie, 29. 1956. — BAADER, E. W.: Gewerbekrankheiten, 4. Aufl. München u. Berlin 1954. — BABCOCK, C. G.: Food and its emotional significance. J. Amer. diet. Ass. **24**, 390 (1948). — BACH, F.: Körperliche Entwicklung und sportliche Leistung der Teilnehmer am Deutschen Turnfest 1953 in Hamburg. Freiburg i. Br. 1956. — BACH, H.: Herz-Kreislaufstörungen unter psycho-somatischen Gesichtspunkten. Z. psycho-som. Med. **1**, 89 (1955). — BACHMANN, W., u. F. PELS-LEUSDEN: Über keimlingshaltiges Gebäck, seine Zusammensetzung und biologische Wertigkeit. Z. Hyg. Infekt.-Kr. **121**, 506 (1939). — BACKHAUS, O.: Innere Medizin-Endokrinologie, Fettsucht und Hypothalamus. Med. Klin. **49**, 529 (1954). ~ Fettsucht und Hypothalamus. Med. Klin. **49**, 566 (1954). — BAER, E., and H. O. L. FISCHER: Studies in acetone-glycerylaldehyde and optically active glycerides. IX. Configuration of the natural batyl-, chimyl and selachyl alcohols. J. biol. Chem. **140**, 397 (1941). — BAER, E., H. O. L. FISCHER and L. J. RUBIN: Naturally occurring glycerol ethers. III. Selachyl alcohol and its geometrical isomers. J. biol. Chem. **170**, 337 (1947). — BÄR, H., u. G. BUDELMANN: Zur Differentialdiagnose des „Angina pectoris"-Syndroms. Fortschr. Med. **75**, 669 (1957). — BAHNER, F.: Hypophyse und Intermediärstoffwechsel. Habil.-Schr. Heidelberg 1949. ~ Die endokrine Regulation des Hungerstoffwechsels. I. Die Fastenketosis bei hypophysektomierten, adrenalektomierten, alloxandiabetischen und Zwergmäusen. Acta endocr. (Kbh.) **13**, 213 (1953) ~ Fettsucht und Magersucht. Handbuch der inneren Medizin, 4. Aufl., Bd. 7, Teil 1. Berlin-Göttingen-Heidelberg 1955. — BAILEY, A. E.: Industrial oil and fat products. New York: Interscience Publ. Inc. 1945. — BAINBOROUGH, A. R., and G. C. McMILLAN: Effect of thyroxin and 2,4-dinitrophenol on the retrogression of experimental atherosclerosis. Arch. Path. (Chicago) **54**, 204 (1952). — BAKER, S. P.: Heparin-activated clearing factor. Standardized test, agewise application, and clinical observations. Circulation **15**, 889 (1957). — BALFOUR, W. M., P. F. HAHN, W. F. BALE, W. T. POMMERENKE and G. H. WHIPPLE: Radioactive iron absorption in clinical conditions. Normal pregnancy anemia, and hemochromatotis. J. exp. Med. **76**, 15 (1942). — BALKE, B.: Energiebedarf im Hochgebirge. Klin. Wschr. **1944**, 223. — BALKE, B., H. D. CREMER, K. KRAMER u. H. REICHEL: Untersuchungen zur Kälteanpassung. Klin. Wschr. **1944**, 204. — BALL, Z.B., R.H. BARNES and M.B. VISSCHER: The effects of dietary caloric restiction on maturity and senescence, with particular reference to fertility and longevity. Amer. J. Physiol. **150**, 511 (1947). — BALTES, J.: Die industrielle Herstellung von Speisefetten unter besonderer Berücksichtigung ihrer ernährungsphysiologischen Eigenschaften. In: Die ernäherungsphysiologischen Eigenschaften der Fette. Vorträge und Diskussionen des 1. Symposions der DGE zu Mainz 30. 9—1. 10. 57, 27. 1958. — BAMBERGER, PH.: Eiweißstoffwechsel und Aminosäureverwertung unter dem Einfluß von Kohlehydraten. Exp. Med. Surg. **12**, 104 (1954). — BANCROFT, R. W., F. GEIGER and E. B. HAGERTY: Nitrogen-sparing effect of carbohydrate related to time factor with hypophysectomized and diabetic rats. Endocrinology **49**, 149 (1951). — BANERJI, G. G.: The effect of a high-fat diet on the excretion of bisulfitebinding substances in the urine of rats deficient in vitamin B_1. Biochem. J. **34**, 1329 (1940). — BANKS, A., and T. P. HILDITCH: The glyceride of beef tallows. Biochem. J. **25**, 1168 (1931). ~ The body fats of the pig. II Some aspects of the formation of animal depot fats auggested by the composition of their glycerides and fatty acids. Biochem. J. **26**, 298 (1932). — BANKS, A., T. P. HILDITCH and E. C. JONES: The component fatty acids of rat body fats. Biochem. J. **27**, 1375 (1933). — BANSI, H. W.: Das Hungerödem und andere alimentäre Mangelerkrankungen. Stuttgart 1949. ~ Somatische Spät- und Dauerschädigung nach Dystrophie. Dtsch. med. Wschr. **1953**, 1318. ~ Krankheiten der Schilddrüse. In Handbuch der inneren Medizin, Bd. VII/1, S. 457. 1955. ~ Zur Pathophysiologie, Pathogenese und Klinik der Adipositas. Verh. dtsch. Ges. Verdau.- u. Stoffwechselkr. 213 (1956). ~ Augenblicklicher Stand der Jodmangeltheorie des Kropfes. Schweiz. med. Wschr. **1958**, 25. — BANSI, H. W., O. BACKHAUS u. G. LOHMEYER: Stoffwechselprobleme der Fettsucht. Das Verhalten des Stickstoffhaushaltes. Naunyn-Schmiedeberg's Arch. exp. Path. Pharmak. **215**, 181 (1952). — BANSI, H. W., O. BACKHAUS, G. LOHMEYER u. F. FRETWURST: Beiträge zum Problem der Fettsucht. Med. Welt **1951**, 1161, 1202. — BANSI, H. W., u. G. FUHRMANN: Der Eiweißstoffwechsel bei Mangelernährung und im Wiederaufbau. I. Das Verhalten des Stickstoffs im Eiweißumsatz. Klin. Wschr. **1948**, 326. — BANSI, H. W., u. L. LUDWIG: Die Aminosäuren und ihre Bedeutung für Ernährung und Therapie. Ergebn. phys.-diät. Ther. **4** (1951). — BANSI, H. W., R. NETH u. G. SCHWARTING: Das Verhalten der Herzinfarkte zur Koronarsklerose. Verh. dtsch. Ges. Kreisl.-Forsch. **21**, 139 (1955). — BANSI, H. W., I. ZIEGER u. A. MEYER-FLEMMING: Die Häufung der Herzinfarkte seit 1948. Med. Klin. **1953**, 487. — BARER, A. P., u. W. M. FOWLER: Eisenverluste bei Menstruation. Amer. J. Obstet. Gynec. **31**, 976 (1936). — BARGETON, D., C. KRUMM-HELLER et M. E. TRICAUD: Influence de l'âge et d'un acétate substitué sur le cholestérol sérique chez le rat. C. R. Soc. Biol. (Paris) **148**, 63 (1954). — BARILLARI, F.: Colesterolemia nei vechi e ipertrofia prostatica. Riv. Gerontol. e Geriatria **3**, 45—59 (1953). — BARKER, J. P., and E. F. ADOLPH: Survival of rats whithout water and given seawater. Amer. J. Physiol. **173**, 495 (1933). — BARKER, N. W.: The plasma lipoids in arteriosclerosis obliterans. Ann. intern. Med. **13**, 685 (1939). — BARKI, V. H., R. A. COLLINS, C. A. ELVEHJEM and E. B. HART: The importance of the dietary level of fats on their nutritional evalution. J. Nutr. **40**, 383 (1950). — BARNARD, P. J.: The pathogenesis of experimental thrombo-embolic pulmonary arteriosclerosis. J. Path. Bact. **73**, 17 (1957). — BARNES, R. H., E. S. MILLER and G. O. BURR: The adrenals and fat absorption. J. biol. Chem. **140**, 241 (1941). — BARNES, R. H., M. F. PRIMROSE and G. O. BURR: The influence of the protein content of the diet upon fat digestibility. J. Nutr. **27**, 179 (1944). — BARNES, R. H., J. J. RUSOFF and G. O. BURR: Adrenalectomy and the absorption of different fats. Proc. Soc. exp. Biol. (N.Y.) **49**, 84 (1942). — BARR, D. P.: Some chemical factors on the pathogenesis of atherosclerosis. Circulation **8**, 641 (1953). ~ Influence of sex and sex hormones upon the development of atherosclerosis and upon the lipoproteins of plasma. J. chron. Dis. **1**, 63 (1955). ~ Influence of sex and sex hormones on lipoproteins and the pathogenesis of atherosclerosis. (Symposium.) Bull. schweiz. Akad. med. Wiss. **13**, 369 (1957). — BARR, D. P., E. M. RUSS and H. A. EDER: Protein-lipid relationship in human plasma. I. In normal individuals. Amer. J. Med. **11**, 468 (1951). ~ Protein-lipid relationship in human plasma. II. In atherosclerosis and related conditions. Amer. J. Med. **11**, 480 (1951). ~ The influence of hormons on the distribution of lipoproteins in plasma. Circulation **6**, 455 (1952). — BARRASH, M. J., and M. M. KIRSNER: Hypopotassemia due to cardiospasm. Amer. J. dig. Dis. **20**, 322 (1953). — BARRITT, D. W.: Alimentary lipemia in men with coronary artery disease and in controls. Brit. med. J. **1956**, 640. — BARRON, G. P., S. O. BROWN and P. B. PEARSON: Histological manifestation of a magnesium deficiency in the rat and rabbit. Proc. Soc. exp. Biol. (N.Y.) **70**, 220 (1949). — BARTH, H.: Untersuchungen über die Verdaulichkeit roher und gekochter pflanzlicher Kost und die Auswirkung beider auf den menschlichen Organismus. Inaug.-Diss. Marburg 1934. — BASSET, C. F., L. E. HARRIS and C. F. WILKE: Effect of various levels of calcium phosphorus and Vitamin D intake on bone growth. J. Nutr. **44**, 433 (1951). — BASU, K. P., and M. C. MALAKAN: Iron and manganese requirements of the human adult. J. Indian chem. Soc. **17**, 317 (1940). — BAUER, J.: I. Endogene Fettsucht. Verh. dtsch. Ges. Verdau.- u. Stoffwechselkr. **9**, 116 (1930). ~ Obesity its pathogenesis, etiology and treatment. Arch. intern. Med. **67**, 968 (1941). — BAUER, W., F. ALBRIGHT and J. C. AUB: Studies of calcium and phosphorus metabolism. II. The calcium excretion of normal individuals on a low calcium diet, also data on a case of pregnancy. J. clin. Invest. **7**, 75 (1925). — BAUERNFEIND, J. C., AL. SOTIER and C. S. BORUFF: Growth stimulants in the microbiological assay for riboflavine and pantothenic acid. Ind. Engng. Chem., analyt. Edit. **14**, 666 (1942). — BAUMANN, R., u. R. HERMANN: Über Konzentrationsänderungen von Na, K und Ca im Blut in Abhängigkeit von der Temperatur. Ärztl. Wschr. **1954**, 902. — BAUMGÄRTEL, TR.: Zur Fettsäuresynthese der Darmflora. Z. klin. Med. **141**, 103 (1942). ~ Klin. Wschr. **1944**, 383. ~ Neue Gesichtspunkte zur Bewertung des Milchzuckers. Ärztl. Mitt. (Köln) **41**, 840 (1956). — BAVETTA, L. A.: The effect of adrenalectomy on the absorption of the short fatty acids and their triglycerides. Amer. J. Physiol. **140**, 44 (1943). — BAVETTA, L. A., and H. J. DEUEL jr.: The effect of adrenalectomy on the absorption of hydrogenated cottonseed oil, cornoil, tributyrin and sodium tributyrate. Amer. J. Physiol. **136**, 712 (1942). — BAVETTA, L. A., L. HALLMANN, H. J. DEUEL jr. and P. O. GREELEY: The effect of adrenalectomy on fat absorption. Amer. J. Physiol. **134**, 619 (1941). — BEADLES, J. R., H. H. MITCHELL and T. S. HAMILTON: The utilization of dietary calcium by growing albino rats fed diets containing lard or cocoa butter. J. Nutr. **45**, 399 (1951). — BEATTLE, J., and P. H. HERBERT: The estimation of the metabolic rate in the starvation state. Brit. J. Nutr. **1**, 185 (1947). — BEAUVILLAIN, A.: L'injection intraveineuse de lipides, clef de l'alimentation par la veine. Presse méd. **1952**, 390. — BECKER, G. H., J. MEYER and H. NECHELES: Fat absorption in young and old age. Gastroenterology **14**, 80 (1950). — BECKER, B. J.-P.: Atherosclerosis and its cerebral complications in the South African Bantu. Lancet **1958**, 1019. — BECKER, E.: Zur Kenntnis der Bedeutung der Zähne für die Ausnutzung der Nahrungsmittel im Verdauungsapparat bei normaler Sekretion der Magendrüsen. Skand. Arch. Physiol. **50**, 283 (1927). — BECKER, G., u. J. W. HÄMALÄINEN: Untersuchung über die Kohlensäureabgabe bei gewerblicher Arbeit. II. Skand. Arch. Physiol. **31**, 209 (1914). — BECKER, G. H., M. J. GROSSMAN, J. R. SMITH, R. D. TAYLOR, W. A. HOLLERMAN and W. M. DECREASE: Studies on the thermogenic response to intravenous fat emulsions. J. Lab. clin. Med. **43**, 752 (1954). — BECKER, G. H., J. MEYER and H. NECHELES: Fat absorption and atherosclerosis. Science **110**, 529 (1949). — BECKER, W., u. L. BARTH: Unsere Erfahrungen mit Hygro-Nährschutz. 170 (1940). Ernährung **5**, — BECKER-FREYSENG, H., u. L. L. LIEBICH: Über die Wirkungen einer künstlichen Alkalisierung durch bernsteinsaures Natrium. Naunyn-Schmiedeberg's Arch. exp. Path. Pharmak. **188**, 598 (1938). — BEDFORD, P. D.: Acute potassium intoxication. Lancet **1954 II**, 268. — BEGER, B.: Ernährung und Ernährungsstörungen auf der deutschen Tibetexpedition E. Schäfer und bei den Südtibetern. Ernährung **5**, 53 (1940). — BEHER, W. T., and W. L. ANTHONY: Effects of sitosterol and ferric chloride on accumulation of cholesterol in mouse liver. Proc. Soc. exp. Biol. (N.Y.) **90**, 223 (1955). — BEHER, W. T., W. L. ANTHONY and G. D. BAKER: Effects of beta-sitosterol on regression of cholesterol atherosclerosis in rabbits. Circulat. Res. **4**, 485 (1956). — BEHNKE, A. R.: Physiologic studies pertaining to deep sea diving and aviation, especially in relation to the fat content and composition of the body. Harvey Lect. **37**, 198 (1942). — BEHNKE, A. R., B. G. FEEN and W. C. WELHAM: Specific gravity of healthy man. J. Amer. med. Ass. **118**, 495 (1942). — BEHNKE, A. R., E. F. OSSERMANN and W. C. WELHAM: Lean body mass. Its clinical significance and estimation from excess and total body water determinations. Arch. intern. Med. **91**, 585 (1953). — BEHNKE, A. R., R. M. THOMSON and L. A. SHAW: Rate of elimination of dissolved nitrogen in man in relation to the fast and water content of the body. Amer. J. Physiol. **114**, 137 (1935). — BEHR, W.: Klinische Beobachtungen bei Schiffbrüchigen. Dtsch. Mil.arzt **9**, 318 (1944). — BEICKERT, A.: Tierexperimentelle Untersuchungen über die Beeinflussung des Grundumsatzes durch körperliches Training. Verh. dtsch. Ges. inn. Med. **63**, 709 (1957). — BEIGLBÖCK, W.: Persönliche Mitteilungen von Herrn Prof. Dr. BEIGLBÖCK 1944. — BELENKI, N. G.: Die Physiologie der parenteralen Eiweißernährung. Fortschr. Biol. **30**, 49 (1950). — BELL, E. F.: Postmortem study of vascular disease in diabetics. Amer. Arch. Path. **53**, 444 (1952). — BELLIN, J., and D. LASZLO: Metabolism and removal of Ca^{45} in man. Science **117**, 331 (1953). — BELT, J. A. F. VAN DEN: Die Beziehung zwischen dem Jod und der Zusammensetzung der Nahrung. Arch. néerl. Physiol. **21**, 599 (1936). — BENDITT, E. P., R. L. WOOLRIDGE and R. STEPPO: The dynamics of protein metabolism. II. The relationship between the level of protein intake and the rate of protein utilization by protein-depleted men and rats. J. clin. Med. **33**, 269 (1948). — BENEDICT, F. G.: A study of prolonged fasting. Carnegie Inst. Publ. 203 (1915). ~ I. Factors affecting basal metabolism. Amer. J. Physiol. **114**, 137 (1935). — BENEDICT,

F. G., and T. M. CARPENTER: Food ingestion an energy transformation with special reference to the stimulation effect of nutrients. Carnegie Inst. Publ. 261 (1918). — BENEDICT, F. G., R. C. LEE and F. STRIECK: The influence of breathing oxygen-rich atmospheres on human respiratory exchange during severe muscular work and recovery from work. Arbeitsphysiologie 8, 266 (1935). — BENEDICT, F. G., W. R. MILES, P. ROTH and H. M. SHMIDT: Human vitality and efficiency under prolonged resticted diet. Carnegie Inst. Publ. 280 (1919). — BENJAMIN, F. B., and O. BAILEY: Effect of sweating and changes in blood flow on heating of human skin. Proc. Soc. exp. Biol. (N.Y.) **92**, 243 (1956). — BENNET, L. L., G. W. LIDDLE, R. C. BENTINCK, D. ISLAND, J. E. WHITNEY and S. J. REHFELD: Does a large intake of potassium modify the metabolic effects of ACTH (corticotropin) in man? J. clin. Endocr. **13**, 392 (1953). — BENNHOLDT-THOMSEN, C.: Die Entwicklungsbeschleunigung der Jugend. Ergebn. inn. Med. Kinderheilk. **62** (1942). — BENTLEY, W. B. A., and TH. B. VAN ITALLIE: Metabolic effect of fat emulsions administered intravenously to human subjects. J. Lab. clin. Med. **48**, 184 (1956). — BENTON, D. A., A. E. HARPER and C. A. ELVEHJEM: Effect of isoleucine supplementation on the growth of rats fed zein or corn diets. Arch. Biochem. **57**, 13 (1955). — BENTON, D. A., A. E. HARPER, H. E. SPIVEY and C. A. ELVEHJEM: Leucine, isoleucine and valine relationships the cat. Arch. Biochem. Biophys. **60**, 147 (1956). — BEREGI, E.: Neue Methode zur Erzeugung experimenteller Arteriosklerose. Zbl. allg. Path. path Anat. **94**, 323 (1956). — BERG, H. H.: Thrombo-Embolie und Diätetik. Bemerkungen im Rahmen des Panoramawandels innerer Krankheiten. Dtsch. med. Wschr. **1954**, 801. — BERG, H. H., H. DÖRKEN u. H. HARDERS: Neue Befunde und Gedanken zum Koronarverschluß. Münch. med. Wschr. **1957**, 393. — BERG, J.: Untersuchungen über die Heilwirkung von Lipoiden auf den experimentellen Hyperthyreodismus. Z. ges. exp. Med. **93**, 143 (1934). — BERG, R.: Die Bewertung der Säureverhältnisse im Harn. Münch. med. Wschr. **1917**, 803. ~ II. Untersuchungen bei Hämophilie. III. Untersuchungen über den Mineralstoffwechsel. Z. klin. Med. **84**, 299 (1917). ~ Nahrungs- und Genußmittel. Dresden 1926. ~ Etwas über Kochsalz. Wien. klin. Wschr. **1937**, 872. ~ Bemerkungen zu der Mineralstoffzufuhr während der Olympischen Spiele in Berlin 1936. Ernährung **2**, 255 (1937). ~ Die Spurenelemente in unserer Nahrung und in unserem Körper. Ernährung **5**, H. 7 (1940). ~ Die Spurenelemente in unserer Nahrung und in unserem Körper. Leipzig 1940. ~ Der Einfluß des Mineralstoffwechsels auf den Eiweißstoffwechsel. Ernährung **7**, 217, 248 (1942). — BERG, R., u. M. VOGEL: Die Grundlagen einer richtigen Ernährung. Dresden 1930. — BERGEIM, O., and E. R. KIRCH: Reduction of iron in the human stomach. J. biol. Chem. **177**, 591 (1949). — BERGER, H.: Speck als Diätetikum. Jb. Kinderheilk. **178**, 278 (1952). — BERGER, H., u. H. HURNI: Zur diätetischen Bedeutung des Specks. Z. Vitaminforsch. **24**, 109 (1952). — BERGERSON, A., J. BELIN et A. COGNET: Quelques considérations sur l'emploi des hydrolats de protéine en milieu glucosé dans le traitement des cirrhoses ascitiques. Thérapie **10**, 769 (1955). — BERGFELD, W.: Über den Einfluß einiger Fette und Eiweißkörper auf die Schilddrüse. Verh. dtsch. Ges. inn. Med. **52**, 412 (1940). — BERGMANN, G. v.: Funktionelle Pathologie, 2. Aufl. Berlin: Springer 1936. — BERGMANN, G. v., u. F. STROEBE: Die Fettsucht. In Handbuch der Biochemie, Bd. 7, S. 562. 1926. — BERGMANN, M.: Some biological aspects of protein chemistry. J. Mt Sinai Hosp. **6**, 171 (1939). — BERGMARK, G.: Untersuchungen über die Ausnutzung rektal und intravenös eingeführten Traubenzuckers. Skand. Arch. Physiol. **32**, 355 (1915). — BERKER, A. F., M. MITRANI et O. N. ULUTIN: La maladie de potassium artificielle. Recherches sur l'hyperpotassémie expérimentale chez les sujets normaux. Istanbul contrib. Clin. Sci. **1**, 45 (1951). — BERKSON, J., and W. M. BOOTHBY: Studies of the energy of metabolism of normal individuals. Amer. J. Physiol. **121**, 669 (1938). — BERMAN, C.: Primary carcinoma of the liver. London 1951. — BERNHARD, K., u. F. BULLET: Die Bildung von Fettsäuren im Intestinaltractus. Helv. chim. Acta **30**, 1784 (1947). — BERNHARD, K., E. SEELIG u. H. WAGNER: Die Sezernierung von Körperfett in das Darmlumen. Hoppe-Seylers Z. physiol. Chem. **304**, 138 (1956). — BERNHARDT, H.: Zum Problem der Fettleibigkeit. Ergebn. inn. Med. Kinderheilk. **36**, 1 (1929). ~ Fettleibigkeit. Stuttgart 1955. ~ Zur Frage der Energetik des menschlichen Organismus. Med. Klin. **1956**, 568. ~ Fettsucht und Magersucht. Berl. Med. **7**, 361 (1956). — BERNSTEIN, L. M., M. J. GROSSMAN, H. J. KRZYWICKI, R. HARDING, F. M. BORGER, M. MCGARY, V. E. FRANCIS and L. M. LEVY: Comparison of various methods for determination of metabolizable energy value of a mixed diet in humans. Report 168 Medical Nutrition Labor Unit. St. A. 1955. — BERRY, R. E. L., and C. T. FLOTTE: Peripheral arteriosclerotic vascular disease in diabetics. Arch. Surg. (Chicago) **71**, 460 (1955) — BERRY, W. T. C., J. B. BEVERIDGE, E. R. BRANSBY, A. K. CHALMERS, B. M. NEEDHAM, H. M. MAGEE and H. S. TOWNSEND (and C. G. DAUBNEY): The diet, haemoglobin values and blood pressures of olympic athletes. Brit. med. J. **1949I**, 301. — BERTELSEN, A.: Grönlands medicinsk statistik og nosografi; Meddelser om Grönland, Bd. 117, Teil I 1935, Teil III 1940. — BERTINO, J., N. DAWSON, R. FRENCH, SH. MARGEN and L. W. KINSELL: Comparative observations regarding utilization and excretion of infused glucose, fructose, and invert sugar, respectively. J. clin. Endocr. **13**, 658 (1953). — BERTRAM, F.: Die Zuckerkrankheit, 4. Aufl.

Stuttgart: Georg Thieme 1953. — BERTRAM, F., u. A. BORNSTEIN: Handbuch der normalen und pathologischen Physiologie, Bd. V, S. 83. Berlin 1928. — BERTRAM, S. H.: Die Vaccensäure (eine neue Fettsäure aus Rinder-, Schafs- und Butterfett). Biochem. Z. **197**, 433 (1928). — BERTRAND, H.: Importance de traces d'éléments dans les processus biologiques. Ann. Ferment. (Paris) **4**, 65 (1938). ~ Sur l'importance physiol. du manganèse et d'autres éléments contenus dans l'organisme à l'état de traces. Ergebn. Vitamin- u. Hormonforsch. **2**, 191 (1938). — Best, M. M., and CH. H. DUNCAN: Modification of abnormal serum lipid patterns in atherosclerosis by administration of sitosterol. Ann. intern. Med. **45**, 614 (1956). ~ Effects of sitosterol on the cholesterol concentration in serum and liver in hypothyreoidism. Circulation **14**, 344 (1956). — BEST, M. M., CH. H. DUNCAN, E. J. VAN LOON and J. D. WATHEN: The effects of sitosterol on serum lipids. Amer. J. Med. **19**, 61 (1955). — BESTERMAN, E. M. M.: Lipoproteins in coronary artery disease. Brit. Heart J. **19**, 503 (1957). — BETHKE, R. M., C. H. KICK and W. WILDER: The effect of the calciumphosphorus relationship on growth, calcification and blood composition of the rat. J. biol. Chem. **98**, 389 (1932). — BEVANS, M., B. TAYLOR and L. L. ABELL: Spontaneous canine arteriosclerosis. Circulation **2**, 477 (1950). — BEVERIDGE, J. M. R., W. F. CONNELL and G. A. MAYER: The nature of the plasma cholesterol elevating and depressant factors in butter and corn oil. Circulation **14**, 484 (1956 (Abstr.). ~ Dietary factors affecting the level of plasma cholesterol in humans. The role of fat. Canad. J. Biochem. **34**, 441 (1956). ~ The nature of the substances in dietary fat affecting the level of plasma cholesterol in human. Canad. J. Biochem. **35**, 257 (1957). — BEVERIDGE, J. M. R., W. F. CONNELL, G. A. MAYER, J. B. FIRSTBROOK and M. S. DE WOLFE: The effects of certain vegetable and animal fats on plasma lipids of humans. J. Nutr. **56**, 311 (1955). — BEYER, K. H., L. D. WRIGHT, H. R. SKEGGS, H. F. RUSSO and G. A. SHANER: Renal clearance of essential amino acids: Their competition for reabsorption by the renal tubules. Amer. J. Physiol. **151**, 202 (1947). — BEYTHIEN, A.: Die Geschmacksstoffe der menschlichen Nahrung. Dresden und Leipzig 1948. — BEZNÁK, A. v., u. L. SARKADY: Über die Wirkung der Arbeit auf das Wachstum und Gewicht der Rattenorgane. Pflügers Arch. ges. Physiol. **234**, 157 (1934). — BEZNÁK, A. B. L. v.: Dietary fat, work and growth. Gegenwartsprobleme der Ernährungsforschung. Basel u. Stuttgart 1953. — BEZNÁK, M. v., A. v. BEZNÁK u. J. HAJDU: Ernährungsphysiologische Wertmessung verschiedener Fette und Öle an weißen Ratten. Ernährung **8**, 209 (1943). — BEZNÁK, M. v., J. HAJDU u. GY. MAGYARY-KOSSA: Die Rolle der Hypophyse in der nach Arbeit eintretenden Nebennierenhypertrophie weißer Ratten. Pflügers Arch. ges. Physiol. **246**, 98 (1943). — BEZNÁK, M. v., Z. KORÉNYI and J. HAJDU: The role of the increase in the concentration of certain blood constituents in the production of suprarenal hyperthrophy caused by muscular exercise. Arch. int. Pharmacodyn. **67**, 242 (1942). ~ The rôle of effector innervation in the production of different suprarenal hypertrophies. Arch. int. Pharmacodyn. **67**, 352 (1942). — BHATTACHARYA, R., and T. P. HILDITCH: Structure of synthetic mixed triglycerides. Proc. roy. Soc. A **129**, 468 (1930). — BICKEL, A.: Die Dauer der Magenverdauung bei den einzelnen Nahrungsmitteln. Z. Volksernährung **10**, 260 (1935). — BICKEL, A., u. A. KORCHOW: Beitrag zur Kenntnis des chemischen Charakters der Sekretinstoffe in den Nahrungsmitteln. Biochem. Z. **199**, 434 (1928). — BICKEL, A., u. A. PARLOW: Über den Einfluß der reinen Eiweißsubstanz der Kartoffel und der grünen Bohne auf die Lage der Harnquotienten C:N und Vakat-O:N, wie auf den Glykogengehalt der Leber. Biochem. Z. **304**, 105 (1940). — BICKEL, H.: Zur Biochemie der Wilsonschen Krankheit. Verh. dtsch. Ges. inn. Med. **61**, 402 (1955). — BICKNELL, F., and F. PRESCOTT: The vitamins in medicine. London 1948. — BIEDERMANN, W.: Beiträge zur vergleichenden Physiologie der Verdauung. VII. Mitt. Pflügers Arch. ges. Physiol. **174**, 358 (1919). — BIEDL, A., u. F. KRAUS: Über intravenöse Traubenzuckerinfusionen an Menschen. Wien. klin. Wschr. **1896**, 55. — BIGGS, M. W.: Studies on exogenous cholesterol metabolism in human atherosclerosis with the aid of isotopes. Advanc. biol. med. Phys. **5**, 357 (1957). — BIGGS, M. W., and D. COLMAN: A quantitative metabolic defect in lipide metabolism associated with abnormal serum lipoproteins in man. Circulation **7**, 393 (1953). — BIGGS, M. W., and D. KRITCHEVSKY: Observations with radioactive hydrogen in experimental atherosclerosis. Circulation **4**, 34 (1951). ~ Observations on the susceptibility of tritiumlabeled cholesterol for the study of cholesterol metabolism. Arch. Biochem. **36**, 430 (1952). — BIGGS, M. W., D. KRITCHEVSKY, D. COLMAN, J. W. GOFMAN, H. B. JONES, F. T. LINDGREN, G. HYDE and T. P. LYON: Observations on the fate of ingested cholesterol in man. Circulation **6**, 359 (1952). — BIGWOOD, E. J.: Free and combined amino-acids in foodstuffs. In: Gegenwartsprobleme der Ernährungsforschung. Basel u. Stuttgart 1953. 88. ~ Zit. nach H. KRAUT 1956. Stellungnahme der Deutschen Gesellschaft für Ernährung vom 6. 12. 1956 zu einer Denkschrift über den Gesundheitszustand der Bevölkerung Westdeutschlands von W. KOLLATH. — BIJLSMA, U. G.: Les substances iodées dans l'athérosclérose. Journées thérap. Paris 1955, 205. 1956. — BILLS, C. E.: Physiology of the sterols, including Vitamin D. Physiol. Rev. **15**, 1 (1935). — BINDER, M. J., G. M. KALMANSON, E. J. DRENICK and L. ROSOVE: Clinical evaluation of heparin in the treatment of angina pectoris. J. Amer. med. Ass. **151**, 967 (1953). — BIÖRCK, G., u. H. KARNI: Kolesterinaemi vid hjärtsjukdomar. Nord. Med. **38**, 1175 (1948). — BIRCH, T. W.: The relation between Vitamin B_6 and the unsaturated fatty acid factors. J. biol. Chem. **124**, 775 (1938). — BIRCH, T. W., and P. GYÖRGY: A study of the chemical nature of Vitamin B_6 and methods for its preparation in a concentrated state. Biochem. J. **30**, 304 (1936). — BIRCHER-BENNER, M.: Ernährungskrankheiten, Bd. 2. Basel-Leipzig-Wien 1932. ~ Eine neue Ernährungslehre. Wendepunktbücher Nr 2. Zürich-Leipzig-Wien 1933. — BIRK, W.: Beiträge zur Physiologie des neugeborenen Kindes. I. Über den Nahrungsbedarf frühgeborener Kinder. Mschr. Kinderheilk. **9**, 279 (1910). ~ III. Die Bedeutung des Kolostrums. Analysen und Stoffwechselversuche. Mschr. Kinderheilk. **9**, 595 (1910). — BISCHOFF, F., W. D. SANSUM, M. L. LONG and M. M. DEWAR: The effect of acid ash and alkaline ash foddstuffs on the acid-base equilibrium of man. J. Nutr. **7**, 51 (1934). — BLACK, D. A. K.: Sodium metabolism in health and disease. Blackwell scient. Publ. p. 148, 292. 1952. ~ Body-fluid depletion. Lancet **1953 I**, 353. ~ The clinical importance of potassium. Med. Press. No **6067**, 158 (1955). — BLACK, D. A. K., C. E. FRENCH, R. L. COWAN and R. W. SWIFT: Further experiments on the relation of fat to economy of food utilization. V. Fluctuations in curve of daily heat production. J. Nutr. **37**, 289 (1949). — BLACK, D. A. K., L. E. FRENCH and R. W. SWIFT: Further experiments on the relation of fat to economy of food utilization. IV. Influence of activity. J. Nutr. **37**, 275 (1949). — BLACK, D. A. K., and R. P. JEPSON: Electrolyte deplation in pyloric stenosis. Quart. J. Med. **23**, 367 (1954). — BLACK, D. A. K., and M. D. MILNE: Experimental potassium depletion in man. Clin. Sci. **11**, 397 (1952). — BLACK, D. A. K., L. E. PLATT and F. W. STANBURY: Regulation of jodium excretion in normal and salt-depleted subjects. Clin. Sci. **9**, 205 (1950). — BLACK, D. A. K., and J. F. POWELL: Absorption of haemoglobin iron. Biochem. J. **36**, 110 (1942).— BLÁHA, F.: Pathogenesis of arteriosclerosis from examinations in the concentration camps. Čas Lék. čes. **97**, 85 (1958). Zit. nach Nutr. Abstr. Rev. **28**, 888 (1958). — BLAHD, W. H., and S. H. BASSETT: Potassium deficiency in man. Metabolism **2**, 218 (1953). — BLAICH, W., u. U. GERLACH: Die stimulierende Wirkung eines Alkohol-Laevulose-Gemisches auf die periphere Durchblutung. Münch. med. Wschr. **94**, 1883 (1952). — BLAKEMORE, W. S., H. F. ZINSSER, C. K. KIRBY, S. BELLET and J. JOHNSON: The use of molar sodium lactate in certain arrhythmias complicaling intracardiac surgery. Ann. Surg. **144**, 511 (1956). — BLANC, J. A. LE: Effect of environmental temperature on energy expenditure and caloric requirements. J. appl. Physiol. **10**, 281 (1957). — BLAU, M., H. SPENCER, J. SWERNOV and D. LASZLO: Utilization and intestinal excretion of calcium in man. Science **120**, 1029 (1954). — BLAU, M., H. SPENCER, J. SWERNOV, J. GREENBERG and D. LASZLO: Effect of intake level on the utilization and intestinal excretion of calcium in man. J. Nutr. **61**, 507 (1957). — BLAXTER, K. L.: Conversion factors for vegetable and animal foods for human consumption. Brit. J. Nutr. **5**, 250 (1951). — BLEULER, A.: Das autistisch-undisziplinierte Denken in der Medizin und seine Überwindung. Berlin 1922. — BLEYER, B., W. DIEMAIR, F. FISCHLER u. K. TÄUFEL: Zur Zubereitung der Nahrung und deren ernährungsphysiologischer Bedeutung. I. Mitt. Biochem. Z. **286**, 408 (1936). ~ Der Einfluß des Röstens bei verschiedenen Vegetabilien. II. Mitt. Biochem. Z. **289**, 27 (1936). ~ Zur Zubereitung der Nahrung und deren ernährungsphysiologische Bedeutung. III. Mitt. Biochem. Z. **292**, 301 (1937). ~ Weitere Versuche über den Einfluß des Röstens von verschiedenen Vegetabilien unter Berücksichtigung des Histonbasengehalts verschiedener ungerösteter Vegetabilien. II. Mitt. Ernährung **3**, 30 (1938). — BLEYER, B., F. FISCHLER, V. E. SCHULTE, S. W. SOUCI u. H. THALER: Untersuchungen zur Kennzeichnung der biologischen Hochwertigkeit der Fette mit biologischen und chemischen Testverfahren. I. Teil. Ernährung **7**, 305 (1942). — BLOCH, E. H.: In vivo microscopic observations of the circulating blood in acute myocardial infarction. Circulation **13**, 138 (1956). — BLOCH, K., and D. RITTENBERG: On the utilization of acetic acid for cholesterol formation. J. biol. Chem. **145**, 625 (1942). — BLOCK, R. J.: The protein requirements of animals including man. Borden's Rev. Nutr. Res. **17**, 75 (1956). — BLOCK, R. J., and D. BOLLING: The amino acid composition of proteins and foods. Springfield, Ill. 1945. ~ The amino acid composition of cow and human milk proteins. Arch. Biochem. **10**, 359 (1946). ~ The amino acid composition of proteins and foods. Springfield, Ill. 1947. — BLOCK, R. J., P. R. CANNON, R. W. WISSLER, C. H. STEFFEE, R. L. STRAUBE, L. E. FRAZIER and R. L. WOOLRIDGE: The effects of baking and toasting on the nutritional value of protein. Arch. Biochem. **10**, 295 (1946). — BLOCK, W. J.: The intermediary metabolism of cholesterol. Circulation **1**, 214 (1950). — BLOCK, W. J., N. W. BARKER and F. D. MANN: Effect of small doses of heparin in increasing the translucence of plasma during alimentary lipaemia. Studies in normal persons and patients having atherosclerosis. Circulation **4**, 674 (1951). —

BLOCK, W. J., E. L. CRUMPACKER, T. J. DRY and R. P. GAGE: Prognosis of angina pectoris. J. Amer. med. Ass. **150**, 259 (1952). — BLOCK, W. J., F. D. MANN and N. W. BARKER: Effect of small doses of heparin in increasing the translucence of plasma during alimentary lipemia. Studies in normal individuals and patients with atherosclerosis. Proc. Mayo Clin. **26**, 246 (1951). — BLOEM, T. F., E. VAN HANDEL and H. NEUMANN: The effect of a diet rich in fat, unsaturated fatty acids, phospholipids and vitamin B on the blood-cholesterol levels. Bull. schweiz. Akad. med. Wiss. **13**, 348 (1957). — BLOOM, B., I. L. CHAIKOFF and W. O. REINHARDT: Intestinal lymph as pathway for transport of absorbed fatty acids of different chain lengths. Amer. J. Physiol. **166**, 451 (1951). — BLOOM, B., and F. T. PIERCE: Relationship of ACTH and cortison to serum lipoprotein and atherosclerosis in humans. Metabolism **1**, 155 (1952). — BLOOR, W. R.: Biochemistry of the fatty acids. New York 1943. — BLUMANN, E. L., u. G. DRÖGMÖLLER: Zwei Fälle von Obturationserscheinungen im Darm nach Genuß von Pflanzensamen. Ärztl. Wschr. **1946**, 22. — BLUMBERG, H., and A. ARNOLD: The comparative biological availabilities of ferrous sulfate iron and ferric orthophosphate iron in enriched bread. J. Nutr. **34**, 373 (1947). — BLUMENFELD, CH. M.: Gewichtsveränderungen in den Nebennieren der Albinoratte auf Vitamin E und fettarme Kost. Endocrinology **18**, 367 (1934). — BLUMENTHAL, H. T.: Response potentials of vascular tissues and the genesis of arteriosclerosis. A review. Part. II. B. Lipid-metabolic factors. Geriatrics **11**, 514 (1956). ~ Response potentials of vascular tissues and the genesis of arteriosclerosis. A review. Part. II. C. Hemodynamic factors. Geriatrics **11**, 554 (1956). — BLUMENTHAL, H. T., F. P. HANDLER, J. ZUCKNER and S. H. GRAY: A comparison of aging processes in the pulmonary artery and aorta. Circulation **2**, 476 (1950). — BLUMGART, H. L.: Blood lipids and atherosclerosis. Amer. J. Med. **11**, 271 (1951). — BLUMGART, H. L., A. S. FREEDBERG and G. S. KURLAND: Hypercholesterolemia, myxedema and atherosclerosis. Amer. J. Med. **14**, 665 (1953). — BOAS, E. P.: Some immediate causes of carciac infarction. Amer. Heart. J. **23**, 1 (1942). — BOAS, E. P., and D. ADLERSBERG: Genetic studies on coronary atherosclerosis developing after age 60. Circulation **6**, 471 (1952). ~ Genetic studies on coronary atherosclerosis developing after the age of sixty years. Arch. intern. Med. **90**, 347 (1952). — BOAS, E. P., A. D. PARETS and D. ADLERSBERG: Hereditary disturbances of cholesterol metabolism. A factor in the genesis of atherosclerosis. Amer. Heart J. **35**, 611 (1948). — BOAS, M. A.: The effect of desiccation upon the nutritive properties of egg white. Biochem. J. **21**, 712 (1927). — BOCKELMANN, O.: Zur Frage der Ernährung in der Schwangerschaft und bei gynäkologischen Leiden. Med. Welt **1937**, 1165, 1202. — BODECHTEL, G.: Über die Wandelbarkeit innerer Krankheiten. München 1954. — BÖHLAU, V., u. G. HASSELHORST: Über die spezifisch-dynamische Wirkung von Kohlenhydraten. Medizinische **1953**, H. 37. — BÖHLE, E., K. BÖTTCHER, H. G. PIEKARSKI u. R. BIEGLER: Die Serumlipoproteide und ihre Beziehungen zu den Protein- und Lipoidfraktionen des Blutes unter Berücksichtigung von Alter und Geschlecht. Untersuchungen an 180 Normalpersonen. Dtsch. Arch. klin. Med. **203**, 29 (1956). — BOER, J.: A new growth factor in butter fat. Acta brev. neerl. Physiol. **11**, 180 (1941). — BOER, J., F. H. GROOT and B. C. P. JANSEN: Further investigations on the growth-promoting factor in butter. Voeding **9**, 60 (1948). — BOER, J., u. B. C. P. JANSEN: Oever die voedingswaarde van boter, vergeleken met die andere vetten, waarann de vitamin A en D zijn toegevoegd. Voeding **2**, 204 (1941). — BOER, J., B. C. P. JANSEN and A. KENTIE: On the growth-promoting factor for rats present in summer butter. J. Nutr. **33**, 339 (1947). — BOER, J., B. C. P. JANSEN, A. KENTIE and H. W. KNOL: The growth-promoting action of vaccenic acid. J. Nutr. **33**, 359 (1947). — BOGATZKI, M., C. G. SCHMIDT u. L. FISCHER: Über den Glykogen- und Kaliumgehalt des denervierten atrophischen Muskels. Z. ges. exp. Med. **119**, 457 (1952). — BOGDONOFF, M. D., N. W. SHOCK and M. P. NICHOLS: Calcium, phosphorus, nitrogen and potassium balance studies in the aged male. J. Geront. **8**, 272 (1953). — BOHNENKAMP, H.: Therapie der Arteriosklerose mit besonderer Berücksichtigung des Herzens. Ärztl. Praxis **9**, Nr 38 (1957). — BOINES, G. J.: Oral fat emulsions combined with protein supplements in the management of acute poliomyelitis. Ann. N.Y. Acad. Sci. **56**, 99 (1952). — BOLAND, E. W., and N. E. HEADLEY: Management of rheumatoid arthritis with smaller (maintenance) doses of cortisone acetate. J. Amer. med. Ass. **144**, 365 (1950). — BOLIN, D. W., E. W. KLOSTERMAN u. L. BUTLER: Die Wirkung einer verzögerten Methioninergänzung in der Kükennahrung. Poultry Sci. **30**, 42 (1951). — BONNER, P., F. C. HUMMEL, M. F. BATES, J. HORTON, H. A. HUNSCHER and I. G. MACY: The influence of a daily serving of spinach or its equivalent in oxalic acid upon the mineral utilization of children. Pediatr **12**, 188 (1938). — BOOTH, R. G., K. M. HENRY and S. K. KON: A study of the antirachitic effect of fat on rats receiving high calcium-low phosphorus rachitogenic diets. Biochem. J. **36**, 445 (1942). — BOOTHBY, W. M., J. BERKSON and H. L. DUNN: Studies of the energy of metabolism of normal individuals. A standard for basal metabolism with a nomogramm for clinical application. Amer. J. Physiol. **116**, 468 (1936). — BOOTHBY, W. M., J. BERKSON and W. A. PLUMMER: The variability of basal metabolism: Some observations concerning its application in conditions of health and disease. Ann. intern. Med. **11**, 1014 (1937). — BOOTHBY, W. M., and J. SANDI-

FORD: Summary of the basal metabolism data on 8614 subjects with especial reference to the normal standards for the estimation of the basal metabolic rate. J. biol. Chem. **54**, 783 (1922). — BORNSTEIN, A., u. H. VÖLKER: Über die Schwankungen des Grundumsatzes. Z. ges. exp. Med. **53**, 439 (1926). — BORRIES, G., u. W. ROTHE: Untersuchungen über Hygro-Nährschutz. Ernährung **5**, 167 (1940). — BOSE, J. P., and B. DE MUKERJEE: Cholesterolemia in normal and diabetic Indian subjects. Indian J. med. Res. **24**, 489 (1936). — BOSS, M.: Die Blutdruckkrankheiten als menschliches Problem. Psyche (Heidelberg) **2**, 499 (1949). — BOTHWELL, J. W., and J. N. WILLIAMS jr.: Effect of histidine deficiency upon enzyme activity in the rat. J. biol. Chem. **191**, 129 (1951). — BOUCHARDAT, A.: De la glycosurie ou diabète sucré; son traitement hygiénique. Paris 1875. — BOUTWELL, R. K., R. P. GEYER, C. A. ELVEHJEM and E. B. HART: The effect of hydrogenation on the nutritive value of the fatty acid fractions of butter fat and of certain vegetable oils. J. Dairy Sci. **24**, 1027 (1941). ~ Further studies on the growth-promoting value of butter fat. J. Dairy Sci. **26**, 429 (1943). ~ Effect of flavor on the nutritive value of fats. Proc. Soc. exp. Biol. (N.Y.) **55**, 153 (1944). ~ Studies on the interrelation of fats, carbohydrates, and B-vitamins in rat nutrition. Arch. Biochem. **7**, 143 (1945). — BOYD, G. S., and M. F. OLIVER: The effect of thyroxine analogues on lipid and lipoprotein metabolism. Bull. schweiz. Akad. med. Wiss. **13**, 384 (1957). — BOYD, O. F., C. L. CRUM and J. F. LYMAN: The absorption of calcium soaps and the relation of dietary fat to calcium utilization in the white rat. J. biol. Chem. **95**, 29 (1932). — BOYER, P. D., J. H. SHAW and P. H. PHILIPPS: Studies on manganese deficiency in the rat. J. biol. Chem. **143**, 417 (1942). — BOYLE, A. J., J. J. JASPER, H. MCCORMICK, M. KOSAI, D. MCCANN, J. GOODWIN, N. E. CLARKE and R. E. MOSHER: Studies in human and induced atherosclerosis employing ethylenediaminetetraacetic acid. Bull. schweiz. Akad. med. Wiss. **13**, 408 (1957). — BOYLE, E.: Clinical and chemical results in hypercholesteremic patient using estrogen and/or heparin therapy on a long term basis. Bull. schweiz. Akad. med. Wiss. **13**. 381 (1957). — BOZIAN, R. C., N. W. DAVIDSON, L. J. STUTMAN and CH. F. WILKONSON jr.: Observations on the use of intravenous fat emulsions in man. Metabolism **6**, 703 (1957). — BRADISCH, R. F., and M. W. EVERHART: Some physiological aspects of use of sea water to relieve dehydration. J. Amer. med. Ass. **120**, 683 (1942). — BRADLEY, T. F.: Drying oils and resins. Ind. Engng. Chem. analyt. Edit. **29**, 440 (1937). — BRAGDON, J. H.: Spontaneous atherosclerosis in the rabbit. Circulation **5**, 641 (1952). — BRAGDON, J. H., and O. MICKELSEN: Experimental atherosclerosis in the rat. Amer. J. Path. **31**, 965 (1955). — BRANDL, J.: Über Resorption und Sekretion im Magen und deren Beeinflussung durch Arzneimittel. Z. Biol. **29**, 277 (1892). — BRANDT, H.: Der akute Blähdarm infolge Fehlernährung. Med. Klin. **1947**, 539. — BRANDT, K.: Production and consumption of fats and oils. Ann. Amer. Acad. Polit. Soc. Sci. **225**, 210 (1943). — BRANDT, V. v., u. A. KRAUTWALD: Über den Wert rectaler Traubenzuckergaben. Dtsch. Gesundh.-Wesen **1950**, 451. — BRANSBY, E. R.: The nutrition of male industrial workers with particular reference to intake and expenditure of calories. Brit. J. Nutr. **8**, 100 (1954). — BRANSBY, E. R., H. E. MAGEE, M. C. BOWLEY and B. R. STANTON: Britisch needs and resources of calories, protein and calcium. Brit. J. Nutr. **1**, 275 (1948). — BRASS, K., u. W. SANDRITTER: Statistische Untersuchungen an blanden Fernthrombosen, fulminanten und nicht tödlichen Lungenembolien am Sekretionsgut der Jahre 1905—1948. Frankfurt. Z. Path. **61**, 98 (1949). — BRAUN, H.: Untersuchungen über den Calciumstoffwechsel und die Calciumtherapie. II. Mitt. Die rectale Resorption von Calciumsalzen. Med. Mschr. 15 (1948). ~ Vergleichende Untersuchungen über die rectale Resorption von Calciumsalzen beim Menschen. Schweiz. med. Wschr. **1949**, 103 ~ Experimentelle Untersuchungen zum Calciumstoffwechsel und zur Calciumtherapie. Stuttgart 1949. ~ Untersuchungen über den Kalziumstoffwechsel und die Kalziumtherapie. Med. Mschr. 426 (1953). — BRAUN, H., u. R. DAUSCH: Untersuchungen über den Calciumstoffwechsel und die Calciumtherapie. III. Mitt. Die Beziehungen zwischen Calcium und Vitamin D. Arch. inn. Med. **1**, 351 (1949). — BRECHER, G., and S. H. WAXLER: Obesity in albino mice due to single injections of gold thioglucose. Proc. Soc. exp. Biol. (N.Y.) **70**, 498 (1949). — BREDT, H.: Entzündung und Sklerose der Lungenschlagader. Virchows Arch. path. Anat. **308**, 60 (1941). ~ Über die Sonderstellung der tödlichen jugendlichen Coronarsklerose und die gewebliche Grundlage der akuten Coronarinsuffizienz. Beitr. path. Anat. **110**, 295 (1949). ~ Zur Morphologie der Arteriosklerose. Dtsch. med. J. 8, 281 (1957). ~ Morphologische Probleme der Arteriosklerose. Bull. schweiz. Akad. med. Wiss. **13**, 38 (1957). — BREIREM and NICOLAYSEN: Investigations on the digestibility of rye and wheat bran in domestic animals and humans. Oslo 1942. — BREITER, H., R. MILLS, J. DWIGHT, B. MCKEY, W. ARMSTRONG and J. OUTHOUSE: The utilization of the calcium of milk by adults. J. Nutr. **21**, 351 (1941). — BRENDEL, W., E. KOPPERMANN u. R. THAUER: Der respiratorische Stoffwechsel in Narkose. (Ein Beitrag zur Frage des Minimalumsatzes.) Pflügers Arch. ges. Physiol. **259**, 177 (1954). — BRENNER, W.: Die Bedeutung des Kupfers in Biologie und Pathologie unter besonderer Berücksichtigung des wachsenden Organismus. Ergebn. inn. Med. Kinderheilk., N.F. 4, 806 (1953). — Breusch, F. L.: Verbrennung der Fettsäuren im tierischen Organismus. Angew. Chem. 62, 66 (1950). — Breusch, F., u. H. Thiersch: Der Einfluß des Jods auf die Kaninchen-Atheromatose. Z. ges. exp. Med. 95, 458 (1935). — Brewer, G.: A statistical study of cobalt polycythemia in the dog. Amer. J. Physiol. 128, 345 (1940). — Bricker, M., H. H. Mitchell and G. M. Kinsman: The protein requirements of adult human subjects in terms of the protein containes in individual foods and food combinations. J. Nutr. 30, 269 (1945). ~ The protein requirements of the adult rat in terms of the protein contained in egg, milk and say flour. J. Nutr. 34, 491 (1947). — Bricker, M. L., R. F. Shively, J. M. Smith, H. H. Mitchell and T. S. Hamilton: The protein requirements of college women on high cereal diets with observations on the adequacy of short balance periods. J. Nutr. 37, 163 (1949). — Brickson, W. L., L. M. Henderson, I. Solhjell and C. A. Elvehjem: Antagonism of amino acids in the growth of lactic acid bacteria. J. biol. Chem. 176, 517 (1948). — Brieger, H.: Das Verhalten der Zähne der weißen Ratte unter der Einwirkung tierischer, pflanzlicher und gemischter Rohnahrung. Arch. Entwickl.-Mech. Org. 142, 413 (1944). — Brien, F. S., D. A. Turner, E. M. Watson and J. H. Geddes: A study of carbohydrata and fat absorption from the normal and diseased intestine in man. II. Changes in the serum lipids in man after the ingestion of butterfat with and without tween 80 (sorlate). Gastroenterology 20, 294 (1952). — Briggs, G. M., A. C. Groschke and R. J. Lillie: Effect of proteins low in tryptophane on growth chickens and on laying hens receiving nicotinic acid-low rations. J. Nutr. 32, 659 (1946). — Brillat-Savarin, A.: Physiologie des Geschmacks. Leipzig: Insel Verlag 1913. — Brings, L., u. H. Molitor: Über die Beziehungen zwischen onkometrisch verzeichneten Größenänderungen der Niere und Diurese. Nach Versuchen an der verlagerten Niere. Naunyn-Schmiedeberg's Arch. exp. Path. Pharmak. 159, 712 (1931). ~ Diuresebeeinflussung durch cuti-viscerale Reflexe. I. Mitt. Der Einfluß von Diathermie, Erwärmung und Abkühlung auf die Diurese. Naunyn-Schmiedeberg's Arch. exp. Path. Pharmak. 168, 668 (1932). ~ Diuresebeeinflussung durch cuti-viscerale Reflexe. II. Mitt. Der Einfluß chemischer, elektrischer, mechanischer und aktinischer Hautreize auf die Diurese. Naunyn-Schmiedeberg's Arch. exp. Path. Pharmak. 168, 684 (1932). — Brinkmann, E.: Atypische Verlaufsformen des Herzinfarktes und ihre diagnostische Bedeutung. Med. Klin. 1954, 1717. — Brinks: Hyperemesis-Behandlung. Westf. Ärzteblatt 5, 172 (1951). — Broadbent, I., and E. Finch: Protein requirement of infants. V. The estimation of serum protein concentration. Arch. Dis. Childh. 25, 134 (1950). — Brobeck, J. R.: Mechanism of the development of obesity in animals with hypothalamic lesions. Physiol. Rev. 26, 541 (1946). — Brobeck, J. R., I. Tepperman and C. N. H. Long: Experimental hypothalamic hyperphagia in the albino rat. Yale J. Biol. Med. 15, 831 (1942/43). ~ The effect of experimental obesity upon carbohydrate metabolism. Yale J. Biol. Med. 15, 893 (1942/43). — Brock, N., H. Druckrey u. H. Herken: Die Bedeutung des Kaliums für lebende Gewebe. Biochem. Z. 302, 393 (1939). — Brocklesby, H. N.: The chemistry and technology of marine animal oils with particular reference to those of Canada. Fisheries Research Bd. Canada, Bull. 59, 107 (1941). — Brockmann, H.: Geruch und Geschmack stereoisomerer Verbindungen. In Freudenbergs Stereochemie, S. 956. Leipzig u. Wien 1933. — Brodin, P., A. Aubin et A. Grigaut: Recherches sur le chimisme sérique, les éléments figurés du sang et la vitesse de sédimentation des hématies chez le vieillard. Presse méd. 1937 I, 641. — Brokaw, A.: Renal hypertrophy and polydipsia in potassium-deficient rats. Amer. J. Physiol. 172, 333 (1953). — Bronner, F., and R. S. Harris: bsorption and metabolism of calcium in human beings, studies with calcium[45]. Ann. N.Y. Acad. Sci. 64, 314 (1956). — Bronner, F., R. S. Harris, C. J. Maletskos and C. E. Benda: Studies in calcium metabolism. Effect of food phytates on calcium[45] uptake in boys on a moderate calcium breakfast. J. Nutr. 59, 393 (1956). — Bronte-Stewart, B., A. Antonis, L. Eales and J. F. Brock: Effects of feeding different fats on serum cholesterol level. Lancet 1956 I, 521. — Bronte-Stewart, B., and H. Blackburn: The effect of cornoil on lipid clearance in patients with ischaemic heart disease. In Sinclair, Essential fatty acids. 4th Internat. Conf. on Biochem. Problems of Lipids, p. 180. London 1958. — Bronte-Stewart, B., A. Keys, J. F. Brock, A. D. Moodie, M. H. Keys and A. Antonis: Serum-cholesterol, diet, and coronary heart-disease. An inter-racial survey in the Cape-Peninsula. Lancet 1955 II, 1103. — Brooke, R., A. H. Smith and P. K. Smith: Inorganic salts in nutrition. VII. Change in composition of bone of rats on a diet poor in inorganic constituents. J. biol. Chem. 104, 141 (1934). — Brookfield, R. W.: Magnesium deficiency in the rat. Brit. med. J. 1934, 848. — Brooks, R. V., R. R. McSwiney, F. T. G. Prunty and F. J. Y. Wood: Potassium deficiency of renal and adrenal origin. Amer. J. Med. 23, 391 (1957). — Brown, E. F., and W. R. Bloor: The nutritive value of the fatty acids of butter including their effect on the utilization of carotene. J. Nutr. 29, 349 (1945). — Brown, H. B., and J. H. Page: Plasma iodine fractions and plasma and hepatic cholesterol in rabbits. Circulation 2, 477 (1950). ~ Mechanism of iodide action on cholesterol metabolism. Circulation 5, 647 (1952). — Brown, W. R., and A. E. Hansen: Arachidonic and linolic acid of the serum in normal and eczematous human subjects. Proc. Soc. exp. Biol. (N.Y.) **36**, 113 (1937). — BROWN, W. R., A. E. HANSEN, G. O. BURR and I. MCQUARRIE: Effects of prolonged use of extremely low-fat diet on an adult human subject. J. Nutr. **16**, 511 (1938). — BROŻEK, J.: Changes of body composition in man during maturity and their nutritional implications. Fed. Proc. **11**, 784 (1952). — BROŻEK, J., R. BUZINA, A. HORVAT, F. MIKIČ and M. ZEBEC: Serum cholesterol in populations differing in fat intake: animal fat versus olive oil. Bull. sci. Conseil Acad. R.P.F. Yougosl. **3**, 46 (1956). — BROŻEK, J., C. B. CHAPMAN and A. KEYS: Drastic food restriction. Effect on cardiovascular dynamics in normotensive and hypertensive conditions. J. Amer. med. Ass. **137**, 1569 (1948). — BROŻEK, J., and A. KEYS: Evaluation of leanness-fatness in man. A survey of methods. Nutr. Abstr. Rev. **20**, 247 (1950). ~ Overweight, obesity and coronary heart disease. Geriatrics **12**, 79 (1957). — BRUCE, H. M., and R. K. CALLOW: Cereals and rickets. The rôle of inositolhexaphosphoric acid. Biochem. J. **28**, 517 (1934). — BRUCH, H., and G. TOURAINE: Obesity in childrenhood. II. The family frame of obese children. Psychosom. Med. **2**, 141 (1940). — BRÜCKEL, K. W., D. BERG, H. D. BERGER, H. JOBST, B. KOMMERELL, M. KREBS u. G. SCHETTLER: Fortschritte der Arterioskleroseforschung. Z. Kreisl.-Forsch. **47**, 923 (1958). — BRÜGGEMANN, J., u. H. ZUCKER: Zur Frage möglicher Gefahren und Nachteile der Antibiotikafütterung. Z. Tierernähr. Futterm.-kde. **11**, 65 (1956). — BRUGGEN, J. T. VAN, and J. V. STRAUMFJORD: High vitamin A intake and blood levels of cholesterol, phospholipids, carotene and vitamins C, A and E. J. Lab. clin. Med. **33**, 67 (1948). — BRULL, L.: Recherches sur le métabolisme minéral. La grandeur des besoins d'entretien en calcium, phosphore et magnésium. Bull. Scad. roy. Méd. Belg., VI. s., **1**, 444 (1936). — BRULL, L., G. BARAC, T. BRAKIER-ZELKOWIECZ, P. CLEMENS, R. CRISMER, J. DELTOMBE, A. DIVRY, L. DUBOIS, L. DUMONT, L. DUMONT-RUYTERS, A. LAMBRECHTS, R. NEUPREZ, A. NIZET, M. J. OP DE BEECK, J. PIERSOTTE et A. THOMAS: Les états de carence en Belgique pendant l'occupation allemande. 1940—1944. Paris 1945. — BRUMAN, F.: Der Einfluß eiweißarmer Ernährung auf den Stoffumsatz bei der Arbeit. Verh. dtsch. Ges. inn. Med. **45**, 417 (1933). ~ Die Wirkung von Calcium auf den Grundstoffwechsel beim Menschen. Klin. Wschr. **1939**, 1475. — BRUMAN, F., u. A. DELACHAUX: Der Einfluß der Ernährung auf den Stoffumsatz bei der Arbeit. Dtsch. Arch. klin. Med. **179**, 518 (1936). — BRUMAN, F., u. S. FINKELSTEIN: Die Wirkung kaliumreicher Fütterung auf den Stoffwechsel von Ratten. Z. ges. exp. Med. **99**, 268 (1936). — BRUNAUD, M.: Facteurs physiologiques internes de la production de la viande. Ann. Nutr. (Paris) **6**, H. 4/5, C 195 (1952). — BUCHANAN, J. M., A. B. HASTINGS and F. B. NESBETT: The effect of the ionic environment on the synthesis of glycogen from glucose in rat liver slices. J. biol. Chem. **180**, 435 (1949). — BUCK, R. C.: Minerals of normal and atherosclerotic aortas. Arch. Path. (Chicago) **51**, 319 (1951). ~ Distribution of acid mucopolysaccharides and lipids in tissues of cholesterol-fed rabbits. Arch. Path. (Chicago) **58**, 576 (1954). — BUCK, R. C., and R. J. ROSSITER: Lipids of normal and atherosclerotic aortas; a chemical study. Arch. Path. (Chicago) **51**, 224 (1951). — BUCKLEY, G., and W. HARTROFT: Effects of choline on cardiovascular lesions induced by feeding large doses of vitamin D. Amer. J. clin. Nutr. **2**, 396 (1954). — BUCKLEY, T. A.: The dietetic value of palm oil. Malay. agric. J. **24**, 485 (1936). — BUDOLFSEN, Sv. E.: The absorption of sodium chloride in the colon and the distal part of the small intestine. Acta physiol. scand. **32**, 148 (1954). — BÜCHNER, F.: Allgemeine Pathologie. Pathologie als Biologie und als Beitrag zur Lehre vom Menschen. München u. Berlin 1950. ~ Relative Durchblutungsnot des Herzmuskels. Akute Koronarinsuffizienz. Dtsch. med. Wschr. **1957**, 1037, 1065. — BÜCKMANN, J.: Beriberisymptome bei der Hypoglykämietherapie der Schizophrenie. Nervenarzt **10**, 412 (1937). — BÜNGER, H., E. FISSMER, H. SCHMIDT u. A. NAGELSBACH: Die Einschränkung der Eiweißgabe in der Schweinemast und ihre Auswirkung auf den Fettansatz. Z. Tierernähr. Futterm.-kde. **6**, 222 (1943). — BUENSOD, M., et P. FAVARGER: Observations sur la digestibilité des acides palmitique et stéarique et de leurs esters glycériques chez le rat. Helv. physiol. pharmacol. Acta **14**, 299 (1956). — BÜRGER, M.: Der Cholesterinhaushalt beim Menschen. In Neue Deutsche Klinik, Erg.-Bd. 2, S. 583. 1934. ~ Antiphlogistische Ernährung. Dtsch. med. Wschr. **1937**, 475. ~ Ernährungsstörungen, Ernährung als Heilfaktor. In Handbuch der inneren Medizin, Bd. 6, Teil 2, S. 655. Berlin 1944. ~ Die Lipoidosen. In Handbuch der inneren Medizin, Bd. 6, Teil 2, S. 807. Berlin 1944. ~ Altern und Krankheit. Leipzig: Georg Thieme 1947 u. 1954. — BÜRGER, M., u. O. GRÜTZ: Über hepatosplenomegale Lipoidose mit xanthomatösen Veränderungen in Haut und Schleimhaut. Arch. Derm. Syph. (Berl.) **166**, 542 (1932). — BÜRGER, M., u. H. HABS: Die alimentäre Hypercholesterinämie beim stoffwechselgesunden Menschen. Z. ges. exp. Med. **56**, 640 (1927). — BÜRGER, M., u. A. HEINRICH: Nahrungsausnutzungsversuche bei Gesunden und Kranken. 2. Mitt. Die Ausnutzung der Kriegskost. Dtsch. Z. Verdau-. u. Stoffwechselkr. **4**, 234 (1941). — BÜRGER, M., R. MANCKE u. K. A. SEGGEL: Die Nahrungsausnutzung beim kranken Menschen. Dtsch. Z. Verdau.- u. Stoffwechselkr. **2**, 209 (1939). — BÜRGER, M., u. W. MÖBIUS: Der Jod- und Cholesteringehalt des Blutes in seinen Beziehungen zur essentiellen Hypertonie. Klin. Wschr.

1934, 1349. — BÜRGER, M., W. SCHRADE u. H. LANDERS: Die diätetische Beeinflussung des Stoffwechsels bei hepatosplenomegaler Lipoidose. Z. klin. Med. 132, 594 (1937). — BÜTTNER, H. E.: Erkrankungen durch Mangan und seine Verbindungen mit besonderer Berücksichtigung der Lungenentzündungen. Ergebn. inn. Med. Kinderheilk. 58, 1 (1940). — BUGLIA, G.: Untersuchungen über die biologische Bedeutung und den Metabolismus der Eiweißstoffe. X. Gesamtstickstoff und Aminosäurestickstoff im Harn der per os mit Fleisch oder auf intravenösem Wege mit den Verdauungsprodukten des Fleisches ernährten Tiere. Z. Biol. 58, 162 (1912). — BUGNARD, L., F. CHEVALIER et J. COURSAGET: Utilisation du cholestérol-C^{14} pour l'étude de l'absorption et de l'excrétion intestinale du cholestérol chez le rat. J. Physiol. (Paris) 45, 413 (1953). — BULL, H. B.: The chemistry of amino acids and proteins. Ann. Rev. Biochem. 21, 179 (1952). — BUNGE, G. v.: Lehrbuch der Physiologie des Menschen, Bd. 2. Leipzig 1901. — BURGET, G. E.: Attempts to produce experimental thyroid hyperplasia. Amer. J. Physiol. 44, 492 (1917). — BURGOS, A.: Thèse de Médicine No 292. Paris 1949. — BURN, J. H.: Hypophysenvorderlappen und Fettstoffwechsel. Schweiz. med. Wschr. 1938, 932. — BURNETT, C. H., R. R. COMMONS, F. ALBRIGHT and J. C. HOWARD: Hypercalcemia without hypercalcuria or hypophosphatemia, calcinosis and renal insufficiency. New Engl. J. Med. 240, 787 (1949). — BURR, G. O.: Significance of the essential fatty acids. Fed. Proc. 1, 224 (1942). — BURR, G. O., J. B. BROWN, S. P. KASS and W. O. LUNDBERG: Comparative curative values of unsaturated fatty acids in fat deficiency. Proc. Soc. exp. Biol. (N.Y.) 44, 242 (1940). — BURR, G. O., and M. M. BURR: A new deficiency disease produced by the rigid exclusion of fat from the diet. J. biol. Chem. 82, 345 (1929). ~ On the nature and role of the fatty acids essential in nutriton. J. biol. Chem. 86, 587 (1930). — BURR, G. O., M. M. BURR and E. S. MILLER: On the fatty acids essential in nutrition. III. J. biol. Chem. 97, 1 (1932). — BURRI, C.: Salzlagerstätten und ihre Entstehung. Ciba-Z. 7, 2552 (1956). — BURTON, A. C., and A. EDHOLM: Man in cold environment. London 1955. — BURTON, H. B.: The influence of cereals upon the retention of calcium and phosphorus in children and adults. J. biol. Chem. 85, 405 (1930). — BUYTENDIJK, F. J. J.: Wesen und Sinn des Spiels. Berlin: Kurt Wolff 1933. — BUZINA, R., and A. KEYS: Blood coagulation after a fat meal. Ref. in Circulation 14, 854 (1956). — BYERS, S. O., M. FRIEDMAN and R. H. ROSEMAN: Review on the regulation of blood cholesterol. Metabolism 1, 479 (1952).

CAHILL, W. M.: Urinary excretion of thiamine on high-fat and high-carbohydrate diets. J. Nutr. 21, 411 (1941). — CAJELLI, G.: Modificationi ematochinuche del quadro lipemico in riferimento al decorso pestoperatorio. Richerche sperimentali. Pat. sper. 44, 451 (756). — CALLOWAY, D. H., and H. SPECTOR: Nitrogen utilization during caloric restiction. I. The effect of dietary fat content. J. Nutr. 56, 533 (1955). ~ Nitrogen utilization during caloric restriction. III. The effect of preceding diet. J. Nutr. 57, 73 (1955). — CAMPBELL, H. L.: Sodium chloride as an adjunct to a diet of whole wheat and whole milk. Amer. J. Physiol. 147, 340 (1946). — CAMPBELL, H. L., and H. C. SHERMAN: Influence of the calcium intake level upon the complete life cycle of the albino rat. Amer. J. Physiol. 144, 717 (1945). — CAMPBELL, J. A.: Nitrogen partition in the urine of the races in Singapore. Biochem. J. 13, 239 (1919). ~ Ernährung und Resistenz gegen Sauerstoffmangel. Quart. J. exp. Physiol. 29, 259 (1939). — CANALS, E., R. MARIGNAN et S. CORDIER: A propos de l'assimilation du calcium par voie rectale. Bull. Acad. nat. Méd. (Paris) III. s. 136, 476 (1952). ~ Etude de l'assimilation du calcium par Ca^{45}. Comparaison des voies orale et rectale. Ann. pharm. franç. 9, 318 (1951). — CANNON, P. R., L. R. FRAZIER and R. H. HUGHES: Influence of potassium on tissue protein synthesis. Metabolism 1, 49 (1952). — CARBONESCHI, W. R., e A. SPANDONARI: Sui rapporti tra rene ed aterosclerodi sperimentale. Dati sul comportamento dei lipidi del sangue e del fegato, in seguito all'incapsulamento dei reni. Rass. ital. Chir. Med. 5, 263 (1956). — CARCASSI, U., e F. PITZUS: Valore e significato della determinazione della proteina-C reattiva e della transaminasi glutamico-soolacetica nell'infarto del miocardio. Minerva med. (Torino) 1957, 1449. — CARERE e COMES: Azione delle diete acide e alcaline nei ratti albini. Boll. Soc. ital. Biol. sper. 9, 985 (1934). — CARFAGNO, S. C., and W. A. STEIGER: The serum lipids in lipemia retinalis. Amer. J. med. Sci. 221, 379 (1951). — CARLSSON, A., M. LINDQVIST and T. MAGNUSSON: The effect of vitamin D on the absorption of inorganic phosphate. Acta physiol. scand. 31, 301 (1954). — CARMAN, G. G., and H. H. MITCHELL: Estimation of the surface area of the white rat. Amer. J. Physiol. 76, 380 (1926). — CARPENTER, T. M.: The relative nutritional values of animal and vegetable proteins for animals. Brit. J. Nutr. 5, 243 (1951). — CARPENTER, T. M., and E. L. FOX: The gaseous exchange of the human subject. III. As affected by small quantities of levulose. J. Nutr. 2, 389 (1930). ~ The effect of muscular work upon the respiratory exchange of man after the ingestion of glucose and of fructose. I. Mitt. Arbeitsphysiologie 4, 532 (1931). — CARROLL, K. K.: Rape oil and cholesterol metabolism in different species with reference to experimental atherosclerosis. Proc. Soc. exp. Biol. (N.Y.) 94, 202 (1957). — CARROLL, K. K., and R. L. NOBLE: Erucic acid and cholesterol excretion in the rat. Canad. J. Biochem. 34, 981 (1956). — CARROLL, R. W., G. W.

HENSLEY u. W. R. GRAHAM jr.: Der Ort der Stickstoffresorption bei Ratten, die mit rohem und hitzebehandeltem Sojabohnenmehl gefüttert wurden. Science **115**, 36 (1952). — CARTTAR, M. S., F. C. McLEAN and M. R. URIST: The effect of calcium and phosphorus content of the diet upon the formation and structure of bone. Amer. J. Path. **26**, 307 (1950). — CARTWRIGHT, G. E.: Dietary factors concerned in erythropoiesis. Blood **2**, 111, 256 (1947). ~ The relationship of copper, cobalt, and other trace elements to hemopoiesis. Amer. J. clin. Nutr. **3**, 11 (1955). — CARTWRIGHT, G. E., L. D. HAMILTON, C. J. GUBLER, N. M. FELLOWS, H. ASHENBRUCKER and M. M. WINTROBE: The anemia of infection. XIII. Studies on experimentally produced acute hypoferremia in dogs and the relationship of the adrenal cortex to hypoferremia. J. clin. Invest. **30**, 161 (1951). — CASIMIR, J., u. G. JAKOVLIV: Untersuchung über die Aminosäuren in gelierten Früchten, Fruchtkonserven und Konfitüren Ind. agric. aliment. **69**, 787 (1952). — CASKEY, C. D., W. D. GALLUP and L. C. NORRIS: The need for manganese in the bone development of the chick. J. Nutr. **17**, 407 (1939). ~ Proc. Soc. exp. Biol. (N.Y.) **40**, 590 (1938). — CASPARI, W., u. E. STILLING: Der Eiweißstoffwechsel. In Handbuch der Biochemie, Bd. VIII, S. 636 u. 744. Jena 1925. — CASTAGNARI, G.: L'ergocronomiogramma nell'uomo per i diversitipi du alimentazione. I. La curva da crane. Boll. Soc. ital. Biol. sper. **10**, 603 (1935). — CATHCART, E. P., and A. M. MURRAY: A dietary survey in terms of the actual foodstuffs consumed. Spec. Rep. Ser. med. Res. Coun. (Lond.) **218**, 5 (1936). — CAUER, H.: Chemisch-bioklimatische Studien in der Bretagne. I. Mitt. Biochem. Z. **292**, 116 (1937). ~ Chemisch-bioklimatische Studien in der Bretagne. II. Mitt. Biochem. Z. **299**, 69 (1938). — CERECEDO, L. R., F. P. PANZARELLA, A. B. VASTA and E. C. DE RENZO: Studies on essential fatty acid deficiency in three strains of mice. J. Nutr. **48**, 41 (1952). — CHAKRAVARTI, R. N., U. N. DE and B. MUKERJI: Studies in experimental atherosclerosis. Part. II. Biochemical alterations in experimental cholesterol atherosclerosis of rabbits with special reference to liver function. Indian J. med. Res. **44**, 677 (1956). ~ Studies in experimental atherosclerosis. Part. III. Effect of desiccated thyroid and oestrogen on the regression of experimental cholesterol atherosclerosis. Indian J. med. Res. **44**, 683 (1956). ~ Studies in experimental atherosclerosis. Part. V. Therapeutic effect of ascorbic acid and vitamin B_{12} in cholesterol atherosclerosis. Indian J. med. Res. **45**, 315 (1957). — CHALATOW, S. S.: Bemerkungen zu den Arbeiten über die sogenannte experimentelle Cholesterinsteatose oder experimentelle Cholesterinkrankheit des Kaninchens und anderer Tiere. Virchows Arch. path. Anat. **272**, 691 (1929). — CHAPMAN, C. B., T. GIBBONS and A. HENSCHEL: The effect of the rice-fruit diet on the composition of the body. New Engl. J. Med. **243**, 899 (1950). — CHARIT, A. J., L. D. KASCHEWNIK u. S. A. NEIFACH: Beiträge zur Frage über den Stoffwechsel im Organismus bei reichlicher Eiweißernährung. Fiziol. Ž. (Moskau) **19**, 508 (1935). — CHARKEY, L. W., H. S. WILGUS, A. R. PATTON and F. X. GASSNER: Vitamin B_{12} in amino acid metabolism. Proc. Soc. exp. Biol. (N.Y.) **73**, 21 (1950). — CHARPY, J.: Bull. Soc. franç. Derm. Syph. 117 (1948). — CHENAU, U. A., A. MARIANI y CAMPONORO: Lipidos totales, colesterol y fosfolipidos del suero sanguineo. Tecnica para su desaje. Dates comparativos con otros paises. Rev. Asco. bioquim. argent. **21**, 67 (1956). — CHENG, A. L. S., T. M. GRAHAM, R. B. ALFIN-SLATER and H. J. DEUEL jr.: The effect of fat level of the diet on general nutrition. XV. J. Nutr. **55**, 647 (1955). — CHENG, A. L. S., M. G. MOREHOUSE and H. J. DEUEL jr.: The effect of the level of dietary calcium and magnesium on the digestibility of fatty acids, simple triglycerides, and some natural and hydrogenated fats. J. Nutr. **37**, 237 (1949). — CHESLY, L. C., W. H. SOMERS and F. H. VANN: A further follow-up study of eclampsie. Amer. J. Obstet. Gynec. **56**, 409 (1948). — CHESNEY, A. M., T. A. CLAWSON and B. WEBSTER: Endemic goitre in rabbits. III. Effect of administration of iodine. Bull. John Hopk. Hosp. **43**, 261 (1928). — CHICK, H.: The nutritive value of proteins and a survey of the methods in use for its determination. Ernähr. u. Verpfleg. **1**, 88 (1949). ~ Nutritive value of vegetable proteins and its enhancement by admixture. Brit. J. Nutr. **5**, 261 (1951). — CHICK, H., F. COPPNING and E. B. SLACK: Nutritive values of wheat flours of different extraction rate. Lancet **1946 I**, 196. — CHIPAULT, J. R., W. O. LUNDBERG and G. O. BURR: The chemical determination of tocopheroles in animal fats. The stability of hog fats in relation to fatty acid composition and tocopherol contents. Arch. Biochem. 8, 321 (1945). — CHITTENDEN, R. H.: The nutrition of man. New York 1907. — CHOU, T. P., and W. H. ADOLPH: Copper metabolism in man. Biochem. J. **29**, 476 (1935). — CHRISTENSEN, E. H., u. O. HANSEN: III. Arbeitsfähigkeit und Ernährung. Skand. Arch. Physiol. 81, 160 (1939). — CHRISTENSEN, H. N., P. B. WILBER, B. A. COYNE and J. H. FISHER: Effects of simultaneous or prior infusion of sugars on the fate of infused protein hydrolysates. J. clin. Invest. **34**, 86 (1955). — CHRISTIAN, P.: Herz und Kreislauf. In Handbuch der Neurosenlehre und Psychotherapie, Bd. II. 1959. — CHRUSCIEL, M., and T. CHRUSCIEL: The anti-atherosclerotic action of a-phenylopropionic acid. Pat. pol. **7**, 209 (1956). — CLANDININ, D. R., J. M. STEVENS, A. B. MORRISON and A. B. ROBLEE: Liberation of lysine by acid and enzymes from heated lysine-glucose mixture. J. biol. Chem. **190**, 219 (1951). — CLARK, DE, and A. BRUNSCHWIG: Intravenous nourishment with protein, carbohydrate and fat in man. Proc. Soc. exp. Biol. (N.Y.) **49**, 329 (1942). — CLARK, H. E., E. T. MERTZ, E. H. KWONG, J. M. HOVE and D. C. DE LONG: Amino acid requirements of men and women. I. Lysine. J. Nutr. **62**, 71 (1957). — CLARK, M. L.: Milk consumption and the growth of schoolchildren. Lancet **1929I**, 1270. — CLARKSON, L., and L. H. NEWBURGH: The relation between atherosclerosis and ingested cholesterol in the rabbit. J. exp. Med. **43**, 595 (1926). — CLAUSER, G., u. J. SPRANGER: Hinweise auf die Ätiologie der Fett- und Magersucht aus Volkstum, Kunst, Medizingeschichte und Wissenschaft. Münch. med. Wschr. **1957**, 53. — CLAWSON, B. J., and E. T. BALL: Incidence of fatal coronary disease in non diabetic and diabetic persons. Arch. Path. (Chicago) **48**, 105 (1949). — CLAYTON, C. C., and C. A. BAUMANN: Some effects of diet on the resistance of mice toward 2,4-dinitrololuene. Arch. Biochem. **5**, 115 (1944). ~ Effect of fat and calories on resistance of mice to 2,4 dinitro toluene. Arch. Biochem. **16**, 415 (1948). — CLÉMENT, G., J. CLÉMENT et E. LE BRETON: Recherches sur les déséquilibres entre les constituants lipidiques des structures cellulaires au cours de l'installation de l'hépatome expérimental du rat. 2. Étude du foie de rat ayant ingéré un régime équilibré additionné de cholésterol. Arch. Sci. physiol. **8**, 259 (1954). — CLEMENTI, A.: Sull'ipersecrezione enterica dei lipidi durante l'iperlipidemia sperimentale. Atti Accad. naz. Lincei **12**, **660** (1952). — COBET, R., u. F. BRAMIGK: Über Messung der Wärmestrahlung der menschlichen Haut und ihre klinische Bedeutung. Dtsch. Arch. klin. Med. **144**, 45 (1924). — COHEN, E., and C. A. ELVEHJEM: The relation of iron and copper to the cytochrome and oxidase content of animal tissues. J. biol. Chem. **107**, 97 (1934). — COHEN, H., and G. R. TRUDHOPE: Dextran sulphate: Use as an anticoagulant and action in lowring serum cholesterol. Brit. med. J. **1956**, No 5000, 1023. — COHN, W. C., and D. M. GREENBERG: Studies in mineral metabolism with the aid of artificial radioactive isotopes. I. Absorption, distribution and excretion of phosphorus. J. biol. Chem. **123**, 185 (1938). — COLBY, R. W., and C. M. FRYE: Effect of feeding various levels of calcium, potassium and magnesium to rats. Amer. J. Physiol. **166**, 209 (1951). ~ Effect of feeding high levels of protein and calcium in rat rations on magnesium deficiency syndrome. Amer. J. Physiol. **166**, 408 (1951). — COLLEN, M. F.: Blood cholesterol studies in coronary artery disease. Permanente Fdn med. Bull. **7**, 55 (1949). — COLLESSON, L., CL. PERNOT et F. VARENNE: Le taux des constituants lipidiques du sérum et le rapport phospholipides/cholestérol à l'état normal et en pathologie. Influence prépondérante des habitudes alimentaires. Sem. Hôp. Paris, Path. Biol., Ann. Rech. méd. **1956**, 699. — COLLINS, H. S.: Inadequacy of the 24 hr dietary history as a true estimate of food intake in times of acute shortage as demonstrated by experience in Vienna in 1946. Brit. J. Nutr. **2**, 282 (1949). — COLLINS, H. S., L. M. KRAFT, T. D. KINNEY, C. S. DAVIDSON, J. YOUNG and F. J. STARE: Parenteral nutrition. III. Studies on the tolerance of dogs to intravenous administration of fat emulsions. J. Lab. clin. Med. **33**, **143** (1948). — COMAR, C. L.: Semi-Annual Progress Report, Univ. of Tennessee-Atomic Energy Commission Agricultural Research Program, ORO-110. December 31, 1953. — COMAR, C. L., and G. K. DAVIS: Untersuchungen über den Kobaltstoffwechsel. Ausscheidung und Verteilung von radioaktivem Kobalt bei Rindern. Arch. Biochem. **12**, 257 (1947). — COMAR, C. L., L. SINGER and G. K. DAVIS: Molybdenum metabolism and interrelationship with copper and phosphorus. J. biol. Chem. **180**, 913 (1949). — COMAR, C. L., and R. H. WASSERMAN: Radioisotopes in the study of mineral metabolism. Progr. Nuclear Energy, VI. s. **1**, 153 (1956). — COMMON, R. H.: Phytic acid and mineral metabolism in poultry. Nature (Lond.) **143**, 379 (1939). — CONNER, R. T., and H. C. SHERMAN: Some aspects of protein intake in relation to growth and rate of calcification. J. biol. Chem. **115**, 695 (1936). — CONRAD, K.: Der Konstitutionstypus als genetisches Problem. Berlin 1941. ~ Die Cerebralsklerose vom Standpunkt des Psychiaters. Dtsch. med. J. **8**, 299 (1957). — CONSTANTINIDES, P.: Mast cells and susceptibility to experimental atherosclerosis. Science **117**, 505 (1953). — CONTI, C.: Nuove concezioni sull'assorbimento e sulla excrezione intestinale du grassi. Rass. Fisiopat. clin. ter. **22**, 145 (1950). — COOK, R. P.: Cholesterol feeding and fat metabolism. Biochem. J. **30**, 1630 (1936). — COOK, R. P., D. C. EDWARDS and CHR. RIDDELL: Cholesterol metabolism. VII. Cholesterol absorption and excretion in man. Biochem. J. **62**, 225 (1956). — COOK, R. P., J. J. ELKES, A. C. FRAZER, J. PARKES, A. L.-P. PEENEY, H. G. SAMMONS and G. THOMAS: Anomalies of intestineal absorption of fat. I. The determination and significance of faecal fat. Quart. J. Med. **15**, 141 (1946). — COOKE, R. E.: Role of potassium in the prevention of alkalosis. Amer. J. Med. **17**, 180 (1954). — COONS, C. M.: Basal metabolism in relation to nutritional status. Amer. J. Physiol. **98**, 698 (1931). — COPEMAN, W. S. C.: Discussion on obesity. Proc. roy. Soc. Med. **43**, 346 (1950). — COPP, D. H., and D. M. GREENBERG: A tracer study of iron metabolism with radioactive iron. J. biol. Chem. **164**, 377 (1946). — COPP, D. H., M. J. CHACE and F. DUFFY: Effects of severe phosphorus deficiency on the metabolism and histology of bone. Fed. Proc. **6**, 245 (1947). — COPPO, M., H. P. VECHI e R. LORENZINI: Dati attuali sulla parte svolta dai lipidi nell'aterosclerosi. Bull. schweiz. Akad. med. Wiss. **13**, 179 (1957). — CORBOULD, J., and R. E. MCKECHNIE: The intravenous feeding of amino acids. Amer. J. Digest Dis. **6**, 185 (1939). — CORI, C. F., and G. T. CORI: The fate of sugar in the animal body. VIII. J. biol. Chem. **76**, 755 (1927). ~ Influence of insuline and epinephrine on glycogen formation in liver. J. biol. Chem. **85**, 275 (1929). — CORNBLEET, T.: Use of maize oil (unsaturated fatty acids) in the treatment of eczema: Preliminary report. Arch. Derm. Syph. (Chicago) **31**, 224 (1935). — CORSA, L., J. M. OLNEY, R. W. STEENBURG, M. R. BALL and F. D. MOORE: The measurement of exchangeable potassium in man by isotope dilution. J. clin. Invest. **29**, 1280 (1950). — COTTET, J., et A. MATHIVAT: Les modificateurs du syndrome biochimique de l'athérosclérose. Journées thérap. Paris 1955, S. 161. 1956. — COWARD, K. H., E. W. KASSNER and L. W. WALLER: The shortage of calcium in the poorer class diet. Brit. med. J. **1**, 59 (1938). — COX jr., W. M., R. C. ELLINGSON and A. J. MUELLER: Nitrogen utilization in caloric insufficiency. Pediatrics **11**, 435 (1953). — COX, W. M., and M. IMBODEN: The rôle of calcium and phosphorus in determining reproductive succes. J. Nutr. **11**, 147 (1936). — CRAIG, J. M., and CH. E. MADDOCK: Observations on nature of galactose toxicity in rats. Arch. Path. (Chicago) **55**, 118 (1953). — CRAIG, J. W., W. R. DRUCKER, M. MILLER, J. E. OWENS and H. WOODWARD: The metabolism of fructose in the liver of normal and diabetic subjects. J. Lab. clin. Med. **38**, 800 (1951). — CRAIG, J. W., W. R. DRUCKER, M. MILLER, J. E. OWENS, H. WOODWARD jr., B. BROFMAN and H. W. PRITCHARD: Metabolism of fructose by the liver of diabetic and non-diabetic subjects. Proc. Soc. exp. Biol. (N.Y.) **78**, 698 (1951). — CREDITOR, M. C., B. G. CREECH and M. NAIR: Some observations of effects of intravenous fat emulsions on erythrocyte fragility. Proc. Soc. exp. Biol. (N.Y.) **82**, 83 (1953). — CREECH jr., O., G. L. JORDAN jr., and M. E. DE BAKEY: The effect of chronic hypercholesterolemia on synthetic aortic substitutes. Surg. Gynec. Obstet. **104**, 385 (1957). — CREMER, H. D.: Ernährungsfragen im Hochgebirge. Klin. Wschr. **1944**, 239. ~ Mineralien als Nahrungsbestandteile. In: Gegenwartsprobleme der Ernährungsforschung, S. 239. 1953. ~ Die ernährungsphysiologische Bedeutung des Zuckers. Zucker **9**, 598 (1956). ~ Ernährung und „Zivilisationskrankheiten". Angew. Chem. **68**, 30 (1956). ~ Neuere Erkenntnisse der Ernährungsphysiologie. Medizinische **1956**, 177. ~ Die ernährungsphysiologische Bedeutung des Zuckers. Medizinische **1956**, 1458. ~ Neuere Erkenntnisse über die Bedeutung der experimentellen Karies. Medizinische **1957**, 1214. — CREMER, H. D., u. R. ANTONI: Zit. nach CREMER 1953. — CREMER, H. D., W. BÜTTNER, C. DITTMANN u. W. VOELKER: Ernährungsfaktoren bei Zahn- und Knochenbildung. II. Der Mineralgehalt der Zähne bei Carieskost. Biochem. Z. **324**, 83 (1953). — CREMER, H. D., W. HENNIG u. H. WEBER: Die Resorption von Ca^{45} im Rectum. Arzneimittel-Forsch. **3**, 448 (1953). — CREMER, H. D., u. W. HERR: Calcium und Strontium. In: Radioaktive Isotope in Physiologie, Diagnostik und Therapie. Berlin-Göttingen-Heidelberg 1953. — CREMER, H. D., W. HERR u. H. SPÄTH: Ernährungsfaktoren bei Zahn- und Knochenbildung. I. Ca-Resorption und Ca-Einlagerung nach Zufuhr verschiedener mit Ca^{45} markierter Salze. Biochem. Z. **322**, 512 (1951). — CREMER, H. D., u. K. LANG: Die Bedeutung des Topinambur für die menschliche Ernährung. Z. Lebensmitt.-Untersuch. **91**, 405 (1950). — CREYSSEL, R., J. P. GARIN, Y. CILLE et P. COULON: L'utilisation thérapeutique des mélanges d'acides aminés. I. Possibilité d'une alimentation artificielle prolongée dans le cadre de la réanimation médicale. Presse méd. **1958**, 255. — CREYX, M., G. LEVY et L. TEXIER: Presse méd. **53**, 631 (1948). — CROCKETT, M. E., and H. J. DEUEL jr.: A comparison of the coefficient of digestibility and the rate of absorption of several natural and artificial fats as influenced by melting point. J. Nutr. **33**, 187 (1947). — CRONHEIM, W., u. E. MÜLLER: Stoffwechselversuche an gesunden und rachitischen Kindern mit besonderer Berücksichtigung des Mineralstoffwechsels. Biochem. Z. **9**, 76 (1908). — CRUICKSHANK, E. M.: Studies in fat metabolism in the fowl. I. The composition of the egg fat and depot fat of the fowl as affected by the ingestion of large amount of different fats. Biochem. J. **28**, 965 (1934). — CURTIS, A. C., and E. M. KLINE: Influence of liquid petrolatum on the blood content of carotene in human feces. Arch. intern. Med. **63**, 54 (1939). — CURTIS, G. M., and B. FERTMAN: Jodine in nutrition. J. Amer. med. Ass. **139**, 28 (1949). — CURTIUS, F.: Gefäßnervensystem und Psyche. Z. psycho-som. Med. **1**, 81 (1955). — CURTIUS, F., K. HARTWIG u. H. E. SEHNERT: Der Arthritismus. Lübeck 1956. — CZACZKES, J. W., and K. GUGGENHEIM: The influence of diet on the riboflavin metabolism of the rat. J. biol. Chem. **162**, 267 (1946).

DAGGS, R. Q., and A. G. EATON: Metabolic studies in partially hypophysectomized dogs. Amer. J. Physiol. **106**, 299 (1933). — DALY, C., and D. B. DILL: Salt economy in humid heat. Amer. J. Physiol. **118**, 285 (1937). — DAM, H.: Bedarf an ungesättigten Fettsäuren. Fette u. Seifen **58**, 977 (1956). ~ Die essentiellen Fettsäuren. In: Die ernährungsphysiologischen Eigenschaften der Fette. 1. Symposion zu Mainz. Wiss. Veröff. Dtsch. Ges. Ernährung **1**, 1 (1958). — DAMIG, W.: Die Bedeutung der Wasserzufuhr für den Stoffwechsel und die Ernährung des Menschen. Leipzig 1898. — DANIELS, A. L., and G. J. EVERSON: The relation of manganese to congenital debility. J. Nutr. **9**, 191 (1935). — DANIELS, A. L., and M. K. HUTTON: Mineral deficiencies of milk as shown by growth and fertility of white rats. J. biol. Chem. **63**, 143 (1925). — DANIELS, A. L., and O. E. WRIGHT: Iron and copper retentions in young children. J. Nutr. 8, 125 (1934). — DANOPOULOS, E., u. B. ANGELOPOULOS: Vergleichende Untersuchung über die Veränderung des Diabetes in den Vorkriegs-, Kriegs- und Nachkriegsjahren in Griechenland. Klin. Wschr. 31, 1076 (1953). — DANOWSKI, T. S., E. B. FERGUS and F. M. MATEER: The low salt syndromes. Ann. intern. Med. 43, 643 (1955).— DARBY, W. J.: Iron and copper. J. Amer. med. Ass. 142, 1288 (1950). — DARBY, W. J., P. F. HAHN, M. M. KASER, R. C. STEINKAMP, P. M. DENSEN and M. B. COOK: The absorption of radioactive iron by children 7—10 years of age. J. Nutr. 33, 107 (1947). — DARROW, D. C.: Disturbances of water and electrolytes in infantile diarrhea. Pediatrics 3, 129 (1949). ~ Physiological basis of potassium therapy. J. Amer. med. Ass. 162, 1310 (1956). — DASKALAKIS, E. G., and J. L. CHAIKOFF: The significance of esterification in the absorption of cholesterol from the intestine. Arch. Biochem. 58, 373 (1955). — DAUBERT, B. F.: The composition of fats. J. Amer. Oil chem. Soc. 26, 556 (1949). — DAUFERTH, C. H.: Hereditary adiposity in mice. J. Hered. 18, 153 (1927). — DAVIDSON, CH. S.: Disturbances in nutrition relating to liver disease in man. Vitam. and Horm. 12, 137 (1954). — DAVIDSON, CH. S., and R. D. ECKHARDT: Effect on urinary nitrogen excretion of rate of administration of solution of amino acids in man. Proc. Soc. exp. Biol. (N.Y.) 79, 382 (1952). — DAVIDSON, J. D.: Diet and lipotropic agents in arteriosclerosis. Amer. J. Med. 11, 736 (1951). — DAVIDSON, J. D., W. MEYER and F. E. KENDALL: The effect of choline and inositol upon experimental canine arteriosclerosis. Circulation 2, 471 (1950). — DAVIES, D. F.: Plasma surface activity: Fatty acids as surface active agents. In SINCLAIR: Essential fatty acids 4th Internat. Conf. on Biochem. Problems of Lipids, p. 224. London 1958. — DAVIS, D., B. STERN and G. LESNICK: The lipid and cholesterol content of the blood of patients with angina pectoris and arteriosclerosis. Ann. intern. Med. 11, 354 (1937). — DAVIS, H. W., J. B. S. HALDANE and G. L. PESKETT: The excretion of chlorides and bicarbonates by the human kidney. J. Physiol. (Lond.) 56, 296 (1922). — DAVIS, N. J.: Calcium, phosphorus and nitrogen retention of children. Effects of acid-forming and baseforming diets. Amer. J. Dis. Child. 49, 611 (1935). — DAY, A. J., and G. K. WILKINSON: Severity of atherosclerosis in rabbits in relation to serum lipids and to aorta cholesterol content. Aust. J. exp. Biol. med. Sci. 34, 423 (1956). — DAY, A. J., G. K. WILKINSON, H. R. GILMORE, C. J. SCHWARZ and J. A. PETERS: Effect of protamine on alimentary lipemia. Circulation 16, 72 (1957). — DAY, H. C., and E. V. MCCOLLUM: Mineral metabolism, growth and symptomatology of rats on a diet extremely deficient in phosphorus. J. biol. Chem. 130, 269 (1939). — DAY, H. C., and E. B. SKIDMORE: Some effects of dietary zinc deficiency in the mouse. J. Nutr. 33, 27 (1947). — DEAN, H. T.: The nutritional adequacy of vegetable substitute for milk. Brit. J. Nutr. 5, 269 (1951). — DEAN, H. T., F. A. ARNOLD jr. and E. ELVOVE: Domestic water and dental caries. 5. Additional studies of the relation of fluoride domestic water to dental caries experience in 4425 white children, aged 12 to 14 years, of 13 cities in 4 States. Publ. Hlth Rep. (Wash.) 57, 1155 (1942). — DEAN, H. T., and E. ELVOVE: Further studies on the minimal threshold of chronic endemic dental fluorosis. Publ. Hlth Rep. (Wash.) 52, 1249 (1937). — DEAN, R. F. A.: Vortrag im ärztlichen Verein Hamburg. Ref. Hamburg. Ärztebl. 3, 99 (1949). — DELARGE, J.: Un facteur physiologique externe de la production de la viande: l'alimentation. Ann. Nutr. (Paris) 6, H. 4/5, C 223 (1952). — DEMOLE, V.: Jod. Fluor, Thyreoidea bei den Schülern in der Schweiz. Bull. Acad. suisse Sci. Méd. 430 (1951). ~ Valeur diététique du fluor, son effet anticarie. In: Gegenwartsprobleme der Ernährungsforschung, S. 261. 1953. — DEMOLE, V., TH. v. FELLENBERG, A. J. HELD u. H. SCHMID: Fluor, carie dentaire et thyroïde. Observations récentes faites en Valais. Bull. Acad. suisse Sci. Méd. 7, 440 (1951). — DEMOLE, V., et A.-J. HELD: Fluor et santé générale. Etat de santé de la population autochtone et immigrée du village de Sembrancher. Schweiz. med. Wschr. 1953, 362. — DENNIG, H.: Die Bedeutung der Wasserzufuhr für den Stoffwechsel und die Ernährung des Menschen. Leipzig 1898. ~ Beeinflussung des Säure-Basenhaushalts als Heilmittel. Zbl. inn. Med. 194 (1932). ~ Über Steigerung der körperlichen Leistungsfähigkeit durch Eingriffe in den Säurebasenhaushalt. Dtsch. med. Wschr. 1937 I, 733. ~ Über künstliche Steigerung der körperlichen Leistungsfähigkeit. Naunyn-Schmiedeberg's Arch. exp. Path. Pharmak. 195, 258 (1940). — DENNIG, H., u. H. BECKER-FREYSENG: Über gesteigerte körperliche Leistungsfähigkeit durch Unterstützung natürlicher Regulationen im Säurebasenhaushalt. Hippokrates (Stuttgart) 8, 707 (1937). — DENNIG, H., H. BECKER-FREYSENG, E. KRAUSE u. W. ALBATH: Steigerung körperlicher Arbeit durch künstliche Alkalose. Naunyn-Schmiedeberg's Arch. exp. Path. Pharmak. 186, 611 (1937). — DENNIG, H., H. BECKER-FREYSENG, R. RENDENBACH u. G. SCHOSTAK: Über künstliche Steigerung der körperlichen Leistungsfähigkeit. Leistungssteigerung in künstlicher Alkalose bei wiederholter Arbeit. Naunyn-Schmiedeberg's Arch. exp. Path. Pharmak. 195, 261 (1940). — DENNIG, H., D. B. DILL u. I. H. TALBOTT: Bilanzuntersuchung einer Salmiakazidose. Naunyn-Schmiedeberg's Arch. exp. Path. Pharmak. 144, 297 (1929). — DENNIG, H., H. J. GOTTSCHALK u. L. TEUTSCHER: Über Säuerung und Alkalisierung durch Salze und Nahrungsmittel. Naunyn-Schmiedeberg's Arch. exp. Path. Pharmak. 174, 468 (1934). — DENNIG, H., K. PETERS u. O. SCHNEIKERT: Die Beeinflussung körperlicher

Arbeit durch Azidose und Alkalose. Naunyn-Schmiedeberg's Arch. exp. Path. Pharmak. **165**, 161 (1932). — DENNIG, H., I. H. TALBOTT, H. T. EDWARDS and D. B. DILL: Effects of acidosis and alkalosis upon capacity for work. J. clin. Invest. **9**, 603 (1931). — DENTON, A. E., and C. A. ELVEHJEM: Enzymatic liberation of amino acids from different proteins. J. Nutr. **49**, 221 (1953). — DESHPANDE, P. D., A. E. HARPER, F. QUIROS-PEREZ and C. A. ELVEHJEM: Further observations on the improvement of polished rice with protein and amino acid supplements. J. Nutr. **57**, 415 (1955). — DESNUELLE, P., u. G. BONJOUR: Nouvelles recherches sur l'hydrolyse préférentielle des liaisons sérine et thréonine dans les protéines. Biochem. biophys. Acta (Amsterd.) **7**, 451 (1951). — DETLEFSEN, A.: Der Nahrungsmittelileus. Z. ges. inn. Med. **2**, 466 (1947). — DEUEL jr., H. J.: The intermediary metabolism of fructose and galactose. Physiol. Rev. **16**, 173 (1936). ~ Studies on the comparative nutritive value of fats. IX. The digestibility of margarine fat in human subjects. J. Nutr. **32**, 69 (1946). ~ In A. E. BAILEY, Cottonseed products, p. 763. New York 1948. ~ The lipids. Their chemistry and biochemistry. 1—3. New York u. London: 1951—1955—1957. ~ Fat as a required nutrient of the diet. Fed. Proc. **14**, 639 (1955). — DEUEL jr., H. J., and R. ALFIN-SLATER: Chemistry of lipids. Ann. Rev. Biochem. **21**, 109 (1952). — DEUEL jr., H. J., A. L. S. CHENG jr. and M. G. MOREHOUSE: The digestibility of rapeseed oil in the rat. J. Nutr. **35**, 295 (1948). — DEUEL jr., H. J., and S. M. GREENBERG: Some biological and nutritional aspects in fat chemistry. Fortschr. Chem. organ. Naturstoffe **6**, 1 (1950). — DEUEL jr., H. J., S. M. GREENBERG, L. ANISFELD and D. MELNICK: The effect of fat level of the diet on general nutrition. VIII. J. Nutr. **45**, 535 (1951). — DEUEL jr., H. J., S. M. GREENBERG, C. E. CALBERT, E. E. SAVAGE and T. FUKUI: The effect of fat level of the diet on general nutrition. V. The relation of linoleic acid requirement to the optimum fat level of the diet. J. Nutr. **40**, 351 (1950). — DEUEL jr., H. J., S. M. GREENBERG, E. E. SAVAGE and L. A. BAVETTA: Studies on the comparative nutritive value of fats. XIII. Growth and reproduction over 25 generations on Sherman diet B where butterfat was replaced by margarine fat, including a study of calcium metabolism. J. Nutr. **42**, 239 (1950). — DEUEL jr., H. J., S. M. GREENBERG, E. STRAUB, T. FUKUI, C. M. GOODING and C. F. BROWN: Studies on the comparative nutritive value of fats. XI. On the possible growth-promoting activity of Δ 12-octadecenoic acid. J. Nutr. **38**, 361 (1949) .— DEUEL jr., H. J., S. M. GREENBERG, E. E. STRAUB, D. JUE, C. M. GOODING and C. F. BROWN: Studies on the comparative nutritive value of fats. X. On the reported growth-promoting action of vaccenic acid. J. Nutr. **35**, 301 (1948). — DEUEL jr., H. J., and L. HALLMAN: The rate of absorption of synthetic triglycerides in the rat. J. Nutr. **20**, 227 (1940). — DEUEL jr., H. J., L. HALLMAN and S. QUON: A simple procedure for the study of fat absorption. J. biol. Chem. **128**, XIX (1939). — DEUEL jr., H. J., L. HALLMAN and A. LEONARD: The comparative rate of absorption of some natural fats. J. Nutr. **20**, 215 (1940). — DEUEL jr., H. J., L. HALLMAN and E. MOVITT: Studies on the comparative nutritive value of fats. VI. Growth and reproduction over 10 generations on Sherman diet B where butter fat was replaced by a margarine fat. J. Nutr. **29**, 309 (1945). — DEUEL jr., H. J., L. HALLMAN, E. MOVITT, F. H. MATTSON and E. WU: Studies on the comparative nutritive value of fats. II. The comparative composition of rats fed different diets. J. Nutr. **27**, 335 (1944). — DEUEL jr., H. J., L. HALLMAN and A. REIFMAN: The rate of absorption of various fatty acids by the rat. J. Nutr. **21**, 373 (1941). — DEUEL jr., H. J., C. HENDRICK and M. E. CROCKETT: Studies on the comparative nutritive value of fat. VII. Growth rate with restricted calories and on injection of growth hormone. J. Nutr. **31**, 737 (1946). — DEUEL jr., H. J., and A. D. HOLMES: Digestibility of cod liver, Java almond, tea seed, and watermelon seed oils, deer fat, and some blended hydrogenated fats. U. S. Dept. Agric. Bull. No 1033, 1922. — DEUEL jr., H. J., R. M. JOHNSON, C. E. CALBERT, J. GARDNER and B. THOMAS: Studies on the comparative nutritive value of fats. XII. The digestibility of rapeseed and cotton seed oils in human subjects. J. Nutr. **38**, 369 (1949). — DEUEL jr., H. J., C. R. MARTIN and R. B. ALFIN-SLATER: The effect of fat level of the diet on general nutrition. XII. J. Nutr. **54**, 193 (1954). — DEUEL jr., H. J., E. R. MESERVE, E. STRAUB, C. HENDRICK and B. T. SCHEER: The effect of fat level of the diet on general nutrition. I. Growth, reproduction and physical capacity of rats receiving diets containing various levels of cottonseed oil or margarine fat ad libitum. J. Nutr. **33**, 569 (1947). — DEUEL jr., H. J., and E. MOVITT: Studies on the comparative nutritive value of fats. III. The effect of flavor on food preference. J. Nutr. **27**, 339 (1944). ~ Studies on the comparative nutritive value of fat. V. The growth rate and efficiency of conversion of various diets to tissues in rats weaned at 14 days. J. Nutr. **29**, 237 (1945). — DEUEL jr., H. J., E. MOVITT and L. HALLMAN: Studies on the comparative nutritive value of fats. IV. The negative effect of different fats on fertility and lactation in the rat. J. Nutr. **27**, 509 (1944). — DEUEL jr., H. J., E. MOVITT, L. HALLMAN and F. H. MATTSON: Studies on the comparative nutritive value of fats. I. Growth rate and efficiency of conversion of various diets to tissue. J. Nutr. **27**, 107 (1944). — DEUEL jr., H. J., I. SANDIFORD, K. SANDIFORD and W. M. BOOTHBY: A study of the nitrogen minimum. J. biol. Chem. **76**, 391 (1928). — *Deutsche Gesellschaft* *für Ernährung:* Die wünschenswerte Höhe der Nahrungszufuhr. Empfehlungen des Ausschusses für Nahrungsbedarf der Dtsch. Ges. für Ernährung E. V., Frankfurt a. M. Frankfurt a. M. 1956. — DICK jr., F., W. K. HALL, V. P. SYDENSTRICKER, W. MCCOLLUM and L. L. BOWLES: Accumulation of fat in the liver with deficiences of threonine and of lysine. Arch. Path. (Chicago) **53**, 154 (1952). — DICKENS, F., u. G. E. GLOCK: Direkte Oxydation von Glucose-6-phosphat, 6-phosphogluconat und Pentose-5-phosphat durch Enzyme tierischen Ursprungs. Biochem. J. **50**, 81 (1951). — DIECKMANN, E.: Fluorumsatz im menschlichen Körper. Ärztl. Praxis **4**, 37, 5 (1952). — DIEMAIR, W.: Die Verarbeitung der Nahrungsmittel. In STEPP, Ernährungslehre, S. 196. Berlin 1939. — DIEN, L. T. H., J. M. RAVEL and W. SHIVE: Some inhibitory interrelationships among leucine, isoleucine and valine. Arch. Biochem. **49**, 283 (1954). — DIETRICH, K. F.: Der Kalium- und Calciumverlust im postoperativen Stadium und bei äußeren Gallenfisteln. Klin. Wschr. **1957**, **96**. — DIETZE, A.: Beitrag zur Frage des ursächlichen Zusammenhanges zwischen Dystrophie und Magenkrebs. Medizinische **1955**, 783. — DILL, D. B.: Life, heat and altitude. Cambridge 1938. — DILL, D. B., A. V. BOCK, H. T. EDWARDS and P. H. KENNEDY: Industrial fatigue. J. industr. Hyg. **18**, 417 (1936). — DILL, D. B., F. G. HALL and H. T. EDWARDS: Changes in composition of sweat during acclimatization to heat. Amer. J. Physiol. **123**, 412 (1938). — DILL, D. B., B. F. JONES, H. T. EDWARDS and S. A. OBERG: Salt economy in extreme dry heat. J. biol. Chem. **100**, 755 (1933). — DINNING, J. S., L. D. PAYNE u. P. L. DAY: Einfluß von Dimethylaminoazobenzol auf die Leukocytenproduktion der Ratte. Blood **7**, 376 (1952). — DOBOS, F., H. HAMAR u. S. TARJÁN: Klassifizierung der Hitzearbeit in der ungarischen Eisen- u. Stahlindustrie vom Gesichtspunkt des Gesundheitsschutzes, unter besonderer Berücksichtigung des Kochsalzbedarfes der Hitzearbeiter. Acta med. (Budapest) **6**, 463 (1954). — DOCK, M.: Predilection of atherosclerosis for coronary arteries. J. Amer. med. Ass. **131**, 875 (1946). ~ Are there effective ways of managing arteriosclerosis? Bull. schweiz. Akad. med. Wiss. **13**, 5 (1957). — DÖNHARDT, A., u. W. WODSACK: Der Lipoidkomplex bei Unterernährung. Klin. Wschr. **1948**, 341. — DÖRKEN, H., u. H. BERNING: Hypokaliämie als Obstipationsursache. Zur Differentialdiagnose der sog. Kaliumverlust-Nephritis bzw. des primären Aldosteronismus (Conn). Dtsch. med. Wschr. **1957**, 108. — DOERSCHUCK, A. P., and B. F. DAUBERT: Low-temperature fractionation of corn oil and calculation of its glyceride structure. J. Amer. Oil chem. Soc. **25**, 425 (1948). — DOLD, H., u. A. KNAPP: Über die antibakterielle Wirkung von Gewürzen. Z. Hyg. Infekt.-Kr. **128**, 696 (1948). — DOMINAS, H., J. KAROLCZYK and W. NIEMIERKO: Intestinal fat absorption in the frog, formation of unsaturated fatty acids and of phospholipids. In SINCLAIR: Essential fatty acids. 4th Internat. Conf. on Biochem. Problems of lipids, p. 90. London 1958. — DONATH, W. F., J. A. FISCHER, H. C. VAN DER MEULEN-VAN EYSBERGEN and J. F. DE WIJN: A preliminary report from a study on the effect of human diet free from animal protein. Ned. T. Geneesk. **1953**, 2118. ~ Voorlopige mededelingen omtren ein onderzoek naar de voedingstroestand van personen, die zich uitoluitend med plantaardige middelen voeden. Gezondheit, voeding en veganisme. Voeding **14**, 153 (1953). — DONELSON, E., B. NIMS, H. A. HUNSCHER and I. G. MACY: Metabolism of women during the reproduction cycle, calcium and phosphorus utilization in the late lactation and during subsequent reproductive rest. J. biol. Chem. **91**, 675 (1931). — DONHOFFER, Dz.: Ernährung und Resorption. Pflügers Arch. ges. Physiol. **246**, 92 (1942). — DONNER, L.: Die Bedeutung einiger Faktoren für die Eisenresorption. 5. Europ. Hämatologen-Kongr. 1955. — DONNISON, A. C. P.: Civilization and disease. London 1937. — DONZELOT, E., et H. KAUFMANN: Angor et héparine. Bull. Soc. méd. Hôp. Paris **68**, 560 (1952). — DOOLAN, P. D., H. A. HARPER, M. E. HUTCHIN and E. L. ALPEN: The renal tubular response to amino acid loading. J. clin. Invest. **35**, 888 (1956). — DOR, B. B.: Requirement of potassium by the chick. Proc. Soc. exp. Biol. (N.Y.) **46**, 341 (1941). — DORMANNS, E., u. E. EMMINGER: Vergleichende Untersuchungen über Ausbreitung und Stärke der Atherosklerose an 1000 Leichen von über 20 Jahre alten Personen mit besonderer Berücksichtigung von Krebs, Tuberkulose und Lues. Virchows Arch. path. Anat. **293**, 545 (1934). — DOUGLAS, G. W.: The influence of obesity in pregnancy. Med. Clin. N. Amer. **35**, 733 (1951). — DOYLE, J. T., L. S. DE LALLA, W. H. BAKER, A. S. HESLIN and R. K. BROWN: Serum lipoproteins in preclinical and in manifest ischemic heart disease. J. chron. Dis. **6**, 33 (1957). — DRAKE, T. G. H., S. H. JACKSON, F. F. TISDALL, W. M. JOHNSTONE and L. M. HURST: The biological availability of the calcium in bone. J. Nutr. **37**, 369 (1949). — DRINKER, C. K.: The environment and its effect upon man. Cambridge: Harvard University Press 1937. — DRUM, W.: Fluorprophylaxe. Antwort auf kritische Bemerkungen. Zahnärztl. Mitt. 500 (1955). — DRY, TH. J., and E. A. HINES: The rôle of diabetes in the development of degenerative vascular disease: With special reference to the incidence of retinitis and peripheral neuritis. Ann. intern. Med. **14**, 1893 (1941). — DUBACH, R., S. CALLENDER u. C. V. MOORE: Studies on iron transportation and metabolism. VI. Blood **3**, 526 (1948). — DUBACH, R., C. V. MOORE and V. MINNICH: Studies in iron transportation and metabolism. J. Lab. clin. Med. **31**, 1201 (1946). — DUBLER, H., J. PATTAY, J. J. SCHEIDEGGER et E. BERTHOUD: Étude comparative de l'effet de divers agents „hypocholestérolémiants" sur le déséquilibre des lipoprotéines. Helv. med. Acta, Ser. A **23**, 635 (1956). — DUBLIN, L. I.: In: Overeatin, overweight and obesity. Proceedings of the nutrition symposium held at the Harvard school of public Health, Boston, Mass., October 29, 1952. Nutrition Symposium Ser. No **6**, p. 106—122. New York 1953. — DUBLIN, L. J.: Influence of weight on certain causes of death. Hum. Biol. **2**, 159 (1930). — DUBLIN, L. J., A. J. LOTKA and M. SPIEGELMAN: Length of life. New York 1936. — DUBLIN, L. J., and H. H. MARKS: Metropolitan Life Insurance Co. Statistical Bulletin 1935. ~ Mortality among insured overweights in recent years. Trans. Ass. Life Insur. Med. Dir. Amer. **35**, 235 (1951). ~ Mortality from diabetes throughout the world. Diabetes **1**, 205 (1952). — DU BOIS, D., and E. F. DU BOIS: Clinical calorimetry. A formula to estimate the appoximate surface area if height and weight be known. Arch. intern. Med. **17**, 863 (1916). — DU BOIS, E. F.: Basal metabolism in health and disease. Philadelphia: Lea and Febiger 1936. ~ The mechanism of heat loss and temperature regulation. Stanford University Press 1937. ~ Energy metabolism. Ann. Rev. Physiol. **16**, 125 (1954). — DUBOIS, E. F., and W. H. CHAMBERS: Calories in medical practice. In Handbook of nutrition, p. 55. Chicago 1943. — DUCKWORTH, J., and W. GODDEN: Replenishment of depleted skeletal reserves of magnesium. Biochem. J. **37**, 595 (1943). — DUCKWORTH, J., and G. M. WARNOCK: The magnesium requirement of man in relation to calcium, with observations on the adequacy of diets in common use. Nutr. Abstr. Rev. **12**, 167 (1942/43). — DUFF, G. L.: The nature of experimental cholesterol arteriosclerosis in the rabbit. Arch. Path. (Chicago) **22**, 161 (1936). ~ The pathogenesis of atherosclerosis. Canad. med. Ass. J. **64**, 387 (1951). — DUFF, G. L., and G. C. MCMILLAN: The effect of alloxan diabetes on experimental cholesterol atherosclerosis in the rabbit. I. The inhibition of experimental cholesterol atherosclerosis in alloxan diabetes. II. The effect of alloxan diabetes on the retrogression of experimental cholesterol atherosclerosis. J. exp. Med. **89**, 611 (1949). ~ Pathology of atherosclerosis. Amer. J. Med. **11**, 92 (1951). — DUFF, G. L., and G. F. MEISSNER: The effect of choline on experimental atherosclerosis in the rabbit. Zit. nach G. L. DUFF and D. C. MCMILLAN 1951. — DUFF, G. L., and T. P. B. PAYNE: The effect of alloxan diabetes on experimental cholesterol atherosclerosis in rabbit. III. The mechanism of the inhibition of experimental cholesterol atherosclerosis in alloxan-diabetic rabbits. J. exp. Med. **92**, 299 (1950). — DUFF, L. G.: Experimental cholesterol arteriosclerosis and its relationship to human arteriosclerosis. Arch. Path. (Chicago) **20**, 81, 259 (1935). — DUFRENOY, I., u. L. GENEVOIS: Der Zusatz von Vitaminen und Mineralsalzen zu Nährmitteln in den USA., eine Maßnahme zur Verbesserung der nationalen Ernährungswirtschaft. Ernähr. u. Verpfleg. **1**, 5 (1949). — DUNCAN, A. C.: Diet an disease in the subarctic. Lancet **1947 II**, 919. — DUNCAN, G. G.: Practical use of the various insulins in the management of diabetes mellitus. Metabolism **1**, 101 (1952). — DUNCAN, G. G., and J. M. WALDRON: The effect of ingested fat on blood coagulation. Trans. Ass. Amer. Phycns **62**, 179 (1949). — DUNCAN, L. D.: The physiological effects of lactose. Nutr. Abstr. Rev. **25**, 309 (1955). — DUNHAM, L. J., and A. BRUNSCHWIG: Intravenous administration of fat for nutritional purposes. Arch. Surg. (Chicago) **48**, 395 (1944). — DUNKER, E., u. H. HALBACH: Spezifische Veränderungen des Gaswechsels durch Fruktose. Z. klin. Med. **145**, 477 (1949). — DUNN, H. C., T. P. HILDITCH and J. P. RILEY: The composition of seed fats of West Indian citrus fruits. J. Soc. chem. Ind. (Lond.) **67**, 199 (1948). — DUNN, M., and W. H. CHAMBERS: Animal calorimetry. The metabolism of glucose administered to the fasting dog. J. biol. Chem. **89**, 675 (1930). — DUNN, M. S., M. N. CAMIEN, S. AKAWIE, R. B. MALIN, S. EIDUSON, H. R. GETZ and K. R. DUNN: The urinary excretion of amino acids. I. By normal male subjects on controlled low- and high protein diets. Amer. Rev. Tuberc. **60**, 439 (1949). ~ II. By tuberculous male subjects on controlled low- and high protein diets. Amer. Rev. Tuberc. **60**, 448 (1949). — DURANT, T. M.: The occurrence of coronary thrombosis in young individuals. Ann. intern. Med. **10**, 979 (1937). — DURIG, A.: Ein neuer Vorschlag einer Ernährungsstatistik auf Grundlage der Grundumsatzwerte. Wien. med. Wschr. **1939**, 217. — DURIG, A., u. N. ZUNTZ: Die Nachwirkung der Arbeit auf die Respiration in größeren Höhen. Skand. Arch. Physiol. **29**, 133 (1913). — DURY, A.: The effects of high cholesterol diet alone and plus cortisone administration on phospholipid turnover and lipid partition in plasma, liver, and aorta of rabbits. Amer. J. med. Sci. **230**, 427 (1955). — DYER, H. M.: The effect of supplementary choline on the livers of rats fed p-dimethylaminoazobenzene. J. nat. Cancer Inst. **11**, 1073 (1951). — DYRBYE, M. and J. E. KIRK: The betaglucuronidase activity of aortic and pulmonary artery tissue in individuals of various ages. J. Geront. **11**, 33 (1956).

EBBENHORST-TENGBERGEN, J. VAN: Over den invloed van het zuur-base-evenwicht in de voeding of de eiwitstofwissling. Voeding **3**, 200 (1941). — EBERHARD, T. P.: Effect of alcohol on cholesterol induced atherosclerosis in rabbits. Arch. Path. (Chicago) **21**, 616 (1936). ECK, M., et J. DESBORDES: Influence de l'âge sur les variations de la cholestérinémie et du pouvoir cholestérolytique. C. R. Soc. Biol. (Paris) **118**, 498 (1935). — ECKERSTROEM, ST.: Clinical and prognostic aspects of acute coronary occlusion. Acta med. scand. **139**, 250 (1951). — ECKHARDT, R. D., and CH. S. DAVIDSON: Urinary excretion of amino acids by a normal adult receiving diets of varied protein content. J. biol. Chem. **177**, 687 (1949). — ECKLES, N. E., C. B. TAYLOR, D. J. CAMPBELL, G. GOULD, P. KEEGAN, F. B. KELLY jr., C. B. DAVIS jr and J. LATENSER: The origin of plasma cholesterol and the rates of equilibrium of liver, plasma, and erythrocyte cholesterol. J. Lab. clin. Med. **46**, 359 (1955). — ECKSTEIN, E., u. E. VOGEL: Über die Membranen der Verdauungsrückstände bei Verzehr verschiedener Brotsorten. Ernährung **7**, 33 (1942). — ECKSTEIN, H. C.: The influence of diet on the body fat of the white rat. J. biol. Chem. **81**, 613 (1929). ~ The influence of the ingestion of tricaprin on the body fat of the white rat. J. biol. Chem. **84**, 353 (1929). — EDELSTEIN, F., u. L. LANGSTEIN: Das Eiweißproblem im Kindesalter. Experimentelle Untersuchungen über die Wertigkeit der Milcheiweißkörper für das Wachstum. Z. Kinderheilk. **20**, 112 (1919). — EDENS, E.: Über Angina pectoris vasomotorica. Münch. med. Wschr. **1932**, 1874. ~ Über Herzinsuffizienz und Coronarinsuffizienz. Klin. Wschr. **1939**, 1381. — EDINGTON, G. M.: Cardiovascular disease as a cause of death in the Gold Coast African. Trans. Roy. Soc. Trop. Med. (London) **48**, 419 (1954). — EDSALL, J. T.: Chemistry and clinical uses of the protein components involved in blood clotting. Ergebn. Physiol. **46**, 354 (1950). — EDWARDS, H. T., A. THORNDIKE and D. B. DILL: The energy requirement in strenuous muscular exercise. New Engl. J. Med. **213**, 532 (1935). — EDWARDS, J. E.: Pathologic spectrum of occlusive coronary arterial disease. Lab. Invest. **5**, 475 (1956). ~ Correlations in coronary arterial disease. Bull. N.Y. Acad. Med. **33**, 199 (1957). — EEDEN, C. VAN: The nutritive value of butterfat, compared with that of vegetable fats. II. Statistical analysis. Proc. kon. ned. Akad. Wet., Ser. C **55**, 605 (1952). — EFFKEMANN, G.: Beitrag zum intermediären Fettstoffwechsel bei Gestationstoxikosen (Butterfettsäuregehalt). Z. Geburtsh. Gynäk. **102**, 161 (1936). ~ Wesen und Bedeutung des Fettstoffwechsels in der normalen und pathologischen Schwangerschaft. Z. Geburtsh. Gynäk. **117**, 405 (1938). — EGER, W.: Untersuchungen über den Einfluß der Glukose und Fruktose auf die toxische Leberschädigung. Acta hepat. (Hamburg) **5**, 19 (1957). — EGGSTEIN, M.: Zuckerresorption aus dem Dickdarm. Ärztl. Wschr. **1956**, 25, 548. — EGGSTEIN, M., u. M. DÖRNER: Der Neutralfettgehalt im Blut nach Gaben von Triglyceriden verschiedener Kettenlänge. Verh. dtsch. Ges. inn. Med. **62**, 503 (1956). — EGGSTEIN, M., and G. SCHETTLER: The effect of feeding various fats on the level of blood lipids. In: Essential fatty acids. 4th Internat. Conf. on Biochem. Problems of Lipids, p. 111. London 1958. — EGLE, M.: Die Ernährung der Olympiakämpfer während der 16 Kampftage der XI. Olympiade Berlin 1936. Ernährung **6**, 241 (1937). — EHRENBERG, R.: Untersuchungen über die Darmresorption in Beeinflussung durch Begleitstoffe. Klin. Wschr. **1947**, 711. ~ Über die Wirkung längerdauernder Phosphatzufuhr auf die psychische Leistung und Ermüdbarkeit. Dtsch. med. Wschr. **1948**, 168. ~ Die Förderung der Resorption schwerlöslicher Kalksalze im menschlichen Verdauungstraktus durch Vitamin B_1. Klin. Wschr. **1949**, 337. — EHRISMANN, F.: Über den Einfluß des Mangan auf Körpergewicht und Fortpflanzung. Z. Hyg. Infekt.-Kr. **122**, 171 (1939). ~ Die Brotsurrogate in Hungerzeiten und ihre Ausnutzung im menschlichen Verdauungskanal. Z. Biol. **42**, 672 (1901). — EHRSTRÖM, R.: Innermedizinische Untersuchungen auf Nord-Grönland **1948—1949**. VI. Blutdruck, Hochdruck und Gefäßsklerose in Beziehung zu Kost und Lebensführung. Nord. Med. **44**, 1823 (1950). ~ Die Diät- und Kostführung der nordischen Länder in historischer Beleuchtung. Acta med. scand. **81**, 583 (1934). — EICHHOLTZ, F.: Zink. Kupfer. In Handbuch der experimentellen Pharmakologie, Bd. 3/3, 1909 u. 1928. 1934. — EICHLER, O.: Die Pharmakologie anorganischer Anionen. Die Hofmeistersche Reihe. In Handbuch der experimentellen Pharmakologie, Bd. 10. 1. 1950. — EICHLER, O., u. H. VOLLMER: Versuche zum Nachweis carcinogener Substanzen, die beim Röstprozeß auftreten können. Klin. Wschr. **1948**, 634. — EIFF, A. W. v.: Zentralnervöse Störungen des Energiestoffwechsels. Verh. dtsch. Ges. inn. Med. **61**, 106 (1955). ~ Grundumsatz und Psyche. Berlin-Göttingen-Heidelberg: 1957. — EIFF, A. W. v., B. LOTTNER, H. GÖPFERT, F. PFLEIDERER u. TH. STEFFEN: Energieumsatz und Muskeltonus bei Psychosen. Dtsch. Arch. klin. Med. **199**, 581 (1952). — EILERT, M. L.: Effects of estrogen on the partition of serum lidids in female patients. Metabolism **2**, 137 (1953). — EIMER, K.: Untersuchungen über den Einfluß des Kochens auf die Verdaulichkeit pflanzlicher Nahrungsmittel. Med. Klin. **1936**, 539. — EIMER, K., u. N. PAUL: Der Eiweißstoffwechsel unter Rohkost bei gleichzeitigem sportlichen Training. Z. ges. exp. Med. **81**, 703 (1932). — ELIAS, H., u. R. SINGER: Diabetes mellitus und Kriegskost in Wien. Dtsch. med. Wschr. **1920**, 561. — ELKINTON, J. R.: The relationship of water and salt. Proc. Nutr. Soc. **16**, 113 (1957). — ELKINTON, J. R., and M. TAFFEL: Prolongev water deprivation in the dog. J. clin. Invest. **21**, 787 (1942). — ELLIOT, A. H., and F. R. NUZUM: Cholesterol content of whole blood in patients with arterial hypertension. Arch. intern. Med. **57**, 63 (1936). — ELLIS, G. H., S. E. SMITH and E. M. GATES: Further studies of manganese deficiency in the rabbit. J. Nutr. **34**, 21, 33 (1947). — ELLIS, M., and H. H. MITCHELL: The effect of the pasteurization of milk on the utilization of its calcium for growth in the rat. Amer. J. Physiol. **104**, 1 (1933). ELLIS, N. R., and O. G. HANKINS: Soft pork studies. I. Formation of fat in the pig on a ration moderately low in fat. J. biol. Chem. **66**, 101 (1925). — ELLIS, N. R., and H. S. ISBELL: Soft pork studies. II. The influence of the character of the ration upon the composition of the body fat of hogs. J. biol. Chem. **69**, 219 (1926). ~ III. The effect of food fat upon body fat, as shown by the separation of the individual fatty acids of the body fat. J. biol. Chem. **69**, 239 (1926). — ELLIS, N. R., and J. H. ZELLER: Soft pork studies. IV. The influence of a ration low in fat upon the composition of the body fat of hogs. J. biol. Chem. **89**, 185 (1930). — ELLISON, E. H., and E. C. MUELLER: Further observations on fat emulsion for intravenous infusion. Experience with total parenteral nutrition using Lipomul-I. Metabolism **6**, 774 (1957). — ELMAN, R.: Time factor in retention of nitrogen after intravenous injection of a mixture of amino acids. Proc. Soc. exp. Biol. (N. Y.) **40**, 484 (1939). ~ Parenteral replacement of protein with the amino acids of hydrolyzed casein. Ann. Surg. **112**, 594 (1940). ~ Parenteral alimentation in surgery. New York 1948. — ELMAN, R., H. W. DAVEY and R. KIYASU: Nitrogen balance on a restricted caloric intake. J. Lab. clin. Med. **30**, 273 (1945). — ELMAN, R., H. W. DAVEY and Y. LOO: The influence of histidine on the urinary excretions of nitrogen in dogs given pure amino acids mixtures intravenously. Arch. Biochem. **3**, 45 (1943). — ELMAN, R., M. D. PAREIRA, E. J. CONRAD, T. E. WEICHSELBAUM, J. A. MONCRIEF and CH. WREN: The metabolism of fructose as related to the utilization of amino acids when both are given by intravenous infusion. Ann. Surg. **136**, 635 (1952). — ELMAN, R., and D. O. WEINER: Intravenous alimentation with special reference to protein (amino acid) metabolism. J. Amer. med. Ass. **112**, 796 (1939). — ELVEHJEM, C. A.: Die Wirkung der Eisen- und Kupfertherapie auf den Hämoglobingehalt des Blutes von Kindern. Chem.-Ztg 923 (1934). ~ The role of intestinal bacteria in nutrition. J. Amer. diet. Ass. **22**, 959 (1946). ~ Tryptophane and niacine relations and their implications to human nutrition. J. Amer. diet. Ass. **24**, 653 (1948). ~ Amino acid imbalance. Fed. Proc. **15**, 965 (1956). — ELVEHJEM, C. A., and W. A. KREHL: Dietary interrelationships and imbalance in nutrition. Borden's Rev. Nutr. Res. **16**, 69 (1955). — ELVEHJEM, C. A., and W. H. KREHL: Imbalance and dietary interrelationships in nutrition. J. Amer. med. Ass. **135**, 279 (1947). — ELVEHJEM, C. A., and W. C. SHERMAN: The action of copper in iron metabolism. J. biol. Chem **98**, 309 (1932). — EMBDEN, G.: Über die Bedeutung der Phosphorsäure für die Muskeltätigkeit und Leistungsfähigkeit. Med. Klin. **1919**, 732. — EMBDEN, G., u. E. GRAFE: Über den Einfluß der Muskelarbeit auf die Phosphorsäureausscheidung. Hoppe-Seylers Z. physiol. Chem. **113**, 108 (1921). — EMBDEN, G., E. GRAFE u. E. SCHMITZ: Über Steigerung der Leistungsfähigkeit durch Phosphatzufuhr. Hoppe-Seylers Z. physiol. Chem. **113**, 67 (1921). — EMMERICH, R.: Cerebralsklerose vom internistisch-neurologischen Standpunkt. Dtsch. med. J. **8**, 297 (1957). — EMMERICH, R., u. E. NEEB: Stoffwechselversuche mit natürlichem Kokosfett und einem aus Kokosfett bereiteten Fett mit ungeradzahligen Fettsäuren. Hoppe-Seylers Z. physiol. Chem. **266**, 174 (1940). — ENGEL, R.: Diskussionsvortrag: Koma diabeticum, Kochsalzhaushalt und Nebennierenfunktion. Verh. dtsch. Ges. inn. Med. **49**, 84 (1937). ~ Hormonbedingte Salzmangelzustände. Verh. dtsch. Ges. inn. Med. **50**, 276 (1938). — ENGEL, R. W.: The relation of B-vitamins and dietary fat to the lipotropic action of choline. J. Nutr. **24**, 175 (1942). — ENGELBERG, H.: Heparin in the treatment of advanced peripheral atherosclerosis. Amer. J. med. Sci. **225**, 14 (1953). ~ Correlation of plasma heparin levels and serum low density lipoproteins. Circulation **10**, 604 (1954). ~ Correlation of plasma heparin levels with serum lipoproteins. Acta med. scand. **151**, 161 (1955). ~ Studies of serum cholesterol and low-density lipoprotein levels, previously lowered by a reduced fat intake, after the addition of corn oil to the diet. J. chron. Dis. **6**, 229 (1957). — ENGELBERG, H., and R. KUHN: Studies of arteriovenous oxygen differences in arteriosclerotic individuals before and after heparin. Circulation **10**, 604 (1954). — ENGELBERG, H., R. KUHN and M. STEINMAN: A controlled study of the effect of intermittent heparin therapy on the course of human coronary atherosclerosis. Circulation **13**, 489 (1956). — ENGELS, W.: Bedeutung der Gewebe als Wasserdepots. Arch. exp. Path. Therap. **51**, 346 (1904). — ENGLHARDT-GOELKEL, A.: Beeinflussung der Krampfwirkung von Novocain durch Glukose und Fruktose. Dtsch. med. Wschr. **79**, 1768 (1954). — ENKLEWITZ, M.: Diabetes and coronary thrombosis. Amer. Heart J. **9**, 386 (1934). — ENOS, W. F., J. BEYER and R. H. HOLMES: Pathogenesis of coronary disease in american soldiers killed in Korea. J. Amer. med. Ass. **158**, 912 (1955). — ENOS, W. F., R. H. HOLMES and S. BEYER: Coronary disease among United States soldiers killed in action in Korea. Preliminary. J. Amer. med. Ass. **152**, 1090 (1953). — ENSELME, J., J. COTTET et J. TRIGAUD: Recherches électrophorétiques sur les protéines du sérum des rats hypertendus, soumis à un régime hypercholestérolé. Bull. Soc. Chim. biol. (Paris) **38**, 1185 (1956). — ENTERLINE, PH. E., and W. H. STEWARD: Geographic patterns in deaths from coronary heart disease. Publ. Hlth Rep. (Wash.) **71**, 849 (1956). — EPPRIGHT, E. S., and A. H. SMITH: The influence of specific mineral deficiencies on the growth of body and organs of the rat. J. Nutr. **14**, 21 (1937). — EPSTEIN, A. A., and H. LANDE: Studies on blood lipoids. I. The relation of cholesterol and protein deficiency to basal metabolism. Arch. intern. Med. **30**, 563 (1922). — EPSTEIN, F. H., E. P. BOAS and R. SIMPSON: The epidemiology of atherosclerosis among a random sample of clothing workers of different ethnic origins in New York City. I. Prevalence of atherosclerosis and some associated characteristics. J. chron. Dis. 5, 300 (1957). — EPSTEIN, F. H., R. SIMPSON and E. P. BOAS: Relations between diet and atherosclerosis among a working population of different ethnic origins. Amer. J. clin. Nutr. 4, 10 (1956). ~ The epidemiology of atherosclerosis among a random sample of clothing workers of different ethnic origins in New York City. II. Associations between manifest atherosclerosis, serum lipid levels, blood pressure, overweight, and some other variables. J. chron. Dis. 5, 329 (1957). — EPSTEIN, F. H., R. SIMPSON, E. P. BOAS, J. M. STEELE, D. ADLERSBERG and J. W. FERTIG: Epidemiological studies of atheroslerosis among men and women of different ethnic origin in the New York clothing industry. Abstr. Circulat. 14, 485 (1956). — EPSTEIN, N., R. ROSENMAN and J. W. GOFMAN: Serum lipoproteins and cholesterol metabolism in xanthelasma. Arch. Derm. Syph. (Chicago) 65, 70 (1952). — EPSTEIN, N. N., and D. GLICK: Unsaturated fatty acids in eczema: Observations on acne vulgaris, psoriasis, xanthoma tuberosum, and xanthoma palpebrarum. Arch. Derm. Syph. (Chicago) 35, 427 (1937). — ERDMANN-MÜLLER, G. J., H. SAUER u. H. WENDEROTH: Untersuchungen der Eisenausscheidung durch die Haut. Klin. Wschr. 1953, 719. — ERICKSON, L., E. SIMONSON, H. L. TAYLOR, H. ALEXANDER and A. KEYS: The energy cost of horizontal and grade walking on the motor-driven treadmill. Amer. J. Physiol. 145, 391 (1945). — ERSHOFF, B. H.: Effects of the fat content of the ration on the antithyreotoxic properties of B vitamins and liver residue in the hyperthyroid rat. Metabolism 2, 175 (1953). — ERSHOFF, B. H., and H. J. DEUEL jr.: Inadequacy of lactose and β-lactose as dietary carbohydrates for the rat. J. Nutr. 28, 225 (1944). ~ The effect of growth hormone on the vitamin A-deficient rat. Endocrinology 36, 280 (1945). — ERSHOFF, B. J.: Beneficial effect of low-fat diets on the swimming performance of rats and mice in cold water. J. Nutr. 53, 439 (1954). — ESSEN, W.: Zur Soziologie des Herzinfarktes. Kongr.ber. d. Nordwestdtsch. Ges. Inn. Med. 49, 39, (1957). — ESSER, M.: Der Einfluß saurer und basischer Ernährung auf Blutbild und lymphatisches Gewebe; mit einem Ernährungsversuch über die Phosphorausscheidung im Urin. In BRAUCHLE und GROTE, Ergebnisse der Gemeinschaftsarbeit von Naturheilkunde und Schulmedizin, S. 257. Leipzig 1939. — ESTREMERA, H. R., and W. D. ARMSTRONG: Effect of protein intake on the bones of mature rats. J. Nutr. 35, 611 (1948). — EULER, B. V., H. V. EULER and G. LINDEMAN: Biologic facts on vaccenic acid. II. Ark. Kemi, Mineral. Geol. 26, No 3, 1 (1948). — EULER, B. V., H. V. EULER and I. RÖNNENSTAM-SÖBERG: The nutritional value of different fats. Ernährung 7, 65 (1942). ~ Versuche über die Nahrungsfaktoren der Butter. Ernährung 8, 257 (1943). ~ Influence of fat nutrition upon the growth, the fertility, and the longevity of rats. I. Ark. Kemi, Mineral. Geol., Ser. A 22, No 8, 1 (1946). — EVANS, E. I.: Potassium deficiency in surgical patients. Its recognition and management. Ann. Surg. 131, 945 (1950). — EVANS, H. M., and G. O. BURR: A new dietary deficiency with highly purified diets. Proc. Soc. exp. Biol. (N.Y.) 24, 740 (1926/27). ~ New dietary deficiency with highly purified diets. II. Proc. Soc. exp. Biol. (N.Y.) 25, 41 (1927). ~ Vitamin E. II. The destructive effect of certain fats and fractions thereof on the antisterility Vitamin in wheat germ and wheat germ oil. J. Amer. med. Ass. 89, 1587 (1927). ~ Vital need of the body for certain unsaturated fatty acids. I. Experiments with fat-free diets in which sucrose furnishes the sole source of energy. J. biol. Chem. 96, 143 (1932). — EVANS, H. M., and S. LEPKOVSKY: Sparing action of fat on the antineuritic vitamin. Science 68, 298 (1928). ~ Sparing action of fat on the antineuritic vitamin B. J. biol. Chem. 83, 269 (1929). ~ Beneficial effects of fat in high sucrose diets when the requirements for antineuritic vitamin B and the fat-soluble vitamin are fully satisfied. J. biol. Chem. 92, 615 (1931). ~ Vital need of the body for certain unsaturated fatty acids. I. Experiments with fat-free diets in which sucrose furnishes the sole source of energy. J. biol. Chem. 96, 143 (1932). ~ II. Experiments with high-fat diets in which saturated fatty acids furnish the sole source of energy. J. biol. Chem. 96, 157 (1932). ~ The sparing action of fat on vitamin B. II. The rôle played by the melting point and the degree of unsaturation of various fats. J. biol. Chem. 96, 165 (1932). ~ III. The rôle played by glycerides of single fatty acids. J. biol. Chem. 96, 179 (1932). ~ IV. Is it necessary for fat to interact with vitamin B in the alimentary canal to exert its sparing effect? J. biol. Chem. 99, 235 (1932). ~ Vital need of the body for certain unsaturated fatty acids. J. biol. Chem. 99, 231 (1932). — EVANS, H. M., S. LEPKOVSKY and E. A. MURPHY: Vital need of the body for certain unsaturated fatty acids. IV. Reproduction and lactation upon fat-free diets. J. biol. Chem. 106, 431 (1934). ~ Vital need of the body for certain unsaturated fatty acids. V. Reproduction and lactation upon diets containing saturated fatty acids as their sole source of energy. J. biol. Chem. 106, 441 (1934). ~ The sparing action of fat on Vitamin F. J. biol. Chem. 107, 443 (1934). — EVANS, R. J., A. C. GROSCHKE u. H. A, BUTTS: Studies on the heat inactivation of cystine in Soybean oil meal. Arch. Biochem. 30, 414 (1951). — EVANS, R. J., and J. MCGINNIS: The influence of autoclaving soybean oil meal on the availability of cystine and methionine for the chick. J. Nutr. 31, 499 (1946). — EVANS, S. M.: Diseases of metabolism. Philadelphia 1947. — EVANS, S. M., K. D. BROWN and H. K. IHRIG: Early lessions of experimental in vitro atherosclerosis. In SINCLAIR, Essential fatty acids. 4th Internat. Conf. on Biochem. Problems of Lipids, p. 221. London 1958. — EVANS, S. M., H. V. IHRIG, J. A. MEANS, W. ZEIT and E. E. HAUSHALTER: Atherosklerosis. An in vitro demonstration of phenomena ressembling the early lesions of atherosclerosis. J. Lab. clin. Med. **38**, 807 (1951). — EVERETT, M. A., W. D. BLOCK, F. A. J. KINGERY and A. C. CURTIS: Effects of unsaturated fat on serum lipids in idiopathic hyperlipemia. Proc. Soc. exp. Biol. (N.Y.) **95**, 500 (1957). — EWERT, B.: Über die Einwirkung von Hyperthermie auf den Gehalt des Blutplasmas und verschiedener Organe an freiem und Estercholesterin. Upsala Läk.-Fören. Försh. **5**, 423 (1935). — EYMER, K. P.: Untersuchungen zum Fruktosestoffwechsel während der Schwangerschaft. Arch. Gynäk. **181**, 311 (1952).

FABER, H. K., and D. B. ROBERTS: Studies in infantile allergic eczema. II. Serum lipids with special reference to saturation of the fatty acids. J. Pediat. **6**, 490 (1935). — FABER, M.: The influence of serum cholesterol concentration on the cholesterol deposits seen in xanthomatosis. Acta med. scand. **124**, 545 (1946). — FABER, M., and F. LUND: The human aorta: influence of obesity on the development of arteriosclerosis in the human aorta. Arch. Path. (Chicago) **48**, 351 (1949). — FACHMANN, W., H. KRAUT u. H. SPERLING: Nährstoff und Nährwertgehalt von Nahrungsmitteln, 2. verb. Aufl. Leipzig 1953. — FAIRBANKS, B. W., and H. H. MITCHELL: The relation between calcium retention and the store of calcium in the body with particular reference to the determination of calcium requirements. J. Nutr. **11**, 551 (1935). ~ The availability of calcium in spinach, in skim, milk powder, and in calcium oxalate. J. Nutr. **16**, 79 (1939). — FALK, B.: Occurrence of cholesterol and formation of estrogen in the infantile rat ovary. Acta endocr. (Kbh.) **12**, 115 (1953). — FALTA, W.: Die Zuckerkrankheit, 3. Aufl. Berlin u. Wien: 1944. — FANCONI, G.: Das Kochsalzbedürfnis des Kindes. Mschr. Kinderheilk. **44**, 114 (1929). ~ Zur Pathologie des Kochsalzstoffwechsels. Verh. dtsch. Ges. inn. Med. **50**, 203 (1938). ~ Die Pathologie des Kochsalzstoffwechsels. Mschr. Kinderheilk. **78**, 1 (1939). — FANCONI, G., A. BOTSZTEJN u. C. KUSMINE: Die Nephropathie beim kindlichen Diabetes mellitus. Helv. paediatr. Acta **3**, 341 (1948). — FANTUS, B.: Fluids postoperatively. J. Amer. med. Ass. **107**, 14 (1936). — *FAO Nutritional Studies No. 15:* Caloric requirements. Rome 1957. — FARQUHAR, J. W., R. E. SMITH and M. E. DEMPSEY: The effect of beta sitosterol on the serum lipids of young men with arteriosclerotic heart disease. Circulation **14**, 77 (1956). — FARR, L. E., K. EMERSON and P. H. FUTCHER: The comparative nutritive efficiency of intravenous amino acids und dietary protein in children with the nephrotic syndrome. J. Pediat. **17**, 595 (1940). — FARR, L. E., and D. A. MCFADYEN: Amino acid nitrogen in urine of children with the nephrotic syndrome following intravenous amino acids. Proc. Soc. exp. Biol. (N.Y.) **42**, 444 (1939). — FASOLI, A., F. SALTERI and A. CESANA: Lipoproteins in atherosclerosis: a comparison of the results of paper-electrophoresis with those of ultacentrifugal analysis in a high-density medium. Bull. schweiz. Akad. med. Wiss. **13**, 200 (1957). — FAUST: Complications of obesity. New Orleans med. surg. J. **98**, 502 (1946). — FAVARGER, P.: Influence favorable de certains stérols sur la cholestérolémie et leur rôle dans la résorption du cholestérol. Journées thérap. Paris 1955, II. 1956. ~ Les mécanismes régulateurs du cholestérol sanguin. Ann. Biol. clin. (Paris) **15**, 156 (1957). — FEDOROV, N. A., u. V. V. LLVOVA: Der Stickstoffwechsel bei Hunden in einer Periode längeren Eiweißhungers und intravenöser Ernährung mit dem Eiweißhydrolysat Präparat 76. Arch. Pat. (Moskau) **16**, 54 (1954). — FEHLING, H.: Beiträge zur Physiologie des placentaren Stoffverkehrs. Arch. Gynäk. **11**, 523 (1877). — FEHR, P.: Praktische Erfahrungen mit rektaler Applikation von Calcium, kombiniert mit Vitamin A und D, bei der Behandlung der Lungentuberkulose. Schweiz. med. Wschr. **1948**, 90. — FEIST, K.: Obturationsileus durch grobe Pflanzenkost. Ärztl. Wschr. **1947**, 534. — FELCH, W. C., J. K. KEATING and L. B. DOTTI: The depressing effect of inositol on serum cholesterol and lipid phosphorus in hypercholesteremic myocardial infarct survivors. Amer. Heart J. **44**, 390 (1952). — FELIX, K.: Polypeptide, ihre physiologische und pathologische Bedeutung. Dtsch. med. Wschr. **1957**, 694. — FELIX, K., L. BAUMER u. E. SCHÖRNER: Über das Schicksal der Protamine in der befruchteten Eizelle. Hoppe-Seylers Z. physiol. Chem. **243**, 43 (1936). — FELLENBERG, TH. v.: Untersuchungen über den Jodstoffwechsel. I. u. II. Mitt. Biochem. Z. **142**, 246 (1923); **174**, 341 (1926). ~ Das Vorkommen, der Kreislauf und der Stoffwechsel des Jods. Ergebn. Physiol. **25**, 176 (1926). ~ Zur Frage der Bedeutung des Fluors für die Zähne. Mitt. Lebensmittelunters. **39**, 124 (1948). — FELLER, D. D., and R. L. HUFF: Lipide synthesis by arterial and liver tissue obtained from cholesterol- fed and cholesterolalcohol-fed rabbits. Amer. J. Physiol. **182**, 137 (1955). — FELTS jr., J. H.: Potassium intoxication presumably due to acute functional adrenocortical insufficiency. Ann. intern. Med. **40**, 166 (1954). — FENN, W. O.: The rôle of potassium in physiological processes. Physiol. Rev. **20**, 377 (1940). — FERRERO, C.: Traitement de l'angine de poitrine par l'héparine. Cardiologia (Basel) **23**, 102 (1953). — FIDANZA, F., A. KEYS and J. T. ANDERSON: Density of body fat in man and other mammals. J. appl. Physiol. **6**, 252 (1953). — FILLIOS, L. C.: The gonadal regulation of cholesteremia in the rat. Endocrinology **60**, 22 (1957). — FILLIOS, L. C., ST. B. ANDRUS, G. V. MANN and F. J. STARE: Experimental production of gross atherosclerosis in the rat. J. exp. Med. **104**, 539 (1956). — FILLIOS, L. C., and G. V. MANN: The importance of sex in variability of the cholesteremic response of rabbits fed cholesterol. Circulat. Res. **4**, 406 (1956). — FINCKE, M. L., and E. A. GARRISON: Utilization of calcium of spinach and kale. Food Res. **3**, 575 (1938). — FINCKE, M. L., and H. C. SHERMAN: Availability of calcium from some typical foods. J. biol. Chem. **110**, 421 (1935). — FINK, H.: Über den biologischen Wert des Eiweißes von Kefirpilzen im Vergleich zum Eiweiß der Milch, verschiedener Hefen und Schimmelpilze, sowie zum Kartoffeleiweiß. Milchwiss. **3**, 125 (1948). — FINK, R. M., T. ENNS, C. P. KIMBALL, H. E. SILBERSTEIN, W. F. BALE, S. C. MADDEN and G. H. WHIPPLE: Plasma protein metabolism — normal and associated with shock observations using protein labeled by heavy nitrogen in lysine. J. exp. Med. **80**, 455 (1944). — FINKELSTEIN, H., u. W. JONAS: Zur Kenntnis des alimentären Fiebers. II. Der N-Stoffwechsel beim Eiweißanreicherungsfieber. Z. Kinderheilk. **49**, 55 (1930). — FINKELSTEIN, H., u. E. WEIL: Zur Kenntnis des alimentären Fiebers. IV. Mitt. Das Kochsalzfieber. Z. Kinderheilk. **50**, 259 (1930). — FINNERUD, C. W., R. L. KESLER and H. F. WIESE: Ingestion of lard in the treatment of eczema and allied dermatoses. Arch. Derm. Syph. (Chicago) **44**, 849 (1941). — FIRSTBROOK, J. B.: The effect of changes in body weight on atherosclerosis in the rabbit. Science **111**, 31 (1950). ~ Factors influencing the atherosclerotic process. Circulation **2**, 464 (1950). ~ The new knowledge of atherosclerosis. Brit. med. J. **1951**, 133. — FISCHER, I. L.: Physiologische Wettereinflüsse. Arbeitsphysiologie 8, 347 (1935). — FISCHER, P.: Lipotroper Pankreasfaktor und Cholesterinstoffwechsel. Münch. med. Wschr. **1958**, 149. — FISHBERG, A. M.: Arteriosclerosis in thyreoid deficiency. J. Amer. med. Ass. **82**, 463 (1924). ~ The arteriolar lesions of glomerulonephritis. Arch. intern. Med. **40**, 80 (1927). — FISHER, G., and M. B. WISHARTS: Animal calorimetry. Observations on the absorption of dextrose and the effect it has upon the composition of the blood. J. biol. Chem. **13**, 49 (1912). — FISHER, H.: Pathologisch-anatomische Befunde nach schwerer alimentärer Dystrophie. Dtsch. Z. Verdau.- u. Stoffwechselkr. **16**, 103 (1956). — FISHER, J. W.: The diagnostic value of the spygmomanometer in examinations for life insurance. J. Amer. med. Ass. **63**, 1752 (1914). — FISHER, M., and R. BIGGS: Iron deficiency in pregnancy. Brit. med. J. **1955**, No 4910, 385. — FISHER, R. L., and M. ZUKERMAN: Coronary thrombosis. J. Amer. med. Ass. **131**, 385 (1946). — FISHER, W., u. K. H. KIMBEL: Die Nahrungsfettbilanz der Ratte. Z. ges. exp. Med. **125**, 426 (1955). ~ Untersuchungen über enterale Antibiose bei der Ratte. VI. Mitt. Wirkung auf die Fettresorption. Z. ges. exp. Med. **125**, 437 (1955). — FITZGERALD, M. G., and P. FOURMAN: An experimental study of magnesium deficiency in man. Clin. Sci. **15**, 635 (1956). — FLASCHENTRÄGER, B.: Die biologische Bedeutung der Mineralstoffe, insbesondere der Spurenelemente. Schweiz. med. Wschr. **1941**, 949. ~ Physiologische Chemie. Die Stoffe, S. 1026 u. 1079. Berlin-Göttingen-Heidelberg 1951. — FLASCHENTRÄGER, B., u. E. LEHNARTZ: Physiologische Chemie, Bd. II/1a, S. 188. 1954. — FLECKENSTEIN, A.: Der Kalium-Natrium-Austausch als Energieprinzip in Muskel und Nerv. Berlin-Göttingen-Heidelberg 1955. — FLEISCH, A.: Der Diabetes mellitus, eine Krankheit des Wohlstandes. Schweiz. med. Wschr. **1947**, 109. ~ Ernährungsprobleme in Mangelzeiten. Die Schweizerische Kriegsernährung 1939—1946. Basel 1947. — FLEISCH, A., u. CL. PETITPIERRE: Die Physiologie der Ernährung. In DEMOLE, FLEISCH u. PETITPIERRE, Ernährungslehre und Diätetik. Bern 1948. — FLINK, E. B.: Magnesium deficiency syndrome in man. J. Amer. med. Ass. **160**, 1406 (1956). — FLINK, E. B., R. MCCOLLISTER, A. S. PRASAD, J. C. MELBY and R. P. DOE: Evidences for clinical magnesium deficiency. Ann. intern. Med. **47**, 956 (1957). — FLÖSSNER, O.: Ernährung als gesundheitspolitisches Problem. In STEPP, Ernährungslehre. Berlin 1939. 526 S. ~ Ernährungsphysiologische Untersuchungen synthetischer Fette. Ernährung **8**, 89 (1943). ~ Synthetische Fette. Beiträge zur Ernährungsphysiologie. Leipzig 1948. — FLORSHEIM, W. H., M. E. MORTON and J. R. GOODMAN: The effect of thyreoid ablation upon serum cholesterol and β-lipoprotein spectrum. Amer. J. med. Sci. **233**, 16 (1957). — FOLDES, F. F., and A. J. MURPHY: Distribution of cholesterol, cholesterol esters and phospholipid phosphorus in normal blood. Proc. Soc. exp. Biol. (N.Y.) **62**, 215 (1946). — FOLIN, O.: Eine Theorie des Eiweißstoffwechsels. Amer. J. Physiol. **13**, 117 (1905). — FOLLEY, S. J.: The use of hormones in nutrition. Some practical possibilities. In: Gegenwartsprobleme der Ernährungsforschung, S. 214. Basel u. Stuttgart 1953. — FOLLIS, R. H., H. G. DAY and E. V. MCCOLLUM: Histological studies of the tissues of rats fed a diet extremely low in zinc. J. Nutr. **22**, 223 (1941). — FOLLIS jr., R. H., E. ORENT-KEILES and E. V. MCCOLLUM: Production of cardiac and renal lesions in rats by diet extremely deficient in potassium. Amer. J. Path. 18, 29 (1942). — FONTÉS, G., et L. THIVOLLE: Action de l'ingestion de caséinate de fer sur le poids, la carbonurie et l'azoturie du chien adulte et non anémique. C. R. Soc. Biol. (Paris) **116**, 784 (1934). — *Food and Nutrition Board, National Research Council:* Recommended daily dietary allowances, revised 1953. — FORBES, A. L.: Incidence of reaction to an intravenous fat emulsion administered at two different rates. Metabolism

6, 645 (1957). — FORBES, E. B., and R. W. SWIFT: Associative dynamic effects of protein, carbohydrate and fat. J. Nutr. **27**, 453 (1944). — FORBES, E. B., R. W. SWIFT, R. F. ELLIOT and W. H. JAMES: Relation of fat to economy of food utilization. I. By the growing albino rat. J. Nutr. **31**, 203 (1946). ~ II. By the mature albino rat. J. Nutr. **31**, 213 (1946). — FORBES, E. B., R. W. SWIFT, W. H. JAMES, J. W. BRATZLER and A. BLACK: Further experiments on the relation of fat to economy of food utilization. I. By the growing albino rat. J. Nutr. **32**, 387 (1946). — FORBES, E. B., R. W. SWIFT, E. J. THACKER, V. F. SMITH and C. E. FRENCH: Further experiments on the relation of fat to economy of food utilization. II. J. Nutr. **32**, 397 (1946). — FORBES, G. B., and A. M. LEWIS: Total sodium, potassium and chloride in adult man. J. clin. Invest. **35**, 596 (1956). — FORBES, G. B., and A. PERLEY: Estimation of total body sodium by isotopic dilution. I. Studies on young adults. J. clin. Invest. **30**, 538 (1951). ~ II. Studies on infants and children. J. clin. Invest. **30**, 566 (1951). — FORSTER, G., u. CH. WEISSMANN: Die Glutaminat-Oxalacetat-Transaminaseaktivität im Serum bei Herzinfarkt. Cardiologia (Basel) **30**, 196 (1957). — FORSYTH, BR. T., and I. C. PLOUGH: The protein-sparing effect of carbohydrate with and without testosterone. J. Lab. clin. Med. **46**, 840 (1955). — FOSTER, C., J. H. JONES, W. HENLE and F. DORFMAN: The comparative effects of vitamin B_1 deficiency and restriction of food intake on the response of mice to the lansing strain of poliomyelitis virus, as determined by the paired feeding technique. J. exp. Med. **80**, 257 (1944). — FOURNIER, P.: L'absorption du calcium chez le rat adulte. II. Influence de la durée d'action du régime. C. R. Acad. Sci. (Paris) **232**, 1769 (1951). — FOURNIER, P., H. SUBSIELLE et Y. DUPUIS: L'action ostéogène des glucides, des hexalcools et de l'acide glycolique. Aperçus nouveaux sur la physiologie des glucides. J. Physiol. (Paris) **47**, 793 (1955). — FOWLER, W. M., and A. P. BARER: Retention and utilitation of parenterally administered iron. Arch. intern. Med. **60**, 967 (1937). — FRANKE, H.: Magnesium und Kohlenhydratstoffwechsel. Naunyn-Schmiedeberg's Arch. exp. Path. Pharmak. **174**, 727 (1934). ~ Zur Ausnutzung von Gemüsekohlehydraten bei verschiedener Zubereitung. (Tierexperimenteller Beitrag.) Ernährung **6**, 297 (1941). — FRANTZ, J. D., H. S. SCHNEIDER and B. T. HINKELMAN: Relationships between the levels of dietary, liver and serum cholesterol and hepatic cholesterol synthesis. Circulation **6**, 467 (1952). — FRANZ, H.: Spezifisch-dynamische Wirkung von Kohlenhydraten und Eiweiß zu verschiedenen Tageszeiten. Pflügers Arch. ges. Physiol. **248**, 91 (1944). — FRANZEN, FR., u. W. DISSE: Zur intravenösen Eiweißzufuhr bei Niereninsuffizienz. Münch. med. Wschr. **1952**, 1503. — FRAPS, G. S., and W. W. MEINCKE: Relative values of carotenes in foods as measured by storage of vitamin A in livers of rats. Food Res. **10**, 187 (1945). — FRAUENDORFER, S.: Welternährung und Bevölkerungszuwachs. Ein Literaturbericht. Bodenkultur 8, 62 (1954). — FRAZER, A. C.: The absorption of triglyceride fat from the intestine. Physiol. Rev. **26**, 103 (1946). ~ Aetiology of steatorrhoea. Brit. med. J. **1947**, 641. ~ Fat metabolism. Annual Rev. Biochem. **21**, 245 (1952). — FREDERICIA, L. S.: Refection, a transmissible change in the intestinal content, enabling rats to grow and thrive without B.-Vitamin in the food. Skand. Arch. Physiol. **49**, 129 (1926). — FREED, S. C.: Psychic factors in the development and treatment of obesity. J. Amer. med. Ass. **133**, 369 (1947). — FREEMAN, S., and M. W. BURRILL: Comparative effectiveness of various iron compounds in promoting iron retention an hemoglobin regeneration by anemic rats. J. Nutr. **30**, 293 (1944). — FREEMAN, S., and A. C. IVY: The influence of antacids upon iron retention by the anemic rat. Amer. J. Physiol. **137**, 706 (1942). ~ A comparison of rats fed on evaporated milk with those fed a „milk" in wich the naturally occurring fat has been replaced by coconut oil. J. Dairy Sci. **25**, 877 (1942). — FREEMAN, S., and F. MCLEAN: Experimental rickets. Blood an tissue changes in puppies receiving a diet very low in phosphorus, with and without Vitamin D. Arch. of Pathology **32**, 387 (1941). — FRENCH, A. J., and W. DOCK: Fatal coronary arteriosclerosis in young soldiers. J. Amer. med. Ass. **124**, 1233 (1944). — FRENCH, C. E., A. BLACK and R. W. SWIFT: Further experiments on the relation of fat to economy of food utilization. III. Low protein intake. J. Nutr. **35**, 83 (1948). — FRENCH, C. E., R. H. INGRAM, L. K. KNOEBEL and R. W. SWIFT: The influence of dietary fat and carbohydrate on reproduction and lactation in rats. J. Nutr. **48**, 91 (1952). — FRENCH, C. E., R. H. INGRAM, J. A. URAN, G. P. BAARON and R. W. SWIFT: The influence of dietary fat and carbohydrate on growth and longevity in rats. J. Nutr. **51**, 329 (1953). — FREUDENBERG, K.: Die Managersterblichkeit und die Methodik der Mortalitätsstatistik. 1954. ~ Die Deutung des Altersaufbaus einer Bevölkerung. Ärztl. Mitt., 68 (1955). — FREY, W., et A. DUBOIS: Aperçus concernant les échanges nutritifs dans l'effort physique. Le muscle entrâiné possède un pouvoir d'assimilation de l'oxygène plus grand que le muscle non entraîné. Nutrition (Paris) **5**, 375 (1935). — FREYDBERG, H.: Der Grundumsatz in mittleren Höhen. Schweiz. med. Wschr. **1956**, 629. — FRIEB, J., u. J. HRUBÝ: Über den Blutcholesterinspiegel des alternden Menschen. Z. Alternsforsch. **7**, 309 (1954). — FRIEDMAN, M., and S. O. BYERS: Pathogenesis of dietary-induced hypercholesterinemia in the rabbit. Amer. J. Physiol. **179**, 201 (1954). ~ Production of hypercholesteremia in the rabbit by infusion of phosphatide or neutral fat. Proc. Soc. exp. Biol. (N.Y.) **94**, 452 (1957). —

Friedman, M., S. O. Byers and B. Gunning: Observations concerning production and excretion of cholesterol in mammals. VIII. Fate of injected cholesterol in the animal body. Amer. J. Physiol. **172**, 309 (1953). — Friedman, M., S. O. Byers and R. H. Rosenman: Changes in excretion of intestinal cholesterol and sterol digitonides in hyper- and hypothyreoidism. Circulation **5**, 657 (1952). — Friedman, M., S. Ch. Freed and R. H. Rosenman: Effect of potassium administration on (1) peripheral vascular reactivity and (2) blood pressure of the potassiumdeficient rat. Circulation **5**, 415 (1952). — Friedman, M., R. Homer, S. O. Byers, C. Omoto and W. Hayashi: An evaluation of potassium iodide as a therapeuticagent in the treatment of experimental hypercholesteremia and atherosclerosis. J. clin. Invest. **35**, 1015 (1956). — Friedman, M., and R. H. Rosenman: Comparison of fat intake of American men and women. Possible relationship to incidence of clinical coronary artery disease. Circulation **16**, 339 (1957). — Friedman, M., R. H. Rosenman and S. O. Byers: Deranged cholesterol metabolism and its possible relationship to human atherosclerosis. A review. J. Geront. **10**, 60 (1955). — Friedman, M., R. H. Rosenman and V. Carroll: Changes in the serum cholesterol and blood clotting time in men subjected to cyclic variation of occupational stress. Circulation **17**, 852 (1958). — Friedrich, P. L.: Die künstliche subcutane Ernährung in der praktischen Chirurgie. Langenbecks Arch. klin. Chir. **73**, 507 (1904). — Fröhner u. Stohrer: Lehrbuch der Toxikologie. Stuttgart 1927. — Froment, R., P. Monnet, P. Gallois et A. Perrin: Les maladies coronariennes tronculaires infantiles et juvéniles, Principaux types anatomocliniques. Arch. Mal. Cœur **50**, 55 (1957). — Frost, D. V., and H. R. Sandy: Effects of mineral deficiencies on amino acid utilization. Criticale rôle of potassium and phosphorus. Proc. Soc. exp. Biol. (N.Y.) **83**, 102 (1933). — Frost, P. M., J. L. Smith and J. Felts: Influence of potassium salts on efficiency of parenteral protein alimentation in the surgical patient. Metabolism **2**, 529 (1953). — Frunder, H.: Über die Rolle der Kaliumionen bei der Atmung von Leber- und Zwerchfellschnitten. Z. physiol. Chem. **291**, 217 (1952). — Fuchs-Hartmann: Gastmahl der Völker. Stuttgart 1942. — Fucker, H., u. E. Schneider: Änderungen des Gesamttagessauerstoffverbrauchs von weißen Mäusen durch verschiedene Nahrungszusammensetzungen besonders hinsichtlich des Eiweißes und über eine spezifisch-motorische Wirkung der Nahrung. Inaug.-Diss. Heidelberg 1939. — Fullerton, H. W., W. J. A. Davies and G. Anastasopoulos: Relationship of alimentary lipaemia to blood coagulability. Brit. med. J. II **1953**, 250. — Fuhry, E.: Grundumsatz und Säurebasenhaushalt. Inaug.-Diss. Köln 1939. — Fuler, I., and H. Steenbock: The effect of dietary calcium, phosphorus, and vitamin D on the utilization of iron. I. The effect of phytic acid on the availability of iron. J. biol. Chem. **147**, 59 (1943). ~ II. The effect of vitamin D on body iron and hemoglobin production. J. biol. Chem. **147**, 65 (1943). ~ III. The relation of rickets to anemia. J. biol. Chem. **147**, 71 (1943). — Fullerton, H. W.: Relation of lipaemia to thrombosis and atheroma. Proc. Nutr. Soc. **15**, 66 (1956). — Funnell, E. H., E. Vahlteich, S. O. Morris, G. McLeod and M. S. Rose: Protein utilization as affected by the presence of small amounts of bran or its fiber. J. Nutr. **11**, 37 (1936). — Futrell, M. F., R. N. Lutz, M. S. Reynolds and C. A. Baumann: Studies on amino acids in self-selected diets. J. Nutr. **46**, 299 (1952). — Futton, M. N., and H. Cushing: The specific dynamic action of protein in patients with pituitary disease. Arch. intern. Med. **50**, 649 (1932).

Gabl, F., H. Leubner u. L. Wachter: Der Blutglykogenspiegel nach Fruktosebelastung beim Menschen. Wien. Z. inn. Med. **33**, 230 (1952). — Gabuzda jr., G. J., G. B. Phillips and Ch. S. Davidson: Nutritive adequacy and clinical tolerance of modified human globin. J. clin. Invest. **32**, 899 (1953). — Gaebler, O. H.: Animal calorimetry. XXXVIII. The specific dynamic action of meat in hypophysectomized dogs. J. biol. Chem. **81**, 41 (1929). — Gaehtgens, G.: Grundlagen der Schwangerenernährung. Dresden u. Leipzig 1940. — Gänsslen, M.: Der Einfluß veränderter Nahrung auf den periphersten Gefäßabschnitt. I. Mitt. Klin. Wschr. **1927**, 786. — Gagel, Z.: Pathogenese des Angina pectoris-Anfalls. Arch. Psychiat. Nervenkr. **185**, 743 (1950). — Gailer, Inge, u. E. M. Moritz: Klinische und experimentelle Untersuchungen zur Frage der rektalen Kalziumtherapie mit Kalzium-Suppositorien. Wien. med. Wschr. **100**, 543 (1950). — *Galeni de alimentorum facultatibus libri III*, herausgeg. von C. G. Kühn. Leipzig 1821. — Gall, L. S., G. E. Smith, D. E. Becker, C. U. Stark and J. K. Loosli: Rumen bacteria in cobalt-deficient sheep. Science **109**, 468 (1949). — Galvão, P. E.: Human heat production in relation to body weight and body surface. J. appl. Physiol. **1**, 385, 395 (1948). — Gamble, J. L.: Deficits in diarrhea. J. Pediat. **30**, 488 (1947). ~ Chemical anatomy, physiology and pathology of extracellular fluid, 6. edit. Cambridge, Mass. 1954. — Gampel, M., F. Hamon et A. Mayer: Influence de la teneur en chlorure de sodium de la ration sur les caractères de la nutrition chez les lapins domestiques. Ann. Physiol. Physiochim. biol. **12**, 504 (1936). — Gantenberg, R.: Gaswechselbestimmungen zur Untersuchung der klinischen Bedeutung der spezifisch-dynamischen Nahrungswirkung, mit besonderer Berücksichtigung der Fettsucht und der Hyperthyreosen. Ergebn. inn. Med. Kinderheilk. **36**, 325 (1929). — Garattini, S.: The mechanism of action of new hypocholesterolemic substances. Bull. schweiz. Akad. med. Wiss. **13**, 456 (1957). — Garcia,

P., Ch. Roderuck and P. Swanson: The relation of age to fat absorption in adult women together with observations on concentration of serum cholesterol. J. Nutr. **55**, 601 (1955). — Garn, S. M., and M. M. Gertler: Arcus senilis and serum cholesterol levels in Aleut. New Engl. J. Med. **242**, 283 (1950). ~ Age and dex differences in the serum cholesterol of the Aleut. Canad. med. Ass. J. **64**, 338 (1951). — Garn, S. M., M. M. Gertler, S. A. Levine and P. D. White: Body weight versus weight standards in coronary artery disease and a healthy groups. Ann. intern. Med. **34**, 1416 (1951), — Garrod, L.: The effects of antibiotics on the body functions of man and animals. Proc. roy. Soc. Med. **47**, 743 (1954). — Gaspar, M. R.: The potassium problem in surgery. Amer. Surg. **18**, 524 (1952). — Gassner, F. H., A. R. Patton, H. S. Wilgus and L. W. Charkey: Failure of cocherel comb and testis developement on sesame meal and its prevention by vitamin B_{12}. Proc. Soc. exp. Biol. (N.Y.) **75**, 630 (1950). — Gastineau, C. F., and E. H. Rynearson: Obesity. Ann. intern. Med. **27**, 883 (1947). — Gaunt, W. E., J. Irving and T. Thomson: Calcium and phosphorus deficiences in a poor human dietary. Brit. med. J. **1938**, No 4031, 770. — Gavin, G., and E. W. McHenry: The effects of biotin upon fat synthesis and metabolism. J. biol. Chem. **141**, 619 (1941). — Geier, F. M.: Cholesterol and coronary artery disease. Permanente Fdn med. Bull. **7**, 49 (1949). — Geiger, E.: The role of time factor in protein synthesis. Science **111**, 594 (1950). ~ Extracaloric function of dietary components in relation to protein utilization. Fed. Proc. **10**, 670 (1951). — Geiger, E., G. W. Courtney and L. E. Geiger: The physiological availability of some essential amino acids present in zein, in the acid and in the enzymatic hydrolyzate of zein. Arch. Biochem. **41**, 74 (1952). — Geiger, E., and J. J. Pinsky: Utilization and nitrogensparing effect of fructose in alloxan diabetic rats. Metabolism **4**, 166 (1955). — Geiger, E., and A. N. Wick: Nitrogen sparing effect of carbohydrate investigated by feeding of C14 labeled glucose. Naunyn-Schmiedeberg's Arch. exp. Path. Pharmak. **219**, 518 (1953). — Geigy, J. R.: Wissenschaftliche Tabellen. Basel 1955. — Geissberger, W.: Calciumbilanz beim Menschen mit Ca^{45} nach intravenöser, oraler und rectaler Verabreichung. Helv. med. Acta **18**, 461 (1951). ~ Die Calciumresorption und Retention beim Menschen nach intravenöser, oraler und rectaler Calciumverabreichung mit Bilanzen unter Anwendung von radioaktivem Calcium. Z. ges. exp. Med. **119**, 11 (1952). — Geissberger, W., H. Baur u. A. Striebel: Über die rectale Calciumresorption. Helv. med. Acta **17**, 465 (1950). — Gennes, J. L. de: L'intérêt des agents modificateurs des lipides sériques. Action de l'héparine et du sulfate de protamine. Presse méd. **1957**, 153. — Gennes, J. L. de, et L. Cournot: Les hormones génitales et l'athérosclérose. Journées thérap. Paris 1955, p. 85. — George, S. M. St., S. C. Freed and R. H. Rosenman: Correlation of serum potassium concentration with the blood pressure in rats fed a potassium-deficient ration. Circulation **6**, 371 (1952). — Gerhartz, E.: Salze und Eiweißstoffwechsel. Biochem. Z. **239**, 404 (1931). ~ Eine essentielle bradykardische Ödemkrankheit. Dtsch. med. Wschr. **1917**, 514. — Gernand, K.: Einfluß der stoßweisen Fett-Eiweißzufuhr bei gleichzeitiger calorischer Unterernährung. Klin. Wschr. **1952**, 199. — Gertler, M. M., and S. M. Garn: Lipid interrelationship in health and in coronary artery disease. Science **112**, 14 (1950). — Gertler, M. M., S. M. Garn and E. F. Bland: Age, serum cholesterol, and coronary artery disease. Circulation **2**, 517 (1950). — Gertler, M. M., S. M. Garn and J. Lerman: The interrelationships of serum cholesterol, cholesterol esters and phospholipids in health and in coronary artery disease. Circulation **2**, 205 (1950). — Gertler, M. M., S. M. Garn and H. B. Sprague: Cholesterol, cholesterol esters and phospholipids in health and in coronary artery disease. II. Morphology and serum lipids in man. Circulation **2**, 380 (1950). — Gertler, M. M., S. M. Garn and P. D. White: Young candidates for coronary heart disease. J. Amer. med. Ass. **147**, 621 (1951). ~ Diet, serum cholesterol and coronary artery disease. Circulation **2**, 696 (1950). — Gertler, M. M., and B. S. Oppenheimer: The interrelationships of serum lipids in men and women past sixty-fife years of age and their bearing on atherosclerosis. Circulation **7**, 533 (1953). ~ The total cholesterol-lipid-phosphorus ratio. Geriatrics **9**, 4 (1954). — Gertler, M. M., P. B. Putson and H. Jost: Effects of castration and diethylstilboestrol on the serum lipid pattern in man. Geriatrics 8, 9 (1953). — Gervasoni, L. A., et A. Vanoltic: Vitamine E et artériosclérose. Schweiz. med. Wschr. **1956**, 708. — Gesenius, H.: Oscillographie, Aortographie und Cavographie als diagnostische Hilfsmittel für die Begutachtung von Gefäßschäden. Med. Sachverständige **53**, H. 1 (1957). ~ Oszillographischer und arteriographisch-röntgenologischer Nachweis der Arteriosklerose. Dtsch. med. J. **1957**, 291. — Gessler, H.: Untersuchungen über die Wärmeregulation. I. Mitt. Pflügers Arch. ges. Physiol. **207**, 370 (1925). ~ Die Ökonomie der menschlichen Muskelarbeit. II. Mitt. Die Ökonomie bei Fettsucht. Dtsch. Arch. klin. Med. **157**, 36 (1927). — Gey, K. F., u. A. Pletscher: Über das Cholesterinbindungsvermögen des Blutserums bei Hypertonie. Schweiz. med. Wschr. **87**, 712 (1957). — Geyer, E.: Symptomatische Tetanie nach massiven Schwitzprozeduren. Z. inn. Med. **11**, 473 (1956). — Geyer, R. P.: Fat absorption and the experimental basis for oral fat emulsions. Ann. N. Y. Acad. Sci. **56**, 16 (1952). — Geyer, R. P., J. Chapman and F. J. Stare: In vivo oxidation of emulsified radioactive trilaurin administered intravenously. J. biol. Chem. **176**, 1469 (1948). — GEYER, R. P., B. R. GEYER, P. H. DERSE, H. NATH, V. H. BARKI, C. A. ELVEHJEM and E. B. HART: The nutritive value of fractions of butter fat preparated by cold crystallization. J. Dairy Sci. **30**, 299 (1947). — GEYER, R. P., G. V. MANN and F. J. STARE: Parenteral nutrition. IV. Improved techniques for the preparation of fat emulsions for intravenous nutrition. J. Lab. clin. Med. **33**, 153 (1948). ~ VI. Fat emulsions for intravenous nutrition: The turbidimetric determination of infused fat in blood after intravenous administration of fat emulsions. J. Lab. clin. Med. **33**, 175 (1948). — GEYER, R. P., G. V. MANN, J. YOUNG and T. D. KINNEY: Parenteral nutrition. IX. Studies with stable and instable fat emulsions administered intravenously. Proc. Soc. exp. Biol. (N.Y.) **77**, 872 (1951). — GEYER, R. P., G. V. MANN, J. YOUNG, T. D. KINNEY and F. J. STARE: Parenteral nutrition. V. Studies on soybean phosphatides as emulsifier for intravenous fat emulsions. J. Lab. clin. Med. **33**, 163 (1948). — GEYER, R. P., D. M. WATKIN, L. W. MATTHEWS and F. J. STARE: Parenteral nutrition. VIII. The vasodepressoractivity of soybean phosphatide preparations. J. Lab. clin. Med. **34**, 688 (1949). — GEYER, R. P., D. M. WATKIN, L. W. MATTHEWS and F. J. STARE: Parenteral nutrition. XI. Studies with stable and unstable fat emulsions administered intravenously. Proc. Soc. exp. Biol. (N.Y.) **77**, 872 (1951). — GEYER, R. P., H. NATH, V. H. BARKI, C. A. ELVEHJEM and E. B. HART: The vaccenic acid content of various fats and oils. J. biol. Chem. **169**, 227 (1947). — GIAJA, J., et S. GELINEO: Alimentation et résistance au froid. C. R. Acad. Sci. (Paris) **198**, 2277 (1934). — GIBSON, G., and C. F. HUFFMAN: Influence of different levels of fat in the ration upon milk and fat secretion. Mich. State Coll. Agric. appl. Sci. agric. Exp. Stat. quart. Bull. **21**, 258 (1939). — GIBSON, H. C.: Etiologic aspects of atherosclerosis. U.S. armed Forces med. J. **7**, 1561 (1956). — GILLIES, G. A., F. T. LINDGREEN and J. CASON: Composition of fatty acids from certain fractions of blood lipoproteins. J. Amer. chem. Soc. **78**, 4103 (1956). — GILLMAN, J., and T. GILLMAN: Structure of the liver in pellagra. Arch. Path. (Chicago) **40**, 239 (1945). — GILLMAN, J., T. GILLMAN, J. MANDELSTAM u. C. GILBERT: Cytosiderosis und Genese der Arteriosklerose. Nature (Lond.) **159**, 875 (1947). — GILLNÄS, T.: Über die chemische Natur der tierischen Wuchsstoffe. Ärztl. Forsch. **1955 II**, 73. — GILMORE, R. C., and L. T. SAMUELS: The effect of previous diet on the metabolic activity of the isolated rat diaphragm. J. biol. Chem. **181**, 813 (1949). — GINSBERG, J. E., C. BERNSTEIN jr. and L. V. IOB: Effect of oils containing unsaturated fatty acids on patients with dermatitis. Arch. Derm. Syph. (Chicago) **36**, 1033 (1937). — GIRENS, M. H.: Studies in calcium and magnesium metabolism. IV. Mitt. J. biol. Chm. **34**, 119 (1918). — GLADSTONE, G. P.: Interrelationships between amino acids in the nutrition of B. anthracis. Brit. J. exp. Path. **20**, 189 (1939). — GLANZMANN, E.: Diskussionsbemerkungen. Jb. Kinderheilk. **178**, 282 (1952). — GLAS, W. W., and C. H. BIRKELO: A clinical evaluation of an intravenous fat emulsion. Metabolism **6**, 650 (1957). — GLASS, J.: Untersuchungen über die experimentelle Chlorverarmung, ihre Folgen und die Ursache des Dechlorurationstodes. Z. ges. exp. Med. **82**, 776 (1932). — GLASS, S. J.: The influence of physiologic doses of the sex steroid hormones on the serum lipids in men and women. J. clin. Endocr. **13**, 838 (1953). — GLASS, S. J., H. ENGELBERG, R. MARCUS, H. B. JONES and J. W. GOFMAN: Lack of effect of administered estrogen on the serum lipids and lipoproteins of male and female patients. Metabolism **2**, 133 (1953). — GLATZEL, H.: Aktuelle Fragen der Volksernährung. I. Über den Eiweißbedarf. Med. Welt. **1936**, 39. ~ Zur Frage des Kochsalzbedürfnisses und seiner Beziehungen zum Mineralstoffwechsel. I—IV. Z. ges. exp. Med. **90**, 59 (1933); **92**, 653 (1934); **93**, 179 (1934); **95**, 542 (1935). ~ Über Alkaliverluste nach Natrium-und Kaliumzufuhr. Z. ges. exp. Med. **93**, 666 (1934). ~ Das Säurebasengleichgewicht im Blut nach Kochsalzzufuhr. Z. ges. exp. Med. **94**, 370 (1934). ~ Säurebasengleichgewicht und Mineralausscheidung im Harn nach Kochsalzzufuhr. Z. ges. exp. Med. **95**, 86 (1934). ~ Kochsalz als Krankheitsursache. Hippokrates (Stuttgart) 443 (1935). ~ Untersuchungen über Ursachen des Kochsalzbedürfnisses. Klin. Wschr. **1935**, 1741. ~ Über das Kochsalzbedürfnis des Menschen. I.—VI. Z. ges. exp. Med. **98**, 409, 418 (1936); **99**, 236, 250, 258 (1936); **103**, 725 (1938). ~ Warum sinkt der Chlorgehalt des Blutserums nach dem Essen? Klin. Wschr. **1936**, 555. ~ Kochsalz und Kohlenhydratumsatz in der Leber. Verh. Dtsch Ges. inn. Med. **1936**, 420. ~ Zur Geschichte und Geographie des Kochsalzes. Hippokrates (Stuttgart) 73 (1937). ~ Aktuelle Fragen der Volksernährung. III. Kochsalzbedürfnis und Kochsalzbedarf. Med. Welt **1937**, Nr 4. ~ Das Kochsalz und seine Bedeutung in der Klinik. Ergebn. inn. Med. **53**, 1 (1937). ~ Aktuelle Fragen der Volksernährung. IV. Basenüberschüssige Kost. Med. Welt **1937**, Nr 10. ~ Basenüberschüssige Kost. Bemerkungen zu der Entgegnung R. BERG's. Med. Welt **1937**, Nr 33. ~ Aufgaben und Bedeutung der Mineralstoffe. Klin. Wschr. **1938**, 793, 833. ~ Fettsucht und Magersucht. In Handbuch der inneren Medizin, Bd. VI/1, S. 476. Berlin 1941. ~ Hunger. In: Neue Deutsche Klinik, Erg.-Bd., S. 591. 1944. ~ Hunger. Synopsis **1**, 3 (1948). ~ Krankheitsgestaltung und Charakter. V. Die Wesensart von Angina pectoris-Kranken. Ärztl. Wschr. **1951**, 852. ~ Krankenernährung. Ein diätetisches Lehrbuch. Berlin-Göttingen-Heidelberg 1953. ~ Ernährungstherapie. In Handbuch der inneren Medizin, Bd. VI/2, S. 610. Berlin-Göttingen-Heidelberg 1954. ~ Ernährungskrankheiten. In Handbuch der inneren Medizin, Bd. VI/2, S. 313, Berlin-Göttingen-Heidelberg 1954. ~ Parenterale Ernährung. Mit einem Anhang: Rektale Ernährung. Ergebn. inn. Med. Kinderheilk. N.F. **6**, 523 (1955). ~ Fluor als Spurenelement. Med. Klin. **39**, 1659 (1955). ~ Vom Wirken der Spurenelemente. Med. Klin. **1955**, 1659. ~ Parenterale Ernährung. Ärztl. Praxis 8, H. 21 u. 22 (1956). ~ Ist Kochsalz nur ein Genußmittel? Med. Klin. **1958**, 734. ~ Ernährung durch Vene und Darm. Therapiewoche 8, 393 (1958). ~ GLATZEL, H., u. L. CALVO-PEÑA: Über ketogene Kost. Z. klin. Med. **128**, 684 (1935). — GLATZEL, H., u. W. MECKE: Untersuchungen über den Mineralstoffwechsel. IV. Z. ges. exp. Med. **91**, 504 (1933). ~ Untersuchungen über den Mineralstoffwechsel. V. Z. ges. exp. Med. **91**, 523 (1933). — GLATZEL, H., u. F. SCHMITT: Das Säure-Basengleichgewicht im Blut nach Kochsalzzufuhr. Z. ges. exp. Med. **94**, 370 (1934). — GLAZIER, F. W., A. R. TAMPLIN, B. STRISOWER, O. F. DE LALLA, J. W. GOFMAN, TH. R. DAWLER and E. PHILLIPS: Human serum lipoprotein concentrations. J. Geront. **9**, 395 (1954). — GLAZKO, A. J., and D. M. GREENBERG: Is the physiological activity of potassium due to its natural radioactivity? Amer. J. Physiol. **125**, 405 (1939). — GLENDY, R. E., S. A. LEVINE and P. D. WHITE: Coronary disease in youth. Comparison of 100 patients under 40 with 300 persons past 80. J. Amer. med. Ass. **109**, 1775 (1937). — GLICKMAN, N., R. W. KEETON, H. H. MITCHELL and M. K. FAHNESTOCK: The tolerance of man to cold as affected by dietary modifications: High versus low intake of certain watersoluble vitamins. Amer. J. Physiol. **146**, 538 (1946). — GLICKMAN, N., H. H. MITCHELL, E. H. LAMBERT and R. W. KEETON: The total spezific dynamic action of high-protein and high-carbohydrate diets on human subjects. J. Nutr. **36**, 41 (1948). — GODAL, H. C., J. C. LUND and E. SIVERTSSEN: Lipids and lipoproteins in serum in cases of familial essential hypercholesteremia and xanthomatosis. Acta med. scand. **156**, Suppl. 319, 125 (1956). — GÖMÖRI, P.: Über die Exsikkose. Z. ärztl. Fortbild. **48**, 1—9 (1954). — GÖMÖRI, P., u. Z. GRUBER: Coronarinsuffizienz bei extrarenalen Azotämien. Klin. Wschr. **1939**, 1417. — GÖMÖRÍ, P., u. ST. MOLNÁR: Die Störung der Osmoregulation der Gewebe bei der Wasservergiftung. Naunyn-Schmiedeberg's Arch. exp. Path. Pharmak. **167**, 459 (1932). — GÖMÖRI, P., u. E. SÁARMAI: Zur Frage der hypochlorämischen Kalknephrose. Klin. Wschr. **1939**, 1465. — GÖPFERT, H., u. R. STUFLER: Über die spezifisch-dynamische Wirkung von Breikost und von fester Kost. Verh. dtsch. Ges. inn. Med. **55**, 331 (1949). ~ Die Vorstadien des Kältezitterns bei geringer Abkühlung des Menschen. Pflügers Arch. ges. Physiol **256**, 161 (1952). — GÖRÖG, D., A. v. GAÁB u. V. HEIM: Statistische Untersuchungen über die Arteriosklerose. Z. Kreisl.-Forsch. **26**, 420 (1934). — GOETERS, W.: Der mikrobiotische Fettabbau im Magendarmkanal von Säuglingen und Kindern. Mschr. Kinderheilk. **98**, 163 (1950). — GOFMAN, J. W.: Diet and coronary heart disease. Trans. Amer. Coll. Cardiol. **4**, 230 (1954). ~ Some concepts of the problem of coronary heart disease in industry. Industr. Med. Surg. **24**, 151 (1955). ~ Serum lipoproteins and the evaluation of atherosclerosis. Ann. N.Y. Acad. Sci. **64**, 590 (1956). — GOFMAN, J. W., O. DE LALLA, F. GLAZIER, N. K. FREEMAN, F. T. LINDGREN, A. V. NICHOLS, B. STRISOWER and A. R. TAMPLIN: The serum lipoprotein transport system in health metabolic disorders, atherosclerosis and coronary heart disease. Plasma (Milano) **2**, 413 (1954). — GOFMAN, J. W., M. HANIG, B. HARDIN, M. A. JONES, E. LAUFFER, Y. LAWRY, and L. A. LEWIS: Evaluation of serum lipoprotein an choledsterol measurements as predictors of clinical complications of atherosclerosis. Circulation **14**, 691 (1956). — GOFMAN, J. W., B. J. HARDIN, T. P. LYON, F. LINDGREN, B. STRISOWER, D. COLMAN and V. HERRING: Blood lipids and human atherosclerosis. Circulation **5**, 119 (1952). — GOFMAN, J. W., and H. B. JONES: Obesity, fat metabolism and cardiovascular disease. Circulation **5**, 514 (1952). — GOFMAN, J. W., H. B. JONES, F. T. LINDGREN, T. P. LYON, H. A. ELLIOTT and B. STRISOWER: Blood lipids and human atherosclerosis. Circulation **2**, 161 (1950). — GOFMAN, J. W., H. B. JONES, T. P. LYON, F. T. LINDGREN, B. STRISOWER, D. COLMAN and V. HERRING: Blood lipids and human atherosclerosis. Circulation **5**, 119 (1952). — GOFMAN, J. W., F. T. LINDGREN and H. ELLIOTT: Ultracentrifugal studies of lipoproteins of human serum. J. biol. Chem. **179**, 973 (1949). — GOFMAN, J. W., F. LINDGREN, H. ELLIOTT, W. MANTZ, J. HEWITT, B. STRISOWER, V. HERRING and T. P. LYON: The role of lipids and lipoproteins in atherosclerosis. Science **111**, 166 (1950). — GOFMAN, J. W., F. T. LINDGREN, H. B. JONES, T. P. LYON and B. STRISOWER: Lipoproteins and atherosclerosis. J. Geront. **6**, 105 (1951). — GOFMAN, J. W., F. T. LINDGREN, B. STRISOWER, O. DE LALLA, F. GLAZIER and A. TAMPLIN: Cigarette smoking, serum lipoproteins, and coronary heart disease. Geriatrics **10**, 349 (1955). — GOFMAN, J. W., B. STRISOWER, O. DE LALLA, F. GLAZIER u. A. TAMPLIN: Eine neue Auffassung über die Entstehung koronarer Herzerkrankungen. Medizinische **1955**, Nr 16 u. 17. ~ Diet and lipotropic agents in atherosclerosis. Bull. N.Y. Acad. Med. **28**, 279 (1952). ~ Lipoproteins and atherosclerosis. J. Gerontol. **6**, 105 (1951). ~ Lipoproteins in atherosclerosis. Amer. J. Med. **11**, 358 (1951). — Goidsenhoven, F. v., J. Hoet et J. Lederer: Le fer sérique en clinique humaine. Rev. belge, Sci. méd. **10**, 177 (1938). — Goldberg, E. M., I. F. Stein and K. A. Meyer: Administration of fat emulsion by mouth, gastrostomy and jejunostomy. J. Amer. med. Ass. **150**, 1665 (1952). — Goldbloom, A. A.: Clinical studies in blood lipid metabolism. Gastroenterology **20**, 79 (1952). ~ Clinical studies of blood lipid metabolism. I. Normal blood lipid variations of phospholipids, neutral fats, total lipids and lipid fraction percentages. Amer. J. dig. Dis. **19**, 9 (1952). ~ Clin. studies on blood lipid metabolism. Amer. J. dig. Dis. **21**, 152 (1954). ~ Newer clinical and laboratory studies in the aged: V. Lipidogram by paper electrophoresis in „normal patients" 80—100 years of age. A preliminary report. Amer. J. dig. Dis. **22**, 51 (1955). — Goldbloom, A. A., H. B. Eiber and L. J. Boyd: Clinical studies in blood lipid metabolism. IX. Effect of lipotropic agents on serum lipid partitions in fifty patients with generalized atherosclerosis. A three years study. Amer. J. dig. Dis. **21**, 152 (1954). — Goldbloom, A. A., and J. Pomeranze: Clinical studies in blood lipids metabolism. IV. Anormal lipid metabolism and atherosclerosis preliminary report. Amer. J. dig. Dis. **19**, 281 (1952). — Goldner, M. G.: Obesity and its relation to disease. N.Y. St. J. Med. **56**, 2063 (1956). — Goldschmidt, St., H. Burkert, Ch. Gloxhuber, H. Grams, R. Grams u. C. Anders: Über die Wirkung von Zucker- und Honiglösungen auf den Blutzuckerspiegel von Kaninchen bei intravenöser Dauerinfusion. Z. physiol. Chem. **300**, 201 (1955). — Goldsmith, C. A., W. J. Darby, R. C. Steinkamp, A. Stockell Bean and E. McDevitt: Resurvey of nutritional status in Norris point, Newfoundland. J. Nutr. **40**, 41 (1950). — Gonzalez, A. J.: Electroforeses solre. VI. Comunicación. Modificación de los lipidos y prótidos de la sangre por la acción del iodo en una combinación aromatica. Arch. Med. exp. (Madr.) **19**, 63 (1956). — Gordon, H. H., and S. Z. Levine: Respiratory metabolism in infancy and childhood; effect of intravenous infusions of fat on energy exchange of infants. Amer. J. Dis. Child. **50**, 894 (1935). — Gordon, H. H., S. Z. Levine, M. A. Wheatley and E. Marples: Respiratory metabolism in infancy and in childhood. XX. The nitrogen metabolism in premature infants. Comparative studies of human milk and cow's milk. Amer. J. Dis. Child. **54**, 1030 (1937). — Gordon, H. H., B. Lewis, L. Eales and J. F. Brock: Effect of different dietary fats on the faecal endproducts of cholesterol metabolism. Nature (Lond.) **180**, 923 (1957). ~ Dietary fat and cholesterol metabolism. Faecal elimination of bile acids and other lipids. Lancet **1957 II**, 1299. — Gordon, R. S., E. Boyle, R. K. Brown, A. Cherkes and Ch. B. Anfinsen: Role of serum albumin in lipemia clearing reaction. Proc. Soc. exp. Biol. Med. (N.Y.) **84**, 168 (1953). — Gordonoff, T.: Grundriss der Pharmakologie für Zahnärzte. Basel 1956. — Gorens, S. W., R. P. Geyer, L. W. Matthews and J. J. Stare: Parenteral nutrition. X. Observations on the use of a fat emulsion for intravenous nutrition in man. J. Lab. clin. Med. **34**, 1627 (1949). — Gotor y A. Mestre: La administracion de sales de calcio por via rectal. Resultados conseguidos. Rev. clin. esp. **42**, 254 (1951). — Gotsch, K., u. E. Borkenstein: Die Herz-Kreislaufwirkung der Dextrose und Laevulose. Z. Kreislauf.-Forsch. **42**, 434 (1953). — Gottlieb, H. L., F. W. Quackenbush and H. Steenbock: The biological determination of vitamin E. J. Nutr. **25**, 433 (1943). — Gottlieb, R.: Beiträge zur Physiologie und Pharmakologie der Pankreassecretion. Naunyn-Schmiedeberg's Arch. exp. Path. Pharmak. **33**, 261 (1894). — Gould, R. G.: The comparative metabolism of dietary and endogenous cholesterol differentiated by use of radioactive carbon. Circulation **2**, 467 (1950). ~ Origin plasma cholesterol using carbon. Fed. Proc. **10**, 191 (1951). ~ Lipid metabolism and atherosclerosis. Amer. J. Med. **11**, 209 (1951). — Gould, R. G., and C. B. Taylor: Effect of dietary cholesterol on hepatic cholesterol synthesis. Fed. Proc. **9**, 179 (1950). — Grab, W.: Lange Lebensdauer trotz Vitamin- und Mineralmangel und das Problem der Altersveränderungen. Bermerkungen zu Kollaths Untersuchungen über „Wachstum und Zellersatz in der Vitaminforschung". Klin. Wschr. **1950**, 230. ~ Entgegnung auf den Aufsatz von W. Kollath in Hippokrates H. 11, S. 292, vom Juli 1952. Hippokrates (Stuttgart) 707 (1952). — Graber, I. G., P. Beaconsfield and O. Daniel: Cortisone treatment of the lowsalt syndrome. Brit. med. J. **1956**, No 4970, 778. — Graefe: Ausnutzungsversuche mit Obst und Gemüse. Inaug.-Diss. Frankfurt 1941. — Gräfe, H. K.: Nahrungsbedarfsnormen für qualifizierte und nichtqualifizierte Produktionsarbeiter. Pharmazie **7**, 800 (1952). ~ Eine Ernährungsbilanz für Schwerstarbeiter. Pharmazie **8**, 821 (1953). ~ Grundlagen und Ergebnisse physiologischer Ernährungsbilanzen. Abh. dtsch. Akad. Wiss., Berlin, Kl. med. Wiss. 1955. — Grafe, E.: Zur Pathologie und Therapie der sogenannten „Konstitutionen". Fettsucht. Dtsch. Arch. klin. Med. **133**, 41 (1920). ~ Pathologische Physiologie des Stoff- und Kraftwechsels. Berlin 1923. — Der Stoffwechsel bei psychischen Vorgängen. In Handbuch der normalen und pathologischen Physiologie, Bd. 5, S. 199. 1928. — I. Spezifisch-dynamische Wirkung. Handbuch der Biochemie, Erg.-Bd. 2, S. 899. 1934. ~ Zur Frage des Fettminimums. Ärztl. Wschr. **1949**, 33. ~ Der Diabetes mellitus des Menschen. In Handbuch der inneren Medizin, Bd. VII/2, S. 102.

Berlin-Göttingen-Heidelberg 1956. — GRAHAM, D. M., T. P. LYON, J. W. GOFMAN, H. B. JONES, G. VANKLEY, J. SIMONTON and S. WHITE: Blood lipids and human atherosclerosis. II. The influence of heparin upon lipoprotein metabolism. Circulation 4, 666 (1951). — GRAM, M. R., and R. M. LEVERTON: Iron absorption by women: Comparison of three ferrous salts. J. Lab. clin. Med. 39, 871 (1952). — GRANDE, F., J. T. ANDERSON and A. KEYS: Phenylbutyramide and the serum cholesterol concentration in man. Metabolism 6, 154 (1957). — GRANICK, S.: Ferritin, seine Eigenschaften und seine Bedeutung für den Eisenstoffwechsel. Chem. Rev. 38, 379 (1946). ~ Eisenstoffwechsel und Hämochromatose. Bull. N. Y. Acad. Med. 25, 403 (1949). ~ Metabolism of some metalls concerned in hematopoiesis. II. Congr. Int. Biochem. Paris 1952. — GRASSET, E.: Prophylaxie pré-natale des maladies infectieuses et immunisation active au cours de la première enfance. Méd. et Hyg. (Genève) 10 (1952). — GREEN, M. B., and M. BECKMAN: Obesity and hypertension. N.Y. J. Med. 1250 (1948). — GREENBEAF, F. M.: As betalactose milk sugar becomes a food. Food Industry 5, 304 (1933). — GREENBERG, D. M., D. H. COPP and E. M. CUTHBERTSON: Studies in mineral metabolism with the aid of artificial radioactive isotopes. VII. The distribution and excretion, particularly by way of the bile, of iron, cobalt, and manganese. J. biol. Chem. 147, 749 (1943). — GREENBERG, S. M.: Diskussionsbemerkung zu BEZNÁK. In: Gegenwartsprobleme der Ernährungsforschg., 236. Basel u. Stuttgart 1953. — GREENBERG, S. M., and M. BRUGER: The effect of choline on the serum cholesterol and phospholipids in patient with coronary artery disease. Circulation 6, 472 (1952). — GREENBERG, S. M., C. E. CALBERT and H. J. DEUEL jr.: The effect of fat level of the diet on general nutrition. VI. Mitt. J. Nutr. 41, 473 (1950). — GREENBURG, L.: Diagnose und Behandlung gewerblicher Metallvergiftungen. J. Amer. med. Ass. 139, 815 (1949). — GREENE, R.: Discussion on obesity. Proc. roy. Soc. Med. 43, 244 (1950). — GREIG, H. B. W.: Inhibition of fibrinolysis by alimentary lipaemia. Lancet 1956, 16. — GREIG, H. B. W., and I. A. RUNDE: Studies on the inhibition of fibrinolysis by lipids. Lancet 1957 II, 461. — GREMELS, H.: Über die Grundprinzipien der vegetativ-hormonalen Stoffwechselsteuerung und ihre Hauptregulatoren. Naunyn-Schmiedeberg's Arch. exp. Path. Pharmak. 203, 225 (1944). — GREPPI, E.: Fattori costituzionale ed umorali nel complesso metabolico e vascolare dell'etá presenile („Alteromasia"). Bull. schweiz. Akad. med. Wiss. 13, 139 (1957). ~ Effet alimentaire des graisses sur les lipides sanguins et sur la coagulation sanguine chez l'artérioscléreux. Bull. schweiz. Akad. med. Wiss. 13, 330 (1957). ~ Effects of large ingestion of butter and other foods on haematic features in ageing. Gerontologia (Basel) 1, 214 (1957). — GREVING, R.: Beiträge zur Anatomie der Hypophyse und deren Funktion. II. Das nervöse Regulationssystem des Hypophysenhinterlappens. Z. ges. Neurol. Psychiat. 104, 466 (1926). — GRIEBEL, C., u. G. HESS: Erfahrungen mit Hygro-Nährschutz. Ernährung 5, 161 (1940). — GRIESBACH, H.: Recresal und Leistungsfähigkeit. Experimentelle Untersuchungen. Med. Welt 1928, 785, 825, 861. — GRIFFITH, W. H.: Fats in the diet. J. Amer. med. Ass. 164, 411 (1957). — GRIJNS, G.: Über den Kaliumbedarf junger bunter Ratten. Z. physiol. Chem. 251, 97 (1938). — GRIMM, H.: Der gegenwärtige Verlauf der Pubertät bei der weiblichen Berufsschuljugend in Mitteldeutschland. Zbl. Gynäk. 70, H. 1, 8 (1948). ~ Einige Individualbeobachtungen über Schilddrüsenfunktion, Wuchsform und Reifungsvorgang bei Mädchen. Endokrinologie 27 (1950). — GROEN, J., u. R. M. VAN DER HEIDE: Atherosklerose und Ernährung. Voeding 17, 485, 526 (1956). — GROEN, J., B. K. TJIONG, C. E. KAMMINGA and A. F. WILLEBRANDS: The influence of nutrition, individuality and some other factors, including various forms of stress, on the serum cholesterol; an experiment of nine months duration in 60 normal human volunteers. Voeding 13, 556 (1952). — GROEN, J. J.: The effect of diet on the serum lipids of trappist and benedictine monks. In SINCLAIR: Essential fatty acids. 4the Internat. Conf. on Biochem. Problems of Lipids, p. 147. London 1958. — GROER, F. v.: Zur Frage der praktischen Bedeutung des Nährwertbegriffes nebst einigen Bemerkungen über das Fettminimum des menschlichen Säuglings. Biochem. Z. 97, 311 (1919). — GROLLMAN, A.: The use of oral fat emulsions in experimental and clinic medicine. Ann. N.Y. Acad. Sci. 56, 65 (1952). — GRONAU, H.: Über die Verwendung von Vollkornmehlen- und präparaten in der Säuglings- und Kleinkinderernährung. Dtsch. med. Wschr. 1942, 660. — GROSS, P., and B. M. KESTEN: The treatment of psoriasis as a disturbance of lipid metabolism. Further observations on lipotropic therapie based on a ten-year clinical study. N.Y. St. J. Med. 50, 2683 (1950). — GROSSE-BROCKHOFF, F.: Obesitas als Stoffwechselproblem. Helv. med. Acta 19, 271 (1952). ~ Die Bedeutung der Adipositas als Krankheitsursache, ihre Therapie und Prophylaxe. Dtsch. med. Wschr. 1953, 399, 435. — GROSSFELD, J., and A. SIMMER: Separation and determination of solid fatty acids in edible fats. Z. Unters. Lebensmitt. 59, 237 (1930). — GRUBER, u. LANZ: Arch. Psychiat. Nervenkr. 98 (1919). — GRUBER, M.: Einige Bemerkungen über den Eiweißstoffwechsel. Z. Biol. 42, 407 (1901). ~ Synthesis of fat from carbohydrate in thiamine deficiency. Biochem. biophys. Acta (Amst.) 7, 480 (1951). ~ Nature of the vitamin B_1-sparing action of fat. Nature (Lond.) 166, 78 (1950). — GRÜNER, A., and T. HILDEN: The occurence of chylomicrons in the blood in young and old individuals. Scand. J. clin. Lab. Invest. **5**, 236 (1953). — GRÜNER, O., u. H. PTASNIK: Zur Frage der Beeinflussung alkoholbedingten Leistungsabfalls durch Laevulosegaben. Münch. med. Wschr. **1953**, 931. — GRÜNWALD, H. F.: Beiträge zur Physiologie und Pharmakologie der Niere. Naunyn-Schmiedeberg's Arch. exp. Path. Pharmak. **60**, 360 (1909). — GRÜTZ, O.: Die Stellung der Psoriasis im Rahmen der Lipoidosen. Verh. Ges. Verdgskrkh. **I**, 81 (1938). — GRÜTZ, O., u. M. BÜRGER: Die Psoriasis als Stoffwechselproblem. Klin. Wschr. **1933**, 373. — GRUNBAUM, B., J. R. GEARY, F. GRANDE, J. T. ANDERSON and D. GLICK: Effect of dietary lipid on rat serum and liver cholesterol and tissue mast cells. Proc. Soc. exp. Biol. (N.Y.) **94**, 613 (1957). — GRUND: Therapie und Lävulose. Ärztl. Praxis 2 (1950). — GRUNERT, R. R., J. H. MEYER and P. H. PHILIPPS: The sodium and potassium requirements of the rat for growth. J. Nutr. **42**, 609 (1950). — GRUNHOFER, H.: Über den Einfluß der Dyspepsieheilnahrung auf die Aminoacidurie des Säuglings. Mschr. Kinderheilk. **101**, 124 (1953). — GSELL, O.: Klinik und Therapie der Hypochlorämien. Schweiz. med. Wschr. **1935**, 1197. ~ Beiträge zur Hypochlorämie. 1. Hypochlorämie bei Morbus Addison. 2. Hypochlorämische Urämie mit Kalknephrose. Helv. med. Acta **3**, 197 (1936). ~ Untersuchungen über Hungerödem. Helv. med. Acta **12**, 571, 589 (1945); **14**, 608 (1947). ~ Hungerkrankheit, Hungerödem, Hungertuberkulose. In HOTTINGER, GSELL, UEHLINGER, SALZMANN u. LABHART. Basel 1948. — GUBNER, R., and H. E. UNGERLEIDER: Arterioclerosis — a statement of the problem. Amer. J. Med. **6**, 60 (1949). — GUBSER, J.: Zur Heparinbehandlung der Angina pectoris. Medizinische **1956**, 1190. — GÜLZOW, M.: Plasmaeiweißkörperregulation. II. Mitt. Hunger und Hungerödem. (Tierexperimentelle Untersuchungen.) Klin. Wschr. **1947**, 518. — GÜLZOW, M., u. H. PICKERT: Plasmaeiweißkörperregulationen. I. Nebennierenrindenhormon und Plasmaeiweißkörper. Klin. Wschr. **1946/47**, 205. — GÜNTHER, H.: Die säkulare Progression der Körpergröße der Menschen. Münch. med. Wschr. **1954**, Nr 48. — GUERRA, E. Z.: Accion inhibidora de deversas grasas dieteticas (saturadas y no saturadas) sobre elevacion des consumo de oxigeno producida por la tiroxina. Tesis Medico-Cirujano. Univ. de Chile, Inst. Fisial. 1947. — GÜRSCHING, M.: Die gleichzeitige Zufuhr von Kalk und Phosphorsäure mit einem kolloidalen Kalk-Phosphorsäure-Eiweißpräparat. Münch. med. Wschr. **1933**, 1143. — GUGGENHEIM, K., and J. MAYER: Studies of pyruvate and acetate metabolism in the hereditary obesity-diabetes syndrome of mice. J. biol. Chem. **198**, 259 (1952). — GUILLEMENT, R., R. JAQUET et J. TRÉMOLIÈRES: Calcium enrichment of bread no longer needed (in France). Ann. Nutr. (Paris) **4**, 169 (1950). — GUILLEMENT, R., R. JAQUET, J. TRÉMOLIÈRES et R. ERFMAN: Valeur alimentaire comparée sur des humains de trois types de farine de blé. — Essai de solution rationelle du problème français du pain. Bull. Soc. Chim. biol. (Paris) **27**, 56 (1945). — GULLICKSON, T. W., F. C. FOUNTAINE and J. B. FITCH: Various oils and fats as substitutes for butter fat in the ration of young calves. J. Dairy Sci. **24**, 315 (1941). — GYÖRGY, P.: Umsatz der Erdalkalien und des Phosphats. In Handbuch der normalen und pathologischen Physiologie, Bd. XVI/2, S. 1555. Berlin 1931.

HAAG, J. R., and L. S. PALMER: The effect of variations in the proportions of calcium, magnesium, and phosphorus contained in the diet. J. biol. Chem. **76**, 367 (1927). — HABILD, G.: Über das Vorkommen von α-Lactose und β-Lactose in der Frauenmilch und in der Kuhmilch. Z. Kinderheilk. **76**, 206 (1949). — HABS, H.: Die Ausnutzung frischen und altbackenen Brotes. Dtsch. Z. Verdau.- u. Stoffwechselkr. **7**, 201 (1943). — HABS, H., u. L. PLAGEMANN: Vergleichende Untersuchungen über die Verdaulichkeit frischen und altbackenen Brotes. Dtsch. Z. Verdau.- u. Stoffwechselkr. **7**, 129 (1943). — HACKMANN, C.: Über die Bedeutung exogener und endogener Allgemeinfaktoren für das Wachstum maligner Geschwülste. Dtsch. med. Wschr. **1958**, 134. — HACKMANN, C., u. F. SCHULTZ: Biotinmangel, Eiweißschädigung und Tumorwachstum. Klin. Wschr. **1949**, 385. — HADORN, W.: Behandlungsmöglichkeiten der Fettsucht. Schweiz. med. Wschr. **84**, 575 (1954). — HADORN, W., u. G. RIVA: Die Störungen der Kaliämie und ihre klinische Bedeutung. Schweiz. med. Wschr. **1951**, 761, 792. — HÄUSLER, H. PH.: Der Befund einer negativen spezifisch-dynamischen Proteinwirkung. Klinische Untersuchungen. Schweiz. med. Wschr. **1952**, 528. — HAFKESBRING, R., and P. BORGSTROM: Studies of basal metabolism in New Orleans. Amer. J. Physiol. **79**, 221 (1926/27). — HAGEDORN, H. C., C. HOLTON and A. H. JOHANSEN: The pathology of metabolism in obesity. Arch. intern. Med. **40**, 30 (1927). — HAHN: Die Ernährungswirtschaft Europas in den Jahren 1936—1938. Probl. Weltwirtschaft **70**, 18 (1942). — HAHN, G.: Über die Cholesterinolyse im Serum. Inaug.-Diss. Marburg 1954. — HAHN, P. F.: Iron metabolisen. Medicine (Baltimore) **16**, 249 (1937). ~ Abolishment of alimentary lipemia following injection of heparin. Science **98**, 19 (1943). — HAHN, P. F., W. F. BALE, R. A. HETTIG, M. D. KAMEN u. G. H. WHIPPLE: Radioaktives Eisen und seine Ausscheidung in Urin, Galle und Stuhlgang. J. exp. Med. **70**, 443 (1939). — HAHN, P. F., W. F. BALE, E. O. LAWRENCE u. G. H. WHIPPLE: Radioaktives Eisen und sein Stoffwechsel bei Anämie, seine Resorption, Transport und Ausnutzung. J. exp. Med. **69**, 739 (1939). — HAHN, P. F., W. F. BALE, J. F. ROSS, W. M. BALFOUR and G. H. WHIPPLE: Radioaktive iron absorption by gastrointestinal tract. J. exp. Med. **78**, 169 (1943). — HAHN, P. F., E. L. CAROTHERS, R. O. CANNON, C. W. SHEPPARD, W. J. DARBY, M. M. KASER, G. S. MCCLELLAN and P. M. DENSEN: Iron uptake in seven hundred and fifty cases of human pregnancy using the radioactive isotope Fe^{59}. Fed. Proc. **6**, 392 (1947). — HAHN, P. F., E. L. CAROTHERS, W. J. DARBY, M. MARTIN, C. W. SHEPPARD, R. O. CANNON, A. S. BEAN, P. M. DENSEN, J. C. PETERSON and G. S. MCCLELLAN: Iron metabolism in human pregnancy as studied with the radioactive isotope Fe^{59}. Amer. J. Obstet. **61**, 477 (1951). — HAHN, P. F., E. JONES, R. C. LOEWE, G. R. MENEELY and W. PEACOCK: Resorptionsversuch mit radioaktivem Eisen. Amer. J. Physiol. **143**, 191 (1945). — HAIBACH, A.: Zur Behandlung der Cerebralsklerose. Bull. schweiz. Akad. med. Wiss. **13**, 464 (1957). — HAJDU, I.: Über den Einfluß körperlicher Arbeit auf das Wachstum und Arbeitsvermögen weißer Ratten, den Glykogen und Fettgehalt ihrer Leber und ihries Muskels, das Gewicht ihrer Nebennieren bei unterschiedlicher kohlenhydrat- und fetthaltiger Diät. Pflügers Arch. ges. Phsiol. **245**, 556 (1942). — HALÁSZ, A. v.: Die Resorption und das biologische Verhalten der verschiedenen Zuckerarten im Dickdarm. Dtsch. Arch. klin. Med. **98**, 433 (1910). — HALDEN, W., u. L. PROKOP: Über Abnahme des Serumcholesterins durch Zusatznahrung. I. Mitt. Med. Klin. **1957**, 2025. — HALDI, J., and W. WYNN: Work performance, respiratory exchange and certain blood constituents after isocaloric meals of low and high carbohydrate content. J. Nutr. **33**, 287 (1947). — HALDI, J., W. WYNN and C. ENSOR: The effects produced by an increase in the calcium and phosphorus content of the diet on the calcium and phosphorus balance and on varous bodily constituents of the rat. J. Nutr. **18**, 399 (1939). — HALE, W. H., A. L. POPE, P. H. PHILLIPS and G. BOHSTEDT: The effect of cobalt on the synthesis of vitamin B_{12} in the rumen of sheep. J. anim. Sci. **9**, 414 (1950). — HALL, G. H.: Reassessment of effect of fatty meals on blood coagulability. Brit. med. J. **1956 II**, 207. — HALL, W. K.: Cramps and salt balance in ordinary life. Lancet **1947 I**, 231. — HALL, W. K., and V. A. DRILL: Relation of fat and protein intake to fatty changes, fibrosis and necrosis of the liver. Proc. Soc. exp. Biol. (N.Y.) **70**, 202 (1949). — HALLERMANN, W.: Der plötzliche Herztod bei Kranzgefäßerkrankungen. Stuttgart 1939. — HALLMAN, N., and O. R. KAUSTE: Das Verschwinden von intravenöser Fettemulsion aus dem Blut gesunder Kinder. Vorl. Mitt. Ann. Paediat. Fenn. **3**, 18 (1957). — HALLMAN, N., O. R. KAUSTE and G. R. WALLGREN: Fat infusions as a source of calories in the postoperative case of surgical pediatric patients. Ann. Paediat. Fenn. **2**, 62 (1956). — HALVERSON, A. W., M. ZEPPLIN and E. B. HART: Relation of iodine to the goitrogenic properties of soybeans. J. Nutr. **38**, 115 (1949). — HAM, M. P., and M. D. SMITH: Fluoride studies related to the human diet. Canad. J. Res., F **28**, 227 (1950). — HAMAMOTA, E.: Studien über die Beziehungen zwischen B_1-Avitaminosen und Mangan. Orient. J. Dis. Infants. **18**, 21 (1935). — HAMANN, K.: Die Chemie der makromolekularen Stoffe. Verh. Ges. dtsch. Naturforsch. **98**, 10 (1955). — HAMAR, N.: Über die Tagesschwankungen des Glucoseresorptionsvermögens des Dünndarms. Pflügers Arch. ges. Physiol. **244**, 164 (1940). — HAMBURGER, J., et G. MATHÉ: Physiologie normale et pathologique du métabolisme de l'eau. Paris 1940. — HAMILTON, T. S.: The heat increments of diets balanced and imbalanced with respect to protein. J. Nutr. **17**, 583 (1939). — HAMMER, H.: Die Zahnheilkunde, ihre Entwicklung vom Handwerk zur Wissenschaft. Veröff. Schl.-Holst. Univ. Ges., N. F. Nr 17, 1956. — HAMMOND, E. G., and W. O. LUNDBERG: The effect of low-fat diet and atherosclerosis on the polyunsaturated fatty acids of human blood plasma. Arch. Biochem. Biophys. **57**, 517 (1955). — HAMMOND, J.: Farm animals: their breeding, growth, and inheritance. London 1952. — HAMPERL, H.: Über Veränderungen von Krankheiten im Laufe der Zeiten. Klin. Wschr. **33**, 247 (1955). — HANDLER, P.: Protein as a metabolic fuel. Brookhaven Symposia Biol. No 5, p. 99, 1953. — HANDOVSKY, H., H. SCHULZ u. M. STÄMMLER: Über akute und chronische Schwermetallvergiftungen. Naunyn-Schmiedeberg's Arch. exp. Path. Pharmak. **110**, 265 (1925). — HANKES, L. V., L. M. HENDERSON, W. L. BRICKSON and C. A. ELVEHJEM: Effect of amino acids on the growth of rats on niacine-tryptophane-deficient rations. J. biol. Chem. **174**, 873 (1948). — HANKES, L. V., L. M. HENDERSON and C. A. ELVEHJEM: Effect of cystine and threonine on the growth of rats receiving tryptophane-deficient rations. J. biol. Chem. **180**, 1027 (1949). — HANKINS, O. G., and N. R. ELLIS: Some results of soft pork investigations. U.S. Dep. Agric., Dept. Bull. No 1407, April 1926. — HANKINS, O. G., N. R. ELLIS and J. H. ZELLER: Some results of soft pork investigations. II. U.S. Dep. Agric., Dept. Bull. No 1492, Febr. 1928. — HANSARD, S. L., C. L. COMAR and G. K. DAVIS: Effects of age upon the physiological behavior of calcium in cattle. Amer. J. Physiol. **177**, 383 (1954). — HANSARD, S. L., C. L. COMAR and M. P. PLUMLEE: The effects of age upon calcium utilization and maintenance requirements in the bovine. J. anim. Sci. **13**, 25 (1954). — HANSARD, S. L., and M. P. PLUMLEE: Effects of dietary calcium and phosphorus levels upon the physiological behavior of calcium and phosphorus in the rats. J. Nutr. **54**, 17 (1954). — HANSEN, A. E.: Serum lipid changes and therapeutic effects of various oils in infantile eczema. Proc. Soc. exp. Biol. (N.Y.) **31**, 160 (1933). ~ Serum lipids in eczema and in other pathologic conditions. Amer. J. Dis. Child. 53, 933 (1937). — HANSEN, A. E., D. J. D. ADAM, H. F. WIESE, A. N. BOELSCHE and M. E. HAGGARD: Essential fatty acids deficiency in infants. In SINCLAIR, Essential fatty acids. 4the Internat. Conf. on Biochem. Problems of Lipids, p. 216. London 1958. — HANSEN, A. E., O. BECK, and H. F. WIESE: Susceptibility to infection manifested by dogs on a low fat diet. Fed. Proc. 7, 289 (1948). — HANSEN, A. E., and G. O. BURR: Iodine nembers of serum lipids in rats fed on fat-free diets. Proc. Soc. exp. Biol. (N.Y.) 30, 1201 (1933). — HANSEN, A. E., E. M. KNOTT, H. F. WIESE, E. SHAPERMAN and I. MCQUARRIE: Eczema and essential fatty acids. Amer. J. Dis. Child. 73, 1 (1947). — HANSEN, A. E., and H. F. WIESE: Studies with dogs maintained on diets low in fat. Proc. Soc. exp. Biol. (N.Y.) 52, 205 (1943). ~ 2. Serum level for unsaturated fatty acids in poorly-nourished infants and children. J. Nutr. 52, 355 (1954). — HANSEN, P.: Treatment of obesity by a diet relatively poor in carbohydrates. Acta med. Scand. 88, 97 (1936). — HANSEN, R. G., and R. A. FREEDLAND: Lactose metabolism. V. The uridine nucleotides in galactose toxicity. J. biol. Chem. 219, 391 (1956). — HANSSON, R., E. BRÄNNÄNG and O. CLAESSON: Studies on monozygous cattle twins. Xiii. Body development in relation to heredity and intensity of rearing. Acta agric. scand. 3, 61 (1953). — HARADA, M., and C. HORIGUCHI: Bone and nutrition (Secondary report): experimental studies on the effect of essential amino acid to bony tissue with special reference to the effect of tryptophane. Wakayama med. Rep. 2, 103 (1955). — HARDER, K., u. H. v. WITSCH: Bericht über Versuche zur Fettsynthese mittels autotropher Organismen. Forschungsdienst 16, Sonderh., 270 (1942). — HARDERS, H.: Zur diätetisch induzierten und postoperativen Thromboseneigung. Das „Blood-Sludge-Phänomen" — Erfassung und thrombogenetische Bedeutung. Thromb. Diath. heam. 1, 482 (1957). — HARDEY, J.: The radiation of heat from the human body. III. The human skin as a blackbody radiator. J. clin. Invest. 13, 615 (1934). — HARDINGE, M. G., and F. J. STARE: Nutritional studies of vegetarians. 2. Dietary and serum levels of cholesterol. Amer. J. clin. Nutr. 2, 83 (1954). — HÁRI, P., u. A. v. HALÁSZ: Über die Resorption des rectal eingeführten Traubenzuckers. Biochem. Z. 88, 337 (1918). — HARPER, A. E., D. A. BENTON and C. A. ELVEHJEM: L-leucine, an isoleucine antagonist in the rat. Arch. Biochem. 57, 1 (1955). — HARPER, A. E., D. A. BENTON, M. E. WINJE and C. A. ELVEHJEM: Leucine-isoleucine antagonism in the rat. Arch. Biochem. 51, 523 (1954). ~ Antilipotropic effect of methionine in rats fed threonine-deficient diets containing choline. J. biol. Chem 209, 159 (1954). — HARPER, A. E., D. A. BENTON, M. E. WINJE, W. J. MONSON and C. A. ELVEHJEM: Effect of threonine on fat deposition in the liver of mature rats. J. biol. Chem. 209, 165 (1954). — HARPER, A. E., and M. C. KATAYAMA: The influence of various carbohydrates on the utilization of low protein rations by the white rat. J. Nutr. 49, 261 (1953). — HARPER, A. E., W. J. MONSON, D. A. ARATA, D. A. BENTON and C. A. ELVEHJEM: Influence of various carbohydrates on the utilization of low protein rations by the white rat. J. Nutr. 51, 523 (1953). — HARPER, A. E., W. J. MONSON, D. A. BENTON and C. A. ELVEHJEM: The influence of protein and certain amino acids, particulary threonine, on the deposition of fat in the liver of the rat. J. Nutr. 50, 383 (1953). — HARPER, A. E., W. J. MONSON, D. A. BENTON, D. A. WINJE and C. A. ELVEHJEM: Factors others than choline wich affect the deposition of liver fat. J. biol. Chem. 206, 151 (1954). — HARPER, A. E., W. J. MONSON, G. LITWACK, D. A. BENTON, J. N. WILLIAMS jr and C. A. ELVEHJEM: Effect of partial deficiency of threonine on enzyme activity and fat deposition in liver. Proc. Soc. exp. Biol. (N.Y.) 84, 414 (1953). — HARPER, A. E., M. E. WINJE, D. A. BENTON and C. A. ELVEHJEM: Effect of amino acid supplements on growth and fat deposition in the livers of rats fed polished rice. J. Nutr. 56, 187 (1955). — HARRIS, J. A., and F. B. BENEDICT: Biometric study of basal metabolism in man. Carnegie Inst. Publ. No 279 (1919). — HARRIS, J. A., and F. G. BENEDICT: The variation and the statistical constants of basal metabolism in men. J. biol. Chem. 46, 257 (1921). — HARRIS, L. E., C. F. BASSET and C. F. WILKE: Effect of various levels of calcium, phosphorus and vitamin D intake on bone growth. J. Nutr. 43, 153 (1951). — HARRISON, C. S., and T. R. HARRISON: The renal excretion of inorganic phosphate in relation to the action of vitamin D and parathyreoid. J. clin. Invest. 20, 47 (1941). — HARTH, V.: Deutsche Gewürze und ihre Wirkung auf die Magensaftsekretion. Dtsch. Z. Verdau.- u. Stoffwechselkr. 6, 263 (1942). — HARTROFT, W. ST., J. H. RIDOUT, E. A. SELLERS and C. H. BEST: Atheromatous changes in aorta, carotid and coronary arteries of choline-deficient rats. Proc. Soc. exp. Biol. (N.Y.) 81, 384 (1952). — HARTROFT, W. ST., and W. A. THOMAS: Pathological lesions related to disturbances of fat and cholesterol metabolism in man. J. Amer. med. Ass. 164, 1899 (1957). — HARVEY, C. C., and M. K. HORVITT: Excretion of essential amino acids by men on a controlled protein intake. J. biol. Chem. 178, 953 (1949). — HASS, G. M., F. B. KELLY jr. and C. B. TAYLOR: Factors affecting the distribution of vascular disease in hypercholesterolemic rabbits. Circulation 6, 465 (1952). — HATANO, S.: XIV. Experimente über Kalknephrose bei Hypochlorämie. Beitr. path. Anat. 102. 316 (1939). — HATCH, F. T., L. L. ABELL and F. E. KENDALL: Effects of restriction of dietary fat and cholesterol upon serum lipids and lipoproteins in patients with hypertension. Amer. J. Med. **19**, 48 (1955). — HAUGAARD, E. S., and W. C. STADIE: Relation between glycogen content and synthesis of fatty acids by rat liver. J. biol. Chem. **199**, 741 (1952). — HAUROWITZ, F.: Chemistry and biology of proteins. New York 1950. — HAUSHALTER, P., et P. JEANDELICE: Athérome de l'aorte chez une myxoedémateuse agée de treize ans. C. R. Soc. Biol. (Paris) **62**, 754 (1904). — HAUSS, W. H.: Entstehung, Erkennung, Beurteilung und Behandlung der Herzschmerzanfälle. Stuttgart 1954. ~ Myokardinfarkt. Dtsch. med. J. **1956**, 481. ~ Die Behandlung der Koronarsklerose und ihre Folgezustände. Dtsch. med. Wschr. **1957**, 2093. — HAUSS, W. H., u. E. BÖHLE: Über die Fettfraktionen im Blut bei Kreislaufkranken. Dtsch. Arch. klin. Med. **202**, 579 (1955). — HAUSS, W. H., H. LOSSE u. E. DEMAND: Zur Prognose des Herzinfarktes. Medizinische **1952**, 1087. — HAVEL, R. J.: Early effects of fat ingestion on lipids and lipoproteins of serum in man. J. clin. Invest. **36**, 848 (1957). ~ Early effects of fasting and of carbohydrate ingestion on lipids and lipoproteins of serum in man J. clin. Invest. **36**, 855 (1957). — HAVEN, F. L., and W. R. BLOOR: Lipids in cancer. Advanc. Cancer Res. **4**, 237 (1956). — HAWKINS, W. B., F. S. ROBSCHEIT-ROBBINS u. G. H. WHIPPLE: Beeinflussung der Hämoglobinproduktion durch Gallenfistel. J. exp. Med. (N.Y.) **67**, 89 (1938). — HAWLEY, E. E., J. R. MURLIN, E. S NASSET and T. A. SZYMANSKI: Biological value of 6 partially-purified proteins. J. Nutr. **36**, 153 (1948). — HAWTHORNE, J. R.: Getrocknetes Eiweiß: Entfernung des Zuckers durch Hefe vor dem Trocknen. J. Sci. Food. Agric. **1**, 199 (1950). — HAYWARD, G. W., and A. JORDAN: Changes in blood volume after transfusions of serum or plasma and fate of injected protein. Brit. med. J. **1942I**, 462. — HEATH, C. W.: Iron in nutrition. McLester, Handbook of nutrition, p. 115. Chicago: Amer. Med. Assoc. 1943. — HEATH, CL., and A. PATEK jr.: The anemia of iron deficiency. Medicine (Baltimore) **16**, 267 (1937). — HEGGLIN, R.: Über klinische Probleme des Myokardstoffwechsels. Schweiz. med. Wschr. **82**, 1211 (1952). — HEGSTED, D. M.: Theoretical estimates of the protein requirements of children. J. Amer. diet. Ass. **33**, 225 (1957). — HEGSTED, D. M., S. B. ANDRUS, A. GOTSIS and O. W. PORTMAN: The quantitative effects of cholesterol, cholic acid and type of fat on serum cholesterol and vascular sudanophilia in the rat. J. Nutr. **63**, 273 (1957). — HEGSTED, D. M., C. A. FINCH and T. D. KINNEY: The effect of diet upon iron absorption. Fed. Proc. **7**, 290 (1948). ~ The effect of diet upon iron absorption. II. The relation of iron and phosphorus. J. exp. Med. **90**, 147 (1949). — HEGSTED, D. M., I. MOSCOSO and C. COLLAZOS: A study of the minimum calcium requirements of adult men. J. Nutr. **46**, 181 (1952). — HEGSTED, D. M., M. F. TRULSON, H. S. WHITE, PH. L. WHITE, E. VINAS, E. ALVISTUR, C. DIAZ, J. VASQUEZ and A. LOO: Lysine and methionine supplementation of allvegetable diets for human adults. J. Nutr. **56**, 555 (1955). — HEGSTED, D. M., A. G. TSONGAS, D. B. ABBOTT and F. J. STARE: Protein requirements of adults. J. Lab. clin. Med. **31**, 261 (1946). — HEILMEYER, L.: Die Eisentherapie und ihre Grundlagen. Leipzig **1944**. ~ Blut und Blutkrankheiten. In Handbuch der inneren Medizin, 4. Auf., Bd. II. Berlin-Göttingen-Heidelberg 1951. — HEILMEYER, L., u. H. KOCH: Untersuchungen über die Eisenresorption bei pathologischen Verhältnissen. Dtsch. Arch. klin. Med. **185**, 89 (1939). — HEILMEYER, L., u. I. v. MUTIUS: Untersuchungen über die Eisenherauslösung aus Nahrungsmitteln durch Galle und Magensaft. Z. ges. exp. Med. **112**, 192 (1942). — HEILMEYER, L., u. H. PLÖTNER: Eisenmangelzustände und ihre Behandlung. Klin. Wschr. **1936**, 166. — HEIM, F., W. LANZ, G. GRIES u. D. AMELUNG: Über den Einfluß von Monosacchariden auf den Alkoholabbau und die Alkoholtoleranz. Naunyn-Schmiedeberg's Arch. exp. Path. Pharmak. **214**, 280 (1951). — HEINBECKER, P.: Studies on the metabolism of Eskimos. J. biol. Chem. **80**, 461 (1928). — HEINECKER, R., u. I. MAYER: Das Verhalten der Serumcholinesterase nach Myokardinfarkt. Klin. Wschr. **1957**, 340. — HEINELT, H.: Über einen Phosphor- und Kalzium-Stoffwechselversuch von einjähriger Zeitdauer am gesunden männlichen Erwachsenen. Bestimmung der Säure-Basenausscheidung im Harn. Jahresschwankungen in der Verteilung auf die Ausscheidungswege. Z. ges. exp. Med. **45**, 616 (1925). — HEINTZ, R., u. E. SCHNEIDER: Über das Salzmangelsyndrom, hervorgerufen durch renale Kochsalzverluste bei Niereninsuffizienz (sog. „salt loosing nephritis"). Dtsch. med. Wschr. **1957**, 632, 637. — HEINZ, E., E. MÜLLER u. E. ROMINGER: Citronensäure und Rachitis. Z. Kinderheilk. **65**, 101 (1947). — HELD, A. J.: Le fluor. Problème biologique, médical et social de grande actualité. Méd. et Hyg. (Genève) **10**, 379, 398 (1952). — HELLERMANN, L.: Untersuchungen über Fermentaktivatoren von Schwermetallcharakter. Physiol. Rev. **17**, 454 (1937). ~ Activation of enzymes. IV. The jack bean argininolytic enzyme. V. The specificity of arginase and the non-enzymatic hydrolysis of guanidino compounds activating metal ions and liver arginase. J. biol. Chem. **125**, 753, 771 (1938). — HELMHOLTZ, H.: Fluorierung des Trinkwassers. 8. Internat. Kinderärzte Kongr. **7**, 1956. — HELMREICH, E., ST. GOLDSCHMIDT, W. LAMPRECHT u. F. RITZL: Der Einfluß von Kohlenhydraten, insbesondere von Fruktose auf den Umfang und den zeitlichen Ablauf der Bildung von aktiver Essigsäure und Brenztraubensäure in der Rattenleber. Hoppe-Seylers Z. physiol. Chem. **292**, 184 (1953). — HELMREICH, E., H. HOLZER, W. LAMPRECHT u. ST. GOLDSCHMIDT: Die Entstehung der Ketonkörper und ihre Beziehung zur Glykolyse. Hoppe-Seylers Z. physiol. Chem. **297**, 113 (1954). — HELMREICH, E., K. STUHLFAUTH u. ST. GOLDSCHMIDT: Vergleichende Untersuchungen über den aeroben Fruktose- und Glukose-Verbrauch von Gewebsschnitten aus Gehirnrinde, Leber und Herz der Ratte. Z. Naturforsch. **7b**, 418 (1952). — HELWEG-LARSEN, P., H. HOFFMEYER, J. KIELER, E. HESS THAYSEN, J. HESS THAYSEN, P. THYGESEN and M. H. WULFF: Famine disease in german concentration camps, complications and sequelae. With special reference to tuber-culosis, mental disorders and social consequences. Copenhagen 1952. — HELWIG, F. C., C. B. SCHULZ and H. P. KUHN: Water metabolism. Moribund patients cured by administration of hypertonic salt solution. J. Amer. med. Ass. **110**, 644 (1938). — HEMMELER, G.: Mécanisme et régulation de la résorption du fer. Schweiz. med. Wschr. **1950**, 599. ~ Metabolisme du fer. Paris 1951. ~ Die Bedeutung des Ferritins für den Eisenstoffwechsel. Verh. dtsch. Ges. inn. Med. **58**, 705 (1952). — HEMPEL, K. J.: Zur Frage besonderer Typen der Arteriosklerose. Z. ges. inn. Med. **12**, 740 (1957). — HEMPELMANN, L. H., H. LISCO and J. G. HOFFMANN: The acute radiation syndrome. A study of 9 cases and a review of the problem. Ann. intern. Med. **36**, 279 (1952). — HENCH, P. S., E. C. KENDALL, C. H. SLOCUMB and H. F. POLLEY: Effects of cortisone acetate and pituitary ACTH on rheumatoid arthritis, rheumatic fever and certain other conditions. Arch. intern. Med. **85**, 545 (1950). — HENDERSON, L. M., T. DEODBAR, W. A. KREHL and C. A. ELVEHJEM: Factors affecting the growth of rats receiving niacine-tryptophane-deficient diets. J. biol. Chem. **170**, 261 (1947). — HENDERSON, L. M., O. J. KOEPPE and H. H. ZIMMERMAN: Niacine-tryptophane deficiency resulting from amino acid imbalance in noncasein diets. J. biol. Chem. **201**, 697 (1953). — HENRIQUES, V., u. A. C. ANDERSON: Über parenterale Ernährung durch intravenöse Injektion. Hoppe-Seylers Z. physiol. Chem. 88, 357 (1913). — HENRY, K. M. and S. K. KON: The effect of age and of the supply of phosphorus on the assimilation of calcium by the rat. Biochem. J. **41**, 169 (1947). ~ The relationship between calcium retention and body stores of calcium in the rat: effect of age and of vitamin D. Brit. J. Nutr. **7**, 147 (1953). — HENRY, K. M., S. K. KON, T. P. HILDITCH and M. L. MEARA: Comparison of the growth-promoting value for rats of butter fat, of margarine fat and of vegetable oils. J. Dairy Res. **14**, 45 (1945). — HENRY, K. M., H. W. KOSTERLITZ and M. H. QUENOUILLE: A method for determining the nutritive value of a protein by its effect on liver protein. Brit. J. Nutr. **7**, 51 (1953). — HENSCHEN, F.: Om färandringar i det svenska sjukdoms panoramat under de sista 50 aren. Verdandis småskrifter (Stockh.) Nr 491 (1947). ~ Über Veränderungen im Krankheitspanorama Schwedens während der letzten 50 Jahre. Schweiz. med. Wschr. **1947**, 968. ~ Geographic and historical pathology of arteriosclerosis. J. Geront. 8, 1 (1953). — HEPPE, G.: Über die Verwendbarkeit der Readschen Formel zur Grundumsatzbestimmung. Inaug.-Diss. Kiel 1938. — HEPPEL, L. A.: Electrolytes of muscles and liver in potassium depleted rats. Amer. J. Physiol. **127**, 385 (1939). — HERBST, F. S. M., W. F. LEVER and W. R. WADDELL: Effects of intravenously administered fat in the serum lipoproteins. Science **123**, 843 (1956). — HERMANN, H.: Mikroskopische Beobachtungen an den Herzganglien des Menschen bei Coronarsklerose. Virchows Arch. path. Anat. **316**, 341 (1949). — HERRMANN, M.: Die wissenschaftlichen Grundlagen der Kariesprophylaxe. Zahnärztl. Mitt. **45**, H. 10 (1957). — HERTEL: Zit. nach KREIBIG 1957. — HERVEY, G. H., and R. A. MCCANCE: The effects of carbohydrate and sea water on the metabolism of men without food or sufficent water. Proc. roy. Soc. B **139**, 527 (1952).— HERXHEIMER, H.: Zur Physiologie des Trainings. Z. klin. Med. **98**, 484 (1924). — HERXHEIMER, H., E. WISSING u. E. WOLFF: Spätwirkungen erschöpfender Muskelarbeit auf den Sauerstoffverbrauch. Z. ges. exp. Med. **51**, 916 (1926). — HERZSTEIN, J., C. J. WANG and D. ADLERSBERG: Fat-loading studies in relation to age. Arch. intern. Med. **92**, 265 (1953). — HERZSTEIN, J., and L. A. WEINROTH: Arteriosclerotic peripheral vascular disease in diabetes. Arch. intern. Med. **76**, 34 (1945). — HESS, M., R. KOPF u. A. LOESER: Mangelerscheinungen bei einseitiger Ernährung mit Steckrüben. Klin. Wschr. **1949**, 164. — HESS, W. C.: Über Resorption und Leberglykogenbildung des DL-Serins und DL-Threonins. J. Amer. chem. Soc. **72**, 1407 (1950). — HESSE, E., u. C. H. BARNDT: Kalkresorption und Kalkretention bei verschiedener Ernährung. Klin. Wschr. **1935**, 1607. — HESTER, J. B.: Mangan und Vitamin C. Science **93**, 401 (1941). — HETÉNYI, G.: Angina pectoris während Insulinbehandlung. Wien. Arch. inn. Med. **13**, 95 (1927). — HEUBNER, W.: Der Mineralstoffwechsel. In Handbuch der Balneologie, S. 211. Leipzig 1922. ~ Bemerkungen zur Eisentherapie. Z. klin. Med. **100**, 675 (1924). ~ Mineralstoffe des Tierkörpers. Mineralbestand des Tierkörpers. Umsatz der Mineralstoffe. In Handbuch der normalen und pathologischen Physiologie, Bd. XVI/2, S. 1416 u. 1509. Berlin 1931. — HEUPKE, W.: Über die Verdauung der Pflanzennahrung und das Eindringen der Fermente in die geschlossenen Pflanzenzellen. Münch. med. Wschr. **1933**, 1969. ~ Das Brot. Dtsch. med. Wschr. **1934**, 1823. ~ Der Eiweißverbrauch und Eiweißbedarf des Menschen. Münch. med. Wschr. **1934**, 353. ~ Das Eindringen der Fermente in künstliche Membranen. Klin. Wschr. **1935**, 14. ~ Antwort auf eine Leseranfrage. Medizinische **1956**, 1158. — HEUPKE, W., E. DAHLEM u. H. KRÖLL: Die Verdauung der

Kartoffel. Die Ausnutzung des Beerenobstes. Die Ausnutzung des Steinobstes. Dtsch. Z. Verdau.- u. Stoffwechselkr. **3**, 89, 113, 233 (1940). — HEUPKE, W., L. DIENST u. W. SCHLARP: Die Säurewerte des Magensaftes bei Gesunden und bei Magen-Darmkranken. Münch. med. Wschr. **1940**, 143. — HEUPKE, W., ENDRESS u. E. NOSSEL: Die Ausnutzung der Pilze. Dtsch. med. Wschr. **1940**, 405. — HEUPKE, W., V. HARTH, R. VÖLKER u. G. WEBER: Der Einfluß der Hefe auf den Harnsäuregehalt des Blutes. Münch. med. Wschr. **1942**, 992. — HEUPKE, W., u. L. HAUER: Die Verdaulichkeit ungekochter Stärke. Dtsch. Z. Verdau.- u. Stoffwechselkr. **1**, 89 (1938). — HEUPKE, W., u. E. KREBS: Werden Hülsenfrüchte, die mit weichem und hartem Wasser gekocht sind, gleich gut ausgenutzt? Münch. med. Wschr. **1943**, 584. — HEUPKE, W., u. G. ROST: Was enthalten unsere Nahrungsmittel? Frankfurt a. Main 1956. — HEUPKE, W., u. R. SCHÖLLER: Über die Verwendung der Luzerne als menschliches Nahrungsmittel. Ernährung **7**, 161 (1942). — HEUPKE, W., u. F. SCHÜLEIN: Die Verdauung der Nahrungsmittel im Dünndarm des Menschen. Dtsch. Z. Verdau.- u. Stoffwechselkr. **1**, 20 (1938). — HEUPKE, W., u. O. THILL: Untersuchungen über die Ausnutzung von Rohkost. Arch. Verdau.-Kr. **52**, 1 (1932). — HEVELKE, G.: Die chemischen Alterswandlungen der Arteria femoralis. Verh. Dtsch. Ges. inn. Med. **60**, 901 (1954). ~ Angiochemische Untersuchungen der Aorta zur Frage der Physiosklerose, Arteriosklerose und diabetischen Angiopathie. Dtsch. Arch. klin. Med. **203**, 528 (1956). — HEVESY, G.: Potassium interchange in the human body. Acta physiol. scand. **3**, 123 (1942). ~ Radioactive indicators. New York 1948. — HEYER, G. R.: Der Stickstoffhaushalt im Greisenalter. Dtsch. Arch. klin. Med. **138**, 76 (1921). — HEYN, F.: Ein Beitrag zur Lehre vom Myxödem. Arch. Psychiat. Nervenkr. **41**, 49 (1906). — HEYNEMANN, TH.: Die Eklampsieprophylaxe und ihre Ergebnisse. Z. Geburtsh. Gynäk. **127**, 146 (1946). — HICKMAN, E. M.: The calcium metabolism of atrophic infants and its relationship to their fat metabolism. Biochem. J. **18**, 925 (1924). — HILDITCH, T. P.: The component glycerides of vegetable fats. Fortschr. Chem. organ. Naturstoffe **1**, 24 (1938). ~ The chemical constitution of natural fats, 2. edit. London and New York 1947. ~ Recent advances in the study of component acids and component glycerides of natural fats. Fortschr. Chem. organ. Naturstoffe **5**, 72 (1948). The chemical constitution of natural fats. London 1949. ~ Chemistry of the lipids. Ann. Rev. Biochem. **22**, 125 (1953). — HILDITCH, T. P., and C. H. LEA: Investigation of the constitution of glycerides in neutral fats. A preliminary outline of two new methods. J. chem. Soc. **1927**, 3106. — HILDITCH, T. P., and J. A. LOVERN: The head and blubber oils of the sperm whale. I. Quantitative determinations of the mixed fatty acids present. J. Soc. Chem. Ind. (Lond.) **47**, 105 (1928). ~ II. Investigation of some of the component wax esters and the general structure of the oils. J. Soc. Chem. Ind. (Lond.) **48**, 339T (1929). ~ III. Quantitative determinations of the higher fatty alcohols present. J. Soc. Chem. Ind. (Lond.) **48**, 365T (1929). ~ The evolution of natural fats: a general survey. Nature (Lond.) **137**, 478 (1936). — HILDITCH, T. P., and L. MADDISON: The mixed unsaturated glycerides of liquid seed fats. II. Low temperature crystallization of cottonseed oil. J. Soc. Chem. Ind. (Lond.) **59**, 162T (1940). — HILDITCH, T. P., and ST. PAUL: The component glycerides of an ox depot fat. Biochem. J. **32**, 1775 (1938). — HILDITCH, T. P., and W. H. PEDELTY: Component glycerides of perinephric and outer back pig fats from the same animal. Biochem. J. **34**, 971 (1940). — HILDITCH, T. P., and Y. A. H. ZAKY: Sheep body fats. II. Component glycerides of perinephric and external tissue fats from the same animal. Biochem. J. **35**, 940 (1941). — HILDRETH, E. A., D. M. HILDRETH and S. M. MELLINKOFF: The effect of vegetable fat ingestion on human serum cholesterol concentration. Circulation **3**, 641 (1951). ~ Principles of a low fat diet. Circulation **4**, 899 (1951). — HILDRETH, E. A., S. M. MELLINKOFF, G. M. BLAIR and D. M. HILDRETH: The effect of vegetable fat ingestion on human serum cholesterol concentration. Circulation **3**, 641 (1951). — HILL, R. M.: Manganese dficiency in rats with relation to ataxia and lass of equilibrium. J. Nutr. **41**, 359 (1950). — HILL, R., J. KIYASU and I. L. CHAIKOFF: Metabolism of glucose and fructose in liver of the rat subjected to whole-body X-irradiation. Amer. J. Physiol. **187**, 417 (1956). — HILL, S. H., R. BORCHERS u. C. W. ACKERSON: Die Unwirksamkeit von Arginin, einen Sojabohnenwachstumsinhibitor bei Küken auszuschalten. Poultry Sci. **31**, 1098 (1952). — HILLER, H.: Ketozucker bei Diabetes. Ärztl. Praxis **5**, 21 (1953). — HILLER, J.: Die Laevuloseverwertung des acidotischen Diabetes mellitus. Z. klin. Med. **153**, 388 (1955). — HILLER, J., u. E. STRAUSS: Zur Analyse von Fruktosebelastungskurven. Med. Mschr. **5**, 693 (1951). — HIMSWORTH, H. P.: The dietetic factor determining the glucose tolerance and sensitivity to insulin of healthy men. Clin. Sci. **2**, 67 (1935). ~ Diabetes mellitus. Its differentiation into insulin-sensitive and insulin-insensitive types. Lancet **1936I**, 127. — HINCH, E., and L. CARBONARO: The serum esterified fatty acids with fat tolerance tests in diabetes mellitus. J. Lab. clin. Med. **36**, 835 (1950). — HINDHEDE, M.: Studien über Eiweißminimum. Dtsch. Arch. klin. Med. **111**, 366 (1913). ~ Studien über Eiweißminimum. Skand. Arch. Physiol. **30**, 97 (1913). ~ Das Eiweißminimum bei Brotkost. Skand. Arch. Physiol. **31**, 259 (1914). ~ Rationeringens einwirkning. Lund 1920. ~ Der Eiweißbedarf des Menschen. Münch. med. Wschr. **1934**, 722. —

Hintze, W.: Geschichte und Geographie der Ernährung. Leipzig 1937. — Hiramatsu, T.: Ein Beitrag zur Kenntnis des Kohlenhydratstoffwechsels. Biochem. Z. **255**, 295 (1932). — Hirsch, R. L., and A. Kellner: The pathogenesis of hyperlipemia induced by means of surface-active agents. I. Increased total body cholesterol in mice given triton WR 1339 parenterally. J. exp. Med. **104**, 1 (1956). ~ II. Failure of exchange of cholesterol between the plasma and the liver in rabbits given triton WR 1339. J. exp. Med. **104**, 15 (1956). — Hirsch, S.: Über den gegenwärtigen Stand der Frage der Arteriosklerose. Medizinische **1955**, Nr 43, 1495. ~ The relation between experimental and human arteriosclerosis; a look at the campaign against arteriosclerosis. Cardiology **20**, 27 (1952). — Hirscher, H.: Unterernährung und somatische Resistenz. Leipzig 1953. — Hippokrates: Sämtliche Werke, herausgegeb. von R. Kapferer. Stuttgart u. Leipzig 1934. — Hiramatsu, T.: Ein Beitrag zur Kenntnis des Kohlenhydratstoffwechsels. Über den Einfluß von Muskelarbeit auf den Blutzucker- und Glykogengehalt und der Zucker- und Phosphatinjektion auf den Blutzucker- und Glykogengehalt nach Muskelarbeit. Biochem. Z. **255**, 295 (1932). — Hittmair, A.: Laevulose bei Hepatitis und Stenokardie. Ars. medici Nr 4 (1948). — Hoagland, R., and G. G. Snider: Digestibility of some animal and vegetable fats. J. Nutr. **25**, 295 (1943). ~ Digestibility of certain higher satured fatty acids and triglycerides. J. Nutr. **26**, 219 (1943). — Hobson, W., A. Jordan and C. Roseman: Serum-cholesterol levels in elderly people living at home. Lancet **1953 II**, 961. — Hochman, C. G.: Mental and psychol. factors in obesity. Med. Rec. **148**, 108 (1938). — Hochrein, M.: Herzkrankheiten. Dresden u. Leipzig 1943. ~ Der Myocardinfarkt. Erkennung, Behandlung und Verhütung, 3. Aufl. Dresden u. Leipzig 1945. ~ Beurteilung und Behandlung der koronaren Durchblutungsstörungen. Dtsch. med. J. **1952**, 390. ~ Myocardinfarct einst und jetzt. Münch. med. Wschr. **1955**, 1241. ~ Der Myocardinfarkt und seine Behandlung. Medizinische **1956**, 1589. ~ Zur Hämodynamik der Arteriosklerose. Dtsch. med. J. **8**, 288 (1957). ~ Leibesübungen als Mittel der Rehabilitation bei Herz- und Kreislaufschäden. Dtsch. med. J. **9**, 1 (1958). — Hochrein, M., u. I. Schleicher: Zur Therapie der Koronarsklerose. Med. Mschr. **8**, 217 (1954). — Hock, A.: Die Zusammensetzung des Kaninchendepotfettes nach Verfütterung eines gesättigten Fettes mit teilweise ungerader Kohlenstoffatomzahl. Ernährung **6**, 278 (1941). — Höber, R.: Physikalische Chemie der Zelle und Gewebe. Leipzig 1926. ~ Alkali- und Erdalkalimetalle. In Handbuch der experimentellen Pharmakologie, Bd S. 214. Berlin 1927. — Hoekstra, W. G., A. L. Pope and P. H. Phillips: Synthesis of certain B-vitamins in the cobalt deficient sheep, with special reference to vitamin B_{12}. J. Nutr. **48**, 421 (1952). ~ Response of cobalt-deficient sheep to intravenously administered vitamin B_{12}. J. Nutr. **48**, 431 (1952). — Hoelter, G.: Zur Frage nach dem Reifealter bei melanesischen und indonesischen Mädchen. Acta trop. (Basel) **6** (1949). — Hoepke, H., u. Th. Spanier: Die Wirkung basischer und saurer Ernährung auf das Lymphgewebe der weißen Ratte. Z. mikr.-anat. Forsch. **46**, 542 (1939). — Höpker, W.: Der Einfluß der Kriegs- und Nachkriegszeit auf den Diabetes mellitus. Klin. Wschr. **1949**, 478. — Hoesslin, H. v.: Experimentelle Untersuchungen zur Physiologie und Pathologie des Kochsalzwechsels. Z. Biol. **53**, 25 (1910). — Höygaard, A.: Studies in the nutrition and physico-pathology of Eskimos. Skr. norske Vidensk. Akad., I. Mat.-nat. Kl. **9** (1940). Oslo 1941. — Hoff, F.: V. Blut und vegetative Regulation. Ergebn. inn. Med. **33**, 195 (1928). ~ Die Beziehungen zwischen Blutbild, Säurebasenhaushalt und Kalium-Calcium-Haushalt. Beitrag zur Frage der vegetativen Regulation des Blutes. Folia haemat. **42**, 281 (1930). ~ Zusammenhänge zwischen Blutmorphologie und den humoralchemischen Verhältnissen des Blutes. Ergebn. inn. Med. **46**, 1 (1934). ~ Über das Zusammenspiel der vegetativen Regulationen. Klin. Wschr. **1934**, 519. ~ Über Änderungen der seelischen Stimmungslage bei Verschiebungen des Säurebasengleichgewichts. Münch. med. Wschr. **1935**, 1478. ~ Wasserhaushalt und Säurebasenhaushalt. Dtsch. med. Wschr. **1935**, 741. ~ Experimentelle Beeinflussung des menschlichen Gefässystems durch verschiedene Diätformen. Verh. Dtsch. Ges. inn. Med. **48**, 262 (1936). ~ Diätbehandlung und Säurebasenhaushalt. Hippokrates (Stuttgart) **8**, 121 (1937). ~ Über Alkalisierungstherapie bei seelischen Verstimmungen. Münch. med. Wschr. **1940**, 237. ~ Weißes Blutbild und vegetatives Nervensystem. Klin. Wschr. **1953**, 417. — Hoff, H., u. P. Wermer: Psychovegetative Schaltung und ihre Beeinflussung. Klin. Wschr. **1927**, 1974. — Hoff-Jørgensen, E.: The influence of phytic acid on the absorption of calcium and phosphorus. I. In dogs. II. In infants. III. In children. Biochemic. J. **40**, 189, 453, 555 (1946). — Hoffman, W. S., and G. C. McNeil: Nitrogen requirement of normal men on a diet of protein hydrolysate enriched with the limiting essential amino acids. J. Nutr. **44**, 123 (1951). — Hoffmann, F., E. J. de Hoffmann y J. J. Talesnik: Influencia de dietas rica en grasa sobre la elevacion del consumo de oxigeno inducida por la tiroxina. Rev. méd. Chile **73**, No 5, 392 (1945). — Hoffmann, H.: Ausnutzungsversuche. Inaug.-Diss. Frankfurt 1939. — Hofmann, K., and A. E. Axelrod: The biotin activity of fat-soluble materials from plasma. Arch. Biochem. **14**, 482 (1947). — Hogan, A. G., R. E. Guerrant and W. S. Ritchie: Additional observations on the anemia caused by deaminized casein. J. biol. Chem.

115, 659 (1936). — HOGAN, A. G., W. O. REGAN and W. B. HOUSE: Calcium phosphate deposits in guineas pigs and the phosphorus content of the diet. J. Nutr. **41**, 203 (1950). — HOGAN, A. G., and L. R. RICHARDSON: Plural nature of vitamin B. Nature (Lond.) **136**, 186 (1935). — HOLASEK, M.: Über den Ursprung des Kotfettes. I. Untersuchungen an fettfrei ernährten Ratten. II. Versuche an Ratten mit Gallengangverschluß. III. Versuche an Menschen. Hoppe-Seylers Z. physiol. Chem. **298**, 55, 219, 224 (1954). — HOLGER-MADSEN, T.: Plasma fibrinogen and erythrocyte sedimentation rate in myocardial infarction. Acta med. scand. **156**, 351 (1957). — HOLLE, G.: Über Lipoidose, Atheromatose und Sklerose der Aorta. Virchows Arch. path. Anat. **310**, 160 (1943). — HOLLET, CH., and H. C. MENG: Purification and characterization of lipaemia-clearing factor of postheparin plasma. Biochem. biophys. Acta **20**, 421 (1956). — HOLLEY, H. L., and W. W. CARLSON: Potassium metabolism in health and disease. (Modern Med. Monographs 12.) New York and London 1955. — HOLLISTER, L. E., S. L. KANTER, P. B. POWELL and V. L. HEINRICH: The effect of adrenergic blocking agents (including chlorpromazine) on serum lipid levels of patients with disorders of fat metabolism. J. chron. Dis. **6**, 234 (1957). — HOLMAN, R., E. B. MAHONEY and G. H. WHIPPLE: Blood plasma protein given by vein utilized in body metabolism. II. A dynamit equilibrium between plasma and tissue proteins. J. exp. Med. **59**, 269 (1934). — HOLMAN, R. T.: Metabolism of isomers of linoleic and linolenic acids. Proc. Soc. exp. Biol. (N.Y.) **76**, 100 (1951). — HOLMAN, R. T., and E. AAES-JØRGENSEN: Relationships between polyunsaturated fatty acids and circulating cholesterol. In SINCLAIR, Essential fatty acids. 4the Internat. Conf. on Biochem. Problems of Lipids, p. 156. London 1958. — HOLMES, A. D.: Studies in the digestibility of some nut oils. U.S. Dept. Agric., Bull. No **630**, April 1916. ~ Digestibility of some seed oils. U.S. Dept. Agric., Bull. No 687, June 1928. ~ Digestibility of certain miscellaneous animal fats. U.S. Dept. Agric., Bull. No **613**, April 1919. ~ Digestibility of some by-product oils. U.S. Dept. Agric., Bull. No 781, May 1919. ~ Digestibility of oleomargarine. Boston. med. surg. J. **192**, 1210 (1925). — HOLMES, A. D., and H. J. DEUEL jr.: Digestibility of some hydrogenated oils. Amer. J. Physiol. **54**, 479 (1921). ~ Digestibility of certain miscellaneous vegetable fats. J. biol. Chem. **41**, 227 (1920). HOLMES, H. J., and A. V. MONTGOMERY: Thirst as a symptom. Amer. J. med. Sci. **225**, 281 (1953). — HOLMES, J. O.: The requirement of calcium during growth. Nutr. Abstr. Rev. **14**, 597 (1945). — HOLT, F., and F. I. SCOULAR: Iron and copper metabolism of young women on selfselected diets. J. Nutr. **35**, 717 (1948). — HOLT jr., L. E.: Dietary fat — its role in nutrition and human requirement. J. Amer. med. Ass. **164**, 1890 (1957). — HOLT jr., L. E., and C. N. KAJDI: The nutritional requirements in inanition. I. Observations on the ability of single foodstuffs to prolong survival. Bull. Johns Hopk. Hosp. **74**, 121 (1944). — HOLT jr., L. E., H. C. TIDWELL and T. F. MCNAIR SCOTT: Intravenous administration of fat; practical therapeutic procedure. J. Pediat. **6**, 151 (1935). — HOLT jr., L. E., H. C. TIDWELL, C. M. KIRK, D. M. CROSS and S. NEALE: Studies in fat metabolism. J. Pediat. **6**, 427 (1935). — HOTTENROTH, B.: Die Pektine und ihre Verwendung. Techn. Bücher der Praxis 5. München 1951. — HOLTKAMP, D. E., and R. M. HILL: The effect on growth of the level of manganese in the diet of rats, with some observations on the manganese-thiamine relationship. J. Nutr. **41**, 307 (1950). — HOLTMEIER, H. J.: Die Bedeutung des Kochsalzes für die Entstehung von Oedemen und für die Hypertonie. Dtsch. Arch. klin. Med. **204**, 198 (1957). — HOLTZ, F.: Der Calcium- und Phosphorgehalt unserer Nahrung. Biochem. Z. **315**, 345 (1943). ~ Pharmakologie des Traubenzuckers. Arch. Pharm (Weinheim) 8, 140 (1956). — HOLTZ, F., u. W. L. MASSMANN: Therapie mit Kalksalzen. Z. ges. inn. Med. **4**, 532 (1949). — HOLTZ, F., H. POPPER u. L. SILBERMANN: Wirkung der Calciumkonzentration in der Nahrung auf wachsende Ratten. Biochem. Z. **318**, 149 (1948). — HOLTZ, F., u. L. SILBERMANN: Der Kalkmangel in unserer heutigen Ernährung. Pharmazie **3**, 157 (1948). — HOLZAPFEL, L.: Untersuchungen über die Lipoidfraktionen in Staublungen. Organische Kieselsäureverbindungen. VIII. Mitt. Naturwiss. **34**, 189 (1947). — HOLZAPFEL, L., u. I. KERNER-ESSER: Organische Kieselsäurenverbindungen. VI. Mitt. Naturwiss. **31**, 386 (1943). — HOLZEL, A., G. M. KOMROWER u. V. K. WILSON: Aminoaciduria in galactosaemia. Brit. med. J. **1952 I**, 194. — HOLZER, H., ST. GOLDSCHMIDT, W. LAMPRECHT u. E. HELMREICH: Bestimmung stationärer DPN/DPNH-Konzentrationen in lebenden Zellen und Geweben. Hoppe-Seylers Z. physiol. Chem. **297**, 1 (1954). — HOLZER, H., u. S. SCHNEIDER: Funktion der Leber-Alkoholdehydrase. Angew. Chem. **67**, 276 (1955). — HOPPE, G.: Akzeleration und Retardationsbefunde bei Kinderuntersuchungen. In: Deutsche Nachkriegskinder, S. 444. Stuttgart 1954. — HORLICK, L.: Effect of acute loads on serum lipids in atherosclercsis. Circulat. Res. **5**, 368 (1957). — HORLICK, L., and B. M. CRAIG: Effect of long-chain polyunsaturated and saturated fatty acids on the serum-lipids of man. Lancet **1957 II**, 566. — HORN, Z., K. FARKAS u. S. ADLER-ROHNY: Eiweißverabreichung und Kohlenhydratstoffwechsel. Schweiz. med. Wschr. **1949**, 386. — HORNEMANN: Zur Kenntnis des Salzgehaltes der täglichen Nahrung. Z. Hyg. Infekt.-Kr. **75**, 553 (1913). — HOUK,

A. E. H., A. W. THOMAS and H. C. SHERMAN: Some interrelationships of dietary iron, copper and cobalt in metabolism. J. Nutr. **31**, 609 (1946). — HOVE, E., C. A. ELVEHJEM and E. B. HART: The physiology of zinc in the nutrition of the rat. Amer. J. Physiol. **119**, 768 (1937). ~ Aluminium in the nutrition of the rat. Amer. J. Physiol. **123**, 640 (1938); **124**, 750 (1938); **127**, 689 (1939). — HOVE, E. L., and J. O. HARDIN: Effect of vitamins E, B_{12} and folacin on CCl_4 toxicity and protein utilization in rats. Proc. Soc. Biol. (N.Y.) **77**, 502 (1951). — HOWE, P. E.: The dietaries of our military forces. Ann. Amer. Acad. Polit. Sci. **225**, 72 (1943). — HSUEH-CHUNG, K., R. T. CONNER and H. C. SHERMAN: Influence of protein intake upon growth, reproduction and longevity studied at different calcium levels. J. Nutr. **22**, 327 (1941). — HUANG, K.-C.: Effect of salt depletion and fasting on water exchange in the rabbit. Amer. J. Physiol. **181**, 609 (1955). — HUBAC, M., u. S. LISKA: Chlorid- und Wasserstoffwechsel bei Bergleuten aus heißen Betrieben. II. Wasser- und Chloridbilanz. Bratisl. lek. Listy **36**, 134, 153 (1956). — HUBBARD, R. S., and D. C. WILSON: An experiment on the absorption of glucose given by rectum. Proc. Soc. exp. Biol. (N.Y.) **19**, 292 (1922). — HÜBNER, F.: Ausnutzungsversuche mit verschiedenen Fruchtkernen. Inaug.-Diss. Frankfurt 1940. — HUECK, W.: Anatomisches zur Frage nach Wesen und Ursache der Arteriosklerose. Münch. med. Wschr. **1920**, 535, 573, 601. ~ Über Arteriosklerose. Münch. med. Wschr. **1938**, 1. — HUEPER, W. C.: Arteriosclerosis. Arch. Path. (Chicago) **39**, 187 (1945). ~ Pathogenesis of atherosclerosis. Amer. J. clin. Path. **26**, 559 (1956). — HÜRNY, TH.: Der heutige Stand der Fluorfrage. Schweiz. Mschr. Zahnheilk. **63**, 214 (1953). — HUFF, R. L., T. G. HENNESSY, R. E. AUSTIN, J. F. GARCIA, B. M. ROBERTS and J. H. LAWRENCE: Plasma and red cell iron turnover in normal subjects and in patients having various hematopoietic disorders. J. clin. Invest. **29**, 1041 (1950). — HUGELMANN, H.: Die Fluorierung des Trinkwassers in Kassel. Gas- u. Wasserfach **94**, H. 18 (1953). — HUIZINGA, H.: Herbst des Mittelalters, 6. Aufl. Stuttgart 1952. — HUME, E. M., L. C. A. NUNN, I. SMEDLEY-MACLEAN and H. H. SMITH: Studies of the essential unsaturated fatty acids in their relation to the fat-deficiency disease of rats. Biochem. J. **32**, 2162 (1938). ~ Fat-deficiency disease of rats. The relative curative potencies of methyl linoleate and methyl archidonate with a note on the action of the methyl esters of fat acids from cod liver oil. Biochem. J. **34**, 879 (1940). — HUNDLEY, J. M.: Achromotrichia due to copper deficiency. Proc. Soc. exp. Biol. (N.Y.) **74**, 531 (1950). — HUNDLEY, J. M., H. R. SANDSTEAD, A. G. SAMPSON and G. D. WHEDON: Lysine, threonine and other amino acids as supplements to rice diets in man: amino acid imbalance. Amer. J. clin. Nutr. **5**, 316 (1957). — HUTT, M. P.: Effect of disease on erythrocyte and plasma potassium concentrations. Amer. J. med. Sci. **223**, 176 (1952).

Ideal Weights for Women: Bull. Metropol. Life Insur. Co. **23**, 6. 1942. — *Ideal Weights for Men:* Bull. Metropol. Life Insur. Co. 24, 6. 1942. — IGNATOWSKI, A.: Über die Wirkung des tierischen Eiweißes auf die Aorta und die parenchymatösen Organe der Kaninchen. Virchows Arch. path. Anat. **198**, 248 (1909). — IKKOS, D., and R. LUFT: The extracellular fluid volume. Nord. Med. **57**, 137 (1957). — ILZHÖFER, H.: Versuche über Ernährung mit vegetabilischer Rohkost bei geistiger und körperlicher Arbeit. Arch. Hyg. (Berl.) **96**, 102 (1926). — INGLE, D. J.: A further study of the effect of diet on adrenal weights in rats. Endocrinology **37**, 7 (1945). ~ Damaging effects of overeating. J. Amer. diet. Ass. **24**, 605 (1948). — INGLE, D. J., R. SHEPPARD, I. S. EVANS and M. H. KUIZENGA: A comparison of adrenal steroid diabetes and pancreatic diabetes in the rat. Endocrinology **37**, 341 (1945). — INGLE, D. J., M. C. PRESTUD and J. E. NEZAMIS: Effects of administering large doses of cortisone acetate to normal rats. Amer. J. Physiol. **166**, 171 (1951). — INSULL, W., J. HIRSCH, A. T. JAMES and E. H. AHRENS: Effects of material diet on the fatty acid composition of human milk. In: Essential fatty acids. 4th Internat. Conf. on Biochem. Problems of Lipids, Oxford 1957, p. 168. — IRVIN, M. H., H. STEENBOCK and V. M. TEMPLIN: A technic for determining the rate of absorption of fats. J. Nutr. **12**, 85 (1936). — ISBELL, H. S., and H. L. FRUSH: Chemistry of the carbohydrates. Ann. Rev. Biochem. **22**, 107 (1953). — ITALLIE, T. B. VAN: Dietary constituents and atherosclerosis. J. Amer. diet. Ass. **33**, 352 (1957). — ITALLIE, T. B. VAN, W. B. LOGAN, R. L. SMYTHE, R. P. GEYER and F. J. STARE: Fat emulsions for oral nutrition. IV. Metabolic studies on human subjects. Metabolism **1**, 80 (1952). — ITALLIE, T. B. VAN, F. D. MOORE and J. F. STARE: Oral fat emulsions in the study of caloric-nitrogen relationships in man. Ann. N.Y. Acad. Sci. **56**, 28 (1953). — ITALLIE, T. B. VAN, K. H. SHULL, M. B. MCCANN and JU. H. LIN: Effect of fructose feeding on glucose tole rance in man. J. Lab. clin. Med. **50**, 391 (1957). — ITALLIE, T. B. VAN, W. R. WADDELL, R. P. GEYER and F. J. STARE: Clinical use of fat injected intravenously. Arch. intern. Med. **89**, 353 (1952). — IVERSEN, T., N. JUEL-NIELSEN, F. QUAADE, K. TOLSTRUP and L. ØSTERGAARD: Psychogenic obesity in children with special reference to Hilde Bruck's theory. Acta paediat. (Uppsala) **41**, 574 (1952). — IWAI, T.: Experimental studies on the heavy-metal excreting function of the liver. Biol. Abstr. **7**, 10762 (1933).

JACK, E. L., J. L. HENDERSON, D. F. REID and S. LEPKOVSKY: Nutritional studies on milk fat. II. The growth of young rats fed glyceride fractions separated from milk fat.

J. Nutr. **30**, 175 (1945). — JACK, E. L., and E. B. HINSHAW: Nutritional studies on milk fat. III. The effect of the treatment of milk fat with certain solvents on the growth of young rats. J. Nutr. **34**, 715 (1947). — JACKSON, R. S., and C. F. WILKINSON: The ratio between phospholipid and the cholesterol of blood as an index of human atherosclerosis. Circulation **6**, 473 (1952). — JACKSON, S. H., F. F. TISDALL, T. G. H. DRAKE and D. WIGHTMAN: The retention of fluorine when fed as bone and as sodium fluoride. J. Nutr. **40**, 515 (1950). — JACKSON, W. P. U.: Studies in pre-diabetes. Brit. med. J. **1952 II**, 690. — JAFFÉ, H. L., E. CORDAY and A. M. MASTER: Evaluation of the precordial leads of the electrocardiogramm in obesity. Amer. Hearty **36**, 911 (1948). — JAFFÉ, R.: Zit. nach SCHETTLER 1955. — JAKOBSEN, N. K., u. SVEISTRUP: Erhverv og kultur langs polarkredsen. Kopenhagen 1950. — JAMES, A. T., J. E. LOVELOCK, J. WEBB and W. R. TROTTER: The fatty acids of the blood in coronary artery disease. Lancet **1957 I**, 705. — JAMES, TH. N., H. W. POST and F. J. SMITH: The menopause and myocardial infarction. J. Amer. Geriat. Soc. **4**, 797 (1956). — JANSEN, W. H.: Untersuchungen über Stickstoffbilanz bei kalorienarmer Ernährung. Dtsch. Arch. klin. Med. **124**, 1 (1917). ~ Die Ödemkrankheit. Leipzig 1920. — JANSSEN, S., u. H. REIN: Über die Zirkulation und Wärmebildung der Niere unter dem Einfluß von Giften. Naunyn-Schmiedeberg's Arch. exp. Path. Pharmak. **128**, 107 (1928). — JANTZEN, E., u. H. H. WITGERT: Der Nachweis gradzahliger Fettsäuren bei der Analyse von Cocosöl. Fette u. Seifen **46**, 563 (1939). — JASIŃSKI, B., u. E. DIENER: Zur Frage der Häufigkeit des larvierten Eisenmangels bei Frauen, insbesondere bei Graviden und bei Wöchnerinnen. Gyneacologia (Basel) **133**, 293 (1952). — JELLINEK, H. L.: Some practical considerations concerning diet in arteriosclerosis. Trans. Amer. Coll. Cardiol. **4**, 240 (1954). — JENCKS, W. P., M. R. HYATT, M. R. JETTON, T. W. MATTINGLY and E. I. DURRUM: A study of serum lipoproteins in normal and atherosclerotic patients by paper electrophoretic techniques. J. clin. Invest. **35**, 980 (1956). — JENSEN, J. L., K. C. D. HICKMAN and P. L. HARRIS: Effect of tocopherols and soybean phosphatides on the utilization of carotene. Proc. Soc. exp. Biol. (N.Y.) **54**, 294 (1943). — JESSEL, U.: Beiträge zur Spurenstoffchemie der Meeres- und Brandungsluft. Arch. phys. Ther. (Lpz.) **3** (1955). — JETTER, K.: Der Fettverbraucher ist preisempfindlich. Frankfurter Allgemeine Zeizung vom 16. Juli 1956. — JEZLER, A.: Eiweißkost beim Sport. Gastroenterologia (Basel) **65**, 244 (1940). — JOACHIMOGLU, G.: Gewerbliche Vergiftungen. In Handbuch für soziale Hygiene. Grundzüge der Giftwirkung. II. 225. 1926. — JOBST, H., u. G. SCHETTLER: Chylomikronen und Arteriosklerose. Dtsch. med. Wschr. **80**, 1077 (1955). — JOHANSSON, J. E.: Über die Tagesschwankungen des Stoffwechsels und der Körpertemperatur in nüchternem Zustande und vollständiger Muskelruhe. Skand. Arch. Physiol. **8**, 85 (1898). — JOHANSSON, J. E., u. G. KORAEN: Wie wird die Kohlensäureabgabe bei Muskelarbeit von der Nahrungszufuhr beeinflußt? Skand. Arch. Physiol. **13**, 251 (1902). — JOHNSON, H. W., and E. H. RYNEARSON: A diabetic patient on a high fat diet for twentynine years without complications. Proc. Mayo Clin. **26**, 329 (1951). — JOHNSON, J. R., and J. R. DE PALMA: Intramyocardial pressure and its relation to aortic blood pressure. Amer. J. Physiol. **125**, 234 (1939). — JOHNSON, R. E., and R. M. KARK: Environment and food intake in man. Science **105**, 378 (1947). — JOHNSON, W. A., S. FREEMAN and K. A. MEYER: Some effects of intravenous fat emulsions on human subjects. J. Lab. clin. Med. **39**, 176 (1952). ~ The disappearence of intravenously injected emulsified fat from the circulation of patients animals. J. Lab. clin. Med. **39**, 414 (1952). — JOHNSTON, F. A.: The specific dynamic and response to protein of individuals suffering from disease of the hypophysis. J. clin. Invest. **11**, 437 (1930). ~ Factors influencing the retention of nit rogen and calcium in the period of growth: IV. Effect of estrogens. Amer. J. Dis. Child. **62**, 708 (1941). ~ New developments in the theory of iron metabolism. J. Amer. diet. Ass. **27**, 739 (1951). — JOHNSTON, F. A., R. FRENCHMAN and E. D. BOROUGHS: The absorption of iron from beaf by women. J. Nutr. **35**, 453 (1948). — JOHNSTON, F. A., TH. J. MCMILLAN and E. R. EVANS: Perspiration as a factor influencing the requirement for calcium and iron. J. Nutr. **42**, 285 (1950). — JOHNSTON, F. A., and L. J. ROBERTS: The iron requirement of children of the early school age. J. Nutr. **23**, 181 (1942). — JOHNSTON, F. A., and D. SCHLAPHOFF: Nitrogen retained by six adolescent girls from two levels of intake. J. Nutr. **45**, 463 (1951). — JOHNSTON, F. A., D. SCHLAPHOFF and TH. MCMILLAN: Calcium retained from one level of intake by six adolescent girls. J. Nutr. **41**, 137 (1950). — JOLLIFFE, N.: Recent advances in nutrition of public health significance. Metabolism **4**, 191 (1955). — JONES, C. M., P. J. CULVER, G. D. DRUMMEY and A. E. RYAN: Modification of fat absorption in the digestive tract by the use of an emulsifying agent. Ann. intern. Med. **29**, 1 (1948). — JONES, D. B., A. CALDWELL and K. D. WIDNESS: Comparative growth-promoting values of the proteins of cereal grains. J. Nutr. **35**, 639 (1948). — JONES, E. M., C. A. BAUMANN and M. S. REYNOLDS: Nitrogen balances of women maintained on various levels of lysine. J. Nutr. **60**, 549 (1956). — JONES, H. B., J. W. GOFMAN, F. T. LINDGREN, T. P. LYON, D. M. GRAHAM, B. STRISOWER and A. V. NICHOLS: Lipoproteins in atherosclerosis. Amer. J. Med. **11**, 358 (1951). — JONES, J. H.: The metabolism of calcium and phosphorus as influenced by the addition to the diet of salts of metals wich form insoluble phosphates. Amer. J. Physiol. **124**, 230 (1938). ~ The influence of fat on calcium and phosphorus metabolism. J. Nutrit. **20**, 367 (1940). ~ The production of hypercalcemia with small amounts of vitamin D. J. Nutr. **28**, 7 (1944). — JONES, R. J., L. COHEN and H. CORBUS: The serum lipid pattern in hyperthyroidism, hypothyroidism and coronary atherosclerosis. Amer. J. Med. **19**, 71 (1955). — JONES, R. J., and S. HUFFMAN: Chronic effect of dietary protein on hypercholesteremia in the rat. Proc. Soc. exp. Biol. (N.Y.) **93**, 519 (1956). — JONES, R. J., O. K. REISS and S. HUFFMAN: Corn oil and hypercholesterolemic response in the cholesterol-fed chick. Proc. Soc. exp. Biol. (N.Y.) **93**, 88 (1956). — JONGH, G. L. DE: Arzneimittel, die einen Kaliummangel verursachen können. Ned. T. Geneesk. **1953**, 1678. — JONXIS, J. H. P., and T. H. J. HUISMAN: The α-amino-N excretion during intravenous administration of proteinhydrolysate. Ned. T. Geneesk. **1954**, 1613. ~ Excretion of amino acids in free and bound form during intravenous administration of protein hydrolysate. Metabolism **6**, 175 (1957). — JOOS, G., u. W. MECKE: Mineralbilanz bei einer Calciumchloridacidose. Naunyn-Schmiedeberg's Arch. exp. Path. Pharmak. **174**, 676 (1934). — JORDAN jr., P. H.: Intravenous administration of an improved fat emulsion. Observations of the effect of storage upon the incidence of reactions. Metabolism **6**, 656 (1957). — JORES, A.: Die Nebennieren und ihre Krankheiten. In Handbuch der inneren Medizin, 4. Aufl., Bd. VII/1, S. 149. Berlin-Göttingen-Heidelberg: 1955. — JORES, L.: Arteriosklerose (Atherosklerose). In Handbuch der speziellen pathologischen Anatomie und Histologie, Bd. II, S. 703. 1924. ~ Anatomische Grundlagen wichtiger Krankheiten, 2. Aufl. Berlin 1926. — JOSLIN, E. P., W. R. BLOOR and H. GRAY: The blood lipids in diabetes. J. Amer. med. Ass. **69**, 375 (1917). — JOSLIN, E. P., H. F. ROOT, P. WHITE, A. MARBLE and C. C. BAILEY: The treatment of diabetes mellitus, 9. edit. Philadelphia 1952. — JOST, H.: Intermediärer Fettstoffwechsel und Acidosis. In Handbuch der normalen und pathologischen Physiologie, Bd. V, S. 606. Berlin 1928. — JOYNER, CL., and P. K. KUO: The effect of sitosterol administration upon the serum cholesterol level and lipoprotein pattern. Amer. J. med. Sci. **230**, 636 (1955). — JUKES, T. H., and E. L. R. STOKSTAD: Further observations on the utilization of homocystine, choline and related compounds by chicks. J. Nutr. **48**, 209 (1952). — JULESZ, M.: Neues Verfahren zur Stimulation der gonadotropen Funktion der Hypophyse. Schweiz. med. Wschr. **1942**, 541. — JUNG, A.: Diskussionsbemerkung zum Vortrag KRAUT. In: Gegenwartsprobleme der Ernährungsforschung 65. Basel u. Stuttgart 1953. — JUNGMANN, P.: Über eine isolierte Störung des Salzstoffwechsels. Klin. Wschr. **1922**, 1546. ~ Zur Pathologie des Salzstoffwechsels. Klin. Wschr. **1923**, 18. — JUNGMANN, P., u. E. MEYER: Experimentelle Untersuchungen über die Abhängigkeit der Nierenfunktion vom Nervensystem. Naunyn-Schmiedeberg's Arch. exp. Path. Pharmak. **73**, 49 (1913). — JUNKERSDORF, P.: Beiträge zur Physiologie der Leber. I. u. II. Mitt. Pflügers Arch. ges. Physiol. **186**, 238, 254 (1921). ~ IV. Mitt. Pflügers Arch. ges. Physiol. **192**, 305 (1921). ~ Tierexperimentelle Untersuchungen über die stoffwechselphysiologische Wirkung bestimmter Hormone. Pflügers Arch. ges. Physiol. **211**, 414, 612 (1926). — JUNKERSDORF, P., u. H. SCHULER: Tierexperimentelle Untersuchungen über die stoffwechsel-physiologische Wirkung bestimmter Hormone. III. Mitt. Pflügers Arch. ges. Physiol. **216**, 549 (1927).

KABELITZ, G.: Untersuchungen über den Einfluß der diacidogenen Fettsäuren, C_6 bis C_{11}, ihrer Glyceride und einiger Nahrungsfette auf die Oxalsäureausscheidung beim Menschen. Klin. Wschr. **1943**, 439. — KAEGI, P., u. F. KOLLER: Die Beeinflussung der Serumlipoide durch Sitosterin. Helv. med. Acta **24**, 392 (1957). — KALK, H.: Neue Erkenntnisse auf dem Gebiet der Behandlung der chronischen Leberparenchymschäden, besonders bei Leberzirrhose. Therapiewoche **4**, 79 (1953). ~ Über die Leberinsuffizienz. Medizinische **1953**, Nr 35/36. ~ Zirrhose und Narbenleber. Stuttgart 1954. — KALK, H., u. E. WILDHIRT: Untersuchungen zur Behandlung der chronischen Hepatitis und der Leberzirrhose mit Leberextrakten. Dtsch. med. Wschr. **77**, 1390 (1952). ~ Die Therapie der akuten Leberdystrophie. Therapiewoche **5**, 111 (1954). — KALMYKOV, P. E., u. F. T. ERONIN: Über die physiologischen Normen des Wasserbedarfs unter den Bedingungen einer ansehnlichen Wärmebelastung. Fiziol. Ž. **41**, 547 (1955). [Russisch.] — KAMIN, H., and P. HANDLER: Effect of infusion of single amino acids upon excretion of other amino acids. Amer. J. Physiol. **164**, 654 (1951). ~ Effect of presence of other amino acids upon intestinal absorption of single amino acids in the rat. Amer. J. Physiol. **169**, 305 (1952). — KANE, G. G., F. E. LOVELAC and C. M. MCCAY: Dietary fat and calcium wastage in old age. J. Geront. **4**, 185 (1949). — KANITZ, H. R.: Ist Wasser noch ein Nahrungsmittel? Z. Hyg. Infekt.-Kr. **121**, 612 (1939). — KANTER, G. S.: Heat and hydropenia; their effects on thirst and chloride regulation in dogs. Amer. J. Physiol. **174**, 95 (1953). — KAPFHAMMER, J.: Physiologisch-chemische Untersuchungen am Eiweiß des Fadenpilzes Fusarium. Ernährung **9**, 29 (1944). — KAPFHAMMER, J., R. BAUER u. V. KAPFHAMMER: Die essentiellen Aminosäuren. Ergeb. med. Grundlagenforsch. **1**, 291 (1956). — KAPLAN, A. M., and M. SOLOWEY: Beseitigung des im Eiereiweiß enthaltenen Zuckers. U.S. America, A.P. 2593462 vom 8.11.1949, ausgegeben 22.4. 1952. — KAPP, H.: Über den acidotisch oder alkalotisch wirksamen biologischen Erfolgswert

einiger Nahrungsmittel. Schweiz. med. Wschr. **1935**, 779. ~ Über den Einfluß einseitiger Ernährung auf den Mineralbestand des Tierkörpers. Schweiz. med. Wschr. **1940**, Nr 47 u. 48. — KARRER, P., u. H. KELLER: Quantitative Bestimmung der Tocopherole in verschiedenen Ausgangsmaterialien. Helv. chim. Acta **21**, 1161 (1938). — KARRER, P., u. H. KOENIG: Beitrag zur Kenntnis der essentiellen ungesättigten Fettsäuren. Helv. chim. Acta **26**, 619 (1943). — KARSTENS, P.: Über die Beeinflussung des psychischen Zustandes Normaler durch Aufnahme und Retention unphysiologisch großer Wassermengen. Arch. Psychiat. Nervenkr. **186**, 231 (1951). — KARVINEN, E., T. M. LIN and A. C. IVY: Effect of palmitic and stearic acid on cholesterol absorption in man. J. appl. Physiol. **11**, 8 (1957). ~ Capacity of human intestine to absorb exogenous cholesterol. J. appl. Physiol. **11**, 143 (1957). — KARY, C. v.: Pathologisch-anatomische und experimentelle Untersuchungen zur Frage des Diabetes insipidus und der Beziehungen zwischen Tuber cinereum und Hypophyse. Virchows Arch. path. Anat. **252**, 734 (1924). — KASZUBOWSKI, P.: Electrophoretic protein spectrum in the myocardial infarction. Pol. Tyg. lek. **1956**, 1669. — KATASE, W.: Der Einfluß der Ernährung auf die Konstitution des Organismus. Berlin u. Wien 1931. — KATZ, L. N.: Experimental atherosclerosis. Circulation **5**, 101 (1952). ~ The role of diet and hormones in the prevention of myocardial infarction. Ann. intern. Med. **43**, 930 (1955). — KATZ, L. N., G. Y. MILLS and F. CISNEROS: Survival after recent myocardial infarction. Arch. intern. Med. **84**, 305 (1949). — KATZ, L. N., G. J. RHODES, R. S. GEORGE and C. MOSES: Total serum cholesterol, cholesterol-lipid phosphorus ratio, and S_f 12—20 concentration in hypertension, diabetes, and coronary artery disease. Amer. J. med. Sci. **225**, 120 (1953). — KATZ, L. N., and J. STAMLER: Experimental atherosclerosis. Springfield 1953. — KATZ, L. N., J. STAMLER and R. PICK: Nutrition and atherosclerosis. Fed. Proc. **15**, 882 (1956). — KATZ, L. N., J. STAMLER, R. PICK and S. RODBARD: Effect of testosterone and chorion gonadotropine on estrogen-induced inhibition of coronary atherogenesis in cholesterol-fed cockerels. Circulation **6**, 474 (1952). — KATZ, R.: Proceed. of the annual meeting of the American Soc. for the study of arteriosclerosis. Circulation **4**, 461 (1951). — KAUFMANN, C., u. O. MÜHLBOCK: Über Cholesterin-Bilanzen in der Schwangerschaft und im Wochenbett. Z. ges. exp. Med. **89**, 200 (1933). — KAUFMANN, F.: Fettsucht und Lebenserwartung. Z. Präv.-Med. **1**, 344 (1956). — KAUFMANN, H.: Gegenwartsfragen der Ernährungswissenschaft, mit besonderer Berücksichtigung der Nahrungsfette. Fette u. Seifen **57**, 897 (1955). — KAUFMANN, H., et PH. ISORNI: Les variations du cholestérol sanguin au cours de la poussée aiguë de la maladie de Bouillaud. Presse méd. **1957**, 600. — KAUFMANN, H. P.: The importance of accompanying substances in natural fats and their fate during refining. I. The chemistry and biology of accompanying substances. Fette u. Seifen. **48**, 53 (1941). ~ Chem. Abstr. **36**, 1202 (1942). — KAUNITZ, H.: Causes and consequences of salt consumption. Nature (Lond.) **177**, 1141 (1956). — KAUNITZ, H., u. L. SELZER: Über den Gehalt der Leber und des Muskels der Ratte an Fettsäuren, Glykogen und Mineralstoffen bei kochsalzreicher Fleischkost und vegetarischer Ernährung. Z. ges. exp. Med. **101**, 111 (1937). — KEENER, H. A., R. R. BALDWIN and G. P. PERCIVAL: Cobalt metabolism studies with sheep. J. anim. Sci. **10**, 428 (1951).
KEENER, H. A., G. P. PERCIVAL, G. H. ELLIS and K. C. BEESON: A study of the function of cobalt in the nutrition of sheep. J. anim. Sci. **9**, 404 (1950). — KEESER, E.: Untersuchungen über antithyreoidwirksame Stoffe. Klin. Wschr. **17**, 1100 (1938). ~ Über die Ätiologie und Therapie der Arteriosklerose. Klin. Wschr. **1946/47**, 165. ~ Zur Therapie der Arteriosklerose und Pharmakologie der Ölsäure. Arch. int. Pharmacodyn. **87**, 371 (1951). ~ Pharmakologie der Arteriosklerose-Therapie. Med. Klin. **1952**, 542. — KEETON, R. W., and D. DICKSON: Excretion of nitrogen by obese patients on diets low in calories, containing varying amounts of protein. Arch. intern. Med. **51**, 890 (1933). — KEETON, R. W., E. H. LAMBERT, N. GLICKMAN, H. H. MITCHELL, J. H. LAST and M. K. FAHNESTOCK: The tolerance of man to cold as affected by dietary modifications: Proteins versus carbohydrates, and the effect of variable protective clothing. Amer. J. Physiol. **146**, 66 (1946). — KEIDING, N. R., H. F. ROOT and A. MARBLE: Importance of control of diabetes in prevention of vascular complication. J. Amer. med. Ass. **150**, 964 (1952). — KEIL, PH. G., and L. V. MCVAY: A comparative study of myocardial infarction in the white and negro races. Circulation **13**, 712 (1956). — KEIL, W.: Zur Kenntnis der Fette aus Fettsäuren mit ungerader Kohlenstoffatomzahl. Hoppe-Seylers Z. physiol. Chem. **276**, 26 (1942). — KEIL, W., H. APPEL u. G. BERGER: Zur Kenntnis der Fette aus Fettsäuren mit ungerader Kohlenstoffatomzahl. Hoppe-Seylers Z. physiol. Chem. **257** (I) (1939). — KEISER, G.: Statistische Untersuchungen über den Einfluß des Rauchens auf die Angina pectoris. Cardiologia (Basel) **24**, 285 (1954). — KEITEL, H. G., H. BERMAN and H. JONES: Comparison of the change in the red cell potassium content with the total body balance of potassium during potassium therapy. J. Lab. clin. Med. **49**, 267 (1957). — KEITH, N. M.: Water metabolism. Ann. Rev. Physiol. **15**, 63 (1953). — KEKWICK, A., and G. L. S. PAWAN: Caloric intake in relation to body-weight changes in the obese. Lancet **1956 II**, 155. — KELLER, R.: Electronégativité biologique du potassium. Arch. Physique biol. **11**, Nr 1 (1933). ~ Die Natriumgruppe. Med. Klin. **1934**, 358. ~ Die Kaliumgruppe. Med. Klin.

1934, Nr 11. ~ Der elektrische Faktor der Ernährung. Berlin 1936. ~ Zur Heparinbehandlung der Arteriosclerose. Medizinische **1954**, 995. — KELLNER, A., J. W. CORRELL and A. T. LADD: Influence of intravenously administered surface active agents on the development of experimental atherosclerosis in rabbits. J. exp. Med. **93**, 385 (1951). — KELLNER, A., and D. C. DJU CHANG: The lipid composition of tissue lymph in normal and in hyperlipemic rabbits. Circulation **2**, 465 (1950). — KELLOG, F., and ST. R. METTIER: Effect of alkaline therapy for peptic ulcer on utilization of dietary iron in the regeneration of hemoglobin. Arch. intern. Med. **58**, 278 (1936). — KELLY, H. T.: Nutritional therapy: Some facts and problems. Rev. Gastroent. **16**, 226 (1949). ~ Psychosomatic principles of nutritional therapy. Industr. Med. Surg. **21**, 266 (1952). — KEMMERER, A. R., C. A. ELVEHJEM and E. B. HART: Studies on the relation of manganese to the nutrition of the mouse. J. biol. Chem. **92**, 623 (1931). — KEMPNER, W.: Treatment of hypertensive vascular disease with rice diet. Amer. J. Med. **4**, 545 (1948). ~ Treatment of heart and kidney disease and of hypertensive and arteriosclerotic vascular disease with the rice diet. Ann. intern. Med. **31**, 821 (1949). — KEMSLEY, W. F. F.: Changes in body weight from 1943 to 1950. Ann. Eugen. (Lond.) 18, 22 (1953). — KENNEDY, T. H.: Thio-ureas as goitrogenic substances. Nature (Lond.) **150**, 233 (1942). — KENNEY, R. A.: The effect of the drinking pattern on water economy in hot, humid environments. Brit. J. industr. Med. **11**, 38 (1954). — Die Wirkung eines Trinkversuches auf den Wasserhaushalt in heißer, feuchter Umgebung. Zbl. ges. inn. Med. **1954**, 305. — KENT, N. L., and R. A. MCCANCE: The absorption and excretion of „minor" elements by man. 2. Cobalt, nickel, tin and mangenese. Biochem. J. **35**, 877 (1941). — KERR, W. J., and J. B. LAGEN: The postural syndrome related to obesity leading to postural emphysema and cardiorespiratory failure. Ann. intern. Med. **10**, 569 (1936). — KESTNER, O., u. H. W. P. KNIPPING: Die Ernährung bei geistiger Arbeit. Klin. Wschr. **1922**, 1353. — KESTNER, O., R. LIEBESCHÜTZ-PLAUT u. H. SCHADOW: Spezifisch-dynamische Wirkung, Hypophysenvorderlappen und Fettsucht. Klin. Wschr. **1926**, 1646. — KEYE jr., J. D.: Death in potassium deficiency. Report of a case including morphologic findings. Circulation **5**, 766 (1952). — KEYS, A.: The refinement of metabolic calculations for nutritional purposes and the problem of „Availability". J. Nutr. **29**, 81 (1945). ~ Cardiovascular effects of undernutrition and starvation. Amer. Heart J. **17**, 21 (1948). ~ Drastic food restriction. J. Amer. med. Ass. **137**, 1569 (1948). ~ Caloric undernutrition and starvation with notes on protein deficiency. J. Amer. med. Ass. **138**, 500 (1948). ~ The caloric requirement of adult man. Nutr. Abstr. Rev. **19**, 1 (1949). ~ Nutrition. Ann. Rev. Biochem. **18**, 487 (1949). ~ Energy requirements of adults. J. Amer. med. Ass. **142**, 333 (1950). ~ The relation in man between cholesterol levels in the diet and in the blood. Science **112**, 79 (1950). ~ Adaptation to caloric restriction. Science **112**, 215 (1950). ~ Cholesterol, „giant molecules" and atherosclerosis. J. Amer. med. Ass. **147**, 1514 (1951). ~ The cholesterol problem. Voeding **13**, 539 (1952). ~ The age trend of serum concentrations of cholesterol and of S_f 10—20 („G") substances in adults. J. Geront. **7**, 201 (1952). ~ Human atherosclerosis and the diet. Circulation **5**, 115 (1952). ~ Prediction and possible prevention of coronary disease. Amer. J. publ. Hlth **43** 1899 (1953). ~ Obesity and degenerative heart disease. Amer. J. publ. Hlth **44**, 864 (1954). ~ Atherosclerosis and the diet. S.Afr. med. J. **1955**, 332. ~ The diet and the development of coronary heart disease. J. chron. Dis. **4**, 364 (1956). ~ Calories and cholesterol. Geriatrics **12**, 301 (1957). ~ In Symposium on fats in human nutrition. J. Amer. med. Ass. **164**, 1912 (1957). ~ Diet and the epidemiology of coronary heart disease. J. Amer. med. Ass. **164**, 1919 (1957). — KEYS, A., and J. T. ANDERSON: Dietary protein and the serum cholesterol level in man. Amer. J. clin. Nutr. **5**, 29 (1957). — KEYS, A., J. T. ANDERSON, M. ARESU, G. BIÖRCK, J. F. BROCK, B. BRONTE-STEWART. F. FIDANZA, M. H. KEYS, H. MALMROS, A. POPPI, T. POSTELI, B. SWAHN and A. DEL VECCHIO: Physical activity and the diet in populations differing in serum cholesterol. J. clin. Invest. **35**, 1173 (1956). — KEYS, A., J. T. ANDERSON and J. BROZEK: Weight gain from simple overeating. I. Character of the tissue gained. Metabolism **4**, 427 (1955). — KEYS, A., J. T. ANDERSON, F. FIDANZA, M. H. KEYS and B. SWAHN: Effects of diet on blood lipids in man. Clin. Chem. **1**, 34 (1955). — KEYS, A., J. T. ANDERSON and F. GRANDE: „Essential" fatty acids, degree of unsaturation and the effect of corn (Maize) oil on the serum cholesterol in man. Lancet **1957**, 272, 66. ~ Prediction of serum-cholesterol responses of man to changes in fats in the diet. Lancet **1957 II**, 959. ~ Essential fatty acids, lipid metabolism and atherosclerosis. Lancet **1958 I**, 742. — KEYS, A., J. T. ANDERSON, O. MICKELSEN, S. F. ADELSON and F. FIDANZA: Diet and serum cholesterol in man: Lack of effect of dietary cholesterol. J. Nutr. **59**, 39 (1956). — KEYS, A., and J. BROZEK: Body fat in adult man. Physiol. Rev. **33**, 245 (1953). — KEYS, A., J. BROZEK, A. HENSCHEL, O. MICKELSEN and H. L. TAYLOR: Biology of human starvation. Minneapolis 1950. — KEYS, A., R. BUZINA, F. GRANDE and J. T. ANDERSON: Effects of meals of different fats on blood coagulation. Circulation **15**, 274 (1957). — KEYS, A., F. FIDANZA, V. SCARDI and G. BERGAMI: The trend of serum cholesterol levels with age. Lancet **1952**, 263, 209. — KEYS, A., F. FIDANZA, V. SCARDI, G. BERGAMI, M. H. KEYS and F. DI LORENZO: Studies on serum cholesterol and other characteristics of clinically healthy men in Naples. Arch. intern. Med. **93**, 328 (1954). — KEYS, A., and M. H. KEYS: Serum cholesterol and the diet in clinically healthy men at slough near London. Brit. J. Nutr. 8, 138 (1954). — KEYS, A., O. MICKELSEN, E. O. v. MILLER and C. B. CHAPMAN: The relation in man between cholesterol levels in the diet and in the blood. Science **112**, 79 (1950). — KEYS, A., O. MICKELSEN, E. O. MILLER, E. R. HAYES and R. L. TODD: The concentration of cholesterol in the blood serum of normal man and its relation to age. J. clin. Invest. **29**, 1347 (1950). — KEYS, A., F. VIVANCO, J. L. RODRIGUEZ MINON, M. H. KEYS and H. CASTRO MENDOZA: Studies on the diet, body fatness and serum cholesterol in Madrid, Spain. Metabolism **3**, 195 (1954). — KEYS, A., u. P. D. WHITE: Cardiovascular epidemiology. New York 1956. — KIESEWETTER, M.: Atherosklerose der Kranzarterien des Herzens als Todesursache bei Kriegsteilnehmern. Inaug.-Diss. Berlin Mai 1919. — KIKUTH, W.: Zit. nach H. KRAUT 1956. Stellungnahme der Deutschen Gesellschaft für Ernährung vom 6. 12. 1956 zu einer Denkschrift über den Gesundheitszustand der Bevölkerung Westdeutschlands von W. KOLLATH. — KIM, K. S., and A. C. IVY: Factors influencing cholesterol absorption. Amer. J. Physiol. **171**, 302 (1952). — KING, C. G.: Zit. nach H. KRAUT 1956. Stellungnahme der Deutschen Gesellschaft für Ernährung vom 6. 12. 1956 zu einer Denkschrift über den Gesundheitszustand der Bevölkerung Westdeutschlands von W. KOLLATH. — KING, E. J., H. STANTIAL and M. DOLAN: The biochemistry of silicic acid. II. The precence of silica in tissues. Biochem. J. **27**, 1002 (1933). — KINGSBURY, K. J., and D. M. MORGAN: Effect of dietary triglycerides on recalcification time of plasma. Lancet **1957 II**, 212. — KINNEY, T. D., D. M. HEGSTED and C. A. FINCH: The influence of diet on iron absorption. I. The pathology of iron excess. J. exp. Med. **90**, 137 (1949). — KINSELL, L. W.: Essential fatty acids and atherosclerosis. Lancet **1958 I**, 857. — KINSELL, L. W., and G. D. MICHAELS: Amer. J. clin. Nutr. **3**. 247 (1955). — KINSELL, L. W., G. D. MICHAELS, G. C. COCHRANE, J. W. PARTRIDGE, J. P. JAHN and H. E. BALCH: Effect of vegetable fat on hypercholesterolemia and hyperphospholipemia. Observations on diabetic and nondiabetic subjects given diets high in vegetable fat and protein. Diabetes **3**, 113 (1954). KINSELL, L. W., G. D. MICHAELS, R. W. FRISKEY and ST. SPLITTER: Essential fatty acids, lipid metabolism, and atherosclerosis. Lancet **1958 I**, 334. — KINSELL, L. W., G. D. MICHAELS, L. DE WIND, J. PARTRIDGE and L. BOLING: Serum lipids in normal and abnormal subjects. Calif. Med. **78**, 5 (1953). — KINSELL, L. W., J. PARTRIDGE, L. BOLING, S. MARGEN and G. MICHAELS: Dietary modifications of serum cholesterol and phospholipid levels. J. clin. Endocr. **12**, 909 (1952). — KINZLMEIER, H., F. WOLF, N. HENNING u. H. SELIGER: Über die Ausnutzung der Nahrung bei Gesunden und Kranken. II. Der Brennwert des Stuhles unter dem Einfluß von Antibioticis und eines schlechtresorbierbaren Sulfonamids. Gastroenterologia (Basel) **86**, 90 (1956). — KIRCH, E. R., O. BERGEIM, J. KLEINBERG and S. JAMES: Reduction of iron by foods in artificial gastric digestion. J. biol. Chem. **171**, 687 (1947). — KIRK, J. E., and M. DYRBYE: The phenosulfatase activity of aortic and pulmonary artery tissue in individuals of various ages. J. Geront. **11**, 129 (1956). — KIRSCHEN, M. M., and B. J. WEINBERG: Review of disturbances of fat absorption an fat digestion. Amer. J. Dis. Nutr. **14**, 30 (1947). — KISCH, F.: Die Fettleibigkeit. Stuttgart 1888. — KIYASU, J. Y., B. BLOOM and I. L. CHAIKOFF: The portal transport of absorbed fatty acids. J. biol. Chem. **199**, 415 (1952). — KLATZO, J., G. C. MCMILLAN and G. L. DUFF: Histochemical studies of the early lesions of cholesterol atherosclerosis in the rabbit. Circulation **6**, 464 (1952). — KLEIBER, M.: Body size and metabolic rate. Physiol. Rev. **17**, 511 (1947). — KLEIBER, M., D. BOELTER and D. M. GREENBERG: Fasting catabolism and food utilization of calcium deficient rats. J. Nutr. **19**, 517 (1940). — KLEIBER, M., A. L. BLACK, G. P. LOFGREEN, J. R. LUICK and A. H. SMITH: Isotopes in research on animal nutrition and metabolism. Geneva Conf. Paper, No P/93. 1955. — KLEIBER, M., A. H. SMITH, N. R. RALSTON and A. L. BLACK: Radiophosphorus P^{32} as tracer for measuring endogenous phosphorus in cows feces. J. Nutr. **45**, 253 (1951). — KLEIN, E., u. F. H. FRANKEN: Das elektrophoretische Lipoproteinspektrum des Serums nach Heparinwirkung und bei Leberkrankheiten. Dtsch. med. Wschr. **80**, 44 (1955). — KLEIN, P. D., and R. M. JOHNSTON: Phosphorus metabolism in unsaturated fatty acid deficient rats. J. biol. Chem. **211**, 103 (1954). — KLEINBERG, W.: The hemopoietic effect of cobalt and cobaltmanganese compounds in rabbits. Amer. J. Physiol. **108**, 545 (1934). — KLEINSCHMIDT, H.: Versuche zur Anpassung der künstlichen an die natürliche Nahrung des Säuglings. Öst. Z. Kinderheilk. **3**, 55 (1949). — KLETZIEN, S. W.: Iron metabolism. I. The role of calcium in iron assimilation. J. Nutr. **19**, 187 (1940). — KLEWITZ, F., u. H. HABS: Die Rohkost. S.-B. Ges. Naturwiss. Marburg, 1931. — KLIGLER, D., and W. A. KREHL: Lysine deficiency in rats. I. J. Nutr. **41**, 215 (1950). — KLINKE, K.: Der Mineralstoffwechsel. Leipzig und Wien 1931. ~ Die klinische Bedeutung der Störungen des Kaliumhaushaltes. Kinderärztl. Prax. **21**, 211 (1953). ~ Citrat- und Calcium-Resorption. Mschr. Kinderheilk. **102**, 371 (1954). — KLINKE, K., u. B.

SCHILLERT: Calciumstoffwechsel und Citronensäure. Z. Kinderklin. **70**, 345 (1952). — KLOTZ, O.: A discussion on the classification and experimental production of arteriosclerosis. Brit. med. J. **2**, 1767 (1906). — KLUMBIES, G.: Psychogene Coronarspasmen. Ärzt. Wschr. **1950**, 715. — KNAPPWOST, A.: Zur Fluor-Prophylaxe der Karies. Magnesiumfluorid und Calciumfluorid als physiologische und hochwirksame Kariesprophylaktika. Dtsch. med. Wschr. **1936**, 92. ~ Das Fluorion als natürlicher Baustein der Zahnhartsubstanz. Zahnärztl. Prax. 42 (1950). ~ Fluorforschung und soziale Krankenversicherung. Zahnärztl. Mitt. H. 6 (1953). ~ Zur Fluor-Prophylaxe der Karies. Dtsch. med. Wschr. **1956**, 92. — KNAPPWOST, A., u. A. EFFINGER: Zur kariesprophylaktischen Wirkung peroraler Magnesiumfluoridgaben beim Erwachsenen. Münch. med. Wschr. **1956**, 1542. — KNICK, B.: Wandlungen von Art und Häufigkeit der Komplikationsleiden bei Diabetes mellitus und ökonomische Diabetesbehandlung. Klinische Beobachtungen aus den Jahren 1939/1949. Dtsch. med. Wschr. **1951**, 202, 236. — KNISELY, M. H., E. H. BLOCH, TH. S. ELIOT and L. WARNER: Sludged blood. Amer. Sci. **106**, 431 (1947). — KNISLEY, M. H., u. L. WARNER: Thrombose und Embolie. 1. Intern. Kongr. Basel 1954, S. 377 — KNÜCHEL, K.: Serologische Erfassungsmöglichkeiten arteriosklerotischer Stoffwechselstörungen. Medizinische **1953**, H. 13. — KNY, W.: Zur Frage hypochlorämischer Erscheinungen bei Arbeitern der Veredlungsbäder. Arch. Gewerbepath. Gewerbehyg. **10**, 535 (1941). — KOCH, A.: Symbiose und Ernährung. Münch. med. Wschr. **1956**, 1309. — KOCH, FR. E., u. H. HAASE: Tierexperimentelle Untersuchungen über die Beeinflussung von Kalkmangelzuständen mit natürlichen Kalksubstanzen. Arzneimittel-Forsch. **4**, 437, 496 (1954). — KOCHMANN, M., u. L. MAIER: Beiträge zur Biochemie der Kieselsäure. I., II., III. Mitt. Biochem. Z. **223**, 228, 231, 243 (1930). — KOCHMANN, M., u. H. SEEL: Wirkung natürlich vorkommender Eisenverbindungen auf den Stoffwechsel. Biochem. Z. **198**, 362 (1928). — *Kochsalz:* Wir vermerken hierzu. Medizinische **1957**, 138. — KÖGLER, A.: Therapeutische Erfahrungen mit Laevulose. Klin. Med. **4**, 329 (1949). — KÖHLER, E.: Gesteigerte Thiosemicarbazon-Verträglichkeit durch den Leberschutzstoff LAEVORAL. Tuberk.-Arzt H. 6 (1950). — KÖHLER, R.: Neuere Ergebnisse von Arbeiten über einige seltener vorkommende makromolekulare Polysaccharide. Stärke **3**, 231 (1951). — KÖHN, K.: Experimentelle Untersuchungen an Ratten zur Frage der Beeinflußbarkeit des Lymphgewebes durch die Art der Nahrung sowie durch Hunger. Z. ges. inn. Med. **9**, 195 (1954). — KOEHNE, M., and L. B. MENDEL: The utilization of fatty oils given parenterally. J. Nutr. **1**, 399 (1929). — KÖRNER: Zit. nach BANSI 1949. — KOFRÁNYI, E.: Der Vergleich der Wertigkeiten von Milcheiweiß und Roggeneiweiß. Hoppe-Seylers Z. physiol. Chem. **309**, 253 (1957). ~ Die biologische Wertigkeit von Eiweißstoffen. Ärztl. Praxis **9**, Nr 48 (1957). — KOHLHAAS: Vorzeitige Arterienveränderungen beim Feldheer. Münch. med. Wschr. **1917**, 1214. — KOHMAN, E. F.: Oxalic acid in foods and its behavior and fate in the diet. J. Nutr. **18**, 233 (1939). — KOLDER, HJ.: Fruktose und körperliche Leistung bei erhöhter Temperatur. Wien. Z. inn. Med. **36**, 311 (1955). — KOLFF, W. J., and I. H. PAGE: Influence of protein diets on development of renoprival hypertension in dogs. Amer. J. Physiol. **181**, 580 (1955). — KOLLATH, W.: Lücken der Ernährungslehre. Med. Welt **1939**, 225. ~ Grundlagen einer dauerhaften Ernährungslehre. Wien. med. Wschr. **1941 I**, 157. ~ Ernährungsversuche über die unterste Grenze der Lebensmöglichkeit und den Aufstieg zur Norm. Dtsch. med. Wschr. **1941 II**, 999. ~ Der Vollwert der Nahrung und seine Bedeutung für Wachstum und Zellersatz. Stuttgart 1950. ~ Die Mesotrophie als physiologisches und klinisches Problem. In: Optimale Ernährung des Gesunden, S. 70. Lübeck 1954. ~ Denkschrift betreffend den Gesundheitszustand der Bevölkerung Westdeutschlands. Freiburg i. Br. 1955. ~ Das Verhalten des Menschen zu seiner Nahrung. Ein Beitrag zur Verhaltensforschung. Hippokrates (Stuttgart) **26**, 661 (1955). ~ Die Ordnung unserer Nahrung, 4. Aufl. Stuttgart 1955. — KOLLATH, W., L. GIESECKE, M. SCHRAEP u. G. POETSCHKE: Von Nahrungswirkungen vor der Resorption durch den Darm. Ein Beitrag zur Frage: Gekocht oder roh. Klin. Wschr. **1939 I**, 557. — KOLLER, R.: Kochsalz in der Geschichte und Kultur der Menschheit. In: Salz, Rauch und Fleisch. Salzburg 1939. — *Komitee für den Calorienbedarf der FAO der UNO:* Les besoins en calories. Recommendations du comité des besoins en calories de l'organisation des nations unies pour l'alimentation et l'agriculture. Ann. Nutr. (Paris) **11**, 53 (1957). — KOMMERELL, B.: Über die Abhängigkeit der Thyroxinwirkung von der Ernährung. Naunyn-Schmiedeberg's Arch. exp. Path. Pharmak. **161**, 173 (1931). ~ Über den Arbeitsstoffwechsel bei Fettsucht. Z. klin. Med. **118**, 474 (1931). — KONIKOWA, A. S., M. G. KRITZMAN u. O. P. JUCHNOWSKAJA: Der Einfluß coencymatischer Faktoren auf die Bildung von Eiweiß. Die Wirkung des Biotins auf die Geschwindigkeit des Einbaues von Aminosäuren in Eiweißstoffe von Organen und Geweben. Ber. Akad. Wiss. UdSSR. **75**, 87 (1950). — KOOPMANN, H.: Über den plötzlichen Tod aus natürlichen Ursachen. Dtsch. Z. ges. gerichtl. Med. **8**, 91 (1928). — KORCHOW, A.: Über die Wirkung einiger nach dem Verfahren von GULEWITSCH und KRIMBERG gewonnener Fraktionen des Liebigschen Fleisch-Extraktes auf die Magensekretion. Biochem. Z. **190**, 188 (1927). — KORN, E. D.: Clearing factor, a heparin activated lipoprotein lipase. I. Isolation and characterization of the enzyme from normal rat heart. J. biol. Chem. **1**, 215 (1955). — Korn, E. D., and Th. W. Quigley: Studies on lipoprotein lipase of rat heart and adipose tissue. Biochem. biophys. Acta **18**, 143 (1955). — Korn, K.: Änderung der biologischen Entwicklung im Kindesalter. Beitr. Anthropol. 2. Baden-Baden 1953. — Kornerup, V.: Concentration of cholesterol, total fat and phospholipid in serum of normal man. Arch. intern. Med. **85**, 398 (1950). — Korrodi, H., T. Wegmann, P. Galletti u. H. R. Held: Fluor und Schilddrüse. Beitrag zum Problem der Kariesprophylaxe mit Fluor. Z. Präv.-Med. **1**, 285 (1956). — Kountz, W. B., P. G. Ackermann and T. Kheim: The effect of added carbohydrate and fat on nitrogen balance in the elderly. J. Amer. Geriat. Soc. **3**, 691 (1955). — Kountz, W. B., Ph. G. Ackermann, T. Kheim and G. Toro: Effects of increased protein intake in older people. Geriatrics **8**, 63 (1953). — Kountz, W. B., L. Hofstatter and Ph. G. Ackermann: Nitrogen balance studies in four elderly men. J. Geront. **6**, 20 (1951). — Kovács, K., and B. Korpássy: Effect of dietary protein contents on the hypophyseal adrenocortical system and on the lymphatic organs of normal rats and of rats in alarm reaction. Acta physiol. Acad. Sci. hung. **3**, 24 (1952). — Kratky, O.: Zur physikalischen Chemie der makromolekularen Stoffe. (Größe und Gestalt der Makromoleküle in Lösung nach optischen Methoden.) Verh. Ges. dtsch. Naturforsch. **98**, 17 (1955). — Kraus Ragus, J.: The rate with which tryptophane is liberated from proteins by enzymes. J. biol. Chem. **80**, 451 (1928). — Krause, E., H. Becker-Freyseng u. G. Gilbricht: Leistungssteigerung durch diätetisch erzielte Alkalose. Naunyn-Schmiedeberg's Arch. exp. Path. Pharmak. **186**, 617 (1937). — Krauss, E.: Lehrbuch der Stoffwechselmethodik. Leipzig 1928. — Krauss, E. u. Küppers: Der Einfluß der Ernährungslage auf die Größe des Grundumsatzes und der spezifisch-dynamischen Nahrungswirkung. Z. klin. Med. **118**, 64 (1931). — Kraut, H.: Die Ernährung des Arbeiters. Z. Volksernähr. **10**, 6 (1935). ~ Die ernährungsphysiologischen Grundlagen der Arbeitsleistung. Zbl. Arbeitswiss. **1**, 12 (1947). ~ Arbeitsphysiologische Erfahrungen mit der rationierten Ernährung. Zbl. Arbeitsmed. **1**, 7 (1948). ~ Der Nahrungsbedarf des körperlich Arbeitenden. Ärztl. Wschr. **1948**, 499. ~ Die Abhängigkeit der Leistung von der Ernährung in der Eisenindustrie. Arbeitsphysiologie **14**, 147 (1950). ~ Leistungsfähigkeit und Ernährung. In: Gegenwartsprobleme der Ernährungsforschung, S. 54. Basel u. Stuttgart 1953. ~ Die Ernährung des arbeitenden Menschen. Vortrag, verlesen auf dem X. Intern. Kongr. der land- und ernährungswirtschaftlichen Industrie vom 30. 5. bis 6. 6. 1954 in Madrid. ~ Stellungnahme der Deutschen Gesellschaft für Ernährung zu der Denkschrift über den Gesundheitszustand der Bevölkerung Westdeutschlands von Prof. Dr. Werner Kollath, erstattet dem Bundesministerium für Ernährung, Landwirtschaft und Forsten am 6. 12. 1956. — Kraut, H., u. H. Bramsel: Der Calorienbedarf der Berufe, ermittelt aus den Erhebungen von Wirtschaftsrechnungen im Deutschen Reich vom Jahre 1927/28. Arbeitsphysiologie **12**, 197 (1942). ~ Der Eiweißverbrauch des deutschen Volkes im Jahre 1927/28, berechnet auf Grund der Erhebungen von Wirtschaftsrechnungen in 2000 Haushaltungen. Arbeitsphysiologie **12**, 222 (1942). ~ Der Kohlenhydrat- und Fettverbrauch des deutschen Volkes im Jahre 1927/28, berechnet auf Grund von Erhebungen von Wirtschaftsberechnungen in 2000 Haushaltungen. Arbeitsphysiologie **12**, 238 (1942). — Kraut, H., H. Bramsel u. H. Wecker: Über die Ausnutzung von pflanzlichem und tierischem Eiweiß im menschlichen Verdauungstrakt. Biochem. Z. **320**, 422 (1950). — Kraut, H., u. W. Droese: Ernährung und Leistungsfähigkeit. Angew. Chem. **54**, 1 (1941). — Kraut, H., u. G. Lehmann: Der Eiweißbedarf des Schwerarbeiters. I. Physiologisches und funktionelles Eiweißminimum. Biochem. Z. **319**, 228 (1948). — Kraut, H., G. Lehmann u. H. Bramsel: Vorschlag zu einer Ernährungsstatistik auf der Grundlage des Nahrungsbedarfs der einzelnen Berufe. Arbeitsphysiologie **10**, 440 (1939). — Kraut, H., G. Lehmann u. A. Szakall: Der Eiweißbedarf des Schwerarbeiters. III. Der Einfluß von einem Eiweiß und von Extraktivstoffen auf die Leistungsfähigkeit. Biochem. Z. **320**, 99 (1949). — Kraut, H., and E. A. Müller: Caloric intake and industrial output. Science **104**, 495 (1946). ~ Muskelkräfte und Eiweißration. Biochem. Z. **320**, 302 (1950). — Kraut, H., E. A. Müller u. H. Müller-Wecker: Der Einfluß der Zusammensetzung des Nahrungseiweißes auf Stickstoffbilanz und Muskeltraining. Int. Z. angew. Physiol. **17**, 378 (1958). — Kraut, H., H. Müller-Wecker, H. Spitzer u. H. Zimmermann: Leistung und Leistungsfähigkeit bei mittlerem und bei niedrigem Anteil an tierischem Eiweiß in der Nahrung. Arbeitsphysiologie **14**, 413 (1951) — Kraut, H., u. F. Schlottmann: Die Verwendbarkeit der Hefe als menschliches Nahrungsmittel. I. Biochem. Z. **291**, 406 (1937). — Kraut, H., u. H. Wecker: Kalkbilanz und Kalkbedarf. I. u. II. Mitt. Biochem. Z. **315**, 329 (1943); **318**, 495 (1948). — Kraut, H., Ä. Weischer u. R. Hügel: Über die Verträglichkeit von synthetischem Fett aus Fettsäuren mit 6 bis 12 C-Atomen. I. Die Darstellung des synthetischen Fettes und seine Spaltbarkeit durch Pankreaslipase. Biochem. Z. **316**, 96 (1943). ~ II. Die Ausnutzung des synthetischen Fettes und seine Umsetzung im intermediären Stoffwechsel. Biochem.

Z. 317, 187 (1944). — KRAUT, H., Ä. WEISCHER, R. HÜGEL u. G. STUMPF: Über die Verträglichkeit von synthetischem Fett aus Fettsäuren mit 6 bis 12 C-Atomen. III. Wachstumsversuche. Biochem. Z. 318, 472 (1948). — KRAUT, H., u. H. ZIMMERMANN: Gesamtstoffwechsel und Ernährung. In FLASCHENTRÄGER u. LEHNARTZ, Physiologische Chemie. Ein Lehr- und Handbuch, Bd. 2, S. 506. 1959. — KRAUT, H., H. ZIMMERMANN, M. BÖHM u. W. KELLER: Untersuchungen über den Kohlenhydrat- und Fettstoffwechsel bei körperlicher Arbeit. I. Das Verhalten des respiratorischen Quotienten bei Arbeit ohne vorhergehende Nahrungsaufnahme. Int. Z. angew. Physiol. 16, 409 (1957). ~ II. Chemische Veränderungen im Blut bei Arbeit ohne vorhergehende Nahrungsaufnahme. Int. Z. angew. Physiol. 16, 421 (1957). — KRAUTWALD, A.: Synthetisches Fett als Nahrungsmittel. Dtsch. Gesundh.-Wes. 3, 569 (1948). — KREBS, H.A.: Über nicht fermentative Decarboxylierungsvorgänge. Biochem. J. 36, 303 (1942). — KREBS, H. A., L. V. EGGSTEIN and C. TERNER: In vitro measurements of the turnover rate of potassium in brain and retina. Biochem. J. 48, 530 (1951). — KREHL, L.: Entstehung, Erkennung und Behandlung innerer Krankheiten. Leipzig 1930. — KREHL, W. A., L. M. HENDERSON, J. DE LA HUERGA and C. A. ELVEHJEM: Relation of amino acid imbalance to niacine. Tryptophane deficiency in growing rats. J. biol. Chem. 166, 531 (1946). — KREHL, W. A., P. S. SARMA and C. A. ELVEHJEM: The effect of protein on the nicotinic acid and tryptophane requirement of the growing rat. J. biol. Chem. 162, 403 (1946). — KREHL, W. A., P. S. SARMA, L. J. TEPLY and C. A. ELVEHJEM: Factors affecting the dietary niacine and tryptophane requirement of the growing rat. J. Nutr. 31, 85 (1946). — KREIBIG, W.: Diagnostische Möglichkeiten der Augenhintergrunduntersuchung bei Arteriosklerose. Dtsch. med. J. 8. 295 (1957). — KREULA, M.: Die Resorption des pflanzlichen Carotins aus dem Darmkanal des Menschen. Ann. Acad. Sci. fenn. A II, Nr 38, 1 (1952). — KREULA, M., and A. I. VIRTANEN: Absorption of carotene from carrots in human subjects. Upsala Läk.-Fören. Förh. 45, 355 (1939). ~ Chem. Abstr. 34, 5897 (1940). — KRIEGER, C. H., R. BUNKFELDT and H. STEENBOCK: Cereals and rickets. X. The availability of phytic acid phosphorus. J. Nutr. 20, 7 (1940). ~ Cereals and rickets. J. Nutr. 20, 15 (1940). — KRIEGER, C. H., R. BUNKFELDT, C. R. THOMPSON and H. STEENBOCK: Cereals and rickets. XIII. Phytic acid, yeast nucleic acid, soybean phosphatides and inorganic salts as sources of phosphorus for bone calcification. J. Nutr. 21, 213 (1941). — KRIEGER, H., W. E. ABBOTT, ST. LEVEY and W. D. HOLDEN: The use of a fat emulsion as a source of calories in patients requiring intravenous alimentation. Gastroenterology 33, 807 (1957). — KRINGSTAD, H., and J. LUE: Biologic effect of vitamin A as ester and as free alcohol (axerophtol). Tidsskr. Kjemi Bergves. 2, 57 (1942). ~ Chem. Abstr. 28, 2367 (1944). — KRISS, J. P., F. S. GREENSPAN, W. H. CARNES and W. LEW: Alterations in chick thyreoid function induced by cobalt. Endocrinology 59, 555 (1956). — KRITCHEVSKY, D., A. W. MOYER, W. C. TESAR, J. B. LOGAN, R. A. BROWN, M. C. DAVIES and H. R. COX: Effect of cholesterol vehicle on experimental atherosclerosis. Amer. J. Physiol. 178, 30 (1954). — KRITCHEVSKY, D., A. W. MOYER, W. C. TESAR, R. F. J. MCCANDLESS, J. B. LOGAN, R. A. BROWN and M. ENGLERT: The effect of sodium 2-phenylbutyrate in experimental atherosclerosis. Angiology 7, 156 (1956). — KRNJEVIĆ, K. R., KILPATRICK and P. G. AUNGLE: A study of some aspects of nervous and muscular activity during experimental human salt deficiency. Quart. J. exp. Physiol. 40, 203 (1955). — KROGH, A. and M.: A study of the diet and metabolism of Eskimos. In: Meddelelser om Grönland, Bd. 51. Kopenhagen 1913. — KROGH, A., and J. LINDHARD: The relative values of fat and carbohydrate as sources of muscular energy with appendices on the correlation between standard metabolism and the respiratory quotient during rest and work. Biochem. J. 14, 290 (1920). — KRUESI, O. R., M. F. GOODBODY jr., TH. B. VAN ITALLIE u. J. G. HILTON: Über die Wirkung von Fruktoseinfusionen auf das Säurebasengleichgewicht des Blutes in der Azidose. Diabetes 4, 104 (1955). — KRÜSKEMPER, H. L., u. G. SCHULZE: Über das Verhalten von Lipiden und Fermenten in der Leber bei langdauernder Cholesterinfütterung. Naunyn-Schmiedeberg's Arch. exp. Path. Pharmak. 227, 161 (1955). — KRUSE, H.: Zur Frage der Trinkwasserfluorierung. Gas- u. Wasserfach H. 18 (1953). — KRUSE, H. D., E. R. ORENT and E. V. MCCOLLUM: Studies on magnesium deficiency in animals. I. Symptomatology resulting from magnesium deprivation. J. biol. Chem. 96, 519 (1932). — KUCZYNSKI, B.: Pathologisch-geographische Untersuchungen in der kirgisisch-dsungarischen Steppe. Klin. Wschr. 1925, 39. — KÜCHMEISTER, H., H. GOLDECK u. H. HAMMERS: Therapeutische Stoffwechselstudien bei der Arteriosklerose. Med. Klin. 1956, Nr 35. — KÜHLMAYER, R.: Kann die Infusion von Konservenblut auf Grund der Kaliumanreicherung im Plasma zu toxischen Schädigungen führen? Wien. klin. Wschr. 1951, 937. — KÜHNAU, J.: Die Fette im Stoffwechsel. In Handbuch der Biochemie, Erg.-Bd. 3, S. 641. Jena 1936. ~ Eiweißmangel als Ernährungsproblem. Ärztl. Wschr. 1946, 161. ~ Die biologische Bedeutung des Nahrungseiweißes. Synopsis 1, 51 (1948). ~ Biochemie des Nahrungseiweißes. Angew. Chem. 61, 357 (1949). ~ Grundzüge der Physiologie des Kohlenhydratstoffwechsels. In Handbuch der inneren Medizin, 4. Auf., Bd. VII/2, S. 1. 1955. — KÜHNS u. HOSPE: Kalium-Deficit-Test.

Materia med. Nordmark **9** (2), 76 (1957). — KÜSEL, H.: Einige Erfahrungen über den Kationenaustausch zwischen Blutkörperchen und Serum. Biochem. Z. **323**, 67 (1952). — KUHN, A., u. H. GERHARD: Untersuchungen zum chemischen Nachweis des Vitamin F. Vitam. u. Horm. **3**, 236 (1942). — KUIKEN, K. A., and C. M. LYMAN: Availability of amino acids in some foods. J. Nutr. **36**, 359 (1948). ~ Essential amino acid composition of soy bean meals prepared from twenty strains of soy beans. J. biol. Chem. **177**, 29 (1949). — KUNKEL, H. O., and J. N. WILLIAMS jr.: The effects of fat deficiency upon enzyme activity in the rat. J. biol. Chem. **189**, 755 (1951). — KUNO, Y.: The physiology of human perspiration. London 1934. — KUNSTMANN, H. K.: Über die Wirkung der Zufuhr großer Wassermengen auf den gesunden Organismus. Naunyn-Schmiedeberg's Arch. exp. Path. Pharmak. **170**, 701 (1933). — KUNTZ, E.: Über das analytische Verhalten synthetischer Fettsäureglyzeride. Dtsch. Lebensm.-Rdsch. **44**, 27 (1948). — KUO, P. T.: Lipemia in patients with coronary heart disease. J. Amer. diet. Ass. **33**, 22 (1957). — KUO, P. T., and C. R. JOYNER jr.: Angina pectoris induced by fat ingestion in patients with coronary artery disease. Ballistocardiographic and electrocardiographic findings. J. Amer. med. Ass. **158**, 1008 (1955). — KUO, P. T., C. R. JOYNER jr. and J. G. REINHOLD: Effects of fat ingestion and heparin administration on serum lipids of "normal", hypercholesterolemic, hyperlipemic and atherosclerotic subjects. Amer. J. med. Sci. **232**, 613 (1956). — KUTSCHERA, W., u. F. RETTENBACHER: Über recktale Lävuloseverabreichung. Klin. Med. (Wien) **9**, 216 (1954). — KUZELL, W. CH., u. G. P. GAUDIN: Gicht. Docum. rheumatol. **10** (1956). — KWAAN, H. C., and A. J. S. MACFADZEAN: Inhibition of fibrinolysis in vivo by feeding cholesterol. Nature (Lond.) **179**, 260 (1957).

LABECKI, TH. D.: The saga of lipotropic therapy. J. Amer. Geriat. Soc. **3**, 527 (1955). — LABHART, A.: Entstehung und Behandlung der Fettleibigkeit. Z. Präv.-Med. **1**, 352 (1956). — LADD, A., A. KELLNER and J. W. CORELL: Intravenous detergens in experimental atherosclerosis with special reference to the possible role of phospholipids. Fed. Proc. 8, 360 (1949). — LADELL, W. S. S.: Effects of drinking small quantities of seawater. Lancet **1943 II**, 245, 441. ~ Heat cramps. Lancet **1949 I**, 836. — LAMB, A. R.: On the relative nutritional efficiency of sucrose und glucose in the albino rat. J. Nutr. **41**, 545 (1950). — LAMBELET, L.-F.: Influence des injections intraveineuses de glucides sur le métabolisme des acides aminés. Praxis **1954**, 846. — LAMBERT, G. F., J. P. MILLER and D. v. FROST: Febrile response following intravenous administration of fat. Amer. J. Physiol. **164**, 490 (1951). — LAMBLEY: Small-bowel obstruction due to dried fruit. Brit. med. J. **1946**, No 4452. — LAMBRECHTS, A., u. M. PLUMER: Untersuchungen über das „leicht abspaltbare Eisen". Acta biol. belg. **2**, 235 (1942). — LANDEN, H. C.: Die Grundumsatzbestimmung, ein methodisches Problem. Med. Klin. **1950**, 461. — LANDERGREN, E.: Die Eiweißzersetzung des Menschen bei spezifischem N-Hunger. Skand. Arch. Physiol. **14**, 112 (1903). — LANDESMAN, R., and V. A. WEINSTEIN: The intravenous use of amino acids for nutritional purposes in the surgical patient. Surg. Gynec. Obstet. **75**, 300 (1942). — LANDRÉ, K. E., and W. M. SPERRY: Human atherosclerosis in relation to cholesterol content of blood serum. Arch. Path. (Chicago) **22**, 301 (1936). — LANE, A., D. BLICKENSTAFF and A. C. IVY: The carcinogenicity of fat „browned" by heating. Cancer (Philad.) **3**, 1044 (1950). — LANFORD, C. S.: The effect of orange juice on calcium assimilation. J. biol. Chem. **130**, 87 (1939). — LANFORD, C. S., and H. C. SHERMAN: Further studies of the calcium content of the body as influenced by that of the food. J. biol. Chem. **126**, 381 (1938). ~ Influence of different nutritional conditions upon the level of attainment in the normal increase of calcium in the growing body. J. biol. Chem. **137**, 627 (1941). — LANG, K.: Capillary permeability in myxoedema. Amer. J. med. Sci. **208**, 5 (1944). ~ Der Einfluß der Höhe der Eiweißzufuhr auf die Aktivität von Oxydationsfermenten in den Organen. Klin. Wschr. **1947**, 868. ~ Die physiologischen Aufgaben des Nahrungsfettes. Klin. Wschr. **1948**, 257. ~ Die Spurenelemente und ihre Bedeutung für den Menschen. Dtsch. med. Rdsch. **1949**, 877. ~ Die Bedeutung der Mineralstoffe für die Ernährung. In LANG-RANKE, Stoffwechsel und Ernährung, S. 166. Berlin-Göttingen-Heidelberg 1950. ~ Die Physiologie der Ernährung. In LANG u. SCHOEN, Die Ernährung. Berlin-Göttingen-Heidelberg 1952. ~ Der intermediäre Stoffwechsel. Berlin-Göttingen-Heidelberg 1952. ~ Der Stoffwechsel der Fette. Verh. dtsch. Ges. inn. Med. **59**, 169 (1953). ~ Leberverfettung und lipotrope Stoffe. Medizinische **1953**, 489. ~ Fortschritte in der Ernährungswissenschaft. Regensburg. Jb. ärztl. Fortbild. **3**, 1 (1953). ~ Wertverminderung von Eiweiß durch Erhitzen und Konservieren. In: Gegenwartsprobleme der Ernährungsforschung, S. 102. Basel u. Stuttgart 1953. ~ Über die biologische Wirkung racemischer Aminosäuren. Exp. Med. Surg. **12**, 87 (1954). ~ Ernährung und Krebs. Strahlentherapie **96**, 241 (1955). ~ Arteriosklerose und Cholesterinstoffwechsel. Materia med. Nordmark 8, 11/12 u. 13/14 (1956). ~ Eiweiß und Aminosäuren. Internat. Fremdstoff-Symposion Amsterdam 1956. ~ Biochemie der Ernährung. Darmstadt 1957. ~ Verbesserung des Nährwertes von Lebensmitteln durch Proteine und Aminosäuren. Ernährungsforsch. **2**, 205 (1957). ~ Ernährungsphysiologische Bedeutung der Fettraffination. In: Die ernährungsphysiologischen Eigenschaften der Fette,

1. Symposion zu Mainz. Wiss. Veröff. der Dtsch. Ges. Ernährung **1**, 103 (1958). — LANG, K., u. H. D. CREMER: Entgegnung auf den Aufsatz von W. KOLLATH in Hippokrates (Stuttgart) **11** 707 (1952). — LANG, K., u. A. EBERWEIN: Das Verhalten des Phytins bei der Sauerteigführung von Roggenbrot. Z. Lebensmitt.-Untersuch. **88**, 153 (1944). — LANG, K., u. W. GRAB: Kälteresistenz und Ernährung. 3. Einfluß der Fett- zufuhr auf die Kälteresistenz. Klin. Wschr. **1946**, 37. — LANG, K., u. W. KIECKEBUSCH: Untersuchungen zur Aminosäureimbalanz. Klin. Wschr. **1957**, 905. — LANG, K., u. O. F. RANKE: Stoffwechsel und Ernährung. Berlin-Göttingen-Heidelberg 1950. — LANG, K., u. E. SCHÜTTE: Unveröffentlichte Untersuchungen. Zit. nach LANG u. RANKE, Stoffwechsel und Ernährung, S. 259. Berlin-Göttingen-Heidelberg 1950. — LANGEN, C. D. DE: I. Sodium chloride and geographical pathology. Docum. Med. geogr. trop. (Amst.) **5**, 323 (1953). ~ Niedriger Grundumsatz und Müdigkeit. Ned. T. Geneesk. **1954**, 1818. ~ Basal metabolism and sodiumchloride. Acta med. scand. **150**, 257 (1954). — LANGSTEIN, L., u. A. NIEMANN: Ein Beitrag zur Kenntnis der Stoffwechselvorgänge in den ersten 14 Lebenstagen normaler und frühgeborener Säuglinge. Jb. Kinderheilk. **71**, 604 (1910). — LANGWORTHY, C. F.: The digestibility of fats. Ind. Engng. Chem. **15**, 276 (1923). — LANGWORTHY, C. F., and A. D. HOLMES: Digestibility of some animal fats. U.S. Dept. Agric. Bull. No 310, Nov. 1915. ~ Digestibility of some vegetable fats. U.S. Dept. Agric., Bull. No 505, Feb. 1917. ~ Studies on the digestibility of some animal fats. U.S. Dept. Agric., Bull. No 507, May 1917. — LAPLANE, R., and M. ETIENNE: One hundred cases of child obesity: some psychological data. Proc. roy. Soc. Med. **46**, 1058 (1953). — LARGENT, E. J.: Rates of elimination of fluoride stored in the tissues of man. Arch. industr. Hyg. **6**, 37 (1952). — LARGENT, E. J., and F. F. HEYROTH: The absorption and excretion of fluorides. III. Further observation on metabolism of fluorides at high levels of intake. J. industr. Hyg. **31**, 134 (1949). — LAROCHE, GUY, et J. TRÉMOLIÈRES: Le syndrome oedémateux du déséquilibre alimentaire. Paris méd. **1942 I**, 158. — LARSEN, N. P.: Diet and atherosclerosis. A.M.A. Arch. intern. Med. **100**, 436 (1957). — LASCH, F.: Über den Wert der kontinuierlichen Behandlung mit hohen Laevulosegaben bei Leberparenchymerkrankungen unter besonderer Berücksichtigung der Leberfunktionsprüfungen. Klin. Med. (Wien) **5**, 212 (1950). ~Diagnostische und therapeutische Untersuchungen bei Störungen des Kalium-Stoffwechsels. Medizinische **1953**, Nr 33/34. ~ Über die rektale Kaliumtherapie. Münch. med. Wschr. **1955**, 798. ~ Fortschritte der Lävulosebehandlung innerer Krankheiten. Wien. med. Wschr. **1956**, 989. — LASCH, F., u. H. KALOUD: Experimentelle Untersuchungen über die Erhöhung des Kohlenhydratgehaltes im Herzmuskel durch Laevulose. Dtsch. med. Wschr. **76**, 895 (1951). — LASCH, F., u. O. NOWAK: Experimentelle Untersuchungen über den Kohlenhydratgehalt des Herzmuskels nach peroralen Gaben verschiedener Zucker. Med. Klin. **47**, 680 (1952). — LASCH, F., u. D. ROLLER: Über die Giftwirkung konzentrierter Salzlösungen. Naunyn-Schmiedeberg's Arch. exp. Path. Pharmak. **179**, 459 (1935). — LASCH, H. G., u. K. SCHIMPF: Blutgerinnung und alimentäre Fettbelastung. Dtsch. Arch. klin. Med. **203**, 131 (1956). — LASSEN, S., and E. K. BACON: The growth-promoting effect on the rat of summer butter and other fats. J. Nutr. **39**, 83 (1949). — LASSEN, S., E. K. BACON and H. J. DUNN: The digestibility of polymerized oils. Arch. Biochem. **23**, 1 (1949). — LASZLO, D., M. BLAU, H. SPENCER and J. SWERNOV: Biological studies on calcium, strontium, banthanum and yttrium. Geneva Conference Paper, Nr P/212, 1955. — LAURELL, C. B.: Studies on the transportation and metabolism of iron in the body. With special reference to the iron-binding component in human plasma. Acta physiol. scand. **14**, 46 (1947). — LAURIE, W., and J. D. WOODS: Atherosclerosis and its cerebral complications in the South African Bantu. Lancet **1958 I**, 231. — LAUTER, S.: Die Abnutzungsquote bei Kindern und Schwangeren. Dtsch. Arch. klin. Med. **139**, 46 (1922). ~ Zur Genese der Fettsucht. Dtsch. Arch. klin. Med. **150**, 315 (1926). — LAUTSCH, E. V., G. C. MCMILLAN and G. L. DUFF: Surface studies on the early development of cholesterol atherosclerosis in the rabbit. Circulation **6**, 464 (1952). — LAWRENCE, M., and H. H. MITCHELL: The effect of dietary calcium and phosphorus on the assimilation of dietary fluorine. J. Nutr. **22**, 91 (1941). ~ The relative assimilation of fluorine from fluorine-bearing minerals and food (tea) and from water and food. J. Nutr. **22**, 621 (1941). — LAWROFF, W. W., A. W. LISLOWA u. M. S. FILIPPOWA: Über den Einfluß qualitativ verschiedener Nahrung auf die Resorption der Grundnährstoffe Eiweiß, Fett, Kohlenhydrate und Salze. Trudy osesojourn. Inst. eksp. Med. **1**, 19 (1934). — LAWRY, E. Y., G. V. MANN, A. PETERSON, A. P. WYSOCKI, R. O'CONNELL and F. J. STARE: Cholesterol and beta lipoproteins in the serums of Americans. Well persons and those with coronary heart disease. Amer. J. Med. **22**, 605 (1957). — LAWTON, B. R., A.R. CURRERI and J.W. GALE: Use for invert sugar solutions for parenteral feeding of surgical patients. A.M.A. Arch. Surg. **63**, 561 (1951). — LAZARUS, M.: Fluoridierung des Leitungswassers einer schwedischen Stadt. Zahnärztl. Mitt. 563 (1957). — *Leading Articles:* Diagnosis of myocardial infarction. Lancet **1958 I**, 145. — *Leading Articles:* Long-term anticoagulant treatment for coronaryartery disease. Lancet **1958 I**, 417. — LEARY, T.: Experimental atherosclerosis in the rabbit compared with human (coronary) atherosclerosis. Arch. Path. (Chicago) **17**, 453 (1934). ~ Atherosclerosis. Etiology.

Arch. Path. (Chicago) **21**, 459 (1936). ~ Genesis of arteriosclerosis. Arch. Path. (Chicago) **32**, 507 (1941). ~ Cholesterol lysis in atheroma. Arch. Path. (Chicago) **37**, 16 (1944). ~ Crystalline ester cholesterol and atherosclerosis. Arch. Path. (Chicago) **47**, 1 (1949). — LEASE, E. J., J. G. LEASE, H. STEENBOCK and C. A. BAUMANN: The biological value of carotene in various fats. J. Nutr. **17**, 91 (1939). — LEBEDEFF, A.: Woraus bildet sich das Fett in Fällen der akuten Fettbildung? Experimenteller Beitrag zur Kenntnis der Leber- und Milzfette. Pflügers Arch. ges. Physiol. **31**, 11 (1883). — LEE, J. W., and E. J. UNDERWOOD: The total phosphorus, phytate phosphorus and inorganic phosphorus of bread and the destruction of phytic acid in bread making. Aust. J. exp. Biol. med. Sci. **27**, 99 (1949). — LEGERTON, C. W., E. C. TEXTER and J. M. RUFFIN: Observations on the vitamin A tolerance curve as an index of the degree of fat absorption. Gastroenterology **23**, 477 (1953). — LEHMANN, G.: Allgemeine Stoffwechsellehre. IV. Energetik des Organimsus. In Handbuch der Biochemie, Bd. 6, S. 564. 1926. ~ Der Begriff körperlicher Leistungsfähigkeit und die Möglichkeit ihrer Hebung. Med. Welt **1934**, 906. ~ Der respiratorische und der Gesamtumsatz. In Handbuch der Biochemie, Erg.-Werk, Bd. 2. Jena 1934. ~ Der Einfluß von Nahrungs- und Genußmitteln auf die Leistung. Naturwiss. **29**, 553 (1941). ~ Energetik und Unterernährung. Grenzgeb. Med. **2**, 1 (1949). ~ Das Gesetz der Stoffwechselreduktion in der höheren Tierwelt. Z. Naturforsch. **6** b, 216 (1951). — LEHMANN, G., u. O. GRAF: Arbeitsmedizinische und arbeitsphysiologische Gedanken zum Problem der Arbeitszeit. Dtsch. med. Wschr. **1956**, 1777. — LEHMANN, G., u. H. F. MICHAELIS: Der Eiweißbedarf des Schwerarbeiters. II. Messungen der Leistungsfähigkeit an Arbeitergruppen. Biochem. Z. **319**, 247 (1948). — LEHMANN, G., E. A. MÜLLER u. H. SPITZER: Der Calorienbedarf bei gewerblicher Arbeit. Arbeitsphysiologie **14**, 166 (1949/50). — LEHMANN, G., u. A. SZAKÁLL: Die Bedeutung des Flüssigkeits- und Chlorersatzes für die Leistungsfähigkeit des Hitzearbeiters. Arbeitsphysiologie **9**, 630, 678 (1937). ~ Weitere Untersuchungen über den Chlorumsatz bei Hitzearbeit. Arbeitsphysiologie **10**, 608 (1939). ~ Schweißverluste und Getränke-Aufnahme bei Bergleuten und Hilfsarbeitern. Arbeitsphysiologie **11**, 73 (1940). — LEHMANN, J. H.: Clinical experiences with beta sitosterol, a new anti-cholesterolemic agent. Northw. Med. (Seattle) **56**, 43 (1957). — LEHNARTZ, E.: Einführung in die chemische Physiologie, 10. Aufl. Berlin-Göttingen-Heidelberg 1952. — LEHNINGER, A. L.: Bedeutung der Metallionen in Enzymsystemen. Physiol. Rev. **30**, 393 (1950). — LEHR, D., and C. R. MARTIN: Pathogenesis of experimental arteriosclerosis in the rat. Proc. Soc. exp. Biol. (N.Y.) **93**, 596 (1956). — LEHRER, W. P., E. WOODS and W. M. BEESON: The value of meat and peas, alone or in combination as a source of protein for growth. J. Nutr. **33**, 469 (1947). — LEICHENGER, H., G. EISENBERG and A. J. CARLSON: Margarine and the growth of children. J. Amer. med. Ass. **136**, 368 (1948). — LEICHSENRING, J. M., L. M. NORRIS, S. A. LAMISON, E. D. WILSON and M. B. PATTON: The effect of level of intake on calcium and phosphorus metabolism in college women. J. Nutr. **45**, 407 (1951). — LEIDING, L., u. J. BROCK: Der Stoffwechsel des Eiweißes und sonstiger Stickstoffverbindungen. In J. BROCK, Biologische Daten für den Kinderarzt, Bd. II, 1. 1954. — LEIGHTON, G., and M. L. CLARK: Milk consumption and the growth of school-children. Lancet **1929 I**, 40. — LEIPERT, TH.: Das Atheroskleroseproblem. Wien. med. Wschr. **1953**, 655. — LEITER, L., R. E. WESTON and J. GROSSMAN: The low sodium syndrome: its origins and varieties. Bull. N.Y. Acad. Med. **29**, 833 (1953). — LEMMERS, T., u. H. HAFER: Phosphatase-Aktivität und ihre Hemmung durch Fluor. Arzneimittel-Forsch. **3**, 564 (1953). — LEMSER, H.: Zur Erb- und Rassenpathologie des Diabetes mellitus. Arch. Rassenbiol. **32**, 481 (1938). ~ Zur Erb- und Rassenpathologie des Diabetes mellitus. II. Die Frage einer Rassenpathologie beim Diabetes mellitus. Arch. Rassenbiol. **33**, 193 (1939). — LENGEMANN, F. W., R. H. WASSERMAN and C. L. COMAR: Studies on the enhancement of radiocalcium and radiostroncium absorption by lactose in the rat. J. Nutr. **68**, 443 (1959. — LENGEMANN, F. W., R. A. MONROE and E. W. SWANSON: The secretion of J^{131} in milk. J. Dairy Sci. **38**, 619 (1955). ~ Secretion of radioactive jodine (J^{131}) in milk. Zit. nach COMAR u. WASSERMANN 1956. — LENZ, W.: Ernährung und Konstitution. Berlin u. München 1949. ~ Über die Wandlungen des menschlichen Wachstums in der Gegenwart. Z. menschl. Vererb.- u. Konstit.-Lehre **27**, 543 (1943). — LEPESCHKIN, E.: Das Elektrokardiogramm, 2. Aufl. Dresden und Leipzig 1947. — LEPKOVSKY, S.: The physiological basis of voluntary food intake (Appetite?). Advanc. Food Res. **1**, 105 (1948). — LEPKOVSKY, S., R. LYMAN, D. FLEMING, M. NAGUMO and M. M. DIMICK: Gastrointestinal regulation of water and its effect on food intake and rate of digestion. Amer. J. Physiol. **188**, 327 (1957). — LERMAN, J., and P. D. WHITE: Metabolic changes in young people with coronary heart disease. J. clin. Invest. **25**, 914 (1946). — LERNER, S. R., I. L. CHAIKOFF, C. ENTENMAN and W. G. DAUBEN: Oxydation of parenterally administered C^{14}-labeled tripalmitine emulsions. Science **109**, 13 (1949). — LESCHKE, E.: Fortschritte in der Erkenntnis und Behandlung der wichtigsten Vergiftungen. Med. Klin. **1932**, 165. — LESHER, N., T. R. SHERROD and K. F. KILLAM: Alcohol on the coronary circulation of the dog. J. Pharmacol. exp. Ther. **113**, 414 (1955). — LESNÉ, E., et CH. FILS. RICHET: Le sérum aminé en thérapeutique infantile. Bull. Soc. Pédiatr. Paris **22**, 414 (1924). — LEUBNER, H., u. F. GABL: Grundlagen und Wirkungsweise der Laevulosetherapie. Wien.

Z. inn. Med. 29, 545 (1948). — LEUTHARDT, F.: Mineralstoffwechsel. Ergebn. Physiol. 44, 588 (1941). ~ Stoffwechsel der Fructose. Therapiewoche 6, 13 (1956). — LEUTHARDT, F., et E. TESTA: Le métabolisme du fructose. Actualités de Biochemie Médicale. 1952. — LEUTHARDT, F., E. TESTA u. H. P. WOLF: Über den Stoffwechsel des Fruktose-1-Phosphats in der Leber. Tagg Schweiz. Physiologen und Pharmakologen, Genf, 25. Okt. 1952. — LEUTHARDT, F., u. H. TESTA: Über die Phosphorylierung der Fruktose in der Leber. Helv. chim. Acta 33, 1919 (1950). ~ Die Phosphorylierung der Fruktose in der Leber. Helv. chim. Act. 34, 931 (1951). — LEVČENKO, M. A., V. G. SPESIVCEVA u. A. M. SISOVA: Zur Frage des Schicksals des radioaktiven J^{131} in den Organen und Geweben von Kaninchen mit experimenteller Hypercholesterinämie und Atheromatose. Ter. Arh. 28, 71 (1956). — LEVERTON, R. M.: Iron metabolism in human subjects on daily intakes of less than 5 milligrams. J. Nutr. 21, 617 (1941). — LEVERTON, R. M., and E. S. BINKLEY: The copper metabolism and requirement of young women. J. Nutr. 27, 43 (1944). — LEVERTON, R. M., M. R. GRAM and M. CHALOÚPKA: Effect of the time factor and caloric level on nitrogen utilization of young women. J. Nutr. 44, 537 (1951). — LEVERTON, R. M., M. R. GRAM, M. CHALOÚPKA, E. BRODOVSKY, A. MITCHELL and N. JOHNSON: I. Threonine. J. Nutr. 58, 59 (1956). ~ II. Valine. J. Nutr. 58, 83 (1956). ~ III. Tryptophan. J. Nutr. 58, 219 (1956). ~ IV. Phenylalamin with and without tyrosin. J. Nutr. 38, 341 (1956). ~ V. Leucine. J. Nutr. 58, 355 (1956). — LEVERTON, R. M., and T. J. MCMILLAN: Meat in the diet of pregnant women. J. Amer. med. Ass. 130, 134 (1946). — LEVERTON, R. M., and L. J. ROBERTS: The iron metabolism of normal young women during consecutive menstrual cycles. J. Nutr. 13, 65 (1937). — LEVEY, ST., H. KRIEGER, J. W. BENSON, J. H. DAVIS and W. E. ABBOTT: Metabolic alterations in surgical patients. IX. The influence of intravenously administered fat emulsions on nitrogen balance in postoperative patients. J. Lab. clin. Med. 49, 61 (1957). — LEVI, G., and L. SALVINI: Calcifaction of the coronary arteries. Car-diologia (Basel) 19, 206 (1951). — LEVINE, E.: Clinical heart disease, 4. Aufl. Philadelphia: W. B. Saunders 1951. ~ The effect of radiation therapy on the nocturnal gastric secretion in patients with duodenal ulcer. Gastroenterology 8, 565 (1947). — LEVINE, R. S., E. C. CALVARA, J. E. PLZAK and J. G. ALLEN: Effect of parenterally administered fat emulsion on nitrogen retention. Attemps at complete parenteral alimentation in dogs. Metabolism 6, 597 (1957). — LEVINSON, M. F.: Water intoxication in congenital megacolon. Amer. J. dig. Dis. 21, 149 (1954). — LÉVY, M., J. GEISSMANN et MDE. TICHIT: Pertes potassiques de la phase postopérative sans retentissement clinique. J. Urol. méd. chir. 62, 178 (1956). — LEVY, R. L., P. D. WHITE, W. D. STROUD and CH. C. HILLMAN: Overweight. Its prognostic significance in relation to hypertension and cardiovascular-renal diseases. J. Amer. med. Ass. 131, 951 (1946). — LEW, E. A.: Some implications of mortality statistics relating to coronary artery disease. Presented at New York Heart Association, January 15, 1957. — LEWIN, L.: Lehrbuch der Toxikologie. Berlin u. Wien 1928. — LEWIS, L. A., F. OLMSTEDT, J. H. PAGE, E. Y. LAWRY, G. V. MANN, F. J. STARE, M. HANIG, M. A. LAUFFER, T. GORDON and F. E. MOORE: Serum lipid levels in normal persons. Finding of a cooperative study of lipoproteins and atherosclerosis. Circulation 16, 227 (1957). — LEWIS, L. A., and J. H. PAGE: Ultracentrifuge and electrophoretic studies of serum lipoproteins in relationship to vascular disease. Circulation 2, 466 (1950). ~ Hereditary Obesity: Relation to serum lipoproteins and protein concentrations in swine. Circulation 14, 55 (1956). — LEY, H., u. M. SCHLAGINTWEIT: Untersuchungen zur Ätiologie, Pathogenese und Symptomatik des Myokardinfarktes. Münch. med. Wschr. 1956, 1460. — LICHTENSTEIN, F.: Eierschalen zur peroralen Kalktherapie. Zbl. Gynäk. 70, H. 3 (1948). — LICHTWITZ, A., R. PARLIER, D. HIOCO, M. DELAVILLE et J. DARROQUY: Les syndromes de carence hydrosodique interstitielle et vasculaire. Sem. Hôp. Paris 1951, 2903. — LICHTWITZ, L.: Die Fettleibigkeit. In Handbuch der inneren Medizin, Bd. IV/I, S. 892. Berlin 1926. ~ Pathologie der Funktionen und Regulationen, S. 162. Leiden 1936. — LIEB, C. W.: The effects of an exclusive long-continued meat diet. Based on the history, experiences and clinical survey of Vilhjalmur Stefansson, arctic explorer. J. Amer. med. Ass. 87, 25 (1926). ~ A year's exclusive meat diet and seven years later. Amer. J. dig. Dis. Nutr. 2, 473 (1935). — LIEBAU, C.: Die Berechnung des Grundumsatzes aus Kreislauffunktionen (Readsche Formel). Inaug.-Diss. Berlin 1934. ~ Pathologisch gesteigerte körnige Strömung in den mikroskopisch sichtbaren Episkleral- und Nagelfalzgefäßen bei inneren Erkrankungen. Münch. med. Wschr. 99, I, 11 (1957). ~ LIEBERMAN, A. L.: Painless myocardial infarction in psychotic patients. Geriatrics 10, 579 (1955). — LIEBESNY, P.: Die spezifisch-dynamische Eiweißwirkung. Biochem. Z. 144, 308 (1924). — LIEBIG, H.: Die Beeinflussung der experimentellen Atherosklerose durch Jodbehandlung. I. Mitt. u. II. Mitt. Naunyn-Schmiedeberg's Arch. exp. Path. Pharmak. 159, 265 (1931); 175, 409 (1934). ~ Cholesterinämie und Atherosklerose. Klin. Wschr. 1941, 538. — LIENER, I. E., u. H. L. FEVOLD: Der Einfluß des Trypsininhibitors der Sojabohnen auf die enzymatische Freisetzung von Aminosäuren aus im Autoclaven behandelten Sojabohnenmehl. Arch. Biochem. 21, 395 (1949). — LIESAU, K.: Die Ausnutzung von Obst und Gemüse.

Hippokrates (Stuttgart) 542 (1939). — LILIENFELD, C.: Versuche über intravenöse Ernährung. Z. phys. diätet. Ther. 2, 209 (1899). — LILJESTRAND, G., u. N. STENSTRÖM: Respirationsversuche beim Gehen, Laufen, Ski- und Schlittschuhlaufen. Skand. Arch. Physiol. 39, 167 (1920). — LIN, T. M., E. KARVINEN and A. C. IVY: Capacity of the rat intestine to absorb cholesterol. Proc. Soc. exp. Biol. (N. Y.) 89, 422 (1955). ~ Effect of indigestible residue (cellulose) on elimination of endogenous and dietary cholesterol. Amer. J. Physiol. 187, 170 (1956). ~ Effect of certain fatty acids on excretion of endogenous cholesterol. Amer. J. Physiol. 187, 173 (1956). — LINDBERG, G.: Über den Stoffwechsel des gesunden, natürlich ernährten Säuglings und dessen Beeinflussung durch Frauenmilchfett. Z. Kinderheilk. 16, 90 (1917). — LINDGREN, F. T., H. A. ELLIOT and J. W. GOFMAN: The ultracentrifugal characterization and isolation of human blood lipids and lipoproteins, with applications to the study of atherosclerosis. J. phys. Colloid Chem. 55, 80 (1951). — LINDGREN, F. T., N. K. FREEMAN and D. M. GRAHAM: In vitro lipoprotein transformations. Circulation 6, 474 (1952). — LINDGREN, F. F., and J. W. GOFMAN: The role of lipoproteins in coronary disease. (Symposium.) Bull. schweiz. Akad. med. Wiss. 13, 152 (1957). — LINDSAY, ST., and J. L. CHAIKOFF: Atherosclerosis in the dog. A comparison of spontaneous and experimental lesions. Circulation 6, 466 (1952). — LINNEWEH, W.: Die spezifisch-dynamische Wirkung des Eiweißes im 24-Stunden-Rhythmus und die Frage ihrer vegetativen Streuung. Z. ges. exp. Med. 105, 345 (1939). — LINTZEL, W.: Zur Frage des Eisenstoffwechsels. Eisen- und Blutfarbstoffbildung. Z. Biol. 87, 97 (1928). ~ Zur Frage des Eisenstoffwechsels. V. Mitt. Über den Eisenbedarf des Menschen. Z. Biol. 89, 342 (1929). ~ Untersuchungen über die Resorption und Assimilation des Eisens. Habil.-Schr. Landw. Hochsch. Berlin 1930. ~ Zum Nachweis der Resorption des Nahrungseisens als Ferroion. Biochem. Z. 263, 173 (1933). ~ Über den Nährwert des Eiweißes der Speisepilze. Biochem. Z. 308, 413 (1941). ~ Eiweißmenge und Eiweißqualität in den menschlichen Kost- und Diätformen. Dtsch. med. Wschr. 1955, 1047. ~ Neuere Ergebnisse der Erforschung des Eisenstoffwechsels. Ergebn. Physiol. 31, 844 (1931). — LINTZEL, W., u. J. RECHENBERGER: Über Erhaltungseiweiß und Regenerationseiweiß. Dtsch. Z. Verdau.- u. Stoffwechselkr. 12, 31 (1952). — LINZBACH, A. J.: Pathogenese der Arteriosklerose. Verh. dtsch. Ges. Path. 41, 24 (1957). — LIPMAN, F., N. O. KAPLAN, G. D. NOVELLI, L. C. TUTTLE and B. M. GUIRARD: Coenzyme for acetylation, a pantothenic acid derivative. J. biol. Chem. 167, 869 (1947). — LITTLE jr., A. G., M. H. POWERS and E. G. WAKEFIELD: Absorption and excretion of iron. Ann. intern. Med. 23, 627 (1945). — LITTMAN, D. S., W. A. JEFFERS and E. ROSE: The infrequency of myocardial infarction in patients with thyrotoxicosis. Amer. J. med. Sci. 233, 10 (1957). — LÖHLE, F.: Über die physikalische Interpretation der Readschen Formel. Zbl. inn. Med. 4, 158 (1949). — LOEPER, J.: Cholestérol et athérosclérose. Ann. Biol. clin. 15, 195 (1957). — LOEPER, J. et J.: Existe-t-il un syndrome humoral de l'athérome? Journées thérap. Paris 1955, 33. 1956. — LOEPER, M.: Le pouvoir cholestérolytique du sérum humain normal et pathologique. C. R. Soc. Biol. (Paris) 98, 101 (1928). — LÖVEI, E.: Die physiologische Basis der spezifisch-dynamischen Wirkung der Eiweiße. Z. ges. inn. Med. 9, 1147 (1954). — LÖVEI, E., u. I. VERECKEI: Blutzuckerkurve und spezifisch-dynamische Eiweißwirkung vor und nach der Thyreoidektomie. Mag. belorv. Arch. 7, 155 u. dtsch. Zus. fass. 157 (1954). — LOEWENTHAL, L. J. A.: The effect of the addition of milk to the diet of school-boys in Buganda. E. Afr. med. J. 15, 35 (1938). — LOEWY, A.: Allgemeines über den Erhaltungsumsatz im wachen Zustande. In Handbuch der Biochemie, Bd. 6, S. 160. 1926. ~ Skiläufe im Hochgebirge unter Aufnahme eines phosphorhaltigen Tranks. Arbeitsphysiologie 3, 276 (1930). — LOEWY, A., u. W. BEHRENS: Ein Beitrag zur Rohkosternährung. Klin. Wschr. 1930, 390. — LOFGREEN, G. P., and M. KLEIBER: The metabolic fecal nitrogen excretion of the young calf on the true digestibility of casein. J. Nutr. 49, 183 (1953). — LOGAN, J. S.: Gastric ileus due to potassium depletion after gastro-enterostomy. Brit. med. J. 1953, 532. — LOHMANN, K., u. A. J. KOSSEL: Über die Einwirkung des Zink und anderer Metalle auf die Carboxylase. Naturwiss. 27, 595 (1939). — LOMMEL, F.: Betrachtungen über das menschliche Reifewachstum. Jena. Z. Naturwiss. 76 (1943). ~ Über Anreicherung der Kost mit Pflanzeneiweiß. Klin. Wschr. 1939, 1596. — LONG, C. N. H.: Recent advances in carbohydrate metabolism with particular reference to diabetes mellitus. Ann. intern. Med. 9, 166 (1935). ~ A discussion of the mechanism of action of adrenal cortical hormones on carbohydrate and protein metabolism. Endocrinology 30, 870 (1942). ~ Studies on experimental obesity. A lecture delivered before the Society for Endocrinology on 7 June 1956. J. Endocr. 15, 6 (1957). — LONGENECKER, H.: Deposition and utilization of fatty acids. I. Fat synthesis from high-carbohydrate and high-protein diets in fasted rats. J. biol. Chem. 128, 645 (1939). ~ Composition and structural characteristics of glycerides in relation to classification and environments. Chem. Rev. 29, 201 (1941). — LOOS, H.: Körpergewicht und Körperlänge Erwachsener. Medizinische 1957, 225. — LOOSLI, J. K., J. F. LINGENFELTER, J. W. THOMAS and L. A. MAYNARD: The role of dietary fat and linoleic acid in the lactation of the rat. J. Nutr. 28, 81 (1944). — LORENZEN, E. J., and S. E. SMITH: Copper and manganese storage in the rat, rabbit, and guinea pig.

J. Nutr. 33, 143 (1947). — LOSNER, S., and B. W. VOLK: Plasma fibrinogen and serum aldolase in acute myocardial infarction. Angiology 7, 454 (1956). — Lossow, W. J., and J. L. CHAIKOFF: Carbohydrate sparing of fatty acid oxidation. I. The relation of fatty acid chain length to the degree of sparing. II. The mechanism by wich carbohydrate spares the oxidation of palmitic acid. Arch. Biochem. 57, 23 (1955). —LOUGH, A. K., and G. A. GARTON: The fate of dietary unsaturated fatty acids. In SINCLAIR: Essential fatty acids. 4the Internat. Conf. on Biochem. Problems of Lipids, p. 97. London 1958. — LOUYOT, P.: Le sel dans l'organisme humain. Bull. Soc. sci. Hyg. aliment. (Paris) 39, 228 (1951). — LOWE, T. E.: Control of body fluid volume. Some observations and hypothesis. Amer. Heart J. 53, 265 (1957). — LOWY jr., A. D., J. H. BARACH and Z. HRUBEC: A study of serum lipoprotein and cholesterol determinations in 901 diabetics. Diabetes 6, 342 (1957). — LUBARSCH, O.: Über alimentäre Schlagaderverkalkung. Münch. med. Wschr. 57, 1577 (1910). ~ Arteriosklerose bei Jugendlichen, besonders Kriegsteilnehmern. Zbl. allg. Path. path. Anat. 27, 55 (1916). — LUBLIN, A.: Zur klinischen Bedeutung der Gaswechselbestimmung. Klin. Wschr. 1926, 1263. — LUCAS, C. C., and J. H. RIDOUT,: The lipotropic activity of protein. Canad. J. Biochem. 33, 25 (1955). — LUDWIG, L., u. J. BROCK: Der Stoffwechsel des Eiweißes und sonstiger Stickstoffverbindungen. In BROCK, Biographische Daten für den Kinderarzt, 2. Aufl., Bd. 2, S. 1. 1954. — LUEG, W., u. A. HESS: Beitrag zur Kochsalzverarmung (Saloprivie) und ihre Behandlung. Ther. d. Gegenw. 1954, 86. — LUGER, A.: Grundriß der klinischen Stuhluntersuchung. Wien 1928. — LUISADA, A.: Beitrag zur Pathogenese und Therapie des Lungenödems und des Asthma cardiale. Naunyn-Schmiedeberg's Arch. exp. Path. Pharmak. 132, 313 (1928). — LUITHLEN, F.: Veränderungen des Chemismus der Haut bei verschiedener Ernährung und Vergiftungen. Naunyn-Schmiederberg's Arch. exp. Path. Pharmak. 69, 365 (1912). — LUNDBAEK, K.: Das diabetische Syndrom — Angiopathia diabetica. Ergebn. inn. Med. Kinderheilk., N.F. 8, 1 (1957). — LUNDBAEK, K., and J. A. F. STEVENSON: The effect of previous carbohydrate deprivation on the carbohydrate metabolism of isolated muscle. Fed. Proc. 7, 75 (1948). — LUNDQUIST, C. W., u. J. BJÖRNWALL: Jakttagelser över arteroskleroseiNowa Sverige pa grundval av obduktionsmaterialet vid lentral lazarettet i Umca. Svenska Läk.-Tidn. 33, 1209 (1936). ~ LUSK, G.: Über den Einfluß der Kohlehydrate auf den Eiweißzerfall. Z. Biol. 27, 459 (1890). ~ The science of nutrition, 3rd edit., p. 97, 239 u. 246. Philadelphia: W. B. Saunders Company 1921. ~ The elements of the science of nutrition, 4. Aufl. Philadelphia u. London 1928. ~ Ergebn. Physiol. 33, 103 (1931). — LÜTJE, H.: Die Behandlung des Diabetes mit Zuckerklistieren. Ther. d. Gegenw. (1913). 193 — LUTZ, R. E..: Das normale Vorkommen von Zink in biologischem Material. J. industr. Hyg. 8, 177 (1926). — LUX, u. LUX: Ungesalzen und vitaminreich. Dresden 1931. — LYON, D. M., and D. M. DUNLOP: The treatment of obesity. A comparison of the effects of diet and of thyroid extract. Quart. J. Med. 1 (25), 331 (1932). — LYON, T. P., H. B. JONES, D. M. GRAHAM, J. W. GOFMAN, F. T. LINDGREN and A. VANKLEY: Further studies on the relationship of S_f 10—20 lipoprotein molecules to atherosclerosis. Arch. intern. Med. 89, 421 (1952). — LYONS, I. S., and M. F. TRULSON: Food practices of older people living at home. J. Gernont. 11, 66 (1956).

MAASSEN, W.: Beitrag zur geographischen Pathologie der Arteriosklerose. Virchows Arch. path. Anat. 303, 223 (1939). — MACCALLUM, W. G., and M. FABYAN: On the anatomy of a myxedematous idiot. Bull. Johns Hopk. Hosp. 18, 341 (1907). — MACCAY, E. M., and J. OLIVER: Renal damage following the ingestion of a diet containing and excess of inorganic phosphate. J. exp. Med. 61, 319 (1935). — MACFARLANE, R. G., J. W. TREVAN and A. M. P. ATTWOOD: Participation of fat soluble substance in coagulation of the blood. J. Physiol. (Lond.) 99, 7 P (1941). — MACGREGOR, R. G. S., and G. L. LOH: The influence of tropical environment upon the basal metabolism, puls rate and blood pressure in europeans. J. Physiol. (Lond.) 99, 496 (1941). — MACH, R. S.: Les hypochlorémies. Helv. med. Acta 4, 804 (1937). ~ Les états de déshydratation et le rôle des électrolytes. Rapp. Congr. internat. d'Evian 1951. Paris: 1951. ~ Les états de déplétion en potassium. Schweiz. med. Wschr. 1958, 1299. — MACH, R. S., I. FABRE, A. F. MÜLLER et R. NEHER: Oedèmes par rétention de chlorure de sodium avec hyperaldostéronurie. Essai de classification des états d'hyperaldostéronisme. Schweiz. med. Wschr. 1956, 1229. — MACH, R. S., et E. MACH: Les états de déshydratation. Schweiz. med. Wschr. 1946, 531. — MACHLE, W., and E. J. LARGENT: The absorption and excretion of fluorides. II. The metabolism of high levels of intake. J. industr. Hyg. 25, 112 (1943). — MACHLE, W., E. W. SCOTT and E. J. LARGENT: The absorption and excretion of fluorides. I. The normal fluoride balance. J. industr. Hyg. 24, 199 (1942). — MACHLIN, L. J., C. A. DENTON and H. R. BIRD: Supplementation with vitamin B_{12} and amino acids of chick diets containing soybean or cottonseed meal. Poultry Sci. 31. 110 (1952). — MACKENZIE, C. G., J. B. MACKENZIE and E. V. MCCOLLUM: Growth and reproduction on a low fat diet. Biochem. J. 33, 935 (1939). — MACKENZIE, C. G., and E. V. MCCOLLUM: Some effects of dietary oxalate on the rat. Amer. J. Hyg. 25, 1 (1937). — MACLAGAN, N. F., and J. D. BILLIMORIA: Food lipids and blood coagulation. Lancet 1956 II,

235. — MacMillan, A. L., and H. M. Sinclair: The structural function of essential fatty acids. In Sinclair, Essential fatty acids. 4the Internat. Conf. on Biochem. Problems of Lipids, p. 208. London 1958. — MacMillan, E. H.: Cholesterol. The relation in man between cholesterol and fat levels in the diet and in the blood. J. Canad. dietet. Ass. 18, 20 (1956). — MacPhee, I. W.: Some apparent anomalies of potassium metabolism. Brit. med. J. **1953**, No 4835, 528. — Macpherson, C. R.: Myocardial necrosis in the potassium-depleted rat: A reassessment. Brit. J. exp. Path. **37**, 279 (1956). — Macy, I. G.: Composition of human colostrum and milk. Amer. J. Dis. Child. **78**, 589 (1949). — Macy, I. G., and H. A. Hunscher: Calories-a limiting factor in the growth of children. J. Nutr. **45**, 189 (1951). — Maddock, S., and C. W. Heath: Is iron excreted by the gastrointestinal tract of the dog? A histologic study. Arch. intern. Med. **63**, 584 (1939). — Magee, D. F., K. S. Kim and A. C. Ivy: Effect of dietary protein on the fat content of feces. Amer. J. Physiol. **175**, 310 (1953). — Magnus-Levy, A.: Physiologie des Stoffwechsels. In v. Noordens Handbuch der Pathologie des Stoffwechsels. Berlin 1906. — Maier, C., H. U. Frehner u. H. Amsler: Simultane Protein- und Lipoidelektrophorese. Resultate bei Arteriosklerose, manifestem und latentem Diabetes. Helv. med. Acta **24**, 536 (1957). — Malinkow, M. R., B. Martinez y D. Werbin: La produccion de ballances negatives de colesterol como posible terapeutice de la arteriosclerosis en el hombre. Rev. argent. Cardiol. **19**, 457 (1952). — Mallon, M. G., R. Jordan and M. Johnston: A note on the calcium retention on a high and low fat diet. J. biol. Chem. **88**, 163 (1930). — Malmberg, N.: Über den Stoffwechsel des gesunden, natürlich ernährten Säuglings und dessen Beeinflussung durch parenterale Infektion und Intoxikation. Acta paediat. (Uppsala) **2**, 209 (1923). — Malmros, H.: Arterioskleros och andra former av cholesteros. Nord. Med. **42**, 1785 (1949). ~ The relation of nutrition to health. A statistical study of the effect of the wartime on arteriosclerosis, cardiosclerosis, tuberculosis and diabetes. Acta med. scand. **246**, 137 (1950). ~ The effect of dietary fats on serum cholesterol. In Sinclair, Essential fatty acids. 4th Internat. Conf. on Biochemical. Problems of Lipids, p. 150. London 1958. — Malmros, H., G. Biörck and B. Swahn: Hypertension, atherosclerosis and the diet. Proc. 3. Internat. Congr. Internal Med. Stockholm 1954, p. 71. — Malmros, H., and G. Wigand: The effect on serum-cholesterol of diets containing different fats. Lancet **1957 II**, 1. ~ Die Einwirkung gewisser animalischer und vegetabilischer Fettstoffe auf die Serumlipoide. (Symposium.) Bull. schweiz. Akad. med. Wiss. **13**, 315 (1957). — Malyoth, G.: Über ein neues Dextrin-Maltose-Gemisch und seine klinische Auswirkung. Mschr. Kinderheilk. **62**, 24 (1934). ~ Körpernahe Zucker in der Säuglingsernährung. Z. Kinderheilk. **56**, 590 (1934). — Malyoth, G., u. H. W. Stein: Zur Kenntnis des Milchzuckers. Klin. Wschr. **1953**, 36. — Man, E. B., and J. P. Peters: Variations of serum lipids with age. J. Lab. clin. Med. **41**, 738 (1953). — Mangold, E.: Eindringen und Wirkung von Verdauungsfermenten in Zellen der pflanzlichen Nahrungsmittel. Med. Klin. **1**, 540 (**1935**), — Mangold, E., u. H. Jänsch: Versagen der Jodreaktion auf Stärke. S.-B. Ges. Naturforsch. Freunde Berlin, Februar 1935, S. 35. — Mangold, F., et G. Hemmeler: Problèmes de la ionisation du fer alimentaire. Schweiz. med. Wschr. Schweiz. med. Wschr. **1951**, 1254. — Manly, M. Le F., and W. F. Bale: The metabolism of inorganic phosphorus of rat bones and teeth as indicated by the radioactive isotope. J. biol. Chem. **129**, 125 (1939). — Mann G. V.: Lack of effect of a high fat intake on serum lipid levels. Amer. J. clin. Nutr. **3**, 230 (1955). ~ Essential fatty acids and atherosclerosis. A critique of the present knowledge. Arch. intern. Med. **100**, 77 (1957). — Mann, G. V., and S. Andrus: Xanthomatosis and atherosclerosis produced by diet in an adult rhesus monkey. J. Lab. clin. Med. **48**, 533 (1956). — Mann, G. V., S. Andrus, A. McNally and F. Stare: Experimental atherosclerosis in cebus monkeys. J. exp. Med. **98**, 195 (1953). — Mann, G. V., D. L. Farnsworth and F. J. Stare: An evaluation of the influence DL-Methionine treatment on serum lipids of adult american males. New Engl. J. Med. 249, 1018, (1953). — Mann, G. V., R. P. Geyer, D. M. Watkin, R. L. Smithe, D. Dju, G. V. Zamscheck and F. J. Stare: Parenteral nutrition. VII. Metabolic studies on puppies infused with fat emulsions. J. Lab. clin. Med. **33**, 1503 (1948). — Mann, G. V., R. P. Geyer, D. M. Watkin and F. J. Stare: Parenteral nutrition. IX. Fat emulsions for intravenous nutrition in man. J. Lab. clin. Med. **34**, 699 (1949). — Mann, G. V., J. A. Munoz and N. S. Scrimshaw: Serum lipid levels of Central Americans compared with those of Northern American adults. Fed. Proc. **13**, 467 (1954). ~ The serum lipoprotein and cholesterol concentrations of Central and North Americans with different dietary habits. Amer. J. Med. **19**, 25 (1955). — Mann, G. V., B. M. Nicol and F. J. Stare: The beta-lipoprotein and cholesterol concentrations in sera of Nigerians. Brit. med. J. **1955**, 1008. — Mann, G. V., and F. J. Stare: Nutrition and atherosclerosis. Nat. Res. Council Symposium on Atherosclerosis, 1954, 338, 169, — Mann, G. V., K. Teel, O. Hayes, A. McNally and D. Bruno: Excercise in the disposition of dietary calories. Regulation of serum lipotrotein and cholesterol levels in human subjects. New Engl. J. Med. **253**, 349 (1955). — Mannering, G. J., M. A. Lipton and C. A. Elvehjem: Relation of dietary fat to riboflovin requirement of growing rats. Proc. Soc. exp. Biol. (N.Y.) **46**, 100 (1941). — Mannering, G. J., D. Orsini and C. A.

ELVEHJEM: Effect of the composition of the diet on the riboflavin requirement of the rat. J. Nutr. **28**, 141 (1944). — MANSFELD, G.: Die Hormone der Schilddrüse und ihre Wirkungen. Basel 1943. — MANUELIDIS, E. E.: Pathologisch-anatomische Begleitbefunde bei endogenen Psychosen. Z. menschl. Vererb.- u. Konstit.-Lehre **30**, 572 (1952). — MARCERON, L.: Influence du saccharose sur la résistance à la fatigue. Rev. Path. gén. **53**, 1508 (1953). — MARCHAND, F.: Über Arteriosklerose. Verh. dtsch. Ges. inn. Med. **21**, 23 (1904). — MARDER, L., G. H. BEKKER, B. MAIZEL and H. NECHELES: Fat absorption and chylomikronemia. Gastroenterology **20**, 43 (1952). — MARDONES, J., J. MONSALVE, M. VIAL and M. PLAZA DE LES REYES: Tissue cytochrome c and prevention of experimental atherosclerosis. Science **114**, 387 (1951). — MARETT, W. D., and J. R. VIVOS: The effect of oral estrogens on serum cholesterol and total lipids. Armed Forces Med. J. **4**, 1439 (1953). — MARFAN, A. B., et L. GUINON: Cachexie pachydermique sans idiotie chez un enfant. Rev. mens. des mal. l'enf. **11**, 481 (1893). — MARGRINI, D.: Aterosclerosi e sesso. G. Geront. **5**, 73 (1957). — MARINE, D., and C. H. LENHART: Further observations on the relation of iodin to the structure of the thyroid gland in the sheep, dog, hog and ox. Arch. intern. Med. **3**, 66 (1909). ~ Effects of the administration or the withholding of iodin-containing compounds in normal, colloid or actively hyperplastic (parenchymatous) thyroids of dog. Arch. intern. Med. **4**, 253 (1910). ~ The influence of glands with internal secretions on the respiratory exchange. I. Amer. J. Physiol. **54**, 248 (1920). — MARINE, D., J. M. ROOJOFF and G. N. STEWART: The influence on the thyroid of anastomosis of the phrenic and cervical sympathetic nerves. Amer. J. Physiol. **45**, 268 (1918). ~ Influence of glands with internal secretion on the respiratory exchange. Amer. J. Physiol. **57**, 135 (1921). — MARK, E.: Die Nachwirkung kurzdauernder schwerer körperlicher Arbeit. Arbeitsphysiologie **2**, 129 (1930). — MARKOFF, N.: Heutiger Stand der Klinik und Therapie der Hepatitis. Praxis **41**, 657 (1952). — MARSTON, H. R.: Über die Kobaltmangelkrankheit. Ann. Rev. Biochem. **8**, 557 (1939). — MARSTON, H. R., u. H. J. LEE: Wirkungsmechanismus des Kobalt bei Wiederkäuern. Nature (Lond.) **164**, 529 (1949). — MARTENSSON, J.: Cardiovascular and renal findings in longstanding diabetes mellitus. A study of 221 patients at least 15 years. Acta med. scand. **138**, 94 (1950). — MARTIN, D. J.: The Evanston dental caries study. I. Determination of fluorine, bones and teeth. J. dent. Res. **27**, 27 (1948). — MARTIN, E.: Mortalité et morbidité de l'obésité essentielle. G. Clin. med. **34**, 379 (1953). ~ Neue Betrachtungsweise der Arteriosklerose im Lichte gewisser experimenteller Tatsachen und biochemischer Erkenntnisse. Ther. Umsch. **10**, H. 11 (1954). — MARTIN, E., J. J. SCHEIDEGGER, E. BERTHOUD et G. GARRONE: Indications fournies par le lipidogramme dans l'étude de l'artériosclérose. (Symposium.) Bull. schweiz. Akad. med. Wiss. **13**, 192 (1957). — MARTIN, G. J.: Studies of fat-free diets. J. Nutr. **17**, 127 (1939). — MARTIN, H. E., T. B. REYNOLDS, E. N. SNYDER, C. J. BERNE, R. E. HOMANN jr., H. A. EDMONDSON, N. BLATHERWICK, I. FIELD, M. WERTMAN and M. WESTOVER: Etiology and treatment of serum potassium deficits. J. Amer. med. Ass. **147**, 24 (1951). — MARTIN, R.: Lehrbuch der Anthropologie, Bd. I. Berlin 1928. — MARTINI, P.: Methodenlehre der therapeutisch-klinischen Forschung, 3. Aufl. Berlin-Göttingen-Heidelberg 1953. — MARTIUS, K.: Beitrag zur Frage der Entstehung der Arteriosklerose und der weißen Flecke des Mitralsegels. Frankfurt. Z. Path. **15**, 135 (1914). — MARTT, J. M., and W. E. CONNOR: Idiopathic hyperlipemia associated with coronary atherosclerosis. Arch. intern. Med. **97**, 492 (1956). — MARX, H.: Der Wasserhaushalt des gesunden und kranken Menschen. Berlin 1935. ~ Innere Sekretion. In Handbuch der inneren Medizin, S. 1. Berlin 1941. — MASCHERPA, P., u. L. CALLEGARI: Die Ausschedung des Nickel und des Kobalt. Naunyn-Schmiedeberg's Arch. exp. Path. Pharmak. **169**, 206 (1933). — MASON, E. D.: The basal metabolism of european women in South India and the effect of change of climate on European and South Indian women. J. Nutr. **8**, 695 (1934). — MASTER, A. M.: Hypertension and coronary occlusion. Circulation **8**, 170 (1953). The etiology of cardiac enlargement in coronary occlusion, hypertension, and coronary artery disease. Amer. Heart J. **47**, 321 (1954). — MASTER, A. M., S. DACK and H. J. JAFFE: The relation of effort and trauma. Industr. Med. Surg. **9**, 359 (1940). — MASTER, A. M., S. DACK and H. L. JAFFE: Age, sex and hypertension in myocardial infarction due to coronary occlusion. Arch. intern. Med. **64**, 767 (1939). — MASTER, A. M., and H. JAFFE: Physiologic effects of obesity upon the heart. The incidence of obesity in coronary disease. (Graduate Symposium on Geriatric Medicine.) J. Amer. Geriat. Soc. **3**, 299 (1955). — MASTER, A. M., H. L. JAFFE and K. CHESKY: Relationship of obesity to coronary disease and hypertension. J. Amer. med. Ass. **153**, 1499 (1953). — MATELLE, R. T.: Coronary thrombosis in a five-month old infant. Pediat. **46**, 322 (1955). — MATHIVAT, A.: Comment traiter l'hypercholestérolémie. Rev. Prat. (Paris) **1955**, Nr 3529. ~ Le traitement de l'hypercholestérolémie. Sem. Hôp. Sem. thérapeut. **1956**, 591. — MATTERSON, u. PALM: Zit. nach A. M. MASTER, Hypertension and coronary occlusion. Circulation **8**, 170 (1953). — MATTIL, K. F., and J. W. HIGGINS: The relationship of glyceride structure to fat digestibility. I. Synthetic glycerides of stearic and oleic acids. J. Nutr. **29**, 255 (1945). — MATTSON, F. H., J. H. BENEDICT and L. W. BECK: Composition of intestinal lumen lipides following the feeding of triglycerides, partical glcerides or free fatty acids. J. Nutr. **52**, 575 (1954). — MAURER, R. L., and H. G. DAY: The non-essentiality of fluorine in nutrition. J. Nutr. **62**, 561 (1957). — MAURIAC, P., P. BROUSTET, A. BARON, M. LÉGER et J. FAURE: Le syndrome amaigrissement-polyurie des déséquilibres alimentaires. Paris méd. **1942 II**, 297. — MAURIAC, P., P. LAVIAL, H. MOMMAYOU et H. LÉGER: Les oedèmes par déséquilibre alimentaire. Paris méd. **1941 II**, 269. — MAY, R.: Antagonismus zwischen Jod und Fluor im Organismus. Klin. Wschr. **1935**, 790. ~ Die Basedow'sche Krankheit, Jod und Fluor. Aulendorf 1950. ~ Jodprophylaxe mit Vollsalz und Jodbasedow. Münch. med. Wschr. **1953**, 1172. — MAYER, G. A., W. F. CONNELL, M. S. DE WOLFE and J. M. R. BEVERIDGE: Diet and plasma cholesterol levels. Amer. J. clin. Nutr. **2**, 316 (1954). — MAYER, J.: Genetic, traumatic and environmental factors in the etiology of obesity. Physiol. Rev. **33**, 472 (1953). — MAYER, J., and M. W. BATES: Mechanism of regulation of food intake. Fed. Proc. **10**, 389 (1951). ~ Blood glucose and food intake in normal and hypophysectomized alloxan treated rats. Amer. J. Physiol. **168**, 812 (1952). — MAYER, J., M. M. DICKIE, M. W. BATES and J. J. VITALE: Free selection of nutrients by hereditarily obese mice. Science **113**, 745 (1951). ~ The glucostatic theory of regulation of food intake and the problem of obesity. Bull. New Engl. med. Cent. **14**, 43 (1952). — MAYER, J., and T. B. VAN ITALLIE: Blood sugar and food intake in rats with lesions of the anterior hypothalamus. Metabolism **1**, 340 (1952). — MAYNARD, L. A., K. E. GARDNER and A. HODSON: Soyben a as source of fat in the dairy ration. Cornell Univ. Agric. Exp. Sta., Bull. No 7, 22 (Mar. 10, 1939). — MAYNARD, L. A., and E. RASMUSSEN: The influence of dietary fat on lactation performance in rats. J. Nutr. **23**, 385 (1942). — MCAMIS, A. J., W. E. ANDERSON and L. B. MENDEL: Growth of rats on fat-free diets. J. biol. Chem. **82**, 247 (1929). — MCARTHUR, C. S.: Acetone soluble lipid of atheromatous aorta. Biochem. J. **36**, 559 (1942). — MCCANCE, R. A.: Medical problems in mineral metabolism. Lancet **1936 I**, 643, 704, 765, 823. ~ Carbohydrate metabolism during experimental human salt deficiency. Biochem. J. **31**, 1276 (1937). ~ The changes in the plasma and cells during experimental human salt deficiency. Biochem. J. **31**, 1278 (1937). ~ Discussion on experimental approaches to obesity. Proc. roy. Soc. Med. **44**, 899 (1951). ~ Overnutrition and undernutrition. Lancet **1953 II**, 685, 739. ~ Unconsidered mechanism responsible for maintaining the stability of the internal environment. The Tisdall Oration. Canad. med. Ass. J. **75**, 791 (1956). — MCCANCE, R. A., C. N. EDGECOMBE u. E. M. WIDDOWSON: Phitic acid and iron absorption. Lancet **1943**, 245, 126. — MCCANCE, R. A., and E. M. WIDDOWSON: Phytin in human nutrition. Biochem. J. **29**, 2694 (1935). ~ The secretion of urine in man during experimental salt deficiency. J. Physiol. (Lond.) **91**, 222 (1937). ~ Absorption and excretion of iron. Lancet **1937 II**, 680. ~ The absorption and excretion of zinc. Biochem. J. **36**, 692 (1942). ~ Chemical composition of foods. Spec. Rep. Ser. med. Res. Coun. (Lond.) No 235 (1942). ~ Mineral metabolism on dephytinized bread. J. Physiol. (Lond.) **101**, 304 (1942). ~ Significance of urinary calcium, phosphorus and magnesium. J. Physiol. (Lond.) **101**, 350 (1942). ~ Mineral metabolism. Ann. Rev. Biochem. **13**, 315 (1944). ~ Composition of the grain of wheat. Brit. med. J. **1945 I**, 379. ~ An experimental study of rationing. Spec. Rep. Ser. med. Res. Coun. (Lond.) No 254 (1946). ~ The digestibility of english and canadian wheats with special reference to the digestibility of wheat protein by man. J. Hyg. (Lond.) **45**, 59 (1947). ~ Phytic acid. Brit. J. Nutr. **2**, 401 (1949). ~ Old thoughts and new work on breads white and brown. Lancet **1955 II**, 205. — MCCANCE, R. A., E. M. WIDDOWSON and H. LEHMAN: The effect of protein intake on absorption of calcium and magnesium. Biochem. J. **36**, 686 (1942). — MCCANN, M. B., and M. F. TRULSON: Our changing diet. J. Amer. diet. Ass. **33**, 358 (1957). — MCCARRISON, R.: The goitrogenic action of soyabean and ground-nut. Indian J. med. Res. **21**, 179 (1933). — MCCAY, C. M.: Effect of restricted feeding upon aging and chronic diseases in rats and dogs. Amer. J. publ. Hlth **37**, 521 (1947). ~ Diet and aging. Vitam. and Horm. **7**, 147 (1949). — MCCAY, C. M., and M. F. CROWELL: Prolonging the life span. Sci. Monthly **39**, 405 (1934). — MCCAY, C. M., M. F. CROWELL and L. A. MAYNARD: The effect of retarded growth upon the lenghth of life span and upon the ultimate body size. J. Nutr. **10**, 63 (1935). — MCCAY, C. M., L. A. MAYNARD, G. SPERLING and H. S. OSGOOD: Nutritional requirements during the latter half of life. J. Nutr. **21**, 45 (1941). — MCCAY, E. M., and J. W. SHERRILL: Influence of thyreoidectomy on fat deposition in the rat. Endocrinology **28**, 518 (1941). — MCCLELLAN, W. S.: Der Einfluß einer einjährigen ausschließlichen Fleischkost bei zwei Menschen. Klin. Wschr. **1930**, 931. — MCCLELLAN, W. S., and E. F. DU BOIS: Clinical calorimetry. XLV. Prolonged meat diets with a study of kidney function and ketosis. J. biol. Chem. **87**, 651 (1930). — MCCLENDON: Advances in the science of nutrition. Sendai 1937. — MCCLURE, F. J.: Fluorides in food and drinking water. Nat. Inst. Hlth Bull. 172 (1939). ~ Mineral metabolism. (Fluorine and other trace elements.) Ann. Rev. Biochem. **18**, 335 (1949). ~ Fluorine in foods. Publ. Hlth Rep. (Wash.) **64**, 1061 (1949). ~ Nondental physiological effects of trace quantities of fluorine. In: Dental caries and fluorine, 74. Amer. Assoc. for the Advancement of Science, 1949. — MCCLURE, F. J., H. H. MITCHELL, T. S. HAMILTON and C. A. KINSER: Balances of fluorine ingested from various sources in food and water by five young men. J. industr. Hyg. **27**, 159 (1945). — McCOLLUM, E. V., and N. SIMMONDS: The newer knowledge of nutrition, 4. Aufl. New York 1929. — McCOLLUM, E. V., N. SIMMONDS u. H. T. PARSONS: Der Ernährungswert der Erbse. J. biol. Chem. **37**, 155 (1919). ~ Supplementary protein values in foods. I. The nutritive properties of animal tissues. II. Supplementary dietary relations between animal tissues and cereal and legume seeds. III. The supplementary dietary relations between the proteins of cereal grains and the potato. IV. The supplementary relations of the cereal grain with cereal grain; legume seed with legume seed; and cereal grain with legume seed, with respect to improvement in the quality of their proteins. V. Supplementary relations of the proteins of milk for those of cereals and of milk for those of legume seeds. J. biol. Chem. **47**, 111, 139, 175, 207, 235 (1921). — McDONALD, D. G. H., and E. W. McHENRY: Studies on rat bradycardia. Amer. J. Physiol. **128**, 608 (1940). — McGILL, H. C., and L. R. HOLMAN: The influence of alloxan diabetes on cholesterol atheromatosis in the rabbit. Proc. Soc. exp. Biol. (N.Y.) **72**, 72 (1949). — McGILL, H. C., G. PECK and R. L. HOLMAN: Analysis of aortic „arteriosclerosis" in 300 consecutive autopsies. Circulation **6**, 466 (1952). — McHENRY, E. W., and M. L. CORNETT: The rôle of vitamins in the anabolism of fats. Vitam. and Horm. **2**, 1 (1944). — McHENRY, E. W., and G. GAVIN: The effects of liver and pancreas extracts upon fat synthesis and metabolism. J. biol. Chem. **134**, 683 (1940). ~ The B vitamins and fat metabolism. IV. The synthesis of fat from protein. J. biol. Chem. **138**, 471 (1941). — McINROY, E. E., H. K. MURER and R. THIESSEN jr.: The effect of autoclaving with dextrose on the nutritive value of casein. Arch. Biochem. **20**, 256 (1949). — McINTYRE, D. S., S. PEDERSEN and W. G. MADDOCK: Glycogen content of the human liver. Surgery **10**, 716 (1941). — McKIBBIN, J. M., R. M. FERRY and F. J. STARE: Parenteral nutrition. II. The utilization of emulsified fat given intravenously. J. clin. Invest. **25**, 679 (1946). — McKIBBIN, J. M., A. POPE, S. THAYER, R. M. FERRY and F. J. STARE: Parenteral nutrition. I. Studies on fat emulsions for intravenous alimentation. J. Lab. clin. Med. **30**, 488 (1945). — McMAHON, ALLEN, WEBER and MISSEY: Hypercholesterolemia. Sth. med. J. (Bgham, Ala.) **44**, 993 (1951). — Mc MICHAEL, J., M. TOOHEY and W. H. CRAIB: Long-term anticoagulant treatment for coronary artery disease. Lancet **1958 I**, 528. — McMILLAN, TH. J., and F. A. JOHNSTON: The absorption of iron from spinach by six young women, and the effect of beef upon the absorption. J. Nutr. **44**, 383 (1951). — McNEALEY, R. W., and J. D. WILLEMS: The absorption of dectrose from the colon. II. A study of the effects of chemical excitants and of stimulants on dextrose enema. Arch. Surg. (Chicago) **22**, 649 (1931). — McPHEE, J. W.: Metabolic changes associated with operation. Brit. med. J. **1953**, 1023. — McQUARRIE, I., M. ZIEGLER and I. H. MOORE: Calcium euriched meat compared with milk as source of calcium phosphorus an protein. Proc. Soc. exp. Biol. (N.Y.) **65**, 120 (1947). — McVAY, L. V., and P. G. KEIL: Myocardial infarction with special reference to the negro. Arch. intern. Med. **96**, 762 (1955). — MEANS, J. H.: Basal metabolism and body surface. J. biol. Chem. **21**, 263 (1915). ~ Thyroid and its diseases, 2. edit. Philadelphia 1948. MEDES, G., D. C. KELLER and A. KURKJIAN: Essential fatty acid metabolism. 1. Essential fatty acid content of rats on fat-free and pyridoxine-free diets. Arch. Biochem. **15**, 19 (1947). — MEEHAN, J. P.: Body heat production and surface temperatures in response to a cold stimulus. J. appl. Physiol. **7**, 537 (1955). — MEEKER, D. R., and J. W. JOBLING: Chemical study of atherosclerotic lesions in human aorta. Path. (Chicago) **18**, 252 (1934). — MEEKER, D. R., H. D. KESTEN and J. W. JOBLING: Effect of iodine in cholesterol-induced arteriosclerosis. Arch. Path. (Chicago) **20**, 337 (1935). — MEESSEN, H.: Über den plötzlichen Herztod bei Frühsklerose und Frühthrombose der Koronararterien bei Männern über 45 Jahren. Z. Kreisl.-Forsch. **36**, 185 (1944). ~ Veränderungen am Zentralnervensystem des Hundes nach Histamincollaps. Beitr. path. Anat. **109**, 352 (1944). — MEHES, J., u. H. MOLITOR: Zur Lokalisation des Diuresezentrums. Naunyn-Schmiedeberg's Arch. exp. Path. Pharmak. **127**, 319 (1927). — MEIER, R., u. W. SCHULER: Wirkung von Polysacchariden bakterieller Herkunft auf die experimentelle Lipämie. Experientia (Basel) **13**, 249 (1957). — MEIGS, E. B.: Milk secretion as related to diet. Physiol. Rev. **2**, 204 (1922). — MEIGS, E. B., N. R. BLATHERWICK and C. A. CARY: Further contributions to the physiology of phosphorus and calcium metabolism as related to milk secretion. J. biol. Chem. **37**, 1 (1919). — MEIGS, E. B., W. A. TURNER, E. A. KANE and L. A. SHINN: The effects on calcium and phosphorus metabolism in dairy cows of feeding low-calcium rations for long periods. J. agric. Res. **51**, 1 (1935). — MEITES, J.: Changs in nutritional requirements accompanying marked changes in hormone levels. Metabolism **1**, 58 (1952). — MELLANBY, E., and M. MELLANBY: The experimental production of thyreoid hyperplasia in dogs. J. Physiol. (Lond.) **55**, VII (1921). — MELLINGHOFF, K.: Experimentelle Untersuchungen über den Chlorhaushalt. (Dechloruration und Rechlorurierung.) Z. ges. exp. Med. **110**, 423 (1942). — MELLINKOFF, S. M., T. E. MACHELLA and J. G. REINHOLD: The effect of a synthetic fatfree dietary regimen on serum cholesterol. J. clin. Invest. **29**, 834 (1950) (Abstr.). ~ The effect of a fat-free diet in causing low serum cholesterol. Amer. J. med. Sci. **220**, 203 (1950). — MELNICK, D., and H. FIELDS jr.: A note on the vitamin B_1-sparing action of fat. J. Nutr. **17**, 223 (1939). — MELNICK, D., and B. L. OSER: Physiological availability of vitamins. Vitam. and Horm. **5**, 39 (1947). — MELON, J., u. M. J. DALLEMAGNE: Zit. nach KEYS, MICHELSEN, MILLER u. CHAPMAN 1950. — MELVILLE, D. B.: The chemistry of biotin. Vitam. and Horm. **2**, 29 (1944). — MENAKER, W., and I. S. KLEINER: Effect of deficiency of magnesium and other minerals on protein synthesis. Proc. Soc. exp. Biol. (N. Y.) **81**, 377 (1952). — MENDELOFF, A. J., and T. E. WEICHSELBAUM: The role of the splanchnic bed in the metabolism of fructose intravenously administered to normal men. J. Lab. clin. Med. **38**, 929 (1951). ~ Role of the human liver in the assimilation of intravenously administered fructose. Metabolism **2**, 450 (1953). — MENEELY, G. R., C. O. T. BALL and J. B. YOUMANS: Chronic sodium chloride toxicity. The protective effect of added potassium chloride. Ann. intern. Med. **47**, 263 (1957). — MENEELY, G. R., R. G. TUCKER, W. J. DARBY and ST. H. AUERBACH: Chronic sodium chloride toxicity: hypertension, renal and vascular lesions. Ann. intern. Med. **39**, 991 (1953). — MENG, H. C.: A fat emulsion for intravenous nutrition in rabbits. J. Lab. clin. Med. **37**, 222 (1951). — MENG, H. C., and F. EARLY: Study of complete parenteral alimentation on dogs. J. Lab. clin. Med. **34**, 1121 (1949). — MENG, H. C., and S. FREEMAN: Experimental studies on the intravenous injection of a fat emulsion into dogs. J. Lab. clin. Med. **33**, 689 (1948). — MENON, T. B.: Organläsionen nach Mangan. J. Path.Bact. **46**, 521 (1938). — MENSHILKOV, F. K., and V. P. SOKOLOVSKY: Concerning significance of diet in treatment and prevention of aterosclerosis. Sovetsk. Med. **21**, 18 (1957). — MENTZER: Zit. nach WALKER 1954. — MERKEL, H.: Über die sogenannte primäre Pulmonalsklerose. Beitr. path. Anat. **109**, 437 (1947). — MERRILL, J. P., H. D. LEVINE, W. SOMERVILLE and ST. SMITH: Clinical recognition and treatment of acute potassium intoxication. Ann. intern. Med. **33**, 797 (1950). — MERTZ, E. T., E. J. BAXTER, L. E. JACKSON, C. E. RODERUCK and A. WEISS: Essential amino acids in selfselected diets of older women. J. Nutr. **46**, 313 (1952). — MERZ, W. R.: Schweizerische geburtshilflich-gynäkologische Mortalität 1922—1947. Unter besonderer Berücksichtigung der tödlichen Lungenembolie. Schweiz. med. Wschr. **79**, 329. — MESSINGER, W. J., Y. POROSOWSKA and J. M. STEELE: Effect of feeding egg yolk and cholesterol on serum cholesterol levels. Arch. intern. Med. **86**, 189 (1950). — *Metropolitan Life Insurance Co:* Statistical Bulletin 1942, 1943, 1953. — METTA, V. CH., and H. H. MITCHELL: Determination of the metabolizable energy of organic nutrients for the rat. J. Nutr. **52**, 601 (1954). — MEULENGRACHT, E.: Osteomalacia columnae i Danmark ved eensidig kost eller ved lidelse i Fordjølses-Kanalen. Ugeskr. Laeg. **1938**, 1091. — MEUNIER, P.: Sur la présence et la répartition de l'aluminium dans les tissus animaux. C. R. Acad. Sci. (Paris) **203**, 891 (1936). — MEYER, A. E., and J. GREENBERG: Value of calcium hypophosphite and other calcium compouds as calcium supplements in calcium-low diets. Proc. Soc. exp. Biol. (N. Y.) **71**, 40 (1949). — MEYER, E.: Zur Pathologie und Physiologie des Durstes. Straßburg 1918. — MEYER, E., u. R. MEYER-BISCH: Beitrag zur Lehre vom Diabetes insipidus. Dtsch. Arch. klin. Med. **137**, 225 (1921). ~ Weitere Mitteilungen über Diabetes insipidus. Z. klin. Med. **96**, 469 (1923). — MEYER, F.: Die spezifisch-dynamische Wirkung des Fleisches beim mit Schilddrüse behandelten Tiere. (Zugleich ein Beitrag zur Theorie der spezifisch-dynamischen Wirkung.) Biochem. Z. **208**, 127 (1929). — MEYER, H. H., u. R. GOTTLIEB: Die experimentelle Pharmakologie als Grundlage der Arzneibehandlung. Berlin u. Wien 1922. — MEYER, J. H., R. B. GRUNERT, M. T. ZEPPLIN, R. H. GRUMMER, G. BOHSTEDT and P. H. PHILIPPS: Effect of dietary levels of sodium and potassium on growth and on concentrations in blood plasma and tissues of white rat. Amer. J. Physiol. **162**, 182 (1950). — MEYER, K.: Bericht über die Bekömmlichkeit des Vollkornbrotes des Instituts für Bäckerei, Berlin, auf Grund von Untersuchungen im Frühjahr 1941. Ernährung **7**, 102 (1942). — MEYER, M. L., H. T. THOMPSON and C. A. ELVEHJEM: The effect of vitamin B_{12} on reproduction and lactation in rats receiving pork or beaf diets. J. Nutr. **45**, 551 (1951). — MEYER, W. W.: Beobachtungen über Abheilung arteriosklerotischer Geschwüre der Aorta. Virchows Arch. path. Anat. **319**, 44 (1950). ~ Über das normale und pathologische Gewicht der Aorta erwachsener Menschen in seiner Beziehung zur Arteriosklerose. Virchows Arch. path. Anat. **320**, 67 (1951). — MEYER-DÖRING, H. H.: Ist die Verwendung synthetischer Fettsäuren für Speisezwecke ungefährlich? Klin. Wschr. **1949**, 113. — MEZINESKU, M. D.: Über das spezifisch-endogene Stickstoffminimum und seine partielle Deckung durch Glykokoll. Biochem. Z. **313**, 89 (1942). — MICHELSEN, J.: Tierexperimentelle Untersuchungen zur Chlorverarmung des Organismus. Mitt. I, II, III. Naunyn-Schmiedeberg's Arch. exp. Path. Pharmak. **173**, 737, 746, 750 (1933). — MIELCK, H.: Die Ernährungsgewohnheiten der Völker Europas im Frieden. Landpost, Folge 30 u. 31, 1941. — MIETTINEN, M.: Serial studies of serum lipids and lipoproteins in acute myocardial infarction. Ann. Med. intern. Fenn. **46**, 69 (1957). — MIGIGOWSKY, B. B., A. M. NIELSON, M. GLUCK and R. BURGESS: Penicillin and calcium absorption. Arch. Biochem. **34**, 479 (1951). MIKAT, B.: Die Statistik der Todesursachen. Öff. Gesundh.-Dienst **14**, 1 (1952/53). — MILHAUD, G., et J. P. AUBERT: Acide phényl-éthyl-acétique et co-enzyme A. Presse méd. **63**, 1713 (1955). — Inhibition par le phényléthyl-acétate et le phényléthylpropionate de la formation des radicaux acétyles actifs. Experientia (Basel) **12**, 99 (1956). — *Milk Nutrition Committee:* Milk and nutrition. Part IV. The effects of dietary supplements of pasteurized and raw milk on the growth and health of school-children (final report); summary of all researches carried out by the committee and practical conclusions. National Institutes for Research in Dairying, Reading, England, 1939. — MILLARD, E. B., and H. F. ROOT: Degenerative vascular lesions and diabetes mellitus. Amer. J. dig. Dis. **15**, 41 (1948). — MILLER, C. D., N. S. WENKAM and A. M. KIMURA: A study of japanese men and women in Hawaii. Basal metabolism in the alderly. J. Amer. diet. Ass. **33**, 1259 (1957). — MILLER, D. C., F. J. STARE, P. D. WHITE and J. E. GORDON: The community problem in coronary heart disease; a challenge for epidemiological research. Amer. J. med. Sci. **232**, 329 (1956). — MILLER, H., W. J. ZINN and G. C. GRIFFITH: The effect of heparin and placebo therapy in coronary artery disease. Circulation **6**, 479 (1952). — MILLER, H. F. K., and G. O. RICHARDSON: Chronic renal disease, secondary parathyroid hyperplasia, decalcification of bone and metastatic calcification. J. Path. Bact. **53**, **161** (1941). — MILLER, H. G.: Potassium in animal nutrition. II. J. biol. Chem. **55**, **61** (1923). ~ Potassium in animal nutrition. IV. J. biol. Chem. **70**, 587 (1926). — MILLER, L. L., W. T. BURKE and D. E. HAFT: Interrelations in amino acid and carbohydrate metabolism. Studies of the nitrogen sparing action of carbohydrate with the isolated perfused rat liver. (Symposium on Amino acid Metabolism.) Fed. Proc. **14**, 707 (1955). — MILLER, M., J. W. CRAIG, W. R. DRUCKER u. H. WOODWARD jr.: Der Fructosestoffwechsel des Menschen. Yale J. Biol. **29**, 335 (1956). — MILLER, M., J. W. CRAIG and H. WOODWARD jr.: The influence of carbohydratehunger on the metabolism of fructose and glucose. J. clin. Invest. **32**, 591 (1953). — MILLER, M., W. R. DRUCKER, J.E. OWENS, J.W. CRAIG and H. WOODWARD: Metabolism of intravenous fructose and glucose in normal and diabetic subjects. J. clin. Invest. **31**, 115 (1952). — MILLER, M., W. R. DRUCKER, J. E. OWENS and H. WOODWARD: Comparison of the metabolic effects of fructose and glucose administered intravenously to normal and diabetic subjects. J. Lab. clin. Med. **38**, 931 (1951). — MILLER, R. C., and T. B. KEITH: The optimum level of protein intake for the growth and fattening of swine. J. Nutr. **21**, 419 (1941). — MILLER, R. D., H. B. BURCHELL and J. E. EDWARDS: Myocardial infarction with and without acute coronary occlusion. Arch. intern. Med. **88**, 597 (1951). —MILLER, W. B.: Oleomargarine; definition and standard of identity. Federal Register **6**, 2761 (1941). — MILLS, C. A.: Diabetes mellitus. Is climate a responsible factor in the etiology? Sugar consumption in its etiology. Arch. intern. Med. **46**, 569 582 (1930). — MILNE, H. J.: Protein requirements of growing chicks. Sci. Agric. **12**, 604 (1932). — MINDER, W,. and T. GORDONOFF: An antagonism between iodine and fluorine. Arch. int. Pharmacodyn. **107**, 374 (1956). — MISSIO-FOURNIER, J. C., J. M. CERVINO e J. J. BAZZANO: El aparato cardiovascular en las insuficiencias tiroideas. Barcelona 1944. — MISSIROLI: La tiroide negli animali a digiuno e in quelle rialimentati. Pathologica **2**, 38 (1910). ~ Arch. ital. Biol. **55**, 115 (1911). — MITCHELL, H. H.: The dependence of the biological value of food proteins upon their content of essential amino acids. Wiss. Abh. dtsch. Akad. Landwirtsch. Berlin **5**, 279 (1954). — MITCHELL, H. H., and J. BLOCK: The correlation of the amino-acid composition of proteine with their nutritive value. J. biol. Chem. **163**, 599 (1946). — MITCHELL, H. H., and G. G. CARMAN: Does the addition of sodium chloride increase the value of a corn ratio for growing animals? J. biol. Chem. **68**, 165 (1926). — MITCHELL, H. H. and CURZON: The dietary requirement of calcium and its significance. Paris 1939. — MITCHELL, H. H., and M. EDMAN: Nutrition and resistance to stress with particular reference to man. Office of the Quartermaster General 1949. — MITCHELL, H. H., N. GLICKMAN, E. H. LAMBERT, R. W. KEETON and M.K. FAHNESTOCK: The tolerance of man to cold as affected by dietary modification: Carbohydrate versus fat and the effect of the frequency of meals. Amer. J. Physiol. **146**, 84 (1946). MITCHELL, H. H., and T. S. HAMILTON: Biochemistry of amino acids. New York 1929. ~ The effect of different grades of cocoa upon the retention of dietary calcium by growing rats. J. Nutr. **31**, 377 (1949). ~ Dermal excretion under controlled environmental conditions of nitrogen and minerals in human subjects, with particular reference to calcium and iron. J. biol. Chem. **178**, 345 (1949). — MIYAZAKI, K., u. J. ABELIN: Über die spezifisch-dynamische Wirkung der Nahrungsstoffe. II. Mitt. Biochem. Z. **149**, 109 (1924). — MJASSNIKOW, A. L.: Cholesterinemia in arteriosclerosis. Z. klin. Med. **102**, 65 (1925). ~ Alimentary changes of cholesteremia in man. Z. klin. Med. **103**, 767 (1926). — MOCHIZUKI, T.: Studies on enema. I. Influences of the p_H value of enema on the absorption of calcium in the large intestine. Tôhoku J. exp. Med. **58**, 83 (1953). — MOELLER, H. C., M. J. GROSSMAN, L. PALM, A. CUSHING, J. B. STADLER and G. H. BECKER: A study of two intravenous fat emulsions in human subjects. J. Lab. clin. Med. **46**, 450 (1955). — MØLLGARD, M.: Om vore kornprodukters rakitogene virkning og midlerne derimod. Ugeskr. Laeg. **10**, 287 (1941). — MÖNCKEBERG, J. G.: Über die Atherosklerose der Kombattanten. Zbl. Herz- u. Gefäßkr. **7**, 7 (1915). ~ Zur Frage der Atherosklerose im militärdienstpflichtigen Alter. Zbl. Herz- u. Gefäßkr. **8**, 1 (1916). ~ Das Gefäßsystem und seine Erkrankungen. In Handbuch der ärztlichen Erfahrungen im Weltkrieg 1914/18, Bd. 8, S. 8. 1921. — MOLITOR, H., u. E. P. PICK: Über die Bedeutung des

Gewebswassers für die Wirkung diuresebeeinflussender Arzneimittel. I. Mitt. Der Einfluß von Flüssigkeitsanreicherung auf die Stärke der Pituitrinwirkung. Arch. int. Pharmacodyn. **38**, 279 (1930). — Moll, H. C., u. G. W. Daugherty: Stoffwechsel des Wassers und der Elektrolyte. In Zöllner u. a., Thannhausers Lehrbuch des Stoffwechsels und der Stoffwechselkrankheiten, 2. Aufl., S. 921. Stuttgart 1957. — Moncrief, J. A., K. B. Coldwater u. R. Elman Die Zuckerausscheidung im Urin nach Operationen bei intravenöser Injektion von Fruktose. Arch. Surg. (Chicago) **67**, 57 (1953). — Montella, G., e L. Cenciotti: Influenza della narcosi da barbiturici sul colesterolo e sulle lipoproteine seriche. Arch. ital. Chir. **81**, 524 (1956). — Montgomery, A. V., and J. H. Holmes: Gastric inhibition of the drinking response. Amer. J. Physiol. **182**, 227 (1955). — Montgomery, R., and F. Smith: Chemistry of the carbohydrates. Ann. Rev. Biochem. **21**, 79 (1952). — Moog, van der Emde u. Angenitzky: Vergeichende Untersuchungen über die unmerklichen Gewichtsverluste in Wasser, künstlicher Kohlensäure und Kochsalz. Z. ges. phys. Ther. **28**, 31 (1924). — Moog, O., u. E. Th. Nauck: Über den Einfluß des Wassertrinkens auf die unmerkliche Hautwasserabgabe. Z. ges. exp. Med. **25**, 385 (1921). — Moon, H. D.: Coronary arteries in in fetuses, infants and juveniles. Circulation **11**, 263 (1957). — Moon, H. D., and J. F. Rinehart: Histogenesis of coronary arteriosclerosis. Circulation **6**, 481 (1952). — Moore, C. V.: Iron metabolism and hypochromic anemia. Symposia on nutrition. I. Nutritional anemia. Cincinnati: The Robert Gould Research Foundation, Inc. 1947, p. 117. — Moore, C. V., W. R. Arrowsmith, J. J. Quillican and J. T. Read: Studies in iron transportation and metabolism. I. J. clin. Invest. **16**, 613 (1937). — Moore, C. V., W. R. Arrowsmith, J. Welsh and V. Minnich: Studies in iron transportation and metabolism. IV. Observations on the absorption of iron from the gastrointestinal tract. J. clin. Invest. **18**, 543 (1939); **20**, 436 (1941). — Moore, C. V., V. Minnich, R. Dubach and K. H. Roberts: Absorption of ferrous and ferric radioactive iron by human subjects and by dogs. J. clin. Invest. **23**, 755 (1944). — Moore, C. V., K. H. Roberts u. V. Minnich: J. clin. Invest. **20**, 436 (1941). — Moore, D. C., and M. Karp: Intravenous alcohol in the surgical patients. Surg. Gynec. Obstet. **80**, 523 (1945). — Moore, L. A., and R. Dubach: Observation on the absorption of iron from foods tagged with radio iron. Trans. Ass. Amer. Phycns **64**, 245 (1951). — Moore, L. A., E. T. Hallmann and T. B. Shole: Cardiovascular and other lesions in calves fed diets low in magnesium. Arch. Path. (Chicago) **26**, 820 (1938). — Moore, N. S., C. M. Young and L. A. Maynard: Blood lipid levels as influenced by weight reduction in women. Amer. J. Med. **17**, 348 (1954). — Moorhouse, J. A., and R. M. Kark: Fructose and diabetes. Amer. J. Med. **23**, 46 (1957). — Morazcewski, W. v., u. S. Grzycki: Über den Einfluß der exklusiven und gemischten Kost und des Salzzusatzes auf die Harnausscheidung und Blutzusammensetzung. Naunyn-Schmiedeberg's Arch. exp. Path. Pharmak. **160**, 703 (1931). — Morales, M. F., E. N. Rathburn, R. E. Smith and N. Pace: Studies on body composition. 2. Theoretical considerations regarding major body tissue components, with suggestions for application to man. J. biol. Chem. **158**, 677 (1945). — Morczek, A.: Experimentelle Untersuchungen über das Verhalten der Kaliumionen unter der Einwirkung ionisierender Strahlen auf Erythrocyten. Z. ges. inn. Med. **8**, 684 (1953). — Moreschi, C.: Beziehungen zwischen Ernährung und Tumorwachstum. Z. Immun.-Forsch. **2**, 651 (1909). — Moreton, J. R.: Atherosclerosis and alimentary hyperlipemia. Science **106**, 190 (1943); **107**, 371 (1948) ~ Chylomikronemia, fat tolerance and atheroseclerosis. J. Lab. clin. Med. **35**, 373 (1950). — Morgenroth, K.: Nahrung und Zähne. I. Mitt. Der Einfluß von Vollkornbrot und Feinbrot auf die Entwicklung der Zähne. Dtsch. zahnärztl. Wschr. **44**. 142 (1941). — Morgulis, S.: Fasting and undernutrition. New York 1923. — Morhart, P. E.: Pourquoi mangeons- nous du sel ? Presse méd. **1937**, 725. — Mori, Ch.: Über die Rolle der Acidose bzw. Alkalose im Zuckerstoffwechsel. Über den Einfluß sogenannter säurenreicher bzw. basenreicher Kost auf den Zuckerstoffwechsel. J. Biochem. (Tokyo) **22**, 437 (1935). — Moritz, F.: Über Entfettung durch reine Milchkuren. Münch. med. Wschr. **1908**, 1569. — Morris, D. M., T. C. Panos, J. C. Finerty, R. L. Wall and G. F. Klein: Relation to thyroid activity to increased metabolism induced by fat deficiency. J. Nutr. **62**, 119 (1957). — Morris, H. P.: Ample exercise and minimum of food as measures for cancer prevention? Science **101**, 457 (1945). — Morris, J., and N. Morris: Recent history of coronary disease. Lancet **1951 I**, 1, 69. ~ Fats and disease. Lancet **1956**, 270, 687. — Morris, J. N., J. A. Heady, P. A. B. Raffle, C. G. Roberts and J. W. Parks: Coronary heart-disease and physical activity of work. Lancet **1953 II**, 1052, 1111. — Morris, J. N., u. P. A. B. Raffle: Coronary heart disease in transport workers. A progress report. Brit. J. industr. Med. **11**, 260 (1954). — Morrison, L. M.: Reduction of mortality rate in coronary atherosclerosis by a low cholesterol-low fat diet. Amer. Heart J. **42**, 538 (1951). ~ Arteriosclerosis. Recent advances in the dietary and medicinal treatment. J. Amer. med. Ass. **145**, 1232 (1951). ~ The results of diet, medicinal agents and emotional disorders on serum phospholipidcholesterol rations in coronary atherosclerosis. Circulation **6**, 475 (1952). ~ Diet and atherosclerosis. Ann. intern. Med. **37**, 1172 (1952). ~ A nutritional program for prolongation of life in coronary atherosclerosis. J. Amer. med. Ass. **159**, 1425

(1955). — MORRISON, L. M., P. GONZALES and E. WOLFSON: The phospholipid cholesterol ratio as a test for atherosclerosis. Circulation **2**, 472 (1950). — MORRISON, L. M., and W. F. GONZALES: Results of treatment of coronary arteriosclerosis with choline. Am. Heart J. **39**, 729 (1950). ~ The effect of blood cholesterol disorders on the coronary and aorta. Geriatrics **5**, 188 (1950). ~ Effect of choline as a lipotropic agent in the treatment of human coronary atherosclerosis. Proc. Soc. exp. Biol. (N.Y.) **73**, 37 (1950). — MORRISON, L. M., L. HALL and A. C. CHANEY: Blood serum cholesterol levels in 200 cases of acute coronary thrombosis. Amer. J. med. Sci. **216**, 32 (1948). — MORRISON, L. M., and A. ROSSI: Absorption of aortic atherosclerosis by choline feeding. Proc. Soc. exp. Biol. (N.Y.) **69**, 283 (1948). — MORRISON, L. M., and E. WOLFSON: The effect of lipotropic agents (choline, inositol) and estrogenic hormons in serum lipid fractions. Circulation **2**, 479 (1950). — MORRISON, L. M., M. ZWIERLIN and E. WOLFSON: The effects of low fat — low cholesterol diets on the serum lipids. Circulation **2**, 475 (1950). — MORYANA, J. M., and L. P. HERRINGTON: Amer. J. Hyg. **28**, 423 (1938). — MOSCHCOWITZ, E.: Hypertension. Its significance, relation to arteriosclerosis and nephritis and etiology. Amer. J. med. Sci. **158**, 668 (1919). — MOSER, H.: Die Beurteilung der frischen Commotio cerebri aus der Nüchternblutzuckerkurve unter gleichzeitiger Osmotherapie mit Laevulose. Ärztl. Mh. berufl. Fortb. **5**, 827 (1952). — MOSES, C., G. L. RHODES, E. LEATHAM and R. S. GEORGE: Effect of cholesterol feeding during pregnancy on blood cholesterol levels and placentar vascular lesions. Circulation **6**, 103 (1952). — MOSES, C., G. L. RHODES and J. P. LEVINSON: The effect of alpha tocopherol on experimental atherosclerosis. Angiology **3**, 397 (1952). — MOSES, C., G. L. RHODES and C. WRAY: The effect of heparin and other agents in the cholesterol partition and lipoprotein pattern. Circulation **6**, 455 (1952). — MOURIQUAND, G.: Klinik der Hypo- und Avitaminosen und Vitamintherapie. In Handbuch der Therapie, Bd. 1, S. 189. Bern 1948. — MOYER, A. W., D. KRITCHEVSKY, J. B. LOGAN and H. R. COX: Dietary protein and serum cholesterol in rats. Proc. Soc. exp. Biol. (N.Y.) **92**, 736 (1956). — MOYER, A. W., D. KRITCHEVSKY, W. C. TESAR, J. B. LOGAN, R. F. J. MCCANDLESS, R. A. BROWN and H. R. COX: Effect of varying dosages of potassium iodide in experimental atherosclerosis. Proc. Soc. exp. Biol. (N.Y.) **92**, 416 (1956). — MUCIO, G., e A. GATTAI: Influenza dello stomaco sull'azione dinamico spezifica degli alimenti. Ricerche sui gastroptosici prima et dopo trattamento con lavande gastriche. Rass. Fisiopat. clin. ter. **25**, 211 (1953). — MUDGE, G. H., J. FOULKS and A. GILMAN: The renal excretion of potassium. Proc. Soc. exp. Biol. (N. Y.) **67**, 545 (1948). — MUEHLER, K. D., and F. KELLY: The effect of the level of fat in the diet upon utilization of vitamin A. J. Nutr. **23**, 335 (1942). — MUELLER, B.: The use of alcohol intravenously with special reference to its value in severe peritonitis. Surg. Gynec. Obstet. **19**, 401 (1939). — MUELLER, M., et M. TISSIER: Accidents professionnels dûs an manganisme. Arch. Mal. prof. **10**, 33 (1949). — MÜLLER, A.: Über die Besonderheiten der Hämodynamik des Coronarkreislaufes und ihre Auswirkung auf die Beanspruchung und Abnutzung seiner Arterienwände. (Symposium.) Bull. schweiz. Akad. med. Wiss. **13**, 50 (1957). — MÜLLER, E.: Die tödliche Coronarsklerose bei jüngeren Männern. Beitr. path. Anat. **110**, 103 (1949). — MÜLLER, H., u. F. FOSSEN: Altersveränderungen der Arterien bei Malaien und auf Java lebenden Chinesen. Meded. Dienst Volksgezdh. Nederl.-Indië **24**, 9 (1935). — MUELLER, J. F.: Experiences in human beings with an improved fat emulsion for intravenous administration. J. Lab. clin. Med. **50**, 257 (1957). — MÜLLER, O.: Die feinsten Blutgefäße. Stuttgart 1937. — MÜLLER-HEPBURN, W.: Fruktobion (Laevulose und Vitamin C) und seine prophylaktischen Anwendungsmöglichkeiten für den Werksarzt unter besonderer Berücksichtigung von Hitzearbeit. Zbl. Arbeitsmed. **5**, 91 (1955). — MUHL, G.: Über den Stoffwechsel des gesunden, natürlich ernährten Säuglings und dessen Beeinflussung durch Fettreduktion der Nahrung. Acta paediat. (Uppsala) Suppl. **2** (1924). — MULCH: Ausnutzungsversuche mit Gemüse und Obst. Inaug.-Diss. Breslau 1940. — MUNK, J.: Zur Lehre von der Resorption, Bildung und Ablagerung der Fette im Tierkörper. Virchows Arch. path. Anat. **95**, 407 (1884). — MUNRO, H. N., and D. J. NAISMITH: The influence of energy intake on protein metabolism. Biochem. J. **54**, 191 (1953). — MUNRO, H. N., and W. S. T. THOMSON: Influence of glucose on amino acid metabolism. Metabolism **2**, 354 (1953). — MUNTWYLER, E., and R. F. HAZART: Action of copper and other elements in iron metabolism. Proc. Soc. exp. Biol. (N.Y.) **30**, 845 (1933). — MURLIN, J. R., and G. LUSK: Animal calorimetry. XII. The influence of the ingestion of fat. J. biol. Chem. **22**, 15 (1915). — MURLIN, J. R., and J. A. RICHE: Blood fat in relation to heat production and depth of narcosis. Proc. Soc. exp. Biol. (N.Y.) **13**, 7 (1916). — MURRAY, R. G., and S. FREEMAN: The morphologic distribution of intravenous injected fatty chyle and artificial fat emulsion in rats and dogs. J. Lab. clin. Med. **38**, 56 (1951). — MURSCHHAUSER, H.: Die Ernährung des grönländischen Eskimos. Z. Volksernähr. 129 (1927). — MUSHA, D.: Studies on body water in man. I. Total body water in normal subjects and edematous patients. Tôhoku J. exp. Med. **63**, 309 (1956). ~ Studies on body water in man. II. Body water compartments in normal subjects and edematous patients.

Tôhoku J. exp. Med. 63, 319 (1956). — MUSTARD, J. F.: Increased activity of the coagulation mechanism during alimentary lipaemia. Its significance with regard to thrombosis and atherosclerosis. Canad. med. Ass. J. 77, 308 (1957). — MYASNIKO, A. L. v.: Influence of some factors on development of experimental cholesterol atherosclerosis. Circulation 17, 99 (1958). — *Myocardial infarction:* An epidemiologic and prognostic study of patients from five departments of internal medicine in Oslo 1935 to 1949. Acta med. scand. 154, Suppl. 315, 1 (1956).

NADLER, C. S.: Recent advances in potassium metabolism. Amer. J. med. Sci. 226, 88 (1953). — NAEGELI, H. R.: Die Stellung des Kaliums im Wasser- und Elektrolythaushalt mit spezieller Berücksichtigung des Einflusses von Desoxycorticosteron auf den Kaliumstoffwechsel. Helv. med. Acta, Ser. A 20, Suppl. 31 (1953). — NASSET, E. S., and R. H. TULLY: Urinary excretion of essential amino acids by human subjects fed diets containing proteins of different biological value. J. Nutr. 44, 477 (1951). — NATELSON, S., M. KLEIN and B. KRAMER: The effect of oral administration of calcium fructose diphosphate on the serum organic phosphate, inorganic phosphate, calcium, protein, and citric acid levels. J. clin. Invest. 30, 50 (1951). — NATH, H., V. H. BARKI, C. A. ELVEHJEM and E. B. HART: Studies on the alleged growth-promoting property of vaccenic acid. J. Nutr. 36, 761 (1948). — NATH, H. P., K. K. GUPTA and P. V. K. LYER: Serum cholesterol and phospholipoid contens of normal Indian service personnel. Indian J. med. Res. 45, 217 (1957). — *National Research Council, Food and Nutrition Board:* Recommended daily dietary allowances. Rev. 1953. — NAUNYN, B.: Diabetes mellitus. In NOTHNAGELS Handbuch der speziellen Pathologie und Therapie. Wien 1906. — *Nederlands Red Cross Feeding Team:* Report on nutritional survey in the Nederlands East Indies. The Hague 1948. — NELSON, D.: The sodium chloride tolerance of female mice. Fed. Proc. 7, 84 (1948). — NELSON, M. M., and H. M. EVANS: Growth, reproduction and lactation in the rat maintained on purified diets. Arch. Biochem. 12, 213 (1947). — NEPTUNE, E. M., R. P. GEYER, J. M. SASLAW and F. J. STARE: Parenteral nutrition. XII. The successful intravenous administration of large quantities of fat emulsion to man. Surg. Gynec. Obstet. 92, 365 (1951). — NETH, R., u. G. SCHWARTING: Das Verhalten der Koronarsklerose in der Nachkriegszeit. Dtsch. med. Wschr. 1955, 570. — NEUBÜRGER, K.: Herz, Epilepsie, Angina pectoris. Klin. Wschr. 1933, 1355. — NEUBÜRGER, TH.: V. Der Zusammenhang der Sklerose der Kranzarterien des Herzens mit der Erkrankung seiner Muskulatur. Dtsch. med. Wschr. 1901, 388. — NEUENSCHWANDER-LEMMER, N.: Über Ausnutzungsversuche bei fettsüchtigen und normalen Menschen. Z. ges. exp. Med. 99, 394 (1936). — NEUKOMM, S.: Der Phosphorstoffwechsel beim gesunden und beim krebskrankenMenschen. Dtsch. med. J. 7, 639 (1956). — NEUMANN, R. O.: Die im Kriege 1914/18 verwendeten und zur Verwendung empfohlenen Brote, Brotersatz- und Brotstreckmittel unter Zugrundelegung eigener experimenteller Untersuchungen. Berlin 1920. — NEUMEISTER: Zur Frage nach dem Schicksal der Eiweißnahrung im Organismus. S.-B. phys.-math. Ges. Würzburg 64 (1889). — NEURATH, H., and K. BAILEY: The proteins. Chemistry, biologic activity and methods. New York 1954. — NEUSCHLOSZ, S. M.: Über die Bedeutung der K-Ionen für den Tonus des quergestreiften Skelettmuskels. Pflügers Arch. ges. Physiol. 199, 410 (1923); 204, 374 (1924); 207, 27, 37 (1925); 213, 40 (1926); 219, 159 (1928). — NEUWEILER, W.: Bemerkungen zur Frage einer Beeinflussung der Eisenresorption durch Vitamin C. Zbl. Gynäk. 72, 761 (1950). — NEWBURGH, L. H.: Control of hyperglycemia of obese diabetes by weight reduction. Ann. intern. Med. 17, 935 (1942). ~ Obesity. Arch. intern. Med. 70, 1033 (1942). ~ Obesity. I. Energy metabolism. Physiol. Rev. 24, 18 (1944). — NEWBURGH, L. H., and A. ARBOR: The production of Bright's disease by feeding high protein diets. Arch. intern. Med. 24, 359 (1919). — NEWBURGH, L. H., and L. CLARKSON: The production of atherosclerosis in rabbits by feeding diets rich in meat. Arch. intern. Med. 31, 653 (1923). — NEWBURGH, L. H., M. FALCON-LESSES and M. W. JOHNSON: Nephropathic effect in man of diet high in beef muscle and liver. Amer. J. med. Sci. 179, 305 (1930). — NEWMAN, M.: Caronary occlusion in young adults. Lancet 1946 II, 409. ~ Coronary occlusion in young adults. Review of a hundred cases in the services. Lancet 1951 I, 1045. — NICHOLS, A. V., N. K. FREEMAN, B. SHORE and L. RUBIN: The interaction of „heparin active factor" and lipoproteins. Circulation 6, 457 (1952). — NICHOLS jr., G., and N. NICHOLS: Changes in tissue composition during acute sodium depletion. Amer. J. Physiol. 186, 383 (1956). — NICOLAYSEN, R.: Untersuchungen über die Kalkausscheidung bei Hunden. Skand. Arch. Physiol. 69, 1 (1934). ~ Studies upon the mode of action of vitamin D. II. The influence of vitamin D on the faecal output of endogenous calcium and phosphorus in the rat. III. The influence of vitamin D on the absorption of calcium and phosphorus in the rat. Biochem. J. 31, 107, 122 (1937). — NICOLAYSEN, R., and J. JANSEN: Vitamin D and bone formation in rats. Acta paediat. (Uppsala) 23, 405 (1939). — NICOLAYSEN, R., and R. L. NJAA: Investigations on the effect of phytic acid on the absorption of calcium in rats, pigs and men. Acta physiol. scand. 22, 246 (1951). — NIEDERBERGER, W., u. A. THURNHERR: Papierelektrophoretische Lipoproteidstudien an Gesunden und Arteriosklerotikern, unter besonderer

Berücksichtigung der Erscheinung der Hyperlipoproteidämie bei Gesunden. Int. Z. Vitaminforsch. **27**, 64 (1956). — NIELSEN, G., u. E. HOFF-JØRGENSEN: Undersøgelser over Kalkresorptionen ved Spinaternaering. Nord. Med. **33**, 368 (1947). — NIEMAN, C., E. H. GROOT and B. C. P. JANSEN: The nutritive value of butter fat compared with that of vegetable fats. Proc. kon. ned. Akad. Wet., Ser. C **55**, 587 (1952). — NIEPOE, B.: Traîté du goître et du crétinisme. Paris 1851 et 1852. — NIGHTINGALE, G., E. E. LOCKHART and R. S. HARRIS: Effect of dihydroxystearic adid on vitamin K synthesis by rats. Arch. Biochem. **12**, 381 (1937). — NIKKILÄ, E. H.: Studies on the lipid-protein relationships in normal and pathological sera and the effect of heparin on serum lipoproteins. Scand. J. clin. Lab. Invest. 5, Suppl. 8, 101 (1953). — NIKKILÄ, E. H., and S. J. MAJANEN: The blood heparinoid substances in human atherosclerosis. Scand. J. clin. Lab. Invest. **4**, 4 (1952). — NIKKILÄ, E. A., and T. NIEMI: Serum lipids and lipoproteins in old age. Scand. J. clin. Lab. Invest. **9**, 109 (1957). ~ Effect of age on the lipemia clearing activity of serum after administration of heparin to human subjects. J. Geront. **12**, 44 (1957). — NILSSON, R., D. BURSTRÖM u. F. ALM: Mangan als Vertreter des Magnesium im Stoffwechsel der Zelle. Arch. Mikrobiol. **12**, 353 (1942). — NILSON, H. W., and J. M. LEMON: Metabolism studies with algin and gelatin. U.S. Fish and Wildlife Serv. Res. Rep. **4**, 1 (1942). — NISSLER: Die Wirkung von intravenös zugeführtem menschlichem Serum auf die Stickstoffbilanz des Säuglings. Mschr. Kinderheilk. **98**, 116 (1950). — NITSCHKE, A.: Physiologie und Pathologie der Ernährung des Säuglings. In LANG-SCHOEN, Die Ernährung, S. 327. Berlin-Göttingen-Heidelberg 1952. — NOBLE, R. L.: Physiology of adrenal cortex in G. PINCUS and K. V. THIMANN, The hormones. Physiology, Chemistry and Applications, vol. III, p. 685. 1955. — NÖCKER, J.: Stoffwechseluntersuchungen bei ausgedehnter Dünndarmresektion. Dtsch. Z. Verdau.- u. Stoffwechselkr. **10**, 71 (1950). ~ Verhalten der spezifisch-dynamischen Wirkung der Eiweißkörper bei körperlicher Arbeit. Verh. dtsch. Ges. inn. Med. **58**, 463 (1952). ~ Energiestoffwechsel und Ernährung bei körperlicher Leistung. II. Mitt. Dtsch. Z. Verdau.- u. Stoffwechselkr. **14**, 145 (1954). — NONNENBRUCH, W.: Pathologie und Pharmakologie des Wasserhaushalts. In Handbuch der normalen und pathologischen Physiologie, Bd. 17, S. 223. Berlin 1926. ~ Krankheiten des Kreislaufs. I. Allgemeine Physiologie und Pathologie des Kreislaufs. In Lehrbuch der inneren Medizin, 5. Aufl., Bd. I, S. 331. 1942. — NOORDEN, C. v.: Handbuch der Physiologie und Pathologie des Stoffwechsels. Berlin 1908. ~ Die Fettsucht, 2. Aufl. Wien u. Leipzig: Hölder 1910. ~ Fettsucht. In NOTHNAGELS Handbuch der speziellen Pathologie und Therapie, Bd. VII/1. Wien 1910. ~ Handbuch der Ernährungslehre. Berlin 1920. ~ Alte und neuzeitliche Ernährungsfragen. Berlin 1931. — NOORDEN, C. v., u. S. ISAAC: Die Zuckerkrankheit und ihre Behandlung, 8. Aufl. Berlin: Springer 1927. — NOORDEN, C. v., u. K. SALOMON: Allgemeine Diätik. In Handbuch der Ernährungslehre. Berlin 1920. — NORD, F., and H. J. DEUEL: Animal calorimetry. The specific dynamic action of glycine given orally and intravenously to normal and to adrenalectomized dogs. J. biol. Chem. **80**, 115 (1928). — NORRIS, F. A., and K. F. MATTIL: A vew approach to the glyceride structure of natural fats. J. Amer. Oil chem. Soc. **24**, 274 (1947). — NOTHDURFT, H.: Über Ernährung und motorische Aktivität. II. Mitt. Über eine spezifisch-motorische Wirkung der Nahrung. Pflügers Arch. ges. Physiol. **242**, 700 (1939). — NOTHDURFT, H., u. H. E. EISENBEISSER: Über Ernährung und motorische Aktivität. III. Mitt. Pflügers Arch. ges. Physiol. **248**, 21 (1944). — NOTHDURFT, H., u. W. FASSBENDER: Über Ernährung und motorische Aktivität. Pflügers Arch. ges. Physiol. **250**, 474 (1948). — NOTHHAAS, R.: Einfluß von Phosphat- und Kreatinzufuhr auf die körperliche Leistungsfähigkeit. Med. Klin. **1932I**, 297. — NOVELLI, G. D., and F. LIPMAN: Bacterial conversion of pantothenic acid into coenzyme A (acetylation) and its relation to pyruvic oxidation. Arch. Biochem. **14**, 23 (1947). ~ The involvement of coenzyme A in acetate oxidation in yeast. J. biol. Chem. **171**, 833 (1947). — NYDICK, I., P. RUEGSEGGER, F. WRÓBLEWSKI and J. S. LA DUE: Variations in serum glutamic oxalacetic transaminase activity in experimental and clinical coronary insufficiency, pericarditis, and pulmonary infarction. Circulation **15**, 324 (1955). — NYMAN, E.: Hypo- und Hyperkaliämie. Svenska Läk.-Tidn. **1957**, 27. — NYROP, E.: Ernährung und Zahnkaries. Leipzig 1943.

OBERDISSE, K.: Über den Entstehungsorganismus der spezifisch-dynamischen Eiweißwirkung. Z. ges. exp. Med. **108**, 81 (1940). — OBERDISSE, K., u. A. FLECKENSTEIN: Der Einfluß der Kriegsernährung auf den Diabetes mellitus. Dtsch. med. Wschr. **1942**, 717. — OBERNDORFER, K.: Pathologisch-anatomische Erfahrungen über innere Krankheiten im Felde. Münch. med. Wschr. **1918**, 1154. ~ Die anatomischen Grundlagen der Angina pectoris. Münch. med. Wschr. **1925**, 1495. — O'BRIEN, F. S., D. A. TURNER, E. M. WATSON and J. H. GEDDES: A study of carbohydrate and fat absorption from the normal and diseased intestine in man. II. Changes in the serum lipids in man after the ingestion of butter fat with and without tween 80 (Sorlate). Gastroenterology **20**, 294 (1952). — O'BRIEN, J. R.: Effect of a meal of eggs and different fats on blood coagulation. Lancet **1956 II**, 232. ~ Fat ingestion, blood coagulation and atherosclerosis. Amer. J. med. Sci. **237**, 373 (1957). ~ Blood coagulation before and after a fatty meal. Lancet **1958 I**, 410. — O'Brien, J. R.: Relation of blood-coagulation to lipaemia. Lancet **1955 II**, 690. ~ The similarity of the action of phosphatidylethanolamine and platelets in blood coagulation. J. clin. Path. **9**, 47 (1956). ~ Some postprandial effects of eating various phospholipids and triglycerides. Lancet **1957 I**, 1213. — Odell, L. D., and W. F. Mengert: The overweight obstetric patient. J. Amer. med. Ass. **128**, 87 (1945). — Oeder, G.: Über die Brauchbarkeit der proportionellen Körperlänge als Maßstab für die Berechnung des Körpergewichts erwachsener Menschen bei normalem Ernährungszustand. Med. Klin. **1**, 461 (1909). — Oehme, C.: Hypophysenbestrahlung bei Basedowscher Krankheit. Verh. dtsch. Ges. inn. Med. **46**, 275 (1934). ~ Zur Beurteilung antithyreoidaler Wirkungen, insbesondere des Glykokolls. Dtsch. med. Wschr. **1937**, 1573. — Oehme, C. u. M., u. H. Wassermeyer: Über Gesetzmäßigkeiten des Mineralstoffwechsels. Dtsch. Arch. klin. Med. **154**, 107 (1927). — Oertel, M. J.: Allgemeine Therapie der Kreislaufstörungen, S. 147. Leipzig 1891. — Oester, Y. T., O. F. Davis and B. Friedman: Experimental arteriopathy. Amer. J. Path. **31**, 717 (1955). — Offerijns, F. G. J., D. Westerink and A. F. Willebrands: Investigations in vitro about the relation between potassium deficiency, muscular paralysis and insulin. Ned. T. Geneesk. **1957**, 1481. — Ogata, K., N. Nasu, K. Harada and M. Kamoto: Influence of a large amount of sodium chloride ingestion on the basal metabolism and on resistance to cold and frost-bite. Jap. J. Physiol. **2**, 303 (1952). — Ohlmeyer, P., u. U. Olpp: Über organisch gebundenes Silicium im Tierkörper. Hoppe-Seylers Z. physiol. Chem. **281**, 203 (1944). — Ohlson, M. A., W. D. Brewer, L. Jackson, P. P. Swanson, P. H. Roberts, M. Mangel, R. M. Leverton, M. Chaloupka and M. R. Gram: Intakes and retentions of nitrogen, calcium and phosphorus by 136 women between 30 and 85 years age. Fed. Proc. **11**, 775 (1952). — Oide, T.: Experimental study on the permeability of the alimentary tract to foreign protein. Jap. J. med. Sci. **9**, 1, 299 (1929). — O'Key, R.: Cholesterol content of foods. J. Amer. diet. Ass. **21**, 341 (1945). — O'Key, R., and R. E. Boyden: Variation in the lipid content of the blood in relation to the menstrual cycle. J. biol. Chem. **72**, 261 (1927). — O'Key, R., and M. M. Lyman: Food intake and estrogenic hormone effects on serum and tissue cholesterol. J. Nutr. **60**, 65 (1956). ~ Dietary fat and cholesterol metabolism. I. Comparative effects of coconut and cottonseed oils at three levels of intake. J. Nutr. **61**, 523 (1957). — Oldham, H. G.: The effect of heat on the availability of the iron of beaf muscle. J. Nutr. **22**, 197 (1941). — Oldham, H. G., and F. W. Schlutz: The effect of different levels of vitamin B_1 and iron on the retention of iron and the fat content of normal young rats. J. Nutr. **19**, 569 (1940). — Oliver, M. F., and G. S. Boyd: Lipids in coronary artery disease. Brit. Heart J. **15**, 4 (1953). ~ Changes in the plasma lipids during the menstrual cycle. Clin. Sci. **12**, 217 (1953). ~ The effect of estrogens on the plasma lipids in coronary artery disease. Amer. Heart J. **47**, 348 (1954). ~ The influence of the sex hormones on the circulating lipids and lipoproteins in coronary sclerosis. Circulation **13**, 82 (1956). ~ Endocrine aspects of coronary sclerosis. Lancet **1956 II**, 1273. ~ The influence of triiodothyroacetic acid on the circulating lipids and lipoproteins in euthyroid men with coronary disease. Lancet **1957 I**, 124. ~ Effect of phenylethylacetic acid and its amide (hyposterol) on the circulating lipids and lipoproteins in man. Lancet **1957 II**, 829. — Ontko, J. A., R. E. Wuthier and P. H. Phillips: The effect of increased dietary fat upon the protein requirement of the growing dog. J. Nutr. **62**, 163 (1957). — Ophüls, W.: A statistical survey of 300 autopsies. Stanford University Press 1926. — Opitz, E.: Energieumsatz des Gehirns in situ unter aeroben und anaeroben Bedingungen. 3. Mosbacher Kolloquium **1952**, 66. — Oppel, T. W.: Studies of biotin metabolism in man. J. clin. Invest. **21**, 630 (1942). — Oppenheimer, E., and M. Bruger: The effect of cortisone and ACTH on experimental cholesterol atherosclerosis in rabbits. Circulation **6**, 470 (1952). — Orent-Keiles, E.: The rôle of boron in the diet of the rat. Proc. Soc. exp. Biol. (N.Y.) **44**, 199 (1940). — Oginsky, E. L.: Vitamin B_{12} and methionine formation. Arch. Biochem. **26**, 327 (1950). — Orla-Jensen, S., E. Ohlsen and T. Geill: Senility and intestinal flora. A reexamination of Metchnikoffs hypothesis. J. Geront. **4**, 5 (1949). — Orma, E. J.: Effect of physical activity on atherogenesis. An experimental study in cockerels. Acta physiol. scand. **41**, 142 (1957). — Orr, J. B.: Milk consumption and the growth of schoolchildren. Lancet **1928 I**, 202. ~ Food, health and income. London 1937. — Orr, W. J., L. E. Holt, L. Wilkins and F. H. Boone: The relation of calcium and phosphorus in the diet to the absorption of these elements from the intestine. Amer. J. Dis. Child. **28**, 574 (1924). — Orr, J. B., and D. Leitch: The determination of the caloric requirements of man. Nutr. Abstr. Rev. **7**, 509 (1937). — Orten, J. M., A. H. Smith and L. B. Mendel: Relation of calcium and of iron to the erythrocyte and hemoglobin content of the blood of rats consuming a mineral deficient ration. J. Nutr. **12**, 373 (1936). — Osborne, Th. B., and L. B. Mendel: The comparative nutritive value of certain proteins in growth and the problem of protein minimum. J. biol. Chem. **20**, 351 (1915). ~ A quantitative comparison of casein, lactalbumin, and edestin for growth or maintenance. J. biol. Chem. **26**, 1 (1916). ~ Growth on diets poor in true fats. J. biol. Chem. **45**, 145 (1920). ~ A critique of experiments with diets free from fat-soluble vitamine. J. biol. Chem. **45**, 277 (1920/21). ~ The relation of the rate of growth to diet. J. biol. Chem. **69**, 661 (1926). — OSBORNE, TH. B., L. B. MENDEL u. E. L. FERRY: Nährwert des Hefeeiweißes. J. biol. Chem. **38**, 223 (1919). — OSBORNE, TH. B., L. B. MENDEL, E. A. PARK and M. C. WINTERNITZ: Physiological effects of diets unusually rich in protein or inorganic salts. J. biol. Chem. **71**, 317 (1927). — OTT, H.: Bluthochdruck und subarktisches Klima. Gefangenschaftsbeobachtungen in Workuta. Medizinische **1957**, 872. — OTTER, G. DEN: The postoperative nitrogenbalance in surgical patients. Arch. chir. neerl. **7**, 227 (1955). — OUTHOUSE. J., H, BREITER, E. RUTHERFORD, J. DWIGHT, R. MILLIS and W. ARMSTRONG: The calcium requirement of man: Balance studies on seven adults. J. Nutr. **21**, 565 (1941). — OVERZIER, C.: Fettansatz trotz Unterernährung. Ärztl. Wschr. **1948**, 135. — OWEN, E. C.: The calcium requirement of older male subjects. Biochem. J. **33**, 22 (1939). — OWEN, E. C., J. T. IRVING and A. LYALL: The calcium requirements of older male subjects, with special reference to the genesis of senile osteoporosis. Acta med. scand. **103**, 235 (1940). — OXENIUS, K.: Schädigung durch fettreiche Frauenmilch. Ärztl. Wschr. **3**, 185 (1948). — OYE, E. VAN, et P. CHARLES: Contribution à l'étude de la fonction hépatique chez le noir Africain. VI. La cholestérolémie. Ann. Soc. belge Méd. trop. **32**, 297 (1952). — OZAKI, J.: Über den relativen Nährwert der synthetischen Fette. Biochem. Z. **177**, 156 (1926). ~ Über den relativen Nährwert der Fette. II. Mitt. Biochem. Z. **189**, 233 (1927). ~ Über den Nährwert der Fette. III. Mitt. Biochem. Z. **192**, 428 (1928).

PAGÉ, E., and L. M. BABINEAU: The effects of diet and cold on body composition and fat distribution in the white rat. Canad. J. med. Sci. **31**, 22 (1953). — PAGE, J. H.: Arteriosclerosis and lipid metabolism. Biol. Symp. **11**, 43 (1945). — PAGE, J. H., and W. G. BERNHARD: Cholesterol induced atherosclerosis. Its prevention in rabbits by feeding organic iodine compound. Arch. Path. (Chicago) **19**, 530 (1935). — PAGE, J. H., and H. B. BROWN: Induced hypercholesterolemia and atherogenesis. Circulation **6**, 681 (1952). — PAGE, J. H., and A. C. CORCORAN: Arterial hypertension, 2. edit. Chicago: 1949. — PAGE, J. H., E. KIRK, W. H. LEWIS, W. R. THOMPSON and D. D. VAN SLYKE: Plasma lipids of normal men at different ages. J. biol. Chem. **111**, 613 (1935). — PAGE, J. H., E. KIRK and D. D. VAN SLYKE: Plasma lipids in chronic hemorrhagic nephritis. J. clin. Invest. **15**, 101 (1936). — PAGE, J. H., L. A. LEWIS and J. GILBERT: Plasma lipids and proteins and their relationship to coronary disease among Navajo Indians. Circulation **13**, 675 (1956). — PAGE, J. H., F. J. STARE, A. C. CORCORAN, H. POLLAK and CH. F. WILKINSON jr.: Atherosclerosis and the fat content of the diet. Circulation **16**, 163 (1957). — PAGET, M.: Quelques aspects de la biochimie du cholestérol. Ann. Biol. clin. **15**, 127 (1957). — PAINTER, E. P.: Some relationships between fat acid composition and the iodine number of linseed oil. Oil and Soap **21**, 343 (1944). — PAINTER, E. P., and L. L. NESBITT: Thiocyanogen absorption of linseed oils. Thiocyanogen absorption of linoleic and linolenic acids and the composition of linseed oils. Ind. Engng. Chem., analyt. Edit. **15**, 123 (1943). ~ Fat acid composition of linseed oil from different varieties of flaxseed. Oil and Soap **20**, 208 (1943). — PALLADIN, A.: Zur Kenntnis der Rolle des Ammoniaks bei den Pflanzenfressern. Pflügers Arch. ges. Physiol. **204**, 150 (1924). — PALMER, W. L.: Psyche, soma and the steroids. Amer. J. Med. **10**, 275 (1951).— PANOS, TH. C., and J. C. FINERTY: Effects of a fat-free diet on growing female rats, with special reference to the endocrine system. J. Nutr. **49**, 397 (1953). — PANOS, TH. C., and J. C. FINERTY: Effects of a fat-free diet on growing male rats with special reference to the endocrine system. J. Nutr. **54**, 315 (1954). ~ Effect of hyperthyroidism and hypothyreoidism on young fat-deficient male rats. J. clin. Endocr. **14**, 802 (1954). — PANOS, TH. C., J. C. FINERTY, G. F. KLEIN and R. L. WALL: Metabolic studies in fat deficiency. In SINCLAIR: Essenstial fatty acids. 4th Internat. Conf. on Biochem. Problems of Lipids, p. 205. London 1958. — PAPACHARALAMPOUS, N., u. H. U. ZOLLINGER: Morphologie und Pathogenese des subtotalen und totalen Coronarverschlusses. Schweiz. med. Wschr. **1953**, 859. — PAPENDICK, KL.: Spurenelemente und Mangelkrankheiten. Beih. z. Arch. f. Tierernährung, H. 6. Berlin 1955. — PARADE, G. W., u. P. BOCKEL: Angina pectoris und Herzinfarkt. Stuttgart 1954. — PARMEGGIANI, L., e C. SASSI: Il lavoro faticoso nei cantieri minerari a clima caldo-umido. Nota seconda. Il bilancio dei cloruri. Med. d. Lavoro **46**, 369 (1955). — PARMEGGIANI, L., C. SASSI e C. CROCE: Il lavoro faticoso nei cantieri minerari a clima caldo-umido. Nota terza. Il comportamento degli elettroliti fondamentali: sodio, potassio e cloro. Med. d. Lavoro **46**, 386 (1955). — PARRISH, D. B., E. R. SHIMER and J. S. HUGHES: Growth and food preference of rats fed a lactose-dried milk ration containing butter fat or corn oil. J. Nutr. **31**, 321 (1946). — PARSON jr., W. B., and J. H. FLINN: Reduction in elevated blood cholesterol levels by large doses of nicotinic acid. Preliminary report. J. Amer. med. Ass. **165**, 234 (1957). — PARSONET, A. E., and A. S. HYMANS: Applied electrocardiography. New York 1928. — PARTRIDGE, M.: Pre-frontal leucotomy. Oxford 1950. — PASSMORE, R., A. P. MEIKLEJOHN, A. D. DEWAR and R. K. THOW: An analysis of the gain in weight of overfed thirty young men. Brit. J. Nutr. **9**, 27 (1955). — PATERNI, L., C. CANALI u. N. LIVIA: Experimentelle Leberschädigung bei Ratten bei Mangel an lipotropen Stoffen und Eiweiß-Cystin sowie bei gleichzeitigen Gaben von Tocopherol. Sperimentale **102**, 202 (1952). — PATERSON, J. C.: Factors in the production of coronary artery disease. Circulation **6**, 732 (1952). — PATERSON, J. C., R. CORNISH and E. C. ARMSTRONG: The serum lipids in human atherosclerosis. An interimreport. Circulation **13**, 224 (1956). — PATTERSON, J. B. E.: Cobalt and sheep diseases. Nature (Lond.) **140**, 363 (1937). — PATWARDHAN, V. N., and N. G. NHAVI: The absorption of phosphates from the intestine. Biochem. J. **33**, 663 (1939). — PATZER, H.: Cerebrale Fettsucht im Kindesalter. Acta neuroveg. (Wien) **12**, 234 (1955). — PAUL, H., and C. M. MCCAY: Utilization of fats by herbivora. Arch. Biochem. **1**, 247 (1942). — PAVCEK, P. L., and G. M. SHULL: Inactivation of biotin by rancid fats. J. biol. Chem. **146**, 351 (1942). — PAYNE, T. P. B., and G. L. DUFF: Studies on the mechanism of imbibition of experimental cholesterol atherosclerosis in alloxan diabetes in the rabbit. Amer. Heart J. **38**, 460 (1949). ~ The effect of tween 80 on the serum lipids and the tissues of cholesterol-fed rabbits. Arch. Path. (Chicago) **51**, 379 (1951). — PAZUREK, ST.: Kariesanstieg und Fluorprophylaxe. Zahnärzt. Mitt. 384 (1955). — PEARCE, M. L., E. V. NEWMAN and M. R. BIRMINGHAM: Some postural adjustments of salt and water excretion. J. clin. Invest. **33**, 1089 (1954). — PEARCY, M., S. ROBINSON, D. I. MILLER, J. T. THOMAS jr. and J. DEBROTA: Effects of dehydration, salt depletion and pitressin on sweat rate and urine flow. J. appl. Physiol. 8, 621 (1956). — PEARSON, O. H., and L. P. ELIEL: Postoperative alkalosis and potassium deficiency. J. clin. Invest. **28**, 803 (1949). — PEARSON, P. B.: High levels of dietary potassium and magnesium and growth of rats. Amer. J. Physiol. **153**, 432 (1948). — PEARSON, P. B., and F. PANZER: Effect of fat in the diet of rats on their growth and their excretion of amino acids. J. Nutr. **38**, 257 (1949). — PECORA, L. J., and J. M. HUNDLEY: Nutritional improvement of white polished rice by the addition of lysine and threonine. J. Nutr. **44**, 101 (1951). — PEDEN jr., J. C., M. D. PAREIRA, L. BOND and J. S. RILEY: Comparative utilization of intravenous fructose and invert sugar. Gastroenterology **30**, 804 (1956). — PEDERSEN, u. SCHMIDT-NIELSEN: Exp. undersögelser vor fosforstofskiftet i menneshelige taender og anvendelese af radioaktiveret fosfors om indikator. Tandlaegebladet **4**, 396 (1941). — PEDERSEN, J.: Experimental rakitis hos svin. Belydningen of foderets indhold of fytin og fytase. Nutr. Abstr. Rev. **17**, 694 (1947/48). — PEDERSEN, J. G. A.: Experimental rakitis hos svin. 193 beretning fra landøkonomisk forsøgslaboratorium. Kopenhagen 1940. — PEDERSEN, P. W.: Ernährung und Zahnkaries primitiver und urbanisierter Grönländer. Verh. dtsch. Ges. inn. Med. **51**, 661 (1939). — Pektine. Die ernährungsphysiologische Bedeutung einiger gelbildender Stoffe pflanzlicher Herkunft. Literaturbericht 1957. Manuskript. — PELTONEN, L., and M. J. KARVONEN: Effects of dietary cholesterol, dietary fat, and exercise on mouse plasma cholesterol. Ann. Med. exp. Fenn. **34**, 246 (1956). — PÉREZ-CASTRO, E.: Die klinischen, chemischen und morphologischen Folgen des Kochsalzmangels im Blut. Dtsch. med. Wschr. **1937 I**, 743. ~ Kalknephrose bei Pförtner- oder Duodenalstenose. Beitr. path. Anat. **99**, 107 (1937). — PERLA, D., M. SANDBERG and O. M. HOLLY: Interdependence of vitamin B_1 and manganese. 2. Manganese, copper, iron metabolism in B_1 deficient rats. Proc. Soc. exp. Biol. (N.Y.) **41**, 552 (1939); **42**, 368, 371 (1939). — PERRY, J. W., E. W. TOWNSEND and P. B. ROEN: Analytic comparison of cholesterol, phospholipids and ratios. Circulation **6**, 476 (1952). — PERRY, S. M., and S. L. ROSENBAUM: Hypopotassemia in untreated diabetic coma. New Engl. J. Med. **245**, 847 (1951). — PERSKY, H., R. R. GRINKER, D. A. HAMBURG, M. A. SABSHIN, H. BASOWITZ and J. A. CHEVALIER: Adrenal cortical function in anxious human subjects. Plasma level and urinary excretion of hydrocortisone. Arch. Neurol. Psychiat. (Chicago) **76**, 549 (1956). — PETERS, J. P., and D. D. VAN SLYKE: Quantitative clinical chemistry, 1, p. 422 and 534. Baltimore 1946. — PETERSON, C. A., and G. G. CAYLER: Water intoxication. Report of a fatality following a barium enema. Amer. J. Roentgenol. **77**, 69 (1957). — PETERSON, D. W., E. A. SHNEOUR, N. F. PEEK and H. W. GAFFEY: Dietary constituents affecting plasma and liver cholesterol in cholesterolfed chicks. J. Nutr. **50**, 191 (1953). — PETTENKOFER, V. M., u. C. VOIT: Über die Zersetzungsvorgänge im Tierkörper bei Fütterung mit Fleisch. Z. Biol. **7**, 433 (1871). — PETUELY, F.: Über die Darm- flora des gesunden und kranken Säuglings. Mschr. Kinderheilk. **104**, 155 (1956). ~ Über das Bifidus-Problem. Münch. med. Wschr. **1956**, 263, 304. ~ Bifidusflora bei Flaschenkindern durch bifidogene Substanzen (Bifidusfaktor). Z. Kinderheilk. **79**, 174 (1957) ~ Über die quantitative Erfassung des Lb. bifidus im Stuhl von Säuglingen. Z. Kinderheilk **79**, 180 (1957). — PEUCKER, H.: Über einen neuen Fall von congenitalem Defekt der Schilddrüse mit vorhandenem „Epithel-Körperchen". Z. Heilk. **20**, 341 (1899). — PFEFFER, K. H., u. H. J. STAUDINGER: Über die Ausscheidung von Corticoiden im Urin unter normalen und pathologischen Bedingungen. III. Mitt. Die Corticoid-Ausscheidung im Urin bei verschiedenem Kochsalzgehalt der Nahrung. Klin. Wschr. **1952**, 307. — PFLOMM, E.: Chirurgische Erfahrungen aus Süd-China. Münch. med. Wschr. **1934 II**, 1500. — PFLÜGER, E.: Die Quelle der Muskelkraft. Pflügers Arch. ges. Physiol. **50**, 98 (1891). — PHANSALKAR, S. V., and

V. N. Patwardhan: Utilization of animal and vegetable proteins: urinary nitrogen excretion in absorptive and early post-absorptive phases. Indian J. med. Res. **43**, 265 (1955). — *Physiopathologie du potassium*, Paris 14—18 juin 1954. (Colloques Internat. du Centre Nat. de la Recherche Scient. Nr 51.) Paris: Centre Nat. de la Rech. Scient. 1954. — Pick, R., S. Rodbard, J. Stamler and L. N. Katz: Influence of gonadectomy on cholesterol-Induced aorta and coronary atherogenesis in young chicks. Circulation **6**, 476 (1952). — Pick, R., J. Stamler, L. N. Katz, P. Johnson and D. Friedman: Susceptibility of the ovariectomized hen to cholesterol-iduced coronary atherogenesis. Circulat. Res. **5**, 515 (1957). — Pick, R., J. Stamler, S. Rodbard and L. N. Katz: Estrogen-induced regression of coronary atherosclerosis in cholesterol-fed chicks. Circulation **6**, 858 (1952). — Pick, R., J. Stamler, S. Rodbard and L. N. Katz: The inhibition of coronary atherosclerosis by estrogens in cholesterol-fed chicks. Circulation **6**, 276 (1952). — Pierach, A., u. K. Siedow: Klinik der peripheren Arteriosklerose. Nauheimer Fortbild.lehrg. **23**, 56 (1958). — Pierce, F. T.: The relationship of serum lipoproteins to atherosclerosis in the cholesterol-fed alloxanized rabbit. Circulation **5**, 401 (1952). — Pierce, F. T., and J. W. Gofman: Lipoproteins, liver disease, and atherosclerosis. Circulation **4**, 25 (1951). ~ The effect of carbon tetrachloride poisoning on serum lipoproteins associated with atherosclerosis. Circulation **4**, 29 (1951). — Pihl, A.: Cholesterol studies. I. The cholesterol content of foods. Scand. J. clin. Lab. Invest. **4**, 115 (1952). ~ Cholesterol studies. II. Dietary cholesterol and atherosclerosis. Scand. J. clin. Lab. Invest. **4**, 122 (1952). — Pikaar, N. A., F. E. Revers and J. K. C. Rijsbosch: Composition of the fatty acids of the human blood-serum after loading with emulsions of different types of fat. In Sinclair, Essential fatty acids. 4th Internat. Conf. on Biochem. Problems of Lipids, p. 101. London 1958. — Pilgeram, L. O.: Deficiencies in the lipoprotein lipase system in atherosclerosis. J. Geront. **13**, 32 (1958). — Pincus, G., and K. V. Thimann: The hormones. Physiology, chemistry and applications, Vol. 3. New York 1955.— Piper, J., u. L. Orrild: Familaer essentiel hypercholesterolaemi og xanthomatose. Ugeskr. Laeg. **117**, 1397 (1955). — Plancherel, P., u. S. Moeschlin: Über die Verträglichkeit der Fruktose bei Diabetes mellitus. Schweiz. med. Wschr. **84**, 28 (1954). — Plattner, H. C.: Le métabolisme du potassium et ses perturbations. Paris 1954. — Plaut, R.: Gaswechseluntersuchungen bei Fettsucht und Hypophysenerkrankungen. Dtsch. Arch. klin. Med. **139**, 285 (1922). — Pletscher, A.: Die Fruktose. Biologie und Wirkung auf den Aethylalkoholstoffwechsel. Helv. med. Acta **20**, 100 (1953). — Pletscher, A., H. Bernstein u. H. Staub: Die Beschleunigung des oxydativen Alkoholabbaues durch Fruktose. Helv. physiol. pharmacol. Acta **10**, 74 (1952). — Pletscher, A., H. Fahrländer u. H. Staub: Fruktoseumsatz bei Gesunden, Diabetikern und Leberkranken. Helv. physiol. pharmacol. Acta **9**, 46 (1951). ~ Zum Kohlenhydratstoffwechsel. Helv. physiol. pharmacol. Acta **9**, 46 (1951). — Pletscher, A., u. W. Hess: Fruktoseumsatz bei normalen und pankreatektomierten Hunden. Helv. physiol. pharmacol. Acta **9**, 338 (1951). — Pletscher, A., u. H. Renschler: Intermediäre Brenztraubensäurebildung aus Fruktose und Glukose bei Gesunden, Hepatitis und Alkoholwirkung. Helv. physiol. pharmacol. Acta **13**, 25 (1955). — Plötner, K.: Renale Eisenausscheidung bei Eisenmangelanämien nach intravenöser Eisenbelastung. 5. Europ. Hämatologen-Kongr. 1956, 164 — Plötner, K., u. H. Petzel: Höhe der renalen Eisenausscheidung und Kritik der Harneisenbestimmung. Klin. Wschr. **1954**, 821. — Plotz, M.: Fat metabolism and arterial disease. Cardiologia (Basel) **21**, 365 (1952). — Poindexter, C. A., and M. Bruger: Cholesterol content of blood in heart disease. Arch. intern. Med. **61**, H. 4 (1938). — Polacek, E.: Maximal loss of sodium and chlorides in experimental dehydration. Čas. Lék. čes. **1956**, 1351. — Politzer, W. M., and A. King: The effect of heat stress on mine workers with regard to loss of water and electrolytes. S. Afr. J. med. Sci. **19**, 155 (1954). — Pollak, O. J.: Successful prevention of experimental hypercholesteremia and cholesterol atherosclerosis in the rabbit. Circulation **7**, 696 (1953). ~ Reduction of blood cholesterol in man. Circulation **7**, 702 (1953). — Polonovski, M., S. Briskas u. P. Gonnard: Hyperglykämie nach Gaben von Tyrosin und Methionin bei der Ratte. C. R. Soc. Biol. (Paris) **144**, 837 (1950). — Polvogt, L. M., E. V. McCollum u. N. Simmonds: Erzeugung von Nierenschädigung bei Ratten durch eine nur durch Übermaß von Eiweiß fehlerhafte Kost. Bull. Johns Hopk. Hosp. **34**, 168 (1923)). — Pomeranze, J., L. J. Boyd and A. A. Goldbloom: Clinical studies in geriatrics. I. Serum lipid partitions. Arch. intern. Med. **91**, 740 (1953). — Pomeranze, J., and H. G. Kunkel: Serum lipids and atherosclerosis in diabetes mellitus. Circulation **2**, 474 (1950). — Pomeranze, J., and R. J. Lucarello: Tocopherol response curves and fat absorption. J. Lab. clin. Med. **42**, 700 (1953). — Pommerenke, W. T., H. B. Slavin, D. H. Karcher and G. H. Whipple: Die Regeneration von Plasmaprotein durch die Wirkung einer bestimmten Nahrung. J. exp. Med. **61**, 247, 261 (1935). — Pompeo do Amaral, F.: Die umstrittene Frage des Grundumsatzes des Menschen in den Tropen. Rev. Med. Cir. S. Paulo **16**, 235 (1956). — Poole, J. C. F.: The significance of chylomicra in blood coagulation. Brit. J. Haemat. **1**, 229 (1955). ~ The effect of certain fatty acids on the coagulation of plasma in vitro. Brit. J. exp. Path. **36**, 248 (1955). — Poole, J.

C. F., and D. S. ROBINSON: A comparison of the effects of certain phosphatides and of the chylomicra on plasma coagulation in the presence of Russel' viper venom. Quart. J. exp. Physiol. **41**, 31 (1956). — POPE, A. E., P. H. PHILLIPS and G. BOHSTEDT: The effect of cobalt on growth and certain blood constituents. J. anim. Sci. **6**, 334 (1947). — POPPELREUTER, W.: Selbstbeobachtungen über die Wirkung jahrelanger Phosphatzufuhr. Arbeitsphysiologie **3**, 605 (1930). — PORT, M., A. KATZ, E. HELLMAN and C. D. ENSELBERG: The heparin treatment of angina pectoris. Amer. Heart J. **45**, 769 (1953). — PORTMAN, O. W., D. M. HEGSTED, F. J. STARE, D. BRUNO, R. MURPHY and L. SINISTERRA: Effect of the level and type of dietary fat on the metabolism of cholesterol and beta lipoproteins in the cebus monkey. J. exp. Med. **104**, 817 (1956). — PORTMAN, O. W.: Effect of diet low in organic sulfur on metabolism of cholesterol-C^{14} in the rat. Amer. J. Physiol. **186**, 403 (1956). — PORTMAN, O. W., E. Y. LAWRY and D. BRUNO: Effect of dietary carbohydrate on experimentally induced hypercholesteremia and hyperbetalipoproteinemia in rats. Proc. Soc. exp. Biol. (N. Y.) **91**, 321 (1956). — PORTMAN, O. W., F. J. STARE and D. BRUNO: Level and type of dietary fat and experimental hypercholesteremia in the cebus monkey. Fed. Proc. **15**, 570 (1956). — PORTMANN, A.: Zoologie und das neue Bild des Menschen. Hamburg 1956. — POTTER, R. L., A. E. AXELROD and C. A. ELVEHJEM: The riboflavin requirement of the dog. J. Nutr. **24**, 449 (1942). — POULSSON, J. E.: The influence of the diet on the carbohydrate assimilating power of diabetes. Acta med. scand. Suppl. **123**, 1 (1941). — POUMAILLOUX, M., et H. TÉTREAU: L'hypercholestérolémic et la pathologie artérielle. I. Note préliminaire: Etude critique sur la valeur à accorder aux dosages courants et á l'expérimentation. Arch. Mal. Cœur **45**, 315 (1952). — POWELL, M.: The metabolism of tricaprylin and trilaurin. J. biol. Chem. **89**, 547 (1930). ~ The metabolism of tricaprin. J. biol. Chem. **95**, 43 (1932). — POYNER-WALL, P. and E. FINCH: Protein requirements of infants. 4. Serum protein concentrations in normal full-term infants. Arch. Dis. Childh. **25**, 129 (1950). — P. Wir vermerken hierzu. Medizinische **1957**, 138. — PRIDDLE, W. W.: Hypercholesteremia. An analysis of 529 cases and treatment of 297 by a low animal fat diet and desiccated thyroid substance. Ann. intern. Med. **35**, 836 (1951). — PRIGMORE, J. R., J. W. BOTHWELL and J. N. WILLIAMS jr.: Response of liver enzymes and other proteins to amino acid deficiency. Proc. Soc. exp. Biol. (N. Y.) **88**, 43 (1955). — PROBST, A.: Über die Ablagerung intravenös zugeführten Eisens. Tierexperimentelle Untersuchung. Schweiz. Z. allg. Path. **17**, 147 (1954). — PRODGER, S. H., and H. DENNIG: A study of the circulation in obesity. J. clin. Invest. **11**, 789 (1932). — PROSIEGEL, R., K. STUHLFAUTH u. A. ENGLHARDT-GÖLKEL: Die Wirkung von Kohlenhydraten auf den Kaliumstoffwechsel bei Gesunden und Leberkranken. Klin. Wschr. **1955**, 799. — PUDENZ, R. H., J. F. MCINTOSH and D. MCEACHERN: The role of potassium in familial periodic paralysis. J. Amer. med. Ass. **111**, 2253 (1938). — PULLMAN, TH. N., A. S. ALVING, R. J. DERN and M. LANDOWNE: The influence of dietary protein intake on specific renal functions in normal man. J. Lab. clin. Med. **44**, 320 (1954).

QUACKENBUSH, F. W., H. L. GOTTLIEB and H. STEENBOCK: Distillation of tocopherols from soybean oil. Ind. Engng. Chem. **33**, 1276 (1941). — QUACKENBUSH, F. W., F. A. KUMMEROW and H. STEENBOCK: The effectiveness of linoleic, arachidonic, and linolenic, acids in reproduction and lactation. J. Nutr. **24**, 213 (1942). — QUACKENBUSH, F. W., H. STEENBOCK, F. A. KUMMEROW and B. R. PLATZ: Linoleic acid, pyridoxine and pantothenic acid in rat dermatitis. J. Nutr. **24**, 225 (1942). — QUENTIN, K. E.: Der Fluorgehalt bayerischer Wässer. Gesdh.ing. 329 (1957). — QUERVAIN, F. DE: Die Salzgewinnung. Ciba-Z. **7**, 2557 (1956). — QUINN, M., CH. R. KLEEMANN, D. E. BASS and A. HENSCHEL: Nitrogen, water and electrolyte metabolism on protein and protein-free low-calorie diets in man. I. Water restriction. Metabolism **3**, 49 (1954).

RAAB, W.: Hormonal and neurogenic cardiovascular disorders. Advanc. Cardiol. **1**, 65 (1956). — RAAB, W., u. R. FRIEDMANN: Ernährung und Gefäßsystem. Klin. Wschr. **1936**, 1159. — RAABE, H.: „Enteritisähnliches Krankheitsbild" infolge eines mechanischen, obstipierenden Hindernisses. Med. Klin. **1946**, 354. — RABINOVITCH, J. M.: Arteriosclerosis in diabetes. Relationship between plasma cholesterol and arteriosclerosis; effects of high carbohydrate, low-caloric diet. Ann. intern. Med. **8**, 1436 (1935). ~ Clinical and other observations on Canadian Eskimos in the Eastern Arctic. Canad. med. Ass. J. **34**, 487, 637 (1936). — RADSMA, W., and G. M. STREEF: On metabolism during rest and protein-consumption in Europeans living in the tropics. Arch. néerl. Physiol. **17**, 97 (1932). — RAFFORT, D.: The nature of the foodstuffs oxidized to provide energy in muscular exercise. Amer. J. Physiol. **91**, 238 (1930). — RAFSKY, H. A., and B. NEWMAN: Cholesterol studies in the aged. J. Lab. clin. Med. **27**, 1563 (1942). — RAGAN, C., and J. BORDLEY: The accuracy of clinical measurements of arterial blood pressure. With a note on the auscultatory gap. Bull. Johns Hopk. Hosp. **69**, 504 (1941). — RAHN, H.: Die physiologische Wirkung der Gewürze. Inaug.-Diss. Gießen 1959. — RAMALINGASWANI, V., and H. M. SINCLAIR: The relation of deficiences of vitamin A and of essential fatty acids to follicular hyperkeratosis in the rat. Brit. J. Derm. **65**, 1 (1953). — RANDOIN, L.: Les quantités minima de principes nutritifs nécessaires et les rapports et équilibres alimentaires à réaliser dans les rations destinées aux adultes. Bull. Acad. Méd. (Paris), III. s. **124**, 429 (1941). — Randoin, L., P. Fournier et A. Digaud: Valeur nutritive du pain blanc et valeur nutritive du pain complet determinées au moyen d'expériences comparatives sur quatre sujets humains. Bull. Soc. Chim. biol. (Paris) **27**, 40 (1945). — Randoin, L., H. Susbielle et P. Fournier: L'absorption intestinale du calcium au cours du rachitisme expérimental du rat. C. R. Acad. Sci. (Paris) **232**, 553 (1951).— Rannie, J.: Experimental cholesterol atherosclerosis. Proc. Nutr. Soc. **15**, 61 (1956). — Ranson, S. W., C. Fisher and W. R. Ingram: Adiposity and diabetes mellitus in a monkey with hypothalamic lesions. Endocrinology **23**, 175 (1938). — Rapoport, S., K. Dodd, M. Clark and J. Syllm: Postacidotic state of infantile diarrhea; symptoms and chemical data; postacidotic hypocalcemia and associated decreases in levels of potassium, phosphorus and phosphatase in plasma. Amer. J. Dis. Child. **73**, 391 (1947). — Rasmussen: Die große Schlittenreise. Essen 1946. — Rath, C. E., W. Caton, D. E. Reid, C. A. Finch and L. Conroy: Hematological changes and iron metabolism of normal pregnancy. Surg. Gynec. Obstet. **90**, 320 (1950). — Rathburn, E. N., and N. Pace: Studies on body composition. 1. Determination of body specific gravity. J. biol. Chem. **158**, 667 (1945). — Ratner, S., R. Schoenheimer u. D. Rittenberg: J. biol. Chem. **134**, 653 (1940). — Rau 1956: Zit. nach F. Büchner 1957. — Rauen, H. M.: Über den Intermediärstoffwechsel der Fettsäuren. Z. Naturforsch. **3** b, 222 (1948). — Rausch, F.: Der Einfluß der Kriegs- und Nachkriegszeit auf den Diabetes mellitus. Ärztl. Wschr. **1947**, 681. ~ Studien mit Aminosäuren. I. Mitt. Ernährungsversuche mit Aminosäuregemischen am Menschen. Dtsch. Arch. klin. Med. **193**, 48 (1947). ~ II. Mitt. Ernährungsversuche mit Aminosäuregemischen am Menschen. Dtsch. Arch. klin. Med. **193**, 217 (1947). ~ Aktuelle Eiweiß- und Aminosäureprobleme. Fortschr. Med. **70**, H. 23/24 (1952). — Rauterberg, W.: Über die Häufigkeit der Koronarsklerose und des Myokardinfarktes in der Nachkriegszeit. Dtsch. Gesundh.-Wes. **1957**, 325 — Ray, S. N., W. C. Weir, A. L. Pope and P. H. Phillips: Untersuchungen über den Gehalt an Vitaminen der B-Gruppe im Blut von normalen und Kobaltmangelschaften. J. Nutr. **34**, 595 (1947). — Reach, F.: Über Resorption von Kohlenhydraten von der Schleimhaut des Rectums. Naunyn-Schmiedeberg's Arch. exp. Path. Pharmak. **47**, 231 (1902). — Read, J. M., and Ch. W. Barnett: New formulas for predicting basal metabolic rate from pulse rate and pulse pressure. Arch. intern. Med. **57**, 521 (1936). — Rechenberger, J.: Zur Prüfung der Ferroionenbildung im Magen. Z. ges. inn. Med. **2**, 764 (1947). ~ Der Eisenstoffwechsel beim chronischen Infekt. Dtsch. Z. Verdau.- u. Stoffwechselkr. **11**, 15 (1951). ~ Über die Altersabhängigkeit der Eisenresorption. Verh. dtsch. Ges. inn. Med. **58**, 475 (1952). ~ Die proteingebundenen Kohlenhydrate in Plasma und Serum beim Myokardinfarkt. II. Hexosen und Hexosamin der Fibrinogenfraktion und Serummucoprotein. Ärztl. Wschr. **1957**, 918. — Rechenberger, J., u. G. Hevelke: Über den Magnesiumgehalt der Aorta in Abhängigkeit vom Lebensalter. Verh. dtsch. Ges. inn. Med. **60**, 906 (1954). — Redel, J., and J. Cottet: Hypocholesteremic action of some disubstituted acetic-acid derivatives. C. R. Acad. Sci. (Paris) **236**, 2553 (1953). — Regnier, A.: Über den Einfluß diätetischer Maßnahmen auf das osmotische Gleichgewicht des Blutes beim normalen Menschen. Z. exp. Path. Ther. **18**, 139 (1916). — Rehm, P., and J. C. Winters: The effect of ferric chloride on the utilization of calcium and phosphorus in the animal body. J. Nutr. **19**, 213 (1946). — Reimann, C. K., and A. S. Minot: A method for manganese quantitation in biological material together with data on the manganese content of human blood and tissues. J. biol. Chem. **42**, 329 (1920). — Reimann, F., u. F. Fritsch: Vergleichende Untersuchungen zur therapeutischen Wirksamkeit der Eisenverbindungen bei den sekundären Anämien. Z. klin. Med. **115**, 13 (1931). ~ Experimentelle Untersuchungen über die Bedeutung des Nahrungseisens. Z. klin. Med. **120**, 16 (1932). — Rein, H.: Die Physiologie der Herz-Kranz-Gefäße. I. u. II. Mitt. Z. Biol. **92**, 101, 115 (1931). ~ Friedensjahr 1947. Göttinger Universitätsztg **2**, 1 (1947). ~ Über die Drosselungstoleranz und die kritische Drosselungsgrenze der Herz-Coronargefäße. Pflügers Arch. ges. Physiol. **253**, 205 (1951). ~ Einführung in die Physiologie des Menschen, 10. Aufl. Berlin-Göttingen-Heidelberg 1951. — Reinecke, E. P., and C. W. Turner: The effect of manganese compounds and certain other factors on the formation of thyroxine. J. biol. Chem. **161**, 613 (1945). — Reinhold, J. G., J. T. L. Nicholson and K. O. Elsom: The utilization of thiamine in the human subject; the effect of high intake of carbohydrate or of fat. J. Nutr. **28**, 51 (1944). — Reinis, Z.: Experimental arteriosclerosis. Rev. Czech. Med. **2**, 47 (1956). — Reinwein, H.: Übergewicht und Krankheitsdisposition. 16. Ärztl. Fortbildungskurs Regensburg 1956. — Reischle, G.: Über die rectale Calciumtherapie beim Säugling. Med. Mschr. **5**, 16 (1951). — Reiser, R., and J. W. Dieckert: Intestinal absorption of unhydrolysed tripalmitin. Proc. Soc. exp. Biol. (N.Y.) **92**, 649 (1956). — Reiss, M., H. Epstein u. I. Gothe: Hypophysenvorderlappen, Nebennierenrinde und Fettstoffwechsel. Z. ges. exp. Med. **101**, 69 (1937). — Reith: Over de beteekenis van de Sporenelementen (Oligoelementen) die in het voedsel en in ons organisme optreden. Voeding **3**, 4 (1941). — Remesow, I.: Weitere Untersuchungen über den Einfluß der Verfütterung aktiven Eisenoxyds auf den Stoffwechsel unter besonderer Berücksichtigung der N-Bilanz und des Verhaltens des Harnquotienten C:N. Biochem. Z. **186**, 64 (1937). — REMY, R.: Das Glykogenanlagerungsvermögen der gesunden und kranken Leber. Schweiz. med. Wschr. **1952**, 547. — REMY, R., u. E. EULER: Vergleichende Blutcalciumbestimmungen bei intravenöser, oraler und rectaler Applikation verschiedener Calciumsalze. Med. Welt **1951**, 219. ~ Zur rectalen Calcium-Resorption. Med. Klin. **1953**, 1817. — REMY, R., u. M. GERLICH: Leistungssteigerung und Kohlenhydratumsatz. Verh. dtsch. Ges. inn. Med. **58**, 466 (1952). — REMY, R., u. A. TERBRÜGGEN: Der Einfluß von Monosacchariden bei experimenteller Leberschädigung. Z. ges. inn. Med. **5**, 645 (1950). — RENOLT, A. E., A. B. HASTINGS and F. B. NESBETT: Studies on carbohydrate metabolism in rat liver slices. III. Mitt. J. biol. Chem. **209**, 687 (1954). — RHODE, E., u. PH. ELLINGER: Über die Funktion der Nierennerven. Zbl. Physiol. **27**, 12 (1913). — RIABUSCHINSKY, N. P.: Einfluß der Darreichung von Phosphaten per os auf die Arbeitsfähigkeit und den Gaswechsel. Z. ges. exp. Med. **72**, 20 (1930). — RIBBERT, H.: Über die Genese der arteriosklerotischen Veränderungen der Intima. Verh. dtsch. path. Ges. **8**, 168 (1904). — RICE, C. O., B. ORR and J. ENQUIST: Parenteral nutrition in the surgical patient as provided from glucose, amino acids and alcohol. The role played by alcohol. Ann. Surg. **131**, 289 (1950). — RICE, C. O., J. H. STRICKLER and P. D. ERWIN: Parenteral nutrition with a solution containing one thousand calories per liter. Arch. Surg. (Chicago) **64**, 20 (1952). — RICHARDSON, H. B., and E. H. MASON: Clinical calorimetry. XXXIII. The effect of fasting in diabetes as compared with a diet designed to replace the food stuffs oxidized during a fast. J. biol. Chem. **57**, 587 (1923). — RICHARDSON, L. R., A. G. HOGAN and K. F. ITSCHNER: Vitamin B_6, pantothenic acid, and the unsaturated fatty acids as they affect dermatitis in rats. Univ. Missouri agr. Exp. Stat. Res. Bull. 333 (1941). — RICHET, P.: La mort par la soif. Presse méd. **1947**, 597. — RICHTER, C. P.: The nutritional value of some common carbohydrates, fats and proteins studied in rats by single food choice method. Amer. J. Physiol. **133**, 29 (1941). — RICHTER, C. P., and K. H. CHISBY: Graying of hair produced by ingestion of phenylthiocarbamide. Proc. Soc. exp. Biol. (N. Y.) **48**, 684 (1941). ~ Toxic effects of bitter-tasting phenylthiocarbamide. Arch. Path. (Chicago) **33**, 46 (1942). — RICHTER, P. F.: Über Diabetes im Kriege. Verh. dtsch. Ges. Verdau.- u. Stoffwechselkr. 121 (1920). — RICKES, E. L.: Crystalline Vitamin B_{12}. Science **107**, 296 (1948). ~ Vitamin B_{12}, a cobalt complex. Science **108**, 134 (1948). ~ Vitamin B_{12}. IV. Further characterization of vitamin B_{12}. J. Amer. chem. Soc. **71**, 1854 (1949). — RICKES, E. L., P. J. KOCH and T. R. WOOD: Additional observations on the rate of growth of lactobacillus casei. J. biol. Chem. **178**, 103 (1949). — RIECKEHOFF, J. G., R. T. HOLMAN and G. O. BURR: Polyethenoid fatty acid metabolism. Effect of dietary fat on polyethenoid fatty acids of rat tissues. Arch. Biochem. **20**, 331 (1949). — RIEDLIN, G.: Das Kochsalz als Gewürz und Krankheitsursache und seine Beziehungen zur Kultur. Ein Beitrag zur Lösung der Salzfrage. Freiburg i. Br. 1924. — Riegel, C.: Stress and the vascular system. The chemistry of vascular deterioration. Geriatrics **10**, 523 (1955). — RIENDBEAU, R. P., B. E. WELCH, C. E. CRISP, L. V. CROWLEY, P. E. GRIFFIN and J. E. BROCKETT: The relationships of body fat to motor fitness test scores. U.S. Army Medical Nutrit. Laboratory, Rep. No 209, 1957. — RIES, W.: Beiträge zum Problem der Fettsucht. II. Die Hauttemperaturen bei weiblichen Adipösen. Dtsch. Z. Verdau.- u. Stoffwechselkr. **17**, 11 (1957). — RIESEN, W. H., E. J. HERBST, C. WALLIKER and C. A. ELVEHJEM: The effect of restricted caloric intake on the longevity of rats. Amer. J. Physiol. **148**, 614 (1947). — RIESEN, W. H., B. S. SCHWEIGERT and C. A. ELVEHJEM: The effect of the level of casein, cystine and methionine intake on riboflavin retention and protein utilization by the rat. Arch. Biochem. **10**, 387 (1946). — RIETSCHEL, H.: Das alimentäre Fieber. Ergebn. inn. Med. Kinderheilk. **47**, 185 (1934). — RIETSCHEL, H., u. H. SCHICK: 160 Tage C-vitaminfreie Ernährung. Beobachtungen am Menschen. Klin. Wschr. **1939**, 1285. — RILEY, F. P., and A. STEINER: Effect of sito sterol on the concentration of serum lipids in patients with coronary atherosclerosis. Circulation **16**, 723 (1957). — RILIET, B.: Le métabolisme du fructose ou lévulose. Méd. et Hyg. **11**, 470 (1953). — RINEHART, J. F., and L. D. GREENBERG: Arteriosclerotic lesions in pyridoxine deficient monkeys. Amer. J. Path. **25**, 481 (1949). ~ Pathogenesis of experimental atherosclerosis in pyridoxine deficiency. Arch. Path. (Chicago) **51**, 12 (1951). — RINK, H.: Danish Greenland. London 1877. — RINTELEN: Zit. nach KREIBIG 1957. — RINTELEN, F.: Pathologisch-anatomische Untersuchungen über die Beziehungen der Gefäßsklerose des Auges zu arterio-sklerotischen Veränderungen im Gehirn, im Herzen, in den Nieren und an den großen Körperarterien. Ophthalmologie, 29. Beiheft 1939. — RINZLER, S. H., J. TRAVELL, H. BAKST, Z. H. BENJAMIN, R. L. ROSENTHAL, S. ROSENFELD und B. B. HIRSCH: Effect of heparin in effort angina. Amer. J. Med. **14**, 438 (1953). — RITTENBERG, D., and R. SCHOENHEIMER: Deuterium as an indicator in the study of intermediary metabolism. J. biol. Chem. **121**, 235, 247 (1937). — RIVIN, A. U., and P. P. DIMITROFF: The incidence and severity of atherosclerosis in estrogen-treated males and in females with a hypoestrogenic or a hyperestrogenic state. Circulation **9**, 333 (1954). — RIVIN, A. U., J. YOSHINO, M. SHICKMAN and O. A. SCHJEIDE: Serum cholesterol measurement hasards in clinical interpretations. J. Amer. med. Ass. **1958**, 2108. — ROBERTS, L. J., R. BLAIR, B. LENNING and M. SCOTT: Effect of a milk supplement on the physical of institutional children. 1. Growth in heigh and weight. Amer. J. Dis. Child. **56**, 287 (1938). — ROBERTS, S., and L. T. SAMUELS: Influence of previous diet on insulin tolerance. Proc. Soc. exp. Biol. (N.Y.) **53**, 207 (1943). ~ The influence of previous diet on the preferential utilization of foodstuffs. Bull. Minnesota Med. **4**, 55 (1944). ~ In fluence of previous diet on metabolism during fasting. Amer. J. Physiol. **158**, 57 (1949). — ROBERTS, S., L. T. SAMUELS and R. M. REINECKE: Previous diet and the apparent utilization of fat in the absence of the liver. Amer. J. Physiol. **140**, 639 (1944). — ROBERTSON, T. B.: Über die Verbindungen der Proteine mit anorganischen Substanzen und ihre Bedeutung für die Lebensvorgänge. Ergebn. Physiol. **10**, 216 (1910). —ROBESON, C. D., and J. G. BAXTER: α-Tocopherol, a natural antioxidant in a fish liver oil. J. Amer. chem. Soc. **65**, 940 (1943). — ROBINSON, J. L.: Exploration and settlement of Mackenzie district NWT. Canad. geogr. J. **33**, 43 (1944). — ROBINSON, J. R.: The active transport of water in living systems. Biol. Rev. **28**, 158 (1953). — ROBINSON, J. W.: Coronary thrombosis in diabetes mellitus. New Engl. J. Med. **246**, 332 (1952). — ROBINSON, M.: Jodine and failing lactation. Brit. med. J. **1947**, 126. — ROBINSON, S., R. T. MALETICH, W. S. ROBINSON, B. B. ROHRER and A. KUNZ: Output of NaCl by sweat glands and kidneys in relation to dehydration and to salt depletion. J. appl. Physiol. 8, 615 (1956). — ROBINSON, S., J. R. NICHOLAS, J. H. SMITH and W. J. DALY: Time relation of renal and sweat gland adjustments to salt deficiency in men. J. appl. Physiol. 8, 159 (1955). — ROBINSON, S. C., and M. BRUCER: Range of normal blood pressure. A statistical and clinical study of 11383 persons. Arch. intern. Med. **64**, 409 (1939). — ROBINSON, S. C., M. BRUCER and J. MASS: Hypertension and obesity. A statistical and clinical study of 10883 individuals. J. Lab. clin. Med. **25**, 807 (1940). — ROBSCHEIT-ROBBINS, F. S., and G. H. WHIPPLE: Copper and cobalt related hemoglobin production in experimental anemia. J. exp. Med. **75**, 481 (1942). ~ Dietary effects on anemia plus hypoproteinemia in dogs. I. Some proteins further the production of hemoglobin and other plasma protein production. II. The findings with milk products, wheat, and peanut flours as compared with liver. J. exp. Med. **89**, 339, 359 (1949). — ROCHE, A.: Recherches sur la constitution des protéines musculaires. I. Inanition totale et inanition protéique. Bull. Soc. Chim. biol. (Paris) **15**, 1290 (1933). — ROCKSTROH, H.: Untersuchungen zur postoperativen Verwertung von Lävulose und Glukose. Zbl. Chir. **82**, 27 (1957). — RODAHL, K.: Studies on the blood pressure in the Eskimo. Oslo 1954. ~ Diet and cardiovascular disease in the Eskimos. Trans. Amer. Coll. Cardiol. **4**, 192 (1954). — RODAHL, K., and J. EDWARDS jr.: Basal metabolism of the Eskimo. J. Nutr. **48**, 359 (1952). — RODBARD, S., C. BOLENE, R. PICK and L. N. KATZ: The effect of ingested aluminium hydroxyde on cholesterolemia and atheromatosis in the chick. Circulation **2**, 479 (1950). — RODBARD, S., C. BOLENE-WILLIAMS, R. PICK and L. N. KATZ: The beneficial effects of intermittent dietary regimes on the tendency to atherosclerosis. J. Lab. clin. Med. **41**, 587 (1953). — RODBARD, S., R. PICK, C. BOLENE-WILLIAMS and L. N. KATZ: Age-conditioned spontaneous regression of atherosclerosis in the cholesterol-fed chick. Circulation **6**, 459 (1952). — RODECK, H.: Der Kaliumhaushalt im kranken Muskel. Schweiz. med. Wschr. **1953**, 1137. — RÖSE, C.: Alpine Höchstleistungen bei minimaler Eiweißzufuhr. Schweiz. med. Wschr. **1931**, 537. ~ Vierjährige Ernährung an der Grenze des Eiweißmindestbedarfs. Z. ges. exp. Med. **94**, 579 (1934). ~ Die Beziehungen zwischen Eiweißmindestbedarf und Basengehalt der menschlichen Nahrung. Z. ges. exp. Med. **96**, 793 (1935). — RÖSE, C., u. R. BERG: Über die Abhängigkeit des Eiweißbedarfs vom Mineralstoffwechsel. Münch. med. Wschr. **1918**, 1011. — RÖSSLE, R.: Gibt es Schädigungen durch Kochsalzinfusionen? Berl. klin. Wschr. **1907**, 1165. ~ Kriegsärztliche Demonstrationen. Münch. med. Wschr. **1916**, 610. — RÖTTGER, H.: Kupfer bei Mutter und Kind. Arch. Gynäk. **177**, 650 (1950). — ROFFO, A. H.: Die Entwicklung maligner Tumoren im Verdauungsapparat nach Verabreichung durch Erhitzen oxydierter Fette. Pren. méd. argent. **26**, 619 (1939). — ROHOLM, K.: Fluorine intoxication. London 1937. — ROINE, P., A. N. BOOTH, C. A. ELVEHJEM and E. B. HART: Importance of potassium and magnesium in nutrition of guinea pigs. Proc. Soc. exp. Biol. (N.Y.) **71**, 90 (1949). — ROLLY, FR.: Zum Stoffwechsel bei der Fettsucht. Dtsch. med. Wschr. **1921**, 917. — ROMBERG, E.: Lehrbuch der Krankheiten des Herzens und der Blutgefäße, 4. u. 5. Aufl. Stuttgart 1925. — ROME, H. P., and F. J. BRACELAND: Use of cortisone and ACTH in certain diseases: psychiatric aspects. Proc. Mayo Clin. **25**, 495 (1950). — RONA, P. u. H. H. WEBER: Fermente der Verdauung. In Handbuch der normalen und pathologischen Physiologie, Bd. III. Berlin 1927. — ROOT, H. F.: Diabetic gangrene. Arch. Surg. (Chicago) **22**, 179 (1931). — ROOT, H. F., E. F. BLAND, W. H. GORDON and P. D. WHITE: Coronary atherosclerosis in diabetes mellitus. J. Amer. med. Ass. **113**, 27 (1939). — ROOT, H. F., A. MARBLE and J. L. WILSON: Relation of control of diabetes to vascular degenerative lesions in young diabetics. Trans. Amer. clin. climat. Ass. **62**, 1050 (1951). — ROOT, H. F., and TH. P. SHARKEY: Arteriosclerosis and hypertension in diabetes. Ann. intern. Med. **9**, 873 (1936). — ROOT, H. F., K. H. SINDEN and K. ZANCA: Factors in the rate of development of vascular lesions in the kidney, retinal and peripheral vessels of the youthful diabetics. Amer. J. dig. Dis. **17**, 179 (1950). — ROOT, H. F., and J. L. WILSON: Factors in the development of premature vascular disease in young diabetes. Circulation **2**, 474 (1950). — ROSE, W. C.: The nutritional significance of the amino acids. Physiol. Rev. **18**, 109 (1938). ~ Amino acid requirements of man. Fed. Proc. **8**, 546 (1949). ~ The amino acid requirements of adult man. Nutr. Abstr. Rev. **27**, 631 (1957). — ROSE, W. C., A. BORMAN, M. J. COON and FR. LAMBERT: The amino acid requirements of man. X. The lysine requirement. J. biol. Chem. **214**, 579 (1955). — ROSE, W. C., W. J. HAYNES and D. T. WARNER: The amino acid requirements of man. III. The rôle of isoleucine: additional evidence concerning histidine. J. biol. Chem. **193**, 605 (1951). ~ The amino acid requirements of man. V. The rôle of lysine, arginine, and tryptophane. J. biol. Chem. **206**, 421 (1954). — ROSE, W. C., B. E. LEACH, M. J. COON and G. F. LAMBERT: The amino acid requirements of man. IX. The phenylalanine requirement. J. biol. Chem. **213**, 913 (1955). — ROSE, W. C., and G. MACLEOD: Experiments on the utilization of the calcium of almonds by man. J. biol. Chem. **57**, 305 (1923). — ROSE, W. C., M. J. OESTERLING and M. WOMACK: Comparative growth on diets containing ten and nineteen amino acids with further observations upon the rôle of glutamic and asparic acids. J. biol. Chem. **176**, 753 (1949). — ROSE, W. C., L. C. SMITH, M. WOMACK and M. SHANE: The utilization of the nitrogen of ammonium salts, urea, and certain other compounds in the synthesis of non-essential amino acids in vivo. J. biol Chem. **181**, 307 (1949). — ROSE, W. C., D. T. WARNER and W. J. HAYNES: The amino acid requirements of man. IV. The role of leucine and phenylalanine. J. biol. Chem. **193**, 613 (1951). — ROSE, W. C., R. L. WIXOM, H. B. LOCKHART and G. F. LAMBERT: The amino acid requirements of man. XV. The valine requirement; summary and final observations. J. biol. Chem. **217**, 987 (1955). — ROSEMAN, M. D.: Painless myocardial infarction: a review of the literature and analysis of 220 cases. Ann. intern. Med. **41**, 1 (1954). — ROSEMANN, R.: Beiträge zur Physiologie der Verdauung. III. Die Magensaftsekretion bei Verminderung des Chlorvorrates des Körpers. Pflügers Arch. ges. Physiol. **142**, 208, 247 (1911). ~ Physikalische Eigenschaften und chemische Zusammensetzung der Verdauungssäfte. In Handbuch der normalen und pathologischen Physiologie, Bd. III. Berlin 1927. — ROSENBAUM, J. D.: The fate of ingested water. Yale J. Biol. Med. **29**, 263 (1956). — ROSENBERG, H. R.: Chemistry and physiology of the vitamins. New York 1942. — ROSENBLUM, D. E.: Untersuchungen über den respiratorischen Gasstoffwechsel und Energieverbrauch bei geistiger Arbeit. Arbeitsphysiologie **6**, 214 (1933). — ROSENMAN, R. H., S. O. BYERS and M. FRIEDMAN: Role of cholate in dietary-induced hypercholesteremia of rats and rabbits. Amer. J. Physiol. **175**, 307 (1953). ~ The effect of soybean sterols on the absorption of cholesterol by the rat. Circulation **2**, 160 (1954). — ROSENMAN, R. H., S. C. FREED and M. FRIEDMAN: The peripheral vascular reactivity of potassium deficient rats. Circulation **5**, 412 (1952). — ROSENMAN, R. H., M. FRIEDMAN and S. O. BYERS: Observations concerning the metabolism of cholesterol in the hypo- and hyperthyroid rat. Circulation **5**, 589 (1952). — ROSENTHAL, S. R.: Studies in atherosclerosis. V. Possible dangers of iodine therapy in atherosclerosis of aorta as seen from experimental point of view. Arch. Path. (Chicago) **18**, 827 (1934). — ROSS, C. A. C.: Amino acids in the faeces of breastfed and battlefed infants. Lancet **1950**, 258, 716. — ROSS, P. S.: Hypertension and arterial disease. Ohio St. med. J. **47**, 639 (1951). — ROSSI, A.: La riserva alcalina in relazione con la natura acida o basica degli alimenti. Arch. Sci. biol. (Bologna) **17**, 491 (1932). — ROSSI, B., e V. RULLI: Sull'effetto ipocolesterolemizzante dell'amide dell'acide fenil-etilacetico in soggetti aterosclerotici ipercolesterolemici. Boll. Soc. ital. Cardiol. **1**, 165 (1956). — ROTTER, W.: Über die Bedeutung der Ernährungsstörung insbesondere des Sauerstoffmangels für die Pathogenese der Gefäßwandänderungen mit besonderer Berücksichtigung der Endarteriitis und der Arteriosklerose. Zugleich ein Beitrag zum Entzündungsproblem. Beitr. path. Anat. **110**, 46 (1949). — ROULET, F. C.: Versuche über die experimentelle Lebercirrhose durch Cholinmangel und deren therapeutische Beeinflussung. Schweiz. med. Wschr. **1958**, 86. — ROUSSAK, N. R.: Fatal hypokalaemic alkalosis with tetany during liquorice and P.A.S. therapy. Brit. med. J. **1952**, 360. — ROWNTREE, J. I.: The effect of the use of mineral oil upon the absorption of vitamin A. J. Nutr. **3**, 345 (1931). — ROWNTREE, L. G.: Water intoxication. Arch. intern. Med. **32**, 157 (1923). — ROWNTREE, L. G., and C. H. GREENE: The effect of the experimental administration of excessive amounts of water. Amer. J. Physiol. **80**, 209 (1927). — RUBIN, S. H., and J. SCHEINER: Antibiotin effect of homologs of biotin and biotin sulfone. Arch. Biochem. **23**, 400 (1949). — RUBINO u. VARELA: Reaktive Hypoglykämie durch parenterale Zuckerzufuhr. Klin. Wschr. **1922**, 2370. — RUBNER, M.: Die Gesetze des Energieverbrauchs bei der Ernährung. Leipzig u. Wien 1902. ~ Die Ernährung in Vergangenheit, Gegenwart und Zukunft. S.-B. preuß. Akad. Wiss., phys.-math. Kl. **15** (1928). ~ Elementare Zusammensetzung, Verbrennungswärme und Verbrauch der organischen Nahrungsstoffe. In Handbuch der normalen und pathologischen Physiologie,

Bd. V, S. 17. 1928. ~ Physiologische Verbrennungswerte, Ausnutzung und Kostmaße. In Handbuch der normalen und pathologischen Physiologie, Bd. V, S. 134. Berlin 1929. — RUDOLPH, W.: Wunderstoff der Natur. Stuttgart: 1949. — RUDRA, M. N.: Manganese hunger in animals. Nature (Lond.) **153**, 111 (1944). — RUEGAMER, W. R., C. A. ELVEHJEM and E. B. HART: Potassium deficiency in the dog. Proc. Soc. exp. Biol. (N.Y.) **61**, 234 (1946). — RUEGAMER, W. R., L. MICHAUD, E. B. HART and C. A. ELVEHJEM: The use of the dog for studies on iron availability. J. Nutr. **32**, 101 (1946). — RUFFIN, J. M., W. W. SHINGLETON, G. J. BAYLIN, J. C. HYMANS, J. K. ISLEY, A. P. SANDERS and M. F. SOHMER jr.: J^{131} labeled fats in the study of intestinal absorption. New Engl. J. Med. **255**, 594 (1956). — RUGARLI, C., e A. M. VILLA: La filtrazione della frazioni colesteroliche attraverso le pareti arteriose come possibile causa di aterosclerosi. G. Geront. **5**, 541 (1957). — RUSCH, H. P.: Nutrition and the cancer problem. Nutr. Rev. **14**, 353 (1956). — RUSS, E. M., H. A. EDER and D. P. BARR: Protein lipid relationships in human plasma. Amer. J. Med. **11**, 468 (1951). — RUSSELL, W. C., M. W. TAYLOR and L. J. POLSKIN: Fat requirements of the growing chick. J. Nutr. **17**, 555 (1940). — RUSSELL, W. C., M. W. TAYLOR, H. A. WALKER and L. J. POLSKIN: The absorption and retention of carotene and vitamin A by hens on normal and low-fat rations. J. Nutr. **24**, 199 (1942). — RUTSTEIN, D. D., J. M. CRAIG and M. MARTINELLI: Effects of the linolenic and stearic acids on cholesterol-induced lipoid deposition in human aortic cells in tissue-culture. Lancet **1958 II**, 545. — RYER, R. II., C. F. CONSOLAZIO and F. M. BERGER: Nutrition survey of two company messes, 10th Infantry Division, Fort Riley, Kansas. Report No 128. 28 p. Denver/Colo: Army Med. Nutrit. Laborat. 1954. — RYNEARSON, E. H., and G. F. GASTINEAU: Obesity. Springfield 1949.

SACHASIVAN, V.: Studies on the biochemistry of zinc. I. Biochem. J. **48**, 527 (1951). — SACHS, B. A., and R. E. WESTON: Sitosterol administration in normal and hypercholesteremic subjects. The effect in man of sitosterol therapy on serum lipids and lipoproteins. Arch. intern. Med. **97**, 738 (1956). — SAEGESSER. F,: Schilddrüse, Kropf und Jod. Basel 1939. — SAIFER, A.: Photometric determination of total and free cholesterol and the cholesterol ester ratio of serum by a modified Liebermann-Burchard reaction. Amer. J. clin. Path. **21**, 24 (1951). — SAILE, A.: Der Einfluß der fleischlosen Ernährung auf den Blutdruck. Inaug.-Diss. Tübingen 1929. — SAILE, F.: Über den Einfluß der vegetarischen Ernährung auf den Blutdruck. Med. Klin. **26**, 929 (1930). — SAINT-EXUPÉRY, A. DE: Wind, Sand und Sterne. Karl Rauch-Verlag. — SALMON, W. D.: The effect of certain oils in alleviating localized erythematous dermatitis (acrodynia or vitamin B_6 deficiency) in rats. J. biol. Chem. **123**, CIV (1938). ~ The relation of pantothenic acid, pyridoxine, and linoleic acid to the cure of rat acrodynia. J. biol. Chem. **140**, CIX (1941). ~ Some physiological relationships of protein, fat, choline, methionine, cystine, nicotine acid and tryptophane. J. Nutr. **33**, 155 (1947). ~ The tryptophane requirement of the rat as affected by niacin and level of dietary nitrogen. Arch. Biochem. **51**, 30 (1954). — SALMON, W. D., D. H. COPELAND and M. J. BURNS: Hepatomas in choline deficiency. J. nat. Cancer Inst. **15**, 1549 (1955). — SALMON, W. D., and J. G. GOODMAN: Alleviation of vitamin B deficiency in the rat by certain natural fats and synthetic esters. J. Nutr. **13**, 477 (1937). — SALTER, W. T., R. F. FARQUHARSON and D. M. TIBETTS: Studies of calcium and phosphorus metabolism. XIV. The relation of acid-base balance to phosphate balance following ingestion of phosphates. J. clin. Invest. **11**, 391 (1932). — SALTYKOW, S.: Experimentelle Atherosklerose. Beitr. path. Anat. **57**, 415 (1914). ~ Jugendliche und beginnende Atherosklerose. Korresp.-Bl. schweiz. Ärz. **45**, 1057, 1089, 1317 (1915). — SALVINI, L., G. SCARDIGLI e G. GUIDI: Il carico lipidico prolungato in sogette normali ed in aterosclerotici. G. Geront. **5**, 48 (1957). — SALY, P. S.: Die Vergiftung der Schweine mit Kochsalz. Sovet. Vet. No 4, 80 (1940). — *Salz:* Das Salz. Ciba-Z. **7**, Nr 77 (1956) — SAMEC, V., u. F. RETTENBACHER: Parenterale Aminosäuretherapie bei primärer symptomatischer Hypoproteinämie. Med. Mschr. **9**, 441 (1955). — SAMUELS, L. T., R. C. GILMORE and R. M. REINECKE: The effect of previous diet on the aibility of animals to do work during subsequent fasting. J. Nutr. **36**, 639 (1948). — SANCHEZ-PALOMERA E.: I. The action of spices on the acid gastric secretion, on the appetite and on the caloric intake. Gastroenterology **18**, 254 (1951). — SÁNCHEZ-DE LA CUESTA, G., y R. TALLÓN CANTERO: El lipograma en la ateroesclerosis y sus modificaciones por la heparina. Rev. esp. Cardiol. **10**, 75 (1956). — SANDBERG, M., D. PERLA and O. M. HOLLY: Interdependence of vitamin B_1 and manganese. II. Mangenese, copper, iron metabolism in B_1 deficient rats. III. Manganese, copper and iron metabolism in normal rats. Proc. Soc. exp. Biol. (N.Y.) **42**, 368, 371 (1939). — SANDER, U.: Gewebsversäuerung bei normaler Alkalität des Blutes. In BRAUCHLE u. GROTE, Ergebnisse der Gemeinschaftsarbeit von Naturheilkunde und Schulmedizin, Bd. I, S. 255. Leipzig 1938. ~ Der Säure-Basenhaushalt des menschlichen Organismus und sein Zusammenspiel mit dem Kochsalzkreislauf und Leberrhythmus. Stuttgart 1953. — SANDKÜHLER, ST.: Über paroxysmale Lähmung bei Hyperkaliämie. Med. Klin. **1957**, 208. — SANDOR, G.: Comparaison entre les lipoprotéides du sérum humain en France et aux Etats-Unis. Bull. Acad. nat. Méd. (Paris) **141**, 287 (1957). — *Wiss. Bureau der Sandoz A.G.:* Calcium. Physiologie. Pharmakologie.

Klinik. Calcium-Sandoz 1927—1952. Nürnberg 1952. — SAPHIR, W. MAJOR.: Chronic hypochloremia simulating psychoneurosis. J. Amer. med. Ass. **129**, 510 (1945). — SAPHIR, O., L. OHRINGER and H. SILVERSTONE: Coronary arteriosclerotic heart disease in the younger age groups: Its greater frequency in this group among an increasingly older necropsy populations. Amer. J. med. Sci. **231**, 494 (1956). — SARMA, P. S., E. E. SNELL and C. A. ELVEHJEM: The bioassay of vitamin B_6 in natural materials. J. Nutr. **33**, 121 (1947). — SAUBERLICH, H. E., W. CHANG and W. D. SALMON: The comparative nutritive value of corn of high and low protein content for growth in the rat and chick. J. Nutr. **51**, 623 (1953). — SAUBERLICH, H. E., and W. D. SALMON: Amino acid imbalance as related to tryptophane requirement of the rat. J. biol. Chem. **214**, 463 (1955). — SAUERWEIN, E.: Über den Einfluß von Zucker und Honig auf die vegetative Tonuslage des gesunden Menschen. Arzt u. Sport **80**, 22, 968 (1955). — SAUTER, H.: Quantitativer Nachweis rectaler Calciumresorption durch Tonusmessung am graviden menschlichen Uterus. Schweiz. med. Wschr. **1948**, 404. — SAXTORPH: Zit. nach A. BERTELSEN. — SCANU, A., e L. CAUSA: Azione dell' eparina in piccole dosi iperlipemia post prandiale in soggetti normali e aterosclerotici. Minerva med. (Torino) **1955**, 1246, I. — SCAPELLATO, L., e. F. SORICE: Sulla iperglicemia dell'infarto del miocardio. Policlinico, Sez. prat. **63**, 1557 (1956). — SCHAAF, F.: Der Lipoidstoffwechsel. Zbl. Haut- u. Geschl.-Kr. **35**, 1 (1931). — SCHADE, H.: Über Quellungspsychologie und Ödementstehung. Ergebn. inn. Med. Kinderheilk. **32**, 425 (1927). — SCHÄFER, Zit. nach BEIGLBÖCK. — SCHAEFER, A. E., and J. KNOWLES: Influence of vitamin B_{12} and folacin on synthesis of choline and methionine by the rat. Proc. Soc. exp. Biol. (N.Y.) **77**, 655 (1951). — SCHAEFER, A. E., W. D. SALMON and D. R. STRENGTH: The influence of vitamin B_{12} on the utilization of choline precursors by the chick. J. Nutr. **44**, 305 (1951). — SCHÄFER, K. H.: Der Eisenstoffwechsel des wachsenden Organismus. Ergebn. inn. Med. Kinderheilk., N.F. **4**, 706 (1953). — SCHÄFER, K. H., A. M. BREIER, W. HORST u. H. KARTE: Quantität und Qualität des Milcheisens. 5. Europ. Hämatologen-Kongr. 1955. — SCHAEFER, L. E., and D. ADLERSBERG: Genetic and epidemiologic studies in cholesterol metabolism. Contributions of a prepaid medical care program. Amer. J. publ. Hlth **46**, 966 (1956). — SCHALL, H.: Nahrungsmitteltabelle, 16. Aufl. Leipzig 1954. — SCHALLER, J. W.: Nutritive value of agar and irish moss. Food Res. **6**, 461 (1941). — SCHALLY, O.: Der Cholesterinstoffwechsel mit besonderer Berücksichtigung der Hypocholesterinämien. Ergebn. inn. Med. Kinderheilk. **50**, 480 (1936). — SCHANTZ, E. J., R. K. BOUTWELL, C. A. ELVEHJEM and E. B. HART: The nutritive value of the fatty acid fractions of butter fat. The J. Dairy Sci. **23**, 1205 (1940). — SCHANTZ, E. J., C. A. ELVEHJEM and E. B. HART: The comparative nutritive value of butter fat and certain vegetable oils. J. Dairy Sci. **23**, 181 (1940). — SCHARF, J. W., and S. SINNADORAL: Milk for the school-child. Malay. med. J. **12**, 18 (1937). — SCHARRER, K.: Biochemie der Spurenelemente, 3. Aufl. Berlin u. Hamburg 1955. — SCHEER, B. T., J. F. CODIE and H. J. DEUEL jr.: The effect of fat level of the diet on general nutrition. 3. Weight loss, mortality and recovery in young adult rats maintained on restricted colories. J. Nutr. **33**, 641 (1947). — SCHELBERT, R.: Der Fluorversuch an Kleinkindern in Ulm. Zahnärztl. Mitt. H. 11 (1957). — SCHEMANN, E.: Untersuchung zur Verdauungsphysiologie des Säuglings. VIII. Z. Kinderheilk. **46**, 210 (1928). — SCHENCK, E. G.: Untersuchungen über das Globin bei Tieren, gesunden und kranken Menschen. Naunyn-Schmiedeberg's Arch. exp. Path. Pharmak. **150**, 160 (1930). ~ 10. Tagg.ber. Arb.gem. Ernähr. Wehrmacht 1944. ~ Über die Beteiligung des Eiweißes an den Lebensvorgängen. Ergebn. inn. Med. Kinderheilk. **46**, 269 (1934). ~ Grundsätzliches zur Frage der Untersuchung von Eiweißstoffen. Hoppe-Seylers Z. physiol. Chem. **240**, 232 (1936). — SCHENCK, E. G., G. JARSCH, W. HAUPT u. K. PRAEGLER: Der Gesundheitszustand von Spätheimkehrern (1955) unmittelbar vor der Entlassung. In SCHENCK, Extreme Lebensverhältnisse und ihre Folgen, I., 5. Bad Godesberg 1959. — SCHENCK, E. G., u. H. WOLLSCHÜTT: Untersuchungen über die Abhängigkeit des Baues der Gewebeeiweißstoffe von der Stoffwechselform des Organismus. I. Mitt. Naunyn-Schmiedeberg's Arch. exp. Path. Pharmak. **170**, 151 (1933). ~ Untersuchungen über die Abhängigkeit des Baues der Gewebeeiweißstoffe von der Stoffwechselform des Organismus. II. Mitt. Naunyn-Schmiedeberg's Arch. exp. Path. Pharmak. **173**, 260, 267, 278 (1933). — SCHENK, P.: Die Verpflegung von 4700 Wettkämpfern aus 42 Nationen im olympischen Dorf während der XI. Olympiade 1936 zu Berlin. Münch. med. Wschr. **1936**, 1535. ~ Erläuterungen zur Arbeit EGLE über die Ernährung der Teilnehmer an den Olympischen Spielen 1936. Ernährung **1**, 264 (1937). ~ Bericht über die Verpflegung der im „Olympischen Dorf" untergebrachten Teilnehmer an den XI. Olympischen Spielen 1936 zu Berlin. Ernährung **2**, 1 (1937). — SCHERF, D., u. L. P. BOYD: Herzkrankheiten und Gefäßerkrankungen. Wien 1951. — SCHETTLER, G.: Studien über den Cholesterinstoffwechsel der Maus. I. Mitt. Die Beeinflussung des Blut- und Organcholesterins durch verschiedene Fette und Öle ohne Cholesterinzusatz. Biochem. Z. **319**, 349 (1949). ~ Studien zum Cholesterinstoffwechsel der Maus. IV. Mitt. Cholesterinmast bei Verwendung verschiedener Öle und Fette. Biochem. Z. **319**, 444

(1949). ~ Zum Einfluß der Ernährung auf den Cholesteringehalt des Blutes. Klin. Wschr. **1950**, 565. ~ Die Pathogenese der Arteriosklerose als Stoffwechselproblem. Ergebn. inn. Med. Kinderheilk. **3**, 299 (1952). ~ Lipoidstoffwechsel und Arteriosklerose. Verh. dtsch. Ges. inn. Med. **59**, 194 (1953) ~ Vorkrankheiten und Arteriosklerose. Verh. dtsch. Ges. inn. Med. **60**, 883 (1954). ~ Die Arteriosklerose als Stoffwechselproblem. Ergebn. inn. Med. Kinderheilk. **6**, 279 (1955). ~ Arteriosklerose. In: Neue Deutsche Klinik. München u. Wien **6**, 279 1955. ~ Lipidosen. In Handbuch der inneren Medizin, 4. Aufl., B. 7, Teil 1, S. 609. Berlin-Göttingen-Heidelberg 1955. ~ Der gegenwärtige Stand einer kausalen Arteriosklerosetherapie. Medizinische **1955**, 1247. ~ Die Arteriosklerose in der Sicht des Klinikers. Therapiewoche **7**, 106 (1956). ~ Das Arterioskleroseproblem. Dtsch. med. Wschr. **1956**, Nr 14. ~ Ätiologie und Klinik dystrophischer Gefäßkrankheiten. Ber. über die 61. Zusammenkunft der Dtsch. Ophthalm. Ges. in Heidelberg 1957, S. 173. ~ Die Rolle der Blutfaktoren für die Entstehung der Arteriosklerose. Verh. dtsch. Ges. Path. 41 (1958). — SCHETTLER, G., u. M. EGGSTEIN: Fette, Ernährung und Arteriosklerose. Dtsch. med. Wschr. **1958**, 702, 709, 750. — SCHETTLER, G., u. H. JOBST: Die Bedeutung alimentärer Fettbelastungen für die Diagnose der Arteriosklerose. Dtsch. med. Wschr. **80**. 1077 (1955). — SCHEUNERT, A.: Die Kost in bäuerlichen Haushaltungen. Beih. Z. Ernähr. (1932).: Über den Wert der synthetischen Fette für die Ernährung. Pharmazie **6**, 571 (1951). — SCHIFF, E., H. ELIASBERG u. N. JOFFE: Kupferbehandlung der Anämie im Säuglingsalter. Klin. Wschr. **1930**, 2144. — SCHIMERT, G.: Über die Wirkung der Laevulose auf die Durchblutung der Herzkranzgefäße und ihre therapeutische Verwendbarkeit bei Ernährungsstörungen des Herzens. Ärztl. Forsch. **4**, 178 (1950). — SCHIMERT, G., u. K. SCHWARZ: Über medikamentöse Beeinflussung des Cholesterinstoffwechsels, ein Beitrag zum Problem der Therapie der Arteriosklerose. Klin. Wschr. **1953**, 1068. — SCHIMERT, G., K. SCHWARZ u. H. LAUTER: Experimentelle Untersuchungen zur Therapie der Arteriosklerose. Verh. dtsch. Ges. inn. Med. **60**, 878 (1954). — SCHIMERT, G., u. K. STUHLFAUTH: Steigerung der Verträglichkeit von Thiosemicarbazon durch Laevulose. Med. Klin. **45**, 862 (1950). — SCHLAPHOFF, C., and F. A. JOHNSTON: The iron requirement of six adolescent girls. J. Nutr. **39**, 67 (1949). — SCHLEGEL, B., u. E. BRÜCK: Untersuchungen über den Chlorgehalt der Organe albinotischer Ratten nach langandauernder Kochsalzfütterung. Ernährung **5**, 57 (1940). — SCHLEGEL, L.: Rohkost und Rohsäfte. Stuttgart 1956. — SCHLOMKA, G., u. H. BLANKE: Über den Elektrokardiogrammtyp von Fettleibigen. Z. klin. Med. **134**, 435 (1938). — SCHLOMKA, G., u. W. RÖSSEL: Über das Verhalten der respiratorischen Arrhythmie bei Fettleibigen. Z. Kreisl.-Forsch. **31**, 557 (1939). — SCHLÜSSEL, H.: Beitrag zur Verwertung mehrwertiger Alkohole in der Ernährung. Naunyn-Schmiedeberg's Arch. exp. Path. Pharmak. **221**, 67 (1954). ~ Beobachtungen über Eiweißresorption und Eiweiß-Stoffwechsel des Magendarmtrakts nach oraler und rektaler S 35-Hefeeiweißgabe im Tierversuch. Klin. Wschr. **1956**, 1288. — SCHLÜSSEL, H., A. VARLIK u. I. S. ÖZSOY: Über die Resorption und Verwertung einiger Nahrungseiweiße beim Menschen. Zugleich ein Beitrag zur klinischen Resorptionskontrolle. Klin. Wschr. **1953**, 508. — SCHMALBACH, K.: Eine Familie, „in der man mit 40 Jahren dick wird". Untersuchung zur Psychosomatik der Fettsucht. Schweiz. Arch. Neurol. Psychiat. **72**, 258 (1953). — SCHMID, E.: Leistungsfähigkeit bei eiweißknapper Ernährung. Mitt. Lebensmitt. Hyg. **24**, 195 (1933). — SCHMIDT, C. L. A., and D. M. GREENBERG: Occurence, transport and regulation of calcium, magnesium and phosphorus in the animal organism. Physiol. Rev. **15**, 297 (1935). — SCHMIDT, H. J.: Hat die Düngung auf dem Wege über die Nahrung einen Einfluß auf das Zahnsystem ? Z. Stomat. **47**, 534 (1950). ~ Fluormedikation und Blut. Med. Mschr. 429 (1952). ~ Weg und Bedeutung des Hochleistungselementes Fluor. Zahnärztl. Rdsch. H. 5 (1952). ~ Neuere Erkenntnisse über das Fluorproblem. Dtsch. zahnärztl. Z. **7**, 285 (1952). ~ Prophylaktische und therapeutische Möglichkeiten durch Ammonium, Lithium- und Harnstoffverbindungen. Schweiz. Mschr. Zahnheilk. **62**, 439 (1952). ~ Wasserhärte und Fluoridierung. Dtsch. zahnärztl. Z. **9**, 899 (1954). ~ Warum Fluor ins Trinkwasser ? Münch. med. Wschr. **1955**, 665. ~ Wasserumhärtung, Kochvorgang und Fluorresorption. Dtsch. zahnärztl. Z. **10**, 679 (1955). — SCHMIDT, M. B.: Die Bedeutung des Eisens für den Körper. Verh. phys.-med. Ges. Würz., N.F. **54**, 147 (1930). ~ Der Einfluß eisenarmer und eisenreicher Nahrung auf Blut und Körper. Jena 1928. — SCHMIDT-NIELSEN, B., u. K. SCHMIDT-NIELSEN: Kalkmangel og nyresten fremkaldt af spinat. Nord. Med. **23**, 1463 (1944). — SCHMIDTMANN, M.: Das Vorkommen der Arteriosklerose bei Jugendlichen und seine Bedeutung für die Ätiologie des Leidens. Virchows Arch. path. Anat. **255**, 206 (1925). — SCHMIDTMANN, M., u. M. HÜTTICH: Die Bedeutung der Gefäßwandreaktion für die Atherosklerose. Virchows Arch. path. Anat. **267**, 601 (1928). — SCHMITT, F.: Die Carboanhydrase und ihre Beziehung zu Mineralvorgängen zwischen Plasma und Erythrocyten. Anämien und Aderlaß in Beziehung zum Mineralhaushalt von Plasma und Erythrocyten. Dtsch. Arch. klin. Med. **184**, 300, 310 (1939). ~ Kochsalzersatzmittel und Gewürze in der Diätetik. Stuttgart 1947. — SCHMITT, F., u. W. BASSE: Mineralaustauschvorgänge zwischen Plasma und Erythrocyten beim Addison. Naunyn-Schmiedeberg's Arch. exp. Path. Pharmak. **181**, 581 (1936). ~ Über die Ausnutzung verschiedener peroral verabreichter Kalksalze durch den Organismus. Naunyn-Schmiedeberg's Arch. exp. Path. Pharmak. **184**, 538 (1937). — SCHMITT, F., A. DRASSDO u. W. F. RÜHE: Vergleichende Untersuchungen über die Veränderung der Natrium-Kaliumkonzentration in Erythrocyten und Blutplasma während der Anwendung von Titro-Sina-Salz, Kalium-Renal und Citrofinal. Med. Mschr. 244 (1956). — SCHMITT, F., A. DRASSDO u. W. ZENNER: Das Verhalten der Natrium- und Kaliumkonzentration in Plasma und Erythrozyten, sowie Harnausscheidung nach Verabreichung von Diukal. Med. Mschr. 588 (1957). — SCHMOEGER, M.: Eine bis jetzt noch nicht beobachtete Eigenschaft des Milchzuckers. Ber. dtsch. chem. Ges. **13**, 1915 (1880). — SCHNEEWIND, J. H., J. B. FULLER and W. H. COLE: The importance of protein metabolism and liver function in geriatric surgical patients. J. Amer. Geriat. Soc. **5**, 1 (1957). — SCHNEIDER, E.: Zur Frage der Wachstumssteigerung. Z. menschl. Vererb.- u. Konstit.-Lehre **29**, 865 (1950). — SCHNEIDER, H.: Psychohygiene und Fettleibigkeit. Z. Präv.-Med. **1**, 361 (1956). — SCHNEIDER, H. A.: Butter fat in dermatitis-producing diets. Proc. Soc. exp. Biol. (N. Y.) **44**, 266 (1940). — SCHNEIDER, H. A., H. STEENBOCK and B. R. PLATZ: Essential fatty acids vitamin B_6 and other factors in the cure of rat acrodynia. J. biol. Chem. **132**, 539 (1940). — SCHNEIDERBAUER, A.: Der Einfluß von Laevulose und Dextrose auf die alimentäre Galaktosurie bei Leberparenchymerkrankungen. Wien. klin. Wschr. **8**, 132 (1950). ~ Zur Leberschutztherapie mit Laevulose. Wien. med. Wschr. **101**, 192 (1951). — SCHÖLL, H., u. G. SCHETTLER: Heparinklärfaktor und Lipidstoffwechsel. Dtsch. med. Wschr. **1957**, 82, 1405. — SCHÖN, H.: Untersuchungen über die Wirkungsweise des β-Sitosterins und anderer organischer Substanzen auf den Cholesterinstoffwechsel der Leber. Verh. dtsch. Ges. inn. Med. **63**, 548 (1957). — SCHOENHEIMER, R.: Über die experimentelle Cholesterinkrankheit der Kaninchen. Virchows Arch. path. Anat. **249**, 1 (1924). ~ Zur Chemie der gesunden und der atherosklerotischen Aorta. 1. Über die quantitativen Verhältnisse des Cholesterins und der Cholesterinester. Hoppe-Seylers Z. physiol. Chem. **160**, 61 (1926). ~ 2. Weitere Untersuchungen über die quantitativ-chemischen Veränderungen in der atherosklerotischen Aorta. Hoppe-Seylers Z. physiol. Chem. **174**, 143 (1928). ~ Interaction of blood proteins of the rat with dietary nitrogen. J. biol. Chem. **144**, 541, 545 (1942). ~ The dynamic state of body constituents. Cambridge, USA. 1942. — SCHOENHEIMER, R., and D. RITTENBERG: Deuterium as an indicator in the study of intermediary metabolism. V. J. biol. Chem. **113**, 305 (1936). ~ Deuterium as an indicator in the study of intermediary metabolism. J. biol. Chem. **114**, 381 (1936). ~ The study of intermediary metabolism of animals with the aid of isotopes. Physiol. Rev. **20**, 218 (1940). — SCHOENHEIMER, R., and W. M. SPERRY: A micromethod for the determination of free and combined cholesterol. J. biol. Chem. **106**, 745 (1934). — SCHOENHOLZER, G.: Zur Frage des cholesterolytischen Vermögens des Blutserums. Helv. med. Acta **6**, 692 (1939). ~ Die experimentelle Arterioskleroseforschung und ihre Ergebnisse für Pathogenese und Klinik. Ergebn. inn. Med. Kinderheilk. **62**, 794 (1942). ~ Über die Abhängigkeit des cholesterolytischen Vermögens des Blutserums von seinem Lecithingehalt. Schweiz. med. Wschr. **1944**, 34. — SCHONHEYDER, F., N. S. C. HEILSKOV and K. OLESEN: Isotopic studies on the mechanism of negative nitrogen balance produced by immobilization. Scand. J. clin. Lab. Invest. **6**, 178 (1954). — SCHOORL, P.: Experiments on rats about the part of sodium in metabolism. Proc. roy. Soc. Acad. (Amst.) **37**, 239 (1934). — SCHOORL, P.: Natriumgebrek bij ratten. Diss. Wageningen 1934. — SCHORMÜLLER, J., u. J. WALTER: Der Threonin- und Serumgehalt von Volleiproteinen im frischen, gelagerten und erhitzten Zustand. Dtsch. Lebensm.-Rdsch. **47**, 265 (1951). — SCHRADE, W.: Beiträge zur Regulation des Fett- und Lipoidstoffwechsels. Ergebn. inn. Med. Kinderheilk. **62**, 743 (1942). — SCHRADER, G. A., C. O. PRICKETT and W. D. SALMON: Symptomology and pathology of potassium and magnesium deficiencies in the rat. J. Nutr. **14**, 85 (1937). — SCHREIBER, M., R. A. COLLINS, H. NINO-HERRERA and C. A. ELVEHJEM: Dermatosis in weanling rats fed lactose diets. 1. The influence humidity and diet. J. Nutr. **48**, 125 (1952). — SCHREIBER, M., and C. A. ELVEHJEM: Water restriction in nutrition studies. I. Level of fat and protein utilization. J. Nutr. **57**, 133 (1955). — SCHREIER, K.: Über die calciumresorptionsfördernde Leistung der Citronensäure. Klin. Wschr. **1949**, 608. ~ Die Stellung des Hafers in der Ernährungsphysiologie und Diätetik. Ärztl. Wschr. **1953**, 40. — SCHREIER, K., u. G. OSTHELDER: Studien zum Calciumstoffwechsel mit Ca^{45}. III. Untersuchungen über den Einfluß des Phytins auf den Calciumstoffwechsel. Z. ges. exp. Med. **128**, 136 (1957). — SCHREIER, K., H. PLÜCKTHUN u. H. HAUSS: Über den Einfluß von Monosacchariden auf den Stickstoff-Stoffwechsel bei Säuglingen. Z. Kinderheilk. **73**, 526 (1953). — SCHREIER, K., u. E. SCHNEPF: Studien zum Calciumstoffwechsel mit Ca^{45}. I. Über den Einfluß der Citronensäure und Weinsäure auf den Calciumumsatz. Z. ges. exp. Med. **127**, 508 (1956). — SCHREIER, K., u. H. WOLF: Untersuchungen über den Einfluß der Citronensäure auf den Calciumstoffwechsel. Z. Kinderheilk. **67**, 526 (1950). — SCHROEDER, H.: Ist die physiologische Sättigung mit Zucker in der deutschen Volksernährung bereits erreicht? Münch. med. Wschr. **1942**, 584. ~ In STEPP, KÜHNAU u. SCHRÖDER, Die Vitamine, 7. Aufl. Stuttgart 1952. — SCHROEDER, H. A.: Is atherosclerosis a conditioned pyridoxal deficiency? J. chron. Dis. **2**, 28 (1955). ~ A practical method for the reduction of plasma cholesterol in man. J. chron. Dis. **4**, 461 (1956). ~ Trace metals and chronic disease. Advanc. intern. Med. **8**, 259 (1956). — SCHROEDER, L. J., W. M. CAHILL and A. H. SMITH: Biologic values of soy proteins. J. Amer. med. Ass. **127**, 279 (1945). ~ The utilization of calcium in soybean products and other calcium sources. J. Nutr. **32**, 413 (1946). — SCHROETER, J.: Das Salz in der Vorgeschichte und in der Antike. Ciba-Z. **7**, 2538 (1956). ~ Zur Entwicklung der chemischen und kristallographischen Vorstellung von Salz. Ziab-C **7**, 2545 (1956). — SCHUBERT, G., u. W. RIEZLER: Indikatoruntersuchungen mit radioaktivem Kupfer beim Menschen. Klin. Wschr. **1947**, 304. — SCHÜPBACH, A.: Betrachtungen zum Wesen der Fettsucht. Schweiz. med. Wschr. **1952**, 441. — SCHÜRMANN, P., u. H. E. MCMAHON: Die maligne Nephrosklerose, zugleich ein Beitrag zur Bedeutung der Blutgewebsschranke. Virchows Arch. path. Anat. **291**, 47 (1933). — SCHÜTTE, E.: Habilitationsschrift. Leipzig 1944. — SCHÜTZ, F.: Gebiß und Verdauung. Z. Hyg. Infekt.-Kr. **95**, 279 (1922). — SCHULER, W., G. MÜLLER u. F. MAIER: Lipämieklärung in vivo ohne Clearing-Factor. Schweiz. med. Wschr. **1957**, 787. — SCHULTZ, A.: Über einen Fall von Athyreosis congenita (Myxödem) mit besonderer Berücksichtigung der dabei beobachteten Muskelveränderungen. Virchows Arch. path. Anat. **232**, 302 (1921). — SCHULTZE, M. O.: The effect of deficiencies in copper and iron on the cytochrome oxidase of rat tissue. J. biol. Chem. **129**, 729 (1939). ~ The relation of copper to cytochrome oxidase and hematopoietic activity of the bone marrow of rats. J. biol. Chem. **138**, 219 (1941). — SCHULTZE, M. O., and K. A. KUIKEN: The effect of deficiencies in copper and iron on the catalase activity of rat tissues. J. biol. Chem. **137**, 727 (1941). — SCHULTZE, W. H.: Tödliche Menorrhagie in einem Fall von Thyreoaplasie mit Hauptzellenadenom der Hypophyse. Virchows Arch. path. Anat. **216**, 443 (1914). — SCHULZE, G.: Untersuchungen zum Fettstoffwechsel in Abhängigkeit von Alter und Geschlecht. Verh. Nordwestdtsch. Ges. Inn. Med., 48. Tagg, S. 31, 1957. — SCHULZE, W.: Zur Frage des Eiweißumsatzes und -bedarfs im Alter. Verh. dtsch. Ges. inn. Med. **60**, 868 (1954). ~ Untersuchungen über den Eiweiß-Stoffwechsel im Alter. Z. Alternsforsch. **8**, 65 (1954). ~ Der Eiweißstoffwechsel und Proteinbedarf des älteren Menschen. In VERZAR, Experimentelle Alternsforschung, S. 201. Basel u. Stuttgart 1956. — SCHURR, P. E., H. T. THOMPSON, L. M. HENDERSON and C. A. ELVEHJEM: A method for the determination of free amino acids in rat organs and tissues. J. biol. Chem. **182**, 29 (1950). ~ The determination of free amino acids in rat tissues. J. biol. Chem. **182**, 39 (1950). — SCHWARTZ, I. L., and J. H. THAYSEN: Excretion of sodium and potassium in human sweat. J. clin. Invest. **35**, 114 (1956). — SCHWARTZ, J., R. GEIGER, Y. KEMPF et L. RINGWALD: Le métabolisme de base dans le sommeil. Sem. Hôp. Paris **1957**, 586. — SCHWARTZ, L., A. WOLDOW and R. A. DUNSMORE: Comparison of fat tolerance as determined by alimentary lipemia in normal individuals and in patients recovering from acute myocardial infarction. Amer. J. Med. **11**, 516 (1951). — SCHWARTZ, W. B.: Potassium and the kidney. New Engl. J. Med. **253**, 601 (1955). — SCHWARTZ, W. B., and A. S. REHMAN: Metabolic and renal studies in chronic potassium depletion resulting from overuse of laxatives. J. clin. Invest. **32**, 258 (1953). — SCHWARTZER, K.: Über den Wert der Traubenzuckerklysmen. Med. Klin. **1939**, H. 8. — SCHWARZ, K.: Über medikamentöse Beeinflussung des Cholesterinstoffwechsels; Ein Beitrag zum Problem der Therapie der Arteriosklerose. Klin. Wschr. **1953**, 1068. — SCHWARZ, R.: Die physiologische Bedeutung der Spurenelemente. Ärztl. Wschr. **1947**, 743. — SCHWENKENBECHER, ALFRED: Über Ausscheidung des Wassers durch die Haut von Gesunden und Kranken. Dtsch. Arch. klin. Med. **79**, 29 (1904). — SCHWIMMER, D., and T. H. MCGAVACK: Some newer aspects of protein metabolism. I. Resumé of experimental data. New York State. J. Med. **48**, 1797 (1948). — SCOTT, R. B.: The iron deficiency anaemias. Lancet **1938 II**, 549. — SCOULAR, F. J.: A quantitative study by means of spectrographic analysis, of zinc in nutrition. J. Nutr. **17**, 103 (1939). — SCOULAR, F. J., J. K. PACE and A. N. DAVIS: The calcium, phosphorus and magnesium balances of young college women consuming selfselected diets. J. Nutr. **62**, 489 (1957). — SCRIMSHAW, N. S., M. TRULSON, C. TEJADA, D. M. HEGSTED and F. J. STARE: Serum lipoprotein and cholesterol concentrations. Comparison of rural Costa-Rican, Guatemalan, and United States populations. Circulation **15**, 805 (1957). — SECKFORT, H.: Die Serumlipoide unter besonderer Berücksichtigung des Plasmalogens. II. Mitt. Die alimentäre Streuung der Serumphosphatide. Klin. Wschr. **1955**, 612. — SEEL, H.: Eierschalen zur peroralen Kalktherapie. Zbl. Gynäk. **71**, H. 4 (1949). — SEIBERT, F. B.: Fever producing substance found in some distilled waters. Amer. J. Physiol. **67**, 90 (1923). — SEIFTER, S.: The effects of dietary deprivation of potassium on heart glycogen and on blood glycolysis. J. Lab. clin. Med. **38**, 78 (1951). — SEIGE, K.: Untersuchungen zur Fruktoseverwertung und ihrer Beziehung zum Blutzuckerregulationssystem. Dtsch. Z. Verdau.- u. Stoffwechselkr. **12**, 235 (1952). ~ Fruchtzucker und intermediärer Kohlenhydratstoffwechsel. Z. ges. inn. Med. **7**, 59, 63 (1952). ~ Zur biologischen Wertigkeit der Kohlenhydrate. II. Mitt. Vergleichender enzymatischer Abbau verschiedener Mehle durch menschliche Fermente. Dtsch. Z. Verdau.- u. Stoffwechselkr. **14**, 224 (1954). ~ Hyperglykämie nach Weizenmehlzufuhr in den verschiedenen Altersstufen. Z. Alternsforsch. **7**, 297 (1954). — SEITZ, L.: Wachstum, Geschlecht und Fortpflanzung. Berlin 1939. — SELVINI, A., F. RIZZI e GIUDICE: Fattori lipotropi e aterosclerosi spermentale. Folia cardiol. (Milano) **11**, 371 (1952). — SEPPÄ, K.: Zur Kenntnis der Bedeutung des Kauens für die Resorption. Skand. Arch. Physiol. **57**, 159 (1929). — SHAFIROFF, B. G. P.: The administration of fat emulsions in man. Trans. N.Y. Acad. Sci., Ser. II **14**, 80 (1951). — SHAFIROFF, B. G. P., and J. H. MULHOLLAND: Effects on human subjects of intravenous fat emulsions of high caloric potency. Ann. Surg. **133**, 145 (1951). — SHAFIROFF, B. G. P., J. H. MULHOLLAND and J. BAKER: Proof of the early utilisation of fat administered intravenously into human subjects. Exp. Med. Surg. **9**, 184 (1951). — SHAFIROFF, B. G. P., J. H. MULHOLLAND, E. CO TUI, E. ROTH and H. C. BARON: The intravenous administration of combined fat emulsion into surgical patients. Surg. Gynec. Obstet. **89**, 398 (1949). — SHAFIROFF, B. G. P., J. H. MULHOLLAND, E. ROTH and H. C. BARON: Intravenous infusion of a combined fat emulsion into human subjects. Proc. Soc. exp. Biol. (N.Y.) **70**, 343 (1949). — SHAPIRO, S. L., and L. FREEDMAN: Effect of essential unsaturated fatty acids and methionine on hypercholesteremia. Amer. J. Physiol. **181**, 441 (1955). — SHARPE, L. M., R. S. HARRIS, W. C. PEACOCK and R. COOKE: Effect of phytate and other food ingredients on the absorption of radioactive iron. Fed. Proc. **7**, 298 (1948). — SHARPE, L. M., W. C. PEACOCK, R. COOKE and R. S. HARRIS: The effect of phytate and other food factors on iron absorption. J. Nutr. **41**, 433 (1950). — SCHEER, B. T., S. DORST, J. F. CODIE and D. F. SOULE: Physical capacity in rats in relation to energy and fat content of the diet. Amer. J. Physiol. **149**, 194 (1947). — SCHEER, B. T., D. F. SOULE, M. FIELDS and H. J. DEUEL jr.: The effect of fat level of the diet on general nutrition. II. Growth, mortality and recovery in weanling rats maintained on restricted calories. J. Nutr. **33**, 583 (1947). — SHEFFNER, A. L., J. B. KIRSNER and W. L. PALMER: Studies on amino acid excretion in man. II. J. biol. Chem. **176**, 89 (1948). ~ Amino acid excretion in patients with gastrointestinal disease during ingestion of various protein supplements. Gastroenterology **16**, 757 (1950). — SHELLING, D. H., and H. W. JOSEPHS: Calcium and phosphorus studies. X. The effect of variation of calcium, phosphorus, and of vitamin D in diet on iron retention in rats. Bull. Johns Hopk. Hosp. **55**, 309 (1934). — SHEN, T.: The diet of Chinese soldiers and college students in wartime. Science **98**, 302 (1943). — SHERBER, D. A., and M. M. LEVITES: Hypercholesteremia. Effect on cholesterol metabolism of a polyserbate 80-choline-inositol complex (monichol). J. Amer. med. Ass. **152**, 682 (1953). — SHERLOCK, S., and V. M. WALSHE: Hepatic structure and function. Studies of undernutrition, Wuppertal 1946—1949. Spec. Rep. Ser. med. Res. Coun. (Lond.) 275 (1951). — SHERMAN, H. C.: Chemistry of food and nutrition. 5. Aufl., New York 1937. 7. Aufl., New York 1947. — SHERMAN, H. C., and H. L. CAMPBELL: Growth and reproduction upon simplified food supply. IV. Improvement in nutrition resulting from an increased proportion of milk in the diet. J. biol. Chem. **60**, 5 (1924). ~ Further experiments on the influence of food upon longevity. J. Nutr. **2**, 415 (1929/30). ~ Effects of increasing the calcium content of a diet which is one of the limiting factors. J. Nutr. **10**, 363 (1935). ~ Nutritional well-being and length of life as influenced by different enrichments of an already adequate diet. J. Nutr. **14**, 609 (1937). — SHERMAN, H. C., and A. O. GETTLER: The balance of acid-forming and base-forming elements in food, and its relation to ammonia metabolism. J. biol. Chem. **11**, 323 (1912). — SHERMAN, H. C., and C. S. PEARSON: 1. Nutritional life history as influenced by dietary enrichments. 2. Body weight and body calcium in cases of protein-accelerated growth. Proc. nat. Acad. Sci. (Wash.) **33**, 264, 312 (1947). — SHERMAN, H. C., and H. Y. TRUPP: Further experiments with vitamin A in relation to aging and to length of life. Proc. nat. Acad. Sci. (Wash.) **35**, 90 (1949). — SHERMAN, W. C.: The effect of certain fats and unsaturated fatty acids upon the utilization of carotene. J. Nutr. **22**, 153 (1941). — SHILS, M. E., and W. B. STEWART: Preventive influence of certain amino acids of experimental fatty liver of portal type. Proc. Soc. exp. Biol. (N.Y.) **87**, 629 (1954). — SHIMA, K.: Experimentelle Untersuchungen über die Resorption von Eiweißabkömmlingen im Verdauungstraktus. Biochem. Z. **237**, 303 (1931). — SHINNER, J. T., E. v. DONK and A. STEENBOCK: Manganese as a factor in reproduction. Amer. J. Physiol. **101**, 591 (1932). — SHIPLEY, R. E.: Symposium on sitosterol. I. The effect of sitosterol ingestion on serum cholesterol concentration. N.Y. Acad. Sci., Ser. II **18**, 111 (1955). — SHIRLEY, R. L., R. D. OWENS and G. K. DAVIS: Alimentary excretion of phosphorus^{32} in rats on high molybdenum and copper diets. J. Nutr. **44**, 595 (1951). — SHOCK, N. W., and M. J. YIENGST: Age changes in basal respiratory measurements and metabolism in males. J. Geront. **10**, 31 (1955). — SHOHL, A. T.: Mineral metabolism. New York 1939. — SHOHL, A. T., and K. D. BLACKFAN: The intravenous administration of crystalline amino acids to infants. Nutrition (Paris) **20**, 305 (1940). — SHOHL, A. T., A. M. BUTLER, K. D. BLACKFAN and E. MCLACHLAN: Nitrogenmetabolism during the oral and parenteral administration of the amino acids of hydrolysed casein. J. Pediat. **15**, 469 (1939). — SHORE, B.: Heparin-activated enzyme system of human plasma. Proc. Soc. exp. Biol. (N.Y.) 88, 73 (1955). — SHORE, B., A. V. NICHOLS and N. K. FREEMAN: Evidence for lipolytic action of human plasma obtained after intravenous administration of heparin. Proc. Soc. exp. Biol. (N.Y.) **83**, 216 (1953). — SHORE, M. L., D. B. ZILVERSMITH and R. F. ACKERMAN: Plasma phospholipide deposition and aortic phospholipide synthesis in experimental atherosclerosis. Amer. J. Physiol. **181**, 527 (1955). — SHORT, A. R., and H. W. BYWATERS: Amino acids and sugars in rectal feeding. Brit. med. J. **1913 I**, 1361. — SHORT, J. J.: The increase of electrocardiographic changes with obesity. Proc. Life Ext. Exam. **1**, 82 (1939). — SHOSHKES, M.: Clinical studies on the use of an oral fat emulsion. Ann. N. Y. Acad. Sci. **56**, 22 (1952). — SHULL, K. H., and G. V. MANN: Response of dogs to long-term cholesterol feeding. Amer. J. Physiol. **188**, 81 (1957). — SHULL, K. H., G. V. MANN, S. B. ANDRUS and F. J. STARE: Response of dogs to cholesterol feeding. Amer. J. Physiol. **176**, 475 (1954). — SICA, A. J., and L. R. CERECEDO: Nutritional requirements of the rat for reproduction and lactation. Science **107**, 222 (1948). — SIEBECK, R.: Physiologie des Wasserhaushaltes. In Handbuch der normalen und pathologischen Physiologie, Bd. 17, S. 161. 1926. ~ Die Beurteilung und Behandlung Herzkranker, 3. Aufl. Berlin u. München **1947**. ~ Medizin in Bewegung. Stuttgart 1949. — SIEBECK, R., u. J. BORKOWSKI: Über die Wasserausscheidung durch die Lungen und ihre Beziehung zum Wasserhaushalt des Körpers. Dtsch. Arch. klin. Med. **131**, 55 (1919). — SIEDE, W., u. K. TIETZE: Untersuchungen über den Ablauf der spezifisch dynamischen Wirkung nach Belastung mit Glykokoll. Klin. Wschr. **1940**, 1126. — SIEDEK, H., u. O. MYSLIVEC: Laevulose-Therapie. Schweiz. med. Wschr. **80**, 413 (1950). — SIEDLER, A. J., and B. S. SCHWEIGERT: Effect of the level of animal fat in the diet on the maintenance, reproduction and lactation performance of dogs. J. Nutr. **53**, 187 (1954). — SIEMES, M.: Über den Einfluß von Traubenzuckergaben auf die Ermüdung — nachgewiesen mit einer sinnesphysiologischen Methode an Lehrlingen. Zbl. Arbeitsmed. **7**, 15 (1957). — SIGLER, L. H.: The role of hypertension in the etiology and prognosis of coronary occlusion. Ann. intern. Med. **42**, 369 (1955). — SIGNER, R.: Die Chemie natürlicher Makromoleküle. Verh. Ges. dtsch. Naturforsch. **98**, 32 (1955). — SILBERBERG, M., and R. SILBERBERG: Sceletal growth and development in mice fed a high protein diet. Arch. Path. (Chicago) **48**, 331 (1949). ~ Diet and life span. Physiol. Rev. **35**, 347 (1955). — SILBERBERG, R., and M. SILBERBERG: Life span of mice fed a high fat diet at various ages. Canad. J. Biochem. **33**, 167 (1955). — SILWER, H.: Studien über die N-Ausscheidung im Harn bei Einschränkung des Kohlenhydratgehaltes der Nahrung ohne wesentliche Veränderung des Energiegehaltes derselben unter besonderer Berücksichtigung der Säure-Basen-Verhältnisse. Acta med. scand. Suppl. **79** (1937). — SIMON, E. P., and I. S. WRIGHT: Controlled ergometric studies of effect of heparin on intermittent claudication. J. Amer. med. Ass. **153**, 98 (1953). — SIMONAR, E.: La dénutrion de genèse. Etude clinique, anatomo-pathologique et thérapeutique. Acta med. belg. 262 (1947). — SIMONTON, J. H., and J. W. GOFMAN: Macrophage migration in experimental atherosclerosis. Circulation **4**, 557 (1951). — SIMPSON, S. L.: Obesity. Med. Pract. **114**, 479 (1952). — SINCLAIR, H. M.: The Assessement of human nutriture. Vitam. and Horm. **6**, 101 (1948). ~ The diet of Canadian Indians and Eskimos. Proc. Nutr. Soc. **12**, 69 (1953). ~ Deficiency of essential fatty acids and atherosclerosis. Lancet **1956 I**, 381. ~ Effects of deficiency of essential fatty acids. In SINCLAIR, Essential fatty acids. 4th Internat. Conf. on Biochem. Problems of Lipids, p. 249. London 1958. — SINCLAIR, R. G.: Growth of rats on high-fat and low-fat diets, deficient in the essential unsaturated fatty acids. J. Nutr. **19**, 131 (1940). — SINGAL, S. A., S. J. HAZAN, V. P. SYDENSTRICKER and J. M. LITTLEJOHN: The production of fatty livers in rats on threonine- and lysine-deficient diets. J. biol. Chem. **200**, 867 (1953). ~ The lipotropic action of threonine and related substances in the rat. J. biol. Chem. **200**, 883 (1953). — SINGAL, S. A., V. P. SYDENSTRICKER and J. M. LITTLEJOHN: The effect of some amino acids on the growth and nicotinic acid storage of rats on low casein diets. J. biol. Chem. **171**, 203 (1947). ~ Further studies on the effect of some amino acids on the growth and nicotinic acid storage of rats on low casein diets. J. biol. Chem. **176**, 1063 (1948). — SIPERSTEIN, M. D., J. L. CHAIKOFF and S. S. CHERNICK: Significance of endogenous cholesterol in arteriosclerosis. Synthesis in arterial tissue. Science **113**, 747 (1951). — SIPERSTEIN, M. D., C. W. NICHOLS jr. and J. L. CHAIKOFF: Prevention of plasma cholesterol elevation and atheromatosis in the cholesterol-fed bird by administration of dihydrocholesterol. Circulation **7**, 37 (1953). — SITSEN, A. E.: Über den Zusammenhang zwischen Fettsucht und Thrombosebereitschaft bzw. Embolie. Frankfurt. Z. Path. **49**, 479 (1936). ~ Beitrag zur geographischen Pathologie. Virchows Arch. path. Anat. **285**, 506 (1932). — SJÖGREN, B.: Changes in total body sodium and potassium during prolonged administration of cortisone and desoxycorticosterone acetate. Acta endocr. (Kbh.) **10**, 40 (1952). — SJOLLEMA, B.: Untersuchungen über den Natriumbedarf von Küken und über die Folgen einer fast natriumfreien Fütterung. Biedermanns Zbl., Abt. B., Tierernährung **7**, 184 (1935). — SKINNER, J. T., E. VAN DONK and H. STEENBOCK: Manganese as a factor in reproduction. Amer. J. Physiol. **101**, 591 (1932). — SKINNER, J. T., and J. S. MCHARQUE: As, Mg and Cu in synthesis of hemoglobin. Amer. J. Physiol. **145**, 500 (1946). — SKINNER, J. T., W. H. PETERSON u. H. STEENBOCK: Über die Wirkung von Mangan und

Pflanzenasche auf das Wachstum und die Hämoglobinsynthese. Biochem. Z. **250**, 392 (1933). — SKOUGE: Klinische und experimentelle Untersuchungen über das Serumeisen. Oslo 1939. — SKRAMLIK, E. v.: Läßt sich das Kochsalz im Geschmack ersetzen? Z. ges. inn. Med. 679 (1952). ~ Über Diätsalze im allgemeinen und einen neuen Ersatz für Kochsalz im besonderen. Z. ges. inn. Med. **12**, 433 (1957). — SKRAUP, S., F. STRIECK u. J. SCHORN: Zur biochemischen Bedeutung der ungesättigten Fettsäuren. Hoppe-Seylers Z. physiol. Chem. **259**, 1 (1939). — SLACK, E. B.: Composition of rats fed on diets containing wheat flours of different percentage extraction. Brit. J. Nutr. **2**, 205, 214 (1948). ~ Nitrogenous constituents of the potato. Nature (Lond.) **161** 211 (1948). — SLONAKER, J. R.: The effect of different percentages of protein in the diet of six generations of rats. Stanf. Univ. Publ. Ser., biol. Sci. **6**, No 4 (1939). — SLYKE, D. D. VAN: Physiology of the amino acids. Nature (Lond.) **149**, 342 (1942). — SLYKE, D. D. VAN, and G. M. MEYER: Fate of protein digestion products in the body. J. biol. Chem. **16**, 197, 213 (1913). — SMART, T. B., and R. A. BRUCE: Relationship of mortality from myocardial infarction to pathologic findings and age. Amer. J. med. Sci. **230**, 380 (1955). — SMEDLEY-MACLEAN, I., and E. M. HUME: Fat deficiency disease of rats. The influence of tumor growth on the storage of fat and of polyunsaturated acids in the fat-starved rat. Biochem. J. **35**, 996 (1941). — SMEDLEY-MACLEAN, I., and L. C. A. NUNN: Fat-deficiency disease of rats. The effect of doses of methyl arachidonate and linoleate on fat metabolism, with a note on the estimation of arachidonic acid. Biochem. J. **34**, 884 (1940). — SMITH, A. H., G. R. COWGILL and H. M. CROLL: A note on the technique for studying vitamin B. J. biol. Chem. **66**, 15 (1925). — SMITH, A. H., and P. K. SMITH: Inorganic salts in nutrition. X. Electrolyte balance in the serum of rats receiving a diet deficient in inorganic constituents. J. biol. Chem. **107**, 681 (1934). — SMITH, C. A.: Effects of maternal undernutrition upon the newborn infant in Holland. J. Pediat. **30**, 229 (1944/45). — SMITH, E. L.: Purification of antipernicious anemia factors from liver. Nature (Lond.) **161**, 638 (1948). ~ Presence of cobalt in the antipernicous anemia factors. Nature (Lond.) **162**, 144 (1948). ~ Studies on dipeptidases. J. biol. Chem. **176**, 21 (1948); **180**, 1209 (1949). — SMITH, FR. H.: Potassium deficiency in gastrointestinal diseases. Gastroenterology **16**, 73 (1950). — SMITH, H. L., and E. C. BARTELS: Coronary thrombosis with myocardial infarction and hypertrophy in young persons. J. Amer. med. Ass. **98**, 1072 (1932). — SMITH, J. L., J. M. BEAL and P. FROST: Comparative utilization of intravenous invert sugar and glucose. Surgery **31**, 720 (1952). — SMITH, L. H., R. H. ETTINGER, D. SELIGSON and S. LIGHTCAP: A comparison of the metabolism of fructose and glucose in hepatic disease and diabetes mellitus. J. clin. Invest. **32**, 273 (1953). — SMITH, M. E.: Clinical studies on intravenous fat. Metabolism **6**, 717 (1957). — SMITH, M. G.: Hyperplasia of lipoid containing cells in diabetes with lipemia. Bull. Johns Hopk. Hosp. **36**, 203 (1925). — SMITH, N. C., and H. SPECTOR: Calcium and phosphorus metabolism in rats and dogs as influenced by the ingestion of mineral oil. J. Nutr. **20**, 19 (1940). — SMITH, S. E., and G. H. ELLIS: Copper deficiency in rabbits. Achromotrichia, alopecia and dermatosis. Arch. Biochem. **15**, 81 (1947). — SMITH, S. E., G. H. ELLIS, D. LOBB, R. M. THOMPSON, E. J. LORENZEN and E. J. LARSON: Studies of the manganese requirement of rabbits. J. Nutr. **34**, 33 (1947). — SMITH, S. E., and E. J. LARSON: Zinc toxicity in rats. Antagonistic effects of copper and liver. J. biol. Chem. **163**, 29 (1946). — SMITH, S. G.: Potassium vs. biotin in the treatment of progressive paralysis in dogs. Proc. Soc. exp. Biol. (N. Y.) **63**, 339 (1946). — SMITH, S. G., B. BLACKSCHAFFER and T. E. LASATER: Potassium deficiency syndrome in the rat and the dog. A description of the muscle changes in the potassium-depleted dog. Arch. Path. (Chicago) **46**, 185 (1950). — SNAPPER, J.: Chinese lessons to western medicine. New York 1941. — SNAVELY, J. R.: Hepatic factors in salt and water metabolism. Amer. J. med. Sci. **223**, 96 (1952). — SNOW, P. J. D.: The sludging of blood in the retinal veins. Lancet **1957I**, 65. — SNYDER, E. G.: Neue Enzyme eröffnen neue Möglichkeiten Food Engng **25**, 89 (1953). — SOHAR, E., M. C. ROSENTHAL and D. ADLERSBERG: Plasma lipids and coagulation of blood. Amer. J. clin. Path. **27**, 503 (1957). — SOLEZ, C.: Premature vascular degeneration in diabetes mellitus: Pathogenesis, and relation to aging. J. Amer. Geriat. Soc. **3**, 804 (1955). — SOLNZEW, W.: Veränderungen des Fett-Lipoid-Stoffwechsels im Alter. Z. Vitamin-, Hormon- u. Fermentforsch. **4**, 94 (1951). ~ Die Veränderung des Fett-Lipoid-Stoffwechsels im Alter. Verh. dtsch. Ges. inn. Med. **60**, 912 (1954). — SOLTH, K.: Zur Statistik der Arteriosklerose. Verh. dtsch. Ges. Path. **41**, 64, (1957). — SOMERS, G. F., and K. C. BEESON: The influence of climate and fertilized practices of vegetables. Advanc. Food Res. **1**, 291 (1948). — SOODAK, M., and F. LIPMAN: Enzymatic condensation of acetate to acetoacetate in liver extracts. J. biol. Chem. **175**, 999 (1948). — SOSKIN, S., and M. HYMAN: Physiologic basis of intravenous dextrose therapy for diseases of the liver. Arch. intern. Med. **64**, 1265 (1939). — SOULAIRAC, A.: La régulation neuro-endocrinienne de la soif. Arch. Sci. physiol. 8, C 283 (1954). — SPAIN, D. M., V. A. BRADERS and J. J. GREENBLATT: Postmortem studies on coronary atherosclerosis serum beta lipoproteins and somatotypes. Amer. J. med. Sci. **229**, 294 (1955). — SPALLONI CIALDEA, W.: Influencia de dietas grasas sobre la elevacion del consumo de oxigeno en ratas tratadas con tiroxina. Tesis quimico farmaceutio. Univ. de Chile 1945. — SPECK, C.: Untersuchungen über die Beziehungen der geistigen Tätigkeit zum Stoffwechsel. Naunyn-Schmiedeberg's Arch. exp. Path. Pharmak. **15**, 81 (1882). — SPEIRS, M.: The utilization of the calcium in various greens. J. Nutr. **17**, 557 (1939). — SPENCER, H., E. BERGER, M. L. CHARLES, E. D. GOTTESMAN and D. LASZLO: Metabolic effects of 17-ethyl-19-nortestosterone in man. J. clin. Endocr. **17**, 975 (1957). — SPENCER, H., M. BROTHERS, E. BERGER, H. E. HART and L. LASZLO: Strontium metabolism in man and effect of calcium on strontium excretion. Proc. Soc. exp. Biol. (N.Y.) **91**, 155 (1956). — SPENCER, J. H.: Clinical observations concerning the obese. Med. Clin. N. Amer. **12**, 603 (1928/29). — SPERRY, W. M., and F. C. BRAND: The calorimetric determination of cholesterol. J. biol. Chem. **150**, 315 (1943). — SPERRY, W. M., and M. WEBB: A revision of the Schoenheimer-Sperry method for cholesterol determination. J. biol. Chem. **187**, 97 (1950). — SPIESS-BERTSCHINGER, A.: Stoffwechselverbindungen und Mangan. Wien. Z. inn. Med. **28**, 45 (1947). — SPIRA, L.: Chronic fluorine poisoning (fluorosis) signs and symptoms. Edinb. med. J. **49**, 707 (1942). ~ Mottled teeth in Great Britain. Brit. dent. J. **73**, 149 (1942). ~ Pathological findings in fluorine intoxication. Exp. Med. Surg. **10**, 54 (1952). ~ Maculo-anaesthetic leprosy and fluorosis. Exp. Med. Surg. **10**, 194 (1952). ~ Therapie und Prophylaxe der Fluorschädigung. Ther. d. Gegenw. **1953**, 165. ~ Urinary calculi and fluorine. Exp. Med. Surg. **14**, 72 (1956). ~ Cholelithiasis and fluorine. S. Afr. med. J. **31**, 621 (1957). — SPITZER, R. R., and P. H. PHILLIPS: Enzymatic relationship in the utilization of soybean oil meal phosphorus by the rat. J. Nutr. **30**, 117, 183 (1945). — SPRAGUE, R. G., M. H. POWER, H. L. MASON, A. ALBERT, D. R. MATHIESON, P. S. HENCH, E. C. KENDALL, C. H. SLOCUMB and H. F. POLLEY: Observations on the physiologic effects of cortisone and ACTH in man. Arch. intern. Med. **85**, 199 (1950). — SPRETER v. KREUDENSTEIN, TH.: Über die Bedeutung der Kariesprophylaxe mit Fluor. Arch. Kinderheilk. **150**, 212 (1955). — SQUIRES, B. T.: Observations on the blood chemistry of the Bechuanas. S. Afr. J. med. Sci. **6**, 53 (1941). — SRERE, P. A., I. L. CHAIKOFF, S. S. TREITMAN and L. S. BURSTEIN: The extrahepatic synthesis of cholesterol. J. biol. Chem. **182**, 629 (1950). — SRIVASTAVA, G. N., R. N. CHAKRAVARTI and S. H. ZAIDI: Studies in experimental atherosclerosis. IV. Serum fibrinolysin activity in cholesterol atherosclerosis. Indian J. med. Res. **45**, 311 (1957). — STADLER, H.: Zur unterschiedlichen Wirkung von Invertzucker (Calorose) und Traubenzucker. Neue med. Welt **1950**, 1705. — STAEMMLER, M., u. P. WILHELMS: Thrombose und Embolie als Todesursachen. Medizinische **1953**, 1639. — STAMLER, J., C. BOLENE, R. HARRIS and L. N. KATZ: Effect of choline and inositol on plasma and tissue lipids and atherosclerosis in the cholesterol-fed chick. Circulation **2**, 714 (1950). ~ Effect of choline and inositol on plasma and tissue lipids and on spontaneous and stilbestrol-induced atherosclerosis in the chick. Circulation **2**, 722 (1950). — STAMLER, J., and L. N. KATZ: The effect of salt-induced hypertension on spontaneous atherosclerosis in the chick. Circulation **2**, 468 (1950). ~ Production of experimental cholesterol-induced atherosclerosis in chicks with minimal hypercholesterolemia and organ lipidosis. Circulation **2**, 705 (1950). — STAMLER, J., L. N. KATZ, D. M. LEVINSON and G. CROWLEY: The effect of desoxycorticosterone on cholesterol metabolism and atherosclerosis in the chick. Circulation **2**, 480 (1950). — STAMLER, J., L. N. KATZ, R. PICK and S. RODBARD: VI. Hormonecardiovascular interrelations. Dietary and hormonal factors in experimental atherogenesis and blood pressure regulation. Recent Progr. Hormone Res. **11**, 401 (1955). — STAMLER, J., A. J. MILLER, L. AKMAN, E. N. SILBER, C. BOLENE and L. N. KATZ: The effect of desiccated thyroid on plasma and tissue lipids and atherogenesis in the stilbestrol-treated chick. Circulation **2**, 523 (1950). — STAMLER, J., R. PICK and L. N. KATZ: Effects of adrenal steroid compound F on plasma lipids and atherogenesis in cholesterol fed chicks. Circulation **6**, 478 (1952). ~ Experiences in assessing estrogen anti-atherogenesis in the chick, the rabbit, and man. Ann. N.Y. Acad. Sci. **64**, 596 (1956). — STAMLER, J., R. PICK, L. N. KATZ, L. LEWIS and I. H. PAGE: Endocrine influences on serum lipoproteins and atherogenesis in cholesterol-fed chicks. Circulation **6**, 460 (1952). — STANGL: Das sogenannte Vitamin F (= lebensnotwendige ungesättigte Fettsäuren) und seine klinische Bedeutung. Int. Z. Vitaminforsch. **23**, 164 (1951). — STARE, F. J.: Dietary aspects. Fed. Proc. **15**, 900 (1956). — STARE, F. J., B. VAN ITALLIE, B. McCANN and O. W. PORTMAN: Nutritional studies relating to serum lipids and atherosclerosis. Therapeutic implications. J. Amer. med. Ass. **164**, 1920 (1957). — STARE, F. J., G. V. MANN, R. P. GEYER and D. M. WATKIN: The need of fat in intravenous feeding. J. Amer. Oil chem. Soc. **26**, No 4, 145 (1949). — STARK, H., u. F. W. FISCHER: Lipoprotein-Untersuchungen bei der Atherosklerose. Verh. Nordwestdtsch. Ges. Inn. Med., S. 53, 1955. — STARKE, H.: Effect of the rice diet on the serum cholesterol fractions of 154 patients with hypertensive vascular disease. Amer. J. Med. **9**, 494 (1950). — STARKENSTEIN, E.: Pharmakologie und Toxikologie des Blutes. Handbuch der allgemeinen Hämatologie, Bd. II/2, S. 137. 1934. — STARLING, E. H.: The significance of fats in the diet. Brit. med. J. **1918 II**, 105. — STARLINGER, H.: Die tageszeitlichen Schwankungen in der Elektrolyt- und 17-21-Dihydroxy-20-Ketosteroid-Ausscheidung im Harn und ihre Änderungen durch verschiedene Arbeits- und Klimabedingungen. Int. Z. angew. Physiol. **17**, 341 (1958). — *Statistisches Reichsamt:* Die Lebenshaltung von 2000 Arbeiter-, Angestellten- und Beamtenhaushalten. Einzelschriften zur Statistik des Deutschen Reiches Nr 22, I. u. II. 1932. — STAUDINGER, H.: Über die Grundlagen der makromolekularen Chemie. Verh. Ges. Dtsch. Naturforsch. u. Ärzte 1954, S. 1. Berlin-Göttingen-Heidelberg 1955. — STEARNS, G.: The significance of the retention ratio of calcium, phosphorus in infants and in children. Amer. J. Dis. Child. **42**, 749 (1931). ~ The mineral metabolism of normal infants. Physiol. Rev. **19**, 415 (1939). ~ Human requirement of calcium, phosphorus and magnesium. J. Amer. med. Ass. **142**, 478 (1950). — STEARNS, G., and D. L. R. MOORE: Growth in height and weight, and retention of nitrogen, calcium and phosphorus during recovery from severe malnutrition. Amer. J. Dis. Child. **42**, 774 (1931). — STEENBOCK, H., E. B. HART, M. T. SELL and J. H. JONES: The availability of calcium salts. J. biol. Chem. **56**, 375 (1922). — STEENBOCK, H., M. H. IRVIN and J. WEBER: The comparative rate of absorption of different fats. J. Nutr. **12**, 103 (1936). — STEENBOCK, H., V. E. NELSON and E. B. HART: Acidosis in omnivora and herbivora and its relation to protein storage. J. biol. Chem. **19**, 399 (1914). — STEFÁNSSON, V.: Observations on three cases of scurvy. J. Amer. med. Ass. **71**, 1715 (1918). ~ Meat diet.: Blood as an antiscorbutic factor. Science **2**, 227 (1936). — STEGGERDA, F. R., and H. H. MITCHELL: Further experiments on the calcium requirement of adult man and the utilization of the calcium in milk. J. Nutr. **21**, 577 (1941). ~ The calcium balance of adult human subjects on high- and low-fat (butter) diets. J. Nutr. **45**, 201 (1951). — STEIGER, W. A., C. J. D. ZARAFONETIS, G. M. MILLER, J. SEIFTER and D. H. BAEDER: Preliminary report on the effects of a plasma lipid mobilizing factor in man. Amer. J. med. Sci. **232**, 605 (1956). — STEINBERG, D., and D. S. FREDRICKSON: Inhibitors of cholesterol biosynthesis and the problem of hypercholesterolemia. Ann. N. Y. Acad. Sci. **64**, 579 (1956). — STEINBISS, W.: Über experimentelle alimentäre Atherosklerose. Virchows Arch. path. Anat. **212**, 152 (1913). — STEINER, A.: Effect of choline in prevention of experimental aortic atherosclerosis. Arch. Path. (Chicago) **45**, 327 (1948). ~ Significance of dietary cholesterol in coronary arteriosclerosis. Geriatrics **6**, 209 (1951). — STEINER, A., and S. DAYTON: Production of hyperlipemia and early atherosclerosis in rabbits by a high vegetable fat diet. Circulat. Res. **4**, 62 (1956). — STEINER, A., and B. DOMANSKI: Serum cholesterol and atherosclerosis in chronic glomerularnephritis. Amer. J. med. Sci. **204**, 79 (1942). ~ Serum cholesterol level in coronary arteriosclerosis. Arch. intern. Med. **71**, 397 (1943). ~ Effect of feeding "Soya lecithin" on serum cholesterol level of man. Proc. Soc. exp. Biol. (N. Y.) **55**, 236 (1944). — STEINER, A., and F. E. KENDALL: Atherosclerosis and arteriosclerosis in dogs following ingestion of cholesterol and thiouracil. Arch. Path. (Chicago) **42**, 433 (1946). — STEINER, A., F. E. KENDALL and M. BEVANS: Production of arteriosclerosis in dogs by cholesterol and thiouracil feeding. Amer. Heart J., **38**, 38 (1949). — STEINER, A., F. E. KENDALL and J. A. L. MATHERS: The abnormal serum lipid pattern in patients with coronary arteriosclerosis. Circulation **5**, 605 (1952). — STEINER, P. E.: Necropsies on Okinawans. Arch. Path. (Chicago) **42**, 359 (1946). — STEINKAMP, R., R. DUBACH and C. v. MOORE: Studies in iron transportation and metabolism. VIII. Absorption of radioiron from ironenriched bread. Arch. intern. Med. **95**, 181 (1955). — STEKOL, J. A., and K. WEISS: Vitamin B_{12} and growth of rats on diets free of methionine and choline. J. biol. Chem. **186**, 343 (1950). — STELLAR, E., R. HYMAN and SH. SAMET: Gastric factors controlling water- and salt-solution-drinking. J. comp. physiol. Psychol. **47**, 220 (1954). — STEUDEL, H.: Neue Untersuchungen über die Verdaulichkeit unserer Nahrungsmittel. Z. ges. exp. Med. **95**, 580 (1935). ~ Über die Verdaulichkeit von Brot und Hülsenfrüchten. Nach Versuchen mit Hilfe der künstlichen Verdauung. Z. exp. Med. **102**, 192 (1937). ~ Vergleichende Untersuchungen über die Verdaulichkeit von Gemüsen als Dosen-, Trocken- und Gefrierkonserven. Ernährung **7**, 1 (1942). — STEVEN, J. M., and J. MCGINNIS: The effect of autoclaving lysine in the presence of carbohydrate on its utilization by the chick. J. biol. Chem. **171**, 431 (1947). — STEVENSON, J. A. F.: Diet and survival. Cold injury, Trans. 3. Conf., Fort Churchill, 22., 23., 24. and 25. II. 1954. 1955, p. 165. — STEWARD, W. C., and R. G. SINCLAIR: The absence of ricinoleic acid from the phospholipids of rats fed castor oil. Arch. Biochem. 8, 7 (1945). — STEWART, W. B.: Some aspects of the metabolism of iron. Bull. N. Y. Acad. Med. **29**, 818 (1953). — STEWART, W. B., P. S. VASSAR and R. S.. STONE: Iron absorption in dogs during anemia due to acetylphenylhydrazine. J. clin. Invest. **32**, 1225 (1953). — STICH, W., u. H. FATH: Abbau, Resorption und Verwertung des Hämoglobins im menschlichen Verdauungstrakt. Med. Mschr. **5**, 538 (1951). — STIEVE, H.: Vergleichend physiologisch-anatomische Beobachtungen über die Zwischenzellen des Hodens. Pflügers Arch. ges. Physiol. **200**, 470 (1923). — STIRN, F. E., A. ARNOLD and C. A. ELVEHJEM: The relation of dietary fat to the thiamin requirements of growing rats. J. Nutr. **17**, 485 (1939). — STIRN, F. E., C. A. ELVEHJEM and E. B. HART: The indispensability of zinc in the nutrition of the rat. J. biol. Chem. **109**, 347 (1935). — STIVAL, L., and M. ZANCHI: Mortality due to myocardial infarction in relation to climate in Milano (pathological observations). Folia cardiol. (Milano) **14**, 581 (1955). — STÖHR, R.: Über den Einfluß mehrwöchentlicher extremer kochsalzarmer Ernährung auf die Harn- und Blutbestandteile und das Blutvolumen beim gesunden Menschen. Z. ges. exp. Med. **95**, 55 (1935). — STOESSER, A. V.: Study of cholesterol fractions in acute infections. Proc. Soc. exp. Biol. (N. Y.) **32**, 1324 (1935). — STOESSER, A. V, and J. MCQUARRIE: Influence of acute infection and artificial fever on the plasma lipids. Amer. J. Dis. Child. **49**, 658 (1935). — STONE, W.: The blood chemistry of normal southern Rhodesian natives. Trans. roy. Soc. trop. Med. Hyg. **30**, 165 (1936). — STORK, A., u. L. KUCÊROVÁ: Die Klärungsfähigkeit des Blutplasmas und Veränderungen des Plasmacholesterinspiegels nach intravenöser Heparininjektion bei Diabetikern und Atherosklerotikern. Dtsch. med. Wschr. **82**, 1410 (1957). — STORK, A. u. L. KUČEROVÁ: Die Klärungsfähigkeit des Blutplasmas nach intravenöser Heparininjektion in Beziehung zur Atherosklerose. Z. inn. med. **11**, 276 (1956). — STOTZ, E.: Biological synthesis of fatty acids. J. Amer. Oil chem. Soc. **26**, 341 (1949). — STRACK, E., u. G. FRIEDRICH: Die Fettverwertungsfähigkeit des Hundes. Ber. sächs. Akad. Wiss., math.-phys. Kl. **93**, 115 (1941). — STRANG, J. M., and H. B. MCCLUGAGE: Specific dynamic action of food in abnormal states of nutrition. Amer. J. med. Sci. **182**, 49 (1931). — STRANG, J. M., H. B. MCCLUGAGE and F. A. EVANS: The nitrogen balance during dietary correction of obesity. Amer. J. med. Sci. **181**, 336 (1931). — STRASBURGER, J.: Handbuch der normalen und pathologischen Physiologie, Bd. IV, S. 681. Berlin 1929. — STRAUB, H.: I. Störungen der physikalisch-chemischen Atmungsregulation. Ergebn. inn. Med. Kinderheilk. **25**, 1 (1926). ~ Alimentäre Säuerung und Alkalisierung. Ther. d. Gegenw. **1929**, 481. ~ Krankheiten des Wasser- und Salzstoffwechsels. In Lehrbuch der inneren Medizin, Bd. II, S. 1. Berlin 1936. ~ Krankheiten des Wasser- und Salzstoffwechsels. In Lehrbuch der inneren Medizin, Bd. II/1. Berlin 1942. — STRAUB, W.: Über den Einfluß des Kochsalzes auf die Eiweißzersetzung. Z. Biol. **37**, 527 (1899). — STRAUSS, E.: Zur Therapie mit Zucker. Ärztl. Praxis **7**, 18 (1955). — STRAUSS, E., u. J. HILLER: Über den Einfluß der Fruktose auf den Blutglukosespiegel des Diabetikers. Verh. dtsch. Ges. inn. Med. **57**, 228 (1951). ~ Die Laevulose-Verwertung des Diabetes mellitus und ihre biochemischen Grundlagen. Ärzt. Forsch. **6**, 326 (1952). — STRAUSS, H.: Über die Wirkung der Aufnahme großer Wassermengen auf den Organismus. Klin. Wschr. **1922**, 1302. ~ Anemia of infancy from maternal iron deficiency in pregnancy. J. clin. Invest. **12**, 345 (1933). — STREET, H. R.: A study of the availability of the iron in enriched bread. J. Nutr. **26**, 187 (1943). — STRIN, F. F., A. ARNOLD and C. A. ELVEHJEM: The relation of dietary fat to the thiamin requirements of growing rats. J. Nutr. **17**, 485 (1939). — STRISOWER, B., J. W. GOFMAN, E. F. GALIONI, A. A. ALMADA and A. SIMON: Effect of thyroid extract on serum lipoproteins and serum cholesterol. Metabolism **3**, 218 (1954). — STRISOWER, B., J. W. GOFMAN, E. F. GALIONI, J. H. RUBINGER, G. W. O'BRIEN and A. SIMON: Effect of long-term administration of desiccated thyroid on serum lipoprotein and cholesterol levels. Trans. Amer. Goiter Ass. **1955**, 390. ~ Effect of long-term administration of desiccated thyroid on serum lipoprotein and cholesterol levels. J. clin. Endocr. **15**, 73 (1955). — STRISOWER, B., J. W. GOFMAN, E. F. GALIONI, J. H. RUBINGER, J. POITEAU and P. GUZVICH: Long-term effect of dried thyroid on serum-lipoprotein and serum-cholesterol levels. Lancet **1957 I**, 120. — STRÖDER, U., F. BECKER u. G. HAAS: Über die Abhängigkeit des Herzinfarkteintrittes vom Wettergeschehen, Tagesrhythmus und von solaren Vorgängen. Klin. Wschr. **1951**, 312. — STRØM, A., and R. A. JENSEN: Mortality from circulatory diseases in Norway 1940—1945. Lancet **1951 I**, 126. STRONG, F. M., and L. E. CARPENTER: Preparation of samples for microbiological determination of riboflavin. Ind. Engng. Chem., analyt. Edit. **14**, 909 (1942). — STRUB, I. H., W. R. BEST, C. F. CONSOLAZIO u. M. I. GROSSMAN: Über die Verwertung von Fruktose und Invertzucker bei Stoffwechselgesunden. J. clin. Nutr. **2**, 32 (1953). — STRUCK, H. C., C. J. REED and J. L. COHEN: The acid soluble phosphorus content of muscle of rats under various diet modifications. J. Nutr. **17**, 35 (1939). — STUART, H. C., and G. S. STEVENSON: Physical growth and development. In Mitchell and Nelson, Textbook of Pediatrics. 1950. — STUDER, A.: Vorkommen und Bedeutung des körpereigenen Heparin. Experientia (Basel) **10**, 148 (1954). — STUHLFAUTH, K.: Über eine Störung des Laevulose-Stoffwechsels bei der Fettsucht. Klin. Wschr. **29**, 213 (1951). ~ Besonderheiten des Laevulose-Stoffwechsels. Ärztl. Forsch. **5**, 414 (1951). ~ Beschleunigung des Verbrennungsstoffwechsels durch Laevulose als therapeutisches Prinzip. Med. Klin. **47**, 173 (1952). ~ Die Verwendung der Laevulose beim Diabetes. Angew. Chem. **67**, 355 (1955). — STUHLFAUTH, K., u. A. ENGLHARDT-GÖLKEL: Über die Beeinflussung der Schlafzeit nach Pentothal-Natrium bei normalen und nebennierenlosen Ratten durch Glukose und Fruktose. Naunyn- Schmiedeberg's Arch. exp. Path. Pharmak. **221**, 328 (1954). — STUHLFAUTH, K., A. ENGLHARDT-GÖLKEL, K. PLESSNER, B. STEINHUBER, D. WOLLHEIM, V. STRUPPLER, F. PIRNER, C. O. NETZER u. K. L. TURBAN: Untersuchungen über die Störungen des Stoffwechsels nach Operationen und deren therapeutische Beeinflußbarkeit durch Kohlenhydrate. Z. klin. Med. **153**, 287 (1955). — STUHLFAUTH, K., u. H. NEUMAIER: Die Wirkung der Laevulose auf

Alkoholintoxikationen. Med. Klin. **46**, 591 (1951). — Stuhlfauth, K., H. Neumaier u. G. Bommes: Der Einfluß von Laevulose auf die Methylalkoholvergiftung bei Ratten. Naunyn-Schmiedeberg's Arch. exp. Path. Pharmak. **214**, 556 (1952). — Stuhlfauth, K., u. R. Prosiegel: Über Intermediärprozesse im Kohlenhydrathaushalt nach intravenöser Laevulosebelastung bei Gesunden, Diabetikern und Fettsüchtigen. Klin. Wschr. **30**, 206 (1952). — Stuhlfauth, K., R. Prosiegel u. A. Englhardt-Gölkel: Untersuchungen über den Einfluß des Stoffwechsels auf die Biosynthese der Nebennierenrindenhormone. Klin. Wschr. **32**, 676 (1954). — Sturgeon, Ph., and Ch. Brubaker: Copper deficiency in infants. A syndrome characterized by hypocupremia, iron deficiency anemia, and hypoproteinemia. J. Dis. Childr. **92**, 254 (1956). — Sturgeon, Ph., and E. Christian: Studies of iron requirements in infants and children. I. Normal values for serum iron, copper and free erythrocyte protoporphyrin. Pediatrics **13**, 107 (1954). — Süsskind, B.: Eigenerfahrungen eines Erwachsenen in einem Ernährungsversuch bei niedriger Eiweißzufuhr, der 25 Monate dauerte. Z. ges. exp. Med. **67**, 592 (1929). ~ Über die Folgen eines 25 Monate dauernden Ernährungsversuches bei niedriger Eiweißzufuhr. I. Mitt. u. II. Mitt. Arch. Verdau.-Kr. **44**, 371 (1928); **25**, 74 (1932); **54**, 197 (1933). ~ Ein Stoffwechselversuch bei knapper Ernährung. Z. ges. exp. Med. **72**, 119 (1930). — Sugai, M.: Über den Einfluß der einseitigen Nahrung auf die Schilddrüsenaktivität. Trans. jap. path. Soc. **19**, 66 (1929). — Surawicz, B., H. A. Braun, W. B. Crum, R. L. Kemp, S. Wagner and S. Bellet: Clinical manifestations of hypopotassemia. Amer. J. med. Sci. **233**, 603 (1957). — Suskin, N. M.: Histochemische Arterienveränderungen bei hypercholesterinisierten Kaninchen. Anat. Rec. **103**, 510 (1949). — Sussman, M. B.: Psycho-social correlates of obesity. Failure of „calorie collectors". J. Amer. diet. Ass. **32**, 423 (1956). — Sutton, W. R., and V. E. Nelson: Studies on zinc. Proc. Soc. exp. Biol. (N. Y.) **36**, 211 (1937). — Suzuki, T.: On the cobalt prolycythemia. Tôhoku J. exp. Med. **53**, 359 (1950). — Swain, L. A., and B. H. McKercher: Examination of unsaponifiable matter of marine oils. Fisheries research Bd., Candada, Prog. Repts., Pac. Coast Stas. Chem. Abstr. **40**, 1681 (1946). — Swank, R. L.: Effects of fat on blood viscosity in dogs. Circulat. Res. **4**, 579 (1956). — Swank, R. L., A. E. Franklin and J. E. Quastel: Effect of fat meals and heparin on blood plasma composition as shown by paper chromatography. Proc. Soc. exp. Biol. (N. Y.) **75**, 850 (1950). — Swanson, P., R. Leverton, M. R. Gram, H. Roberts and I. Pesek: Blood values of women: Cholesterol. J. Geront. **10**, 41 (1955). — Swanson, P. P.: Influence of non-protein calories on protein metabolism. Fed. Proc. **10**, 660 (1951). — Swell, L., F. Flick, H. Field jr. and C. R. Treadwell: Role of fat and fatty acids in absorption of dietary cholesterol. Amer. J. Physiol. **180**, 124 (1955). — Swell, L., E. C. Trout jr., H. Field jr. and C. R. Treadwell: Regulation of liver cholesterol synthesis by lymph cholesterol. Science **125**, 1194 (1957). — Swendseid, M. E., J. Williams and M. S. Dunn: Amino acid requirements of young women based on nitrogen balance data I. u. II. J. Nutr. **58**, 495, 507 (1956). — Swift, R. W., and A. Black: Fats in relation to caloric efficiency. J. Amer. Oil Chem. Soc. **26**, 171 (1949). — Syckle, C. van: Food consumption of „Older"families. J. Amer. Geriat. Soc. **5**, 603 (1957). — Syllm-Rapoport, I., u. I. Strassburger: Herz-, Gefäß- und Nierenverkalkung bei experimentellem Magnesiummangel. Klin. Wschr. **1956**, 762. — *Symposium über Fluorprobleme:* Veranstaltet von der Schweizerischen Akademie der Med. Wissensch. Basel u. Stuttgart 1957. — *Symposium on intravenous fat emulsion:* Augusta, Mich. May 1957. — Szakáll, A.: Über den Phosphatstoffwechsel bei Muskelarbeit. Arbeitsphysiologie **8**, 316 (1935). — Szakáll, A., u. B. Szakáll: Zur Methodik der Chlorbilanz beim Menschen. Arbeitsphysiologie **10**, 534 (1939). — Szent-Györgyi, N.: Blood pressure studies among American and foreign-born students. Circulation **14**, 17 (1956).

Täufel, K.: Zubereitung der Lebensmitteln. In Handbuch der Lebensmittelchemie, Bd. I, S. 1249. Berlin 1933. ~ Verhütung des Fettverderbs. In: Die ernäherungsphysiologischen Eigenschaften der Fette, 1. Symposion zu Mainz. Wiss. Veröff. dtsch. Ges. Ernährung **1**, 128 (1958). — Takács, L., and K. Kállay: Changes in renal circulation in exsiccosis. Acta med. **10**, 309 (1957). — Takamatsu, M.: Figure of body fluid of farmers in the Northeastern Districts viewed from angle of water and salt metabolism. J. Sci. Labour **31**, 349 (1955). — Takeda, K.: Über die Bedeutung der Hypophyse für den Cholesterinstoffwechsel. Trans. jap. path. Soc. **19**, 32 (1929). — Talbot, N. B., and F. Broughton: Measurement of obesity by the creatinine coefficient. Amer. J. Dis. Child. **55**, 42 (1938). — Talbott, J. H.: Heat cramps. Medicine (Baltimore) **14**, 323 (1935). — Talbott, J. H., D. B. Dill, H. T. Edwards, E. H. Stumme and W. V. Consolazio: The ill effect of heat upon workman. J. industr. Hyg. **19**, 258 (1937). — Tamplin, A. R., B. Strisower, O. F. deLalla, J. W. Gofman and F. W. Glazier: Lipoproteins, aging, and coronary artery disease. J. Geront. **9**, 404 (1954). — Tanberg, A.: The relation between the thyroid and parathyroid glands. J. exp. Med. **24**, 547 (1915). — Tangl, F.: Der Stoff- und Energieumsatz eines künstlich ernährten Säuglings. Pflügers Arch. ges. Physiol. **104**, 453 (1904). — Tannenbaum, A.: Relationship of body weight to cancer incidence. Arch. Path. (Chicago) **30**, 509 (1940). — Tannenbaum, A., and H. Silverstone: Nutrition in relation to cancer. Advanc. Cancer Res. **1**, 452 (1953). —

Tanner, J. M.: The relation between serum cholesterol and physique in healthy young men. J. Physiol. (Lond.) 115, 371 (1951). — Tarver, H.: Metabolism of amino acids and proteins. Ann. Rev. Biochem. 21, 301 (1952). — Taub, S. J., and S. K. Zakon: Use of unsaturated fatty acids in treatment of eczema (atrophic dermatitis, neurodermatitis). J. Amer. med. Ass. 105, 1675 (1935).—Taupitz, E., u. H. F. Wietek: Der Einfluß der Phenylathylessigsäure auf den Serum-Cholesterin-Spiegel und auf die experimentelle Cholesterin-Atheromatose. Medizinische 1957, 1066. — Taylor: Zit. nach Kobert, Lehrbuch der Intoxikationen, Bd. II, S. 169. 1906.— Taylor, H. L., J. T. Anderson and A. Keys: Diet, physical activity and serum cholesterol in man. Circulation 16, 516 (1957).—Taylor, H. L., and A. Keys: Adaptation to caloric restriction. Science 112, 215 (1950). — Taylor, J., D. Stiven and E. W. Reid: Haemochromatosis in a depancreatised cat. J. Path. Bact. 34, 793 (1931). — Taylor, C. B., and R. G. Gould: Effect of dietary cholesterol on rate of cholesterol synthesis in the intact animal measured by means of radioactive carbon. Abstr. Circulation 2, 467 (1950). — Taylor, C. M., O. F. Pye, M. Schafer and Sh. Wing: The energy expenditure of boys and girls 9 to 11 years of age (1) washing and wiping dishes, (2) boys engaged in carpentry, and (3) girls sewing. J. Nutr. 44, 295 (1951). — Taylor, H. L., J. Brozek, A. Keys and W. Carlson: Basal cardiac function and body composition with special reference to obesity. J. clin. Invest. 31, 976 (1952). — Teague, H. S., and L. E. Carpenter: The demonstration of a copper deficiency in young growing pigs. J. Nutr. 43, 389 (1951). — Tedo, W.: Rôle du potassium dans les déséquilibres électrolytiques apparaissant après les vômissements incoercibles. Acta gastroent. belg. 15, 659 (1952). — Tejning, St.: Dietary factors and quantitative morphology of the islets of Langerhans. An experimental study of the influence of the caloric composition of the diet on the islets of Langerhans and an analysis of the relation between the volume of islet tissue and the number of islets in the rat. Acta med. scand. 128, 198 (1947). — Teleky, L.: Gewerbliche Vergiftungen. Berlin-Göttingen-Heidelberg 1955. — Tepe, H. J., u. F. J. Tögemann: Harnausscheidung. Med. Klin. 1953, 1439. — Tepperman, J., and C. N. H. Long: Experimental hypothalamic hyperphagia in the albino rat. Yale J. Biol. Med. 15, 831 (1942/43). — Tepperman, J., H. M. Tepperman and M. P. Schulman: Oxidation of palmitic acid-1-C^{14} by tissues of carbohydrate and fat diet-adapted rats. Amer. J. Physiol. 184, 80 (1956). — Terbrüggen, A.: Zuckerkrankheit, Gallenleiden und Fettsucht. Klin. Wschr. 1937I, 161. — Terroine, É. F.: Das Minimum der spezifisch-endogenen Stickstoffausscheidung. Bedingungen zur Erreichung desselben; seine Merkmale, Gründe für seine Verwendung als Basis jeder Untersuchung des Stickstoffabbaus. Biochem. Z. 293, 435 (1937). Terroine, É. F., et M. Champagne: Influence du rapport acide-base de la ration sur la grandeur de la dépense azotée. C. R. Acad. Sci. (Paris) 194, 203 (1932). ~ La répartition des représentants urinaires du métabolisme azoté et sa signification. Bull. Soc. Chim. biol. (Paris) 15, 23 (1933). — Terroine, É. F., M. Champagne et G. Mourot: La répartition des représentants urinaires du métabolisme azoté chez les diverses espèces mammifères lors du minimum de dépense endogène spécifique. C. R. Acad. Sci. (Paris) 194, 2235 (1932). — Terroine, É. F., et C. Lauresco: Travail digestif et catabolisme purique endogène. C. R. Acad. Sci. (Paris) 14, 12, 47, 68, 900 (1932). — Terroine, É. F., et A. M. Mahler-Mendler: Le métabolisme de l'azote pendant la croissance. Arch. int. Physiol. 28, 101 (1927). — Terroine, É. F., et H. Sorg-Matter: Loi quantitative de la dépense azotée minima des homéothermes; validité interspécifique. Arch. int. Physiol. 29, 121 (1927). — Terroine, É. P., et T. Reichert: Action des substances minérales sur le métabolisme azoté endogène. C. R. Acad. Sci. (Paris) 189, 1019 (1929). — Terroine, Th., et P. Rombauts: Contrôle vitaminique du métabolisme azoté. Rôle de la biotine. Arch. Sci. physiol. 6, 25 (1952). — Terzioglu, M., and R. Aykut: Variations in basal metabolic rate at 1,85 km altitude. J. appl. Physiol. 7, 329 (1954). — Thannhauser, J.: Klassifizierung der xanthomatösen Erkrankungen. Ärztl. Forsch. 2, 295 (1948). — Thannhauser, S. J.: Stoffwechsel und Stoffwechselkrankheiten. München 1929. — Thannhauser, S. J.: Lipidoses. Discases of the cellular lipid metabolism. New York 1950. — Thedering, F.: Eisenresorption und Vitamin C. Dtsch. med. Wschr. 1949, 921. — Thedering jr., F., u. R. Beck: Störungen der Eisenverdauung und Eisenresorption als pathogenetische Faktoren der essentiellen hypochromen Anämie. Klin. Wschr. 1953, 127. ~ Wird die Eisenresorption durch Vitamin C meßbar beeinflußt? Dtsch. med. Wschr. 1949, 921. — Theiler, A.: Untersuchungen über den Bau normaler und durch calcium- und phosphorarme Nahrung veränderter Rinderknochen. Denkschr. Schweiz. Naturforsch. Ges. 68, Ath. 1. 1932. — Theissen, W.: Über den akuten Vegetabilienileus. Zbl. Chir. 74, 738 (1949). — Theopold, W., u. W. Henning: Über Citronensäure-Calcium-Komplex-Verbindungen und ihre Wirkung auf die tierische und die menschliche Rachitis. Mschr. Kinderheilk. 97, 462 (1950). — Thiede, G.: Veränderungen des Nahrungsverbrauches in Deutschland. Ernährungs-Umschau 3, 125 (1956). — Thiel, R.: Der Diabetes mellitus ein Gefäßproblem? Ein ophthalmologischer Beitrag zur Entstehung und Art des diabetischen Gefäß-Schadens. Stuttgart: Ferdinand Enke 1956. — Thiersch, H.: Beitrag zur Pathologie der Arteria lienalis. Beitr. path. Anat. 96, 147 (1935/36). ~ Versuche zur Beeinflussung des Cholesterin-

und Cholesterinestergehaltes des Organismus und seiner einzelnen Teile. Beitr. path. Anat. **97**, 1581 (1936). ~ Experimentelle Untersuchungen zur Pathogenese der experimentellen rheumatischen Atherosklerose. Kontrollversuch zur Arbeit SCHMITTS. Beitr. path. Anat. **100**, 387 (1938). — THÖLLDTE, M.: Hypercholesterinämie, Blutdruck und Gefäßveränderungen im Tierversuch. Beitr. path. Anat. **77**, 61 (1927). — THOMAS, B. H., and H. STEENBOCK: Cereals and rickets. Biochem. J. **30**, 177 (1936). — THOMAS, C. B.: Observations on some possible precursors of essential hypertension and coronary artery disease. V. Hypercholesteremia in healthy young adults. Amer. J. Med. **232**, 389 (1956). — THOMAS, C. B., and F. F. EISENBERG: Observation on the variability of total serum cholesterol in Johns Hopkins medical students. J. chron. Dis. **6**, 1 (1957). — THOMAS, K.: Über die Ausnutzung einiger Milchpräparate im menschlichen Darm. Arch. f. Physiol. **25**, 417 (1909). ~ Fütterungsversuche mit synthetischen Fettsäuren, In Gegenwartsprobleme der Ernährungsforschung, S. 125. Basel u. Stuttgart 1953. — THOMAS, K., u. G. WEITZEL: Über die Eignung des Kunstfettes aus Kohl als Nahrungsmittel. Dtsch. med. Wschr. **1946**, 18. ~ Ist die Verwendung synthetischer Fettsäuren für Speisezwecke ungefährlich? Klin. Wschr. **1949**, 784. — THOMAS, R. O., T. A. LITOVITZ and C. F. GESCHICKTER: Alterations in dynamics of calcium metabolism by intraintestinal calcium reservoirs. Amer. J. Physiol. **176**, 381 (1954). — THOMAS, W. A.: Health of a carnivorous race. A study of the Eskimo. J. Amer. med. Ass. 88, 1559 (1927). ~ Fatal acute myocardial infarction: Sex, race, diabetes and other factors. Nutr. Rev. **15**, 97 (1957). — THOMAS, W. A., J. O. BLACHE and K. T. LEE: Race and the incidence of acute myocardial infarction. Incidence of acute myocardial infarction among autopsies of 9064 white and 8003 negro patients with special reference to age, sex and diabetes mellitus. Arch. intern. Med. **100**, 423 (1957). — THOMAS, W. A., K. T. LEE and E. R. RABIN: Fatal acute myocardial infarction in diabetic patients. A comparative study of ninety-four autopsied diabetics with acute myocardial infarction and four hundred six autopsied nondiabetics with acute myocardial infarction, with special reference to age and sex distribution. Arch. intern. Med. **89**, 489 (1956). — THOMASSON, H. J.: The biological value of oils and fats. I. Growth and food intake on feeding with natural oils and fats. J. Nutr. **56**, 455 (1955). — THOMASSON, H. J., and J. BOLLINGH: The biological value of oils and fats. II. The growth-retarding substance in rapeseed oil. J. Nutr. **56**, 469 (1955). — THOMASSON, H. J., u. J. J. GOTTENBOS: Ein Vergleich des Nährwertes von Butter und Margarine. Abh. belg. kon. Akad. Geneesk. **1957**, 369. — THOMPSON, A. E., and J. DOUPE: Some factors affecting the auscultatory measurement of arterial blood pressures. Canad. J. Res. **27**, 72 (1949). — THOMPSON, C. E., F. J. STAACK, J. C. KING and L. ROBERTSON: A comparative study of serum cholesterol levels in the executive and working groups. Industr. Med. Surg. **26**, 471 (1957). — THOMPSON, D. L.: Present conceptions of calcium metabolism. Amer. J. dig. Diss. **2**, 614 (1935). — THOMPSON, H. T., P. E. SCHURR, L. M. HENDERSON and C. A. ELVEHJEM: The influence of fasting and nitrogen deprivation on the concentration of free amino acids in rat tissues. J. biol. Chem. **182**, 47 (1950). — THOMPSON, J. E. M., and F. H. TANNER: Tumoral calcinosis. J. Bone Jt Surg. **31**, 132 (1949). — THOMPSON, J. F., and G. H. ELLIS: Is cobalt a dietary essential for the rabbit? J. Nutr. **34**, 121 (1947). — THURNHERR, A.: Klinische Erfahrungen in der Therapie der Arteriosklerose. Ein Beitrag zur Objektivierung der Arteriosklerosetherapie. Therapiewoche **7**, 116 (1956). — THURNHERR, A., u. W. NIEDERBERGER: Lipoproteidstudien zur Ätiologie und Therapie der Arteriosklerose. Unter besonderer Berücksichtigung der papierelektrophoretischen Lipoproteidbestimmung und der Heparintherapie. Bull. schweiz. Akad. med. Wiss. **12**, 1 (1956). — THURNHERR, A., W. NIEDERBERGER u. J. KOCH: Beitrag zur Diagnostik und Beurteilung therapeutischer Maßnahmen bei Arteriosklerose. Papierelektrophoretische Lipoproteid-Bestimmung zur Eruierung von Fettstoffwechselstörungen und Bestimmung der Pulswellenlaufzeit als Maßstab der Gefäßelastizität. Bull. schweiz. Akad. med. Wiss. **13**, 432 (1957). — TIBETTS, D. M., and J. C. AUB: Magnesium metabolism in health and disease. I. The magnesium and calcium excretion of normal individuals, also the effects of magnesium, chloride and phosphate ions. J. clin. Invest. **16**, 491 (1937). — TIDWELL, H. C., and M. E. NAGLER: Effect of emulsifiers on fat absorption in the normal young adult. Gastroenterology **23**, 470 (1953). — TIEDEMANN, R.: Arteriosklerose bei Krebsleiden. Ärztl. Wschr. **1957**, 422. — TIGERSTEDT, R.: Physiologie des Stoffwechsels. In NAGELS Handbuch der Physiologie des Menschen, Bd. I, S. 331. Braunschweig 1909. — TIGERSTEDT, R., u. C. TIGERSTEDT: Die chemische Energie der Nähr- und Körperstoffe. In Handbuch der Biochemie, Bd. VI, S. 540. Jena 1926. — TILDEN, J. H., and R. SHIPLEY: Estimation of clotting accelerator activity in plasma after ingestion of fat. Circulat. Res. **5**, 298 (1957). — TISDALL, F. F., and T. G. H. DRAKE: Utilization of calcium. J. Nutr. **16**, 613 (1938). — TOBIAN, L.: The electrolytes of arterial wall in experimental renal hypertension. Circulat. Res. **4**, 671 (1956). — TOBLER, L., u. F. NOLL: Zur Kenntnis des Mineralstoffwechsels beim gesunden Brustkind. Mschr. Kinderheilk. **9**, 210 (1911). — TODD, W. R., C. A. ELVEHJEM and E. B. HART: Zinc in the nutrition of the rat. Amer. J. Physiol. **107**, 146 (1934). — TOLSTOI, E.: The effect of an exclusive meat diet on the chemical constituents of the blood. J. biol. Chem. **83**, 853 (1929). — TOMKINS, G. M.: Cholesterol synthesis by liver. Effects of hypophysectomy. J. biol. Chem. **199**, 543 (1952). — TOMKINS, G. M., C. W. NICHOLS jr., D. D. CHAPMAN, S. HOTTA and I. L. CHAIKOFF: Use of 14-cholestenone to reduce the level of serum cholesterol in man. Science **125**, 936 (1957). — TOMKINS, G. M., H. SHEPPARD and I. L. CHAIKOFF: Cholesterol synthesis by liver. III. J. biol. Chem. **201**, 137 (1953). — TOMPSETT, S. L..: Factors influencing the absorption of iron and copper from the alimentary tract. Biochem. J. **34**, 961 (1940). — TORDA, C., and H. G. WOLFF: Effect of amino acids on neuromuscular function. J. Lab. clin. Med. **36**, 866 (1950). — TORNAK, J. H.: Über den Wert rectaler Traubenzuckerzufuhr beim Menschen. Klin. Wschr. **1938**, 1400. — TOOR, M., A. KATSCHALSKY, J. AGMON and D. ALLALOUF: Serum lipoids and atherosclerosis among Yemenite immigrants in Israel. Lancet **1957I**, 1270. — TOWNSEND, E. W., J. W. PERRY and P. B. ROEN: The effect of estrogen on serum phospholipid. Circulation **6**, 478 (1952). — TOYAMA, Y.: The unsaponifiable constituents (higher alcohols) of shark and torpedo liver oils. Chem. Umschau **31**, 61, 153 (1924). — TRAGER, W.: A fat-soluble material from plasma having the biological activities of biotin. Proc. Soc. exp. Biol. (N.Y.) **64**, 129 (1947). ~ Further studies on a fat-soluble material from plasma having biotin activity. J. biol. Chem. **176**, 133 (1948). ~ Biotin and fat-soluble materials with biotin activity in the nutrition of mosquito larvae. J. biol. Chem. **176**, 1211 (1948). — TRAUTNER, E. M., R. MORRIS, C. H. NOACK and S. GERSHON: The excretion and retention of ingested lithium and its effecr on the ionic balance of man. Med. J. Aust. **1955II**, 280. — TRÉMOLIÈRES, J.: Contribution des enquètes sociologiques sur l'alimentation à l'étude du comportement alimentaire de l'hormone. In VERZÁR, Gegenwartsprobleme der Ernährungsforschung, Basel u. Stuttgart 1953. — TRÉMOLIÈRES, J., et A. MOSSÉ: Eléments pour une diététique de l'athérosclérose. Journeés thérap. Paris 1955, p. 233. 1956. — TRENCKMANN, H.: Die Beeinflussung der Serumlipoide durch Roßkastanienextrakt (Venostasin). Münch. med. Wschr. **1956**, 1436. — TRIBBLE, H. M., and F. I. SCOULAR: Zinc metabolism of young college women on selfselected diets. J. Nutr. **52**, 209 (1954). — TROPEANO, L., E. CACCIOLA e C. FISCHER: La funzione antieparinica delle piastrine ed il suo probabile ruolo nella patogenesi della malattia ateromasica. G. Geront. **5**, 665 (1957). — TROPP, K.: Verträglichkeits- und Ausnutzungsversuche von Vollkornbrot und Kommißbrot bei Gesunden und Magenkranken. Ernährung **6**, 77, 108 (1941). ~ Das Vollkornbrot und sein Vitamin B_1-Gehalt. Dtsch. med. Wschr. **1942**, 245. — TRUBOWITZ, S.: Proteinuria following nephrectomy and intravenous injection of large amounts of human protein. Ann. intern. Med. **36**, 873 (1952). — TRUFFERT, M. L.: Les oligoéléments dans les aliments. Abstr. of Paper read on the 3rd Internat. Congr. of Nutrition Amsterdem 1954, p. 54. — TRULSON, M., E. D. WALSH and E. K. CARSO: A study of obese patients in a nutrition clinic. J. Amer. diet. Ass. **23**, 941 (1947). — TSAMBOULAS, N.: Die spezifisch-dynamische Wirkung der Nährstoffe bei verschieden ernährten Personen. Z. klin. Med. **136**, 327 (1939). — TSCHERKES, L. A.: Die Bedeutung der Vitamine im Haushalt des tierischen Körpers. II. Biochem. Z. **137**, 121 (1923). ~ Studien über B-Avitaminose. I. Biochem. Z. **167**, 203 (1926). — TSENG: Phycocolloids. Useful sea weed polysaccharids. In J. ALEXANDER, Colloid chemistry theoretical and applied, vol. VI, p. 629. New York 1946. — TSUJIMOTO, M.: Saturated hydrocarbons in baskingshark liver oil. Ind. Engng. Chem. **9**, 1098 (1917). ~ Squalene. A high unsaturated hydrocarbon in shark liver oil. Ind. Engng. Chem. **12**, 63 (1920). ~ Occurrence of squalene in the egg oil from shark. Ind. Engng. Chem. **12**, 73 (1920). — TSUJIMOTO, M., and Y. TOYANA: The unsaponifiable constituents (higher alcohols) of the liver oils of sharks and rays. Chem. Umschau **29**, 27, 43, 237, 245 (1922). — TSUJY, K.: On the function of the thyreoid gland with special reference to the effect of variation of diet upon it. Acta Sch. med. Univ. Kioto **4**, 471 (1922); **5**, 329 (1922). — TSUNOO, SH., TS. KAWAI and T. MORI: Studies on enema on the absorption of aminoacids from the colon. Jap. J. Pharmacol. **2**, 149 (1953). — TUFTS, E. V., and D. M. GREENBERG: The biochemistry of magnesium deficiency. I. Chemical changes resulting from magnesium deprivation. J. biol. Chem. **122**, 693 (1938). — TULPULE, P. G., and V. N. PATWARDHAN: The effect of fat and pyridoxine deficiencies on fat liver dehydrogenoses. Arch. Biochem. **39**, 450 (1952). — TURBOTT, H. B., and A. F. ROLLAND: The nutritional value of milk. Experimental evidence from Maori school-children. N. Z. med. J. **31**, 109 (1932). — TURNER, K. B.: Studies on the prevention of cholesterol atherosclerosis in rabbits. Effect of whole thyroid and potassium iodide. J. exp. Med. **58**, 115 (1933). — TURNER, K. B., and E. H. BIDWELL: Some effects of iodine in rabbits after cholesterol feeding. Proc. Soc. exp. Biol. (N.Y.) **35**, 656 (1937). — TURNER, K. B., and A. DE LAMATER: Effect of thyrotropic hormone on thyroidectomiced rabbits. Proc. Soc. exp. Biol. (N.Y.) **49**, 150 (1942). — TURNER, K. B., and G. B. KHAYAT: Prevention of cholesterol atherosclerosis in rabbits. Influence of thyroidectomy on protective action of potassium iodide. J. exp. Med. **58**, 127 (1933). — TURNER, K. B., C. H. PRESENT and E. H. BIDWELL: Role of thyroid in regulation of blood cholesterol in the rabbit. J. exp. Med. **67**, 111 (1938). — TURNER, K. B., and H.

STEINER: A long term study of the variation of serum cholesterol in man. J. clin. Invest. **18**, 45 (1939). — TURPEINEN, O.: Further studies on the unsaturated fatty acids essential in nutrition. J. Nutr. **15**, 351 (1938). — TUTTLE, W. W., S. M. HORVATH, L. F. PRESSON and K. DAUM: Specific dynamic action of protein in men past 60 years of age. J. appl. Physiol. **5**, 631 (1953). — TWEEDY, W. R., and W. W. CAMPBELL: The effect of parathyreoid extract upon the distribution, relation and excretion of labeled phosphorus. J. biol. Chem. **154**, 339 (1944). — TYGSTRUP, N., K. WINKLER, K. JØRGENSEN u. B. ANDERSEN: Sitosterinbehandlung bei Hypercholesterinämie. Ugeskr. Laeg. **1957**, 1193. — TYSZKA, v.: Die Ernährung und Lebenshaltung des deutschen Volkes. Berlin 1934.

UETA, T.: Studies on the basal metabolism of the Japanese. Part 1. On the basal metabolism of young men. Shihoku Acta med. **2**, 281 mit engl. Zus.fass. 1951. — UHLENBRUCK, P.: Über Konstitution und Gewichtsnorm. Dtsch. Arch. klin. Med. **177**, 299 (1935). — UHLEY, H., M. FRIEDMAN, C. AYELLO, C. OMOTO and W. HAYASHI: Atherosclerotic response of „aggressive" and „passive" groups of chickens to a cholesterol enriched diet. Proc. Soc. exp. Biol. (N.Y.) **96**, 244 (1957). — ULLMANN, H.: Die Zunahme der Zuckerkrankheit — eine Ernährungsfrage? Med. Welt. **1928**, Nr 3, 87. — ULRICH, J. A., M. SCHROPP and E. J. MARTIN: Urinary excretion of amino acids by human subjects on unrestricted diets. Proc. Mayo Clin. **29**, 210 (1954). — UMBER, F.: Stoffwechsel und Stoffwechselkrankheiten. 3. Aufl. München 1929. — UMBREIT, W. W., and I. C. GUNSALUS: The function of pyridoxine derivatives: Arginine and glutamic acid decarboxylases. J. biol. Chem. **159**, 333 (1945). — UNDERHILL, F. P., and F. I. PETERMANN: Studies in the metabolism of aluminium. I., II., III., IV., V., VI., VII. Amer. J. Physiol. **90**, 1, 15, 40, 52, 62, 67, 72 (1929). — UNDERHILL, F. P., and M. A. SALLICK: On the mechanism of water intoxication. J. biol. Chem. **63**, 61 (1925). — UNDERWOOD, E., S. FISCH and H. C. HODGE: Metabolism of calcium in normal, rachitic and vitamin D-treated rats as evidenced by radiocalcium Ca^{45} studies. Amer. J. Physiol. **166**, 387 (1951). — UNDERWOOD, E. J.: Trace elements in human and animal nutrition. New York 1956. — UNTERSTEINER, L.: Verteilung von Kobaltchlorid und Kobaltprotein im Organismus. Arch. int. Pharmacodyn. **41**, 410 (1931). — UPJOHN, H. L., M. C. CREDITOR and ST. M. LEVENSON: Metabolic studies of intravenous fat emulsion in normal and malnourished patients. Metabolism **6**, 607 (1957). — UYEMATSU, S.: A case of myxedematous psychosis; clinical and pathological report. Arch. Neurol. Psychiat. (Chicago) **3**, 252 (1920).

VACHON, R.: Zit. nach STANGL 1951, Bull. Soc. franç. Derm. Syph. 291 (1948). — VAGUE, J., A. JOUVE, M. DELAAGE et M. TEITELBAUM: Les relations de l'obésité et de l'artériosclerose. Semaine Hôp., Path. Biol., Arch. Biol. med. 529 (1957). — VANNINI, P., e R. DE MARCHI: Il colesterolo dell'alfa e della beta lipoproteina nei nel sogetto normale in rapporto all'età. Rass. Fisiopat.. clin. ter. **29**, 965 (1957). — VANNOTTI, A.: Eisenausscheidung durch die Nieren. Schweiz. med. Wschr. **1947**, 79. — VANSTEENBERGH, M.: Valeurs biologiques comparées de différents glucides utilisés en diététique infantile. Presse méd. **1951**, 1239. — VARTIAINEN, I.: Changes in diabetic death-rate in Finnland. Ann. Med. intern. Fenn. **36**, 191, (1947). ~ Changes in diabetic death rate in Finnland. Excerpta med. (Amst.), Sect. VI **2**, 481 (1948). — VEIL, W. H.: Die Physiologie und Pathologie des Wasserhaushaltes. Ergebn. inn Med. **23**, 648 (1923). — VEITH. G.: Experimentelle Untersuchung über die Wirkung des Adrenalins auf den Herzmuskel. Arch. Kreisl.-Forsch. **6**, 335 (1940). — VERNET, A., A. DUCKERT et A. F. MULLER: Hypokaliémie et oedèmes par déperdition intestinale de potassium. Helv. med. Acta, Ser. A **23**, 490 (1956). — VERZÁR, F.: Resorption. In Handbuch der normalen und pathologischen Physiologie, Bd. IV, S. 50. Berlin 1929. ~ Absorption from the intestine. London 1936. ~ Der Zusammenhang von Kohlenhydrat- und Kaliumstoffwechsel und die Wirkung der Nebennierenrinde auf denselben. Schweiz. med. Wschr. **1941**, 1878. ~ Muskelermüdung und Nebenniere. Schweiz. med. Wschr. **1942**, 661. — VERZÁR, F., u. L. LASZT: Die Hemmung der Fettresorption nach Exstiration der Nebennieren. Biochem. Z. **276**, 11 (1935). ~ Nebennierenrinde und Fettresorption. Biochem. Z. **278**, 396 (1935). — VIGNEAUD, V. DU, M. COHN, G. B. BROWN and O. J. IRISH: A study of the inversion of d-phenylaminobutyric acid and the acetylation of L-phenylaminobutyric acid by means of the isotopes of nitrogenand hydrogen. J. biol. Chem. **131**, 27 (1939). — VILANOVA, X., u. C. CARDENAL: Zit. nach STANGL 1951, Arch. Derm. Syph. (Berl.) **191**, 161 (1950). — VILKKI, P.: Iodine in the Finish diet and its relation to goitre incidence. Ann. Acad. Sci. fenn. **71**, 1 (1956). — VISEK, W. J., L. L. BARNES and J. K. LOOSLI: Calcium metabolism in lactating goats as studied with Ca^{45} following oral and intravenous administration. J. Dairy Sci. **35**, 783 (1952). — VISEK, W. J., R. A. MONROE, E. W. SWANSON and C. L. COMAR: Determination of endogenous fecal calcium in cattle by a simple isotope dilution method. J. Nutr. **50**, 23 (1359). ~ Calcium metabolism in dairy cows as studied with Ca^{45}. J. Dairy Sci. **36**, 373 (1953). — VISSCHER, B., Z. B. BALL, R. H. BARNES and I. SILVERSTONE: The influence of caloric restriction upon the incidence of spontaneous mammary carcinoma in mice. Surgery **11**, 48 (1942). — VISSCHER, F. E.: Storage of hendecnoic acid in the white rat. J. biol. Chem. **162**, 129 (1946). — VISSCHER, M. B.: Electrolyte and water movement across the intestinal wall. Ann. N.Y. Acad. Sci. 57, 291 (1953). — VISSCHER, M. B. R. H. VARCO, C. W. CARR, R. B. DEAN and D. ERICKSON: Sodium ion movement between the intestinal lumen and the blood. Amer. J. Physiol. 141, 488 (1944). — VITALE, J. J., P. L. WHITE, M. NAKAMURA, D. M. HEGSTED, N. ZAMCHECK, E. E. HELLERSTEIN, H. CONNORS, A. GOBSIS and T. FAHERTY: Interrelationshipf between experimental hypercholesterimia, magnesium requirement and experimental atherosclerosis. J. exp. Med. 106, 757 (1957). — *Völkerbund:* League of nations. The problem of nutrition. II. Report on the physiological bases of nutrition. Geneva 1936. — VOGT, H.: Die Meerwasser-Trinkkur. Berlin: 1938. — VOGT, J. H.: The influence of some diet factors on the irritability of the skin and in the mineral contents of the skin and blood plasma in rabbits. Acta med. scand. Suppl. 116, 120 (1941). — VOIGT, K. D.: Neuere Untersuchungen über die Biochemie der Arteriosklerose. Ber. über die 61. Zusammenkunft der Dtsch. Ophthalm. Ges. in Heidelberg 1957, S. 192. — VOIGT, K. D., u. E. GADERMANN: Serum-proteine und -proteide bei der Arteriosklerose. Clin. chim. Acta 1, 364 (1956). — VOIGT, K. D., E. GADERMANN, E. J. KLEMPIEN u. C. SARTORI: Vergleichende blutchemische und klinische Untersuchungen an unbehandelten und behandelten Arteriosklerosen. Dtsch. Arch. klin. Med. 204, 409 (1957). — VOIT, C.: Physiologie des allgemeinen Stoffwechsels und der Ernährung. Z. Biol. 3, 1 (1867). Über die Kost in öffentlichen Anstalten. Z. Biol. 12, 1 (1876). ~ Physiologie des allgemeinen Stoffwechsels und der Ernährung. In HERMANNS Handbuch der Physiologie, Bd. VI/I. Leipzig 1881. — VOIT, C., u. J. BAUER: Über die Aufsaugung im Dick- und Dünndarm. Z. Biol. 5, 536 (1869). — VOLHARD, E., G. V. ANRAP and J. C. DAVIS: Effect of pulse pressure upon coronary blood flow. J. Physiol. (Lond.) 73, 405 (1931). — VOLHARD, F., u. E. SCHÜTTE: Über die Verträglichkeit von Meerwasser. Dtsch. med. Wschr. 1950, 1425. — VOLKSTÄDT, H.: Zum Problem der Korrelation von Kropf und Arteriosklerose. Beitr. path. Anat. 117, 133 (1957). — VONKENNEL, J., u. T. H. TILLING: Eisenbestimmung im Liquor. Klin. Wschr. 1940 I, 177. — VORHAUS, L. J.: Serum cholinesterase activity and arterial blood pressure. Circulation 5, 279 (1952). — VOSS, G.: Langfristige Beobachtungen zur Fructosetoleranz beim Diabetes mellitus. Verh. Nordwestdtsch. Ges. Inn. Med., 48. Tagg., S. 39, 1957. ~ Über die Fructosetoleranz bei Diabetes mellitus. Ärztl. Wschr. 1957, 637.

WACHHOLDER, K.: Untersuchungen und Überlegungen über die klinische Bedeutung eines genügenden oxydativen Umsatzes an Vitamin C. Klin. Wschr. 1940, 491. ~ Umsatztheorie der Vitamin C-Wirkung im Organismus. Klin. Wschr. 1942, 893. ~ Unser Energiebedarf und seine Einschränkbarkeit bei herabgesetzter Nahrungszufuhr. I. Mitt. Das absolute Umsatzminimum. Z. ges. inn. Med. 1, H. 5/6 (1946). ~ II. Mitt. Das gesundheitliche bzw. physiologische Umsatzminimum. Z. ges. inn. Med. 1, H. 5/6 (1946). ~ III. Mitt. Energie- und Nahrungsbedarf bei geistiger Arbeit. Z. ges. inn. Med. 1, H. 5/6 (1946). ~ Unser Energiebedarf und seine Einschränkbarkeit bei herabgesetzter Nahrungszufuhr. Z. ges. inn. Med. 1, H. 5/6 (1946). ~ Der Einfluß körperlicher Arbeit auf die spezifisch-dynamische Stoffwechselsteigerung. Pflügers Arch. ges. Physiol. 251, 485 (1949). ~ Alkalotische bzw. acidotische Reaktionsverschiebung und weißes Blutbild. Folia haemat. 70, 219 (1951). ~ Minimum und Optimum der Kalorienzufuhr. In R. STAHL, Optimale Ernährung des Gesunden, S. 53. 1954. ~ Über die obere und untere Grenze der optimalen Kalorienzufuhr. Dtsch. med. Wschr. 1955, 1463. — WACHHOLDER, K., u. A. BECKMANN: Weißes Blutbild und vegetatives Nervensystem. Klin. Wschr. 1952, 1030. — WACHHOLDER, K., u. H. FRANZ: Die spezifisch-dynamische Stoffwechselsteigerung bei gemischter Kost. Pflügers Arch. ges. Physiol. 247, 532 (1944). — WACHTLER, F., u. K. HAMPEL: Eine fördernde Wirkung der Laevulose auf das hämatopoetische System der Ratte nach Röntgenbestrahlung. Wien. med. Wschr. 102, 1003 (1952). — WACKER, L., u. W. HUECK: Über experimentelle Atherosklerose und Cholesterinämie. Münch. med. Wschr. 1913 II, 2097. — WADDELL, W. R., R. G. GEYER, R. OLSEN, ST. B. ANDRUS and F. J. STARE: Clinical experience with intravenous infusion of emulsified fat. J. Lab. clin. Med. 45, 697 (1955). — WAGNER, H., E. SEELIG u. K. BERNHARD: Studien zur Biochemie der essentiellen Fettsäuren. I. Die angebliche Beeinflussung der Fettsäurezusammensetzung der Körperlipide durch Nahrungsfette. Schweiz. med. Wschr. 1957, 1423. — WAGNER, K., u. A. PROBST: Experimentelle Untersuchungen bei parenteraler Eisenverabreichung. 7. Öst. Ärztetagg Salzburg 1953. Wien 1954. S. 457. — WAGNER, K. H.: Die Abhängigkeit der Resorption fettlöslicher Vitamine (β-Carotin, Vitamin A und Vitamin D) von den verwendeten Lösungsmitteln. Klin. Wschr. 1954, 87. — WAGNER, R.: Zur biologischen Wertigkeit der stickstoffhaltigen Nahrungsmittel. Z. ges. exp. Med. 33, 250 (1923). — WAGNER-JAUREGG, T.: Biochemische Kropfforschung und moderne Arzneimittelbehandlung der Thyreotoxikosen. Med. Klin. 1946, 433. — WAIFE, S. O., M. G. WOHL and J. G. REINHOLD: Protein metabolism in chronic illness. Effect of protein supplementation in nitrogen balance, hemoglobin, serum proteins, and weight in malnourished and the effect of the nutritional statuts on nitrogen storage. J. Lab. clin. Med. 36, 604 (1950). — WALDRON, J. M., B. BEIDELMANN and G. G. DUNCAN: The local and systemic effects of cream on blood coagulation: a physiological basis for early feeding in gastrointestinal bleeding. Gastroenterology **17**, 360 (1951). — WALDRON, J. M., and G. G. DUNCAN: Variability of the rate of coagulation of whole blood. Amer. J. Med. **17**, 365 (1954). — WALDRON, J. M., and W. NICHOLS: Plasma lipids and whole blood clotting time. Amer. J. Physiol. **171**, 776 (1952). — WALDSCHMIDT-LEITZ, E.: Chemie der Eiweißkörper. Stuttgart 1950. — WALDSCHÜTZ, J., u. K. GLONING: Zur Leberstütztherapie der Schizophrenie. Ars. medici **41**, 331 (1951). — WALKER, A. R. P.: The effect of recent changes of food habits on bowel motility. S. Afr. med. J. **21**, 590 (1947). — WALKER, A. R. P., and U. B. ARVIDSSON: Fat intake, serum cholesterol concentration and atherosclerosis in the South African Bantu. Part I. Low fat intake and the age trend of serum cholesterol concentration in the South African Bantu. J. clin. Invest. **33**, 1358 (1954). — WALKER, A. R. P., F. W. FOX and J. T. IRVING: Studies in human mineral metabolism. I. The effect of bread rich in phytate phosphorus on the metabolism of certain mineral salts with special reference to calcium. Biochem. J. **42**, 452 (1948). — WALKER, H. CH.: Obesity. Its complications and sequelae. Arch. intern. Med. **93**, 951 (1954). — WALKER, J.: Relationship of adiposity to serum cholesterol and lipoprotein levels and their modification by dietary means. Ann. intern. Med. **4**, 39 (1953). ~ Effect of weight reduction and caloric balance on serum lipoprotein and cholesterol levels. Amer. J. Med. **6**, 654 (1953). — WALKER, W. G., and W. S. WILDE: Kinetics of radiopotassium in the circulation. Amer. J. Physiol. **170**, 401 (1952). — WALKER, W. J.: Relationship of adiposity to serum cholesterol and lipoprotein levels and their modification by dietary means. Ann. intern. Med. **39**, 705 (1953). — WALKER, W. J., E. Y. LAWRY, D. E. LOVE, G. V. MANN, S. A. LEVINE and F. J. STARE: Effect of weight reduction and caloric balance on serum lipoprotein and cholesterol levels. Amer. J. Med. **14**, 654 (1953). — WALKER, W. J., u. J. A. WIER: Plasma-cholesterol levels during rapid weight reduction. Circulation **3**, 864 (1951). — WALLACE, H. D., R. L. SHIRLEY and G. K. DAVIS: Excretion of Ca^{45} into the gastrointestinal tract of young and mature rats. J. Nutr. **43**, 469 (1951). — WALLGREN, G. R., N. HALLMAN and O. R. KAUSTE: Fat infusions as a source of calories in the postoperative care of surgical pediatric patients. Ann. Paediat. Fenn **2**, 62 (1956). — WALLRAFF, E. B., E. C. BRODIE and A. L. BORDEN: Urinary excretion of amino acids in pregnancy. J. clin. Invest. **29**, 1542 (1950). — WALTHER, H.: Zur rectalen Calciumanwendung in der Dermatologie. Med. Mschr. **3**, 353 (1949). — WANG, C. C., S. STROUSE and Z. O. MORTON: The metabolism of obesity. V. Mechanical efficiency. Arch. intern. Med. **45**, 727 (1930). — WANG, C. F., A. LAPI and D. M. HEGSTED: Studies on the minimum protein requirements of adult dogs. J. Lab. clin. Med. **33**, 462 (1948). — WANG, C. J., L. E. SCHÄFER and D. ADLERSBERG: Tissue permeability—a factor in atherogenesis. Circulat. Res. **3**, 293 (1955). — WANG, J.: Cholesterolin coronar thrombosis. Brit. med. J. **1952**, 1281. — WANG, T. H., u. C. H. HU: Eine Analyse des Ausmaßes und der Häufigkeit der Atherosklerose bei 885 Autopsiefällen mit einem Vergleich der Läsionen bei Chinesen und Weißen. Lebensbedingungen u. Gesundheit **1**, 150 (1957). — WARBURG, O., u. W. CHRISTIAN: Über die Pyridinnucleotide. Biochem. Z. **287**, 294 (1936). — WARMING-LARSEN, A.: The excretion of sodium in secret and urine in a normal individual on high and low salt diet. Ugeskr. Laeg. **1953**, 49. — WARNOCK, N. H., TH. B. CLARKSON and R. STEVENSON: Effect of exercise on blood coagulation time and atherosclerosis of cholesterol-fed cockerels. Circulat. Res. **5**, 478 (1957). — WARREN, S.: The pathology of diabetes mellitus, 2. Aufl. Philadelphia 1938. — WARREN, S., and LE COMPTE: The pathology of diabetes mellitus, 3. Aufl. Philadelphia 1950. — WASER, E.: Untersuchungen über Fleischbrühe. Z. Untersuch. Lebensmitt. **40**, 289 (1920). — WATERS, L. L.: Foam cellular lesions of the aorta and coronary arteries of the dog. Circulation **6**, 457 (1952). — WATKIN, D. M.: Clinical, chemical, hematologic and anatomic changes accompanying repeated intravenous administration of fat emulsion to man. Metabolism **6**, 785 (1957). — WATKIN, D. M., H. F. FROEB, F. T. HATCH and A. B. GUTMAN: Effects of diet in essential hypertension. I. Baseline studies: effects in eighty-six cases of prolonged hospitalization on regular hospital diet. Amer. J. Med. **9**, 428 (1950). ~ Results with unmodified Kempner rice diet in fifty hospitalized patients. Amer. J. Med. **9**, 441 (1950). — WEBER, G.: Über die Einwirkung verschiedener Salze auf den N-Stoffwechsel des Säuglings. Arch. Kinderheilk. **97**, 160 (1932). — WEECH, A. A., and E. GOETTSCH: Dietary protein and the regeneration of serum albumin. II. Comparison of the potency values of beef serum, beef muscle and casein. Bull. Johns. Hopk. Hosp. **63**, 181 (1938). ~ III. The poentcy values of egg white, beef liver and gelatin. Bull. Johns Hopk. Hosp. **64**, 425 (1939). — WEEK, E. F., and F. J. SEVIGNE: Vitamin A utilization studies. I. The utilization of vitamin A alcohol, vitamin A acetate and vitamin A natural esters by the chick. J. Nutr. **39**, 219 (1949). ~ Vitamin A utilization studies. II. The utilization of vitamin A alkohol, vitamin A acetate and vitamin A natural esters by the rat. J. Nutr. **39**, 233 (1949). — WEGELIN, C.: Schilddrüse. In F. HENKE u. O. LUBARSCH' Handbuch der speziellen pathologischen Anatomie und Histologie, Bd. 8, S. 354. Berlin 1926. — WEICHSELBAUM, TH. E., and W. H. DAUGHADAY: The rate of assimilation of fructose following the intravenous administration to patients with diabetic acidosis and total pancreatectomy. J. Lab. clin. Med. **38**, 958 (1951).—

WEICHSELBAUM, TH. E., R. ELMAN and H. LUND: Comparative utilization of fructose and glucose given intravenously. Proc. Soc. exp. Biol. (N.Y.) **75**, 816 (1950). — WEICHSELBAUM, TH. E., H. W. MARGRAF and R. ELMAN: Metabolism of intravenously infused fructose in man. Metabolism **2**, 434 (1953). — WEIL-MALHERBE, H., and A. D. BONE: The effect of glucose and fructose ingestion on the adrenaline and noradrenaline levels in human plasma. J. Endocr. **11**, 298 (1954). — WEINHOUSE, S., and E. F. HIRSCH: Chemistry of atherosclerosis. I. Lipid and calcium content of intima and media of aorta with and without atherosclerosis. Arch. Path. (Chicago) **29**, 31 (1940). ~ Atherosclerosis. II. The lipids of the serum and tissues in experimental atherosclerosis of rabbits. Arch. Path. (Chicago) **30**, 856 (1940). ~ Role of lipids in atherosclerosis. Physiol. Rev. **23**, 185 (1943). — WEINSTEIN, J. J.: Intravenous infusions of „invert sugar". A preliminary report. Med. Ann. D. C. **19**, 179 (1950). ~ Comparative utilization of invert sugar and dextrose in nondiabetic human beings. Med. Ann. D. C. **20**, 355 (1951). ~ Tolerance of human beings to intravenous infusions of fifteen percent invert sugar. J. Lab. clin. Med. **38**, 70 (1951). ~ Rapid infusion of invert sugar. Med. Ann. D. C. **20**, 186 (1951). — WEINSTEIN, J. J., and G. F. LANE: Rapid infusions of invert-sugar. Med. Ann. D. C. **20**, 186 (1951). — WEINSTEIN, J. J., and J. H. ROE: The utilization of fructose by human subjects and animals. J. Lab. clin. Med. **40**, 39 (1952). ~ The utilization of dextrose, levulose, and invert sugar by normal and surgical patients. Part II. Amer. J. Proctol. **4**, 117 (1953). — WEISS, E., B. DLIN, H. R. ROLLIN, H. K. FISCHER and C. R. BEPLER: Emotional factors in coronary occlusion. I. Introduction and general summary. Arch. intern. Med. **99**, 628 (1957). — WEISSBECKER, L.: Kobalt als Spurenelement und Pharmakon. Stuttgart 1950. ~ Die Kobalttherapie. Dtsch. med. Wschr. **1950**, 116. — WEITKAMP, A. W., A. M. SMILJANIC and S. ROTHMAN: The free fatty acids of human hair fat. J. Amer. chem. Soc. **69**, 1936 (1947). — WEITZEL, G.: Beeinflussung der Aortenlipide bei tierexperimenteller Atherosklerose. Sitzungsber. Ges. für Phys. Chemie, Hamburg, 27./28. 9. 1956. ~ Beeinflussung der Arteriosklerose durch fettlösliche Vitamine Bull. schweiz. Akad. med. Wiss. **13**, 356 (1957). — WEITZEL, G., u. E. BUDDECKE: Antiatherosklerotische Wirkstoffe. Klin. Wschr. **1956**, 1172. — WEITZEL, G., H. SCHÖN u. F. GEY: Anti-atherosklerotische Wirkung fettlöslicher Vitamine. Klin. Wschr. **1955**, 772 — WEITZEL, G., H. SCHÖN, F. GEY u. E. BUDDECKE: Fettlösliche Vitamine und Atherosklerose. Hoppe-Seylers Z. physiol. Chem. **304**, 247 (1956). — WELCH, C. ST., E. G. WAKEFIELD and M. ADAMS: Function of the large intestine of man in absorption and excretion. Arch. intern. Med. **58**, 10, 95 (1936). WELIN, G., and K. CRAMER: Hypercholesterolemia, xanthomatosis and coronary insufficiency. Nord. Med. **57**, 765 (1957). — WELLER, J. M., and I. M. TAYLOR: Some problems of potassium metabolism. Ann. intern. Med. **33**, 607 (1950). — WENDEL, H.: Zur Lösung metallischen Eisens im Magen-Darmkanal. Naunyn-Schmiedeberg's Arch. exp. Path. Pharmak. **215**, 148 (1952). — WENDT, G. v.: Umsatz der Nährstoffe. II. Mineralstoffwechsel. In Handbuch der Biochemie, Bd. VIII, S. 183. Jena 1925. — WENGER, R.: Arteriosklerose und Diät. 9. Öst. Ärztetagg, Salzburg 1956, S. 309. — WENK, M.: Über den Eiweißbedarf bei der Sporternährung. Schweiz. med. Wschr. **1940 I**, 302. — WERCH, S. C., and A. C. IVY: On the fate of ingested pectin. Amer. J. dig. Dis. 8, 101 (1941). — WERMER, P., M. KUSCHNER and E. A. RILEY: Reversible metastatic calcification associated with excessive milk and alkali intake. Amer. J. Med. **14**, 108 (1953). — WERNER, S. C.: The use of a mixture of pure amino acids in surgical nutrition. I. Certain pharmacologic considerations. Ann. Surg. **126**, 169 (1947). — WERTHESSEN, N. T.: Response of the aorta in vitro to hormones and A vitamin. Circulation **16**, 484 (1957). — WERTLAKE, P. T., A. A. WILCOX, M. I. HALEY and J. E. PETERSON: Relationship of mental and emotional stress to serum cholesterol levels. Proc. Soc. exp. Biol. (N.Y.) **97**, 163 (1958). — WESPI, H. J.: Besteht ein Antagonismus zwischen Fluor und Jod? Praxis **1954**, 616. ~ Fluor-Jodsalz zur Kropf- und Cariesbekämpfung. Schweiz. med. Wschr. **1954**, 885. ~ Fluor-Vollsalz zur Kropf- und Kariesbekämpfung. Eine Orientierung über Grundlagen und Möglichkeiten der Kariesbekämpfung mit Fluor-Vollsalz. Basel 1956. — WESTENBRINK, H. G. K.: Über die Anpassung der Darmresorption an die Zusammensetzung der Nahrung. Arch. néerl. Physiol. **19**, 563 (1934). — WESTERLUND, A.: Crude fibre and calcium metabolism. II. Skand. Arch. Physiol. **80**, 403 (1938). — WEYRICH, G.: Statistische Untersuchungen über den plötzlichen Tod aus natürlicher Ursache beim Erwachsenen. Haberdas Beitr. gerichtl. Med. **12**, 146 (1932). — WHIPPLE, D. V.: A syndrom produced in the dog by inclusion of oxidized fat in the diet. Proc. Soc. exp. Biol. (N.Y.) **30**, 319 (1932). — WHIPPLE, D. V., and C. F. CHURCH: Relation of vitamin B (B_1) to fat metabolism. I. The rôle of fat in the refection phenomenon. J. biol. Chem. **109**, CVII (1935). ~ The composition of growth induced by vitamin B (B_1). J. biol. Chem. **114**, XCVIII (1936). — WHITE, A.: The relation of hormones to protein metabolism. In Sahyun, Proteins and amino acids in nutrition, p. 236. 1948. — WHITE, E. A., J. R. FOY and L. R. CERECEDO: Essential fatty acid deficiency in the mouse. Proc. Soc. exp. Biol. (N.Y.) **54**, 301 (1943). — WHITE, N. K., J. E. EDWARDS and TH. J. DRY: The relationship of the degree of coronary atherosclerosis with age, in men. Circulation **1**, 645 (1950). — WHITE, P.: Diabetes in childhood and adolescence. Philadelphia 1932. ~ Seminar on degenerative lesions and metabolism. Nat. Inst. Hlth (1947). — WHITE, P., and E. WASKOW: Arteriosclerosis in childhood diabetes. Proc. Amer. Diabetes Ass. 8, 139 (1948). — WHITE, P. D.: Zit. nach H. SCHWIEGK, Krankheiten des Kreislaufs. In Lehrbuch der inneren Medizin, 6. u. 7. Aufl. Bd. I, S. 316. Berlin-Göttingen-Heidelberg 1949. ~ Heart diesease forty years ago and now. J. Amer. med. Ass. **149**, 799 (1952). — WHITEHILL, A. R., J. J. OLESON and Y. SUBBAROW: A lactobacillus of cecal origin requiring oleic acid. Arch. Biochem. **15**, 31 (1947). — WIDDOWSON, E. M.: A study of individual children's diets. Med. Res. Council, Spec. Rep. Ser. No 257. London 1947. — WIDDOWSON, E. M., O. G. EDHOLM and A. R. MCCANCE: The food intake and energy expenditure of cadets in training. Brit. J. Nutr. 8, 147 (1954). — WIDDOWSON, E. M., and R. A. MCCANCE: Iron exchanges of adults on white- and brown-bread diets. Lancet **1942 I**, 588. ~ The nutritive value of bread. Spec. Rep. Ser. Med. Res. Council No. 287. London 1954. — WIDMER, C.: Rectale Applikation von Calcium kombiniert mit den Vitaminen A und D. Praxis **1947**, 781. — WIDMER, C., and R. T. HOLMAN: Polyethenoid fatty acid metabolism. Deposition of polyunsaturated acids in fat deficient rats upon single fatty acid supplemention. San Francisco 1949. — WIEBEL, H.: Ernährung und Leistungssport. Leipzig 1941. — WIELE, G.: Früh- und Aufbrauchsschäden des Kreislaufs beim Schwerarbeiter. Nauheimer Fortbild.lehrg. **17**, 56 (1952). — WIKOFF, H. L., B. H. MARKS, J. F. CAUL and W. F. HOFFMANN: Some effects of high lipid diets on intestinal elimination. 4. Saturated fatty acids. Amer. J. dig. Dis. **14**, 58 (1947). — WILBER, C. G., and V. E. LEVINE: Fat metabolism in Alaskan eskimos. Exp. Med. Surg. 8, 422 (1950). — WILDER, R. M., F. H. SMITH and I. SANDIFORD: Observations on obesity. Ann. intern. Med. **6**, 724 (1932). — WILDHIRT, E.: Die medikamentöse Behandlung der diffusen Leberparenchymerkrankungen. Medizinische **1955**, 980. ~ Zur Therapie mit Zucker. Ärztl. Praxis **7**, 18 (1955). — WILENS, S.: The resorption of arterial atheromatous deposits in wasting disease. Amer. J. Path. **23**, 793 (1947). ~ Bearing of general nutritional state on atherosclerosis. Arch. intern. Med. **79**, 129 (1947). ~ The experimental production of lipid deposition in excised arteries. Science **114**, 389 (1951). — WILENS, S. L., R. T. MCCLUSKEY and C. SOMOZA: Inhibitory effect of chlorpromazine on arterial lipid deposition in cholesterol fed rabbits. Proc. Soc. exp. Biol. (N. Y.) **93**, 121 (1956). — WILEY, F. H., and L. H. NEWBURGH: The doubtful nature of „luxuskonsumption". J. clin. Invest. **10**, 733 (1931). — WILEY, F. H. and L. L. WILEY: The inorganic saltbalance during dehydration and recovery. J. biol. Chem. **101**, 83 (1933). — WILGRAM, G. F., W. S. HARTROFT and C. H. BEST: Abnormal lipid in coronary arteries and aortic sclerosis in young rats fed a choline deficient diet. Science **119**, 842 (1954). ~ Dietary choline and the maintenance of the cardiovascular system in rats. Brit. med. J. **1954**, No 4878, 1. — WILHELMJ, C. M., J. MCDONOUGH and H. H. MCCARTHY: Nutrition and blood pressure. Amer. J. dig. Dis. **20**, 117 (1953). — WILHELMJ, C. M., V. W. MEYERS, D. P. MILANI, J. R. MCDONOUGH, E. M. RACHER, T. F. MCGUIRE, E. B. WALDMANN and H. H. MCCARTHY: The effect of diet on the blood pressure and heart rate of normal dogs. Protein and carbohydrate. Circulat. Res. **1**, 419 (1953). — WILHELMJ, C. M., D. P. MILANI, V. W. MEYERS, D. E. GUNDERSON, D. SHUPUT, E. M. RACHER and H. H. MCCARTHY: A analysis of the stress of realimentation with carbohydrate or protein following prolonged fasting. J. Lab. clin. Med. **43**, 888 (1954). — WILKINSON, C. F.: Effects of lipotropes and sitosterol on the level of blood lipids and the clinical course of angina pectoris. J. Amer. Geriat. Soc. **3**, 381 (1955). — WILKINSON, C. F., E. BOYLE, R. S. JACKSON and M. R. BENJAMIN: Effect of varying the intake of dietary fat and the ingestion of sitosterol on lipid and lipoprotein fractions of human serum. Metabolism **4**, 302 (1955). — WILKINSON jr., C. F.: Spared fat feeding. A regime of management for familial hyperlipemia. Ann. intern. Med. **45**, 674 (1956). — WILKINSON jr., C. F., E. BLECHA and A. REIMER: Is there a relation between diet and blood cholesterol? Arch. intern. Med. **85**, 389 (1950). — WILLIAMS, R. J., and T. W. SPIESS: Vitamin B_1 and its use in medicine. New York 1938. — WILLIAMS, V. R., and E. A. FIEGER: Growth stimulations for microbiological biotin assay. Ind. Engng. Chem., analyt. Edit. **17**, 127 (1945). ~ Further studies on lipide stimulation of lactobacillus casei. II. J. biol. Chem. **177**, 739 (1949). — WILLIAMSON, A., D. M. HEGSTED, J. M. MCKIBBIN and F. J. STARE: The effect of variations in the level of dietary calcium upon the growth of young rats receiving atebrine. J. Nutr. **31**, 647 (1946). — WILLMAN, W., M. BRUSH, H. CLARK and P. SWANSON: Dietary fat and the nitrogen metabolism of rats fed protein-free rations. Fed. Proc. **6**, 423 (1947). — WILMOT, V. A., and R. L. SWANK: The influence of low fat diet on blood lipid levels in health and in multiple sclerosis. Amer. J. med. Sci. **223**, 25 (1952). — WILSON, HILDEGARD, and PRISCILLA CARTER: Stabilization of the alcoholic potassium hydroxide in calorimetric 17-Ketosteroid determinations. Endocrinology **41**, 417 (1947). — WILSON, J. L., H. F. ROOT and A. MARBLE: Prevention of degenerative vascular lesions in young patients by control of diabetes. Amer. J. med. Sci. **221**, 479 (1951). — WILSON, OVE: Basal metabolic rate in the antarctic. Metabolism **5**, 543 (1956). — WIND, J., u. W. B. DEIJS: Weidediarrhoe, Cu-Mangel und Verhältnis von Säuren zu Basen im Gras. Landbouwk. Tijdschr. **64**, 23 (1952). — WINDAUS, A.: Untersuchungen über das Cholesterin. Arch. Pharm. (Weinheim) **246**, 117 (1908). ~ Über den Gehalt normaler und atheromatöser Aorten an Cholesterin und Cholesterinestern. Hoppe-Seylers Z. physiol. Chem. **67**, 174 (1910). — WINFIELD, J. M., C. L. FOX jr. and W. L. MERSHEIMER: Etiologie factors in postoperative saltretention and its prevention. Ann. Surg. **134**, 626 (1951). — WINJE, M. E., A. E. HARPER, D. A. BENTON, R. E. BOLDT and C. A. ELVEHJEM: Effect of dietary amino acid balance on fat deposition in the livers of rats fed low protein diets. J. Nutr. **54**, 155 (1954). — WINKLER, W.: Therapeutische Versuche mit Zitronensäure bei Rachitis. Ann. paediatr. (Basel) **172**, 129 (1949). — WINSLOW, SH., and ANNET ARBOR.: Dextrose utilization in surgical patients. Surgery **4**, 867 (1938). — WINTROBE, M. M., M. GRINSTEIN, J. J. DUBASH, B. R. HUMPHREYS, H. A. ASHENBRUCKER and W. WORTH: The anemia of infection. VI. The influence of cobalt on the anaemia associated with inflammation. Blood **2**, 323 (1947). — WINTROBE, M. M., M. CARTWRIGHT, M. E. LAHEY and CL. J. GUBLER: The role of copper in hemopoiesis. Trans. Ass. Amer. Phycns **64**, 310 (1951). — WIRTHS, W.: Fettverbrauch in städtischen und ländlichen Haushaltungen. In: Die ernährungsphysiologischen Eigenschaften der Fette, 1. Symposion zu Mainz. Wiss. Veröff. dtsch. Ges. Ernährung **1**, 157 (1958). — WISHART, G. M.: The efficiency and performance of a vegetarian racing cyclist under different dietary conditions. J. Physiol. (Lond.) **82**, 189 (1934). — WISSLER, H.: Pubertät und Pubertätsstörungen. Schweiz. med. Wschr. **1943**. — WOERMANN, H.: Europäische Nahrungswirtschaft. Nova Acta Leopold. **14**, 99 (1944). — WOINKER: The environment and its effects upon man. Havard Shool of Public. Health. 1937. — WOJTEK, E.: Beitrag zur Ätiologie des jetzt gehäuften Auftretens von Ileuserkrankungen. Zbl. Chir. **74**, 934 (1949). — WOLFF, H. P.: Untersuchungen zur Pathophysiologie des Zinkstoffwechsels. Klin. Wschr. **1956**, 409. — WOLFFE, J. B.: Studies in clinical atheromatosis. IV. Important roentgenologic signs. Circulation **2**, 476 (1950). — WOLFFE, J. B., N. W. BARKER, A. C. CORCORAN, G. L. DUFF and H. B. SPRAGUE: Classification of arteriopathies. Circulation **6**, 480 (1952). — WOLLAEGER, E. E., W. O. LUNDBERG, J. R. CHIPAULT and G. MASON: Fecal fatty acids and other lipids. A study of 2 normal human adults taking 1. a diet free of lipid and 2. a diet containing triolein as the only lipid. J. clin. Invest. **29**, 853 (1950). — WOLLAEGER, E. E., M. W. COMFORT and A. E. OSTERBERG: Total solids, fat and nitrogen in the feces. III. A study of normal persons taking a test diet containing a moderale amount of fat; comparison with results obtained with normal persons taking a test diet containing a large amount of fat. Gastroenterology **9**, 272 (1947). — WOLLAEGER, E. E., M. W. COMFORT, J. F. WEIR and A. E. OSTERBERG: The total solids, fat and nitrogen in the feces. II. A study of persons who had undergone partial gastrectomy with anastomosis of the entire cut and of the stomach and the jejunum (Polya-anastomosis). Gastroenterology **6**, 93 (1946). — WOLLAEGER, E. E., W. O. LUNDBERG and J. R. CHIPAULT: Fecal and plasma lipids. A study of 2 normal human adults taking 1. a diet free of lipid and 2. a diet containing triolein as the only lipid. Gastroenterology **24**, 422 (1953). — WOLLHEIM, E.: Die zirkulierende Blutmenge und ihre Bedeutung für Kompensation und Dekompensation des Kreislaufs. Z. klin. Med. **116**, 269 (1931). — WOMACK, M., H. A. HARLIN and P. H. LIN: The influence of the nonessential amino acids on the requirement of the adult rat for isoleucine methionine and threonine. J. Nutr. **49**, 513 (1953). — WOMACK, M., W. MARSHALL and A. B. PARKS: Some factors affecting nitrogen balance in the adult rat. J. Nutr. **51**, 117 (1953). — WOMERSLY, R. A., and J. H. DARRAGH: Potassium and sodium restriction in the normal human. Clin. Invest. **34**, 456 (1955). — WOOD, J. D., and B. B. MIGICOVSKY: Fatty acid inhibition of cholesterol synthesis. Canad. J. Biochem. **34**, 861 (1956). — WOODYATT, R. T., W. D. SANSUM and R. M. WILDER: Prolonged and accurately timed intravenous injections of sugar. J. Amer. med. Ass. **11**, 2067 (1915). — WOOLEY, J. G., and O. MICKELSEN: Effect of potassium, sodium or calcium on the growth of young rabbits fed purified diets containing different levels of fat and protein. J. Nutr. **52**, 591 (1954). — WOOLLEY, D. W.: The nature of the antialopecia factor. Science **92**, 384 (1940). ~ Identification of the mouse antialopecia factor. J. biol. Chem. **139**, 29 (1941). ~ The nutritional significance of inositol. J. Nutr. **28**, 305 (1941). ~ Synthesis of inositol in mice. J. exp. Med. **75**, 277 (1942). ~ Observations on the growth stimulating action of certain proteins added to proteinfree diets compounded with amino acids. J. biol. Chem. **159**, 753 (1945). ~ Some correlations of growth promoting powers of proteins with their strepogenin content. J. biol. Chem. **162**, 383 (1946). ~ Structural analogues antagonistic to thyroxine. J. biol. Chem. **164**, 11 (1946). ~ Strepogenin activity of seryl glycyl glutamic acid. J. biol. Chem. **166**, 783 (1946). ~ Strepogenin activity of derivates of glutamic acid. J. biol. Chem. **172**, 71 (1948). — WORINGER, P.: Diskussionsbemerkungen. Jb. Kinderheilk. **178**, 281 (1952). — WRETLIND, K. A. J.: The effect of D-amino acids on the stereonaturalization of D-methionine. Acta physiol. scand. **25**, 267 (1952). — WRIGHT, W. E., J. E. CHRISTIAN and F. N. ANDREWS: Mammary elimination of radioiodine. J. Dairy Sci. **38**, 131 (1955). — WÜST, G.: Die Kreisläufe des Wassers auf der Erde. Schriften des naturwiss. Vereins für Schleswig-Holstein 25. Karl Gripp-Festschrift 1951, S. 185. — WÜST, G., W. BROGMUS u. E. NOODT: Die zonale Verteilung von Salzgehalt, Niederschlag,

Verdunstung, Temperatur und Dichte an der Oberfläche der Ozeane. Kiel. Meeresforsch. **10**, 137 (1954). — WUEST, J. H., T. J. DRY and J. E. EDWARDS: The degree of coronary atherosclerosis in bilaterally oopherectomized women. Circulation **6**, 461 (1952). ~ The degree of coronary atherosclerosis in bilaterally oopherectomized women. Circulation **7**, 6 (1953). — WUSTROW u. K. TROPP: Über den Zusammenhang zwischen Bezahnung und Nahrungsausnutzung. I. Mitt. Münch. med. Wschr. **1940**, 291. — WYNN, V.: A metabolic study of acute water intoxication in man and dogs. Clin. Sci. **14**, 669 (1955). ~ Water intoxication and serum hypotonicity. Metabolism **5**, 490 (1956). — WYNN, V., and C. C. ROB: Water intoxication. Differential diagnosis of the hypotonic syndromes. Lancet **1954I**, 587. — WYSE, D. M., and C. J. PATTEE: Effect of the oscillating bed and tilt table on calcium, phosphorus and nitrogen metabolism in paraplegia. Amer. J. Med. **17**, 645 (1954). — WYSHAK, G. H., and I. L. CHAIKOFF: Metabolic deffects in the liver of fasted rats as shown by utilization of C^{14}-labeled glucose and fructose. J. biol. Chem. **200**, 851 (1953).

YAMAKAWA 1920: Zit nach L. R. HOLT jr., H. C. TIDWELL u. SCOTT 1935. — YATER, W. M., A. H. TRAUM, W. G. BROWN, R. P. FITZGERALD, M. A. GEISLER and B. B. WILCOX: Coronary artery disease in men eighteen to thirty-nine years of age. Amer. Heart J. **26**, 334, 481, 683 (1948). — YERUSHALMY, J., and H. E. HILLEBOE: Fat in the diet and mortality from heart disease. A methodologic note. N. Y. St. J. Med. **57**, 2343 (1957). — YOSHIDA, M.: J. agr. chem. Soc. Jap. **13**, 120 (1937). — YOSHIO, K.: Über den Einfluß der Ernährung auf die Wirkung des Adrenalins. III. Über den Quotient K/Ca im Blut bei verschiedenen Ernährungsweisen. J. Biochem. (Tokyo) **29**, 167 (1939). — YOUMANS, J. B.: Council on foods and nutrition mineral deficiencies. J. Amer. med. Ass. **143**, 1252 (1950). — YOUMANS, J. B., E. W. PATTEN, R. STEINKAMP, H. JOHNSON and C. BALL: Survey of nutrition of populations: Iron and anemia. Amer. J. med. Sci. **219**, 30 (1950). — YOUNG, CH. M., G. F. STREIB and B. J. GREER: Food usage and food habits of older workers. Arch. industr. Hyg. **10**, 501 (1954). — YOUNG, W. F., E. A. BISHOP, E. M. HICKMAN and Y. J. WILLIAMS: Protein requirements of infants. 2. Marasmus. Arch. Dis. Childh. **24**, 250 (1949). — YUDKIN, J.: Diet and coronary thrombosis. Hypothesis and fact. Lancet **1957II**, 155.

ZAIN, H.: Zur antithyreoidalen Wirkung einiger ungesättigter Fettsäuren. Klin. Wschr. **15**, 1722 (1936). ~ Der Einfluß ungesättigter Fettsäuren mit 1, 2 und 3 Doppelbindungen auf die experimentell erzeugte Rattenhyperthyreose. Naunyn-Schmiedeberg's Arch. exp. Path. **187**, 302 (1937). — ZARKOVIĆ, G., M. LEVI, M. RADOVANOVIĆ and T. PLEĆAŠ: Effects of dietary habits on serum cholesterol and blood pressure of the population in a group of Bosnian villages. Acta med. iugosl. **9**, 129 (1955). — ZEISS, H., u. H. R. KANITZ: Unsere Antwort auf die Einwände gegen das Hygro-Nährschutz-Verfahren. Ernährung **5**, 153 (1940). — ZELLER, H.: Einfluß von Fett und Kohlenhydrat bei Eiweißhunger auf die N-Ausscheidung. Arch. Anat. u. Physiol., Physiol. Abt. 213 (1914). — ZIALCITA jr., L. P., and H. H. MITCHELL: Corn oil and butter fat essentially equal in growth-promoting value. Science **100**, 60 (1944). — ZIEGELMAYER, W.: Unsere Lebensmittel und ihre Veränderungen. Dresden u. Leipzig 1933. ~ Die Kost des Schwerarbeiters. Z. Volksernähr. **12**, 205 (1937). ~ Die Ernährung des deutschen Volkes. Dresden u. Leipzig 1947. — ZILIOTTO, D., and E. ODEBLAD: Uptake of injected radioiron in some digestive organs of mice. Acta med. patavina **15**, 207 (1955). — ZILVERSMITH, D., M. SHORE and R. ACKERMANN: The origin of aortic phospholipid in rabbit atheromatosis. Circulation **9**, 581 (1954). — ZIMMERMANN, O., E. WUSTINGER und K. HOFBAUER: Die Altersgruppierung und dispositionellen Faktoren des akuten Myokardinfarktes. Wien. med. Wschr. **1954**, 1007. — ZIMMERMANN, W.: Chemie und Stoffwechsel der Steroidhormone. In Handbuch der inneren Medizin, Bd. VII/1, S. 130. Berlin-Göttingen-Heidelberg 1955. — ZINN, W. J., and G. C. GRIFFITH: A study of serum fat globules in atherosclerotic and non-atherosclerotic male subjects. Arch. Path. (Chicago) **55**, 357 (1953). — ZINSERLING, W. D.: Untersuchungen über Atherosclerose. I. Über die Aortaverfettung bei Kindern. Virchows Arch. path. Anat. **255**, 677 (1925). — ZINTEL, H. A., C. RIEGEL, R. PETERS, E. RHOADS and J. S. RAVDIN: Intravenous administration of dextrose in the treatment of patients with disease of the biliary tract. Arch. Surg. (Chicago) **49**, 238 (1944). — ZÖLLNER, N.: Der Einfluß von Vitamin B_{12} auf die Fruktoseverwertung der Rattenleber. Klin. Wschr. **30**, 761 (1952). — ZÖLLNER, N., u. H. D. FRINGS: Über den Einfluß von Heparin auf die Verwertung von Nahrungsfett. Z. ges. exp. Med. **127**, 578 (1956). — ZOLL, P. M., S. WESSLER and K. L. BLUMGART: Angina pectoris. A clinical and pathologic correlation. Amer. J. Med. **11**, 331 (1951). — ZONDEK, S. G., u. M. BANDMANN: Hormone und Vitamine in ihren Beziehungen zum Mineralstoffwechsel. In Handbuch der Biochemie, 2. Aufl., 1. Erg.-Bd., S. 453. Jena 1930. — ZSCHAU, H.: Häufigkeit und Ablauf chirurgi- scher Baucherkrankungen bei der alimentären Dystrophie. Münch. med. Wschr. **1951**, 25. — ZSCHOCH, H.: Zur Statistik der Coronarsklerose. Zbl. allg. Path. path. Anat. **96**, 321 (1957). — ZUNTZ, N., u. A. LOEWY: Weitere Untersuchungen über den Einfluß der Kriegskost auf den Stoffwechsel. Biochem. Z. **90**, 244 (1918).

Nachtrag zur Literatur.

ALLISON, J. B., J. A. ANDERSON and R. D. SEELEY: Some effects of methionine on the utilization of nitrogen in the adult dog. J. Nutr. **33**, 361 (1947). — ANDREWS, J. C., and E. HERRARTE: Studies on phytin. J. Elisha Mitchell. Sci. Soc. **67**, 45 (1951). — ASCHKENASY, A.: La vitamine B_{12} et le facteur des protéines animales. Ann. Nutrit. Aliment. **4**, 141 (1950). — ATKINSON, H. V., and G. LUSK: Animal calorimetry. 16. The influence of lactic acid upon metabolism. J. biol. Chem. **40**, 79 (1931).

BERTRAND, L., et H. NAKAMURA: Ann. Inst. Pasteur **39**, 371 (1925). — BIRCHER, R., u. E. ROTHLIN: Ärztl. Nachr. berufl. Fortbild. **3**, 3 (1947). — BORNSTEIN, A., u. K. HOLM: Stoffwechsel bei einseitiger und bei normaler Ernährung. In Handbuch der normalen und pathologischen Physiologie, Bd. V, S. 28. 1928. BROWN 1951: Zit. nach RODAHL 1954. — BRUCH: Obesity in childhood. III. Physiol. and psychol. aspects of the food intake of children. Amer. J. Dis. Child. **59**, 739 (1940). — BRUSH, M. K., W. J. WILLMAN and P. P. SWANSON: Amino acids in nitrogen metabolism with particular reference to the role of methionine. J. Nutr. **33**, 389 (1947). — BUSCA i GRANATI: Quad. Nutr. **7**, 185 (1940).

CARTWRIGHT, G. E.: Dietary factors concerned in erythropoiesis. Blood **2**, 111, 256 (1947). COX jr., W. M., A. J. MUELLER, R. ELMAN, A. A. ALBANESE, K. S. KEMMERER, R. W. BARTON and L. E. HOLT jr.: Nitrogen retention studies on rats, dogs and man: the effect of adding methionine to an enzymic casein hydrolysate. J. Nutr. **33**, 437 (1947).

ELIAS, H., u. R. SINGER: Diabetes mellitus und Kriegskost in Wien. Dtsch. med. Wschr. **1920**, 561. — ELSTE: Multiple Sklerose und Schizophrenie als Syndrome bei Spurenelementmangelkrankheiten. Stuttgart 1952. — EPPINGER, H.: Über die Bedeutung der Ballaststoffe für die Ernährung. Dtsch. med. Wschr. **69**, 251 (1943).

GOFMAN, J. W.: Symposium on Atherosclerosis. 1951. — GOLDSCHMIDT: Vergleichende Untersuchungen über den aeroben Fructose- und Glucoseverbrauch von Gewebsschnitten aus Gehirnrinde. Z. Naturforsch. **7b**, 418 (1952).

HARRISON, G. E., W. H. A. RAYMOND and H. C. TRETHEWAY: A comparative study on the metabolism of Sr^{90} and Ca^{15}. Acta physiol. scand. **35**, 56 (1955). — HART and C. A. ELVEHJEM: Ann. Rev. Biochem. **5**, 271 (1936). — HASSELBALCH, K. A.: Ammoniak als physiologischer Neutralitätsregulator. Biochem. Z. **7**, 74 (1916). — HODGES and PETERSON: J. Amer. diet. Ass. **7**, 6 (1931). — HUTINEL: Zit. nach RIETSCHEL, Das alimentäre Fieber. Ergebn. inn. Med. Kinderheilk. **47**, 185 (1934).

JOHNSON, R. M., H. J. DEUEL jr., M. G. MOREHOUSE and J. W. MEHL: The effect of methionine upon the urinary nitrogen in men at normal and low levels of protein intake. J. Nutr. **33**, 371 (1947). — JORDANS: Ned. T. Geneesk. **90**, 87 (1946).

KATZ, L. N.: Symposium on Atherosclerose. 1951. — KEYS, A.: Symposium on Atherosclerosis. 1951. — KÖTSCHAU, K.: Zum Eiweißbedarf der Schwangeren. Hippokrates (Stuttgart) 379 (1942). — KRÜGER: Inaug.-Diss. Rostock 1932.

LENGEMANN, F. W., R. H. WASSERMAN and C. L. COMAR: Studies on the enhancement of radiocalcium and radiostrontium absorption by lactose in the rat. J. Nutr. **68**, 443 (1959). — LINTZEL, W.: Untersuchungen über die Resorption und Assimilation des Eisens. Habil.-Schr. Landw. Hochschule Berlin 1930. — LUND, C. C.: Studies on the iron deficiency anemia of pregnancy. Amer. J. Obstet. Gynec. **62**, 947 (1951).

MAHAUX: Hospitalia 41 (1946). — MASKE, H., u. H. WOLFF: Über das Erythrocytenzink und die Hämolysenwirkung verschiedener diabetogen wirksamer Verbindungen. Acta haemat. (Basel) **9**, 289 (1953). — MAYEDA u. YAMANOUCHI: Nagasaki Igakkai Zasshi **12**, 1159 (1934).

ORR, J. B., u. I. LEITCH 1938: Zit. nach G. LEHMANN, Energetik und Unterernährung. Grenzgeb. Med. **1**, 1 (1949).

PENNINGTON: Zit. nach KEKWICK u. PAWAN 1956. — PERETTI: Quad. Nutriz. **9**, 69 (1943).

RAPPORT, D.: The nature of the foodstuffs oxidized to provide energy in muscular exercise. III. The utilization of the „Waste Heat" of metabolism in muscular exercise. 1930. — REICHARDT: Inaug.-Diss. Frankfurt a. M. 1939. — ROMINGER, E.: Lehrbuch der Kinderheilkunde, 4. u. 5. neubearb. Aufl. Berlin-Göttingen-Heidelberg 1950.

SALEJ, P. S.: Die Vergiftung der Schweine mit Kochsalz. Sovet. Vet. **4**, 80 (1940). — SAWTSCHENKO, N. S.: Spezifisch-dynamische Wirkung der Nahrung im Ruhezustand und bei der Ausführung von körperlicher Arbeit. I. Spezifisch-dynamische Wirkung des Kohlenhydratfrühstücks. Fiziol. Ž. **19**, 1274 (1935). ~ II. Mitt. Die spezifisch-dynamische Wirkung eines Fett-, eines Eiweiß- und eines gemischten Frühstücks. Fiziol. Ž. **21**, 241 (1936). — SAXTON: Biol. Symposia **11**, 177 (1945). — SCHAAF, FRITZ: Der Lipidstoffwechsel (mit besonderer Berücksichtigung der Xanthombildung). Zbl. Haut- u. Geschl.-Kr. **35**, 1 (1935). — SHERMAN, H. C.: Chemistry of food and nutrition. New York 1937. — SMART, G. A., T. F. MACRAE, P. A. BASTENIE and P. E. GREGOIRE: The effect of food supplements on poorly fed workers in Brussels in january, 1945. Brit. med. J. **1948**, 40. — STEINRÜCK: Inaug.-Diss. Frankfurt a. M. 1939. — STRAUB, H.: Mineralsalztherapie. Ther. d. Gegenw. **1935**, 289. ~ Schlußwort betr. Titrosalz. Ther. d. Gegenw. **1935**, 525. ~ Mineralhaushalt. Balneologe 268 (1937).

TRÉMOLIÈRES, J., et ERFMAN: Rec. Trav. Inst. Nat. Hyg. Paris **1**, 366 (1944).

WAGNER-JAUREGG u. KOCH: Zit. nach T. WAGNER-JAUREGG 1946. — WEITZEL, G., u. W. SAVELSBERG: Fütterungsversuche mit Fettderivaten. Ernährung u. Verpflegung **1**, 115 (1949). — WICHELS, P., u. J. HÖFER: Blutbildungsstudien. I. Mitt. Arsen und Blutbildung. Eine neue Methode zur Erprobung von Heilmitteln bei Anämien. 1933.

ZUNTZ, N., u. A. DURIG: Die Nachwirkung der Arbeit auf die Respiration in großen Höhen. Skand. Arch. Physiol. **29**, 133 (1913).

Allgemeine Pathologie des exogenen quantitativen Nahrungsmangels.

Von

W. Giese und R. Hörstebrock
(Münster i. Westfalen).

Mit 46 Abbildungen.

A. Allgemeine Vorbemerkungen.

Die Nahrung hat im Organismus sowohl energetische als auch spezifisch-stoffliche Aufgaben zu erfüllen. Zur Aufrechterhaltung der Lebensvorgänge ist ein ständiger Stoff- und Energieumsatz nötig. Baustoffe, energiereiche Verbindungen und Sauerstoff müssen aus der Umgebung in den Organismus aufgenommen werden. Jede energetische und substantielle Fehlbilanz in Stoffangebot oder Stoffbedarf zwingt den Organismus zum Verbrauch seiner energetischen Reserven und darüber hinaus zum Abbau von Organsubstanz, um die für die Aufrechterhaltung der Lebensprozesse notwendige Energie zu produzieren und die Abnutzungsquote zu decken.

Diese negative Bilanz kann beruhen:

1. auf einer unzureichenden exogenen Nahrungszufuhr,
2. auf Störungen in der Nahrungsaufspaltung und -resorption,
3. auf Störungen im Transport der Nahrungsstoffe,
4. auf unzureichender Verwertung der Nahrungsstoffe.

Sie kann wesentlich mitbedingt sein durch Verluste des Körpers an Eiweiß, Fetten und Kohlenhydraten. Diese Verluste entstehen z. B. bei langdauernder Eiterung und Exsudatbildung, bei Glykosurie, Albuminurie, Steatorrhoe und Durchfällen, bei großen Blutverlusten und bei Lactation.

Ebenso führen sämtliche energetischen Belastungen des Organismus, besonders die erzwungene körperliche Arbeit, zur Unterernährung, wenn der gesteigerte Energiebedarf durch entsprechende Zufuhr nicht gedeckt wird.

Im morphologischen Erscheinungsbild sind die Folgen der aus verschiedenen Ursachen eingetretenen negativen Bilanz einander sehr ähnlich, in den Endzuständen oft fast identisch.

Hier sollen die morphologisch faßbaren Folgen von quantitativem Nahrungsmangel erörtert werden, deren Ausdruck die Auszehrung oder Inanition ist.

Die Ernährungsbedürfnisse des tierischen und menschlichen Organismus sind wesentlich mannigfaltiger, als man früher anzunehmen geneigt war. Neben dem calorischen Wert der Nahrung spielt ihr Gehalt an einer Reihe von essentiellen Faktoren, organischen Verbindungen und Mineralstoffen eine entscheidende Rolle. Man kann darum je nach der besonderen Art der Nahrungsmangelsituation, nach ihrem Grad und ihrer Dauer zwei Haupttypen von Inanition unterscheiden (Tabelle 1).

Tabelle 1. *Exogene Inanition.*

Ursache	Vorgänge und Folgen		Bezeichnung
	biochemisch	morphologisch	
Absoluter oder relativer exogener Nahrungsmangel oder falsche Zusammensetzung der Nahrung	Pathogenetische Vorgänge bei der Inanition	Sichtbarer Ausdruck des Nahrungsmangels	
	Entleerung der Speicher	Submikroskopische und mikroskopische Strukturänderungen der Zellen	Hungeratrophie
	Erschöpfung der Reserven	Inanitionsatrophie	
	Biochemische Alteration Funktionelle Störung Störung der Regulationen Zusammenbruch der Regulationen Tod	Alimentäre Dystrophie	Hungerkrankheit a) trockene Form b) feuchte Form Ödemkrankheit

1. Die Hungeratrophie (Inanition).

Quantitativ unterwertige Ernährung führt nach mehr oder weniger langer Dauer zu Mangelsymptomen, deren Intensität und Art sowohl von der Dauer und dem Ausmaß des Nahrungsentzuges als auch von der individuellen konstitutionellen und arteigenen Anpassungsfähigkeit an Nahrungsmangel abhängig sind. Die Unterernährung geht über die Bedeutung eines calorischen Bilanzproblems an sich nicht hinaus. Bei ihr kommt es zu einem Schwund der Reserven. Bei Wiedereinsetzen calorisch ausreichender Ernährung ist dieser Schwund der Reserven völlig reversibel. Die Hungeratrophie kann hohe Grade erreichen. Neben Schwund der Fettpolster führt sie zu einer Hypotrophie bzw. Atrophie der Gewebe, der Organe und der Zellen. Typische Bilder dieser Form der Inanitionsatrophie findet man z. B. bei der Anorexia nervosa. Das am einfachsten festzustellende Zeichen einer solchen negativen Bilanz ist die Abnahme des Körpergewichtes.

2. Die Hungerkrankheit (alimentäre Dystrophie).

Von diesen Zuständen der einfachen Hungeratrophie müssen klinisch und morphologisch jene durch Nahrungsmangel bedingten Zustände unterschieden werden, welche als Hungerkrankheit, alimentäre Dystrophie oder Fehlernährung (malnutrition) bezeichnet werden. Diese Zustände sind zunächst auch durch einen Schwund der Reserven charakterisiert. Neben der Atrophie machen sich darüber hinaus aber Zellveränderungen bemerkbar, die als Anzeichen einer stärkeren Störung von intracellulären Stoffwechselvorgängen angesehen werden müssen. Für ihre Entstehung spielen offenbar neben quantitativen Nahrungsmangelzuständen auch qualitative Nahrungsdefekte, Inbalancen in den relativen Mengen der Hauptenergieträger oder der essentiellen Nahrungsstoffe, insbesondere der Aminosäuren, eine wichtige Rolle.

Die Hungerkrankheit oder alimentäre Dystrophie entsteht bei langdauernder Unterernährung. Sie kann sich als trockene Form ohne scharfe Grenze aus der einfachen Inanitionsatrophie heraus entwickeln oder in der feuchten Form mit mehr oder minder starker Wasseransammlung in den Geweben verlaufen und im Hungerödem (Ödemkrankheit) enden. Absolute Nahrungskarenz allein führt nicht zur Hungerkrankheit und auch nicht zu Hungerödemen, sondern zu reiner Inanitionsatrophie. Im letzten Stadium der Atrophie, das als prämortale Zerstörungsphase abgegrenzt wird, entstehen jedoch auch hier dystrophische Gewebs- und Organveränderungen.

In fortgeschrittenen Fällen von rein energetischem Nahrungsmangel ist die Anpassungsfähigkeit gegenüber zusätzlichen funktionellen Stoffwechselbelastungen herabgesetzt und die Empfindlichkeit gegen chemisch-toxische oder infektiös-toxische Einflüsse beträchtlich gesteigert. Den daraus folgenden Veränderungen ist in der Regel allein aus dem morphologischen Befund an Organen, Geweben oder Zellen nicht anzusehen, ob sie durch das Fehlen eines essentiellen Stoffes oder durch eine Autotoxikation bzw. Rückvergiftung oder durch zusätzliche Einwirkung eines von außen in den Organismus eingedrungenen toxischen Faktors bei gleichzeitig bestehendem energetischen Nahrungsmangel zustande gekommen sind. Diese Veränderungen werden von RÖSSLE als „degenerative Atrophien" bezeichnet.

Eine wesentliche Schwierigkeit bei der morphologischen Beurteilung der verschiedenen Inanitionszustände liegt in der Unsicherheit, die rein alimentär bedingten morphologischen Veränderungen gegen andersartig bedingte Prozesse abzugrenzen. Um hier zu einem Urteil zu kommen, wird man von reinen unkomplizierten Fällen der Hungeratrophie ausgehen müssen. Diese sind ebenso selten wie der reine Alterstod. So können z. B. unter den von OVERZIER (1947) beschriebenen 97 Fällen nur 3 als reine Hungertodesfälle angesehen werden. Die erzwungene calorische Unterernährung der Menschen trifft, wenn sie schwer ist, fast immer mit Zuständen qualitativen Nahrungsmangels zusammen. Die ganz überwiegende Zahl der Hungertodesfälle beim Menschen ist dazu kompliziert durch infektiöse Prozesse, die im Magen-Darmkanal, in der Haut oder in den Respirationsorganen besonders gehäuft vorkommen und die reinen Hungerschäden verstärken, teilweise abwandeln oder verdecken können. Man wird deshalb vielfach auf das Tierexperiment oder auf analoge Zustände wie etwa bei der Anorexia nervosa zurückgreifen müssen.

In der chronischen Unterernährung unterscheidet GSELL (1948) nach klinischen Gesichtspunkten ein Stadium der Anpassung, das der einfachen Hungeratrophie entspricht, und ein Stadium der Hungerkrankheit, in der die Anpassung zusammengebrochen ist.

LEYTON (1946) rechnet dagegen auch schon die Anfangsstadien in der Unterernährung mit Verlust des subjektiven Wohlbefindens, starker Ermüdbarkeit, Hungergefühl und Schlafbedürfnis zu der ersten Phase, starke Gewichtsverluste mit progressiver Schwäche, Hypotonie, Bradykardie, Hypothermie und Herabsetzung des Grundumsatzes zur zweiten Phase und das Hungerödem zur dritten Phase der Krankheit.

UEHLINGER unterscheidet in Anlehnung an das Adaptationssyndrom von SELYE eine kurze Anfangsphase, in der in den ersten kritischen Hungertagen die Alarmreaktion abläuft; dann folgt die zweite Phase der Resistenz im chronischen Hungerzustand mit vagotoner Drosselung aller Funktionen und schließlich als dritte Phase die Hungerkrankheit als Ausdruck der Erschöpfung.

Von diesen Einteilungsversuchen befriedigt am meisten die Einteilung nach klinischer Symptomatologie von LEYTON (1946), deren Phasen oder aufeinanderfolgenden Stadien auch morphologische Erscheinungsbilder ziemlich gut zugeordnet werden können.

Der vieldeutige Begriff der Anpassung erscheint als Einteilungsprinzip weniger glücklich, vor allem dann, wenn man die Inanition einseitig unter dem Blickwinkel der hypophysär-adrenalen Regulationsmechanismen zu verstehen sucht. Abmagerung, Hungeratrophie und Hungerdystrophie gehen so langsam und fließend ineinander über, daß sich auch von der Morphologie her keine scharfen Grenzen ziehen lassen.

B. Körper- und Organgewichte im Nahrungsmangel.

Unter- und Fehlernäherung bedeuten allgemein-pathologisch in erster Linie ein Stoffwechselproblem. Biochemische und morphologische Vorgänge sind dabei eng miteinander verknüpft (s. Tabelle 1). Zellen, Zellbestandteile und Zellorganellen, Strukturproteine und Enzyme, welche die Stoffwechselfunktionen des Organismus ermöglichen, sind selbst Objekt dieses Stoffwechsels. Sie haben nur eine beschränkte Lebensdauer und stehen mit ihren Bausteinen in einem dynamischen Gleichgewicht[1].

a) Das Körpergewicht.

Das am leichtesten feststellbare Zeichen einer negativen Bilanz mit einem Überwiegen der katabolischen Vorgänge über die anabolischen Prozesse ist die Verminderung des Körpergewichtes. Als größten Verlust des früheren Gewichtes infolge Inanition beim Menschen wurde von MOLLISON eine Gewichtsabnahme von 56% gefunden. Der wahre Verlust an Körpersubstanz ist dabei noch größer. In allen Inanitionsfällen, auch jenen, bei denen Ödeme nicht vorliegen, besteht regelmäßig eine Erhöhung des Wassergehaltes des Körpers, bedingt im wesentlichen durch eine Vergrößerung des extracellulären Flüssigkeitsraumes. Die Wasservermehrung ist von Fall zu Fall unterschiedlich groß und braucht nicht mit der Größe der Einschmelzung an Körpersubstanz parallel zu gehen. Die Kurve des Körpergewichtsverlustes ist von logarithmischem Typ und ähnelt einer umgekehrten Wachstumskurve[2].

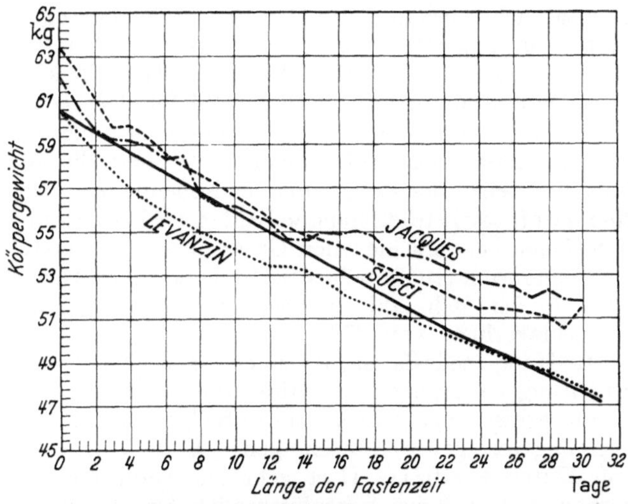

Abb. 1. Gewichtskurven von 3 Männern bei absolutem Fasten (nur Wasser). I. Gewichtsverlust von 16,6% in 30 Tagen, II. Gewichtsverlust von 19,2% in 30 Tagen, III. Gewichtsverlust von 21,6% in 31 Tagen. Die ausgezogene Linie ist der theoretisch errechnete Gewichtsverlust. Das Gewicht sinkt im Anfang der Fastenzeit rascher als später. (Nach JACKSON 1925.)

Aus Messungen bei Hungerkünstlern geht hervor, daß das Körpergewicht während einer 30tägigen Nahrungskarenz mit Wasseraufnahme nach einem raschen Abfall in den ersten Tagen gleichmäßig mit der Dauer des Fastens absinkt (Abb. 1, JACKSON 1925). Hungerversuche an Hunden haben gezeigt, daß jüngere erwachsene Tiere rascher an Gewicht abnehmen als ältere[3]. Beim Menschen liegen die Verhältnisse wahrscheinlich ähnlich.

[1] SCHOENHEIMER 1941. [2] MORGULIS 1923, JACKSON 1925. [3] MORGULIS 1923.

Nahrungsmangel und völliger Nahrungsentzug werden von verschiedenen Tieren und von Menschen sehr unterschiedlich lange ertragen. Während kleine Vögel und kleine Säugetiere nur wenige Tage hungern können, ertragen einige Reptilien Nahrungsmangel wahrscheinlich mehrere Jahre. Ganz allgemein hängt die Dauer, in der Nahrungskarenz ertragen wird, weitgehend ab von der Stoffwechselintensität und von jenen Faktoren, die den Stoffwechsel in förderndem oder hemmendem Sinne beeinflussen. Völliger Nahrungsentzug wird von Menschen selten länger als 2 Monate ertragen[1]. Kinder sterben früher als Erwachsene.

Die im Extremfall mögliche Abnahme des Gewichtes, des Volumens und der Größe des Körpers bei Inanition ist bei den Tieren, die ein festes Skelet haben, wesentlich kleiner als bei den Tieren, denen ein solches fehlt. Einige Coelenteraten und Plattwürmer können über 90% ihres Gewichtes und Volumens im Hungerzustand verlieren. Letztere erleiden dabei eine Verkleinerung ihrer Länge auf 1/12 und eine Volumenabnahme auf 1/300 des Ausgangswertes. Bei Daphnien kann im Hunger ein Gewichtsverlust bis zu 75% festgestellt werden[2]. Eine umfassende Übersicht über den Einfluß der Inanition auf Pflanzen, Protozoen, niedere und höhere Invertebraten, Vertebraten, Fische, Amphibien, Reptilien, Vögel und Säugetiere findet sich bei Jackson (1925).

Versuchstiere ertragen bei absolutem Nahrungsentzug Gewichtsverluste bis zu 40%, bei langer Unterernährung bis zu 50%.

Beim Menschen sind die Bestimmungen des Gewichtsverlustes bei Hungertodesfällen nur mit großen Vorbehalten zu verwenden. Selten sind die Ausgangsgewichte bekannt und den Berechnungen zugrunde gelegt, oft ist der Zeitfaktor nur ungenügend berücksichtigt. Das Hungerödem mit seiner oft erheblichen Wasserretention läßt die wahre Gewichtsabnahme nur schwer erfassen. Diese Einschränkungen gelten sowohl für das gesamte Körpergewicht als auch für die Organgewichte. In diesen kommen außerdem als weitere Fehlerquellen Einflüsse zusätzlicher Infektionen in Betracht, die sich besonders am Gewicht der Milz, der Leber, der Lunge und der Nebennieren auswirken. Aus diesen Gründen sind die oft stark differierenden Zahlen der Körper- und Organgewichte in Hungertodesfällen bei verschiedenen Untersuchern zu verstehen.

Uehlinger (1948) fand bei Hungerkranken Gewichtsverluste zwischen 5 und 40%, in der Mehrzahl zwischen 30 und 40%, Prym (1921) durchschnittliche Gewichtsverluste von 27%.

In Hungertodesfällen, die nach einer über 2—3 Monate dauernden Mangelernährung bei Männern im Alter von 20—50 Jahren eintraten, betrug der Gewichtsverlust umgerechnet auf das Sollgewicht im Durchschnitt 40% mit verhältnismäßig geringen Schwankungen[3]. Diese Werte decken sich mit den Angaben von Krieger (1921). Dort geht aus vergleichenden Gewichtsuntersuchungen hervor, daß auch bei konsumierenden Krankheiten die Reduktion des Körpergewichts bei bösartigen Geschwülsten 38%, bei Allgemeininfektionen und Tuberkulosen 43% beträgt. Bei chronischer Ruhr steigt der Gewichtsverlust auf 48,4% an, was wohl mit der starken Exsikkation zusammenhängen dürfte. Gewichtsverluste von mehr als 50% sind auch bei langen Hungerperioden nur selten festgestellt worden.

Aus den angeführten und vielen weiteren Untersuchungen[4] ergibt sich damit, daß Gewichtsverluste von 40% und mehr als ein das Leben begrenzender Faktor angesehen werden müssen.

b) Die Organgewichte.

Für die Bewertung der Organgewichte gelten die gleichen Einschränkungen wie für das Körpergewicht. Auch hier können durch interkurrente Krankheiten bedingte sehr erhebliche Gewichtsverschiebungen, besonders bei Leber und Milz

[1] Literatur bei Jackson 1925. [2] Pütter 1911. [3] Giese 1944. [4] Jackson 1925.

gefunden werden. Schließt man solche Fälle aus, dann ergibt sich bei über eine lange Zeit allmählich eintretender Inanition ein Gewichtsverlust der Organe und der Muskulatur, der sich proportional zum Verlust des Körpergewichtes verhält. Nach KRIEGER (1921) beträgt der Gewichtsverlust der Leber 42,1%, des Herzens 33%, der Nieren 36% und der Milz 46,6%.

Bestimmt man dagegen die Organgewichte bei rascher ablaufender Inanition und vor allen Dingen bei Menschen, die unter körperlicher Arbeit an Erschöpfung zusammengebrochen sind, dann findet man Proportionalität zum Körpergewicht nur bei dem Fettgewebe und bei der Muskulatur. Die Gewichtsverluste der inneren Organe betragen in dieser Gruppe bei der Leber 28%, beim Herzen 24% und bei der Milz 20%, während sich an den Nieren keine Gewichtsminderung feststellen läßt (Tabelle 2 und 3).

Tabelle 2. *Gewichtsverluste der inneren Organe bei Inanition beim Menschen.*

	PRYM 1919 %	KRIEGER 1921 %	GIESE 1944 %	STEIN u. FEINIGSTEIN 1946 %	UEHLINGER 1948 %
Körpergewicht			−40		
Leber	−11	−42	−28	−46	−30
Herz	−23	−33	−24	−20	−30
Pankreas . . .					−10
Nieren	+ 6	−36	0	−25	−10
Milz	−33	−46	−20	−48	0
Gehirn		−4		+7	−10
Nebennieren . .	+25		0		
Hypophyse . .			0		

Es besteht also anscheinend ein Zeitplan in der Gewichtsreduktion. Am frühesten und zugleich am stärksten schwindet das Fettgewebe, dann folgt die Muskulatur und dann erst die Reduktion der drüsigen Organe, des Herzens, der Milz und der Nieren.

Keine nennenswerte Gewichtsabnahme wird am Gehirn gefunden. Die Werte liegen hier nahe der Norm und schwanken zwischen minus 4,6% [1], minus 10% [2] und plus 7% [3].

Eine Sonderstellung nehmen die inkretorischen Drüsen ein. Frühe Rückbildung und starke Gewichtsverluste zeigen die Gonaden, besonders die Hoden, eine Gewichtskonstanz dagegen die Hypophyse und die Nebennieren, eine Reduktion proportional zum allgemeinen Körpergewicht die Schilddrüse. (Weitere Gewichtsangaben finden sich in den Spezialkapiteln.)

Tabelle 3. *Organgewichte bei unkomplizierten Hungertodesfällen von Menschen im Alter von 20—60 Jahren* (STEIN u. FEINIGSTEIN).

	Normalgewicht	Gefundenes Gewicht	Gewichtsverlust Durchschnitt in %
Leber . .	1500	545—1600	−46
Herz . .	275	110— 350	−20
Nieren .	305	135— 350	−25
Milz . .	150	40— 310	−48
Hirn . .	1310	760—1680	+ 7

So wird in der Reduktion der Körpersubstanz eine Organselektion erkennbar, die darauf hinweist, daß im Hungerzustand auch der Mangel bewirtschaftet wird. Es scheint, daß in der Verteilung des unzureichenden Nährsubstrates Organe, die für die Erhaltung des Lebens notwendig sind, mehr zugewiesen bekommen, als minder wichtige. Manche Gewebe, wie Fett und Muskulatur, müssen sogar von ihrer Substanz abgeben und tragen dadurch zur Erhaltung anderer Gewebe und

[1] KRIEGER 1921. [2] UEHLINGER 1948. [3] STEIN u. FEINIGSTEIN 1946.

des Organismus bei. Im Hinblick auf die Gewichtskonstanz des Gehirns hat Luciani (1889) diese Ordnung und gegenseitige Abhängigkeit in folgender Weise erläutert: „Da wir aber gesehen haben, daß das Nervensystem während der Kostentziehung alle seine wunderbare Tätigkeit wie im Normalzustand bewahrt und seine Gaben nach Art großer Herren ausstreut, so muß man notwendigerweise daraus schließen, daß es aus der Tasche seiner Untertanen lebt, daß es sozusagen ihr Blut aussaugt, solange es welches findet[1]."

Eine Ordnung wird weiter auch sichtbar, wenn man die Selektion in der Atrophie vom Blickpunkt der Regeneration betrachtet:

Organe mit hoher Regenerationskraft und hoher Umsatzgeschwindigkeit (Fettgewebe, Muskel, blutbildende Gewebe, lymphatische Organe, Leber usw.) erleiden die stärksten Verluste, Organe mit geringem Regenerationsvermögen, wie das zentrale Nervensystem, fast keine Einbußen. Darum ist Restitutio ad integrum auch aus schwerster Inanition mit voller Wiederherstellung der körperlichen und geistigen Funktionen möglich.

Hier wird auch jene Ordnung in der Hierarchie des Organismus als Zellenstaat (Aschoff) deutlich, von der Virchow gesagt hat: „Es würde falsch sein, wenn man den menschlichen Körper als ein loses Aggregat getrennter Lebenseinheiten betrachten wollte. Vielmehr sehen wir, wie durch eine zweckmäßige Anordnung diese mannigfaltigen Einheiten zu einer höheren bedeutungsvolleren Einheit zusammengefaßt werden."

Schließlich wird auch jenes Problem der Cellulartheorie auftauchen, ob die Zelle sich selbst ernährt. Die abgestufte Inaktivierung und Atrophie bestimmter Zellsysteme und Organe im Hunger und der selektive Abbau von Zellen machen es wahrscheinlich, daß nutritive Einflüsse, die unter Mitwirkung des Kreislaufs über das Nervensystem laufen, eine dominierende Bedeutung für den Ablauf dieser Vorgänge haben.

C. Die Zellstruktur bei Nahrungsmangel.

Bei der Unterernährung bestimmt der eintretende Mangel an Nährsubstrat den Stoffgehalt, die Struktur und die Funktion der Zelle. Die Folgen der Unterernährung äußern sich an den Zellen bei morphologischer Betrachtung

1. in einer Reduktion der disponiblen oder Reservestoffe,
2. im Abbau von spezifischen Zellstrukturen,
3. in einer verminderten Bildung und Abgabe von Zellsekreten,
4. in einer verminderten Zellregeneration.

Diese Folgeerscheinungen der Unterernährung spielen sich nicht an allen Zellen in gleicher Intensität ab, sondern sind teilweise nur auf bestimmte Zellarten beschränkt. Sie sind abhängig von der Art der Zellfunktion und der Intensität ihres Stoffwechsels. Für jeden Störungstypus lassen sich deshalb bestimmte Organe und Zellsysteme als Beispiele anführen.

1. Der Schwund der Reservestoffe.

a) Kohlenhydrate.

Die Kohlenhydratreserven in den Zellen sind so gering, daß der Vorrat bei Unterernährung in wenigen Stunden aufgebraucht ist. Die Reduktion des Glykogens ist vor allem an den Leberzellen erkennbar, die aber bis in die Endzustände der Hungeratrophie noch einen, wenn auch minimalen Glykogenrest behalten. Es schwindet also nur die Glykogenreserve. Die Grundstruktur der Zelle erfährt

[1] Zitiert bei Krieger 1921.

mit dem Schwund des Speicherglykogens keine Änderung. Im Muskel bleibt das Glykogen zunächst erhalten. Im Reizleitungssystem des Herzens und in den Knorpelzellen wird es auch bis in die Endzustände der Hungeratrophie festgehalten. In der quergestreiften Muskulatur schwindet es mit dem Abbau der fibrillären Substanz.

b) Das Zellfett.

Die größten Energiereserven enthält das Fettgewebe. Aus diesen Speichern wird das Fett sehr rasch mobilisiert. Bei der hungernden Maus kann das gespeicherte Fett des braunen Fettgewebes schon in wenigen Stunden völlig verschwinden, während die Mobilisierung des weißen Fettes langsamer vor sich geht. Der Schwund des Speicherfettes führt zur einfachen, zur serösen oder zur gelatinösen Atrophie der Fettzellen, gelegentlich auch zur Wucheratrophie des Fettgewebes. Aus den Speicherzellen wird das Fett teils durch Hydrolyse, teils durch Partition mobilisiert und in das Blut abgegeben. Der leergewordene Zellraum füllt sich dabei teilweise mit Wasser an (Näheres siehe unter Fettgewebe). Die Fettzellen bleiben als solche erhalten und nehmen ihre Speicherfunktion sofort wieder auf, wenn genügend Substrat zur Verfügung steht. Die Fette der übrigen Zellen werden im Zellstoffwechsel unmittelbar aufgebraucht.

Die Reduktion der Lipoide ist morphologisch nur dort erfaßbar, wo diese Stoffe gespeichert sind. Das gilt im besonderen für die pathologischen Stoffablagerungen in atherosklerotischen Herdbildungen, aus denen die Lipoidkomponente im Hunger schwindet. Soweit die Lipoide in der Zellstruktur integriert sind, ist ihre Abnahme mit der allgemeinen Reduktion der Zellsubstanz gekoppelt.

c) Das Zelleiweiß.

In Phasen einer calorischen Unterernährung wird nicht nur Fett und Glykogen aus den Speichern entnommen, sondern auch der Eiweißbestand des Organismus vermindert, ehe der Fettvorrat erschöpft ist. Für den Physiologen ist die erhöhte Stickstoffausscheidung, d. h. die negative Stickstoffbilanz, ein Maß für den zusätzlichen Eiweißabbau im Organismus. Für den Morphologen ist es die Zelle, die in Größe und Struktur Abwandlungen erfährt, welche für den Hungerzustand mehr oder minder charakteristisch sind.

Die Annahme, daß in den inneren Organen eine Proteinreserve bestehe, hat sich nicht bestätigen lassen. Unter eiweißreicher Kost kann der Eiweißgehalt der Leber zwar um 50% zunehmen. Die Vermehrung des Eiweißgehaltes betrifft aber alle Fraktionen gleichmäßig[1]. Ein besonderes Reserveprotein wird in den Leberzellen nicht abgelagert. Das im Überschuß aufgenommene Protein wird zur Neubildung von Organeiweiß verwandt, die Zelle hypertrophiert. Das gleiche gilt auch für die Muskelzellen.

Da die Speicherung größerer Eiweißmengen im Körper wegen des bestehenden Stickstoffgleichgewichtes auszuschließen ist und außer der Leber kein Zellsystem oder Organ bekannt ist, das in Analogie zum Fettgewebe einen wenn auch geringen Vorrat an Eiweiß sammeln und bei Bedarf abgeben kann, muß die Reduktion der Eiweißsubstanzen im hungernden Organismus auf Kosten des Eiweißbestandes der Zellen erfolgen. Ein kleiner Teil davon kann ohne Störung der Zellstruktur abgegeben werden[2].

2. Der Abbau von Zellstrukturen.

Das strukturgebundene Zelleiweiß befindet sich in einem ständigen Wechsel. Aufbau und Abbau stehen in einem dynamischen Gleichgewicht. Die Halbwertzeit

[1] Lusk 1919. [2] Lang 1957.

für das gesamte Eiweiß beträgt bei der Ratte 17 Tage, beim Menschen 80 Tage. Die Geschwindigkeit des Umbaus (Bausteinwechsels) differiert von Organ zu Organ in weiten Grenzen. In Darm, Leber, Niere und Knochenmark ist sie sehr hoch, in Haut und Muskulatur niedrig[1]. Im Actomyosin ist der Umbau sehr träge, ebenso im kollagenen Bindegewebe, in dem er fast stillsteht[2].

Beim Bausteinwechsel spielen sich die Hauptveränderungen im Cytoplasma ab, während die Kernstruktur keine nennenswerten Abweichungen erfährt. Das Gerüst des Cytoplasmas wird aus Eiweißstoffen gebildet, die im fixierten Zustande nach dem submikroskopischen Bilde ein Protein-Gel bilden. In diesem treten globuläre Makromoleküle zu Perlenketten zusammen. Ausgestreckte Polypeptid-Ketten bilden durch Zusammenlagerung zu Mikrofibrillen Maschen und Flechtwerke[3].

Das Plasmagerüst ist Träger der formgebenden Eigenschaften des Cytoplasmas, die globulären Teilchen sind Träger der Stoffwechselfunktion[3]. Unter diesen haben die Mitochondrien, das endoplasmatische Reticulum und die Mikrosomen als Zellorganellen mit ihren Enzymsystemen den Hauptanteil am Stoffumsatz im Cytoplasma. Außerhalb der Mitochondrien und Mikrosomen laufen im Cytoplasma die Glykolyse und der größte Teil des Aminosäurestoffwechsels ab[4]. Diese Stoffumsetzungen sind also nicht an bestimmte Zellorganellen gebunden.

Im Zellkern wird die Desoxyribonucleinsäure der Zellen synthetisiert, ebenso der größte Teil der Ribonucleinsäure, die sich im Nucleolus ansammelt und von hier in das Cytoplasma ausgeschleust wird[5]. Die Proteinsynthese läuft zum geringen Teil im Kern, zum größten Teil (etwa zu 70%, LANG 1957) in den Cytosomen des Cytoplasmas unter Steuerung durch die Ribonucleinsäure ab. Ribonuclease unterbricht die Eiweißsynthese. Ribonucleinsäuregehalt der Mikrosomen und Intensität der Proteinsynthese verhalten sich proportional. Die Ribonucleinsäure bedingt die Basophilie des Cytoplasmas. Die Intensität der Basophilie erlaubt einen Rückschluß auf die Menge der Ribonucleinsäure und damit auch auf die Intensität des Eiweißumsatzes.

Wenn in der Unterernährung das Struktureiweiß der Zelle bei negativer Stickstoffbilanz geringer wird, dann verliert die Zelle in entsprechendem Maße an Volumen (einfache Atrophie). Da mit dem Eiweißverlust fast stets auch Störungen im Wasserbindungsvermögen der Zelle gekoppelt sind, kann bei vermehrtem Wasserverlust Zellkollaps und bei vermehrter Wasseraufnahme Zellhydrops entstehen. Die Größe der Zellen und die Dichte ihres Cytoplasmas werden im Eiweißmangel also wesentlich von dem Wassergehalt der Zelle mitbestimmt.

a) Die einfache trockene Atrophie.

Bei der einfachen trockenen Atrophie der Zelle erfolgt eine Reduktion des endoplasmatischen Reticulums, eine Verminderung der Mitochondrien und eine Abnahme der Mikrosomen. Die Strukturen, an denen die für jede Zellart spezifischen Stoffumsetzungen ablaufen, sind in der atrophischen Zelle in geringerer Menge vorhanden als in der normotrophen. Der Zellkern nimmt an der Verkleinerung im allgemeinen nicht teil. Deshalb kommt es zu einer Verschiebung der Kernplasmarelation, die bei fortgeschrittener Atrophie so stark sein kann, daß der Kern nur noch von der Zellmembran und von einem schmalen Cytoplasmamantel umgeben ist. Bei vollem Nahrungsentzug kommt es in den ersten Hungertagen in der Leber zu Kernvergrößerung und später zu einer erheblichen Vermehrung der großkernigen Leberzellen in der Läppchenmitte.

Eine eigenartige Erscheinung in hochgradig atrophischen Organen und Geweben ist das Auftreten von Kernhaufen, das im Fettgewebe seit langem als Wucheratrophie[6] bekannt ist, ebenso aber auch in der Leber vorkommt[7] und in der Muskulatur als Sarkoplastenhaufen bezeichnet wird.

Im Zellkollaps tritt zu der Atrophie eine Verdichtung des atrophischen Cytoplasmas. Das Cytoplasma erfährt dabei eine Dehydratation, die beim Übergang

[1] LANG 1952, WISS 1954. [2] LANG 1952. [3] FREY-WYSSLING 1955. [4] LANG 1957.
[5] Siehe bei ALTMANN 1955. [6] FLEMMING 1871. [7] MEESSEN 1952.

des aktiven Cytoplasmas in den Ruhezustand eintritt und schließlich den Stoffwechsel unmöglich macht[1].

Neben der Reduktion der Zellorganellen (Mitochondrien, Mikrosomen, Ergastoplasma), die in allen atrophierenden Zellen nachweisbar ist, und neben der Ausschwemmung gelöster Zellproteine kommt es bei Unterernährung regelmäßig zu einer ausgedehnten und hochgradigen Einschmelzung des fibrillär differenzierten Anteils der quergestreiften Muskelzellen. Die atrophierenden Muskelzellen können auf diese Weise einen sehr großen Teil, mitunter fast ihren gesamten Proteinbestand einbüßen und zu leeren Schläuchen kollabieren, in denen nur noch Zellkerne, Zellmembran und spärliche Mitochondrien zurückbleiben. Die Zellen als solche bleiben auch hier erhalten und können voll regenerieren (Einzelheiten siehe unter Muskelgewebe).

b) Die feuchte Zellatrophie.

Die feuchte Zellatrophie geht mit einer Zunahme des Zellwassers einher. Im akuten Hungerversuch findet sich in allen bisher untersuchten Parenchymzellen (Leber, Pankreas, Niere, Muskelzellen) im elektronenoptischen Bild als regelmäßiges Frühsymptom des Hungerstoffwechsels eine oft erhebliche Schwellung der Mitochondrien mit Schwund der Cristae mitochondriales.

In der normalen Zelle hängt der hohe Wassergehalt von 70—80% mit der Maschenweite der Cytoplasmastruktur zusammen[1]. In der an Struktureiweiß verarmten Zelle füllt sich der leere Raum diffus mit wäßriger eiweißarmer Flüssigkeit und gibt der Zelle dadurch das für die Hungeratrophie charakteristische helle Aussehen. Dieses ist Folge und Ausdruck der Proteinverarmung der Zelle. Wieweit Ionenverschiebung und vielleicht auch Dysproteinosen im Cytoplasma dabei mitspielen, ist noch ungeklärt. Aus der Erfahrung läßt sich sagen, daß die Neigung zur vermehrten Wasseraufnahme solange besonders groß ist, wie Struktureiweiß abgebaut und aus der Zelle ausgeführt wird. Da der Abbau von Gerüsteiweiß nicht in allen Zellen eines Gewebes gleichzeitig und in gleichem Maße vor sich geht, liegen oft wasserreiche helle und dunkle kollabierte Zellen nebeneinander. Die einmal kollabierte Zelle nimmt im allgemeinen kein Wasser mehr auf.

Die feuchte Zellatrophie ist nicht an das große Hungerödem gebunden, bei dem die Wasseransammlungen im Interstitium liegen.

c) Die Folgen der Zellatrophie.

Die bei Nahrungsmangel atrophierenden Zellen reduzieren ihren Zellstoffwechsel und geraten schließlich in einen Ruhezustand, in dem sie auch bei schwerster allgemeiner Inanition bis zum Tode des Organismus eine Vita minima führen. Die atrophierte Zelle verhungert nicht. Aus dieser Tatsache wird verständlich, daß auch hoch differenzierte Zellen voll restitutionsfähig bleiben und bei genügendem Angebot an Nährsubstrat sehr rasch wieder aufblühen.

Die für die Hungeratrophie charakteristische Senkung des Grundumsatzes findet in der allgemeinen Reduktion des Zellstoffwechsels, der bis auf das Niveau der Vita minima absinken kann, eine ausreichende Erklärung (s. auch unter Schilddrüse).

Das bei der Zellatrophie freiwerdende Zelleiweiß wird dem allgemeinen Stoffwechsel wieder zugeführt. Das Zelleiweiß der atrophierenden Zellen, insbesondere das Muskeleiweiß, funktioniert auf diese Weise als Proteinreserve, aus der die Bluteiweißkörper ergänzt werden und mit der andere Zellen und Organe, die für die Erhaltung des Lebens wichtig sind, ihre Funktion aufrechterhalten können. Diese Organe leben auf Kosten der einschmelzenden Gewebe.

---

[1] Frey-Wyssling 1955.

3. Die verminderte Bildung und Abgabe von Zellsekreten.

Bei Mangelernährung wird die Bildung von Zellsekreten entsprechend dem Grad der Hungeratrophie eingeschränkt oder auch völlig eingestellt. An den exkretorisch tätigen Organen und Geweben ist diese Einschränkung an der Menge des produzierten und abgebauten Sekretes direkt meßbar. Die Achylie ist Ausdruck einer Einschränkung der Fermentproduktion der Verdauungsdrüsen, die Trockenheit der Haut Folge der verminderten Talg- und Schweißsekretion, die Trockenheit der Schleimhäute Zeichen einer verminderten Tätigkeit der seromukösen Drüsen. Die schleimbildenden Becherzellen des Magen-Darmkanals scheinen ihre sekretorische Tätigkeit erst spät und in geringstem Maße einzuschränken.

Die morphologisch faßbaren Zeichen der verminderten sekretorischen Funktion drüsiger Organe lassen sich an den Zellen nach ihrem Grade in mehrere aufeinanderfolgende Phasen einteilen:

a) Die Cytoplasmaverdichtung mit Schwund von Prosekret,

b) die Degranulierung und Aufhellung des Cytoplasmas durch Abbau von Zellorganellen und Wasservermehrung,

c) den Zellkollaps mit Schwund fast aller Cytoplasmastrukturen und Austrocknung der Zelle.

Dieser Ablauf ist für alle sekretorisch tätigen Zellen anzunehmen. Er zeigt sich besonders deutlich bei Zellen mit hoher Umsatzrate, z. B. am Pankreas. Die exkretorisch tätigen Pankreaszellen gelangen bei Nahrungsmangel oder vollständiger Nahrungskarenz zunächst in einen Zustand der Funktionsruhe. Die Maschen des endoplasmatischen Reticulums werden enger, die endoplasmatischen Röhrchen verlieren ihren Inhalt. Lichtoptisch erscheint das Cytoplasma dieser mäßig verkleinerten Zellen dunkel.

Bei längerem Hunger schwinden die Palade-Granula an der Außenfläche der Ergastoplasma-Lamellen und das endoplasmatische Reticulum wird teilweise aufgelöst. Mit dem Verlust dieser Strukturen wird das Cytoplasma unter gleichzeitiger vermehrter Wasseraufnahme hell und die sonst nur im apikalen Sekretionspol der Zelle liegenden Zymogen-Granula verteilen sich regellos über das ganze Cytoplasma.

Mit fortschreitendem Verlust an Zellorganellen schrumpft das Cytoplasma unter Wasserabgabe schließlich ein und kollabiert.

Unter den inkretorischen Organen läßt die Hypophyse das gleiche Prinzip erkennen. Auch hier folgen Cytoplasmaverdichtung, Degranulierung mit Wasseranreicherung und entdifferenziertem Endzustand aufeinander. Die Funktionsminderung der Hypophyse ist an dem Schwund der hoch spezialisierten chromophilen Zellen abzuschätzen und steht in Korrelation zum Grad und zur Dauer der Hungeratrophie.

Als Ursache der verminderten Bildung und Abgabe von Sekreten der Drüsenzellen im Hunger kommen drei Möglichkeiten in Betracht.

a) Substratmangel für die Sekretproduktion.

Diese ist unmittelbare Folge der allgemeinen Reduktion des Stoffwechsels im Hunger, teilweise aber auch Folge von Mangel an spezifischen Bausteinen zur Synthese der Sekrete.

b) Ein verminderter Sekretionsreiz.

Am Pankreas läßt sich zeigen, daß die Zellatrophie nicht allein vom Substratmangel für die Enzymproduktion abhängt, sondern daß der fehlende Sekretionsreiz mindestens ebenso große Bedeutung für die Funktionsruhe der Drüsenzellen hat. Denn bei Nahrungszufuhr tritt die Zelle rasch wieder in die Sekretproduktion ein und baut die verlorenen Zellorganellen in kurzer Zeit wieder auf, bevor das Bluteiweiß regeneriert ist. Die zur Funktion aufgerufene Zelle zieht also auch bei unzureichendem Stoffangebot die für die Sekretproduktion notwendigen Substanzen an sich. Das kann als Regel für alle sekretorisch tätigen Zellen gelten.

c) Eine Erschöpfung der Zellen.

Wir verstehen darunter jene Zustände, die einer vermehrten und zu starken funktionellen Dauerbeanspruchung der Zelle folgen. Sie sind bekannt an der Schilddrüse, an den Langerhansschen Inseln, an den Nebennieren, an den Speicheldrüsen und an vielen anderen Organen. Der Erschöpfung läuft eine Phase der vermehrten Zelleistung, oft verbunden mit einer Zellhypertrophie, voraus. Tritt die Erschöpfung ein, dann geht die Zelle zugrunde. Auf den Zellschwund folgt eine Bindegewebsvermehrung mit dem Ende in einer Organsklerose. Solche Verläufe sind der Hungeratrophie, also den Zuständen, die einem quantitativen Nahrungsmangel folgen, fremd. Sie kommen aber vor bei qualitativem Nahrungsmangel, wenn im voll weiterlaufenden Gesamtstoffwechsel die Zellen eines Organs die für die Sekretproduktion notwendigen Wirkstoffe oder Bausteine nicht erhalten (z. B. bei Mangel an essentiellen Aminosäuren). Diese Folgezustände unterscheiden sich grundsätzlich von den Vorgängen bei quantitativem Nahrungsmangel.

Bei Unterernährung und vollständigem Nahrungsmangel schläft die Zelle ein. Sie tritt aber nicht in den Schlaf der Erschöpfung ihres Energiepotentiales, sondern in den Schlaf aus Mangel an adäquatem Funktionsreiz und an Nährsubstrat. Der Zustand ist dem Winterschlaf vergleichbar. Solange der ganze Organismus am Leben bleibt, überlebt auch die einzelne Zelle, oft aber nur in einer Vita minima mit einem Stoffwechsel an der Grenze des Existenzminimums. Die Zelle hungert, aber sie verhungert nicht.

4. Die verminderte Zellregeneration.

Es ist eine alte Erfahrung, daß der Ersatz gealterter Zellen bei gedrosseltem Stoffwechsel und in der Hungeratrophie unvollkommen ist. Die Wechselgewebe mit einer sehr hohen Zellmauserung sind davon in erster Linie betroffen. Die Folge ist eine numerische Atrophie, die sich an der Epidermis leicht nachweisen läßt. Der Nachschub genügt nicht für Deckung des Alterungsverlustes der Zellen. Die dünne Epidermis ist bei extremer Hungeratrophie auf wenige Zellagen herabgesetzt.

Die numerische Atrophie ist auch an den blutbildenden Geweben deutlich. Das Knochenmark und die Lymphknoten verarmen an blutbildenden Zellen. An den parenchymatösen Organen, etwa der Leber und den Nieren, ist diese Zellminderung wohl auch vorhanden, aber so gering, daß sie sich dem Nachweis entzieht.

Wieweit die bei Hungeratrophie stets fehlende Zellregeneration an den Gonaden auf Substratmangel beruht oder wieweit der Ausfall vorgeordneter stimulierender Hormone, also der Fortfall des adäquaten Reizes zur Zellbildung Ursache der Gonadenatrophie ist, läßt sich schwer entscheiden. Die Endzustände sind einander sehr ähnlich. Das Keimgewebe bleibt auch an diesen Organen erhalten, wenn es sich nur um eine einfache Hungeratrophie handelt. Deshalb ist eine Regeneration auch aus der schweren, über viele Jahre andauernden Hungeratrophie möglich.

Es scheint, als ob der Kernstoffwechsel in der Hungeratrophie den Vorrang vor dem Cytoplasmastoffwechsel hätte. Der Zellkern bleibt auch bei hochgradigem

Schwund an Cytoplasma erhalten (z. B. in den Muskelzellen). In der Leber und in anderen Organen gehört die Zunahme der großkernigen Zellklassen und das Auftreten von Riesenkernen zum typischen Bild der Hungeratrophie (nicht dagegen zur Altersatrophie). Mehrkernige Zellen werden gehäuft angetroffen.

Die Wucheratrophie des Fettgewebes und die Bildung von Sarkoplastenhaufen in der atrophischen Muskulatur sind weitere Beispiele dafür, daß die Zellneubildung manchmal unter noch nicht geklärten Bedingungen im Hunger vermehrt sein kann.

D. Organe, Gewebe und Zellsysteme bei Nahrungsmangelzuständen.

1. Das Fettgewebe.

a) Die Entleerung der Fettdepots.

Bei unzureichender Nahrungsaufnahme greift der Organismus zunächst auf seinen Vorrat an Kohlenhydraten zurück. Dieser ist rasch erschöpft, weil er nur klein ist. Dann steht als Energiequelle das körpereigene Depotfett zur Verfügung. Der Gewichtsabnahme bei Unterernährung entspricht die Entleerung der Fettspeicher, die Abmagerung ist ihr sichtbarer Ausdruck.

Das Fettgewebe ist eine natürliche Vorratskammer für Zeiten des Nahrungsmangels. Bei Unterernährung wird das Fett der Depots mobilisiert und im Stoffwechsel in gleicher Weise verwandt wie das mit der Nahrung aufgenommene Fett. Das körpereigene Fett dient bei der Unterernährung dem Ausgleich und der Deckung des Energiebedarfs. Dieses kann bei entsprechendem Bedarf so schnell eingeschmolzen werden, daß eine Hungerlipämie entsteht.

Das Fettgewebe macht beim gesunden erwachsenen Mann etwa 12,5—15% und bei der erwachsenen Frau etwa 20% des Körpergewichtes aus[1]. Bei Überernährung und Fettsucht geht das Übergewicht zu Lasten des gespeicherten Fettes. Im Hungerzustand können 90% und mehr des im Fettgewebe gespeicherten Fettes schwinden[2]. Die Entleerung der Fettspeicher geht ebenso wie ihre Auffüllung nicht in allen Körperregionen gleichmäßig vor sich, sondern es gibt Prädilektionsstellen für den Abbau[3]. Besonders früh und stark wird das perirenale und mesenteriale Fettgewebe eingeschmolzen[4]; dann folgt das subcutane Fettgewebe. Auch hier ist der Abbau quantitativ an den Stellen stärker, an denen es vor dem Hungerzustand reichlicher abgelagert war[5], wie überhaupt Menschen mit einem stärkeren Fettpolster in einer Phase der Unterernährung länger davon zehren können, aber entsprechend auch stärkere Gewichtsverluste erleiden als Menschen von primär magerer Konstitution[6]. Die Fettgewebsentspeicherung beginnt in der Regel am Bauch und endet im Gesicht[7].

Die äußere Körperform und manche Konstitutionstypen, Unterschiede zwischen weiblichem und männlichem Geschlecht, zwischen Kindern und Erwachsenen sind weitgehend von der Menge des Fettgewebes und dem Speicherungsgrad bestimmt. Bei der Fettsucht treten weitere Eigentümlichkeiten in der Fettverteilung hervor, die besonders bei Fettsucht aus neurohormonalen Störungen in charakteristischen Typen der Körperformen Ausdruck finden, so z. B. bei der Dystrophia adiposogenitalis, beim Morbus Cushing, beim Hypogonadismus usw. In der Unterernährung geht mit der zunehmenden Reduktion der Fettspeicher diese Differenzierung verloren bis schließlich unter gleichzeitigem

---

[1] MITCHELL und Mitarbeiter 1945.
[2] JACKSON 1925, PARK 1918, SCHITTENHELM und SCHLECHT 1918, 1919.
[3] REED und Mitarbeiter 1930, TRAUT 1926.
[4] PFEIFFER 1887, STEFKO 1928, MORGULIS 1923.
[5] GARN und BROZEK 1956. [6] GARN und BROZEK 1956. [7] MARFAN 1921.

Schwund der Körpermuskulatur nur noch das Skelet formbestimmendes Element bleibt. So kommt es, daß in den Endzuständen der Hungeratrophie eine sehr starke Angleichung der äußeren Körperformen eintritt, die Hungernden werden einander ähnlich[1].

Von dem Depot oder Reservefett, das dort abgelagert ist, wo Fettgewebe als Speicherorgan funktioniert, unterscheidet sich das Baufett mit seinen besonderen statischen Funktionen. In diesen Fettkörpern unterliegt die Menge des eingelagerten Fettes nur geringen Schwankungen und wird erst in schwerer Unterernährung angegriffen[2]. So erhält sich im Hungerzustand lange Zeit der Wangenfettpfropf zwischen dem Musculus buccinator und den Musculi pterygoidei. Sein Schwund führt zu den eingefallenen Wangen bei Hungeratrophie. Auch der retrobulbäre Fettkörper in der Orbita bleibt gegenüber dem übrigen Fettgewebe relativ lange bestehen. Seine Verkleinerung bedingt das Zurücksinken der Augen und das auffällige Hervortreten der Orbitalränder.

Die relativ späte Rückbildung der glutäalen Fettpolster wurde in manchen Gefangenenlagern geradezu als das Kriterium eines für die Entlassung hinreichend stark ausgebildeten Zustandes von Nahrungsmangeldystrophie verwandt[3].

Noch resistenter gegen Hungerfolgen sind die Stütz- und Fettpolster der Handflächen und Fußsohlen[4]. Diese sind kompliziert gebaut und bilden mit dem umgebenden Bindegewebe ein System von rundlichen Fettkörpern verschiedener Größe, die von festen bindegewebigen Hüllen umgeben sind und ein Aggregat von wasserkissenähnlichen Druckpolstern darstellen. In ihrer komplexen Anordnung im Sinne einer übergeordneten gemeinsamen Funktion bilden diese Gewebsbestandteile funktionelle Systeme im Sinne von BENNINGHOFF (1957).

Bei Hungertodesfällen wird in der Regel ein fast völliger Schwund und eine gallertige Umwandlung des Fettgewebes festgestellt[5]. Geringe Fettreste bleiben manchmal noch in der Symphysengegend sowie in der Gegend der Brustdrüse erhalten, wenn in der Umgebung schon alles Fettgewebe geschwunden ist[6].

Daß der Organismus im Hungerzustand auf das Fettgewebe von Lipomen nicht zurückgreifen kann, wurde bereits von VIRCHOW beobachtet und ist seit dieser Zeit häufig wieder beschrieben worden[7]. Die Lipome werden, wenn sie subcutan liegen, durch den Schwund des umgebenden Fettgewebes meist noch deutlicher erkennbar und erscheinen deshalb größer als vorher.

Damit wird deutlich, daß auch die Entspeicherung ebenso wie die Einlagerung von Fett in die Speicherorgane ein differenzierter Vorgang ist, der nicht allein von Angebot und Bedarf geregelt wird. Der bei Hungertodesfällen praktisch immer noch mögliche Nachweis geringfügiger Reste von Fettgewebe läßt erkennen, daß die unmittelbare Todesursache bei reinen Hungertodesfällen nicht nur im absoluten Fehlen von energetischen Reserven liegt, sondern daß auch an ein terminales Versagen der Mobilisierbarkeit, der Umsetzung und der Ausnutzung des energetischen Reservematerials gedacht werden muß.

Histologisch besteht das Fettgewebe aus Fettläppchen mit eigenem Capillarsystem[8]. Diese leiten sich entwicklungsgeschichtlich von besonders angelegten Fettkeimlagern oder Primitivorganen aus einem pericapillären, mesenchymalen, fibrillenarm bleibenden Reticulum ab. Im Protoplasma der Fettzellen, die durch ein feines Reticulum miteinander zusammenhängen, sind die Fetttropfen

---

[1] UEHLINGER 1948, GSELL 1948. [2] REED und Mitarbeiter 1930.

[3] STRÖDER 1947. [4] DABELOW 1956.

[5] MEYERS 1917, SCHITTENHELM und SCHLECHT 1918, PARK 1918, OBERNDORFER 1918, PRYM
[6] 1919, JANSEN 1920, NICOLAEFF 1923, STEFKO 1928, UEHLINGER 1946, SELBERG 1947,
GIESE 1948, LUBARSCH 1921.
STEFKO 1928. [7] HEILMANN 1946. [8] WASSERMANN 1926.

eingeschlossen. Die Fettzellengröße geht mit dem Ernährungszustand bei Fettsucht und Abmagerung in großen Zügen parallel[1].

Das Fettgewebe hat sowohl bei ausgeglichener Nahrungsbilanz als auch im Hungerzustand einen lebhaften Stoffwechsel. Umsatz, Neubildung, Ablagerung und Mobilisation des Fettes sind aktive, von den Fettzellen geleistete Prozesse, die von humoralen, neuralen und hormonalen Faktoren gesteuert werden[2]. Die Fetteinlagerung in die Zellen erfolgt unabhängig vom Fettangebot. Sie ist nicht Ausdruck einer einfachen Speicherung, sondern einer besonderen differenzierten Zelleistung[3].

Schon eintägiges Hungern führt bei Mäusen zu einer teilweisen Fettentspeicherung. Zwischen den Zellen werden dann ein von den Fettzellen gebildetes zierliches

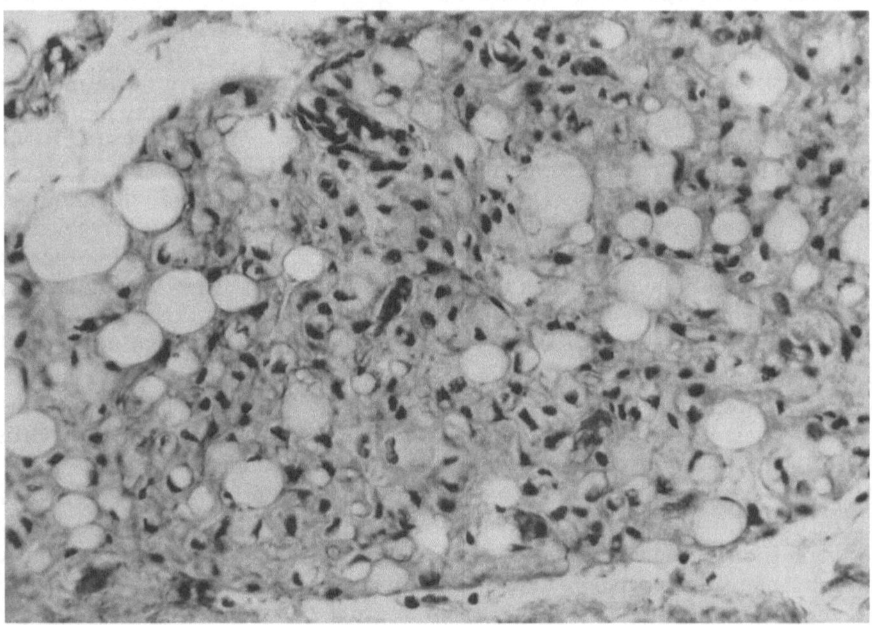

Abb. 2. Weitgehend entspeichertes Fettläppchen bei fortgeschrittener Hungeratrophie. Vergr. 300fach.

Maschenwerk aus argyrophilen Reticulumfasern und spärliche ungeformte Grundsubstanz nachweisbar, welche die Fettzellen umgeben und sie wie eine Membran umschließen[4]. Ebenso läßt auch die Rückbildung des Fettgewebes im Hungerzustand bei Menschen sowohl beim Säugling als auch beim Erwachsenen das Reticulum häufig deutlich wieder hervortreten[5]. Dann gleicht das Fettgewebe den Bildern der embryonalen Primitivorgane vor der Fettablagerung (Abb. 2). Die Fettentspeicherung führt also in der Regel unabhängig vom Alter des Individuums wieder zum ursprünglichen syncytialen Zustand des Organs zurück. In manchen Fällen ist nach der Entspeicherung das mesenchymale Reticulum nicht erkennbar, die Fettzellen bleiben isoliert[6].

Die Entleerung der Fettspeicherzellen geht in den Fettläppchen ungleichmäßig vor sich. Sie beginnt nach elektronenoptischen Untersuchungen mit einer

[1] REH 1953.
[2] WERTHEIMER und SHAPIRO 1948, LEVIN und FARBER 1952, DIBLE 1932, REYNOLDS 1945, LAUTER und TERHEDDEBRÜGGE 1937/38.
[3] GARN und BROZEK 1956. [4] WETZEL 1928.
[5] CLARA 1930, PFUHL 1940, SCHAFFER 1930, WASSERMANN 1926. [6] HOFFMANN 1950.

Partition, d. h. der große Tropfen der univacuolären Fettzellen wird zunächst in einzelne kleinere Tröpfchen von 0,5—2 μ aufgespalten. Dabei erscheint zwischen den Tröpfchen ein feines Netzwerk protoplasmatischer Grundsubstanz.

Von den kleinen Tröpfchen werden weitere kleinste Teilchen wahrscheinlich durch Herabsetzung der Oberflächenspannung abgelöst und in Form feinster 150—200 Å großer Partikel in das Cytoplasma aufgenommen. Das Cytoplasma ist in diesem Stadium im elektronenoptischen Bild bei Osmiumfixierung übersät mit feinsten sehr dichten Körnchen. Das Fett befindet sich damit in kolloidaler Lösung und wird durch Hydrolyse weiter in seine Bausteine aufgespalten. An der Hydrolyse haben die Mitochondrien entscheidenden Anteil. Nach den bisher vorliegenden submikroskopischen Bildern[1] läuft die Hydrolyse teilweise in den Mitochondrien ab. Die kolloid-dispergierten Teilchen lagern sich dabei den Cristae

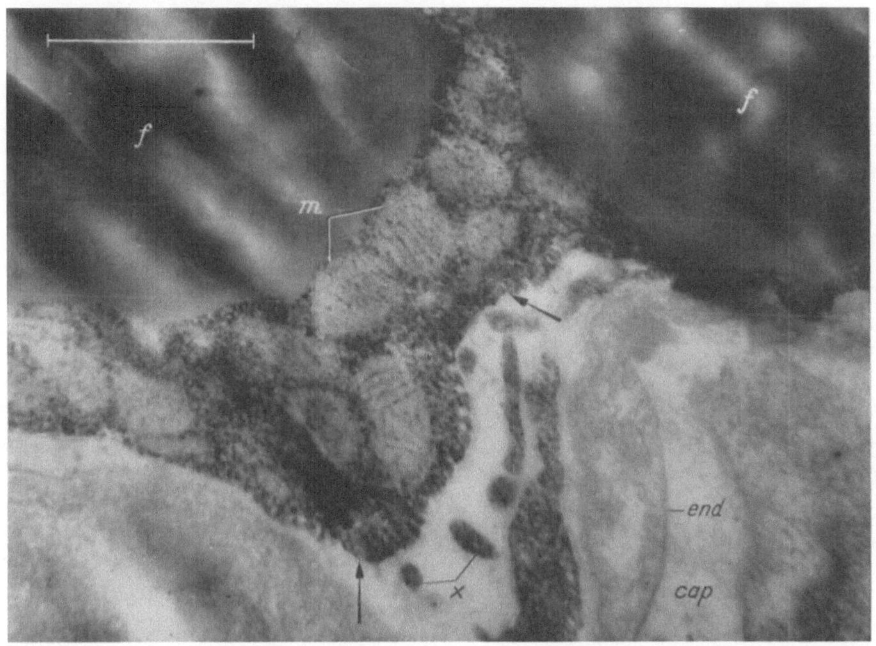

Abb. 3. Entspeicherung einer Fettzelle. Ausschnitt aus der peripheren Cytoplasmazone einer Zelle des weißen Fettgewebes der Maus nach 5 Tagen Mangelernährung. Beginnende Mobilisation der Fettdepots. In dem die große zentrale Fettvacuole umgebenden Cytoplasmasaum erkennt man zahlreiche, in feinster Verteilung emulgierte Fetttröpfchen von kolloidaler Größenordnung (←). Die gleichen osmiophilen Partikel finden sich auch in den Mitochondrien, an den Cristae mitochondriales aufgereiht. Osmiumfixation. *f* Teil des großen zentralen Fetttropfens, *end* Endothel, *m* Mitochondrien, *cap* Capillarlichtung, *x* abgelöste Cytoplasmafortsätze. Elektronenoptische Vergrößerung 27000 ×.

mitochondriales an (Abb. 3). An dieser Stelle erfolgen die fermentativen Reaktionen, in deren Ablauf das Fett in seine Bausteine zerlegt wird und damit durch die Osmiumreaktion nicht mehr nachweisbar ist.

Der Weg, den die Bausteine des Fettes (Fettsäuren und Glycerin) beim Austritt aus der Zelle nehmen, ist submikroskopisch nicht erkennbar. Eine Pinocytose oder Membranvesiculation, wie sie beim Übertritt wäßriger Flüssigkeiten durch die Zellmembran geläufig ist, lassen sich weder an der Grenzmembran der Fettzellen, noch an den anliegenden Capillaren nachweisen. Wegen der sehr starken Capillarisierung des Fettgewebes ist ein direkter Übertritt der gelösten Fettsubstanzen in das Blut wahrscheinlich.

[1] GIESEKING 1961.

Bei der Entleerung der Fettzellen bilden sich an der Oberfläche zottenförmige Fortsätze, die sich von der Zelle ablösen und dabei die eingeschlossenen kolloidalen Fettpartikel in die interstitielle Flüssigkeit abgeben können.

Die gallertige Atrophie. In zahlreichen Fettzellen entstehen beim Fettschwund mit der anfänglichen Verkleinerung der Fetttröpfchen kleine flüssigkeitsgefüllte Vacuolen. Diese Zellen werden als seröse Fettzellen bezeichnet[1]. Der vorher von Fett eingenommene Raum wird von einer volumenmäßig gleichgroßen oder etwas geringeren Menge einer fixier- und färbbaren Flüssigkeit eingenommen[2]. Das Fettgewebe bekommt eine schleimig-gallertige Beschaffenheit.

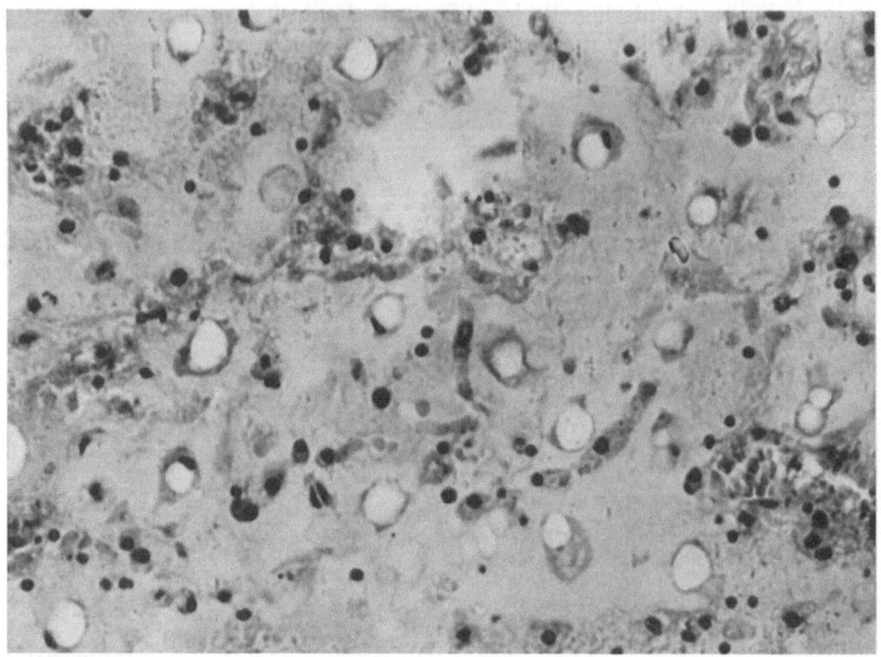

Abb. 4. Gallertige Atrophie des Fettgewebes im Femurmark. Verstreute Fettzellen in einer gallertigen Grundsubstanz. Vergr. 360fach.

Besonders stark ausgeprägt ist dies im Knochenmark, wo eine Volumenverminderung des Fettgewebes nicht eintreten kann und der Verlust an Fett durch Flüssigkeit quantitativ ersetzt werden muß (Abb. 4). Der Zelleib retrahiert sich manchmal innerhalb der entfaltet bleibenden Zellmembran. In den Fettzellen findet man dann um den verkleinerten Fetttropfen eine hellere flüssigkeitsreiche Zone, die nach und nach größer wird und die Zellmembran vom Fetttropfen trennt. Von der Oberfläche dieses Fetttropfens lösen sich kleine Tröpfchen ab, die in die helle Zone einwandern und hier verschwinden. Je mehr dieser Prozeß fortschreitet, um so dunkler gelb färbt sich der zentrale Fetttropfen, von dem schließlich nur ein kleiner bräunlicher Fleck übrigbleibt.

Die Menge der Blutcapillaren zwischen den Fettzellen ist schon unter normalen Bedingungen auffällig groß[3]. Das lockere Maschenwerk der Capillaren wird bei Kleinerwerden der Fettzellen dichter[4]. Nach Untersuchungen von NORDMANN (1926) sind der Entspeicherung der Fettzellen Änderungen der Capillardurch-

[1] SCHAFFER 1930. [2] KUCH und LAZAROVICH-HREBELJANOVICH 1935.
[3] PFUHL 1940. [4] GERSH und STILL 1945, MANN 1936.

blutung vor- und nebengeschaltet. Bei der Entspeicherung kann es zu einer echten Vermehrung der geschrumpften Fettzellen innerhalb ihrer Membran kommen, ein Vorgang, der auch als Wucheratrophie (Abb. 5) bezeichnet wird[1]. Ist das Fett aus den Zellen abgegeben, geht zumeist das eigentliche Fettgewebe zugrunde. Die Gefäße bilden sich zurück und Bindegewebe wuchert ein[2]. PFUHL (1940) vertritt die Ansicht, daß sich bei der sog. Wucheratrophie anstelle der zugrunde gehenden Fettzellen resorptiv tätige Histiocyten ansammeln, welche jetzt das eigenartige Bild hervorrufen.

Neben dem univacuolären oder weißen Fettgewebe kommt beim Menschen und besonders beim neugeborenen Säugling an den von Tieren her bekannten

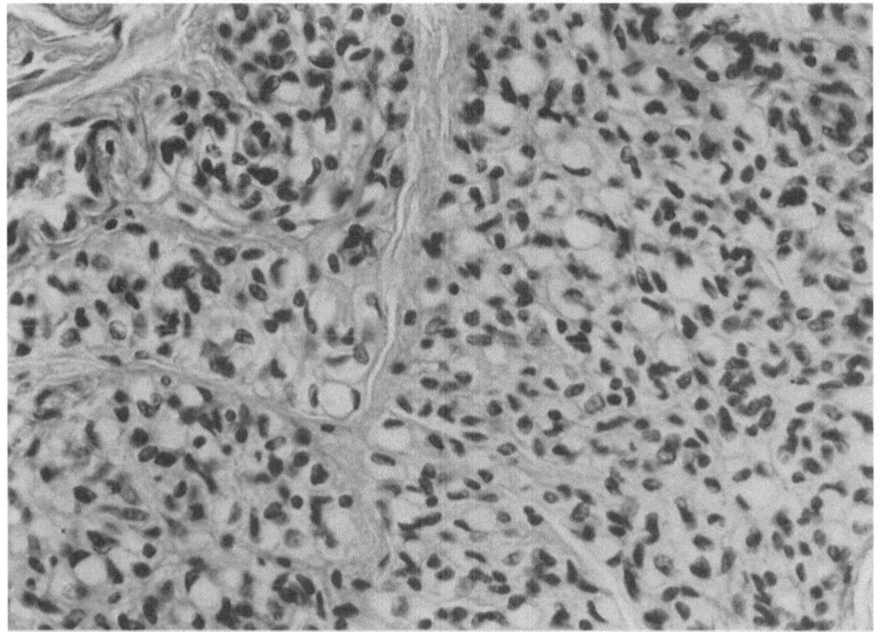

Abb. 5. Wucheratrophie des subcutanen Fettgewebes. Kollabiertes Fasergerüst mit reticulären Spindelzellen und spärlichen kleinen Fetttropfen.

Gebieten plurivacuoläres, braunes Fettgewebe vor. Dieses liegt in den tiefen Gegenden des Halses, in den Supraclavicularregionen, im Bereich der Scapulae und der Claviculae, in den Achsenhöhlen und Leistenbeugen, vor der Wirbelsäule, um die Nieren und Nebennieren, unter der Pleura, sowie auf dem Pericard und dem Mesenterium des Dünndarms.

Für beide Arten, das weiße und das braune Fettgewebe wird ein gemeinsamer Ursprung vermutet[3]. Histochemisch besteht zwischen dem Fett des braunen und des weißen Fettgewebes kein Unterschied. Das Cytoplasma des braunen Fettgewebes enthält aromatische Aminosäuren, Arginin, NH_2-Gruppen und SH-Gruppen[4]. Das plurivacuoläre oder braune Fettgewebe zeigt sehr früh isolierte, runde Fettzellen. Diese sind aus echten Lipoblasten entstanden, welche unter rascher Auflösung des Syncytiums in Einzelzellen aus dem reticulären Zellverband austreten. Dabei füllt sich das Protoplasma der Fettzellen mit zahlreichen kleinen

---

[1] FLEMMING 1871, 1876. [2] HOFFMANN, A. 1950, PFUHL 1940.
[3] WASSERMANN 1926, FEYRTER 1944, 1947, HOFFMANN 1950.
[4] MENSCHIK 1953, SINAPIUS 1959.

Fetttröpfchen. Man spricht dann von Maulbeerzellen, in denen der Zellkern nicht randständig, sondern in der Mitte liegt[1]. Zwischen und um die Fetttröpfchen liegen fuchsinophile Körnchen[2], die sich in elektronenoptischen Untersuchungen

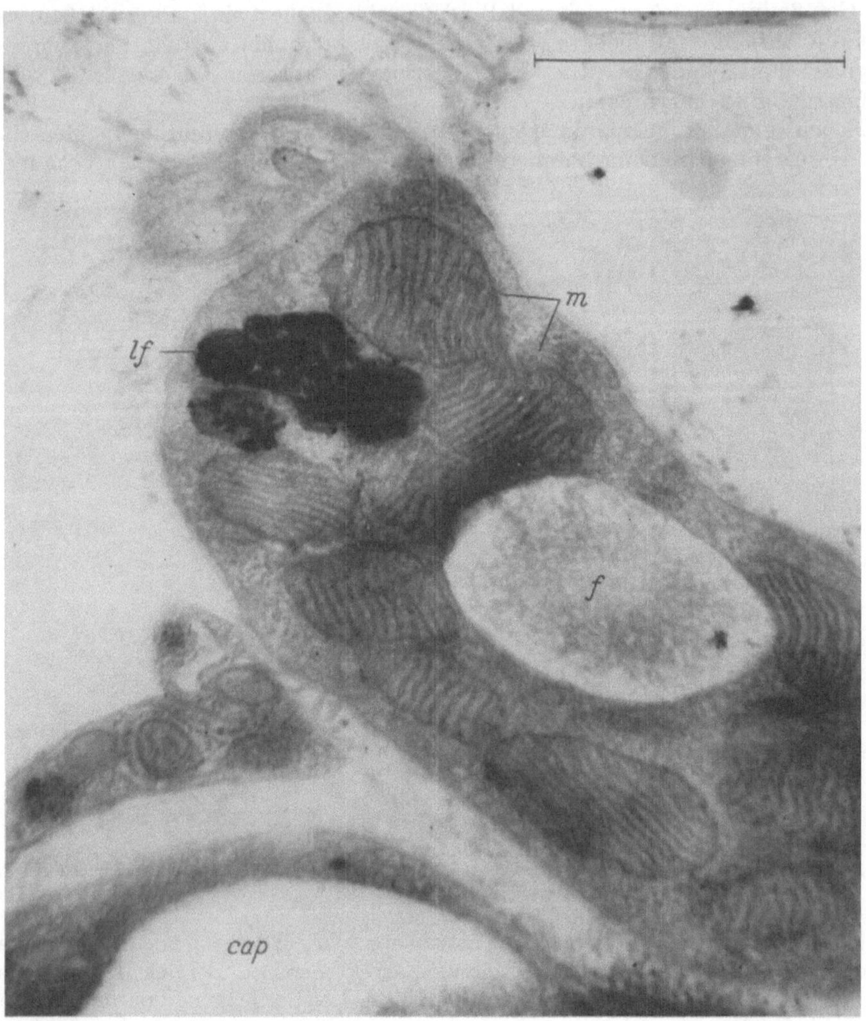

Abb. 6. Teil des Cytoplasmas einer Zelle des braunen Fettgewebes (Interscapularer Fettkörper der Maus) bei Hungeratrophie. Von dem gespeicherten Fett sind nur noch einzelne, bis zu 1 µ große, von Mitochondrien dicht umgebene Resttropfen übriggeblieben. Osmiumfixation. *m* Mitochondrien, *lf* Lipofuscin, *f* Fett, *cap* Capillare. Elektronenoptische Vergrößerung 40000 ×.

als Mitochondrien erwiesen haben[3]. Später laufen die Fetttröpfchen zu Fettvacuolen zusammen, die etwas kleiner als in den gewöhnlichen Fettzellen sind, sonst sich aber kaum von diesen unterscheiden. Dabei verschwindet die braune Färbung[4]. Geringe Reste von braunem Fettgewebe sind an den ursprünglichen Lagern bis ins Greisenalter zu finden[5]. Auch erneute Rückbildung der univacuolär gewordenen Fettzellen in plurivacuoläre Fettzellen soll vorkommen können[6].

---

[1] FAWCETT 1955. [2] RASMUSSEN 1922. [3] LEVER 1956.
[4] PÖHL 1953. [5] WEGENER 1951. [6] FEYRTER 1947.

Bei der Abzehrung legen sich die entspeicherten plurivacuolären Fettzellen nach Schwund der Fetttröpfchen parenchymartig zusammen. Sie bekommen ein epithelähnliches Aussehen und ergeben dann das eigenartige Bild eines drüsigen

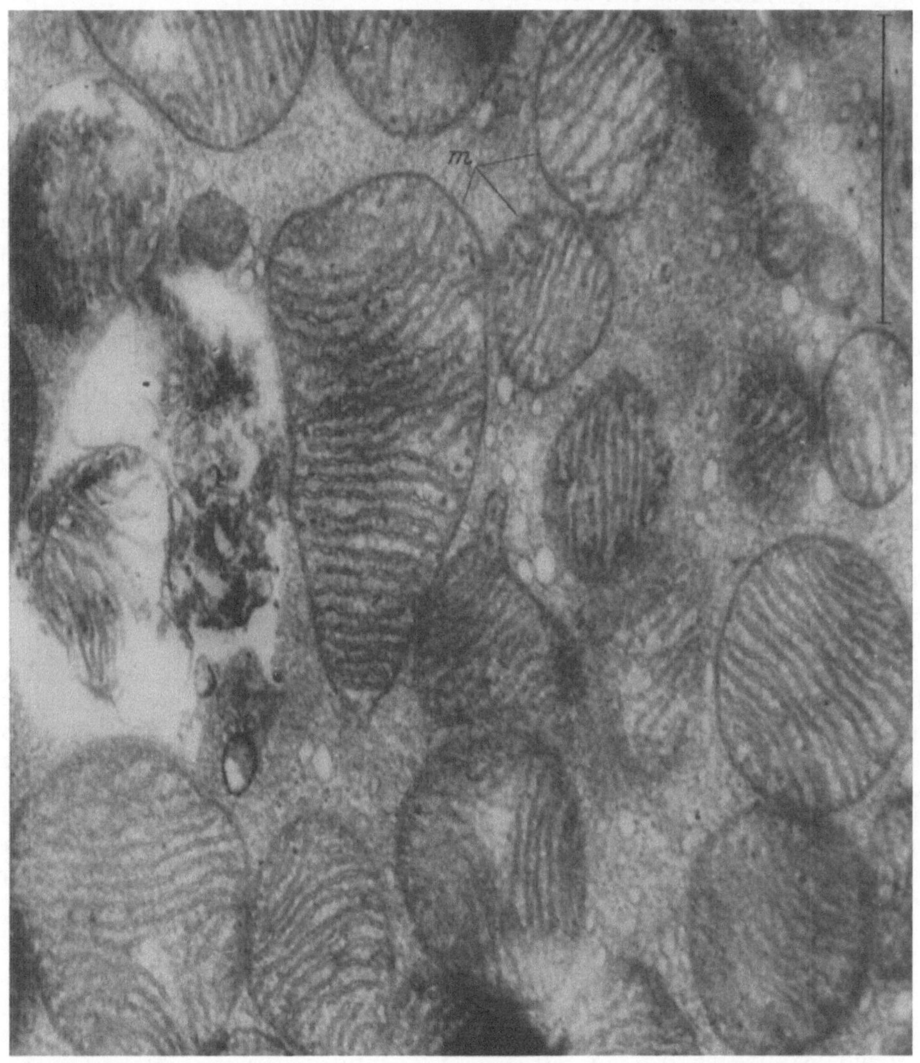

Abb. 7. Ausschnitt aus dem Cytoplasma einer Zelle des braunen Fettgewebes (Interscapularer Fettkörper der Maus) bei Hungeratrophie. Das Fett ist aus der Zelle völlig geschwunden. Grundcytoplasma und Mitochondrien sind unverändert. Osmiumfixation. *m* Mitochondrien. Elektronenoptische Vergrößerung 40000×.

Organs, welches Anlaß war, von drüsigem Fett zu sprechen[1]. Eine oft angenommene endokrine Funktion dieses Fettgewebes ist bisher nicht erwiesen[2]. Im Hunger treten im plurivacuolären Fettgewebe rasch tiefgreifende Veränderungen auf[3]. Bei Ratten findet sich im braunen Fettgewebe nach 7 Tagen Hunger eine Verkleinerung des Zelldurchmessers von 25—30%. Die Zellen werden dabei abgerundet oder spindelig und erscheinen oft verästelt[4]. Elektronenoptisch wurde

[1] Rasmussen 1922, Huebschmann 1923. [2] Sinapius 1959.
[3] Fawcett 1955. [4] Pöhl 1953.

gezeigt, daß die Fetttröpfchen in enger Beziehung zu den Mitochondrien stehen, sich verkleinern und ganz verschwinden. In den Fettzellen ist dann pro Einheitsfeld eine etwa zweifach übernormale Zahl von Mitochondrien festzustellen. Dabei zeigen einige Mitochondrien erhebliche Veränderungen regressiver Art bis zur völligen Zerstörung[1].

Nach elektronenoptischen Untersuchungen am braunen Fettgewebe der Maus[2] geht die Verkleinerung des Zellvolumens im Hungerzustand nur auf Kosten der Fetteinschmelzung. Es findet keine Verminderung der cytoplasmatischen Substanz statt. Die sehr hohe Mitochondrienzahl dieser Zellen bleibt annähernd gleich. Degenerative Mitochondrienveränderungen wurden nirgends beobachtet. Die regelmäßige Mitochondrieninnenstruktur bleibt auch bei extremen Hungerzuständen mit Gewichtsverlusten bis zu 50% auffallend gut erhalten. Während der Entspeicherung zerfallen die großen Fettkugeln in zahlreiche kleinere, bis zu 1 μ große Fetttropfen. Die dadurch bedingte Oberflächenvergrößerung läßt einen innigeren und ausgedehnteren Kontakt mit dem Mitochondriensystem zu. Die Mitochondrien lagern sich den zerkleinerten Fetttropfen dicht an (Abb. 6). Obwohl offene Verbindungen zwischen Fetttropfen und Mitochondrien nirgends beobachtet wurden, läßt die enge Lagebeziehung zwischen Mitochondrien und Fetttropfen vermuten, daß die Mitochondrien an der fermentativen Umformung und Mobilisierung des Fettes beteiligt sind. Auch nach völliger Einschmelzung des intracellulären Fettes bleibt das ausgedehnte Mitochondriensystem der Zellen des braunen Fettgewebes weitgehend erhalten (Abb. 7).

Bei der Pädatrophie hat FEYRTER (1948) eine granuläre Entartung des braunen Fettgewebes beschrieben. Die Granula bestehen aus phosphatidreichen Lipidgemischen und färben sich mit Weinsteinsäure-Kresylviolett blau (cyanochrom, FEYRTER); die freien Tropfen sind dagegen überwiegend Neutralfett[3].

Bei der Wiederauffütterung nach Inanition läßt sich in den Fettzellen zunächst eine beträchtliche Glykogenansammlung nachweisen, welche der Wiederauffüllung der Fettzellen mit Fett vorausgeht[4]. Glykogenmengen bis zu 7% können dabei im Fettgewebe gefunden werden. Die Wiederherstellung des Fettpolsters erfolgt bei der Wiederauffütterung rascher als die Erholung der Muskulatur[5]. Die Fettmenge ist nach wenigen Wochen größer als sie vor dem Hungerzustand war[6]. Das braune Fettgewebe hat eine sehr hohe Stoffwechselaktivität. Dieser entspricht morphologisch der ungewöhnliche Reichtum an Mitochondrien und der besonders in der Auffütterungsphase sehr reichliche Glykogengehalt[7].

b) Die lipophile Dystrophie.

In manchen Fällen ist die Zunahme der Menge und des Volumens des Fettgewebes des Körpers nach Nahrungsmangeldystrophie ganz besonders stark und auffällig. Dieser Zunahme des Fettgewebes steht ein relativer Mangel, unter Umständen sogar ein Fehlen des Ansatzes von Eiweiß gegenüber. Diese Fälle werden als lipophile Dystrophie, Mangelfettsucht oder in der französischen Literatur als „Obésités de disette“ oder „Engraissements paradoxaux“ bezeichnet[8]. Die Ursache dieser lipophilen Dystrophien liegt in einer Stoffwechselstörung im Zusammenhang mit einer nach dem Hunger überreichlichen Calorienzufuhr bei Unterwertigkeit im Eiweißgehalt der Nahrung oder in einer verringerten anabolischen Eiweißverwertung. Die Mangelfettsucht nach Inanition hat Be-

---

[1] LEVER 1956. [2] GIESEKING 1961. [3] FAWCETT 1955, SINAPIUS 1959.
[4] ARNDT 1928, EGER und MORGENSTERN 1938, WERTHEIMER 1958.
[5] DEBRÉ 1945. [6] MORGULIS 1923, JACKSON 1925. [7] NAPOLITANO und FAWCETT 1958.
[8] BANSI 1947, 1948, 1949, BANSI und FUHRMANN 1948, THIENHAUS 1948, HIRSCHER 1948.

ziehungen zu den Fällen von Arbeitsdienst- und Landjahrfettsucht junger Mädchen[1].

Bei der Genese der Mangelfettsucht sollen hormonale Gleichgewichtsstörungen[2] oder Störungen der diencephalen Regulationen eine Rolle spielen[3]. Beziehungen zur Dystrophia adiposo-genitalis werden vermutet. Auch peripher im Fettgewebe selbst gelegene Faktoren im Sinne einer „lipophilen Tendenz" werden angeschuldigt. Bei diesen Fällen werden manchmal rasche Gewichtsschwankungen des Körpers, beträchtliche Unterschiede in der Urinausscheidung und Neigungen zu Schwellungen aller Art beobachtet. Diese Befunde sprechen für das gleichzeitige Bestehen einer Wasserhaushaltsstörung[4]. Es kann zu einer scheinbaren Fettgewebsvermehrung, hervorgerufen durch eine Salz- und Wasserretention im interstitiellen Bindegewebe zwischen den Fettzellen kommen. Diese Wasserretention geht nach Überschreiten einer bestimmten Grenze manchmal in manifeste Ödeme über. Diese Zustände sind gegenüber der lipophilen Dystrophie oft nur durch Probeexcision zu unterscheiden und abzugrenzen. OVERZIER (1950) fand in einer Probeexcision bei einer lipophilen Dystrophie nur die Ablagerung von neugebildetem Fettgewebe. Lipophile Dystrophien werden bei Frauen im geschlechtsreifen Alter häufiger gefunden als bei Männern.

c) Verfettung bei Hungerdystrophie.

α) *Folgen von Fettverschiebungen aus den Depots im akuten Hungerzustand.*

Wenn bei völligem Nahrungsentzug oder sehr starker Reduktion der Nahrungszufuhr in kurzer Zeit große Mengen Fett aus den Fettdepots mobilisiert werden, dann kann es zu einer erheblichen Anreicherung von Fett in der Leber kommen. Diese „dystrophische Fettleber", die im Hungerversuch an Ratten und Mäusen erzeugt werden kann, ist nichts mehr als eine Folge der vermehrten Fetteinschwemmung aus den Depots. Sie geht mit einer Lipämie einher, ist reversibel und kann nicht als Zeichen einer Leberzellschädigung gewertet werden (Einzelheiten siehe unter Leber).

β) *Die degenerative Verfettung.*

Die metabolische, auf die Zeit der raschen Einschmelzung von körpereigenem Fett begrenzte Fetteinlagerung in die Leberzellen muß von den dystrophischen Zellverfettungen unterschieden werden, die bei Störungen des intermediären Zellstoffwechsels überall im Organismus auftreten können. Auch im Hungerzustand gibt es degenerative Zellverfettungen bei infektiös-toxischer oder hypoxämischer Zellschädigung, die sich im Grunde nicht von vergleichbaren Vorgängen und Zuständen ohne Mangelernährung unterscheiden. Die Intensität dieser Verfettungen scheint aber generell geringer zu sein. Hinweise dafür geben die pneumonischen Formen der Hungertuberkulose, ebenso auch andere chronische Pneumonien, bei denen nur geringe Zellverfettungen angetroffen werden. Die resorptive Verfettung im Granulationsgewebe ist ebenfalls nur gering.

Die nicht seltenen ausgedehnten großtropfigen Leberzellverfettungen bei der Hungerruhr können ebenfalls als typisches Beispiel einer toxisch bedingten Zellschädigung angesehen werden.

2. Die Leber.

Wegen ihrer zentralen Stellung im Stoffwechsel ist die Leber bei der Hungeratrophie chemisch und morphologisch eingehend untersucht worden. Die Veränderungen, die in der Hungeratrophie an den Leberzellen ablaufen, finden sich in den

[1] THIENHAUS 1948. [2] STEINBRINCK 1948. [3] OVERZIER 1948.
[4] RATSCHOW 1948.

Grundzügen auch an anderen Organen und Geweben wieder. Die Leber ist ein Spiegel für den Grad der Inanition und für die Reduktion des gesamten Stoffwechsels.

Jede Zelle kann Eiweiß für den eigenen Bedarf nach zelleigenem Muster aufbauen. Die Leber ist darüber hinaus die wichtigste Bildungsstätte für die Eiweißkörper des Blutes[1]. Sie rückt damit in den Mittelpunkt der Diskussion über die Störungen des Eiweißstoffwechsels bei der Inanition.

a) Das Lebergewicht.

Unterernährung und Hungerzustände führen zu einer Verkleinerung der Leber mit erheblichen Gewichtsverlusten. Beim Menschen verhält sich in Hungertodesfällen die relative Abnahme des Lebergewichtes in der Regel etwa proportional zu der Herabsetzung des Körpergewichtes. Nach KRIEGER (1921) beträgt das relative Lebergewicht im Verhältnis zum Körpergewicht 2,69%, in Hungertodesfällen 2,5—2,9%.

Die Durchschnittswerte, die aus verschiedenen Untersuchungsreihen von Hungertodesfällen beim Menschen angegeben werden, schwanken zwischen 28 und 46%[2]. Die Unterschiede erklären sich ähnlich wie die Angaben über die Reduktion des Körpergewichtes aus

1. der Länge der Hungerperiode,
2. dem Einfluß interkurrierender Krankheiten und
3. der Wiederauffütterung.

Die größten Gewichtsabnahmen finden sich am Ende einer langen Hungerzeit, geringere bei rasch zum Tode führender Hungeratrophie. Das Durchschnittsgewicht der Leber beträgt bei reinen Hungertodesfällen nach OVERZIER (1947) 979 g, nach KRIEGER 921 g, bei kurzer Hungerperiode 1130 g[3], bei Tod in der beginnenden Wiederauffütterung in der Altersgruppe bis zu 50 Jahren 1276 g[4].

Die wesentlich höheren Gewichte von 1400—2200 g[5] sind durch Begleitkrankheiten und teilweise durch Ödem bedingt. Bei Hungeratrophie mit Tuberkulose findet UEHLINGER ein normales Lebergewicht von 1523 g, das aber nur zum Teil durch Einflüsse der Infektion mit nachfolgender Verfettung und Blutstauung erklärt wird. Größere Bedeutung hat für diese Fälle die Wiederauffütterung, da die Leber imstande ist, Gewichtsverluste sehr rasch wieder aufzuholen. Die Leber hat eine kurze Erholungszeit.

Bei Tierversuchen betragen die Gewichtsverluste der Leber im absoluten Hunger etwa 40—50%. Im allgemeinen ist bei den zu Hungerversuchen verwandten Tieren die Abnahme des Lebergewichts stärker als die des Körpergewichts[6]. Der Anteil der Leber am Körpergewicht ist bei diesen Tieren auch unter normalen Verhältnissen höher als beim Menschen. DAVID (1961) gibt folgende Zahlen: Taube 2,6%, Kaninchen 3,0%, Ratte 3,1%, Meerschweinchen 3,9%, Goldhamster 4,1%, Mäuse 5,7%. Diesem relativ höheren Gewichtsanteil der Leber ist wahrscheinlich auch eine entsprechend höhere Stoffwechselleistung dieses Organs zugeordnet.

In der Gewichtsabnahme der Leber bestehen zwischen den verschiedenen Tierarten erhebliche Unterschiede, die beim Vergleich der Gewichtsrelation Leber/Körpergewicht von normalen und Hungertieren besonders deutlich werden. Bei Meerschweinchen tritt nach achttägigem Hunger sogar eine Erhöhung des relativen Lebergewichtes ein.

[1] WUHRMANN 1949.
[2] LUBARSCH 1921, PRYM 1919, KRIEGER 1921, GIESE 1953, SELBERG 1948, LAMY und Mitarbeiter 1946, STEIN und FEINIGSTEIN 1946.
[3] GIESE 1953. [4] UEHLINGER 1948. [5] LAMY und Mitarbeiter 1946.
[6] CAMERON und Mitarbeiter 1946, DAVID 1961.

b) Die Leberstruktur.

Beim Menschen ist die verkleinerte Leber in reinen Hungertodesfällen schlaff, ihre Kapsel zu weit, oft gefältelt und am scharfen unteren Leberrand überstehend. Die Schnittfläche ist dunkelbraun-rot, glänzend-feucht, deutlich gezeichnet und in der Regel auffallend blutreich. Dadurch unterscheidet sie sich von der helleren, einfachen, braunen Alters-Atrophie.

Das histologische Bild zeigt eine gut erhaltene Läppchenstruktur. Die Glissonschen periportalen Bindegewebsfelder sind durch die gleichmäßige Verkleinerung der Läppchen näher zusammengerückt, in unkomplizierten Fällen frei von Infiltraten. Auffallend ist die starke Erweiterung der Blutcapillaren, in denen die

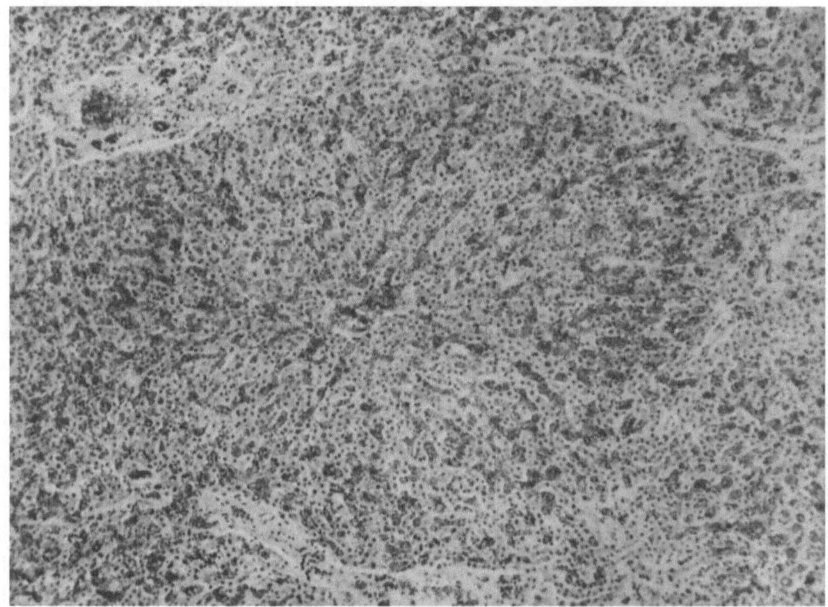

Abb. 8. Hungeratrophie der Leber. Verkleinertes Leberläppchen. Sehr schmale Zellbälkchen. Hochgradige diffuse Erweiterung der Blutcapillaren (dunkle Streifen im Bild).

Erythrocyten wie bei einer Stase dicht gepackt liegen (Abb. 8). Diese Capillarerweiterung wird oft als Zeichen einer venösen Stauung angesehen[1]. Die gleichmäßig bis zum Läppchenrand reichende, dort oft stärkere Capillarerweiterung spricht aber mehr für eine regulative Weitstellung, die auch in anderen Organen, besonders im Knochenmark gefunden wird. LOEFFLER u. NORDMANN (1925) haben die Erweiterung der Sinusoide auch in der Leber der hungernden Ratte gefunden. Die Gefäßräume erweitern sich bei der Ratte in 6 Hungertagen von 9,9% auf 25,2% des Lebervolumens[2].

Gleichzeitig besteht oft ein deutliches pericapilläres Ödem mit Erweiterung des Disseschen Spaltraumes. Die Capillarweite übertrifft oft die Breite der Leberzelltrabekel. Die Capillarwände bleiben dabei unverändert. Gelegentlich beschriebene Verdickung und Hyalinisierung der Capillarwände[3] sind wohl Folgen des Ödems. Eine Sklerosierung des Lebergerüstes bleibt aus.

Die Verkleinerung der Leber beruht im wesentlichen auf einer Verkleinerung der Leberzellen, zum Teil auch einer Verminderung der Leberzellzahl[4].

---

[1] UEHLINGER 1948. [2] SIBATANI 1950. [3] FOLTZ 1930.

[4] OVERZIER 1947, GÜLZOW 1949, LEDUC 1947, 1949, SELBERG 1948, LUBARSCH 1921, LAMY und Mitarbeiter 1946, STEIN und FEINIGSTEIN 1946.

Die verkleinerten Leberzellen haben sehr dichte, gleichmäßig scharf gezeichnete Kerne, ein anfangs dichtes, basophiles, später helles Protoplasma und deutliche Zellgrenzen (Abb. 9). Der Zelldurchmesser, beim Menschen normal 26—35 μ, sinkt um etwa $^1/_3$, bei Ratten um 36% [1].

Die Zellmasse verteilt sich in normalen Leber- und Nierenzellen zu 6—8% auf die Zellkerne, zu 15—25% auf die Mitochondrien, zu 15—20% auf die Mikrosomen und zu 47—64% auf die Grundsubstanz (LANG, dieses Handbuch, Bd. IV/2).

α) *Der Leberzellkern.*

An der Kernstruktur der Leberzellen finden sich im Hungerzustand nur geringe Veränderungen. Sie bestehen in einer stärkeren Faltung der Kernmembran, gelegentlichen Kerneinschlüssen, die oft durch Cytoplasmaeinstülpungen vorgetäuscht sind, in unregelmäßiger Verteilung des Kernchromatins, in Hyperchromatose der Kernwand und in Kernpyknose.

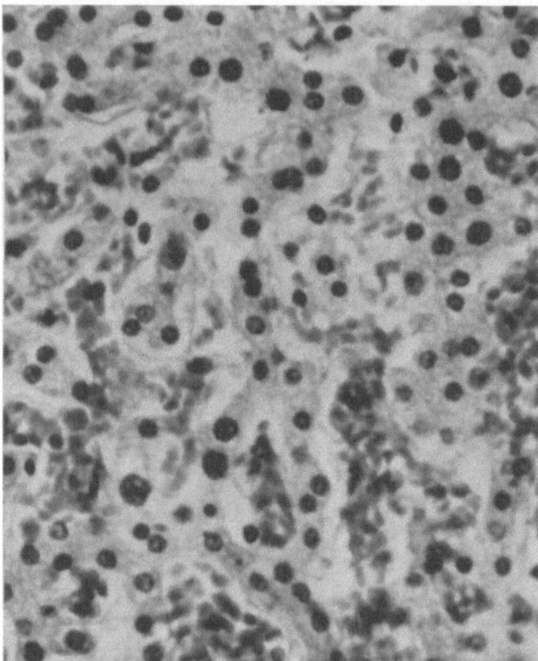

Abb. 9. Leber bei Tod an Hungeratrophie. Schmale Leberzellbalken. Weite Blutcapillaren. Pericapilläres Ödem mit Erweiterung der Disseschen Spalträume. Sehr starke Leberzellatrophie. Überwiegend großkernige Leberzellen mit hellem Protoplasma. Vergr. 600fach.

DAVID (1961) fand elektronenoptisch Anlagerung von osmiophilem Material an die Kernwand, einen Schwund der Kerngranula und eine bandartige hyaline Degeneration im perinucleären Cytoplasma, die er als Zeichen einer Nekrobiose der Zellen deutet [2].

Eingehende Untersuchungen liegen zur Kerngröße vor. Die Ergebnisse zeigen sehr starke Abweichungen. Neben einzelnen Mitteilungen über eine Zunahme des Kernvolumens [3] und über unveränderte Kerngröße [4] geht aus der Mehrzahl der Arbeiten eine Verminderung der Kerngröße hervor, die sich proportional zum Verlust an Körpergewicht verhält, aber stets geringer bleibt, als die Abnahme des Körpergewichts. LUKJANOW (1897) fand bei einem Körpergewichtsverlust von 21% eine Minderung des Kernvolumens um 8%, bei einem Gewichtsverlust von 35% eine Kernverkleinerung von 29,3%. In sehr eingehenden vergleichenden Untersuchungen an verschiedenen Tierarten hat DAVID (1961) gezeigt, daß bei Mäusen, Kaninchen und Meerschweinchen im absoluten Hunger vom 2. bis 5. Tag eine Kernvergrößerung von 6, 7 und 12%, bei Tauben, Goldhamstern und Ratten dagegen eine Verkleinerung von 13, 13 und 11% eintritt. Die Änderungen in der Kerngröße zeigen in der Regel oft deutliche Wellenbewegungen in Abhängigkeit von der Intensität des Stoffwechsels. Die Kerne in den Läppchenzentren sind allgemein kleiner als in der Läppchenperipherie.

[1] MORPURGO 1889. [2] DAVID 1961 (dort weitere Literatur).
[3] ELMAN und Mitarbeiter 1943, WACHSTEIN 1959. [4] HARRISON 1953.

Beim Menschen findet sich ebenfalls eine deutliche Vermehrung der großen Leberzellkerne. Sie liegen vorzugsweise in den Läppchenzentren und in der Nähe der Zentralvenen.

Der Desoxyribonucleinsäure-Gehalt der Kerne. Die Kerne enthalten die gesamte DNS der Zellen. Im Hunger und bei eiweißfreier Ernährung bleibt der DNS-Gehalt der ganzen Leber und der einzelnen Kerne konstant[1]. Der DNS-Gehalt der Leber kann deshalb gut als Bezugssystem für Angaben über Stoffwechselverschiebungen in der Leber benutzt und die Menge der übrigen Leberbestandteile, bezogen auf DNS, berechnet und angegeben werden[2]. Dabei zeigt sich, daß der bei hungernden Ratten gefundene steile Anstieg der DNS-Konzentration, bezogen auf Gramm Lebersubstanz, auf einer Zunahme der Zellzahl pro Gewichtseinheit Lebergewebe beruht und einen Verlust von Eiweiß und Lipoiden anzeigt[3].

Die Zellkernzahl. Auf der gleichen Linie liegt eine Zunahme der Zellkerne pro Gramm Lebergewicht. DAVID (1961) schließt daraus nicht nur auf eine Verminderung der Cytoplasmamenge, sondern auch auf eine Kernvermehrung.

Die Zahl der doppelkernigen Leberzellen, die sich besonders in der Intermediärzone der Läppchen finden, ist bei Ratten und Meerschweinchen vermehrt, bei Mäusen verdoppelt, bei Goldhamstern, Kaninchen und Tauben dagegen herabgesetzt[4].

Mit der Zunahme der zweikernigen Leberzellen treten auch gehäuft drei- und mehrkernige Zellen auf. Darüber hinaus gibt es bei absolutem Hunger auch dichte Anhäufungen zahlreicher verkleinerter Kerne mit Verdichtung der Kernsubstanz. Diesen Vorgang hat MEESSEN (1952) beim Hund beobachtet und als Wucheratrophie bezeichnet.

Der Nucleolus. An der Eiweiß-Synthese ist praktisch die ganze Leberzelle beteiligt. Aus dem Nucleolus wird Ribonucleinsäure an das Cytoplasma abgegeben und hier für die Eiweiß-Synthese verbraucht. Von ihrer Menge hängt der Grad der Basophilie des Cytoplasmas ab. Nach LANG (1957) liegen 9% der Nucleinsäure im Kern (Nucleolus), 35% in den Mitochondrien, 35% in den Mikrosomen und 21% in der Grundsubstanz.

Eine Verminderung der Zahl und Größe der Nucleoli im Hunger[5] konnte von DAVID (1961) in seinen umfangreichen Messungen nicht bestätigt werden. Im elektronenoptischen Bild fand er Aufhellungen des Nucleolus und Ansammlungen osmiophiler Substanz um den Nucleolus.

Die Ausschleusung der Ribonucleinsäure aus dem Nucleolus erfolgt durch die Kernmembran. In der Leberzelle bestehen zahlreiche Verbindungen zwischen Kern und Cytoplasma durch die Poren in der doppelten Kernmembran, deren äußere Schicht dem Cytoplasma zugerechnet wird, während die Innenschicht der Kernsubstanz angehört. Einzelheiten über den Ausschleusungsmechanismus siehe bei ALTMANN (1954).

β) Das Cytoplasma.

Bei Nahrungsmangel- und Hungerzuständen spielen sich die entscheidenden Veränderungen nicht im Kern, sondern im wesentlichen im Cytoplasma der

---

1 CAMPBELL und KOSTERLITZ 1950, DAVIDSON und WAYMOUTH 1946, FISCHER 1959, FUKUDA und SIBATANI 1953, HARRISON 1953, KOSTERLITZ 1951, LESLIE 1955, THOMSON und Mitarbeiter 1953, WILLIAMS 1951.

2 DAVIDSON 1946, LESLIE 1955.

3 DAVIDSON 1954, CONRAD und BASS 1957, GLOCK und McLEAN 1955.

4 PHAN und DAVID 1958, DAVID 1961. 5 BHARADWAY und LOVE 1959.

Leberzellen ab. Das läßt sich chemisch[1] und histologisch[2], vor allem aber durch die Ultramikroskopie[3] zeigen.

Chemische Untersuchungen ergeben in der Hungerleber einen erheblichen Eiweißverlust, der bei Ratten nach zweitägigem Nahrungsentzug 20% beträgt und im Verlauf einer Woche auf 40% ansteigt[4]. Das restliche Zelleiweiß wird zäh festgehalten. Der schwindende Zellanteil, der aus Protein, Phospholipiden und Ribonucleinsäure besteht, wird auch als labiles Lebercytoplasma bezeichnet[5]. Wenn aus der Leberzelle Glykogen, Eiweiß, Ribonucleinsäure und Fett schwinden, kommt es gleichzeitig zu einer relativen Zunahme des Wassergehaltes bis 8,5% über dem Normalwert.

Ein gleichartiger Verlust an Protein und Ribonucleinsäure, wie er im Tierversuch festgestellt wurde, fand sich auch bei dystrophischen Kindern[6].

In der Mäuseleber treten im Hunger Eiweißtropfen auf, die als Fremdeiweiß aufgefaßt werden und aus dem Abbau körpereigener Substanz stammen sollen, die in der Leber nicht abgebaut werden kann. Sie soll mit einer Hetero- und Poikilo-Proteinämie in Verbindung stehen[7].

Der Proteinverlust des Cytoplasmas der Rattenleber betrifft gleichmäßig die Mitochondrien, die Mikrosomen sowie den Zellsaft, ein Verlust an Ribonucleinsäure nur die Mikrosomen. Die Phospholipide schwinden aus den Mikrosomen und aus dem Zellsaft. Die Mikrosomen sind somit bei Nahrungsmangelzuständen die am stärksten betroffenen Zellbestandteile.

Das Ergastoplasma. An dem Stoffumsatz im Cytoplasma sind die Mitochondrien, das Ergastoplasma mit den Mikrosomen sowie das ungeformte Cytoplasma beteiligt.

Im Cytoplasma der Hungerleber ist durch zahlreiche Untersuchungen eine Abnahme der Ribonucleinsäure eindeutig festgestellt worden[8]. Der Abnahme der Ribonucleinsäure läuft die Abnahme des Eiweißgehaltes der Zellen parallel. Aus Rattenlebern sind nach 24stündigem Hunger 25% und nach 6 Tagen 50% der Ribonucleinsäure und des Proteins verlorengegangen.

Die Menge der Ribonucleinsäure in den Leberzellen wird durch die Proteinaufnahme und durch die Energieversorgung bestimmt. Die Ribonucleinsäure steht in einem dynamischen Gleichgewicht mit der Diät[9]. Sie sinkt im Hunger gleichlaufend mit der Gewichtsabnahme. Die Regulation der Größe des Ribonucleinsäureabbaues ist mit der Intensität der Proteinsynthese verbunden und stellt eine Antwort auf die wechselnde Zufuhr von Aminosäuren dar.

Mit der Abnahme der RNS schwinden auch die basophilen Substanzen im Cytoplasma der Leberzellen während des Hungers[10].

Die basophile Substanz entspricht dem Ergastoplasma oder endoplasmatischem Reticulum. Die Ergastoplasmalamellen und Palade-Granula stellen wahrscheinlich den Hauptanteil der Mikrosomenfraktion in der cytochemischen Untersuchung. Sie sind Träger der RNS. Eine Abnahme des Ergastoplasmas im Hunger ist wiederholt festgestellt worden[11].

[1] DAVIDSON 1946, KOSTERLITZ 1944, THOMSON und Mitarbeiter 1953.
[2] DAVIDSON und Mitarbeiter 1946, KOSTERLITZ 1946.
[3] ROUILLER und GANSLER 1954, DAVID 1961 u. a.
[4] ADDIS und Mitarbeiter 1936, WETZEL und Mitarbeiter 1936.
[5] KOSTERLITZ und Mitarbeiter 1953.
[6] WATERLOW und WEISS 1956, GÓMÉZ und Mitarbeiter 1955. [7] KETTLER 1956.
[8] BAHR 1957, DAVIDSON 1943, 1946, 1950, DAVIDSON und WAYMOUTH 1944, 1946, GLOCK und MCLEAN 1955, MEESSEN 1952, ZEIGER und WIEDE 1954 u. a.
[9] BARNES und SCHOENHEIMER 1943, BENDICH 1952.
[10] KOSTERLITZ 1946, LAGERSTEDT 1947, THOMSON 1949, HARRISON 1953, ALTMANN 1949, 1955, LEDUC 1949.
[11] LAGERSTEDT 1947.

Die Morphologie dieser Vorgänge in den Leberzellen während und nach Hungerperioden wurde an Ratten elektronenmikroskopisch untersucht[1]. Dabei wurde in den Leberzellen nach 2—5 Tagen Hunger entsprechend der lichtmikroskopisch feststellbaren Herabsetzung der Basophilie ein Schwund der Ergastoplasmalamellen festgestellt (Abb. 10). Die Ergastoplasmafibrillen werden schmäler, d. h. in ihrer Breite auf ungefähr die Hälfte reduziert. Dann schwinden sie, anfangs besonders in der unmittelbaren perinucleär gelegenen Zone, dann im ganzen Cytoplasma. In der Zellperipherie und in der Nähe der Mitochondrien erhalten sich noch lange Ergastoplasmareste[2].

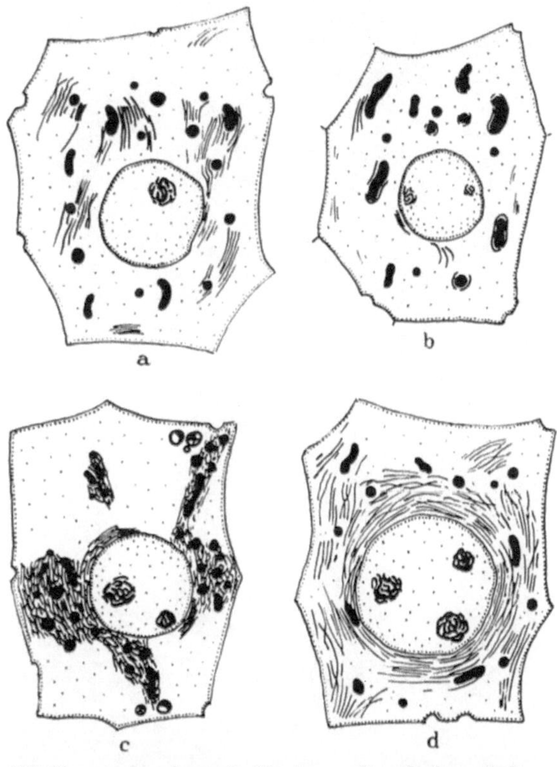

Abb. 10a—d. Anordnung der Membranen des endoplasmatischen Reticulums in der Leberzelle. Charakteristische Erscheinungsbilder verschiedener Funktionsstadien. a Normale Rattenleber. Willkürliche Verteilung der Lamellensysteme. Keine deutlichen Beziehungen zu den Mitochondrien. b Rattenleber nach Hungerperiode. Verminderung der lamellären Strukturen. Sie sind nur noch in der nächsten Umgebung der Mitochondrien erhalten. c Leber einer Ratte, die nach langer Hungerperiode wieder aufgefüttert wurde. Die lamellären Strukturen sind vermehrt und haben an Ausdehnung zugenommen. Umschriebene, herdförmige Anhäufungen, oft perinucleär und an der Oberfläche der Mitochondrien. d Leberregenerat (nach partieller Hepatektomie). Starke Vermehrung der endoplasmatischen Membranen, besonders in der perinucleären Cytoplasmazone. (Aus ROUILLER, C., u. H. GANSLER 1954.)

Bildung von RNS und Protein sind miteinander verknüpft und aufeinander abgestimmt. Wenn im Hunger die Ribonucleinsäure vermindert gebildet wird, dann sinkt auch die Proteinsynthese.

Bei erneuter Nahrungszufuhr finden sich nach kurzer Zeit beträchtlich vergrößerte Nucleolen und anschließend ein Wiederauftreten der Cytoplasmabasophilie zunächst in der Nähe der Kernwand, dann fleckförmig verteilt im ganzen Cytoplasma (Abb. 10). Morphologisch ist so der Eiweißumsatz in seinen charakteristischen Phasen erkennbar. Diese Äquivalente der Eiweißsynthese ermöglichen es, die Intensität des augenblicklichen Eiweißumsatzes ungefähr abzuschätzen[3].

γ) Die Mitochondrien.

Die Mitochondrien sind im Hungerzustand vergrößert, geschwollen und aufgebläht. Durch die Schwellung bekommen sie ovale bis sphärische Formen. Die Matrix der Mitochondrien wird bei der Schwellung heller und weniger dicht als normal, die Innenstruktur undeutlich. Die Innenleisten werden verkürzt, die äußeren Doppelmembranen sind teilweise geschwunden (Abb. 11). Dabei finden sich im Hyaloplasma stellenweise vermehrt kleine dichte Körper mit einfachen Membranen[4].

In der Rattenleber vergrößern sich die Durchmesser der Mitochondrien von 0,68 μ bis zu 1,06 μ. Die Schwellung kann zur Ruptur führen. Die rupturierten

[1] ROUILLER und GANSLER 1954, 1955, BERNHARD und Mitarbeiter 1952, BRAUNSTEINER 1955, FAWCETT 1955, GIESEKING 1954 u. a. [2] DAVID 1961.
[3] ALTMANN 1955, LAGERSTEDT 1947. [4] BERNHARD, W. N., und C. ROUILLER 1956.

Mitochondrien sind irreversibel geschädigt, sie konfluieren häufig, ihre Reste verklumpen[1].

In fortgeschrittenen Hungerstadien nimmt die Zahl der Mitochondrien ab, in den Endzuständen sind sie fast völlig geschwunden und durch ein grobes

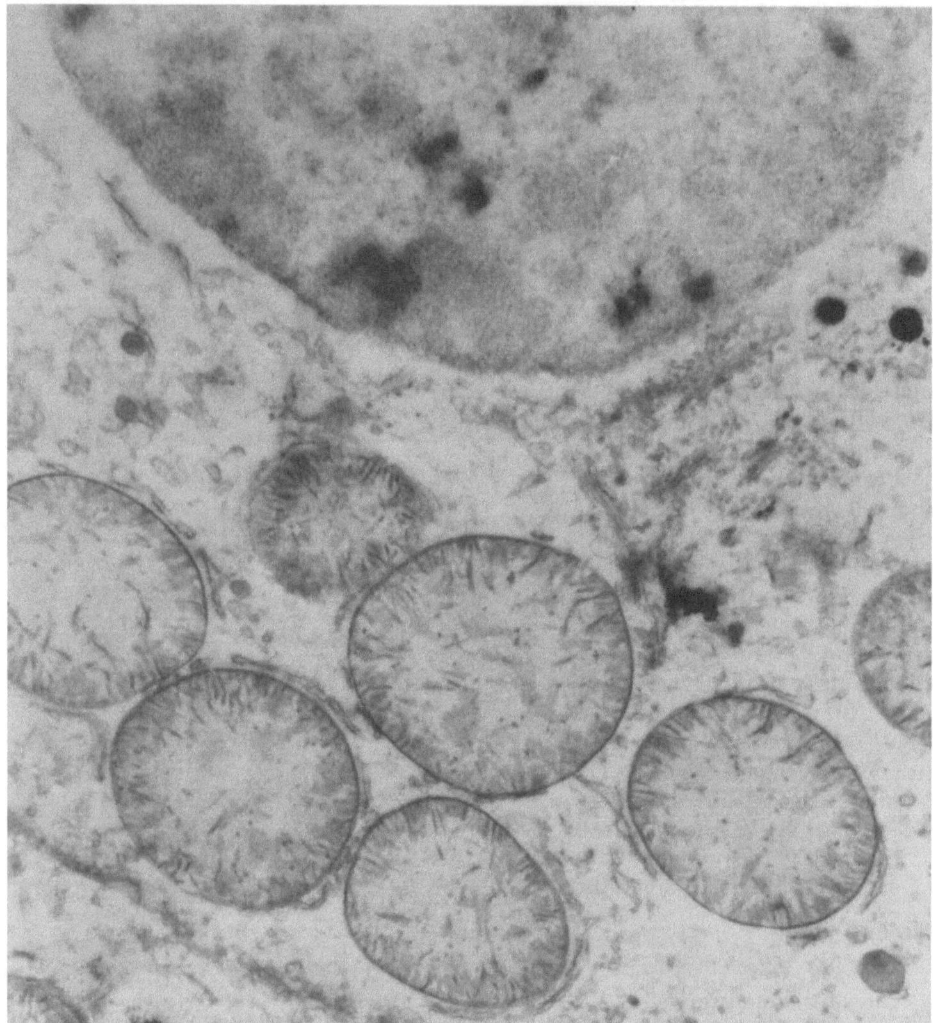

Abb. 11. Hochgradig angeschwollene Mitochondrien aus einer Leberzelle einer 5 Tage hungernden Maus. Nur noch teilweise in der Umgebung vorhandenes Ergastoplasma. Wolkige osmiophile Matrixbezirke im Inneren der Mitochondrien. Reichlich regelrecht gebildete Cristae mitochondriales, in Kernnähe Golgi-Feld. Am rechten Bildrand tangential angeschnittene Kernmembran mit vielen Poren. Ges. Vergr. 16200fach. (Aus DAVID 1961.)

Reticulum ersetzt. Eingehende Berechnungen über Zahl und Masse der Mitochondrien in ihren Beziehungen zur Zelle und zum Kern hat DAVID (1961) angestellt.

Das Verhalten der Lebermitochondrien ist aber nicht einheitlich. Nach DAVID (1961) bestehen Unterschiede zwischen einzelnen Tierarten. Im Anfang der Hungerperiode kann es zur Vermehrung und stärkeren Ausbildung der Innen-

[1] ROUILLER und GANSLER 1954, 1955.

struktur kommen. Daneben treten Mitochondrien-Degenerationen in verschiedenen Formen auf.

Die Veränderungen der Mitochondrien im Hunger sind als Anpassung oder als uncharakteristische Schädigung aufzufassen, die im wesentlichen durch Verschiebungen des osmotischen Druckes in der Zelle bedingt zu sein scheinen. Sie sind nicht spezifisch für die Hungerleber, sondern nur eine Phase innerhalb komplexer Vorgänge, die nicht in jedem Fall abzulaufen brauchen.

Bei der Wiederauffütterung vermindert sich die Schwellung der Mitochondrien bereits in den ersten Stunden. Ihre Matrix wird wieder dichter als das Hyaloplasma und zu einer homogenen granulären und feinfädigen Substanz. Die inneren Doppelmembranen treten wieder in Erscheinung und reichen bis in die zentralen Teile der Mitochondrien. Nach 12 Std sind nur noch einige Mitochondrien geschwollen. Nach 24 Std ist das gewöhnliche Aussehen der Mitochondrien wiederhergestellt. Kurz nach der Wiederauffütterung sind die Nucleolen vergrößert und aufgelockert. Bald erscheinen jetzt Ergastoplasmalamellen in großer Zahl, zunächst in Kernnähe. Sie sind dicker und enger zusammengerückt als in normalen Leberzellen, schließen häufig Mitochondrien zwischen sich ein und liegen stellenweise in kompakten Gruppen, welche von der Kernmembran bis an die Zellwand reichen[1].

Die Rekonstruktion des endoplasmatischen Reticulums, bei der kleine Bläschen konfluieren, ist bei eiweißreicher Ernährung kräftiger als nach kohlenhydratreicher Nahrung[2].

Die Enzyme. Die Änderungen im Proteingehalt der Leberzellen, welche durch einen Wechsel in der Zusammensetzung der Nahrung hervorgerufen wurden, gehen mit Änderungen der Enzymaktivität des Lebergewebes einher[3]. Die Enzyme in den labilsten Teilen des Cytoplasmas erweisen sich nicht regelmäßig als besonders empfindlich gegen eine Eiweißverarmung. Die Oxydase, welche ausschließlich im Zellsatz lokalisiert ist, schwindet völlig[4]. Die Esteraseaktivität vermindert sich auf 30% ihres ursprünglichen Wertes, obgleich sie hauptsächlich in der granulären Komponente des Cytoplasmas gefunden wird. Die meisten Enzyme verschwinden proportional dem Prozentgehalt des Eiweißverlustes[5].

Es ist nicht möglich, eine bestimmte Leberproteinfraktion festzustellen, welche bei Nahrungsmangel schwindet. Dieser Tatbestand spricht gegen das Vorhandensein einer bestimmten Fraktion von Speichereiweiß, etwa wie bei der Glykogenspeicherung. Die Labilität des Leberparenchyms im Vergleich zu anderen Geweben erklärt sich durch die größere Umsatzrate von Protein in der Leber.

c) Der Fettgehalt der Leber.

Fettgehalt der Leber und die Fettverteilung unterliegen bereits unter normalen Verhältnissen sehr starken Schwankungen. Im Hungerzustand kommt es im Tierversuch in gleicher Weise, wie es manche Beobachtungen am Menschen zeigen, im Zusammenhang mit der Hungerlipämie zu Leberzellverfettungen. Der Ernährungszustand, insbesondere das mehr oder minder reichliche Fettpolster und die Mobilisierbarkeit des Fettes spielen dabei eine Rolle[6].

Fett, das aus den Speicherorganen stammt, passiert in molekularer Form die Grenze der Leberzellen. Nach chemischen Untersuchungen verteilt sich das Fett in den Zellen in folgender Weise: Kerne 16%, Mitochondrien 21%, Mikrosomen 32%, überstehende Phase 7%[7]. Kerne, Mitochondrien und Mikrosomen enthalten fast nur Phospholipide, die überstehende Phase überwiegend Neutralfett.

---

[1] Rouiller und Gansler 1954, 1955, Fawcett 1955. [2] Fawcett 1955.
[3] Lévy 1953. [4] Meikleham und Mitarbeiter 1951.
[5] Miller und Mitarbeiter 1948. [6] Dible 1932. [7] Spiro und McKibbin 1956.

Das Fett bildet im Hyaloplasma der Zelle diffus verteilte und submikroskopisch erkennbare Tröpfchen von 500—800 Å Größe[1], die oft von einer doppeltkonturierten Eiweißmembran umgeben sind.

Die Fetttropfen werden von Mitochondrien umlagert. Der Kontakt ist so eng, daß an eine Konfluenz zwischen Mitochondrien und Fetttropfen gedacht wurde[2]. Das ist in Nachuntersuchungen aber nicht bestätigt worden[3].

Von dieser Form der Fettinfiltration und Fettneubildung in den Leberzellen sind die Verfettungen aus toxischer Ursache zu unterscheiden, bei denen mehr oder weniger tiefgreifende Veränderungen an den Mitochondrien eintreten. Dadurch wird die Fermentaktivität der Mitochondrien gestört und der Abbau der Fette gehemmt[4]. Die Mitochondrien können sich auch in Fetttropfen umwandeln[5]. Störungen der Phosphatidsynthese haben eine Anhäufung von Fett in den Leberzellen zur Folge[6].

Die Bildung von Fetttropfen hängt auch mit der Glykolyse zusammen. Im Hunger wird noch das C^{14} einer markierten Glucose in Fettsäuren eingebaut, später nicht mehr[7]. Ebenso nimmt auch die Bildung langer Fettsäureketten ab.

Ob ein Nachlassen der Lipaseaktivität zu Leberverfettung führt[8], ist noch zweifelhaft[9].

Berichte aus dem Tierexperiment über Häufigkeit und Stärke der Leberverfettung im Hungerzustand zeigen sehr große Differenzen. Mitteilungen über das Fehlen jeglicher Leberzellverfettung stehen Befunden von zentralen und peripheren, fein- bis großtropfigen Leberzellverfettungen gegenüber. Starke diffuse Verfettungen werden ebenso beobachtet wie geringe verstreute Verfettungen einzelner Leberzellen[10].

Bei der hungernden Ratte hängt der Fettgehalt der Leber von der Dauer der Fettzufuhr aus den Fettdepots ab. Darum erhöht sich der Fettgehalt der Leberzellen in den ersten Hungertagen von normal 3—5% auf 20—39%[11], sinkt dann zunächst auf die Norm und schließlich auf unter der Norm liegende Werte ab[12].

Bei Mäusen verfettet im Hunger die Leber in wenigen Stunden. Der Grad der Verfettung erreicht seinen Höhepunkt nach 22—24 Std[13]. Nach dieser Zeit kommt es wieder zu einer Verminderung und dann zu einem völligen Schwund der histologisch in den Leberzellen nachweisbaren Fetteinlagerungen. Nach einer Zeit von 60—80 Std tritt dann eine erneute Leberzellverfettung leichten bis mittleren Grades in Erscheinung. Am Ende einer langen Hungerperiode ist schließlich alles Fett aus der Leber verschwunden.

Die Verfettung tritt zumeist in Form von Einzelzellverfettungen auf, während schwere diffuse Verfettungen die Ausnahme bilden. Die Hungerfettleber ist nach diesen Versuchen in ihrem Grad schwankend und vorübergehender Natur. Ihre Entstehung und ihr Ausmaß unterliegen zusätzlichen, außerhalb der Leber gelegenen Einflüssen und hängen wahrscheinlich wesentlich mit der Dynamik der Hungerlipämie zusammen[14]. Dieser metabolische Vorgang kann nicht als Zeichen einer Leberzellschädigung oder Dysfunktion angesehen werden.

Auch beim Menschen wird es ähnlich wie bei den Tierversuchen in den akuten Phasen des Hungers zu einer Lipämie und Fetteinschwemmung in die Leber aus den Fettspeichern kommen. Die aus Leberpunktaten gewonnenen Erfahrungen

[1] POLICARD und BAUD 1958, ALTMANN 1955, DAVID 1961 u. a.
[2] LEVER 1956. [3] FAWCETT 1952, DAVID 1961.
[4] DEUEL 1955, 1956. [5] OBERLING und Mitarbeiter 1956. [6] LANG 1953.
[7] CHAIKOFF und BROWN 1954. [8] GOMORI 1946.
[9] EGER und Mitarbeiter 1958. [10] SCHLICHT 1955. [11] FELIX 1957.
[12] SCHÖNHOLZER 1936, LAZAROVICH-HREBELJANOVICH 1936.
[13] SCHLICHT 1955. [14] DIBLE 1932.

sprechen in diesem Sinne. Leberschäden sind daraus nicht bekannt und auch nicht zu erwarten.

Nach langem Hungerzustand ist die Leber fettfrei, solange es sich um unkomplizierte Hungertodesfälle handelt[1].

Doch gibt es auch Berichte über Leberverfettungen im extremen Hungerzustand. So fand UEHLINGER (1948) unter 53 Todesfällen 39mal eine fein- bis grobtropfige Leberverfettung, die in 21 Fällen mäßig stark und in 7 Fällen sehr stark ausgeprägt war. In einem Fall betrug der Fettanteil 70% des Lebergewichtes. UEHLINGER kommt zu dem Schluß, daß die Fettablagerungen mit den langdauernden vorausgegangenen Nahrungsmangelzuständen zusammenhängen. Es muß aber einschränkend festgestellt werden, daß fast alle Hungertodesfälle von UEHLINGER gleichzeitig schwere Infektionskrankheiten, vielfach offene Tuberkulosen hatten. In den meisten Fällen war der Tod Tage oder Wochen nach dem Ende der Hungerperiode in einer Phase von intensiven Versuchen einer Wiederauffütterung eingetreten. Die Annahme liegt nahe, daß die Leberverfettung in diesen Fällen mit der Infektionskrankheit und mit den Wiederauffütterungsversuchen zusammenhängt.

Diese Erfahrung läßt sich verallgemeinern und deckt sich mit vielen gleichartigen Beobachtungen, die in der Kriegs- und Nachkriegszeit an vielen Stellen gemacht worden sind. Zur Hungeratrophie hinzutretende Leberschäden infektiöser oder toxischer Art können auch in der Hungeratrophie Ursachen mäßiger Leberverfettung sein.

Zu schweren Verfettungen kommt es erst dann, wenn die Ernährung verbessert wird oder die Wiederauffütterung einsetzt. Klinische Mitteilungen über Häufungen von Fettlebern nach Hungerdystrophie finden so eine ausreichende Erklärung. Diese Verfettungen bilden sich mit Normalisierung der Leberfunktion wieder zurück. Wieweit eine Fehlernährung, besonders ein Fehlen lipotropher Substanzen zu Leberzellverfettungen in der Mangelernährung führt, wird unter den qualitativen Nahrungsmangelstörungen besprochen.

d) Das Leberglykogen.

Der Glykogengehalt der Leberzellen ist im Hunger fast stets leicht oder stark vermindert[2]. Glykogenanhäufungen im Zentrum der Läppchen sollen beim Menschen für einen geregelten Ablauf der Leberfunktion sprechen, periphere Ablagerungen Folgen von Stoffwechselstörungen sein[3].

Beim Versuchstier werden 3% der einströmenden Glucose in Glykogen umgewandelt, 30% in Fettsäuren umgebaut, die restlichen 70% zu CO_2 und Wasser abgebaut oder zur Eiweißsynthese verwandt[4].

Im Hungerzustand schwindet das Glykogen aus den peripheren Läppchenabschnitten. In den Läppchenzentren bleibt es oft erhalten[5]. Im Tierversuch tritt nach rascher Glykogenabnahme in den ersten Stunden und Tagen, später wieder eine geringe Glykogenanreicherung ein[6]. Die Glykogenvermehrung wird auf eine größere Ausschüttung von Rindenhormon der Nebenniere bezogen[7]. Neben der Neubildung von Glykogen aus Fett und Kohlenhydraten kommt es in dieser Phase auch zur Einwanderung von Glykogen aus der Muskulatur[8]. In

[1] OVERZIER 1947, SELBERG 1948, GIESE 1948, GIRGENSOHN 1959, HÖRSTEBROCK 1958, STEIN und FEINIGSTEIN 1946.
[2] FALKENHAUSEN und GAIDA 1947, GÓMÉZ und Mitarbeiter 1955. [3] EGER 1948.
[4] STETTEN und BOXER 1944. [5] RÜTTNER und Mitarbeiter 1959, EGER 1954.
[6] EKMAN und HOLMGREN 1949, EGER 1954, EGER und OTTENSMEIER 1952, LAZAROVICH-HREBELJANOVICH 1936, GEORGI 1954, DAVID 1961.
[7] LONG und Mitarbeiter 1940, MCKEE und Mitarbeiter 1949. [8] JUNKERSDORF 1921.

den Endstadien der Hungeratrophie ist fast alles Glykogen geschwunden. Eine geringe Menge von Restglykogen bleibt auch im extremen Hungerzustand zurück[1]. Die Minderung des Glykogengehaltes beginnt, bevor das Depotfett mobilisiert wird[2]. Die Wellenbewegung im Glykogengehalt ist ähnlich wie beim Fett.

Im Hunger verhält sich der Kohlenhydratstoffwechsel ähnlich wie bei Diabetes mellitus[3]. Die Glykogenfixierung ist herabgesetzt[4]. Der Blutzuckerspiegel sinkt auch bei langem Hungern nicht unter den kritischen hypoglykämischen Grenzwert[5]. Selbst in schweren Hungerzuständen liegt er noch an der unteren Grenze der Norm[6]. In den terminalen Stadien und bei extremer Abzehrung kann der Blutzuckerwert nach klinischer Beobachtung bis auf minimale Werte absinken[7] und Hypoglykämie zur Todesursache werden[8].

e) Leberpigmente.

α) Lipofuscinpigment ist in fortgeschrittenen Hungeratrophien oft anzutreffen. Es liegt vorwiegend in den Läppchenzentren[9].

Bei starker Einschmelzung von körpereigenem Gewebe ist die Ablagerung von Lipofuscin in den Leberzellen beträchtlich und häufig. Sie ist aber keineswegs ein Maß für den Grad der Gewebseinschmelzung oder für die Dauer des Hungerzustandes.

Lipopigmente entstehen aus einem Nebenweg des Stoffwechsels bei gestörtem intermediärem Umbau ungesättigter Lipoide, wobei die Fettkomponente ein Oxydations- und Polymerisationsprodukt hochungesättigter Fettsäuren darstellt. Der Grad der Lipofuscinablagerung ist mit der Intensität des Stoffwechsels verknüpft. Deshalb wird das Pigment besonders in Organen mit hohen Umsätzen (Leber, Herzmuskel) gefunden. Die Bedeutung dieser Pigmentablagerungen ist noch wenig klar. Es ist sicher, daß die Pigmentablagerung schwinden kann und daß die Pigmentierung keinen nennenswerten Einfluß auf den Zellstoffwechsel ausübt.

[Einzelheiten über Lipofuscin bei GEDIGK und BONTKE (1956), über chemische Lipofuscinanalysen bei HEIDENREICH und SIEBERT (1955).]

β) Eisenablagerungen in der Leber sind im Hunger sehr häufig, in schweren Hungerzuständen fast regelmäßig zu finden[10]. Die Leberzellen sind bei hochgradiger Siderose maximal von der Läppchenmitte bis zur Peripherie mit Eisen beladen. Bei geringerer Siderose liegt das Eisen vorwiegend in der Läppchenperipherie. Die Sternzellen sind ebenfalls mit Eisen beladen, dagegen nicht die Zellen des periportalen Bindegewebes und auch nicht die Gallengangsepithelien. Die abgelagerte Eisenmenge erreicht Werte von 350 mg-% (berechnet auf Trockensubstanz) und mehr[11]. Sie kommt damit den Eisenablagerungen bei der Hämochromatose nahe. Das Eisen stammt wahrscheinlich im wesentlichen aus dem Myoglobin der zerfallenden Muskulatur (myogene Siderose)[11]. Für die sehr starke Eisenanreicherung in der Leber muß auch eine Ausscheidungs- oder Verwendungsstörung in Betracht gezogen werden, da bei zusätzlichen Infektionen das im Hungerzustand gespeicherte Eisen sehr rasch verschwindet[11]. Daraus erklären sich die oft erheblichen Differenzen im Eisengehalt der Leber bei reinen Hungertodesfällen und bei Inanition kombiniert mit Infektionen.

In der Wiederauffütterung verschwindet das Eisenpigment aus der Leber ebenfalls sehr rasch. Es ist nur unklar, ob diese Eisenausschwemmung als Wieder-

---

[1] GERLICH und REMY 1952. [2] KETTLER 1958.
[3] RENOLD und Mitarbeiter 1956. [4] EGER und OTTENSMEIER 1952.
[5] FISCHER 1959. [6] BANSI 1947. [7] GÜLZOW 1947, 1948, BERTRAM 1948.
[8] GIESE 1944, HOLLE 1948, siehe auch unter Langerhanssche Inseln.
[9] LUBARSCH 1921, OVERZIER 1947, SELBERG 1948, UEHLINGER 1947.
[10] LUBARSCH 1921, GIESE 1944, OVERZIER 1947 u. a. [11] GIESE 1944.

verwendung der Eisendepots oder als Eisenausscheidung zu deuten ist. Für die vermehrte Eisenausscheidung im Hunger spricht die häufige Pseudomelanose des Duodenums im Bereich der Vaterschen Papille und des oberen Dünndarms. Nach eigenen Untersuchungen ist in diesen Fällen auch der Eisengehalt der Galle erhöht.

f) Die Galle.

An der allgemeinen Einschränkung der Leberfunktion ist auch die Gallesekretion beteiligt, soweit man dieses aus dem Füllungszustand der Gallenblase und der dort gespeicherten Galle beurteilen kann. Die Gallenblase ist fast immer klein, die Gallenblasenwand durch das fast stets vorhandene Ödem deutlich verdickt.

Die Galle ist fast immer dünnflüssig, der Trockenrückstand erheblich reduziert[1].

3. Das Muskelgewebe.

Wenn der Eiweißbedarf des Organismus durch exogene Eiweißzufuhr und durch Verwendung von disponiblem Eiweiß nicht gedeckt werden kann, dann wird aus Zellen und Geweben auch Struktureiweiß entnommen und im Stoffwechsel verwandt. Hochdifferenzierte Gewebsstrukturen können dabei zerstört und in ihre Bausteine aufgelöst werden, aus denen dann in der Leber oder in anderen Zellen wieder Eiweißkörper gebildet und dem Blut zugeführt werden. Dort stehen sie den noch tätigen Zellen zur Verfügung.

Das Gewebe, das einer solchen Auflösung in hohem Maße anheimfällt, ist die Skeletmuskulatur, die bei Unterernährung in großem Umfang eingeschmolzen werden kann und dabei erhebliche Mengen von Material, insbesondere Aminosäuren, aber auch Glykogen und Fett für energetische und konstruktive Bedürfnisse bereitstellt.

a) Muskelgewichte.

Bei erwachsenen voll ernährten Menschen entspricht die Masse der Skeletmuskulatur etwa 40% des Körpergewichtes. Ein 70 kg schwerer Mann besitzt somit eine Muskelmenge von etwa 30 kg.

Im Hungerzustand kann die Skeletmuskulatur um mehr als 30% an Gewicht verlieren[2]. Mehr als 10 kg an Muskelmasse können beim erwachsenen Menschen bei der Inanition eingeschmolzen werden[3]. Beim Menschen fehlen genaue quantitative Bestimmungen der Muskelmasse bei der Inanition praktisch vollständig. Der Verlust an Skeletmuskelmasse ist im allgemeinen der Abnahme des Gesamtkörpergewichtes ungefähr proportional. Bei chronischer, langdauernder Mangelernährung ist der Muskelschwund stärker als bei rasch zum Tode führender Hungeratrophie. Der Grad der Muskelatrophie ist in verschiedenen Körperregionen unterschiedlich groß[4]. Die Muskulatur atrophiert am Stamm oft stärker als an den Extremitäten und im Zwerchfell. Die Atrophie von künstlich ruhiggestellten Muskeln ist im Hungerzustand besonders groß.

Bei Ratten, die im akuten Hungerversuch 33% an Körpergewicht verloren hatten, betrug der Verlust an Skeletmuskulatur im Mittel 31%. In chronischer Unterernährung zeigten Ratten bei einem Körpergewichtsverlust von 36% einen Verlust an Muskulatur von 41%[5]. Bei Hungerfröschen lassen die Weibchen eine stärkere Muskeleinschmelzung als die Männchen erkennen, erhalten aber bei extremer Abzehrung ihre Muskelmasse besser[6].

---

[1] Stein und Feinigstein 1946. [2] Uehlinger 1947, 1948. [3] Selberg 1948.
[4] Heilmann 1946. [5] Jackson 1915.
[6] Ott 1924, weitere Gewichtsangaben und ältere Literatur bei Jackson 1925.

Feuchtgewichte der Muskeln verdecken den wahren Gewichtsverlust an Zellsubstanz wegen einer gleichzeitigen relativen Erhöhung des Wassergehaltes. Die atrophischen Muskeln haben durchweg einen höheren Flüssigkeitsgehalt als normale Muskeln[1] (Tabelle 4). Mit zunehmender Abzehrung steigt der Wassergehalt der Muskulatur, während die Trockensubstanz kontinuierlich abnimmt.

Tabelle 4. *Beziehungen zwischen Gewichtsverlust und Wasserverlust im Muskel bei Kaninchen* (*nach* MORGULIS 1932).

Normalgewicht der Muskulatur		75,42%	Wasser im Muskel
Gewichtsverlust von	25%	77,5%	Wasser im Muskel
Gewichtsverlust von	36%	79,2%	Wasser im Muskel
Gewichtsverlust von	45%	79,4%	Wasser im Muskel

b) Chemische Daten.

Die normale Muskulatur besteht zu etwa 80% aus Wasser und zu 16—18% aus Eiweiß. Wenn im Hunger von der etwa 30 kg betragenden Muskelmasse 10 kg eingeschmolzen werden, dann stehen dem Organismus damit 1,6—1,8 kg Eiweiß zur Verfügung. Die Gesamteiweißmenge des Organismus beträgt bei einem 70 kg schweren gesunden Mann etwa 11 kg, die tägliche Abnutzungsquote 15 g, das Eiweißminimum 30—40 g, die normale tägliche Neubildung 98 g[2].

Zelleiweiß, das im Hunger ausgeschöpft wird, kann nur über den Abbau zu Aminosäuren verwertet werden. Der Umbau erfolgt in der Leber und dient zum größten Teil der Auffüllung der Bluteiweißkörper. 13% der Aminosäuren gehen in die Verbrennung. Die aus der Muskeleinschmelzung stammenden Aminosäuren werden ebenso wie exogen zugeführtes Eiweiß im Stoffwechsel verwandt[2].

Der größte Teil der Muskeleiweißkörper ist löslich, läßt sich durch verdünnte Salzlösungen extrahieren und in Fraktionen aufteilen. Dabei entfallen 39% auf Myosin, 20% auf Myogen, 20% auf Globulin, 6% auf Tropomyosin und 17% auf Stromaeiweiß[3]. Myogen und Globuline liegen in den Zellen in gelöster Form vor, sie bilden das Sarkoplasma, dessen Hauptmasse perinucleär angeordnet ist. Der fibrillär differenzierte kontraktile Anteil wird vom Aktomyosin gebildet, das Doppelbrechung gibt[4] und spinnbare Fäden liefert[5]. Diese bestehen aus langen, parallel angeordneten Fadenmolekülen. Kalium und der größte Teil des Muskelglykogens sind an das Myosin gebunden. Bei der Kontraktion des Muskels wird Kalium abgegeben. Für die Muskelarbeit verwendet der Organismus als Energiespender im Regelfall Glykogen, das den eigenen Vorräten entnommen oder von der Leber her zugeführt wird. Während der Arbeit kann auch unmittelbare Fettverbrennung eintreten. Unter diesen Umständen kommt auch Fett als direkter Energiespender in Betracht, während nach der Arbeit bei mangelhafter exogener Kohlenhydratzufuhr das Fett zunächst in Glykogen umgewandelt wird[6]. Wird der Energiebedarf für die tätige Muskulatur in der Unterernährung nicht mehr durch Kohlenhydrate gedeckt und sind auch die Fettvorräte, die als zusätzliche Energiequelle entweder über die Umwandlung zu Glykogen oder direkt herangezogen werden können, erschöpft, dann wird auch Eiweiß zur Dekkung des Energiebedarfs für die Muskelarbeit verwandt.

c) Die Morphologie.

Bei der Reduktion der Muskulatur im Hungerzustand greifen zwei Vorgänge ineinander.

---

[1] ADDIS, POO und LEW 1936, OVERZIER 1947, 1948. [2] LANG 1952.
[3] WEBER 1950, WATZKA, dieses Handbuch II/1, 213 (1955) (Literatur).
[4] Literatur bei WATZKA. [5] SZENT-GYÖRGYI 1947. [6] LANG und RANKE 1950.

1. *Die einfache Atrophie.* Diese tritt ein, wenn der Muskel die zur Erhaltung der Zellstruktur notwendige Eiweißmenge nicht erhält. Die Größe des Eiweißumsatzes wird von der Muskelmasse bestimmt. Hypertrophische Muskulatur erfordert erhöhte Proteinzufuhr, atrophische Muskulatur eine verminderte[1]. Sinkt der Einstrom von Eiweiß in die Muskelzellen während des Hungers unter den Erhaltungsbedarf (Hypotrophie), dann kommt es zur allmählichen Reduktion des Cytoplasmas, da die Abbauquote nicht mehr gedeckt ist, „die Zelle wird ausgehungert" (Abb. 12).

2. *Die Sarkolyse.* Diese tritt ein, wenn Eiweiß aus der Muskelzelle exportiert wird, um den Bedarf an Eiweißkörpern im Blut zu decken. Dabei wird nicht nur

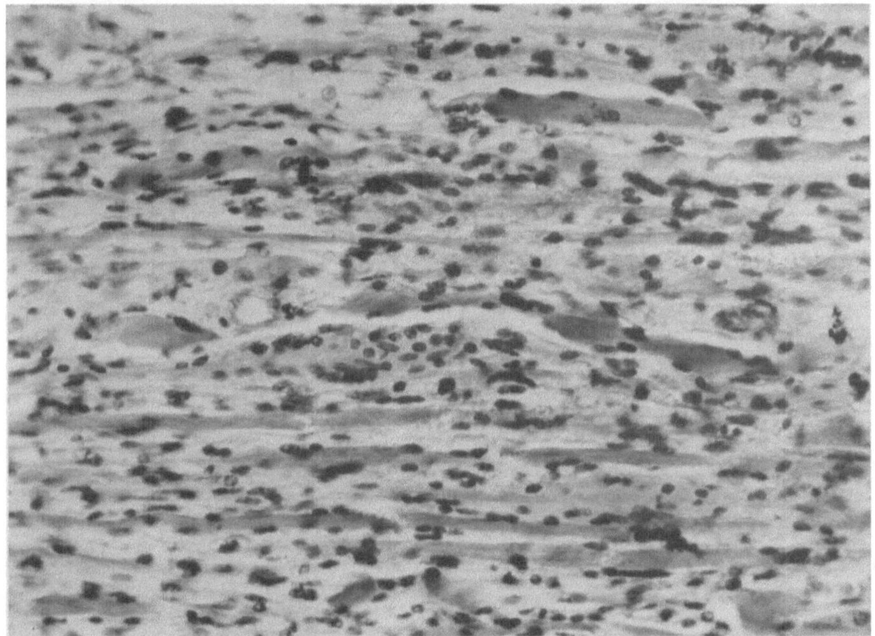

Abb. 12. M. biceps, Längsschnitt. Einfache Muskelatrophie im Endzustand der Inanition. Ganz schmale Muskelbänder. Weitgehender Schwund von Muskelfasern. Kernbänder und sog. Sarkoplastenhaufen (Bildmitte).

disponibles, gelöstes Eiweiß aus dem Sarkoplasma entnommen, sondern es erfolgt auch ein Abbau der fibrillären Strukturen, „die Zelle wird ausgeraubt".

An die Stelle spezifischer Zellorganellen und Zellstrukturen treten dabei ungeformtes Plasma und Wasser, oft in solcher Menge, daß eine hydropische Quellung folgt (Abb. 13). Beide Formen gehören in die Gruppe der entdifferenzierenden Atrophien[2].

Die einfache Atrophie ist der vorherrschende Befund bei der langsamen Reduktion der Nahrung und bei dem allmählich über Monate und Jahre sich hinziehenden Gewichtsverlust.

Die Sarkolyse findet sich dann, wenn die Unterernährung rasch in einen Eiweißmangelzustand führt, in dem mobilisierbare Eiweißreserven in kurzer Zeit ausgeschöpft werden. Der Zeitfaktor entscheidet so letzten Endes darüber, unter welcher Form der Muskelabbau vor sich geht. Das allgemeine Hungerödem liegt auch in der Muskulatur im Interstitium und drängt die Muskelfasern auseinander. Der Wassergehalt der Zellen wird davon nur wenig berührt.

[1] Lang 1957. [2] Rössle 1946.

Bei fortgeschrittener Hungeratrophie sieht die Muskulatur dunkelrot, eigenartig glasig aus. Die Muskelbäuche sind verschmächtigt, erscheinen strangartig und haben eine nur mäßig feste Konsistenz. Die Totenstarre ist in diesen Muskeln nur schwach ausgebildet[1].

Histologisch sind die Muskelfasern verschmälert. Die Sarkolemmkerne der Muskelfasern erscheinen relativ vermehrt und stehen dichter. Bei stärkerer Abnahme der Faserdicke nehmen die normalerweise polyedrischen Muskelfaserquerschnitte rundliche Form an[2] (Abb. 14, 15). Die Verkleinerung des Durchmessers

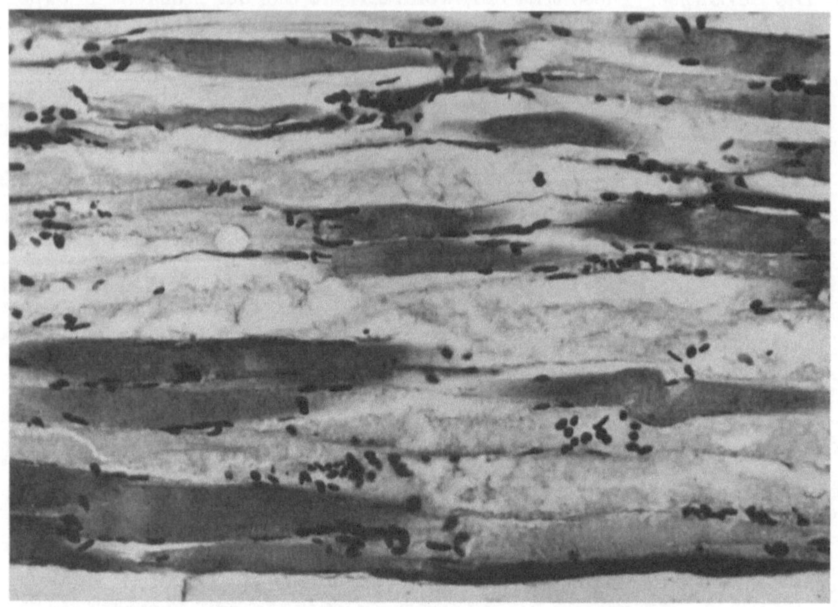

Abb. 13. Sarkolyse, M. biceps, Längsschnitt. Feinkörnige Auflösung und Verflüssigung der fibrillären Substanz. Sarkoplastenhaufen. Akute Hungerdystrophie mit zusätzlicher Angina.

entspricht in etwa dem Prozentsatz des Gewichtsverlustes des Gesamtkörpers. Die Streifung der Muskelfasern bleibt erhalten, die Längsstreifung oft deutlicher als die Querstreifung.

Die Fasern sind nicht alle in gleicher Weise reduziert[3]. Diejenigen Muskelfasern, die ursprünglich dicker waren, brauchen für die Atrophie länger. Die stark verschmälerten Fasern werden zu dünnen Fäden aus Sarkolemm mit spärlichem Sarkoplasma und perlschnurartig zu Bändern aufgereihten dunklen Zellkernen umgebildet[4] (Abb. 12). Manchmal bleiben praktisch nur die Kerne übrig, die dann herdförmig zusammenrücken können und diejenigen Stellen anzeigen, an welchen zuvor eine Muskelfaser gelegen hat. Einzelne Fasern können aber auch echte Hypertrophie und Kernvermehrung zeigen[5].

Trübe Schwellung, wachsartige Degeneration und scholliger Zerfall sind Folgen zusätzlicher Schädigungen[6]. In einigen Fällen werden in den Muskelfasern Einlagerungen von kleinen Fetttröpfchen und von Lipofuscinpigment

---

[1] SELBERG 1947, OVERZIER 1947.

[2] GIESE 1948, 1953, SELBERG 1948, LUBARSCH 1921, MEYERS 1917, LAMY und Mitarbeiter 1946, UEHLINGER 1948.

[3] OVERZIER 1947. [4] GIESE 1944.

[5] OVERZIER 1947, LUBARSCH 1921. [6] JACKSON 1925, UEHLINGER 1948.

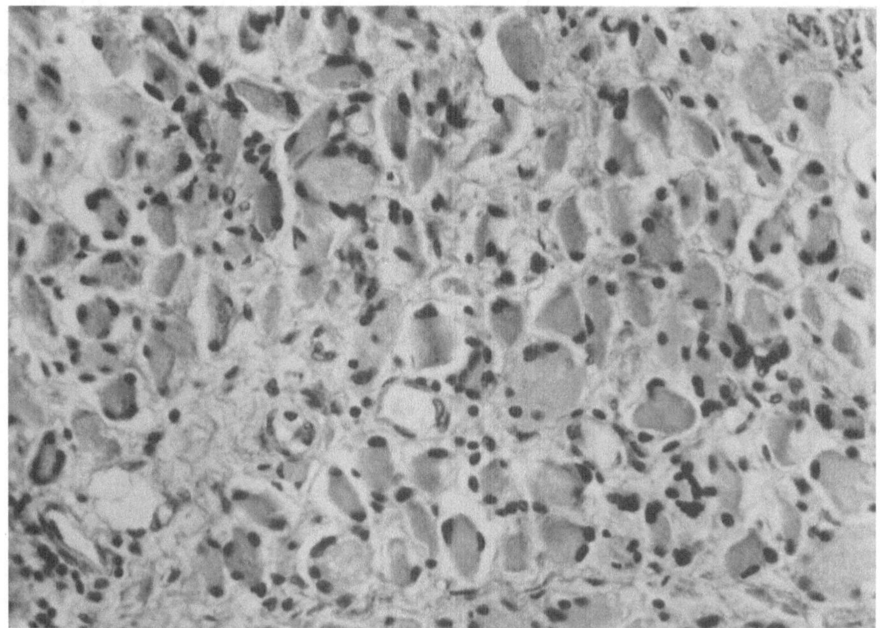

Abb. 14. M. biceps, Querschnitt. Hungerödem. Unregelmäßiger Abbau der Muskelfasern mit wechselnd starker Abnahme des Querdurchmessers. Interstitielles Ödem.

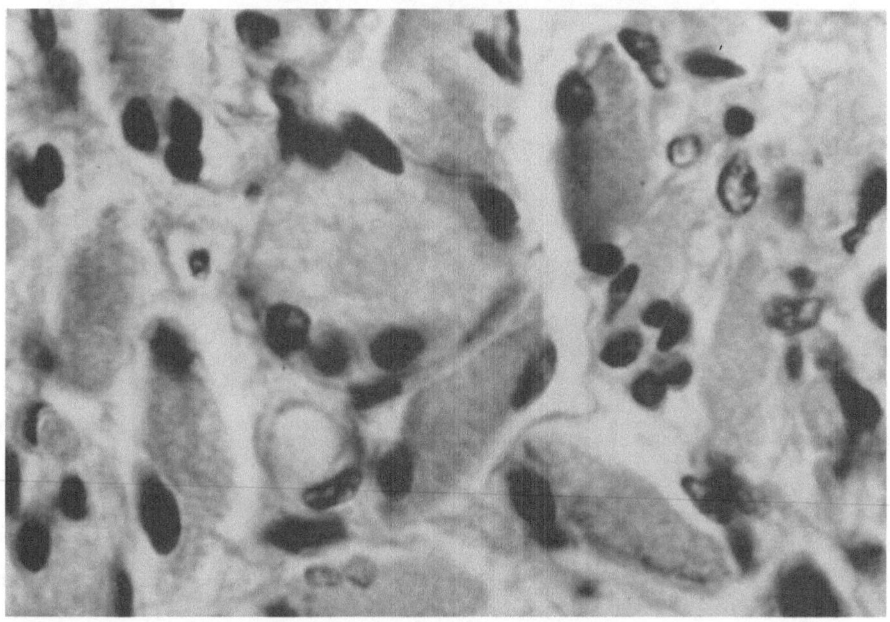

Abb. 15. Muskelfaserquerschnitte. Muskelfasern in verschiedenen Stadien des Abbaus. Auflockerung und Schwund der fibrillären Substanz. Zusammenrücken der Zellkerne. Vergr. 1150fach.

gefunden[1]. LAMY u. Mitarb. beobachteten in einigen Fällen fleckförmige interstitielle Kalkabscheidungen zwischen den atrophischen Muskelfasern. Nicht selten

[1] LAMY und Mitarbeiter 1946, STEIN und FEINIGSTEIN 1946, BECKETT und BOURNE 1957.

sind feingranuläre Eisenpigmentablagerungen in den Muskelfasern und im interstitiellen Bindegewebe nachzuweisen[1]. Das interstitielle Bindegewebe ist häufig ödematös durchtränkt[2]. Dabei rücken die Muskelfasern weit auseinander. Bei starkem Wassergehalt der Muskelfasern sind die Sarkolemmschläuche ausgeweitet, leer oder mit amorphem, feingranulärem Material gefüllt (Abb. 13).

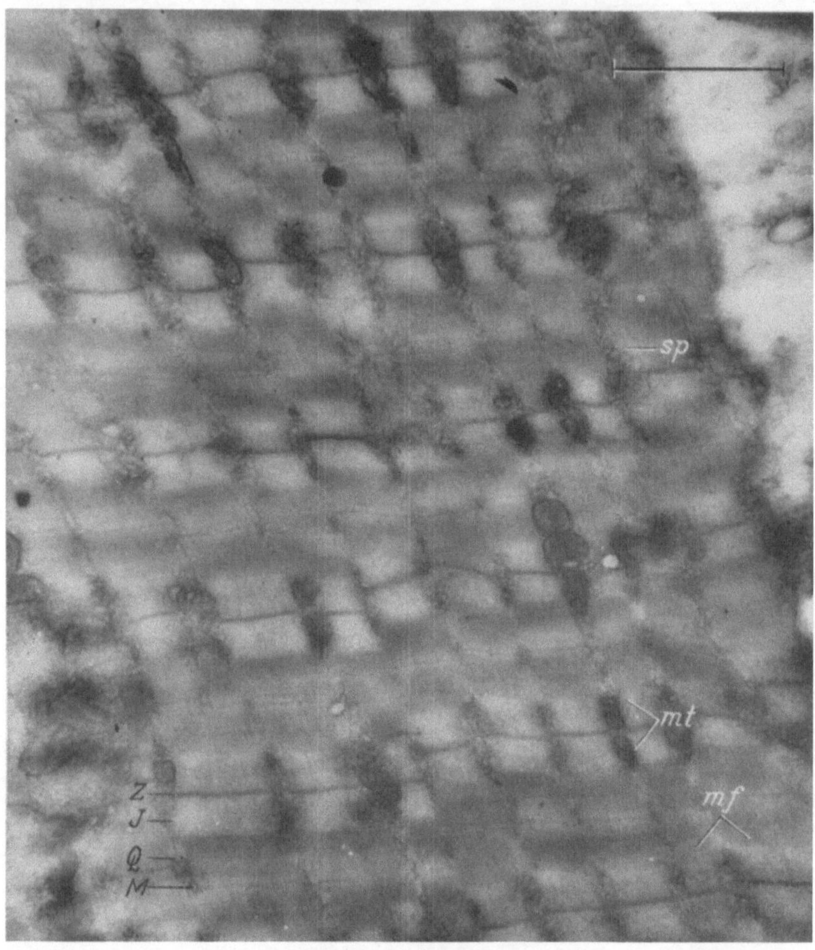

Abb. 16. Längsschnitt durch eine normale Skeletmuskelfaser (Dehnungszustand). *mf* Myofibrillen, *sp* interfibrilläres Sarkoplasma mit tubulären Strukturen des endoplasmatischen Reticulums, *mt* Mitochondrien, *z* Z-Streifen, *I* Isotrope Zone, *Q* anisotrope Zone, *m* Mittelstreifen. Elektronenoptische Vergrößerung 22000 ×.

Bei 359 Hungertodesfällen fanden STEIN u. FEINIGSTEIN gut erhaltene Skeletmuskeln nur in 2,7%, dagegen schwere Atrophie in 61%.

Elektronenoptisch läßt sich der Abbau der Muskelfasern am hungernden Tier genauer verfolgen.

Die Muskelfasern sind vielkernige Zellen, deren Kerne randständig in das Sarkoplasma eingelagert sind. In der Unterschenkelmuskulatur der Maus besteht der faserig differenzierte Anteil der Zelle aus 0,6—1,2 μ dicken Fibrillen mit dünnen Protoplasmahüllen von 300 bis 1000 Å Breite. Die Myofibrillen sind Bündel von jeweils 300—400 zarten, parallel verlaufenden Myofilamenten. Nach HODGE (1954) sowie SJÖSTRAND und ANDERSSON-CEDERGREN (1957) sollen diese Myofilamente sehr lange, über mehrere Sarkomeren reichende, einheitlich

[1] LUBARSCH 1921, GIESE 1944, OVERZIER 1947. [2] LAMY u. a. 1946, UEHLINGER 1948.

gebaute Fäden sein, deren Durchmesser im Bereich der I-Bänder 40 Å beträgt, im Bereich der A-Bänder je nach dem Kontraktionszustand zwischen 60 und 140 Å schwankt. Neuere Untersuchungen von HUXLEY (1957) haben gezeigt, daß in den quergestreiften Muskelfasern zwei verschiedene Typen von Myofilamenten vorliegen, die sich durch ihren Durchmesser, ihre Dichte, ihre Lage innerhalb der Sarkomeren und wahrscheinlich auch durch ihre Proteinzusammensetzung unterscheiden. Sie setzen sich nicht kontinuierlich durch mehrere Sarkomeren hindurch fort, sondern sind relativ kurze, stäbchenförmige Elemente. Die eine Gruppe von Myofilamenten kommt nur im Bereich der A-Bänder vor. Ihr Durchmesser beträgt etwa 110 Å. Ihre Länge entspricht genau der Höhe eines A-Bandes. Sie erscheinen sehr kontrastreich und sind in dichter, regelmäßiger, hexagonaler Anordnung parallel nebenein-

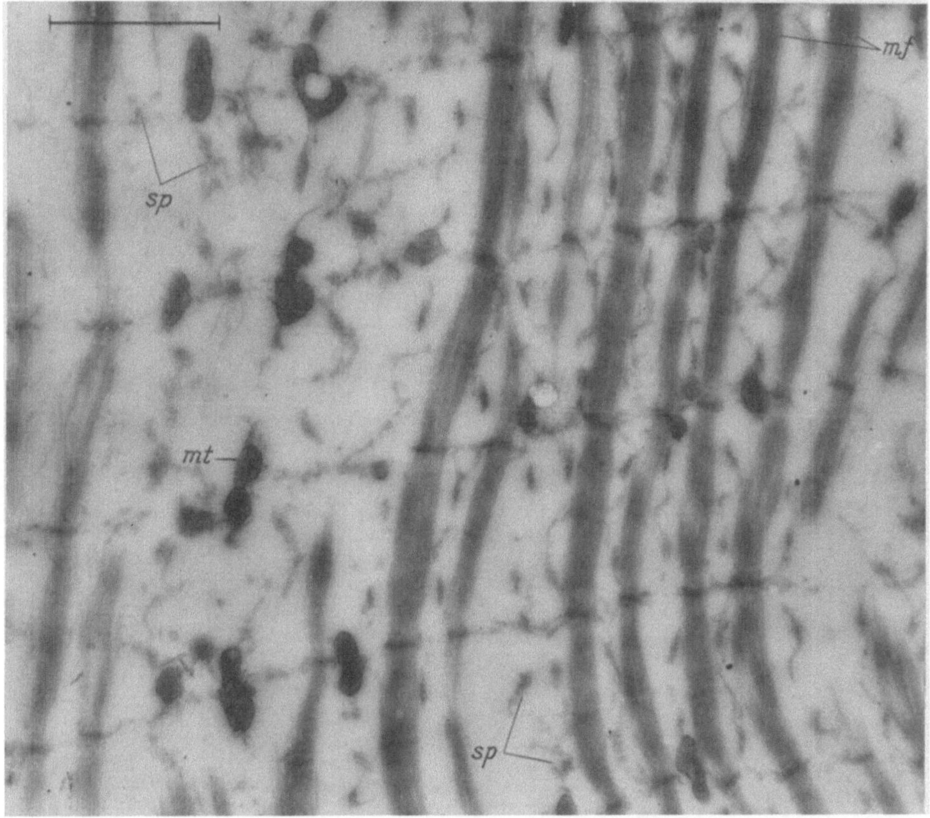

Abb. 17. Längsschnitt durch eine atrophische Skeletmuskelfaser. Die Myofibrillen(*mf*) sind verschmälert, stellenweise völlig verschwunden. In den weiten interfibrillären Räumen Auflockerung des Sarkoplasmas (*sp*) mit Schwellung der tubulären Strukturen des endoplasmatischen Reticulums. *mt* Mitochondrien. Elektronenoptische Vergrößerung 25000 ×.

ander geschichtet. Innerhalb der I-Bänder sieht man nur den zweiten Typ von Myofilamenten mit wesentlich geringerem Durchmesser. Diese nur etwa 40 Å dicken Filamente ziehen vom Z-Streifen aus durch die angrenzende I-Zone bis in die benachbarten A-Bänder, in die sie in Abhängigkeit von dem jeweiligen Kontraktionszustand mehr oder weniger weit hineinragen. Die beiden Gruppen von Myofilamenten sind also teilweise ineinander geschoben.

Das Sarkoplasma enthält in normalen Muskeln zahlreiche große Mitochondrien, die teils in dichten Haufen um die Zellkerne zusammengeballt, teils zwischen den Fibrillen zu Ketten aufgereiht sind. Ein weiteres System kleiner, 0,5 μ langer, 0,1—0,3 μ breiter Mitochondrien zeigt enge räumliche Beziehung zum Z-Streifen. Sie sind hier oft paarweise und symmetrisch zu beiden Seiten des Z-Streifens angeordnet und stehen mit einem dichten endoplasmatischen, vorwiegend tubulären Reticulum in Zusammenhang, das sich interfribrillär und auch im Bereich des Z-Streifens ausbreitet.

Im Hungerzustand kommt es zunächst zu einer Aufhellung und schließlich zu einem Schwund des Sarkoplasmas. Gleichzeitig werden die großen Mitochondrien stark reduziert, so daß der perinucleäre Raum leer erscheint. Zwischen den Fibrillen werden kaum noch große Mitochondrien gefunden. Die kleinen Mitochondrien bleiben dagegen noch lange erhalten und zeigen auch keine Strukturänderungen (Abb. 16 und 17).

Die Myofibrillen werden in der atrophierenden Muskelfaser schmäler und rücken dabei auseinander. Der helle, elektronenoptisch oft leere Zwischenraum

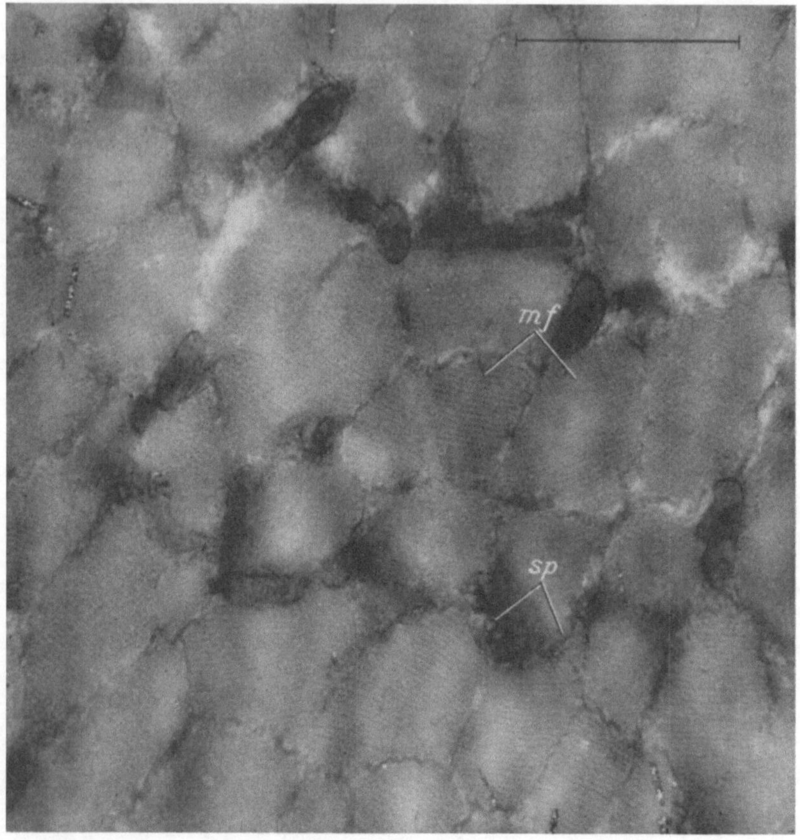

Abb. 18. Querschnitt durch eine normale Skeletmuskelfaser. *mf* Myofibrillen, *sp* interfibrilläres Sarkoplasma mit tubulären Strukturen des endoplasmatischen Reticulums. Elektronenoptische Vergrößerung 30000×.

enthält gequollene, teilweise aufgeblähte Tubuli des endoplasmatischen Reticulums. Die Verschmälerung der Myofibrillen beruht auf einer Einschmelzung der Myofilamente, die vom Rande nach der Mitte zu fortschreitet. Die dunklen Myofilamente lösen sich vom Rande her aus dem Verband der Myofibrillen und verlieren sich in dem umgebenden, durch hydropische Schwellung hochgradig aufgelockerten und verflüssigten Sarkoplasma. Der Abbau der Filamente kann bis zu einem völligen Schwund der contractilen Substanz in den Muskelzellen fortschreiten. Der leere Raum enthält dann nur noch Reste kleiner Mitochondrien mit dem zugehörigen endoplasmatischen Reticulum, Rudimente des Z-Streifens und spärliche große Mitochondrien um die Zellkerne. In der frühen Phase der ablaufenden Myolyse ist die Muskelzelle trotz des Abbaus ihrer spezifischen

Struktur nicht verkleinert, sondern durch Wasseraufnahme eher dicker. Die Zellmembran ist zwischen den quergespannten Brücken der Z-Streifen oft girlandenartig ausgebuchtet (Abb. 18 und 19).

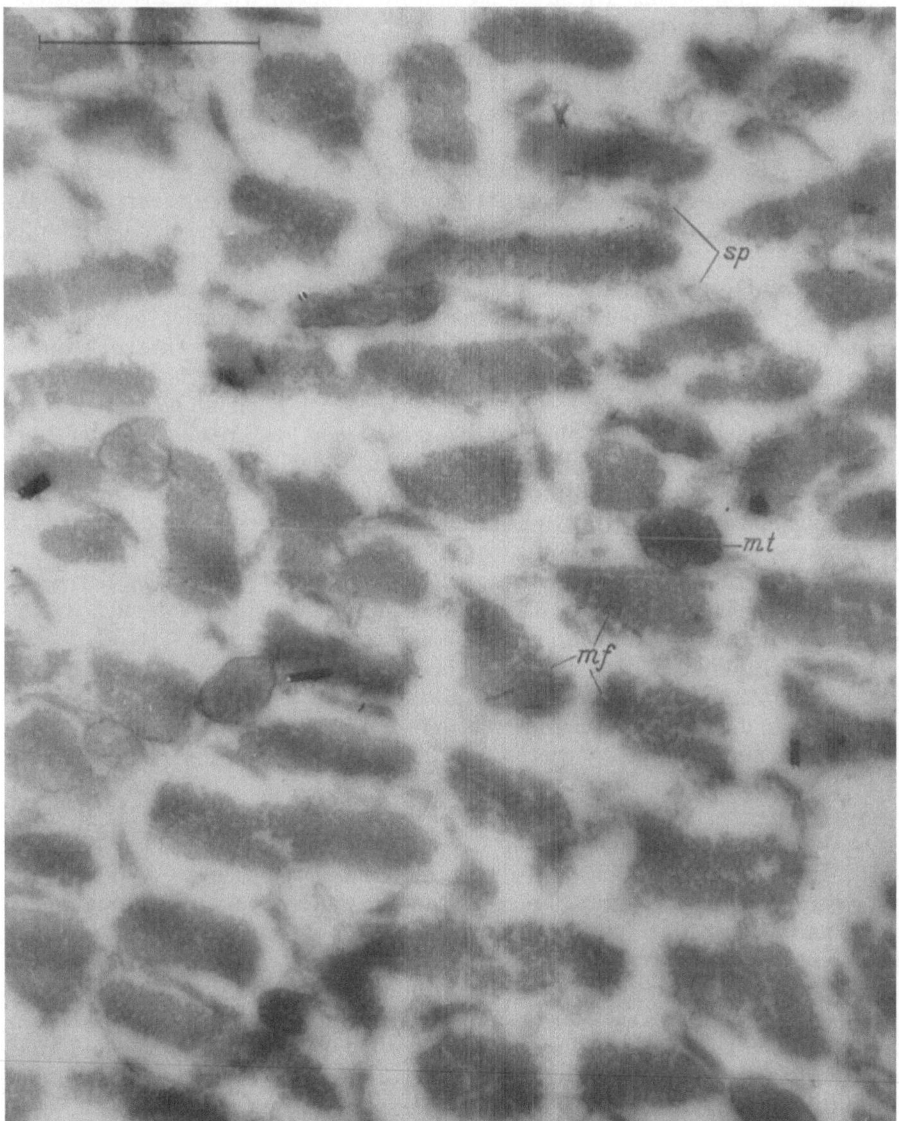

Abb. 19. Querschnitt durch eine atrophische Skeletmuskelfaser mit schmalen, weit auseinanderliegenden Myofibrillen (*mf*). Das endoplasmatische Reticulum im interfibrillären Sarkoplasma (*sp*) ist stark geschwollen. *mt* Mitochondrien. Elektronenoptische Vergrößerung 30000×.

Im fortgeschrittenen Stadium schwindet das Wasser und die Zellmembran kollabiert wie ein leerer Schlauch. Die stets erhaltenen Zellkerne rücken dabei zusammen und bilden Kernbänder oder die sog. Myoblastenhaufen. Die Kerne behalten ihre Grundstruktur, werden aber unter Faltung der Kernmembran kleiner und dichter.

Damit bestätigt sich der aus lichtoptischen Befunden bereits gezogene Schluß, daß in der Hungeratrophie Muskelsubstanz aufgelöst und abgebaut wird. Die Reduktion der Muskelmasse ist also nicht nur Ergebnis einer Hypotrophie durch Mangel an Nährsubstrat oder fehlender Anlieferung von Bausteinen zum Aufbau der contractilen Substanz. Die Muskulatur wird vielmehr wie ein Eiweißspeicher im Stoffwechsel verwertet.

Aus den großen Verlusten an contractiler Substanz in der Muskulatur erklärt sich die körperliche Schwäche der Hungerkranken. Die restliche Muskelkraft reicht schließlich nicht mehr zu Bewegungen der Extremitäten oder zum Aufrichten aus[1].

Die atrophische Muskulatur zeigt eine allgemein erhöhte Erregbarkeit auf mechanische Reizung[2]. In schweren Graden der Atrophie entsteht ein „idiomuskulärer Wulst"; das ist eine örtliche Muskelkontraktion, die nach Beklopfen eines Muskels eintritt und lange Zeit bestehenbleibt. Die Wulstbildung ist ein Zeichen dafür, daß der Muskel die Fähigkeit verloren hat, nach der Kontraktion wieder rasch zu erschlaffen. Ob diese Funktionsstörung, die vielleicht schon in den langsamen und schleppenden Bewegungen Hungerkranker ihren Ausdruck findet, mit einem Glykogenmangel[3], mit der im Hunger stets vorhandenen Kreatinurie[4] oder mit einem Mangel an ATP zusammenhängt, ist noch nicht geklärt[5].

Der Abbau des Muskelgewebes im Hunger gleicht der Muskelatrophie nach Nervendurchtrennung. Die elektronenoptischen Bilder sind einander ähnlich[6]. Die primäre Stillegung der Zellfunktion, der Fortfall des Funktionsimpulses und die nachfolgende Inaktivitätsatrophie führen also anscheinend zu dem gleichen morphologischen Endzustand.

Die Inaktivierung der Beinmuskeln nach Nervendurchtrennung bei der Katze führt in drei Wochen zu einem Verlust des Muskelgewichtes von 40%[7]. Das Ergebnis ist also das gleiche wie bei der Hungeratrophie.

Primäre Krankheiten des Muskelgewebes selbst lassen sich dagegen lichtoptisch durch Zeichen degenerativer Änderungen an den Muskelzellen gut abtrennen[8]. Für die Dystrophia musculorum progressiva ist dieser Unterschied auch elektronenoptisch nachgewiesen worden[9].

d) Die Restitution.

Die Muskulatur pflegt sich nach Beendigung der Hungerperiode rasch zu erholen. Im Wege der einfachen Regeneration kommt es zu einer Auffüllung der leeren Sarkolemmschläuche mit Sarkoplasma, zum Aufbau des endoplasmatischen Reticulums und zur fibrillären Differenzierung ähnlich wie bei der embryonalen Entwicklung. Die „Recreation" läuft bei langsamer Auffütterung der Gewichtszunahme parallel. Selbst aus schwerster Hungeratrophie ist das Normalgewicht in zwei bis vier Monaten wieder erreicht, wenn nicht anderweitige Krankheiten, insbesondere die Tuberkulose den Erholungsverlauf aufhalten oder verhindern[10]. Der wiederaufgebauten Muskulatur ist die vorausgegangene schwere Atrophie nicht mehr anzusehen, es kommt zu einer Restitutio ad integrum.

Bei zusätzlichen Muskelschäden durch lokale Druckwirkung, Traumen, Infektion oder anderes gehen Muskelzellen zugrunde. Die entstehenden Defekte werden durch Narben, teilweise auch durch Teilung und Sprossung der erhaltenen Muskelzellen überbrückt.

---

[1] BANSI 1949, BERNING 1949, GSELL 1948. [2] BANSI 1949. [3] BRENTANO 1933.
[4] BRENTANO 1933. [5] Einzelheiten darüber bei REICHEL 1960.
[6] WECHSLER und HAGER 1960. [7] ECCLES 1944.
[8] ADAMS, DENNY-BROWN und PEARSON 1954.
[9] E. MÖLBERT 1960. [10] GSELL 1948, RANKE 1950.

4. Die Speicheldrüsen.

Unter den Organen mit hoher exkretorischer Zelleistung sind die Speicheldrüsen das Hauptbeispiel für die Drosselung der Bildung und Abgabe von Sekret in der Mangelernährung oder bei absoluter Nahrungskarenz. Substratmangel und fehlender oder abgeschwächter Sekretionsreiz wirken in diesem Falle gleichsinnig und führen das Parenchym dieser Organe in seiner Gesamtheit in einen Zustand der Funktionsruhe oder der Atrophie. Die Zusammensetzung des Sekrets erfährt keine für den Hungerzustand kennzeichnende Änderung.

a) Das Pankreas.

Das Pankreas, das täglich etwa 0,5—1 Liter Pankreassaft mit einem Eiweißgehalt von etwa 4,5% bildet, braucht dazu etwa 25—50 g Eiweiß. Es gehört zu den Organen mit hohem Eiweißbedarf.

Im Rahmen der allgemeinen Hungeratrophie erleidet das Pankreas Gewichtsverluste, die der allgemeinen Abnahme des Körpergewichtes parallel laufen[1]. Bei einem Körpergewichtsverlust von 49% fand MEYERS (1917) eine Gewichtsminderung des Pankreas von 41%. Bei Kindern, die an Inanition sterben, liegen die Gewichtsabnahmen des Pankreas zwischen 10—20%[2]. Auch hier besteht eine deutliche Korrelation, da Kinder den Einwirkungen der Mangelernährung früher als Erwachsene erliegen und deshalb auch entsprechend geringere Gewichtsverluste zeigen.

OVERZIER (1947) ist der Meinung, daß der Gewichtsverlust des Pankreas hauptsächlich auf einem Schwund des Fettgewebes beruhe. Das kann aber nur für Fälle mit stärkerer Fettdurchwachsung und Lipomatosen gelten.

Da im Zwischengewebe bei der feuchten Form der Hungerdystrophie nicht selten erhebliche Mengen von Flüssigkeit angesammelt sind, kann eine bestehende Abnahme des Parenchymgewichtes durch das Ödem verdeckt werden[3].

Makroskopisch sind, abgesehen von der Verkleinerung, keine Strukturänderungen erkennbar. Die Läppchenstruktur ist deutlich, die Konsistenz der Drüse fest, das Gangsystem unverändert.

Die Beschreibungen der mikroskopischen Befunde zeigen sehr erhebliche Unterschiede, offenbar weil Fälle mit absoluter Nahrungskarenz, Fälle mit noch erfolgter Nahrungsaufnahme und Fälle aus der Wiederauffütterungsphase nicht ausreichend getrennt wurden. Das annähernd normale Bild des Pankreas, das SMEEDEN (1946) 13mal unter 28 Fällen hochgradiger Hungeratrophien, die meist mit Tuberkulose verbunden waren, fand, und die stark schwankenden Pankreasgewichte von 60—145 g erklären sich auf diese Weise.

Die Verkleinerung betrifft allein das exkretorische Gewebe, nicht die Langerhansschen Inseln. Diese rücken bei der Atrophie des exkretorischen Gewebsanteils vielmehr enger zusammen und heben sich sehr deutlich von den kleinen, dunklen, exkretorischen Zellen ab (Abb. 20). Die Zymogengranula der Drüsenzellen sind stark reduziert[4] oder fehlen völlig. Man darf annehmen, daß die Sekretbildung und Sekretabsonderung bei dieser Zellatrophie völlig ruht.

Bei Eiweißmangelschäden sinkt der Diastase-Gehalt im Blutserum, wenn der Globulingehalt im Serum geringer wird; mit der Globulinvermehrung steigt die Diastase wieder an[5]. Ein anderes Bild bietet sich, wenn durch Nahrungsaufnahme ein Sekretionsreiz auf das Pankreas einwirkt. Dann erfolgt auch im Hungerzustand eine Aktivierung der Drüsenzellen. Das Cytoplasma der Drüsenzellen hellt sich auf, die Zellen werden größer und Zymogengranula erscheinen wieder.

[1] KRIEGER 1921. [2] NICOLAEFF 1923. [3] SELBERG 1948.
[4] VÉGHELYI 1948, 1950, SEIFERT 1956. [5] HARTMANN, FEHRMANN und POLA 1948.

Die Funktionsaufnahme ist nicht in allen Zellen gleichmäßig, man findet vielmehr, oft zwischen den tätigen Zellen eingestreut, stiftförmige dunkle Zellen, die das von HELMKE (1939) beschriebene Bild des Zellkollapses zeigen.

Die geringsten histologischen Veränderungen finden sich in jenen Fällen, in denen noch bis zum Tode Nahrung aufgenommen wurde. Auch wenn diese quantitativ unzureichend ist, genügt offenbar der Sekretionsreiz zur Aktivierung der exokrinen Drüsenzellen und zur Sekretbildung. So erklären sich auch die Befunde von OVERZIER, der in den allgemein verkleinerten Zellen so reichlich Zymogengranula fand, daß eine Abgrenzung der zymogenhaltigen Innenzone von einer zymogenfreien Außenzone nicht möglich war.

Elektronenoptische Untersuchungen haben nähere Einblicke in die Zusammenhänge zwischen Zellstruktur und Funktion der Pankreaszelle gebracht[1].

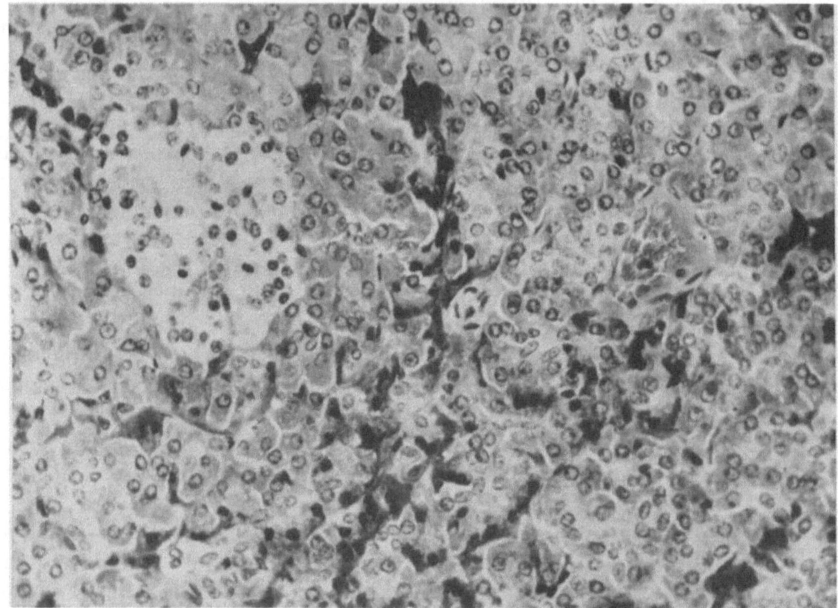

Abb. 20. Pankreas bei Tod in Hungeratrophie. Exkretorisches Gewebe und Langerhanssche Insel. Aufhellung und Zellkollaps der exkretorischen Drüsenzellen.

HIRSCH teilt die Bildung des Drüsensekrets in die Phasen Ingestion, Synthese und Extrusion. Bei der Ingestion gelangen Aminosäuren, Phosphate und Sauerstoff aus dem Blut in die Zelle. Die Synthese durchläuft vier Stufen: In der ersten Stufe werden Aminosäuren, Phosphate und Ribonucleinsäure in den Palade-Granula an der Außenfläche des endoplasmatischen Reticulums aufgenommen. In den Granula vermehrt sich Protein unter gleichzeitiger Minderung der Ribonucleinsäure. Die Proteine lösen sich von den Palade-Granula und werden an das Cytoplasma abgegeben. In der zweiten Stufe werden die so gebildeten Proteine mit Hilfe von Phosphaten in die Kanäle des endoplasmatischen Reticulums eingeschleust und dort in den intracysternalen Granula zu Enzymen synthetisiert. In der dritten Stufe wandern die intracysternalen Granula zum Golgi-Feld und werden dort gelöst. In der vierten Stufe werden die gelösten Enzyme von den Golgi-Lamellen aufgenommen und zu den Zymogengranula zusammengelagert. Die letzte Phase ist die Extrusion der Granula durch die Zellmembran in die Drüsenlichtung.

Im Wechsel zwischen Ruhe und Funktion spielen sich die Hauptveränderungen im Ergastoplasma ab, das HIRSCH unterteilt in das kanälchenbildende fädige Grundgerüst des endoplasmatischen Reticulums (α-Cytomembranen) und in die aufliegenden Ribonucleoprotein-Granula (Palade-Granula).

[1] HIRSCH 1960.

Im kurzdauernden Hungerzustand sind die endoplasmatischen Kanäle eng, leer und wenig ausgebreitet (Abb. 21). Nach einem Sekretionsreiz durch Pilocarpin oder Futteraufnahme sind sie weit, dünnwandig und mit flüssigem Sekret gefüllt. Die Ribonucleoproteingranula, deren biochemische Zusammensetzung

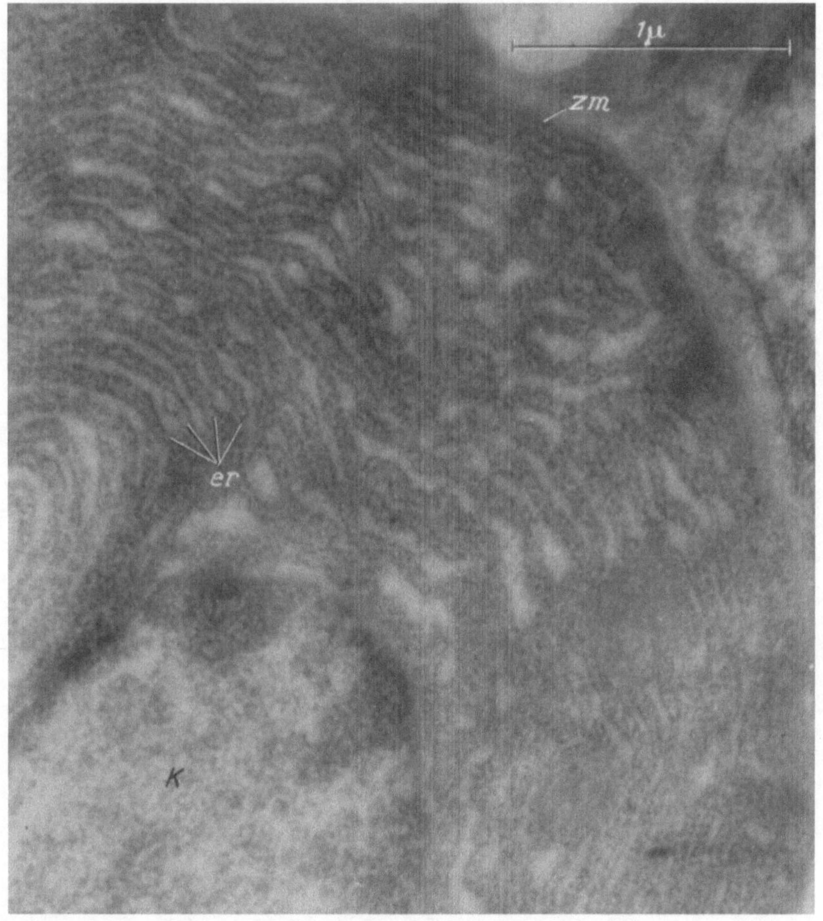

Abb. 21. Basale Cytoplasmazone einer exokrinen Drüsenzelle aus normalem Pankreasgewebe (Ratte). Kräftig entwickeltes endoplasmatisches Reticulum als Zeichen hoher Aktivität mit lebhafter Proteinsynthese. An den dicht nebeneinanderliegenden endoplasmatischen Membransystemen sind zahlreiche feinste Ribonucleoproteingranula aufgereiht. *k* Zellkern, *er* endoplasmatisches Reticulum, *zm* Zellgrenzmembran. Vergr. 35000×.

sich während der Proteinbildung ändert[1], sind im Hunger an Zahl geringer, in der Fütterungsphase reichlicher[2].

Die Acinuszellen des Pankreas bestehen zu 20—30% aus Enzym-Eiweiß. Die Sekretgranula enthalten bei einem 24 Std lang hungernden Hund 40—50% des gesamten Stickstoffs des Pankreas[3].

Die feinen Zellstrukturen bleiben nach diesen Untersuchungen auch in der Hungeratrophie erhalten. Daraus erklärt sich die aus lichtmikroskopischen Untersuchungen bekannte rasche Restitution des Pankreas nach Beendigung der Hungerperiode.

---

[1] Siekevitz und Palade 1958. [2] Hirsch 1960. [3] Hokin 1952.

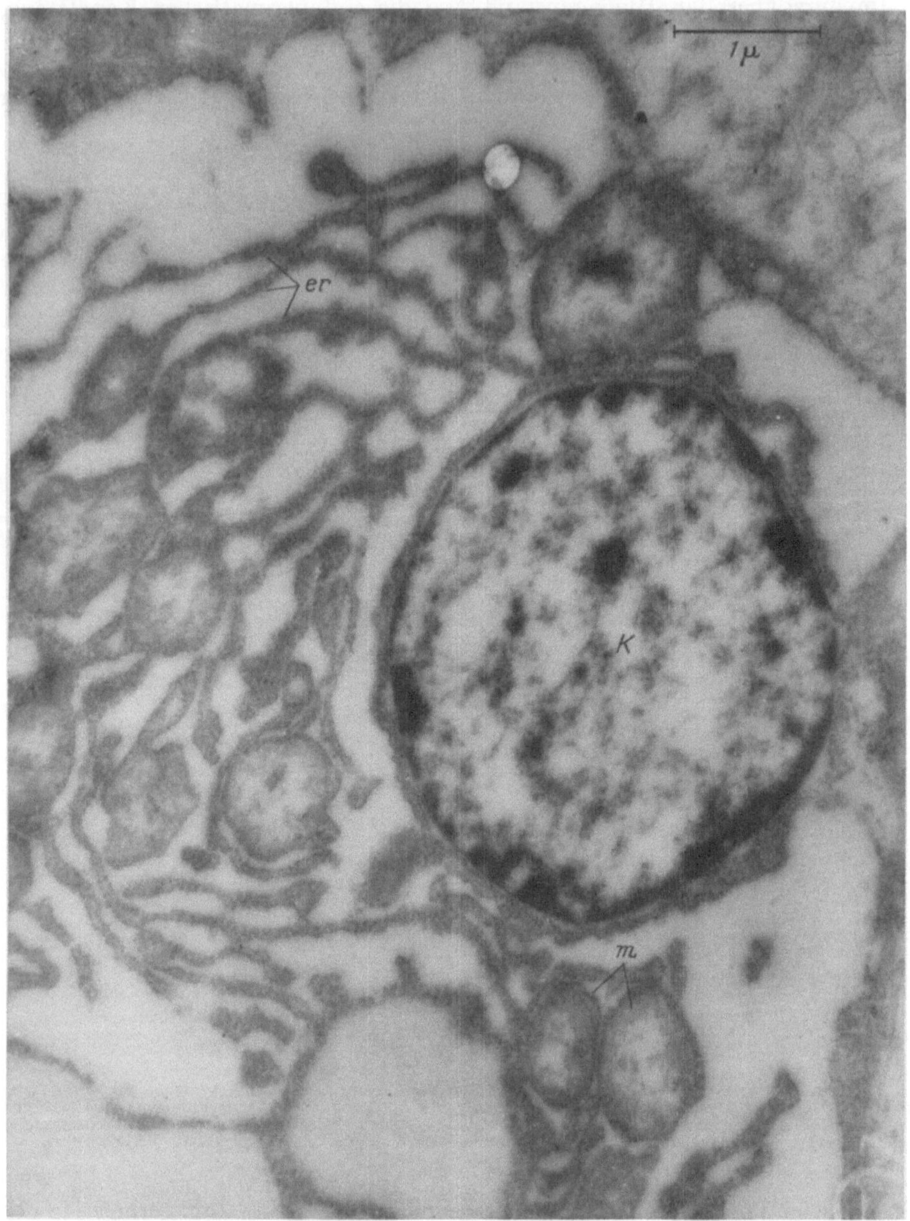

Abb. 22. Exokrine Pankreaszelle nach Äthioninschädigung. Ursache der Schädigung ist ein partieller Aminosäuremangel, da Äthionin den Einbau der für die Enzymsynthese notwendigen Aminosäure Methionin in die Ribonucleoproteingranula verhindert. Im elektronenoptischen Bild erscheinen die Ribonucleoproteingranula vergröbert, ungleichmäßig verteilt und nicht mehr so kontrastreich wie in der normalen Pankreaszelle. An ihre Stelle treten zum Teil feinste vesiculäre Strukturen. Die die endoplasmatischen Kanäle begrenzenden Membranen haben sich stellenweise aufgelöst. Die Kanäle des endoplasmatischen Reticulums sind zu ausgedehnten, sackförmigen oder lagunenartigen Hohlräumen zusammengeflossen. Schwellung der Mitochondrien. *k* Zellkern, *er* endoplasmatisches Reticulum, *m* Mitochondrien, Vergr. 18000×.

Anders liegen die Verhältnisse, wenn die zur Sekretsynthese notwendigen Bausteine nicht in ausreichender Menge zur Verfügung stehen. Methionin-Mangel hat erhebliche Störungen der Zellstruktur zur Folge.

Bei der experimentellen Äthionin-Vergiftung der Ratte wird die normale Eiweiß-Synthese in den Pankreaszellen gestört, da Äthionin die Umwandlung des Methionins zu Cystein blockiert und an Stelle des Methionins nach dem Prinzip des betrügerischen Austausches in ein abartiges Protein-Molekül umgebaut wird[1].

Morphologisch findet sich am Pankreas eine Vacuolisierung der exokrinen Epithelzellen mit nachfolgender zelliger Infiltration des Interstitiums. Im elektronenoptischen Bild zeigen sich zunächst Veränderungen am endoplasmatischen Reticulum mit blasiger Umbildung, Membranauflösung und Zerfall (Abb. 22). Die Bildung der Zymogengranula ist unterbrochen, eine Schwellung der Mitochondrien läuft nebenher. In den Langerhansschen Inseln findet sich nur eine A-Zellenschädigung, die B-Zellen bleiben unverändert[2].

Eine Eiweißmangelernährung führt bei Ratten zu Atrophie der Acini, Verlust der ursprünglichen Gewebsstruktur und zu herdförmiger Bindegewebsvermehrung[3]. Bei langdauernder proteinfreier Kost kommt es zu einer Degeneration der Pankreaszellen[4]. Die Mitochondrien der Drüsenzellen sind im Hunger kurz. Sie werden nach einem Sekretionsreiz länger und brechen dann in Stücke.

Die Ribonucleotide in den Mikrosomen nehmen im Pankreas der hungernden Tiere ab. Der Gehalt an Ribonucleinsäure liegt aber wesentlich höher als der Gehalt an Desoxyribonucleinsäure[5].

Histochemisch läßt sich bei eiweißarm und kohlenhydratreich ernährten Tieren eine Reduktion der tryptophanreichen, proteolytischen Enzyme feststellen[6].

Aus diesen Versuchen geht übereinstimmend hervor, daß die Enzymproduktion bei calorischer Unterernährung reduziert wird und bei absoluter Nahrungskarenz zum Erliegen kommt, ohne daß ein Abbau spezifischer Zellstrukturen eintritt. Eiweißmangel führt dagegen ebenso wie die Störung des Methionineinbaues bei der Äthioninvergiftung über Vacuolisierung und Auflösung des endoplasmatischen Reticulums zu Zellnekrosen und Abbau des exkretorischen Drüsengewebes.

Bei Kwashiorkor besteht im Pankreas häufig eine Atrophie und eine Degranulation der Acinuszellen. Diese Pankreasveränderungen wurden von Davies (1948, 1952) als die Hauptveränderungen bei Kwashiorkor und für bedeutungsvoller als die Leberverfettung angesehen.

Über die Langerhansschen Inseln und den Kohlenhydratstoffwechsel siehe unter inkretorischen Organen, S. 502.

b) Die Kopfspeicheldrüsen.

In der Hungeratrophie zeigen auch die Kopfspeicheldrüsen ähnlich wie das Pankreas eine mäßige Atrophie ihrer drüsigen Anteile. Die Verkleinerung betrifft vorwiegend die serösen Anteile, besonders die Parotis, während die mukösen Anteile keine deutlichen Veränderungen zeigen.

In manchen Fällen schwerer Hungerdystrophie entstehen aber auch symmetrische, schmerzfreie, oft erhebliche weiche Schwellungen der Parotis ohne entzündliche Begleiterscheinungen. Die Glandula submandibularis kann ebenfalls beteiligt sein, zeigt aber nur geringe Schwellung.

Die Vergrößerungen der Parotis wurden nach dem zweiten Weltkrieg in großer Zahl beobachtet. Die Parotisschwellung entwickelte sich besonders bei Heimkehrern aus russischen Kriegsgefangenenlagern[7]. Sie entstand teilweise aber

[1] Farber und Popper 1950, Becker 1957 u. a. [2] Seifert und Gieseking 1961.
[3] Wachstein und Meisel 1954. [4] Verne 1954.
[5] Langer und Graffi 1955, Hirsch 1958, 1960. [6] Adams 1958.
[7] Eigler und Boenninghaus 1948.

schon während der Gefangenschaft[1]. In manchen Heimkehrergruppen zeigten bis zu 63% der Hungerkranken diese Parotisschwellung[2]. Bei der Zivilbevölkerung wurde sie nur selten und fast nur im Osten gesehen.

Die Schwellung beginnt im allgemeinen in der Auffütterungsphase, wenn das Körpergewicht zunimmt[3]. Sie entsteht rasch und kann sich schon innerhalb von Tagen zurückbilden[4]. Sialographien ergeben normale Verhältnisse des Gangsystems. Bei der Speichelanalyse wurde für die Speichelamylase keine Abweichung von der Norm gefunden[5].

Als Ursache der Schwellung werden diskutiert interstitielles Ödem[6], Fettdurchwachsung, die in einem Obduktionsfall mit lipophiler Dystrophie nachgewiesen wurde[7] und Arbeitshypertrophie[8] in der Vorstellung, daß die vermehrte Kohlenhydraternährung eine stärkere Speicheldrüsenfunktion verursache. Auch an inkretorische Störungen wurde gedacht, da manche Kranke mit Parotisschwellung gleichzeitig auch eine Gynäkomastie hatten[9].

McCANCE u. Mitarb. (1951) fanden in einem Obduktionsfall, daß die Schwellung auf einer Vergrößerung der Acini beruht. In den Endstücken der Drüsen schwellen die serösen Drüsenzellen stark an und enthalten im Cytoplasma diffus verstreute, bis zur Zellbasis reichende Granula oder Vacuolen ohne Granula. Die Zellkerne rücken nach der Zellbasis, sind dabei oft klein und erscheinen komprimiert.

Dieses histologische Bild erinnert an die Parotisschwellung bei Kwashiorkor. Bei dieser Eiweißmangelkrankheit, die in Afrika häufig ist, werden Parotisschwellungen besonders bei Kindern beobachtet[10] und treten gewöhnlich in der Erholungsphase auf[11]. THOMAS (1955) hat die Parotisschwellung bei Kwashiorkor an zahlreichen Punktaten untersucht. Er fand eine Hypertrophie der Acini, in denen die serösen Drüsenzellen mit Vacuolen angefüllt und durch hydropische Schwellung wasserhell geworden sind[12]. Das Ergastoplasma der Zellen schwindet. In fortgeschrittenen Stadien kann es zu einer fibrocystischen und schließlich zu einer fibrösen Umwandlung der Drüsen kommen, wobei sich interstitielle lymphohistiocytäre und plasmacelluläre Infiltrate bilden. Interstitielles Ödem wurde in keinem Stadium des Ablaufs festgestellt. THOMAS hält die Drüsenschwellung für eine Anpassungserscheinung an die eiweißarme und kohlenhydratreiche Ernährung oder für eine ausgleichende Hypersekretion der Speicheldrüsen bei unzureichender Pankreassekretion.

Die Speicheldrüsenschwellung wurde auch im Tierversuch bei Eiweißmangelernährung gefunden[13], ebenso auch bei Fehlen essentieller Aminosäuren[14].

5. Die Schleimhäute.

An den Schleimhäuten greifen bei chronischer Unterernährung drei Vorgänge ineinander, die sich meist überschneiden und pathogenetisch voneinander abhängig sind: 1. die verminderte Sekretion, 2. die reduzierte Regeneration und 3. die erhöhte Anfälligkeit für infektiöse und toxische Schäden.

a) Die Plattenepithelschleimhaut.

An den Plattenepithelschleimhäuten (Mundhöhle, Speiseröhre, Vagina) äußert sich die Hypotrophie in einer Abnahme des Glykogengehaltes und der

[1] KANTHER 1948. [2] WETZEL 1949. [3] McCANCE und Mitarbeiter 1951.
[4] BERNING 1949. [5] EIGLER und BOENNINGHAUS 1948, GÜLZOW 1949.
[6] EIGLER und BOENNINGHAUS 1948. [7] BANSI 1949. [8] KANTHER 1948.
[9] TRAUTMANN und KANTHER 1947. [10] GILLMAN und Mitarbeiter 1947.
[11] DAVIES 1948. [12] DEAN und Mitarbeiter 1952.
[13] LUCKNER und SCRIBA 1948. [14] SIDRANSKY und FARBER 1958.

sauren Mucopolysaccharide. Die Stachelzellen haben, soweit nicht durch vermehrte Wasseraufnahme Zellödem besteht, ein dichtes Cytoplasma und abgeflachte Zellformen. Die Stachelzellschicht ist durch verminderte Regeneration auf wenige Zellagen reduziert, die Papillarkörper sind verkürzt und oft verstrichen.

Die Schleimhautatrophie wird am besten an der *Zunge* erkennbar, deren Oberfläche durch Verkürzung und Schwund der Papillae filiformes zunächst an den Zungenrändern und an der Spitze, später auch am Zungenrücken, glatt wird. Mit dem Schwund des lymphatischen Gewebes und der Atrophie der seromukösen Drüsen im Zungengrund schwindet auch hier die charakteristische Oberflächenzeichnung. Die im Leben hochrote und glatte Zunge erinnert an die Schleimhautatrophie bei perniciöser Anämie[1]. Der Zungenkörper ist bei der trockenen Hungeratrophie wegen der Reduktion der Muskulatur klein, bei der Ödemkrankheit durch die ödematöse Schwellung leicht vergrößert. Zungenbeläge werden auch bei schwerer Hungerkachexie nur selten gefunden, Pilzbesiedlungen und insbesondere Soor werden nicht beobachtet.

Störungen der Verhornung mit Dys- und Parakeratosen sind häufig im Oesophagus gesehen worden[2]. Über auffällige Trockenheit der Mundschleimhaut und häufige Rhagaden an den Lippen berichtet GSELL (1948). Auch in der Vaginalschleimhaut sind Atrophie und Trockenheit beschrieben worden[3].

b) Die drüsigen Schleimhäute.

Am Magen-Darm-Kanal sind die sehr verschiedenen Bilder abhängig von der Dauer der Unterernährung, von der vorausgegangenen Nahrungsaufnahme und vom Grad der allgemeinen Hungeratrophie. Hochgradige Kontraktion des fast leeren Darmkanals mit oft zahlreichen Invaginationen des Dünndarmes einerseits und maximaler Dilatation, teilweise sogar Atonie des Magens und des Darms andererseits, sind Folgen von Unterernährung. Schweres Ödem der Darmwand wechselt mit hochgradiger Atrophie, in der die Darmwand papierdünn wird[4].

Chronischer Reizzustand der Schleimhaut, Schleimhautatrophie und Darmwandödem sind neben hinzutretenden Komplikationen die Veränderungen, die sich gegeneinander abgrenzen lassen.

α) Der Reizzustand.

Der „Hungermagen", der vor allem in den rasch zum Tode führenden Fällen vorkommt, ist klein, fest, kontrahiert und leer. Seine Schleimhaut ist dunkelrot, mit mäßig viel Schleim bedeckt, oft wulstig verdickt und ödematös mit einem erhöhten, vergröberten Relief[5]. An der Magenschleimhaut finden sich häufig zahlreiche kleine, hämorrhagische Erosionen, die als Folge der Leersekretion[6] anzusehen sind (Abb. 23). Histologisch zeigt sich eine Hungergastritis mit dichter kleinzelliger Infiltration der Schleimhaut des Antrum, weniger des Corpus[7]. Die Blutcapillaren sind weitgestellt, kleine Schleimhautblutungen häufig. Haupt- und Belegzellen der Fundusdrüsen lassen keine Einschränkung der Funktion erkennen.

BERNING (1949) fand bei Magensaftuntersuchungen in 34% Normacidität und in 14% Hyperacidität, BANSI (1949) in etwa einem Drittel seiner Fälle normale Sekretionsverhältnisse.

---

[1] BANSI 1949, GSELL 1948. [2] OVERZIER 1947.
[3] SIEGERT 1947, GLATZEL 1954 (Literatur).
[4] GIRGENSOHN 1959. [5] OVERZIER 1947, SELBERG 1947/48, GÜLZOW 1949.
[6] BÜCHNER und MOLLOY 1927, BÜCHNER 1951. [7] KONJETZNY 1947.

Die erosive hämorrhagische Gastritis ist nur in Fällen mit noch erhaltener oder vermehrter Magensaftsekretion zu erwarten. Diese ist die Voraussetzung für die Entstehung der Erosionen, die im Tierexperiment bei Hungerversuchen[1] und bei Scheinfütterung[2] in allen Stadien von der Schleimhautnekrose bis zum perforierenden Ulcus erzeugt worden sind.

Beim Menschen ist der Übergang der erosiven Hungergastritis in ein chronisches Ulcus pepticum selten, wahrscheinlich weil die Magensaftsekretion mit zunehmender Inanition versiegt. Gelegentlich kommen aber auf dem Boden dieser Schleimhautveränderungen ungewöhnlich große, sog. dystrophische, klinisch oft symptomlose Ulcera vor[3].

Nach HAMPERL (1932, 1947) sind in Rußland in den Hungerjahren 1918 bis 1923 Magengeschwüre auffällig häufig gewesen. PASCHLAU (1951) ermittelte bei

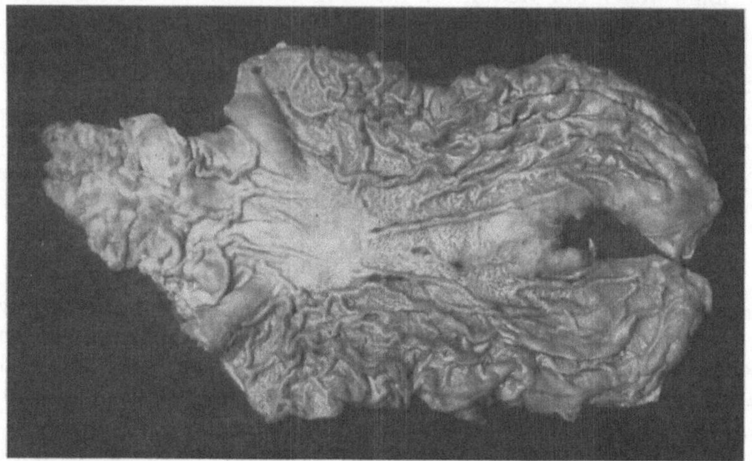

Abb. 23. Kontrahierter Hungermagen mit Hungergastritis und hämorrhagischen Erosionen an der kleinen Kurvatur.

einer Untersuchung von 2000 Dystrophikern Magen- und Duodenalulcera in 0,95%, einem Prozentsatz, der nur geringfügig von der Häufigkeit der Magen- und Duodenalgeschwüre unter Friedensverhältnissen (0,83% nach REICHERT 1940) abweicht. HOYER (1957) stellte in den Mangeljahren 1945 bis 1953 eine deutliche Abnahme der Zahl der Magengeschwürkranken fest. Das ist im Hinblick auf die nach Obduktionsstatistiken festgestellte allgemeine Zunahme der Magenulcera in der ersten Hälfte dieses Jahrhunderts[4] und in der Nachkriegszeit[5] besonders bemerkenswert.

Bei florider Dystrophie sind Magen- und Duodenal-Ulcera ausgesprochen selten[6]. Bestehende Ulcusleiden verschwanden während der Dystrophie fast regelmäßig und stellten sich nach Beendigung der floriden Phase der Dystrophie häufig wieder ein[7].

Im Duodenum und im oberen Dünndarm ist in diesen Fällen die Schleimhaut ebenfalls stark gerötet, verdickt, mitunter von kleinen Blutungen durchsetzt, die aus den seeartig erweiterten Capillaren der Zottenspitzen stammen. Eine kleinzellige Infiltration der Schleimhaut ist stets vorhanden. Unterer Dünndarm und Dickdarm sind in dieser Phase meist unverändert.

[1] Literatur bei KONJETZNY 1947. [2] Literatur bei BÜCHNER 1951 und 1956.
[3] WAGNER 1952. [4] ROULET und FRUTIGER 1943. [5] GSELL 1945.
[6] KALK 1950, 1951, ZSCHAU und WICHMANN 1951, HANSEN 1951, PASCHLAU 1951, GLATZEL 1954, MEYERINGH und Mitarbeiter 1955.
[7] HEFNER und WUNNENBERG 1952, GUTZEIT 1950, MEYERINGH, DIETZE und HAESELER 1955.

β) Die Schleimhautatrophie.

Häufiger findet sich eine Atrophie der Magen- und Darmschleimhaut. Dabei ist die Salzsäure- und Fermentproduktion der Magenschleimhaut sowie die Fermentbildung der Darmschleimhaut häufig stark vermindert und versiegt unter Umständen fast vollständig[1]. BANSI (1949) fand in mehr als der Hälfte der untersuchten Fälle totale Achylie, BERNING (1949) in 34% Anacidität und in 17% Subacidität. Die abgesonderte Magensaftmenge ist sehr gering[2]. Die Achylie ist meist histaminrefraktär[3]. In 16% der untersuchten Fälle war der Magensaft pepsinfrei, in den übrigen Fällen die Fähigkeit zur Eiweißverdauung stark herabgesetzt[4].

Die Magenschleimhaut ist bei diesen Zuständen flach und atrophisch[5]. Die Drüsen sind manchmal zu kleinen Cysten umgewandelt.

Im Dünndarm ist die Atrophie weniger deutlich, das Schleimhautrelief ist erhalten. Sehr häufig besteht eine Zellvermehrung und kleinzellige Infiltration der Schleimhautzotten. Das lymphatische Gewebe ist im Darm weitgehend geschwunden. Die Eisendepots in den Schleimhautzellen im oberen Dünndarm, wo die Eisenresorption normalerweise stattfindet, sind stark mit Pigmentablagerungen angefüllt. Auch im Stroma der Dünndarmzotten sind manchmal geringfügige Eisenpigmentablagerungen nachweisbar. Sehr häufig besteht eine starke Pseudomelanose der Magen- und Darmschleimhaut[6]. In einigen Fällen beginnt diese Pseudomelanose distal von der Papilla Vateri und reicht, allmählich an Intensität abnehmend, bis in den Anfangsteil des Ileum[7]. Im Colon besteht oft eine starke pseudomelanotische, schwarzgrüne Verfärbung.

Die Pseudomelanose hängt weniger mit der Gastritis oder mit entzündlichen Veränderungen der Schleimhaut zusammen, sondern ist wahrscheinlich Folge der vermehrten Eisenausscheidung mit der Galle und so Indicator der Hungersiderose der Leber[8].

Mit der Atrophie der Dünndarmschleimhaut ist auch eine verminderte Produktion von Verdauungsfermenten verbunden, die bei Hungerödem bis zur Afermentie[9] gehen kann. MERTEN (1949, Lit. bei BANSI) fand bei Hungerkranken eine deutliche Herabsetzung des Fermentspiegels im Harn, vor allem des Kathepsins und des Pepsins.

Eine häufige Begleiterscheinung der Darmwandatrophie ist die Erweiterung der Darmlichtung, die in der Regel mit einer sehr trägen Darmperistaltik einhergeht. Im Magen und Dünndarm ist die Erweiterung im allgemeinen nur gering, stärkere Magenektasien oder Ptosen, auf die von klinischer Seite[10] hingewiesen wird, gehören im Obduktionsbefund nicht zum eigentlichen Bild der Hungeratrophie.

Der Dickdarm ist dagegen entweder in ganzer Ausdehnung oder vorwiegend im Bereich des Sigmoids maximal erweitert und mit dünnbreiigem, oft schaumigem Kot gefüllt. Nach klinischen und röntgenologischen Untersuchungen[11] faßt das Colon in diesen Fällen 2—4 Liter Kontrastflüssigkeit. Die voluminösen, oft unvollständigen Darmentleerungen sind ein wichtiges Symptom dieser Darmatonie, deren Ursache aus dem morphologischen Befund nicht recht zu erklären ist. Wahrscheinlich besteht eine Atonie der Schließmuskeln[12]. Vergleiche mit der

[1] BANSI 1949, BANSI und FUHRMANN 1948, MEYERINGH und DIETZE 1950, VON KRESS und LANGECKER 1946, KUNTZE und PAROW 1948, MALTEN 1946, SCHOEN 1952.
[2] BANSI 1949, GSELL 1948. [3] BANSI 1949, GSELL 1948, LAMY und Mitarbeiter 1946.
[4] BANSI 1949. [5] SCHÄFER 1946, VALET 1951. [6] OVERZIER 1947.
[7] GIESE 1944, SELBERG 1948, LUBARSCH 1921. [8] GIESE 1944. [9] BÜRGER 1944.
[10] BANSI 1949 u. a. [11] BERNING 1949. [12] HERZENBERG 1925.

Sprue sind oft gezogen worden, genetisch sind beide Krankheitsbilder aber wohl nicht identisch. Die intramuralen Ganglien zeigen keine Veränderungen, ebenso fehlen auch nennenswerte entzündliche Infiltrate. Mit der Besserung des Allgemeinzustandes bildet sich die Ektasie, oft allerdings nur langsam zurück.

Im Tierversuch verliert der Magen- und Darmkanal im Hungerzustand relativ mehr an Gewicht als dem allgemeinen Körpergewichtsverlust entspricht. Bei einjährigen Ratten, deren Körpergewicht nach einer Fastenzeit von 6—12 Tagen um 33,9% abgesunken war, betrug der Gewichtsverlust des Gastrointestinaltraktes 57,0%[1]. Bei Unter- und Fehlernährung sowie bei intermittierender Ernährung ist diese Atrophie des Magen-Darmkanals ganz gering oder fehlt völlig[2].

In der Magen- und Darmschleimhaut ist im Tierversuch die Größe der Zellkerne weitgehend abhängig von der Nahrungsaufnahme. Gegenüber normal ernährten Tieren findet man bei Ratten nach einer Nahrungskarenz von 48 Std eine Abnahme des Kernvolumens etwa um die Hälfte[3]. Demgegenüber sind im Coecum und Colon keine Kerngrößenveränderungen im Zusammenhang mit Nahrungsaufnahme oder Nahrungsentzug festzustellen. Die Kerngrößenabnahme wurde als Folge vermehrter Zellteilungen gedeutet. In der Dünndarmschleimhaut sind bei hungernden Ratten Mitosen in großer Zahl nachweisbar. Die Kerngröße ist nach Hungerzuständen etwa auf die Hälfte des Normalen reduziert. Die Mitosezahlen im Duodenum steigen bei Nahrungsentzug von 204 in 200 Gesichtsfeldern bis zum Ende von 4 Std auf 356, um dann am Ende von 8 Std auf 253 zurückzugehen[4]. Ähnliche Zunahmen der Mitosezahlen werden im Jejunum und Ileum beobachtet. Zellteilungen werden durch die Zellaktivität bei der Verdauungsarbeit offenbar gehemmt und durch die geringere Zellaktivität im Hunger gefördert[5].

γ) Das Schleimhautödem.

Beim Hungerödem ist der Magen- und Darmkanal stets mitbeteiligt. Am Magen hält sich das Ödem in mäßigen Grenzen, die vermehrte Flüssigkeit sammelt sich vorwiegend in der Submucosa, dann in der Tunica propria der Schleimhaut an. Die Schleimhautfalten werden dadurch vergröbert, sulzig. Wesentlich stärker ist das Ödem im oberen Dünndarm. Die ganze Darmwand fühlt sich dick und teigig an, die Falten stehen steif. In der Subserosa und im Mesenterium ist das Ödem weniger stark, ebenso auch im unteren Dünndarm.

Die stärksten Grade des Ödems finden sich im Dickdarm und hier besonders im Sigmoid. Das Schleimhautrelief ist in plumpen Falten erstarrt[6] und die Lichtung eingeengt (Abb. 24). Von der Schnittfläche tropft Flüssigkeit aus der Submucosa, die Appendices epiploicae sind in Wassersäcke umgewandelt. Die Schleimproduktion ist gering, am Epithel sind keine Besonderheiten erkennbar. Auf die Beteiligung des Plexus myentericus an der ödematösen Schwellung weist UEHLINGER (1947) hin. Im Tierversuch ist ein mäßiges Ödem der Darmwand bei Ratten als Ursache einer Gewichtszunahme des Intestinaltraktes gefunden worden[7].

Der Dickdarm ist beim Schleimhautödem nur wenig gefüllt, oft fast leer. Nach klinischen Berichten bestehen stets Durchfälle mit kleinen Entleerungen von schaumigem bis wäßrigem Kot, ohne Beimischung von Blut oder Schleim.

Folgen des schweren Ödems sind neben der erheblichen Motilitätseinschränkung Störungen der enteralen Resorption und der Sekretion.

---

[1] LUSK 1919. [2] FÁBRY und KUJALOVÁ 1958, ältere Literatur bei JACKSON 1925.
[3] HINTZSCHE und TANNER 1937. [4] BERGMANN 1952. [5] PETER 1929.
[6] UEHLINGER 1947. [7] JACKSON 1915, STEWART 1917, MILLER 1927.

δ) *Begleiterscheinungen.*

Am Dickdarm sind entzündliche Veränderungen als Begleiterscheinungen der zunächst reinen Dystrophie sehr häufig[1]. Die Colitis kann aus einem primären spastischen Reizzustand hervorgehen oder sich der Atrophie und dem Ödem aufpfropfen. Klinische Hauptsymptome sind Durchfälle mit sehr häufigen, kleinen Entleerungen, denen oft etwas Blut und Schleim beigemischt ist. Die Krankheitserscheinungen sind gegen eine Ruhr nur schwer abzugrenzen und oft mit dieser identifiziert worden (Hunger-Ruhr).

Zwei Hauptformen können unterschieden werden: 1. die pseudomembranöse Colitis und 2. die Colitis ulcerosa.

Bei der *pseudomembranösen Colitis* ist die Dickdarmschleimhaut bald mit grau-weißen Stippchen übersät, die auf kleinen oberflächlichen Schleimhaut-

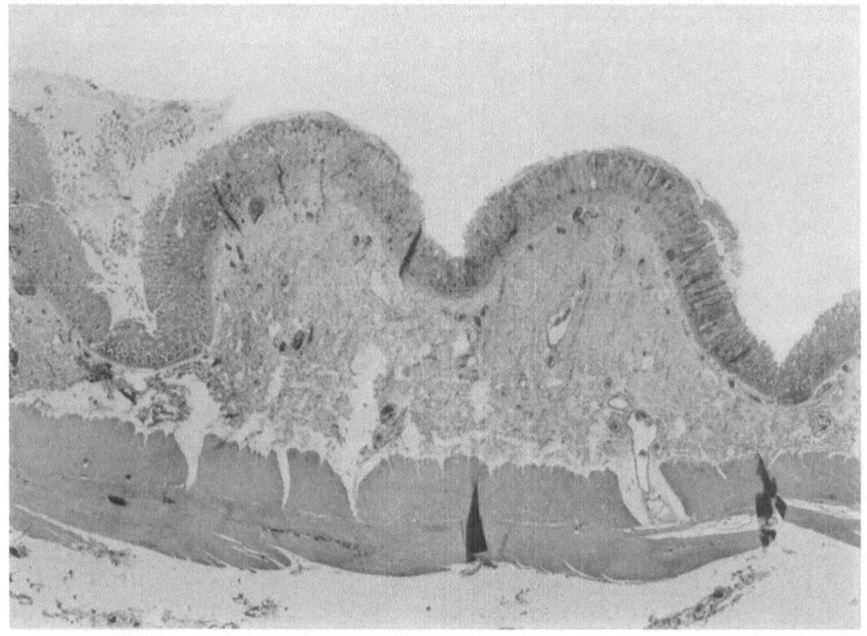

Abb. 24. Ödemkrankheit. Hochgradige Schwellung der Submucosa. Im Ödem erstarrte Schleimhautfalten. Vergr. 9fach.

nekrosen festhaften, bald mit zusammenhängenden Fibrinbelägen bedeckt sind, die große Flächen der Schleimhaut einnehmen und mitunter den ganzen Dickdarm auskleiden (Abb. 25). Diese ausgedehnten Fibrinbeläge sind stets mit schweren Graden des Darmwandödems verbunden, kleine fibrinöse Nekrosen finden sich auch bei leichten, oft herdförmig beschränkten Schleimhautödemen. Die zellige Reaktion am Grund der Nekrosen ist verhältnismäßig gering und reicht kaum in die tiefen Darmwandschichten (Abb. 27). Die Infiltrate bestehen aus Lymphocyten, Plasmazellen und Leukocyten, darunter manchmal reichlich eosinophilen Zellen.

Bei der ulcerösen Colitis finden sich über den ganzen Dickdarm ausgebreitete, vorwiegend auf der Faltenhöhe liegende Nekrosen der Schleimhaut mit geringen Blutungen. Die Muscularis mucosae ist meist erhalten, die zellige Randreaktion gering (Abb. 26). Tiefgreifende Schleimhautzerstörungen kommen im allgemeinen

[1] Jaffé und Sternberg 1921, Prym 1919 u. a.

nicht vor, ebenso keine Perforationen und keine Durchwanderungsperitonitis. Diese Veränderungen gleichen weitgehend einer bakteriellen Ruhr[1]. Erreger der

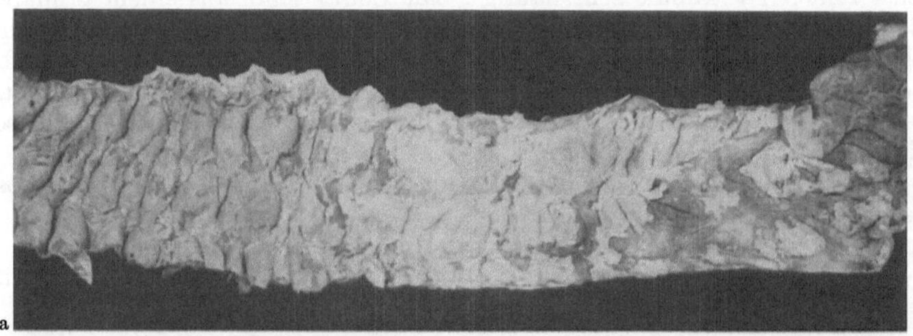

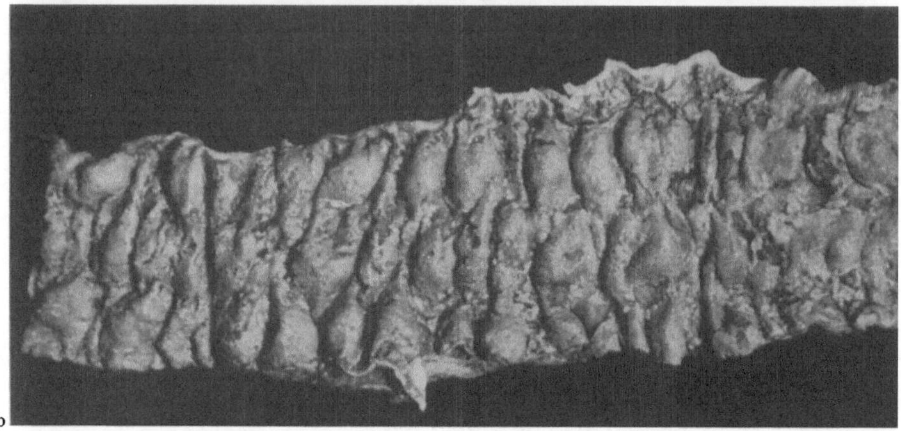

Abb. 25a u. b. Hungerruhr. a Großflächige pseudomembranöse Colitis. Fibrin zum Teil in Fetzen abgelöst. b Pseudomembranöse Colitis mit hochgradigem Faltenödem (stehende Schleimhautfalten!).

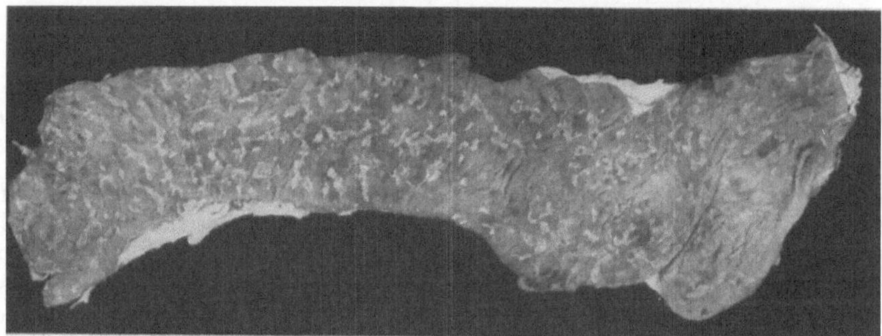

Abb. 26. Ulceröse Colitis. Zahllose kleine Nekrosen und Geschwüre der Schleimhaut bei nur geringem Ödem.

Dysenterie-Gruppe haben sich aber nur in seltenen Einzelfällen nachweisen lassen, ebenso keine anderen pathogenen Keime[2].

Die Ätiologie dieser Colitis ist noch nicht ausreichend geklärt. Da bei bakterieller Untersuchung fast nur Coli und Proteus gefunden wurden, sind exogene

[1] ZSCHAU 1951, ZSCHAU und WICHMANN 1951, PRYM 1919.
[2] PRYM 1919, GÜLZOW 1949, GIESE 1944.

Infektionen unwahrscheinlich, obwohl die Voraussetzungen für die Übertragung von Infektionen in Gefangenenlagern und diesen ähnlichen äußeren Verhältnissen durchaus gegeben sind. THAYSEN u. THAYSEN (1954) sehen diese Colitis als Ausdruck einer Verdauungsinsuffizienz an. Mangelhafte Resistenz gegen die normalen Darmkeime und Schleimhautödem sind wahrscheinlich die wesentlichen Vorbedingungen für die Entstehung der Colitis, die morphologisch in ihren leichten Formen ebenso aussieht wie die Colitis nach Chemotherapie.

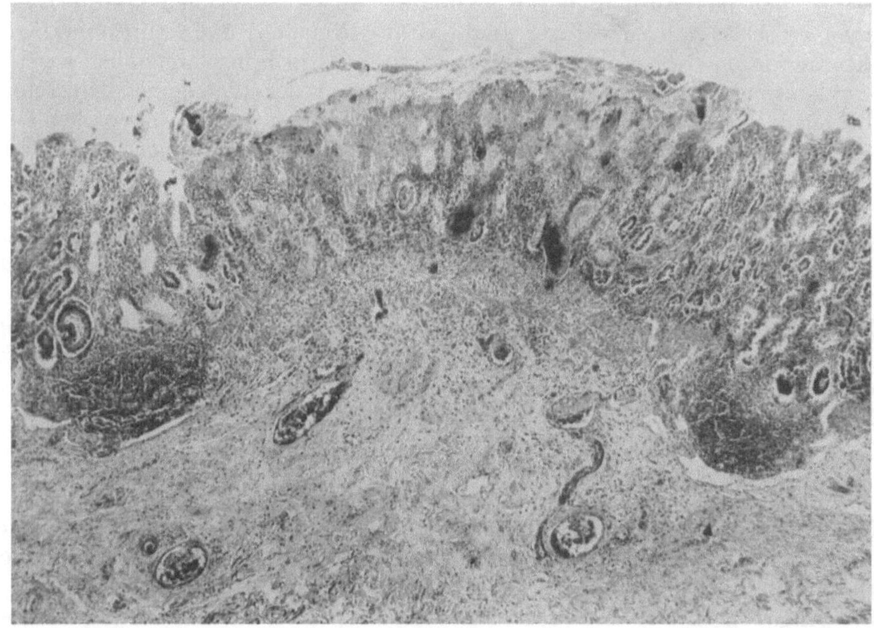

Abb. 27. Oberflächlich nekrotisierende Colitis bei Hungerödem auf der Faltenhöhe der ödematösen Schleimhaut. Vergr. 40fach.

Die Colitis ist eine schwere Komplikation der Hungerkrankheit. Sie führt mit der starken Exsudation an die Schleimhautoberfläche zu erheblichen Eiweiß- und Wasserverlusten und ist nicht selten Ursache des tödlichen Ausganges der Hungerkrankheit.

Die Colitis kann aber auch ausheilen. Klinisch wurde immer wieder gefunden, daß bei Wiederauffütterung nach Inanition in der Regel die Magen- und Darmveränderungen außerordentlich rasch sich normalisieren[1]. Stärkere Verzögerungen in der Wiederherstellung der Magen- und Darmbefunde fand PASCHLAU (1951) als Begleitsymptom anderer dystrophischer Schädigungen. Die Regenerationsfähigkeit der Darmschleimhaut ist überraschend groß. Selbst große Schleimhautdefekte hinterlassen keine Narben, wenn nicht die Muscularis mucosae in den Defekt mit einbezogen war. Auch größere Geschwüre können narbenfrei abheilen[2]. Die Geschwürstellen sind nach Ausheilung an umschriebenen Pigmentunregelmäßigkeiten noch lange Zeit erkennbar.

---

[1] MEYERINGH, DIETZE und HAESELER 1955, LOHMEYER 1951, BANSI 1949, KALK 1951, DEGLMANN 1954, SEDLMAIR 1949, BALDERMANN 1951, MUNDT und ODENTHAL 1951, HERRLICH 1947, THAYSEN und THAYSEN 1954.

[2] GIRGENSOHN 1959.

6. Die inkretorischen Drüsen.

Es ist zu erwarten, daß die verminderte Bildung und Abgabe von Sekreten auch an den inkretorischen Drüsen eintritt und daß die Funktionseinschränkung vor allem in den Drüsen mit starkem Eiweißumsatz auch morphologisch in Erscheinung tritt. Das läßt sich am Beispiel der Hypophyse, der Schilddrüse und der Gonaden auch nachweisen. Diese Organe zeigen im Hunger stets eine deutliche Drosselung der Hormonbildung, zum Teil auch eine erhebliche strukturelle Umwandlung, wie z. B. der Hoden.

Wenn auch das Ausmaß der Rückbildung an den einzelnen inkretorischen Organen zwischen nahezu völliger Inaktivität (Gonaden) und kaum merklicher Strukturänderung (Nebennieren) schwankt, so muß doch hervorgehoben werden, daß die Einschränkung der inkretorischen Tätigkeit der allgemeinen Drosselung der Lebensvorgänge bis in die Endzustände der Hungeratrophie angepaßt bleibt. Das Gleichgewicht im inkretorischen System wird auch im Hungerzustand aufrechterhalten. Deshalb treten im Hunger auch keine speziellen endokrin bestimmten Krankheitssyndrome hervor. Primäre hypophysäre Störungen wie zum Beispiel die Simmondssche Kachexie, die Anorexia nervosa, das Myxödem, der Morbus Addison und andere Zustände lassen sich in der Regel schon klinisch, sicher aber aus dem anatomischen Befund gegen die Hungeratrophie abgrenzen.

In der Auffütterungsphase kommt es aber gelegentlich zu einer Dissoziation, wenn der Zeitplan der Organrestitution gestört ist. Gynäkomastie, mangelhafte Erholung der Gonaden, lipophile Dystrophie, Speicheldrüsenschwellungen u. a. sind dann sichtbare Erscheinungen solcher Störungen.

a) Die Hypophyse.

Die Auswirkungen der Unterernährung an der Hypophyse stehen wegen ihrer beherrschenden Stellung im inkretorischen System und wegen der hochgradigen Spezialisierung ihres Zellapparates in dem Mittelpunkt des Interesses.

Die Angaben in der Literatur über die Hypophyse bei Nahrungsmangelzuständen und Hungertodesfällen sind wenig einheitlich. Nach eigenen Untersuchungen nimmt das Hypophysengewicht nicht ab, es findet sich vielmehr ein Durchschnittsgewicht von 0,68 g, das sogar über dem mittleren Normgewicht von 0,63 g liegt. Dieses hohe Hypophysengewicht ist aber zu einem erheblichen Teil auf den starken Blutgehalt zu beziehen, denn auch hier sind die Blutcapillaren ähnlich wie in der Leber im Hungertode maximal weitgestellt, manchmal zu kleinen Blutseen erweitert. Das anscheinend normale Gewicht darf nicht darüber hinwegtäuschen, daß auch in der Hypophyse eine deutliche Parenchymreduktion im Vorderlappen eintritt, während der Hinterlappen unverändert bleibt.

Die Vorderlappenzellen sind im ganzen etwas verkleinert, an Zahl leicht vermindert, manchmal finden sich auch kleine Zellausfälle, ebenso regressive Zellveränderungen mit Vacuolisierung, hydropischer Umwandlung und Zellkollaps. Die chromophilen Granula sind im ganzen etwas vermindert, die Zellkerne groß und hyperchromatisch. Der Befund entspricht insoweit der Atrophie anderer drüsiger Organe.

Von größerer Bedeutung sind die Veränderungen im Differentialzellbild des Hypophysenvorderlappens. In der Literatur finden sich dazu widersprechende Angaben. Es wird über Vermehrung der basophilen Zellen[1], über Vermehrung der eosinophilen Zellen[2] und über normale Zellrelationen berichtet.

---

[1] Stefko 1924, 1927, Schwarz 1945, Selberg 1948, Lhermite und Sigwald 1942.

[2] Lamy und Mitarbeiter 1946, Mulinos und Pomerantz 1941, Sedlezky 1924 u. a.

UEHLINGER macht darauf aufmerksam, daß Zellreifung und Zellbildung Einfluß auf die Zellzusammensetzung des Vorderlappens haben und daß im Hungerzustand beide Funktionen gestört sind. Er fand unter 36 Hungertodesfällen in der Hypophyse 17mal eine Linksverschiebung mit Vermehrung der Haupt- und Stammzellen, 5mal eine Rechtsverschiebung mit ausgeprägter Eosinophilie, 4mal eine gleichzeitige Vermehrung der Eosinophilen und Stammzellen und 10mal ein normales Bild.

Im Hypophysenvorderlappen können also im Hungerzustand gegensätzliche Reaktionen ablaufen, nämlich 1. eine Verminderung der granulierten Zellen bei

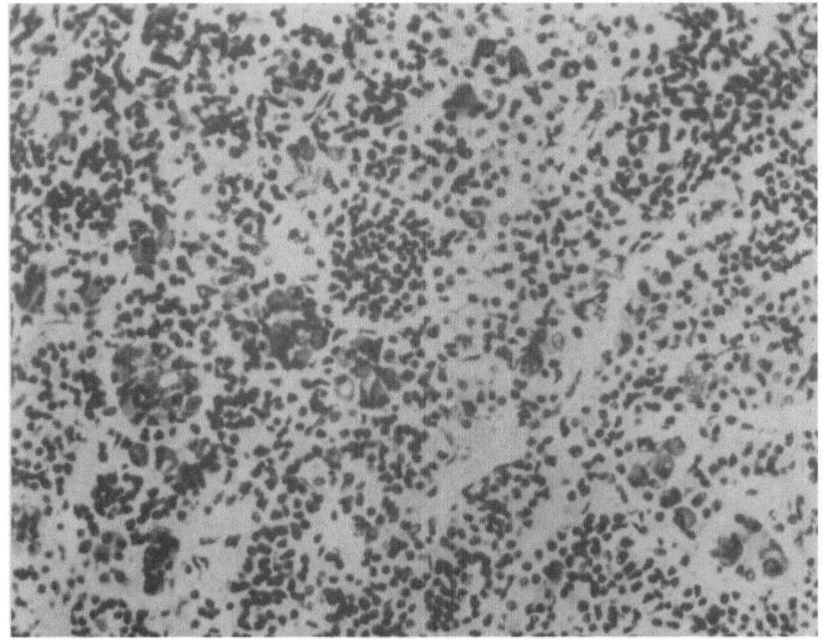

Abb. 28. Hypophysenvorderlappen. Diffuse und herdförmige Haupt- und Stammzellwucherung bei Hungerkachexie. Vergr. 240fach. (Aus UEHLINGER 1947.)

gleichzeitiger Vermehrung der undifferenzierten Zellen und im Gegensatz dazu 2. eine Vermehrung der eosinophilen Zellen.

1. Der *Schwund der hochdifferenzierten granulierten Zellen* und die Vermehrung der Stamm- und jungen Hauptzellen, die als Nachschubzellen angesehen werden, kann als charakteristisch für die Hungerhypophyse bezeichnet werden. Die granulierten chromophilen Zellen leiten sich von undifferenzierten Stammzellen ab. Die Vermehrung der Stammzellen und der kleinen Hauptzellen ist ein Zeichen vermehrter Neubildung bei unzureichender Ausdifferenzierung (Linksverschiebung!). Sie ist in den von UEHLINGER untersuchten Fällen in der Altersgruppe bis zu 50 Jahren am stärksten ausgeprägt, manchmal adenomartig (Abb. 28). Geringere Vermehrungen finden sich dagegen in den Fällen mit Hungertuberkulose, bei denen der Tod in der Auffütterungsphase eingetreten ist.

Die Abnahme der granulierten Zellen in der Hungerhypophyse kann als Reifungshemmung aufgefaßt werden, die Stammzellen treten nicht in die Hormonproduktion ein. Die Drosselung der Zellfunktion hat eine Parallele in der eingeschränkten Enzymproduktion der exokrinen Pankreaszelle, in der im Hunger ebenfalls die Granulierung schwindet.

UEHLINGER sieht die Linksverschiebung als „Übernutzung“ an. Ob diese Deutung zutrifft, erscheint mir zweifelhaft, da auch im extremen Hungerzustand die Balance im inkretorischen System erhalten bleibt und immer noch so viel an Hormonen erzeugt wird, wie für die Regulation der reduzierten Stoffwechselvorgänge notwendig ist. Die Degranulierung der Zellen des Hypophysenvorderlappens ist auch im Tierexperiment an Ratten und Meerschweinchen beobachtet worden[1]. Sehr bemerkenswert ist dabei die Korrelation zwischen der Abnahme des Körpergewichtes und dem Schwund der chromophilen Zellen[2]. Bei Abnahme des Körpergewichtes um 10% ist das Hypophysenbild noch normal, bei Abnahme von

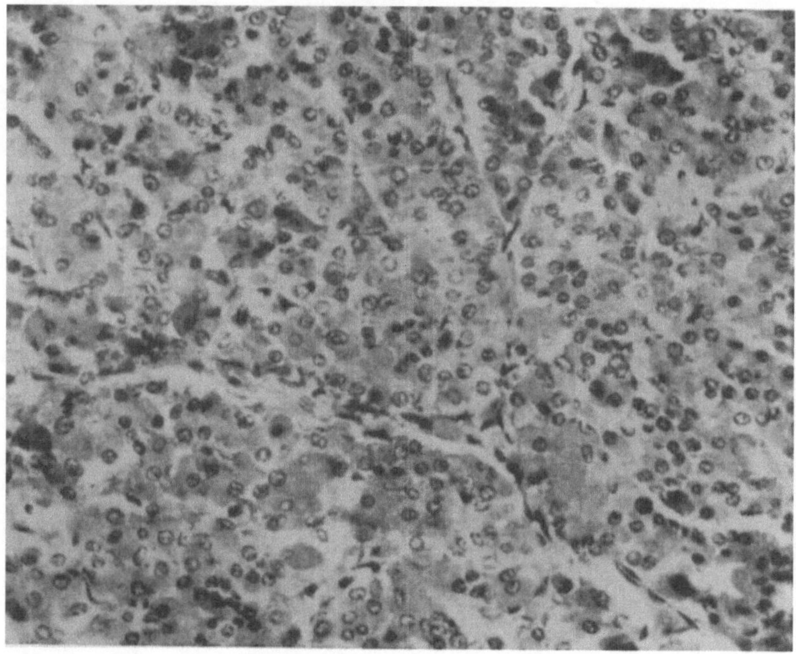

Abb. 29. Hypophysenvorderlappen. 24jähriger Mann. Kompakte Eosinophilie bei schwerer Hungerkachexie. Vergr. 180fach. (Aus UEHLINGER 1947).

16% werden die Eosinophilen kleiner, bei 22% Gewichtsabnahme ist die Degranulierung stärker ausgeprägt und bei den Endzuständen der Hungeratrophie mit einem Körpergewichtsverlust von 35—45% fehlen granulierte eosinophile Zellen vollständig. Der Schwund der basophilen Zellen verläuft etwas langsamer, ist aber auch dem Verlust an Körpergewicht angepaßt. Mit zunehmender Degranulierung sind die Basophilen von den Hauptzellen nur noch schwer zu unterscheiden. Eine Verminderung der Hauptzellen tritt nicht ein.

Die Befunde, die UEHLINGER am Menschen erhoben hat, stimmen insoweit mit den Tierversuchen überein.

Über die von UEHLINGER diskutierte Beziehung zu Störungen des Zuckerstoffwechsels s. S. 512.

2. Die beim Menschen wiederholt beobachtete[3] und von UEHLINGER besonders hervorgehobene *Vermehrung der eosinophilen Zellen*, die in ausgeprägten Fällen

[1] MULINOS und POMERANTZ 1941, GIROUD und Mitarbeiter 1945.
[2] GIROUD und Mitarbeiter 1945.
[3] LAMY und Mitarbeiter 1946, SEDLEZKY 1924, MULINOS und POMERANTZ 1941.

bis zu $^2/_3$ der Schnittfläche des Vorderlappens, vorzugsweise dessen Zentrum einnehmen können, ist dagegen im Tierversuch nicht beobachtet worden (Abb. 29). UEHLINGER (1947) bringt die Eosinophilie mit dem Ausfall von Ovarialhormonen in Zusammenhang. In den zugehörigen Ovarien fehlten die Primitivfollikel. Bei Männern haben sich in den Fällen UEHLINGERs diese Beziehungen nicht nachweisen lassen, die Hoden waren in den zwei untersuchten Fällen intakt.

Bei den Veränderungen an der Hungerhypophyse sind auch Vergleiche zur Simmondsschen Kachexie gezogen worden, deren Endzustände der Hungeratrophie sehr ähnlich sehen und mit dieser außer der Abmagerung die Symptome Hypotonie, Bradykardie, Senkung des Grundumsatzes und Erlöschen der Sexualfunktion teilen. Die Symptome lassen sich ebenso wie bei der Anorexia nervosa größtenteils auch durch ungenügende Nahrungsaufnahme erklären[1]. Die Simmondssche Kachexie unterscheidet sich aber von der Hungeratrophie durch den normalen Serumeiweißspiegel, den normalen Cholesterinspiegel und das Fehlen von Anämie und Ödemen[2].

b) Die Schilddrüse.

Die Schilddrüse ist von klinischer Seite wegen der Ähnlichkeit vieler Erscheinungen des Hungerödems mit dem Myxödem und wegen der Senkung des Grundumsatzes bei Unterernährung beachtet worden[3].

Die Abgrenzung des Hungerödems vom Myxödem ist klinisch meist leicht möglich[4]. Der Cholesterinspiegel im Blut ist beim Myxödem erhöht, bei Hungeratrophie dagegen normal oder in den Endzuständen der Hungeratrophie erniedrigt[5].

Für ein Defizit von Schilddrüsenhormon ergibt sich nach klinischen Untersuchungen und auch aus Substitutionsversuchen kein Anhalt, da Zufuhr von Thyroxin oder Schilddrüsenextrakt in der Therapie der Hungerkrankheit keine Wirkung hat und die bei Thyroxingaben sonst eintretende Steigerung des Grundumsatzes ausbleibt[4].

Übereinstimmend wird dagegen darüber berichtet, daß Hyperthyreosen im Hungerzustand nicht vorkommen und daß Thyreotoxikosen bei Mangelernährung nur auffallend geringe Erhöhung des Grundumsatzes aufweisen[6].

Physiologische Untersuchungen am Tier ergaben, daß der Energieumsatz bei Unterernährung und bei absolutem Nahrungsentzug rascher absinkt als der Abnahme des Körpergewichtes entspricht[7]. Das Volumen der Zellen und damit der Eiweißbestand des Körpers schwindet langsamer als die Abnahme des Energiewechsels[8].

A. KEYS u. Mitarb. (1950) fanden beim Menschen im Unterernährungsversuch nach 12 Wochen ein Absinken des Körpergewichtes um 15% und eine Abnahme des Grundumsatzes um 32,2%, nach 24 Wochen ein Absinken des Körpergewichtes um 24% und eine Erniedrigung des Grundumsatzes um 39,3%, bezogen auf den Anfangswert.

Durch das starke Absinken des Grundumsatzes im Vergleich zum Körpergewicht wird das calorische Defizit selbst progressiv vermindert. Die Einstellung des Grundumsatzes auf niedrigere Werte ist also ein Regulationsvorgang, dessen Ursache noch ungeklärt ist[9]. Die Grenze der Grundumsatzsenkung liegt bei 300 Cal/kg/Tag[10]. Bei mäßiger Unterernährung nimmt der Grundumsatz nur

---

[1] MARX 1941. [2] GSELL 1948.
[3] CURSCHMANN 1923, BANSI 1949, GLATZEL 1954, Literatur.
[4] BANSI 1949. [5] GÜLZOW 1949.
[6] HEILMEYER 1946, FREY 1947, GSELL 1948, BANSI 1949.
[7] GRAFE 1928, Literatur. [8] G. LUSK 1921. [9] KEYS 1948.
[10] LEHMANN, G. (1949), zitiert nach RANKE 1950.

entsprechend dem Körpergewicht ab. Bei starker Unterernährung überschreitet die Abnahme des Grundumsatzes die Reduktion des Körpergewichtes. Bei zu niedriger Calorienzufuhr (etwa unter $^1/_2$ des Normalbedarfs) stellt sich kein Gleichgewicht mehr ein. Das Körpergewicht erreicht keinen Endzustand mehr, sondern sinkt bis zur Todesgrenze ab[1].

Die Senkung des Grundumsatzes ist als Folge einer Unterfunktion der Schilddrüse angesehen worden[2]. An dieser Deutung bestehen aber erhebliche Zweifel. In einer wahren Verminderung der Zellatmung als Anpassungserscheinung rätselhaften Ursprungs sieht E. Grafe (1928) die einzig brauchbare Erklärung dieses Vorganges[3].

Daß auch die Schilddrüse in die allgemeine Drosselung der Lebensvorgänge eingeschlossen ist, ergibt sich aus den morphologischen Befunden.

Die Schilddrüse zeigt im Hunger eine sehr starke Atrophie. Bei reinen Hungertodesfällen verliert sie etwa 50% ihres Gewichtes[4]. Krieger (1921) fand bei Hungertodesfällen Schilddrüsengewichtsverluste, die etwa der Größe des Gesamtgewichtsverlustes entsprechen. Bei einem durchschnittlichen Sollgewicht der Schilddrüse eines erwachsenen Menschen von 23—25 g fanden Gerhartz (1955) Gewichtsverluste von 9—10 g, Paltauf 10—15 g, Oberndorfer 12—15 g, Bargmann 12—15 g, Stefko 14,5—17 g, Fagraeus 20 g. Bei Kindern, die an Inanition gestorben sind, fand Thompson (1907) eine Verminderung des Schilddrüsengewichtes um etwa 25%. Ebenso sahen auch Lucien (1908) und Marfan (1921) bei Kindern, die an Inanition gestorben waren, verkleinerte und verdichtete Schilddrüsen. Nicolaeff (1923) stellte bei verhungerten Kindern Gewichtsverluste der Schilddrüse von 45—70% des Normalgewichtes fest.

Auch im Tierversuch führt Nahrungsmangel zur Schilddrüsenatrophie. Bei chronisch unterernährten Ratten war bei einem Körpergewichtsverlust von 33% das Schilddrüsengewicht um 21,8% vermindert[5]. Bei Hungerversuchen an Ratten fanden Mulinos und Pomerantz (1941) bei einem Körpergewichtsverlust von 28% eine Minderung des Schilddrüsengewichtes von 20%.

Beim Menschen ist die Schilddrüse in Hungertodesfällen bräunlich, zäh bis derb, bei gleichzeitigem Hungerödem sulzig und ödematös durchtränkt[6]. Mikroskopisch haben die atrophischen Schilddrüsen ein inaktives Aussehen[7] (Abb. 30). Sie bestehen aus mittelgroßen Follikeln mit kleinen flachen bis kubischen, manchmal endothelähnlichen Follikelepithelzellen[8]. Die Follikel sind mit eingedicktem, zum Teil basophilem Colloid angefüllt[9]. Die Zahl der erschöpften und kollabierten Follikelepithelzellen ist erhöht. Die hochkubischen Hauptzellen haben besonders chromatinarme Kerne und nicht selten ein feingranuläres bis schaumiges, hydropisch degeneriertes Protoplasma. Die sog. hellen Zellen sind zuweilen vermehrt nachweisbar[10]. Die Interstitien sind in einigen Fällen ödematös durchtränkt und verbreitert[11]. In den letzten Hungerstadien finden sich in atrophischen Follikelepithelzellen manchmal kleine Fetttröpfchen und etwas Lipofuscinpigment[12]. Auch geringfügige Eiseneinlagerungen lassen sich mitunter nachweisen.

Kolloidstrumen machen die Hungeratrophie nicht mit. Die Kolloidknoten bleiben erhalten und sind dann manchmal gummistrumpfartig von einem atrophischen Schilddrüsenrest eingehüllt[10]. Stein und Feinigstein (1946) fanden außer einem Ödem und einer gelegentlichen Vermehrung des interfollikulären Stromas keine pathologischen Schilddrüsenveränderungen. Uehlinger (1948)

---

[1] Ranke 1950. [2] Glatzel 1954, Literatur. [3] Siehe auch Ranke 1950.
[4] Lichtwitz 1936. [5] C. M. Jackson 1915, 1925. [6] Gerhartz 1950.
[7] Giese 1944, Mährlein 1950. [8] Meyers 1917, Giese 1944, Paũllada 1955.
[9] Overzier 1948, Lamy und Mitarbeiter 1946, 1947.
[10] Gerhartz 1950, 1955. [11] Selberg 1948. [12] Selberg 1948, Overzier 1947.

stellte nur geringfügige Schilddrüsenveränderungen in den von ihm untersuchten Hungertodesfällen fest.

Aus allen Befunden ergibt sich also übereinstimmend, daß die Schilddrüse etwa im gleichen Verhältnis wie das Körpergewicht an Parenchym verliert. Sie behält trotzdem das Bild einer Ruheschilddrüse, die noch über eine reichliche unausgenutzte Kolloidreserve verfügt. Auf adäquaten Reiz reagiert sie auch im schweren Hungerzustand mit einer Aktivierung ihres Parenchyms.

Bei Infekten, die zur Hungerkrankheit hinzutreten, kommt es zu einer Schilddrüsenvergrößerung mit vermehrter Kolloidausschüttung, Erhöhung des Epithels

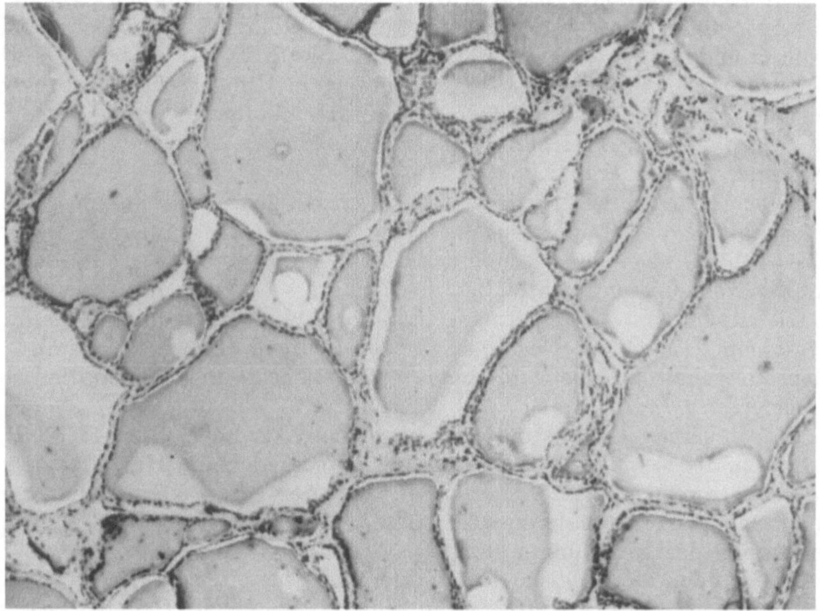

Abb. 30. Ruheschilddrüse bei Tod an Hungeratrophie. 29jähriger Mann. Reichlich Kolloid in den Follikeln. Starke Abflachung des Follikelepithels.

und verstärkter Sekretion. Auch bei besonderen Belastungen im Kohlenhydratstoffwechsel sowie bei absolutem Jodmangel macht sich eine verstärkte Schilddrüsenaktivierung bemerkbar.

Die Annahme einer Hypothyreose als Ursache der Grundumsatzsenkung im Hungerzustand findet in den morphologischen Befunden keine Stütze.

Hypophyse und Schilddrüse sind als Bildner von Proteohormonen auf die ausreichende Anlieferung von Aminosäuren oder vorgefertigten Eiweißbausteinen angewiesen. Die morphologischen Befunde sprechen dafür, daß auch im extremen Hungerzustand immer noch soviel an Bausubstanz aus dem Blut entnommen werden kann, wie für eine ausreichende Hormonproduktion notwendig ist und daß darüber hinaus auch eine Steigerung der Hormonbildung und -Abgabe erfolgt, wenn die Situation im gesamten Stoffwechsel es erfordert.

c) Die Nebennieren.

Im inkretorischen System gehört die Nebenniere zu den Organen, die bei der Unterernährung die geringsten Veränderungen erfahren. Sie bleiben nahezu unbeteiligt an dem tiefgreifenden Strukturwandel, der sich in anderen Organen und

Zellsystemen vollzieht. Das muß in Übereinstimmung mit Jackson (1925) u. a. ausdrücklich hervorgehoben werden, obwohl die Angaben in der Literatur über Größe und Struktur der Nebennieren im Hunger sehr starke Differenzen zeigen. Die Widersprüche lösen sich größtenteils auf, wenn man die Fälle reiner Inanitionsatrophie von den Fällen mit Komplikationen, insbesondere mit Infektionen, absondert.

Im *Tierversuch* liegen eingehende Befunde für die Ratte vor[1].

Bei chronisch unterernährten Ratten, die 33% ihres Körpergewichtes verloren haben, beträgt der Gewichtsverlust der Nebenniere 8,9%. Bei lange dauerndem Hunger kommt es zu einer fortschreitenden Atrophie der Nebennieren, die bei weiblichen Tieren stärkere Grade erreicht als bei den männlichen. Die Nebennieren zeigen dabei eine starke Blutfülle der Capillaren. Die Zellen der Zona glomerulosa und der fasciculata sind dabei um etwa 20% verkleinert[2]. Die Kerne der Nebennierenrindenzellen zeigen nach 5tägigem Hunger eine Zunahme ihres Gesamtvolumens um 11%[3]. Später finden sich häufiger Kernpyknosen. Bei jungen Tieren kommt es leichter zu einer Atrophie der Nebennieren, bei älteren eher zu einer Vergrößerung.

Eine Verbreiterung der Nebennierenrinde im Hunger beruht auf einer Wasseranreicherung und einer hydropischen Umwandlung der Nebennierenrindenzellen, teilweise auch auf einer Vermehrung des Lipoid- und Fettgehaltes. Das Trockengewicht der Nebennieren bleibt dabei unverändert, eine Vermehrung der Gewebsmasse tritt nicht ein[4]. Der Proteingehalt der Nebennieren nimmt bei Ratten nach 7tägigem Hunger im Gegensatz zu den übrigen Organen nicht ab[5]. Der Ascorbinsäuregehalt der Nebennieren bei Ratten zeigt in der Inanition unterschiedliche Werte[6].

Die Nebennierenverkleinerung im Hunger wird als Folge einer Hypophysenunterfunktion angesehen[7]. ACTH-Injektionen verhindern im Hungerzustand die Nebennierenatrophie. Hypophysektomie verhindert die Nebennierenvergrößerung durch Hunger[8]. Adrenalininjektionen führen bei Hungerratten zu einer Lipoidentspeicherung der Nebennierenrinde[9].

Bei hungernden Meerschweinchen wurde eine Verbreiterung der Nebennierenrinden mit Zunahme des Gesamtfettes und einer Abnahme des Gehaltes an doppelbrechenden Lipoiden und an Ascorbinsäure festgestellt. Dabei entstehen nicht selten an der Markrindengrenze kleine Blutungen.

Chronische Inanition infolge wiederholter Fastenperioden führt bei Mäusen manchmal zur Bildung von großen syncytialen Zellen an der Markrindengrenze und zu einer Infiltration dieser Gegend mit polymorphkernigen Leukocyten. Bestimmungen des Ascorbinsäuregehaltes der Nebennieren ergaben stark streuende Werte.

Bei Kaninchen ist der Lipoidgehalt der Nebennierenrinde im Hunger herabgesetzt, manchmal nur an umschriebenen Bezirken. Der Cholesteringehalt der Nebennierenrinde und die Chromierbarkeit zeigen keine Veränderungen, auch wenn das Gewicht der Nebennieren erhöht ist.

Bei Hunden ist im Hungerzustand der Cholesteringehalt der Nebenniere geringer als in der Norm[10].

Die im Hunger gefundenen Nebennierenveränderungen sind im Sinne des Adaptationssyndroms (Selye) gedeutet worden. In der zweiten Phase des

[1] Jackson 1925. [2] Jackson 1915. [3] Boguth und Mitarbeiter 1951.
[4] Cameron und Carmichael 1946, Meites und Reed 1949. [5] Addis und Mitarbeiter 1936.
[6] Gershberg und Ralli 1952. [7] Mulinos und Pomerantz 1941.
[8] Selye und Stone 1950, Rinaldini 1950, d'Angelo und Mitarbeiter 1948.
[9] Cameron und Carmichael 1946. [10] Jackson 1925 (Literatur).

Syndroms, die sich an die initiale Alarmreaktion als Phase der Resistenz anschließt, hat sich nach dieser Betrachtungsweise des Problems der Organismus an die anhaltende Reizwirkung angepaßt. Dabei entwickelt sich eine Hyperplasie der Nebennierenrinde wie nach langfristiger ACTH-Zufuhr mit Wucherung der capsulären Reservezone und mit starker Lipoidspeicherung[1]. Sie wird auf eine erhöhte Umwandlung von Eiweiß und Fett in Kohlenhydrate bezogen[2]. Bei anhaltender Belastung im chronischen Hungerzustand wird die Hyperplasie wieder rückgängig gemacht, die Reduktion des Parenchyms aber gleichzeitig durch eine besonders intensive Lipoidspeicherung in allen Rindenzonen ausgeglichen[3]. UEHLINGER (1948) hat die Vorgänge in der Hungerkrankheit mit dem Adaptationssyndrom zu deuten versucht, was ja wohl nur vertretbar ist, wenn man Hungerkrankheit als eine Anpassungsstörung oder ihre einzelnen Symptome als Anpassungserscheinung auffaßt. Dann ergibt sich die für die Hungeratrophie des Menschen wohl noch nicht ausreichend beantwortete Frage, ob in den einzelnen Phasen der Hungeratrophie Symptome erkennbar werden, die als Alarmreaktion, Resistenz oder Erschöpfung ausreichend abgrenzbar sind.

Beim Menschen liegen die Nebennierengewichte in reinen Hungertodesfällen in der Regel in der Norm oder an der unteren Grenze der Norm[4]. Die relativen Gewichtsverluste sind ähnlich wie bei der Schilddrüse nur schwer zu bestimmen, da die Angaben über Normalwerte stark schwanken.

Als Durchschnittswerte für das Nebennierengewicht sind angegeben:

MATERNA	13 g (Männer 13,2 g, Frauen 12,6 g)
SCHILF	11,1 g (Männer 11,6 g, Frauen 10,6 g)
RÖSSLE u. ROULET	11,0—14,5 g
QUINAN u. BERGER	8,3 g (5,8—11,3 g)
HARTMAN u. BROWNELL	7—12 g.

Es fehlt also ein allgemein anerkanntes Standardgewicht, das man den Berechnungen zugrunde legen könnte. MATERNA (1942) fand bei Hungerödem (23 Fälle) ein Durchschnittsgewicht von 10,6 g, also gegenüber seinem Normgewicht eine Minderung von 2,4 g = 18%. Die Einzelwerte liegen vorwiegend an der unteren Grenze der Norm, es fehlen die besonders hohen Nebennierengewichte. MEYERS (1917) gibt eine Gewichtsabnahme der Nebenniere von 20% bei einem Körpergewichtsverlust von 36% an.

Bei Kindern wurden bei Inanition besonders starke relative Verkleinerungen der Nebenniere festgestellt. Bei einem Sollgewicht von 3—5 g wogen die Nebennieren um 1 g[5]. NICOLAEFF (1923) fand bei Kindern Nebennierengewichtsverminderungen von 5—37%.

OVERZIER (1947) fand in Übereinstimmung mit MATERNA (1942) bei 20- bis 30jährigen ein Nebennierengewicht von 10,5 g, bei 30—50jährigen von 10,1 g (entsprechende Normalgewichte 11,1 und 12,1 g) und stellte darüber hinaus einen erhöhten Wassergehalt zwischen 73,9—89,5% (normal 55%) fest.

Die Angaben über den Lipoidgehalt der Nebenniere zeigen ebenfalls erhebliche Differenzen. Wählt man die reinen Hungertodesfälle aus, so ergibt sich überwiegend ein reichlicher oder normaler Lipoidgehalt[6]. RÖSSLE (1919) konnte keine Beziehungen zwischen dem Fettgehalt der Nebennierenrinde und dem

---

[1] LIEBEGOTT 1944, 1952.

[2] VINCENT und HOLLENBERG 1920, EGER 1942, D'ANGELO 1948, SAYERS 1950, HAASE 1952, CREUTZFELDT und Mitarbeiter 1953.

[3] LIEBEGOTT und Mitarbeiter 1955.

[4] PALTAUF 1917, SCHITTENHELM und SCHLECHT 1919, PELLEGRINI 1920, ENRIGHT 1920, LUBARSCH 1921, MATERNA 1942, LHERMITE und SIGWALD 1942, SELBERG 1947, GIESE 1948 u. a.

[5] LUCIEN 1908. [6] GIESE 1948.

Ernährungszustand finden. Overzier (1947) fand in der Nebennierenrinde von Hungertodesfällen meist einen vermehrten Lipoidgehalt. Die Lipoidvermehrung war um so größer, je reiner der Hungertodesfall war. Die einzelnen Rindenschichten sind nach den vorliegenden Beschreibungen und eigenen Befunden regelrecht ausgebildet und gut abgrenzbar. Eine progressive oder regressive Transformation der inneren oder der äußeren Schichten ist nicht vorhanden. Die Reticularis enthält zuweilen etwas reichlich Pigment. Die Blutcapillaren sind weitgestellt und blutreich.

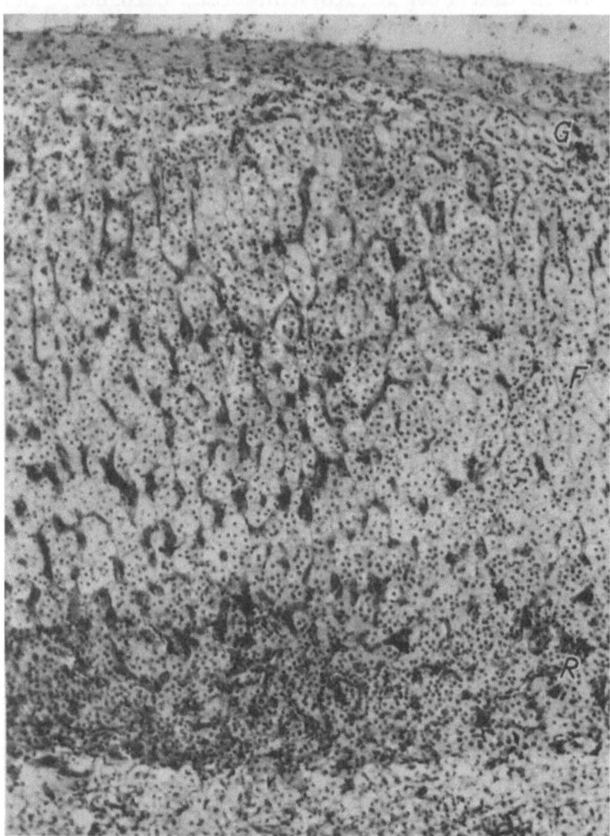

Abb. 31. Nebenniere bei Tod an reiner Hungeratrophie. Deutliche Dreischichtung der Rinde. Reichlich Lipoid in der Zona fasciculata. Deutliche Weitstellung der Blutcapillaren. *G* Glomerulosa, *F* Fasciculata, *R* Reticularis.

Das histologische Bild gibt also in Übereinstimmung mit den Gewichten keinen Hinweis auf eine krankhaft vermehrte oder verminderte inkretorische Funktion der Nebennierenrinde (Abb. 31).

Ganz anders liegen die Verhältnisse in Fällen, die durch Infektion, Eiweißzerfallsprozesse oder andere Einflüsse kompliziert sind. Dann finden sich regelmäßig oft beträchtliche Erhöhungen des Nebennierengewichtes und Ausschüttungen des Lipoids[1]. Begleiterscheinungen der Schwellung und Fettentspeicherung sind seröse Entzündung und Zellnekrosen[2], hydropische Schwellung der Rindenzellen und herdförmige Sklerosierungen der Zona glomerulosa[3] sowie Cytolysen und Blutungen[4].

Im gleichen Sinne ist wohl auch die starke Lipoidverarmung der Nebenniere zu deuten, die Stein und Feinigstein (1946) gefunden haben.

Für den Menschen kann nach den vorliegenden Berichten als ausreichend sicher gelten, daß im reinen Hungerzustand das morphologische Bild der Ruhe-Nebenniere vorherrscht und daß weder aus dem Lipoidgehalt, noch aus der Rindenstruktur auf eine vermehrte hormonale Reizung oder Beanspruchung geschlossen werden kann. Diese tritt aber bei zusätzlicher Belastung sofort ein und zeigt, daß auch im extremen Hungerzustand und im Hungerödem eine vermehrte Funktion möglich ist. Allgemeininfektionen führen häufig zu einer raschen und unter Umständen weitgehenden Lipoidentspeicherung der Rinde[5].

[1] Prym 1919, Uehlinger 1948, Klinge 1949, Kloos 1950, Giese 1944 u.a. [2] Kloos 1950. [3] Uehlinger 1948. [4] Stefko 1928. [5] Kloos 1948, 1950, Liebegott 1944.

Lamy u. Mitarb. (1947) fanden bei Häftlingen mit hochgradiger Inanition Beziehungen zwischen dem Lipoidgehalt der Nebennierenrinde und der Zeitdauer zwischen der Befreiung und dem Tode. In 8 Fällen, die kurz nach der Entlassung gestorben waren, enthielten die Nebennieren wenig oder fast kein Lipoid, bei einem 2 Monate nach der Entlassung Gestorbenen waren die Nebennierenrinden gut lipoidhaltig und in einem weiteren Fall, der 4 Monate nach der Befreiung starb, waren die Nebennierenrinden sehr lipoidreich. Ob diese wenigen Fälle einen Zeitplan für die Restitution geben, ist zweifelhaft. Die Restitution erfolgt wie in anderen Organen ohne Rückstände morphologischer oder funktioneller Art.

d) Die Langerhansschen Inseln (Kohlenhydratstoffwechsel).

An den Langerhansschen Inseln sind Verkleinerungen, manchmal mit Fusion von regressiv veränderten Zellen[1] und Kernveränderungen[2], andererseits auch Inselhypertrophie[3] beschrieben worden.

Im allgemeinen tritt am Inselapparat im Hunger, abgesehen von einer Kernschwellung, Vergrößerung der Nucleolen und vielleicht auch einer hydropischen Umwandlung, keine nennenswerte Zellschädigung in Erscheinung. Die Inselzellfunktion bleibt auch im fortgeschrittenen Hungerzustand erhalten. Das Verhältnis der A- und B-Zellen ist bei Hungerkachexie und im hypoglykämischen Koma noch nicht geprüft worden. Das gesamte morphologische Zellbild gibt keinen Anhalt für einen Funktionsausfall der Inselzellen.

Klinisch sind im Kohlenhydratstoffwechsel feinere Störungen immer bemerkbar[4]. Die Blutzuckerwerte liegen an der unteren Grenze der Norm[5] und unterschreiten diese oft[6]. Es besteht eine Neigung zu Hypoglykämien, die oft bei körperlicher Anstrengung manifest werden. Darin stimmen ältere Untersuchungen aus dem ersten Weltkrieg[7] mit neuen Befunden überein. In extremen Hungerkachexien sind darüber hinaus sehr erhebliche, oft erst prämortal auftretende Senkungen des Blutzuckers und hypoglykämisches Koma beobachtet worden. Das Koma tritt sowohl in den Endzuständen der Hungerkachexie bei langsam fortschreitender Abnahme der Blutzuckerwerte ein[8], es stellt sich aber auch plötzlich bei körperlicher Anstrengung stark unterernährter Menschen ein. Im hypoglykämischen Koma liegen die Blutzuckerwerte um 30—40 mg-%, mit Schwankungen zwischen 0—73 mg-%[9].

Die Blutzuckersenkung ist in reinen Hungertodesfällen auch an der Leiche festzustellen[10]. Der Zuckergehalt im Blut ändert sich in der ersten Stunde nach dem Tode nicht[11]. Die Blutproben sollen aus den Schenkelvenen entnommen werden, da im Blute aus der Nähe der Leber und aus den Herzhöhlen postmortal erhebliche Steigerungen des Blutzuckers eingetreten sein können.

In eigenen Untersuchungen lagen die Blutzuckerwerte im Leichenblut bei 27 Fällen:

9mal zwischen 4—14 mg-%
8mal zwischen 20—29 mg-%
8mal zwischen 31—43 mg-%
2mal zwischen 72—79 mg-%

In den letzten beiden Fällen ist der Tod während der Krankenhausbehandlung an komplizierenden Infektionen eingetreten. In den übrigen Fällen hat es sich

---

[1] Meyers 1917, Krieger 1921. [2] Kracht 1959. [3] Nicolaeff 1923.
[4] Gsell 1948. [5] Gsell 1948, Berning 1949 b. [6] Gülzow 1947, 1948.
[7] Jansen 1920 (Literatur). [8] Gülzow 1947, Bachet 1943.
[9] Gounelle und Mitarbeiter 1942, Bachet 1943, Lhermite und Sigwald 1942 u. a.
[10] Giese 1944, Holle 1948. [11] Camerer 1941, Specht 1937.

um reine Hungeratrophien, zum Teil mit plötzlichem Tod, gehandelt. Die Hypoglykämie ist in solchen Fällen als Todesursache anzusehen[1].

Extrem niedrige Werte finden sich besonders bei plötzlichem Tod in körperlicher Anstrengung. Auf die Verbindung von Hypoglykämie mit tödlichem Hirnödem weist Holle (1947) hin.

Gsell (1948) und Uehlinger (1948) halten einen relativen Hyperinsulinismus bei Insuffizienz der Hypophyse für möglich. Abrami und Marche (1943) nehmen an, daß die Hungerhypoglykämie nicht auf einem Fehlen der Glykogenreserven, sondern auf einer Erschöpfung der Eiweiß- und Lipoidreserven sowie auf einer Störung der endokrinen Zuckerregulation beruhe.

Da im Hungertod die Glykogenreserven des Organismus völlig ausgeschöpft sind, dürfte der durch die calorische Unterernährung bedingte Substratmangel aber wohl der entscheidende Faktor für den Eintritt des Coma hypoglycaemicum sein.

Daneben ist an eine mangelhafte Kohlenhydratverwertung zu denken, da die arteriovenöse Blutzuckerdifferenz in den Zuständen schwerer Hungeratrophie, insbesondere bei Hungerödem, sehr klein ist. In der Erholungsphase wird dagegen eine ungewöhnlich starke Ausschöpfung des peripheren Blutes mit einer hohen Differenz der Blutzuckerwerte in Arterien und Venen festgestellt[2]. Störungen in der Zuckerresorption sind wahrscheinlich bei schweren Darmerkrankungen mit Durchfällen anzunehmen.

In der Auffütterungsphase kommt es zu einem langsamen, aber vollständigen Ausgleich der Störungen im Zuckerstoffwechsel[3]. Bleibende Störungen sind bisher nicht beobachtet worden.

e) Die Keimdrüsen.

Der Einfluß der Unterernährung auf Zellregeneration und Zellneubildung wird am deutlichsten an den Keimdrüsen erkennbar.

α) Die Hoden.

Die akute und die chronische Unterernährung führen im Hoden etwa im gleichen Tempo, wie die allgemeine Gewebsabnahme fortschreitet, zur Reduktion der Zellneubildung und Zellreifung bis zu einem vollständigen Versiegen der Spermiogenese. Die Hoden werden dabei klein und schlaff, sie gleichen der Hodenatrophie bei konsumierenden Krankheiten. Entsprechend sind auch die Gewichtsverluste, die in den Endzuständen zwischen 40—50% liegen, am höchsten von allen inneren Organen[4].

Im Tierversuch sind die Vorgänge bei der Hodenatrophie oft und eingehend untersucht worden[5]. Bei erwachsenen Ratten sinkt im akuten Hungerversuch das Hodengewicht um 30%, das Körpergewicht um 33%. Bei chronischer Unterernährung sinkt das Hodengewicht um 40%, das allgemeine Körpergewicht um 36%[6].

Bei wachsenden Ratten laufen im Anfang der Hungerperiode die Mitosen in den samenbildenden Zellen der Tubuli noch weiter, die Reifung bleibt aber auf der Stufe der Spermatocyten stehen. Die Spermatocyten degenerieren und werden resorbiert. Dabei bilden sich vielkernige Riesenzellen, die aus einer Fusion degenerierter Spermatocyten entstehen[7]. Die Riesenzellbildung ist auch an Ratten mit B-Avitaminose[8] und bei Äthioninvergiftung[9] gefunden worden. Sie kann nicht als für diese Zustände spezifisch angesehen werden.

---

[1] Giese 1944. [2] Gülzow 1947, 1949, Literatur. [3] Berning 1947.
[4] Krieger 1921. [5] Jackson 1925, dort ältere Literatur. [6] Jackson 1915.
[7] Jackson 1925, Literatur. [8] Jaffé und van Gavallér 1958. [9] Becker 1956.

Auch bei erwachsenen Ratten ist die normale Spermiogenese noch lange Zeit erhalten. Später zeigen sich auch hier, zunächst nur in einzelnen Tubuli, degenerative Zellveränderungen mit Pyknosen, Karyolysen und Desquamation der Epithelzellen in die Lichtung der Hodenkanälchen. Zunächst zeigt sich die Degeneration an den Spermatiden, dann an den Spermatocyten und schließlich an den Spermatogonien. Die Sertolizellen bleiben lange erhalten. Das interstitielle Gewebe und die Kerngröße der Zwischenzellen bleiben unverändert und zeigen

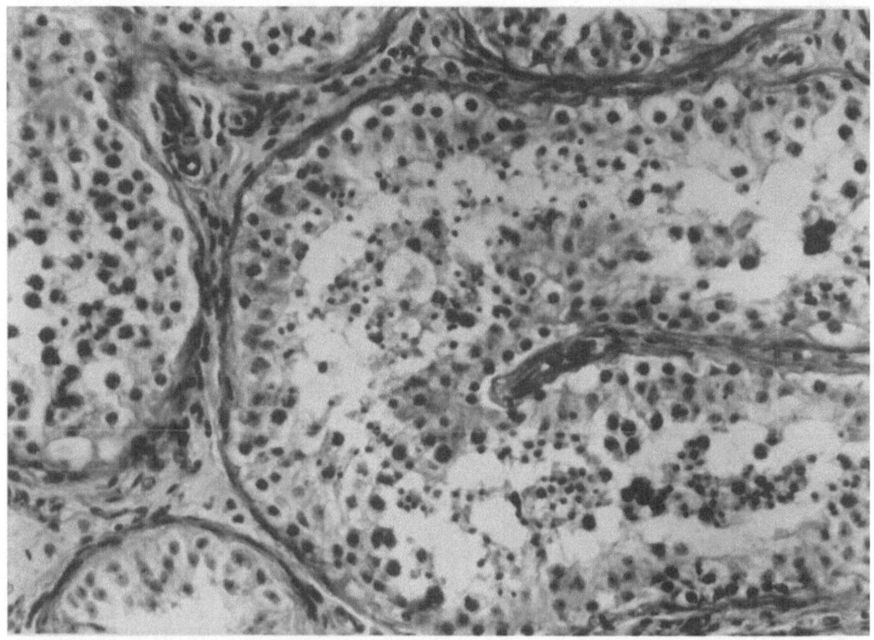

Abb. 32. Hoden bei Hungeratrophie. Störung und Unterbrechung der Samenzellreifung. Hydropische Umwandlung der Spermatogonien. Fast keine Mitosen. Degenerativer Zerfall der Spermatiden. 30jähriger Mann.

erst in den Endstadien degenerative Veränderungen[1]. Der Fettgehalt der Zwischenzellen ändert sich im Hunger nicht[2].

Bei jungen, wachsenden Ratten bleibt die Atrophie der Hoden in langdauernder Unterernährung aus, es kommt sogar zu erheblicher Gewichtsvermehrung[3].

In der Wiederauffütterung kehrt die Spermiogenese in kurzer Zeit wieder, die Hodenstruktur gewinnt rasch ihre alte Form[4].

Beim Menschen liegen die Verhältnisse ähnlich. Die Größe der Hoden ist im wesentlichen bestimmt von der Entfaltung der Kanälchen, deren Weite von der Intensität der Samenbildung abhängt. So gibt das Hodengewicht einen Anhalt für die Größe der Spermiogenese. In der Unterernährung sistiert zunächst die Ausreifung der Spermatiden und der Spermatocyten, dann auch der Spermatogonien (Abb. 32). Die Zellen zerfallen unter Pyknose und Karyolyse, teilweise auch unter Verfettung. Dabei bilden sich mitunter vielkernige Riesenzellen, die aus den verschiedenen Reifungsstufen durch Verschmelzung der Samenzellen entstehen[5] und gelegentlich auch reife Spermien einschließen können[6] (Spermiophagen) (Abb. 33).

---

[1] Siperstein 1921, Jackson 1925.
[2] Okuneff 1922, 1923.
[3] Jackson 1915, Stewart 1919.
[4] Nemiloff und Richter 1930.
[5] Oberndorfer 1931, Literatur.
[6] Wegelin 1921, Stefko 1924.

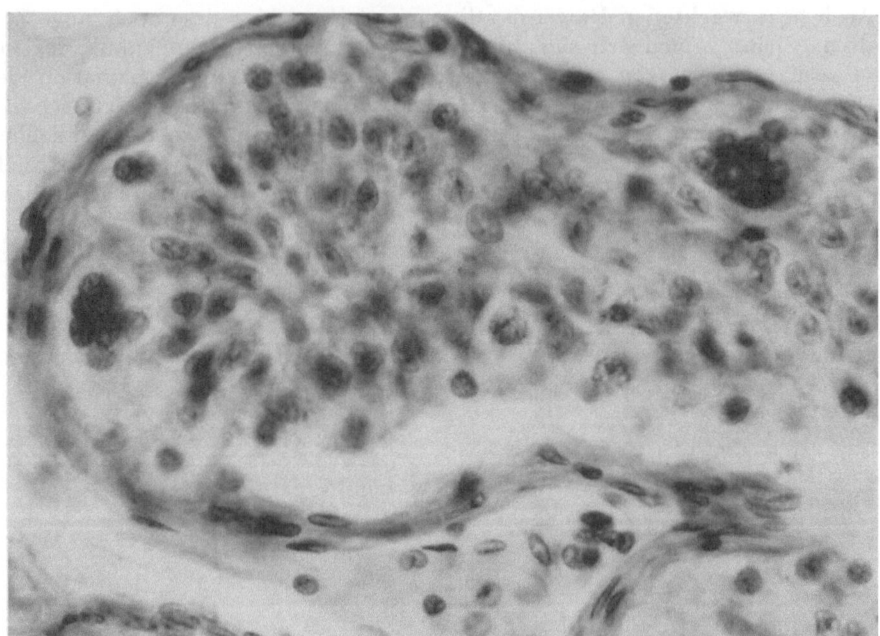

Abb. 33. Epitheliale Riesenzellen aus verschmolzenen Spermatogonien im Hoden bei Hungeratrophie. 30jähriger Mann.

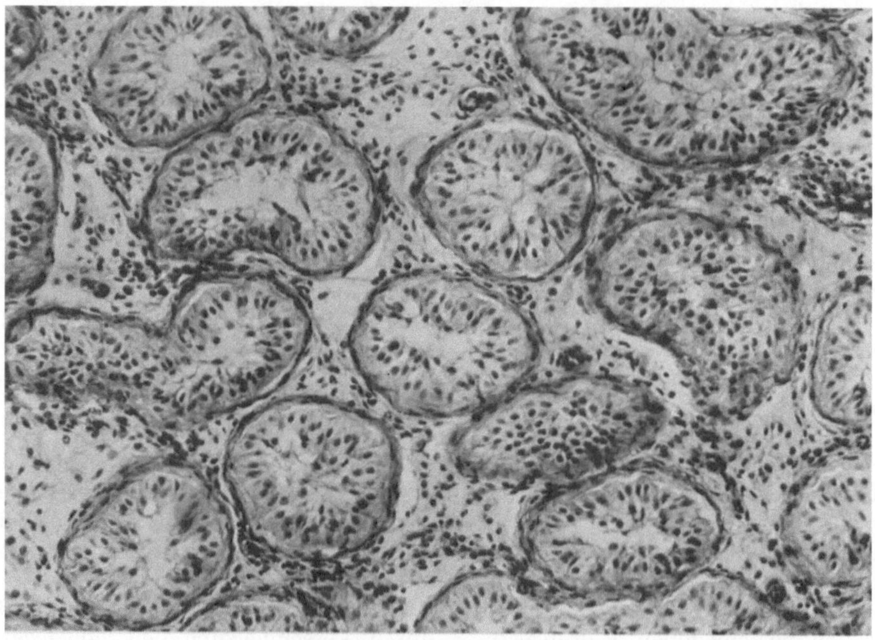

Abb. 34. Hodenatrophie bei Hungerkachexie. Völliges Sistieren der Spermiogenese. Hodenkanälchen nur mit Stützzellen besetzt. Interstitielles Ödem und Atrophie der Zwischenzellen. 30jähriger Mann.

Der Zellschwund beginnt stets herdförmig und dehnt sich allmählich auf den ganzen Hoden aus. Aber auch bei fortgeschrittener Atrophie können noch Kanälchen mit erhaltener Spermiogenese gefunden werden. Die entleerten Kanälchen sind schließlich nur noch mit einem Kranz heller Sertolizellen ausgekleidet (Abb. 34), in denen ebenfalls manchmal Phagocytose von Spermatozoen[1] und Einlagerungen brauner Pigmentkörnchen[2] vorkommen (Abb. 35). Die Zwischenzellen sind gleichmäßig verkleinert, teilweise auch vermehrt pigmentiert.

Die schwersten Grade der Hodenatrophie finden sich beim Hungerödem[3]. In diesen Fällen ist das Zwischengewebe stark aufgequollen, das restliche Epithel der Kanälchen von den Basalmembranen abgehoben. Ein völliger Zerfall der Hodenkanälchen[1] scheint nicht vorzukommen[3] und wurde auch in eigenen Untersuchungen nicht gefunden. Daraus erklärt sich die auch nach schwerer Hunger-

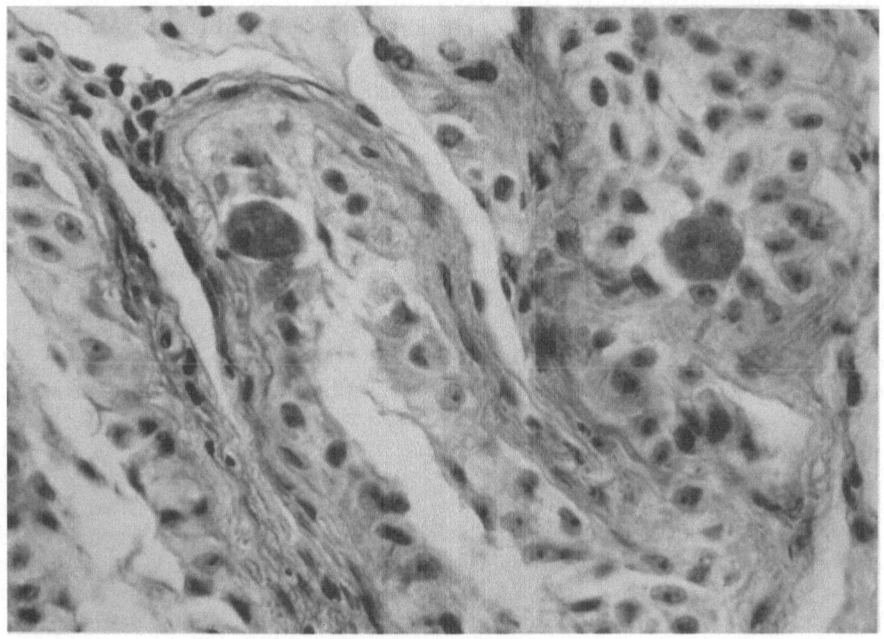

Abb. 35. Hodenatrophie. Keine Spermiogenese. Sertoli-Riesenzellen mit eisenfreiem, bräunlichem, granulärem Pigment. 30jähriger Mann.

atrophie, jedenfalls bei jungen Männern stets eintretende Restitution mit Normalisierung der Spermiogenese. Bei älteren Männern kann die Restitution unvollständig sein oder auch ausbleiben.

Bei einem 30jährigen Mann, der nach einem schweren Hungerzustand in 3 Monaten wieder aufgefüttert worden war, fanden sich Spermatogonien mit vielen Mitosen, die den beginnenden Regenerationsprozeß anzeigten[4].

Die Atrophie der Hoden ist ein frühes Symptom der allgemeinen Reduktion der Lebensvorgänge im Hunger. Verlust der Libido und der Potenz sind ihr zugeordnet[5].

Der Ablauf der Hodenatrophie hat eine Parallele in den Zuständen nach Ausfall der Hypophyse. Die Rückbildung der Hoden läuft dabei ähnlich ab wie bei der Hungeratrophie. Die hypophysär bedingte Atrophie ist aber durch eine Substitutionstherapie zu beeinflussen, während in der Hungeratrophie eine Reaktion auf Hypophysenhormone ausbleibt.

---

[1] Stefko 1927, 1928. [2] Overzier 1947. [3] Oberndorfer 1931.
[4] Lamy und Mitarbeiter 1946. [5] Malten 1946, Berning 1949.

So scheint also auch hier der entscheidende Faktor für die Hodenatrophie in einem Substratmangel zu liegen[1].

Mit der Hodenatrophie verbunden ist auch eine Atrophie des Nebenhodens und der Prostata. In den Nebenhodenkanälchen sind die Epithelzellen niedriger, die Zellen verkleinert. Das Zwischengewebe ist nicht verbreitert.

In der Prostata sind die Drüsenlichtungen atrophisch, eng, oft schlitzförmig und mit niedrigem Epithel ausgekleidet. Auch bei Jugendlichen kommen bereits zahlreiche Prostatakonkremente in den Lichtungen der Drüsengänge vor. Der muskulös-bindegewebige Anteil der Prostata tritt wegen Verkleinerung des Drüsenanteils relativ stärker hervor[2].

Beim Kinde entspricht das Hodengewicht in der Unterernährung der Norm[3]. Die Reifung und der Eintritt in die Pubertät sind aber retardiert[4]. STEFKO (1924) fand oft Kryptorchismus.

β) Die Ovarien.

Nahrungsmangelzustände haben bei Frauen oft Unregelmäßigkeiten und Aufhören des Menstruationscyclus zur Folge. In milderen Fällen kommt es bei jungen Mädchen zu einer Verzögerung der Pubertät und bei älteren Frauen zu einem verfrühten Eintritt der Menopause. Das ist eine alte Erfahrung aus allen Hungersnotzeiten, die während des ersten Weltkrieges besonders in Deutschland an großen Untersuchungsreihen zahlenmäßig belegt[5] und aus Beobachtungen in Rußland[6] bestätigt worden ist.

Als Kriegsamenorrhoe, Fluchtamenorrhoe und Gettoamenorrhoe ist sie auch in dem letzten Kriege und in der Nachkriegszeit häufig beschrieben worden. Besonders oft wurde sie bei weiblichen Gefangenen in Konzentrationslagern gesehen[7].

Wieweit psychische Alterationen dabei mitwirken, ist schwer zu entscheiden. Daß solche Einwirkungen große Bedeutung haben können, geht aus der Mitteilung von BASS (1947) hervor. Er berichtete aus dem Frauenkonzentrationslager Theresienstadt, daß von 1000 Insassen bei 54% die Menstruation sistierte, davon bei 60% im ersten Monat, bei 35% im zweiten und bei 8% im dritten Monat. In einer besser untergebrachten Frauengruppe, welche nicht um ihr Leben unmittelbar fürchten mußte, waren 25% amenorrhoisch. Die Menstruation setzte aber bei den meisten Frauen wieder ein, obwohl die Ernährung im Laufe der Zeit schlechter wurde. Nach 18 Monaten hatte sich bei 94% der Frauen die Menstruation wieder eingestellt.

Ebenso wird über eine Abnahme der Fertilität bei Unterernährung berichtet. Die schwere Unterernährung der Bevölkerung in Nordholland im Jahre 1944/45 führte bei den Frauen zu einer so verbreiteten Amenorrhoe und Unfruchtbarkeit, daß die erwartete Geburtenzahl auffällig reduziert war. Kinder, die vor den Hungermonaten empfangen worden waren, aber während derselben geboren wurden, waren deutlich kleiner und hatten ein niedrigeres Geburtsgewicht. Die Lactation der Mütter war nicht erkennbar beeinflußt. Schwangerschaftstoxikosen, Aborte oder Fruchttode waren nicht häufiger. Kongenitale Mißbildungen und Frühgeburten waren nicht signifikant vermehrt[8].

Am Eierstock kommt es zu einer in schweren Hungerzuständen erheblichen Rückbildung, teilweise auch zum Schwund der Follikel. Mitosen der Follikelepithelien können aber auch im Hunger fortlaufen.

---

[1] UEHLINGER 1948. [2] OVERZIER 1947. [3] NICOLAEFF 1923.
[4] JAFFÉ 1921. [5] BAUEREISEN 1919, zusammenfassende Literatur.
[6] v. LINGEN 1921, IVANOVSKY 1923, Literatur bei JACKSON 1925.
[7] MARTIUS 1946, NOCHIMOWSKI 1946, NAUJOKS 1949, PLOTZ 1950, STIEVE 1942, Literatur bei GLATZEL.
[8] SMITH 1947.

Die stärkste Anfälligkeit zeigen die nahezu reifen Follikel. Die Umwandlung zu Gelbkörpern bleibt aus, die Eizellen werden aufgelöst und verschwinden. Manche Follikel bilden sich zu kleinen Cysten um[1]. Andere reifende Follikel werden vollständig aufgelöst.

Die Primordialfollikel sind resistenter. Aber auch sie werden in schwerer Hungeratrophie aufgelöst und verschwinden weitgehend[2].

Im Kindesalter bleiben die Eierstöcke klein[3], die Follikelreifung bleibt aus, vorhandene Follikel atrophieren, Eier sollen schließlich in schweren Hungerzuständen völlig fehlen[4]. Die sexuelle Reifung tritt, entsprechend dem Grad des Hungerzustandes, verspätet ein, wird aber in der Auffütterung meistens nachgeholt.

Der Uterus zeigt im geschlechtsreifen Alter eine deutliche Rückbildung, die der Altersinvolution vergleichbar ist. Beim Kinde bleibt der Uterus im Wachstum zurück. Das Endometrium verfällt ebenfalls einer Atrophie, die aber reversibel ist.

Die Atrophie der Genitalorgane in der Hungeratrophie gleicht den Folgen einer verminderten Gonadotropin-Ausschüttung des Hypophysenvorderlappens mit Amenorrhoe, Atrophie der Ovarien und des Endometriums. Die Injektion von Genitalhormonen kann bei Unterernährten das Auftreten von Ödemen auslösen[5].

Im Tierversuch sind die Auswirkungen der Unterernährung auf die Ovarien vielfach überprüft worden[6]. JACKSON (1915) fand bei wachsenden Ratten im akuten Hungerzustand eine Gewichtszunahme der Ovarien bis zu 22%, trotz einer Abnahme des Körpergewichtes von 33%, bei unterernährten Ratten in der Wachstumsperiode dagegen eine Gewichtsabnahme von 27—54%. Diese Gewichtsverluste werden bei jungen Ratten mit verzögertem Wachstum in der Wiederauffütterung rasch eingeholt und das Normalgewicht dabei oft erheblich überschritten[7]. Bei schwerer Unterernährung bleibt aber ein Gewichtsdefizit und eine deutliche Atrophie auch nach der Wiederauffütterung bestehen. Die Restitution ist in diesen Fällen also unvollständig. Man darf annehmen, daß die Verhältnisse beim Menschen sehr ähnlich liegen.

Die Atrophie der Ovarien bei Ratten im Hunger führt zu einem mehr oder weniger anhaltenden Anoestrus. Bei nicht zu schwer geschädigten Tieren kann die Follikelreifung und die Gelbkörperbildung weitergehen. Anstelle von 10—12 Flolikeln werden dann aber vielleicht nur 1—2 Follikel gebildet und nach der Ovulation in Corpora lutea umgewandelt. Diese Anoestrusovulation ist offenbar das Gegenstück zu dem sog. anovulatorischen Cyclus beim Menschen.

Ebenso wie die Ovarien erleiden auch Uterus und Vagina im Hunger eine hochgradige Atrophie[8]. Die Sexualorgane verhalten sich im Hunger so, als ob die Ratten hypophysektomiert worden wären. Bei Hungerratten kann man, wie bei hypophysenlosen Ratten, durch Zufuhr von Gonadotropinen die Atrophie der Sexualorgane zum Schwinden bringen. Die Ansprechbarkeit der atrophischen Genitalorgane gegenüber Gonadotropin und Follikelhormon ist nicht herabgesetzt. Die Atrophie der Genitalorgane soll deshalb ihre Ursache in einem Mangel an gonadotropen Hypophysenvorderlappenhormonen haben.

Untersuchungen des Hypophysenvorderlappens bei Ratten in längerem Nahrungsmangelzustand zeigen, daß der Gonadotropingehalt in der Hypophyse nicht vermindert, sondern im Gegenteil hoch ist. Offenbar ist im Hunger die Gonadotropinabscheidung der Hypophyse mehr behindert als die Gonadotropinproduktion.

---

[1] H. KOEHLER 1919, HOFFMANN 1920, UEHLINGER 1948.
[2] STEFKO 1924, UEHLINGER 1948. [3] MARFAN 1921. [4] STEFKO 1923, 1924.
[5] LAROCHE und Mitarbeiter 1941. [6] JACKSON 1925, Literatur.
[7] STEWART 1918, 1919. [8] JACKSON 1925.

7. Die Brustdrüse.

a) Die Brustdrüse der Frau.

Die Mammae, die in ihrer Entwicklung, Funktion und Rückbildung von hormonalen Impulsen und Steuerungen abhängen, zeigen bei Frauen in stärkerer körperlicher Abzehrung infolge Nahrungsmangel erhebliche Verkleinerung durch Schwund des Fettgewebes und eine hochgradige Atrophie der Drüsenkörper. Die Atrophie ist mitunter so stark, daß nur noch eine Hautfalte mit der Brustwarze übrigbleibt. Dabei schwinden zunächst die Drüsenläppchen, dann auch die Drüsengänge ähnlich wie bei der senilen Atrophie. Kleine Cysten können anstelle der Drüsenläppchen oder der Gänge zurückbleiben.

Im Gegensatz zur Hungeratrophie bleibt bei der Anorexia nervosa auch in Fällen, bei denen das Körpergewicht bis auf 50% des Normalgewichtes abgesunken ist, der Drüsenkörper relativ groß[1]. Histologisch beruht die relative Größe der Mammae in diesen Fällen auf einer Vermehrung des interstitiellen Bindegewebes, während das Drüsengewebe und das periazinöse Fettgewebe wahrscheinlich wegen einer verminderten Oestrogen- oder Corpus luteum-Wirkung atrophieren[2].

In den Jahren nach dem zweiten Weltkrieg wurde in Deutschland eine Häufigkeitszunahme von Mastopathia chronica cystica festgestellt[3]. Ein Zusammenhang dieser Häufigkeitszunahme mit der vorausgegangenen Nahrungsmangelsituation wurde diskutiert.

Bei stillenden Müttern wurde in der Unterernährung während der Nachkriegszeit 1946—1949 keine nennenswerte Abweichung in der Zusammensetzung der Milch, mit Ausnahme einer Erniedrigung des Fettgehaltes gefunden. Die Menge der Milch ist aber herabgesetzt und die Stilldauer verkürzt. Die Mamma sezerniert auch bei erheblicher Hungeratrophie[4].

b) Die Gynäkomastie.

Bei Männern mit Nahrungsmangeldystrophien entstehen in der Wiederauffütterungsphase gehäuft Gynäkomastien. Dabei kommt es zu einer Schwellung oder knotigen Verhärtung einer oder beider Brustdrüsen mit Hypertrophie aller Brustdrüsengewebsanteile. Die männlichen Brustdrüsen gleichen dann weitgehend einer weiblichen Mamma in der Pubertät[5]. Die Anschwellung und Vergrößerung des Drüsenkörpers kann sich in kurzer Zeit, oft einseitig entwickeln. Nach operativer Entfernung der einseitig vergrößerten Mamma ist nachfolgende Hypertrophie der anderen Seite beobachtet worden.

Diesen Gynäkomastien gehen keineswegs regelmäßig drastische Hungerzustände oder Abzehrungen voraus. Nur bei der Hälfte der Fälle von NORDMANN (1949) war der Ernährungszustand der Erkrankten stärker herabgesetzt und nur in 12% ausgesprochen schlecht, letzteres besonders bei Greisen. In einigen Fällen wurden gleichzeitig Potenzstörungen, Störungen in der Pubertätsentwicklung, femininer Habitus oder lipophile Dystrophie beobachtet[6]. Eine hormonale Gleichgewichtsstörung ist nach den Untersuchungsergebnissen der Corticosteron-, Aldosteron- und Oestrogen-Ausscheidungen bei postdystrophischen Gynäkomastien wahrscheinlich.

Allgemein wurde das Zusammentreffen von Hodenatrophie, Libidoverlust und Gynäkomastie bei Konzentrationslagerhäftlingen häufiger beobachtet[7].

[1] BERKMAN und Mitarbeiter 1947.
[2] SIEBENMANN 1955. [3] SCHULTZE-JENA 1949.
[4] GUNTHER und STANIER 1951, Literatur in: Studies of undernitrition, Wuppertal 1946—1949. Medical research council special report series Nr. 275. London 1951.
[5] KLATSKIN, SALTER und HUMM 1947. [6] SALTER und Mitarbeiter 1947, STEINBRINCK 1948.
[7] JACOBS 1948, UEHLINGER 1948.

SALTER u. Mitarb. (1947) fanden bei 300 unterernährten Kriegsgefangenen 15 Fälle mit Hodenatrophie sowie Libido- und Potenzverlust. 36 hatten eine Gynäkomastie zur Zeit der Untersuchung, 12 weitere eine Gynäkomastie in der Anamnese. Die Gynäkomastie entwickelte sich in einigen Fällen erst nach Rückkehr zur normalen Ernährung. Wenn sich der Allgemeinzustand besserte, schwand auch die Gynäkomastie.

Die Schwellungen des Brustdrüsenkörpers bilden sich gewöhnlich innerhalb eines Jahres zurück[1]. Die Rückbildung kann durch Hypophysenhormone beschleunigt werden[2]. In anderen Fällen konnten Zeichen von hormonalen Störungen nicht gefunden werden.

Nicht so selten wurden bei Gynäkomastien gleichzeitig Vergrößerungen der Leber und Palmarerytheme gefunden. In diesen Fällen wird eine Störung der Oestrogenentgiftung der Leber vermutet und die daraus folgende Oestrogenvermehrung als Ursache der Gynäkomastie und des Palmarerythems angesehen. Die erschwerte Oestrogenentgiftung in der Leber soll auf einem Eiweißmangel beruhen[3].

Die postdystrophische Gynäkomastie kann als eine Regulationsstörung im inkretorischen System während der Aufbauphase angesehen werden. Sie ist ein Beispiel dafür, daß in der Restitution das Gleichgewicht zwischen hormonbildenden und hormonabhängigen Organen verlorengeht, wenn der Gewebsaufbau und die vermehrte Funktion nicht koordiniert ablaufen.

8. Das lymphoreticuläre Gewebe.

Unterernährung und völliger Nahrungsentzug ziehen eine erhebliche Reduktion des lymphoreticulären Gewebes nach sich. Der Thymus ist zunächst und am stärksten betroffen, dann folgen die Lymphknoten, das Knochenmark und die Milz. Auswirkungen der Unterernährung sind an diesen Geweben in erster Linie eine verminderte Regeneration von Zellen des Blutes, dann aber auch Störungen in der Eiweiß-Synthese, soweit diese in den Zellen des RES abläuft.

Das lymphoreticuläre Gewebe spielt im Eiweißstoffwechsel eine bedeutende Rolle[4]. Hier werden Globuline und im besonderen auch Antikörper gebildet. Eiweißzerfallsprozesse haben stets eine beträchtliche Aktivierung des reticuloendothelialen Systems zur Folge. Jeder Einschränkung des Eiweißstoffwechsels folgt eine Reduktion des lymphoreticulären Gewebes nach.

a) Die Milz.

Im Tierversuch kommt es bei Nahrungsmangel und Hunger mit großer Regelmäßigkeit zu einer Atrophie des lymphatischen Gewebes der Milz[5], manchmal mit Proliferation von reticuloendothelialen Zellen[6]. Die Gewichtsverluste der Milz liegen in den Endzuständen der Hungeratrophie bei den Versuchstieren etwa zwischen 30 und 70%, wechselnd bei den einzelnen Tierarten. Gewebsverluste von 50% und mehr sind die Regel. Oft sinkt das Milzgewicht stärker als das Körpergewicht[5].

Beim Menschen ist der durchschnittliche Gewichtsverlust wesentlich geringer. Die Werte liegen zwischen 10 und 48%. Diese großen Differenzen sind teilweise durch unterschiedlichen Ansatz des Normalgewichtes bedingt, das bei Erwachsenen zwischen 120 und 200 g schwankt[7].

WEBER (1921) fand in Kiel unter 1257 Obduktionen beim Vergleich der Jahre 1914/15 mit ausreichender Ernährung und der Jahre 1916/18 mit Unterernährung eine Gewichtssenkung der Milz von 156,5 g auf 137 g bei Männern und von 141,5 g

[1] BANSI 1949, GSELL 1948 u. a. [2] KUHNKE 1949.
[3] BISKIND 1947, DRILL und PFEIFFER 1946. [4] EPPINGER und STEINER 1917.
[5] JACKSON 1925, Literatur. [6] SELYE 1946. [7] RÖSSLE und ROULET 1931.

auf 120 g bei Frauen, das sind durchschnittliche Gewichtsverluste von 19,5 und 13,5 g. Die Durchschnittsgewichte reiner Hungerfälle geben UEHLINGER (1948) mit 139 g, GIESE (1944) mit 136 g an. Nimmt man 160 g als Normgewicht, dann sind die Verluste 21—24 g oder 13—15%.

Wesentlich höhere Gewichtsverluste fanden PRYM (25%), KRIEGER (46,6%) und STEIN und FEINIGSTEIN (48,8%). Eine befriedigende Erklärung für diese Unterschiede kann nicht gegeben werden. Hervorzuheben ist, daß in allen Untersuchungsreihen auf Fälle mit sehr kleinen Milzgewichten bis herab zu 50 g und weniger hingewiesen wird.

Histologisch besteht in der verkleinerten Milz eine allgemeine Verminderung des lymphoreticulären Gewebes. Die Malpighischen Körperchen sind verkleinert bis fast völlig geschwunden. Die Trabekel und die Kapsel erscheinen, da sie infolge der Parenchymatrophie verkürzt sind, verdickt und manchmal sklerosiert. Der Blutgehalt ist meist vermindert.

Pigmentablagerungen sind in den Reticulum- und Sinuszellen der roten Milzpulpa häufig, aber keineswegs regelmäßig zu finden. Eisen und Lipofuscin sind unter Umständen in groben Granula nachweisbar. OVERZIER (1948) und GIESE (1944) fanden in allen ihren Fällen in der Milz eine positive Eisenreaktion. UEHLINGER (1947) sah eine Siderose in der roten Pulpa bei 41 von 53 Obduktionen. Dabei ging der Grad der Siderose parallel mit dem Grad der Anämie.

Die Siderose des reticuloendothelialen Systems, insbesondere der Milz, wurde dahingehend gedeutet, daß die Eisenablagerungen den excessiven Abbau von eisenhaltigen Chromoproteinen im Körper anzeigen[1]. Ein Teil des Eisens dürfte aus dem Myoglobin der eingeschmolzenen Skeletmuskulatur stammen und als Myosiderose zu deuten sein[2]. (Siehe auch unter Eisenstoffwechsel.)

b) Die Lymphknoten.

Die Lymphknoten atrophieren bei Nahrungsmangelzuständen gewöhnlich wesentlich stärker als die Milz. Der Untergang der Lymphocyten beginnt mit einer Hyperplasie der Reticulumzellen in den zentralen Teilen der Follikel. Chromatinreste untergegangener Lymphocyten sind dann in diesen Reticulumzellen zumeist reichlich nachweisbar. Bald werden die Follikel kleiner, die Sekundärknötchen schwinden. Schließlich bilden die Follikel sich weitgehend oder vollständig zurück. Gleichartige Veränderungen finden sich in den Peyerschen Haufen, den Solitärfollikeln des Darmes und in dem lymphatischen Gewebe des Wurmfortsatzes sowie in den Gaumen- und Rachentonsillen. In den Lymphknoten treten bei der Inanition die Rand- und Marksinus in der Regel besonders deutlich hervor, sie sind oft erweitert und enthalten meist reichlich lymphatische Flüssigkeit (Abb. 36). Diese Sinuserweiterung deutet auf einen erhöhten Lymphdurchfluß der Lymphknoten, der bei bestehendem Ödem erheblich vermehrt ist. Die Uferzellen in den Sinusstraßen sind dann vergrößert und zeigen eine gesteigerte Phagocytosetätigkeit. Phagocytierte Lymphocyten und Leukocyten sind nicht selten in den Sinusendothelzellen nachweisbar (Abb. 37).

Im Tierversuch erfolgt die Gewichtsabnahme und der Zell- bzw. Gewebsverlust der Milz langsamer als bei Thymus und Lymphknoten. Die weiße Pulpa der Milz ist besonders stark betroffen. Der Lymphocytenabbau beginnt in den Malpighischen Körperchen. Diese Befunde wurden von verschiedenen Autoren bei verschiedenen Tieren und zwar bei Ratten, Mäusen und Meerschweinchen erhoben.

[1] LAMY und Mitarbeiter 1946. [2] GIESE 1944.

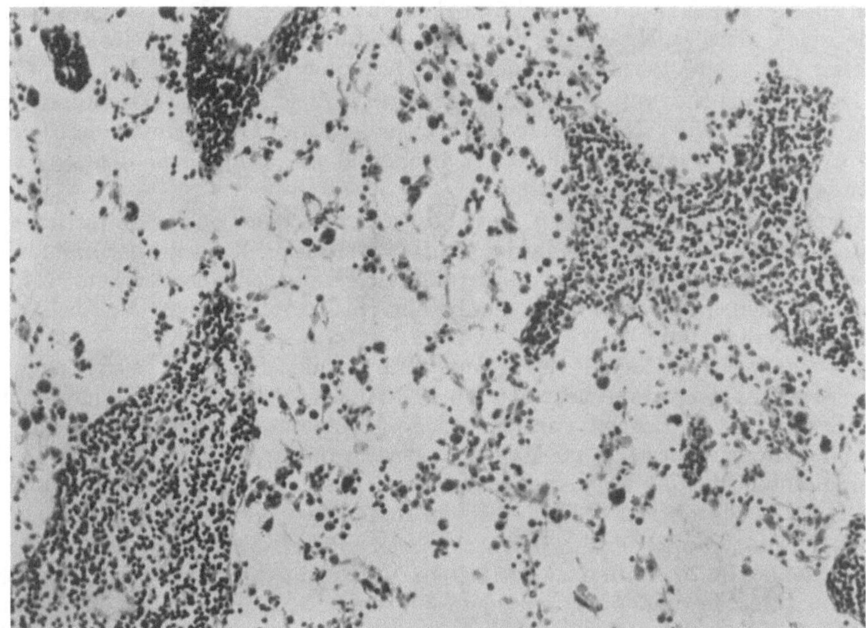

Abb. 36. Lymphknoten. Atrophie der Markstränge und starke Sinuserweiterung in einem Leistenlymphknoten bei Ödemkrankheit. Vergr. 180fach.

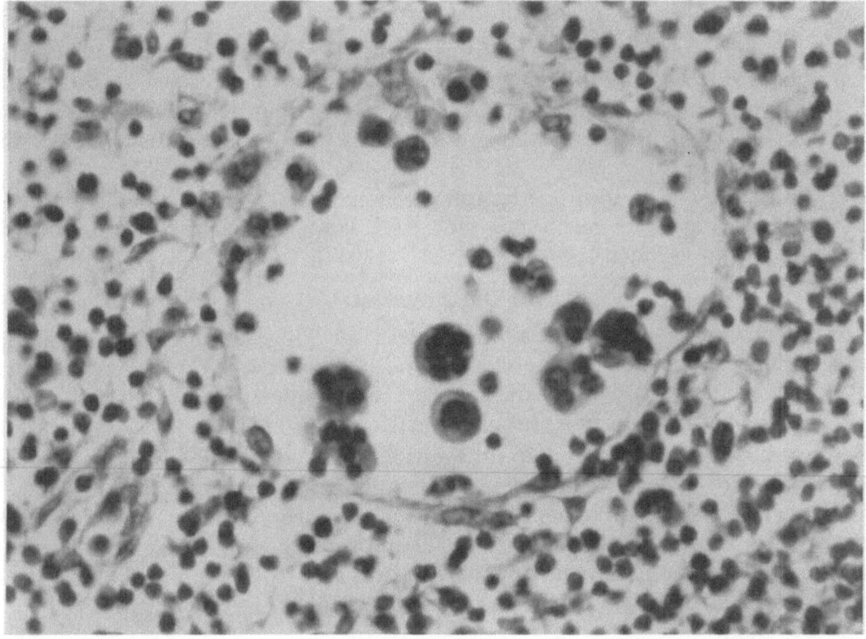

Abb. 37. Leistenlymphknoten. Leukocytenphagocytose durch Sinusendothelien bei reinem Hungertod. Vergr. 640fach.

Bei der Atrophie des lymphatischen Gewebes infolge Nahrungsmangel ist eine intakte und vorübergehend gesteigerte Nebennierenfunktion von Bedeutung. Die

Exstirpation der Nebennieren schützt den Thymus gegen Einflüsse, welche normalerweise seine Rückbildung bedingen. Zufuhr von Glucocorticoiden verursachten eine rasche thymico-lymphatische Atrophie[1].

Durch Versuche mit P^{32} konnte gezeigt werden, daß die Thymusatrophie vorwiegend auf einer Herabsetzung der Proliferation der Thymuszellen beruht. Die Lymphknotenatrophie und die Verkleinerung der Milz sind dagegen Folge einer beschleunigten Zellzerstörung[2].

Atrophie des lymphatischen Gewebes geht mit einer gestörten Antikörperbildung einher. Unterschiede in der Antikörperbildung hängen aber nicht allein mit einer Vermehrung oder Verminderung der Plasmazellen zusammen. Es wird an die Möglichkeit gedacht, daß auch die übrigen Lymphzellen an der Antikörperbildung beteiligt sind[3].

Die Phagocytosefähigkeit des reticuloendothelialen Systems, besonders in der Milz, ist im Hungerzustand bei Ratten beträchtlich erhöht[4]. Bei Meerschweinchen und Ratten ist im Hunger eine vermehrte Phagocytose von Hämosiderin und Lymphocytentrümmern durch Makrophagen sowohl in der Milz als auch in den Lymphknoten und im Thymus festzustellen. Besondere Veränderungen an den Kupfferschen Sternzellen der Leber sind dabei nicht nachzuweisen[5].

Die Verminderung der Antikörperbildung wird als Grund für die häufig zu beobachtende Herabsetzung der Resistenz von Hungerkranken gegenüber bakteriellen Infekten und Entzündungen angesehen. Wenn im Hungerzustand Infektionen eintreten, dann reagiert beim Menschen auch die atrophische Milz sehr rasch mit einer Vergrößerung, Zellschwellung, Zellvermehrung und stärkeren Durchblutung. Chronische Infekte, bei denen die immunisatorischen Fähigkeiten des Organismus in Anspruch genommen werden, führen zu einer deutlichen Hyperplasie des lymphoreticulären Gewebes[6].

Aus den bei Hungeratrophie häufigen Infektionen erklären sich die großen Milzgewichte, die besonders bei begleitender Tuberkulose sehr auffällig sind. Milz- und Lymphknoten ziehen also trotz des allgemeinen Eiweißmangels im Blut und in den Geweben Stoffe an sich, die für die spezifischen Abwehrreaktionen notwendig sind.

Der Aufbau der Milz und des lymphatischen Gewebes geht nach Beendigung der Unterernährung sehr rasch vor sich und kann in Tierversuchen über das Normgewicht hinausgehen[7].

c) Der Thymus.

Von allen lymphatischen Organen reagiert der Thymus auf Nahrungsmangel am raschesten. Er erleidet im Hungerzustand den stärksten Gewichtsverlust von allen Geweben und Organen des Körpers. Wegen seiner Kleinheit trägt er aber nur relativ wenig zur protein-katabolischen Reaktion bei[8].

Bei Kaninchen nimmt das Thymusgewicht nach dreitägigem Fasten bereits um die Hälfte ab[9], nach neuntägigem Fasten sinkt das Gewicht auf ein Zehntel[10], nach Unterernährung von einem Monat auf $^1/_{65}$ des Normalgewichtes[11]. Der Thymus kann also als ein Indikator des Ernährungszustandes gelten. HAMMAR (1926) grenzt den „Hungertypus“ der Involution von Rückbildungen aus anderen Ursachen ab; TESSERAUX (1956) spricht von akzidenteller Involution.

---

[1] SELYE 1946, PELLEGRINO 1950, KIEF und Mitarbeiter 1954, BAKER und Mitarbeiter 1951, KÖHN 1954.
[2] STOERK 1956. [3] EHRICH 1956, STOERK 1956. [4] GORDON und KATSH 1949.
[5] EHRICH 1956. [6] DOUGHERTY und WHITE 1945, 1947.
[7] JACKSON 1925. [8] TESSERAUX 1956.
[9] HAMMAR 1936. [10] SÖDERLUND und BACKMANN 1909. [11] JONSON 1909.

Hunger- und Unterernährung führen beim Menschen zu einer raschen Abwanderung von Lymphocyten aus der Thymusrinde. Gleichzeitig zerfallen frühzeitig die Thymocyten. Chromatinreste untergegangener Zellkerne finden sich phagocytiert in Reticulumzellen sowie in den Maschen des Thymusreticulums[1]. Zum Teil werden die Kernreste zusammen mit Zellfragmenten durch die Lymphbahnen abgeführt[2]. Die regionären Lymphknoten zeigen dann zahlreiche Phagocyten, die die Kernreste untergegangener Thymocyten aufgenommen haben. Das lockere Zwischengewebe des Thymus ist bei diesen Zuständen ödematös aufgelockert und von ausgewanderten Thymuslymphocyten durchsetzt (Abb. 38). Die Reticulumzellen sind dabei gering vergrößert und vermehrt Nach 28 Std können

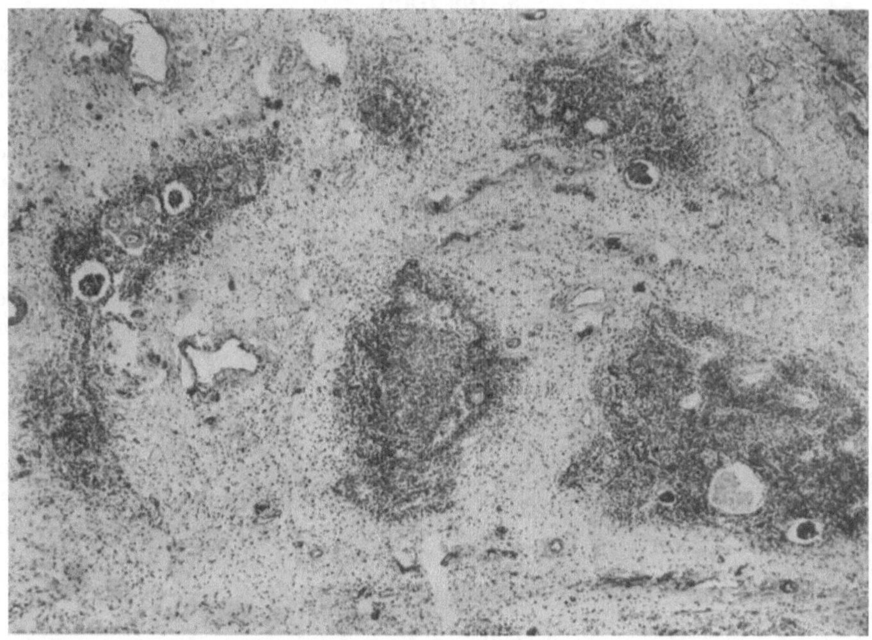

Abb. 38. Hungerinvolution des Thymus. Schweres Ödem des Zwischengewebes, das diffus durchsetzt ist von ausgewanderten Thymuslymphocyten. Keine Fetteinlagerung. 34jähriger Mann.

sie epitheloidzellähnlich aussehen Bei der Inanition ist die Zahl der Hassalschen Körperchen meist vermindert[1]. Bei längerer Dauer des Hungerzustandes nehmen die Reticulumzellen des Thymus an Größe ab. Auch das Bindegewebe des Thymus wird etwas zurückgebildet[3].

Die Rückbildung des Thymus ist nach Selye[4] ein Teil seiner Alarmreaktion im Adaptationssyndrom, das von der Hypophyse ausgelöst, über die Nebennierenrinde läuft und nach Adrenalektomie ausbleibt. Adams und White (1950) halten die Hungerinvolution des Thymus für einen Effekt der Nebennierenrinden-Hormone.

Ob diese These auch für die Hungeratrophie des Menschen zutrifft, ist schwer zu beurteilen, da die Nebennieren bis in die Endzustände der Hungerkachexie morphologisch nur geringe Strukturänderungen zeigen und an der allgemeinen Atrophie der Organe nur wenig teilnehmen. Wieweit die Rückbildung des Thymus über hormonale Reizung läuft oder ob sie nur ein Frühsymptom der allgemeinen Reduktion der Stoffwechselvorgänge ist, bleibt noch offen.

[1] Hammar 1936. [2] Stoerk 1956. [3] Bargmann 1943. [4] Selye 1948, 1953.

d) Das Knochenmark.

Im Knochenmark sind Reduktion der Blutbildung, gallertige Atrophie des Markes und Siderose der Reticulumzellen in fortgeschrittenen Fällen von Hungeratrophie mit großer Regelmäßigkeit zu finden. Besonders auffallend ist die hochgradige Capillarerweiterung, die in dieser Intensität auch in der Leber bei reinen Hungertodesfällen bekannt ist.

Nach klinischen Untersuchungen an Sternalpunktaten[1] zeigt das hypoplastische Mark eine deutliche Störung der Zellausreifung, besonders der roten Blutzellen. Die damit verbundene periphere Anämie hat Berning als Eiweißmangelanämie gedeutet.

9. Die Haut.

Atrophie der Epidermis und der Anhangsdrüsen, Schwund des Fettgewebes, unregelmäßig vermehrte Pigmentierungen und Hyperkeratose sind die wichtigsten Veränderungen an der Haut des Hungerkranken. Die Epidermis ist ein gutes Beispiel für die verminderte Zellregeneration.

Bei der chronischen Unterernährung wird die Haut beim Menschen atrophisch, schlaff, faltig, trocken und gelbbräunlich[2]. An Stellen größerer Reibung ist die Haut gewöhnlich etwas dicker und dunkler, nicht selten feinschuppig. Bei ödematösen Hungerkranken finden sich darüber hinaus häufig Störungen in der Verhornung und in der Pigmentverteilung[3]. Manchmal bestehen maculäre confluierende Pigmentierungen an nicht dem Licht ausgesetzten Körperpartien, ferner Pigmentierungsunregelmäßigkeiten, welche sich aus einer Cutis marmorata entwickeln und deshalb ein reticuliertes Aussehen haben. Im Gesicht kommen chloasmaartige Hautpigmentierungen vor.

Die Atrophie der Epidermis ist auch in mikroskopischen Bildern an allen Körperregionen deutlich. Die Papillen der Cutis sind abgeflacht, das Stratum germinativum ist verschmälert, manchmal auf wenige Zellagen reduziert. Die Stachelzellen sind auffällig klein und bilden bei hochgradiger Atrophie nur eine Schicht weitauseinanderliegender Zellen. Bei fortgeschrittener Atrophie besteht regelmäßig eine deutliche Verbreiterung des Stratum corneum, das oft dicker ist als die übrigen Zellschichten zusammen[4] (Abb. 39). Gelegentlich finden sich auch Parakeratose sowie Keratosis palmaris und plantaris.

Besonders bemerkenswert sind die häufigen follikulären Hyperkeratosen, die der Haut ein reibeisenartiges Aussehen geben. Feste Hornpfröpfe füllen die erweiterten Haarfollikel aus und ragen als kleine Stacheln aus den Follikeln heraus[4]. Mit dieser Verstopfung der atrophischen, oft stark gewundenen Haarfollikel ist ein Haarzerfall verbunden. Die Haare werden strohartig, struppig, dünn, brüchig und sind leicht ausziehbar. Das Auftreten von Lanugobehaarung am Stamm und an den Extremitäten ist besonders bei Anorexia nervosa beobachtet worden.

Die Talgdrüsen sind nur schwach entwickelt, teilweise mit der Follikelatrophie verschwunden (Abb. 40). Die Musculi arrectores pilorum sind dort, wo die Haare noch erhalten sind, mitunter hypertrophisch[5].

In der atrophischen Haut erscheinen mitunter kleine Bläschen, die nach Goebel (1924) in den Talgdrüsen, nach Keys und Mitarb. (1950) in den Ausführungsgängen der Schweißdrüsen entstehen, deren Sekret sich unter der Hyperkeratose staut.

---

[1] Berning 1943, Berning 1944, 1947.

[2] Apfelbaum 1946, Arzt 1947, McCance und Widdowson 1951, Keys und Mitarbeiter 1945, 1946, Herrlich 1947, Bansi 1949 u. a.

[3] Trowell 1949, Gillmann 1949.

[4] McCance und Barrett in: Studies of undernutrition, Wuppertal 1946—1949. Medical research council special report series Nr. 275. London 1951.

[5] Nicolau 1918/19.

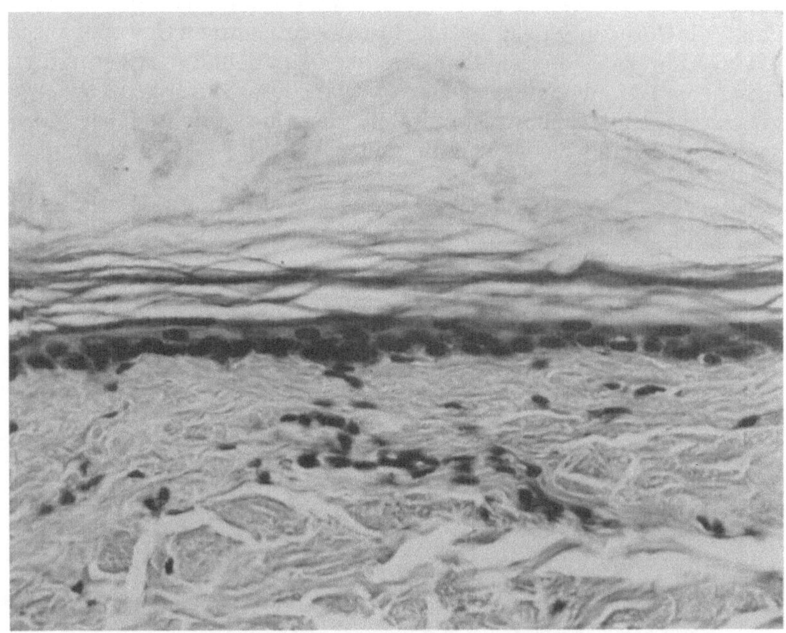

Abb. 39. Atrophie der Epidermis bei Inanition. Schwund der Papillarkörper. Reduktion der Stachelzellschicht auf eine Zellage. Schuppende Hyperkeratose.

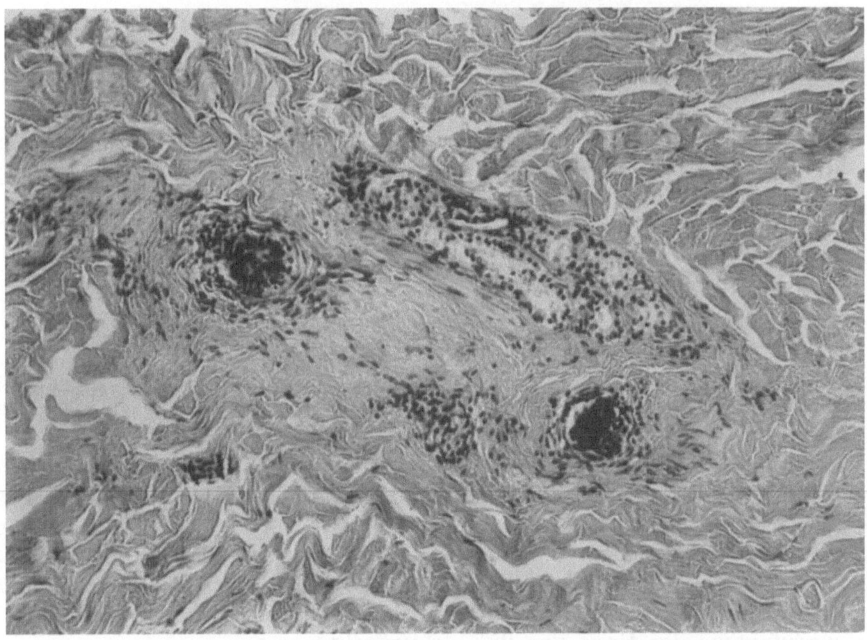

Abb. 40. Atrophie der Haarfollikel und der Talgdrüsen bei Inanition. Bauchhaut. Vergr. 154fach.

Die Nägel an den Fingern und Zehen sind oft brüchig, zeigen Rillenbildung und Verlangsamung des Wachstums[1].

[1] KEYS und Mitarbeiter 1950.

Die Kollagenbündel des Coriums und der Cutis sind bei Hungerödem gequollen und verdickt, die Cutis durch den Fettverlust des subcutanen Gewebes anscheinend verbreitert[3] (Abb. 41). Pericapillar bestehen hier und da geringfügige Ansammlungen von Lymphocyten. Kleinste Diapedese-Blutungen sowie gelegentliche geringfügige Blutpigmentreste sind in der Cutis nachweisbar. Die Hautveränderungen der Kinder sind den Befunden beim Erwachsenen ähnlich[1].

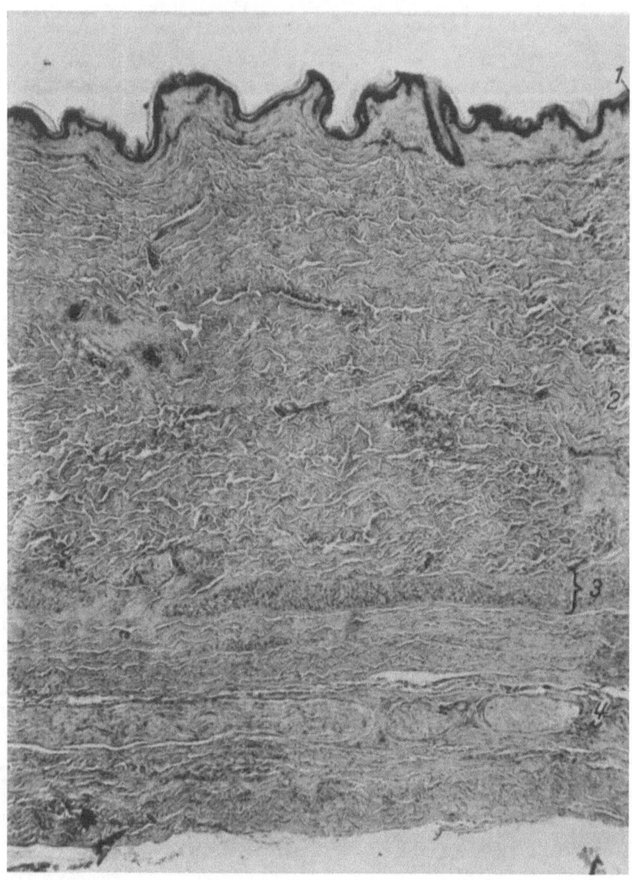

Abb. 41. Bauchhaut bei Inanition. Verschmelzung der Cutis (*2*) mit der Fascie (*4*) durch fast völligen Schwund des subcutanen Fettgewebes (*3*). Atrophie der Epidermis (*1*). Schwund der Anhangsdrüsen. Vergr. 37fach.

Bei erwachsenen Tieren nimmt bei der Inanition das Gewicht der eigentlichen Haut mit den Hautanhangsgebilden, Haaren und Nägeln, ohne Subcutis und subcutanes Fettgewebe insgesamt etwas weniger ab als dem Gewichtsverlust des Gesamtkörpers entspricht[2]. Bei Wiederauffütterung der unterernährten Tiere steigt das Hautgewicht wieder rasch an[3]. Bei jungen Ratten, die so stark unterernährt wurden, daß sie auf ihrem Geburtsgewicht stehenblieben, wurde eine Gewichtszunahme der Haut von 25% festgestellt[4].

Bei unterernährten Mäusen[5], bei Rindern[6] und bei Pferden[7] wurde ein vermehrtes Wachstum und eine Verdickung des Felles beobachtet. Bei der akuten

[1] Nicolaeff 1923. [2] Jackson 1925. [3] Stewart 1916.
[4] Stewart 1918, 1919. [5] Thompson und Mendel 1918.
[6] van Ewing und Wells 1914. [7] Moehl 1922.

Inanition nimmt in der Cutis bei weißen Ratten der Gehalt an sauren Mucopolysacchariden ab. Bei chronischer Abzehrung ist dies weniger deutlich. Die Mastzellen sind bis zum 20. Tag zunächst vermehrt, später vermindert[1].

Vermindertes Zellwachstum und verzögerte Regeneration beeinträchtigen bei hochgradiger Inanition die Wundheilung. Bei eiweißarm ernährten Ratten heilen experimentell gesetzte Wunden langsamer als bei eiweißreich ernährten Kontrolltieren. Die entstehenden Narben haben aber bei den eiweißarm ernährten Tieren eine höhere mechanische Festigkeit[2]. Im Wundgebiet ist die Proteinsynthese besser und stärker bei geringem als bei reichlichem Eiweißgehalt der Nahrung. Die schwefelhaltigen Aminosäuren spielen dabei offenbar eine Rolle. Die Höhe der S-Retention wurde als Index der Wundheilung angesehen[3]. Bei hungernden Mäusen ist die Mitosehäufigkeit in der Epidermis reduziert.

Die atrophische Haut der Hungerkranken ist gegen Infektionen und traumatische Läsionen sehr empfindlich. Leicht entstehen bei Menschen mit Inanition Decubital-Ulcera. Die Heilung von Wunden ist beeinträchtigt und verlangsamt. Pyodermien, Furunkulosen, bakteriell infizierte Hautwunden und Kratzeffekte, Eiterungen, Phlegmonen und dergleichen sind bei Hungerkranken nicht selten. Das Fehlen der einfachsten hygienischen Voraussetzungen, der Mangel an Reinlichkeit, die Überbelegung der Unterkünfte und dergleichen haben für die Entstehung dieser Hautinfektionen sicher eine besonders große Bedeutung[4].

Bei Kranken mit Anorexia nervosa wird eine größere Häufigkeit von bakteriell bedingten Hautinfektionen nicht gefunden.

SALZMANN und HOTTINGER (1948) beobachteten eine hemmende Wirkung des Hungers auf manche Hauterkrankungen. Sie sahen bei ehemaligen Konzentrationslagerhäftlingen nicht selten das Auftreten von Trichophytien erst in der Auffütterungsphase. Die Untersucher setzen diesen Befund in Parallele zu der Hyperergisierung einer im Hungerzustand anergischen Tuberkulose während der reichlichen Ernährung in der Auffütterungsphase.

10. Das Skelet.

Veränderungen am Knochensystem als Folge langdauernder Unterernährung sind zuerst in und nach dem ersten Weltkrieg[5] und in sehr großer Zahl in und nach dem zweiten Weltkrieg in Europa beobachtet worden[6]. Sie werden seither als Hungerosteopathien[7] bezeichnet. Die Hungerosteopathie wurde vorwiegend bei Frauen während und nach dem Klimakterium[8], bei älteren Männern oder in Kriegsgefangenenlagern[9], bei Jugendlichen auch in der Form der Spätrachitis[10] gefunden. Ihre röntgenologischen und klinischen Erscheinungsformen sind bei UEHLINGER[11] kurz zusammengefaßt.

Diese Knochenveränderungen sind besonders im Bereich des Stammes ausgeprägt und äußern sich als Skeletverbiegungen, in schweren Fällen auch als Kyphosen und Infraktionen, röntgenologisch als Demineralisation der Knochen unter dem Bilde der Knochenatrophie oder der Osteomalacie mit Umbauzonen[12]. Sie sind selten mit Hungerödem verbunden[13].

---

[1] BOTTIGLIONI und Mitarbeiter 1957. [2] WILLIAMSON und Mitarbeiter 1951.
[3] WILLIAMSON und Mitarbeiter 1951. [4] HOTTINGER und Mitarbeiter 1948.
[5] ALWENS 1919, EDELMANN 1919, FROMME 1919, SCHLESINGER 1919, PORGES und WAGNER 1919.
[6] LESSMANN 1947, GSELL 1948, COSTE und BERGET 1945, LAMY und Mitarbeiter 1946, APFELBAUM 1946, BARTELHEIMER 1949, GLATZEL 1954, Literatur u. a.
[7] PORGES und WAGNER 1919. [8] ALWENS 1919.
[9] SCHLESINGER 1919, KIRCH 1919, ZSCHAU und WICHMANN 1951.
[10] HOCHSTETTER 1919, SIMON 1921. [11] UEHLINGER 1948.
[12] JESSERER und KIRCHMAYR 1955. [13] KIRCH 1919, BÜRGER 1947.

Bei der morphologischen und pathogenetischen Betrachtung der Veränderungen und der Analyse ihrer Beziehungen zur Unterernährung muß man davon ausgehen, daß der Knochen nicht allein ein Organ der Statik, sondern ebenso des Stoffwechsels ist. An- und Abbauvorgänge dauern das ganze Leben hindurch an. Das ausgereifte Knochengewebe ist ein „Mausergewebe“ und unterliegt einer ständigen Erneuerung. Wo sie erfolgt, wird Knochengewebe vollständig abgebaut und durch neues ersetzt. Das Tempo dieser Regeneration ist nicht überall gleich. Durch Untersuchungen mit Isotopen konnte gezeigt werden, daß bei Ratten im Verlauf von 50 Tagen in den Diaphysen etwa 30% und in den Epiphysen etwa 70% des Phosphats erneuert werden[1]. Dieser ständige Abbau und Aufbau des Knochengewebes ist anfällig für Störungen, die bei allgemeinem Nahrungsmangel in einer Reduktion der gesamten Knochensubstanz oder ihrer Teilbestandteile Ausdruck finden können.

Neue autoradiographische Untersuchungen zeigen, daß die Osteoblasten einen sehr lebhaften Eiweißstoffwechsel haben, der mit dem Eiweißumsatz in Drüsenzellen und Ganglienzellen vergleichbar ist. Das Zelleiweiß der Osteoblasten hat eine mittlere Lebensdauer von 6—10 Std und liegt in der gleichen Größenordnung wie der Umsatz in der sezernierenden Pankreaszelle oder in der Nebennierenrinde. Die Osteoclasten haben einen hohen Sauerstoffverbrauch und sterben nach 10stündiger Ischämie ab oder wandeln sich unter schlechten Lebensbedingungen zu weniger differenzierten Bindegewebszellen um[2].

Osteoporotische Zustände werden heute[3] eingeteilt in 1. die Osteoidosteoporose, 2. die Osteoblastenosteoporose, 3. die Osteoclastenosteoporose und 4. in die Eiweißmangelosteoporose.

Nach den vorliegenden Obduktionsbefunden gewinnt man den Eindruck, daß Nahrungsmangelschäden am Skelet nur selten eintreten. Bei Nahrungskarenz und bei allgemeinem Nahrungsmangel nimmt das Skeletgewicht beim erwachsenen Menschen nur unbedeutend ab. Soweit feste Bestandteile schwinden, werden sie weitgehend durch Wasser ersetzt[4]. Auch Prym (1921) und M. B. Schmidt (1937) stellten fest, daß der Knochen an der schweren allgemeinen Atrophie der inneren Organe, hervorgerufen durch calorisch insuffiziente Kost, meist nicht teilnimmt. Marfan (1921) fand bei Kindern, die an Inanition gestorben waren, keine Gewichtsverminderungen der Knochen. Uehlinger (1948) sah weder unter seinen eingehend untersuchten 31 einfachen Hungertodesfällen, noch unter den Inanitionsatrophien, die mit Tuberkulose kombiniert waren, eindeutige Skeletschäden im Sinne einer Osteomalacie oder Osteoporose bei Kranken unter 50 Jahren. Dagegen fand er im Greisenalter zwei leichte Knochenatrophien und nur bei einer 81jährigen Frau eine ausgeprägte Osteoporose ohne Osteoclastenvermehrung und ohne osteoide Säume.

Die geringe Skeletbeteiligung an der allgemeinen Hungeratrophie ist besonders bemerkenswert, weil es sich in den untersuchten Fällen um schwerste und langdauernde Hungeratrophien, teilweise mit Ödemen und chronischer Hungerruhr gehandelt hat.

Damit stimmen die Befunde von Knorr (1951) überein, der in 40 Fällen schwerster tödlicher Inanition bei eingehender Untersuchung des Skelets weder bei makroskopischer und mikroskopischer Präparation, noch am macerierten Knochen Atrophie feststellen konnte. Nur einmal sah er bei einem 45jährigen Mann mit einfacher Inanition ohne interkurrente Erkrankungen einen stark verminderten osteoblastischen Anbau bei nicht gesteigertem lacunärem Abbau.

---

[1] v. Hevesy 1957. [2] Koburg 1961.
[3] Ravelli 1956, Uehlinger 1956. [4] Jackson 1925.

Nach diesen Beobachtungen darf man annehmen, daß in der Hungeratrophie An- und Abbauvorgänge des Knochengewebes gleichermaßen vermindert und so weitgehend reduziert sind, daß man von einem gewissen Sistieren der Lebensvorgänge im Knochen sprechen kann[1].

Die wenigen Fälle mit positiven Befunden am Skelet gehören in die Gruppe der Osteoblastenosteoporosen. Diese beruhen auf einer verminderten Aktivität der Osteoblasten, die wegen allgemeiner Drosselung des Stoffwechsels oder wegen Eiweißmangel nicht genügend Eiweißgrundsubstanz für die Aufnahme der Kalksalze bilden können.

Die Nahrungsmangelosteoporose ist eine quantitative Umsatzstörung, die sich zuerst an Stellen mit hoher Regenerationsrate auswirkt. Die Atrophie wird zunächst an der Spongiosa, besonders in Wirbeln und platten Knochen sichtbar. Die Spongiosa zweiter Ordnung geht dabei endgültig verloren, weil das zu ihrem Wiederaufbau notwendige Endost gleichzeitig schwindet[2]. Die Spongiosa wird damit großwabiger. Beim Fortschreiten des Prozesses atrophiert auch die Corticalis unter Erweiterung der Haversschen Kanäle. Die Reste des zwar normal kalkhaltigen, aber insgesamt stark reduzierten Knochens sind der statischen Belastung nicht mehr gewachsen, es kommt zu Einbrüchen der Deckplatten, besonders an den Lumbalwirbeln, mit Bildung von Pulposushernien oder zu Kompressionsbrüchen. Die so häufigen „rheumatischen" oder ischiasartigen Beschwerden sind Folge dieser Störung.

Im Tierexperiment setzt an jungen Ratten drastischer Nahrungsmangel nach Abstillen die Osteoblastenvermehrung herab und verursacht regressive Veränderungen an den Epiphysen und Gelenkknorpeln. Die Wachstumsperiode wird dabei verlängert. Bei Meerschweinchen, die auf einer calorisch unzureichenden, sonst aber vollwertigen Ernährung gehalten werden, erfolgen Wachstum des Knorpels und Ossifikation mit stark verminderter Geschwindigkeit. Bei Wiederauffütterung beginnt der Wachstumsprozeß erneut und kann zeitweilig das normale Wachstum sogar überschreiten[3].

Bei Hungertodesfällen, bei denen eine Nahrungsmangelosteoporose aufgetreten war, wurden Skeletgewichtsverluste bestimmt und an getrockneten und fettfrei gemachten Knochen Verluste von 33—50% festgestellt. Bei Kindern mit Nahrungsmangelosteoporosen fanden sich Skeletgewichtsverluste bis zu 9,3%.

Über die Häufigkeit der Knochenatrophie und der Hungerosteoporose, die wegen des Osteoblastenschwundes nur unvollständig und unter bleibender Strukturänderung des Knochens reversibel ist, gehen die Meinungen auseinander. Berridge und Prior (1951) fanden in Röntgenuntersuchungen bei der Zivilbevölkerung in Wuppertal keine nennenswerte Demineralisation des Skelets. Ickert (1946) berichtete dagegen über eine ungewöhnliche Häufung von Schenkelhalsfrakturen in der Hungerperiode der Nachkriegszeit. Im höheren Lebensalter besteht wegen der damit verbundenen geringeren Regenerationskraft offenbar eine höhere Anfälligkeit. Vielleicht spielen auch hormonale Faktoren, insbesondere bleibende Störungen der Keimdrüsentätigkeit, eine Rolle.

In einer sorgfältigen Nachuntersuchung an 100 Männern mit vorausgegangener schwerer Hungerdystrophie fanden sich in 60% schwere Skeletschäden, die röntgenologisch der präsenilen oder senilen Osteoporose vergleichbar sind. Diese Schäden sind nach schwerer Dystrophie wesentlich häufiger als in den Vergleichsgruppen und treten vor allen Dingen auch in frühem Lebensalter auf[4]. Wenn diese Befunde auch von anderer Seite bestätigt werden, dann würde an diesem

[1] Knorr 1951. [2] Jesserer 1952. [3] Silberberg und Silberberg 1940.
[4] Sassen und Schenkelberg 1958.

Beispiel die oft diskutierte vorzeitige Alterung Dystrophiekranker[1] für diesen Bereich in positivem Sinne zu beantworten sein.

Von der Atrophie und Osteoporose bei einfachem quantitativem Nahrungsmangel ist die sog. Hungerosteomalacie abzugrenzen, die Beziehungen zur Rachitis und Spätrachitis hat. Bei dieser tritt zu der quantitativen Unterernährung noch eine qualitative Ernährungsstörung durch unzureichende Zufuhr von Calcium und Vitamin D. Dann folgt einerseits eine mangelhafte Bildung von Knochengrundsubstanz, andererseits eine gestörte Calcium-Phosphateinlagerung im Sinne einer Reifungsstörung des Knochens. Die Bezeichnung Hungerosteopathie ist deshalb zweckmäßig, weil es sich nicht um eine reine Osteomalacie handelt, sondern weil diese Knochenveränderung eine Kombination von Osteomalacie und Osteoporose darstellt[2]. Bei der Osteomalacie sind einzelne Skeletteile wegen der verringerten Mineraleinlagerung ungewöhnlich biegsam. Es kommt zum Auftreten von Looserschen Umbauzonen, besonders in jenen Bezirken, die stärkeren Spannungen unterliegen[3].

Kombinierte Ernährungsstörungen sind während der letzten Hungerperiode in Europa nur selten aufgetreten[4], nach dem ersten Weltkrieg anscheinend häufiger gewesen. So fand LUBARSCH (1931) in 8 Fällen von Hungerosteopathie eine starke Reduktion der Knochensubstanz durch osteoklastischen Abbau der Spongiosa mit begleitender Bildung von Fasermark.

Über Häufung der Scheuermannschen Krankheit mit jugendlicher Kyphose bei hungernden Adoleszenten berichtet WETZEL (1950).

Der Kalkstoffwechsel ist bei Hungeratrophie im allgemeinen nicht gestört. Die Blut-Calcium-Werte sind normal bis leicht vermindert, die Phosphate ebenfalls normal, teilweise aber auch vermindert oder leicht erhöht, die Phosphatasen teilweise deutlich erhöht[5]. Eine negative Calciumbilanz wurde bei Hungerödem bereits während des ersten Weltkrieges gefunden[6] und später bestätigt[7]. Auch die Phosphorbilanz ist bei der Hungerdystrophie in der Regel negativ[8]. Es ist auffällig, daß die morphologischen Erscheinungen am Skelet trotzdem so gering bleiben.

11. Die Nieren.

Die Nieren gehören zu den Organen, die in der Inanition am wenigsten an Substanz verlieren. In klinischen Untersuchungen sind auch keine nennenswerten Funktionsstörungen, insbesondere keine Eiweißausscheidungen gefunden worden[9].

MOLLISON (1946) nimmt auf Grund von Clearance-Untersuchungen bei zwei Kranken mit Hypotonie und Ödem und einer Hypoproteinämie von 4,2 und 4 g eine reduzierte Glomerulusfiltration und Tubulussekretion an. In anderen Fällen von Hungeratrophie ergab die Untersuchung normale Werte. Bei Hungerkünstlern konnte eine ganz geringgradige Eiweißausscheidung im Urin nachgewiesen werden.

Der Gewichtsverlust der Niere bei akuten und chronischen Nahrungsmangelzuständen ist prozentual beträchtlich geringer als dem Verlust an Gesamtgewicht des Körpers entsprechen würde. OVERZIER (1947) fand in 93 Fällen eine durchschnittliche Abnahme des Nierengewichtes von 23 g, d. h. eine Verminderung des Normalgewichtes um 8—9%.

---

[1] GSELL 1948, BANSI 1949, BERNING 1949, WEBER 1958 u. a.
[2] KIRCH 1919. [3] H. G. SCHMITT 1949, JÜPTNER 1949.
[4] UEHLINGER 1948. [5] GSELL 1948, MELLINGHOFF 1949.
[6] JANSEN 1920, MAASE und ZONDEK 1920.
[7] BANSI 1949.
[8] MCCANCE und Mitarbeiter 1951.
[9] SCHITTENHELM und SCHLECHT 1919, MAASE und ZONDEK 1920, HÜLSE 1918, GSELL 1948, BERNING 1949, BANSI 1949, H. H. BERG 1948.

Wenn man die reinen Hungertodesfälle ohne zusätzliche Erkrankungen für sich allein berücksichtigt, ist der Nierengewichtsverlust größer und beträgt durchschnittlich 45 g, d. h. 13—19% des Normalgewichtes. OBERNDORFER (1918) fand in seinen Fällen eine leichte Nierenatrophie. JAFFÉ und STERNBERG (1921) ermittelten in ihren Beobachtungen eine durchschnittliche Abnahme von 7,7%, UEHLINGER (1948) von 10%.

PRYM (1919) konnte in seinen Fällen keine Abnahme des Nierengewichtes finden. Nach eigenen Untersuchungen liegen die Nierengewichte bei rasch ablaufender Hungeratrophie in der Norm und ändern sich auch nicht bei Hungerödem. Der Wassergehalt der Nieren bleibt ebenfalls in den Grenzen der Norm[1]. Das Nierengewicht sinkt erst in der lange anhaltenden Inanition mit der allmählichen Verkleinerung der Epithelzellen. Einzelne Fälle mit sehr niedrigen Gewichten kommen ebenso wie bei anderen Organen auch hier vor[2]. Gewichtsverluste von 36%, die KRIEGER (1921) mitteilt, sind ebenfalls durch besondere Umstände (hohes Alter, komplizierende Krankheiten) bedingt. Bei atrophischen Kindern ist die Gewichtsabnahme ebenfalls nur gering und liegt in den gleichen Grenzen wie beim Erwachsenen.

Die histologische Struktur der Nieren ist normal[3]. Abweichende Befunde von trüber Schwellung der Epithelien, geringer Verfettung der Tubulusepithelien, Transsudat in den Kapselräumen oder Eiweißzylindern in den Harnkanälchen[4] müssen als Folge von Begleitkrankheiten angesehen werden.

LAMY u. Mitarb. (1946) fanden Nierenveränderungen, die einer Nephrose ähnlich waren. Sie beschrieben erweiterte Tubuli mit abgeflachten, zum Teil von der Basis abgehobenen granulierten Epithelien, einzelne Erythrocyten- und granulierte Zylinder, spärliches Eisenpigment, leichtes interstitielles Ödem und in einzelnen Fällen Eiweiß im Kapselraum der blutreichen Glomeruli. Auch diese Veränderungen können nicht als charakteristisch für Hungeratrophie gelten, sondern sind nach UEHLINGER (1948) Stauungserscheinungen oder postmortale Veränderungen.

In Tierversuchen wurden auch geringe Fetteinlagerungen in den Tubulusepithelien festgestellt[5]. Eine Albuminurie wird im Tierversuch nie[6] oder nur ausnahmsweise[7] gefunden. Nach einseitiger Nephrektomie kommt es bei Hunden im Hunger nicht zu einer Atrophie der verbliebenen Niere, während nicht operierte Kontrollhunde Nierengewichtsverluste von 25—30% zeigen. Die kompensatorische Nierenhypertrophie bei den operierten Tieren hebt die Atrophietendenz auf[8].

In elektronenmikroskopischen Untersuchungen zeigen die Epithelzellen der Tubuli contorti bei Ratten nach 3—4tägigem Hunger und nach Wiederauffütterung eine Schwellung und rundlich-ovale Form der normalerweise länglichen oder stäbchenförmigen Mitochondrien. Die inneren Doppelmembranen der Mitochondrien werden weniger reichlich und sind nur noch in den Randabschnitten vorhanden. Ihre Struktur erscheint verwischt und fadenförmig, die Mitochondrienmatrix ist heller. Im Cytoplasma entstehen kleine Vacuolen und von einschichtigen Membranen umgebene 0,2—0,4 μ große Körperchen aus homogener bis feingranulärer Substanz. Drei Stunden nach Wiederauffütterung finden sich in den Tubulusepithelzellen in großer Zahl polymorphe Einschlüsse, welche das ganze Cytoplasma einnehmen. Nach etwa 12 Std bekommen die Mitochondrien wieder ihr normales stäbchenförmiges Aussehen, sind aber noch eine Zeitlang dichter als im Hunger[9].

Aus den Tierversuchen geht ebenso wie aus den klinischen und morphologischen Befunden beim Menschen hervor, daß auch in schwerer Hungeratrophie keine Nierenveränderungen vorkommen, die Ursache der Wasserretention oder des großen Hungerödems sein können.

---

[1] OVERZIER 1947. [2] OVERZIER 1947, JAFFÉ und STERNBERG 1921.
[3] JANSEN 1918, BETTINGER 1921, PRYM 1919, UEHLINGER 1948, OBERNDORFER 1918.
[4] HÜLSE 1918. [5] JACKSON 1925, LUCKNER und SCRIBA 1938.
[6] LUCKNER und SCRIBA 1938. [7] KNACK und NEUMANN 1917.
[8] STEFANI 1910. [9] ROUILLER und GANSLER 1954.

12. Das Gehirn.

Das Gehirn nimmt nach zahlreichen Untersuchungen bei Mensch und Tier an der allgemeinen Atrophie nicht oder nur in ganz geringem Maße teil.

Die Angaben über Gewichtsverluste liegen zwischen 0 bis maximal 10%, gelegentlich finden sich auch Angaben über Gewichtszunahmen. Überraschend ist die geringe Streubreite der angegebenen Werte, die im Hinblick auf die starken Differenzen bei den Gewichtsverlusten anderer Organe besonders hervorgehoben werden muß.

Für den Menschen seien als Beispiele für Hirngewichtsverluste in Hungertodesfällen angeführt:

Porter (1889)[14]	9,8% für Männer, 8,1% für Frauen
Matiegka (1904)[15]	7,3% für Männer, 5,6% für Frauen
Krieger (1920)	2,8—5,6%
Uehlinger (1948)	10%

Weber (1921) konnte keine Minderung der durchschnittlichen Hirngewichte in der Hungerzeit gegenüber Zeiten mit normaler Ernährung feststellen.

In Hungertodesfällen wurden aber auch Gewichtszunahmen von durchschnittlich 7%[1] oder Hirngewichte an der oberen Grenze der Norm und darüber[2] gefunden.

Aus Tierversuchen geht ebenfalls eine annähernde Gewichtskonstanz des Gehirns in der Hungeratrophie hervor[3]. Im akuten Hungerversuch erfolgt bei Kaninchen, Tauben und Hühnern fast keine Gewichtsänderung[4], bei Ratten im akuten Hungerversuch ein Verlust von 5,1%, in chronischer Unterernährung ein Verlust von 6,6%, bei Körpergewichtsverlusten von 33—36%[5]. Die Abnahme des Gehirngewichtes steht in Beziehung zum Verlust an Körpergewicht. Bei Meerschweinchen sinkt das Gehirngewicht unter vollständigem Nahrungsentzug bei Körpergewichtsverlusten von 10, 20, 30 und 36% um 1,51, 3,02, 5,54 und 6,05%[6]. Bei Katzen ist das Gehirngewicht unverändert[7] oder um 3,2% vermindert[8].

Aus diesem Rahmen fällt nur die Angabe von Manassein[9] über eine Gewichtszunahme von 3% bei Kaninchen mit einem Körpergewichtsverlust von 39% heraus.

Bei atrophischen Kindern kann das Gehirn sein Wachstum fortsetzen, auch wenn das Körpergewicht stehenbleibt oder absinkt. Das ist auch bei Jungtieren der Fall, deren Gehirngewicht während verschiedener Formen der Unterernährung zunimmt, unverändert bleibt oder nur wenig absinkt[10]. Das Gehirn wächst bei Mensch, Ratte und Rind während der Unterernährung unabhängig vom Wachstum des ganzen Körpers und von seinem Gesamtgewicht[3]. Das verzögerte Hirnwachstum kann auch bei schwerer Unterernährung in der nachfolgenden Auffütterung aufgeholt werden[11]. Im wachsenden Gehirn kann bei Unterernährung eine Verspätung der Entwicklung und Markscheidenbekleidung derjenigen Systeme beobachtet werden, die bis zum Eintritt in die Hungerperiode noch unentwickelt waren[12]. Stefko (1927) fand dagegen bei Kindern nach langer Hungerdystrophie ein geringeres Schädelwachstum und ein entsprechend geringeres Gehirngewicht.

Histologisch sind die Veränderungen am Gehirn nur wenig auffällig. Neben einer diffusen oder herdförmigen capillären Blutfülle finden sich histologisch verbreiterte intercelluläre Räume, manchmal mit Ausbildung eines Status spongiosus[13]. Die geringe Gewichtsverminderung des Gehirns beruht zum großen Teil auf einem Ersatz von geschwundenem Gehirngewebe durch Wasser. In den

[1] Stein und Feinigstein 1946. [2] Holle 1948. [3] Jackson 1925.
[4] Chossat 1843, [5] Jackson 1915. [6] Lazareff 1895.
[7] Manassein 1869. [8] Voit 1866. [9] Manassein 1869.
[10] Stewart 1918, Jackson 1925. [11] Jackson 1922, 1925, Literatur, Stewart 1918, 1919.
[12] Bechterew 1895. [13] Andrew 1940. [14] Porter 1889. [15] Matiegka 1904.
Fußnoten [6–9] und [14, 15] zit. nach Jackson 1925.

Ganglienzellen besteht häufig eine trübe Schwellung, ein Schwund der Tigroidsubstanz und eine Chromatolyse. Manchmal ist das Lipofuscinpigment geringfügig vermehrt. Ebenso wurden auch geringe perivasculäre, gelbliche, eisenfreie Pigmentablagerungen nachgewiesen, und vereinzelt auch geringe perivasculäre Lymphocytenansammlungen gesehen. Am Rückenmark finden sich die gleichen Veränderungen wie am Großhirn.

An den peripheren Nerven besteht eine geringe Verschmälerung der Myelinhüllen um die Achsenzylinder. Häufig sind die Interstitien etwas vermehrt von Flüssigkeit durchtränkt. Die Ganglienzellen in den autonomen Ganglien zeigen mitunter, aber keineswegs regelmäßig, histologische Veränderungen. Diese bestehen in Schwund der Chromidialsubstanz, Herabsetzung des Glykogengehaltes, Unregelmäßigkeiten in Form und Größe der Kerne und häufig in einer Verkleinerung der ganzen Zellen[1].

Chemische Analysen des Gehirns bei Hungeratrophie ergaben eine Zunahme des Wassergehaltes von 2%, einen Eiweißverlust von 9% und einen Lipoidverlust von 12%. Dabei verschieben sich die Relationen der Eiweiß- und Lipoidsubstanzen. Die Rinde des Großhirns kann 9,3% ihres Eiweißbestandes, 8,8% ihrer Lipoide, 9,6% ihres Stickstoffs und 2,1% ihres Phosphorgehaltes verlieren[2]. Bei Ratten wurde im Hungerversuch nur eine geringe Verminderung des Stickstoffgehaltes festgestellt.

In einigen Beschreibungen von Hungerdystrophien werden starke Hirnödeme erwähnt[3]. Diese Gehirne sind groß, blaß und weich. Die Windungen sind teilweise abgeflacht, oft besteht ein deutlicher Druckkonus[4]. Die Mehrzahl dieser Beobachtungen stammt aus Kriegsgefangenenlagern[5]. Das Hirngewicht liegt in den 10 Beobachtungen von Holle mit Ausnahme eines Falles (1700 g) in den Grenzen der Norm (1285—1535 g) bei Körpergewichten zwischen 36 und 51 kg und hochgradiger Reduktion der Organgewichte (Lebergewichte zwischen 740 und 1120 g). Auffällig große Gehirne sind bei reinem Hungertod auch schon früher gelegentlich beobachtet worden[6]. In diesen Fällen wurden degenerative Veränderungen der Ganglienzellen im Groß- und Kleinhirn, Zellschrumpfungen, Verflüssigungsnekrosen und Sklerosen gefunden, als deren Ursache Holle die Hypoglykämie ansieht. Das Ödem läßt sich histologisch nur schwer nachweisen[7]. Entmarkungen in der Brücke, der Medulla und in den Hintersträngen des Rückenmarks werden ebenfalls für Folgen unzureichender Ernährung gehalten[8]. Regressive Ganglienzellveränderungen sind im Tierversuch bereits früher festgestellt worden[9].

Diese ödematösen Hirnschwellungen werden als Todesursache angesehen[10]. Mit Eintritt des Ödems werden Kranke mitunter während der Arbeit bewußtlos, bekommen Krämpfe und sterben im komatösen Zustand. Nur wenige können aus diesem Zustand herausgebracht werden, die meisten sterben kurze Zeit nach Eintritt der Bewußtlosigkeit[10]. Auf diese plötzlichen Todesfälle bei Menschen, die trotz schwerer Hungeratrophie noch Arbeit verrichten, hat Paltauf[11] bereits hingewiesen.

Die Ursache des Hirnödems ist unklar. Es findet sich auch in Fällen ohne allgemeines Ödem[4]. Als auslösenden Faktor diskutiert Holle die Hypoglykämie, die sich in seinen Fällen hat nachweisen lassen (Blutzuckerwerte zwischen 30 bis

[1] Stefko 1927. [2] Lenz 1922, zitiert nach Stefko 1927.
[3] Holle 1948, Wilke 1950, 1954, Zschau und Wichmann 1951, Hansen 1951, Overzier 1948.
[4] Holle 1948, Wilke 1950. [5] Wilke 1950, Zschau und Wichmann 1951, Rewerts 1956.
[6] Meyers 1917, Stefko 1927. [7] Holle 1948. [8] Schulte und Stiawa 1958.
[9] Mühlmann 1899, Dellaporta 1939. [10] Holle 1948, Wilke 1954. [11] Paltauf 1917.

65 mg-%). Durch Traubenzuckerinjektionen konnte der tödliche Ausgang nicht aufgehalten werden.

Bei dystrophischen und ernährungsgestörten Säuglingen wird häufiger ein Hirnödem, manchmal mit Hirnschwund festgestellt[1].

Über die Folgezustände der Hungeratrophie am Gehirn herrscht noch Unklarheit.

SCHULTE[2] hat die Frage aufgeworfen, ob nach schwerer Hungerdystrophie organische Dauerschäden zurückbleiben können, bemerkt aber einschränkend, daß eine Dystrophieschädigung nur selten allein imstande sei, Spätkomplikationen zu bewirken[3]. Wahrscheinlich werden zusätzliche endogene oder exogene Noxen den ursprünglichen Zustand überschichten[4].

Im klinischen Bild stehen die vorzeitige Alterung und Ausmergelung, die Erlahmung der Antriebskraft und Entschlußlosigkeit, Herabsetzung der Libido und Potenz, im biographischen Ablauf ein Knick in der Persönlichkeitslinie im Vordergrund. Klinisch faßbarer organischer Hirnbefund ist in diesen Zuständen ein Hydrocephalus, der mitunter nur gering ist.

Die bisher einzige Stütze für die Annahme einer durch Unterernährung bedingten irreversiblen Hirnschädigung sind die Beobachtungen von Hirnödem, über das HOLLE[5] und WILKE[6], ZSCHAU und WICHMANN[7] und REWERTS[8] beim Hungertod auch in Fällen ohne allgemeine Ödeme berichtet haben.

Nach der Darstellung von SCHULTE und STIAWA (1958) könnte man zu der Meinung kommen, daß das Hirnödem zum typischen Bild der Hungerdystrophie gehöre. Das ist nach den zahlreichen alten und neuen morphologischen Untersuchungen sicher nicht der Fall und ergibt sich im übrigen auch aus den oben angeführten Gewichtsbestimmungen des Gehirns. Man wird auch hier mit der Möglichkeit rechnen müssen, daß neben der Unterernährung zusätzliche Schäden beim Zustandekommen des Hirnödems und der klinisch beobachteten Folgezustände mitgewirkt haben.

SCHULTE (1958) stützt seine These u. a. auf einen von WILKE (1954) eingehend untersuchten Fall (nur Gehirnsektion) mit akutem Hirnödem, ausgedehnten degenerativen Veränderungen der Ganglienzellen (Vacuolisierung, Verfettung, Zellschrumpfung) und ausgedehnten Parenchymausfällen, die WILKE (1954) für Folgen der schweren dystrophischen Stoffwechselstörung hält. Das Hirnödem hat sich bei dem sehr schwer dystrophischen ödemfreien 20jährigen Mann, der auf dem Transport in hochgradigem Schwächezustand kollabiert war, unter einer Bradykardie von 40 Pulsen in der Minute bei peroraler Wasserzufuhr, Dauertropfinfusion von physiologischer Kochsalzlösung und einer intravenösen Infusion von 600 cm^3 konzentrierter Kochsalzlösung akut entwickelt.

Bei der Diskussion um die Ursache des Hirnödems spricht WILKE (1954) von einer Überschichtung mehrfacher Noxen, wobei die starke Kochsalzzufuhr wohl die entscheidende Rolle in der Genese des akuten Ödems gespielt hat. Wieweit der Hirnbefund dieses Einzelfalles verallgemeinert und als typisch für einen Hungertodesfall angesehen werden kann, bleibt noch offen[9].

Die ausgedehnten degenerativen Ganglienzellveränderungen, die in ähnlicher Weise auch im Tierversuch gefunden wurden[10], könnten mit dem schweren Kollaps zusammenhängen, den der Kranke einige Tage zuvor auf dem Heimtransport in der Bahn erlitten hatte.

Das Fehlen schwerer irreversibler morphologischer Veränderungen in der ganz überwiegenden Zahl der untersuchten schweren Hungerdystrophien macht es verständlich, daß mit der Besserung der Ernährungsverhältnisse in der Regel eine völlige Restitution eintritt, die auch in schweren Fällen im allgemeinen innerhalb von 1—2 Jahren beendet ist.

[1] ALTEGOER 1952. [2] SCHULTE 1953.
[3] SCHULTE und STIAWA 1958, MEYERINGH 1954, GAUGER 1952.
[4] WILKE 1954, H. KEHRER 1955. [5] HOLLE 1948. [6] WILKE 1950.
[7] ZSCHAU und WICHMANN 1951. [8] REWERTS 1956.
[9] SOYKA 1958. [10] DELLAPORTA 1939.

Nachuntersuchungen an Kindern mit langdauernder Säuglingsdystrophie in der Anamnese ergaben keine nachteiligen Folgen für die körperliche Entwicklung, neurologisch keine Anzeichen einer cerebralen Schädigung und auch keine eindeutigen Intelligenzdefekte, wohl aber in einzelnen Fällen einen geistigen Entwicklungsrückstand[1].

Aus der gesamten Diskussion um die Folgezustände schwerer Dystrophien am Gehirn geht eindeutig hervor, daß nur in besonderen Einzelfällen Restzustände zurückbleiben, die mit einer gewissen Wahrscheinlichkeit als Dystrophiefolge angesehen werden können. Mit zunehmendem Lebensalter, in das die Hungerdystrophie fällt, wächst die Zahl der Faktoren, die sich im einzelnen Krankheitsfall überlagern und potenzieren, so daß es fast nie möglich ist, einen nachgewiesenen Hirnschwund auf einen einzelnen ursächlichen Faktor zurückzuführen.

Eine Sonderstellung nehmen neurovegetative Regulationsstörungen ein, die noch lange Zeit in der postdystrophischen Phase nachwirken und unter dem klinischen Bild der „vegetativen Dystonie“ zusammengefaßt werden. Sie treten erst in der Restitutionsphase in Erscheinung und werden als Ausdruck einer unzureichenden Anpassung an den Übergang aus der Phase des reduzierten Stoffwechsels in der Unterernährung (vagotoner Schongang) zu dem normalen Stoffwechselniveau in der ausreichenden oder überschüssigen Ernährung angesehen[2]. Dabei kann der im Hunger erniedrigte Grundumsatz auf übernormale Werte steigen, die Bradykardie in eine Tachykardie, der Hypotonus in einen Hypertonus und die Anacidität in eine Hyperacidität umschlagen[3].

Ein Teil dieser Regulationen steht unter dem Einfluß der Kerngebiete des Zwischenhirns. Die Ganglienzellen des Zwischenhirns entfalten ihre Wirkung zum Teil über eine sekretorische Funktion. Stoffe, die in diesen Ganglienzellen gebildet sind, werden über die Zellfortsätze der Ganglienzellen in andere Systeme, etwa in den Hypophysenhinterlappen oder in das Blut weitergeleitet[4]. Die Ganglienzellen dieser Kerngebiete haben wie die Zellen anderer Organe eine beschränkte Lebensdauer. Sie müssen im Gegensatz zu anderen Ganglienzellen des Gehirns ersetzt werden. Die Regeneration erfolgt wahrscheinlich durch Zellnachschub aus den undifferenzierten Keimlagern am Ependym des 3. Ventrikels[5].

Man darf annehmen, daß in der lange dauernden Hungerdystrophie der Zellverschleiß größer ist als der Zellnachschub und daß die Zellregeneration in den Fällen mit anhaltenden Regulationsstörungen in der Restitutionsphase noch nicht abgeschlossen ist. Morphologische Untersuchungen dazu liegen für den postdystrophischen Zustand noch nicht vor.

E. Das Kreislaufsystem bei Nahrungsmangelzuständen.

Herz und peripheres Gefäßsystem sind bei Nahrungsmangel in ähnlicher Weise wie andere Organe in die Drosselung der Lebensvorgänge einbezogen. Hypotonie und Bradykardie sind regelmäßige klinische Befunde bei fortgeschrittener Hungeratrophie. Die Herzarbeit ist auf die verminderte Energiezufuhr und den geringeren Energieumsatz eingestellt. In der Ruhe ist der Kreislauf im allgemeinen den veränderten Lebensbedingungen angepaßt, in der Arbeit zeigt sich dagegen deutlich eine stark verringerte Anpassungsbreite, die weniger in der Herzleistung als in der geringeren Spielbreite der Regulation des peripheren Kreislaufs ihren Ausdruck findet. Eine muskuläre Herzinsuffizienz bleibt auch bei chronischer Hungerdystrophie aus[6].

---

[1] LANGE-COSACK 1956. [2] BERNING 1949, BANSI 1949, DIETZE 1958 u. a.
[3] DIETZE 1958. [4] SCHARRER 1954, HILD 1954, BARGMANN 1954, 1959, Literatur.
[5] HAGEN 1952. [6] BERNING 1949.

1. Das Herz.

Unter den klinischen Befunden, die am Herzen erhoben werden, steht die Bradykardie im Vordergrund. Die Pulsfrequenz liegt bei der Hungerkrankheit meist zwischen 40 und 50, fast stets unter 60, selten unter 30 Schlägen in der Minute[1].

Die Ursache der Bradykardie ist noch nicht ausreichend geklärt. Störungen in den Reizbildungszentren[2], erhöhter Vagotonus[3] und Renin- bzw. Hypertensinogenmangel[4] sind ohne abschließendes Ergebnis diskutiert worden.

Im Elektrokardiogramm wurden kleine Ausschläge, abgeflachte P- und T-Schwankungen und ST-Senkungen beobachtet, die im ganzen uncharakteristisch und reversibel sind.

a) Herzgröße und Herzgewicht.

Das Herz gleicht bei fortgeschrittener Hungeratrophie in seiner äußeren Form einem Herzen mit brauner Altersatrophie. Es ist, gemessen an der Körpergröße, viel zu klein. Die Ventrikel sind im Hungertode kontrahiert[5]. Erweiterungen der Herzhöhlen fehlen, solange keine Komplikationen hinzutreten. Das subepikardiale Fettgewebe ist gallertig umgewandelt, bei allgemeiner Wassersucht besteht auch ein subepikardiales Ödem. An der Herzoberfläche finden sich nicht selten einzelne kleine, weißliche Fleckchen aus gelatinösem Material, das wahrscheinlich aus degeneriertem, subepikardialem Fettgewebe entstanden ist[6]. Die Coronararterien, die wegen des Schwundes des subepikardialen Fettgewebes ungewöhnlich deutlich hervortreten, verlaufen wegen der Verkleinerung des Herzens geschlängelt. Der Herzbeutel enthält vermehrte Flüssigkeit. Der Herzmuskel hat keine reine braune Farbe wie bei der Altersatrophie, sondern sieht schokoladefarben bis braun-rötlich aus. Der Farbton ist durch den auffallenden Blutreichtum der Muskulatur bedingt. Tritt bei Infektion oder ulceröser Colitis eine Anämie hinzu, dann wird er blaß-bräunlich.

Das Ausmaß der Atrophie wird am Herzgewicht deutlich (s. Tabelle 4). Die absoluten Herzgewichte liegen im Durchschnitt zwischen 229 und 258 g, die relativen Gewichtsverluste zwischen 20% und 33%. Als niedrigste Herzgewichte sind in den einzelnen Untersuchungsreihen 100—190 g angegeben, das entspricht Gewichtsverlusten bis zu 60%. Uehlinger[7] fand bei Hungertodesfällen Herzgewichtsverluste gegenüber der Norm von 13—117 g. Stein und Feinigstein[8] stellten bei 492 reinen Hungertodesfällen eine deutliche bis starke Herzatrophie in 97% ihrer Fälle und einen mittleren Gewichtsverlust von 19,3% fest.

Relation zum Körpergewicht. Bei chronischer Unterernährung liegen die Gewichtsverluste des Herzens in etwa gleicher Größenordnung wie die Abnahme des Körpergewichtes; sie sind manchmal sogar noch etwas größer. Die Relation zwischen dem Herzgewicht und dem Körpergewicht bleibt bei der Inanition, wenn auch nicht so streng wie Pfeil (1937) feststellen wollte, erhalten. Das Bestehenbleiben einer Korrelation zwischen Herzgewicht und Körpergewicht bei Inanition fanden auch Hellerstein u. Santiago-Stevenson (1950). Der Verlust an Muskelmasse des Herzens kann bei Inanition aber auch größer sein als nach dem Körpergewicht anzunehmen wäre.

Der relative Gewichtsverlust der Herzmuskulatur ist zumeist etwas geringer als der Gewichtsverlust der Skeletmuskulatur.

[1] Berning 1949, Gsell 1948, Bansi 1949, zusammenfassende Literatur bei Glatzel 1954.
[2] Schittenhelm und Schlecht 1919. [3] Moritz 1919, Berning 1949 u. a.
[4] v. Kress und Langecker 1946. [5] Oberndorfer 1918.
[6] Overzier 1947, Griffith 1952, Hellerstein und Santiago-Stevenson 1950.
[7] Uehlinger 1948. [8] Stein und Feinigstein 1946.

Tabelle 4. *Absolute Herzgewichte.*

Durchschnittswerte		Niedrigste Gewichte	
LUBARSCH	258 g	JAFFÉ und STERNBERG	135 g
PRYM	243 g	BETTINGER	160 g
JAFFÉ und STERNBERG	230 g	HÜLSE	140 g
GIESE	233 g	OVERZIER	190 g
OVERZIER	229 g	STEIN und FEINIGSTEIN	110 g
KRIEGER	182 g	KRIEGER	158 g

Relative Gewichtsverluste

GIESE	24%
KRIEGER	33%
STEIN und FEINIGSTEIN	20%
PRYM	27%

Auch bei Kindern vermindern sich bei Inanition Größe und Gewicht des Herzens entsprechend dem allgemeinen Körpergewichtsverlust[1]. NICOLAEFF (1923) fand bei Kindern eine Verminderung des Herzgewichtes bis zu 40% gegenüber dem Normalgewicht.

Die Relation der Muskelmasse der rechten Herzkammer zu derjenigen der linken verschiebt sich bei Abmagerung durch Hunger oder Nahrungsverweigerung nicht[2]. Bei ganz schweren Abmagerungen und einem Körpergewicht von 34 bis 39 kg ohne Lungenerkrankungen ist die Atrophie des rechten Ventrikels jedoch stärker als die des linken. Der gegen einen höheren Widerstand arbeitende linke Ventrikel beteiligt sich weniger an der Atrophie als die übrigen Herzabschnitte. Eine Hypertrophie des rechten oder linken Herzens wird bei Kachexie bzw. Inanition wohl geringer, schwindet aber nicht vollständig. Rechts- oder Linkshypertrophien sind auch bei Kachektischen noch zu erkennen[2].

Der Wassergehalt des Herzmuskels ist bei reinen Hungertodesfällen gegenüber dem Normalwert von 79,3% regelmäßig erhöht[3]. Im extremsten Fall wurde ein Wassergehalt von 85,35% festgestellt[4]. Nach Abzug eines Wasserfehlers von 3% des Herzgewichtes kommt OVERZIER in seinen reinen Hungertodesfällen auf einen Herzgewichtsverlust bis zu 42,5% und in einem mit Tuberkulose komplizierten Fall auf rund 50%. Der Wasserfehler bei Gewichtsbestimmungen ist durch das begleitende Ödem bedingt.

Komplikationen. Trifft die Inanition mit Infektionen oder anderen Krankheiten zusammen, dann können sich diese Relationen erheblich verschieben. Im allgemeinen sind Herzen von an Lungentuberkulose gestorbenen, abgezehrten Menschen im Verhältnis zum Körpergewicht zu schwer, und zwar teils wegen Rechtshypertrophie, teils, weil der linke Ventrikel nicht entsprechend atrophisch geworden ist[5].

Bei gleichzeitig bestehendem chronischem Herzklappenfehler ist das Herz mitunter besonders klein. So fand UEHLINGER (1948) bei einem 60 Jahre alten, 170 cm großen Mann mit einer Mitralstenose ein Herzgewicht von nur 115 g, in acht anderen Fällen mit Herzklappenfehlern ein relatives Mehrgewicht.

Bei brauner Atrophie ist das Herzgewicht etwas größer als bei einfacher Atrophie[6].

b) Die histologische Struktur.

In der feingeweblichen Struktur des Herzens finden sich stets deutliche Veränderungen, deren Ausmaß dem Grad der Hungeratrophie entspricht.

Die Verkleinerung des ganzen Herzens beruht auf einer entsprechenden Verkleinerung der einzelnen Herzmuskelzellen. Eine Abnahme der Zellzahl

[1] STEFKO 1924. [2] BERBLINGER 1953.
[3] VOLKMANN 1874. [4] OVERZIER 1947. [5] BERBLINGER 1947.
[6] HELLERSTEIN und SANTIAGO-STEVENSON 1950.

(numerische Atrophie) findet nicht statt, solange keine zusätzliche Schädigung eine Zellauflösung herbeiführt.

Die Reduktion der Zellgröße ist aber nicht gleichmäßig, man findet vielmehr oft neben stark verkleinerten Zellen mit dichtem Protoplasma auch Zellkomplexe, in denen die Muskelfasern eher hydropisch gequollen und hell sind. Daraus ergibt sich oft eine Felderung des Herzmuskels mit unregelmäßig ineinandergreifenden dunklen und hellen Abschnitten, die am Querschnitt durch den Muskel, besonders am Septum recht deutlich wird (Abb. 42). In den hellen Teilen sieht man die Quellung der Fasern mit Auseinanderdrängung der Fibrillen und verwaschenen

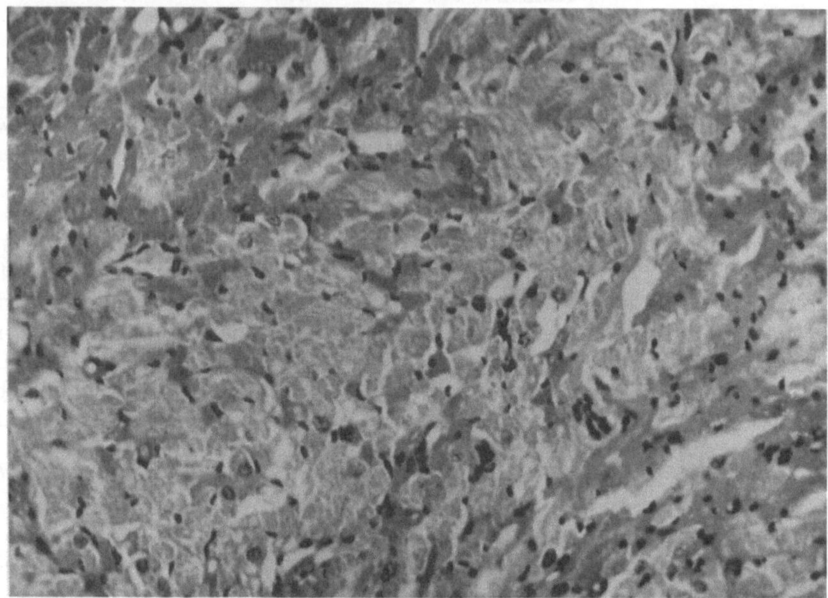

Abb. 42. Herzmuskel einer in wenigen Monaten tödlich verlaufenen Hungerdystrophie. 34jähriger Mann. Querschnitt durch das Septum. Dunkle Abschnitte mit atrophischen Muskelzellen neben hellen Feldern mit Sarkolyse und Ödem.

Randkonturen, in den dunklen Abschnitten die sehr dichten, scharf konturierten Fasern. Die dunklen Fasern sind Erscheinungsform der einfachen hypotrophischen Atrophie, die hellen Zeichen der Sarkolyse.

α) Die *einfache Atrophie* steht bei der Reduktion der Herzmuskelmasse ganz im Vordergrund. Sie ist in ihrem Ablauf der braunen Atrophie vergleichbar, unterscheidet sich aber von ihr durch die nur geringe Menge von Lipofuscinpigment. Die Muskelfasern werden schmal, die Glanzstreifen treten oft deutlich hervor, die Kerne sind oft verdichtet, erscheinen aber zu groß im Verhältnis zum Cytoplasma. Die Muskelzellen können schließlich zu schmalen dünnen Fäden reduziert sein. LINZBACH (1947, 1950) beschreibt in hochgradig atrophischen Herzen „Hungerherde", in denen die Muskelzellen ihre fibrilläre Substanz nahezu völlig verloren haben. Sie sind in der Form den Bindegewebszellen angenähert, können an Resten des Lipofuscinpigmentes aber noch als „Myocyten"[1] erkannt werden.

Selten finden sich auch kleine Gruppen von Muskelkernen, die wahrscheinlich aus amitotischer Teilung hervorgegangen und den Sarkoplastenhaufen in den atrophischen Skeletmuskeln vergleichbar sind.

[1] LINZBACH 1947, 1950.

Die Herzmuskelzellen gehen also auch bei schwerer Hungeratrophie nicht zugrunde. Sie hungern zwar, aber sie verhungern nicht. Eine Vita minima bleibt erhalten.

In Übersichtsschnitten läßt sich leicht feststellen, daß nicht alle Fasern gleichzeitig und in gleichem Maße atrophieren. Die Regel ist vielmehr eine wechselnde Faserdicke, die von der übernormal starken Faser bis zur völligen Atrophie reicht. Auf die Faserhypertrophie im atrophischen Muskel hat LINZBACH (1947) im Rahmen seiner Messungen am Herzmuskel aufmerksam gemacht und diese als reaktive Hypertrophie gedeutet. Es gibt also auch hier, ähnlich wie an Skeletmuskeln Zellen, die in einer allgemeinen Mangelsituation ihren Bestand halten und sogar vermehren, während die Masse der Zellen sich allmählich erschöpft und Substanz abgibt, die verheizt oder an anderen Orten verwandt wird.

Die feinen Vorgänge beim Abbau des Herzmuskels sind von POCHE (1958) an Ratten elektronenoptisch untersucht worden. Die Befunde sind auf das Menschenherz übertragbar, denn auch im Tierversuch kommt es im Hunger zu Herzgewichtsverlusten von 44—55%[1].

POCHE fand bei Ratten, die in einer Versuchsdauer bis zu 52 Tagen bei qualitativ vollwertiger, aber mengenmäßig unzureichender Ernährung mehr als die Hälfte des Körpergewichts verloren hatten, eine Verschmälerung der Herzmuskelfasern um mehr als die Hälfte.

In diesen atrophischen Fasern hat die Dicke der einzelnen Myofibrillen nicht abgenommen, wohl aber ihre Zahl. Ebenso ist auch die Zahl der Mitochondrien, gemessen an entsprechenden Normalfällen, deutlich reduziert. Das Volumenverhältnis zwischen Myofibrillen und Mitochondrien bleibt also auch in der atrophischen Muskulatur gewahrt.

Mit dem Fibrillenschwund tritt das endoplasmatische Reticulum besonders unter dem Sarkolemm deutlich in Erscheinung, ebenso werden auch kleine Golgi-Felder sichtbar.

β) Die Sarkolyse. Eine andere Gruppe von Veränderungen möchten wir der sarkolytischen Atrophie zurechnen. In diesen Herzmuskelzellen findet sich nach elektronenoptischen Untersuchungen[1] eine Vermehrung von ungeordnetem Protoplasma, das sich unter dem Sarkolemm ausbreitet und zum Teil Myofibrillen ersetzt. Das Fibrillenmuster läßt auf Querschnitten Lücken erkennen, die fibrilläre Struktur dieser Zellen ist aufgelockert. Die Abstände der Myofilamente in den Fibrillen werden größer (Abb. 43).

Bei dieser Form der Atrophie kommt es also nach einer vorübergehenden Vermehrung der undifferenzierten protoplasmatischen Grundsubstanz zu einer allmählichen Fibrillenauflösung. Dabei verschwindet gleichzeitig die Z- und M-Substanz. Ebenso zeigen sich auch Auflösungserscheinungen an der intercellulären Kittsubstanz, die morphologisch der Z-Substanz entspricht. In den Protomembranen der Zellgrenzen und in den Glanzstreifen treten Dehiszenzen dort auf, wo die Myofibrillen in Auflösung begriffen sind. Durch die Unterbrechung des Fibrillensystems an diesen Stellen kann eine Gefügedilatation ohne Herzmuskelnekrosen entstehen[2].

Im lichtoptischen Bereich erscheint die Sarkolyse 1. als diffuse Aufquellung und Körnelung der Muskelfasern, 2. als zentrale Vacuolisierung und Aushöhlung, 3. als Mantelödem.

1. Die diffuse Aufquellung und Körnelung der Fasern, die besonders im Querschnitt deutlich wird, ist in fortgeschrittenen Fällen von Hungeratrophie ein sehr häufiger Befund (Abb. 42). Er entspricht einer vermehrten Wasser-

[1] SEDLMAIR 1899, POCHE 1958 u. a. [2] POCHE 1958.

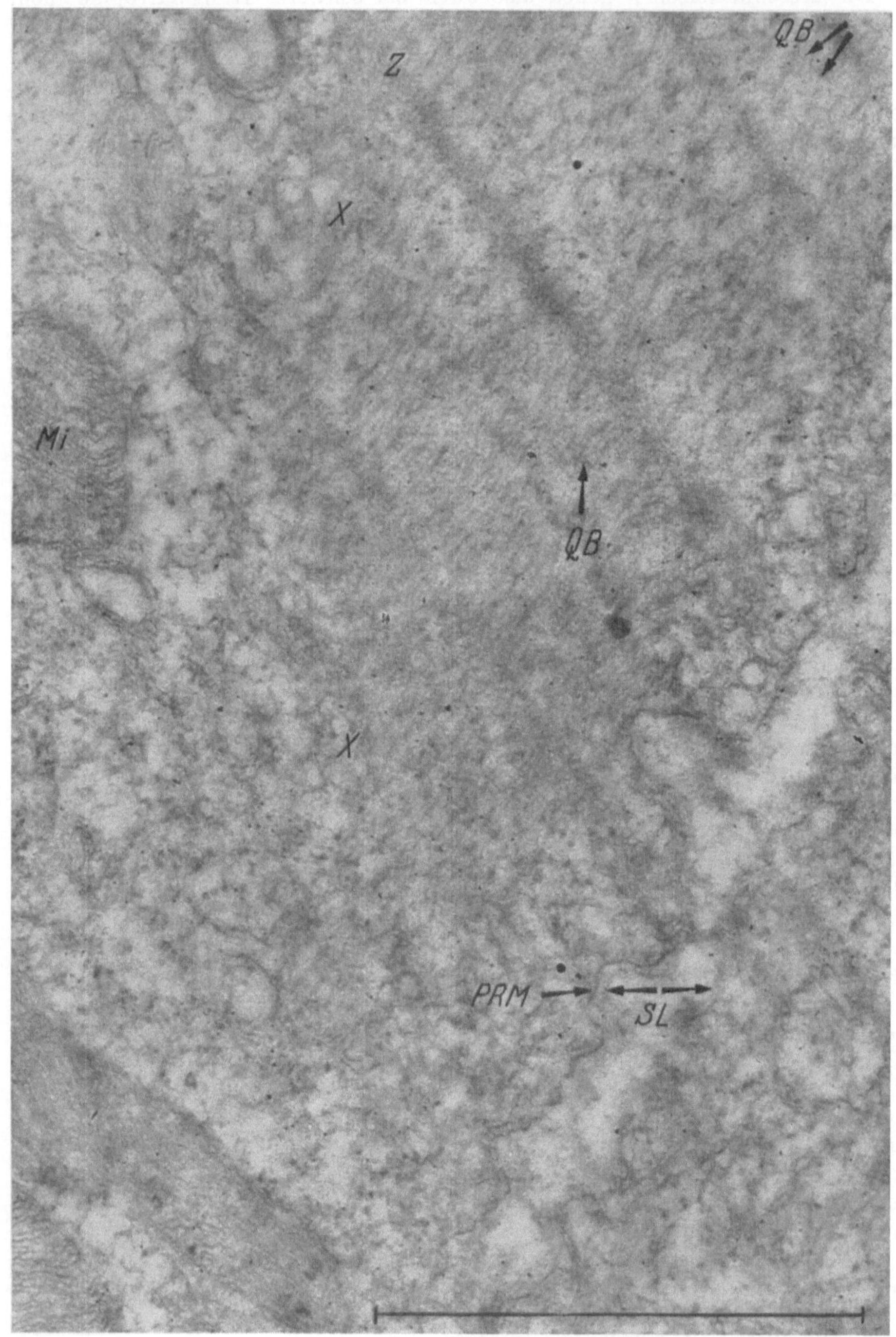

Abb. 43. Herzmuskel bei Hungeratrophie. Myofibrillen mit Verbreiterung der Abstände zwischen den Myofilamenten; bei (*X*) Auflösung der Myofibrillen und Übergang in ungeordnete, undifferenzierte, protoplasmatische Strukturen. An einzelnen Stellen sind Querbrücken zwischen den Myofilamenten zu erkennen (*Q B*). Mitochondrien (*Mi*) intakt. Sarkolemm (*Sl*) mit leicht verdickter Protomembran (*Pr M*). Ratte 66000:1. (Aus POCHE 1958.)

aufnahme, die bei der Bestimmung des Trockengewichtes erfaßbar, morphologisch aber nur indirekt aus der gesamten Zellstruktur erkannt werden kann, da das Wasser in gebundener Form als Hydratation der Kolloide in der Zelle vorliegt.

2. Die zentrale Vacuolisierung beginnt in Kernnähe. Das perinucleäre Sarkoplasma lichtet sich, wird nicht mehr färbbar, es entsteht ein optisch leerer Raum, in dem der Kern frei schwebt. Der leere Raum kann erhebliche Größe annehmen und selten sogar von einem Glanzstreifen zum anderen reichen. Die Zelle erscheint von innen ausgehöhlt, das fibrillär differenzierte Plasma bildet nur einen schmalen Randsaum. Der optisch leere Raum enthält wäßrige Flüssigkeit, es besteht also

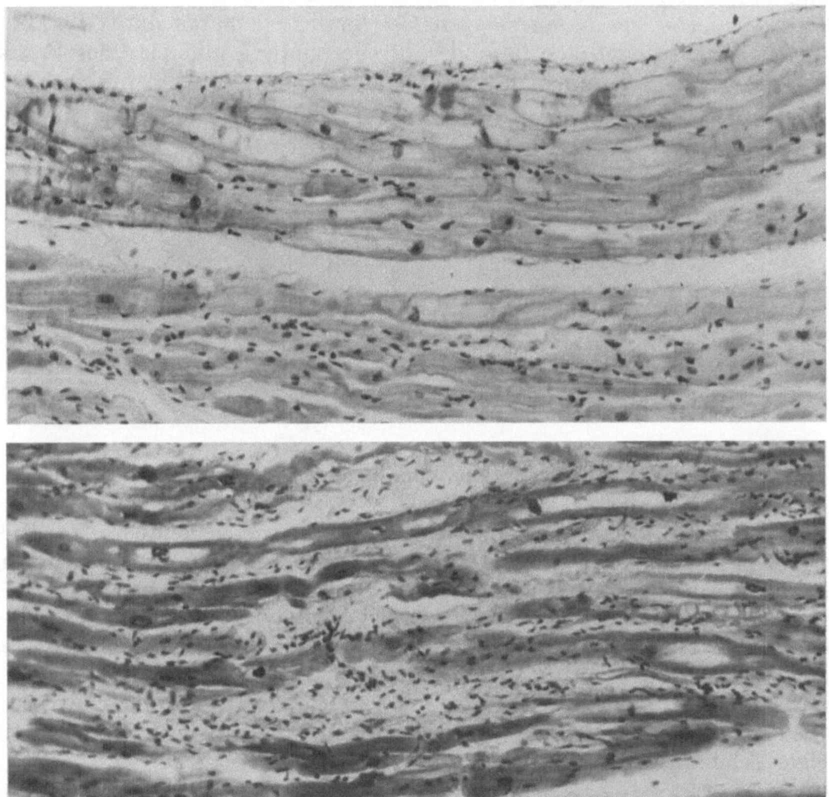

Abb. 44. Sarkolyse des Herzmuskels bei Hungeratrophie. Zentrale Vacuolisierung und Aushöhlung der Muskelzellen. a Reizleitungsfasern, b Triebmuskulatur. Kernreicher heller Bezirk in der Bildmitte enthält Zellkerne von entdifferenzierten Muskelzellen. (Myocyten, LINZBACH 1947.)

ein zentrales Zellödem (Abb. 44). Dieses kommt in allen Teilen der Herzmuskulatur vor und wird in besonders starker Ausprägung im Reizleitungssystem gefunden, das an der einfachen Atrophie nicht in gleichem Maße teilnimmt wie die Triebmuskulatur.

3. Beim Mantelödem[1] liegt die vermehrte Flüssigkeit vorwiegend in den zellwandnahen Abschnitten der Muskelfasern. Die restlichen Fibrillen der Muskelzelle sind mantelartig von der Flüssigkeit eingehüllt, in der lichtmikroskopisch kleine Körnchen gefunden und als abgeschmolzene Muskelfibrillen gedeutet worden sind[1] (Abb. 45). Diese Auffassung findet in den elektronenoptischen Befunden eine Stütze.

[1] LINZBACH 1947.

γ) Pigmente. Lipofuscinablagerungen sind im Herzmuskel mehr oder weniger reichlich vorhanden[1]. Sie sind kein für Hungeratrophie charakteristischer Befund. Bei raschem Ablauf der Hungeratrophie ist das Pigment oft nur in geringer Menge vorhanden.

Im Tierversuch sind im atrophischen Herzmuskel neben Lipofuscinkörnchen auch feine Eisenablagerungen festzustellen. Elektronenmikroskopisch[2] finden sich granuläre Cytosomen mit und ohne Vacuolen, Fetttröpfchen, osmiophile Körperchen mit sehr kontrastreichen Randzonen, kugelförmige Granula und tiefschwarze kontrastreiche Stäubchen. Bei den letzteren, die maximal 100 Å groß sind, handelt es sich wahrscheinlich um Eisenhydroxyd[3].

Das *Interstitium* des Hungerherzens ist häufig ödematös durchtränkt. Das interstitielle Ödem findet sich besonders in Verbindung mit der Ödemkrankheit und ist damit Teilerscheinung der feuchten Form der Hungeratrophie. Bei der

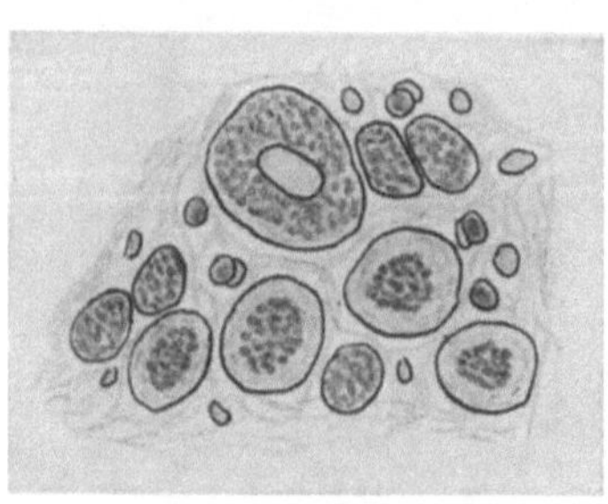

a

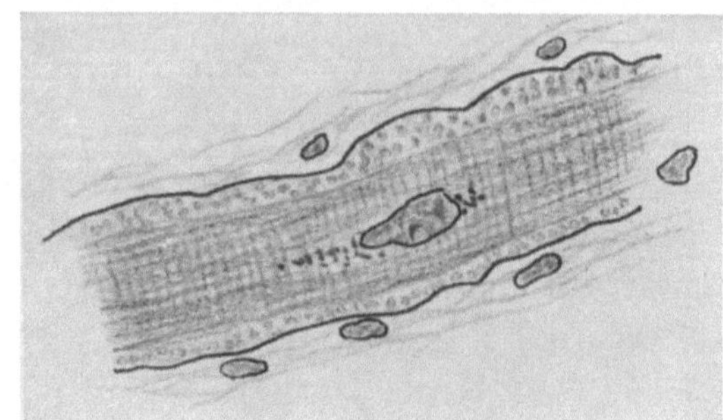

b

Abb. 45. Mantelödem der Herzmuskelfasern bei Hungeratrophie. (Aus LINZBACH 1947.)

einfachen Hungeratrophie sind die Bindegewebskerne gegenüber den Muskelkernen pro Flächeneinheit vermehrt[4]. Auch darin kommt die Atrophie der Muskulatur zum Ausdruck. Eine echte Vermehrung des Bindegewebes wird nicht beobachtet.

Damit sind die bei der Hungeratrophie ablaufenden, morphologisch faßbaren Veränderungen in ihren Grundzügen erschöpft. Weitere in Beschreibungen von Hungerherzen auftauchende Befunde von Verfettungen, Homogenisierungen, Nekrosen usw. sind akzidentelle Veränderungen, die vorwiegend mit infektiös-toxischen Schädigungen im Zusammenhang stehen.

Bemerkenswert ist, daß Herzen, die im Hunger eine so starke Einbuße an Muskelmasse erleiden und so schwere Störungen in der Muskelstruktur aufweisen, noch eine ausreichende Triebkraft für die Aufrechterhaltung der Ruhezirkulation aufbringen.

Am Rande sei erwähnt, daß bei Tieren im Winterschlaf nach elektronenoptischen Untersuchungen am Siebenschläfer[5] keine nennenswerte Atrophie der Herzmuskelfasern eintritt. Es kommt nur zu einer geringen Vermehrung des Lipofuscinpigmentes.

c) Die Restitution.

Die Rückbildung der Herzatrophie bei der Wiederauffütterung verläuft etwa parallel der Kräftigung der Skeletmuskulatur[6]. Abweichungen vom Normalbefund des Herzens sind dann nicht mehr erkennbar. Die Zeit bis zur vollständigen Normalisierung und Erholung ist aber ziemlich lang. ČAJKA[7] fand, daß

---

[1] FAHR 1929, LUBARSCH 1921. [2] POCHE 1958. [3] LINDNER 1957. [4] LINZBACH 1947.
[5] POCHE 1959. [6] GIESE 1958, GIRGENSOHN 1959. [7] ČAJKA 1951.

das Herz und die Herzmuskelzellen nach acht Monaten die normale Größe noch nicht wieder erreicht hatten. Die Herzmuskelfasern enthielten noch reichlich Lipofuscin. Bei der Rückbildung der Herzatrophie konnte in keinem Fall eine Bindegewebsentwicklung oder Vermehrung gefunden werden[1]. Diese Befunde entsprechen den klinischen Feststellungen, daß EKG-Veränderungen, welche bei Hungerkranken nicht selten gefunden werden, zumeist reversibel sind und praktisch restlos wieder schwinden[2].

d) Komplikationen.

Nahrungsmangel scheint die Auswirkungen infektiös-toxischer Schäden auf den Herzmuskel zu begünstigen. Bestehenbleiben von EKG-Veränderungen spricht nach klinischer Ansicht für komplizierende Noxen und insbesondere für Infekte[3]. Eine postinfektiöse Myokarditis kann bei Herzmuskelveränderungen infolge einer Nahrungsmangeldystrophie eine quoad vitam folgenschwere Komplikation bedeuten[4]. Dauerschäden infolge von Gewebsuntergang bzw. Narbenbildungen scheinen nach den bisher vorliegenden Beobachtungen aber nicht häufiger oder schwerer zu sein als bei aus voller Gesundheit Erkrankten[5].

Uehlinger[6] fand in einigen Hungertodesfällen intrakardiale Thrombenbildungen. Higginson und Mitarbeiter[7] sahen bei 12 Autopsien von Fällen mit Unter- und Fehlernährung fibrös-organisierte Parietalthromben im Herzen. Eine Endokarditis simplex, eine sog. Kachexie-Endokarditis, wurde von Zschau und Wichmann[8] beschrieben. Diese Form der Endokarditis hat keinen selbständigen Krankheitswert, sie beruht im wesentlichen auf einer agonalen starken Verlangsamung der Blutströmung bei oberflächlichen Endothelläsionen an den Klappenrändern. Im Zustand stärkerer Abzehrung sind sowohl die verruköse rheumatische Endokarditis als auch die bakteriell bedingten ulcerös-polypösen Endokarditiden selten[9]. Eine Zunahme der Erkrankungshäufigkeit an verruköser und ulcerös-polypöser Endokarditis wurde in der Wiederauffütterungsphase gefunden[10]. Die Zusammenhänge zwischen Nahrungsmangelzuständen und verrukösen bzw. bakteriell bedingten Herzklappenentzündungen sind komplex. Den bei Dystrophie häufig vorkommenden Mikroinfekten und einer veränderten Reaktionsbereitschaft wird besondere Bedeutung zugemessen[11].

Fischer (1956) stellte bei Autopsien von 92 ehemaligen Dystrophikern 18mal eine chronische Endokarditis der Mitralsegel und der Aortenklappen fest und fand in drei weiteren Fällen alte Klappenveränderungen.

2. Die Gefäße.

a) Die Endstrombahn.

Die Weitstellung der Endstrombahn ist ein für die Hungeratrophie sehr charakteristischer und konstanter Befund. Die oft maximal erweiterten und mit Erythrocyten prall gefüllten Capillaren geben den Organen ihre dunkelrote Farbe. Die Capillarerweiterung ist an der Leber besonders auffällig und zeigt nicht den Typus der kardialen Stauung, sondern oft eher eine stärkere Ausprägung in der Läppchenperipherie, manchmal begleitet von einem leichten pericapillären Ödem.

---

[1] Čajka 1951, Giese 1958.
[2] Rosinsky 1950, Wuhrmann 1949, Meyeringh und Dietze 1950, Bansi 1949, Deglmann 1954, Govaerts und Lequime 1942, Dumont 1945, Berning 1949, Glauner 1948, Fritze und Buschmann 1955.
[3] Eggers 1949. [4] Girgensohn 1959. [5] Fritze und Buschmann 1955.
[6] Uehlinger 1948. [7] Higginson und Mitarbeiter 1952 [8] Zschau und Wichmann 1950.
[9] Girgensohn 1959, Weitz 1959. [10] Weitz 1959, Fritze 1952.
[11] Bansi 1949, Weitz 1959, Schoen und Fritze 1949, Hirscher 1953.

Sie tritt auch im Knochenmark und in den Nebennieren sehr deutlich hervor[1]. Die Milz ist dagegen meist blutarm, zeigt im ganzen aber einen wechselnden Blutgehalt. An den Extremitäten ist eine Capillarerweiterung mit einer Cyanose verbunden.

Die Capillarerweiterung ist auch im Tierexperiment festgestellt und dort als Folge einer verminderten Erregbarkeit der Vasoconstrictoren gedeutet worden[2]. Damit stimmt überein, daß die Gefäßperipherie auch beim Menschen nur wenig oder gar nicht auf Adrenalin anspricht[3]. Bei Kranken mit fixiertem Hochdruck bleibt eine Blutdrucksenkung aus. Bei Arbeitsbelastung steigt der Blutdruck nur wenig an oder sinkt sogar ab[4].

Die Blutumlaufzeit ist erheblich verlangsamt, der Venendruck normal[5]. Mit der verlangsamten Zirkulation in der Endstrombahn hängt die abnorm tiefe Körpertemperatur in der Kreislaufperipherie zusammen, als deren Folge die häufigen Erfrierungen bei Hungerkranken zu verstehen sind.

Über die O_2-Ausschöpfung des Blutes bei Hungerkranken liegen widersprechende Angaben vor. Landes und Arnold (1947) fanden eine geringe Sauerstoffutilisation, die mit der Verminderung der Oxydationen und der Drosselung des gesamten Stoffwechsels parallel laufen soll[6]. Govaerts (1947) sah dagegen eine im Mittel um 26% erhöhte arterio-venöse Sauerstoffdifferenz. Diese wäre aus der langsamen Zirkulation in den weiten Capillaren leicht zu verstehen. Sie schafft in den Organen mit intensivem Stoffwechsel die Voraussetzungen für eine vollständigere Ausschöpfung des Blutes von O_2 und Nährsubstrat.

Morphologisch sind an den Capillaren keine Veränderungen gefunden worden[7]. Es gibt auch keinen Hinweis auf eine erhöhte Capillarpermeabilität, aus der die nahezu eiweißfreien Hungerödeme erklärt werden können[8]. Die erhöhte Blutungsneigung, die Lubarsch[9] in der Hungerzeit nach dem ersten Weltkrieg festgestellt hat, ist von anderer Seite bei einfacher, unkomplizierter Hungeratrophie nicht bestätigt worden.

b) Die Arterien.

Besonderes Interesse hat die Frage gefunden, ob an den Arterien in der Mangelernährung Gefäßwandveränderungen auftreten oder ausbleiben.

Eine Arteriitis gehört nicht zum Bild der Hungerkrankheit[10].

Die Arteriosklerose wird dagegen durch Mangelernährung in ihren Ausdrucksformen und in ihrem Verlauf erheblich beeinflußt. So hat sich zeigen lassen, daß die unter normalen Ernährungsverhältnissen so häufigen Lipoidinfiltrationen der Intima der großen Gefäße, besonders an der Aortenwurzel und in den Carotiden im chronischen Hungerzustand fast vollständig fehlen, entweder, weil sie bei geringem Lipidgehalt des Blutes nicht entstehen oder weil sie sich im Hungerzustand zurückbilden. Zschau und Valet[11] haben bei unterernährten Kriegsgefangenen nur geringe Gefäßsklerosen gesehen. Bei älteren Menschen mit Gefäßsklerosen, die bereits vor der Hungerperiode vorhanden waren, fällt die Lipoidarmut der arteriosklerotischen Herdbildungen auf. Es scheint, als ob primär fettreiche Herdbildungen in der Hungerphase ihr Fett verlieren und daß in der Hungerperiode sich bildende Herde fettarm angelegt werden. Meyers (1917) berichtet sogar über Kalkabbau in Arterioskleroseherden.

---

[1] Giese 1953, Oberndorfer 1918. [2] Loeffler und Nordmann 1925.
[3] Schittenhelm und Schlecht 1919, Berning 1949, Bansi 1949.
[4] Bansi 1949. [5] Govaerts und Lequime 1942. [6] Berning 1949.
[7] Jackson 1925 u. a. [8] Uehlinger 1948. [9] Lubarsch 1921.
[10] Lamy und Mitarbeiter 1946, Uehlinger 1948. [11] Zschau 1951, Valet 1951.

Ob die Arteriosklerose insgesamt bei Mangelernährung weniger häufig ist, läßt sich einstweilen noch nicht entscheiden (siehe auch bei GLATZEL, dieses Handbuch, Band XI/1).

Wichtig wird diese Frage für die Restitutionsphase. In dieser erscheint die Arteriosklerose in annähernd der gleichen Häufigkeit und Ausdehnung wie ohne die vorausgegangene Unterernährung. Es besteht der Eindruck, daß die arteriosklerotischen Herdbildungen in der Wiederauffütterung vor allem bei starkem Fettansatz auch in vermehrtem Maße Fett aufnehmen[1]. Zu dieser Frage liegen bisher aber noch keine ausreichenden morphologischen Untersuchungen vor. Wahrscheinlich wird die Arteriosklerose, die während der Mangelernährung nicht oder nur in geringem Maße zur Entwicklung gekommen ist, rasch wieder aufgeholt, wenn die Ernährung sich bessert. Es liegen Mitteilungen aus Kriegsgefangenenlagern vor, daß mit dem Beginn der Wiederauffütterung Hypertonien und Apoplexien, die in der Dystrophiephase gefehlt haben, häufiger aufgetreten sind[2].

c) Die Venen.

Venenthrombosen sind bei Hungerkranken in der Restitutionsphase häufig beobachtet worden. Sie finden sich besonders im Bereich der Unterschenkel und stehen mit örtlichen entzündlichen Affektionen, Dekubitalgeschwüren und Pyodermien in Zusammenhang. Die Eindickung und Strömungsverlangsamung des Blutes kommen dabei ebenfalls als thrombosefördernde Momente in Betracht.

3. Das Blut.

Das Blut zeigt bei der Unterernährung eine bemerkenswerte Tendenz zur Erhaltung seiner Normalwerte.

a) Die Blutmenge.

Die Blutmenge unterliegt nur geringen Schwankungen. BANSI (1949) fand in 58 näher untersuchten Fällen von Hungerödem eine gegenüber der Norm relativ wenig verminderte Blutmenge von 4,42 Liter = 73,2 cm³/kg Körpergewicht (normal 70—90 cm³/kg Körpergewicht). Bei Ausschwemmung der Ödeme sank die Gesamtblutmenge auf 3,60 Liter = 62,4 cm³/kg Körpergewicht; in der Wiederauffütterung stieg sie auf 4,32 Liter = 78,6 cm³/kg Körpergewicht an.

Die Abnahme der zirkulierenden Blutmenge im Stadium der Ödemausschwemmung betrifft mehr die Erythrocyten, weniger den Plasmaanteil. Als Ursache dafür sieht BANSI (1949) eine Entquellung der einzelnen Erythrocyten in der Kreislaufperipherie an. Die Retention von Erythrocyten im Capillarbereich ist leicht erklärbar, da die Capillaren mit der Ausschwemmung der Ödeme und Absinken des Gewebsdruckes weiter werden.

Bei unterernährten Kindern wurde eine Herabsetzung der zirkulierenden Blutmenge bis zu 17% gefunden[3].

b) Die Blutzellen.

Die Erythrocytenzahlen und die Hämoglobinwerte liegen in leichten und mittleren Graden von Unterernährung im Rahmen der Norm[4]. Erst bei schwerer Hungerkrankheit findet sich spät eine mäßige Anämie. Bei Hungerödem können Erythrocyten und Hämoglobinwerte über der Norm liegen[5]. POLLAG[6] gibt Hämoglobinwerte bis zu 120% und Erythrocytenwerte bis zu 7000000 an.

[1] GIESE 1958. [2] ZSCHAU 1951, VALET 1951. [3] EWERBECK 1949. [4] BERNING 1949.
[5] BANSI 1949, SCHITTENHELM und SCHLECHT 1919, BERNING 1949 u. a. [6] POLLAG 1920.

BERNING (1949) fand, daß die Erythrocyten im Hungerzustand zahlenmäßig vermindert, normal oder vermehrt sein können. Die Verhältnisse liegen verwickelt und lassen sich nicht auf eine einfache lineare Funktion bringen.

Veränderungen im Wasserbestand mit wechselnd starker Hydrämie können ziemlich erhebliche und rasche Schwankungen der Hämoglobin- und Erythrocytenwerte sowie des Bluteiweißspiegels bedingen. Die Hämatokritwerte von normal 47% sind meist vermindert. Von 100 Hungerkranken zeigten 27 Hämatokritwerte von 45—41%, 56 von 40—35,5% und 17 von 35—30%[1]. Bluttrocknung zeigt bei Hungerzuständen nicht selten einen Wasserverlust der Erythrocyten von normal 67% auf 58% und eine Wasservermehrung des Plasmas von normal 89% auf 93—94%[2].

Die Konstanz in der Zahl der roten Blutkörperchen und der Hämoglobinkonzentration erfolgt durch Ausbalancierung des Erythrocytenauf- und -abbaus und des Hämoglobinumsatzes. Der Erythrocytenabbau ist im Hunger und bei Unterernährung normal bis vermindert, jedenfalls nicht erhöht[3]. Nach HAHN u. Mitarb[4]. werden täglich 4,3 g Hämoglobin abgebaut. Zum Ersatz von einem Gramm Hämoglobin sind 7—8 g Nahrungseiweiß erforderlich.

Zumeist ist die Erythrocytenneubildung herabgesetzt[5]. Bei Versuchen mit Glycin, das mit C^{14} markiert ist, zeigen Ratten im Hungerzustand eine vorübergehend ansteigende, dann verminderte Häminsynthese.

Als Ursache einer verminderten Blutbildung wird vielfach ein Mangel an Eiweißbausteinen angenommen[6]. BERNING[7] hält den Eiweißmangel für die wichtigste Ursache der Anämie bei Hungerkrankheiten und spricht von einer Eiweißmangelanämie[8]. FIESSINGER[9] nimmt einen direkten Zusammenhang mit der Senkung der Serum-Albumine an. SCHULTEN[10] hält Eiweißmangelanämie für selten.

Makrocytäre Anämien bei Hungerkranken hängen mit qualitativen Defekten der Ernährung zusammen[11]. Bei Hungerkranken fand GSELL (1948) auffallend hohe Erythrocytenvolumina bei gleichzeitig erniedrigtem Serumeisen, WILHELMIJ (1947) besonders große Erythrocytendurchmesser.

Die letzte Ursache der Hungeranämie ist noch nicht ausreichend geklärt[12]. Ob die Eiweißmangeltheorie ausreichend ist, bleibt zweifelhaft, da Anämien bereits festgestellt werden, wenn der Proteingehalt des Blutes noch keine wesentliche Änderung aufweist.

Für die Entstehung der Anämien bei Hungerkranken spielen schließlich auch die so häufigen Infekte eine nicht unbedeutende Rolle.

Die Zahl der Leukocyten ist im Hunger normal bis gering herabgesetzt[13]. Manchmal finden sich an wechselnd zahlreichen Granulocyten Anzeichen von Überalterung, regressive Veränderungen und Übersegmentierung. Die Lymphocytenzahl ist meist gering erhöht. Die Blutplättchen zeigen keine Besonderheiten.

Die Blutmauserung ist im ganzen auf ein niedrigeres Niveau reduziert. Das zeigt sich deutlich auch im Knochenmark. Hier finden sich mikroskopisch in der Regel Veränderungen im Sinne einer Herabsetzung der Hämopoese. Das Knochenmark enthält dann weniger Zellen der erythroblastischen Reihe. In der qualitativen Verteilung kann es zu einer Verschiebung zugunsten der jüngeren Formen kommen. Die Erythrocytenneubildung ist herabgesetzt, eine Reifungshemmung der Erythrocyten besteht aber nicht[14]. Auch die Zellen der myeloischen Reihe können zahlenmäßig etwas vermindert sein. Lymphocyten und Reticulumzellen

[1] FLIEDERBAUM und Mitarbeiter 1946, LINKE und Mitarbeiter 1950.
[2] FLIEDERBAUM und Mitarbeiter 1946. [3] BERNING 1949. [4] HAHN und Mitarbeiter 1939.
[5] MOLLISON 1946 u. a. [6] LAUDA 1947, FIESSINGER 1945, HEILMEYER 1938.
[7] BERNING 1942, 1949. [8] BERNING 1947. [9] FIESSINGER 1945.
[10] SCHULTEN 1946. [11] KEYS 1950 u. a. [12] GLATZEL 1954.
[13] KEYS 1950 u. a. [14] MOLLISON 1946, BERNING 1947, 1949 u. a.

werden im Knochenmark bei Inanitionszuständen manchmal gering vermehrt gefunden. BANSI (1949) konnte bei Hungerkranken keine typischen Veränderungen im Knochenmark feststellen. Bei Autopsien von Hungerkranken ist das Knochenmark stets gallertig umgewandelt. Es sieht glasig-gelblich-rötlich aus und zeigt in der Regel eine vermehrte Blutfüllung der Capillaren. Eisenablagerungen in den Reticulumzellen sind fast regelmäßig festzustellen.

c) Das Bluteiweiß.

Der Bluteiweißspiegel wird auch im Hunger sehr lange konstant gehalten. Die mangelhafte exogene Eiweißzufuhr wird ebenso wie bei Blutverlusten ausgeglichen durch Gewebseiweiß, das über den extracellulären Raum dem Blut zugeführt wird.

Bei laufender Untersuchung der Serumeiweißwerte an einer größeren Zahl von unterernährten Personen konnten regelmäßig Serumeiweißwerte von etwa 7% bis kurz vor Auftreten des Hungerödems festgestellt werden[1]. Bei stärkerer Einschränkung der exogenen Eiweißzufuhr entsteht eine zunächst geringe, später zunehmende Hypoproteinämie. Die Serumalbumine erfahren dabei in der Regel eine etwas stärkere Senkung als die Globuline. Eine größere Verschiebung der einzelnen Serumeiweißkörper tritt aber nicht ein[2]. Infolge der Hypoproteinämie kommt es zu einer Senkung des kolloidosmotischen Druckes des Blutes. Diese ist ein mitwirkender Faktor bei der Entstehung von Hungerödemen.

Bei anhaltender Hypoproteinämie besteht auch eine gleichgeordnete Hypoproteinose der gesamten Gewebsflüssigkeit. Es erfolgt ein Ausgleich zwischen Blut und extracellulärem Raum.

Die Vergrößerung des extracellulären Flüssigkeitsraumes ist ein konstantes Symptom der Inanition auch bei Fällen, bei denen manifeste Ödeme nicht bestehen. In ihm befindet sich außerhalb der Blutzirkulation normalerweise die 1,5fache Menge der Plasmaproteine. Die Vergrößerung des extracellulären Raumes kann bei relativ unzureichender Neubildung von Serumalbuminen eine Herabsetzung der Serumalbuminkonzentration im Blute zur Folge haben.

Mit Auftreten des manifesten großen Hungerödems geht gleichzeitig der Bluteiweißgehalt auf die für das Hungerödem typischen Werte von 4—6 g-% zurück. Folgende Mittelwerte werden angegeben:

WEECH	3,85 g-%
MOLLISON	4,0—5,1 g-%
GOUNELLE u. Mitarb.	4,5—7,1 g-%
SCHITTENHELM u. SCHLECHT	4,7 g-%
GSELL	5,0—5,5 g-%
BERNING	5,46 g-%
GOVAERTS u. LEQUIME	5,8 g-%

BANSI u. a. geben ähnliche Werte. Selten sinkt der Eiweißgehalt unter 3 g-%; in einzelnen Fällen finden sich auch normale Bluteiweißwerte.

F. Das Hungerödem.

1. Größe und Lokalisation des Ödems.

Das große Ödem[3] bei Hungerkranken ist ein so hervorstechendes und lange bekanntes Symptom fortgeschrittener und schwerer Mangelernährung, daß es dieser Krankheitsphase mit der Bezeichnung Ödemkrankheit und Hungerödem den Namen gegeben hat.

[1] GOUNELLE 1947 u. a. [2] MCCANCE 1950. [3] BANSI 1949.

Das große Ödem ist stets ein Hydrops universalis mit einer allgemeinen ödematösen Schwellung des ganzen Körpers. Wenn es rasch auftritt, dann rundet sich die Körperform der bis zum Skelet abgemagerten Hungerkranken ab. Das Wasser verdeckt den Grad der Abmagerung. Bei stehenden oder gehenden Kranken ist das Ödem an den Beinen besonders stark ausgeprägt, bei liegenden stärker am Stamm und in den abhängigen Körperabschnitten. Oft besteht Scrotalödem. Stets findet sich eine starke Schwellung des Gesichts und der Augenlider.

In leichten Fällen ist der universelle Hydrops an der Leiche nicht ohne weiteres als solcher zu erkennen. Man findet dann erst bei der Leichenöffnung die diffuse wäßrige Durchtränkung des Unterhautzellgewebes, aus dem das Wasser von der Schnittfläche als gelbliche klare Flüssigkeit abtropft. Das Bild gleicht dem Hydrops congenitus. Die Körperhöhlen enthalten stets vermehrte Flüssigkeit, oft auch freie Ergüsse von mehreren 100 cm^3, besonders in den Brusthöhlen und im Bauchraum, weniger im Perikard.

Große Ergüsse von mehreren Litern sind selten[1] und verdächtig auf Begleitkrankheiten. Die seröse Durchtränkung und gallertige Atrophie des Fettgewebes ist am Netz, am subserösen Fettgewebe des Darmes und am Herzen sehr deutlich. Lungenödem tritt erst agonal hinzu. An der Schleimhaut kann das Dickdarmödem oft sehr stark ausgebildet sein. Die Flüssigkeitsmengen in den Geweben können nach Gewichtsbestimmungen bei der Ausschwemmung der Ödeme 10 bis 15 Liter und mehr betragen.

Die Häufigkeit dieser schweren Ödeme unter der Gesamtzahl der Hungertodesfälle wird mit etwa 10—20% angegeben, sie unterliegt großen Schwankungen und ist in hohem Maße abhängig von der Art der Mangelernährung und von den gesamten äußeren Lebensbedingungen. Körperliche Belastung kann ein vorher latentes Ödem rasch sichtbar machen. So ist es zu verstehen, daß in manchen Lagern die Mehrzahl der Häftlinge schwere Ödeme hatte.

Geringe Ödeme (kleine Ödeme, BANSI[1]) finden sich dagegen in etwa der Hälfte der Todesfälle. Die Verteilung ist auch hier ähnlich wie bei großen Ödemen, Unterschenkel- und leichte Lidödeme herrschen vor.

Die Ödemflüssigkeit liegt in den Spalträumen des Gewebes. Sie drängt das Gewebe auseinander und ist wegen ihrer Eiweißarmut nicht färbbar. Quellungen der Faserstruktur treten nicht ein.

Der geringe Eiweißgehalt des Gewebsödems ist auch bei chemischer Untersuchung festgestellt worden. Folgende Ergebnisse liegen vor:

MAASE u. ZONDEK	0,116 g-%
SCHITTENHELM u. SCHLECHT	0,2 g-%
JANSEN	0,038—0,063 g-%
GOVAERTS	0,4 g-%

Vergleichswerte bei Stauungsödem sind 0,85 g-%, bei Nephrose 0,6 g-%, nach BECKMANN 0,2—0,3 g-%.

Diese sichtbaren kleinen oder großen Ödeme entstehen auf dem Boden einer erhöhten Bereitschaft des Gewebes zur Wasseraufnahme. Diese beginnt mit der intracellulären Wasservermehrung und setzt sich in die freie Ansammlung von Wasser im extracellulären Raum fort.

2. Pathogenese des Hungerödems.

a) Hypoproteinämie.

In der Genese des Hungerödems spielt die Hypoproteinämie die entscheidende Rolle. Diese von SCHITTENHELM und SCHLECHT (1918), MAASE und ZONDEK

[1] SELBERG 1948, UEHLINGER 1948.

(1920), KNACK und NEUMANN (1917), JANSEN (1920) u. a. aufgedeckten Beziehungen zwischen Eiweißmangel im Blut und Hungerödem sind in neuen Untersuchungen bestätigt und erweitert worden[1].

In Tierversuchen konnten durch Plasmapherese[2] die Beziehungen zwischen Genese des Ödems und Höhe des Bluteiweißspiegels nachgewiesen werden. Die Ödeme pflegen zu beginnen, wenn der Bluteiweißgehalt unter 5,5—5,0 g-% und der Albumingehalt unter 3,0 bis 2,5 g-% sinkt[3]. Ein Albumingehalt des Blutes von 3,0 g-% gilt als Grenzwert, bei dessen Unterschreitung sich Ödeme bilden[4]. Bei Bluteiweißwerten unter 3,5 g-% und Albumingehalt unter 1,5—1,0 g-% besteht bereits schweres Ödem.

Auch bei Menschen bestehen diese Beziehungen. MOLLISON (1946) zeigt in einer Tabelle, daß in seiner Untersuchungsreihe hochgradiger Hungeratrophien das Ödem um so stärker war, je tiefer der Eiweißwert im Blut lag. Es gibt aber keine volle Übereinstimmung zwischen der Schwere des Ödems und dem Grad der Hypoproteinämie. Das zeigt sich an Beobachtungen über das Auftreten von Ödemen bei Hungerkranken mit absolut oder relativ hohen Bluteiweißwerten und am Fehlen von Ödem bei erheblicher Hypoproteinämie[5].

Ob in diesen abweichenden Fällen die Schwankungen des Bluteiweißspiegels bei Hungerkranken (Ataxie des Serumeiweißspiegels, Poikiloproteinämie, BANSI 1949) genügend berücksichtigt sind, mag dahingestellt bleiben. BERNING (1949) sah bei dystrophischen Kranken mit durchschnittlichen Gesamteiweißwerten von 5,46 g-% in wenigen Tagen Schwankungen der Einzelwerte zwischen 3,71 und 8,78 g-%.

b) Der kolloidosmotische Druck.

Mit der Hypoproteinämie sinkt das Wasserbindungsvermögen des Blutplasmas, der kolloidosmotische Druck (onkotische Druck, SCHADE 1927) nimmt ab. Messungen des kolloidosmotischen Druckes an Hungerkranken ergaben einen Mittelwert von 230 mm H_2O[6] und 248 mm H_2O[7], also gegenüber der Norm von 300—400 mm H_2O eine erhebliche Erniedrigung, die in einzelnen Fällen unter die Hälfte der Normalwerte sinkt. Andere Untersuchungen hatten ähnliche Ergebnisse[8].

Bluteiweißwerte und onkotischer Druck laufen im allgemeinen einander parallel[9].

GOVAERTS und GRÉGOIRE (1941) fanden dagegen im Blutserum von Ödemkranken mit Serumeiweißwerten von 5,5 g-% (Mittelwert) ein Absinken des kolloidosmotischen Druckes um 40%, bei einer Abnahme der Serumeiweißkonzentration von nur 22%.

Der Grund für den Unterschied in den Ergebnissen von GOVAERTS und Mitarb. (1941) auf der einen Seite und KÜCHMEISTER und TAUBE (1947) bzw. MCCANCE und Mitarb. (1951) auf der andern Seite liegt vielleicht darin, daß GOVAERTS überwiegend schwere Ödemfälle, KÜCHMEISTER sowie MCCANCE dagegen nur leichte Fälle untersucht haben[10].

Die Serumeiweißkonzentration ist also nicht immer ein genügend sicheres Maß für den onkotischen Druck des Plasmas[11].

---

[1] BANSI 1949, GSELL 1948, BERNING 1949, MOLLISON 1946 u. a.
[2] WHIPPLE 1942, WEECH 1938, 1939, LEITER 1931 u. a.
[3] WEECH und LING 1931, HAND 1934. [4] MOORE und VAN SLYKE 1930, LEITER 1931.
[5] BANSI 1949, BERNING 1949, GSELL 1948, GLATZEL 1954 u. a.
[6] GOVAERTS und LEQUIME 1942. [7] BERNING 1949.
[8] DEL BAERE LANDES 1943, LEOPOLD 1950, DODD, MINOT und KELLER 1936 u. a.
[9] KÜCHMEISTER und TAUBE 1947, MCCANCE und WIDDOWSON 1951.
[10] BANSI 1949, GLATZEL 1954.
[11] GÜLZOW 1949, HERKEN 1949, WUHRMANN 1949, GOHR und Mitarbeiter 1950, GLATZEL 1954.

c) Dysproteinämie.

Das wirft die Frage auf, ob bei Hypoproteinämie im Hungerödem die Korrelation der Bluteiweißkörper untereinander gestört ist, also eine Dysproteinämie besteht.

Dem Albumin-Globulin-Verhältnis wurde schon bald Beachtung geschenkt, nachdem man auf die Beziehungen zwischen Hypoproteinämie und Ödemkrankheit aufmerksam geworden war[1]. Dieses ist für die Pathogenese des Ödems von Bedeutung, weil Albumine ein sehr viel stärkeres Wasserbindungsvermögen haben als Globuline. Der kolloidosmotische Druck von 1 g-% Albuminlösung beträgt 7,54 cm Wasser, von 1 g-% Globulin-Lösung 1,3 cm Wasser[2]. Der onkotische Druck beträgt für die Normalwerte des Blutplasmas von 5 g-% Albumin 35 cm Wasser, für den Normalwert von 2,5 g-% Globulin 5 cm Wasser.

Bei der Ödemkrankheit sind die Albumine im allgemeinen stärker abgesunken als die Globuline. Der kritische Grenzwert für Albumine, bei dessen Unterschreitung Ödeme auftreten, liegt zwischen 2,5 und 3,1 g-%[3]. BERNING (1949) gibt für das Hungerödem einen mittleren Wert für Albumine von 1,85 g-% (normal 4,2—5,6 g-%) und für Globuline von 3,77 g-% (normal 1,5—3,0 g-%) an. Der Albumin-Globulin-Quotient war im Durchschnitt auf 0,55 (normal 1,5—2,5) abgesunken. In der Wiederauffütterung stieg der mittlere Wert in zwei Wochen für das Gesamteiweiß von 5,46 g-% auf 6,44 g-% und für das Albumin von 1,83 auf 4,41 g-%, während der Mittelwert für das Globulin von 3,77 auf 2,38 g-% sank. Damit stieg der Albumin-Globulin-Quotient in der Erholungsphase von 0,55 auf 1,8. GOUNELLE (1947) sah eine Vergrößerung der Ödeme mit Abnahme der Albumine. Die Serum-Albuminwerte, bezogen auf das Gesamteiweiß, betrugen beim leichten Ödem 40—45%, bei mittelstarkem Ödem 35—40% und bei starkem Ödem 25—30%.

Die Verminderung der Albumine und die relative Vermehrung der Globuline wurde auch von GSELL (1948) gefunden. Unter den Globulinen zeigen im Elektrophorese-Diagramm die α-Globuline eine nur geringe, die β-Globuline eine starke und die γ-Globuline die stärkste relative Zunahme.

Der Albuminmangel im Blut ist also ein wesentlicher mitwirkender Faktor in der Pathogenese des Hungerödems[4]. Es gibt aber auch Fälle von Hungerödem mit normalem Albumin-Globulin-Quotienten[5].

d) Paraproteinämie.

Eine weitere Frage ist, ob neben der quantitativen Verschiebung auch qualitative Veränderungen der Bluteiweißkörper vorhanden sind, ob also im Hunger eine Paraproteinämie eintritt.

HERKEN und REMMER (1946, 1947) fanden bei fraktionierter Fällung der Serumproteine mit Ammonium-Sulfat neben der typischen zweigipfeligen Kurve, die durch die Ausfällung von Globulinen und Albuminen bedingt ist, im Serum von Hungerödemkranken weitere Fällungsmaxima, die in der Wiederauffütterungsphase verschwanden. Bei Hungerödem scheint also auch eine Dysproteinämie aus fehlerhafter Proteinsynthese[6] zu bestehen, die neben der Hypoproteinämie als weiterer ödemauslösender Faktor in Betracht kommt und vielleicht sogar wichtiger ist als die globale Hypoproteinämie.

Für das Vorhandensein von Eiweißkörpern mit geringem Wasserbindungsvermögen im Blut von Hungerkranken sprechen auch die Untersuchungen von

---

[1] WOLFERTH 1924, PETERS und Mitarbeiter 1931, BERNING 1949 u. a.
[2] GOVAERTS 1947. [3] MOORE und VAN SLYKE 1930, HAND 1934, PETERS 1935 u. a.
[4] BERNING 1949. [5] GLATZEL 1954, Literatur. [6] HERKEN 1949.

Lamy u. Mitarb. (1946). Diese fanden in zwei Fällen ohne faßbare Ödeme und in sechs Fällen von Hungerödem mit normalen Gesamteiweißwerten im Blut eine erhebliche Senkung des kolloidosmotischen Druckes im Blutserum. Damit würde gleichzeitig auch eine Erklärung für die Tatsache gefunden sein, daß beim Menschen keine feste Relation zwischen Ödemneigung und Grad der Hypoproteinämie festzustellen ist.

e) Andere Faktoren.

Daß bei der Verteilung des Hungerödems auch *hydrostatische Einflüsse* eine Rolle spielen, ist an der leichten Verschieblichkeit der Ödeme erkennbar. Die Ödeme wandern in die jeweilig abhängigen Körperabschnitte. Die Wanderung ist beim Übergang vom Liegen zum Stehen und umgekehrt leicht zu verfolgen. Selbst im Gesicht wandert das Ödem im Liegen nach der abhängigen Gesichtsseite[1].

Hydrostatische Einflüsse sind aber auch an der Entstehung der Ödeme beteiligt. Der Capillardruck, der vom Venendruck abhängt, ist im Stehen caudal höher als kranial. Die normale hydrostatische Druckwirkung des Blutes wird bei Senkung des kolloidosmotischen Druckes im Blutplasma in den abhängigen Körperteilen einen vermehrten Wasseraustritt und eine verminderte Rückresorption in den venösen Capillarschenkel zur Folge haben.

Die *Auflockerung der Gewebsstrukturen* durch starke Zellverkleinerung hat dazu auch eine Herabsetzung des mechanischen Gewebsdruckes zur Folge und fördert die Wasseransammlung, besonders in den lockeren Geweben[2]. Das erklärt die bevorzugte Lokalisation des vermehrten Gewebswassers in den Fettgewebslagern[3] und im lockeren Unterhautzellgewebe. Die Wasserretention wirkt sich auf das Körpergewicht aus, bevor ein Ödem klinisch in Erscheinung tritt[4].

Die *Capillarpermeabilität*. Die von klinischer Seite oft geäußerte Annahme einer Capillarwandschädigung als Ursache des Hungerödems[5] wurde schon von Prym (1921) als Spekulation abgetan. Die vielfältigen neuen morphologischen Untersuchungen geben dieser These auch keine Stütze. Uehlinger (1948) weist darauf hin, daß die von Lubarsch (1921) gefundenen perivasculären Blutungen, aus denen auf eine Capillarschädigung geschlossen werden könnte, bei unkompliziertem Hungerödem sonst nicht gefunden worden sind. Vielleicht hat in diesen Fällen Vitaminmangel mitgespielt.

Küchmeister und Taube (1948) berichten dagegen über eine erhöhte Capillardurchlässigkeit nach Stauung am Oberarm mit einem Eiweißgehalt der Ödemflüssigkeit von 0,33—1,53 g-%. Diese vermehrte Capillardurchlässigkeit fand sich aber nicht nur bei Hungerkranken mit und ohne Ödem, sondern auch bei Vergleichspersonen. Ob damit die Beteiligung eines Capillarfaktors in der Genese des Hungerödems erwiesen ist, erscheint zweifelhaft.

Vermehrte Kochsalz- und Wasserzufuhr sind als weitere wichtige Nebenursachen für die Bildung von Hungerödemen bekannt[6]. Durch reichliche Salzzufuhr zur Nahrung kann bei bestehender Hungeratrophie rasch ein großes Ödem ausgelöst werden[7]. Für die Behandlung des Hungerödems wird eine Reduktion des Salzgehaltes der Nahrung empfohlen[8]. Das Fehlen von Ödemen bei Anorexia nervosa hängt wahrscheinlich auch mit der geringen Salzaufnahme bei diesen Kranken zusammen, die wenig essen und durch Erbrechen noch zusätzlich Salz verlieren[9].

---

[1] Berning 1949. [2] Weech 1938/1939. [3] Uehlinger 1949.
[4] Denz 1947. [5] Jansen 1920, Burger 1920 u. a.
[6] Hülse 1919, Jansen 1920, Weech und Ling 1931. [7] Berning 1949, Bansi 1949.
[8] Berg 1947, Berning 1949, Gounelle, Bachet und Marche 1943 u. a.
[9] McCance 1951.

Für die Mitwirkung des Salzfaktors bei der Ödementstehung spricht, daß in der Ödemflüssigkeit der Hungerkranken ein höherer Kochsalzgehalt (634 mg-%) als im Blutserum (610 mg-%) gefunden worden ist[1]. Dazu kommt, daß das Wasserbindungsvermögen durch den Verlust von Gewebseiweiß herabgesetzt ist. Diese Störung wird oft erst durch kochsalzreiche Ernährung erkennbar, mit der die Ödeme in Erscheinung treten. Bei Absinken des Bluteiweißspiegels kann Kochsalz leichter in die Gewebe eintreten. Der Kochsalzspiegel im Blut sinkt im Stadium des Ödems und steigt mit der Ödemausschwemmung, liegt aber immerhin in den Grenzen der Norm[2].

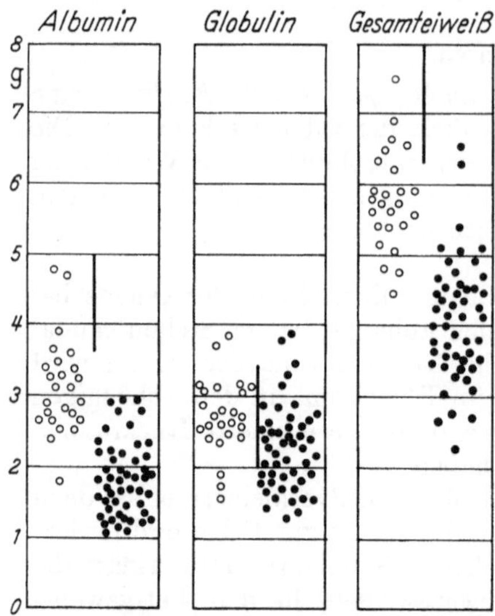

Abb. 46. Graphische Darstellung von 77 Bestimmungen der Serumeiweißwerte bei 28 Patienten mit Hungerödemen. Die Punkte entsprechen den Werten während der Ödemperiode, die Kreise nach Verschwinden der Ödeme. Die vertikalen Linien in der Mitte jeder Kolonne bezeichnen die Variationsbreite der Normalwerte auf Grund der Bestimmungen von MOORE und VAN SLYKE [nach A. A. WHEECH, International Clinics, Serie 46 2, 234 (1936)]. (Aus UEHLINGER 1948.)

Ein hormonaler Einfluß der Nebennieren oder der Schilddrüse auf Entstehung und Ausscheidung des Hungerödems hat sich bisher nicht nachweisen lassen[3].

Aus der gesamten Diskussion stellt sich heraus, daß die Störung im Eiweißhaushalt zentrale Bedeutung in der Pathogenese des Hungerödems hat. Die Hypoproteinämie, die Dysproteinämie und vielleicht auch eine Paraproteinämie sind die entscheidenden Voraussetzungen, unter denen die Entwicklung der großen Hungerödeme über eine Herabsetzung des onkotischen Druckes im Blutplasma vor sich geht. Die graphische Darstellung der von A. A. WEECH (1936) bei Hungerödem festgestellten Werte gibt einen anschaulichen Eindruck der Beziehungen zwischen Ödem und Eiweißwerten des Blutes (Abb. 46). Ob daraus „kritische Grenzwerte" (etwa 5,5 für Gesamteiweiß und 2,5 für Serumalbumin) abgeleitet werden dürfen, unterhalb derer regelmäßig Ödem eintritt, bleibt zweifelhaft[4].

3. Die Rückbildung der Ödeme.

Bei der Wiederauffütterung nach Inanition kommt es zunächst zu einer Abnahme des Körpergewichtes durch Rückbildung der Ödeme. Die dabei eintretende Hydrämie mit Anstieg der Plasmamenge führt zu einem anfänglichen weiteren Absinken des Hämoglobingehaltes und des Plasmaproteinspiegels, obwohl tatsächlich Hämoglobin und Bluteiweiß an Mengen zunehmen. Die Zahl der Erythrocyten steigt dabei verhältnismäßig mehr an als die Hämoglobinneubildung. Dabei schwindet die Makrocytose. Die Menge des zirkulierenden Blutes und die Plasmamenge nehmen in den folgenden Wochen weiter zu und überschreiten die Normalwerte von gesunden Vergleichspersonen. Dann kommt es zu einer echten Zunahme des Körpergewichtes, bei der täglich durchschnittlich 37—50 g Eiweiß im Gewebe angesetzt werden. Zwischen der 8.—16. Woche sinkt dann das Plasmavolumen wieder auf Durchschnittswerte des Gesunden ab.

---

[1] FALTA und QUITTNER 1917, JANSEN 1920.
[2] LAROCHE 1942, GOUNELLE und Mitarbeiter 1943, GSELL 1948 u. a.
[3] MCCANCE 1951, Literatur. [4] BERNING 1949, BANSI 1949 u. a.

Die Ausschwemmung der Ödeme erfolgt bei Bettruhe und geeigneter diätetischer Behandlung sehr rasch. Für längere Zeit bleibt aber noch eine Labilität im Wasserhaushalt zurück.

Das gilt insbesondere für die *kleinen*, örtlich begrenzten *Ödeme*. Diese flüchtigen Schwellungen treten oft bereits bei leichten Graden der Unterernährung auf. Sie finden sich auch nach Rückbildung der großen Ödeme als Restzustände oder kleine Ödemrezidive und können durch thermische Reize, insbesondere bei lokaler Kälteeinwirkung oder bei plötzlicher Überwärmung eintreten[1]. In diesen Fällen kann eine Hypoproteinämie nicht als Ursache in Anspruch genommen werden, da die Bluteiweißkörper nahe der Norm liegen. Für die Erklärung solcher Ödeme greift BANSI (1949) auf eine erhöhte Capillarpermeabilität zurück, die KÜCHMEISTER und TAUBE[2] in Stauungsversuchen am Arm bei Unterernährten nachgewiesen haben. Daneben werden neurogene Faktoren[3], hormonale Einflüsse, insbesondere Störungen der Nebennierentätigkeit[4] oder der Hypophyse[5] ohne rechte Überzeugungskraft der angeführten Argumente als mitwirkende Ursachen diskutiert. Diese örtlichen Regulationsstörungen des Wasserhaushalts bilden sich schließlich im Laufe der Zeit vollständig zurück.

G. Unterernährung und Mißbildungen.

Im Zusammenhang mit dem ersten Weltkrieg sowie in den Jahren 1945—1948 wurde eine Zunahme an Mißbildungen bei Neugeborenen festgestellt und auf Nahrungsmangel bezogen[6]. Besonders häufig fanden KLEBANOW und HEGNAUER (1948) Mißbildungen bei Nachkommen von Jüdinnen, deren Ovarialfunktion durch die Haft geschädigt war. Besonders oft wurde Mongolismus festgestellt. Klumpfuß und Kiefer-Gaumenspalten waren in ihrer Häufigkeit gegen früher konstant. Die Mißbildungsrate des Zentralnervensystems zeigte eine Zunahme um das Vierfache.

Diese ungewöhnliche Mißbildungshäufigkeit in den Kriegs- und Nachkriegsjahren wurde von den Untersuchern mit dem chronischen Hungerzustand und den seelischen Belastungen der Mütter in Zusammenhang gebracht. Für den gleichen Zeitraum ergaben Untersuchungen von LANCESTER u. POTTER in Amerika bzw. in Australien ein unverändertes Gleichbleiben der Mißbildungsquote.

Für einen Einfluß äußerer Bedingungen, insbesondere der Ernährung, auf die Reifung der Geschlechtszellen sprechen die anatomischen Befunde am Ovar von hingerichteten Frauen nach vorausgegangener Lageramenorrhoe[7] und von verhungerten Frauen[8].

Nach WIEDEMANN (1955), GREBE (1956), OEHME (1956) u.a. können Nahrungsmangelzustände die menschliche Frucht während der Schwangerschaft schädigen. Germinativ bedingte Sterilität, Spontanaborte und intrauteriner Fruchttod waren nach Hungerdystrophie sehr häufig. Die früh embryonal entstehenden Mißbildungen lassen sich auf wenige Reaktionen des formbildenden Blastems zurückführen[9]. Entwicklungsstörungen sind nur in zeitlich begrenzten Phasen möglich, denen spezifische Reaktionsweisen zugeordnet sind[10]. In der frühen Keimentwicklung zeigt besonders das Zentralnervensystem die intensivsten Stoffwechselvorgänge. Diese Feststellung macht es verständlich, daß bei allen Schädigungen der Frucht während der Schwangerschaft das Gehirn am häufigsten betroffen wird.

[1] BANSI 1949. [2] KÜCHMEISTER und TAUBE 1947. [3] LOEPER und Mitarbeiter 1942.
[4] SINCLAIR 1948, GÜLZOW 1948. [5] GOUNELLE 1947.
[6] EICHMANN und GESENIUS 1952, KÜHNELT und ROTTER-POOL 1955, ARESIN und SOMMER 1950, NOWACK 1950, HOHLBEIN 1952.
[7] STIEVE 1942. [8] STEFKO 1924a. [9] TÖNDURY 1955. [10] BÜCHNER 1952, 1955.

Ob Schädigungen geringeren Grades, die nicht zu Mißbildungen führen, die Differenzierung und postnatale Entwicklung beeinträchtigen können, ist noch offen. Die nach langer Lagerhaft und Hungeratrophie aufgetretenen Generationsstörungen der Frauen bilden sich gewöhnlich wieder zurück[1].

H. Die Hungersiderose.

Bei chronischem Nahrungsmangel, Hungeratrophien und Kachexie werden häufig Siderinpigmentablagerungen in den inneren Organen und Geweben, insbesondere in Leber, Milz und Knochenmark gefunden. Gleichartige Eisenablagerungen in Leber, Milz und anderen Organen werden nicht selten bei Pädatrophien beobachtet. Unterernährte Säuglinge, die in Entwicklung und Wachstum zurückgeblieben sind, haben höhere Hämosiderinwerte in Milz und Leber[2], die man mit einer Verminderung der Blutmenge in Beziehung gebracht hat[3].

Normalerweise ist das Eisen in den Zellen als Ferritin gespeichert. Das im Ferritin gebundene Eisen läßt sich histochemisch nicht darstellen. Es besteht aus einer Eisen-Eiweißverbindung mit 20—24% Eisen und einem Eiweißkörper, dem Apoferritin. Das Hämosiderin ist eiweißärmer und enthält 30—36% Eisen. In ihm liegt das Eisen in leicht reaktionsfähiger Form vor und läßt sich mit der Berliner-Blau-Reaktion leicht sichtbar machen. Als Hämosiderin bzw. Siderin findet sich Eisen beim Menschen in der Leber und in anderen Organen und Geweben nur unter besonderen Bedingungen. Es tritt auf, wenn ein Mißverhältnis zwischen der Eisenmenge und der Bindungsfähigkeit des Cytoplasmas in der Zelle für Eisen besteht[4]. Die absolute Eisenmenge braucht bei positiver histochemischer Hämosiderinreaktion in der Zelle nicht vermehrt zu sein. Es kann eine relative Eisenüberladung der Zelle vorliegen, d. h. eine Eisendemaskierung mit einer Eisenphanerose bestehen, ohne daß der Gesamteisengehalt der Zelle vermehrt wäre. In solchen Fällen steht zu wenig Trägerprotein für die Eisenbindung zur Verfügung. Zum anderen kann eine absolute Erhöhung des Eisengehaltes in der Zelle vorliegen, welche die Bindungskapazität des vielleicht sogar vermehrt vorhandenen Apoferritins überschreitet. Die histochemische Eisenreaktion ergibt somit bezüglich der in der Zelle wirklich vorhandenen und vielleicht vermehrten Eisenmenge nur einen ungefähren Anhalt. Genauere Feststellungen erlauben nur chemische Organeisenbestimmungen[5].

Das eisenbindende Protein ist in den Zellen nicht vorgebildet. Es muß für die Eisenbindung neu synthetisiert werden, wenn Eisen in die Zelle aufgenommen wird. Die Einlagerung von Eisen schützt dieses Protein offenbar vor dem weiteren Abbau. Nach Abgabe des Eisens schwindet auch das Apoferritin. Bei langdauerndem Nahrungsmangel und insbesondere bei Eiweißmangelzuständen kann es infolge relativen Bausteinmangels zu einer Beeinträchtigung der Eiweißneubildung und dadurch zu einer Herabsetzung der Apoferritin-Synthese kommen. Damit ist die Eisenbindungsfähigkeit der Zelle herabgesetzt. In diesen Fällen kommt es auch bei normalem Eisengehalt der Zelle zum Auftreten von histologisch sichtbarem Siderinpigment[5]. Diese Demaskierung des zuvor unsichtbar als Ferritin gespeicherten Eisens wird auch als Siderophanerose bezeichnet. Bei chronischen Eiweißmangelzuständen spielt dieser Faktor für die Entstehung einer Siderose in manchen Fällen anscheinend eine Rolle[6].

---

[1] KLEBANOW und HEGNAUER 1950.
[2] M. B. SCHMIDT 1931, ISHIDA 1912, GÜTHERT und FUCHS 1949.
[3] MASSHOFF und WALDSCHÜTZ 1951. [4] ALTMANN 1955.
[5] HEILMEYER und WEISSBECKER 1957, VOLLAND und PRIBILLA 1957.
[6] BERNING 1943, 1949, GILLMAN und Mitarbeiter 1958, KALK 1950, SCHWIETZER 1952.

Organsiderosen bei Hunger sind aber häufiger durch eine absolute Vermehrung des Eisengehaltes in den Zellen bedingt, wobei das Eisen entweder in zu großer Menge in die Zellen eingedrungen ist oder infolge einer cellulären Verarbeitungsstörung hier liegenbleibt. Ein übermäßig reichliches Eindringen von Eisen in die Zelle kann die Apoferritin-Synthese erschöpfen. Darüber hinaus in die Zelle gelangtes Eisen wird in Form von eiweißarmem Siderinpigment abgelagert. Für dieses in den Organen und Geweben, besonders in den Leberzellen, bei langdauernden Nahrungsmangel- und Eiweißmangelzuständen vermehrt nachweisbare Eisen werden drei Quellen diskutiert: 1. das Hämoglobineisen[1], 2. die untergegangene Muskulatur (Myosiderin[2]) und 3. eine vermehrte intestinale Eisenresorption.

Klinische Nachprüfungen haben ergeben, daß eine vermehrte Hämolyse nicht als Ursache eines vermehrten Freiwerdens von Bluteisen in Betracht kommt[3]. Die gelegentlich bei Hungerzuständen feststellbare Anämie ist eine hypoplastische Anämie. Bei schweren Hungerzuständen kommt es in der Regel zu einer Reduktion der gesamten Blutmenge, und zwar sowohl des Serums mit seinen Eiweißkörpern als auch der roten Blutkörperchen, etwa in dem gleichen Prozentsatz wie die Abnahme des Körpergesamtgewichtes. Bei hochgradigen Hungerzuständen kann dies eine Reduktion der Blutmenge von 30—40% ausmachen. Dieses würde bei einem erwachsenen Menschen etwa 1 g freiwerdendem Eisen entsprechen.

Bei einer Einschmelzung von etwa 20 kg Skeletmuskulatur bei einem erwachsenen Menschen würden aus dem Myoglobin- und Hämineisen etwa 0,6 g Eisen frei werden können.

Eine vermehrte intestinale Eisenresorption mit nachfolgender Vermehrung des Gesamteisenbestandes ist bei Mangel- und Fehlernährung gefunden worden. Phosphatarme Diät macht eine erhebliche Hypersiderinämie und Organsiderosen. Eine Erhöhung der Eisenresorption mit 20—30facher Vermehrung des Gesamteisens ist bei Hunden nach Fehl- und Mangelernährung mit Getreideschrot und Zusatz von 2% Eisencitrat festgestellt worden. Das Eisen wird zunächst in der Leber und nach deren Überfüllung in den übrigen speicherungsfähigen Zellen des Organismus gestapelt. Diese Hundeversuche sind als Hinweis für die Bedeutung des Eiweißmangels für eine vermehrte intestinale Eisenresorption angesprochen worden[4]. GILLMAN u. GILLMAN[5] beschreiben eine Eisenspeicherung in der Leber bei unter- und fehlernährten südafrikanischen Negern, deren Nahrung vorwiegend aus Maisbrei bestand, welcher in eisernen Töpfen zubereitet wurde. Diese vermehrte Eisenspeicherung soll auf vermehrter Eisenresorption bei Mangelernährung beruhen[6].

Siderosen von Milz und Leber nach Fehlernährung gibt es auch bei Mäusen, welche eine fett- und cholesterinreiche Diät bekommen haben, ohne daß hierbei eine vermehrte intestinale Eisenresorption eine Rolle gespielt hat[7].

Wie diese und andere Tierversuche im Zusammenhang mit der Hungersiderose des Menschen zu deuten sind, ist noch zweifelhaft. Der Eisenstoffwechsel ist von HEILMEYER u. WEISSBECKER sowie von VOLLAND u. PRYBILLA eingehend in Band IV/2 dieses Handbuchs (1957) behandelt worden. Hier sollen deshalb nur einige Teilfragen ergänzend erörtert werden, die sich aus der Morphologie der Hungeratrophie ergeben.

Man kann davon ausgehen, daß bei der Hungersiderose das Eisen hauptsächlich und nahezu ausschließlich in Leber, Milz und Knochenmark abgelagert

[1] LUBARSCH 1921. [2] GIESE 1944. [3] BERNING 1943, 1944, 1949.
[4] SCHWIETZER 1952. [5] GILLMAN und GILLMAN 1947.
[6] HEILMEYER und WEISSBECKER 1957 (Literatur). [7] SCHETTLER 1949.

ist. Außerhalb dieser Prädilektionsorte wird es nur in geringer Menge gefunden und hängt dann oft mit lokalem Blutzerfall zusammen[1].

Die Menge des in diesen Organen abgelagerten Eisens kann ebensogroß werden wie bei der Hämochromatose. Durchschnittswerte für Hungersiderosen sind 258 mg-% für die Leber und 321 mg-% für die Milz, berechnet auf Trockensubstanz[2]. Die Größe der Eisenablagerung ist abhängig vom Grad der Hungeratrophie. Sie steigt mit dem Verlust an Körpergewicht an und zeigt Beziehungen zum Abbau der Muskulatur. Im Muskel läßt sich in der Abbauphase sowohl histochemisch wie auch chemisch eine erhebliche Eisenvermehrung nachweisen (im Durchschnitt 26 mg-% auf Trockensubstanz des Muskels berechnet). GIESE (1944) hat daraus auf eine endogene Herkunft des vermehrten Eisens geschlossen, ebenso SHERLOCK und WALSHE (1948).

Die Ursache der Eisenretention ist damit noch wenig geklärt. Wahrscheinlich liegt ein einfaches Bilanzproblem vor. Das aus Gewebszerfall vermehrt freigewordene Eisen wird nicht in genügender Menge ausgeschieden, weil das Eisenangebot bei raschem Muskelabbau zu groß ist. Für diese Deutung spricht die Beobachtung, daß die in Leber und Milz eingelagerte Eisenmenge um so größer ist, je rascher der Abbau vor sich geht. Sistiert der Muskelabbau, dann verringert sich die abgelagerte Eisenmenge sowohl in den Speicherorganen als auch im Muskelgewebe, es tritt ein allmählicher Ausgleich ein.

Weiterhin ist anzunehmen, daß die Ausscheidungsquote des Eisens mit der gesamten Drosselung des Stoffwechsels in der Hungeratrophie vermindert ist. Orientierende Untersuchungen des Eisengehaltes der Galle haben gezeigt, daß mit der Siderose der Leber auch der Eisengehalt der Galle ansteigt (GIESE, unveröffentlicht). Auf diesen Ausscheidungsweg weist auch die bei Hungeratrophie mit Lebersiderose regelmäßig verbundene Pseudomelanose des Duodenums unterhalb der Vaterschen Papille hin. Ein Teil des mit der Galle ausgeschiedenen Eisens wird hier wahrscheinlich im Wege eines enterohepatischen Kreislaufs wieder rückresorbiert.

HEILMEYER[3] hat nachgewiesen, daß der Serumeisenspiegel bei Infektionen absinkt und angenommen, daß das Eisen in das RES abwandere. Wieweit diese Deutung für Infektionen zutrifft, die außerhalb der Hungeratrophie ablaufen, mag hier unerörtert bleiben. Aus Untersuchungen bei Hungeratrophien läßt sich diese These nicht stützen. Man kann vielmehr zeigen, daß bei Infektionen, die zur Hungeratrophie hinzutreten (Pneumonien, Tuberkulose), die Organsiderosen und die Eisenablagerungen im RES sehr rasch schwinden[2]. Die Annahme liegt nahe, daß die Ausscheidungsquote für das Eisen mit der Steigerung des gesamten Stoffwechsels in der Infektion, insbesondere mit der Steigerung des Leberstoffwechsels erhöht wird. Die Mobilisierung des Eisens erfolgt nach histochemischen und chemischen Untersuchungen zunächst in der Leber, später in der Milz und im Knochenmark.

Es gibt also gewichtige Gründe für die Annahme, daß die Hungersiderose eine endogene Stoffwechselstörung ist, bei der vermehrtes Eisenangebot aus Muskelzerfall und Ausscheidungshemmung bei gedrosseltem Stoffwechsel der Leber die wesentlichen Faktoren sind.

Auf die Bedeutung von Leberfunktionsstörungen als mitwirkende Ursache für eine Eisenretention weist die Beobachtung hin, daß bei der Virushepatitis der Serumeisenspiegel nicht absinkt, ebenso die bekannte Neigung zur Eisenretention in der Leber bei Lebercirrhose.

---

[1] LUBARSCH 1921. [2] GIESE 1944.
[3] Literatur bei HEILMEYER und WEISSBECKER 1947.

Hungersiderosen gehören zu den reversiblen Stoffwechselstörungen. Das Eisen der Hungersiderose ist leicht mobilisierbar und schwindet in der Restitutionsphase. Zwischen Hungersiderose und Hämochromatose bestehen keine Beziehungen.

J. Inanition und Infektionskrankheiten.

Das Leben der Hungernden ist durch eine Vielzahl äußerer Einwirkungen um so stärker bedroht, je weiter die Hungeratrophie fortgeschritten ist.

Unter diesen Einwirkungen stehen die Infektionen an erster Stelle. Sie sind so häufig, daß bei tödlicher Hungeratrophie Zeichen einer infektiösen Begleiterkrankung nur in ganz wenigen Fällen vermißt werden. OVERZIER (1947) fand unter 93 Hungertodesfällen nur drei ohne Komplikationen. Das deckt sich mit den meisten morphologischen Berichten und eigenen Erfahrungen.

Sehr häufig entstehen aus kleinen Verletzungen der atrophischen Haut Abscesse und Phlegmonen, die schlecht heilen und zur Ausbreitung neigen. Diese Eiterungen können sehr große Ausdehnung gewinnen, ohne daß schwere Allgemeinerscheinungen dabei erkennbar werden. Viele dieser cutanen und subcutanen, meist durch Staphylokokken und Streptokokken hervorgerufenen Eiterungen bleiben trotz der schweren Hungeratrophie deutlich beschränkt.

Die Häufigkeit der Hautinfektionen hängt sehr wahrscheinlich und in der Hauptsache mit der vermehrten Infektionsgefährdung, der hungerbedingten Indolenz und der unzureichenden Versorgungsmöglichkeit zusammen.

Bei schweren Mangeldystrophien stehen infektiöse Erkrankungen der Atmungsorgane, Bronchitiden, Bronchopneumonien, Lobärpneumonien und Pleuraempyeme an erster Stelle. Eine auffällige Herabsetzung der Infektresistenz besteht gegen Salmonella-Infektionen. Erkrankungen an Diphtherie werden vermehrt beobachtet. Bei der Hepatitis epidemica wurden besonders schwere Verlaufsformen und komplizierende Folgen bei Dystrophikern mit dem Eiweißmangelzustand in Zusammenhang gebracht. Weniger häufig werden bei Nahrungsmangeldystrophien Angina, Scharlach, Arthritis und Meningitis epidemica gefunden.

Bei geringeren Graden der Unterernährung ist die Gefährdung durch Infektion und die Minderung der Infektionsresistenz nicht selten überschätzt worden[1]. Die Erfahrungen gehen dahin, daß die meisten Infektionen: Cholera, Flecktyphus, Masern, Typhus, Scharlach, Diphtherie, Influenca, Poliomyelitis u. a. in diesen leichteren Zuständen der Unterernährung keinen schlechteren Verlauf nehmen als bei normal ernährten Personen. Infektiöse Katarrhe der Luftwege, sog. Erkältungskrankheiten sowie Mandel- und Rachenentzündungen treten bei Unterernährten seltener auf. Akuter Gelenkrheumatismus kommt in Hunger- und Notzeiten seltener vor. Eitrige Infektionen nach Operationen bei schlecht ernährten und hochgradig abgemagerten Personen wurden nicht vermehrt festgestellt. Von einer abnormen Häufung von Infektionskrankheiten, zu deren Erklärung die Unterernährung herangezogen werden könnte, ist wenigstens in Deutschland nach dem 2. Weltkrieg nicht die Rede[2].

Diarrhoen werden bei Hungerkranken häufig beobachtet und spielen für den Krankheitsverlauf oft eine große Rolle. Stuhluntersuchungen ergeben aber in der Regel das Fehlen von pathogenen bakteriellen Erregern. Mit einer infektiösen Darmerkrankung haben diese Durchfälle in der Regel nichts zu tun. Die Mangelernährung wirkt sich aber auf die Entstehung und den Verlauf einer hinzutretenden infektiösen Darmerkrankung ungünstig aus[3].

---

[1] WEITZ 1949. [2] SCHULTEN 1946. [3] GÜLZOW 1949.

Als schwerste Komplikation einer Unterernährung oder Nahrungsmangeldystrophie sind Tuberkulosen sehr gefürchtet. Bei ihnen spielen exogene Neuinfektionen infolge erhöhter Infektionsgelegenheiten offenbar die überragende Rolle.

Die Hungertuberkulosen sind zu fast $^2/_3$ Folge exogener Infektionen. Diese treten als Primärinfektionen und als Reinfektionen in Erscheinung. Unter den Reinfektionen finden sich zahlreiche Reinfektionskomplexe als Zeichen für ein vorzeitiges Erlöschen der Allergie aus dem Primärinfekt. Die Exacerbationstuberkulosen bilden nur wenig mehr als ein Drittel unter den Hungertuberkulosen. Auch hierbei finden wir oft einen Befall der regionären Lymphknoten bei noch kleinen Lungenherden, also komplexähnliche Bilder, die auf ein Schwinden der Allergie auch bei noch bestehenden tuberkulösen Altherden hinweisen[1].

Bei bestehender Tuberkulose können schwere Nahrungsmangelzustände durch Resistenzminderung zu rapiden Krankheitsverläufen mit vorwiegend exsudativen Formen und rascher Ausbreitung der tuberkulösen Veränderungen führen[2]. Die Verlaufsformen der Hungertuberkulose sind von UEHLINGER[3] und von GIESE[4] eingehend beschrieben worden.

Mit Ausnahme von Tuberkulose und Typhus sind die Infektionskrankheiten in Europa während der Hungerzeit in und nach dem 2. Weltkrieg nicht überdurchschnittlich schwer verlaufen[5].

K. Schlußbetrachtung.

Der Überblick über die zahlreichen und tiefgreifenden Folgen, die eine Unterernährung in der Funktion und Struktur nahezu aller Organe und Gewebe nach sich zieht, zeigt nachdrücklich die große Anpassungsfähigkeit des Organismus an die veränderten Lebensbedingungen. Der allgemeine Mangel an Nährsubstrat zwingt den Organismus zur Einschränkung der gesamten Lebensvorgänge. Die Fülle der Lebensäußerungen wird in der anhaltenden Unterernährung auf einen Kern reduziert, der schließlich nur noch solchen Funktionen Raum läßt, die der Erhaltung des Individuums dienen. Der Lebenskreis des Hungernden wird mit zunehmender Atrophie systematisch eingeengt. Somatische, psychische und geistige Funktionen fallen dieser Reduktion in gleicher Weise zum Opfer. Die Einschränkung der Funktion ist gekoppelt an einen zunehmenden Verlust jener Strukturen, die Träger dieser Funktionen sind.

Die innere Ordnung, nach der die Lebensvorgänge ablaufen, bleibt bis in den extremen Hungerzustand erhalten, es tritt keine Desorganisation ein. Die Vorgänge, die im Hungerzustand im Organismus ablaufen und zum weitgehenden Abbau ganzer Organsysteme führen, können deshalb nicht als Regulationsstörung aufgefaßt werden, insbesondere nicht als Folge einer gestörten Funktion des inkretorischen Systems. Die Hungeratrophie ist keine Verteilungsstörung und auch keine innere Regulationsstörung. Die neuralen und hormonalen Regulationen genügen der veränderten Stoffwechselsituation. Das Transportsystem bleibt funktionsfähig. Der Stoffmangel beherrscht das Gesamtbild und erklärt auch die Einzelerscheinungen dieser Krankheit. Die Not offenbart die Reserven des Organismus, sie zeigt aber auch die Grenzen auf, in denen eine Entfaltung geistiger, seelischer und körperlicher Funktionen noch möglich ist.

Das Prinzip der Erhaltung des Lebens um den Preis des Verlustes zahlreicher Funktionen und Strukturen gilt nicht nur für den ganzen Organismus, sondern auch für alle seine Teile. Keine Zelle und kein Gewebe geht in der Unterernährung

---

[1] GIESE 1953. [2] W. KOCH 1946. [3] UEHLINGER 1948, 1953. [4] GIESE 1949, 1953.
[5] APFELBAUM 1946, KUNDRATITZ 1947.

über den Rahmen des natürlichen Alterungsvorganges hinaus aus quantitativem Nahrungsmangel zugrunde. Daraus erklärt sich die vollständige Restitutionsfähigkeit des Organismus und aller seiner Teile selbst aus schwerer Hungerkachexie, sobald Nährsubstrat wieder in genügender Menge zur Verfügung steht.

Literatur.

Abbot, W. E., H. Krieger and S. Levey: Postoperative metabolic changes in relation to nutritional regimen. Lancet **1958** I, 704. — Abell, M. R., and J. M. R. Beveridge: The production of acute massive hepatic necrosis in rats by dietary means. Canad. J. Res., E **27**, 316 (1949). — Abell, M. R., J. M. R. Beveridge and J. H. Fisher: Hepatic necrosis induced by dietary means. Arch. Path. (Chicago) **50**, 1 (1950). — Abels, H.: Über die Wichtigkeit der Vitamine für die Entwicklung des menschlichen foetalen und mütterlichen Organismus. Klin. Wschr. **1922**, 1785. — Abrami, P., et J. Marche: Un cas de coma hypoglycémique spontané par dénutrition. Rôle de l'hypophyse. Sem. Hôp. Paris **104** (1943). — Achar, S. T.: Nutritional dystrophy among children in Madras. Brit. med. J. **1950** I, 701. — Adam, A.: Fortschritte in der Pathogenese und Therapie der Ernährungsstörungen. Ärztl. Forsch. **6**, 59 (1952). — Adams, C. W. M.: The application of histochemical methods for proteinidentification in the study of certain pathological problems. Proc. roy. Soc. Med. **51**, 339 (1958). — Adams, C. W. M., and K. V. Swettenham: The histochemical identification of two types of basophil cell in the normal human adenohypophysis. J. Path. Bact. **75**, 95 (1958). — Adams, E., and A. White: Influence of fasting and adrenalectomy on normal and malignant lymphoid tissue composition. Proc. Soc. exp. Biol. (N.Y.) **75**, 590 (1950). — Adams, R. D., D. Denny-Brown and C. M. Pearson: Diseases of muscle. New York: Paul B. Hoeber, Inc., Medical Book Department of Harper & Brothers 1954. — Adamson, J. D., P. K. Tisdall, D. C. Brereton and L. W. B. Card: Residual disabilities in Honk Kong repatriates. Canad. med. Ass. J. **56**, 481 (1947). — Addis, T., L. J. Poo and W. Lew: The quantities of proteins lost by the various organs and tissues of the body during the fast. J. biol. Chem. **115**, 111 (1936). — Adelsberger, L.: Medical observations in Auschwitz concentration camp. Lancet **1946** I, 317. — Ahmad, N. D., and K. Atermann: Liver function and hepatic necrosis due to deficient diet. Naunyn-Schmiedeberg's Arch. exp. Path. Pharmak. **222**, 273 (1954). — Albers, D.: Die Verwertbarkeit von Aminosäuren bei alimentär bedingtem Ödem. Z. ges. inn. Med. **2**, 327 (1947). — Albright, F.: Cushing's syndrome: Its pathological physiology, its relationship to the adreno-genital syndrome, and its connection with the problem of the reaction of the body to injurious agents („alarm reaction" of Selye). Harvey Lect. **38**, 123 (1943). ∼ Osteoporose. Ann. intern. Med. **27**, 861 (1947). — Albrink, M. J.: Reduction of alimentary lipaemia by glucose. Metabolism **7**, 162 (1958). — Albu, N.: Über den Eiweißstoffwechsel bei chronischer Unterernährung. Z. klin. Med. **1899**, 250. — Allison, J. B., R. D. Seeley, J. H. Brown and F. P. Ferguson: Some effects of depletion and repletion in proteins on body fluids in adult dogs. Proc. Soc. exp. Biol. (N.Y.) **63**, 214 (1946). — Almasy, F.: Störung des Proteinstoffwechsels und Leberverfettung. Vitalstoffe **2**, 22 (1957). — Altegoer, E.: Zur Morphologie und Genese des akuten Hirnödems bei ernährungsgestörten Säuglingen. Beitr. path. Anat. **112**, 205 (1952). — Altmann, H. W.: Über die Abgabe von Kernstoffen in das Protoplasma der menschlichen Leberzelle. Z. Naturforsch. **4b**, 138—144 (1949a). ∼ Über das Auftreten von Vakuolen, Einschlußkörperchen und hyalinen Tropfen in den Leberzellen bei experimentellem Sauerstoffmangel. Verh. Dtsch. Path. Ges., Breslau 1944, S. 60—65. Stuttgart: Piscator Verlag 1949b. ∼ Über Leberveränderungen bei allgemeinem Sauerstoffmangel nach Unterdruckexperimenten an Katzen. Frankfurt. Z. Path. **60**, 376—494 (1949). ∼ Zur Morphologie der Wechselwirkung von Kern und Cytoplasma. Z. Naturforsch. **4**, 3 (1949d). ∼ Klin. Wschr. **33**, 306 (1955). ∼ Dtsch. med. J. **4**, 429 (1955). ∼ Morphologische Beiträge zur Kenntnis des Leberstoffwechsels und seiner Störungen. Dtsch. med. J. **1953**, 429—437. ∼ Allgemeine morphologische Pathologie des Cytoplasmas. Die Pathobiosen. In Handbuch der allgemeinen Pathologie, Bd. III, S. 419—612. Berlin-Göttingen-Heidelberg: Springer 1955. — Altstaedt, E.: Eiweißmangelschaden und Schellong-Kurve. Dtsch. med. Rdsch. **2**, 374 (1948). — Alvarez, R. R. de: Amenorrhoe. J. Amer. med. Ass. **156**, 582 (1954). — Alwens, W.: Über die Beziehungen der Unterernährung zur Osteoporose und Osteomalacie. Münch. med. Wschr. **66**, 1071 (1919). — Ambrosius, K.: Über die Unterernährung des Kindes. Medizinische **1956**, 1738. — Andrew, W.: Apparent dedifferentiation of nerve cells of human brain as a result of prolonged starvation. Arch. Neurol. Psychiat. (Chicago) **43**, 1188 (1940). — Antalóczy, Z., u. N. Bretán: Über die Pathogenese der Knochenmarksinsuffizienz. Z. ges. inn. Med. **8**, 275 (1958). — Aoki, Teisho, and Ilsutami Nakamura: Pathological studies on malnutrition particularly the pathology of the liver and kidney. Keiô J. Med. **1**, 1 (1952). — Apfelbaum, E.: Maladie de famine. (Recherches cliniques sur la famine exécutées dans le Ghetto de Varsovie en 1942.) 1946. Amer. Joint

Distribution Commitee, Warsaw. — ARAKAWA, T.: Hepatic enlargement of children with nutritional dystrophy. Tôhoku J. exp. Med. **63**, 81 (1955). — ARESIN, N., u. K. H. SOMMER: Mißbildungen und Umweltfaktoren. Zbl. Gynäk. **72**, 1329 (1950). — ARNDT, H. J.: Vergleichend-morphologische und experimentelle Untersuchungen über den Kohlenhydrat- und Fettstoffwechsel der Gewebe. Beitr. path. Anat. **79**, 69, 523 (1928). — ARNOULD, E.: La sous-alimentation et la mortalité tuberculeuse. Presse méd. **50**, 55 (1942). — AROCHA, H. G., and F. DE VENANZI: Rapid increase of plasma proteins induced by the injection of adrenocortical extract and the roll played by the spleen in this process. 17th Internat. Physiol. Congr., London 1947, Abstr. Communications 129. — ARON, H.: Nutrition and growth. Philipp. J. Sci. **6**, 1 (1911). — ARZT, L.: Kriegsernährung und Hautveränderungen. Wien. klin. Wschr. **59**, 569 (1947). — ASADA, H.: Acidosis during starvation. Amer. J. Physiol. **50**, 1 (1919). — ASCHKENASY, A.: Action des protéines et de certains acides aminés alimentaires sur la survie de rats surrenalectomisés. Protections de ces rats contre l'effet léthal de l'inanition protéique par le cortisone. C.R. Acad. Sci. (Paris) **239**, 1000 (1954). — ASH, J. E.: The blood in inanition. Arch. intern. Med. **14**, 8 (1914). — AUERSWALD, W., u. H. BORNSCHEIN: Der Einfluß der derzeitigen Mangelernährung auf Körpergewicht, Serumeiweißgehalt, Erythrocytenzahl und Hämoglobinwert. Wien. klin. Wschr. **59**, 588 (1947). — AXHAUSEN, G.: Die Ernährungsunterbrechungen am Knochen. Ergebn. allg. Path. path. Anat. **37**, 207 (1954).

BABES, V., et V. JONESCO: Distribution de la graisse dans les capsules surrénales. C.R. Soc. Biol. (Paris) **65**, 237 (1908a). ~ Études sur la diminution de la graisse surrénale dans les états pathologiques. C.R. Soc. Biol. (Paris) **65**, 267 (1908b). — BABLET, J., et J. CANET: Étude histopathologique des troubles de la nutrition chez le nourisson et l'enfant vietnamien. Ann. Inst. Pasteur **83**, 595 (1952). — BACHET, M.: Une manifestation de la sous-alimentation: Le coma hypoglycémique par dénutrition. Bull. méd. (Paris) **57**, 229 (1943a). ~ De la pathogénie des oedèmes de dénutrition. Bull. méd. (Paris) **1—6** (1945). — BACKER, B. L.: A comparision of the histological changes induced by experimental hyperadrenocorticalism and inanition. Recent Progr. Hormone Res. **7**, 331 (1952). — BACKMANN, G. v.: Die beschleunigte Entwicklung der Jugend. Verfrühte Menarche, verspätete Menopause, verlängerte Lebensdauer. Acta anat. (Basel) **4**, 421 (1948). — BAHR, G. F.: Changes in liver cell elements during stimulated protein synthesis. A cytochemical study. Acta radiol. (Stockh.) **147**, Suppl., 7—111 (1957). — BAKER, B. L., D. J. INGLE and C. H. LI: The histology of the lymphoid organs of rats treated with adrenocorticotropin. Amer. J. Anat. **88**, 313 (1951). — BALCH, H. H., and M. R. SPENCER: Phagocytosis by human leucocytes. II. Relation of nutritional deficiency in man to phagocytosis. J. clin. Invest. **33**, 1321 (1954). — BALDERMANN, M.: (a) Die Dystrophie als Problem zentraler Steuerung und Konstitution. Med. Welt **20**, 885, 2185 (1951). ~ (b) Wesen und Beurteilung der Heimkehrerdystrophien. Münch. med. Wschr. **93**, 61, 117 (1951). — BALE, W. F.: Blood protein studies with labeled elements. Science **105**, 632 (1947). — BALOGK, E.: Biomorphologic studies on dystrophic infants. Acta morph. Acad. Sci. hung. **1951**, 1. — BALOURDES, T., and R. CHAMBERS: Influence of cortisone and ACTH on capillary permeability in rats under subnutritional conditions. Fed. Proc. **11**, 8 (1952). — BANSI, H. W.: Zur Klinik und Pathogenese der Mangelödeme. Ärztl. Wschr. **1**, 261 (1946a). ~ Die Ödemkrankheit. Med. Klin. **41**, 273 (1946b). ~ Die Mangelfettsucht. (Lipophile Form der Dystrophie). Med. Klin. **42**, 397 (1947). ~ Pathophysiologie der Mangelerkrankung. Klin. Wschr. **1948**, 31. ~ Gewebseiweißabbau als Grundlage der lipophilen Dystrophie. Dtsch. med. Wschr. **1948**, 1727. ~ Die Folgen chronischer Unterernährung. Regensburg. Jb. ärztl. Fortbild. **1949**, 69. ~ Das Hungerödem und andere alimentäre Mangelerkrankungen. Eine klinische und pathophysiologische Studie. Stuttgart: Ferdinand Enke 1949. ~ Somatische Spät- und Dauerschädigungen nach Dystrophie. Dtsch. med. Wschr. **78**, 1318 (1953). ~ Über Spät- und Dauerschäden der Gefangenschaftsdystrophie. Dtsch. med. Wschr. **79**, 260 (1954). — BANSI, H. W., u. L. BÖDICKER: Zunahme der Lebercirrhose? Zugleich ein Beitrag zur Frage: Leberschäden als Kriegsdienstfolge. Wien. med. Wschr. **105**, 445 (1955). — BANSI, H. W., u. G. FUHRMANN: Der Eiweiß-Stoffwechsel bei Mangelernährung und im Wiederaufbau. Klin. Wschr. **1948**, 326, 358. — BANSI, H. W., u. G. SCHWARTING: Das asthenisch adynamische Syndrom. Dtsch. med. Rdsch. **1959**, 113. — BARBOUR, A. D., I. L. CHAIKOFF, J. J. R. MACLEOD and M. D. ORR: Influence of insulin on liver and muscle glycogen in the rat under varying nutritional conditions. Amer. J. Physiol. **80**, 243 (1927). — BARGMANN, W.: Der Thymus. In Handbuch der mikroskopischen Anatomie des Menschen, Bd. VI/4. 1943. ~ Das Zwischenhirn-Hypophysensystem. Berlin-Göttingen-Heidelberg: Springer 1954. — BARIDON, J. S.: Oedème de carence. Brachycardie sinusale et abaissement du métabolisme basal. Lyon méd. **169**, 311 (1943). — BARNES, F. W., and R. SCHOENHEIMER: On the biological synthesis of purines and pyrimidines. J. biol. Chem. **151**, 12139 (1943). — BARRY, L. W.: The effects of inanition in the pregnant albino rat, with special reference to the changes in the relative weights of their various parts, systems, and organs of their offspring. Carnegie Inst. Wash., Contrib. Embryol. **53**, 91 (1920). — BARTELHEIMER, H.: Dystrophie. In: Das ärztliche Gutachten im Versicherungswesen, herausgeg. von A. W. FISCHER, R. HERGET

u. G. MOLINEUS, Bd. II, S. 870. München: Johann Ambrosius Barth 1955. ~ Zur Klinik und Röntgenologie der systemartigen kalzipenischen Osteopathien. Dtsch. med. Wschr. **1957**, 82. — BARTELS, E. D.: Studies on hypometabolism. I. Anorexia nervosa. Acta med. scand. **124**, 185 (1946). — BARTOLOMEI, G.: Contributo dineo allo studio della galattorea patologica (non puerperale). Riv. Ostet. Ginec. **1953**, 35. — BASS, F.: L'aménorrhée au camp de concentration de Terezienstadt. Gynécologie **123**, 211 (1947). — BASSIR, O.: A pathological study of the effect of lowprotein diet on liver cell metabolism. W. Afr. med. J. **1955**, 78. — BAUEREISEN, A.: Geburtshilfliche Fragen. Jkurse ärztl. Fortbild. **10**, 7 (1919). — BAYER, O., u. R. KAISER: Über Wandlungen in der Verlaufsform der Pneumonie unter dem Einfluß der verschlechterten Lebens- und Ernährungsbedingungen der Nachkriegszeit. Med. Mschr. **4**, 283 (1950). — BEAN, R. B., and W. BAKER: The weights of human organs. Anat. Rec. **16**, 142 (1919). — BEATTIE, J., P. H. HERBERT and D. J. BELL: Famine oedema. Brit. J. Nutr. **2**, 47 (1948). — BEAUSSART, P., C. FEUILLET et J. SEQUES: Oedème par carence alimentaire. Presse méd. **51**, 110 (1943). — BECHTEREW, W.: Über den Einfluß des Hungerns auf die neugeborenen Tiere, insbesondere auf das Gewicht und die Entwicklung des Gehirns. Neurol. Zbl. **14**, 810 (1895). — BECKER, V.: Die chronische Äthioninvergiftung der Ratte. Verh. dtsch. Ges. Path. **40**, 247 (1956). ~ Sekretionsstudien am Pankreas. Stuttgart: Georg Thieme 1957. — BECKETT, E. B., and G. H. BOURNE: The histochemistry of normal and abnormal human muscle. Pros. roy. Soc. Med. **50**, 308 (1957). — BECKMANN, K.: Die Krankheiten der Leber und der Gallenwege. In Handbuch der inneren Medizin, Bd. III/2, S. 529. 1953. — BELGER, R. N.: Un cas d'ostéopathie rare: pseudo-fractures spontanées (Maladie de Milkman). Bull. Soc. méd. Hôp. Paris **52**, 392 (1942). — BELLIER, L.: Les Hypoglycémies de Famine. Thèse presentée à la Faculté de Médicine et de Pharmacie de Lyon, Emmanuel Vitte, Lyon 1943. — BENDICH, A.: Studies on the metabolism of the nucleic acids. Exp. Cell Res. Suppl. **2**, 181—197 (1952). — BENDITT, E. P., R. W. WISSLER, R. L. WOOLRIDGE, D. A. ROWLEY and C. H. STEFFER: Loss of body protein and antibody production by rats on low protein diets. Proc. Soc. exp. Biol. (N.Y.) **70**, 240 (1949). — BENDITT, E. P., R. L. WOOLRIDGE and R. STEPTO: The dynamics of protein metabolism. II. The relationship between the level of protein intake and the rate of protein utilization by protein depleted men and rats. J. Lab. clin. Med. **33**, 269 (1948). — BENEDICT, F.: The influence of inanition on metabolism. Carnegie Inst. Publ. **4**, 77 (1907). — BENEDICT, F. G.: A study of prolonged fasting. Carnegie Inst. Publ. **40**, 203, 416 (1915b). — BENEDICT, F. G., and E. G. RITZMAN: Undernutrition in steers. Carnegie Inst. Publ. **40**, 324, 333 (1923). — BENNINGHOFF, A.: Lehrbuch der Anatomie des Menschen, Bd. 1. Urban & Schwarzenberg 1957. — BERBLINGER, W.: Formen und Ursachen der Herzhypertrophie bei Lungentuberkulose. Bern: Hans Huber 1947. ~ Herzhypertrophie und Kachexie. Medizinische **1953**, 497. — BERG, H. H.: Klinik des Hungers und der Mangelernährung. Synopsis **1948**, 77. — BERG, W.: Über den mikroskopischen Nachweis der Eiweißspeicherung in der Leber. Biochem. Z. **61**, 428 (1914). — BERGMANN, E.: Zur Frage der Beeinflussung der Brustkinder durch die Kriegsernährung der Mutter. Z. Kinderheilk. **20**, 75 (1919). — BERGMANN, T.: Kerngrößenuntersuchungen am Darmepithel der Ratte bei verschiedenen Hungerzeiten. Z. mikr.-anat. Forsch. **58**, 196 (1952). — BERHARD, W.: Die Anwendung des Elektronenmikroskopes zum Studium zellularpathologischer Vorgänge. Klin. Wschr. **1957**, 251. — BERKELEY, J.: The occurrence of oedema in infantile gastroenteritis. Arch. Dis. Childh. **23**, 114 (1948). — BERKMAN, J. M.: Anorexia nervosa, anorexia, inanition and low basal metabolic rate. Amer. J. med. Sci. **180**, 411 (1930). ~ Anorexia nervosa, anterior-pituitary insufficiency, Simmonds' cachexia and Sheehan's disease. Postgrad. Med. **3**, 237 (1948). ~ A concept of starvation edema. Proc. Mayo Clin. **25**, 265 (1950). — BERKMAN, J. M., J. F. WEIR and E. J. KEPLER: Clinical observations on starvation edema, serum protein and the effect of forced feeding in anorexia nervosa. Gastroenterology **9**, 357 (1947). — BERMAN, C.: Ernährungszustände in der Entstehung vom primären Lebercarcinom. Schweiz. Z. allg. Path. **18**, 598 (1955). — BERNHARD, K., and H. STEINHAUSER: Fettstoffwechseluntersuchungen mit Deuterium als Indicator. III. Lipidsynthese bei Inanition. Helv. chem. Acta **27**, 207 (1944). — BERNHARD, W., A. GAUTIER et C. OBERLING: La structure submicroscopiques des éléments basophiles cytoplasmiques dans le foie, le pancréas et les glandes salivaires. Z. Zellforsch. **37**, 281—300 (1952). — BERNHARD, W., and C. ROUILLER: Close topographical relationship between mitochondria and ergastoplasm of liver cells in a definite phase of cellular activity. J. biophys. biochem. Cytol. **2**, 73 (1956). — BERNING, H.: Truppenärztlich Wichtiges über die Ödemkrankheit. Dtsch. Mil.arzt **7**, 733 (1942). ~ Zur Klinik von Ödemzuständen bei Resorptionsstörungen und falscher Ernährung. Z. klin. Med. **143**, 1 (1943). ~ Die Beziehungen von Blutbildung und Serum-Eisenverhalten zum Eiweißstoffwechsel. Verh. Path. Ges. 1944. ~ Die Eiweißmangelanämie. Klin. Wschr. **1947**, 585. ~ Die Bedeutung des Eiweißstoffwechsels für die Pathogenese der Dystrophie. Dtsch. med. Wschr. **1949** a, 1403, 1438. ~ Die Dystrophie. Stuttgart: Georg Thieme 1949 b. ~ Hunger als Ursache der Lebercirrhose. Dtsch. med. Wschr. **1951** a, 346. — BERRIDGE, F. R., and K. M. PRIOR: Radiological observations on the bones.

Studies of undernutrition, Wuppertal 1946—1949. Spec. Rep. Ser. med. Res. Coun., Lond., No 275, p. 289, 1951. — BERRY, L. H.: Atrophic gastritis and malnutrition. J. Lab. clin. Med. 32, 1521 (1947). — BERTALANFFY, L. v.: Theoretische Biologie. Berlin: Gebrüder Bornträger 1942. ~ The theory of open systems in physics and biology. Science 111, 23 (1950). ~ Theoretische Biologie, 2. Aufl. Bern: A. Franke 1951. ~ Biophysik des Fließgleichgewichts. Braunschweig: F. Vieweg & Sohn 1953. — BERTRAM, F.: Regensburg. Jb. ärztl. Fortbild. 4, 497 (1956). — BERTRAM, F., u. V. FALKENHAUSEN: Erklärung der Unterernährungsschäden. Klin. Wschr. 1948, 62. — BESANÇON, L. J.: L'ostéopathie de famine. Bull. Soc. méd. Hôp. Paris 58, 328 (1942). ~ Les oedèmes de carence. Paris: Doin 1943. — BESANÇON, L. J., R. CACHERA, A. RUBENS-DUVAL et F. DELBARRE: Remarques sur les facteurs mécaniques conditionnant la localisation des traits de fracture et des fissures osseuses dans les ostéopathies de carence. Rev. Rhum. 12, 174 (1945). — BESSIS, M. C., et J. BRETON-GORINS: Trois aspects du fer dans des coupes d'organes examinées au microscope électronique. (Ferritin et dérivé, dans les cellules intestinales, les érythroblastes et les cellules réticulaires.) C.R. Acad. Sci. (Paris) 245, 1271 (1957). — BETTINGER, H.: Die Ödemkrankheit auf Grund der Kriegserfahrungen des pathologischen Institutes Halle. Virchows Arch. path. Anat. 234, 195 (1921). — BEZNÁK, M.: The behaviour of the weight of the heart and the blood pressure under different conditions. J. Physiol. (Lond.) 124, 44 (1954). — BHARADWAY, T. P., and R. LOVE: Cytology of rat liver cells during starvation and refeeding. J. nat. Cancer Inst. 23, 695—715 (1959). — BHATTACHARYA, S., and P. C. SEN: Post-mortem studies of starvation cases. Ann. Biochem. exp. Med. (Calcutta) 5, 117 (1945). — BICKENBACH, W.: Exogene Ursachen angeborener Mißbildungen. Arch. Gynäk. 186, 370 (1955). — BIELER, M. M., E. E. ECKER and T. D. SPIES: Serum proteins in hypoproteinemia due to nutritional deficiency. J. Lab. clin. Med. 32, 130 (1947). — BIGLAND, A. D.: Oedema as a symptom in so-called food deficiency diseases. Lancet 1920 I, 243. — BIGWOOD, E. J.: Enseignements de la guerre 1939—1945 dans le domaine de la nutrition. Liége: Desver; Paris: Masson & Cie. 1947. — BILLINGTON, E. M., R. A. MCCANCE and E. M. WIDDOWSON: Wartime growth of school boys. Nature (Lond.) 152, 187 (1943). — BISKIND, M. S.: The relation of nutritional deficiency to unpared libido and potency in the male. J. Geront. 2, 303 (1947). — BISKIND, M. S., and G. R. BISKIND: Diminution in ability of the liver to inactivate estrone in vitamin B complex deficiency. Science 94, 462 (1941). — BLOCH, J.: Die chronische Eiweißunterernährung. Wien. klin. Wschr. 59, 566 (1947). — BLOCK, H.: Untersuchung an schwer unterernährten deutschen Kindern. Münch. med. Wschr. 67, 1062 (1920). — BLÖCH, J.: Hydrolabilität und flüchtige Ödeme bei chronischer Mangelernährung. Klin. Med. 1949, 453. — BLOOMFIELD, A. L.: The effect of restriction of protein intake on the serumproteinconcentration of the rat. J. exp. Med. 57, 705 (1933). — BLUM, F.: Über Thyreo- und Thymopathien. Endokrinologie 31, 337 (1954). — BOCK, K. A.: Der Cholesterinhaushalt beim Fasten. Dtsch. Wschr. 63, 466 (1937). — BODART, F.: Über Mangelosteopathien. Wien. med. Wschr. 1950, 584. — BÖHME, A.: Gehäuft auftretende Knochenerkrankungen infolge von Unterernährung. Dtsch. med. Wschr. 45, 1160 (1919). — BÖHME, D.: Mechanismen der unspezifischen Infektresistenz. Klin. Wschr. 1958, 837. — BOEHNCKE, H., u. E. BRINKMANN: Haltungsverfall bei Schulkindern als Hungerfolge. Dtsch. med. Wschr. 76, 972 (1951). — BOENHEIM, F.: Contributions to the pathology of malnutrition. Acta med. scand. 84, 115 (1934). — BOGUTH, W., H. LANGENDORFF u. E. TONUTTI: Zellkerngröße als Indikator der Funktionsbeziehung Hypophyse-Nebenniere. Physiologische Anpassungsreaktion und toxische Läsion des Rindenorgans durch Diphtherietoxin. Med. Welt 13, 408 (1951). — BOLLOUGH, W. S., and E. A. EISA: Effects of graded series of restricted diets on epidermal mitotic activity in mouse. Brit. J. Cancer 4, 321 (1950). — BOMMER, S.: Ernährung und Hautkrankheiten. Dtsch. Gesundh.-Wes. 12, 417 (1957a). ~ Zur Geschichte der menschlichen Ernährung. Münch. med. Wschr. 99, 357 (1957b). — BONETTI, E.: Osservazioni suele alterazioni epatische del ratto in carenza di proteine, colina e vitamina. Arch. Sci. biol. (Bologna) 36, 409 (1952). — BORST, J. G. G.: Hongeroedeem twee en een half jaar na de bevrijding. Need. T. Geneesk. 93, 1036 (1949). — BOSSHARDT, D. K., W. J. PAUL, K. DOBERTY and R. H. BARNES: Caloric restriction and protein metabolism in the growing mouse. J. Nutr. 36, 773 (1948). — BOTTIGLIONI, E., G. GALLETTI e P. L. STURANI: Il problema della inanitione acuta e cronica. G. Clin. med. 38, 11, 1709 (1957). — BOZENRAAD, O.: Über den Wassergehalt des menschlichen Fettgewebes unter verschiedenen Bedingungen. Dtsch. Arch. klin. Med. 103, 120 (1911). — BRACHET, J.: Le rôle des acides nucléiques dans la vie de la cellule et de l'embryon. Actualités biochim. 16 (1952). — BRADLEY, H. G.: Autolysis and atrophy. Physiol. Rev. 18, 173 (1938). — BRANDT, H.: Der akute Blähdarm infolge Fehlernährung. Med. Klin. 1947, 539. — BRAS, G., D. M. BERRY and P. GYÖRGY: Plants as aetiological factor in veno-occlusive disease of the liver. Lancet 1957 I, 960. — BRAUN, T., and B. MOSINGER: Effect of hypothermia on death by starvation. Nature (Lond.) 181, 968 (1958). — BRAUNSTEINER, H., K. FELLINGER u. F. PAKESCH: Ergebnisse und Probleme histologischer Untersuchungen im Elektronenmikroskop. Klin. Wschr. 1953, 357. ~ Elektronenmikroskopische Untersuchungen über Zellstruktur und Zellfunktion. Klin. Wschr. 1955, 4. —

Braunsteiner, H., E. Gisinger u. F. Pakesch: Ferritin, Transferrin und Serumeisen. Klin. Wschr. **1952**, 394. — Brentano, C.: Beziehungen zwischen Muskelstoffwechsel und Keton körperbildung. Dtsch. med. Wschr. **59**, 448 (1933). — Bright, J. M.: Report of post mortem examination, and on the cause of death of Harriet Staunton, aged thirtyfive. Brit. med. J. **1877 II**, 604. — Brock, J.: Erhöhte Hungerresistenz der Jugendlichen? Ärztl. Wschr. **1**, 200 (1946). — Brock, J. F.: Progreß in Kwashiorkor. Voeding **16**, 169 (1955). — Brock, J. F., et M. Autret: Le kwashiorkor en Afrique. Organisation mondiale de la Santé, Genf 1952. — Broicher, H.: Zur Frage des Leberspätschadens nach alimentärer Dystrophie. Med. Klin. **56**, 1118 (1961). — Bronisch, F. W.: Gehirnschädigungen nach Dystrophie und Erschöpfung. Dtsch. med. Wschr. **1953**, 89. — Brosin, H. W., and C. Apfelbach: Anorexia nervosa, case report with autopsy finding. J. clin. Endocr. **1**, 272 (1941). — Bruckman, F. S., L. M. D'Esopo and J. P. Peters: The plasmaproteins in relation to blood hydration. IV. Malnutrition and the serum proteins. J. clin. Invest. **8**, 577 (1930). — Bruckman, F. S., and J. P. Peters: The plasma proteins in relation to blood hydration. V. Serumproteins and malnutritional or cachetic edema. J. clin. Invest. **8**, 591 (1930). — Brückel, K. W., u. H. Pietzonka: Zur Bewertung des histochemischen undquantitativen Eisennachweises in der Leber. Klin. Wschr. **1955**, 1102. — Brückel, K. W., H. Pietzonka u. K. Pfeilsticker: Klinik und Histochemie des Eisenstoffwechsels der Leber. Dtsch. med. Wschr. **1956**, 132. — Brügel, H.: Beziehungen zwischen Unterernährung und Eisenablagerung in der Leber. Acta hepat. (Hamburg) **1**, 186 (1955). — Brüning, E. J.: Zur Frage der Häufigkeit terminaler Störungen in der Glukoseverteilung. Dtsch. Z. Verdau.- u. Stoffwechselkr. **18**, 26 (1958). — Brugsch, T.: Eiweißzerfall und Acidosis im extremen Hunger mit bes. Berücksichtigung der Stockstoffverteilung im Harn (nach Untersuchungen mit dem Hungerkünstler Succi). Z. exp. Path. Ther. **1**, 419 (1905). ~ Der Stoffwechsel bei Hunger und Unterernährung. In Handbuch der Biochemie der Menschen und der Tiere, Bd. 7, S. 1. Carl Oppenheimer 1927. ~ Lebercirrhose. Z. ges. inn. Med. **10**, 893 (1955). ~ Über das Hungern und die Unterernährung. Dtsch. med. Wschr. **54**, 1501 (1928). — Brull, L.: Carences primaires et carences secondaires. Helv. med. Acta **14**, 571 (1947). — Brull, L., et M. J. Op de Beeck: Influence du jeune total et du jeune protéique sur la composition de l'organisme du chien. C.R. Soc. Biol. (Paris) **138**, 984 (1944). — Brull, L., L. Dumont, A. Lambrechts, L. Du Bois et M. J. Op de Beeck: Les oedèmes de carence et leur pathogénie. Recherches cliniques et expérimentales. In Brull, 1945, p. 81. — Brull, L., et A. Lambrechts: Les grand traits de l'état de nutrition de la population liégeoise pendant l'occupation allemande 1940—1944. Bull. Acad. roy. Méd. Belg. **10**, 373 (1945). — Brummer, P., u. M. Yli-Polja: In protein digestion in achlorhydria. Acta med. Scand. **2**, 137 (1957). — Buding, A.: Symmetrische Hautblutungen bei Unterernährung. Ärztl. Wschr. **1946**, 342. — Büchner, F.: Allgemeine Pathologie. München u. Berlin: Urban & Schwarzenberg 1950. ~ Die Pathogenese der peptischen Veränderungen. Dtsch. Z. Chir. **267**, 302 (1951). ~ Zur Biologie und Pathologie der Entwicklung. Med. Klin. **47**, 605 (1952). ~ Von den Ursachen der Mißbildungen und Mißbildungskrankheiten. Münch. med. Wschr. **50**, 1673 (1955). ~ Spezielle Pathologie, 2. Aufl. München u. Berlin: Urban & Schwarzenberg 1956. ~ Bedeutung peristatischer Faktoren für Mißbildungen. Verh. Dtsch. Ges. für Inn. Medizin, S. 13, 1959. — Büchner, F., u. P. Molloy: Das echte peptische Geschwür der Ratte. Klin. Wschr. **1927**, 2193. — Bürger, M.: Ernährungsstörungen. Ernährung als Heilfaktor. In Handbuch der inneren Medizin, Bd. VI/2, S. 655. Berlin 1944. ~ Altern und Krankheit. Leipzig: Georg Thieme 1947. — Bull, W. H. B.: Pulmonary tuberculosis among British prisoners in Germany. Lancet **250**, 660 (1946). — Burch, H. B.: Biochemical changes in liver associated with Kwashiorkor. J. clin. Invest. **36**, 1579 (1957). — Burger, G. C. E., H. R. Sandstead and J. Drumond: Starvation in Western Holland. Lancet **249**, 282 (1945). — Burger, M.: Epidemisches Ödem und Enterocolitis. Z. ges. exp. Med. **8**, 309 (1919). ~ Die Ödemkrankheit. Ergebn. inn. Med. Kinderheilk. **18**, 189 (1920). — Burnet, F. M., and F. Femer: The production of antibodies. Melbourne: McMillian & Co. 1949. — Burr, G. O.: Significance of the essential fatty acids. Fed. Proc. **1**, 224 (1942). — Burr, G. O., and R. H. Barnes: Non-caloric functions of dietary fats. Physiol. Rev. **23**, 256 (1943). — Burroughs, E. W., H. S. Burroughs and H. H. Mitchell: The amino acids required for the complete replacement of endogenous losses in the adult rat. J. Nutr. **19**, 363 (1940). — Buskirk, E. R., P. F. Iampietro and B. E. Welch: Variations in resting metabolism with changes in food, exercise and climate. Metabolism **6**, 144 (1957). — Byrne, C. H. C.: Enlargement of adrenal in starvation. Brit. med. J. **1919 II**, 135.

Cachera, R., et P. Barbier: La répartition de l'eau dans l'organisme au cours des oedèmes de dénutrition. Paris méd. **125**, 341 (1943). — Cachera, R., M. Lamotte et J. Dubrisay: Contribution à l'étude de l'hydration dans l'obésité. Presse méd. **58**, 65 (1950). — Cagan, R. N., R. L. Klein and L. Loewe: Disappearance of infused amino acids from plasma of hospitalized control an Addisonian subjects. Clin. Endocr. **13**, 429 (1953). — Caithami, W.: Untersuchungen über den Eiweißgehalt bei chirurgischen Krankheiten. Münch. med. Wschr. **99**, 543 (1957). — Čajka, T. W.: Pathologische Anatomie der alimentären Dystrophie. Erfahrungen der sowjetischen Medizin im großen vaterländischen Kriege 1941—1945. Moskau

28, 56 (1951). Zit. bei GIRGENSOHN 1959. — CAMERER, J.: Über die Verwertbarkeit von Blutzuckerbestimmungen am Leichenblut. Dtsch. Z. ges. gerichtl. Med. **35**, 43 (1942). — CAMERON, A. T., and J. CARMICHAEL: The effect of acute starvation on the body organs of the adult white rats with special reference to the adrenal glands. Canad. J. Res., E **24**, 37 (1946). — CAMPBELL, J. A. H.: The morbid anatomy of infantile malnutrition in Cape Town. Arch. Dis. Child. **31**, 310 (1956). — CAMPBELL, R. M., and H. W. KOSTERLITZ: The effects of growth and sex on the composition of the liver cells of the rat. J. Endocr. **6**, 308—318 (1950). — CANALIS, P., u. B. MORPUGO: Über den Einfluß des Hungers auf die Empfänglichkeit für Infektionskrankheiten. Fortschr. Med. **1890**, 693, 727. — CANNON, P. R.: The wisdom of the body. New York: W. W. Norton 1939. ~ Antibodies and the protein-reserves. J. Immunol. **44**, 107 (1942). ~ War, famine and pestilence. Sci. Monthly **56**, 5 (1943). ~ Protein metabolism and acquired immunity. J. Amer. diet. Ass. **20**, 77 (1944). ~ The importance of proteins in resistance to infection. J. Amer. med. Ass. **128**, 360 (1945). ~ The problem of tissue protein synthesis. Fred. Proc. **7**, 391 (1948). ~ The influence of cortisone upon protein metabolism. Arch. Path. (Chicago) **61**, 271 (1956). — CANNON, P. R., W. E. CHASE and R. W. WISSLER: The relationship of the protein reserves to antibody-production. I. The effects of a low-protein diet and of plasmapheresis upon the formation of agglutinins. J. Immunol. **47**, 133 (1943). — CANNON, P. R., E. FRATIERD and R. H. HUGHES: The influence of cortisone upon protein. A.M.A. Arch. Path. **61**, 271 (1956). — CANNON, P. R., R. W. WISSLER, R. L. WOOLRIDGE and E. P. BENDITT: The relationship of protein deficiency to surgical infection. Ann. Surg. **120**, 514 (1944). — CANNON, W. S.: Bodily changes in pain, hunger, fear and rage, 2nd edit. New York and London: D. Appleton 1929. — CARDOZO, E. L., and P. EPPINK: Circulation failure in hunger oedema. Canad. med. Ass. J. **59**, 145 (1946). — CARLSON, A. J., and F. HOELZEL: J. Nutr. **31**, 363 (1946). Zit. K. LANG u. R. SCHOEN, Die Ernährung. Berlin-Göttingen-Heidelberg: Springer 1952. — CARR, C. J., J. T. KING and M. B. VISSCHER: Delay of senescence infertility by dietary restriction. Fed. Proc. 8, 22 (1949). — CASPARI, W.: Ein Beitrag zur Frage der Ernährung bei verringerter Eiweißzufuhr. Arch. Anat. u. Physiol. **1901**, 323. — CASPERSSON, T. O.: Cell growth and cell function. New York: W. W. Norton 1950. — CATCHPOLE, H. R.: Homeostasis of connective tissues. Arch. Path. (Chicago) **61**, 503 (1956). — CAYLA, A., C. LAUNAY et G. BOULANGER-PILET: A propos de l'article de Monsieur Aubertin sur la diminution de poids chez les écoliers de la ville de Paris en 1941—1942. Presse méd. **2**, 774, (1942). — CESA-BIANCHI, D.: Leber- und Nierenzellen während der Verhungerung. Frankfurt. Z. Path. **3**, 723 (1909). — CHABANIER, H., et C. LOBO-ONELL: Sur le mécanisme de la transudation anormale que l'on observe au cours de l'oedème. Presse méd. **53**, 151 (1945). — CHAIKOFF, I. L., and J. W. BROWN: Fat metabolism and acetoacetate formation. In Chemical pathways of metabolism, edit. by D. M. GREENBERG, vol. I, p. 277—348. New York: Academic Press Inc. Publ. 1954. — CHAIKOFF, I. L., and C. L. CONNOR: Production of cirrhosis of liver in normal dogs with high fat diets. Proc. Soc. exp. Biol. (N.Y.) **43**, 638 (1940). — CHAKRABARTY, M. L.: Blood sugar levels in slow starvation. Lancet **1948 I**, 596. — CHAMBERS, R., and B. W. ZWEIFACH: Intracellular cement and capillary permeability. Physiol. Rev. **27**, 436 (1947). — CHANDA, N. C.: Pathological study of the liver in Kwashiorkor. Brit. med. J. **1958 I**, 1263. — CHAPPELL, J. B., and G. D. GREVILLE: Dependence of mitochondrial swelling on oxydable substrates. Nature (Lond.) **182**, 813 (1958). — CHARI, M. V.: Inanition cases. Indian. med. Gaz. **79**, 578 (1944). — CHELMONSKI, A.: Maladie alimentaire des os (osteoporosis alimentaria). Presse méd. **1**, 115 (1921). — CHEVREL-BODIN, M. L., et M. COMIER: Étude histophysiologique des lésions de l'apparail génital du lapin consécutives aux carences en vitamines A, vitamines E et à l'inanition. Ann. Endocr. (Paris) **10**, 19 (1949). — CHORTIS, P.: Tuberculosis and hunger edema. Amer. Rev. Tuberc. **54**, 219 (1946). — CHOSSAT, CH. J. E.: Recherches expérimentales sur l'inanition. Mémoires Acad. Sciences Paris, 1843. — CHOW, B. F., J. B. ALLISON, W. H. COLE and R. D. SEELEY: Effect of protein depletion on plasma proteins in the dog measured by electrophoretic analysis. Proc. Soc. exp. Biol. (N. Y.) **60**, 14 (1945). — CHUNG, A. W., and P. VISCOROWA: The effect of early oral feeding versus oral starvation as the cause of infantile diarrhea. J. Pediat. **33**, 14 (1948). — CLARA, M.: Bau und Entwicklung des sogenannten Fettgewebes beim Vogel. Z. mikr.-anat. Forsch. **19**, 32 (1930). ~ Das Fettgewebe der Vögel. Z. Anat. Entwickl.-Gesch. **69**, 235 (1923). — CLARK, J., and H. C. STOERK: Turnover of P^{32} in DNA and RNA of lymphoid tissue undergoing atrophy. J. biol. Chem. **222**, 285 (1956). — CLAUSEN, S. W.: The influence of nutrition upon resistance to infection. Physiol. Rev. **14**, 309 (1934). — CLOW, F. E.: Anorexia nervosa New Engl. J. Med. **207**, 613 (1932). — COBBET, L.: Decline of tuberculosis and increase in his mortality during the war. J. Hyg. (Lond.) **30**, 79 (1930). — COCHRANE, A. L.: Tuberculosis among prisoners of war in Germany. Brit. med. J. **1945 II**, 657. — COLN, E.: Sull'inanizione acuta. Osservationi sperimentali. Boll. Sci. med. Bologna **7**, 666 (1890). — CONN, J. W.: The spontanous hypoglycemias. Importance of etiology in determining treatment. J. Amer. med. Ass. **115**, 1669 (1940). — CONRAD, E. A., and A. D. BASS: The influence of alloxan and dietary restriction on rat liver desoxyribonucleic acid (DNA). J. Histochem. Cytochem. **5**, 182—187 (1957). — CONYBEARE, J.: Fatal case of anorexia nervosa. Guy's Hosp. Rep. **80**, 30 (1930). — COONS, A. H., E. H. LEDUC and J. M. CONNOLLY: Studies on antibody production I. A. method for the histochemical demonstration of specific antibody and its application to a study of the hyperimmune rabbit. J. exp. Med. **102**, 49 (1955). — COOPER, J. A. D.: Effect of low protein diet and fasting on nucleio acid metabolism in the rat. J. biol. Chem. **200**, 155 (1953). — COPELMANN, L. S.: L'amenorrhée des déportées, syndrome neuroergonal. Rev. Path. comp. **48**, 286 (1948). — CORDES, H.: Untersuchungen über den Einfluß akuter Allgemeinerkrankungen auf die Testikel, spez. auf die Spermatogenese, sowie Beobachtungen über das Auftreten von Fett in den Hoden. Arch. path. Anat. **151**, 402 (1898). — COSTE, F., et M. BERGET: Sur la progression des ostéopathies de carence. Bull. Soc. méd. Hôp. Paris **61**, 145 (1945). — COUTE, M.: La sous-alimentation et ses conséquences pathologiques. Rev. Path. comp. **46**, 128 (1946). — CRAILLY, R. DE, H. LÉGER et J. BIRATEN: A propos d'un cas d'ostéopathie de carence présentant le type d'une maladie de Paget. Bull. Soc. méd. Hôp. Paris **64**, 617 (1948). — CRAWFORD, A. M., and D. P. CUTHBERTSON: Clinical and biochemical observations on hunger osteopathy, juvenile and late rickets (osteomalacia). Quart. J. Med. **3**, 87 (1934). — CRAWFORD, J. D., and N. B. TALBOT: Dynamics of hypocaloric dwarfism. Amer. J. Dis. Child. **90**, 607 (1955). — CREMER, H. D.: Neuere Erkenntnisse der Ernährungsphysiologie. Medizinische **1956**, 177. — CREUZFELDT, W., M. HUSTEN u. K. HAAGER: Zur histologischen Funktionsdiagnostik der Nebennieren. Untersuchungen am Meerschweinchen beim Schwimmtraining und im Hungerversuch. Beitr. path. Anat. **113**, 428 (1953). — CROCKETT, D. J.: The protein levels of oedema fluids. Lancet **1956 II**, 1179. — CURRAN, W.: The pathology of starvation. Med. Press Circular **229**, 210 (1880). — CURSCHMANN, H.: Über Unterernährung und Störungen der inneren Sekretion. Acta med. scand. **57**, 240 (1922). ~ Hunger und Krankheit. Münch. med. Wschr. **70**, 1379, 1412 (1923). — CUTHBERTSON, D. P.: Protein metabolism. Brit. med. Bull. **1944**, 207. ~ Discussion: the physiology and treatment of starvation. Proc. roy. Soc. Med. **38**, 390 (1945). ~ The significance of proteins in nutrition. Brit. med. J. **1948 I**, 145.

DABELOW, A.: Die Anatomie des Fettgewebes. Regensburg. Jb. ärztl. Fortbild. **5** (1956/57). — DAFT, S., W. H. SEBRELL u. E. D. LILLIE: Production and apparent prevention of a dietary liver cirrhosis in rats. Proc. Soc. exp. Biol. (N.Y.) **48**, 228 (1941). — DALICHO, W., u. E. KLOTZBÜCHER: Über Veränderungen am Kreislauf und Magen-Darmkanal bei der Ödemkrankheit. Dtsch. med. Wschr. **74**, 72 (1949). — D'ANGELO, S. A.: Attempted blockade of the adrenotrophic mechanism of the pituitary in starvation. Fed. Proc. **8**, 31 (1949). — D'ANGELO, S. A., A. S. GORDON and H. A. CHARIPPER: The effect of inanition on the anterior pituitary-adreno-cortical interrelationship in the guinea pig. Endocrinology **42**, 399 (1948). ~ Modifications in the endocrine system of the rat in acute starvation. Anat. Rec. **103**, 21 (1949). ~ A differential response of the rodent adrenal gland to acute starvation. Proc. Soc. exp. Biol. (N.Y.) **68**, 527 (1948). ~ Effects of steroids on the endocrine system of the starved guinea pig. Fed. Proc. **8**, 31 (1949). ~ The effect of thyreotrophic hormone on pituitary-adrenal-thyroid function in the starved guinea pig. Anat. Rec. **81**, 96 (1941). — DANILOWA, K. M.: Der Zustand des lockeren Bindegewebes als inneren Mediums des Organismus bei allgemeinen Einwirkungen auf diesen. (Ernährungsstörungen, Infektionen.) Ark. Patol. (Moskau) **13**, 41 (1951). — DANN, W. J., and W. J. DARBY: The appraisal of nutritional status (nutriture) in humans with special reference to vitamin deficiency diseases. Physiol. Rev. **25**, 326 (1945). — DANYELL, E. J., and H. CHICK: Hungerosteomalacia in Vienna. Lancet **1921 II**, 842. — DAVID, H.: Untersuchungen über die Mitochondrienzahl in den Lebern von Hungermäusen. Virchows Arch. path. Anat. **330**, 316 (1957). ~ Ribonukleinsäurestoffwechsel und Nukleolusgröße in den Lebern von Hungertieren. Z. ges. inn. Med. **14**, 63 (1959). ~ Die Regeneration der Leber nach absolutem Hunger. Z. ges. inn. Med. **16**, 393 (1961). ~ Die Leber bei Nahrungsmangel und Mangelernährung. Berlin: Akademieverlag 1961. — DAVID, H., u. E. TONAK: Sarkosomenzahl und Faserquerschnitt der Skeletmuskulatur im Hunger und bei Denervationsatrophie. Virchows Arch. path. Anat. **332**, 1470—1481 (1947). — DAVIDSOHN, H.: Die Wirkung der Aushungerung Deutschlands auf die Berliner Kinder mit besonderer Berücksichtigung der Waisenkinder der Stadt Berlin. Z. Kinderheilk. **21**, 349 (1919). — DAVIDSON, C. S.: Disturbances in nutrition relating to liver disease in man. Vitam. and Horm. **12**, 137—156 (1954). — DAVIDSON, C. S., H. L. WILKE, H. D. FEIN and P. REINER: A nutrition survey of viennese civilians under United States occupation 1945. J. Lab. clin. Med. **32**, 1470—1481 (1947). — DAVIDSON, J. N.: Cytoplasmic ribonucleoproteins. Biochem. J. **39**, 59—60 (1943). ~ The Effects of fasting on the nucleic acid content of rat tissues. J. Physiol. (Lond.) **105**, 32 P (1946). ~ The biochemistry of nucleic acids. Methuen's monographs on biochemical subjects. London 1950. ~ Chemistry of the liver cell. Brit. med. Bull. **13**, 77 (1957). — DAVIDSON, J. N., and C. WAYMOUTH: Liver ribonucleic acid. Nature (Lond.) **154**, 207 (1944). ~ The nucleoproteins of the liver cells demonstrated by ultraviolet microscopy. J. Physiol. (Lond.) **105**, 191—196 (1946). — DAVIES, J. N. P.: The essential pathology of Kwashiorkor. Lancet **1948 I**, 317. ~ Nutrition and nutritional diseases. Ann. Rev. Med. **3**, 99 (1952). ~ Nutritional states as causal factors of cancer. Schweiz. Z. allg. Path. **18**, 416

(1955). — DEAN, R. F., et R. SCHWARTZ: Les effets des carences protéiques chez les jeunes enfants. Ann. Nutr. (Paris) **10**, 59 (1956). — DEAN, R. F. A., H. C. TROWELL and J. N. P. DAVIES: Kwashiorkor. Brit. med. J. **2**, 798—801 (1952). — DEBRÉ, R.: Sur le service sanitaire des repatriés. Sem. Hôp. Paris **21**, 423 (1945). Condition of children in France under the occupation. Proc. roy. Soc. Med. **38**, 447 (1945). — DECAISNE, E.: Des modifications que subit le lait de femme par suite d'une alimentation insuffisante. Observations recueillies pendant le siège de Paris. Gaz. méd. Paris **26**, 317 (1871). — DECHAUME, M.: Conséquence des conditions alimentaires crées par la guerre en stomatologie. In: Bigwood, edit. 1947, p. 366. — DECOURT, J., M. F. JAYLE, G. H. LAVERGUE et J. P. MICHARD: L'amenorrhée des anorexies mentales. Notes cliniques. Étude biologique et biochimique. Ann. Endocr. (Paris) **11**, 571 (1950). — DEDLAUX, P.: L'hypophyse du cobaye normal et sous-alimenté. Arch. Anat. micr. Morph. exp. **36**, 91 (1946/47). — DEGLMANN, T.: Die Spätfolgen der Mangelernährung. Medizinische **1954**, 839. — DEL BAERE, L. J.: Wasserverteilung zwischen Blut und Gewebe als eine Funktion des kolloidosmotischen Druckes im Blute und des Kapillardruckes. Z. ges. exp. Med. **78**, 590 (1931). — DELLAPORTA, A. N.: Die Veränderungen des Zentralnervensystems nach Luftverdünnung und Hunger. Beitr. path. Anat. **102**, 268 (1939). — DEMEULENAERE, L.: Les facteurs lipotropes dans la cirrhose expérimentale et humaine. Acta gastro-ent. belg. **12**, 40 (1949). — DENZ, F. A.: Hunger oedema. Quart. J. Med. **16**, 1 (1947). — DEUEL, H. J.: Sex differences in fat and carbohydrate metabolism. Int. Z. Vitaminforsch. **26**, 352—360 (1955/56). — DIBLE, J. H.: Fat mobilisation in starvation. J. Path. Bact. **35**, 451 (1932). — DICKER, S. E.: The effects of progressive nutritional hypoproteinaemia on the extracellular fluid phase and plasma colloid osmotic pressure in rats. Biochem. J. **43**, 444 (1948a). ~ Changes in the extracellular and intracellular fluid phases of tissues during water diuresis in normal and hypoproteinaemic rats. Biochem. J. **43**, 453 (1948b). ~ Changes in the extracellular and intracellular fluid phases of muscle during starvation and dehydration in adult rats. Biochem. J. **44**, 274 (1949). ~ Changes in water and in metabolism and in kidney functions during the development of oedema in rats fed on proteindeficient diets. Biochem. J. **46**, 53 (1950). — DICKER, S. E., H. HELLER and T. W. HEWER: Renal effects of protein deficient vegetable diets; a functional and histological study. Brit. J. exp. Path. **27**, 158 (1946). — DIETZE, A.: Organische Spätschäden am Herzen nach alimentärer Dystrophie und Gefangenschaft. Fortschr. Med. **74**, 591 (1956). — DIGO, R.: Comas mortels avec hypoglycémic au cours des oedèmes de dénutrition. Bull. Acad. Méd. (Paris) **126**, 459 (1942). — DINERMANN, A. A., u. G. T. SEMENOVA: Veränderungen des Funktionszustandes des Nervensystems bei Eiweißmangel. Ark. Pat. **12**, 62 (1950). — DOBBERSTEIN, J., u. A. HOCK: Über den biologischen Ergänzungswert verschiedener Nahrungsproteine. V. Mitt. Pathologisch-anatomische Befunde bei cystinarm ernährten Ratten. Hoppe-Seylers Z. physiol. Chem. **280**, 21 (1944). — DODD, K., A. S. MINOT and M. KELLER: The occurrence of moderately reduced serum albumin in five hundred children in a southern clinic. J. Pediatr. **8**, 452 (1936). — DÖNHARDT, A.: Adrenalinhyperglykämie beim Hungerödem. Klin. Wschr. **1946/47**, 24, 913. — DÖNHARDT, A., u. W. WODSACK: Der Lipoidkomplex bei Unterernährung. Klin. Wschr. **1948**, 341. — DÖST, F. H.: Zur Frühdiagnose des Hungerödems. Ärztl. Wschr. **1/2**, 486 (1947). — DOUGHERTY, T. F., and A. WHITE: Role of the adrenal cortex in lymphoid tissue involution produced by inanition. Anat.Rec. **91**, 7 (1945). ~ An evaluation of alterations produced in lymphoid tissue by pituitary-adrenal cortical secretion. J. Lab. clin. Med. **32**, 584 (1947). — DOUSSINET, P., et G. PETIT: Syndromes ostéomalaciques d'origine carentielle. Un. Méd. Canada **26**, 269 (1946). — DREYFUS, G., u. L. J. FRANK: Zit. bei MICHEL. — DRILL, V. A., and C. A. PFEIFFER: Effect of vitamin B complex deficiency, controlled inanition and methionin on inactivation of oestrogen by the liver. Endocrinology **38**, 300 (1946). — DRISCH, P.: Beitrag zur Symptomatologie und Therapie der Mangelosteopathie. Med. Klin. **1949**, 176. — DROESE, W.: Beitrag zur Frage der senilen Osteomalazie und der Hungerosteopathie. Münch. med. Wschr. **85**, 1199 (1938). — DRUMOND, J.: Famine conditions and malnutrition in western Europe. J. roy. Soc. Arts. **94**, 470 (1946). — DUMAZERT, C., et S. GRAC: Les protéines hépatiques du rat normal et du rat soumis à l'inanition totale. C. R. Soc. Biol. (Paris) **142**, 347 (1948). — DUMONT, L.: Les états de carence en Belgique, pendant l'occupation allemande, 1940—1944. Chap. VI: Étude clinique et expérimentale sur l'état du cœur et de la circulation chez les malades atteints d'œdèmes de carence, Editions Soledi, Liége. Paris: Hermann & Cie. 1945. — DUMONT, L., et A. LAMBRECHTS: Oedemes de carence et avitaminoses, p. 95 in Bull. edit. 1945. — DUNKER, E., u. H. GARDEMANN: Das Säure-Basengleichgewicht des Blutes chronisch Unterernährter. Klin. Wschr. **1950**, 412. — DUVOIR, M., G. POUMEAN-DELILLIE, L. DURUPT et A. HADENGUE: Oedeme par carence alimentaire avec perturbation pluriglandulairs. Efficacité du traitement thyroïdien. Bull. Soc. méd. Hôp. Paris **58**, 197 (1942).

EARLE, D. P., and J. VICTOR: The effect of various diets on the liver damage. J. exp. Med. **75**, 179 (1942). — ECCLES, J. C.: Investigations on muscle atrophies arising from disuse and tenotomy. J. Physiol. (Lond.) **103**, 253—266 (1944). — EDELMANN, A.: Über gehäuftes Auftreten von Osteomalazie und osteomalazie-ähnlichen Symptomenkomplexen. Wien. klin. Wschr. **32**, 82 (1919). — EDER, M., u. F. HARTL: Zur funktionellen Morphologie der Epithelkörperchen. Beitr. path. Anat. **115**, 470 (1955). — EDWARDS, S. T.: Discussion on nutrition and its effects on infectious diseases. Proc. roy. Soc. Med. **30**, 1046 (1937). — EGER, W.: Die Fettorgane und ihre Bedeutung für den Stoffwechsel unter besonderer Berücksichtigung des sog. braunen Fettes. Klin. Wschr. **17**, 1033 (1938). ~ Vergleichende Untersuchungen zum Glykogennachweis in braunem und weißem Fett und in der Leber. Virchows Arch. path. Anat. **309**, 607 (1942). ~ Probleme der Leberpathologie. Dtsch. med. Wschr. **1948**, 317—319. ~ Über Lebernekrosen und ihre Beeinflussung durch Penicillin. Ärztl. Forsch. **8** (I), 517 (1954). ~ Zur Pathologie des zentralen und peripheren Funktionsfeldes des Leberläppchens. Zbl. all. Path. path. Anat. **91**, 255—267 (1954a). ~ Die Bedeutung des Fettgewebes für die Fettsucht. Medizinische **1954**b, 701, 737. ~ Beiträge zur experimentellen Lebernekrose, zu ihrer Entstehung und ihrer Verhütung. Acta hepat. (Hamburg) **3** (I), 57 (1955). ~ Weitere Untersuchungen über nekrotrope Substanzen als Leberschutzfaktoren. Virchows Arch. path. Anat. **328**, 536 (1956). — EGER, W., W. KING u. R. SCHRÖDER: Beiträge zum Verhalten der Lipasen, insbesondere der Leber unter normalen und pathologischen Bedingungen. Acta histochem. (Jena) **6**, 17—35 (1958). — EGER, W., u. CH. KLÄRNER: Über Glykogenbildung und Glykogenablagerung in der menschlichen Leber. Virchows Arch. path. Anat. **315**, 135 (1948). — EGER, W., u. H. VAN LESSEN: Beiträge zu einer funktionellen Deutung der Zelltypen menschlicher Epithelkörperchen mit Wertung ihres Verhaltens bei verschiedenen Krankheitszuständen. Beitr. path. Anat. **114**, 323 (1954). — EGER, W., u. V. MORGENSTERN: Untersuchungen zur Glykogenbildung im weißen und braunen Fettgewebe. Naunyn-Schmiedeberg's Arch. exp. Path. Pharmak. **191**, 76 (1938). — EGER, W., u. H. OTTENSMEIER: Die Glykogendarstellung und Glykogenablagerung in der Leber, untersucht mit dem nativen Gefrierschnittverfahren. Virchows Arch. path. Anat. **322**, 175 (1952a). ~ Zur Glykogenbildung in der Leber beim Hungertier. Z. ges. exp. Med. **119**, 338—346 (1952b). —EGGERS, P.: Das Elektrokardiogramm bei Hungerödem. Klin. Wschr. **1949**, 6. — EHRICH, W. E.: Die Entzündung. In Handbuch der allgemeinen Pathologie, Bd. VII/1. Berlin-Göttingen-Heidelberg: Springer 1956. — EICHMANN, E., u. H. GESENIUS: Die Mißgeburtenzunahme in Berlin und Umgebung in den Nachkriegsjahren. Arch. Gynäk. **181**, 168 (1952). — EICKE, W. J.: Zur Frage des Hungerödems. Ärztl. Wschr. **1948**, 241. — EIGLER, G., u. H. G. BOENNINGHAUS: Parotisschwellungen bei Dystrophikern. Ärztl. Wschr. **1948**, 45. — EISLER, F.: Über Hungererkrankungen des Skelettsystems. Münch. med. Wschr. **66**, 1057 (1919). — EKMAN, C. A., and H. HOLMGREN: The effect of alimentary factors on liver glycogen rhythm and the distribution of glycogen in the liver lobule. Anat. Rec. **104**, 189—216 (1949). — EKSTEIN, E.: Über erworbene Amenorrhoe. Zbl. Gynäk. **41**, 333 (1917). — ELMAN, R., and C. J. HEIFETZ: Experimental hypoalbuminaemia: Its effect on the morphology, function and protein and water content of liver. J. exp. Med. **73**, 417 (1941). — ELMAN, R., L. A. SACHAR, A. HORWITZ and H. WOLF: The experimental production of hypoalbuminaemia by fasting. J. Lab. clin. Med. **27**, 1183 (1942). — ELMAN, R., M. G. SMITH and L. A. SACHAR: Correlation of cytological with chemical changes in liver as influenced by diet, particulary protein. Gastroenterology **1**, 24—33 (1943). — ENDERS, A.: Die Wachstumsfähigkeit von Ratten nach calorischer Unterernährung und bei chronischen Vergiftungen. Naunyn-Schmiedeberg's Arch. exp. Path. Pharmak. **222**, 555 (1954). — ENGEL, F. L.: Relationships between the adrenal cortex and protein metabolism. Proceedings of the eighth' annual conference on protein metabolism. Bureau of biol. Research, Rutgers University Press, New Brunswick, N.J. 1953, p. 34. — ENRIGHT, J. I.: War oedema in Turkish prisoners of war. Lancet **1920 I**, 314—316. — EPPINGER, H., u. G. STEINER: Zur Ödemfrage. Wien. klin. Wschr. **30**, 77 (1917). — ERBSLÖH, F.: Zur Pathogenese der doppelseitigen Nebennierenaffektionen. Zugleich ein Beitrag zum Problem des neutralen Faktors. Z. klin. Med. **146**, 402 (1950). — ESSER, H.: Eiweißmangel-Erkrankungen. Med. Klin. **43**, 103 (1948). — EVANS, S. C. G.: Anorexia nervosa. Lancet **1939 I**, 268. — EWERBECK, H.: Der latente Eiweißmangelschaden des Kindes. Z. Kinderheilk. **67**, 85 (1949a). ~ Zur Frage der Plasmakörperregulation des Kindes beim Eiweißmangelschaden. Klin. Wschr. **1949**b, 102. ~ Zur Methodik des Nachweises von Hungerschäden im Kindesalter. Mschr. Kinderheilk. **97**, 116 (1949c). — EWING, P. VAN, and C. A. WELLS: Digestion and metabolism of a steer when placed on a continuous ratio of corn silage. Georgia Agr. Exp. Sta. Bull. **109**, 14 (1914).

FÁBRY, P., u. V. KUJALOVÁ: Wachstum des Dünndarmes bei intermittierend hungernden Ratten. Naturwissenschaften **45**, 373 (1958). — FAGRAEUS, A.: Die Gewichtsvariationen der Schilddrüse und der Kropfbegriff. Z. Konstit.-Lehre **27**, 224 (1934). — FAHR, G., A. KERKHOFF and E. GIERE: Salt as factor in edema formation following plasmapheresis. Proc. Soc. exp. Biol. (N.Y.) **29**, 335 (1931). — FAHR, T.: Braune Pigmentierung des Herzens und Herzinsuffizienz. Klin. Wschr. **1929**, 693. — FALKENHAUSEN, v.: Folgen chronischer Unterernährung im klinischen Bilde innerer Erkrankungen. Med. Klin. **1947**, 384. — FALKENHAUSEN, v., u. GAIDA: Folgen chronischer Unterernährung im klinischen Bilde innerer Erkrankungen. Dtsch. med.

Wschr. **1947** a, 30, 184, 318. ~ Das bioptisch-histologische Bild bei Eiweißmangelschaden bzw. Hungerödem. Dtsch. med. Wschr. **72**, 184 (1947b). — FALTA, W.: Über das Kriegsödem. Wien. klin. Wschr. **30**, 1637 (1917). — FALTA, W., u. M. QUITTNER: Über den Chemismus verschiedener Ödemformen. Wien. klin. Wschr. **30**, 1189 (1917). — FARBER, S., and H. L. POPPER: Production of acute pancreatitis with ethionine and its prevention by methionine. Proc. Soc. exp. Biol. (N.Y.) **74**, 838 (1950). — FAWCETT, D. W.: A comparison of the histological organisation and cytochemical actions of brown and white adipose tissues. J. Morph. **90**, 363 (1952). ~ Observations on the cytology and electron microscopy of hepatic cells. J. nat. Canc. Inst. **15**, 1475 (1955). — FEHRE, W., u. H. ESCHBACH: Zur alimentären Osteopathie. Klinische und röntgenologische Beobachtungen. Z. ges. inn. Med. **4**, 129 (1949). — FELIX, K.: Die Biochemie der Leber als Grundlage ihrer Funktionsprüfung. In H. A. KÜHN, Pathologie, Diagnostik und Therapie der Leberkrankheiten. IV. Freiburger Symposion 1956, S. 9—19. Berlin-Göttingen-Heidelberg: Springer 1957. — FERNANDO, P. B., O. R. MEDONZA and P. K. RAJASURIYA: Cirrhosis of liver in Ceylon and its relation to diet. Review of 102 cases. Lancet **1948 II**, 205. — FERRARO, A., and L. ROIZIN: Cerebral histological changes in acute experimental inanition in cats. J. Neuropath. exp. Neurol. **1**, 81 (1942). — FEYRTER, F.: Über die Unterschiedlichkeit des menschlichen Fettgewebes. Verh. Dtsch. Path. Ges., Breslau, S. 186, **1944**. ~ Über die Unterschiedlichkeit des menschlichen Fettgewebes. Wien. klin. Wschr. **29** (1947). — Über die cyanodromen Zellen des menschlichen Körpers. Z. Zellforsch. **34**, 179 (1948). — FICK, W.: Über Eiweißmangel, Degenerationsschäden und chronische Infekte. Medizinische **1954**, 298. — FICKER, M.: Über den Einfluß des Hungers auf die Bakteriendurchlässigkeit des Intestinaltraktus. Arch. Hyg. (Berl.) **54**, 354 (1906). — FIESSINGER, N.: Les anémies érythro-plasmatiques. Schweiz. med. Wschr. **75**, 861 (1945). — FINEBERG, S. K., H. A. COLLINS and A. ALTSCHUL: Osteoporosis in elderly females. Harlem Hosp. Bull. **2**, 1 (1949). — FINK, H.: Zur Kenntnis der alimentären Lebernekrose der Ratte. Hoppe-Seylers Z. physiol. Chem. **298**, 93 (1954). — FINK, H., J. SCHLIE u. U. RUNGE: Eine neue Diät zur Erzeugung der alimentären Lebernekrose der Ratte (Champignon-Diät). Naturwissenschaften **40**, 491 (1953a). ~ Zur Kenntnis der alimentären Lebernekrose der Ratte. Hoppe-Seylers Z. physiol. Chem. **293**, 264 (1953b). — FISCHER, A.: Physiologie und experimentelle Pathologie der Leber. Berlin: Akademie-Verlag 1959. — FISCHER, F.: Hungerblockade und Körpermasse. Klin. Wschr. **1923**, 752. — FISCHER, H.: Pathologisch-anatomische Befunde nach schwerer alimentärer Dystrophie. Dtsch. Z. Verdau.- u. Stoffwechselkr. **16**, 103 (1956). — FLEMING, G. B.: An investigation into the metabolism in infantile atrophy, with special reference to the respiratory exchange. Quart. J. Med. **14**, 171 (1920/21). — FLEMMING, W.: Über Bildung und Rückbildung der Fettzelle im Bindegewebe. Arch. mikr. Anat. **7**, 32 (1871a). ~ Weitere Mitteilungen zur Physiologie der Fettzelle. Arch. mikr. Anat. **7**, 328 (1871b). ~ Beobachtungen über Fettgewebe. Arch. mikr. Anat. **12**, 434 (1876). — FLIEDERBAUM, J., A. HELLER, K. ZWEIBAUM, J. JARCHI, S. SZEJNFINKEL, T. GELIBORSKA, R. ELBINGER et F. FERSZT: Recherches cliniques et biochimiques sur les malades en famine in: APFELBAUM 1946. — FLORENTIN, P., et M. HACQUARD: Histopathologie des cachexies par carence et deséquilibre alimentaire. Rev. méd. Nancy **89**, 123 (1943). — FOLLIS, R. H.: A Kwashiorkor-like syndrome observed in monkeys fed maise. Proc. Soc. exp. Biol. (N.Y.) **96**, 523 (1957). — FOLTZ, P.: Sulla patogenesi della atrofie semplici del fegato. Arch. ital. Anat. Istol. pat. **1**, 17 (1930). — FORMAD, H. F., and P. BIRNEY: The intestinal lesions of starvation. Trans. path. Soc. Philadelphia **15**, 37 (1891). — FORSTER, R.: Myokardschaden bei Inanition. Cardiologia (Basel) **10**, 369 (1946). — FOURMAN, R., and B. MCCONKEY: Retention of sodium during undernutrition. Lancet **1958 II**, 554. — FRAILE, A.: Influencia de la corteza suprarenal sobre el metabolismo de la rata en ayunas. Rev. esp. Fisiol. **9**, 267 (1953).—FRANKE, K.: Zur Prognose der lipophilen Dystrophie. Med. Klin. **1950**, 913.—FRANKE, M., u. A. GOTTESMANN: Ödemkrankheit — eine analbuminurische Nephropathie. Wien. klin. Wschr. **30**, 1004 (1917). — FREY, J.: Einfluß der Mangelernährung auf den Gesamtstoffwechsel von Männern und Frauen. Med. Klin. **1947**, 408. — FREY-WYSSLING, A.: Submikroskopische Morphologie des Protoplasmas und seiner Derivate. Protoplasma-Monogr. **15** (1938). — FRIEDMANN, S. M., and C. L. FRIEDMANN: Effect of low protein diet on the structure of the pancreas. Canad. med. Ass. J. **55**, 15 (1946). — FRITZ, J.: The preferential catabolism of recently synthesized protein during starvation. Endocrinology **58**, 493 (1956). — FRITZE, E.: Die Therapie der Endocarditis lenta und ihre Grundlagen. Ergebn. inn. Med. Kinderheilk. N. F. **3**, 117 (1952). — FRITZE, E., u. G. BUSCHMANN: Die gutachtliche Beurteilung des Herzens im Zusammenhang mit dem Wehrdienst. Medizinische **1955**, 593. — FROMME, A.: Über eine endemisch auftretende Erkrankung des Knochensystems. Dtsch. med. Wschr. **45**, 510 (1919). — FRONTALI, G.: Mangelernährung durch Eiweißdefizit. Sci. med. ital., Eng. Ed. **1955**, 4273. — FUHRMANN, G.: Das Kwashiorkor-Syndrom. Z. Tropenmed. Parasit. **5**, 362 (1954). — FUKUDA, M., and A. SIBATANI: Biochemical studies on the number and the composition of liver cells in postnatal growth of the rat. J. Biochem. (Tokyo) **40**, 95—110 (1953).

GAMERDINGER, G., u. H. PIETZONKA: Studien zum Problem Siderose-Hämochromatose. Z. ges. exp. Med. **127**, 325 (1956). — GARN, S. M., and J. BROZEK: Fat changes during weight loss. Science **124**, 686 (1956). — GAUGER, K.: Die Dystrophie als psychosomatisches Krankheitsbild. München u. Berlin: Urban & Schwarzenberg 1952. — GEDIGK, P.: Die funktionelle Bedeutung des Eisenpigmentes. Ergebn. allg. Path. path. Anat. **38**, 1 (1958). — GEDIGK, P., u. E. BONTKE: Über die Enzymaktivität im Fremdkörpergranulationsgewebe. Virchows Arch. path. Anat. **330**, 538—568 (1957). — GENNES, L. DE, et G. H. DELTOUR: Le bilan humoral des ostéopathies de famine. Presse méd. **53**, 678 (1945). — GEORGI, W.: Vergleichende Untersuchungen über Läppchentopographie des Leberglykogens bei Hunger, anaphylaktischem Schock und Sauerstoffmangel. Med. Fak. Diss. Berlin 1954. — GERHARTZ, H.: Schilddrüsenveränderungen bei Hunger. Verh. dtsch. Ges. Path. **32**, 284 (1950a). ~ Schilddrüsenveränderungen beim Hunger. Stuttgart: Piscator-Verlag 1950b. ~ Das Verhalten der Schilddrüse unter dem Hunger. 2. Symp. Dtsch. Ges. für Endokrinologie, S. 178, 1955. — GERLICH, N., u. R. REMY: Die Geschwindigkeit des Glykogenabbaues in der Leber unter besonderen Bedingungen. Schweiz. med. Wschr. **1952**, 898—899. — GERSH, I., and M. A. STILL: Blood vessel in fat tissue, relation to problems of gas exchange. J. exp. Med. **81**, 219 (1945). — GERSHBERG, H., and E. P. RALLI: Adrenal changes associated with a low protein diet. Fed. Proc. **11**, 54 (1952). — GIESE, W.: Zur pathologischen Anatomie der Hungeratrophie und Ödemkrankheit. Veröff. Heeressan.wes. **166**, 11 (1944a) ~ Myogene Siderose. Verh. Path. Ges. 1944b. ~ Das pathologisch-anatomische Substrat der calorischen Unterernährung. Ref. Klin. Wschr. **1948**, 32; Med. Klin. **1948**, 684. Vortr. 31. Tagg Nordwestdtsch. Ges. inn. Med. ~ Die Pathologie des Hungerns. Fiat Review of German Science. Allg. Path. II, Bd. 71, 98 (1953). ~ Das Erscheinungsbild der Nachkriegstuberkulose vom pathologisch-anatomischen Standpunkt aus. Ergebn. ges. Tuberk.-Forsch. **11**, 225 (1953). (Literatur.) ~ Restitution nach Hungerdystrophie. Arbeit und Gesundheit: Sozialmedizinische Schriftenreihe Bundesministerium für Arbeit und Sozialordnung, Heft 65, S. 1. Stuttgart: Georg Thieme 1958. — GIESECKE, A.: Zur Kriegsamenorrhoe. Zbl. Gynäk. **41**, 865 (1917).— GIESEKING, R.: Elektronenmikroskopische Beobachtungen an Mitochondrien aus Leberzellen. Mikroskopie **9**, 186—191 (1954). ~ Der Fettstoffwechsel des braunen Fettgewebes im elektronenoptischen Bild. Z. Zellforsch. (im Druck). — GILLMAN, J., C. GILBERT, T. GILLMAN and J. SPENCE: A simple dietary technique for the production of hepatic necrosis with a consideration of the factors preventing the lesion. Amer. J. dig. Dis. **19**, 201 (1952). ~ Experimentalstudie zwischen Maisernährung und Leberleiden. Minerva med. (Torino) **1953 I**, 475. — GILLMAN, J., and T. GILLMAN: Pathogenesis of cytosiderosis (hemochromatosis) as evidenced in malnourished africans. Gastroenterology 8, 19 (1947). — GILLMAN, T., P. A. S. CANHAM and M. HATHORN: Experimental nutritional siderosis. Lancet **1958 II**, 557. — GILLMAN, T., and J. GILLMAN: Perspectives in human malnutrition. New York: Grune & Stratton 1951. — GILLMAN, T., J. GILLMAN and C. GILBERT: The Bantu salivary gland in chronic malnutrition with a brief consideration to the parenchyma-interstitial tissue relationship. S. Afr. J. med. Sci. **12**, 99—109 (1947). — GILLMANN, H.: Die Auswertung der Untersuchung von 124000 Unterernährten. Klin. Wschr. **1948**, 382. ~ Über die Schwierigkeit der vollständigen Erfassung der Unterernährungsschäden. Dtsch. med. Wschr. **74**, 259 (1949). ~ Über Spätschäden nach schwerer Unterernährung. Med. Wschr. **4**, 18 (1950). — GIRGENSOHN, H.: Pathologische Anatomie der Gefangenschaftskrankheit mit Bemerkungen zu ihrer Klinik und zur Frage der Dauerschäden. Medizinische **16**, 761—769 (1959). — GIROUD, A.: Répercussions des carences maternelles sur le développement de l'embryon. Rev. méd. Liège **6**, 101 (1951). — GIROUD, A., DESCLAUX et J. PIAT: Structure de l'hypophyse dans la carence. Presse méd. **1945**, 205. — GITLIN, D., J. R. KLINGENBERG and W. C. HUGHES: Site of catabolism of serum albumin. Nature (Lond.) **181**, 1064 (1958). — GLASS, S. J., H. A. EDMONSON and S. N. SOLL: Sex hormone changes with liver disease. Endocrinology **31**, 515 (1942).—GLATZEL, H.: Ernährungskrankheiten und Ernährungstherapie. In Handbuch der inneren Medizin, Bd. VI, S. 313. 1954a. ~ Ernährungskrankheiten. In Handbuch der inneren Medizin, Bd. VI/2. Berlin: Springer 1954b. ~ Die Bedeutung einer mangelhaften Ernährung der Mutter für das Kind. Dtsch. med. Wschr. **80**, 1879 (1955). — GLAUNER, R.: Eiweißmangelschaden und EKG-Veränderungen. Dtsch. med. Wschr. **1948**, 574. — GLICKMAN, I., and G. SHELAR: The effects of systemic disturbances on the pulp of experimental animals. Oral. Surg. **7**, 550 (1954). — GLOCK, G. E., and P. MCLEAN: Levels of oxidized and reduced diphosphopyridine nucleotide and triphosphopyridine nucleotide in animal tissue. Biochem. J. **61**, 388—390 (1955). — GLOGOWSKI, G.: Die Bedeutung von Ernährungsschäden für den Verlauf extrapulmonaler Tuberkulosen und die Wirksamkeit der antibiotischen chemotherapeutischen Behandlung. Münch. med. Wschr. **1955**, 11.— GLYNN, L. W., and H. P. HIMSWORTH: Massive acute necrosis of the liver, its significance and experimental production. J. Path. Bacter. **56**, 297 (1944). — GLYNN, L. W., H. P. HIMSWORTH and A. NEUBERGER: Pathological status due to deficiency of the sulfur-containing amino acids. Brit. J. exp. Path. **26**, 326 (1945). — GOEBEL, C.: Kritisches Sammelreferat über Fehlernährung und Chirurgie nach dem Kriege. Dtsch.

med. Wschr. **50**, 589, 620 (1924). — GOEL, E. T.: Gynecomastia II. A report of five additional cases. Surgery **18**, 388 (1945). — GOHR, H., H. J. HUSSONG u. H. LANGENBERG: Untersuchungen über die Veränderung des Serumeiweißbildes bei den verschiedenen Verlaufsformen der Hungerkrankheit, zugleich ein Beitrag zur Schädigung der Leberfunktion bei der Inanition. Z. ges. inn. Med. **5**, 2 (1950). — GOLDECK, H.: Zur Differentialdiagnose des Mangelödems im Hinblick auf die sog. Feldnephritis. Klin. Wschr. **1947**, 551. — GOLDSMITH, G. A., W. G. UNGLAUB and H. GIBBENS: Recent advances in nutrition and metabolism; review of literature. A.M.A. Arch. intern. Med. **90**, 513 (1952). — GÓMEZ, F., R. R. GALVÁN, J. CRAVIOTO and S. FRANK: Malnutrition in infancy and childhood, with special reference to Kwashiorkor. Advanc. Pediat. **7**, 131 (1955). — GOMORI, G.: Distribution of lipase in the tissues under normal and pathologic conditions. Arch. Path. (Chicago) **21**, 121—129 (1946). — GOPALAN, C., and V. RAMALINGASWAMI: Kwashiorkor in India. Indian J. med. Res. **43**, 751 (1955). — GORDON, A. S., and G. F. KATSH: Relation of adrenal cortex to structure and phagocytic activity of macrophagic system. Ann. N. Y. Acad. Sci. **52**, 1 (1949). — GOTTLIEB, A., u. R. KOCHMANN: Hypalbuminämie, Ödem und deren Behandlung bei 50 Fällen von Unterernährung im Säuglingsalter. Harefuah **52**, 193 (1957). — GOTTRON, H. A.: Krankheitszustände des subkutanen Fettgewebes. Medizinische **1952**, 1211. — GOUNELLE, H.: L'œdème par carence alimentaire. Ann. Nutr. (Paris) **1**, 95 (1947). — GOUNELLE, H., J. MARCHE et M. BACHET: Troubles de la glycorégulation chez des sujets en état de dénutrition. C.R. Soc. Biol. (Paris) **136**, 725 (1942). — GOUNELLE, H., J. MARCHE, M. BACHET et R. DEGO: Coma mortel avec hypoglycémie au cours des œdèmes de dénutrition. Bull. Acad. Méd. (Paris) **126**, 459 (1942). — GOVAERTS, P.: Le fonctionnement du rein malade. Paris: Masson & Co. 1936. ~ Pathologie de l'œdème de famine. Bigwood edit. 1947, p. 23—65. — GOVAERTS, P., et P. E. GRÉGOIRE: Pression osmotique des protéines et composition protéinique du sérum dans l'œdème de famine. Acta biol. belg. **4**, 530 (1941). — GOVAERTS, P., et J. LEQUIME: Considérations sur la pathogénie des œdèmes de famine. Bull. Acad. roy. Med. Belg., VI. s. **7**, 260 (1942). — GRAFE, E.: Beiträge zur Kenntnis des Stoffwechsels im protrahierten Hungerzustand. Hoppe-Seylers Z. physiol. Chem. **65**, 21 (1910). ~ Die Wirkung einer längeren, überreichlichen Kohlenhydratkost ohne Eiweiß auf den Stoffwechsel von Mensch und Tier. Dtsch. Arch. klin. Med. **113**, 1 (1914). ~ Unterernährung und Krankheit. Dtsch. med. Wschr. **1950**, **441**. — GRASER, F.: Die chronischen Ernährungsstörungen im frühen Kindesalter. Landarzt **34**, 127 (1958). — GREBE, H.: Zur Ätiologie letaler Mißbildungen. Verh. dtsch. Ges. Path. **36**, 395 (1953). ~ Mütterliche Erkrankungen als Ursache kindlicher Mißbildungen. Naturwiss. Rdsch. **1956**, 49.—GRIFFITH, E.L.: Condition of the heart following beriberi and malnutrition. Arch. intern. Med. **89**, 743 (1952). — GROHE, M.: Über das Verhalten des Knochenmarks in verschiedenen Krankheitszuständen. Berl. klin. Wschr. **21**, 227 (1884). — GROS, H.: Über das normalbuminotische Spätödem. Med. Klin. **44**, 611 (1949). ~ Über die Bedeutung und Prognose postdystrophischer Leberparenchymschäden. Medizinische **1954**, 1041. ~ Leber und Pankreas bei Ernährungsstörungen. Medizinische **1959**, 223. — GROS, H., u. G. HENNEMANN: Leberbioptische Befunde bei ehemaligen Dystrophikern. Med. Klin. **54**, 1007 (1959). — GROTE, L. R.: Fragen der richtigen Ernährung des Menschen. Landarzt **33**, 225 (1957). — GRUNDLER, E.: Die chronischen Ernährungsstörungen des Säuglingsalters. Dtsch. med. Wschr. **1958**, 1565. — GRUNDMANN, G.: Eiweißmangel in der Chirurgie. Langenbecks Arch. klin. Chir. **269** (1951). — GRUTTA, A.: Le protein del plasma nel Kwashiorkor nostrano e nella semplice carenza riboflavinica. Pediatria (Napoli) **65**, Fasc. 4, 577 (1957). — GSELL, O.: Untersuchungen über Hungerödem. Helv. med. Acta **12**, H. 4/5 (1945). ~ Klinik und Pathogenese von Hungerkrankheit und Hungerödem, S. 121—179 in HOTTINGER et al. 1948. — GUALANDI, G., e G. BRACALI: Sclerosi pancreatica e cirrosi epatica a patogenesi carenziale. Epatologia **3**, 119 (1957). — GÜLZOW, M.: Der Kohlenhydratstoffwechsel bei Unterernährten. Z. ges. inn. Med. **1947** a, 91. ~ Plasmaeiweißkörperregulation, Hunger und Hungerödem. Klin. Wschr. **1947** b, 518. ~ Zur Bewertung der Plasmaeiweiße bei Dystrophie der Erwachsenen. Z. ges. inn. Med. **2**, 417 (1947 c). ~ Zur Speicheldrüsenhypertrophie als Folge der Fehlernährung. Z. ges. inn. Med. **1948** a, 470. ~ Nebennierenhormonwirkung auf den Stoffwechsel der Erwachsenendystrophie. Med. Klin. **43**, 457 (1948 b). ~ Hunger und Hungerödem. Virchows Arch. path. Anat. **316**, 187 (1949). ~ Hunger und Hungerödem. Tierexperimentelle Untersuchungen über Organgewichte. Virchows Arch. path. Anat. **316**, 187 (1949). — GÜLZOW, M., u. D. MÜTING: Die lipophile Dystrophie. Wissenschaft. Z. Univ. Greifswald **1**, 46 (1952). — GÜLZOW, M., D. MÜTING u. A. SCHLICHT: Zur Dysproteinämie Unterernährter. Aminosäureuntersuchungen des Serumeiweißes. Z. klin. Med. **145**, 401 (1949). — GÜLZOW, M., u. H. PICKERT: Plasmaeiweißkörperregulation. Nebennierenrindenhormon und Plasmaeiweißkörper. Klin. Wschr. **1947**, 205. — GÜTHERT, H., u. I. FUCHS: Untersuchungen zur Frage der Hämosiderose von Leber und Milz bei alimentären Intoxikationen im Säuglingsalter. Beitr. path. Anat. **110**, 254 (1949). — GUNTHER, M., and J. E. STANIER: The diurnal variation in the fat content of breast milk. Lancet **1949 II**, 235. — GUSMITTA, M.: Sur les altérations des os produites par l'inanition. Arch. ital. Biol. **19**, 220 (1893). — GUTZEIT, K.: Therapie der Leberparenchymschädigungen. Dtsch. med. J. **1953**, 198. — GYÖRGY, P.: Zur Frage der experimentellen Leberschädigung. Medizinische **1952**, 515. — GYÖRGY, P., and H. GOLDBLATT: Hepatic injury on a nutritional basis in rats. J. exp. Med. **70**, 185 (1939). ~ Further observations on the production and prevention of dietary hepatic injury in rats. J. exp. Med. **89**, 245 (1949).

HAAS, G.: Fragen zur Pathologie des menschlichen Ödems. Z. exp. Path. Ther. **22**, 375 (1921). — HAASE, J.: Das Verhalten der histochemisch nachweisbaren Askorbinsäure in der Nebennierenrinde von Meerschweinchen nach einseitiger Adrenalektomie, Kälteeinwirkung, Wasserentzug und Hunger. Endokrinologie **29**, 1 (1952). — HACKENTHAL, H., u. G. RUHNKE: Hungerschäden. Ernährung und Verpflegung **1**, 58 (1949). — HAEGER, K., D. JACOBSOHN u. G. KAHLSON: Atrophy of the gastrointestinal mucosa following hypophysectomy or adrenalectomy. Acta physiol. scand. **30**, 161 (1953). — HAGEN, E.: Über die feinere Histologie einiger Abschnitte des Zwischenhirns und der Neurohypophyse. Acta anat. (Basel) **16**, 367 (1952). — HAHN, J.: Ein konstantes objektives Frühsymptom der Hungerosteomalacie. Wien. klin. Wschr. **32**, 713 (1919). — HAHN, P. F., W. F. BALE, R. A. HETTIG, M. D. KAMEN and G. H. WHIPPLE: Radioactive iron and its excretion in urine, bile and feces. J. exp. Med. **70**, 443 (1939). — HAIN, A. M.: The excretion of 17-ketosteroids and gonadotropins in children: Normal and abnormal cases. Arch. Dis. Child. **22**, 152 (1947). — HAL, J. VAN DER: Een merkwaardig vroeg symtom van hongeroedeem: „de druppende neus". Nederl. Tigds. Geneesk. **91**, 2746 (1947). — HALBAN, J.: Die Dicke der quergestreiften Muskelfasern und ihre Bedeutung. Anat. H. **3**, 286 (1894). — HALDEN, W.: Karzinom und Ernährung. Krebsarzt **11**, 74 (1956). — HALMI, N. S.: Effect of fasting or underfeeding on glycose tolerance of rats. Proc. Soc. exp. Biol. (N.Y.) **96**, 839 (1957). — HAMMAR, J. A.: Menschenthymus in Gesundheit und Krankheit. Z. mikr.-anat. Forsch. Erg.-Bl. **6** (1926). ~ Die normale morphologische Thymusforschung im letzten Vierteljahrhundert. Leipzig: Johann Ambrosius Barth 1936. — HAMPERL, H.: Beiträge zur geographischen Pathologie unter besonderer Berücksichtigung der Verhältnisse in Sowjet-Rußland und des runden Magengeschwürs. Ergebnisse dtsch. russ. Rassenforsch. Ergebn. allg. Path. path. Anat. **26**, 353 (1932). ~ Der Einfluß von Krieg und Nahrungsmangel auf das Eintreten und den Verlauf von Erkrankungen vom Standpunkt des Pathologen. Wien. klin. Wschr. **1946**, 589. — HAND, H. M.: Concentration of serum protein in different types of edema. Arch. intern. Med. **54**, 215 (1934). — HANDLER, P., and F. BERNHEIM: Physiological basis for effects of lowprotein diets on blood pressure of subtotally nephrectomised rat. Amer. J. Physiol. **162**, 368 (1950). — HANSEN, F.: Kriegsgefangenschaft als ärztliches Erlebnis. Münch. med. Wschr. **1951**, 606. ~ Knochenmarksbefunde bei Dystrophie nebst einer kritischen Betrachtung über die Zellverteilung in Ausstrichpräparaten des Knochenmarks. Folia haemat. (Lpz.) **71**, 215 (1953). — HARRIS, P. L., E. L. HOVE, M. MELLOT u. K. HICKMANN: Ernährungsbedingte Bildung von Magengeschwüren bei Ratten und ihre Verhütung durch Tokopherol. Proc. Soc. exp. Biol. (N.Y.) **64**, 273 (1947). — HARRIS, T. N., J. RHOADS and J. STOKES: A study of the role of the thymus and the spleen in the formation of antibodies in the rabbit. J. Immunol. **58**, 27 (1948). — HARRISON, M. F.: Effect of starvation on the composition of the liver cell. Biochem. J. **55**, 204 (1953). — HARROUN, J. E., C. J. SMYTH and S. LEVEY: Tissue protein studies in normal and undernourished males. The changes in total circulating protein after an intravenous saline infusion as an index of protein stores. J. clin. Invest. **29**, 212 (1950). — HARTE, R. A., J. J. TRAVERS, P. SARICH and J. B. ALLISON: The effect of protein quality of previous intake on the consequences of acute starvation. Fed. Proc. **7**, 159 (1948). — HARTMANN, F., H. FEHRMANN u. W. POLA: Die Bedeutung des Serumglobulins für den Schwund der Verdauungsfermente beim Eiweißmangelschaden. Klin. Wschr. **26**, 215 (1948). — HARTMANN, F. A., and K. A. BROWNELL: The adrenal gland. Philadelphia: Lea and Febiger 1949. — HARTROFT, W.: The sequence of pathologic events in the development of experimental fatty liver and cirrhosis. Ann. N.Y. Acad. Sci. **57**, 633 (1954). — HASSIN, G. B.: Brain changes in starvation. Arch. Neurol. Psychiat. (Chicago) **11**, 551 (1924). — HAYEM, G.: Recherches sur l'anatomie pathologique des atrophies musculaires. Paris: Masson & Cie. 1877. — HEFNER, H., u. D. WUNNENBERG: Körperschäden ehemaliger Rußlandheimkehrer. Dtsch. med. Wschr. **1952**, 1539. — HEIDENREICH, O., u. G. SIEBERT: Untersuchungen an isoliertem, unverändertem Lipofuscin aus Herzmuskulatur. Virchows Arch. path. Anat. **327**, 112 (1955). — HEILMANN, P.: Beitrag zur pathologischen Anatomie der Hungerzustände. Dtsch. Gesundh.-Wes. **1**, 698 (1946). — HEILMEYER, L.: Die Eiweißmangelanämie. Med. Welt **1938**, 138. ~ Hungerschäden. Med. Klin. **1946**, 241. — HEILMEYER, L., u. L. WEISSBECKER: Funktion und Stoffwechsel der Schwermetalle. In Handbuch der allgemeinen Pathologie, Bd. IV/2, S. 1. Berlin-Göttingen-Heidelberg: Springer 1957. — HEINSIUS, E.: Die Beteiligung des Augenhintergrundes bei Mangelernährung. Dtsch. med. Wschr. **1950**, 419. — HEITZ, J.: Note sur l'état du myocarde dans l'inanition. C.R. Soc. Biol. Paris **72**, 814 (1912). — HELLER, H.: Exsiccose und Ödem. Klin. Wschr. **1948**, 415. — HELLER, H., and S. E. DICKER: Some renal effects of experimental dietary deficiencies. Proc. roy. Soc. Med. **40**, 351 (1947). — HELLERSTEIN, H. K., and D. SANTIAGO-STEVENSON: Atrophy of the heart: a correlative study of eighty-five proved cases. Circulation **1**, 93 (1950). — HELMKE, K. H.: Über den Zellkollaps. Virchows Arch. path. Anat. **304**, 255 (1939). — HENINGTON, V. M., E. CAROE, V. DERBES and B. KENNEDY: Kwashiorkor. Arch. Derm. Syph. (Chicago) **78**, 157 (1958). — HENN, E.: Therapeutische Nahrungsenthaltung. Med. Klin. **1956**, 947. — HENNING, N., u. H. STADLER: Weitere Untersuchungen über das Kriegsulcus. Dtsch. med. Wschr. **74**, 136 (1949). — HENSCHEL, A., O. MICKELSEN, H. L. TAYLOR and A. KEYS: Plasma volume and thiocyanate space in famine edema and recovery. Amer. J. Physiol. **150**, 170 (1944). — *Herausgeberartikel:* Belsen concentration camp. The medical services take over. Lancet **1945 II**, 604. ~ The fasting man. Brit. med. J. **1890 II**, 1444. ~ Control of dental caries. Brit. med. J. **1948 II**, 522. ~ Cause of nutritional oedema. Lancet **1946 II**, 914. ~ Poststarvation gynaecomastia. Lancet **1952 II**, 601. ~ Oedemas and anaemias of malnutrition. Lancet **1948 I**, 333. ~ Life and death in a concentration camp. Lancet **1948 II**, 228. ~ Aktuelle Probleme der Gewebezüchtung. Dtsch. med. Wschr. **1956**, 1235. ~ Undernutrition and malnutrition. Lancet **1951 II**, 1024. — HERKEN, H.: Untersuchungen an Serumproteinen bei Eiweißmangelernährung. Ärztl. Wschr. **4**, 257 (1949). ~ Hormonale Ursachen der Therapieresistenz von Ödemkrankheiten. Münch. med. Wschr. **98**, 1181 (1956). — HERKEN, H., u. H. REMMER: Die Veränderungen der Serumeiweißkörper bei Ödemkranken. Dtsch. Gesundh.-Wes. **1**, 683 (1946). ~ Beitrag zur Pathogenese des Eiweißmangelödems. Klin. Wschr. **1947** a, 469. ~ Beitrag zur Pathogenese des Eiweißmangelödems. Klin. Wschr. **1947** b, 211, 469. — HERMANN, L.: Untersuchungen über den Hämoglobingehalt des Blutes bei vollständiger Inanition. Pflügers Arch. ges. Physiol. **43**, 239 (1888). — HERRING, G.: Die Eiweißwerte im Serum beim Hungerschaden. Eine statistische Betrachtung zur onkotischen Theorie der Ödementstehung. Klin. Wschr. **1948**, 296. — HERRLICH, A.: Kachexie und Ödemzustände bei Ruhr. Med. Klin. **1947**, 403. — HERTZ, R.: Studies on the mechanism of regression of the prostata and uterus following hormonal deprivation. Third Panamerican Congr. Endocrinol. Santiago de Chile, p. 29, 1954. — HERZENBERG, H.: Bericht über die russische allgemein-pathologische und pathologisch-anatomische Literatur der Jahre 1920—1926. Ergebn. allg. Path. path. Anat. **21**, 371 (1925). — HEUMANN, G.: Mikroskopische Untersuchungen an hungernden und verhungerten Tauben, S. 57. Diss. Gießen 1850. — HEVESY, G. v.: Anwendung von Isotopenindikatoren in physiologischen Untersuchungen. Klin. Wschr. **35**, 201 (1957). — HEYNEMANN, T.: Die Nachkriegs-Amenorrhoe. Klin. Wschr. **1948**, 129. — HIBBS, R. E.: Gynecomastia associated with vitamin deficiency disease. Amer. J. med. Sci. **213**, 176 (1947). — HIERONYMI, G.: Untersuchungen über die Kerngrößen von Leberzellen unter normalen und krankhaften Bedingungen an der weißen Maus. Frankfurt. Z. Path. **61**, 443 (1950). — HIGGINSON, J., A. D. GILLANDERS and J. F. MURRAY: The heart in chronic malnutrition. Brit. Heart J. **14**, 213 (1952). — HIGGINSON, J., B. G. GROBBELAAR and A. R. P. WALKER: Hepatic fibrosis and cirrhosis in man in relation to malnutrition. Amer. J. Path. **33**, 29 (1957). — HILD, W.: Das morphologische, kinetische und endokrinologische Verhalten von hypothalamischem und neurohypophysärem Gewebe in vitro. Z. Zellforsch. **40** (1954). — HIMES, M. B., R. RIZSKI, J. HOFFMAN, A. W. POLLISTER and J. POST: Cytoplasmatic ribonucleic acid in the human liver cell. Arch. Path (Chicago) **58**, 345 (1954). —HIMSWORTH, H. P.: Discussion on the influence of the nutritional factors in liver disease. Proc. roy. Soc. Med. **38**, 101 (1944/45). ~ The liver and its diseases. Blackwell Scientific Publications. Oxford 1947. — HIMSWORTH, H. P., and L. E. GLYNN: Massive hepatic necrosis and diffuse hepatic fibrosis. Acute yellow atrophy and portal cirrhosis; their production by means of diet. Clin. Sci. **5**, 93 (1944). ~ Toxipathic and trophopathic hepatitis. Lancet **1944 I**, 457. ~ Massive hepatic necrosis and diffuse hepatic fibrosis. Clin. Sci. **4**, 421 (1942). — HINTZSCHE, E., u. E. TANNER: Über Beziehungen zwischen Nahrungsaufnahme und Kerngröße des Darmepithels. Z. mikr.-anat. Forsch. **42**, 165 (1937). — HINZ, C.: Kriegsernährung und Hypothyreodismus. Med. Klin. **16**, 313 (1920). — HIRSCH, G. C.: Allgemeine Stoffwechselmorphologie des Cytoplasmas. In Handbuch der allgemeinen Pathologie, Bd. II/1, S. 92. Berlin-Göttingen-Heidelberg: Springer 1955. ~ Der Mineralstoffwechsel der Zelle. In Handbuch der allgemeinen Pathologie, Bd. II/1, S. 309. Berlin-Göttingen-Heidelberg: Springer 1955. ~ Der Arbeitszyklus im Pankreas und die Entstehung der Eiweiße. Naturwissenschaften **45**, 349 (1958). ~ Die Fließbandarbeit in der exokrinen Pankreaszelle bei der Produktion von Enzymen. Mit einem Exkurs über Ergastoplasma und Golgi-Körper. Naturwissenschaften **47**, 25 (1960). — HIRSCH, S.: Hungerosteopathie unter dem Einfluß von Alter und Geschlecht. Münch. med. Wschr. **67**, 1087 (1920). — HIRSCHBERGER, H.: Über einen Fall von symmetrischen Hautblutungen bei einem Dystrophiker. Dtsch. med. Wschr. **1950**, 1044. — HIRSCHER, H.: Der Kohlenhydratstoffwechsel bei der lipophilen Dystrophie und seine vegetativ-hormonale Regulation. Z. ges. inn. Med. **3**, 663 (1948). ~ Unterernährung und Leberkrankheiten. Z. ärztl. Fortbild. **45**, 472 (1951). ~ Unterernährung und somatische Resistenz. Medizinische **47** (1953). — HITTMAIR, A.: Die Sideropenie. Med. Klin. **1958**, 685. — HOBERMANN, H. D.: Endocrine regulation of amino acid and protein metabolism during fasting. Yale J. Biol. Med. **22**, 341 (1950). — HOCHREIN, E., u. I. SCHLEICHER: Die Beurteilung von Spätheimkehrerschäden. Medizinische **1958**, 299. — HOCHSTETTER, A.: Über Hungerosteomalacie. Münch. med. Wschr. **1919**, 776. — HOCK, A.: Chemische Veränderungen des Lebergewebes infolge alimentärer Schädigung und ihre Beeinflussung durch Leberextrakte. Hoppe-Seylers Z. physiol. Chem. **304**, 11 (1956). — HOCK, A., u. H. FINK:

Über eine schwere ernährungsbedingte Stoffwechselstörung und ihre Verhütung durch Cystin. Hoppe-Seylers Z. physiol. Chem. **278**, 136 (1943). ~ Bedingungen für eine durch l-Cystin zu verhütende Leberschädigung bei Ratten. Z. Naturforsch. **2**b, 203 (1947). — Hock, G.: Vorkommen von Eisenmangel bei Heimkehrern. Medizinische **1958**, 321. — Hodge, A. J.: Muscle fine structure: Some results of ultramicrotomy. Proceedings of the Internat. Conf. on Electron Microscopy, London, p. 572, 1954. — Hörstebrock, R.: Leberschäden nach Hungerdystrophie. In: Die Dystrophie, S. 7—15. Stuttgart: Georg Thieme 1958. — Hoff, F.: Erkrankungen der Nebenniere. Münch. med. Wschr. **99**, 587 (1937). — Hoffmann, A.: Die Entwicklung des Fettgewebes beim Menschen. Anat. Anz. **97**, 242 (1950). — Hoffmann, F. L.: Cancer and diet, with facts and observations on related subjects. Baltimore: Williams & Wilkens Company 1937. — Hoffmann, G.: Anatomische Befunde bei Amenorrhoe während der Kriegszeit. Inaug.-Diss. Breslau 1920. 35 S. — Hoffmann, M. M.: The physiological and clinical significance of the urinary 17-ketosteroids. McGill med. J. **13**, 177 (1944). — Hohlbein, R.: Mißbildungshäufung und Umwelteinflüsse. Dtsch. Gesundh.-Wes. **7**, 281 (1952). — Hokin, L. E.: The role of ribonucleic acids in amylase secretion by pancreas slices. Biochim. biophys. Acta 8, 225 (1952). — Holle, G.: Über plötzliche Todesfälle bei schwerer Inanition. Z. ges. inn. Med. **3**, 491 (1948). — Holt jr., L. E., and A. A. Albanese: Observations on amino acid deficiencies in man. Trans. Ass. Amer. Phys. **58**, 143 (1944). — Holt jr., L. E., A. A. Albanese, V. Irvy, S. E. Synderman and M. Lein: The isoleucine requirement of the infant. Fed. Proc. **6**, 262 (1947). — Holtz, P.: Eiweißmangel und Hypotonie. Klin. Wschr. **1949**, 338. — Hook, G.: Vorkommen von Eisenmangel bei Heimkehrern. Medizinische **1958**, 321. — Hornung, H.: Vom Wirken der Spurenelemente. Med. Klin. **1956**, 859. — Horst, W.: Beitrag zum Lipoidstoffwechsel bei chronischer Unterernährung. Klin. Wschr. **1950**, 184. — Horvath, K. C., Sellei u. R. Weisz: Beiträge zur Pathologie, Symptomatologie und Therapie der kriegsbedingten Amenorrhoe. Gynaecologia (Basel) **125**, 368 (1948). — Hottinger, A.: Klinische Kasuistik der Hungerkrankheit 1944/45. In: Hungerkrankheit, Hungerödem, Hungertuberkulose, S. 13—119. Basel: Benno Schwabe & Cie. 1948. — Hottinger, A., O. Gsell-E. Uehlinger, C. Salzmann u. A. Labhart: Hungerkrankheit, Hungerödem, Hunger-, tuberkulose. Basel: Benno Schwabe & Co. 1948. — Howard, J. E., and R. S. Bigham: The movement of potassium during the protein catabolic reaction after trauma. Josiah Macy jr. Foundation Conference on Metabolic Aspects of Convalescence including bone and wound healing, 10th Meet, New York 1945. — Howard, J. E., and R. A. Carey: The use of potassium in therapy. J. clin. Endocrinology **9**, 691 (1949). — Howard, R. B.: An inquiry into the morbid effects of deficiency of food chiefly with reference to their occurrence amongst the destitute poor. London: Simpkin, Marshall & Co. 1839. — Howes, E. L., u. R. M. McKeswu: Arch. Surg. (Chicago) **29**, 786 (1934). — Hoyer, H.: Zum Thema Magengeschwürsleiden und Ernährung. Med. Mschr. **11**, 716 (1957). — Hrachovec, J.: Relative growth of organs and tissues in mammals. Nature (Lond.) **178**, 496 (1956). — Huebschmann, W.: Über Atrophie des Fettgewebes und über „drüsiges" Fettgewebe. Verh. dtsch. Ges. Path. **19**, 236 (1923). — Hülse, W.: Pathologisch-anatomische Untersuchungen über die Ursachen der Ödemkrankheit. Wien. klin. Wschr. **31**, 7 (1918a). ~ Untersuchungen über Inanitionsödeme. Virchows Arch. path. Anat. **225**, 234 (1918b). — Hugett, A. St. G.: The nutrition of the foetus. Physiol. Rev. **21**, 438 (1941). — Hultgren, H. N.: Clinical and laboratory observations in severe starvation. Stanf. med. Bull. **9**, 175 (1951). — Hume, E. M., and E. Nirenstein: II. Comparative treatment of cases of hungerosteomalacia in Vienna. Lancet **1921 II**, 849. — Husslein, H.: Geburtsgewicht in Mangelzeiten. Wien. klin. Wschr. **59**, 586 (1947). — Huxley, H. E.: The double array of filaments in the cross-striated muscle. J. biophys. biochem. Cytol. 631 (1957).

Ickert, F.: Der Eiweißmangelschaden. Dtsch. med. Wschr. **1946**, 99. ~ Der Eiweißmangelschaden. Dtsch. med. Wschr. **1947**, 52. ~ Neuere Probleme bei der jetzigen Unterernährung. Med. Mschr. **1948**, 275. — Ilgner: Pathologische Anatomie der Ernährungsstörungen des Säuglings. Mschr. Kinderheilk. **101**, 82 (1953). — Illingworth, B. A., and J. A. Russell: The effects of growth hormon on glycogen in tissues of the rat. Endocrinology **48**, 423 (1951). — Ilzhoefer, H.: Über den Gaswechsel nach ermüdender Muskelarbeit bei kalorienarmer Ernährung. Arch. Hyg. (Berl.) **38**, 331 (1919). — Ingle, D. J.: A simple means of producing obesity in the rat. Proc. Soc. exp. Biol. (N.Y.) **72**, 604 (1949). — Ingle, D. J., M. C. Prestrud and J. E. Nezamis: Effect of cortisone acetate upon plasma amino acids in the eviscerated rat. Proc. Soc. exp. Biol. (N.Y.) **75**, 801 (1950). — Inglese, R.: Le carenze alimentari nel morbo de famine bellico. Minerva med. (Torino) **1**, 116 (1947). — Inlow, W. D. P.: Spleen and digestion. Study III. The spleen in inanition; effect of removal of external secretion of pancreas on spleen. Amer. J. med. Sci. **164**, 173 (1922). — Ishida, M.: Auftreten mikrochemisch nachweisbaren Eisens in quergestreiften Muskelfasern. Virchows Arch. path. Anat. **210**, 67 (1912). — Ivanovsky, A.: Physical modifications of the population of Russia under famine. Amer. J. physic. Anthrop. **6**, 331—353 (1923).

JACKSON, C. M.: Effect of acute and chronic inanition upon the relative weights of the various organs and systems of adult albino rats. Amer. J. Anat. **18**, 75 (1915). ~ The effect of the inanition and malnutrition upon growth and structure. Philadelphia: Blakiston 1925. ~ Structural changes when growth is suppressed by undernourishment in the albino rat. Amer. J. Anat. **51**, 347 (1932). — JACKSON, W. P. V., and G. C. LINDER: The influence of malnutrition on the pancreas. Report of a case following small gut resection. Metabolism **2**, 562 (1953). — JACOBS, E. C.: Effects of starvation on sex hormones in the male. J. clin. Endocr. **8**, 227 (1948a), ~ Gynaecomastia following severe starvation. Ann. intern. Med. **28**, 792 (1948b). — JACOBY, W.: Über das rhythmische Wachstum der Zellen durch Verdoppelung ihres Volumens. WILHELM Roux' Arch. Entwickl.-Mech. Org. **106**, 124 (1925). — JAFFÉ, R.: Pathologisch-anatomische Veränderungen der Keimdrüsen bei Konstitutionskrankheiten, im besonderen bei Pädiatrophie. Frankfurt. Z. Path. **26**, 250 (1921). — JAFFÉ, R., u. B. v. GAVALLÉR: Männliche Genitalorgane. In: Pathologie der Laboratoriumstiere. Berlin-Göttingen-Heidelberg: Springer 1958. — JAFFÉ, R. H., u. H. STERNBERG: Kriegspathologische Erfahrungen. Virchows Arch. path. Anat. **231**, 346 (1921). — JAILER, J. W., and L. SEAMAN: Estrogen-inactivation by the liver as modified by dietary protein. Proc. Soc. exp. Biol. (N.Y.) **73**, 70 (1950). — JAMES, A. T., and J. E. LOVELOCK: Essential fatty acids and human disease. Brit. med. Bull. **14**, 262 (1958). — JANSEN, W. H.: Untersuchungen über den Stoffumsatz bei Ödemkranken. Münch. med. Wschr. **1** (1918a). ~ Blutbefunde bei Ödemkranken. Münch. med. Wschr. **65**, 925 (1918b). ~ Die Ödemkrankheit. Studien über Physiologie der Unterernährung und über die Ödempathogenese. Dtsch. Arch. klin. Med. **131**, 144, 330 (1920). — JANUSZEWSKA, G.: Über Osteomalacie. Wien. klin.-ther. Wschr. **17**, 503 (1910).— JAWORSKI, J.: Mangelhafte Ernährung als Ursache von Sexualstörungen bei Frauen. Wien. klin. Wschr. **29**, 1068 (1916). — JESSERER, H.: Der heutige Stand des Osteomalazieproblems. Wien. klin. Wschr. **64**, 715 (1952). ~ Osteomalacie. Docum. rheumatol. Geigy (Basel) Nr 14 (1956). — JESSERER, H., u. W. KIRCHMAYR: Die präsenile und die senile Involutionsosteoporose. Docum. rheumatol. Geigy (Basel) 8 (1955). — JOACHIMOGLU, G., u. G. LOCABAS: Über das Vorkommen von Nachtblindheit bei Mann und Weib. Dtsch. med. Wschr. **59**, 1043 (1933). — JOBIN, S. B.: Ostéoporose de carence. Laval méd. **13**, 977 (1948). — JOLLIFFE, N.: Low protein diets for reducing. J. Amer. med. Ass. **161**, 1633 (1956). — JOLLIFFE, N., P. R. CANNON and F. F. TISDALL: Handbook of clinical nutrition. New York: Hoeber 1950. — JONGBLOED, J.: Le métabolisme de base au cours de l'œdème de famine. Arch. int. Physiol. **54**, 337 (1947). — JUDSON, S. E.: Changes in the ash content of the white mouse in relation to diet and growth. Diss. Yale Univ. (Cited by THOMPSON and MENDÉL, p. 18.) **89**, 120 (1916). — JÜPTNER, H.: Die Hungerosteopathien. Med. Klin. **1949**, 577. — JÜRGENS: Besteht ein Zusammenhang der Ödemkrankheit in den Kriegsgefangenenlagern mit Infektionskrankheiten? Berl. klin. Wschr. **53**, 210 (1916). — JUNKERSDORF, P.: Beiträge zur Physiologie der Leber. I. Das Verhalten der Leber im Hungerzustande. Pflügers Arch. Physiol. **186**, 238 (1921). — JUSTIN-BESANÇON, L.: L'ostéose de famine. Recherches médicales en France pendant la guerre 1939—1945, p. 187, 1947. ~ Les colloïdes du sang dans les états de dénutrition. Rev. gén. Sci. **55**, 181 (1948).

KADING, K.: Alter und Fettpolsterdicke alsalleiniger Maßstab für den Ernährungszustand. Münch. med. Wschr. **69**, 433 (1922). — KALK, H.: Hunger als Ursache der Lebercirrhose. Die Cirrhose der Heimkehrer. Dtsch. med. Wschr. **75**, 225 (1950a). ~ Über eine Spätfolge der Mangelernährung. Med. Klin. **1950**b, 1310. ~ Über den heutigen Stand der Lehre von der Pathogenese des peptischen Geschwürs. Langenbecks Arch. klin. Chir. **267**, 72 (1951). ~ Cirrhose und Narbenleber. Stuttgart: Ferdinand Enke 1954. ~ Leberkrankheiten als Schädigungsfolge nach Wehrdienst. Medizinische **25**, 69 (1955). ~ Über die Siderophilie (Hämochromatose) und ihre Behandlung durch Aderlaß. Med. Klin. **1958**, 688. — KANTHER, R.: Parotidenschwellung bei Inanitionsdystrophie. Z. ges. inn. Med. **3**, 87 (1948). ~ Zu dem Dicksein bei chronischer Inanition. Z. ges. inn. Med. **4**, 632 (1949). — KANZOW, H.: Beobachtungen während einer 53tägigen Hungerperiode an einem Hungerkünstler. Dtsch. Arch. klin. Med. **198**, 698 (1951). — KARK, R., H. F. AITON u. E. D. PEASE: The nutritional status of Japanese prisoners of war. Burme 1945. Ann. intern. Med. **25**, 266 (1946). — KASSNER, H. T.: Gynecomastia. Amer. J. Path. **22**, 235 (1946). — KATSCH, G.: Diabetes und Dystrophie. Med. Klin. **1949**, 1205. — KATSCH, G., u. H. PICKERT: Die Krankheiten des Magens. Handbuch der inneren Medizin III, 1, 453, Berlin-Göttingen-Heidelberg: Springer 1952. — KAUP: Einwirkung der Kriegsnot auf die Wachstumsverhältnisse der männlichen Jugendlichen. Münch. med. Wschr. **68**, 693 (1921). — KAYSER-PETERSEN, J. E.: Wandlungen des tuberkulösen Geschehens in der Kriegs- und Nachkriegszeit. Dtsch. med. Wschr. **74**, 644 (1949). — KEHRER, H. E.: Der Hydrocephalus internus und externus. New York u. Basel: S. Karger 1955. — KEIDERLING, W.: Über die Ferrokinetik beim Infekt. Schweiz. med. Wschr. **88**, 965 (1958). — KERPEL-FRONIUS, E.: Beitrag zur Klinik und pathologischen Physiologie der Säuglingsatrophie und Dekomposition. Acta med. Acad. Sci. hung. **2** (1951). — KERPEL-FRONIUS, E., and S. KOVACH: The volume of extracellular body fluids in malnutrition. Pediatrics **2**, 21 (1948). —

KERPEL-FRONIUS, E., and F. VARGA: The problem of oedema in infantile malnutrition. Acta paediat. (Uppsala) **42**, 256 (1953). — KESTNER, O.: Die Unterernährung unserer Großstadtbevölkerung. Dtsch. med. Wschr. **45**, 235 (1919). — KESTNER, O., u. C. RENDER: Kriegsödeme und Ruhr. Arch. Schiffs- u. Tropenhyg. **23**, 148 (1919). — KETTLER, L. H.: Die Bedeutung pathologisch-anatomischer Befunde bei Eiweißmangelernährung im Tierversuch. Z. ges. inn. Med. **1949**, 167. ~ Parenchymschädigungen der Leber. Ergebn. allg. Path. path. Anat. **37**, 42 (1954). ~ Über die Bedeutung morphologischer Nieren-Leberveränderungen bei Heteroproteinämie. Z. ges. inn. Med. **10**, 704 (1955). ~ Zur Morphologie der Poikiloproteinämie. Verh. dtsch. path. Ges. **39**, 178—182 (1956). ~ Die Leber. In Lehrbuch der spezifischen pathologischen Anatomie, herausgeg. von E. KAUFMANN u. M. STAEMMLER, Bd. II, S. 913—1260. Berlin: W. de Gruyter & Co. 1958. — KEYS, A.: Caloric undernutrition and starvation. In the Encyclopedia of medicine, surgery and specialities. Philadelphia: F. A. DAVIS 1949. ~ Caloric deficiency and starvation. In JOLLIFFE, CANNON and TISDALL, Clinical nutrition. New York: Hoeber 1950. — KEYS, A., J. BROZEK, A. HENSCHEL, O. MICKELSEN and H. L. TAYLOR: Experimental starvation in man. University Minnesota Press 1945. ~ The biology of human starvation, I and II. Minneapolis: University of Minnesota Press 1950. — KEYS, A., and F. GRANDEM: Role of dietery fat in human nutrition. III. Amer. J. publ. Hlth **47**, 1520 (1957). — KEYS, A., H. L. TAYLOR, O. MICKELSEN and A. HENSCHEL: Famine edema and mechanism of its formation. Science **103**, 669 (1946). — KIEF, H., W. KNOTHE u. E. SCHÜRMEYER: Strukturelle Umbauvorgänge in der Milz beiderseitig epinephrektomierter Ratten nach hohen Dosen Cortison Desoxycorticosteron. Virchows Arch. path. Anat. **325**, 624 (1954). — KILLINS, J. A., and J. I. POSCH: Medical experiences at Dachau. Minn. Med. **29**, 46 (1946). — KIRCH, A.: Bemerkungen zur Pathologie der Hungerosteopathie. Med. Klin. **1919**, 767. — KIRCH, E.: Über gesetzmäßige Verschiebung der inneren Größenverhältnisse des normalen und pathologisch veränderten menschlichen Herzens. Z. angew. Anat. **7**, 235 (1921). — KITTELSON, J. A.: Effects of inanition and refeeding upon the growth of the kidney in the albino rat. Anat. Rec. **17**, 281 (1920). — KLATSKIN, G., W. T. SALTER and F. D. HUMM: Gynecomastia due to malnutrition. Amer. J. med. Sci. **213**, 19 (1947). — KLEBANOW, D.: Hunger und psychische Erregungen als Ovar- und Keimschädigungen. Geburtsh. u. Frauenheilk. **8**, 812 (1948). ~ Fertilitätsstörungen als Spätfolge chronischen Hungers und schwerer seelischer Traumen. Geburtsh. u. Frauenheilk. **9**, 420 (1949). — KLEBANOW, D., u. H. HEGNAUER: Zur Frage der kausalen Genese von angeborenen Mißbildungen. Med. Klin. **1950**, 1198, 1234. — KLINGE, F.: Die Nebenniere im Hungerzustand bei Vitamin B_1-Mangel. Zbl. allg. Path. path. Anat. **85**, 325 (1949). — KLOOS, K.: Die Bedeutung der morphologischen Methode für die Erforschung der Nebennierenfunktion. Med. Klin. **1948**, 695. — KLOOS, K.: Die Morphologie der Nebennierenrinde bei Inanitionszuständen. Verh. Dtsch. Ges. Path. 32. Tagg, S. 176, 1950. — KLOTZ: Kriegsernährung und Frauenmilch. Z. Kinderheilk. **26**, 150 (1920). — KLOTZBÜCHER, E.: Klinische Beobachtungen bei der Ödemkrankheit. Klin. Wschr. **1948**, 289. — KLOTZBÜCHER, E., u. W. DALICHO: Zur Genese der alimentären Osteopathie. Klin. Wschr. **1948**, 684. — KNACK, A. V.: Über Hungerödeme. Zbl. inn. Med. **37**, 753 (1916). — KNACK, A. V., u. J. NEUMANN: Beiträge zur Ödemfrage. Dtsch. med. Wschr. **43**, 901 (1917). — KNIGGE, K. M.: The effect of acute starvation on the adrenal cortex of the hamster. Anat. Rec. **120**, 555 (1954). ~ Influence of DCA and cortisone on adrenal gland of fedand acutely starved hamsters. Proc. Soc. exp. Biol. (N.Y.) **88**, 348 (1955). — KNORR, G.: Knochenuntersuchungen bei allgemeiner Inanition. Beitrag zur Frage der „Hungerosteopathie". Frankfurt. Z. Path. **62**, 13 (1951). — KOBACK, M. W., E. P. BENDITT, R. W. WISSLER and C. H. STEFFEE: Surg. Gynec. Obstet. **85**, 751 (1947). Zit. K. LANG u. O. RANKE, Stoffwechsel und Ernährung. Berlin-Göttingen-Heidelberg: Springer 1950. — KOBURG, E.: Autoradiographische Untersuchungen zum Eiweißstoffwechsel der Zellen des Knorpels und Knochens. Beitr. path. Anat. **124**, 1, 109 (1961). — KOCH, A.: Symbiose und Ernährung. Münch. med. Wschr. **98**, 1309 (1956). — KOCH, E., u. P. LÜBBERS: Makro- und megalocytäre Anämien bei der Ödemkrankheit. Dtsch. med. Wschr. **72**, 254 (1947). — KOCH, O.: Über Kriegs- und Nachkriegseinflüsse auf den Tuberkuloseablauf. Dtsch. med. Wschr. **1947**, 158. — KOCH, W.: In welchem Lebensabschnitt tritt der tuberkulöse Erstinfekt auf? Ärztl. Wschr. **1946**, 41. — KOCHAKIAN, C. D., and E. ROBERTSON: Corticoids and body and organ weights, nitrogen balance and enzymes. J. biol. Chem. **190**, 481 (1951). — KOECHER: Darstellung einer eigenen Erkrankung an Hungerschaden. Dtsch. med. Rdsch. **3**, 545 (1949). — KOEHLER, H.: Über Kriegsamenorrhoe. Zbl. Gynäk. **43**, 359—368 (1919). — KÖHN, K.: Lymphgewebe und Milz im Tierversuch bei saurer und basischer Nahrung, bei Hunger und Hormonbehandlung. Frankfurt. Z. Path. **65**, 5 (1954a). ~ Experimentelle Untersuchungen an Ratten zur Frage der Beeinflußbarkeit des Lymphgewebes durch die Art der Nahrung sowie durch Hunger. Z. ges. inn. Med. **9**, 195 (1954b). — KÖLWEL-KIRSTEIN, G.: Experimentelle Beiträge zur Mesotrophielehre KOLLATHS. Ärztl. Forsch. **10**, II/51 (1956). — KOHL, H.: Ein Überblick über die Klinik und Therapie der Eiweißmangelkrankheit und ihre Auswirkung auf die Arbeitsfähigkeit. Ärztl. Forsch. **1949**, 301. — KOHLMANN, E. A.: The experimental production of edema as related to protein deficiency. Amer. J. Physiol. 51, 378 (1920). — KOHN, H. J.: Changes in composition of blood plasma of the rat during fasting and influence of genetic factors upon sugar and cholesterol levels. Amer. J. Physiol. 163, 410 (1950). — KOLLATH, W.: Der Mesotrophiekomplex als unspezifisch-chronischer Mangelzustand. Hippokrates (Stuttgart) 28, 267 (1957). — KOLLER, H., u. E. RELLER: Körpergewicht und Grundumsatz bei der jetzigen Ernährungslage. Klin. Wschr. 1947, 24, 682. — KOLOGLU, S.: Les lésions histopathologiques et les troubeles fonctionnels rénaux de la carence nutritionelle. J. Urol. méd. chir. 64, 105 (1958). — KONITZER, K., u. E. ENDELL: Studien über den Eisenstoffwechsel. II. Tierexperimentelle Untersuchungen über die Relation Ferritin-Haemosiderineisen im Lebergewebe. Z. ges. inn. Med. 12, 294 (1957). — KONJETZNY, G. E.: Die Geschwürsbildung im Magen, Duodenum und Jejunum. Stuttgart 1947. — KOROVIN, A. A.: Eine objektive Bestimmungsmethode für den Ernährungszustand eines Menschen. Klin. Med. 26, 52 (1948). — KOSTERLITZ, H. W.: Effects of dietary protein on liver cytoplasma. Nature (Lond.) 154, 207—209 (1944). ~ Dietary protein and histological structure of liver tissue. J. Physiol. (Lond.) 105, 11 P (1946). ~ The effects of changes in dietary protein on the composition and structure of the liver cell. J. Physiol. (Lond.) 106, 194—210 (1947). ~ Changes in the constituents of the liver cell in early choline and protein deficiencies. Ciba Found. Symp. „Liver Disease" 1951, p. 32—42. ~ In F. W. HOFFBAUER, Liver injury. Trans. of the Twelfth Conf. Josiah Macy jr. Foundation, New York 1953. — KOSTERLITZ, H. W., and J. D. CRAMB: The effect of fasting on the protein content of the liver. J. Physiol. (Lond.) 102, 18 P (1943). — KOSTYAL, L.: Beiträge zur Physiologie und Pathologie des Wasserhaushaltes. II. Von dem Hungerödem. Z. ges. exp. Med. 96, 672 (1935). — KOVÁCS, K., u. J. IVÁNYI: Anhaltende Inanition mit tödlichem Ausgang unter besonderer Berücksichtigung der endokrinen Beziehungen. Z. ges. inn. Med. 12, 12 (1957). — KOVÁCS, K., and B. KORPASSY: Effect of dietary protein contents on the hypophyseal adrenocortical system and on the lymphatic organs of normal rats and of rats in alarm reaction. Acta physiol. Acad. Sci. hung. 3, 243 (1952). — KOWALEWSKI, K.: Étude de l'acidité gastrique chez des prisonniers de guerre présentant différents troubles gastrointestinaux. Acta gastroent. belg. 10, 503 (1947). — KRACHT, J.: Funktionszustände des Inselzellsystems. Verh. dtsch. Ges. Path. 116 (1959). — KRAINICK, G., F. DEBATIN and W. ZIERL: Inapparents Infektion and Stoffwechsel. Dtsch. med. Wschr. 1955, 726. — KRAUSE, F.: Über die Beziehung der durch Unterernährung entstehenden Schäden. Dtsch. Gesundh.-Wes. 1947, 223. — KREBS, A.: Über allergische Myocarditis. Dtsch. Gesundh.-Wes. 4, 98 (1949). — KREMER, J.: Das Problem der Pigmentablagerung in der Leber und Milz der Kaltblüter und reine Beziehungen zur Frage des Blutabbaues und Eisenstoffwechsels. Z. mikr.-anat. Forsch. 44, 234 (1938). — KRESS, H. v., u. H. LANGECKER: Über das Hungerödem. Ärztl. Wschr. 1946, 5. — KRETZSCHMAR, G.: Serumeiweißuntersuchungen an der hungernden Maus. Z. ges. inn. Med. 12, 472 (1957). — KRIEGER, M.: Über die Atrophie der menschlichen Organe bei Inanition. Z. angew. Anat. 7, 87 (1921). — KRIKLER, D. M., and V. SCHRIRE: „Kwashiorkor" in an adult. Lancet 1958 I, 510. — KRONE, H. A.: Die Bedeutung der exogenen Ursachen angeborener Mißbildungen im Rahmen der Schwangerenberatung. Münch. med. Wschr. 100, 1477 (1958). ~ Die Bedeutung der Eibettstörungen für die Entstehung menschlicher Mißbildungen. Veröffentlichungen aus der morphologischen Pathologie, H. 62. Stuttgart: Gustav Fischer 1961. — KUCH, M., u. MARA v. C. LAZAROVICH-HREBELJANOVICH: Die histologischen Veränderungen der Fettgewebe im Hunger. Naunyn-Schmiedeberg's Arch. exp. Path. Pharmak. 179, 191 (1935). — KÜCHMEISTER, H.: Die Pathogenese des Ödems. Med. Klin. 1952, 701. — KÜCHMEISTER, H., u. J. TAUBE: Kapillarpermeabilität bei Mangelernährung. Ärztl. Forsch. 1947, 278. — KÜHN, H. A., u. H. STEIM: Hunger und Leberschaden. Dtsch. med. Wschr. 1955, 1042. — KÜHNAU, J.: Eiweißmangel als Ernährungsproblem. Ärztl. Wschr. 1946 a, 161, 166. ~ Das Hungerödem. Med. Klin. 1946 b, 616. — KÜHNAU, J., u. H. W. BANSI: Das Hungerödem. Dtsch. med. Wschr. 1946, 323. — KÜHNELT, H. J., u. P. ROTTER-POOL: Die Mißbildungen an der Universitäts-Frauenklinik Berlin im Spiegel der Embryopathologie. Zbl. Gynäk. 77, 893 (1955). — KÜHRT, P.: Zur Histochemie des weißen und braunen Fettgewebes beim Menschen und beim Tier. Inaug.-Diss. Göttingen 1953. — KUHNKE, J.: Über Ursachen und therapeutische Beeinflußbarkeit der Gynäkomastie. Dtsch. med. Wschr. 1949, 1260. — KUMAMOTO, T.: Histological studies on the changes of brain glycogen caused by starvation. Osaka Daigaku Igaku Zasshi 5, 553 (1951). — KUNDRATITZ, K.: Der Einfluß der Mangelernährung auf die Immunitätslage und Widerstandskraft bei Infektionskrankheiten. Wien. klin. Wschr. 59, 580 (1947). — KUNTZE, J., u. I. PAROW: Zur Klinik und Therapie der Mangelernährungsschäden. Dtsch. med. Wschr. 74 (1948). — KURTH, H.: Ernährung und 17-Ketosteroide. Klin. Wschr. 1957, 1079. — KURTISCH, E.: Ein Fall von Mangelosteopathie. Wien. klin. Wschr. 1949, 414.

LABERKE, J. A.: Weitere Beobachtungen zur Klinik und Rekonvaleszenz schwerer Eiweißmangelschäden. Med. Klin. 1949, 1252. — LABHART, A.: Gestalt und Frühverlauf der Tuberkulose bei Patienten aus Konzentrationslagern. In HOTTINGER et al., S. 247, 1948. — LAESCHKE, R.: Die Nebenniere des Menschen bei Störungen der Keimdrüsentätigkeit und bei Fettsansatz trotz Mangelernährung. Anat. Anz. **96**, 1 (1947). — LAGERSTEDT, S.: Gallocyanine staining as a specific method for production of protein inclusions in liver cells. Acta anat. (Basel) **2**, 392 (1947a). ~ Investigations on the proteinaceous inclusions of the liver cell cytoplasm in ultraviolet light. Acta anat. (Basel) **3**, 84, 190, 265 (1947b). ~ Cytological studies on the protein metabolism of the liver in rat. Acta anat. (Basel) **7**, Suppl. **9**, 1—116 (1949). — LAMY, M., M. LAMOTTE et S. LAMOTTE-BARRILON: Étude anatomique des états de dénutrition. Bull. Soc. méd. Hôp. Paris **62**, 435 (1946a). ~ Étude physicochimique du sang et du liquide d'oedème dans les états de dénutrition. Bull. Soc. méd. Hôp. Paris **62**, 432 (1946b). ~ Les protides et la pression oncotique chez les dénutris. Leurs rapports avec l'œdème. Presse méd. **54**, 814 (1946c). ~ Glandes endocrines et dénutrition. Ann. Endocr. (Paris) **8**, 437 (1947). — LAMY, M., CHR. NEZELOF, M. AUSSANNAIRE, M.-L. JAMMET et DE GRANDPREY: L'origine nutritionelle de certaines cirrhoses infantiles. Discussion à propos de 3 observations à évolution mortelle. Arch. franç. Pédiat. **14**, 657 (1957). — LANDAU, H. L., K. KNOWLTON, D. ANDERSON, M. B. BRANDT and A. T. KENYON: The effects of starvation on urinary 17-ketosteroid excretion. J. clin. Endocr. **8**, 133 (1948). — LANDAU, M.: Nebenniere und Fettstoffwechsel. Dtsch. med. Wschr. **39**, 546 (1913). — LANDES, G.: Kreislaufuntersuchungen bei Eiweißmangelödem. Klin. Wschr. **1943**, 141. — LANDES, G., u. R. ARNOLD: Weitere Untersuchungen über den Kreislauf bei Ödemkrankheit. Klin. Wschr. **1946/47**, 24, 654. — LANDIS, E. M., and S. S. LEOPOLD: Inanition edema associated with tuberculous enteritis. J. Amer. med. Ass. **94**, 1378 (1930). — LANG, K.: Der intermediäre Stoffwechsel. Berlin-Göttingen-Heidelberg: Springer 1952a. ~ Lokalisation der Fermente und Stoffwechselprozesse in den einzelnen Zellbestandteilen und deren Trennung. Mikroskopische und chemische Organisation der Zelle, Mosbach Colloquium. Berlin-Göttingen-Heidelberg: Springer 1952b. ~ Der Stoffwechsel der Fette. Verh. dtsch. Ges. inn. Med. **1953**, 169—183. ~ Ernährung und Krebs. Strahlentherapie **96**, 241 (1955). ~ Die Biochemie des intermediären Stoffwechsels. In Handbuch der allgemeinen Pathologie, Bd. IV/2, S. 287—394. Berlin-Göttingen-Heidelberg: Springer 1957. — LANG, K., u. O.-R. RANKE: Stoffwechsel und Ernährung. Berlin-Göttingen-Heidelberg: Springer 1950. — LANG, K., u. R. SCHOEN: Die Ernährung. Physiologie. Pathologie. Therapie. Berlin-Göttingen-Heidelberg: Springer 1952. — LANGE, E.: Kritische Situationen bei therapeutischer Nahrungsenthaltung. Ärztl. Wschr. **11**, 822 (1956). ~ Kritische Situationen bei therapeutischer Nahrungsenthaltung. Ref. Münch. med. Wschr. **99**, 502 (1957). — LANGE, F.: Über das Auftreten eigenartiger Ödemzustände. Dtsch. med. Wschr. **43**, 876 (1917). ~ Zum Begriff der Myokardose, Endocardiose und Kardiosklerose. Dtsch. med. Wschr. **1951**, 1421. — LANGE, L. B.: Experimental tuberculosis in rats on varied diets. Amer. Rev. Tuberc. **11**, 241 (1925). — LANGE-COSACK, H.: Zur Katamnese langdauernder Säuglingsatrophie. Zbl. ges. Neurol. Psychiat. **136**, 261 (1956). — LANGER, H., u. A. GRAFFI: Beitrag zum chemischen Aufbau des Pankreas der weißen Maus im Hunger und während der Restitution des Sekretes. Hoppe-Seylers Z. physiol. Chem. **299**, 139 (1955). — LAROCHE, G.: Les œdèmes par déséquilibre alimentaire. Paris: Masson & Cie. 1942. — LAROCHE, G., E. BOMPARD et J. TRÉMOLIÈRES: À propos de huit cas d'œdème par carence alimentaire. Bull. Soc. méd. Hôp. Paris, III, **57**, 631 (1941). — LAUBER, H. J.: Unterernährungen und Stoffwechselstörungen als Ursache chirurgischer Erkrankungen (Epiphysenlösungen). Med. Klin. **1946**, 314. — LAUDA, E.: Chronische Mangelernährung vom Standpunkt des Internisten. Wien. klin. Wschr. **59**, 561 (1947). — LAUTER, S., u. A. TERHEDDEBRÜGGE: Über Fettansatz und Fettschwund bei der Magerkeit (Magersucht) und Abmagerung. Dtsch. Arch. klin. Med. **181**, 193 (1937/38). — LAVIETES, P. H., J. BOURDILLON and K. A. KLINGHOFFER: The volume of extracellular fluid of the body. J. clin. Invest. **15**, 261 (1936). — LAZAROVICH-HREBELJANOVICH, MARA v. C.: Über histologische Veränderungen in Leber und Herz der hungernden Ratte. Naunyn-Schmiedeberg's Arch. exp. Path. Pharmak. **180**, 690 (1936). — LECOMTE, C., et A. DE SMUL: Effet du régime hypoprotéique sur la teneur en acide desoxyribonucléique des noyaux hépatiques chez le rat jeune. C. R. Acad. Sci. (Paris) **234**, 1400 (1952). — LEDUC, E. H.: The effect of fasting and refeeding and of changes in dietary protein level on mitosis in the liver of the mouse. Anat. Rec. **99**, 586 (1947). ~ Mitotic activity in the liver of the mouse during inanition followed by refeeding with different levels of protein. Amer. J. Anat. **84**, 397—429 (1949). — LEITER, L.: Experimental nephrotic oedema. Arch. intern. Med. **48**, 1 (1931). — LENNARTZ, H.: Zur Pathogenese der Hirnatrophien. Medizinische **1958**, 111. — LEOPOLD, P. G.: Zur Frage der Kriegs- und Nachkriegsperniziosa. Z. ärztl. Fortbild. **44**, 346 (1950). — LESLIE, J.: The nucleic acid content of tissues and cells. In: The nucleic acids, edit. by E. CHARGAFF, J. N. DAVIDSON, vol. II, p. 1—50. New York: Academic Press 1955. — LESSMANN, F.: Hungerosteopathien, Umbaustörungen und Milkmansches Syndrom. Ärztl. Wschr. **1/2**, 719 (1947). ~ Motilitätsstörungen des Dünndarmes infolge einseitiger Kohlenhydraternährung. Ärztl. Wschr. **6**, 25 (1951). — LETTERER, E.: Naturforschung und Medizin in Deutschland. Allgemeine Pathologie, Bd. 70, Teil 1. Wiesbaden: Dietrich 1948. — LEVER, J. D.: The fine structure of brown adipose tissue in the rat, with observations on the pathological changes following starvation and adrenalectomy.

Electron Microscopy. Proc. of the Stockholm Conf. Sept. 1956. Herausgeg. F. S. SJÖSTRAND and J. RHODIN, Stockholm. — LEVER, J. D., and J. B. CHAPPEL: Mitochondria isolated from rat brown adipose tissue and liver. J. biophys. biochem. Cytol. **4**, 287 (1958). — LEVIN, L., and R. K. FARBER: Hormonal factors which regulate the mobilisation of depot fat to the liver. Recent Progr. Hormone Res. **7**, 399 (1952). — LÉVY, M.: Influence des états nutritionnels sur les activités enzymatiques des tissus. Ann. Nutr. (Paris) **7**, 167—222 (1953). — LEYTON, G. B.: Effect of slow starvation. Lancet **1946 I**, 73. — LHERMITE, J., et J. SIGWALD: Le coma hypoglycémique spontané. Étude anatomo-clinique. Bull. Acad. Méd. (Paris) **126**, 384 (1942). — LICHTWITZ, L.: Les ostéoporoses aiguës; ostéoporose d'immobilisation ou ostéoporose d'alarme. Presse méd. **54**, 654 (1946). — LIEBEGOTT, G.: Studien zur Orthologie und Pathologie der Nebennieren. Beitr. path. Anat. **109**, 93 (1944). ~ Die Pathologie der Nebennieren. Verh. dtsch. Ges. Path. **36** 21 (1952). ~ Die Pathologie der hypophysär bedingten Erkrankungen der Nebennieren. Dtsch. med. Wschr. **82**, 64 (1957). — LINDBERG, G.: Über den Blutzuckerspiegel des Säuglings im Hunger. Z. Kinderheilk. **15**, 71 (1917). — LINDENSCHMIDT, T. O.: Chirurgische Entzündungsprobleme im Lichte des Eiweißstoffwechsels. Medizinische **1959**, 103. — LINDNER, E.: Die submikroskopische Morphologie des Herzmuskels. Z. Zellforsch. **45**, 702—746 (1957). ~ Der elektronenmikroskopische Nachweis von Eisen im Gewebe. Ergebn. allg. Path. path. Anat. **38**, 46 (1958). — LINGEN, L. v.: Kriegsamenorrhoe in Petersburg. Zbl. Gynäk. **45**, 1247—1248 (1921). — LINKE, A., F. KREIKER u. E. LEBOK: Zur Hämatologie und Klinik der Hungerkrankheit. Blutbild und Knochenmark bei chronischem Eiweißmangel. Med. Mschr. **1950**, 266. — LINZBACH, A.: Mikrometrische und histologische Analyse menschlicher Hungerherzen. Virchows Arch. path. Anat. **314**, 534, 595, 600 (1947). ~ Zur Begriffsbestimmung des Myocardschadens vom Standpunkt der pathologischen Anatomie. Therapiewoche **1**, 29 (1950). — LIVIERATOS, S.: Observations et recherches sur les maladies par carence. Sem. Hôp. Paris **24**, 2852 (1948). — LIVIERATOS, S., E. DANOPOULOS and K. MARATOS: The functional control of the RES in patients with undernutrition. Acta med. scand. **148**, 469 (1954). — LOEFFLER, L., u. M. NORDMANN: Leberstudien. Virchows Arch. path. Anat. **257**, 119—181 (1925). — LOEPER, M., et C. BACH: Sur quelques dyspepsies intestinales de carence alimentaire. Progr. méd. (Paris) **70**, 275 (1942). — LOEPER, M., A. VARRAY et R. MENDE: Les deux œdèmes de carence: œdème de famine, œdème de fatigue. Bull. Acad. Méd. (Paris) **126**, 335 (1942). — LOEWY, A., u. G. BRAHM: Untersuchungen über Art und Wirkungen der Kriegsernährungen. Z. phys. diätet. Ther. **23**, 169 (1919). — LOHMEYER, K.: Nachuntersuchungsergebnisse bei Hungerkranken. Med. Klin. **1951**, 16. — LOLL, W.: Die quantitative Analyse der Knochenasche bei Kriegsosteopathie. Biochem. Z. **135**, 493 (1923a). ~ Die quantitative Analyse der Knochenasche bei Kriegsosteopathie. Klin. Wschr. **1923** b, 594. — LONG, C. N. H., B. KATZIN and E. G. FRY: Adrenal cortex and carbohydrate metabolism. Endocrinology **26**, 309 (1940). — LONG, D. A.: The influence of nutritional and hormonal factors upon immune and allergic responses to infection. Canad. med. Ass. J. **74**, 771 (1956). — LONTIE, P., et E. BUISSERET: Sur la pathogénie du syndrome de Milkman. Presse méd. **59**, 348 (1951). — LOOS, H.: Körpergewicht und Körperlänge. Medizinische **1957** 225. — LOOSER, E.: Über Spätrachitis und Osteomalacie. Dtsch. Z. Chir. **152**, 210 (1920a). ~ Über pathologische Formen von Infraktionen und Callusbildungen bei Rachitis und Osteomalacie und anderen Knochenerkrankungen. Zbl. Chir. **47**, 1470 (1920b). ~ Über Spätrachitis und Osteomalacie. Klinische, röntgenologische und pathologisch-anatomische Untersuchungen. Dtsch. Z. Chir. **152**, 210 (1920c). — LORUSSO, G., and F. POSTIGLIONE: The behaviour of the blood potassium and chlorides in subjects with hunger edemas. Boll. Soc. ital. Biol. sper. **19**, 298 (1944). — LOWE, C. U., and W. L. WILLIAMS: Effect of cortisone administration on intracellular composition of rat liver. Proc. Soc. exp. Biol. (N.Y.) **84**, 70 (1953). — LUBARSCH, O.: Beiträge zur pathologischen Anatomie und Pathogenese der Unterernährungs- und Erschöpfungskrankheiten. Beitr. path. Anat. **69**, 242 (1921a). ~ Handbuch der ärztlichen Erfahrungen im Weltkrieg 1914. Erschöpfungskrankheiten. Path. Anat. **8**, 66 (1921b). — LUCAS: Über den Hunger und die übrigen Folgen der Entziehung von Speisen. Z. Anthrop. **3**, 29 (1826). — LUCIANI, L.: Das Hungern. Hamburg u. Leipzig: Leopold Voß 1890. — LUCIEN, M.: Capsules surrénales et athrepsie. C. R. Soc. Biol. (Paris) **64**, 462 (1908a). ~ Considérations anatomo-pathologiques sur l'athrepsie. C. R. Soc. Biol. (Paris) **64**, 236 (1908b). — LUCKNER, H.: Experimentelle Myocardose. Z. ges. inn. Med. **9**, 998 (1954). — LUCKNER, H., u. K. SCRIBA: Die Pathologie des Ernährungsödems während der Erkrankung, ihrer Entstehung und Heilung. Z. ges. exp. Med. **103**, 586 (1938). ~ Speicheldrüsenvergrößerungen beim experimentellen Ernährungsödem. Ärztl. Wschr. **3**, 1519 (1948). ~ Über die hydropische und kardiovasculäre Form der Beriberi und ihre Entstehung. Dtsch. Arch. klin. Med. **194**, 396 (1949). — LÜHRS, W.: Morphologische und Bluteiweißuntersuchungen bei qualitativem Nahrungsmangel. Z. ges. inn. Med. **5**, 1 (1950). — LUKJANOW, S. M.: L'inanition du noyau cellulaire. C. R. Congr. intern. méd. Moscou **1**, 297—308 (1897). — LUNDBACK, K., and S. E. GORANSON: Increased muscle phosphorylase activity in the starved rat. Nature (Lond.) **162**, 1002 (1948). — LUSK, G.: The Elements of the science of nutrition, 3rd edit. Philadelphia and London 1919. ~ The physiological effect of undernutrition. Physiol. Rev. **1**, 523 (1921).

Maase, C., u. H. Zondek: Das Hungerödem. Eine klinische und ernährungsphysiologische Studie, S. 137. Leipzig: Georg Thieme 1920. — MacKay, E. M., and R. H. Barnes: The effect of adrenalectomy on liver fat in fasting and after the administration of anterior pituitary extracts. Amer. J. Physiol. **118**, 525 (1937). — Maddock, W. O., and C. G. Heller: Dichotomy between hypophyseal content and amount of circulating gonadotropins during starvation. Proc. Soc. exp. Biol. (N.Y.) **66**, 595 (1947). — Mährlein, W.: Veränderungen der Schilddrüse bei chronischer Unterernährung und im Hunger. Beitr. path. Anat. **111**, 13 (1950). — Magun, R.: Erkrankungen des Nervensystems bei Fehlernährung. Dtsch. Z. Nervenheilk. **169**, 490 (1953). — Makomaski, Z.: Die Hungerkrankheit. Die Konzentrationslagerkrankheit und ihre Komplikationen. Int. Z. Vitaminforsch. **19**, 35 (1948). — Malatesta, C.: Le alterazioni istopatologiche dell'occhio nella avitaminosi „E" sperimentale dei ratti ed in altre condizioni di dieta carenziale sintetica. Boll. Oculist. **30**, 541 (1951). — Maliwa, E.: Über die sogenannte Ödemkrankheit (Entkräftungskrankheit). Wien. klin. Wschr. **31**, 957 (1918). — Malten, H.: Heimkehrer. Med. Klin. **41**, 593 (1946). — Man, E. B., and E. F. Gildea: Serum lipids in malnutrition. J. clin. Invest. **15**, 203 (1936). — Mancke, R., G. Orzechowski u. B. Rodewald: Zeitgemäße Betrachtungen über die Therapie des Eiweißmangelschadens. Ärztl. Wschr. **1947**, 67, 1081. — Mandel, P., M. Jakob et L. Mandel: Étude sur le nombre des noyaux hépatiques au cours de l'inanition protéique prolongée. C.R. Acad. Sci. (Paris) **229**, 1370 (1949). — Manifold, J. A.: Malnutrition and chronic sepsis. J. roy Army med. Cps. **87**, 62 (1946). — Mann, A. W., S. Dreizen, T. D. Spies and F. M. Hunt: Comparison of dental caries activity in malnourished and well nourished patients. J. Amer. dent. Ass. **34**, 244 (1947). — Mann, H.: Veränderungen im Fett winterschlafender Fledermäuse. Fette u. Seifen **43**, 155 (1936). — Manson-Bahr, P. E. C.: Malignant malnutrition in Fiji. Trans. roy. Soc. trop. Med. Hyg. **44**, 555 (1951). — Maratka, Z.: Contribution à l'étude clinique et histopathologique des ostéopathies de carence. Arch. Mal Appar. dig. **35**, 318 (1946). — Marfan, A. B.: Les états de dénutrition dans la première enfance. Nourisson **9**, 65 (1921). — Marion, D. F.: Diseases of the liver. A.M.A. Arch. Surg. **72**, 205 (1956). — Martin, N. H., and A. Neuberger: Protein metabolism and the liver. Brit. med. Bull. **13**, 113 (1957). — Martius, H.: Fluchtamenorrhoe. Dtsch. med. Wschr. **1946**, 81. — Marx, H.: Innere Sekretion. In Handbuch der inneren Medizin, Bd. VI/1, S. 22. 1941. — Masshoff, W., u. E. Waldschütz: Über Wesen und Bedeutung der Milz- und Lebersiderose bei ernährungsgestörten Säuglingen, mit experimentellem Beitrag. Virchows Arch. path. Anat. **320**, 618 (1951). — Materna, A.: Neue Untersuchungen über das Gewicht der Nebennieren. Beitr. path. Anat. **106**, 158 (1942). — Matsaniotis, N. S.: Studies on protein metabolism in undernourished infants and children. J. Pediat. **51**, 267 (1957). — Mattei, C.: Anatomie pathologique des glandes à sécrétion interne dans l'athrepsie. Thèse de Montpellier 1914. Zit. von Jackson 1925. — Maurer, W.: Untersuchungen zur Größe des Eiweißumsatzes von Plasma- und Organeiweiß. Wien. Z. inn. Med. **38**, 393 (1957). — Mauriac, P.: L'augmentation paradoxale du poids des jeunes femmes en temps de restriction. Paris. méd. **34**, 41 (1944). — Maxwell, J. P.: Osteomalacia in China. J. Obstet. Gynaec. Brit. Emp. **32**, 433 (1925). — Mayer, J. B.: Neuerer Weg der Behandlung der Säuglingsintoxikose. Kinderärztl. Prax. **22**, 536 (1954). — McCance, R. A.: Studies of undernutrition. Wuppertal 1946—1949. The history, significance and aetiology of hungeroedema. Medical Res. Counc. Spec. Rep. Ser. No 275, London 1951. ~ Overnutrition and undernutrition. Lancet **1953 II**, 685, 739. — McCance, R. A., R. F. A. Dean and A. M. Barrett: Studies of undernutrition. Wuppertal, 1946—1949. Med. Res. Counc. Spec. Rep. Ser. 1951, p. 135—139. — McCance, R. A., and E. M. Widdowson: The German background. Studies of undernutrition, Wuppertal 1946—1949. Spec. Rep. Ser. med. Res. Coun., Lond., No 275, p. 1. 1951a. ~ The osmotic pressure of the serum proteins. Studies of undernutrition, Wuppertal 1946—1949. Spec. Rep. Ser. med. Res. Coun., Lond., No 275, p. 204. 1951b. — McCay, C. M.: Chemical aspects of ageing and the effect of diet upon ageing. Cowdrys Problems of Ageing, p. 139. Baltimore: Williams & Wilkins 1952. — McKee, R. W., T. S. Cobbey and Q. M. Geiman: The effect of administered adrenal cortical hormones on the liver glycogen of normal and scorbutic guinea pigs. Endocrinology **45**, 21—28 (1949). — McLean, J. T., u. J. M. R. Beveridge: Ernährungsbedingte Lebernekrose. VII. Der Einfluß der Fütterung einer fettfreien Diät in aufeinanderfolgenden Zeiträumen auf Ratten. J. Nutr. **52**, 499 (1954). — Meessen, H.: Experimentelle Histopathologie. Stuttgart: Georg Thieme 1952. — Meier, A. L.: Der Einfluß der akuten Inanition und des Alloxandiabetes auf die Phosphatasen verschiedener Organe. Acta anat. (Basel) **11**, 192 (1950). — Meikleham, V., J. C. Wells, D. A. Richert and W. W. Westerfeld: Liver esterase and xanthine oxidase during protein depletion. J. biol. Chem. **192**, 651—661 (1951). — Meio, R. H., A. E. Rakoff, A. Cantarow and K. E. Paschkis: Mechanism of inactivation of a-estradiol by rat liver „in vitro". Endocrinology **43**, 97 (1948). — Meites, J., and J. O. Reed: Effects of restricted food intake in intact and ovariectomised rats on pituitary lactogen and gonadotropin. Proc. Soc. exp. Biol. (N.Y.) **70**, 513 (1949). — Mellanby, E.: Nutrition in relation to bone growth and the nervous system. Proc. roy. Soc. B **132**, 28 (1944). — Mellinghoff, K.: Magnesiumstoffwechselstörung bei

Inanition. Verh. dtsch. Ges. inn. Med. **1948**a, 475. ~ Der Magnesiumgehalt des Blutes bei Inanition. Dtsch. Arch. klin. Med. **193**, 333 (1948b). — MELLINGHOFF, K., u. H. H. HILDEBRANDT: Zur Pathologie der Ohrspeicheldrüse Hungerkranker. Ärztl. Wschr. **4**, 464 (1949). — MELLINGHOFF, K., u. W. VAN LESSEN: Magnesium-Calciumbilanz bei Inanition. Dtsch. Arch. klin. Med. **194**, 285 (1949). — MENEGHELLO, J., J. ESPINOZA and L. CORONEL: Value of biopsy of the liver in nutritional dystrophy. Evolution of treatment with choline and dried stomach. Amer. J. Dis. Child. **78**, 141 (1949). — MENEGHELLO, J., H. NIEMEYER and J. ESPINOZA: Liver steatosis in undernourished Chilean children; its evolution as followed by serial puncture biopsies. Amer. J. Dis. Child. **80**, 889 (1950). — MENSCHIK, Z.: Histochemical comparison of brown and white adipose tissue in guinea pigs. Anat. Rec. **116**, 439—456 (1953). — MERTEN, R.: Fermente im Eiweißstoffwechsel und ihre Bedeutung für die Therapie. Verh. dtsch. Ges. inn. Med. **55**, 274 (1949). — MESSERLI, H.: Untersuchungen über Eiweißmangel als Ursache der Hämochromatose. Int. Z. Vitaminforsch. **25**, 225 (1954). — MEY, R.: Über Ätiologie und Pathogenese der Abortiveier. Veröffentlichungen aus der morphologischen Pathologie, H. **63**. Stuttgart: Gustav Fischer 1961. — MEYERINGH, H.: Über Folgeerscheinungen der Dystrophie. Ärztl. Wschr. **1950**, 889. ~ Über Spätfolge der Dystrophie. Dtsch. med. Wschr. **1954**, 241. — MEYERINGH, H., u. A. DIETZE: Wandlungen im Bilde der Dystrophie. Dtsch. med. Wschr. **1950**, 1393. — MEYERINGH, H., A. DIETZE u. W. HAESELER: Über den Gesundheitszustand der Spätheimkehrer der Jahre 1953/54. Dtsch. med. Wschr. **1955**, 1606. — MEYERS, A. W.: Some morphological effects of prolonged inanition. J. med. Res. **36**, 51 (1917). – MICHEL, M.: Gesundheitsschäden durch Verfolgung und Gefangenschaft und ihre Spätfolgen. Internat. Konferenz über Pathol. der ehem. Deportierten und Internierten, 5.—7. Juni 1954, Kopenhagen. — MIESCHER, F.: Der Hunger des Rheinlachses. Histochemische und physiologische Arbeiten, **2**, 116. Leipzig 1897. — MILES, W. R.: The sex expression of men living on a lowered nutrition level. J. nerv. ment. Dis. **49**, 208 (1919). — MILLER, E. v., O. MICKELSEN and A. KEYS: Urinary excretion of 17-ketosteroids by normal young men during starvation. Proc. Soc. exp. Biol. (N.Y.) **67**, 288 (1948). — MILLER, NEAL O., and R. H. RIGDON: Pancreatic fibrosis in duklings as result of nutriticial deficiency. Fed. Proc. **11**, 422 (1952). — MILLER, S. P.: Effects of inanition upon the stomach and intestines of albino rats underfed from birth for various periods. Arch. Path. Lab. Med. **3**, 26 (1927). — MITCHELL, H. H.: Adaption to undernutrition. J. Amer. diet. Ass. **20**, 511 (1944). — MITCHELL, H. H., T. S. HAMILTON, F. R. STEGERDA and H. W. BEAN: The chemical composition of the adult human body and its bearing on the biochemistry of growth. J. biol. Chem. **158**, 625 (1945). —MITTMANN, O.: Über einen Zusammenhang zwischen Krebssterblichkeit und Ernährung. Krebsarzt **12**, 78 (1957). — MOEHL, E.: Beobachtungen über die Folgen der Futternot bei unseren Haustieren während der Kriegszeit. Vet.-med. Diss. Bern 1922. — MÖLBERT, E.: Das elektronenmikroskopische Bild des Skeletmuskels bei Dystrophia musculorum progressiva Erb. Naturwissenschaften **47**, 8, 186 (1960). — MÖLLER, E.: Quantitative Verhältnisse des Stoffwechsels bei Unterernährung, illustriert durch 4 Fälle von nervöser Anorexie. Klin. Wschr. **1924**, 1575. — MOELLER, H. C.: Lebertherapie der Biermerschen Anämie und Eisenmangel. Z. ges. inn. Med. **4**, 686 (1949). — MÖNCKEBERG, J. G.: Atrophie und Aplasie. In Handbuch der allgemeinen Pathologie, S. 409. 1915. — MOHNIKE, G.: Über Regulationsfunktionen. Dtsch. med. Wschr. **1952**, 1196. — MOHR, H.: Einiges zur Pathologie der Inanition. Dtsch. Gesundh.-Wes. **1**, 660 (1946). — MOLENAAR, H., u. D. ROLLER: Die Bestimmung des extracellulären Wassers beim Gesunden und Kranken. Z. klin. Med. **136**, 1 (1939). — MOLLISON, P. L.: Observations on cases of starvation at Belsen. Brit. med. J. **1**, 4 (1946). — MOMM: Die durch die Hungerblockade herabgesetzte Stillfähigkeit der deutschen Frau. Münch. med. Wschr. **67**, 783 (1920).— MOOSDORF, S.: Über eine Ursache von Kachexie unter besonderer Berücksichtigung der Lymphogranulomatose. Z. ges. inn. Med. **5**, 109 (1950). — MORGANO, A., e A. PENDE: Le quadro istologico della inanizione cronica con particolare riguardo alle ghiandole endocrine. Arch. E. Maragliano Pat. Clin. **6**, 1039 (1951). — MORGULIS, S.: Fasting and undernutrition. A biological and sociological study of inanition. New York: E. P. Dutton & Co. 1923a. ~ Unterernährungsexperimente an Tieren. Hungern und Unterernährung. Berlin 1923b. ~ Physiologie und Pathologie des Hungers. Verh. dtsch. Ges. Verdau.- u. Stoffwechselkr. **8**, 31 (1929). — MORGULIS, S., P. E. HOWE and P. B. HAWK: Studies on tissues of fasting animals. Biol. Bull. **28**, 397 (1915). — MORITZ, A. R.: Beobachtungen an Ödemkranken. Münch. med. Wschr. **1919**, 852. — MORLAND, A.: Tuberculosis in wartime. Practitioner **150**, 302 (1943).— MORPURGO, B.: Über die karimetrischen Untersuchungen bei Inanitionszuständen. Virchows Arch. path. Anat. **152**, 550 (1898). ~ Über den physiologischen Zellenbildungsprozeß während der akuten Inanition des Organismus. Beitr. path. Anat. **4**, 313 (1899). — MORRIONE, TH. G.: Factors influencing collagen content in experimental cirrhosis. Amer. J. Path. **25**, 273 (1949).— MOUTIER, F.: Les conditions alimentaires et l'ulcère gastroduodénal pendant la guerre. In Bigwood 1947, p. 332. — MÜHLMANN, M.: Russische Literatur über die Pathologie des Hungerns. Zbl. allg. Path. path. Anat. **10**, 160 (1899). — MÜKELT, G.: Die Lungentuberkulose als häufige entschädigungspflichtige Komplikation einer Hungerdystrophie. Med. Klin.

1950, 1302. — MÜLLER, H. G.: Die Entwicklung der Kerngrößenverhältnisse in der Leber der weißen Maus. Z. mikr.-anat. Forsch. **41**, 296 (1937). — MÜLLER, W. A.: Stoffwechsel und Wirkungsweise lipotroper Faktoren. Dtsch. med. Wschr. **1956**, 127. — MULINOS, M. G., and L. POMERANTZ: Hormonal influences on the weight of the adrenals in inanition. Amer. J. Physiol. **132**, 368 (1941a). ~ The reproductive organs in malnutrition. Effect of chorionic gonadotropin upon atrophic genitalia of underfed male rats. Endocrinology **29**, 267 (1941b). — MULINOS, M. G., L. POMERANTZ, J. SMELSER and R. KURZROK: Estrus-inhibiting effects of inanition. Proc. Soc. exp. Biol. (N.Y.) **40**, 79 (1939). — MUNDT, E., u. H. H. ODENTHAL: Eine Untersuchung über die Folgen der Unterernährung, zugleich ein Beitrag zur Auswertung von Reihenuntersuchungen. Ärztl. Wschr. **6**, 918 (1951). — MURRAY, R. O.: Recovery from starvation. Lancet **1947 I**, 507. — MUSHA, D.: Studies on body water in man in normal subjects and edematous patients. I, p. 309. Body water compartments in normal subjects and edematous patients, p. 319. Tôhôku J. exp. Med. **63** (1956).

NABEL, H.: Zur Entstehung und Behandlung des Volvulus bei Unterernährung. Chirurg **1947**, 361. — NAEGELI: Übersicht über die Symptomatik der Osteomalacie als innersekretorischer pluriglandulärer Erkrankung. Münch. med. Wschr. **65**, 22 (1918). — NAKANORA, T.: Influence of starvation on fatty liver. Tôhoku J. exp. Med. **65**, 317 (1957). — NAPOLITANO, L., and D. FAWCETT: The fine structure of brown adipose tissue in the newborn mouse and rat. J. biophys. biochem. Cytol. **4**, 685 (1958). — NAUJOKS, H.: Kriegs- und Nachkriegsopfer der Frau. Klin. Wschr. **1949**, 287. — NECHELES, H.: Absorptive and postabsorptive relationsships among foodstuffs. Gastroenterology **29**, 993 (1955). — NEEDHAM, J.: Biochemistry and morphogenesis, p. 77. Cambridge: Cambridge University Press 1942. — NEMILOFF, A., u. I. RICHTER: Über Verödung der Hodenkanälchen. Virchows Arch. path. Anat. **276**, 29 (1930). — NERENBERG, S. T.: Regranulation of beta cells of islets of Langerhans following insulin and starvation. Amer. J. clin. Path. **23**, 340 (1953). — NEUBERGER, H.: Spätrachitis in der Nachkriegszeit und Konstitution. Ein Beitrag zur Ätiologie der Erkrankung. Z. angew. Anat. **8**, 15 (1921). — NICAUD, P., M. ROUAULT et H. FUCHS: Oedèmes par carence ou déséquilibre alimentaire. Bull. Soc. méd. Hôp. Paris **58**, 307 (1942). — NICOLAEFF, L.: Influence de l'inanition sur la morphologie des organes infantiles. Presse méd. **2**, 1007 (1923). — NICOLAU, S.: Étude sur une éruption folliculaire et périfolliculaire dans le scorbut. Ann. Derm. Syph. (Paris), V. s. **7**, 399 (1918/19). — NIKOLOWSKI, W., u. H. WALTHER: Pilzerkrankungen des behaarten Kopfes des Erwachsenen bei Hungerödem. Ärztl. Fortbild. **1949**, 254. — NOCHIMOWSKI, H. J.: Ghettoamenorrhoe. Med. Klin. **1946**, 347. — NOLTENIUS, F., u. H. HARTMANN: Das Verhalten der Körperfunktionen im Hungerzustande. Dtsch. med. Wschr. **62**, 644 (1936). — NORDMANN, M.: Studien am Fettgewebe, insbesondere dem des lebenden Säugetieres. Z. ges. exp. Med. **48**, 84 (1926). ~ Fibrosis mammae virilis. Zbl. allg. Path. path. Anat. **84**, 286 (1949). — NORPOTH, L.: Untersuchungen über menschliche Unter- und Aufbauernährung. Ärztl. Wschr. **7**, 73 (1952). — NOWAK, J.: Die Häufigkeit der Mißgeburten in den Nachkriegsjahren 1945—1949. Zbl. Gynäk. **72**, 1313 (1950).

OBERDISSE, K., u. A. FLECKENSTEIN: Der Einfluß der Kriegsernährung auf den Diabetes mellitus. Ein Bericht über die Ergebnisse der ambulanten Diabetikerfürsorge in den ersten $1^3/_4$ Kriegsjahren. Dtsch. med. Wschr. **65**, 1189 (1942). — OBERLING, C., C. ROUILLER et A. DONTCHEFF: Les effects de l'intoxication aiguë au tétrachlorure de carbone sur le foie du rat. Ann. anat. path., N.s. **1**, 401—427 (1956). — OBERNDORFER, S.: Pathologisch-anatomische Erfahrungen über innere Krankheiten im Felde. Münch. med. Wschr. **65**, 1189 (1918). ~ Die inneren männlichen Geschlechtsorgane. In Handbuch der speziellen pathologischen Anatomie und Histologie, Bd. VI/3. Berlin: Springer 1931. — OEHME, J.: Exogene Fruchtschäden. Ärztl. Wschr. **11**, 862 (1956). — OHLMÜLLER, W.: Über die Abnahme der einzelnen Organe bei an Atrophie gestorbenen Kindern. Z. Biol. **18**, 78 (1882). — OHTA, S.: Über die Fettmenge in der Leber beim Hungern. J. Biol. (Tokyo) **31**, 197 (1940). — OKUNEFF, N.: Zur Morphologie der lipoiden Substanzen im Hungerzustande. Beitr. path. Anat. **71**, 99—114 (1922). ~ Studien über Zellveränderungen im Hungerzustand. Arch. mikr. Anat. **97**, 187 (1923). — OLESON, M. C., and W. R. BLOOR: The adrenal lipids of fasted guinea pigs. J. biol. Chem. **141**, 349 (1941). — OLIVARES, A., E. FRITIS et M. KAFFMANN: Caquexia por inanición crónica. Rev. méd. Chile **77**, 197 (1949). — OLIVER, D.: Some evidence of wartime reduction of the caries incidence in children. Brit. dent. J. **80**, 115 (1946). — OPIE, E. L.: Pathogenesis, cellularpathology and the nomenclature of disease illustrated by the hepatic necrosis, lipidosis and cirrhosis that are caused by protein diet difficiency. Bull. N.Y. Acad. Med. **31**, 279 (1955). — OPPENHEIMER, B. S.: Simmonds' disease versus anorexia nervosa; report of case with necropsy finding. J. Mt Sinai Hosp. **10**, 640 (1944). — OTT, M. D.: Changes in the weights of the various organs and parts of the leopard frog (Rana pipiens) at different stages of inanition. Anat. Rec. **25**, 111 (1924). — OVERKAMP, H.: Die Bedeutung des Eiweißmangels für Verlauf und Zunahme der perniziösen Anämie. Dtsch. med. Wschr. **1949**, 488. — OVERZIER, C.: Fettansatz trotz Unterernährung. Ärztl. Wschr. **1947** a, 135. ~ Beiträge zur

Kenntnis des Hungerödems. Virchows Arch. path. Anat. **314**, 655 (1947b). ~ Zur Klinik und Pathologie des Hungerödems. Ärztl. Wschr. **1948**, 392. ~ Gynaekomastie bei paradoxer Fettsucht — ein Beitrag zum Gynaekomastieproblem. Ärztl. Wschr. **1949**, 4. ~ Zur Therapie pluriglandulärer Störungen, besonders der paradoxen Fettsucht mit Desoxycorticosteronacetat. Ärztl. Wschr. **5**, 507 (1950).

PALMER, R., et S. MARCILLE: Étude étiologique et physiopathologique des aménorhées secondaires de la période 1940—1941. Quest. gynec. d'actual. (Paris) **1942**. — PALTAUF, H.: Diskussion zu Vortrag FALTA „Zur Pathologie des Kriegsödems". Klin. Wschr. **30**, 1470 (1917). — PANTLEN, H.: Zur Beurteilung der Blutdruckhypertonie bei ehemaligen Dystrophikern. Med. Klin. **1957**, 1586. — PAQUE, C.: Carence alimentaire. Presse méd. **66**, 1572 (1958). PARDEE, I.: Cachexis (anorexia) nervosa. Med. Clin. N. Amer. **25**, 755 (1941). — PARK, F. S.: War edema (Kriegsödem). J. Amer. med. Ass. **70**, 1826 (1918). — PARR, L. L., S. M. MOSSBERG, M. W. ROSENZWEIG, E. J. BRESLAR and G. CLARK: An alteration in the nuclei of rat liver cells in starvation. Anat. Rec. **116**, 457 (1953). — PARRY, H.: Discussion on nutrition and resistance to infection. Proc. roy. Soc. Med. **41**, 324 (1948). — PASCH, C.: Einwirkung der Unterernährung auf den Fettgehalt der Frauenmilch. Zbl. Gynäk. **45**, 744 (1921). — PASCHKIS, K. E., A. CANTAROW, J. RIVEO-FONTAU and E. WEST: Influence of dietary protein level in starvation on the endocrine system. Fed. Proc. **11**, 118 (1952). — PASCHLAU, G.: Magengeschwür und russische Kriegsgefangenschaft. Dtsch. med. Wschr. **1951**, 1622. — PAŨLLADA, J. J.: Alterations endocrines en la desnutricion. Rev. Invest. clin. **7**, 29 (1955). — PAŨELLA-CASAS, M., et J. MONTEYS-PORTA: La cyphose sénile ostéoporotique. Rev. med. Liège **5**, 697 (1950). ~ Osteoporosis senil. I. Congr. Nacional de Ceriatria, Barcelona, Juni 1950. — PELLEGRINI, R.: Constributo alla conoscenza della pathologia del prigioniero di Guerra. G. Med. milit. **68**, 32—56 (1920). — PELLEGRINO, C.: La regolazione del tessuto linfatico dopo enucleasione dei surreni. Folia endocr. (Pisa) **3**, 689 (1950a). ~ Se deposito di glicogeno nel fegeto del ratto durante il diginno. Folia endocr. (Pisa) **3**, 393 (1950b). — PELLEGRINO, C., and A. TORCIGLIANI: Effect of inanition and adrenalectomy on the electrophoretic pattern of soluble lymphatic tissue proteins. Experientia (Basel) **12**, 26 (1956). — PELTZ, H. D.: Kritisches zur Pubertätsmagersucht. Ärztl. Wschr. **1956**, 781. — PEREZ-TOMAYO, R., W. R. MURPHY and M. IHNEN: The effect of corticone and partial starvation on liver regeneration. Arch. Path. (Chicago) **56**, 629 (1953). — PERLOFF, W. H., E. M. LASCHÉ, J. H. NORDIN, N. J. SCHNEBERG and C. B. VIELLARD: The starvation state and functional hypopituitarism. J. Amer. med. Ass. **155**, 1307 (1954). — PESCH, L. A., and J. H. CLARK: Organ-specific effects of cortisone on protein synthesis in protein depleted rats. Proc. Soc. exp. Biol. (N.Y.) **91**, 510 (1956). — PETER, K.: Zellteilung und Zelltätigkeit. Der Einfluß der Zelltätigkeit auf die Zellteilung. Z. Zellforsch. **9**, 561 (1929). — PETERS, J. P.: Malnutrition and edema. Nutrit. Rev. **8**, 33 (1950). — PETERS, J. P., F. S. BRUCKMAN, A. J. EISENMAN, P. N. HALD and A. M. WAKEMAN: The plasma proteins in relation to blood hydratation. VI. Serum proteins in nephritic oedema. J. clin. Invest. **10**, 941 (1933). ~ VII. A note of the proteins in acute nephritis. J. clin. Invest. **11**, 97 (1934). — PETRIDES, E. P.: Hunger edema in children. J. Pediat. **32**, 333 (1948). — PFALTZ, H.: Mißbildungen und Mangeldiät. Münch. med. Wschr. **1955**, 1677. — PFEIFFER, L.: Über den Fettgehalt des Körpers und verschiedener Teile desselben bei mageren und fetten Tieren. Z. Biol. **5**, 340 (1887). — PFEIL, K.: Beiträge zur Herzpathologie bei der Lungentuberkulose. Beitr. Klin. Tuberk. **89**, 161 (1937). — PFUHL, W.: Die Aufräumung zugrunde gegangener Fettzellen durch Histiocyten im Trypanblauentzündungsherd. Z. Anat. Entwickl.-Gesch. **110**, 533 (1940). — PHAN, N. v., u. H. DAVID: Zur Frage der Genese und Zahl groß- und zweikerniger Leberzellen bei Mäusen in und nach absolutem Hunger. Z. Zellforsch. **48**, 653—660 (1958). — PIERACH, A.: Kreislauf und Ernährung. Münch. med. Wschr. **100**, 1527 (1958). ~ Der pathosklerotische Schub. Med. Klin. **54**, 720 (1959). — PIERSOTTE, J.: Les ostéopathies de carence à Liège pendant la guerre. In Brull 1945, p. 238. — PIORKOWSKI, G.: Lebercirrhose als Ausdruck chronischer Mangelerkrankung. Ärztl. Praxis **7**, H. 2 (1955). — PLOTZ, J.: Der Einfluß von Notzeiten auf die Sexualfunktion der Frau. Klin. Wschr. **1950**a, 703. ~ Die Bedeutung der Aminosäuren für die Entstehung und Behandlung der Nachkriegsamenorrhoe. Z. Geburtsh. Gynäk. **132**, 13 (1950b). — POCHE, R.: Elektromikroskopische Untersuchungen des Lipofuscin im Herzmuskel des Menschen. Zbl. allg. Path. path. Anat. **96** (1957). ~ Pathologie der Herzmuskelzelle bei Atrophie. Virchows Arch. path. Anat. **331** (1958). ~ Elektronenmikroskopische Untersuchungen des Herzmuskels vom Siebenschläfer während des aktiven und des lethargischen Zustandes. Z. Zellforsch. **50**, 332—360 (1959). — PÖHL, M.: Zur Pathologie des braunen Fettgewebes im Säuglingsalter. Inaug.-Diss. Göttingen 1953. — POLICARD, A., et C. A. BAUD: Les structures inframicroscopiques normales et pathologiques des cellules et des tissus. Paris: Masson & Cie. 1958. — POLLAG, S.: Die Ödemkrankheit. Berlin 1920. — POMPEN, A. W. M., E. H. LA CHAPELLE, J. GROEN u. K. P. M. MERCK: Hungerosteopathie (Osteomalacie) in Nederland. Amsterdam: Wetenschappelijke Uitgeverij 1946. — POPPER, H., and F. SCHAFFNER: Nutritional hepatic injury. Arch. intern. Med. **94**, 785 (1954). —

POPPER, H., P. B. SZANTO and H. ELIAS: Transition of fatty liver into cirrhosis. Gastroenterology 28, 183 (1955). — PORGES, O., u. R. WAGNER: Über eine eigenartige Hungerkrankheit (Hungerosteopathie). Wien. klin. Wschr. 32, 385 (1919). — PRIBOR, H. C.: Alterations in autonomic ganglion cells in fever, dehydration and inanition. Arch. Path (Chicago) 61, 91 (1956). — PRINCE, M. A.: Note sur la mortalitéet la «maladie des œdèmes» à l'asile de Hoerdt (Bas-Rhin) pendant la guerre. Encéphale 16, 526 (1921). — PROEL, F.: Zahnaufbau und Zahnzerfall in Abhängigkeit von der Ernährung. Leipzig: Johann Ambrosius Barth 1956. — PRYM, P.: Allgemeine Atrophie, Ödemkrankheit und Ruhr. Frankfurt. Z. Path. 22, 1 (1919). ~ Die Ödemkrankheit. Münch. med. Wschr. 68, 74 (1921). — PÜTTER, A.: Vergleichende Physiologie. Jena: Gustav Fischer 1911.

QUIMBY, F. H.: Food and water economy of the young rat during chronic starvation and recovery. J. Nutr. 36, 177 (1948a). ~ Organ weights of rats receiving hormone supplements during recovery from starvation. Endocrinology 42, 263 (1948b). — QUIMBY, F. H., N. E. PHILLIPS and J. K. WHITE: Chronic inanition, recovery and metabolic rate of young rats. Amer. J. Physiol. 154, 188 (1948). — QUINAN, C., and A. A. BERGER: Observations on human adrenals with especial reference to the relative weight of the normal medulla. Ann. intern. Med. 6, 1180 (1933).

RAAFLAUB, J.: Die Korrelation zwischen Struktur und Aktivität isolierter Lebermitochondrien. Helv. physiol. Acta 10, 22 (1952). — RÄNTSCH, F. E.: Über den Verlauf der Lungentuberkulose unter besonderer Berücksichtigung etwaiger dystrophischer Spätschäden. Beitr. Klin. Tuberk. 116, 49 (1956). — RANKE, O.-R.: In K. LANG u. O.-R. RANKE, Stoffwechsel und Ernährung. Berlin-Göttingen-Heidelberg: Springer 1950. — RASMUSSEN, A. T.: The glandular status of brown multilocular adipose tissue. Endocrinology 6, 760 (1922). — RATHER, L. J.: The significance of nuclear size in physiological and pathological processes. Ergebn. allg. Path. path. Anat. 38, 127 (1958). — RATSCHOW, M.: Zur Ödemkrankheit und ihrer Beeinflußbarkeit durch Cystin. Dtsch. Gesundh.-Wes. 1, 361 (1946). ~ Entstehung und Verhütung von Eiweißmangelstörungen. Dtsch. Gesundh.-Wes. 3, 2 (1948a). ~ Zur Pathogenese und Klinik der chronischen Unterernährung. Pro Med. (Mainz) 1948b, 65. ~ Durchblutungsstörungen und Eiweißmangel. Klin. Wschr. 1949, 286. — RATSCHOW, M., u. H. MARX: Über das Spätödem nach Eiweißmangelernährung. Dtsch. Gesundh.-Wes. 2, 77 (1947). — RAVELLI, A.: Der Mineralhaushalt des Knochens, Röntgendiagnostik. Ref. 38, Dtsch. Röntgenkongr. Berlin 1956. — RAVINA, A., et Y. PÉCHER: Est-il légitime de parler d'ostéopathie de carence? Presse méd. 57, 218 (1949). — REACH, F.: Kriegsödem und endokrine Hodenfunktion. Wien. klin. Wschr. 31, 1249 (1918). — REED, J. G.: Ocular symptoms in prisoners of war in Sumatra. Trans. roy. Soc. trop. Med. Hyg. 40, 411 (1947). — REED, L. L., F. YAMAGUCHI, W. E. ANDERSON and L. B. MENDEL: Factors influencing the distribution and character of adipose tissue in the rat. J. biol. Chem. 87, 147 (1930). — REH, H.: Die Fettzellengröße beim Menschen und ihre Abhängigkeit vom Ernährungszustand. Virchows Arch. path. Anat. 324, 234 (1953). — REHWALD, E.: Zur Frage von hirnorganischen Spätschäden bei Dystrophie. Zbl. Neurochir. 18, 265 (1958). — REICHEL, H.: Muskelphysiologie. In W. TRENDELENBURG u. E. SCHÜTZ. Berlin-Göttingen-Heidelberg: Springer 1960. — REICHERT, F.: Arbeit und Krankheit. II. Magen- und Zwölffingerdarmgeschwür. Dtsch. med. Wschr. 66, 633 (1940). — REID, L. C.: Newer concepts of protein metabolism. Postgrad. Med. 14, 206 (1956). — REIMANN, F.: Das Eisenmangelfieber. Ein Beitrag zur Kenntnis des inneren Krankheitsmechanismus bei den Eisenmangelanämien, sowie zur Kenntnis der Fiebererscheinungen bei den Hunger- und Mangelzuständen. Acta haematol. (Basel) 2, 247 (1949). — REINECKE, R. M., L. T. SAMUELS u. S. ROBERTS: Adaption of hypophysectomized rat to fasting. Proc. Soc. exp. Biol. (N.Y.) 80, 382 (1952). — REMMER, H.: Die Veränderungen der Plasmaproteine bei chronischem Eiweißmangel. Z. ges. inn. Med. 3, 228 (1948). — RENOLD, A. E., J. ASHMORE and A. B. HASTINGS: Regulation of carbohydrate metabolism in isolated tissues. Vitam. and Horm. 14, 139—185 (1956). — REWERTS, G.: Hirnödem bei Hungeratrophie. Tagg. des ärztl. Sachverständigenbeirates für Fragen der Kriegsopferversorgung am 5. u. 6. März 1956 im Bundesministerium für Arbeit, Bonn. — REYNOLDS, E. L.: Age changes and sex differences in the prepuberal distribution of subcutaneous tissue. Amer. J. physic. Anthrop. N.s. 3, 222 (1945) (abstr.). — RICHARDSON, H. B.: Simonds' disease and anorexia nervosa. Arch. intern. Med. 63, 1 (1939). — RICHET, C., E. VOLTANSKI u. F. C. DELBARRE: Les ostéopathies de carence chez l'adulte. Essai de classification anatomoclinique et radiologique. J. méd. franç. 31, 56 (1946). — RICHET, CH., G. UZAN DREYFUS u. L. F. FISCHEZ: Siehe M. MICHEL 1954. — RICKLIN, E.: Des altérations de la mœlle des os longs dans leur rapports avec les états cachexiques. Gaz. méd. Fr. 1, 177, 225, 337 (1879). — RIEHL, G.: Über eine eigenartige Melanose. Wien. klin. Wschr. 30, 780 (1917). — RIES, W., u. R. THIERBACH: Der Broca-Index als praktisches Maß zur Beurteilung des Körpergewichtes im Laufe des Lebens. Arch. Hyg. (Berl.) 142, 128 (1958). — RIESEN, W. H., E. J. HERBST, C. WALLIKER and C. A. ELVEHJEM: The effect of restricted caloric intake on the longevity of rats. Amer. J. Physiol. 184, 614 (1947). —

Rietschel, H. G.: Probleme des Wachstums und der Regeneration. Münch. med. Wschr. **35**, 1275 (1958). — Rinaldini, L. M.: Effect of chronic inanition of the gonodotrophin content of the pituitary gland. J. Endocr. **6**, 54 (1949). ~ Effect of malnutrition as compared with hypophysectomy on organ weight of the albino rat. J. Anat. (Lond.) **84**, 262 (1950). — Ritsche, E., u. B. Schultze-Jena: Über das vermehrte Auftreten der Fibrosis mammae virilis (sog. Gynaekomastie) in der Nachkriegszeit. Frankfurt. Z. Path. **61**, 476 (1950). — Ritter, F.: Eiweißsubstitution bei schweren operativen Eingriffen. Med. Klin. **1957**, 1706. — Robbers, H., u. K. Rümelin: Klinische Probleme der Fettleber. Dtsch. med. Wschr. **77**, 799 (1952). ~ Fettleber-Zirrhose. Acta hepat. (Hamburg) **3** (I), 102 (1955). — Robbins, S. L.: Clinicopathologic correlations in fatty nutritional cirrhosis. Amer. J. Gastroent. **30**, 387 (1958). — Roberts, S.: Influence of the adrenal cortex on the mobilization of tissue protein. J. biol. Chem. **200**, 77 (1953). — Rössle, R.: Bedeutung und Ergebnisse der Kriegspathologie. J.kurse ärztl. Fortbild. Januarh. 1919. ~ Entzündungen der Leber. In Handbuch der speziellen pathologischen Anatomie und Histologie von Henke-Lubarsch, Bd. V/1. Berlin: Springer 1930. — Rössle, R., u. F. Roulet: Maß und Zahl in der Pathologie. Berlin u. Wien: Springer 1931. — Ronnen, J. R. v.: Spontaneous fractures of ribs. Arch. chir. neerl. **8**, 251 (1956). — Rosinsky, U.: Elektrokardiogramm und Dystrophie. Med. Klin. **45**, 204 (1950). — Rotter, W.: Über die Bedeutung der Ernährungsstörung, insbesondere des Sauerstoffmangels für die Pathogenese der Gefäßveränderungen mit besonderer Berücksichtigung der „Endarteriitis obliterans" und der „Arteriosklerose". Zugleich ein Beitrag zum Entzündungsproblem. Beitr. path. Anat. **1949**, 46. — Rouiller, C., et H. Gansler: Les modifications des mitochondries du foie et du rein chez le rat à jeun et réalimenté. Symp. „Fine Structure of Cells", p. 82—85. Lejden 1954. ~ Contribution à la pathologie des mitochondries. Bull. Micr. appl. **2**, 17 (1955). — Roulet, F., u. U. Frutiger: Welche Schlüsse lassen sich aus der pathologischen Anatomie des Magengeschwürs für die Praxis ziehen? Schweiz. med. Wschr. **1943**, 57. — Roy, S. K.: Achromotrichia in tropical malnutrition. Brit. med. J. **1947**, 395. — Rudder, B. de, u. E. Kipper: Zur Pathogenese primordialen Zwergwuchses. Z. Kinderheilk. **68**, 587 (1950). — Rümelin, K.: Fettleber-Zirrhose. Acta hepat. (Hamburg) **3** (I), 217 (1955). — Rüttner, J. R., R. Rondez u. R. Gassmann: Histochemische Untersuchungen an der toxisch geschädigten Rattenleber. Schweiz. Z. path. **22**, 294—300 (1959). — Rumjantzew, A. W.: Der Kernapparat bei dauerndem Eiweißmangel. Ark. Pat. **11**, 48 (1949). — Ruppert, J.: Stört die neuzeitliche Behandlung von Boden und Nahrungsgütern das biologische Gleichgewicht? Med. Mschr. **10**, 777 (1956). — Rutishauser, E.: Ernährungsstörungen des Knochens. Ärztl. Mschr. **3**, 285 (1947).

Salomon, K., K. I. Altman, G. W. Casarett u. T. R. Noonan: Effect of x-ray radiation and of starvation on hemoglobinsynthesis in the rat. Fed. Proc. 8, 247 (1949). — Salter, W. T., G. Klatskin and F. D. Humm: Gynecomastia due to malnutrition. Trans. Assoc. Amer. Physicians **59**, 120 (1946). ~ Gynecomastia due to malnutrition; endocrine studies. Amer. J. med. Sci. **213**, 31 (1947). — Salvesen, H. A.: Endocrine organs and undernutrition. Paradoxial behaviour of the pancreas. Acta endocr.(Kbh.) **25**, 173 (1957). — Salzmann, C.: Historisches zur Hungerkrankheit. In: Hungerkrankheit, Hungerödem, Hungertuberkulose. Basel: Benno Schwabe & Co. 1948. — Samuels, L. T.: Nutrition and hormones. Amer. Lectures in Endocrinology. Springfield, Ill.: Ch. C. Thomas 1948. — Sassen, G., u. K. Schenkelberg: Stammskeletveränderungen nach Dystrophie. Arb. u. Gesundh. **65**, 157 (1958). — Sato, Y.: Liver biopsy findings in children with nutritional dystrophy. Tôhoku J. exp. Med. **63**, 93 (1955). — Sauer, N.: Ein Fall von Hungeroesteomalacie und Tetanie. Dtsch. med. Wschr. **46**, 45 (1920). — Saxton, J. A., M. C. Boon and J. Furth: Observations on the inhibition of development of spontaneous leukemia in mice by underfeeding. Cancer Res. **4**, 401 (1944). — Schaberg, A., u. M. Straub: Veränderungen in dem bijuvaren big Hongercachexie van Indonesiers. Ned. T. Geneesk. **1948**, 3068. ~ Die Nebennieren bei Hungerkachexie. Docum. Med. geogr. trop. (Amst.) **5**, 49 (1953). — Schade, H.: Über Quellungsphysiologie und Ödementstehung. Ergebn. inn. Med. Kinderheilk. **32**, 425 (1927). — Schäfer, E. L.: Zur Frage der lipophilen Dystrophie. Med. Mschr. **1949** a, 510. ~ Zur Frage der lipophilen Dystrophie. Med. Mschr. **7**, 511 (1949 b). — Schäfer, W.: Über Unterernährung, Stoffwechselstörungen und klinische Störungen. Ärztl. Wschr. **1946**, 171. — Schaffer, J.: Das Fettgewebe. In Handbuch der mikroskopischen Anatomie des Menschen, Bd. II/2. Berlin-Göttingen-Heidelberg: Springer 1930. — Schaible, G.: Ernährung und Geburtsgewicht. Dtsch. med. Wschr. **74**, 144 (1949). — Schairer, E., u. J. Rechenberger: Das Leber- und Milzeisen bei Mann und Frau in verschiedenen Lebensaltern. Virchows Arch. path. Anat. **315**, 309 (1948). — Scharrer, B., u. E.: Neurosekretion. Handbuch der mikroskopischen Anatomie des Menschen, Bd. VI, S. 5. Berlin-Göttingen-Heidelberg: Springer 1954. — Scheer, K.: Kinderkrankheiten und Ernährung. Darmstadt: Dr. Dietrich Steinkopff 1953. — Schettler, G.: Cholesterin und Phosphatide bei der hungernden Maus. Pflügers Arch. ges. Physiol. **251**, 398 (1949). — Schettler, G., u. J. Schmidt-Thome: Zur Frage der Hypocholesterinämie bei chronischer Mangelernährung. Klin. Wschr. **26**, 463 (1948). — SCHIFF, A.: Über das gehäufte Auftreten einer eigenartigen Ödemkrankheit. Wien. med. Wschr. **67**, 975 (1917a). ~ Zur Pathologie der Ödemkrankheit. Wien. med. Wschr. **67**, 2134 (1917b). — SCHILF, F.: Die quantitativen Beziehungen der Nebennieren zum übrigen Körper. Z. Konstit.-Lehre **8**, 507 (1922). — SCHILLING, J.: Enteritis necroticans und die ursächliche Bedeutung einer spezifischen Mangelernährung. Chirurg **24**, 442 (1953). — SCHITTENHELM, A., u. H. SCHLECHT: Über Ödemkrankheit mit hypotonischer Bradykardie. Berl. klin. Wschr. **55**, 1138 (1918). ~ Über die Ödemkrankheit. I. Klinik und pathologische Anatomie der Ödemkrankheit. Z. ges. exp. Med. **9**, 1 (1919a). ~ Über die Ödemkrankheit. II. Das Ödem. Z. ges. exp. Med. **9**, 40 (1919b). ~ Über die Ödemkrankheit. III. Chemische Untersuchungen von Blut und Ödemflüssigkeit bei der Ödemkrankheit. Z. ges. exp. Med. **9**, 68 (1919c). ~ Über die Ödemkrankheit. IV. Stoffwechsel der Ödemkranken. Z. ges. exp. Med. **9**, 75 (1919d). ~ Über die Ödemkrankheit. V. Die Pathogenese der Ödemkrankheit. Z. ges. exp. Med. **9**, 82 (1919e). — SCHLEGEL, L.: Über psychologische Hintergründe von Überzeugungen und Gewohnheiten auf dem Gebiet der Ernährung. Hippokrates (Stuttgart) **28**, 131 (1957). — SCHLESINGER, E.: Die Anämie und Leukocytose bei der Pädatrophie und Gastroenteritis. Arch. Kinderheilk. **37**, 321 (1903). — SCHLESINGER, H.: Zur Kenntnis der gehäuften osteomalacie-ähnlichen Zustände in Wien. Wien. klin. Wschr. **32**, 245 (1919a). ~ Zur Klinik der Hunger-Osteomalacie und ihrer Beziehungen zur Tetanie. Wien. klin. Wschr. **32**, 336 (1919b). — SCHLICHT, I.: Experimentelle Untersuchungen über den Ablauf der Leberverfettung bei Hunger und Sauerstoffmangel. Virchows Arch. path. Anat. **326**, 568 (1955). ~ Experimentelle Untersuchungen über Lebernekrosen im absoluten Hungerzustand. Virchows Arch. path. Anat. **330**, 436 (1957). — SCHMAUS, H., u. A. BÖHM: Über einige Befunde in der Leber bei experimenteller Phosphorvergiftung und Strukturbilder von Leberzellen. Virchows Arch. path. Anat. **152**, 261—297 (1898). — SCHMENGLER, F. E.: Zur Pathophysiologie des Hungerödems unter besonderer Berücksichtigung der Leberfunktion. Klin. Wschr. **1948**, 381. ~ Neuere Erkenntnisse zur Pathogenese der chronischen Hepatopathie. Medizinische **1956**, 819. — SCHMENGLER, F. E., u. D. SEILER: Über Leberveränderungen nach Hungerdystrophie. Med. Klin. **1955**, 805. — SCHMIDT, C. G.: Über das Cytochromsystem der Leber bei kurzfristigem Hunger. Klin. Wschr. **1956**, 457. — SCHMIDT, G. W.: Über die Veränderungen der Serum-Eiweiße im Säuglingsalter. Med. Klin. **1958**, 747. — SCHMIDT. M. B.: Eisenstoffwechsel. In Handbuch der normalen und pathologischen Physiologie, Bd. 16/2, S. 1644. 1931. — SCHMITT, H. G.: Hungerosteopathien, Umbaustörungen und Milkmansches Syndrom. Ärztl. Wschr. **1949**a, 82. ~ Über die Hungerosteopathie beim Erwachsenen. Fortschr. Röntgenstr. **71**, 2 (1949b). — SCHMITT, W. J.: Kritisches und Praktisches zur Grundumsatzbestimmung. Dtsch. med. J. **7**, 598 (1956). — SCHMITZ, K. L.: Gewichts- und Körperbauveränderungen durch den Hunger von 1939/48. Lebensversicher.-Med. H. 2 (1951). — SCHNETZ, H.: Der Einfluß von Krieg und Nahrungsmittelmangel auf das Auftreten und den Verlauf von Krankheiten vom Standpunkt des Internisten. Wien. klin. Wschr. **58**, 591 (1946). — SCHNITKER, M. A., P. E. MATTAN and T. L. BLISS: A clinical study of malnutrition in Japanese prisoners of war. Ann. intern. Med. **35**, 69 (1951). — SCHOEN, R.: Chronische Unterernährung. In LANG-SCHOEN, Die Ernährung, S. 203. Berlin-Göttingen-Heidelberg: Springer 1952. ~ Zur Klinik und Pathogenese der Collagenkrankheiten. Münch. med. Wschr. **100**, 1409 (1958). — SCHOEN, R., u. E. FRITZE: Erfahrungen über Endocarditis lenta und ihre Behandlung mit Penicillin. Dtsch. med. Wschr. **1949**, 1060. — SCHOENHEIMER, R.: The dynamic state of body constituents. Cambridge, Mass. 1946. — SCHÖNHOLZER, G.: Der Einfluß des Thyroxins auf die Eiweißspeicherung in der Leber. Beitr. path. Anat. **97**, 526—544 (1936). — SCHREIER, K.: Untersuchungen zum Eiweißstoffwechsel während des Wachstums. Ärztl. Forsch. **10**, 467 (1956). — SCHREIER, K., E. ZÖLLNER u. G. HARMANN: Untersuchungen zum Eiweißstoffwechsel während des Wachstums. Ärztl. Forsch. **11** (I), 552 (1957). — SCHÜTTE, E.: Unterernährung und Eiweißmangel. Entstehung, Verhütung, Heilung. Klin. Wschr. **1947**, 651. — SCHULTE, W.: Zur Frage der hirnorganischen Dauerschäden nach schwerer Dystrophie. Dtsch. Z. Nervenheilk. **169**, 479 (1953a). ~ Hirnorganische Dauerschäden nach schwerer Dystrophie. Berlin: Urban und Schwarzenberg 1953b. — SCHULTE, W., u. R. STIAWA: Organische Hirnschädigungen nach schwerer Hungerdystrophie. Fortschr. Neurol. Psychiat. **26**, 66 (1958). — SCHULTEN, H.: Die Hungerkrankheit. Berlin-Saulgau: K. F. Haug 1946. — SCHULTZE-JENA, B. S.: Über Zunahme der Mastopathia fibrosa cystica in der Nachkriegszeit. Klin. Wschr. **27**, 674 (1949). — SCHUR, H.: Mangelernährung und Stoffwechselstörung. Wien. klin. Wschr. **59**, 581 (1947). — SCHWARTZ, M., and B. THOMSEN: Idiopathic or hypercatabolic hypoproteinaemia. Brit. med. J. **1957 I**, 14. — SCHWARZ, K.: Über einen tödlichen ernährungsbedingten Leberschaden und das Vorkommen von Leberschutzstoffen. Hoppe-Seylers Z. physiol. Chem. **281**, 101 (1944). ~ Introduction: liver necrosis versus fatty liver and cirrhosis. Ann. N.Y. Acad. Sci. **57**, 617 (1954). — SCHWARZ, L.: Einfluß der Ernährung auf die Eisenspeicherung der Leber und Milz der weißen Maus. Virchows Arch. path. Anat. **269**, 638 (1928). ~ Vergleichende histochemische und chemisch-quantitative Untersuchungen über den Eisengehalt der Leber und Galle. Virchows Arch. path. Anat. **275**, 77 (1929). — Schwarz, O.: Beobachtungen und Erfahrungen bei der Hungerkrankheit im Lager von Gurs (Südfrankreich). Schweiz. med. Wschr. **1945**, 1136. — Schweitzer, F.: Die lipophile Dystrophie der Heimkehrer. Wien. med. Wschr. **58**, 258 (1948). — Schwietzer, C. H.: Ferritin. Die Bedeutung einiger Proteine für den Eisenstoffwechsel. Arzneimittel-Forsch. **1**, 72—76 (1951). ~ Eiweißmangel als ätiologisches Moment der Hämochromatose. Dtsch. med. Wschr. **77**, 17 (1952a). ~ Eisen, Eiweiß, Hämochromatose. Verh. Kongr. inn. Med. **58**, 768 (1952b). — Scott, E. B.: Histopathology of amino acid deficiencies. III. Histidine. Arch. Path. (Chicago) **58**, 129 (1954). — Scriba, K.: Zur Pathologie der Mangelkrankheiten. Morphologische Untersuchungen über B-Avitaminose und Eiweißmangelernährung an jungen Albinoratten. Beitr. path. Anat. **104**, 76 (1940). — Scriba, K., u. H. Luckner: Das Beriberiherz im Tierexperiment. Dtsch. Arch. klin. Med. **196**, 193 (1949). — Sedlezky, S. K.: Über die Änderungen in der Hypophyse beim chronischen Hungern. Z. Anat. Entwickl.-Gesch. **10**, 356 (1924). — Sedlmair, C.: Über die Abnahme der Organe, insbesondere der Knochen beim Hungern. Z. Biol. **37**, 25 (1899). — Sedlmair, G.: Erfahrungen in der Behandlung kranker Heimkehrer. Med. Klin. **44**, 257 (1949a). ~ Wandlungen im Krankheitsbild der Ostheimkehrer. Med. Klin. **44**, 1223 (1949b). — Seifert, G.: Die Pathologie des kindlichen Pankreas. Leipzig: Georg Thieme 1956. — Seifert, G., u. R. Gieseking: Elektronenmikroskopische Befunde am Rattenpankreas nach experimenteller Äthioninschädigung. Beitr. path. Anat. **124**, 81 (1961). — Selberg, W.: Zur pathologischen Anatomie der Unterernährung. Med. Klin. **1947**, 429. ~ Pathologische Anatomie der Unterernährung. Synopsis (Hamburg) **1**, 23 (1948). — Selye, H.: The effect of adaption to various damaging agents on the female sexorgans in the rat. Endocrinology **1**, 208 (1939). ~ The general adaption syndrome and the diseases of adaption. J. clin. Endocr. **6**, 117 (1946). ~ Textbook of endocrinology. Acta Endocrinologica, Montreal 2nd edit. 1949. ~ Physiology and pathology of exposure to systemic stress. Acta Inc. **1950**, 688. ~ Einführung in die Lehre vom Adaptationssyndrom. Stuttgart 1953. — Selye, H., u. H. Stone: On the experimental morphology of the adrenal cortex. Springfield: Ch. C. Thomas 1950. — Sendrail, M., et J. Lassarre: Répercussions de la sous-noutrition sur la fonction génitale endocrine en clinique humaine. Rev. Path. comp. **48**, 347 (1948). — Sénécal, J., R. Camain et J. P. Houssiaux: Étude anatomopathologique de 64 cas de malnutrition chez l'enfant Africain. (Kwashiorkor.) Sem. Hôp. Paris **1953**, 3251. — Sepúlveda, B., R. H. de La Portille, E. Rojàs and J. Macias: Malnutrition and liver disease in Mexiko. Gastroenterology **33**, 249 (1957). — Sèze, S. de, P. Ordonneau et S. Godlewski: Sur 20 cas d'ostéopathie de la faim avec fractures ou images fracturaires (Syndrome de Looser-Debray-Milkman) observés dans le cours de l'année 1945. Sem. Hôp. Paris **22**, 849 (1946). — Shapiro, B., and E. Wertheimer: The metabolic activity of adipose tissue. Metabolism **5**, 79 (1956). — Sherlock, S.: Diseases of the liver and biliary system. Oxford: Blackwell 1955. — Sherlock, S., and H. Walshe: Effect of undernutrition in man on hepatic structure and function. Nature (Lond.) **161**, 604 (1948). — Shile, E., u. W. B. Stewart: Entwicklung portaler Leberverfettung bei auf Korn gesetzten Ratten. Proc. Soc. exp. Biol. (N.Y.) **85**, 298 (1954). — Sibatani, A.: Premortal enlargement of mitochondria in rat liver cells caused by starvation. Cytologia (Tokyo) **16**, 58 (1950). — Sidransky, H., and E. Farber: Chemical pathology of acute amino acid deficiencies. A.M.A. Arch. Path. **66**, 119 (1958). — Siebenmann, R. E.: Zur pathologischen Anatomie der Anorexia nervosa. Schweiz. med. Wschr. **85**, 530 (1955). — Siebert, W.: Beobachtungen über den jetzigen Verlauf der Tuberkulose. Ärztl. Wschr. **1**, 135 (1946). — Siegel, P. W.: Zur Kriegsamenorrhoe. Zbl. Gynäk. **41**, 329 (1917). — Siegert, F.: Fluchtsterilität. Dtsch. med. Wschr. **72**, 470 (1947). — Siegmund, H.: Pathologisch-anatomische Bemerkungen zur Frage der Parenchymveränderungen der Leber unter besonderer Berücksichtigung von vasculären und nutritiven Relationen. Regensburg. Jb. ärztl. Fortb. **2**, 1 (1951). — Siekevitz, P., and G. E. Palade: I. Cytochemical study on the pancreas of guinea pig. II. Functional variation in the enzymatic activity of microsomes. J. biophys. biochem. Cytol. **4**, 309 (1958). — Silber, R. H., and C. C. Porter: Nitrogen balance, liver protein repletion and body composition of cortisone treated rats. Endocrinology **52**, 518 (1953). — Silberberg, M., and R. Silberberg: Changes in cartilage and bone of immature female guinea pigs due to undernourishment. With consideration of the process of repair following a period of refeeding. Arch. Path (Chicago) **30**, 675 (1940). ~ Influence of the endocrine glands on growth and ageing of the skeleton. Arch. Path. (Chicago) **36**, 512 (1943). ~ Die Rolle der Hormone im Wachstum und Altern des Skelets und ihre Bedeutung für die Pathogenese der Arthritis deformans. Schweiz. med. Wschr. **70**, 127 (1949). — Simmonds, M.: Männlicher Geschlechtsapparat. In L. Aschoff, Pathologische Anatomie, Bd. 2, S. 1030. Jena: Gustav Fischer 1923. — Simon, W. V.: Spätrachitis und Hungerosteopathie. Veröff. Med.verw. **14**, 351 (1921). — Sinapius, D.: Zur Histochemie der Fettleber. Beitr. path. Anat. **121**, 1 (1959). — Sinclair, H. M.: Protein deficiency; pathogenesis of nutritional oedema. Observations made by the Oxford nutrition survey in Holland and Germany. VII. Congr. Chim. Biol. Liège, p. 75, 1946. ~ Nutritional oedema. Proc. roy. Soc. Med. 41, 541 (1948). ~ Essential fatty acids and the skin. Brit. med. Bull. **14**, 258 (1958). — Siperstein, D. M.:

The effects of acute and chronic inanition upon the development and structure of the testis in the albino rat. Anat. Rec. **20**, 355 (1921). — SIURALA, M.: Pathology of atrophic gastritis. Ann. Med. intern. Fenn. **45**, 67 (1956). — SJÖSTRAND, F. S., and E. ANDERSSON-CEDERGREN: The ultrastructure of the skeletal muscle myofilaments at various states of shortening. J. ultrastruct. Res. **1**, 74 (1957). — SLYKE, D. D. VAN, and G. M. MEYER: The fate of protein digestion products in the body. V. The effects of feeding and fasting on the amino acid content of the tissues. J. Biol. Chem. **16**, 231 (1913/1914). — SMEEDEN, V. D.: Observations on human malnutrition. Amer. J. clin. Path. **16**, 580 (1946). — SMITH, A. H.: Phenomena of retarded growth. J. Nutr. **4**, 427 (1931). — SMITH, C. A.: Effects of maternal undernutrition upon the newborn infant in Holland 1944/45. J. Pediat. **30**, 229 (1947). — SMITH, D. A., and M. F. A. WOODRUFF: Deficiency diseases in Japanese prison camps. Spec. Rep. med. Res. Counc. London, p. 274, 1951. — SMITH, O. K.: The effect of fasting on the nucleic acid content of the tissues in the normal and adrenalectomised rat. Yale J. Biol. Med. **26**, 126 (1953). — SOBEL, H., and J. MARMORSTON: The effect of cortisone on the collagen and hexosamine content of the skin and femurs of one year old rats. Endocrinology **55**, 21 (1954). — SÖDERLUND, G., u. A. BACKMANN: Studien über die Thymusinvolution. Arch. mikr. Anat. **73**, 699 (1909). — SÓS, J.: Az éhezés pathológiájának ùjabb eredményei. [Ungarisch.] Orv. Hetil. **100**, 309 (1959). — SOUSA, C. S. DE: Die Störungen des Kohlenhydratstoffwechsels bei unterernährten Säuglingen. Med. Welt **1952**, 851. — SOYKA, D.: Hirnatrophische Defektzustände nach Dystrophie und ihre Pathogenese. Nervenarzt **29**, 347 (1958). — SPANKUS, W. H., and R. S. GRANT: Gynecomastia. J. clin. Endocr. **7**, 586 (1947). — SPECHT, W.: Kohlenhydratabbau. Ergebn. allg. Path. path. Anat. **33**, 163 (1937). — SPECKENBACH, E.: Veränderungen der Erythrocytengrößen durch chronische Unterernährung. Z. ges. inn. Med. **1948**, 188. — SPIRO, M. J., and J. M. MCKIBBIN: The lipids of rat liver cell fractions. J. biol. Chem. **219**, 643—651 (1956). — SRIKANTIA, S. G.: Ferritin in nutritional oedema. Lancet **1958 I**, 667. — SRIKANTIA, S. G., and C. GOPALAN: Validity of the urea method for estimating total bodywater in malnutrition. Lancet **1957 II**, 1037. — STARG, Z., u. M. ARNSKI: Hormonale Regulation durch Hormon-Inaktivierung. Med. Mschr. **10**, 285 (1956). — STATKEWITSCH, P.: Über die Veränderungen des Muskel- und Drüsengewebes sowie der Herzganglien beim Hunger. Naunyn-Schmiedeberg's Arch. exp. Path. Pharmak. **33**, 415 (1894). — STEFANI: Sul consumo degli organi nel digiuno. (Internat. Physiologenkongreß, Wien.) Lavori lab. fisiol. Padova **15** (1910). — STEFFEE, C. H.: The relationship of protein depletion to natural resistance. J. infect. Dis. **86**, 12 (1950). — STEFKO, W. H.: Der Einfluß des Hungerns auf Blut und blutbildende Organe. Virchows Arch. path. Anat. **247**, 86 (1923). ~ Über die Veränderungen der Geschlechtsdrüsen des Menschen beim Hunger. Virchows Arch. path. Anat. **2/3**, **384** (1924a). ~ Die Herzveränderungen beim Hungern im Zusammenhang mit seinen konstitutionellen Besonderheiten als Organ. Z. Konstit.-Lehre **9**, 501 (1924b). ~ Über einige Besonderheiten im Bau der Nebennieren bei der gegenwärtigen Bevölkerung. Zbl. allg. Path. path. Anat. **38**, 340 (1926). ~ Studien über die Paravariation bei Menschen unter Einfluß der Unterernährung. Ergebn. allg. path. Anat. **22**, 687 (1927). ~ Über die Rolle des Fettes im menschlichen Organismus beim Hungern und bei Tuberkulose. Biochem. Z. **195**, 396 (1928a). ~ Les modifications des glandes à sécrétion interne à la suite d'une alimentation insuffisante chez l'homme. Rev. franç. Endocr. **6**, 103 (1928b). —STEIN, J., u. H. FEINIGSTEIN: Anatomie pathologique de la maladie de famine. In APFELBAUM 1946. — STEINBRINCK, W.: Die Mangelfettsucht. (Lipophile Form der Dystrophie). Med. Klin. **43**, 209 (1948). — STEINER, P. E.: Necropsies on Okinawans. Arch. Path. (Chicago) **42**, 359 (1946). — STEKEL, W.: Krieg und Impotenz. Med. Klin. **1920**, 775. — STENNING, S. E. L.: Experience as a prisoner of war in Japan. Med. J. Aust. **1**, 773 (1946). — STENRAM, U.: Nucleolar sise in the liver of rats fed diets deficient in essential amino acids. Acta path. microbiol. scand. **1956**, 364. — STEPHENS, D. J.: Anorexia nervosa; endocrine factors in undernutrition. J. clin. Endocr. **1**, 257 (1941). — STEPHENS, D. J., and W. M. ALLEN: The effects of refeeding and of the administration of a pituitary extract on the ovaries of undernourished guinea pigs. Endocrinology **28**, 580 (1944). — STEPP, W.: Vitaminmangel und Unterernährung. Regensburg. Jb. ärztl. Fortbild. **1949**, 10. ~ Nahrung als Krankheitsursache. Neuere Forschungen zu dem Problem. Pro Med. (Mainz) **9**, 317 (1950). — STETTEN jr., D., and J. SALCEDO jr.: The source of the extra liver fat in various types of fatty liver. J. biol. Chem. **156**, 27 (1944). — STETTEN, D. W., and E. BOXER: Studies in carbohydrate metabolism. I. J. biol. Chem. **155**, 231—236 (1944). — STEVENSON, D. S.: Famine edema in prisoners of war. Brit. med. J. **1944 I**, 658. — STEWARD, F. C.: Protein metabolism, respiration and growth. Nature (Lond.) **178**, 734 (1956). — STEWART, C. A.: Growth of the body and the various organs of young albino rats after inanition for various periods. Biol. Bull. **31**, 16 (1916). ~ Changes in the relative weights of the various parts, systems and organs of very young albino rats underfed for various periods. J. exp. Zool. **26**, 301 (1918). ~ Changes in the weight of the various parts, systems and organs in albino rats kept at birth weight by underfeeding for various periods. Amer. J. Physiol. 48, 67 (1919). — STEWART, J. D., and G. M. ROURKE: On the measurement of extracellular fluid volume with thiocyanate and body fluid analyses in 33 normal individuals. J. Lab. clin. Med. 26, 1383 (1941). — Stich, H.: Bau und Funktion der Nukleolen. Experientia (Basel) 12, 7 (1956). — Stickel, M.: Zur Amenorrhoefrage. Zbl. Gynäk. 41, 689 (1917). — Stieve, H.: Männliche Genitalorgane. In v. Möllendorffs Handbuch der mikroskopischen Anatomie des Menschen, Bd. VII/2. Berlin: Springer 1930. ~ Die Wirkung von Gefangenschaft und Angst auf den Bau und die Funktion der weiblichen Geschlechtsorgane. Dtsch. med. Wschr. 1942, 362. — Stöhr, R.: Notiz über den Einfluß von Geschlecht und Alter auf das Leberglykogen, Muskelglykogen und die Alkalireserve bei hungernden Ratten. Hoppe-Seylers Z. physiol. Chem. 212, 121 (1932). — Stoerk, H. C.: Cortison in relation to lymphoid tissue and immunity. V. Ann. Rep. on Stress 1955/56. Acta, Inc. Medical Publ. Montreal 1956, Canada. — Strauss, H.: Nutritional edema and „war dropsy". J. Amer. med. Ass. 74, 934 (1915a). ~ Die Hungerkrankheiten. Med. Klin. 2, 854 (1915b). — Strauzenberg, E.: Über das Hungerödem. Dtsch. Gesundh.-Wes. 1946, 261. — Ströder, H.: Hungerschäden und Mangelödeme. Ärztl. Wschr. 2, 724 (1947). ~ Über Ödeme im Aufbaustadium nach Hungerschäden und ihre Beziehungen zur „nassen Form" der Dystrophie. Ärztl. Wschr. 3, 458 (1948). — Ströder, J., u. H. Zeisel: Das untermaßige Kind. Münch. med. Wschr. 1957, 37, 77, 112. — Stroink, J. A.: Kriegsamenorrhoe. Gynaecologia (Basel) 124, 160 (1947). — Strümpell, A.: Über Osteomalacie. Münch. med. Wschr. 66, 1304 (1919). — Stschastny, S.: Veränderungen der inneren Organe eines Menschen, der nach 35tägiger Hungerdauer gestorben war. Arch. Path. klin. Med. Bakt. (St. Petersburg) 5, 694 (1898). Ref. Jber. Anat. 1, 32 (1898). — Sturm, A.: Die vegetativ-regulatorische Starre bei Postencephalitis, hypophysärer Kachexie und Nahrungsmangeldystrophie als Ausdruck einer dienzephalen Insuffizienz. Zugleich ein Beitrag zur Pathogenese der Hungerschäden. Med. Klin. 1944, 33. — Sugiura, J., and S. R. Benedict: Influence of insufficient diets upon tumor recurrence and growth in rats and mice. J. Cancer Res. 10, 309 (1926). — Sundwall, J.: Tissue alteration in malnutrition and pellagra. Bull. U.S. Hyg. Lab. Washington 106, 5 (1917). — Sweeney, J. S., A. E. Haley and L. Yaklin: An observation on menstrual misbehaviour. J. clin. Endocr. 7, 659 (1947). — Symeonidis, A., and A. S. Mulay: Histopathology of the adrenal glands of rats fed a low-protein, low-riboflavine diet alone or with p-dimethylaminoazobenzene. J. nat. Cancer Inst. 16, 1163 (1956). — Szanto, B., and H. Popper: Basophile cytoplasmatic material (pentose nucleic acid) distribution in normal and abnormal human liver. Arch. Path. (Chicago) 51, 409 (1951). — Szent-György, A.: Chemistry of muscular contraction. New York: Academic Press 1947. ~ 2. nd edit. Chemistry of muscular contraction. New York: Academic Press 1951. — Szörenyi, E.: Deutung und Folgen der Veränderung in der Körperzusammensetzung kleiner, an Hunger oder Unterernährung verendeter Tiere. Biochem. Z. 182, 350 (1927).

Talbot, E. S.: Severe infantile malnutrition. Energy metabolism with report of a new series of cases. Amer. J. Dis. Child. 22, 358 (1921). — Tallquist, T. W.: Unterernährung und innere Sekretion. Acta med. scand. 56, 640 (1922). — Tarassewitsch, L. A.: Changes in the central nervous system (brain and cerebellum) in a case of death after 35 days of starvation. Russ. Arch. Pat. St. Petersburg 5, 687. — Tascher, R.: Chronische Gastroenteritis als Dystrophiefolge nach Gefangenschaft. Münch. med. Wschr. 99, 1754 (1957). — Tauchi, H., and T. Morikawa: On the nature of senile atrophy of liver and spleen on comparison with non-senile atrophy. Nagoya med. J. 2, 1—12 (1954). — Taylor, H. L., and A. Keys: Adaption to calorie restriction. Science 112, 215 (1950). — Taylor, H. L., O. Mickelsen and A. Keys: The effects of induced malaria, acute starvation and semi-starvation of the electrophoretic diagram of the serum proteins of normal young men. J. clin. Invest. 28, 273 (1949). — Teitelbaum, H. A., and W. H. Gaut: Effect of starvation on sperm count and sexual reflexes. Science 124, 363 (1956). — Terbrüggen, A.: Untersuchungen über die Eiweißbilanz der Leber bei verschiedenen Allgemeinerkrankungen. Verh. dtsch. Ges. Path. 30, 171 (1937). — Tesseraux, H.: Der Thymus. In: Kaufmann-Staemmler, Lehrbuch der speziellen pathologischen Anatomie, 11. u. 12. Aufl., Bd. I, S. 2. Berlin: W. de Gruyter & Co. 1956. — Thaysen, E. H., u. J. H. Thaysen: Siehe M. Michel 1954. Kopenhagen. — Thienhaus, G.: Über die Hungerfettsucht junger Mädchen. Ärztl. Wschr. 3, 48 (1948). — Thoenes, F.: Pathologie und Therapie der Ernährungsstörungen. Med. Klin. 51, 845 (1956). — Thomann, H.: Leitsymptom: Hornhautveränderungen. Münch. med. Wschr. 1957, 327. — Thomas, J.: Contribution à l'étude des parotidoses de dénutrition. Direction générale de la santé publique, Dakar 1955. — Thompson, H. B., and L. Mendel: An experimental study of alternating growth and suppression of growth in the albino mouse with special reference to the economy of food consumption. Amer. J. Physiol. 45, 431 (1918). — Thompson, R. L.: Atrophy of the parathyroid glandules and other glandular structures in primary infantile atrophy. Amer. J. med. Sci. 134, 562 (1907). — Thomson, F. A.: Dietary deficiencies in children in the Island of Viti Levu, Fiji. Trans. roy. Soc. trop. Med. Hyg. 42, 487 (1949). — Thomson, R. Y., F. C. Heagy, W. C. Hutchinson and J. N. Davidson: The desoxyribonucleic acid content of the rat cell nucleus and its use in expressing the results of tissue analysis, with particular reference to the composition of liver tissue. Biochem. J. **53**, 460—474 (1953). — TIEMANN, F.: Das Krankheitsbild der Anorexia nervosa, seine Differentialdiagnose und Behandlung. Med. Klin. **53**, 329 (1958). — TISCHENDORF, F., u. A. LINNARTZ-NIKLAS: Autoradiographische Untersuchungen zur Frage des Eiweißstoffwechsels in den lymphoreticulären Organen. Experientia (Basel) **14**, 379 (1958). — TOBIN jr., J. R., D. BERGENSTAHL and C. H. STEFFEE: Relationship of protein reserves to production of hyaluronidase and antihyaluronidase. Arch. Biochem. **16**, 373 (1948). — TÖNDURY, G.: Mißbildungen, ein entwicklungsgeschichtliches Problem. Münch. med. Wschr. **97**, 1009 (1955). — TÓTH, E., K. LAPIS u. J. SÓS: Förderung der tumorerzeugenden Wirkung von Azofarbstoffen durch periodischen qualitativen Eiweißmangel. Acta morph. Acta Sci. hung. **4**, 493 (1954). — TRAINA, R.: Über das Verhalten des Fettes und der Zellgranula bei chronischem Marasmus und akuten Hungerzuständen. Beitr. path. Anat. **35**, 1 (1904). — TRAUT, E.: Über die Fettgewebsverteilung an der Körperoberfläche im Alter. Z. Konstit.-Lehre **12**, 637 (1926). — TRAUTMANN, F., u. R. KANTHER: Über Parotisschwellungen, Pankreatitis, Gynäkomastie. Erörterung des Zusammenhanges mit Inanitions-Dystrophie, Malaria, Leberschädigung. Z. ges. inn. Med. **2**, 582 (1947). — TROWELL, H. C.: Malignant malnutrition (Kwashiorkor). Trans. roy. Soc. trop. Med. Hyg. **42**, 417 (1949). — TROWELL, H. C., J. N. P. DAVIES and R. F. A. DEAN: Kwashiorkor. II. Clinical picture, pathology and differential diagnosis. Brit. med. J. **1952 II**, 798. — TSUKUDA, T.: Über Mitochondrien, Ribonucleinsäure, saure Phosphotase und Polysaccharide der Leberzellen beim Knochenfisch während des Hungerns. Okajimas Folia anat. jap. **24**, 291 (1952). — TÜNNERHOFF, F.: Untersuchungen über den Einfluß der Unterernährung auf das Blut und das Knochenmark des Menschen. Dtsch. Arch. klin. Med. **196**, 697 (1950).

UEHLINGER, E.: Die pathologische Anatomie der Hungerkrankheit und des Hungerödems. In HOTTINGER u. a., S. 181—246. Basel: Benno Schwabe & Co. 1948a. ~ Die pathologische Anatomie der Hungerkrankheit und des Hungerödems. Klin. Wschr. **1948b**, 352. ~ Die pathologische Anatomie der Hungerkrankheit und des Hungerödems. Helv. med. Acta **14**, 584 (1947a). ~ Die Hypophyse bei Inanition. Schweiz. Z. Path. Bakt. **10**, 144 (1947b). ~ Der Mineralhaushalt des Knochens, Pathophysiologie und pathologische Anatomie. Ref. 38, Dtsch. Röntgenkongr. Berlin 1956. — UHRY, P., et G. MARCEL: Utilisation des solutions nutritives d'acides aminés dans les traitements de cirrhoses et d'états de dénutrition. Presse méd. **65**, 1139 (1957). — ULRICH, H.: Organverfettungen bei Sauerstoffmangel und Hunger. Frankfurt. Z. Path. **52**, 80 (1938).

VALAORAS, V. G.: Some effects of famine on the population of Greece. Milbank mem. Fd Quart. **24**, 215 (1946). — VALET, W.: Über hungerbedingte Organveränderungen in ihrer Bedeutung für Spät- und Dauerschäden der Dystrophie. Med. Klin. **1951**, 1360. — VARIOT, G., et CAILLIAU: Recherches sur les processus de vacuolisation des fibres musculaires du cœur, dans le cours de l'atrophie et de l'hypotrophie infantile. Bull. Soc. méd. Hôp., Paris **7**, 781 (1912). — VÉGHELYI, P. V.: Pancreatic function in nutritional edema. Lancet **1948 I** (a), 497. ~ Activité pancréatique et carence des protéides. Acta gastro-ent. belg. Suppl. **2**, 374 (1948b). ~ Nutritional edema. Ann. paediat. (Basel) **175**, 349 (1950). — VENTURA, J., y H. SELYE: Estudios experimentales sobre la partiepatión cortico suprarenal en la caquexia debida a ayuno prolongado. Rev. ibér. Endocr. **2**, 305 (1955). — VERNE, J.: Les modifications cytologiques du pancréas et du foie, et la cytochimie des estérases au cours des carences protidiques. Gaz. méd. port. **7**, 127 (1954). — VEZINA, N.: L'immunité par la sous-alimentation. Un. méd. Can. **76**, 971 (1947). — VIERORDT, H.: Anatomische, physiologische und physikaliche Daten und Tabellen zum Gebrauche für Mediziner. 2d. edit., p. 400. Jena: Gustav Fischer 1893. — VINCENT, S., and M. S. HOLLENBERG: The effect of inanition upon the adrenal bodies. Endocrinology **4**, 408 (1920a). ~ Changes in the adrenal bodies and the thyroid resulting from inanition. J. Physiol. (Lond.) **54**, 64 (1920b). — VOIT, C.: Gewichte der Organe eines wohlgenährten und eines hungernden Hundes. Z. Biol. **30**, 510 (1894). — VOIT, K.: Magerkeit. Münch. med. Wschr. **93**, 261 (1951). — VOLKMANN, A. W.: Untersuchungen über das Mengenverhältnis des Wassers und der Grundstoffe des menschlichen Körpers. Ber. Verh. Ges. Wiss. (Leipzig) **26**, 202 (1874). — VOLLAND, W., u. W. PRIBILLA: Über Siderinpigmente unter besonderer Berücksichtigung ihrer Genese. Klin. Wschr. **1955**, 145. ~ Die Pathologie des Stoffwechsels der Schwermetalle. In Handbuch der allgemeinen Pathologie, Bd. IV/2, S. 88. Berlin-Göttingen-Heidelberg: Springer 1957. — VOLLMER, W., u. H. BERNING: Neuere Untersuchungen an freiwillig hungernden Menschen. Z. ges. exp. Med. **118** (1952). — VOSS, H.: Die Kerngrößenverhältnisse in der Leber der weißen Maus. Z. Zellforsch. **7**, 187 (1928).

WACHSMUTH, R.: Die Eiweißmangelschäden. Med. Mschr. **1948**, 431. — WACHSTEIN, M.: Influence of dietary deficiencies and various poisons on the histochemical distribution of phosphatase in the liver. Arch. Path. (Chicago) **40**, 57—67 (1945). ~ Enzymatic histochemistry of the liver. Gastroenterology **37**, 525—537 (1959). — WACHSTEIN, M., and E. MEISEL: Relation of dietary protein level to pancreatic damage in the rat. Proc. Soc. exp. Biol. (N.Y.)

85, 314 (1954). — WAGNER, S.: Das dystrophische Magengeschwür. Dtsch. med. Wschr. 1952, 1189. — WAHL, P.: Diet and cirrhosis of the liver. Arch. Path. (Chicago) 47, 119 (1949). WALLACE, W. M.: Electrolyte disturbances in dehydration. Minn. Med. 39, 290 (1956). — WALTERS, J. H., R. J. ROSSITTEN and H. LEHMANN: Malnutrition in Indian prisoners-of-war in the Far East. Lancet 1947 I, 205. ~ Blood-volume changes in protein deficiency. Lancet 1947 I, 244. ~ WASSERMANN, F.: Die Fettorgane des Menschen, Entwicklung, Bau und systematische Stellung. Z. Zellforsch. 3, 235 (1926). — WASSERMANN, S.: Über hochwertige Erythrocyten- und Hämoglobinbefunde bei Kriegern. Münch. med. Wschr. 65, 297 (1918). ~ Zur Kenntnis der Skeleterkrankungen im Kriege. Wien. klin. Wschr. 32, 366 (1919). — WATERLOW, J. C.: Nutritional liver disease in West Indian infants. Proc. roy. Soc. Med. 40, 347 (1947). ~ Nutritional liver damage in man. Brit. med. Bull. 13, 107 (1957). — WATERLOW, J. C., and C. B. MENDES: Composition of muscle in malnourished human infants. Nature (Lond.) 180, 1361 (1957). — WATERLOW, J. C., and T. WEISS: The fat, protein and nucleic acid content of the liver in malnourished human infants. J. clin. Invest. 35, 346 (1956). — WEBER, G., and A. CANTERO: Glucose-6-phosphatase studies in fasting. Science 120, 851 (1954). — WEBER, H. H.: Muskelproteine. Biochim. biophys. Acta 4, 12 (1950). — WEBER, H. J.: Beitrag zur Hungerosteopathie als Dystrophiefolge. Arch. orthop. Unfall-Chir. 49, 486 (1958). — WEBER, O.: Der Einfluß des Krieges auf die Organgewichte. Frankfurt. Z. Path. 25, 35 (1921). — WEBER, S.: Über Hungerstoffwechsel. Ergebn. Physiol. 1, 702 (1902). — WECHSLER, W., u. H. HAGER: Elektronenmikroskopische Befunde am atrophischen quergestreiften Skeletmuskel der Ratte nach Nervendurchtrennung. Naturwissenschaften 47, 8, 185 (1960). — WEECH, A. A.: The significance of the albumin fraction of serum. Harvey Lect. 34, 57 (1938/39). — WEECH, A. A., and E. GOETSCH: Dietary protein and the regeneration of serum albumin. Bull. Johns Hopk. Hosp. 63, 154 (1938). — WEECH, A. A., and S. M. LING: Nutritional edema. Observations on the relation of the serum proteins to the occurence of edema and to the effect of certain inorganic salts. J. clin. Invest. 10, 869 (1931). — WEGELIN, C.: Über Spermiophagie im menschlichen Nebenhoden. Beitr. path. Anat. 69, 281 (1921). — WEGENER, F.: Braunes Lipom und braunes Fettgewebe des Menschen. Beitr. path. Anat. 111, 252 (1951). — WEISKE, H.: Über den Einfluß der Nahrungsentzündung auf das Gewicht und die Zusammensetzung der Organe, insbesondere der Knochen und Zähne. Hoppe-Seylers Z. physiol. Chem. 22, 485 (1897). — WEISS, R.: Der Mangelschaden des Spätheimkehrers. Medizinische 1958, 1610. — WEISSBECKER, L.: Die Infektanämie, ihre Ursache und Behandlung. Dtsch. med. Wschr. 1952, 1452. — WEITZ, W.: Mangelkost und Infektion. Ärztl. Forsch. 13, 49 (1959). — WELLERS, G., et R. WAITZ: Recherches sur la dénutrition prolongée dans les camps de déportation. Rev. canad. Biol. 6, 264 (1947). — WERNER, S. C.: Failure of gonadotropic function of the rat hypophysis during chronic inanition. Proc. Soc. exp. Biol. (N.Y.) 41, 101 (1939). — WERTHEIMER, E.: Fettspeicherung und Fettmobilisierung. Münch. med. Wschr. 1958, 1153. — WERTHEIMER, E., and B. SHAPIRO: The physiology of adipose tissue. Physiol. Rev. 28, 451 (1948). — WEST, H. F.: Protein metabolism during corticosteroid therapy. Lancet 1958 II, 877. — WETTSTEIN, P.: Les zones de Looser et le syndrome de Milkman. Acta radiol. (Stockh.) 28, 281 (1947). — WETZEL, P.: Wiederherstellung nach Eiweißmangelschäden. Verh. dtsch. Ges. inn. Med. 266 (1949). — WETZEL, P., H. WOLLSCHITT, H. RUSKA u. T. ÖSTERREICHER: Über den Eiweiß-, Fett- und Kohlenhydratstoffwechsel der weißen Ratte. II. Der Einfluß des Hungers. Naunyn-Schmiedeberg's Arch. exp. Path. Pharmak. 181, 703—738 (1936). — WEWALKA, FR.: Beziehungen zwischen Störung des Aminosäurestoffwechsels und Leberkrankheiten. Acta hepat. (Hamburg) 4 (I), 137 (1956). — WETZEL, G.: Das Fettgewebe. In Handbuch der Anatomie des Kindes, Bd. I/1, S. 22. 1928. — WHIPPLE, G. H.: Haemoglobin and plasma proteins: their production, utilization and interrelation. Amer. J. med. Sci. 203, 477 (1942). — WHIPPLE, P. V.: A syndrome produced in dog by inclusion of oxidised fat in the diet. Proc. Soc. exp. Biol. (N. Y.) 30, 319 (1932). — WHITBOURNE, D.: Nutritional retrobulbar neuritis in children in Jamaica. Amer. J. Ophthal. 30, 169 (1947). — WIDDOWSON, E. M., and R. A. MCCANE: The effect of undernutrition and of posture on the volume and composition of the body fluids. Spec. Rep. Ser. Med. Res. Cours. London No 275, 1951. — WIEDEMANN, H. R.: Schädigung der Frucht in der Schwangerschaft. Med. Mschr. 1955, 141. — WILBRANDT, W.· Die Pathogenese der Ödeme. Ärztl. Mh. 2, 333 (1946). — WILDER, J.: Malnutrition and mental deficiency. Nerv. Child 3, 178 (1944). — WILDHIRT, E.: Klinische und bioptische Beobachtungen über die Ätiologie der Lebercirrhose. Med. Klin. 1955, 1093. — WILHELMIJ, C. M., T. F. MCGUIRE and E. B. WALDMANN: Stress of realimentation with protein or carbohydrate following prolonged fasting. Amer. J. Physiol. 169, 248 (1952). — WILHELMIJ, M.: The average diameter of the erythrocytes in cases of emaciation in times of war. Acta med. scand. (Stockh.) 127, 274 (1947). — WILKE, G.: Zur Frage der Hirnödeme bei Unterernährung. Dtsch. med. Wschr. 1950, 172. ~ Über den Hirnbefund bei einem Heimkehrer mit schwerer Hungerdystrophie. Dtsch. Z. Nervenheilk. 171, 388 (1954). — WILLIAMS, C. D.: A nutritional disease of childhood associated with a maise diet. Arch. Diss. Childh. 8, 423 (1933). — WILLIAMS, P. F.: Importance of adequate protein nutrition in pregnancy. J. Amer. med. Ass. **127**, 1052 (1945). — WILLIAMS, P. F., and F. G. FRALIN: Nutrition study in pregnancy. Amer. J. Obstet. Gynec. **43**, 1 (1942). — WILLIAMS, W. L.: Cytoplasmic changes in hepatic parenchym of mice during starvation and carbontetrachlorid induced injury. Anat. Rec. **111**, 629 (1951). — WILLIAMSON, M. B., I. McCARTY and H. FROMM: Metabolism of protein nitrogen during the healing of experimental wounds. Fed. Proc. **10**, 270 (1951). — WINKELMANN, H.: Hungerödem und Hepatose. Med. Klin. **45**, 1317 (1950). — WISS, O.: Stoffwechsel der Eiweiße und Aminosäuren. In Physiologische Chemie, Lehr- und Handbuch von B. FLASCHENTRÄGER u. E. LEHNARTZ, Bd. II/2. Berlin-Göttingen-Heidelberg 1954. — WITSCH, K.: Untersuchungen über die Organveränderungen und das Stoffwechselgeschehen im Hungerzustand. Pflügers Arch. ges. Physiol. **211**, 185 (1926). — WITTS, L.: Dietetic factors in liver disease. Brit. med. J. **1947 I**, 45. — WÖHLER, F.: Zur Bedeutung des Ferritins für den Eisenstoffwechsel. Acta hepat. (Hamburg) **5** (I), 79 (1957). — WOLDMANN, E. F.: Acute ulcers of upper gastro-intestinal tract. Relation to systemic stress and adrenal damage. J. Amer. med. Ass. **149**, 984 (1952). — WOLFE, S. J., W. H. SUMMERSKILL and C. S. DAVIDSON: Parotid swelling, alcoholism and cirrhosis. New Engl. J. Med. **256**, 491 (1957). — WOLFERTH, C. C.: Med. Clin. N. Amer. **8**, 785 (1924). — WOLFF, G.: Kriegsunterernährung und Größenwachstum. Klin. Wschr. **9**, 1778 (1930). — WOLFF-EISNER, A.: Über Mangelerkrankungen auf Grund von Beobachtungen im Konzentrationslager Theresienstadt. Würzburg: Sauer-Morhard 1947. — WUHRMANN, F.: Über Paraproteinämien. Verh. dtsch. Ges. inn. Med. **1949**, 284. — WUHRMANN, F., u. B. JASINSKI: Zur klinischen Bedeutung der Eiweiß-Eisen-Stoffwechselbeziehungen. Klin. Wschr. **1955**, 97.

ZAMCHECK, N.: Morphology of the adrenal gland in systemic disease. Amer. J. Path. **27**, 715 (1951). — ZEDERBAUER, G.: Die Kindermorbidität Salzburgs nach dem Kriege. Wien. med. Wschr. **58**, 598 (1946). — ZEIGER, K., u. M. WIEDE: Die Speicherung von Acridinorange in der Froschleber und ihr Einfluß auf das Ausscheidungsvermögen der Leberzelle. Z. Zellforsch. **40**, 401—424 (1954). — ZEISEL, H., u. J. STRÖDER: Über die Nebennierenfunktion bei Dystrophie. Arch. Kinderheilk. **153**, 91 (1956). — ZELIDS, L. J., E. L. ALLING, A. B. McCOORD and J. P. KULKA: Plasma protein metabolism — electrophoretic studies; chronic depletion of circulating proteins during low protein feeding. J. exp. Med. **85**, 411 (1945). — ZILMANN, H.: Über die Spätschäden nach schwerer Unterernährung. Med. Mschr. **1950**, 18. — ZILVA, S. S.: The influence of deficient nutrition on the production of agglutinins, complement and amboceptor. Biochem. J. **13**, 171 (1919). — ZSCHAU, H.: Über Massenauftreten von Spontanfrakturen an den vorderen Enden der Rippen bei der alimentären Dystrophie. Chirurg **21**, 571 (1950). ~ Häufigkeit und Ablauf chirurgischer Baucherkrankungen bei der alimentären Dystrophie. Münch. med. Wschr. **93**, 1245 (1951). — ZSCHAU, H., u. H. J. WICHMANN: Über endocarditische Veränderungen und gewisse Lebererkrankungen im Bilde der alimentären Dystrophie. Münch. med. Wschr. **92**, 201 (1950). ~ Die Bedeutung der Ruhr, besonders ihrer chronischen Form, als endogener Faktor bei der alimentären Dystrophie. Münch. med. Wschr. **93**, 1449 (1951). — ZUBIRAN, S.: Princepales manifestationes clinicas de la denutrition en nuestro medio. Rev. Invest. clin. **6**, 157 (1954).